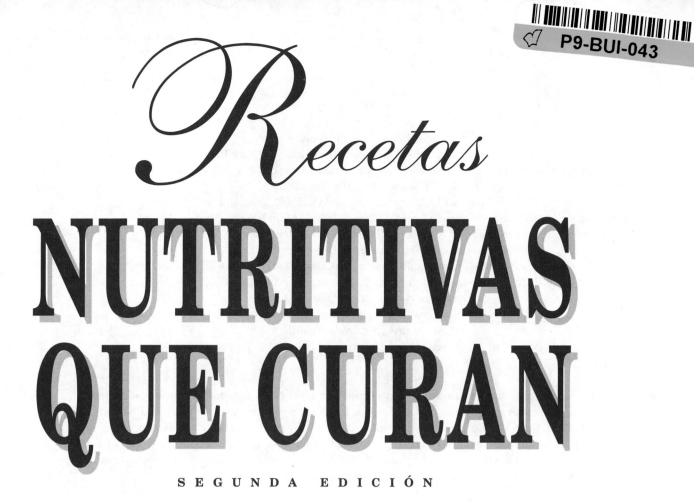

Recetas NUTRITIVAS QUE CURAN

SEGUNDA EDICIÓN

PHYLLIS A. BALCH, C.N.C.

AVERY

a member of PENGUIN GROUP (USA) Inc.   *New York*

Published by the Penguin Group
Penguin Group (USA) Inc. 375 Hudson Street, New York, New York 10014, USA
Penguin Group (Canada), 10 Alcorn Avenue, Toronto, Ontario M4V 3B2, Canada
(a division of Pearson Penguin Canada Inc.)
Penguin Books Ltd., 80 Strand, London WC2R 0RL, England
Penguin Group Ireland, 25 St. Stephen's Green, Dublin 2, Ireland (a division of Penguin Books Ltd.)
Penguin Group (Australia), 250 Camberwell Road, Camberwell, Victoria 3124, Australia
(a division of Pearson Australia Group Pty. Ltd.)
Penguin Books India Pvt. Ltd., 11 Community Centre, Panchsheel Park, New Delhi – 110 017, India
Penguin Group (NZ) cnr Airborne and Rosedale Roads, Albany, Auckland 1310, New Zealand
(a division of Pearson New Zealand Ltd.)
Penguin Books (South Africa) (Pty.) Ltd., 24 Sturdee Avenue, Rosebank,
Johannesburg 2196, South Africa
Penguin Books Ltd., Registered Offices: 80 Strand, London WC2R 0RL, England

La información y los procedimientos contenidos en el presente libro están basados en las investigaciones y en las experiencias personales y pronales y profesionales de los autores. No pretenden ser usadas como sustitutos de las consulta con su médico o con otro proveedor de servicios para la saud. La casa editorial y los auores no son responsables de cualquier efecto o consecenics adversa que resulte del uso de alguna de las sugerencias, preparaciones o procedimientos discutidos en este libr. Todo lo pertenciente a su salud física deberá ser siempre supervisado por un profesional de la salud.

Trducción: Marcela De Narváez Cuervo
Asesoría editorial: Elliot Glass, Ph.D.
Diagramación: María Inés de Celis
Diseño de cubierta por Martin Hocjberg, William González, y Rudy Shur

Library of Congress Cataloging-in-Publication Data

Balch, Phyllis A., date.
  [Prescription for nutritional healing. Spanish]
  Recetas nutritivas que curan / Phyllis A. Balch.
    p. cm.
  Includes bibliographical references and index.
  ISBN 1-58333-010-0 (alk. paper)
    1. Nutrition—Popular works.   2. Diet therapy—Popular works.   3. Vitamin
therapy—Popular works.   4. Herbs—Therapeutic use—Popular works.   I. Balch, Phyllis A.,
1930– II. Title.

  RA784 B24818   2000   00-026638
  615.8'54—dc21

Printed in the United States of America

Contenido

FIBROSEN
AM

Tercera Parte   Remedios y terapias

Apéndice

Prólogo

"El hombre sabio comprende que la salud es la más grande de

las bendiciones humanas".

— *Hipócrates*

Sócrates dijo una vez: "Sólo existe un bien, el conocimiento, y un mal, la ignorancia". Esta afirmación debe guiar todas nuestras acciones, especialmente cuando se trata de nuestra salud. Muchas personas no tienen la menor idea de lo que hay que hacer para conservar la buena salud. Cuando la enfermedad nos golpea, dependemos de los médicos para curarnos. Pero no nos damos cuenta de que la "curación" proviene de nuestro interior. La naturaleza nos ha dotado de un prodigioso sistema inmunológico, y lo único que nosotros tenemos que hacer es cuidar adecuadamente esa fuerza curativa interior.

¿Le parece esto demasiado sencillo? Básicamente, lo es. La vida moderna nos ha descarrilado: fast foods (comidas rápidas), abuso del alcohol, dependencia de las drogas, polución ambiental y estrés asociado con la alta tecnología. La intención de la naturaleza es nutrir nuestra fuerza curativa interior con las sustancias naturales necesarias para que nuestro organismo funcione al máximo de su capacidad. Los recursos de la naturaleza — alimentos enteros, vitaminas, minerales, enzimas, aminoácidos, fitoquímicos y otras dádivas naturales — fueron ideados para ser utilizados por nuestro sistema inmunológico. Sin embargo, como la mayoría de las personas desconocen lo que su organismo necesita para funcionar adecuadamente, se desequilibran y se vuelven propensas a sufrir toda clase de enfermedades.

Todos debemos participar activamente en el mantenimiento de nuestra salud y en el tratamiento de nuestras enfermedades, con la guía de un profesional de la salud. Cuanto más nos interesemos en aprender acerca de la nutrición, tanto más preparados estaremos para desempeñar un papel activo. La actitud mental es también un factor importante en la curación y en la conservación de la salud. Nuestro estado anímico debe ser positivo para que nuestro organismo permanezca en armonía. El primer paso para lograr una buena salud es reconocer que el cuerpo (el estilo de vida), el espíritu (el deseo) y la mente (las creencias) deben funcionar al unísono.

Esta nueva edición ha requerido más de veinticinco años de estudio, trabajo e investigación. Su propósito es hacerlos partícipes a usted y a su médico o profesional de la salud de un enfoque más natural de la curación, que se puede poner en práctica junto con el tratamiento médico actual. Algunas de las sugerencias de este libro, como la terapia intravenosa, sólo pueden ser administradas por un médico o con supervisión médica. Así mismo, como la química de cada organismo es diferente, algunas personas pueden presentar reacciones alérgicas a ciertos suplementos. Antes de tomar cualquier suplemento nutricional, consulte con su médico o profesional de la salud acerca de su conveniencia. Si se le presenta alguna reacción alérgica al tomar algún suplemento, descontinúelo inmediatamente. Nunca trate de curarse o de solucionar problemas de salud sin consultar previamente con su médico.

Es importante aclarar que nada de lo que dice este libro pretende ser la última palabra en cuanto a curación, tratamiento o prevención de ninguna enfermedad. También es importante señalar que el lector no debe rechazar los métodos de la medicina actual. Aprenda acerca de su problema y no tema hacer preguntas. Siéntase libre de consultar no sólo con un profesional de la salud, sino con varios. Usted muestra sabiduría — no cobardía — cuando, a través de su participación activa como paciente, busca información sobre su problema de salud.

Se ha hecho el mayor esfuerzo por incluir en este libro los resultados de las investigaciones más recientes sobre la curación basada en la nutrición. Además, por sugerencia de nuestros lectores hemos agregado nuevas secciones en muchas enfermedades. Toda la información que contiene este libro ha sido cuidadosamente investigada, y los datos han sido revisados y actualizados a lo largo de todo el proceso de producción. Debido a que el conocimiento crece y cambia permanentemente, le sugerimos al lector que consulte otras fuentes actuales de información para que aclare cualquier inquietud que se le pueda presentar en relación con el material de este libro. Procuraremos mantenernos actualizados en cuanto a la información científica, los tratamientos y los suplementos, y haremos todo lo que esté a nuestro alcance para poner esa información a disposición de nuestros lectores en futuras ediciones de este libro.

Hace más de ochocientos años, Maimónides dijo: "El médico no debe tratar el mal sino al paciente que padece el mal". Este libro busca atender las distintas necesidades de la gente y ayudarle a cada persona a crear su propio programa nutricional.

Cómo utilizar este libro

Este libro es una guía completa para ayudarle a lograr y a mantener el máximo nivel de salud y bienestar mediante la suplementación nutricional y una cuidadosa planeación dietética. Incluso si usted no padece ningún trastorno de salud, se beneficiará de este libro porque brinda consejos para lograr una salud óptima, fortalecer el sistema inmunológico y aumentar el nivel de energía. Escrito por una nutricionista certificada y un médico, el libro combina los resultados de investigaciones recientes con tratamientos tradicionales. Así mismo, suministra toda la información que se requiere para diseñar un programa nutricional personalizado. De igual manera, los autores proponen remedios caseros tradicionales y actuales, y dan sugerencias para introducir modificaciones saludables en la dieta y en el estilo de vida.

Es importante recalcar que las sugerencias de este libro no pretenden reemplazar ni la investigación ni el tratamiento médico indicado para cada problema de salud. Los suplementos y los medicamentos recomendados para una enfermedad particular deben ser aprobados y controlados por su médico o por un profesional de la salud. Si es inevitable recurrir a la cirugía o a una intervención médica convencional, los suplementos nutricionales pueden agilizar el proceso de curación.

Este libro se divide en tres partes. En la Primera Parte se analizan los principios básicos de la nutrición y la salud, y se enumeran y explican las diversas clases de nutrientes, suplementos alimentarios y hierbas que se encuentran en los health food stores y en las farmacias. La Segunda Parte se divide en secciones organizadas por orden alfabético, que corresponden a problemas de salud comunes, desde abscesos hasta vitíligo. En cada sección se identifican los síntomas y se brindan pautas dietéticas y programas de suplementación para corregir o tratar el trastorno particular. Algunas contienen útiles autoexámenes (self-tests) de diagnóstico para que el lector determine si padece o no el problema de salud correspondiente. La Tercera Parte brinda descripciones y explicaciones de terapias tradicionales y tratamientos convencionales que pueden ser provechosos si se utilizan junto con un programa nutricional. Además, en todo el libro hay cuadros que profundizan en temas importantes. También se analizan las ramificaciones de diversas terapias a base de medicamentos y se le dan a conocer al lector los avances médicos más recientes.

Un apéndice contiene la información necesaria para facilitar la consecución de algunos de los productos que el libro recomienda. El libro también tiene una lista de lecturas recomendadas, y otra de organizaciones relacionadas con la salud, sus direcciones y números telefónicos. Hay, además, un glosario para facilitar la comprensión de este libro.

Los programas nutricionales suplementarios que recomienda el libro deben seguirse entre tres y doce meses, según las necesidades individuales y las recomendaciones del médico. Empiece tomando nutrientes clasificados como "esenciales" y "muy importantes" para el problema pertinente. A menudo, los nutrientes recomendados para una enfermedad particular se encuentran en un solo producto. Antes de empezar a tomarlos con regularidad, pruebe cada suplemento por separado para determinar si es alérgico a alguno. Si no siente alivio dentro de los siguientes treinta días, agréguele a su programa los suplementos clasificados como "provechosos". Como cada persona es un ser único y diferente, usted podría necesitar todos los nutrientes de la lista o presentar deficiencia solamente de unos pocos. Si después de un mes aún no se siente mejor, consulte con su médico o profesional de la salud. Es probable que usted sufra de malabsorción, es decir, de alguna alteración en la absorción intestinal de los nutrientes.

Tome siempre los nutrientes con un vaso de agua completo. Los suplementos nutricionales son concentrados y pueden sobrecargar el hígado si no se consumen con suficiente líquido. El agua aumenta la absorción y se requiere para transportar los nutrientes hacia las células.

Si usted sigue un programa nutricional suplementario durante más de un año, cambie periódicamente de marca para que no desarrolle intolerancia ni se vuelva resistente a uno o más de los ingredientes de un suplemento particular. Recuerde que así como se desarrolla intolerancia a los alimentos, se puede desarrollar intolerancia a los ingredientes de las vitaminas y otros suplementos. Aprenda a escuchar a su organismo; con el tiempo usted advertirá cambios y llegará a identificar su causa. Al terminar el programa, disminuya gradualmente las dosis de los suplementos para que su organismo se adapte al cambio sin dificultad.

Ayudas Lingüísticas y Bilingües

La edicón en español de *Prescription for Nutritional Healing (Recetas Nutritivas Que Curan)* tiene las siguentes características lingüísticas para ayudarles a los lectores que viven en norteamérica, pero cuya primera lengua es el español.

Primero, el libro contiene una lista bilingüe de enfermeddades y problemas de salud que constituye una herramienta útil no sólo al leer el libro, sino también al consultar con profesionales de la salud que no hablan español.

Segundo, se han dejado en inglés medidas como "pint" y "quart", términos populares como "junk food" y "tap water", hierbas como "milk thistle", enfermedades como "measles", trastornos como "bed-wetting" y procedimientos como "chelation" porque o bien carecen de términos equivalentes en español, o bien las personas de habla hispana que viven en norteamérica los comprenden sin dificultad o los utilizan frecuentementa—conocer estos términos en inglés es particularmente útil al entrar en contacto con profesionales de la salud que no hablan español.

Tercero, a fin de facilitarles a los consumidores la compra de productos en los health food stores, se dejó en inglés el nombre de todo aquello que puede aparecer en las etiquetas de los productos.

Cuarto, aparte de las excepciones mencionadas, en todo el texto y las explicaciones se ha utilizado el español.

Esperamos que los lectores encuentren este libro informativo y útil, y les deseamos una salud óptima.

Lista bilingüe de los problemas de salud

Español	Inglés
Abscesos	Abscess
Acidez estomacal	Heartburn
Acidosis	Acidosis
Acné	Acne
Aftas	Canker Sores
Alcalosis	Alkalosis
Alcoholismo	Alcoholism
Alergia a los insectos	Insect Allergy
Alergia a los productos químicos	Chemical Allergy
Alergias	Allergies
Amigdalitis	Tonsillitis
Anemia	Anemia
Anorexia nerviosa	Anorexia Nervosa
Arrugas en la piel	Wrinkling of Skin
Arteriosclerosis/Aterosclerosis	Arteriosclerosis/Atherosclerosis
Artritis	Arthritis
Asma	Asthma
Ataque cardíaco (Infarto del miocardio)	Heart Attack
Autismo	Autism
Beriberi	Beriberi
Bronquitis	Bronchitis
Bruxismo	Bruxism
Bulimia	Bulimia
Bursitis	Bursitis
Caída del cabello	Hair Loss
Calambres musculares	Muscle Cramps
Cálculos renales	Kidney Stones
Callos y callosidades	Corns and Calluses
Cáncer	Cancer
Cáncer de piel	Skin Cancer
Cáncer de próstata	Prostate Cancer
Cáncer de seno	Breast Cancer
Candidiasis	Candidiasis
Caries dental	Tooth Decay
Caspa	Dandruff
Cirrosis del hígado	Cirrhosis of the Liver
Cistitis (Infección de la vejiga)	Bladder Infection (Cystitis)
Clamidia	Chlamydia
Colesterol alto	High Cholesterol
Colitis ulcerativa	Ulcerative Colitis

Español	Inglés
Contusiones	Bruising
Crup	Croup
Culebrilla, o herpes zoster	Shingles (Herpes Zoster)
Debilidad del sistema inmunológico	Weakened Immune System
Deficiencia de cobre	Copper Deficiency
Dependencia del tabaco	Smoking Dependency
Depresión	Depression
Dermatitis	Dermatitis
Diabetes	Diabetes
Diarrea	Diarrhea
Diverticulitis	Diverticulitis
Dolor de cabeza	Headache
Dolor de espalda	Backache
Dolor de garganta	Sore Throat
Drogadicción (Abuso de sustancias)	Drug Addiction (Substance Abuse)
Edema	Edema
Endometriosis	Endometriosis
Enfermedad celiaca	Celiac Disease
Enfermedad de Alzheimer	Alzheimer's Disease
Enfermedad de Crohn	Crohn's Disease
Enfermedad de los legionarios	Legionnaires' Disease
Enfermedad de Lyme	Lyme's Disease
Enfermedad de Ménière	Ménière's Disease
Enfermedad de Parkinson	Parkinson's Disease
Enfermedad de Wilson	Wilson's Disease
Enfermedad fibroquística de los senos	Fibrocystic Disease of the Breast
Enfermedad ósea de Paget	Paget's Disease of Bone
Enfermedad periodontal	Periodontal Disease
Enfermedades cardiovasculares	Cardiovascular Disease
Enfermedades de la vesícula biliar	Gallbladder Disorders
Enfermedades de los riñones	Kidney Disease
Enfermedades de transmisión sexual (STD)	Sexually Transmitted Diseases
Enfisema	Emphysema
Enuresis	Bed-Wetting
Envejecimiento	Aging
Envenenamiento	Poisoning
Envenenamiento con alimentos	Food Poisoning
Envenenamiento con arsénico	Arsenic Poisoning
Envenenamiento con plomo	Lead Poisoning
Envenenamiento con productos químicos	Chemical Poisoning
Epilepsia	Epilepsy
Erupciones de la piel	Skin Rash
Esclerosis múltiple	Multiple Sclerosis (MS)
Espolones óseos	Heel or Bone Spur
Esquizofrenia	Schizophrenia
Estreñimiento	Constipation
Estrés	Stress

Español	Inglés
Falta de peso	Underweight
Fatiga	Fatigue
Fenómeno de Raynaud	Raynaud's Phenomenon
Fibromas uterinos	Fibroids, Uterine
Fibromialgia	Fibromyalgia
Fibrosis quística	Cystic Fibrosis (CF)
Fiebre	Fever
Fiebre del heno	Hay Fever
Fiebre reumática	Rheumatic Fever
Forúnculos	Boil
Fracturas óseas	Fracture
Frigidez	Frigidity
Fuegos	Cold Sores
Gangrena	Gangrene
Glaucoma	Glaucoma
Gota	Gout
Halitosis (Mal aliento)	Halitosis (Bad Breath)
Hemofilia	Hemophilia
Hemorragia nasal	Nosebleed
Hemorroides	Hemorrhoids
Hepatitis	Hepatitis
Hernia hiatal	Hernia, Hiatal
Herpes zoster, o culebrilla	Shingles (Herpes Zoster)
Hiperactividad	Hyperactivity
Hipertiroidismo	Hyperthyroidism
Hipoglicemia (Bajo nivel de azúcar sanguíneo)	Hypoglycemia (Low Blood Sugar)
Hipotiroidismo	Hypothyroidism
Ictericia	Jaundice
Impotencia	Impotence
Inapetencia	Appetite, Poor
Indigestión (Dispepsia)	Indigestion (Dyspepsia)
Infecciones de los oídos	Ear Infection
Infecciones por el virus del herpes	Herpesvirus Infection
Infecciones por hongos	Fungal Infection
Infertilidad	Infertility
Inflamación	Inflammation
Influenza	Flu
Insomnio	Insomnia
Intertrigo	Intertrigo
Intolerancia a la lactosa	Lactose Intolerance
Leucorrea	Leukorrhea
Lombrices intestinales	Worms
Lupus	Lupus
Manchas relacionadas con el envejecimiento	Age Spots
Mareo	Motion Sickness
Meningitis	Meningitis

Español	Inglés
Migraña	Migraine
Mononucleosis	Mononucleosis
Mordedura de perro	Dog Bite
Mordedura de serpiente	Snakebite
Narcolepsia	Narcolepsy
Neumonía	Pneumonia
Neuritis	Neuritis
Obesidad	Obesity
Osteoporosis	Osteoporosis
Pancreatitis	Pancreatitis
Paperas	Mumps
Pelagra	Pellagra
Picadura de abeja	Bee Sting
Picadura de araña	Spider Bite
Picadura de insecto	Insect Bite
Pie de atleta	Athlete's Foot
Piel grasosa	Oily Skin
Piel seca	Dry Skin
Pólipos	Polyps
Presión arterial alta (Hipertensión)	High Blood Pressure (Hypertension)
Problemas circulatorios	Circulatory Problems
Problemas de crecimiento	Growth Problems
Problemas de las uñas	Nail Problems
Problemas de memoria	Memory Problems
Problemas oculares	Eye Problems
Adelgazamiento de las pestañas	Thinning Eyelashes
Ardor o cansancio ocular	Itchy or Tired Eyes
Blefaritis	Blepharitis
Bolsas debajo de los ojos	Bags Under the Eyes
Cataratas	Cataracts
Conjuntivitis	Conjunctivitis (Pinkeye)
Culebrilla/Herpes zoster	Shingles (Herpes Zoster)
Daltonismo	Colorblindness
Degeneración de la mácula	Macular Degeneration
Escotoma	Scotoma
Fatiga ocular	Eyestrain
Fotofobia	Photophobia
Glaucoma	Glaucoma
Manchas de Bitot	Bitot's Spots
Moscas volantes	Floaters
Ojos inyectados de sangre	Bloodshot Eyes
Orzuelos	Stye
Retinitis pigmentaria	Retinitis Pigmentosa
Retinopatía diabética	Diabetic Retinopathy
Retinopatía vascular	Vascular Retinopathy
Secreción ocular	Mucus in the Eyes
Sequedad ocular	Dry Eyes

Español	Inglés
Ulceración de la córnea	Corneal Ulcer
Ulceración de los párpados	Ulcerated Eyelid
Visión borrosa	Blurred Vision
Visión reducida o pérdida de visión	Dimness or Loss of Vision
Xeroftalmia	Xerophthalmia
Problemas relacionados con el embarazo	Pregnancy-Related Problems
Aborto espontáneo	Miscarriage (Spontaneous Abortion)
Acidez estomacal	Heartburn
Calambres en las piernas	Leg Cramps
Cambios anímicos	Mood Changes
Ciática	Sciatica
Dolor de espalda	Backache
Dolor en las costillas	Soreness in the Rib Area
Edema (Hinchazón de manos y pies)	Edema (Swelling of the Hands and Feet)
Encías sangrantes	Bleeding Gums
Espasmos, punzadas o presión en la ingle	Groin Spasm, Stitch, or Pressure
Estreñimiento	Constipation
Estrías	Stretch Marks
Gases (Flatulencia)	Gas (Flatulence)
Hemorragia y congestión nasales	Nosebleeds and Nasal Congestion
Hemorroides	Hemorrhoids
Insomnio	Insomnia
Mareo matutino	Morning Sickness
Micción frecuente	Urination, Frequent
Problemas de piel	Skin Problems
Sudoración	Sweating
Vahídos	Dizziness
Várices	Varicose Veins
Problemas relacionados con la histerectomía	Hysterectomy-Related Problems
Problemas relacionados con la lactancia	Breastfeeding-Related Problems
Congestión	Engorgement
Irritación de los pezones	Sore Nipples
Mastitis (Infección de las glándulas mamarias)	Mastitis (Breast Infection)
Obstrucción de los ductos	Plugged Duct
Problemas relacionados con la menopausia	Menopause-Related Problems
Prolapso del útero	Prolapse of the Uterus
Prostatitis/Hipertrofia de la próstata	Prostatitis/Enlarged Prostate
Psoriasis	Psoriasis
Quemaduras	Burns
Quemaduras de sol	Sunburn
Quistes sebáceos	Sebaceous Cyst
Raquitismo/Osteomalacia	Rickets/Osteomalacia
Resfriado común	Common Cold
Rosácea	Rosacea
Rubéola	German Measles
Sarampión	Measles
Sarna	Scabies

Español	Inglés
Seborrea	Seborrhea
Senilidad (Demencia senil)	Senility (Senile Dementia)
Sida	AIDS
Síndrome de Down	Down's Syndrome
Síndrome de fatiga crónica	Chronic Fatigue Syndrome (CFS)
Síndrome de intestino irritable	Irritable Bowel Syndrome (IBS)
Síndrome de la articulación temporomandibular	TMJ Syndrome
Síndrome de malabsorción	Malabsorption Syndrome
Síndrome de Reye	Reye's Syndrome
Síndrome del túnel carpiano	Carpal Tunnel Syndrome (CTS)
Síndrome premenstrual	Premenstrual Syndrome (PMS)
Sinusitis	Sinusitis
Sordera	Hearing Loss
Torcedura, distensión y otras lesiones de músculos y articulaciones	Sprains, Strains, and Other Injuries of the Muscles and Joints
Toxicidad por agentes medioambientales	Environmental Toxicity
Toxicidad por aluminio	Aluminum Toxicity
Toxicidad por cadmio	Cadmium Toxicity
Toxicidad por cobre	Copper Toxicity
Toxicidad por mercurio	Mercury Toxicity
Toxicidad por níquel	Nickel Toxicity
Trastorno de ansiedad	Anxiety Disorder
Trastorno maniaco-depresivo	Manic-Depressive Disorder
Trastornos de las glándulas suprarrenales	Adrenal Disorders
Trastornos producidos por la radiación	Radiation Sickness
Estroncio 90	Strontium 90
Rayos X	X-Ray Radiation
Yodo radiactivo	Radioactive Iodine
Tromboflebitis	Thrombophlebitis
Tuberculosis	Tuberculosis (TB)
Tumores	Tumors
Úlcera péptica	Peptic Ulcer
Úlceras en las piernas	Leg Ulcers
Úlceras por decúbito	Bedsores
Urticaria	Hives
Vaginitis	Vaginitis
Vaginitis por hongos	Yeast Infection (Yeast Vaginitis)
Varicela	Chickenpox
Várices	Varicose Veins
Verrugas	Warts
Vértigo	Vertigo
Vitíligo	Vitiligo
Zumaque venenoso	Poison Ivy/Poison Oak/Poison Sumac

PRIMERA PARTE

HACIA UNA MAYOR COMPRENSIÓN DE LOS ELEMENTOS QUE INTERVIENEN EN LA SALUD

INTRODUCCIÓN

El cuerpo humano es un organismo complejo que tiene la capacidad de curarse a sí mismo si sabemos escucharlo y si respondemos brindándole la nutrición y los cuidados adecuados. A pesar de todos los abusos que soporta nuestro organismo — exposición a las toxinas del medio ambiente, mala nutrición, tabaquismo, consumo de alcohol o vida sedentaria — por lo general nos sirve muy bien y durante muchos años antes de empezar a mostrar signos de deterioro. Pero incluso entonces, con un poco de ayuda, nuestro organismo responde y sigue funcionando.

Imaginemos que nuestro organismo se compone de millones de máquinas pequeñísimas. Algunas de esas máquinas funcionan al unísono, mientras que otras lo hacen de manera independiente. No obstante, todas están preparadas para actuar durante las veinticuatro horas del día. Las máquinas necesitan combustibles específicos para poder funcionar correctamente. Si se les proporciona un combustible inadecuado, las máquinas no funcionan al máximo de su capacidad. Si el combustible es de mala calidad, es posible que pierdan fuerza. Y si a las máquinas no se les da combustible, se detienen.

El combustible que le proporcionamos a nuestro organismo proviene directamente de lo que comemos. Los alimentos que consumimos contienen nutrientes. Los nutrientes vienen en forma de vitaminas, minerales, enzimas, agua, aminoácidos, carbohidratos y lípidos. Estos nutrientes sostienen nuestra vida porque suministran los materiales básicos que nuestro organismo necesita para desempeñar sus funciones cotidianas.

Los nutrientes individuales no sólo difieren en su forma y en su función, sino también en la cantidad que el organismo necesita. No obstante, todos son vitales. Los procesos en los cuales intervienen los nutrientes se realizan a nivel microscópico y presentan grandes diferencias. Los nutrientes participan en todos los procesos del organismo: desde combatir las infecciones hasta pensar, pasando por la reparación de los tejidos. Aunque las funciones específicas de los nutrientes son distintas, tienen una función en común: mantenernos con vida.

Cuando no consuminos los nutrientes adecuados no sólo nos hacemos mucho daño, sino que las funciones normales del organismo pueden resultar perjudicadas. La ausencia de síntomas morbosos no significa necesariamente que estemos sanos. Eso podría deberse a que aún no se han presentado síntomas visibles de ninguna enfermedad. Un problema que casi todos tenemos es que no obtenemos en la dieta los nutrientes que necesitamos, porque consumimos la mayor parte de los alimentos cocidos o procesados. La cocción y el procesamiento de los alimentos destruyen los nutrientes vitales que el organismo requiere para funcionar correctamente. Los alimentos orgánicos crudos que aportan esos elementos son muy escasos en la dieta de la actualidad.

En la década pasada se hicieron nuevos e importantes descubrimientos acerca de la nutrición, su influencia en el organismo y el papel que desempeña en las enfermedades. Los fitonutrientes son un ejemplo de esos hallazgos de investigación. Los *fitonutrientes* son químicos presentes en las plantas que las convierten en organismos activos desde el punto de vista biológico. No son nutrientes en el sentido clásico, sino lo que determina el color de la planta, su sabor y su resistencia frente a las enfermedades. Los investigadores han identificado miles de fitoquímicos y han desarrollado una tecnología que les permite extraer esos compuestos químicos y concentrarlos en cápsulas, polvos y pastillas. Se llaman *nutraceuticals* y son los suplementos dietéticos más novedosos que existen en la actualidad.

Si entendemos los principios de la nutrición holística y sabemos qué nutrientes necesitamos, podemos mejorar nuestro estado de salud, prevenir las enfermedades y conservar el equilibrio que la naturaleza aspira a que tengamos. La Primera Parte aclara lo que son las vitaminas, los minerales, los aminoácidos, las enzimas y otros nutrientes necesarios para la salud, y da información importante acerca de los suplementos alimentarios naturales, las hierbas y los productos que favorecen la actividad de los nutrientes.

Nutrición, Dieta y Salud

ASPECTOS FUNDAMENTALES DE LA NUTRICIÓN

La buena nutrición es la base de la buena salud. Todo el mundo necesita los cuatro nutrientes básicos — agua, carbohidratos, proteínas y grasas — así como vitaminas, minerales y otros micronutrientes. Para poder elegir los alimentos adecuados y para entender por qué esos alimentos deben ser reforzados con suplementos, debemos conocer los elementos que componen una dieta saludable.

Los cuatro nutrientes básicos

El agua, los carbohidratos, las proteínas y las grasas son los fundamentos de una buena dieta. Cuando elegimos las formas más sanas de cada uno de estos nutrientes y las consumimos de manera equilibrada, contribuimos a que nuestro organismo funcione de manera óptima.

Agua

Dos terceras partes del cuerpo humano se componen de agua. El agua es un nutriente esencial que interviene en todas las funciones del organismo. Ayuda a transportar los nutrientes a las células y a retirar de ellas los productos de deshecho. El agua es necesaria para la digestión, la absorción, la circulación, la excreción y la utilización de las vitaminas solubles en agua. También es necesaria para mantener una temperatura corporal apropiada. Tomar una cantidad adecuada de agua todos los días — por lo menos ocho vasos de 8 onzas cada uno — nos garantiza que nuestro organismo dispone de toda la que necesita para gozar de una buena salud (para detalles sobre la elección de la mejor agua, *ver* AGUA en la Primera Parte).

Carbohidratos

Los carbohidratos le suministran al organismo la energía que necesita para funcionar. Se encuentran casi exclusivamente en los alimentos de origen vegetal, como frutas, vegetales, guisantes y fríjoles. La leche y los productos lácteos son los únicos alimentos de origen animal que contienen una cantidad significativa de carbohidratos.

Los carbohidratos se dividen en dos grupos: simples y complejos. Entre los *carbohidratos simples*, algunas veces conocidos como azúcares simples, están la fructosa (azúcar de la fruta), la sacarosa (azúcar de mesa), la lactosa (azúcar de la leche) y otros azúcares. Una de las fuentes naturales más ricas en carbohidratos simples son las frutas. Los *carbohidratos complejos* también se componen de azúcares, pero sus moléculas forman cadenas más largas y complejas. Entre los carbohidratos complejos están la fibra y los almidones, y entre los alimentos ricos en carbohidratos complejos están los vegetales, los granos enteros, los guisantes y los fríjoles.

Los carbohidratos son la principal fuente de glucosa sanguínea, un combustible fundamental para todas las células del organismo, y la única fuente de energía para el cerebro y los glóbulos rojos de la sangre. A excepción de la fibra, que no se puede digerir, tanto los carbohidratos simples como los complejos se convierten en glucosa, la cual es o bien utilizada directamente para suministrarle energía al organismo, o bien almacenada en el hígado para ser utilizada posteriormente. Cuando ingerimos más calorías de las que nuestro organismo utiliza, una parte de los carbohidratos que hemos consumido se almacena en el organismo como grasa.

Al elegir alimentos ricos en carbohidratos para nuestra dieta, siempre debemos optar por alimentos sin refinar, como frutas, vegetales, guisantes, fríjoles y productos de grano entero, en lugar de alimentos refinados y procesados, como gaseosas, postres, golosinas y azúcar. Los alimentos refinados son muy pobres en las vitaminas y minerales que son importantes para nuestra salud. Además, si consumimos alimentos refinados en cantidades elevadas y, especialmente, durante muchos años, los carbohidratos simples que esos alimentos contienen en gran cantidad pueden ocasionar diversas enfermedades, como diabetes e hipoglicemia (bajo nivel de azúcar sanguíneo). Otro problema de los alimentos ricos en azúcares simples y refinados es que también suelen ser ricos en grasas, las cuales deben consumirse en cantidades limitadas si queremos que nuestra dieta sea sana. Por esta razón esos alimentos — entre los que están la mayoría de las galletas, las tortas y los snacks — suelen estar sobrecargados de calorías.

Conviene hacer referencia a la fibra, una clase de carbohidrato sumamente importante. La fibra dietética, conocida antes como "roughage", es la parte de la planta resistente a las enzimas digestivas del organismo. En consecuencia, sólo se digiere o se metaboliza una cantidad relativamente pequeña de fibra en el estómago o en el intestino, mientras que la mayor parte se moviliza por el tracto gastrointestinal y termina formando parte de la materia fecal.

A pesar de que la mayor parte de la fibra no se digiere, tiene varias ventajas para la salud. Primero, la fibra retiene el agua, lo que se traduce en deposiciones más blandas y voluminosas. Esto ayuda a prevenir el estreñimiento y las hemorroides. Una dieta rica en fibra también disminuye el riesgo de contraer cáncer de colon porque mantiene limpio el tracto digestivo y agiliza la movilización de la materia fecal por el intestino. Así mismo, la fibra se une con determinadas sustancias que normalmente contribuyen a la producción de colesterol, y las elimina del organismo. Una dieta alta en fibra ayuda, entonces, a bajar los niveles del colesterol sanguíneo y disminuye el riesgo de contraer enfermedades del corazón.

Lo recomendable es que aproximadamente el 60 por ciento de las calorías diarias provengan de los carbohidratos. Si buena parte de su dieta consiste en carbohidratos complejos, no le quedará difícil llegar a los 25 gramos de fibra, que es la cantidad mínima recomendada.

Proteínas

Las proteínas son fundamentales para el crecimiento y el desarrollo; le suministran energía al organismo y son necesarias para la producción de hormonas, anticuerpos, enzimas y tejidos. Las proteínas también le ayudan al organismo a sostener el equilibrio acidobásico adecuado.

Cuando consumimos proteínas, el organismo las convierte en aminoácidos, los componentes básicos de toda proteína. Algunos de los aminoácidos son considerados *no esenciales*. Esto no significa que carezcan de importancia, sino que no tienen que provenir de la dieta porque pueden ser sintetizados por el organismo a partir de otros aminoácidos. En cambio, los aminoácidos considerados *esenciales* deben provenir de la dieta porque el organismo no los puede sintetizar.

El organismo necesita diversos aminoácidos para poder *fabricar* cualquier proteína; por ejemplo, cuando construye músculo. Esos aminoácidos pueden provenir de las proteínas dietéticas o de la propia reserva de aminoácidos del organismo. Cuando la escasez de aminoácidos es crónica — por ejemplo, cuando la dieta es pobre en aminoácidos esenciales — se detiene la producción de proteínas en el organismo y éste sufre (*ver* AMINOÁCIDOS en la Primera Parte para obtener más información acerca de estos compuestos químicos).

Dada la importancia de consumir proteínas que le proporcionen al organismo todos los aminoácidos que necesita, se considera que las proteínas dietéticas pertenecen a dos grupos, según los aminoácidos que suministran. Las *proteínas completas*, que constituyen el primer grupo, contienen una gran cantidad de todos los aminoácidos esenciales. Esta clase de proteínas se encuentran en la carne, el pescado, las aves de corral, el queso, los huevos y la leche. Las *proteínas incompletas*, que constituyen el segundo grupo, solamente contienen algunos de los aminoácidos esenciales. Estas proteínas se encuentran en diversos alimentos, entre ellos los granos, las legumbres y los vegetales de hoja verde.

A pesar de que es importante consumir toda la gama de los aminoácidos, es decir, esenciales y no esenciales, no es necesario que provengan de la carne, el pescado, las aves de corral y demás alimentos completos desde el punto de vista proteínico. De hecho, por su alto contenido de grasa — y también por la utilización de antibióticos y otros productos químicos en la crianza de aves de corral y ganado — la mayoría de esos alimentos se deben consumir con moderación. Afortunadamente, la estrategia dietética llamada *suplementación mutua* permite combinar alimentos parcialmente proteínicos para crear *proteína complementaria*, es decir, proteína que suministra cantidades adecuadas de todos los aminoácidos esenciales. Por ejemplo, aunque los fríjoles y el brown rice (arroz integral) son bastante ricos en proteínas, carecen de uno o más de los aminoácidos necesarios. Sin embargo, al combinar fríjoles y

brown rice, o al combinar uno de estos alimentos con cualquier otro alimento rico en proteína, se forma una proteína completa y de alta calidad que es un sustitutivo de la carne. Para obtener una proteína completa, combine *fríjoles* con cualquiera de los siguientes alimentos:

- Brown rice
- Maíz
- Nueces
- Semillas
- Trigo

O combine brown rice con cualquiera de los siguientes alimentos:

- Fríjoles
- Nueces
- Semillas
- Trigo

La mayoría de los estadounidenses consumen demasiada proteína porque su dieta es muy rica en carne y en productos lácteos. No obstante, si usted ha reducido su consumo de carne y de productos lácteos, asegúrese de consumir aproximadamente 50 gramos de proteína al día. Para garantizar que su dieta le está proporcionando una variedad suficiente de aminoácidos, en lo posible incluya en sus comidas y en sus snacks alimentos ricos en proteína. Por ejemplo, consuma pan con mantequilla de nuez, o agrégueles nueces y semillas a las ensaladas y a los platos a base de vegetales. Tenga en cuenta que para formar una proteína completa se puede combinar cualquier grano, nuez, semilla o legumbre (como fríjol, maní y guisante) con diversos vegetales. Además, el cornmeal fortificado con el aminoácido L-lisina forma una proteína completa.

Todos los productos a base de soya (soybeans), como el tofu y la leche de soya, son proteínas completas porque contienen los aminoácidos esenciales, aparte de otros nutrientes. El tofu, el aceite, la harina y el queso de soya; los sustitutivos de la carne a base de soya y muchos otros productos a base de esta legumbre se encuentran en los health food stores y complementan de manera saludable la falta de carne en la dieta.

El yogur es la única fuente de proteínas completas de origen animal que conviene incluir frecuentemente en la dieta. Elaborado con leche fermentada por bacterias, el yogur contiene *Lactobacillus acidophilus* y otras bacterias "amigables" que se requieren para digerir los alimentos y prevenir muchos problemas de salud, entre ellos la candidiasis. El yogur también contiene vitaminas A y D, y muchas vitaminas del complejo B.

No consuma el yogur con edulcorantes y saborizantes que venden en los supermercados. A esos productos les adicionan azúcar y, a menudo, también preservativos. Más bien, consuma yogur sin dulce del que se consigue en los health food stores, o prepárelo usted mismo y endúlcelo con jugo de fruta y otros ingredientes sanos. Las yogurteras son poco costosas y fáciles de usar, y se consiguen en la mayoría de los health food stores.

Grasas

A pesar de lo mucho que se insiste en la importancia de reducir la grasa dietética, el organismo necesita grasas. Durante la infancia y la niñez, las grasas son necesarias para el desarrollo normal del cerebro y a lo largo de la vida, para el crecimiento y producción de energía. De hecho, la grasa es la fuente más concentrada de energía de la cual dispone nuestro organismo. Sin embargo, después de los dos años de edad el organismo sólo requiere cantidades pequeñas de grasa; de hecho, requiere mucho menos de la que proporciona la dieta estadounidense. El consumo excesivo de grasa es una de las causas principales de la obesidad, la presión arterial alta, las enfermedades coronarias y el cáncer de colon. Además, se ha relacionado con muchos otros problemas de salud. Para comprender cómo se relaciona el consumo de grasa con estos problemas, es necesario conocer las distintas clases de grasa y la manera en que actúan dentro del organismo.

Los componentes básicos de las grasas son los ácidos grasos. Hay tres categorías principales de ácidos grasos: saturados, poliinsaturados y monoinsaturados. Esta clasificación se basa en el número de átomos de hidrógeno en la estructura química de una molécula determinada de ácido graso.

Los *ácidos grasos saturados* se encuentran principalmente en los productos de origen animal, entre ellos los productos lácteos (como leche whole, crema y queso), y en las carnes grasosas (como jamón y carne de res, de ternera, de cordero y de cerdo). La capa grasosa de las carnes de res y de cerdo se compone de grasa saturada. Algunos productos vegetales — como el aceite de coco, el aceite de palm kernel y los shortenings (aceites hidrogenados) vegetales — también son ricos en ácidos grasos saturados.

El hígado utiliza la grasa saturada para fabricar colesterol. Por tanto, un consumo excesivo de este tipo de grasa puede elevar de manera significativa el nivel del colesterol sanguíneo y, en particular, el de las LDL (low-density lipoproteins o lipoproteínas de baja densidad) o "colesterol malo" (para mayor información acerca del colesterol, ver ¿Qué es el colesterol? en la página 208). Entre las pautas del National Cholesterol Education Program (NCEP), ampliamente respaldadas por los expertos, están mantener el consumo diario de grasas saturadas por debajo del 10 por ciento del consumo total de calorías. No obstante, este nivel puede ser excesivo para quienes tienen problemas graves a causa de su alto colesterol sanguíneo.

Los *ácidos grasos poliinsaturados* se encuentran en abundancia en los aceites de maíz, soya, safflower y sunflower. Algunos aceites de pescado también son ricos en esta clase de ácidos grasos. A diferencia de las grasas saturadas, las poliinsaturadas tienen la capacidad de reducir el nivel del colesterol total de la sangre. No obstante, al hacerlo una gran cantidad de ácidos grasos poliinsaturados tienden a reducir el nivel de las HDL (high-density lipoproteins o lipoproteínas de alta densidad), es decir, el "colesterol bueno". Por esta razón y debido a que, al igual que todas las grasas, las poliinsaturadas son ricas en calorías en relación con su peso y su volumen, una de las pautas del NCEP es que el consumo de grasas poliinsaturadas no debe sobrepasar el 10 por ciento del consumo total de calorías.

Los *ácidos grasos monoinsaturados* se encuentran principalmente en los aceites vegetales y de nuez, como los aceites de oliva, de maní y de canola. Parece que estas grasas reducen el nivel de las LDL de la sangre sin afectar al de las HDL. Sin embargo, este impacto positivo en las LDL es relativamente modesto. El National Cholesterol Education Program recomienda que el consumo de grasas monoinsaturadas se mantenga entre el 10 y el 15 por ciento del consumo total de calorías.

Aunque en la mayor parte de los alimentos — entre ellos algunos provenientes de las plantas — se combinan las tres clases de ácidos grasos, uno de ellos suele predominar. Así pues, una grasa o un aceite se considera "saturado" cuando se compone básicamente de ácidos grasos saturados. Esas grasas saturadas suelen ser sólidas a temperatura ambiente. Así mismo, a una grasa o a un aceite compuesto básicamente de ácidos grasos poliinsaturados se le denomina "poliinsaturado", mientras que a una grasa o a un aceite compuesto principalmente de ácidos grasos monoinsaturados se le denomina "monoinsaturado".

Otro elemento que tiene que ver con los niveles del colesterol sanguíneo son los *trans-fatty acids* (aceites hidrogenados perjudiciales para la salud). También llamados trans fats, estas sustancias son el resultado de la transformación que sufren los aceites poliinsaturados al ser sometidos al proceso de hidrogenación, que también se utiliza para endurecer los aceites vegetales líquidos y convertirlos en margarina y en shortening. Un estudio reciente encontró que los ácidos grasos transmonoinsaturados elevan el nivel de las LDL porque se comportan de una manera similar a las grasas saturadas. Al mismo tiempo, los trans-fatty acids disminuyen el recuento de las HDL. En vista de que los hallazgos de investigación no son concluyentes, se requieren más estudios acerca de este tema. Sin embargo, actualmente se sabe que las grasas poliinsaturadas y monoinsaturadas son más convenientes para bajar el colesterol que las grasas saturadas o que los productos que contienen trans-fatty acids. Otro aspecto importante es que las calorías provenientes de las grasas no representen más del 20 al 25 por ciento del consumo calórico diario.

Los micronutrientes: vitaminas y minerales

Al igual que el agua, los carbohidratos, las proteínas y las grasas, las vitaminas y los minerales son esenciales para la vida. Por este motivo son considerados nutrientes. Como se necesitan en cantidades relativamente pequeñas en comparación con los cuatro nutrientes básicos, a menudo se les conoce como *micronutrientes*.

Debido a que las vitaminas y los minerales son tan necesarios para la salud, la U.S. Food and Drug Administration (FDA) recomienda consumir diariamente determinadas cantidades, llamadas RDA (recommended daily allowances o raciones diarias recomendadas). Sin embargo, como se verá en vitaminas en la Primera Parte, esas raciones no representan la cantidad necesaria para mantener una salud óptima, sino la cantidad que se necesita para prevenir enfermedades por deficiencia de vitaminas o de minerales. Por tanto, el adulto promedio que no tiene ninguna enfermedad específica debe obtener a través de su dieta diaria y/o de suplementos una cantidad mayor de vitaminas y minerales de lo que indican las RDA (recommended daily allowances o raciones diarias recomendadas). La tabla de la página 6 — que no sólo incluye suplementos vitamínicos y minerales, sino otros suplementos — debe utilizarse como guía. Aunque las cantidades son seguras (no causan toxicidad), deben adaptarse a la estatura y al peso del individuo. Quienes necesitan más nutrientes de lo normal son las personas activas y que hacen ejercicio, las que están sometidas a mucho estrés, las que están a dieta, las que están enfermas mental o físicamente, las mujeres que toman anticonceptivos orales, las personas que toman medicamentos, las que están recuperándose de cirugía, las que fuman y las que consumen bebidas alcohólicas.

Además de una dieta adecuada, dos elementos importantes para prevenir las enfermedades son hacer ejercicio y tener una actitud mental positiva. Si usted hace una dieta balanceada, si hace ejercicio y si tiene una actitud mental positiva, se sentirá bien y tendrá más energía: algo que todos merecemos.

Nutrientes y dosis para mantener una buena salud

A continuación encontrará una lista de nutrientes que contribuyen a la buena salud. Se sugieren dosis diarias; no obstante, antes de tomar suplementos consulte con su médico o con un profesional de la salud. Las dosis recomendadas son para adultos y niños que pesen más de cien libras. Las dosis para los niños deben adecuarse a su edad y a su peso. La dosis para un niño que pese entre setenta y cien libras debe equivaler a tres cuartas partes de la dosis de un adulto; la dosis para un niño que pese menos de setenta libras (y que tenga *más* de seis años) debe ser la mitad de la de un adulto. A los niños menores de seis años se les deben dar fórmulas nutritivas especiales para niños pequeños. Siempre se deben seguir las instrucciones de la etiqueta relativas a las dosis.

Vitaminas	Dosis diaria
Vitamin A	10.000 UI
Beta-carotene	15.000 UI
Vitamin V1 (thiamine)	50 mg
Vitamin B2 (riboflavin)	50 mg
Vitamin B3 (niacin)	100 mg
(niacinamide)	100 mg
Pantothenic acid (vitamin B5)	100 mg
Vitamin B6 (pyridoxine)	50 mg
Vitamin B12	300 mcg
Biotin	300 mcg
Choline	100 mg
Folic acid	800 mcg
Inositol	100 mg
Para-aminobenzoic acid (PABA)	50 mg
Vitamin C con mineral ascorbates	3.000 mg
Bioflavonoids (mezclados)	500 mg
Hesperidin	100 mg
Rutin	25 mg
Vitamin D	400 UI
Vitamin E	600 UI
Vitamin K (utilice fuentes naturales como alfalfa y vegetales de hoja verde)	100 mcg

Essential fatty acids (EFAs) (aceites de primrose, de flaxseed, de salmón y de pescado son buenas fuentes)	Según indicaciones de la etiqueta

Minerales	Dosis diaria
Calcium	1.500 mg
Chromium (GTF)	150 mcg
Copper	3 mg
Iodine (el kelp — un alga marina — es una buena fuente)	225 mcg
Iron*	18 mg
Magnesium	750-1.000 mg
Manganese	10 mg
Molybdenum	30 mcg
Potassium	99 mg
Selenium	200 mcg
Zinc	50 mg

Suplementos opcionales	Dosis diaria
Coenzime Q10	30 mg
Garlic	Según indicaciones de la etiqueta
L-Carnitine	500 mg
L-Cysteine	50 mg
L-Lysine	50 mg
L-Methionine	50 mg
L-Tyrosine	500 mg
Lecithin	200-500 mg
Pectin	50 mg
RNA-DNA	100 mg
Silicon	Según indicaciones de la etiqueta
Superoxide dismutase (SOD)	Según indicaciones de la etiqueta

* Sólo se debe consumir hierro cuando existe deficiencia. Los suplementos de hierro se deben tomar siempre por separado y no como parte de fórmulas minerales y multivitamínicas. El hierro no se debe tomar con suplementos que contienen vitamina E.

Otros suplementos que sirven para incrementar la energía son:

- Bee pollen (polen de abeja).
- Bio-Strath, de Bioforce of America.
- Floradix Iron + Herbs, de Salus Haus.
- Free-form amino acids (aminoácidos en estado libre).
- Kyo-Green, de Wakunaga of America.
- N,N-Dimethylglycine (DMG).
- Octacosanol (concentrado natural de aceite de wheat germ, o germen de trigo).
- Siberian ginseng.
- Spirulina (una varidad de alga)

Sinergia y deficiencia

Según el U.S. Department of Agriculture, la dieta habitual de por lo menos el 40 por ciento de los estadounidenses sólo

Fitoquímicos (Phytochemicals)

Desde hace muchos años los investigadores han reconocido que, en comparación con las dietas ricas en carne, las dietas ricas en frutas, vegetales, granos y legumbres disminuyen el riesgo de contraer diversas enfermedades, como cáncer, enfermedades del corazón, diabetes y presión arterial alta. Recientemente se descubrió que parte de la razón por la cual esos alimentos previenen las enfermedades radica en los antioxidantes: vitaminas, minerales y enzimas específicos que ayudan a evitar el cáncer y otras enfermedades protegiendo las células contra el daño que ocasiona la oxidación. Los científicos han descubierto que las frutas, los vegetales, los granos y las legumbres contienen incluso otro grupo de nutrientes que favorecen la salud: los *fitoquímicos.* Estas sustancias son poderosas municiones en la guerra contra el cáncer y otras enfermedades.

Los fitoquímicos son las sustancias biológicamente activas de las plantas, cuya función es proporcionarles color, sabor y resistencia natural contra las enfermedades. Para entender la manera en que los fitoquímicos protegen al organismo contra el cáncer, es necesario comprender que la evolución del cáncer es un proceso que consta de diversos pasos. Al parecer, los fitoquímicos combaten el cáncer bloqueando uno o más de los pasos que conducen a la enfermedad. Por ejemplo, el cáncer puede comenzar cuando una molécula carcinogénica — de los alimentos que consumimos o del aire que respiramos — invade una célula. Sin embargo, si también llega a la célula un fitoquímico llamado sulforaphane — el cual se encuentra en el brócoli — se inicia un proceso de activación de un grupo de enzimas que sacan de la célula el agente carcinogénico antes de que haga daño.

Se sabe que otros fitoquímicos previenen el cáncer de otras maneras. Los flavonoides — que se encuentran en las frutas cítricas y en las berries — impiden, en primer lugar, que las hormonas causantes del cáncer se unan a las células. El genistein, que se encuentra en la soya, destruye los tumores evitando que se desarrollen los capilares necesarios para nutrirlos. Los indoles, que se encuentran en las plantas crucíferas como la col de Bruselas, el coliflor y el cabbage (col, berza), intensifican la actividad inmunológica y le ayudan al organismo a excretar las toxinas. Las saponinas, que se encuentran en los kidney beans, el garbanzo, la soya y la lenteja, previenen la multiplicación de las células del cáncer. Los ácidos P-coumaric y chlorogenic, que se encuentran en el tomate, inferieren la formación de algunas uniones químicas que pueden producir agentes carcinógenos.

La lista de estas sustancias protectoras aumenta constantemente. Se cree que el tomate contiene alrededor de diez mil fitoquímicos diferentes.

A pesar de que ningún estudio a largo plazo con sujetos humanos ha demostrado que determinados fitoquímicos detienen el cáncer, la investigación en torno a este tema respalda más de doscientos estudios que han encontrado una relación entre la disminución del riesgo de contraer cáncer y una dieta alta en granos, legumbres, frutas y vegetales. Es más, estudios in vitro y con animales han demostrado que algunos fitoquímicos impiden que sustancias carcinogénicas promuevan el desarrollo de cánceres específicos. Por ejemplo, se ha encontrado que el fitoquímico phenethyl isothiocyanate (PEITC), que se encuentra en el cabbage y en el nabo, inhibe el desarrollo del cáncer de pulmón en ratas. Entre otras cosas, este fitoquímico protege al DNA de las células contra un potente agente carcinogénico que se encuentra en el humo del tabaco.

Los investigadores han aislado algunos fitoquímicos, y varias empresas venden actualmente concentrados con fitoquímicos provenientes de vegetales, como el brócoli. Estos concentrados se pueden utilizar como fuentes suplementarias de algunos de esos nutrientes. Sin embargo, esas píldoras *no* reemplazan los alimentos frescos y enteros. Como ahora se sabe que existen varios *miles* de fitoquímicos, y como cada vez se descubren más, ningún suplemento puede contener todas las sustancias que combaten el cáncer y que, en cambio, se encuentran en las frutas y en los vegetales que podemos comprar en el supermercado.

Afortunadamente no es difícil obtener una dosis saludable de fitoquímicos en cada comida. Se ha encontrado que prácticamente todos los granos, legumbres, frutas y vegetales estudiados contienen esas sustancias. Además, a diferencia de muchas vitaminas, parece que los fitoquímicos no se destruyen con la cocción u otra clase de procesamiento. Por ejemplo, el genistein, sustancia que se encuentra en la soya, también se encuentra en los productos a base de esta legumbre, como el tofu y la sopa de miso. Así mismo, el fitoquímico PEITC, que se encuentra en el cabbage, permanece intacto aunque preparemos cole slaw o sauerkraut. Desde luego, cuando consumimos el producto crudo o ligeramente cocido no sólo aprovechamos los fitoquímicos, sino también todas las vitaminas, los minerales y los demás nutrientes que los alimentos frescos y enteros nos brindan.

---

contiene 60 por ciento de las RDA de diez nutrientes seleccionados. Esto quiere decir que aproximadamente la mitad de la población (y la cifra puede ser incluso mayor) presenta deficiencias de por lo menos un nutriente importante. Una encuesta realizada por Food Technology reveló que de las treinta y siete mil personas encuestadas, la mitad presentaba deficiencias de vitamina B_6 (piridoxina), el 42 por ciento no consumía suficiente calcio, el 39 por ciento consumía cantidades insuficientes de hierro, y entre el 25 y el 39 por ciento no obtenía suficiente vitamina C. Estudios adicionales han revelado que las deficiencias vitamínicas no afectan a todo el organismo, sino solamente a células específicas. Por ejemplo, las personas que fuman pueden presentar deficiencia de vitamina C, pero sólo en el área de los pulmones.

Para corregir una deficiencia de vitaminas o de minerales, es necesario saber que los nutrientes trabajan de manera sinérgica. Esto significa que determinadas vitaminas y minerales funcionan de manera conjunta y cooperativa, y actúan como catalizadores promoviendo la absorción y la asimilación de otras vitaminas y minerales. Corregir la deficiencia de una vitamina o de un mineral requiere la intervención de otras vitaminas o minerales, y no, sencillamente, reemplazar el nutriente del cual hay deficiencia. Por este motivo, tomar una vitamina o un mineral determinado puede resultar ineficaz y hasta peligroso. Y, por esta razón, siempre se debe tomar una fórmula equilibrada de vitaminas y minerales, además de los suplementos individuales. La siguiente tabla muestra las vitaminas y los minerales que se necesitan para corregir algunas deficiencias.

Deficiencia de vitaminas	Suplementos necesarios para la asimilación
Vitamin A	Choline, essential fatty acids, zinc, vitamins C, D y E.
Vitamin B complex	Calcium, vitamins C y E.
Vitamin B_1 (thiamine)	Manganese, vitamin B complex, vitamins C y E.
Vitamin B_2 (riboflavin)	Vitamin B complex, vitamin C.
Vitamin B_3 (niacin)	Vitamin B, vitamin C.
Pantothenic acid (vitamin B_5)	Vitamin B complex, vitamins A, C y E.
Vitamin B_6 (pyridoxine)	Potassium, vitamin B complex, vitamin C.
Biotin	Folic acid, vitamin B complex, pantothenic acid (vitamin B_5), vitamin B_{12}, vitamin C.
Choline	Vitamin B complex, vitamin B_{12}, folic acid, inositol.
Inositol	Vitamin B complex, vitamin C.
Para-aminobenzoic acid (PABA)	Vitamin B complex, vitamin C, folic acid, vitamin C.
Vitamin C	Bioflavonoids, calcium, magnesium.
Vitamin D	Calcium, choline, essential fatty acids, phosphorus, vitamins A y C.
Vitamin E	Essential fatty acids, manganese, selenium, vitamin A, vitamin B_1 (thiamine), inositol, vitamin C.
Essential fatty acids	Vitamins A, C, D y E.

Deficiencia de minerales	Suplementos necesarios para la asimilación
Calcium	Boron, essential fatty acids, lisine, magnesium, manganese, phosphorus, vitamins A, C, D y F.
Copper	Cobalt, folic acid, iron, zinc.
Iodine	Iron, manganese, phosphorus.
Magnesium	Calcium, phosphorus, potassium, vitamin B_6 (pyridoxine), vitamins C y D.
Manganese	Calcium, iron, vitamin B complex, vitamin E.
Phosphorus	Calcium, iron, manganese, sodium, vitamin B_6 (pyridoxine).
Silicon	Iron, phosphorus.
Sodium	Calcium, potassium, sulfur, vitamin D.
Sulfur	Potassium, vitamin B_1 (thiamine), pantothenic acid (vitamin B_5), biotin.
Zinc	Calcium, copper, phosphorus, vitamin B_6 (pyridoxine).

PAUTAS PARA SELECCIONAR Y PREPARAR LOS ALIMENTOS

Es indudable que una dieta sana debe proporcionar de manera equilibrada los cuatro nutrientes esenciales, así como una buena cantidad de vitaminas, minerales y otros micronutrientes. Sin embargo, no basta sencillamente con comprar alimentos bajos en grasas saturadas y ricos en carbohidratos complejos, fibra y proteínas suplementarias. Los alimentos también deben estar libres de aditivos perjudiciales, y se deben preparar de manera que los nutrientes no se pierdan y no se produzcan sustancias nocivas.

Evite los alimentos que contengan aditivos e ingredientes artificiales

A los alimentos les agregan aditivos por varias razones: para prolongar la vida del producto en las tiendas; para hacer más atractivo el alimento realzando su color, textura o sabor; para facilitar su preparación, o para favorecer su mercadeo. Algunos aditivos, como el azúcar, son derivados de fuentes naturales. Otros, como el aspartame (NutraSweet), son productos sintéticos.

Aunque muchos aditivos se utilizan en cantidades supremamente pequeñas, se calcula que el estadounidense promedio consume alrededor de cinco libras de aditivos al año. Si se incluye el azúcar — el aditivo más utilizado por la industria del procesamiento de alimentos — esa cantidad se dispara a ciento treinta y cinco libras al año. Cualquier persona cuya dieta sea rica en productos procesados consume, sin duda alguna, una cantidad significativa de aditivos e ingredientes artificiales.

En el mejor de los casos, los aditivos y los ingredientes artificiales aumentan muy poco el valor nutricional de cualquier alimento, o no lo aumentan en absoluto. En el peor de los casos, los aditivos representan una amenaza para la salud. La historia de los aditivos incluye varios productos que una vez fueron considerados seguros, pero que posteriormente fueron prohibidos o cuya venta fue permitida con la condición de que llevaran una advertencia para los consumidores. Los edulcorantes artificiales ciclamato y sacarina son dos ejemplos. Aunque otros aditivos, como el monosodium glutamate (MSG) y el aspartame, se utilizan sin advertencia alguna, se sabe que causan problemas que van desde dolores de cabeza y diarrea, hasta confusión, pérdida de memoria y convulsiones (para

¿Es el aspartame un sustitutivo seguro del azúcar?

Debido a la obsesión del pueblo estadounidense con la dieta, la popularidad del aspartame (NutraSweet) ha aumentado desmesuradamente. Como es alrededor de doscientas veces más dulce que el azúcar, se requiere una cantidad muchísimo menor de aspartame para endulzar los alimentos. Este edulcorante artificial está invadiendo los supermercados; su uso está muy generalizado en los alimentos dietéticos y se encuentra en los siguientes productos:

- Bebidas a base de leche.
- Bebidas a base de té.
- Bebidas de café.
- Breath mints.
- Cereales.
- Desayunos instantáneos.
- Edulcorantes de mesa.
- Fármacos que se compran sin receta médica.
- Gaseosas.
- Gelatinas.
- Goma de mascar sugar-free.
- Jugos.
- Laxantes.
- Mezclas de cocoa.
- Mezclas para batidos.
- Mezclas para decoración de pastelería.
- Multivitaminas.
- Postres congelados.
- Té y café instantáneos.
- Wine coolers.
- Yogur.

El aspartame tiene tres componentes: los aminoácidos fenilalanina y ácido aspártico, por una parte, y metanol, que también se conoce como methyl alcohol o wood alcohol, por otra parte.

Aunque se ha afirmado que no hay diferencia entre la metabolización de los aminoácidos del aspartame y la de los aminoácidos naturales de los alimentos, la investigación no respalda este punto de vista. Por ejemplo, parece que consumir aspartame en las gaseosas inunda de aminoácidos el torrente sanguíneo, un efecto que no se presenta tras ingerir proteína dietética. Se cree que esto causa problemas.

No hay duda de que quienes sufren de PKU (phenylketonuria o fenilcetonuria) deben evitar el aspartame. Las personas que sufren de esta enfermedad carecen de una enzima que convierte la fenilalanina en tirosina, otro aminoácido. Por tanto, grandes cantidades de fenilalanina se acumulan y producen daño cerebral. Se debe señalar que quienes padecen trastornos distintos de fenilcetonuria — por ejemplo, deficiencia de hierro y enfermedades renales — también pueden ser propensos a presentar altos niveles de este aminoácido. El consumo de aspartame aumenta el riesgo de toxicidad en estas personas.

Se sabe que el tercer ingrediente del aspartame, el metanol, es venenoso incluso en cantidades relativamente pequeñas. Entre las alteraciones causadas por niveles tóxicos de metanol están ceguera, tumefacción del cerebro e inflamación del páncreas y del músculo cardíaco. Aunque la FDA ha afirmado que el metanol que entra en contacto con el organismo mediante el consumo de aspartame "no constituye una cantidad suficiente para causar problemas de toxicidad", aún se desconoce el efecto acumulativo de las dosis altas de este edulcorante.

Independientemente de las aseveraciones de la FDA, muchas personas han informado que consumir aspartame les ha ocasionado problemas o malestares. Según el libro *Aspartame (NutraSweet): Is it Safe?,* de H.J. Roberts (The Charles Press, 1990), entre las reacciones que se han presentado están dolor de cabeza, graves oscilaciones anímicas, alteración de la visión, náuseas, diarrea, trastornos del sueño, pérdida de memoria y confusión e, incluso, convulsiones. Parece que el aspartame es particularmente nocivo para los niños.

Sobra decir que si usted ha experimentado alguna reacción al aspartame debe abstenerse de consumir alimentos que contengan este aditivo. Mejor aún, evite todos los aditivos y disfrute los beneficios de una dieta rica en frutas y en jugos frescos. Estos alimentos son dulces por naturaleza, no tienen colorantes ni preservativos artificiales, y están llenos de nutrientes que se necesitan para gozar de una buena salud.

obtener más información sobre el aspartame, *ver ¿Es el aspartame un sustitutivo seguro del azúcar?* en esta página.

El número de aditivos que se utilizan en la actualidad es asombroso. Para aprender más acerca de estas sustancias, el lector puede consultar los libros *Safe Food: Eating Wisely in a Risky World,* de Michael Jacobson (Living Planet Press, 1991), o *Unsafe at Any Meal,* de Earl Mindell (Warner Books, 1986).

Consuma más productos crudos

Las frutas y los vegetales más saludables son los que han sido cultivados orgánicamente, es decir, sin insecticidas, herbicidas, fertilizantes artificiales ni productos químicos estimulantes del crecimiento. Los productos orgánicos se encuentran en algunos health food stores y supermercados, y también a través de cooperativas.

Al comprar frutas y vegetales, elija los que estén en un punto perfecto de maduración. Estos productos contienen más vitaminas y enzimas que los que han madurado demasiado o que los que se encuentran aún verdes. Además, son mucho más ricos en esos nutrientes que los productos que han permanecido almacenados durante algún tiempo. Recuerde que cuanto más tiempo permanezca almacenado un producto, tantos más nutrientes pierde.

Lo único que usted necesita en su hogar para dejar sus

productos orgánicos listos para servir en la mesa es agua corriente y un cepillo para vegetales. Si los productos no han sido cultivados orgánicamente, usted tendrá que lavarlos con más cuidado para retirarles los residuos químicos. Límpielos con un cepillo suave para vegetales y déjelos en agua durante diez minutos. También puede lavarlos con algún producto no tóxico, de los que se suelen encontrar en los health food stores mejor surtidos. Si el producto es encerado, pélelo porque la cera no cae al lavarlo; sin embargo, retírele la menor cantidad de cáscara posible.

La mayoría de las frutas y los vegetales se deben consumir completamente, pues todas sus partes — incluyendo la cáscara — contienen valiosos nutrientes. A las frutas cítricas se les debe retirar la cáscara, pero por su contenido de vitamina C y bioflavonoides se debe consumir el pellejo blanco que la recubre por dentro.

A pesar de que la mayoría de la gente suele cocinar los vegetales antes de consumirlos, en lo posible los vegetales y las frutas se deben consumir crudos. Todas las enzimas y la mayor parte de las vitaminas son sumamente sensibles al calor, y la cocción suele destruirlas.

Si no encuentra productos frescos, utilice alimentos congelados. No consuma vegetales enlatados ni platos a base de vegetales empacados en caja, pues suelen contener grandes cantidades de sal y otros aditivos inconvenientes para la salud. Si a usted no le agradan los vegetales crudos, cocínelos ligeramente o prepárelos al vapor.

No sobrecocine sus alimentos

Como se ha dicho, cocinar los alimentos más de unos pocos minutos puede destruir muchos y valiosos nutrientes. Más alarmante aún es el hecho de que cuando los alimentos se cocinan hasta que quedan dorados o carbonizados, los compuestos orgánicos que contienen sufren transformaciones estructurales y producen agentes carcinogénicos.

En este sentido, la carne a la barbacoa representa la peor amenaza contra la salud. Cuando la grasa hirviendo chorrea sobre las llamas, se forman polycyclic aromatic hydrocarbons (PAHs), peligrosos agentes carcinogénicos. Cuando los aminoácidos y otros químicos que se encuentran en los músculos son expuestos a altas temperaturas, se forman otros agentes carcinogénicos llamados heterocyclic aromatic amines (HAAs). De hecho, muchos de los químicos utilizados para producir cáncer en animales de laboratorio han sido aislados de proteínas cocinadas.

Es importante señalar, sin embargo, que la carne cocida no es el único alimento que representa una amenaza para la salud. Incluso la corteza dorada o quemada del pan contiene diversas sustancias carcinogénicas.

No se debe pasar por alto el peligro que entraña cocer los alimentos a altas temperaturas, o hasta que quedan dorados o quemados. A pesar de que los hábitos alimentarios varían mucho de una persona a otra, no creemos equivocarnos al suponer que muchísima gente consume diariamente muchos gramos de alimentos sobrecocidos. En cambio, la persona que fuma dos paquetes de cigarrillos al día sólo inhala medio gramo de esta misma sustancia quemada y peligrosa. Es evidente que consumir los alimentos crudos o ligeramente cocidos, y limitar de manera significativa el consumo de carne, ayuda a disminuir el riesgo de contraer cáncer y, quizás, otras enfermedades.

Cocine con utensilios adecuados

Aunque los alimentos crudos tienen muchas ventajas sobre los alimentos cocidos, se pueden preparar muchas sopas y platos de manera saludable y nutritiva. Una de las formas de garantizar que los alimentos cocidos sean sanos es utilizar utensilios adecuados.

Prepare sus alimentos únicamente en ollas de vidrio, acero inoxidable o hierro. No utilice ollas de aluminio. Los alimentos que se cocinan o almacenan en utensilios de aluminio producen una sustancia que neutraliza los jugos digestivos, lo que puede ocasionar acidosis y úlceras. Y, lo peor, es que el aluminio de las ollas puede desprenderse — desde luego, en cantidades ínfimas — y mezclarse con los alimentos. Al consumir el alimento, el organismo absorbe el aluminio, el cual se va acumulando en el sistema nervioso y en el tejido cerebral. Grandes depósitos de aluminio se han relacionado con la enfermedad de Alzheimer.

Entre los utensilios de cocina que se deben evitar están las ollas antiadherentes. Los metales y otras sustancias de estos terminados con frecuencia se desprenden y llegan a la comida. Y, por último, esos químicos van a dar a nuestro organismo.

Limite su consumo de sal

Aunque un poco de sodio es básico para la supervivencia, su deficiencia no es un problema usual. A fin de permanecer sanos necesitamos menos de 500 miligramos diarios. Esta cantidad basta para que el sodio cumpla todas las funciones vitales que le corresponden en el organismo: ayudar a mantener el nivel normal de los fluidos y contribuir a la sana función muscular y al adecuado equilibrio acidobásico (pH) de la sangre. El consumo excesivo de sodio propicia la retención de líquido en los tejidos, lo que puede conducir a hipertensión (alta presión arterial). Así mismo, un consumo muy elevado de sodio puede agravar diversos problemas médicos, como la insuficiencia cardíaca congestiva, algunas enfermedades renales y el PMS (premenstrual syndrome o síndrome premenstrual).

Una de las mejores maneras de limitar el sodio en la dieta es restringiendo el uso de la sal en la cocina y en la mesa. También es importante mantenerse alejado de los alimentos procesados, que suelen contener enormes cantidades de sodio.

Guía básica para una buena nutrición

La clave para una buena salud es una dieta rica en nutrientes. Utilice la siguiente tabla como guía para decidir qué clase de alimentos debe incluir en su dieta y cuáles debe evitar a fin de mantenerse saludable.

Clases de alimentos	Alimentos que se deben evitar	Alimentos aceptables
Fríjoles	Cerdo enlatado con fríjoles, fríjoles enlatadados con sal o preservativos, fríjoles congelados.	Todos los fríjoles cocidos sin grasa animal ni sal.
Bebidas	Bebidas alcohólicas, café, cocoa, jugos y bebidas de fruta pasteurizados y/o endulzados, sodas, té (excepto de hierbas).	Tés de hierbas, jugos frescos de vegetales y frutas, bebidas de cereal en grano (suelen venderlas como sustitutivos del café), agua mineral o destilada.
Productos lácteos	Todos los quesos suaves, todos los productos a base de queso pasteurizado o con colorantes artificiales, ice cream (helado de crema).	Queso crudo de cabra, nonfat cottage cheese, kéfir, yogur sin dulce, leche de cabra, leche raw o skim, buttermilk, leche de arroz, todos los productos de soya.
Huevos	Fritos o pickled.	Hervidos o escalfados (no más de cuatro a la semana).
Pescado	Cualquier pescado frito, todos los mariscos, pescado salado, anchoas, arenque, pescado enlatado en aceite.	Todos los pescados blancos de agua fresca, salmón, pescado a la plancha o asado al horno, atún enlatado en agua.
Frutas	Enlatadas, embotelladas o congeladas con edulcorante, naranjas.	Todas las frutas frescas, congeladas, cocidas o secas y sin edulcorantes (excepto naranja, que es ácida y altamente alergénica); frutas sin preservativos, y frutas enlatadas en el hogar.
Granos	Todos los productos a base de harina blanca, arroz blanco, pasta, crackers, cereales fríos, oatmeal instantánea y otros cereales calientes.	Todos los granos enteros y los productos de grano entero: cereales, panes, muffins, crackers integrales, cream of wheat o cereal de rye (centeno), buckwheat (trigo sarraceno), millet (mijo, millo), oats, brown rice, wild rice (arroz salvaje). (Limitar el consumo semanal de pan de levadura a tres porciones.)
Carnes	Res, cerdo en todas sus formas, hot dogs, luncheon meats, carnes ahumadas, pickled y procesadas, corned beef, pato, ganso, costillas de cerdo, gravies (salsas variadas a base de carne), vísceras.	Pavo y pollo sin piel, cordero. (Limitar el consumo semanal de carne a tres porciones de 3 onzas cada una.)
Nueces	Maní y todas las nueces saladas o asadas.	Todas las nueces crudas y frescas (excepto maní).
Aceites (grasas)	Todas las grasas saturadas, margarina hidrogenada, aceites refinados y procesados, shortenings, aceites endurecidos.	Todos los aceites prensados en frío: de maíz, safflower, sesame, oliva, flaxseed, soya, sunflower y canola; margarina hecha con esos aceites, y mayonesa sin huevo.
Condimentos	Pimienta negra o blanca, sal, hot red peppers, todos los vinagres excepto el de sidra hecho con manzanas naturales.	Ajo, cebolla, cayenne, Spike, todas las hierbas, vegetales secos, apple cider vinegar, tamari, miso, seaweed (término genérico que designa una gran variedad de algas marinas), dulse (variedad de alga marina).
Sopas	Sopas enlatadas preparadas con sal, preservativos, MSG o bases concentradas y grasosas; todas las sopas a base de crema.	De fríjoles, lentejas, guisantes, vegetales, barley, brown rice y cebolla, hechas en casa sin sal ni grasa.
Brotes y semillas	Todas las semillas cocidas en aceite o sal.	Todos los brotes ligeramente cocidos (excepto alfalfa, que debe lavarse concienzudamente y comerse cruda), wheatgrass, todas las semillas crudas.
Golosinas	Azúcar de caña, azúcar blanco o moreno; corn syrup, chocolate, bombones, fructosa (excepto la de las frutas frescas), todos los syrups (excepto el de maple puro), todos los sustitutivos del azúcar, mermeladas y jaleas preparadas con azúcar.	Barley malt o rice syrup, miel pura en pequeñas cantidades, maple syrup puro, blackstrap molasses sin preservativos.
Vegetales	Todos los vegetales enlatados o congelados con sal o aditivos.	Todos los vegetales crudos, congelados (sin aditivos) o enlatados en casa sin sal (cocínelos ligeramente).

VITAMINAS
(VITAMINS)

LA FUNCIÓN DE LAS VITAMINAS

Las vitaminas son esenciales para la vida. Contribuyen a la buena salud regulando el metabolismo y facilitando los procesos bioquímicos que liberan energía a partir de los alimentos digeridos. Se consideran micronutrientes porque el organismo los necesita en cantidades relativamente pequeñas en comparación con nutrientes como los carbohidratos, las proteínas, las grasas y el agua.

Las enzimas son químicos esenciales y base de las funciones del organismo humano. Estos químicos esenciales actúan como catalizadores (activadores) en las reacciones químicas que continuamente tienen lugar dentro del organismo. Como coenzimas, las vitaminas colaboran con las enzimas para que todas las actividades internas del organismo se desarrollen adecuadamente. Algunas de las principales vitaminas son solubles en agua, mientras que otras son solubles en grasa. Las vitaminas solubles en agua deben suministrárseles diariamente al organismo, pues no pueden ser almacenadas y son excretadas en el lapso de uno a cuatro días. Entre las vitaminas solubles en agua están la C y las del complejo B. Las vitaminas solubles en grasa se almacenan durante períodos más largos en el tejido graso y en el hígado, y entre éstas se encuentran las vitaminas A, D, E y K. El organismo necesita ambas clases de vitaminas para poder funcionar correctamente.

COMPARACIÓN ENTRE LAS RDA Y LAS ODA

Las *recommended daily allowances* (RDAs) fueron instituidas hace más de cuarenta años por el U.S. Food and Nutrition Board para establecer la cantidad estándar de vitaminas que requiere diariamente una persona saludable. Infortunadamente, las cantidades recomendadas son las mínimas necesarias para esquivar enfermedades causadas por deficiencias — como beriberi, raquitismo, escorbuto y ceguera nocturna — y no las que se requieren para tener una salud óptima.

Estudios científicos han revelado que una cantidad mayor de vitaminas le ayudan a nuestro organismo a funcionar mejor. Por tanto, las RDA no son muy útiles para establecer la cantidad de vitaminas que debemos ingerir. Nosotros preferimos hablar de las *optimum daily allowances* (ODAs), es decir, la cantidad de nutrientes que se necesitan diariamente para gozar de una excelente salud. Esto implica consumir cantidades mayores de vitaminas de lo que establecen las RDA. Las dosis de nutrientes que se recomiendan en la página 6 se refieren a las ODA. Nuestra salud puede mejorar si le suministramos todos los días a nuestro organismo una cantidad óptima de vitaminas indispensables. Las dosis de vitaminas que recomienda este libro le permitirán diseñar un programa personalizado.

EQUILIBRIO Y SINERGIA

Un equilibrio adecuado entre las vitaminas y los minerales es importante para el buen funcionamiento de todas las vitaminas. Investigaciones científicas han comprobado que el exceso de un mineral o de una vitamina individual puede producir los mismos síntomas que su deficiencia. Por ejemplo, dosis altas de vitaminas B individuales conducen al agotamiento de otras vitaminas B. Así mismo, el consumo excesivo de cinc puede producir síntomas de deficiencia de cinc. Algunos estudios han mostrado que tomar hasta 100 miligramos de cinc al día promueve la función inmunológica, pero que cualquier cantidad superior a ésta puede ser nociva para la misma función.

La *sinergia* es un fenómeno mediante el cual dos o más vitaminas se combinan para producir un efecto más intenso. Por ejemplo, a fin de que los bioflavonoides cumplan adecuadamente su tarea (prevenir las contusiones y el sangrado de las encías), tienen que tomarse junto con vitamina C. Estudios recientes han revelado que los bioflavonoides son de gran importancia en la prevención del cáncer y muchas otras enfermedades.

Determinadas sustancias bloquean la absorción y los efectos de las vitaminas. Los antibióticos, por ejemplo, reducen de manera significativa la absorción de la vitamina C. Por esta razón, las personas que están tomando antibióticos tienen que consumir más vitamina C de lo normal.

PRODUCTOS SINTÉTICOS Y PRODUCTOS NATURALES

Lo ideal sería que todos obtuviéramos en los alimentos frescos y saludables todos los nutrientes que necesitamos para gozar de una magnífica salud; sin embargo, lograr esto es prácticamente imposible. En este mundo polucionado y lleno de estrés, nuestros requerimientos nutricionales han aumentado; en cambio, el número de calorías que requerimos se ha *reducido* porque nuestro nivel de actividad física ha disminuido. Esto significa que, de alguna manera, debemos obtener más nutrientes de una cantidad menor de alimentos. Al mismo tiempo, como la cocción y el procesamiento destruyen la mayor parte de los nutrientes de los alimentos, incluso obtener en nuestra dieta actual las vitaminas recomendadas por las RDA es bastante difícil. Esto quiere decir que para obtener la cantidad óptima de muchos nutrientes debemos tomarlos en forma de suplemento.

Los suplementos vitamínicos se dividen en dos grupos: sintéticos y naturales. Las vitaminas sintéticas son producidas en laboratorio a partir de químicos individuales que imitan a las vitaminas que se encuentran en la naturaleza. Las vitaminas naturales provienen de fuentes alimentarias. A pesar de que no hay diferencias químicas importantes entre una vitamina que se encuentra en un alimento y una vitamina creada en laboratorio, los suplementos sintéticos contienen solamente las vitaminas aisladas, mientras que muchos suplementos naturales contienen nutrientes adicionales que aún no se han descubierto. La razón es que estas vitaminas se encuentran en su estado natural. Si usted presenta deficiencia de un nutriente particular, la fuente química le servirá, pero no obtendrá los beneficios de la vitamina como se encuentra en los alimentos enteros. Los suplementos sintéticos pueden incluir alquitranes de hulla, colorantes artificiales, preservativos, azúcares y almidones, así como otros aditivos. Es preciso tener cuidado con esos elementos nocivos. Se debe tener en cuenta que los frascos de vitaminas "naturales" pueden contener vitaminas que no han sido extraídas de fuentes alimentarias naturales. Es importante leer cuidadosamente las etiquetas para estar seguros de que los productos que estamos comprando contienen nutrientes de fuentes alimentarias y no contienen los aditivos artificiales mencionados anteriormente.

Estudios han revelado que las vitaminas ligadas a proteínas — como se encuentran en suplementos naturales de alimentos enteros — se absorben, utilizan y retienen mejor en los tejidos que los suplementos que no están ligados a proteínas. Las vitaminas de origen químico no son de esta clase. Las vitaminas y los minerales de los alimentos están unidos a proteínas, lípidos, carbohidratos y bioflavonoides. El Dr. Abram Hoffer, uno de los fundadores de la medicina ortomolecular, explica:

> Los componentes (de los alimentos) no se encuentran en estado libre en la naturaleza; la naturaleza no produce proteína pura, grasa pura o carbohidratos puros. Sus moléculas se entrelazan en una compleja estructura tridimensional que no se ha podido explicar por completo. Los nutrientes esenciales, como las vitaminas y los minerales, se encuentran entreverados y no en estado libre, sino combinados en moléculas complejas.

El objetivo del proceso de unión proteínica es utilizar una forma natural de las vitaminas y los minerales en los suplementos nutricionales. Además, tomar los suplementos con las comidas aporta nutrientes adicionales que son necesarios para una mejor asimilación.

LO QUE SE CONSIGUE EN LAS TIENDAS

Los suplementos vitamínicos que se consiguen sin receta médica vienen en diversas presentaciones, combinaciones y cantidades. Se encuentran en forma líquida, en tabletas, cápsulas, cápsulas gelatinosas, polvos, tabletas sublinguales y pastillas. También pueden ser inyectados. Cada persona tiene su forma preferida de tomar los suplementos; no obstante, debido a leves variaciones en la rapidez con que el organismo los absorbe y asimila, a veces recomendamos una presentación más que otra. A lo largo de todo el libro hacemos esta clase de recomendaciones.

Los suplementos vitamínicos se suelen encontrar como vitaminas individuales o en combinación con otros nutrientes.

Es importante elegir las vitaminas con base en lo que uno realmente necesita (ver NUTRICIÓN, DIETA Y SALUD en la Primera Parte).

La cantidad de cualquier vitamina que se debe tomar depende de los requerimientos de la persona. Un programa para mantener la salud es distinto de un programa para superar una enfermedad específica. Si usted encuentra un suplemento que satisface sus necesidades, no olvide tomarlo todos los días. Pero si no contiene la cantidad suficiente de lo que usted necesita, quizás deba tomar más de un suplemento. En ese caso, tenga presente que también aumentará su consumo de los nutrientes adicionales que esos suplementos puedan contener. Si un solo suplemento no le proporciona lo que usted busca, tome una combinación de varios. Este libro se refiere a cada suplemento por separado e indica lo que cada uno hace y la cantidad que se requiere. Quizás usted pueda encontrar un suplemento que contenga varios de los nutrientes que necesita, y que venga en una sola tableta o cápsula.

Como la potencia de la mayoría de las vitaminas puede reducirse por efectos de la luz solar, protéjalas manteniéndolas en un frasco oscuro. Las personas sensibles al plástico pueden comprar las vitaminas en frasco de vidrio. Los suplementos vitamínicos deben guardarse en un lugar fresco y oscuro.

Todos los suplementos vitamínicos obran mejor cuando se combinan con la comida. A menos que se especifique lo contrario, las vitaminas solubles en grasa se deben tomar antes de las comidas y las solubles en agua, después de las comidas.

VITAMINAS DESDE LA A HASTA LA Z

Ácido fólico (Folic Acid)

Considerado un alimento cerebral, el ácido fólico se requiere para la producción de energía y la formación de los glóbulos rojos de la sangre. El ácido fólico intensifica la inmunidad porque contribuye al adecuado desarrollo y funcionamiento de los glóbulos blancos. Debido a que funciona como coenzima en la síntesis de DNA y RNA, es importante para la correcta división y replicación de las células. El ácido fólico participa en el metabolismo de las proteínas, y se utiliza para prevenir y tratar la anemia ocasionada por su deficiencia. Este nutriente también ayuda en casos de depresión y ansiedad, y es eficaz en el tratamiento de la displasia cervical.

El ácido fólico es muy importante durante el embarazo porque ayuda a regular la formación de las células nerviosas del embrión y el feto, un proceso vital para el desarrollo normal. Estudios han revelado que consumir diariamente 400 microgramos de ácido fólico al principio del embarazo previene la mayoría de los defectos del tubo neural, como espina bífida y anencefalia. El ácido fólico también ayuda a evitar los nacimientos prematuros. Para que sea eficaz, se debe empezar a consumir *antes* de la concepción y durante por lo menos los tres primeros meses de embarazo. Empezar a tomar ácido fólico a partir del momento en que se confirma el embarazo puede ser muy tarde, pues en el desarrollo del feto se presentan acontecimientos críticos durante las primeras seis semanas de embarazo, es decir, antes de que la mayoría de las mujeres se enteren de que han concebido un hijo. Por esta razón, muchos expertos recomiendan que todas las mujeres en edad de concebir tomen diariamente y de manera rutinaria algún suplemento de ácido fólico. Este nutriente obra mejor en combinación con las vitaminas B_{12} y C.

Un indicio de deficiencia de ácido fólico es dolor y enrojecimiento de la lengua. Otras señales son anemia, apatía, alteraciones digestivas, fatiga, encanecimiento, alteración del crecimiento, insomnio, dificultades respiratorias, problemas de memoria, paranoia, debilidad y defectos de nacimiento en los hijos. La deficiencia de ácido fólico puede deberse a un consumo insuficiente de frutas y vegetales frescos, a consumir los vegetales solamente cocidos o preparados en horno de microondas (la cocción destruye el ácido fólico), y a mala absorción intestinal de los nutrientes.

Fuentes

Los siguientes alimentos contienen altas cantidades de ácido fólico: barley, carne de res, bran (salvado), brewer's yeast, brown rice, queso, pollo, dátiles, vegetales de hoja verde, cordero, legumbres, lentejas, hígado, leche, hongos, naranjas, arveja seca, cerdo, vegetales de raíz, salmón, atún, wheat germ, granos enteros y whole wheat.

Comentarios

Los anticonceptivos orales incrementan la necesidad de consumir ácido fólico. El alcohol es enemigo de su absorción.

Advertencia

Si padece de algún trastorno convulsivo o si tiene algún tipo de cáncer relacionado con las hormonas, no tome dosis altas de ácido fólico durante períodos prolongados.

Ácido paraaminobenzoico
(Para-Aminobenzoic Acid [PABA])

El PABA es uno de los componentes esenciales del ácido fólico y contribuye a la asimilación del ácido pantoténico. Este antioxidante protege contra las quemaduras del sol y el cáncer de piel, actúa como coenzima en la descomposición y utilización de las proteínas, y ayuda a la formación de los glóbulos rojos de la sangre. El PABA también contribuye a mantener sana la flora intestinal. Suplementar la dieta con PABA puede devolverle el color original al cabello encanecido, si esa condición fue causada por estrés o por alguna deficiencia nutricional.

La deficiencia de PABA puede conducir a depresión, fatiga, alteraciones gastrointestinales, encanecimiento, irritabilidad, nerviosismo y manchas blancas en la piel.

Fuentes

Entre los alimentos que contienen PABA están: riñones, hígado, molasses, hongos, espinaca y granos enteros.

Comentario

Las sulfas pueden causar deficiencia de PABA.

Bioflavonoides (Bioflavonids)

Aunque los bioflavonoides no son vitaminas en sentido estricto, a menudo se les conoce como vitamina P. Los bioflavonoides aumentan la absorción de la vitamina C, y deben tomarse al tiempo con esta vitamina. Hay muchas clases de bioflavonoides, entre ellos hesperetin, hesperidin, eriodictyol, quercetin, quercetrin y rutin. Debido a que el cuerpo humano no puede producir bioblavonoides, la dieta debe suministrarlos.

Los bioflavonoides se utilizan ampliamente para el tratamiento de las lesiones deportivas porque alivian el dolor, los golpes y las contusiones. También reducen el dolor de las piernas y de la espalda, y mitigan los síntomas relacionados con el sangrado prolongado y los bajos niveles de calcio sérico. Los bioflavonoides actúan sinérgicamente con la vitamina C para proteger y preservar la estructura de los capilares. Además, tienen un efecto antibacteriano, favorecen la circulación, estimulan la producción de bilis, reducen el colesterol, previenen las cataratas y ayudan en su tratamiento. Cuando se toman con vitamina C, los bioflavonoides mitigan los síntomas del herpes oral.

El quercetin, un bioflavonoide que se encuentra tanto en las algas azul-verdosas como en forma de suplemento, es eficaz para tratar el asma y prevenir sus síntomas. Una buena fuente de quercetin es Activated Quercetin de Source Naturals. Este producto contiene, además, otros dos ingredientes que aumentan su eficacia: bromelaína, una enzima de la piña, y vitamina C en la forma no ácida del ascorbato de magnesio. La bromelaína y el quercetin actúan sinérgicamente y deben tomarse al mismo tiempo para aumentar la absorción.

Fuentes

El pellejo blanco del interior de la cáscara de las frutas cítricas, los peppers, el buckwheat y los black currants contienen bioflavonoides. Otras fuentes de bioflavonoides son albaricoque, cereza, toronja, uvas, limón, naranja, prunes y rose hips. Entre las hierbas que contienen bioflavonoides están: chervil, elderberries, berry de hawthorn, horsetail, rose hips y shepherd's purse.

Comentario

Dosis demasiado altas de bioflavonoides pueden producir diarrea.

Biotina (Biotin)

La biotina contribuye al crecimiento de las células, a la producción de ácidos grasos, al metabolismo de los carbohidratos, las grasas y las proteínas, y a la utilización de otras vitaminas del complejo B. Es necesario tomarla en buena cantidad para mantener saludables el cabello y la piel. Tomar 100 miligramos de biotina al día ayuda a prevenir la caída del cabello en algunos hombres. La biotina también promueve la salud de las glándulas sudoríparas, el tejido nervioso y la médula ósea. Además, ayuda a aliviar los dolores musculares.

Como resultado de la deficiencia de biotina se puede presentar en los infantes una condición llamada dermatitis seborreica, o costra láctea (cradle cap), caracterizada por resequedad y escamación del cuero cabelludo. En los adultos no es frecuente la deficiencia de esta vitamina del complejo B, porque se produce en el intestino a partir de los alimentos que se mencionan más adelante. Sin embargo, cuando hay deficiencia se puede presentar anemia, depresión, pérdida de cabello, altos niveles de azúcar en la sangre, inflamación o palidez de la piel y las membranas mucosas, insomnio, inapetencia, dolores musculares, náusea y lesiones en la lengua.

Fuentes

La biotina se encuentra en los siguientes alimentos: brewer's yeast, yema de huevo cocida, carne, leche, aves de corral, pescado de agua salada, soya y granos enteros.

Comentarios

La clara de huevo crudo contiene una proteína llamada avidina, que al combinarse con la biotina en el tracto intestinal agota este valioso nutriente. Las grasas y los aceites que han sido sometidos al calor o expuestos al aire durante cualquier cantidad de tiempo inhiben la absorción de la biotina. Los antibióticos, las sulfas y la sacarina también amenazan su disponibilidad.

Coenzima Q_{10} (Coenzime Q_{10})

La coenzima Q_{10} es una sustancia parecida a las vitaminas y su efecto en el organismo es similar al de la vitamina E. También llamada ubiquinona, esta coenzima es, quizás, un antioxidante aún más potente que la vitamina E. De las diez sustancias denominadas coenzimas Q, la Q_{10} es la única que está presente en el tejido humano. Esta sustancia desempeña un papel crucial en la producción de energía en cada una de las células del organismo. Ayuda a la circulación, estimula el sistema inmunológico, aumenta la oxigenación de los tejidos y tiene efectos poderosos contra el envejecimiento. La deficiencia de coenzima Q_{10} se ha relacionado con enfermedad periodontal, diabetes y distrofia muscular.

Investigaciones han revelado que la coenzima Q_{10} suplementaria contrarresta los efectos de la histamina y, por tanto, es provechosa para quienes sufren de alergias, asma o enfermedades respiratorias. De igual manera, muchos profesionales de la salud la utilizan para tratar anomalías mentales, como las que se asocian con esquizofrenia y enfermedad de Alzheimer. Además, esta coenzima ayuda a combatir la obesidad, la candidiasis, la esclerosis múltiple y la diabetes.

La utilización de coenzima Q_{10} en el tratamiento y la prevención de las enfermedades cardiovasculares ha representado un avance gigantesco. Según una investigación dirigida por científicos de la University of Texas que duró seis años, el índice de supervivencia de los pacientes de insuficiencia cardíaca congestiva que tomaron coenzima Q_{10} además de la terapia convencional fue del 75 por ciento tres años más tarde, mientras que el índice de supervivencia de los pacientes que solamente fueron sometidos a la terapia convencional fue del 25 por ciento. Un estudio similar realizado por la University of Texas y el Center for Adult Diseases del Japón reveló que la coenzima Q_{10} tiene la propiedad de reducir la presión arterial alta sin medicamentos ni modificaciones dietéticas.

Además de que sirve para combatir las enfermedades cardiovasculares, se ha demostrado que la coenzima Q_{10} es eficaz para reducir la mortalidad en animales experimentales con tumores y leucemia. Algunos médicos les dan a sus pacientes esta coenzima para mitigar los efectos secundarios de la quimioterapia para el cáncer.

La coenzima Q_{10} es ampliamente utilizada en el Japón. Se sabe que más de doce millones de japoneses la toman bajo supervisión médica para fortalecer el sistema inmunológico, como parte del tratamiento de las enfermedades cardíacas (fortalece el músculo cardíaco) y para controlar la presión arterial alta. Investigaciones efectuadas en el Japón han revelado que esta coenzima también protege el recubrimiento del estómago y el duodeno, y ayuda a curar las úlceras duodenales.

Debido a que las reservas de coenzima Q_{10} del organismo disminuyen con la edad, las personas mayores de cincuenta años deben obtener cantidades adicionales a través de la dieta. FoodScience Laboratories produce un suplemento sublingual de este nutriente fundamental, que contiene 50 miligramos y es de muy fácil asimilación.

Fuentes

Las mayores cantidades de coenzima Q_{10} se encuentran en la caballa, el salmón y las sardinas. La carne de res, el maní y la espinaca también contienen esta coenzima.

Comentarios

La coenzima Q_{10} es soluble en grasa y se absorbe mejor cuando se toma con alimentos aceitosos o grasosos, como pescado. Hay que ser precavido al comprar esta coenzima porque no todos los productos la tienen en su forma más pura. Su color natural es entre amarillo y anaranjado oscuro y brillante, y en polvo tiene muy poco sabor. Debe mantenerse lejos del calor y de la luz. La coenzima Q_{10} pura es perecedera y se deteriora a temperaturas superiores a 115°F. Es aconsejable comprarla en forma líquida o aceitosa. Compre una marca que contenga una pequeña cantidad de vitamina E, porque ayuda a preservar la coenzima Q_{10}.

Colina (Choline)

La colina es necesaria para la correcta transmisión por el sistema nervioso central de los impulsos nerviosos que salen del cerebro, para la regulación de la vesícula biliar, la función hepática y la formación de lecitina. La colina ayuda a la producción de las hormonas y reduce el exceso de grasa del hígado porque contribuye al metabolismo de la grasa y el colesterol. El funcionamiento del cerebro y la memoria se alteran cuando la colina es insuficiente. La colina es provechosa para los trastornos del sistema nervioso, como la enfermedad de Parkinson y la discinesia tardía. Su deficiencia puede dar por resultado acumulación de grasa en el hígado, síntomas cardíacos, úlcera gástrica, presión arterial alta, incapacidad para digerir las grasas, deterioro renal y hepático, y retraso en el crecimiento.

Fuentes

Entre los alimentos que contienen cantidades importantes de colina están la yema de huevo, la lecitina, las legumbres, la carne, la leche, la soya y los cereales de grano entero.

Inositol

El inositol es fundamental para el crecimiento del cabello. Esta vitamina tiene un efecto calmante y ayuda a reducir el nivel del colesterol. Además, ayuda a prevenir el endurecimiento de las arterias y es provechoso para la formación de lecitina y el metabolismo de las grasas y el colesterol. También contribuye a eliminar las grasas del hígado. La insuficiencia de inositol puede producir arteriosclerosis, estreñimiento, pérdida de cabello, altos niveles de colesterol sanguíneo, irritabilidad, cambios anímicos y erupciones cutáneas.

Fuentes

El inositol se encuentra en frutas, lecitina, brewer's yeast, legumbres, carnes, leche, molasses sin refinar, raisins, vegetales y granos enteros.

Comentario

Consumir grandes cantidades de cafeína puede producir escasez de inositol en el organismo.

Vitamina A (Vitamin A) y carotenoides (Carotenoids)

La vitamina A no sólo previene la ceguera nocturna y otros problemas oculares, sino algunos trastornos cutáneos, como el acné. Esta vitamina aumenta la inmunidad, cura las úlceras gastrointestinales, protege contra la polución y el desarrollo de células cancerígenas, y se requiere para preservar y reparar el tejido epitelial, del cual se componen la piel y las membranas mucosas. Es importante para la formación de los huesos y los dientes, ayuda a almacenar la grasa y protege contra los resfriados, la influenza y las infecciones de los riñones, la vejiga, los pulmones y las membranas mucosas. La vitamina A actúa como antioxidante ayudando a proteger las células del cáncer y otras enfermedades (ver ANTIOXIDANTES en la Primera Parte), y se necesita para el desarrollo de nuevas células. Además de lo anterior, esta vitamina retarda el proceso de envejecimiento. El organismo no puede utilizar las proteínas cuando no cuenta con vitamina A.

La deficiencia de vitamina A se manifiesta en piel o cabello seco, problemas de crecimiento, sequedad de la conjuntiva y la cornea y/o ceguera nocturna. Otras posibles consecuencias de la falta de vitamina A son abscesos en los oídos, insomnio, fatiga, dificultades reproductivas, sinusitis, neumonía, resfriados frecuentes y otras infecciones respiratorias, problemas de la piel — por ejemplo, acné — y pérdida de peso.

Los *carotenoides* son compuestos relacionados con la vitamina A. Algunas veces actúan como precursores de esta vitamina; otras veces actúan como antioxidantes o tienen otras importantes funciones. Aunque el más conocido de los carotenoides es el betacaroteno, hay otros como el alfacaroteno, el gammacaroteno, la luteína y el licopeno. El betacaroteno que consumimos en forma de suplemento o con los alimentos se transforma en vitamina A en el hígado. Según informes recientes, el betacaroteno ayuda a prevenir el cáncer limpiando o neutralizando a los radicales libres.

Tomar grandes cantidades de vitamina A durante largos períodos puede ser tóxico para el organismo y, en especial, para el hígado. Niveles tóxicos de vitamina A se relacionan con dolor abdominal, amenorrea, aumento del tamaño del hígado y/o del bazo, alteraciones gastrointestinales, pérdida de cabello, prurito, dolores articulares, náuseas, vómito, líquido en el cerebro, y pequeñas úlceras y escamas en los labios y en las comisuras de la boca. No se presentan sobredosis por betacaroteno, aunque en cantidades elevadas puede hacer que la piel adquiera un color ligeramente anaranjado. El betacaroteno no produce en el organismo el mismo efecto que la vitamina A ni es perjudicial en cantidades altas, a menos que el organismo no pueda convertirlo en vitamina A. La gente que tiene hipotiroidismo suele presentar este problema. Es importante tomar solamente betacaroteno *natural* o un complejo carotenoide natural. El nombre comercial de un complejo carotenoide que se extrae de algas marinas es Betatene. Distintos fabricantes lo utilizan como ingrediente en varios productos.

Fuentes

La vitamina A se encuentra en el hígado de los animales, en el aceite de hígado de pescado, y en las frutas y vegetales verdes y amarillos. Entre los alimentos que contienen cantidades importantes de vitamina A están: albaricoque, espárragos, hojas de remolacha, bróculi, melón cantaloupe, zanahoria, collard, hojas de dandelion, dulse, hígado de pescado y aceite de hígado de pescado, ajo, kale (col rizada), hojas de mustard, papaya, durazno, pumpkin, red pepper (una variedad de sweet pepper o pimentón dulce), spirulina, espinaca, sweet potato (una variedad de batata), Swiss chard, hojas de nabo, berro y yellow squash (una variedad de calabaza). También se encuentra en las siguientes hierbas: alfalfa, hojas de borage, raíz de burdock, cayenne (capsicum), chickweed, eyebright, semilla de fennel, hops, horsetail, kelp, lemongrass, mullein, nettle, oat straw, paprika, perejil, peppermint, plantain, hoja de raspberry, red clover, rose hips, sage, uva ursi, hojas de violet, berros y yellow dock.

Comentario

Los antibióticos, los laxantes y algunos medicamentos para bajar el colesterol interfieren la absorción de la vitamina A.

Advertencias

Si usted sufre de alguna enfermedad hepática, no consuma aceite de hígado de bacalao ni tome diariamente más de 10.000 unidades internacionales de vitamina A en píldora. Si usted está embarazada, no tome diariamente más de 10.000 unidades internacionales de vitamina A. Los niños no deben sobrepasar 18.000 unidades internacionales de vitamina A en un mes, tomándola todos los días.

Si usted sufre de hipotiroidismo, evite el betacaroteno porque es probable que su organismo no pueda convertirlo en vitamina A.

Vitaminas del complejo B (Vitamin B Complex)

Las vitaminas B ayudan a conservar la salud de los nervios, la piel, los ojos, el cabello, el hígado y la boca. Así mismo, ayudan a mantener un saludable tono muscular en el tracto gastrointestinal y una adecuada función cerebral. Las vitaminas del complejo B son coenzimas que intervienen en la producción de energía, y son provechosas para aliviar la depresión y la ansiedad. Consumir una cantidad adecuada de estas vitaminas es muy importante para la gente de edad avanzada, porque la absorción de estos nutrientes disminuye a medida que envejecemos. Incluso se sabe de pacientes a los cuales se les diagnosticó enfermedad de Alzheimer, pero cuyos problemas de salud - según se supo después - habían sido causados por deficiencia de vitamina B_{12} y vitaminas del complejo B. Las vitaminas del complejo B siempre se deben tomar juntas, aunque para ciertas enfermedades es provechoso tomar entre dos y tres veces más de una vitamina B en particular. Aunque las vitaminas B forman un conjunto, las estudiaremos individualmente.

Vitamina B_1 (tiamina)

Vitamin B_1 (Thiamine)

La tiamina mejora la circulación y ayuda a la producción de la sangre, el metabolismo de los carbohidratos y la producción de hydrochloric acid (HCl), o ácido hidroclórico, que es importante para una buena digestión. La tiamina también optimiza la actividad cognoscitiva y la función cerebral. Influye positivamente en la energía, el crecimiento, el apetito y la capacidad de aprender, y se necesita para el tono muscular de los intestinos, el estómago y el corazón. Además, la tiamina actúa como antioxidante y protege al organismo de los efectos degenerativos del envejecimiento, el consumo de alcohol y el tabaquismo.

El beriberi, una enfermedad del sistema nervioso, se debe a la deficiencia de tiamina (ver BERIBERI en la Segunda Parte). Otros síntomas que pueden presentarse a raíz de la insuficiencia de tiamina son estreñimiento, edema, aumento del tamaño del hígado, fatiga, problemas de memoria, trastornos gastrointestinales, alteraciones cardíacas, irritabilidad, dificultad para respirar, inapetencia, atrofia muscular, nerviosismo, entumecimiento de manos y pies, dolor y sensibilidad, mala coordinación, sensación de hormigueo, debilidad y dolor muscular, debilidad general y pérdida severa de peso.

Fuentes

Entre las mejores fuentes de tiamina están el brown rice, la yema de huevo, el pescado, las legumbres, el hígado, el maní, los guisantes, el cerdo, las aves de corral, el rice bran (salvado de arroz), el wheat germ (germen de trigo) y los granos enteros. Otras fuentes de tiamina son: espárragos, brewer's yeast (levadura de cerveza), bróculi, col de Bruselas, dulse, kelp, la mayoría de las nueces, oatmeal, ciruelas, prunes (ciruelas pasas), raisins (uvas pasas), spirulina y berros. Entre las hierbas que contienen tiamina están alfalfa, bladderwrack (una variedad de alga marina), raíz de burdock, catnip, cayenne, chamomile, chickweed, eyebright, semilla de fennel, fenugreek, hops, nettle, oat straw, perejil, peppermint, hoja de raspberry, red clover, rose hips, sage, yarrow y yellow dock.

Comentarios

Los antibióticos, las sulfas y los anticonceptivos orales reducen los niveles de tiamina en el organismo. Las dietas ricas en carbohidratos aumentan la necesidad de tiamina.

Vitamina B_2 (riboflavina)

Vitamin B_2 (Riboflavin)

La riboflavina es necesaria para la formación de los glóbulos rojos de la sangre, la producción de anticuerpos, la respiración celular y el crecimiento. Alivia la fatiga ocular y es importante para la prevención y el tratamiento de las cataratas. Ayuda al metabolismo de los carbohidratos, las grasas y las proteínas. Junto con la vitamina A, la riboflavina protege las membranas mucosas del tracto digestivo y mejora su condición. La riboflavina también facilita la utilización del oxígeno por parte de los tejidos de la piel, las uñas y el cabello; elimina la caspa y favorece la absorción del hierro y la vitamina B_6 (piridoxina). Es importante consumir cantidades apropiadas de riboflavina durante el embarazo, porque la falta de esta vitamina puede afectar al desarrollo del feto aunque la mujer no muestre eñales de deficiencia. La riboflavina se requiere para el metabolismo del aminoácido triptófano, que es convertido en niacina en el organismo. Es beneficioso incluir riboflavina y vitamina B_6 en el programa de tratamiento del síndrome del túnel carpiano.

La deficiencia de riboflavina se manifiesta en síntomas como grietas y úlceras en las comisuras de la boca, problemas oculares, inflamación de la boca y la lengua, y lesiones cutáneas. A este grupo de síntomas se le suele llamar *arriboflavinosis*. Otros síntomas que se pueden presentar son dermatitis, vahídos, pérdida de cabello, insomnio, sensibilidad a la luz, mala digestión, retraso en el crecimiento y lentitud en las reacciones mentales.

Fuentes

Los siguientes alimentos son ricas fuentes de vitamina B_2: queso, yema de huevo, pescado, legumbres, carne, leche, aves de corral, espinaca, granos enteros y yogur. Otras fuentes de esta vitamina son los espárragos, el aguacate, el bróculi, la col de Bruselas, la grosella, las hojas de dandelion, el dulse, el kelp, los vegetales hojosos, los hongos, las molasses, las nueces y los berros. Entre las hierbas que contienen vitamina B_2 están: alfalfa, bladderwrack, raíz de burdock, catnip, cayenne,chamomile, chickweed, eyebright, semilla de fennel, fenugreek, ginseng, hops, horsetail, mullein, nettle, oat straw, perejil, peppermint, hojas de raspberry, red clover, rose hips, sage y yellow dock.

Comentarios

Entre los factores que aumentan la necesidad de riboflavina están el uso de anticonceptivos orales y el ejercicio vigoroso. La luz, los antibióticos y el alcohol destruyen fácilmente esta vitamina B.

Vitamina B_3 (niacina, niacinamida, ácido nicotínico)

Vitamin B_3 (Niacin, Niacinamide, Nicotinic Acid)

La vitamina B_3 es necesaria para la buena circulación y la salud de la piel. Contribuye al funcionamiento del sistema nervioso, al metabolismo de los carbohidratos, las grasas y las proteínas, y a la producción de hydrochloric acid (HCl) para el sistema digestivo. Interviene en la secreción normal de bilis y fluidos estomacales, así como también en la síntesis de hormonas sexuales. La niacina reduce los niveles de colesterol y mejora la circulación. Es beneficiosa para la memoria, la esquizofrenia y otras enfermedades mentales.

La pelagra es una enfermedad producida por deficiencia de niacina (*ver* PELAGRA en la Segunda Parte). Algunos síntomas de deficiencia de niacina son: aftas, demencia, depresión, diarrea, vahídos, fatiga, halitosis o mal aliento, dolores de cabeza, indigestión, insomnio, dolor en las extremidades, pérdida del apetito, bajo nivel de azúcar sanguíneo, debilidad muscular, erupciones cutáneas e inflamaciones.

Fuentes

Entre las fuentes de niacina y niacinamida están: hígado de res, brewer's yeast, bróculi, zanahoria, queso, corn flour (harina de maíz), hojas de dandelion, dátiles, huevos, pescado, leche, maní, cerdo, papa, tomate, wheat germ y productos a base de whole wheat (trigo integral). Entre las hierbas que contienen niacina están: alfalfa, raíz de burdock, catnip, cayenne, chamomile, chickweed, eyebright, semilla de fennel, hops, licorice, mullein, nettle, oat straw, perejil, peppermint, hojas de raspberry, red clover, rose hips, slippery elm y yellow dock.

Comentario

Tras ingerir suplementos de niacina se puede presentar un enrojecimiento que suele ser inocuo, así como erupción cutánea y sensación de hormigueo.

Advertencias

Las mujeres embarazadas y las personas que sufren de diabetes, glaucoma, gota, enfermedades del hígado o úlcera péptica deben utilizar los suplementos de niacina con precaución. Cantidades superiores a 500 miligramos diarios pueden causarle daño al hígado cuando se toman durante períodos largos.

Vitamina B_5 (ácido pantoténico)

Vitamin B_5 (Pantothenic Acid)

Conocida como "vitamina antiestrés", el ácido pantoténico interviene en la producción de las hormonas adrenales y en la formación de anticuerpos. También facilita la utilización de las vitaminas y ayuda a convertir las grasas, los carbohidratos y las proteínas en energía. Todas las células del organismo necesitan esta vitamina, la cual se concentra en los órganos. La vitamina B_5 también interviene en la producción de neurotransmisores. Esta vitamina es un elemento esencial de la coenzima A, un químico vital para el organismo que participa en muchas funciones metabólicas. Además de lo anterior, el ácido pantoténico vigoriza y previene algunas formas de anemia. Se necesita para el normal funcionamiento del tracto gastrointestinal y es provechoso para la depresión y la ansiedad. La deficiencia de ácido pantoténico puede producir fatiga, dolores de cabeza, náuseas y sensación de hormigueo en las manos.

Fuentes

Los siguientes alimentos contienen ácido pantoténico: carne de res, brewer's yeast, huevos, vegetales frescos, riñones, legumbres, hígado, hongos, nueces, cerdo, jalea real (royal jelly), pescado de agua salada, torula yeast, whole rye flour (harina integral de centeno) y whole wheat.

Vitamina B_6 (piridoxina)

Vitamin B_6 (Pyridoxine)

La piridoxina interviene en más funciones corporales que la mayoría de los demás nutrientes. Influye en la salud física y mental. Es beneficiosa para quienes sufren de retención de líquido, y es necesaria para la producción de hydrochloric acid (HCl) y para la absorción de las grasas y las proteínas. La piridoxina también ayuda a mantener el equilibrio del sodio y el potasio, y promueve la formación de los glóbulos rojos de la sangre. Es importante para el sistema nervioso, para el funcionamiento normal del cerebro y para la síntesis de los ácidos nucleicos RNA y DNA, que contienen las instrucciones genéticas para la reproducción y el crecimiento normal de las células. La piridoxina activa muchas enzimas, ayuda a la absorción de la vitamina B_{12}, al funcionamiento del sistema inmunológico y a la producción de anticuerpos.

La vitamina B_6 interviene en la inmunidad contra el cáncer y ayuda a prevenir la arteriosclerosis. Inhibe la formación de un químico tóxico llamado homocisteína, que ataca el músculo cardíaco y permite que el colesterol se deposite alrededor de él. La piridoxina es ligeramente diurética y reduce las molestias del premenstrual syndrome (PMS). Además, es útil para prevenir los cálculos renales de oxalato y coadyuva en el tratamiento de las alergias, la artritis y el asma.

La deficiencia de vitamina B_6 se reconoce por la presencia de anemia, convulsiones, dolores de cabeza, náuseas, vómito, escamación cutánea, e inflamación y dolor en la lengua. Otras posibles señales son acné, anorexia, artritis, conjuntivitis, grietas o úlceras en la boca y los labios, depresión, vahídos, fatiga, hiperirritabilidad, mala cicatrización de las heridas, inflamación en la boca y las encías, dificultades de aprendizaje, mala memoria, pérdida de cabello, problemas auditivos, entumecimiento, piel facial grasosa, retraso en el crecimiento y sensación de hormigueo. El síndrome del túnel carpiano se ha relacionado con deficiencia de vitamina B_6.

Fuentes

Aunque todos los alimentos contienen vitamina B_6, las mejores fuentes son zanahoria, pollo, brewer's yeast, huevos, pescado, carne, guisantes, espinaca, semillas de sunflower, walnuts y wheat germ. Otras fuentes de esta vitamina son aguacate, banano, fríjoles, blackstrap molasses, bróculi, brown rice y otros granos enteros, cabbage, melón cantaloupe, maíz, dulse, plantains, papa, rice bran, soya y tempeh. Entre las hierbas que contienen vitamina B_6 están alfalfa, catnip y oat straw.

Comentarios

Los antidepresivos, las terapias a base de estrógeno y los anticonceptivos orales pueden aumentar los requerimientos de vitamina B_6. Los diuréticos y las drogas que contienen cortisone bloquean la absorción de esta vitamina.

Vitamina B_{12} (cianocobalamina)

Vitamin B_{12} (Cyanocobalamin)

La vitamina B_{12} es necesaria para prevenir la anemia. Esta vitamina le ayuda al ácido fólico a regular el desarrollo de los glóbulos rojos de la sangre y favorece la utilización del hierro. También es necesaria para la buena digestión, la absorción de los alimentos, la síntesis de las proteínas y el metabolismo de los carbohidratos y las grasas. Así mismo, la vitamina B_{12} contribuye a la formación de las células y a su longevidad. Además, previene el daño de los nervios, conserva la fertilidad, y favorece el crecimiento y el desarrollo normales protegiendo el recubrimiento de las terminaciones nerviosas. La vitamina B_{12} se asocia con la producción de acetilcolina, un neurotransmisor que estimula la memoria y el aprendizaje.

La deficiencia de vitamina B_{12} puede deberse a malabsor-

ción, condición frecuente en las personas de edad avanzada y en quienes tienen problemas digestivos. Esta deficiencia puede conducir a una manera de caminar anormal, fatiga crónica, estreñimiento, depresión, problemas digestivos, vahídos, somnolencia, aumento del tamaño del hígado, problemas oculares, alucinaciones, dolores de cabeza, inflamación de la lengua, irritabilidad, dificultad para respirar, pérdida de memoria, mal humor, nerviosismo, daño neurológico, palpitaciones, anemia perniciosa, zumbido en los oídos y degeneración de la médula espinal. Las personas estrictamente vegetarianas deben tomar suplementos de vitamina B_{12} porque esta vitamina, con pocas excepciones, únicamente se encuentra en tejido de origen animal. Aunque las personas que siguen una dieta estrictamente vegetariana quizás no adviertan signos de deficiencia de esta vitamina durante un tiempo — el organismo puede almacenar vitamina B_{12} hasta para cinco años — eventualmente se presentan síntomas.

Fuentes

La mayor cantidad de vitamina B_{12} se encuentra en almejas, huevos, brewer's yeast, arenque, riñones, hígado, caballa, leche, productos lácteos y mariscos. A pesar de que esta vitamina no se encuentra en muchos vegetales, está presente en vegetales marinos como dulse, kelp, kombu y nori (variedades de algas marinas), en la soya y en los productos de soya. También se encuentra en hierbas como alfalfa, bladderwrack y hops.

Comentarios

Los medicamentos para la gota, las drogas anticoagulantes y los suplementos de potasio bloquean la absorción de la vitamina B_{12} del tracto digestivo. La gente vegetariana necesita tomar suplementos de esta vitamina porque, con pocas excepciones, sólo se encuentra en alimentos de origen animal.

Vitamina C (ácido ascórbico)

Vitamin C (Ascorbic Acid)

La vitamina C es un antioxidante que se requiere para el crecimiento y la reparación de los tejidos, el funcionamiento de las glándulas suprarrenales y la salud de las encías. Esta vitamina favorece la producción de interferon y de hormonas antiestrés, y es necesaria para el metabolismo del ácido fólico, la tirosina y la fenilalanina. La vitamina C protege contra los efectos dañinos de la polución, ayuda a prevenir el cáncer, protege contra las infecciones y aumenta la inmunidad. Así mismo, esta vitamina aumenta la absorción del hierro, reduce el colesterol, disminuye la presión arterial y previene la aterosclerosis. La vitamina C, que es esencial para la formación del colágeno, protege contra la coagulación de la sangre y las contusiones, y favorece la cicatrización de las heridas y las quemaduras.

Pruebas recientes indican que la vitamina C trabaja sinérgicamente con la vitamina E. Esto quiere decir que el efecto del trabajo conjunto de estas dos vitaminas es mayor que el efecto del trabajo individual de cada una de ellas. Mientras que la vitamina E neutraliza a los peligrosos radicales libres en las membranas celulares, la vitamina C los ataca en los fluidos biológicos. La vitamina C refuerza y aumenta la actividad antioxidante de la vitamina E, y viceversa.

Como el organismo no puede producir vitamina C, debemos obtenerla en la dieta o en forma de suplemento. Infortunadamente, la mayor parte de la vitamina C que se obtiene en la dieta se pierde en la orina. Cuando se requieren cantidades más elevadas de vitamina C a causa de alguna enfermedad grave, como cáncer, es más eficaz administrarla por vía intravenosa con supervisión médica que tomarla en dosis altas.

El escorbuto es una enfermedad causada por deficiencia de vitamina C. Se caracteriza por mala cicatrización de las heridas, encías blandas y esponjosas que sangran con facilidad, edema, debilidad extrema y hemorragias subcutáneas puntiformes. Afortunadamente, esta condición no es común en las sociedades occidentales. En cambio, son más frecuentes los síntomas de deficiencia menos severa, como sangrado de las encías con el cepillado, aumento de la sensibilidad a las infecciones — en especial, resfriados e infecciones bronquiales — dolor en las articulaciones, falta de energía, mala digestión, demora en la cicatrización, tendencia a las contusiones y pérdida de la dentadura.

Fuentes

La vitamina C se encuentra en las berries, las frutas cítricas y los vegetales verdes. Entre las mejores fuentes de vitamina C están: espárrago, aguacate, hoja de remolacha, black currant (grosella negra), bróculi, col de Bruselas, melón cantaloupe, collard, hoja de dandelion, dulse, toronja, kale, limón, mango, hojas de mustard, cebolla, naranja, papaya, guisante, sweet pepper, persimmons, piña, rábano, rose hips, espinaca, fresas, Swiss chard, tomate, hojas de nabo y berros. Entre las hierbas que contienen vitamina C están: alfalfa, raíz de burdock, cayenne, chickweed, eyebright, semilla de fennel, fenugreek, hops, horsetail, kelp, peppermint, mullein, nettle, oat straw, paprika, perejil, pine needle, plantain, hojas de raspberry, red clover, rose hips, skullcap, hojas de violet, yarrow y yellow dock.

Comentarios

El alcohol, los analgésicos, los antidepresivos, los anticoagulantes, los anticonceptivos orales y los esteroides reducen el nivel de vitamina C del organismo. Fumar agota gravemente las reservas de vitamina C del organismo.

Los medicamentos para la diabetes, como el chlorpropamide (Diabinese) y las sulfas pueden perder parte de su eficacia cuando se toman con vitamina C. Ingerir dosis altas de esta vitamina puede producir resultados falsos negativo en pruebas para detectar sangre en la materia fecal.

Para máxima eficacia, la vitamina C en suplemento debe dividirse en dos tomas diarias. La vitamina C esterificada (Ester-C) es una forma particularmente eficaz de esta vitamina, en especial para quienes padecen enfermedades crónicas, como cáncer y AIDS (sida, o síndrome de inmunodeficiencia adquirida). Se obtiene mediante la reacción de la vitamina C con un mineral necesario para este propósito, como calcio, magnesio, potasio, sodio o cinc. Esto da por resultado una variante no ácida de la vitamina C, que contiene metabolitos de vitamina C idénticos a los que produce el organismo. La vitamina C esterificada entra al torrente sanguíneo y a los tejidos cuatro veces más rápido que la vitamina C común, se introduce más eficazmente en las células sanguíneas y permanece en los tejidos del organismo durante más tiempo. Los niveles de vitamina C que se han logrado en los glóbulos blancos gracias a la vitamina C esterificada son cuatro veces más altos que los que se obtienen con vitamina C corriente. Además, sólo se pierde una tercera parte en la orina. La compañía Natrol produce suplementos de Ester-C combinados con otros valiosos nutrientes: un suplemento combinado con los antioxidantes Pycnogenol y proantocianidinas, otro con la hierba echinacea, y otro más con ajo.

Advertencias

Tomar aspirin y vitamina C corriente (ácido ascórbico) al mismo tiempo y en dosis altas puede producir irritación estomacal, lo que suele generar úlceras. Si usted toma aspirin regularmente, utilice vitamina C esterificada.

Las mujeres embarazadas no deben tomar más de 5.000 miligramos de vitamina C al día. Los infantes pueden volverse dependientes de este suplemento y desarrollar escorbuto cuando se les priva después de nacer de las altas dosis a las que se han habituado.

Evite los suplementos masticables de vitamina C porque pueden dañar el esmalte dental.

Vitamina D (Vitamin D)

La vitamina D, que es soluble en grasa, se requiere para que el tracto intestinal absorba y utilice correctamente el calcio y el fósforo. Esta vitamina es necesaria para el crecimiento, y reviste particular importancia para el crecimiento y el desarrollo normal de los huesos y la dentadura en los niños. La vitamina D protege contra la debilidad muscular e interviene en la regulación de la frecuencia cardíaca. También es importante para la prevención y el tratamiento de la osteoporosis y la hipocalcemia, fortalece la inmunidad, y se requiere para la función tiroidea y la coagulación normal de la sangre.

La vitamina D que obtenemos en los alimentos o en los suplementos no es completamente activa. Para llegar a serlo, el hígado y luego los riñones deben someterla a un proceso de transformación. Por este motivo, las personas que tienen enfermedades hepáticas o renales corren un alto riesgo de contraer osteoporosis. Cuando la piel está expuesta a los rayos ultravioleta del sol, un compuesto del colesterol que se encuentra en la piel es transformado en precursor de la vitamina D. Recibir el sol en la cara y en los brazos durante quince minutos tres veces a la semana es una manera eficaz de garantizarle al organismo un ingreso adecuado de vitamina D.

La deficiencia severa de vitamina D puede ocasionar raquitismo en los niños, y osteomalacia, un trastorno similar, en los adultos. Una deficiencia menos severa se caracteriza por pérdida del apetito, sensación de ardor en la boca y la garganta, diarrea, insomnio, problemas visuales y pérdida de peso.

Fuentes

Los aceites de hígado de pescado, el pescado grasoso de agua salada, los productos lácteos y los huevos contienen vitamina D. Otras fuentes de esta vitamina son: mantequilla, aceite de hígado de bacalao, hojas de dandelion, yema de huevo, halibut, hígado, leche, oatmeal, salmón, sardinas, sweet potatoes, atún y aceites vegetales. El organismo también produce vitamina D por efecto de la acción de la luz solar sobre la piel. Entre las hierbas que contienen esta vitamina están alfalfa, horsetail, nettle y perejil.

Comentarios

Los trastornos intestinales y el mal funcionamiento del hígado y de la vesícula biliar interfieren la absorción de la vitamina D. Algunos antiácidos, aceites minerales, hormonas esteroides (cortisone) y medicamentos para bajar el colesterol interfieren la absorción de esta vitamina. Diuréticos a base de tiazida, como chlorothiazide (Diuril) e hydrochlorothiazide (Esidrix, HydroDIURIL, Oretic) alteran la proporción entre el calcio y la vitamina D del organismo.

Advertencias

No tome vitamina D sin calcio. Tomar más de 65.000 unidades internacionales a lo largo de dos años puede producir toxicidad.

Vitamina E (Vitamin E)

La vitamina E es un importante antioxidante que ayuda a prevenir el cáncer y las enfermedades cardiovasculares. Esta vitamina mejora la circulación, es necesaria para la reparación de los tejidos, y coadyuva en el tratamiento del premenstrual syndrome (PMS) y la enfermedad fibroquística de los senos. La vitamina E favorece el proceso de cicatrización y la coagulación de la sangre, reduce las cicatrices de algunas heridas, disminuye la presión arterial, ayuda a prevenir las cataratas, mejora el desempeño atlético y mitiga los calambres musculares. Aparte de lo anterior, mantiene la salud de nervios y músculos fortaleciendo las paredes de los capilares. Así mismo, fomenta la salud de la piel y el cabello y ayuda a prevenir la anemia y la fibroplasia retrolental, un trastorno ocular que puede afectar a los bebés prematuros.

Como antioxidante que es, la vitamina E previene el daño celular inhibiendo la oxidación de los lípidos (grasas) y la formación de radicales libres. También impide que otras vitaminas solubles en grasa sean destruidas por el oxígeno, propicia la utilización de la vitamina A y evita que el oxígeno la destruya. Además, la vitamina E retarda el envejecimiento y ayuda a prevenir las manchas relacionadas con la edad.

La deficiencia de vitamina E puede producir daño en los glóbulos rojos y destruir los nervios. Entre las señales de deficiencia de esta vitamina están infertilidad (tanto en hombres como en mujeres), problemas menstruales, deterioro neuromuscular, menor duración de la vida de los glóbulos rojos, aborto espontáneo y degeneración del útero. Bajos niveles de vitamina E se han asociado tanto con cáncer intestinal como con cáncer de seno. Debido a que cada vez dependemos más de los alimentos sobreprocesados, se ha encontrado una correlación entre el aumento de la incidencia de las enfermedades del corazón y la creciente falta de vitamina E en la dieta.

En realidad, la vitamina E es una familia de ocho moléculas diferentes, pero relacionadas, que corresponden a dos grupos principales: los tocoferoles y los tocotrienoles. En cada grupo hay variantes alfa, beta, gamma y delta. De esas ocho moléculas, la más potente es el alfatocoferol.

Fuentes

Entre los alimentos que son fuente de vitamina E están los aceites vegetales prensados en frío, los vegetales de hoja verde oscura, las legumbres, las nueces, las semillas y los granos enteros. Grandes cantidades de esta vitamina se encuentran también en los siguientes alimentos: brown rice, cornmeal, dulse, huevos, kelp, hígado desecado, leche, oatmeal, vísceras, soya, sweet potatoes, berros, trigo y wheat germ. Entre las hierbas que contienen vitamina E están alfalfa, bladderwrack, dandelion, dong quai, flaxseed, nettle, oat straw, hoja de raspberry y rose hips.

Comentarios

A fin de mantener el nivel adecuado de vitamina E en la sangre, el organismo necesita cinc.

La vitamina E y los suplementos de hierro se deben tomar en diferentes momentos del día. Mientras que las formas inorgánicas del hierro (como el sulfato ferroso) destruyen la vitamina E, el hierro orgánico (gluconato ferroso o fumarato ferroso) la deja intacta.

Advertencias

Si usted está tomando alguna droga anticoagulante (para adelgazar la sangre), no tome más de 1.200 unidades internacionales diarias de vitamina E. Si sufre de diabetes, de enfermedad cardíaca reumática o de hiperactividad tiroidea, no sobrepase la dosis recomendada. Si su presión arterial es alta, comience con una cantidad pequeña (por ejemplo, 200 unidades internacionales al día) y aumente poco a poco hasta alcanzar la cantidad deseada.

Vitamina K (Vitamin K)

La vitamina K se requiere para la producción de protrombina, que es necesaria para la coagulación de la sangre. También es esencial para la formación y la reparación de los huesos, y para la síntesis de osteocalcina, la proteína del tejido óseo en la cual se cristaliza el calcio. Por tanto, la vitamina K ayuda a prevenir la osteoporosis.

La vitamina K desempeña un papel importante en el intestino y ayuda a convertir la glucosa en glicógeno para ser almacenado en el hígado, lo que promueve una sana función hepática. En los niños, esta vitamina aumenta la resistencia a las infecciones y ayuda a prevenir el cáncer que ataca el recubrimiento interno de los órganos. Además, la vitamina K propicia la longevidad.

La deficiencia de vitamina K puede ocasionar sangrado anormal y/o sangrado interno.

Hay tres formas de vitamina K: la vitamina K_1 (phylloquinone o phytonactone) y la vitamina K_2 (una familia de sustancias llamadas menoquinones) son naturales, mientras que la vitamina K_3 (menadione) es una sustancia sintética.

Fuentes

La vitamina K se encuentra en algunos alimentos: espárrago, blackstrap molasses, bróculi, col de Bruselas, cabbage, coliflor, vegetales hojosos de color verde oscuro, yema de huevo, hígado, oatmeal, oats, rye, aceite de safflower, soya y trigo. Algunas hierbas que proporcionan vitamina K son alfalfa, té verde, kelp, nettle, oat straw y shepherd's purse. Sin embargo, la mayor parte de la vitamina K del organismo es sintetizada por bacterias "amigables" que suelen vivir en el intestino.

Comentarios

Tomar antibióticos aumenta los requerimientos de vitamina K dietética o suplementaria. Debido a que esta vitamina es sintetizada por bacterias en el intestino, tomar antibióticos — los cuales matan las bacterias — obstruye el desarrollo de este proceso. Los antibióticos también interfieren la absorción de la vitamina K.

Advertencias

Durante las últimas semanas de embarazo no se deben tomar dosis altas de vitamina K sintética, porque el recién nacido podría presentar reacciones tóxicas.

Dosis excesivamente altas de esta vitamina se pueden acumular en el organismo y producir enrojecimiento y sudoración.

MINERALES
(MINERALS)

LA FUNCIÓN DE LOS MINERALES

Sin excepción, todas las células vivas de este planeta dependen de los minerales para funcionar correctamente y tener una estructura adecuada. Los minerales son necesarios para la correcta composición de los fluidos corporales, para la producción de la sangre, para la formación de los huesos, para la conservación de una sana función nerviosa y para la regulación del tono muscular, incluyendo los músculos del sistema cardiovascular. Al igual que las vitaminas, los minerales funcionan como coenzimas que le permiten al organismo desempeñar sus funciones, entre las cuales están producir energía, crecer y curarse. Como en todas las actividades enzimáticas intervienen los minerales, éstos son esenciales para la adecuada utilización de las vitaminas y otros nutrientes.

Al igual que todo lo que existe en la naturaleza, el organismo humano debe mantener un correcto equilibrio químico. Ese equilibrio depende del nivel de los distintos minerales del organismo y, en especial, de la proporción entre algunos de ellos. El nivel de cada mineral del organismo influye en todos los demás, de manera que si uno está desequilibrado, todos los demás se afectan. Cuando la situación no se corrige, se desata una serie de desequilibrios que terminan en problemas de salud.

Los minerales son elementos que se encuentran en estado natural en la tierra. Las formaciones rocosas se componen de sales minerales. La erosión convierte gradualmente la roca y la piedra en fragmentos minúsculos, un proceso que puede demorar literalmente millones de años. El polvo y la arena resultantes se acumulan y forman la base del suelo. El suelo es un hervidero de microbios que utilizan esos minúsculos cristales de sales minerales, los cuales pasan luego de la tierra a las plantas. Los animales herbívoros se alimentan de las plantas. Nosotros obtenemos esos minerales consumiendo plantas o animales herbívoros.

Desde el punto de vista de la nutrición, los elementos minerales corresponden a dos grupos: los macrominerales (los cuales se encuentran en el organismo en cantidades apreciables) y los microminerales (los cuales sólo aparecen en el organismo en cantidades muy pequeñas, o trazas). Entre los macrominerales se cuentan el calcio, el magnesio, el sodio, el potasio y el fósforo. Estos minerales se necesitan en mayor cantidad que los microminerales. Aunque sólo se necesitan en cantidades ínfimas, los microminerales son importantes para gozar de una buena salud. Entre estos minerales están el boro, el cromo, el cobre, el germanio, el yodo, el hierro, el manganeso, el molibdeno, el selenio, el silicio, el azufre, el vanadio y el cinc.

Debido a que los minerales se almacenan básicamente en los tejidos de los huesos y de los músculos, se puede desarrollar toxicidad si se consumen en cantidades excesivamente altas. No obstante, esta situación no es frecuente, porque sería necesario ingerir cantidades masivas de minerales durante períodos muy prolongados para que se acumularan hasta alcanzar niveles tóxicos

.

LO QUE SE ENCUENTRA EN LAS TIENDAS

Como sucede con las vitaminas, es difícil — incluso puede ser imposible — obtener solamente a través de la dieta la cantidad de minerales que se requieren para tener una salud óptima. Los suplementos minerales nos dan la seguridad de que estamos obteniendo todos los minerales que nuestro organismo necesita.

Los minerales se suelen encontrar en fórmulas multivitamínicas y, también, en suplementos individuales. Estos últimos se consiguen en polvo, líquido, tabletas y cápsulas. Algunos se consiguen en forma chelated, lo cual significa que los minerales están ligados a moléculas de proteína que los transportan al torrente sanguíneo y facilitan su absorción. Cuando los suplementos minerales se toman con la comida, por lo general se chelate automáticamente en el estómago durante la digestión. Aunque existe controversia en torno a cuáles suplementos minerales son los mejores, nosotros preferimos los que se consiguen en forma chelated. Nuestra experiencia con diversas fórmulas chelated nos ha demostrado que los minerales en forma de orotate y arginate suelen ser los suplementos más eficaces.

Cuando se ha absorbido un mineral, la sangre tiene que transportarlo a las células. El mineral tiene que traspasar luego las membranas celulares de forma tal que pueda ser utilizado por las células. Después de entrar en el organismo, los minerales compiten entre sí para ser absorbidos. Por ejemplo, una cantidad muy grande de cinc puede agotar las existencias de cobre del organismo, y un consumo excesivo de calcio puede afectar a la absorción del magnesio. En consecuencia, los suplementos minerales siempre se deben tomar en cantidades equilibradas. De lo contrario, pierden eficacia y hasta pueden llegar a ser perjudiciales. Los suplementos de fibra también afectan a la absorción de los minerales. La fibra disminuye la capacidad del organismo de absorber los minerales. Por tanto, los suplementos de fibra y de minerales no se deben tomar al mismo tiempo.

EL ABC DE LOS MINERALES

Azufre (Sulfur)

Este mineral formador de ácido, que interviene en la estructura química de los aminoácidos metionina, cisteína, taurina y glutatión, desinfecta la sangre, le ayuda al organismo a combatir las bacterias y protege el protoplasma de las células. Ayuda en los procesos de oxidación del organismo, estimula la secreción de bilis y protege contra los efectos de las sustancias tóxicas. Por su capacidad para proteger contra los efectos nocivos de la radiación y la polución, el azufre retarda el proceso de envejecimiento. Se encuentra en la hemoglobina y en todos los tejidos del organismo, y se requiere para la síntesis del colágeno, una proteína fundamental para darle a la piel su integridad estructural.

Fuentes

La col de Bruselas, el fríjol seco, el cabbage, los huevos, el pescado, el ajo, el kale, las carnes, la cebolla, la soya, el nabo y el wheat germ contienen azufre, así como la hierba horsetail y los aminoácidos cisteína, cistina, lisina y metionina. El azufre también se encuentra en polvo y en tabletas.

Comentarios

La humedad y el calor pueden destruir o modificar los efectos del azufre en el organismo. El azufre es la sustancia clave que hace del ajo el "rey de las hierbas".

Boro (Boron)

El boro se requiere en cantidades pequeñísimas para tener huesos sanos y para el metabolismo del calcio, el fósforo y el magnesio. El boro también mejora la función cerebral y promueve el estado de alerta. La mayoría de la gente no presenta deficiencia de boro. Sin embargo, tomar un suplemento de 2 a 3 miligramos diarios suele ser provechoso para las personas de edad avanzada, porque en esa época de la vida la absorción del calcio es más difícil. La deficiencia de boro acentúa la deficiencia de vitamina D.

El boro ayuda a prevenir la osteoporosis posmenopáusica y construye músculo. Una investigación realizada por el U.S. Department of Agriculture indicó que ocho días después de empezar a complementar su dieta diaria con 3 miligramos de boro, un grupo de mujeres posmenopáusicas perdió 40 por ciento menos de calcio, un tercio menos de magnesio e, incluso, una cantidad menor de fósforo a través de la orina que antes de empezar a tomar el suplemento.

Fuentes

El boro se encuentra en la manzana, la zanahoria, la uva, los vegetales hojosos, las nueces, la pera y los granos.

Advertencia

No tome más de 3 miligramos de boro al día.

Calcio (Calcium)

El calcio es vital para la fortaleza de los huesos y los dientes y para la salud de las encías. También es importante para mantener la regularidad de la frecuencia cardíaca y para la transmisión de los impulsos nerviosos. El calcio disminuye el nivel del colesterol y ayuda a prevenir las enfermedades cardiovasculares. Es necesario para el crecimiento y las contracciones de los músculos, así como también para prevenir los calambres musculares. Aumenta la tasa de crecimiento óseo y la densidad mineral ósea en los niños. Este importante mineral también es esencial para la coagulación de la sangre y ayuda a prevenir el cáncer. Ayuda a bajar la presión arterial y previene la pérdida de hueso asociada con la osteoporosis. El calcio proporciona energía e interviene en la estructuración proteínica del RNA y el DNA. También está implicado en la activación de varias enzimas, entre ellas la lipasa, que descompone las grasas para ser utilizadas por el organismo. Así mismo, el calcio mantiene la adecuada permeabilidad de las membranas celulares, coadyuva en la actividad neuromuscular, contribuye a la salud de la piel y protege contra la preeclampsia durante el embarazo, la primera causa de muerte materna.

El calcio protege del plomo a los huesos y los dientes porque inhibe la absorción de este tóxico metal. Cuando hay deficiencia de calcio, el organismo absorbe plomo, el cual se deposita en dientes y huesos.

La deficiencia de calcio puede producir los siguientes trastornos de salud: dolores en las articulaciones, uñas quebradizas, eccema, aumento del colesterol sanguíneo, palpitaciones cardíacas, hipertensión (alta presión arterial), insomnio, calambres musculares, nerviosismo, entumecimiento de los brazos y/o las piernas, palidez, artritis reumatoidea, raquitismo y caries dental. La deficiencia de calcio también se relaciona con alteraciones cognoscitivas, convulsiones, depresión, delirios e hiperactividad.

Fuentes

El calcio se encuentra en la leche, los productos lácteos, el salmón (con huesos), las sardinas, los mariscos y los vegetales de hoja verde. Entre los alimentos que contienen calcio están: almendras, espárragos, blackstrap molasses, brewer's yeast, bróculi, buttermilk, cabbage, carob, queso, collards, hojas de dandelion, dulse, higos, filberts, leche de cabra, kale, kelp, hojas de mustard, oats, prunes, semillas de sesame, soya, tofu, hojas de nabo, berros, whey (suero de la leche) y yogur. Entre las hierbas que contienen calcio están alfalfa, raíz de burdock, cayenne, chamomile, chickweek, chicory, dandelion, eyebright, semilla de fennel, fenugreek, flaxseed, hops, horsetail, kelp, lemongrass, mullein, nettle, oat straw, paprika, perejil, peppermint, plantain, hojas de raspberry, red clover, rose hips, shepherd's purse, hojas de violet, yarrow y yellow dock.

Comentarios

El aminoácido lisina es necesario para la absorción del calcio. Entre los alimentos que contienen lisina están queso, huevos, pescado, lima beans (variedad de judía), leche, papa, carne roja, productos de soya y levadura (yeast). La lisina también se consigue en suplemento.

Las mujeres atletas y las que están en etapa menopáusica necesitan cantidades mayores de calcio que las demás mujeres porque su nivel de estrógeno es menor. El estrógeno protege el sistema esquelético ayudando a que el calcio se deposite en los huesos.

El ejercicio vigoroso dificulta la absorción del calcio, pero el ejercicio moderado la favorece. La absorción insuficiente de vitamina D o el consumo excesivo de fósforo y magnesio también dificultan la absorción del calcio.

Tomar calcio con hierro reduce el efecto de los dos minerales. Demasiado calcio puede interferir la absorción del cinc, en tanto que el exceso de cinc puede interferir la absorción del calcio. Para determinar los niveles de estos minerales es útil hacerse un análisis de cabello.

Una dieta rica en proteína, grasa y/o azúcar afecta a la absorción del calcio. La dieta del estadounidense promedio, consistente en carnes, granos refinados y gaseosas (con alto contenido de fósforo) aumenta la excreción de calcio. Consumir bebidas alcohólicas, café, junk food (alimentos sin valor nutritivo), sal en exceso y/o harina blanca también lleva a la pérdida de calcio. Es conveniente que en la dieta predominen los vegetales, las frutas y los granos enteros, porque estos alimentos contienen una gran cantidad de calcio, pero una pequeña cantidad de fósforo.

El ácido oxálico (presente en las almendras, las hojas de remolacha, los cashews, la acelga, la cocoa, el kale, el ruibarbo, la soya y la espinaca) interfiere la absorción del calcio, porque se une a este mineral en el intestino y produce sales insolubles que no se pueden absorber. El consumo ocasional de alimentos que contienen ácido oxálico no plantea ningún problema, pero consumir cantidades altas de esta clase de alimentos inhibe la absorción del calcio.

La eficacia de los suplementos de calcio es mayor cuando se dividen en varias tomas a lo largo del día y antes de acostarse. Cuando se toma por la noche, el calcio ayuda a dormir profundamente. La eficacia de este mineral es menor cuando se toma en una dosis única y muy elevada.

Varias compañías fabricantes de vitaminas utilizan D_1-calcium-phosphate (D_1-fosfato de calcio) en sus productos, pero no lo mencionan en las etiquetas. Esta clase de calcio es insoluble e interfiere la absorción de los nutrientes en los suplementos que contienen varios. El nivel de los electrólitos del organismo también afecta a la absorción del calcio.

Los antiácidos como Tums no se recomiendan como fuentes de calcio. A pesar de que contienen este mineral, si se toman en cantidades suficientemente altas como para convertirse en fuentes de calcio, neutralizarían el ácido estomacal necesario para su absorción.

Advertencias

El calcio puede disminuir la eficacia del verapamil (Calan, Isoptin, Verelan), un bloqueador de la absorción del calcio que a veces se receta para los problemas del corazón y la presión arterial alta. Las personas que han tenido cálculos o enfermedades renales deben abstenerse de tomar suplementos de calcio.

Cinc (Zinc)

Este mineral esencial es importante para el funcionamiento de la glándula prostática y para el desarrollo de los órganos de la reproducción. El cinc ayuda a prevenir el acné y regula la actividad de las glándulas sebáceas. También es necesario para la síntesis de las proteínas y para la formación del colágeno. Además, promueve la salud del sistema inmunológico y la cicatrización de las heridas. El cinc también agudiza los sentidos del gusto y el olfato, protege el hígado contra el daño que ocasionan los agentes químicos y es vital para la formación de los huesos. Es uno de los componentes de la insulina y de muchas enzimas esenciales, entre ellas la enzima antioxidante superoxide dismutasa (SOD). El cinc también ayuda a combatir y a prevenir la formación de radicales libres de otras maneras. Se ha descubierto que una variante del cinc llamada monometionina de cinc (cinc unido al aminoácido metionina), que venden con la marca comercial OptiZinc, tiene efectos antioxidantes comparables a los de la vitamina C, la vitamina E y el betacaroteno.

Para que la sangre tenga una concentración adecuada de vitamina E se requiere un consumo suficiente de cinc y una absorción correcta de este mineral. Además, el cinc aumenta la absorción de la vitamina A. Para gozar de una salud óptima, los niveles de cobre y de cinc deben mantener una proporción de uno a diez.

La deficiencia de cinc puede llevar a la pérdida de los sentidos del gusto y el olfato. También puede hacer que las uñas se adelgacen, se desprendan y desarrollen manchas blancas. Otros síntomas de deficiencia de cinc son acné, retardo en la maduración sexual, fatiga, alteración del crecimiento, pérdida de cabello, alto nivel de colesterol, visión nocturna alterada, impotencia, aumento de la susceptibilidad a las infecciones, infertilidad, problemas de memoria, propensión a la diabetes, trastornos de la próstata, resfriado y gripe recurrentes, lesiones cutáneas y cicatrización lenta de las heridas.

Fuentes

El cinc se encuentra en los siguientes alimentos: brewer's yeast, dulse, yema de huevo, pescado, kelp, cordero, legumbres, lima beans, hígado, carnes, hongos, pecans, ostras, aves de corral, semillas de pumpkin, sardinas, mariscos, lecitina de soya, soya, semillas de sunflower, torula yeast y granos enteros. Entre las hierbas que contienen cinc están: alfalfa, raíz de burdock, cayenne, chamomile, chickweed, dandelion, eyebright, semilla de fennel, hops, milk thistle, mullein, nettle, perejil, rose hips, sage, sarsaparilla, skullcap y wild yam.

Comentarios

Los niveles de cinc pueden descender a causa de la diarrea, las enfermedades renales, la cirrosis hepática y la diabetes. El consumo de fibra también afecta a esos niveles porque hace que el cinc se excrete por el tracto intestinal. El sudor también produce una pérdida significativa de cinc. El consumo de agua dura también puede alterar los niveles de este mineral. Los fitatos, compuestos que se encuentran en granos y legumbres, se unen al cinc y bloquean su absorción.

Si usted está tomando suplementos de cinc y de hierro, tómelos en momentos distintos. Cuando se ingieren al mismo tiempo, cada suplemento interfiere la acción del otro.

Advertencia

No tome más de 100 miligramos de cinc al día. Mientras que dosis diarias inferiores a 100 miligramos intensifican la respuesta inmunológica, dosis superiores a ésta disminuyen la actividad del sistema inmunológico.

Cobre (Copper)

Entre sus muchas funciones, el cobre ayuda a formar hueso, hemoglobina y glóbulos rojos, y trabaja de manera balanceada con el cinc y la vitamina C para producir elastina. El cobre interviene en los procesos de curación, producción de energía, coloración del cabello y la piel, y sensibilidad a los sabores. Este mineral también se requiere para la salud de los nervios y de las articulaciones.

Una de las primeras señales de deficiencia de cobre es la osteoporosis. El cobre es esencial para la formación del colágeno, una de las proteínas fundamentales de los huesos, la piel y el tejido conectivo. Otras posibles indicaciones de deficiencia de cobre son anemia, calvicie, diarrea, debilidad generalizada, alteración de la función respiratoria y lesiones cutáneas. La falta de cobre también puede aumentar el nivel de la grasa sanguínea (ver DEFICIENCIA DE COBRE en la Segunda Parte).

Un consumo muy elevado de cobre puede ocasionar toxicidad, la cual se ha asociado con depresión, irritabilidad, náuseas y vómito, nerviosismo y dolores articulares y musculares (ver TOXICIDAD POR COBRE en la Segunda Parte).

Fuentes

Además de que es utilizado en implementos de cocina y en plomería, el cobre se encuentra en gran cantidad en los alimentos. Entre las fuentes alimentarias de cobre están: almendra, aguacate, barley, fríjol, remolacha, blackstrap molasses, bróculi, ajo, lenteja, hígado, hongos, nueces, oats, naranja, pecans, rábano, raisins, salmón, mariscos, soya y vegetales de hoja verde.

Comentarios

El nivel del cobre en el organismo guarda relación con los niveles del cinc y de la vitamina C. Consumir altas cantidades de cinc o de vitamina C reduce el nivel del cobre. Cuando el consumo de cobre es demasiado alto, los niveles del cinc y de la vitamina C descienden.

El consumo de altas cantidades de fructosa puede empeorar de manera significativa la deficiencia de cobre. De acuerdo con un estudio del U.S. Department of Agriculture, los glóbulos rojos de quienes obtenían en la fructosa el 20 por ciento de sus calorías diarias presentaban un nivel reducido de superoxide dismutase (SOD), una enzima dependiente del cobre que es fundamental como protección antioxidante dentro de los glóbulos rojos de la sangre.

Cromo (Chromium)

Por su participación en el metabolismo de la glucosa, el cromo (a veces llamado también glucose tolerance factor — GTF — o factor de tolerancia a la glucosa) es necesario para la energía. También es fundamental para la síntesis del colesterol, las grasas y las proteínas. Este mineral esencial mantiene estables los niveles del azúcar sanguíneo mediante una adecuada utilización de la insulina, y es beneficioso para las personas diabéticas e hipoglicémicas. De acuerdo con algunos estudios, un nivel bajo de cromo plasmático puede indicar que existe enfermedad de las arterias coronarias.

La dieta estadounidense estándar adolece de falta de cromo. Investigadores calculan que dos de cada tres estadounidenses son hipoglicémicos, prehipoglicémicos o diabéticos. La posibilidad de mantener niveles normales de azúcar sanguíneo se ve comprometida por la falta de cromo en nuestro suelo y en el agua, así como también por el alto contenido de junk food, azúcar refinada y harina blanca en nuestra dieta.

La deficiencia de cromo puede producir ansiedad, fatiga, intolerancia a la glucosa (particularmente en las personas diabéticas), metabolización inadecuada de los aminoácidos y aumento del riesgo de padecer arteriosclerosis. Su excesivo consumo puede causar toxicidad, condición que se ha relacionado con dermatitis, úlceras gastrointestinales y alteraciones del hígado y los riñones.

El organismo absorbe mejor el cromo cuando se toma en una forma llamada *chromium picolinate* (picolinato de cromo, o cromo chelated con picolinato, un metabolito natural de los aminoácidos). El picolinato facilita la entrada del cromo en las células del organismo, donde este mineral le ayuda a la insulina a cumplir su tarea más eficazmente. El picolinato de cromo se ha utilizado con éxito para controlar tanto el colesterol como la glucosa sanguíneos. Además, promueve la pérdida de grasa y el aumento de tejido muscular magro. Estudios han revelado que podría aumentar la longevidad y ayudar a combatir la osteoporosis. El polinicotinato de cromo (cromo unido a niacina) es una eficaz variedad de este mineral.

Fuentes

El cromo se encuentra en los siguientes alimentos: cerveza, brewer's yeast, brown rice, queso, carne y granos enteros. También se encuentra en el fríjol seco, los blackstrap molasses, el hígado de ternera, el pollo, el maíz y el aceite de maíz, los productos lácteos, el hígado seco, el dulse, los huevos, los hongos y la papa. Entre las hierbas que contienen cromo están catnip, horsetail, licorice, nettle, oat straw, red clover, sarsaparilla, wild yam y yarrow.

Advertencias

Si usted sufre de diabetes, *no* tome suplementos de cromo (en especial, chromium picolinate) sin consultar previamente con un médico o con un profesional de la salud idóneo. Estos suplementos pueden afectar a los requerimientos de insulina, de manera que usted tendrá que hacerse examinar cuidadosamente el nivel de azúcar sanguíneo.

Algunas personas experimentan aturdimiento o un leve sarpullido en la piel cuando toman cromo. Si usted se siente atolondrado, suspenda el suplemento y consulte con su médico. Si se le presenta sarpullido, cambie de marca o descontinúe el suplemento.

Fósforo (Phosphorus)

El fósforo es necesario para el desarrollo de los huesos y los dientes, el crecimiento de las células, la contracción del músculo cardíaco y la función renal. El fósforo también le ayuda al organismo a utilizar las vitaminas y a convertir los alimentos en energía. Se debe mantener siempre un adecuado equilibrio entre el magnesio, el calcio y el fósforo. El exceso o la insuficiencia de alguno de estos minerales tiene consecuencias adversas en el organismo.

La deficiencia de fósforo no es común, pero puede conducir a síntomas como ansiedad, dolor en los huesos, fatiga, respiración irregular, irritabilidad, entumecimiento, sensibilidad cutánea, temblores, debilidad y cambios de peso.

Fuentes

La deficiencia de fósforo no es frecuente porque este mineral se encuentra casi en todos los alimentos, especialmente en las bebidas carbonatadas. El fósforo se encuentra en cantidades significativas en espárragos, bran, brewer's yeast, maíz, productos lácteos, huevos, pescado, frutas secas, ajo, legumbres, nueces, semillas de sesame, sunflower y pumpkin, carnes, aves de corral, salmón y granos enteros.

Comentarios

Cantidades demasiado elevadas de fósforo dificultan la absorción del calcio, y las dietas a base de junk food suelen ser las responsables. La vitamina D aumenta la eficacia del fósforo.

Germanio (Germanium)

El germanio mejora la oxigenación de las células. Esto contribuye al adecuado funcionamiento del sistema inmunológico, a combatir el dolor y a liberar el organismo de toxinas y venenos. Investigadores han demostrado que consumir alimentos que contienen germanio orgánico es una manera eficaz de aumentar la oxigenación de los tejidos porque, al igual que la hemoglobina, el germanio actúa como transportador de oxígeno a las células. El científico japonés Kazuhiko Asai descubrió que consumir diariamente entre 100 y 300 miligramos de germanio alivia muchas dolencias, como artritis reumatoidea, alergias alimentarias, colesterol alto, candidiasis, infecciones virales crónicas, cáncer y AIDS.

Fuentes

Los siguientes alimentos contienen germanio: ajo, hongos shiitake, cebolla, y las hierbas aloe vera, comfrey, ginseng y suma.

Comentario

La mejor manera de obtener germanio es a través de la dieta.

Hierro (Iron)

Quizás las funciones más importantes del hierro en el organismo son producir hemoglobina y mioglobina (el tipo de hemoglobina que se encuentra en el tejido muscular), y oxigenar los glóbulos rojos. El hierro es el mineral más abundante en la sangre. Es fundamental para muchas enzimas, entre ellas la catalasa, y es importante para el crecimiento. Así mismo, el hierro se require para el sano funcionamiento del sistema inmunológico y para la producción de energía.

Por lo general, la deficiencia de hierro se debe a un consumo insuficiente. Sin embargo, puede ser causada por otros factores, entre los que están sangrado intestinal, excesivo sangrado menstrual, dieta alta en fósforo, mala digestión, enfermedades prolongadas, úlceras, uso prolongado de antiácidos y excesivo consumo de café o té. A veces, la causa de la anemia puede ser una deficiencia de vitamina B_6 (piridoxina) o de vitamina B_{12}. El ejercicio intenso y la transpiración excesiva agotan el hierro del organismo.

Entre los síntomas de deficiencia de hierro están anemia, cabello quebradizo, dificultad para tragar, alteraciones digestivas, vahídos, fatiga, fragilidad ósea, pérdida de cabello, inflamación de los tejidos de la boca, uñas en forma de cuchara o con crestas longitudinales, nerviosismo, obesidad, palidez y lentitud mental.

Como el hierro se almacena en el organismo, un consumo excesivo también puede ocasionar problemas. Una gran cantidad de hierro en los tejidos y órganos puede llevar a la producción de radicales libres, además de que aumenta la necesidad de vitamina E. Altos niveles de hierro se han asociado con enfermedades cardíacas y cáncer. La acumulación de hierro en los tejidos se ha asociado con una enfermedad poco común llamada hemocromatosis, un trastorno hereditario del metabolismo del hierro que produce pigmentación cutánea color bronce, cirrosis hepática, diabetes y enfermedades del corazón.

Fuentes

El hierro se encuentra en los huevos, el pescado, el hígado, la carne, las aves de corral, los vegetales de hoja verde, los granos enteros, el pan y los cereales enriquecidos. Otras fuentes de hierro son almendra, aguacate, remolacha, blackstrap molasses, brewer's yeast, dátiles, dulse, kelp, kidney beans, lima beans, lenteja, millet, durazno, pera, prunes, pumpkins, raisins, rice bran, wheat bran (salvado de trigo), semilla de sesame, soya y berro. Entre las hierbas que contienen hierro están alfalfa, raíz de burdock, catnip, cayenne, chamomile, chickweed, chicory, dandelion, dong quai, eyebright, semilla de fennel, fenugreek, horsetail, kelp, lemongrass, licorice, semilla de milk thistle, mullein, nettle, oat straw, paprika, parejil, peppermint, plantain, hojas de raspberry, rose hips, sarsaparilla, shepherd's purse, uva ursi y yellow dock.

Comentarios

A fin de que el hierro pueda ser absorbido, en el estómago tiene que haber suficiente hydrochloric acid (HCI). Para que la absorción del hierro sea completa también se necesita cobre, manganeso, molibdeno, vitamina A y las vitaminas del complejo B. Tomar vitamina C puede incrementar la absorción del hierro hasta en un 30 por ciento.

Cantidades demasiado elevadas de cinc y de vitamina E interfieren la absorción del hierro, y su utilización puede verse afectada por la artritis reumatoidea y el cáncer. Estas enfermedades pueden ocasionar anemia a pesar de que haya cantidades adecuadas de hierro almacenadas en el hígado, el bazo y la médula ósea. La deficiencia de hierro es más frecuente en personas que sufren de candidiasis o de infecciones crónicas causadas por el virus del herpes.

Advertencias

No se deben tomar suplementos de hierro cuando haya alguna infección. Como las bacterias necesitan hierro para desarrollarse, cuando se presenta infección el organismo "esconde" el hierro en el hígado y otros sitios de almacenamiento. Tomar cantidades adicionales de hierro en esos momentos favorece la proliferación de bacterias en el organismo.

Magnesio (Magnesium)

El magnesio es un catalizador fundamental de la actividad enzimática y, en particular, de la actividad de las enzimas que intervienen en la producción de energía. El magnesio facilita la absorción del calcio y el potasio. Su deficiencia altera la transmisión de los impulsos nerviosos y musculares, y causa irritabilidad y nerviosismo. Suplementar la dieta con magnesio no sólo ayuda a prevenir la depresión, los vahídos, la debilidad y el crispamiento musculares, y el premenstrual syndrome (PMS), sino que también sirve para mantener el correcto equilibrio acidobásico (pH) del organismo.

El magnesio es necesario para evitar la calcificación del tejido blando. Este mineral esencial protege el recubrimiento de las arterias del estrés que provocan los cambios súbitos de la presión arterial, y participa en la formación de los huesos y en el metabolismo de los carbohidratos y los minerales. Junto con la vitamina B_6 (piridoxina), el magnesio reduce y disuelve los cálculos renales de fosfato de calcio. Estudios recientes han demostrado que el magnesio tiene la propiedad de reducir los niveles de colesterol y de prevenir las enfermedades cardiovasculares, la osteoporosis y algunos tipos de cáncer. Es eficaz para prevenir el trabajo de parto prematuro y las convulsiones en las mujeres embarazadas. En combinación con la vitamina B_6, el magnesio impide que se formen cálculos renales de oxalato de calcio.

Algunas de las manifestaciones de la deficiencia de magnesio son confusión, insomnio, irritabilidad, mala digestión, aceleración de la frecuencia cardíaca, ataques y berrinches. A menudo, la deficiencia de magnesio indica que existe diabetes. La deficiencia de magnesio es el origen de muchos problemas cardiovasculares; además, es una de las principales causas de arritmia cardíaca fatal, hipertensión y paro cardíaco súbito. La deficiencia de magnesio también puede ocasionar asma, fatiga crónica, síndromes de dolor crónico, depresión, insomnio, síndrome de intestino irritable y problemas pulmonares. La deficiencia de magnesio se detecta mediante un procedimiento llamado intracellular (mononuclear cell) magnesium screen. Esta prueba es más sensible que el examen estándar de magnesio sérico, y detecta cualquier deficiencia con mayor precisión. Aunque el examen de magnesio debe hacerse rutinariamente porque un nivel bajo de este mineral agrava prácticamente cualquier enfermedad, reviste particular importancia para las personas que tienen o que están en riesgo de contraer alguna enfermedad cardiovascular.

Fuentes

El magnesio se encuentra en la mayoría de los alimentos pero, en especial, en los productos lácteos, el pescado, la carne y los mariscos. Otros alimentos ricos en magnesio son: manzana, albaricoque, aguacate, banano, blackstrap molasses, brewer's yeast, brown rice, melón cantaloupe, dulse, higos, ajo, toronja, vegetales de hoja verde, kelp, limón, lima beans, millet, nueces, durazno, black-eyed peas (una variedad de guisante), salmón, semilla de sesame, soya, tofu, torula yeast, berros, trigo y granos enteros. Entre las hierbas que contienen magnesio están: alfalfa, bladderwrack, catnip, cayenne, chamomile, chickweek, dandelion, eyebright, semilla de fennel, fenugreek, hops, horsetail, lemongrass, licorice, mullein, nettle, oat straw, paprika, perejil, peppermint, hojas de raspberry, red clover, sage, shepherd's purse, yarrow y yellow dock.

Comentarios

Los requerimientos de magnesio del organismo aumentan con el consumo de alcohol, el uso de diuréticos, la diarrea, la presencia de fluoruros, y los niveles altos de cinc y de vitamina D.

La absorción del magnesio se reduce con el consumo de cantidades altas de grasa, col liver oil, calcio, vitamina D y proteína. Las vitaminas solubles en grasa también afectan a la absorción del magnesio, al igual que los alimentos ricos en ácido oxálico, como las almendras, la acelga, la cocoa, el ruibarbo, la espinaca y el té.

Manganeso (Manganese)

Solamente se requieren cantidades ínfimas de manganeso para el metabolismo de las proteínas y las grasas, la salud de los nervios y del sistema inmunológico, y la regulación del azúcar sanguíneo. El manganeso interviene en la producción de energía y es necesario para el crecimiento normal de los huesos y para la reproducción. Así mismo, participa en la formación de los cartílagos y del líquido sinovial (lubricante) de las coyunturas, y es necesario para la síntesis de los huesos.

El manganeso es fundamental para quienes sufren de anemia por deficiencia de hierro, y se requiere para la utilización de las vitaminas B_1 (tiamina) y E. Junto con las vitaminas del complejo B, el manganeso produce una sensación generalizada de bienestar. Además, contribuye a la producción de leche materna y es un elemento clave en la producción de las enzimas necesarias para oxidar las grasas y metabolizar las purinas.

La deficiencia de manganeso puede conducir a aterosclerosis, confusión, convulsiones, problemas oculares y auditivos, alteraciones cardíacas, altos niveles de colesterol, hipertensión, irritabilidad, pérdida de memoria, contracciones musculares, daño pancreático, sudor abundante, aceleración del pulso, bruxismo, temblor y tendencia a presentar problemas de seno.

Fuentes

La mayor cantidad de manganeso se encuentra en el aguacate, las nueces y las semillas, el seaweed y los granos enteros. Este mineral también se encuentra en las blueberries, la yema de huevo, las legumbres, los guisantes secos, la piña y los vegetales de hoja verde. Entre las hierbas que contienen manganeso están alfalfa, raíz de burdock, catnip, chamomile, chickweed, dandelion, eyebright, semilla de fennel, fenugreek, ginseng, hops, horsetail, lemongrass, mullein, perejil, peppermint, raspberry, red clover, rose hips, wild yam, yarrow y yellow dock.

Molibdeno (Molybdenum)

Este mineral esencial se requiere en cantidades supremamente pequeñas para el metabolismo del nitrógeno. Interviene en las etapas finales de la conversión de las purinas en ácido úrico. Promueve la función celular normal y es uno de los componentes de la enzima metabólica xantinoxidasa. El molibdeno se encuentra en el hígado, los huesos y los riñones. Un bajo consumo de este mineral se relaciona con cáncer y con dolencias de la boca y las encías. La deficiencia de molibdeno puede producir impotencia en los hombres mayores. Las personas cuya dieta es rica en alimentos refinados y procesados corren el riesgo de presentar deficiencia de este mineral.

Fuentes

El molibdeno se encuentra en fríjoles, granos de cereal, legumbres, guisantes y vegetales de hoja verde oscura.

Comentarios

El calor y la humedad alteran los efectos del molibdeno en suplemento. Un alto consumo de azufre disminuye el nivel de molibdeno. Cantidades demasiado altas de molibdeno interfieren el metabolismo del cobre.

Advertencia

No tome más de 15 miligramos diarios de molibdeno. Dosis más altas pueden conducir a la gota.

Potasio (Potassium)

Este mineral es importante para la salud del sistema nervioso y para la regularidad de la frecuencia cardíaca. El potasio ayuda a prevenir el derrame cerebral, contribuye a la correcta contracción muscular y, junto con el sodio, controla el equilibrio hídrico del organismo. El potasio desempeña un papel importante en las reacciones químicas que se llevan a cabo en el interior de las células, y contribuye a la estabilidad de la presión arterial y a la transmisión de los impulsos electroquímicos. Así mismo, regula el paso de los nutrientes a través de las membranas celulares. Se ha visto que esta función del potasio disminuye con la edad, lo cual explica, en parte, los problemas circulatorios, el letargo y la debilidad que con frecuencia experimentan las personas de edad avanzada.

Entre las señales de deficiencia de potasio están resequedad anormal de la piel, acné, escalofríos, alteración cognoscitiva, estreñimiento, depresión, diarrea, disminución de los reflejos, edema, nerviosismo, sed insaciable, frecuencia cardíaca fluctuante, intolerancia a la glucosa, alteración del crecimiento, colesterol alto, insomnio, presión arterial baja, fatiga y debilidad musculares, náuseas y vómito, dolores de cabeza periódicos, proteinuria (exceso de proteína en la orina), insuficiencia respiratoria y retención de sal.

Fuentes

Entre los alimentos que son fuente de potasio están los productos lácteos, el pescado, las frutas, las legumbres, la carne, las aves de corral, los vegetales y los granos enteros. Se encuentra específicamente en albaricoque, aguacate, banano, blackstrap molasses, brewer's yeast, brown rice, dátiles, dulse, higos, frutas secas, ajo, nueces, papa, raisins, winter squash, torula yeast, wheat bran y batata. Catnip, hops, horsetail, nettle, plantain, red clover, sage y skullcap son algunas de las hierbas que contienen potasio.

Comentarios

Las enfermedades de los riñones, la diarrea y el uso de diuréticos y laxantes alteran el nivel del potasio. El tabaco y la cafeína reducen su absorción.

El potasio se requiere para la secreción hormonal. La secreción de las hormonas del estrés disminuye la relación entre el potasio y el sodio tanto en el interior como en el exterior de las células. Por tanto, el estrés aumenta la necesidad de potasio que tiene el organismo.

Selenio (Selenium)

La función principal del selenio es inhibir la oxidación de los lípidos (grasas). Es un antioxidante vital, especialmente al combinarse con vitamina E. El selenio protege el sistema inmunológico previniendo la formación de radicales libres, los cuales pueden ocasionarle daño al organismo (*ver* ANTIOXIDAN-TES en la Primera Parte). También se ha descubierto que evita la formación de ciertas clases de tumores. El selenio y la vitamina E actúan sinérgicamente para ayudar a producir anticuerpos y conservar la salud del corazón y el hígado. Este microelemento es necesario para el funcionamiento del páncreas y la elasticidad de los tejidos. En combinación con vitamina E y cinc alivia las molestias causadas por la hipertrofia de la próstata. Los suplementos de selenio protegen el hígado cuando existe cirrosis alcohólica.

La deficiencia de selenio se ha vinculado al cáncer y a algunas enfermedades cardíacas. También se ha encontrado una relación entre la deficiencia de este antioxidante y agotamiento, alteración del crecimiento, altos niveles de colesterol, infecciones, alteraciones del hígado, insuficiencia pancreática y esterilidad. Entre los síntomas de un nivel excesivamente alto de selenio están artritis, uñas quebradizas, aliento con olor a ajo, problemas gastrointestinales, pérdida de cabello, irritabilidad, problemas del hígado y los riñones, sabor metálico en la boca, palidez, erupciones cutáneas y piel amarillenta.

Fuentes

Dependiendo del contenido de selenio del suelo en el cual se cultivan los alimentos, este micromineral se puede encontrar en la carne y en los granos. Como el suelo de Nueva Zelandia es pobre en selenio, el tejido muscular — incluido el del músculo cardíaco — del ganado vacuno y lanar criado en ese país ha sufrido daño. No obstante, el consumo humano de selenio en Nueva Zelandia es adecuado gracias a la importación de trigo de Australia. La mayor parte de la tierra de cultivo de Estados Unidos es pobre en selenio, lo cual da por resultado productos agrícolas con deficiencias de este mineral.

El selenio se encuentra en los siguientes alimentos: nueces de Brazil, brewer's yeast, brócoli, brown rice, pollo, productos lácteos, dulse, ajo, kelp, hígado, molasses, cebolla, salmón, mariscos, torula yeast, atún, vegetales, wheat germ y granos enteros. Entre las hierbas que contienen selenio están: alfalfa, raíz de burdock, catnip, cayenne, chamomile, chickweed, semilla de fennel, fenugreek, ajo, ginseng, berry de hawthorn, hops, horsetail, lemongrass, milk thistle, nettle, oat straw, perejil, peppermint, hojas de raspberry, rose hips, sarsaparilla, uva ursi, yarrow y yellow dock.

Silicio (Silicon)

El silicio es necesario para la formación del colágeno de los huesos y del tejido conectivo; para tener uñas, piel y cabello saludables, y para la absorción del calcio en las primeras etapas de la formación de los huesos. El silicio también se requiere para la flexibilidad de las arterias y desempeña un papel preponderante en la prevención de las enfermedades cardiovasculares. Este mineral contrarresta los efectos del aluminio en el organismo y es importante para prevenir la enfermedad de Alzheimer y la osteoporosis. Así mismo, estimula el sistema inmunológico e inhibe el proceso de envejecimiento en los tejidos. Como los niveles de silicio disminuyen con la edad, las personas de edad avanzada necesitan consumir este mineral en mayor cantidad.

Fuentes

Entre los alimentos que contienen silicio están: alfalfa, remolacha, brown rice, bell peppers, soya, vegetales de hoja verde, granos enteros y la hierba horsetail.

Comentario

El boro, el calcio, el magnesio, el manganeso y el potasio contribuyen a que la utilización del silicio sea eficaz.

Sodio (Sodium)

El sodio se requiere para mantener un adecuado equilibrio hídrico y un correcto pH sanguíneo. También se necesita para el funcionamiento del estómago, los nervios y los músculos. A pesar de que la deficiencia de sodio en el organismo es poco frecuente (el nivel de sodio de la mayoría de la gente es adecuado, aunque también puede ser excesivo), se puede presentar. Esta condición afecta más que todo a quienes toman diuréticos para la presión arterial alta, especialmente cuando al mismo tiempo siguen una dieta baja en sodio. Algunos expertos calculan que hasta el 20 por ciento de las personas de edad avanzada que toman diuréticos presentan insuficiencia de sodio. Entre los síntomas de esta deficiencia están cólicos, anorexia, confusión mental, deshidratación, depresión, vahídos, fatiga, flatulencia, alucinaciones, dolores de cabeza, palpitaciones cardíacas, alteración del sentido del gusto, letargo, presión arterial baja, problemas de memoria, debilidad muscular, náuseas y vómito, mala coordinación, infecciones recurrentes, convulsiones y pérdida de peso. El consumo excesivo de sodio puede ocasionar edema, presión arterial alta, deficiencia de potasio y enfermedades del hígado y los riñones.

Fuentes

Prácticamente todos los alimentos contienen sodio.

Comentarios

Para disfrutar de una buena salud debe existir un adecuado equilibrio entre el potasio y el sodio. Como la mayoría de la gente consume demasiado sodio, es natural que también necesite más potasio. Un desequilibrio entre el sodio y el potasio puede conducir a enfermedades del corazón.

Vanadio (Vanadium)

El vanadio es necesario para el metabolismo celular y para la formación de huesos y dientes. Desempeña un papel de importancia en el crecimiento y la reproducción, e inhibe la síntesis de colesterol. Su deficiencia se relaciona con enfermedades cardiovasculares y renales, con alteración de la capacidad reproductiva y con aumento de la mortalidad infantil. El vanadio no se absorbe con facilidad.

Fuentes

El vanadio se encuentra en el dill, el pescado, las aceitunas, la carne, los rábanos, los snap beans, los aceites vegetales y los granos enteros.

Comentarios

Al parecer, existe una interacción entre el vanadio y el cromo. Por esta razón, los suplementos de cromo y de vanadio se deben tomar en momentos distintos del día. El tabaco reduce la absorción del vanadio.

Yodo (Iodine)

El yodo, que sólo se necesita en cantidades ínfimas, ayuda a metabolizar el exceso de grasa y es importante para el desarrollo físico y mental. También se requiere para la salud de la glándula tiroides y para prevenir el bocio. La deficiencia de yodo en los niños puede producir retardo mental. Además, la deficiencia de este micromineral se ha relacionado con cáncer de seno y con fatiga, hipotiroidismo neonatal (cretinismo) y aumento de peso. Un consumo excesivo de yodo (más de treinta veces la RDA) produce sabor a metal y úlceras en la boca, tumefacción de las glándulas salivales, diarrea y vómito.

Fuentes

Alimentos ricos en yodo son: sal yodada, mariscos, pescado de agua salada y kelp. También contienen yodo los espárragos, el dulse, el ajo, los lima beans, los hongos, la sal de mar, las semillas de sesame, la soya, la espinaca (sin embargo, *ver* Comentarios más adelante), el summer squash, el Swiss chard y las hojas de nabo.

Comentarios

Algunos alimentos bloquean la absorción del yodo por parte de la glándula tiroides cuando se consumen crudos y en gran cantidad. Entre esos alimentos están: col de Bruselas, cabbage, coliflor, kale, durazno, pera, espinaca y nabo. Si su glándula tiroides es poco activa, restrinja el consumo de estos alimentos.

AGUA
(WATER)

INTRODUCCIÓN

Aproximadamente el 70 por ciento del cuerpo humano se compone de agua. De hecho, el agua del organismo es responsable de casi todos los procesos corporales, como la digestión, la absorción, la circulación y la excreción, o interviene en ellos. El agua es también el medio de transporte fundamental de los nutrientes por todo el cuerpo y, en consecuencia, es necesaria para todas las funciones estructurales del organismo. El agua ayuda a conservar la temperatura normal del cuerpo y es esencial para extraer del organismo el material de desecho. Por tanto, es muy importante reemplazar el agua que continuamente se pierde a través del sudor y la eliminación. Para que el organismo funcione adecuadamente, es esencial tomar por lo menos ocho vasos de agua de buena calidad al día, de 8 onzas cada uno. Mientras que el organismo puede sobrevivir sin alimento durante aproximadamente cinco semanas, no puede sobrevivir sin agua más de cinco días.

Obtener agua de buena calidad parecería ser una tarea sencilla. Sin embargo, el consumidor promedio se puede confundir porque el agua tiene varias clasificaciones. Esta sección le ayudará a entender lo que significan las clasificaciones más conocidas y la manera en que cada una favorece o perjudica al organismo.

TAP WATER (AGUA DE USO DOMÉSTICO)

El agua que sale por los grifos de los hogares normalmente tiene un origen superficial (agua que ha brotado de pozos, manantiales, arroyos, ríos y lagos, y que ha sido colectada en represas) o un origen subterráneo (agua que se ha infiltrado en el terreno formando mantos acuíferos de donde se extrae por medio de pozos).

Comparación entre agua dura y agua blanda

El agua dura, que se encuentra en varias partes de Estados Unidos, contiene concentraciones relativamente altas de los minerales calcio y magnesio. La presencia de estos minerales impide que el jabón haga espuma, y genera sedimentos peliculares que se depositan en el cabello, la ropa, las tuberías, las vajillas y cualquier cosa que entre en contacto frecuente con el agua. El agua dura también afecta al sabor. Esta clase de agua es molesta y, aunque algunos estudios han revelado que el número de muertes por enfermedades del corazón es menor en áreas donde el agua potable es dura, nosotros consideramos que el calcio del agua dura no es beneficioso para el corazón, las arterias ni los huesos. El calcio y el magnesio provechosos para el organismo son los que se encuentran *dentro* de esas estructuras. Infortunadamente, el calcio y los demás minerales

que contiene el agua dura se depositan *fuera* de esas estructuras.

El agua blanda puede tener esta característica desde su origen, o puede ser agua dura tratada para retirarle el calcio y el magnesio. Un problema potencialmente grave del agua ablandada artificialmente es que tiene más probabilidades que el agua dura de disolver el recubrimiento interior de las tuberías. Esto representa una seria amenaza cuando las tuberías son de plomo. También representan una amenaza las tuberías plásticas y galvanizadas que contienen cadmio, un metal pesado tóxico. Aunque esta clase de tuberías prácticamente ya no se utilizan en la construcción, muchas edificaciones viejas las conservan. Sin embargo, también pueden constituir un problema los desprendimientos de las tuberías de cobre que se utilizan en la actualidad. Niveles peligrosos de cobre, hierro, cinc y arsénico pueden desprenderse de las tuberías de cobre y contaminar el agua ablandada.

Seguridad del tap water

Mucha gente supone que al abrir el grifo de su cocina sale agua pura, saludable y segura para tomar. Infortunadamente, esto no siempre es así. No importa cuál sea el origen del agua, ésta es vulnerable a todo tipo de impurezas. Entre las sustancias indeseables que se encuentran en el agua y que se presentan de manera natural están: radón, fluoride (fluoruros), arsénico, hierro, plomo, cobre y otros metales pesados. Otros contaminantes, como fertilizantes, asbesto, cianuro, herbicidas, pesticidas y químicos procedentes de la industria, pueden infiltrarse en el agua subterránea a través del suelo, o en el agua de los grifos a través de las tuberías. Pero hay otras sustancias, como cloro, carbono, cal, fosfatos, carbonato de sodio y sulfato de aluminio, que son adicionadas como norma de adecuación en las plantas públicas de tratamiento de aguas para matar bacterias, ajustar el pH y eliminar la turbiedad, entre otros factores. Además, el agua puede contener contaminantes biológicos, entre ellos virus, bacterias y parásitos.

Una investigación realizada por el Natural Resources Defense Council encontró que dieciocho mil quinientos sistemas de suministro de agua del país (que atienden a cerca de cuarenta y cinco millones de estadounidenses) estaban infringiendo las leyes relativas a la seguridad del agua potable en algún momento durante 1994 ó 1995. El informe culpaba al agua contaminada de cerca de novecientas mil enfermedades al año, incluyendo cien muertes. Incluso cuando los niveles de las sustancias individuales que contiene el agua están dentro de límites "permitidos", la suma de todos los contaminantes puede ser perjudicial para la salud.

El cloro, los pesticidas y los parásitos son la mayor preocupación actual con respecto a la calidad del agua. Durante mucho tiempo al agua se le ha agregado cloro para destruir bacterias causantes de enfermedades. Sin embargo, actualmente el nivel del cloro del agua potable es bastante alto, y algunos productos derivados del cloro son conocidos carcinógenos. En consecuencia, la U.S. Environmental Protection Agency (EPA) está estudiando la posibilidad de reducir el nivel del cloro del agua potable, aunque está enfrentando la oposición de algunos grupos industriales.

Los pesticidas representan un riesgo en cualquier región donde el agua de uso doméstico provenga de fuentes subterráneas. Se sospecha que estos químicos aumentan la incidencia del cáncer, especialmente de seno, o por lo menos contribuyen a aumentar su incidencia. Algunos científicos piensan que esto puede deberse a que algunos pesticidas imitan el comportamiento de la hormona femenina estrógeno en el organismo. Otros investigadores han indicado que las toxinas del organismo tienden a acumularse en el tejido graso, y los senos se componen principalmente de esta clase de tejido. Los pesticidas son una gran preocupación en áreas donde la agricultura es (o fue) un sector importante de la economía. Estos químicos son persistentes: residuos de pesticidas que se utilizaron hace décadas aún hoy pueden estar presentes en el agua que sale del grifo, y pueden entrañar un riesgo para la salud.

La presencia de bacterias y parásitos (especialmente un parásito llamado *cryptosporidium*) en el agua potable, un problema que durante mucho tiempo se consideró propio de los países más pobres, se está convirtiendo actualmente en un grave problema en Estados Unidos. En 1993, los habitantes de una de las ciudades más importantes de Wisconsin se vieron obligados a hervir el agua de sus casas cuando se descubrió que contenía niveles "inaceptables" de cryptosporidium, probablemente de escurrimientos agrícolas. A ese problema se le atribuyeron seis muertes en esa parte del país. El mismo parásito ha sido centro de una controversia sobre la seguridad del agua de la ciudad de Nueva York. Muchas personas cuyo sistema inmunológico se ha debilitado han afirmado que el responsable de su problema de salud es el parásito cryptosporidium, a pesar de que las autoridades insisten en que el agua es segura para beber. Este parásito puede ser letal para los pacientes de AIDS o para los portadores del virus del VIH. El cloro que se le agrega al agua para matar bacterias no es eficaz para eliminar estos parásitos.

Cualquiera que sea el origen del agua que bebemos, es importante conocer algunas de las señales de que no es suficientemente apta para el consumo. Observe si el agua está turbia. La clorinación del agua produce un poco de turbiedad que suele desaparecer al dejar el agua en reposo; sin embargo, la turbiedad por bacterias o sedimentos no desaparece. La espuma puede ser causada por contaminación bacteriana, por partículas flotantes de sedimento o por jabones y detergentes. La bacteria puede ser destruida hirviendo el agua durante por lo menos cinco minutos, mientras que el sedimento demora varias horas en depositarse. Olores o sabores extraños en el agua que inicialmente parecía buena pueden indicar que existe contaminación química. Sin embargo, muchos agentes peligrosos y potencialmente tóxicos que logran introducirse en el agua no modifican su sabor, su olor ni su apariencia.

Fluoridation (Fluorinación)

Durante mucho tiempo ha existido controversia acerca de si al agua potable se le debe agregar fluoride. Como consta en el Congressional Record de 1961, en esa época ya se consideraba que el fluoride presente en los sistemas de suministro de agua de nuestro país era un veneno letal. Los partidarios de agregarle fluoride al agua sostienen que éste es un producto natural que no sólo ayuda a desarrollar los huesos y los dientes, sino a mantenerlos fuertes. En cambio, los opositores de este procedimiento argumentan que cuando se consume regularmente agua fluorinada, niveles tóxicos de fluorine (flúor) — la sustancia venenosa de la cual se deriva el fluoride — se acumulan en el organismo y le causan un daño irreparable al sistema inmunológico. El Delaney Congressional Investigation Committee, organismo gubernamental encargado de monitorear los aditivos y otras sustancias de los alimentos, ha manifestado que "la fluorinación es un medicamento masivo sin paralelo en la historia de la medicina".

Por lo pronto, no existen pruebas científicas de que el agua fluorinada fortalezca los huesos y los dientes. No obstante, se sabe que el uso habitual de fluoride conduce a numerosos problemas de salud, entre ellos osteoporosis y osteomalacia, y que daña los dientes y los mancha. El sodium fluoride y el fluorosalicic acid, las sales que se utilizan para fluorinar el agua de nuestro país, son subproductos industriales que nunca se encuentran en la naturaleza. Además, son compuestos altamente tóxicos; tanto es así que se utilizan en insecticidas y en raticidas. A pesar de que la forma natural del fluoride, el fluoruro de calcio, no es tóxico, no se utiliza para fluorinar el agua.

Actualmente, más de la mitad de las ciudades de Estados Unidos fluorinan sus sistemas de abastecimiento de agua. Muchos estados lo exigen. Aunque gran cantidad de padecimientos y enfermedades se han relacionado con el agua fluorinada — entre ellos el síndrome de Down, el cáncer y algunos tipos de manchas dentales — este procedimiento no es la excepción sino la regla.

El fluoride que le adicionan al agua del grifo puede causar problemas. Las personas tienen distintos niveles de tolerancia a toxinas como el fluoride. Así mismo, los niveles de fluoride de diversas procedencias son superiores a una parte por millón, el nivel considerado seguro y declarado originalmente como límite aceptable por la EPA. Cuando la EPA se enteró de que el agua de muchas regiones del país tenía un nivel natural de fluoride bastante más elevado, aumentó el límite permitido a cuatro partes por millón; de hecho, lo cuadruplicó. Y esto se suma al fluoride de otras procedencias. Entre los elementos más abundantes de la tierra, el fluoride ocupa la decimotercera posición, por lo cual puede aparecer prácticamente en cualquier cosa; por ejemplo, en los vegetales y en las carnes. Debido a que tantas plantas locales fluorinan el agua que suministran, prácticamente todos los productos empacados y elaborados con agua, como bebidas gaseosas y jugos reprocesados, contienen fluoride. Como también se utiliza fluoride en los dentífricos, es fácil advertir que los estadounidenses consumen cantidades excesivas de esta sustancia potencialmente tóxica.

Si usted desea eliminar el fluoride del agua de su hogar, puede utilizar los sistemas de ósmosis reversada, destilación o filtración por alúmina activada.

Análisis del agua

No toda el agua potable contiene cantidades significativas de sustancias tóxicas; de hecho, en algunos lugares el agua es más segura que en otros. Además, no todas las ciudades y pueblos procesan su agua de la misma manera. En algunas partes no le hacen absolutamente nada al agua. Hay sitios donde le agregan químicos para matar las bacterias, y hay lugares donde filtran el agua. Le corresponde a cada persona averiguar a qué clase de tratamiento someten el agua potable en su localidad, a fin de que pueda determinar cuán segura es el agua que sale por los grifos de su hogar.

La EPA define el agua pura como "agua bacteriológicamente segura", y recomienda que el agua de uso doméstico tenga un pH de 6.5 a 8.5. Éste es un margen bastante amplio si tenemos en cuenta que se aplica al agua considerada aceptable. Si a usted le preocupa la seguridad que le brinda el agua de su casa, comuníquese con los funcionarios locales que corresponda, o con el departamento local de sanidad, para que analicen su agua sin ningún costo. A veces es preciso acudir a las autoridades estatales correspondientes o al departamento estatal de sanidad. Estas agencias suelen hacer análisis para detectar los niveles de bacterias del agua, pero no los de las sustancias tóxicas. Por tanto, quizás usted prefiera comunicarse con un laboratorio comercial o con el laboratorio de alguna universidad estatal de su localidad para que analicen el contenido químico de su agua. Si se descubre que el agua de su casa es inaceptable bien sea por su sabor o por su contenido químico tóxico, usted podría recurrir a alguno de los sistemas alternativos de suministro de agua que se describen en esta sección.

La Water Quality Association gustosamente aclara inquietudes acerca de las diversas clases de agua y métodos de tratamiento. Su dirección es 4151 Naperville Road, Lisle, IL 60532; teléfono 708-505-0160.

Cómo mejorar la calidad del tap water

El agua que sale por los grifos se puede mejorar de varias maneras. Hervir el agua entre tres y cinco minutos mata las bacterias y los parásitos. Sin embargo, mucha gente piensa que hervir el agua potable no es una medida práctica y que, además, quita tiempo. Como resultado de este procedimiento se concentra el plomo que está presente en el agua, y es necesario refrigerarla después si se va a beber. Es posible mejorar el sabor del agua del grifo que ha sido tratada con cloro colocándola en una jarra destapada durante varias horas para que se disipe tanto el sabor como el olor del cloro. Otra opción es ai-

rear el agua en un blender para retirarle el cloro y otros químicos. No obstante, ninguno de estos dos últimos métodos mejora la calidad del agua; sólo mejora su sabor.

El filtrado del agua es un procedimiento mediante el cual se retiran los contaminantes presentes en el agua para que quede más limpia y de mejor sabor. Hay muchas maneras de filtrar el agua. La naturaleza la filtra a medida que corre por los manantiales y que escurre por la tierra y las rocas hacia el manto acuífero. Al pasar por la tierra o sobre las rocas de las corrientes, las bacterias del agua se adhieren a las rocas y son reemplazadas por minerales, como calcio y magnesio.

El hombre también ha inventado maneras de filtrar el agua. Hay básicamente tres clases de filtros: absorbentes, los cuales utilizan materiales como el carbón para recoger las impurezas; sistemas de microfiltración, los cuales conducen el agua a través de filtros con pequeñísimos poros para atrapar y eliminar los contaminantes (los filtros pueden ser de distintos materiales), y resinas de intercambio iónico diseñadas para eliminar los metales pesados. La eficacia de los sistemas de filtración de agua varía. Dos sistemas que se consideran buenos son el de ósmosis reversada y el de filtración por cerámica. Sin embargo, ningún filtro puede eliminar absolutamente todos los contaminantes. Incluso los poros del filtro más fino son suficientemente grandes como para que penetren algunos virus. Para eliminar parásitos como el cryptosporidium, la EPA y los U.S. Centers for Disease Control (CDC) recomiendan comprar un filtro aprobado por la National Sanitation Foundation (NSF) para la eliminación de los parásitos, cuyos poros miden una micra o menos.

AGUA EMBOTELLADA

A causa de la preocupación por la seguridad del agua de uso doméstico y sus efectos sobre la salud, mucha gente está utilizando actualmente agua embotellada. El agua embotellada se suele clasificar según su procedencia (manantial, spa, géiser, sistema público de abastecimiento, etc.); según su contenido mineral (un contenido de por lo menos 500 partes por millón de sólidos disueltos), y/o según el tipo de tratamiento al cual ha sido sometida (desionización, destilación al vapor, etc.). Debido a que hay coincidencias en estos criterios, una clase de agua puede corresponder a más de una clasificación. Además, como la mayor parte de los estados del país no tienen normas en cuanto al etiquetado, algunas embotelladoras pueden hacer afirmaciones incorrectas o engañosas.

Agua desionizada o desmineralizada

Cuando la carga eléctrica de una molécula de agua ha sido neutralizada por medio de la adición o el retiro de electrones, el agua resultante se denomina *desionizada* o *desmineralizada*. El proceso de desionización retira nitratos, los minerales calcio y magnesio, y los metales pesados cadmio, bario, plomo y algunas formas de radio.

Agua mineral

El agua mineral es agua natural de manantial, por lo general de Europa o Canadá. Para que se pueda considerar mineral, además de contener minerales el agua debe fluir libremente desde su origen, no puede ser sometida a bombeo ni a ningún tipo de fuerza para que brote, y debe ser embotellada directamente en la fuente. Dependiendo del lugar de origen, el contenido mineral cambia. Si, por ejemplo, usted presenta deficiencia de algunos minerales y toma agua mineral por sus efectos terapéuticos, debe tener en cuenta qué minerales contiene el agua particular que está utilizando. Si está tomando agua con minerales de los cuales no carece, posiblemente no está beneficiándose sino, por el contrario, haciéndose daño.

La mayoría de las aguas minerales son carbonatadas. No obstante, algunas aguas con gas, como la club soda, se conocen como aguas minerales sólo porque al agua del grifo filtrada o destilada le han adicionado bicarbonatos, citratos y fosfatos de sodio.

Agua natural de manantial

El número de galones de "agua natural de manantial" que ha fluido por los water coolers (dispensadores de agua que constan de un gran botellón y un tanque de filtrado) se ha más que duplicado en los últimos años. La palabra "natural" de la etiqueta no dice cuál es el origen del agua; sólo informa que el contenido mineral del agua no ha sido alterado. Pero no se sabe si fue filtrada o tratada de alguna manera. Igualmente, como no existe una definición clara de la palabra "manantial" que se utiliza en las etiquetas del agua embotellada, no sería raro que la procedencia del "agua natural de manantial" de algunas botellas no fuera exactamente un manantial. Sin embargo, la mayoría de las empresas que venden agua embotellada gustosamente ponen en la etiqueta el origen de su producto.

Agua de manantial es agua que fluye de manera natural hacia la superficie terrestre desde represas subterráneas. Se trata de agua sin procesar que se puede carbonatar y/o saborizar artificialmente. Si usted utiliza un water cooler para el agua embotellada de manantial, no deje de lavarlo una vez al mes para destruir las bacterias. Haga una mezcla de partes iguales de hydrogen peroxide y baking soda y déjela correr por el tanque de filtrado y el grifo. A continuación retire los residuos lavando el botellón con cuatro o más galones de agua del grifo.

Agua con gas

El agua con gas es agua que ha sido carbonatada. Es una alternativa saludable para las gaseosas o las bebidas alcohólicas, pero si está sobrecargada de fructosa y otros edulcorantes no es mejor que las bebidas gaseosas. Lea siempre la etiqueta antes de hacer su compra.

No siempre es fácil entender dónde se origina la carbonatación del agua con gas. El término "naturally sparkling water" (agua natural con gas) significa que su carbonatación tiene el mismo origen que el agua. En cambio, el término "carbonated natural water" (agua natural carbonatada) significa que su carbonatación tiene un origen distinto del agua. Eso no quiere decir que el agua sea de mala calidad; por el contrario, puede seguirse calificando de "natural", pues su contenido mineral es el mismo que cuando brotó del suelo, a pesar de haber sido carbonatada en otra fuente. Las personas que sufren de problemas intestinales o de úlceras no deben tomar agua carbonatada porque irrita el tracto gastrointestinal.

Agua destilada al vapor

Destilar el agua significa vaporizarla sometiéndola a ebullición. Al formarse, el vapor deja atrás la mayor parte de las bacterias, los virus, los químicos, los minerales y los contaminantes del agua. El vapor se traslada a una cámara de condensación, donde es enfriado y condensado para convertirse en agua destilada.

Cuando se ha consumido, el agua destilada elimina del organismo minerales inorgánicos que fueron rechazados por las células y los tejidos. Nosotros somos partidarios de beber únicamente agua destilada.

Al agua destilada se le puede dar sabor agregando entre una y dos cucharadas de raw apple cider vinegar (se compra en los health food stores) por cada galón de agua destilada. El vinagre es un magnífico disolvente y favorece la digestión. El jugo de limón es un buen saborizante, además de que tiene propiedades limpiadoras. Para obtener minerales adicionales, agréguele gotas minerales al agua destilada. Un buen producto es Concentrace, de Trace Minerals Research. Agregue dos cucharadas de gotas minerales a cinco galones de agua.

AMINOÁCIDOS
(AMINO ACIDS)

LA FUNCIÓN DE LOS AMINOÁCIDOS

Los aminoácidos son las unidades químicas o "elementos constitutivos" de las proteínas. Los aminoácidos contienen aproximadamente 16 por ciento de nitrógeno. Desde el punto de vista químico, esto es lo que los distingue de los otros dos nutrientes básicos, los azúcares y los ácidos grasos, los cuales carecen de nitrógeno. Para entender cuán esenciales son los aminoácidos, ante todo hay que comprender la importancia que revisten las proteínas para la vida. Las proteínas le proporcionan la estructura a todos los seres vivientes, sin excepción. Todos los organismos vivos — desde el microbio más pequeño hasta el animal más grande — se componen de proteínas. Y en sus diversas formas, las proteínas intervienen en los procesos químicos de los cuales depende la vida.

Las proteínas son un componente necesario de todas las células vivas del organismo. Después del agua, la proteína constituye la porción más grande de nuestro peso corporal. En el cuerpo humano, las sustancias proteínicas forman músculos, ligamentos, tendones, órganos, glándulas, uñas, cabello y muchos fluidos corporales vitales, además de que son esenciales para el crecimiento de los huesos. Las enzimas y las hormonas que catalizan y regulan todos los procesos corporales son proteínas. Las proteínas ayudan a regular el balance del agua en el organismo y a mantener un adecuado pH interno. También ayudan al intercambio de nutrientes entre los fluidos intercelulares y los tejidos, la sangre y la linfa. Una deficiencia proteínica puede alterar el equilibrio de los fluidos corporales y ocasionar edema. Las proteínas forman la base estructural de los cromosomas, a través de los cuales se transmite la información genética de padres a hijos. El "código" genético presente en el DNA de todas las células es, en realidad, información acerca de la manera en que se deben sintetizar las proteínas de cada célula.

Las proteínas son cadenas de aminoácidos unidos por enlaces péptidos. Cada clase de proteína se compone de un grupo específico de aminoácidos con una disposición química especial. Los aminoácidos particulares y la secuencia en que están organizados es lo que les da a las proteínas que forman los diversos tejidos sus características y funciones individuales. Cada proteína del organismo satisface una necesidad específica. Las proteínas no son intercambiables.

Las proteínas que componen el cuerpo humano no se obtienen directamente en la dieta. Más bien, la proteína dietética se descompone en sus aminoácidos constitutivos, que el organismo utiliza luego para elaborar las proteínas específicas que necesita. Así pues, los nutrientes esenciales no son las proteínas sino los aminoácidos.

Además de combinarse para formar las proteínas del organismo, algunos aminoácidos actúan como neurotransmisores o como precursores de neurotransmisores, las sustancias químicas que llevan información de una célula nerviosa a otra. Determinados aminoácidos son, pues, necesarios para que el cerebro reciba y envíe mensajes. A diferencia de muchas otras sustancias, los neurotransmisores pueden atravesar la *barrera hematoencefálica*, una especie de escudo defensivo que protege al cerebro de las toxinas y los invasores que pueden estar circulando por el torrente sanguíneo. Las células endoteliales que forman las paredes de los capilares del cerebro están mucho más entretejidas que las de los capilares de otras partes del organismo. Esto impide que muchas sustancias, especialmente a base de agua, traspasen las paredes de los capilares y se introduzcan en el tejido cerebral. Como algunos aminoácidos pueden atravesar esta barrera, el cerebro se vale de ellos para comunicarse con células nerviosas de otras partes del organismo.

Los aminoácidos también les permiten a las vitaminas y a los minerales desempeñar adecuadamente su función. Incluso si el organismo asimila y absorbe las vitaminas y los minerales, éstos no funcionan eficazmente a menos que estén presentes los aminoácidos necesarios. Por ejemplo, un nivel bajo del aminoácido tirosina puede ocasionar deficiencia de hierro. La deficiencia y/o el metabolismo defectuoso de los aminoácidos metionina y taurina se ha relacionado con alergias y alteraciones autoinmunes. Muchas personas de avanzada edad sufren de depresión o de problemas neurológicos que pueden estar asociados con deficiencias no sólo de los aminoácidos tirosina, triptófano, fenilalanina e histidina, sino también con deficiencias de los *aminoácidos de cadena ramificada* (valina, isoleucina y leucina). Estos aminoácidos se pueden utilizar para suministrarle energía directamente al tejido muscular. Dosis elevadas de aminoácidos de cadena ramificada se utilizan en hospitales para tratar traumas e infecciones.

Hay aproximadamente veintiocho aminoácidos conocidos que se combinan en varias formas para crear los cientos de tipos distintos de proteínas presentes en todos los seres vivos. En el cuerpo humano, el hígado produce alrededor del 80 por ciento de los aminoácidos que se necesitan. El 20 por ciento restante debe obtenerse en la dieta. Éstos son los llamados *aminoácidos esenciales*. Los aminoácidos esenciales, que el organismo tiene que obtener en la dieta, son histidina, isoleucina, leucina, lisina, metionina, fenilalanina, treonina, triptófano y valina. Los aminoácidos que pueden ser elaborados por el organismo a partir de otros aminoácidos que se obtienen en la dieta se llaman *aminoácidos no esenciales* y entre ellos están alanina, arginina, asparagina, ácido aspártico, citrulline, cisteína,

cistina, ácido gamma-aminobutírico, ácido glutámico, glutamina, glicina, ornitina, prolina, serina, taurina y tirosina.

El hecho de que estos aminoácidos se denominen "no esenciales" no significa que sean innecesarios; quiere decir que no
tienen que provenir de la dieta porque el organismo los puede producir de acuerdo con sus necesidades.

Los procesos que implican unir los aminoácidos para crear
proteínas, y descomponer las proteínas en aminoácidos individuales para ser utilizados por el organismo, son continuos.
Cuando necesitamos más proteínas enzimáticas, el cuerpo
produce más proteínas enzimáticas; cuando necesitamos más
células, nuestro organismo produce más proteínas para las células. Estas diferentes clases de proteínas son elaboradas a medida que se van necesitando. Si se agotaran las reservas de
cualquiera de los aminoácidos esenciales, el organismo no podría fabricar las proteínas que requieren esos aminoácidos. Si
llegara a faltar aunque fuera solamente uno de esos aminoácidos, el organismo no podría seguir sintetizando proteínas adecuadamente. Esto podría llevar a una deficiencia de proteínas
vitales para el organismo y ocasionar problemas tan variados
como indigestión, depresión y retraso en el crecimiento.

¿Cómo ocurre todo esto? Mucho más fácilmente de lo que
podríamos pensar. Incluso si nuestra dieta es equilibrada e incluye suficientes proteínas, diversos factores contribuyen a la
deficiencia de aminoácidos esenciales. La mala absorción de
los nutrientes, las infecciones, los traumas, el estrés, la utilización de algunas drogas, la edad y el desequilibrio de otros nutrientes pueden afectar a la disponibilidad de aminoácidos
esenciales. Una dieta que *no* es equilibrada — es decir, una dieta que no nos proporciona cantidades suficientes de aminoácidos esenciales — tarde o temprano se traduce en alguna enfermedad.

Sin embargo, lo anterior no significa que la solución sea incluir en la dieta cantidades enormes de proteínas. De hecho,
eso no sería saludable. El exceso de proteína les impone una
sobrecarga de estrés a los riñones y al hígado, los cuales están
dedicados a procesar los productos de desecho del metabolismo de las proteínas. El hígado transforma en glucosa casi la
mitad de los aminoácidos de la proteína dietética, la cual se
utiliza para proporcionarles energía a las células. Este proceso
da por resultado amoníaco, un producto de desecho. Como el
amoníaco es tóxico, el organismo se protege haciendo que el
hígado lo convierta en un compuesto mucho menos tóxico, la
urea, que es transportada por el torrente sanguíneo, filtrada
por los riñones y, finalmente, excretada.

Siempre y cuando el ingreso de proteína no sea demasiado
elevado y el hígado trabaje correctamente, el amoníaco es neu-
tralizado casi en el momento de ser producido, por lo que no
alcanza a ser perjudicial. No obstante, si el hígado tiene que
hacerse cargo de una cantidad demasiado alta de amoníaco
—a causa de un consumo muy alto de proteína, mala digestión y/o un defecto en el funcionamiento hepático — se pueden acumular niveles tóxicos. El ejercicio vigoroso también
tiende a propiciar la acumulación de grandes cantidades de
amoníaco. Esta situación expone al individuo a problemas
graves de salud, como encefalopatía (enfermedad del cerebro)

o coma hepático. Niveles anormalmente altos de urea también
causan problemas, entre ellos inflamación de los riñones y dolores de espalda. En consecuencia, lo importante no es la cantidad de la proteína dietética, sino su calidad (*ver* DIETA Y NU-
TRICIÓN en la Primera Parte).

Tanto los aminoácidos esenciales como los no esenciales se
pueden tomar en suplemento. Para algunos trastornos es muy
beneficioso tomar suplementos de aminoácidos específicos.
Cuando el paciente toma un aminoácido específico, o una
combinación de aminoácidos, fortalece la vía metabólica implicada en la enfermedad. Para garantizar que sus requerimientos proteínicos sean satisfechos, las personas vegetarianas y en particular las vegetarianas estrictas, o vegans, deben
tomar fórmulas de todos los aminoácidos esenciales.

LO QUE SE ENCUENTRA EN LAS TIENDAS

Los suplementos de aminoácidos se encuentran combinados
con diversos productos multivitamínicos, como mezclas de
proteínas, en una gran variedad de complementos alimentarios y en diversos productos a base de aminoácidos. Vienen en
cápsula, tableta, líquido y polvo. La mayoría de los suplementos de aminoácidos se derivan de proteína animal, vegetal o de
levaduras. Los aminoácidos cristalinos en estado libre se suelen extraer de diversos granos. Aunque el brown rice bran es
una de las fuentes más importantes, también se obtienen en la
levadura prensada en frío y en las proteínas de la leche.

Al comprar suplementos de aminoácidos, elija productos
que contengan USP (U.S. Pharmacopoeia) pharmaceutical gra-
de L-crystalline amino acids. A excepción de la glicina, la mayor parte de los aminoácidos se encuentran en dos formas, y
la estructura química de una es fiel reflejo de la otra. Se llaman
formas D y L; por ejemplo, D-cistina y L-cistina. La letra "D"
significa *dextro* (palabra latina que quiere decir "derecho"), y
la letra "L" significa *levo* (palabra latina que quiere decir "izquierdo"). Estos términos denotan la dirección de rotación de
la espiral que es la estructura química de la molécula. Las proteínas de los tejidos animal y vegetal se componen de aminoácidos de forma L (con excepción de la fenilalanina, que también se utiliza en la forma DL-fenilalanina, una mezcla de las
formas D y L). En breve, en relación con los suplementos de
aminoácidos se considera que los productos que contienen la
forma L son más compatibles con la bioquímica del organismo
humano.

En *estado libre* significa que el aminoácido está en su forma
más pura. Los aminoácidos en estado libre no requieren de la
digestión y son absorbidos directamente en el torrente sanguíneo. Estos aminoácidos blancos y cristalinos son estables a
temperatura ambiente y se descomponen cuando son sometidos a temperaturas de entre 350°F y 660°F (entre 180°C y
350°C). Son absorbidos rápidamente y no provienen de fuentes alimentarias potencialmente alergénicas. Para mejores resultados, cómprelos en polvo o en polvo encapsulado.

Cada aminoácido cumple funciones específicas en el organismo. A continuación se describen las muchas funciones y los
posibles síntomas de deficiencia de veintiocho aminoácidos y
compuestos relacionados con ellos. Cuando tenga que tomar

aminoácidos individuales con propósitos curativos, tómelos con el estómago vacío para evitar que su absorción compita con la de los aminoácidos de los alimentos. Para que la absorción sea óptima, conviene tomar los aminoácidos individuales en la mañana o entre las comidas, con pequeñas cantidades de vitaminas B_6 y C. En cuanto al complejo de todos los aminoácidos esenciales, se debe tomar media hora antes o media hora después de alguna comida. Si usted está tomando aminoácidos individuales, conviene que también tome — pero en un momento distinto — un complejo de aminoácidos completos, que incluya tanto aminoácidos esenciales como no esenciales. Ésta es la mejor manera de asegurarse de que está recibiendo cantidades apropiadas de todos los aminoácidos que su organismo necesita.

Los aminoácidos individuales no se deben tomar durante períodos prolongados. Una buena norma es alternar los aminoácidos individuales que suplen sus necesidades y reforzarlos con un complejo de aminoácidos, tomando los suplementos durante dos meses y luego descontinuándolos durante dos meses. Los investigadores advierten que no se deben tomar dosis elevadas de aminoácidos durante largos períodos. La clave es la moderación. Algunos aminoácidos tienen efectos potencialmente tóxicos en dosis altas (más de 6.000 miligramos al día) y pueden producir alteraciones neurológicas. Entre esos aminoácidos están el ácido aspártico, el ácido glutámico, la homocisteína, la serina y el triptófano. La cisteína puede ser tóxica en cantidades superiores a 1.000 miligramos al día. Los niños no deben tomar suplementos de aminoácidos, y nadie debe tomar dosis superiores a la cantidad recomendada, a menos que así lo prescriba específicamente el médico.

EL ABC DE LOS AMINOÁCIDOS

Ácido aspártico (Aspartic Acid)

Debido a que el ácido aspártico aumenta la energía, es útil para combatir la fatiga y desempeña un papel crucial en el metabolismo. La fatiga crónica puede ser ocasionada por niveles bajos de ácido aspártico, pues esta condición conlleva un descenso en la energía celular. El ácido aspártico es provechoso para los trastornos neurales y cerebrales. Además, es beneficioso para los atletas y protege el hígado contribuyendo a eliminar el exceso de amoníaco. El ácido aspártico se combina con otros aminoácidos y forma moléculas que absorben toxinas y las eliminan del torrente sanguíneo. También contribuye al funcionamiento de las células y del DNA y el RNA, los portadores de la información genética. El ácido aspártico aumenta la producción de inmunoglobulinas y anticuerpos (proteínas del sistema inmunológico). La proteína vegetal, especialmente la de las semillas que están germinando, contiene abundante ácido aspártico.

Ácido glutámico (Glutamic Acid)

El ácido glutámico es un neurotransmisor que aumenta la excitabilidad de las neuronas en el sistema nervioso central. Es uno de los neurotransmisores excitatorios más importantes del cerebro y la médula espinal, y es precursor del GABA.

Este aminoácido es importante para el metabolismo de los azúcares y de las grasas, y ayuda a transportar el potasio a través de la barrera hematoencefálica. A pesar de que no atraviesa esta barrera con tanta facilidad como la glutamina, el ácido glutámico se encuentra en grandes cantidades en la sangre y se infiltra en pequeñas cantidades en el cerebro. El cerebro puede utilizarlo como combustible. El ácido glutámico puede hacer que el amoníaco pierda su carácter tóxico recogiendo átomos de nitrógeno. Durante ese proceso, el ácido glutámico crea glutamina, otro aminoácido. La conversión de ácido glutámico en glutamina es la única manera de desintoxicar el amoníaco del cerebro.

El ácido glutámico sirve para corregir trastornos de personalidad y es útil para el tratamiento de algunos problemas de conducta en los niños. Se utiliza para el tratamiento de la epilepsia, el retardo mental, la distrofia muscular, las úlceras y el coma hipoglicémico, una complicación producida por la insulina que se utiliza para tratar la diabetes.

Alanina (Alanine)

La alanina ayuda al metabolismo de la glucosa, un carbohidrato simple que el organismo utiliza como fuente de energía. El virus de Epstein-Barr y la fatiga crónica se han relacionado con niveles excesivamente altos de alanina y con niveles reducidos de tirosina y fenilalanina. La betaalanina, una variante de la alanina, es uno de los componentes del ácido pantoténico (vitamina B_5) y de la coenzima A, un catalizador vital del organismo.

Arginina (Arginine)

La arginina retarda el crecimiento de los tumores y el desarrollo del cáncer porque intensifica el funcionamiento del sistema inmunológico. Este aminoácido aumenta el tamaño y la actividad del timo, la glándula que produce los linfocitos T (células T), componentes fundamentales del sistema inmunológico. Por tanto, la arginina es beneficiosa para los pacientes de AIDS y de enfermedades malignas que suprimen el sistema inmunológico. También es útil para las afecciones del hígado, como cirrosis hepática e hígado graso, y contribuye a desintoxicar el hígado neutralizando el amoníaco. El líquido seminal contiene arginina. Algunos estudios indican que la deficiencia de arginina puede retardar la madurez sexual y, a la inversa, que es útil para tratar la esterilidad masculina. Se encuentra en concentraciones altas en la piel y en el tejido conectivo, y ayuda a curar y a reparar los tejidos.

La arginina desempeña un papel importante en el metabolismo muscular. Este aminoácido contribuye a sostener el adecuado equilibrio del nitrógeno movilizando y almacenando el exceso de nitrógeno y ayudando a su excreción. La arginina favorece la pérdida de peso porque promueve el aumento de la masa muscular y la reducción de la grasa corporal. Además, forma parte de numerosas enzimas y hormonas. Así mismo, contribuye a estimular el páncreas para que libere insulina, es un componente de la hormona pituitaria vasopresina y ayuda a la liberación de las hormonas del crecimiento. Como la arginina es un componente del colágeno y ayuda a construir nuevo hueso y células tendinosas, es beneficiosa para la artritis y las alteraciones del tejido conectivo. El tejido cicatricial que se forma cuando las heridas están sanando se compone de colágeno, que es rico en arginina. Cuando hay deficiencia de arginina se alteran diversas funciones del organismo como, por ejemplo, la producción de insulina, la tolerancia a la glucosa y el metabolismo de los lípidos hepáticos.

Este aminoácido se produce en el organismo; no obstante, al comienzo de la vida su producción no es tan rápida como para satisfacer los requerimientos del recién nacido. Entre los alimentos ricos en arginina están: carob, chocolate, coco, productos lácteos, gelatina, carne, oats, maní, soya, walnuts, harina blanca, trigo y wheat germ.

Las personas que tienen infecciones virales, como herpes, *no* deben tomar suplementos de arginina. Además, deben evitar los alimentos ricos en este aminoácido, pues parece que promueve el desarrollo de ciertos virus. Durante el embarazo y la lactancia se deben evitar los suplementos de L-arginina. Las personas esquizofrénicas no deben tomar más de 30 miligramos al día. No se recomienda consumir estos suplementos a largo plazo, especialmente en dosis altas. Un estudio encontró que tomar dosis altas de arginina durante varias semanas puede producir aspereza y engrosamiento de la piel.

Asparagina (Asparagine)

La asparagina es necesaria para conservar el equilibrio del sistema nervioso central, y ayuda a que no nos sintamos ni demasiado nerviosos ni demasiado calmados. Este aminoácido estimula el proceso mediante el cual un aminoácido se convierte en otro en el hígado. La asparagina se encuentra especialmente en las carnes.

Carnitina (Carnitine)

La carnitina no es un aminoácido en sentido estricto (es, en realidad, una sustancia relacionada con las vitaminas B). Sin embargo, por poseer una estructura química similar a la de los aminoácidos, se le suele considerar parte de éstos.

A diferencia de los verdaderos aminoácidos, la carnitina no se utiliza para la síntesis proteínica ni como neurotransmisor. Su principal función en el organismo es ayudar a movilizar los ácidos grasos de cadena larga, los cuales son quemados en el interior de las células para suministrar energía. Ésta es una importante fuente de energía para los músculos. Así pues, la carnitina aumenta la utilización de grasa como fuente energética. Esto evita la acumulación de grasa, en particular en el corazón, el hígado y los músculos esqueléticos. La carnitina disminuye el riesgo que representa para la salud el metabolismo defectuoso de la grasa asociado con la diabetes, inhibe la formación excesiva de grasa en el hígado inducida por el consumo de alcohol, y disminuye el riesgo de contraer enfermedades del corazón. Algunos estudios han mostrado que tratamientos a base de carnitina reducen el daño que la cirugía del corazón le

ocasiona a este órgano. La carnitina tiene la capacidad de reducir los niveles sanguíneos de triglicéridos, ayuda a perder peso y aumenta la fortaleza muscular en personas con alteraciones neuromusculares. Por otra parte, se cree que la deficiencia de carnitina puede contribuir a algunas clases de distrofia muscular, y se ha visto que esas alteraciones llevan a pérdida de carnitina en la orina. Las personas que presentan estos problemas necesitan cantidades de carnitina superiores a lo normal. La carnitina también aumenta la eficacia de las vitaminas antioxidantes E y C.

El organismo puede fabricar carnitina cuando dispone de cantidades adecuadas de hierro, vitamina B_1 (tiamina), vitamina B_6 (piridoxina) y los aminoácidos lisina y metionina. La síntesis de carnitina también depende de la presencia de niveles adecuados de vitamina C. El consumo insuficiente de cualquiera de estos nutrientes puede dar por resultado deficiencia de carnitina. Ésta también se puede obtener en los alimentos, especialmente en la carne y otros productos de origen animal.

En muchos casos de deficiencia de carnitina se ha identificado una base parcialmente genética, a saber, un defecto hereditario en su síntesis. Entre los síntomas de esta deficiencia están confusión, dolor en el corazón, debilidad muscular y obesidad. Por poseer más masa muscular, los hombres necesitan más carnitina que las mujeres. Las personas vegetarianas son más propensas que las no vegetarianas a presentar deficiencia de carnitina, porque no se encuentra en la proteína de origen vegetal. Más aún, ni la metionina ni la lisina - dos de los componentes clave que el organismo utiliza para producir carnitina - se pueden obtener en fuentes vegetales en cantidades apropiadas. Para garantizar una producción adecuada de carnitina, los vegetarianos deben tomar suplementos o consumir granos (como cornmeal) enriquecidos con lisina.

Los suplementos de carnitina se encuentran en varias formas, entre ellas D-carnitina, L-carnitina, DL-carnitina y acetil-L-carnitina. La forma preferida es L-carnitina.

Cisteína (Cysteine) y cistina (Cystine)

Estos dos aminoácidos están estrechamente relacionados: cada molécula de cistina se compone de dos moléculas de cisteína unidas. La cisteína es muy inestable y se convierte sin dificultad en L-cistina; sin embargo, cada forma tiene la capacidad de convertirse en la otra de acuerdo con las necesidades del organismo. Estos dos aminoácidos contienen azufre y ayudan a la formación de la piel, además de que son importantes en los procesos de desintoxicación.

La cisteína está presente en la alfaqueratina, la principal proteína constitutiva de las uñas de los pies y de las manos, la piel y el cabello. La cisteína contribuye a la producción de colágeno, y favorece la elasticidad y la textura de la piel. También se encuentra en muchas otras proteínas del organismo, entre ellas varias enzimas digestivas.

La cisteína ayuda a desintoxicar el organismo de toxinas nocivas y lo protege del daño producido por la radiación. Es uno de los mejores destructores de los radicales libres y obra mejor cuando se toma con selenio y vitamina E. Este aminoácido también es precursor del glutatión, una sustancia que desintoxica el hígado ligándose en ese órgano a sustancias potencialmente nocivas. La cisteína también ayuda a proteger el hígado y el cerebro del daño causado por el alcohol, las drogas y los compuestos tóxicos del humo del cigarrillo.

Como la cisteína es más soluble que la cistina, el organismo la utiliza más fácilmente y suele ser mejor para tratar la mayoría de las enfermedades. Este aminoácido se forma a partir de la L-metionina del organismo. La vitamina B_6 es necesaria para la síntesis de la cisteína, pero este proceso no se lleva a cabo correctamente cuando existe alguna enfermedad crónica. Por tanto, las personas que sufren de enfermedades crónicas necesitan dosis de cisteína más altas de lo normal, es decir, 1.000 miligramos tres veces al día durante un mes.

Los suplementos de L-cisteína son recomendables para el tratamiento de la artritis reumatoidea, el endurecimiento de las arterias y los trastornos mutogénicos, como el cáncer. Estos suplementos promueven la curación tras las cirugías y las quemaduras severas, chelate los metales pesados y se unen con el hierro soluble para ayudar a la absorción de este micromineral. Este aminoácido también ayuda a quemar grasa y a construir músculo. Por su capacidad para descomponer la mucosidad del tracto respiratorio, la L-cisteína es provechosa para el tratamiento de la bronquitis, el enfisema y la tuberculosis. Además, favorece la curación cuando hay alteraciones respiratorias, y desempeña un papel preponderante en la actividad de los glóbulos blancos de la sangre, los cuales combaten las enfermedades.

La cistina o la forma N-acetil de la cisteína (N-acetilcisteína) se puede utilizar en lugar de L-cisteína. La N-acetilcisteína ayuda a prevenir los efectos secundarios de la quimioterapia y la radioterapia. Gracias a que eleva los niveles de glutatión en los pulmones, los riñones, el hígado y la médula ósea, este aminoácido retarda el envejecimiento del organismo, lo cual se manifiesta, por ejemplo, en una menor cantidad de manchas relacionadas con la edad. Se ha visto que la N-acetilcisteína es más eficaz para aumentar los niveles del glutatión que los suplementos de cistina o, incluso, que el mismo glutatión.

Las personas diabéticas deben tener cuidado con los suplementos de cisteína porque pueden suprimir la actividad de la insulina. Los pacientes de cistinuria, una alteración genética poco común que lleva a la formación de cálculos renales de cistina, no deben tomar cisteína.

Citrulline

El aminoácido citrulline promueve la energía, estimula el sistema inmunológico, se metaboliza en forma de L-arginina y desintoxica el amoníaco, que es nocivo para las células. Se encuentra básicamente en el hígado.

Dimethylglycine (DMG)

Dimethylglycine (DMG) es un derivado de la glicina, el más sencillo de los aminoácidos. Es un componente fundamental de muchas e importantes sustancias, entre ellas los aminoácidos metionina y colina, de varias e importantes hormonas y neurotransmisores, y del DNA.

Las carnes, las semillas y los granos contienen niveles bajos de DMG. La carencia dietética de esta sustancia no produce síntomas de deficiencia, pero tomarla en suplemento produce varios efectos beneficiosos, entre ellos ayudarle al organismo a conservar un nivel alto de energía e intensificar la agudeza mental. Se ha encontrado que la DMG fortalece el sistema inmunológico y reduce los niveles altos de colesterol y triglicéridos sanguíneos. Además, contribuye a la utilización del oxígeno por parte del organismo, ayuda a normalizar la presión arterial y el nivel de la glucosa sanguínea, y mejora el funcionamiento de muchos órganos importantes. Así mismo, es útil para controlar los ataques epilépticos. El producto Aangamik DMG, de FoodScience Laboratories, es una buena fuente de DMG.

Fenilalanina (Phenylalanine)

La fenilalanina es un aminoácido esencial. En el organismo se puede convertir en otro aminoácido, tirosina, que a su vez se utiliza para la síntesis de dos neurotransmisores clave para el estado de alerta: dopamina y noreprinefina. Por su relación con el funcionamiento del sistema nervioso central, la fenilalanina eleva el estado de ánimo, reduce el dolor, mejora la memoria y el aprendizaje y suprime el apetito. Sirve para tratar la artritis, la depresión, los cólicos menstruales, la migraña, la obesidad, la enfermedad de Parkinson y la esquizofrenia.

La fenilalanina se encuentra en tres formas: L-, D- y DL-. La más común es la L-. La fenilalanina se incorpora en las proteínas del organismo en esta forma. Por su parte, la forma D-ctúa como calmante del dolor. La forma DL- es una combinación de las formas D- y L-. Al igual que la forma D-, la DL- controla eficazmente el dolor, en especial el de la artritis. Al igual que la forma L-, la DL- es uno de los elementos constituvos de las proteínas, intensifica el estado de alerta, suprime el apetito y ayuda a los pacientes de la enfermedad de Parkinson. La forma DL- se utiliza para aliviar las molestias asociadas con el premenstrual syndrome (PMS) y diversos tipos de dolor crónico.

Las mujeres embarazadas y las personas que sufren de ataques de ansiedad, diabetes, alta presión arterial, phenylketonuria (PKU) o melanoma pigmentado (una clase de cáncer de piel) *no* deben tomar suplementos de fenilalanina.

Gamma-Aminobutyric Acid (GABA)

El gamma-aminobutyric acid, o GABA, es un aminoácido que actúa como neurotransmisor en el sistema nervioso central. Es esencial para el metabolismo cerebral y contribuye al correcto funcionamiento del cerebro. El GABA se forma en el organismo a partir del ácido glutámico, otro aminoácido. Su función es reducir la actividad de las neuronas y modular su excitabilidad. Junto con la niacinamida y el inositol, el PABA ocupa los receptores de la ansiedad y el estrés, e impide así que esa clase de mensajes lleguen a los centros motores del cerebro.

Al igual que el diazepam (Valium), el chlordiazepoxide

(Librium) y otros tranquilizantes, el GABA calma el organismo pero sin el temor a que produzca adicción. El GABA se ha utilizado en el tratamiento de la epilepsia y de la hipertensión arterial. Como relajante que es, aumenta el impulso sexual cuando se ha perdido en parte. También es útil para la hipertrofia de la próstata, quizás porque interviene en el mecanismo que regula la liberación de las hormonas sexuales. El GABA es eficaz como coadyuvante en el tratamiento del déficit atencional.

No obstante lo anterior, el GABA puede producir ansiedad, sensación de ahogo, adormecimiento de la boca y hormigueo en las extremidades.

Glicina (Glycine)

La glicina retarda la degeneración muscular suministrando cantidades adicionales de creatina, un compuesto presente en el tejido muscular que se utiliza para la producción de DNA y RNA. La glicina es fundamental para la síntesis de ácidos nucleicos, ácidos biliares y otros aminoácidos no esenciales. Muchos agentes antiácidos del estómago utilizan glicina. Debido a que se encuentra en altas concentraciones en la piel y en el tejido conectivo, la glicina acelera la curación y es provechosa para la reparación de los tejidos lesionados.

La glicina se necesita para el funcionamiento del sistema nervioso central y para la salud de la próstata. Funciona como neurotransmisor inhibitorio y, como tal, puede prevenir los ataques epilépticos. Se ha utilizado en el tratamiento del trastorno afectivo bipolar y es eficaz para manejar la hiperactividad.

Cantidades excesivas de este aminoácido pueden ocasionar fatiga, pero en cantidades adecuadas genera más energía. El organismo convierte la glicina en el aminoácido serina, de acuerdo con sus necesidades.

Glutamina (Glutamine)

La glutamina es el aminoácido libre más abundante en los músculos del cuerpo. Debido a que atraviesa sin dificultad la barrera hematoencefálica, se conoce como combustible cerebral. En el cerebro, la glutamina se convierte en ácido glutámico — esencial para el funcionamiento cerebral — y viceversa. También aumenta la cantidad de GABA, ácido que se requiere para el funcionamiento adecuado del cerebro y para la actividad mental. La glutamina ayuda a sostener el equilibrio acidobásico del organismo y es la base de los elementos cruciales para la síntesis de DNA y RNA. Además, propicia la destreza mental y la salud del tracto digestivo.

La descomposición de los aminoácidos lleva a la liberación de nitrógeno. Aunque el organismo lo necesita, el nitrógeno libre puede producir amoníaco, que es particularmente tóxico para el tejido cerebral. El hígado convierte el nitrógeno en urea, que es excretada en la orina, o el nitrógeno se puede unir al ácido glutámico. Este proceso da por resultado glutamina. La glutamina es un caso excepcional entre los aminoácidos, porque cada molécula contiene dos átomos de nitrógeno, en lugar de uno. Así, la producción de glutamina ayuda a extraer el amoníaco de los tejidos, especialmente del tejido cerebral, y transfiere el nitrógeno de un lugar a otro.

La glutamina se encuentra en grandes cantidades en los músculos, y es de fácil disponibilidad cuando se requiere para la síntesis proteínica de los músculos esqueléticos. Como este aminoácido ayuda a construir y a conservar los huesos, los suplementos de glutamina son provechosos para quienes hacen dieta y para los levantadores de pesas. Lo más importante, sin embargo, es que ayuda a prevenir la pérdida muscular que se asocia con períodos prolongados en cama, o con enfermedades como cáncer y AIDS. Esto se debe a que el estrés y las lesiones (incluyendo el trauma quirúrgico) hacen que los músculos liberen glutamina en el torrente sanguíneo. De hecho, durante períodos de estrés se puede liberar hasta una tercera parte de la glutamina presente en los músculos. En consecuencia, el estrés o las enfermedades pueden conducir a la pérdida de músculo esquelético. Pero si se dispone de suficiente glutamina, este proceso se puede revertir.

Los suplementos de L-glutamina son útiles para el tratamiento de la artritis, las enfermedades autoinmunes, la fibrosis, las alteraciones intestinales, la úlcera péptica, las enfermedades del tejido conectivo (como polimiositis y esclerodermia), y el daño tisular causado por la radioterapia para el cáncer. La L-glutamina mejora la actividad mental y se utiliza para tratar diversos problemas, entre ellos alteraciones del desarrollo, epilepsia, fatiga, impotencia, esquizofrenia y senilidad. La L-glutamina reduce los antojos incontrolables de azúcar y el deseo de ingerir alcohol, y es beneficiosa para los alcohólicos en recuperación.

A pesar de que muchas sustancias vegetales y animales contienen glutamina, la cocción la destruye fácilmente. La espinaca y el perejil crudos son buenas fuentes de glutamina. Los suplementos se deben conservar totalmente secos; los suplementos en polvo se degradan y se convierten en amoníaco y ácido piroglutámico. Las personas con cirrosis hepática, problemas renales, síndrome de Reye o cualquier tipo de trastorno que pueda producir acumulación de amoníaco en la sangre *no* deben tomar glutamina. Tomar suplementos de glutamina perjudicaría aún más su organismo. Se debe tener en cuenta que aunque los nombres son muy parecidos, la glutamina, el ácido glutámico — también llamado glutamato — el glutatión, el gluten y el monosodium glutamate (MSG) son sustancias distintas.

Glutatión (Glutathione)

Como sucede con la carnitina, el glutatión no es un aminoácido en sentido estricto. Es un compuesto clasificado como tripéptido que el organismo produce a partir de los aminoácidos cisteína, ácido glutámico y glicina. Por su estrecha relación con estos aminoácidos se le suele considerar parte de ellos.

El glutatión es un poderoso antioxidante que se produce en el hígado. Las mayores reservas de glutatión se encuentran en el hígado, donde elimina el carácter tóxico de algunos compuestos dañinos para que puedan ser excretados por la bilis. El hígado libera parte del glutatión directamente en el torrente sanguíneo, donde ayuda a conservar la integridad de los glóbulos rojos y a proteger los glóbulos blancos. El glutatión también se encuentra en los pulmones y en el tracto intestinal. Es necesario para el metabolismo de los carbohidratos y, al parecer, tiene la capacidad de combatir el envejecimiento porque ayuda a descomponer las grasas oxidadas que pueden promover la aterosclerosis.

La insuficiencia de glutatión afecta primero al sistema nervioso y produce síntomas como pérdida de la coordinación, trastornos mentales, temblores y dificultad para mantener el equilibrio. Se cree que la causa de estos problemas es el desarrollo de lesiones en el cerebro.

A medida que envejecemos disminuye el nivel de glutatión en nuestro organismo. Sin embargo, todavía no se sabe si este fenómeno se debe a que lo utilizamos más rápidamente o a que producimos menos cantidad. Infortunadamente, si esta situación no se corrige la escasez de glutatión acelera el proceso de envejecimiento.

Los suplementos de glutatión son costosos y la eficacia de las fórmulas orales es cuestionable. Para elevar los niveles de glutatión, lo mejor es suministrarle al organismo la misma materia prima que utiliza para producirlo: cisteína, ácido glutámico y glicina. La forma N-acetil de la cisteína (N-acetilcisteína) es particularmente eficaz.

Histidina (Histidine)

La histidina es un aminoácido esencial de gran importancia para el crecimiento y la reparación de los tejidos. Es importante para que el recubrimiento de mielina que protege las células nerviosas se conserve en buen estado, y se requiere para la producción de los glóbulos rojos y de los glóbulos blancos de la sangre. La histidina también protege al organismo del daño ocasionado por la radiación, contribuye a eliminar los metales tóxicos del organismo y ayuda a prevenir el AIDS.

Niveles demasiado elevados de histidina pueden conducir a estrés e, incluso, a alteraciones sicológicas como ansiedad y esquizofrenia. Se han encontrado altos niveles de histidina en el organismo de personas esquizofrénicas. Niveles insuficientes de histidina contribuyen a la artritis reumatoidea y pueden relacionarse con sordera neurógena. La metionina reduce los niveles de histidina.

La histamina, un importante químico del sistema inmunológico, se deriva de la histidina. La histamina interviene en la excitación sexual. Como la disponibilidad de histidina influye en la producción de histamina, tomar histidina en suplemento — junto con las vitaminas B$_3$ (niacina) y B$_6$ (piridoxina), que se requieren para la conversión de histidina en histamina —mejora la actividad sexual y aumenta el placer. Como la histamina también promueve la secreción de jugos gástricos, la histidina puede ser beneficiosa para quienes sufren de indigestión por falta de ácidos estomacales.

Las personas que sufren de trastorno afectivo bipolar no deben tomar suplementos de histidina, a menos que se haya detectado una deficiencia de este aminoácido. Fuentes naturales de histidina son el arroz, el trigo y el rye.

Isoleucina (Isoleucine)

La isoleucina, uno de los aminoácidos esenciales, estabiliza y regula los niveles del azúcar sanguíneo y de la energía, y es necesaria para la formación de hemoglobina. Se metaboliza en el tejido muscular y es uno de los tres aminoácidos de cadena ramificada. Estos aminoácidos revisten especial importancia para los atletas porque intensifican la energía y la resistencia, además de que ayudan a curar y a reparar el tejido muscular.

Actualmente se sabe que la isoleucina es insuficiente en personas con distintos trastornos mentales y físicos. La deficiencia de isoleucina puede producir síntomas parecidos a los de la hipoglicemia.

Entre los alimentos que contienen isoleucina están: almendras, cashews, pollo, garbanzo, huevos, pescado, lentejas, hígado, carne, rye, la mayoría de las semillas y la proteína de soya. La isoleucina también se encuentra en suplemento. En esta forma se debe tomar siempre de manera balanceada con la leucina y la valina, los otros dos aminoácidos de cadena ramificada: aproximadamente 2 miligramos de leucina y 2 miligramos de valina por cada miligramo de isoleucina. En el comercio también se encuentran suplementos que combinan los tres aminoácidos de cadena ramificada, y son más convenientes.

Leucina (Leucine)

La leucina es un aminoácido esencial y uno de los aminoácidos de cadena ramificada (los otros son isoleucina y valina). Estos aminoácidos actúan de manera conjunta para proteger los músculos y servir de combustible. Promueven la curación de los huesos, la piel y el tejido muscular, y son recomendables para las personas que se están recuperando de alguna intervención quirúrgica. La leucina también hace descender los niveles altos de azúcar sanguíneo, y ayuda a aumentar la producción de la hormona del crecimiento.

Entre las fuentes naturales de leucina están brown rice, fríjoles, carne, nueces, harina de soya y whole wheat. El suplemento L-leucina se debe tomar equilibradamente con L-isoleucina y L-valina (ver Isoleucina en esta sección), y con moderación para evitar que se presenten síntomas de hipoglicemia. Un consumo excesivamente alto de leucina también puede contribuir a la pelagra y a aumentar la cantidad de amoníaco presente en el organismo.

Lisina (Lysine)

La lisina es un aminoácido esencial y uno de los elementos constitutivos de todas las proteínas. La lisina se necesita para el crecimiento normal y el desarrollo de los huesos en los niños; ayuda a la absorción del calcio y mantiene un adecuado balance del nitrógeno en los adultos. Este aminoácido ayuda a producir anticuerpos, hormonas y enzimas, además de que contribuye a la formación de colágeno y a la reparación de los tejidos. Gracias a que ayuda a construir proteína muscular, es útil tanto para la recuperación posterior a la cirugía como para las lesiones deportivas. Además, ayuda a reducir los niveles séricos de triglicéridos.

Otro aspecto valioso de este aminoácido es su capacidad para combatir los fuegos y el virus del herpes. Tomar suplementos de L-lisina junto con vitamina C con bioflavonoides previene y/o combate eficazmente el herpes, especialmente cuando se están evitando los alimentos que contienen el aminoácido arginina (*ver* INFECCIONES POR EL VIRUS DEL HERPES en la Segunda Parte).

Como la lisina es un aminoácido esencial, el organismo no la puede producir. Por esta razón es vital que la dieta incluya una cantidad adecuada. Su deficiencia puede producir anemia, enrojecimiento de los ojos, trastornos enzimáticos, pérdida de cabello, dificultad para concentrarse, irritabilidad, falta de energía, inapetencia, problemas reproductivos, retraso en el crecimiento y pérdida de peso. Entre los alimentos que contienen lisina están el queso, los huevos, el pescado, los lima beans, la leche, la papa, la carne roja, los productos de soya y la levadura.

Metionina (Methionine)

La metionina es un aminoácido esencial que ayuda a descomponer las grasas; por tanto, evita que en el hígado y en las arterias se acumule grasa que podría obstruir el flujo sanguíneo hacia el cerebro, el corazón y los riñones. La síntesis de los aminoácidos cisteína y taurina depende de la disponibilidad de metionina. Este aminoácido le ayuda al sistema digestivo, desintoxica el organismo de agentes nocivos como plomo y otros metales pesados, disminuye la debilidad muscular, evita la fragilidad del cabello y protege contra la radiación. Además, es beneficioso para quienes sufren de osteoporosis o alergias químicas. Es útil, también, para el tratamiento de la fiebre reumática y la toxemia del embarazo.

Le metionina es un poderoso antioxidante. Es una buena fuente de azufre, que suprime la actividad de los radicales libres. La metionina también es provechosa para los pacientes del síndrome de Gilbert (una anomalía de la función hepática) y se requiere para la síntesis de los ácidos nucleicos, el colágeno y la proteína de todas las células del organismo. Es conveniente para las mujeres que toman anticonceptivos orales porque estimula la excreción de estrógeno. También reduce los niveles de histamina en el organismo, lo cual es provechoso para las personas esquizofrénicas, cuyos niveles de histamina son más altos de lo normal.

Al aumentar el nivel de las sustancias tóxicas en el organismo, también aumenta la necesidad de metionina. El organismo puede convertir la metionina en el aminoácido cisteína, un precursor del glutatión. La metionina protege, pues, al glutatión, e impide que se agote cuando el organismo está sobrecargado de toxinas. Como el glutatión es un neutralizador clave de las toxinas hepáticas, protege al hígado de los efectos perjudiciales de los compuestos tóxicos.

Como aminoácido esencial, la metionina no es sintetizada en el cuerpo; por tanto, debe obtenerse en los alimentos o en suplementos dietéticos. Buenas fuentes de metionina son: fríjoles, huevos, pescado, ajo, lentejas, carne, cebolla, soya, semillas y yogur. Debido a que el organismo utiliza metionina para producir un alimento cerebral llamado colina, conviene complementar la dieta con colina o lecitina (que son ricas en colina) para garantizar que no se agoten las reservas de metionina.

Ornitina (Ornithine)

La ornitina propicia la liberación de la hormona del crecimiento, que estimula el metabolismo del exceso de grasa corporal. Este efecto se intensifica cuando la ornitina se combina con arginina y carnitina. La ornitina es necesaria para el adecuado funcionamiento del hígado y del sistema inmunológico. Este aminoácido también desintoxica el organismo de amoníaco y ayuda a regenerar el hígado. En la piel y el tejido conectivo hay altas concentraciones de ornitina, la cual ayuda a curar y a reparar los tejidos lesionados.

La ornitina es sintetizada en el organismo a partir de la arginina y, a su vez, es precursora de la citrulline, la prolina y el ácido glutámico. A menos que el médico lo prescriba, las mujeres que están embarazadas o lactando, los niños y las personas con antecedentes de esquizofrenia *no* deben tomar el suplemento L-ornitina.

Prolina (Proline)

La prolina mejora la textura de la piel porque ayuda a producir colágeno y a reducir su pérdida como resultado del proceso de envejecimiento. También ayuda a curar los cartílagos y a fortalecer las coyunturas, los tendones y el músculo cardíaco. En combinación con la vitamina C, contribuye a la salud del tejido conectivo. La prolina se obtiene especialmente en la carne.

Serina (Serine)

La serina se requiere para el metabolismo de las grasas y de los ácidos grasos, el crecimiento de los músculos y la salud del sistema inmunológico. Contribuye a la producción de inmunoglobulinas y anticuerpos. La serina puede ser sintetizada en el organismo a partir de la glicina. Por sus propiedades humectantes naturales, muchos cosméticos y productos para el cuidado de la piel contienen serina.

Taurina (Taurine)

La taurina se encuentra en altas concentraciones en el músculo cardíaco, los glóbulos blancos de la sangre, los músculos esqueléticos y el sistema nervioso central. La taurina es un elemento constitutivo de todos los demás aminoácidos y un componente clave de la bilis, que es necesaria para la digestión de las grasas, la absorción de las vitaminas solubles en grasa y el control del colesterol sanguíneo. La taurina puede ser utilizada por las personas que sufren de aterosclerosis, edema, problemas del corazón, hipertensión arterial o hipoglicemia. Es esencial para la adecuada utilización del sodio, el potasio, el calcio y el magnesio, y se ha demostrado que es importante para evitar que el músculo cardíaco pierda potasio. Esto ayuda a prevenir el desarrollo de arritmias cardíacas potencialmente peligrosas.

La taurina protege al cerebro, particularmente cuando está deshidratado. Se utiliza para el tratamiento de la ansiedad, la epilepsia, la hiperactividad, el mal funcionamiento cerebral y las convulsiones. La concentración de taurina en el cerebro de los niños es cuatro veces más alta que en el de los adultos. Es posible que una cantidad insuficiente de taurina en el cerebro en desarrollo esté implicada en los ataques epilépticos. La deficiencia de cinc también es común en las personas epilépticas y esto podría tener relación con la deficiencia de taurina. Junto con el cinc, la taurina interviene en la función ocular, y la deficiencia de los dos puede deteriorar la visión. Los suplementos de taurina son provechosos para los niños que tienen síndrome de Down y distrofia muscular. Algunos hospitales utilizan este aminoácido para el tratamiento del cáncer de seno.

Diversos trastornos metabólicos pueden producir pérdida excesiva de taurina a través de la orina. Grandes pérdidas de taurina a través de la orina se asocian con arritmia cardíaca, formación defectuosa de plaquetas, problemas intestinales, proliferación de cándida, estrés físico o emocional, deficiencia de cinc y consumo excesivo de alcohol. El excesivo consumo de alcohol también hace que el organismo pierda la capacidad de utilizar correctamente la taurina. La diabetes aumenta los requerimientos de taurina y, a la inversa, los suplementos que contienen taurina y cistina pueden reducir los requerimientos de insulina.

La taurina se encuentra en los huevos, el pescado, la carne y la leche, pero no en las proteínas de origen vegetal. Puede ser sintetizada a partir de la cisteína en el hígado, y a partir de la metionina en otras partes del cuerpo, siempre y cuando haya suficiente vitamina B_6. Para los vegetarianos es crucial que el organismo la sintetice. Los individuos que tienen problemas genéticos o metabólicos que impiden la síntesis de taurina deben tomar suplementos de este aminoácido.

Tirosina (Tyrosine)

La tirosina es uno de los precursores de los neurotransmisores norepinefrina y dopamina, los cuales regulan el estado anímico, entre otras cosas. La tirosina eleva el estado de ánimo y la falta de una cantidad suficiente lleva a deficiencia de norepinefrina en el cerebro, lo que puede dar por resultado depresión. La tirosina suprime el apetito y ayuda a reducir la grasa corporal. Además, contribuye a la producción de melanina (el pigmento responsable del color de la piel y el cabello) y al funcionamiento de las glándulas suprarrenales, tiroides y pituitaria. También interviene en el metabolismo del aminoácido fenilalanina.

La tirosina se une a átomos de yodo para formar hormonas tiroideas activas. No debe sorprender, pues, que bajos niveles plasmáticos de tirosina se relacionen con el hipotiroidismo. Los síntomas de deficiencia de tirosina incluyen baja presión arterial, baja temperatura corporal (por ejemplo, manos y pies fríos) y movimientos involuntarios de las piernas.

La L-tirosina en suplemento se utiliza para reducir el estrés, y algunas investigaciones indican que es útil para combatir la fatiga crónica y la narcolepsia. Este suplemento es provechoso para las personas que sufren de ansiedad, depresión, alergias y dolores de cabeza, así como para quienes están en proceso de abandonar el uso de algunas drogas. Posiblemente también es beneficioso para los pacientes de la enfermedad de Parkinson.

Fuentes naturales de tirosina son las almendras, el aguacate, el banano, los productos lácteos, los lima beans y las semillas de pumpkin y de sesame. La tirosina también puede ser producida a partir de la fenilalanina del organismo. Los suplementos de L-tirosina se deben tomar antes de acostarse o con alguna comida rica en carbohidratos para que su absorción no compita con la de otros aminoácidos.

Las personas que toman monoamine oxidase (MAO) inhibitors, medicamentos que suelen prescribir para la depresión, deben limitar estrictamente el consumo de alimentos que contienen tirosina, y *no* deben tomar suplementos con L-tirosina, pues pueden elevar de manera súbita y peligrosa la presión arterial. Es importante que quienes toman medicamentos para la depresión le pidan orientación a su médico sobre las restricciones dietéticas que deben observar.

Treonina (Threonine)

La treonina es un aminoácido esencial que ayuda a mantener el adecuado equilibrio proteínico del organismo. Es importante para la formación de colágeno y elastina, y combinado con ácido aspártico y metionina ayuda a las funciones hepática y lipotrópica. La treonina se encuentra en el corazón, el sistema nervioso central y los músculos esqueléticos, y ayuda a prevenir la acumulación de grasa en el hígado. Debido a que contribuye a la producción de anticuerpos, la treonina fortalece el sistema inmunológico.

Las personas vegetarianas tienen una alta probabilidad de presentar deficiencia de treonina porque el contenido de este aminoácido en los granos es bajo.

Triptófano (Tryptophan)

El triptófano es un aminoácido esencial necesario para la producción de vitamina B_3 (niacina). El cerebro utiliza triptófano para producir serotonina, un neurotransmisor que no sólo es necesario para la transmisión de los impulsos nerviosos de una célula a otra, sino que también es responsable del sueño normal. Por esta razón, el triptófano ayuda a estabilizar el estado de ánimo y a combatir la depresión y el insomnio. También ayuda a controlar la hiperactividad infantil, reduce el estrés, es beneficioso para el corazón, sirve para controlar el peso porque reduce el apetito, e incrementa la liberación de la hormona del crecimiento. El triptófano también es útil para la migraña y reduce algunos de los efectos de la nicotina. La síntesis de triptófano requiere una cantidad adecuada de vitamina B_6 (piridoxina) y, a su vez, el triptófano se requiere para la síntesis de serotonina. La carencia de triptófano y magnesio puede contribuir a que se presenten espasmos de las arterias coronarias.

Entre las mejores fuentes dietéticas de triptófano están el brown rice, el cottage cheese, la carne, el maní y la proteína de soya. Este aminoácido no se encuentra en suplemento en Estados Unidos. En noviembre de 1989, los U.S. Centers for Disease Control (CDC) informaron que había indicios de una relación entre los suplementos de L-triptófano y una enfermedad de la sangre llamada eosinophilia-myalgia syndrome (EMS), que se caracteriza por un alto recuento de glóbulos blancos y síntomas como fatiga, dolores musculares, trastornos respiratorios, edema y sarpullido. Se informó acerca de varios cientos de casos de esa enfermedad, a la cual se le atribuyó por lo menos una muerte. Cuando los CDC establecieron que en el estado de Nuevo México existía una correlación entre esa enfermedad de la sangre y productos que contenían L-triptófano, la U.S. Food and Drug Administration primero advirtió a los consumidores que debían suspender los suplementos de L-triptófano, y luego retiró del mercado todos los productos en los cuales el L-triptófano era el único o el principal componente. Aunque investigaciones posteriores revelaron que el problema se debía probablemente a contaminantes en los suplementos y *no* al triptófano, los suplementos de este aminoácido esencial siguen siendo prohibidos en Estados Unidos.

Valina (Valine)

La valina, un aminoácido esencial, tiene un efecto estimulante. La valina es necesaria para el metabolismo muscular, la reparación de los tejidos y el correcto equilibrio del nitrógeno en el organismo. Se encuentra en altas concentraciones en el tejido muscular. Es uno de los aminoácidos de cadena ramificada, lo que significa que puede ser utilizado como fuente de energía por el tejido muscular. La valina es útil para corregir la deficiencia severa de aminoácidos, que es propia de la adicción a las drogas. Un nivel excesivamente alto de valina puede producir sensación de hormigueo en la piel e, incluso, alucinaciones.

Fuentes dietéticas de valina son los productos lácteos, los granos, la carne, los hongos, el maní y la proteína de soya. El suplemento L-valina siempre se debe tomar de manera balanceada con los otros aminoácidos de cadena ramificada, L-isoleucina y L-leucina (*ver* Isoleucina en esta sección).

ANTIOXIDANTES
(ANTIOXIDANTS)

INTRODUCCIÓN

Hay un grupo de vitaminas, minerales y enzimas llamados *antioxidantes*, que protegen al organismo contra la formación de radicales libres. Los *radicales libres* son átomos o grupos de átomos que les causan daño a las células porque deterioran el sistema inmunológico y conducen a infecciones y a diversas enfermedades degenerativas, como cáncer y enfermedades del corazón. Además, algunos científicos consideran que los radicales libres pueden ser la causa del proceso de envejecimiento (*ver* RADICALES LIBRES en la página siguiente).

Actualmente se conocen varios radicales libres que actúan en el organismo, como superoxide, hydroxy radicals, hydrogen peroxide, varios lipid peroxides, hypochlorite radicals, nitric oxide y singlet oxygen (un radical libre del oxígeno particularmente nocivo). Los radicales libres pueden formarse por exposición a la radiación y a agentes químicos tóxicos (como los del humo del cigarrillo), por sobreexposición a los rayos solares, o por diversos procesos metabólicos, como el desdoblamiento de las moléculas de grasa almacenadas para ser utilizadas como fuente de energía.

Los *neutralizadores de los radicales libres (free radical scavengers)*, que se presentan de manera natural en el organismo, neutralizan y mantienen bajo control a los radicales libres. Algunas enzimas cumplen esta función esencial. Cuatro importantes enzimas que neutralizan a los radicales libres y que el organismo produce habitualmente son superoxide dismutase (SOD), metionina reductasa, catalasa y glutatión peroxidasa. También hay diversos nutrientes que actúan como antioxidantes, entre los cuales están la vitamina A, el betacaroteno, las vitaminas C y E, y el mineral selenio. Otro antioxidante es la hormona melatonina, un poderoso neutralizador de los radicales libres. Algunas hierbas también poseen propiedades antioxidantes.

A pesar de que muchos antioxidantes se obtienen en alimentos como granos germinados y frutas y vegetales frescos, es difícil obtener en los alimentos la cantidad que necesitamos para controlar los radicales libres que constantemente genera la contaminación de nuestro medio ambiente. Sin embargo, podemos minimizar el daño que nos producen los radicales libres tomando suplementos de nutrientes clave. Parece que consumir grandes cantidades de nutrientes antioxidantes protege de manera particular contra el cáncer.

LOS ANTIOXIDANTES

Ácido alfalipoico (Alpha-Lipoic Acid)

El ácido alfalipoico ayuda a neutralizar los efectos de los radicales libres en el organismo aumentando la función antioxidante del glutatión y de las vitaminas C y E. Un beneficio adicional de este nutriente es que garantiza el correcto funcionamiento de dos enzimas clave para la conversión del alimento en energía.

Bilberry

Esta hierba es un poderoso antioxidante que mantiene fuertes y flexibles las paredes de los capilares. También ayuda a conservar la flexibilidad de las paredes de los glóbulos rojos y les facilita el paso a través de los capilares. Así mismo, esta hierba protege y fortalece las estructuras colágenas, inhibe el desarrollo de bacterias, actúa como antiinflamatorio, combate el envejecimiento y tiene efectos anticancerígenos.

Cinc (Zinc)

Además de sus propias cualidades antioxidantes, el cinc es uno de los componentes de la enzima antioxidante superoxide dismutase (SOD). El cinc se requiere para mantener un nivel adecuado de vitamina E en la sangre, y ayuda a la absorción de la vitamina A. El cinc también promueve la salud glandular y reproductiva, y el buen funcionamiento del sistema inmunológico.

Cisteína (Cysteine)

Este aminoácido, que contiene azufre, se necesita para la producción de glutatión, uno de los compuestos que combaten los radicales libres. El hígado y los linfocitos utilizan la cisteína para reducir las propiedades tóxicas de los químicos y otros venenos. Es un poderoso desintoxicante del alcohol, el humo del tabaco y los agentes contaminantes del medio ambiente, los cuales reducen la actividad del sistema inmunológico. Tomar L-cisteína en suplemento ayuda a elevar el nivel de las enzimas protectoras del organismo, lo cual retarda parte del daño celular que es característico del envejecimiento.

Radicales libres
(Free Radicals)

Un radical libre es un átomo o un grupo de átomos que contienen por lo menos un electrón no pareado. Los electrones son partículas cargadas negativamente, se suelen presentar en pares y tienen una organización química estable. Cuando un electrón carece de pareja, otro átomo o molécula se une fácilmente a él, lo que produce una reacción química. Debido a que se unen con tanta facilidad a otros compuestos, los radicales libres pueden producir cambios impresionantes en el organismo y hacer mucho daño. Aunque la vida de un radical libre dura solamente una pequeña fracción de segundo, el daño que ocasiona puede ser irreversible.

Los radicales libres se suelen encontrar en el organismo en pequeñas cantidades. Los procesos bioquímicos conducen de modo natural a la formación de radicales libres, y en circunstancias normales el organismo los mantiene bajo control. De hecho, no todos los radicales libres son malos. Los que produce el sistema inmunológico destruyen virus y bacterias. Otros radicales libres participan en la generación de hormonas vitales y en la activación de enzimas necesarias para la vida. Todos necesitamos a los radicales libres para la producción de energía y de diversas sustancias que nuestro organismo requiere. Sin embargo, la proliferación de radicales libres es nociva para las células y los tejidos. Una producción muy elevada de radicales libres estimula la producción de más radicales libres, lo que le causa aún más daño al organismo.

La presencia de una cantidad peligrosamente alta de radicales libres afecta a la manera en que las células codifican el material genético. Por ejemplo, se pueden presentar cambios en la estructura de las proteínas como resultado de errores en su síntesis. El sistema inmunológico podría identificar equivocadamente a esas proteínas alteradas como sustancias ajenas al organismo y, en consecuencia, podría tratar de destruirlas. La formación de proteínas que han sufrido un proceso de mutación puede afectar eventualmente al sistema inmunológico y

producir leucemia y otros tipos de cáncer, además de muchas otras enfermedades.

Además de causarle daño al material genético, los radicales libres pueden destruir las membranas que protegen las células. La formación de radicales libres también puede producir retención de fluidos en las células, lo cual se asocia con el proceso de envejecimiento. Además de lo anterior, los niveles de calcio del organismo pueden resultar afectados.

Son muchos los factores que pueden llevar a la producción de radicales libres. La exposición a la radiación, bien sea del sol o de los rayos X, activa la formación de radicales libres, al igual que la exposición a contaminantes ambientales, como el humo del tabaco y los escapes de los automotores. La dieta también puede contribuir al desarrollo de radicales libres. Cuando el organismo obtiene nutrientes a través de la dieta, utiliza oxígeno y esos nutrientes para crear energía. Durante ese proceso de oxidación se liberan moléculas de oxígeno que contienen electrones no pareados. Esos radicales libres del oxígeno pueden ser nocivos para el organismo si se producen en cantidades excesivamente grandes. Las dietas altas en grasa intensifican la actividad de los radicales libres, porque el proceso de oxidación se realiza más fácilmente en las moléculas de grasa que en las de carbohidratos o proteínas. Cocinar grasas a altas temperaturas y, en particular, freír alimentos en aceite, genera gran cantidad de radicales libres.

Las sustancias conocidas como antioxidantes neutralizan a los radicales libres uniéndose a sus electrones libres. Entre los antioxidantes que se encuentran en suplemento están las enzimas superoxide dismutase (SOD) y glutatión peroxidasa; las vitaminas A, C y E, el betacaroteno, el micromineral selenio y la hormona melatonina. Los antioxidantes ayudan a desintoxicar y a proteger al organismo porque destruyen a los radicales libres.

Coenzima Q$_{10}$ (Coenzyme Q$_{10}$)

Esta coenzima es un antioxidante similar a la vitamina E. Desempeña un papel preponderante en la producción de energía celular, es un importante estimulante del sistema inmunológico, mejora la circulación, combate el envejecimiento y es beneficiosa para el sistema cardiovascular.

Extracto de semilla de uva (Grape Seed Extract)

Ver Oligomeric Proanthocyanidins en esta sección.

Ginkgo Biloba

Esta hierba, que es un poderoso antioxidante, se conoce prin-

cipalmente por su capacidad para mejorar la circulación. La hierba ginkgo biloba tiene la capacidad de introducirse incluso en los vasos sanguíneos más pequeños y aumentar el suministro de oxígeno del corazón, el cerebro y todos los demás órganos del cuerpo. Esto favorece el desempeño mental (se conoce como la "hierba inteligente") y alivia los dolores musculares. La hierba ginkgo biloba también hace descender la presión arterial, inhibe la formación de coágulos sanguíneos y combate el envejecimiento.

Glutatión (Glutathione)

El glutatión es una proteína que se sintetiza en el hígado a partir de los aminoácidos cisteína, ácido glutámico y glicina.

Este potente antioxidante inhibe la formación de radicales libres y protege contra el daño celular que éstos ocasionan. Además, protege al organismo contra el daño producido por el cigarrillo, la exposición a la radiación, la quimioterapia para el cáncer y toxinas como el alcohol. Como desintoxicante de los metales pesados y de las drogas, el glutatión sirve para el tratamiento de las enfermedades de la sangre y del hígado.

El glutatión protege a las células de varias maneras. Neutraliza las moléculas de oxígeno antes de que puedan hacerles daño a las células. Junto con el selenio, forma la enzima glutatión peroxidasa, que neutraliza el peróxido de hidrógeno. Además, es uno de los componentes del glutatión S-transferasa, otra enzima antioxidante de amplio espectro que desintoxica el hígado.

El glutatión no sólo protege a las células individuales del daño que ocasionan los oxidantes, sino también al tejido de las arterias, el cerebro y el corazón; a las células inmunes, los riñones, el lente del ojo, el hígado, los pulmones y la piel. El glutatión interviene en la prevención del cáncer, especialmente del hígado, y parece que también combate el envejecimiento. Se puede tomar en suplemento. Tomar suplementos de N-acetilcisteína o L-cisteína más L-metionina aumenta la producción de glutatión en el organismo. Estudios han indicado que ésta es la mejor manera de elevar el nivel del glutatión.

Melatonina (Melatonin)

Entre los antioxidantes que se han descubierto recientemente, la hormona melatonina podría ser el neutralizador de radicales libres más eficaz que se haya identificado hasta ahora. Mientras que la mayoría de los antioxidantes sólo funcionan en determinadas partes de células específicas, la melatonina penetra cualquier célula de cualquier parte del organismo. En experimentos con animales se ha comprobado que la melatonina protege los tejidos contra gran cantidad de agresiones. Dentro de la célula protege de manera especial al núcleo, la estructura central que contiene el DNA. La melatonina protege, pues, la estructura que les permite recuperarse a las células lesionadas. Esta hormona antioxidante también estimula a la enzima glutatión peroxidasa, otro antioxidante.

Oligomeric Proanthocyanidins (OPCs)

Los OPC (oligomeric proanthocyanidins) son sustancias naturales que se encuentran en diversos alimentos y fuentes botánicas. Son flavonoles con extraordinarias propiedades antioxidantes y excelente biodisponibilidad. Desde el punto de vista de la actividad antioxidante biodisponible, pruebas clínicas indican que pueden ser hasta cincuenta veces más potentes que la vitamina E y veinte veces más potentes que la vitamina C. Además de su actividad antioxidante, los OPC fortalecen y reparan el tejido conectivo, incluyendo el del sistema cardiovascular, y moderan las reacciones alérgicas e inflamatorias reduciendo la producción de histamina.

Los OPC se encuentran en todas las plantas, aunque sus fuentes principales son los extractos de corteza de pino (Pycnogenol) y de semilla de uva. El Pycnogenol fue la primera fuente de OPC que se descubrió, y su proceso de extracción se patentó en la década de los cincuenta. En consecuencia, aunque Pycnogenol es la marca del extracto de corteza de pino, el término se suele utilizar informalmente para referirse a otras fuentes de OPC, en especial al extracto de semilla de uva.

Pycnogenol

Ver Oligomeric Proanthocyanidins en esta sección.

Selenio (Selenium)

Compañero de sinergia de la vitamina E, el selenio también es componente esencial de la enzima antioxidante glutatión peroxidasa (cada molécula de esta enzima contiene cuatro átomos de selenio). El objetivo de esta enzima es el perjudicial peróxido de hidrógeno del organismo, al cual transforma en agua. El selenio es un importantísimo guardián de las células sanguíneas, el corazón, el hígado y los pulmones. Además, intensifica la reacción de los anticuerpos frente a las infecciones.

Superoxide Dismutase (SOD)

La enzima superoxide dismutase (SOD) revitaliza las células y disminuye la destrucción celular. Neutraliza al más común — y posiblemente el más peligroso — de los radicales libres: el superoxide. También contribuye a la utilización del cinc, el cobre y el manganeso. Mientras que los niveles de SOD tienden a declinar con la edad, la producción de radicales libres aumenta. El potencial del superoxide dismutase para combatir el envejecimiento es motivo de estudio actualmente.

Existen dos clases de SOD: cobre/cincSOD (Cu/ZnSOD) y manganesoSOD (Mn SOD). Cada una de estas enzimas protege una parte específica de la célula. Cu/ZnSOD protege el citoplasma, donde se producen radicales libres como resultado de diversas actividades metabólicas. Mn SOD protege las mitocondrias, orgánulos que contienen la información genética de la célula, y sede de la producción de energía celular.

El SOD se presenta de manera natural en el barley grass, el brócoli, la col de Bruselas, el cabbage, el wheatgrass y la mayor parte de los vegetales verdes. El SOD también se encuentra en suplementos. Los que venden en píldora deben tener recubrimiento entérico, es decir, deben estar cubiertos con una sustancia protectora que les permita llegar intactos al intestino delgado después de pasar por el ácido estomacal. Una buena fuente de SOD es Cell Guard, de Biotec Food Corporation.

Té verde (Green Tea)

El té verde contiene numerosos compuestos, entre ellos el flavonoide catechin, que mejoran la salud y tienen propiedades antioxidantes. El té verde protege contra el cáncer, reduce el colesterol y disminuye la tendencia de la sangre a coagularse. Es posible que llegue a convertirse en una gran ayuda para perder peso, pues sirve para quemar grasa y para regular los niveles sanguíneos de azúcar e insulina. El té negro no sirve para este propósito porque durante el procesamiento pierde valiosos compuestos.

Vitamina A (Vitamin A) y betacaroteno (Beta-Carotene)

La vitamina A y su precursor, el betacaroteno, son poderosos neutralizadores de los radicales libres. La vitamina A se necesita para la salud de la piel y de las membranas mucosas, primera línea defensiva del organismo contra la invasión de microorganismos y toxinas. Así mismo, esta vitamina estimula la respuesta inmunológica. El betacaroteno y la vitamina A destruyen las sustancias carcinógenas (sustancias que producen cáncer), protegen contra las enfermedades del corazón y el derrame cerebral, y reducen el nivel del colesterol.

Vitamina C (Vitamin C)

La vitamina C es un poderoso antioxidante que también protege a otros antioxidantes, como la vitamina E. Las células del cerebro y de la médula espinal, frecuentes víctimas del daño producido por los radicales libres, se pueden proteger con cantidades significativas de vitamina C. En presencia de un bioflavonoide llamado hesperidin, esta vitamina se convierte en un neutralizador de los radicales libres aún más poderoso.

Además de su función antioxidante, la vitamina C desintoxica el organismo de muchas sustancias nocivas y desempeña un papel preponderante en la inmunidad. Así mismo, aumenta la síntesis de interferon, una sustancia natural antiviral que el organismo produce, y estimula la actividad de ciertas células inmunológicas clave.

Vitamina E (Vitamin E)

La vitamina E es un potente antioxidante que previene la oxidación de los lípidos. Como todas las membranas celulares se componen de lípidos, la vitamina E evita que el recubrimiento protector de las células se rancie a causa de la agresión de los radicales libres. La vitamina E también mejora la utilización del oxígeno, intensifica la respuesta inmunológica, previene las cataratas causadas por los radicales libres y reduce el riesgo de contraer enfermedades de las arterias coronarias. Estudios recientes indican que el cinc es necesario para mantener la concentración normal de vitamina E en la sangre.

El selenio aumenta la absorción de la vitamina E. Estos dos nutrientes se deben tomar al mismo tiempo.

Combinación de suplementos antioxidantes

En el comercio se encuentran productos que combinan dos o más de estos nutrientes vitales. Actualmente es fácil encontrar productos con un buen balance de diversos antixidantes. Entre los productos que combinan diferentes antioxidantes y que se pueden recomendar están los siguientes:

- ACES + Zinc y ACES + Selenium, de Carlson Laboratories.
- Advanced Carotenoid Complex, de Solgar.
- Body Language Super Antioxidant, de OxyFresh USA.
- Cell Guard, de Biotec Food Corporation.
- Juice Plus, de Kelco.
- Life Guard, de Thompson Nutritional Products.
- Oxy-5000 Forte, de American Biologics.

Por lo general, tomar suplementos combinados es más conveniente que tomar muchos productos distintos individualmente.

ENZIMAS
(ENZYMES)

¿QUÉ SON LAS ENZIMAS?

El fallecido Dr. Edward Howell, médico y pionero de la investigación sobre las enzimas, llamó a estas sustancias "las chispas de la vida". Estas moléculas proteínicas energizadas son necesarias prácticamente para todas las actividades bioquímicas que se llevan a cabo en el organismo. Las enzimas son esenciales para la digestión de los alimentos, la estimulación del cerebro, el suministro de energía a las células, y la reparación de tejidos, órganos y células. Aunque hubiera suficientes vitaminas, minerales, agua y demás nutrientes, la vida — como la conocemos — no podría existir sin las enzimas.

El papel primordial de las enzimas es servir de catalizadores, es decir, acelerar o retardar los cientos de miles de reacciones químicas que se efectúan en el organismo y que controlan los procesos vitales. Si no fuera por la acción catalítica de las enzimas, la mayor parte de esas reacciones serían demasiado lentas para sostener la vida. Las enzimas no se gastan en las reacciones que ellas mismas facilitan.

Cada enzima tiene una función específica en el organismo que ninguna otra enzima puede cumplir. Su estructura química sólo le permite a cada enzima iniciar una reacción en determinada sustancia, o en un grupo de sustancias químicas estrechamente relacionadas, pero no en otras. La sustancia sobre la cual actúa la enzima se llama sustrato. Debido a que cada sustrato requiere una enzima distinta, el organismo tiene que producir muchísimas enzimas diferentes.

LA FUNCIÓN DE LAS ENZIMAS

Las enzimas intervienen prácticamente en todas las funciones del organismo. Las enzimas digestivas descomponen las partículas de alimentos para que puedan almacenarse en el hígado o en los músculos. Otras enzimas convierten después esa energía almacenada en sustancias que el organismo utiliza de acuerdo con sus necesidades. El hierro se concentra en la sangre gracias a la acción de las enzimas; algunas enzimas de la sangre hacen que ésta coagule a fin de detener el sangrado. Las enzimas uricolíticas catalizan la conversión del ácido úrico en urea. Las enzimas respiratorias facilitan la eliminación del dióxido de carbono de los pulmones. Además, las enzimas les ayudan a los riñones, al hígado, a los pulmones, al colon y a la piel a eliminar del organismo desechos y toxinas. Así mismo, utilizan los nutrientes que han ingresado al organismo para construir nuevo tejido muscular, células nerviosas, hueso, piel y tejido glandular. Una enzima puede convertir el fósforo dietético en hueso. Las enzimas promueven la oxidación de la glucosa a fin de crear energía para las células. Aparte de esto, las enzimas también protegen la sangre del material de desecho nocivo porque lo transforman en sustancias que el organismo puede eliminar sin dificultad. En realidad, las funciones de las enzimas son tantas y tan variadas que sería imposible mencionarlas todas.

Las enzimas se suelen dividir en dos grupos: digestivas y metabólicas. Las digestivas se secretan a lo largo del tracto gastrointestinal y descomponen los alimentos. Esto permite que los nutrientes sean absorbidos en el torrente sanguíneo para ser utilizados en diversas funciones corporales. Hay tres categorías principales de enzimas digestivas: amilasa, proteasa y lipasa. La amilasa, que se encuentra en la saliva y en los jugos pancreáticos e intestinales, degrada los carbohidratos. Distintas clases de amilasa degradan tipos específicos de azúcares. Por ejemplo, la lactasa degrada el azúcar de la leche (lactosa); la maltasa, el azúcar de la malta (maltosa), y la sucrasa, el azúcar de caña y de remolacha (sacarosa). La proteasa, que se encuentra en los jugos estomacales, pancreáticos e intestinales, ayuda a digerir las proteínas. La lipasa, que se encuentra tanto en los jugos estomacales y pancreáticos como en las grasas de los alimentos, contribuye a la digestión de las grasas.

Las enzimas metabólicas son las encargadas de catalizar las diversas reacciones químicas que se llevan a cabo dentro de las células, como la producción de energía y la desintoxicación. Todos los órganos, tejidos y células del organismo son dirigidos por las enzimas metabólicas. Estas enzimas son los obreros que construyen el organismo a partir de las proteínas, los carbohidratos y las grasas. Las enzimas metabólicas se encuentran en la sangre, los órganos y los tejidos, donde cada una cumple una tarea específica. Cada tejido del organismo cuenta con un conjunto específico de enzimas metabólicas.

Dos enzimas metabólicas de inmensa importancia son superoxide dismutase (SOD) y su compañera, catalasa. El SOD es un antioxidante que protege a las células atacando a un radical libre común, el superoxide (ver Superoxide Dismutase en ANTIOXIDANTES, Primera Parte). La catalasa degrada el peróxido de hidrógeno, un producto metabólico de desecho, y libera oxígeno que el organismo utiliza.

ENZIMAS ALIMENTARIAS

A pesar de que el organismo produce enzimas, también las puede obtener en los alimentos. Infortunadamente, las enzimas son sumamente sensibles al calor. Incluso una temperatura moderada (118°F o más) destruye la mayoría de las enzimas de los alimentos. Por esta razón, para obtener enzimas dietéticas los alimentos se deben comer crudos. Consumir los alimentos crudos o tomar enzimas en suplemento evita que se agoten las enzimas propias del organismo y, por tanto, mitiga el estrés al cual está sometido el cuerpo.

Las enzimas se encuentran en muchos alimentos diferentes, tanto de origen vegetal como animal. El aguacate, la papaya, la piña, el banano y el mango son frutas con alto contenido de enzimas. Los brotes constituyen la fuente más rica. La papaya verde y la piña son excelentes fuentes de enzimas. La papaína y la bromelaína — enzimas que se extraen de la papaya y la piña, respectivamente — son enzimas proteolíticas.

Muchos alimentos grasosos también suministran lipasa, una enzima que degrada las grasas. De hecho, la grasa de los alimentos que sólo se expone a la lipasa pancreática (la lipasa que produce el organismo) en los intestinos no se digiere igual de bien que la grasa que primero se somete a la acción de la lipasa de los alimentos en el estómago. La lipasa del páncreas digiere la grasa en un medio altamente alcalino (los intestinos), mientras que la lipasa de la grasa de los alimentos actúa en un medio más ácido (el estómago). La extracción óptima de los nutrientes de la grasa depende del funcionamiento de las distintas enzimas que digieren la grasa en etapas sucesivas.

El superoxide dismutase (SOD) se presenta de manera natural en diversos alimentos, como barley grass, bróculi, col de Bruselas, cabbage, wheatgrass y la mayor parte de los vegetales verdes.

ENZIMAS DISPONIBLES EN EL COMERCIO

La mayoría de las enzimas que se consiguen en el comercio son enzimas digestivas de diversas fuentes (los científicos no han podido fabricar enzimas sintéticas). La mayor parte de los productos enzimáticos provienen de enzimas animales, como pancreatina y pepsina, que ayudan a digerir los alimentos cuando han llegado a la parte inferior del estómago y el tracto intestinal. Algunas compañías fabrican suplementos utilizando enzimas extraídas del aspergillus, una clase de hongo. Estas enzimas inician su tarea predigestiva en la parte superior del estómago. Todos esos productos se utilizan básicamente para ayudar a digerir los alimentos y a absorber los nutrientes, en especial las proteínas.

Entre las enzimas proteolíticas que se encuentran en suplemento están la pepsina, la tripsina, la renina, la pancreatina y la quimotripsina. Además de ayudar a la digestión, se ha demostrado que las enzimas proteolíticas son eficaces agentes antiinflamatorios. La pancreatina, que se deriva de secreciones de páncreas animal, es actualmente centro de atención de las investigaciones sobre el cáncer, porque quienes tienen esta enfermedad suelen presentar deficiencias de esta enzima. La pancreatina se usa en el tratamiento de la insuficiencia pancreática, la fibrosis quística, los problemas digestivos, las alergias alimentarias, los trastornos autoinmunes, las infecciones virales y las lesiones deportivas.

Las enzimas antioxidantes superoxide dismutase (SOD) y catalasa también se encuentran en suplemento.

LO QUE SE ENCUENTRA EN LAS TIENDAS

Las enzimas se encuentran en varias presentaciones: tabletas, cápsulas, polvos y líquidos, y pueden ser combinadas o individuales. Algunos productos a base de enzimas también contienen ajo para favorecer la digestión.

A fin de obtener el máximo beneficio, cualquier suplemento enzimático que usted compre debe tener todos los grupos enzimáticos principales: amilasa, proteasa y lipasa. Las enzimas digestivas se deben tomar después de las comidas, a menos que usted esté consumiendo alimentos procesados y/o cocidos, caso en el cual es preferible tomarlas durante las comidas. Usted mismo puede preparar sus propias enzimas digestivas dejando secar semillas de papaya para esparcirlas después sobre sus alimentos con ayuda del molinillo de la pimienta. Quedan con un sabor parecido a la pimienta.

Si usted toma algún suplemento de superoxide dismutase, no deje de comprar un producto con recubrimiento entérico, es decir, cubierto por una sustancia protectora que le permita pasar por el ácido estomacal sin alterarse, y llegar intacto al intestino delgado para ser absorbido.

Cualquiera que sea la presentación de la enzima, se debe mantener en un lugar fresco para que no pierda eficacia. Las tabletas y los líquidos se pueden guardar en el refrigerador. Sin embargo, los polvos y las cápsulas no se deben refrigerar porque son susceptibles a la humedad. Deben mantenerse en un lugar fresco y seco.

La investigación ha comprobado que a medida que envejecemos disminuye la capacidad de nuestro organismo de producir enzimas. Al mismo tiempo, la absorción de los nutrientes se vuelve más difícil, la degeneración de los tejidos se acelera y las enfermedades crónicas aumentan. Tomar enzimas en suplemento nos garantiza que seguimos aprovechando todos los nutrientes de los alimentos que consumimos. Nosotros pensamos que para las personas de edad avanzada es fundamental tomar suplementos de enzimas.

Los siguientes son productos recomendados de complejos enzimáticos:

- *Infla-Zyme Forte, de American Biologics.* Este producto es una combinación de enzimas y antioxidantes para quienes requieren enzimas digestivas suplementarias que les ayuden a descomponer las proteínas, las grasas y los carbohidratos. También es útil para la inflamación crónica o aguda. Entre sus ingredientes están amilasa, bromelaína, catalasa, quimotripsina, L-cisteína, lipasa, pancreatina, papaína, rutina, superoxide dismutase, tripsina y cinc. Si se toma como auxiliar de la digestión, la dosis recomendada es entre una y tres tabletas al terminar cada comida; si se toma con otro propósito, la dosis es entre tres y seis tabletas una hora antes de cada comida. Este producto puede ser utilizado por las personas cuya dieta restringe el consumo de sodio.
- *Wobenzym N, de Marlyn Nutraceuticals.* Este producto contiene una combinación de enzimas cuyo propósito es que interactúen sinérgicamente. Entre sus ingredientes están bromelaína, quimotripsina, pancreatina, papaína, rutosid y tripsina.

Otros fabricantes de productos enzimáticos de alta calidad son Prevail Corporation y National Enzyme Company. Estas dos compañías venden productos enzimáticos derivados del aspergillus, los cuales contienen amilasa, celulasa, lactasa, lipasa, maltasa, proteasa y sucrasa.

SUPLEMENTOS ALIMENTARIOS NATURALES
(NATURAL FOOD SUPPLEMENTS)

INTRODUCCIÓN

Los suplementos alimentarios naturales incluyen una gran variedad de productos. Se encuentran en casi todos los health food stores y en muchas farmacias y supermercados. Por lo general, los suplementos alimentarios naturales se componen o se derivan de alimentos sumamente provechosos para la salud. En algunos casos, los beneficios que los fabricantes les atribuyen a sus productos se basan en las propiedades curativas que se les han reconocido tradicionalmente; en otros casos, en resultados de investigaciones recientes.

Los suplementos alimentarios pueden ser ricos en determinados nutrientes, pueden contener ingredientes activos que ayudan a los procesos digestivo y metabólico, o pueden proporcionar una combinación de nutrientes e ingredientes activos. Es importante señalar que el consumidor debe estar bien informado para no dejarse engañar por las falsas promesas de algunos fabricantes inescrupulosos. También se debe tener en cuenta que basándose solamente en esos productos espurios, muchos organismos de control califican de poco fiable a este sector industrial. Esto sucede a pesar de que muchos suplementos alimentarios naturales se han utilizado con buenos resultados durante años; sin embargo, la comunidad médica sólo los aprueba cuando son "descubiertos" por investigadores que considera respetables. Entre los descubrimientos recientes están el ajo, el aloe vera, la fibra, los aceites de pescado y el bran, es decir, sustancias que se han utilizado durante siglos en muchas partes del mundo.

LO QUE SE ENCUENTRA EN LAS TIENDAS

Los suplementos alimentarios se consiguen en muchas presentaciones: tabletas, cápsulas, polvos, líquidos, jaleas, cremas, galletas, wafers y gránulos, entre otras. El empaque del producto depende por completo de la composición del suplemento. Debido a que estos productos están elaborados a base de alimentos perecederos o son derivados de alimentos, su potencia varía y puede afectarse por la cantidad de tiempo que permanecen en los estantes de las tiendas, o por la temperatura a la cual los mantienen. Si usted no entiende cómo debe utilizar algún producto, pregunte o lea la literatura disponible sobre el producto particular.

Si usted nunca ha utilizado un suplemento alimentario natural, la idea de empezar a utilizar alguno lo puede hacer sentir incómodo. Eso es normal. Sin embargo, cuando haya experimentado los beneficios del producto, no le será fácil prescindir de él.

Los siguientes son algunos de los suplementos alimentarios naturales recomendados para los problemas de salud que se describen en la Segunda Parte de este libro.

Abejas, productos derivados de las (Bee Byproducts)

Ver Jalea real, Miel, Polen de abeja y Propóleos en esta sección.

Aceite de evening primrose (Evening Primrose Oil)

Ver Aceite de primrose en Ácidos grasos esenciales en esta sección.

Aceite de pescado (Fish Oil)

Ver en Ácidos grasos esenciales en esta sección.

Aceite de primrose (Primrose Oil)

Ver en Ácidos grasos esenciales en esta sección.

Aceite de semilla de uva (Grape Seed Oil)

Ver en Ácidos grasos esenciales en esta sección.

Acidophilus

El *lactobacillus acidophilus,* o *acidophilus,* es una clase de bacteria "amigable" que ayuda a la digestión de las proteínas, proceso durante el cual se produce ácido láctico, peróxido de hidrógeno, enzimas, vitaminas B y sustancias antibióticas que inhiben el desarrollo de organismos patógenos. El acidophilus tiene propiedades antifúngicas, ayuda a reducir el nivel del colesterol sanguíneo, favorece la digestión y aumenta la absorción de los nutrientes.

Por lo menos el 85 por ciento de la flora de un colon saludable debe constar de lactobacilos y el 15 por ciento, de bacterias coliformes. Sin embargo, hoy en día el recuento bacteriano típico del colon se ha invertido. Esto puede dar por resultado gases, sensación de llenura, intoxicación intestinal y sistémica, estreñimiento y absorción inadecuada de los nutriente, además de que puede contribuir a la proliferación de la cándida. Tomar un suplemento de acidophilus ayuda a combatir todos estos problemas porque restaura el equilibrio de la flora intestinal. Además de lo anterior, el acidophilus sirve para desintoxicar el organismo de sustancias perjudiciales.

En el comercio se consiguen muchos suplementos de acidophilus de buena calidad. Estos suplementos vienen en tableta, cápsula y polvo. Nosotros recomendamos la presentación en polvo. La compañía Natren comercializa productos de calidad que contienen gran cantidad de organismos. Las personas alérgicas a los productos lácteos deben tomar fórmulas no lácteas, las cuales son eficaces contra la cándida. Un producto que no contiene leche y que permanece estable a altas temperaturas es Kyo-Dophilus, de Wakunaga of America. Otros buenos suplementos de acidophilus no lácteos son Primadophilus, de Nature's Way, y Neo-Flora, de New Chapter. En general, no consideramos conveniente utilizar productos que combinen distintas cepas de lactobacilos, porque unas pueden actuar como antagonistas de otras. Es mejor comprar productos de una sola cepa y con un recuento de por lo menos un millardo de organismos por gramo.

Las temperaturas altas matan al acidophilus. Cualquiera que sea el producto que usted elija, manténgalo en un lugar fresco y seco; refrigérelo pero no lo congele. Tómese el acidophilus con el estómago vacío en la mañana y una hora antes de cada comida. Si tiene que tomar antibióticos, no se los tome al mismo tiempo que el acidophilus.

Ácidos grasos esenciales (Essential Fatty Acids - EFAs)

Los ácidos grasos son los componentes básicos de las grasas y de los aceites. Al contrario de lo que se suele creer, el organismo necesita grasa. Sin embargo, debe ser la correcta.

Los ácidos grasos necesarios para la salud que el organismo no puede crear se llaman ácidos grasos esenciales. También se les conoce como vitamina F o poliinsaturados. La dieta debe suministrar esta clase de ácidos grasos.

Los ácidos grasos esenciales tienen efectos beneficiosos para muchos problemas de salud. Mejoran el cabello y la piel, bajan la presión arterial, ayudan a prevenir la artritis y reducen los niveles del colesterol y los triglicéridos, así como también el riesgo de desarrollar coágulos sanguíneos. Son provechosos para la candidiasis, las enfermedades cardiovasculares, el eccema y la psoriasis. Cuando se encuentran en grandes cantidades en el cerebro, ayudan a la transmisión de los impulsos nerviosos. Así mismo, los ácidos grasos esenciales son necesarios para el normal desarrollo y funcionamiento del cerebro. La deficiencia de ácidos grasos esenciales puede conducir a problemas de aprendizaje y de memoria.

Todas las células vivas del organismo necesitan ácidos grasos esenciales. Estos ácidos son fundamentales para la reconstrucción celular y para la producción de células nuevas. También son utilizados por el organismo para la producción de prostaglandinas, sustancias parecidas a las hormonas que actúan como mensajeros químicos y reguladores de diversos procesos corporales.

Los ácidos grasos esenciales se dividen en dos categorías básicas: omega-3 y omega-6. Los ácidos grasos esenciales omega-6, entre los cuales están el ácido linoleico y el gamma-linolenic acid (GLA), se encuentran primordialmente en nueces crudas, semillas y legumbres, y en aceites vegetales insaturados, como los de borage, semilla de uva, primrose, sesame y soya. Los ácidos grasos esenciales omega-3, entre los cuales están el ácido alfalinolénico y el eicosapentaenoic acid (EPA), se encuentran en pescados frescos de aguas profundas, en el aceite de pescado y en ciertos aceites vegetales, como el de canola, el de flaxseed y el de walnut. Para que puedan proporcionar los ácidos grasos esenciales, estos aceites se deben consumir en forma de líquido puro o en suplemento, y no se deben someter al calor durante el procesamiento o la cocción. El calor destruye los ácidos grasos esenciales y, lo que es peor, produce radicales libres peligrosos (ver ANTIOXIDANTES en la Primera Parte). Cuando los aceites son sometidos al proceso de hidrogenación para volverlos más sólidos (como se hace para producir margarina), el ácido linoleico se convierte en ácidos trans-fatty, que son perjudiciales para el organismo.

El requerimiento diario de ácidos grasos esenciales es entre el 10 y el 20 por ciento del ingreso calórico total. El ácido linoleico es el más esencial de los ácidos grasos esenciales.

Este libro recomienda una gran cantidad de fuentes alimentarias de ácidos grasos esenciales. Entre ellas están las flaxseeds, los aceites de flaxseed, de primrose y de semilla de uva, al igual que los aceites de pescado.

Aceite de pescado (Fish Oil)

El aceite de pescado es una buena fuente de ácidos grasos esenciales omega-3. El salmón, la caballa, el menhaden (especie de sábalo), el arenque y las sardinas son buenas fuentes de aceite de pescado porque su contenido de grasa es mayor y proporcionan más factores omega-3 que otros pescados. Por ejemplo, 4 onzas de salmón contienen hasta 3.600 mg de ácidos grasos omega-3, mientras que 4 onzas de bacalao (un pescado bajo en grasa) contienen solamente 300 mg.

Carlson Laboratories comercializa un buen salmón de Noruega que recomendamos. El aceite de hígado de bacalao de Noruega es el aceite de pescado más utilizado, y su sabor es más suave que el de otras variedades. El autor Dale Alexander afirma que es excelente para la artritis. Él ha comercializado un aceite que contiene 13.800 unidades internacionales de vitamina A y 1.380 unidades internacionales de vitamina D por cucharada. Sin embargo, no recomendamos depender del aceite de hígado de bacalao como fuente de ácidos grasos esenciales, porque sería necesario tomar dosis excesivamente altas de vitaminas A y D para obtener la cantidad de ácidos grasos que se requieren.

Las personas diabéticas no deben tomar suplementos de aceite de pescado por su alto contenido de grasa; no obstante, deben consumir pescado por sus ácidos grasos esenciales.

Aceite de primrose (Primrose Oil)

El aceite de primrose (conocido también como aceite de evening primrose) contiene entre 9 y 10 por ciento de gamma-linolenic acid (GLA). Se sabe que este ácido graso previene el endurecimiento de las arterias, las enfermedades del corazón, el síndrome premenstrual (PMS), la esclerosis múltiple y la hipertensión arterial. También alivia el dolor y la inflamación, favorece la liberación de hormonas sexuales (entre ellas estrógeno y testosterona), ayuda a reducir el colesterol y es beneficioso para la cirrosis hepática.

Muchas mujeres han descubierto que los suplementos de aceite de primrose mitigan los molestos síntomas de la menopausia, como las oleadas de calor. Debido a que estimula la producción de estrógeno, las mujeres que tienen cáncer de seno relacionado con el estrógeno deben evitar o limitar el consumo de aceite de primrose. Un buen sustitutivo es el aceite de semilla de black currant.

Aceite de semilla de uva (Grape Seed Oil)

Entre las muchas fuentes naturales de ácidos grasos esenciales, el aceite de semilla de uva es una de las más ricas en ácido linoleico, y una de las más pobres en grasas saturadas. No contiene ácidos trans-fatty, colesterol ni sodio. Su sabor suave y parecido al de la nuez realza el gusto de muchos alimentos. A diferencia de la mayoría de los demás aceites, éste puede calentarse a temperaturas hasta de 485°F sin que se produzcan radicales libres peligrosos y potencialmente cancerígenos. Por estas características es práctico para cocinar. Pero sólo se debe utilizar aceite de semilla de uva prensado en frío y sin preservativos, como el Salute Santé Grapeseed Oil, de Lifestar International.

Flaxseeds y aceite de flaxseed (Flaxseed Oil)

Las flaxseeds son ricas en ácidos grasos omega-3, magnesio, potasio y fibra. También son buena fuente de vitaminas B, proteína y cinc. Las flaxseeds tienen pocas grasas saturadas y calorías, y no contienen colesterol. Trituradas tienen un agradable sabor a nuez, y se pueden mezclar con agua o con cualquier jugo de fruta o vegetal. También se pueden agregar a las ensaladas, sopas, yogur, cereales, productos horneados o jugos frescos. Usted puede triturar esas pequeñísimas semillas en el molinillo del café.

Si usted prefiere no consumir las semillas, puede utilizar aceite de flaxseed. Al igual que las semillas de las cuales se extrae, el aceite de flaxseed orgánico y prensado en frío es rico en ácidos grasos esenciales. Varios estudios han demostrado que reduce el dolor y la inflamación característicos de la artritis. También se ha observado que reduce los niveles sanguíneos de colesterol y triglicéridos, y que ayuda a disminuir el endurecimiento de las membranas celulares producido por el colesterol.

Suplementos que combinan ácidos grasos esenciales

El producto Ultimate Oil, de Nature's Secret, contiene una mezcla de aceites orgánicos prensados en frío que aportan un buen balance de ácidos grasos omega-3 y omega-6. Este producto, de origen estrictamente vegetal, contiene lecitina, aceite extravirgen de flaxseed, aceite de semillas de black currant, aceite de semillas de pumpkin y aceite de safflower. También recomendamos los productos Kyolic-Epa, de Wakunaga of America, una mezcla de extracto de ajo maduro y aceite de

pescado derivado de sardinas del Pacífico norte, y Essential Fatty Acid Complex, de Cardiovascular Research.

Ajo (Garlic)

El ajo es uno de los alimentos más extraordinarios que existen. Ha sido utilizado desde épocas bíblicas, y lo menciona la antigua literatura egipcia, hebrea, griega, babilonia y romana. Se supone que los constructores de las pirámides consumían ajo todos los días para aumentar su resistencia y su fortaleza física.

El ajo reduce la presión arterial gracias a la acción de uno de sus componentes, el methyl allyl trisulfide, que dilata las paredes de los vasos sanguíneos. El ajo también adelgaza la sangre porque inhibe la agregación plaquetaria, lo que no sólo disminuye el riesgo de que se formen coágulos sanguíneos, sino que también ayuda a prevenir los ataques cardíacos. Además, baja el colesterol sérico, favorece la digestión y es útil para muchas enfermedades, entre ellas cáncer. Como si lo anterior fuera poco, el ajo es un potente estimulante del sistema inmunológico y un antibiótico natural. Es importante consumir ajo todos los días. El ajo se puede consumir fresco o en suplemento, y sirve para hacerg aceite de ajo.

El ajo contiene alliin, un derivado de los aminoácidos. Al consumir ajo se libera la enzima alliinase, que convierte el alliin en allicin. El allicin tiene un efecto antibiótico y se calcula que su efecto antibacteriano equivale al 1 por ciento del de la penicillin. Por sus propiedades antibióticas, el ajo se utilizó durante la Primera Guerra Mundial para tratar heridas e infecciones, y para prevenir la gangrena.

El ajo también es eficaz para combatir las infecciones por hongos, entre ellas el pie de atleta, la candidiasis sistémica y la vaginitis, y se sabe que también destruye algunos virus, como los que se asocian con herpes labial, herpes genital, una clase de resfriado común, viruela y un tipo de influenza.

El aceite de ajo es provechoso para el corazón y el colon, y es eficaz para tratar la artritis, la candidiasis y los problemas circulatorios. Para hacer aceite de ajo, agregue dientes de ajo enteros y pelados a un quart de aceite de oliva o de canola. Experimente hasta que descubra cuántos dientes de ajo le proporcionan el sabor que a usted le agrada. Lávese muy bien las manos y lave los dientes de ajo después de pelarlos y antes de introducirlos en el aceite. El pellejo puede contener mohos y bacterias que podrían contaminar el aceite. Manténgalo refrigerado. Esta mezcla se conserva en buen estado hasta por un mes; después usted tendrá que reemplazarlo por aceite fresco. El aceite de ajo tiene muchos usos; por ejemplo, sirve para saltear alimentos y para los aderezos de las ensaladas. Si después de consumirlo usted siente que huele a ajo, mastique unos cuantos ramitos de perejil, mint, caraway o semillas de fennel.

Una buena alternativa para el ajo fresco es Kyolic, de Wakunaga of America. Éste es un producto "sociable" a base de ajo, no tiene olor y se consigue en tabletas, cápsulas y extracto de aceite.

Alfalfa

La alfalfa es uno de los alimentos más ricos en minerales que se conocen. Sus raíces crecen entre la tierra hasta alcanzar ciento treinta pies. Se consigue en forma de extracto líquido y, gracias a su contenido de clorofila y nutrientes, es provechosa durante los ayunos. Contiene calcio, magnesio, fósforo y potasio, además de todas las vitaminas que se conocen. Los minerales se encuentran en la alfalfa de manera balanceada, lo cual facilita su absorción. Esos minerales son alcalinos, pero tienen un efecto neutralizante en el tracto intestinal.

Si usted necesita un suplemento mineral, la alfalfa es una buena opción. Este alimento ha sido provechoso para muchas personas que sufren de artritis. Se ha encontrado que la alfalfa, el wheatgrass, el barley y la spirulina — que contienen clorofila — ayudan a curar las úlceras intestinales, la gastritis, los trastornos hepáticos, el eccema, las hemorroides, el asma, la presión arterial alta, la anemia, el estreñimiento, el olor corporal y el mal aliento, el sangrado de las encías, las infecciones, las quemaduras, el pie de atleta y el cáncer.

Aloe Vera

Esta planta es conocida por sus efectos curativos y se utiliza en muchos cosméticos y productos para el cabello. El aloe se encuentra en regiones secas del mundo entero y se conocen más de doscientas especies.

El aloe vera se conoce como un producto beneficioso para la piel por sus propiedades curativas, humectantes y suavizantes. Es sorprendentemente eficaz para las quemaduras de toda índole y también es provechoso para las cortadas, las picaduras de insecto, las contusiones, el acné y los problemas de piel, el poison ivy (zumaque venenoso), los moretones, las úlceras cutáneas y el eccema. En forma oral, el aloe vera puro en un 98 a un 99 por ciento ayuda a curar trastornos estomacales, úlceras, estreñimiento, hemorroides, prurito rectal, colitis y todos los problemas del colon. También es provechoso para combatir las infecciones, las várices, el cáncer de piel y la artritis, y se utiliza para tratar a los enfermos de AIDS.

Nosotros hemos obtenido excelentes resultados con productos de limpieza para el colon que contienen una combinación de cascarilla de psyllium y jugo de aloe vera. El producto George´s Aloe Vera Juice, de Warren Laboratories, es bueno porque no requiere refrigeración y sabe a agua. Hemos encontrado que esta combinación es provechosa para las personas que tienen alergias alimentarias o que sufren de trastornos del colon. El psyllium mantiene los pliegues y sacos del colon libres del material tóxico que se acumula allí. El aloe vera no sólo tiene efectos curativos, sino que les devuelve a las heces la consistencia normal cuando hay estreñimiento o diarrea. La limpieza del colon tarda algunas semanas, pero el uso regular mantiene limpio el colon. Al igual que con cualquier sustancia, se puede desarrollar intolerancia al jugo de aloe vera y/o a la cascarilla de psyllium; por tanto, no conviene hacerse este tratamiento con demasiada frecuencia.

Barley Grass

El barley grass tiene un alto contenido de todos los aminoácidos esenciales, calcio, hierro, clorofila, flavonoides, vitamina B_{12}, vitamina C, muchos minerales y enzimas. Este alimento cura el estómago, el duodeno, los trastornos del colon y la pancreatitis. Además, es un excelente antiinflamatorio.

Bifidus

El *lactobacillus bifidus*, o *bifidus*, contribuye a la síntesis de las vitaminas B desarrollando flora intestinal sana. Éste es el organismo predominante en la flora intestinal, y establece un medio saludable para la producción de las vitaminas del complejo B y la vitamina K.

Los antibióticos destruyen las bacterias "amigables" del tracto digestivo junto con las bacterias perjudiciales. Suplementar la dieta con *lactobacillus bifidus* ayuda a mantener sana la flora intestinal. La flora malsana puede hacer que se liberen niveles anormalmente altos de amoníaco durante la digestión de los alimentos que contienen proteína. Esto irrita las membranas intestinales. Además, el amoníaco se absorbe en el torrente sanguíneo y debe ser eliminado por el hígado; de lo contrario, se pueden presentar náuseas, inapetencia, vómito y otras reacciones tóxicas. Al propiciar la buena digestión de los alimentos, las bacterias amigables también previenen trastornos digestivos, como estreñimiento, gases y alergias a los alimentos. Cuando la digestión no es buena, la actividad de las bacterias intestinales de los alimentos sin digerir puede llevar a una producción excesiva del químico corporal histamina, el cual desencadena síntomas alérgicos.

Las infecciones del tracto vaginal por hongos responden favorablemente a las duchas con fórmulas de *lactobacillus bifidus*. Estos microorganismos destruyen a los organismos patógenos. Cuando se utiliza como enema, el *lactobacillus bifidus* ayuda a establecer un medio intestinal sano. Así mismo, mejora la función intestinal porque contribuye a los movimientos peristálticos y ablanda los excrementos. Además, ayuda a mantener bajo control a las bacterias nocivas y a destruir o a eliminar los residuos tóxicos que se han acumulado en el intestino.

Se ha demostrado que el *lactobacillus bifidus* es provechoso para el tratamiento de la cirrosis del hígado y de la hepatitis crónica. Al mejorar la digestión, el hígado tiene que esforzarse menos. Muchas personas que no responden al *lactobacillus acidophilus* sí reaccionan positivamente al *lactobacillus bifidus*. Muchos expertos consideran que el *lactobacillus bifidus* es más aconsejable para los niños y los adultos con trastornos hepáticos.

Brewer's Yeast (Levadura de cerveza)

Ver Levaduras en esta sección.

Cartílago de bovino (Bovine Cartilage)

El cartílago de bovino limpio, seco y en polvo es un suplemento que ayuda a acelerar la curación de las heridas y a reducir las inflamaciones. Al igual que el cartílago de tiburón, se ha demostrado que es provechoso para la psoriasis, la artritis reumatoidea y la colitis ulcerativa. El producto VitaCarte, de Phoenix BioLabs, contiene cartílago puro de bovino procedente de ganado criado en el campo sin hormonas.

Cartílago de tiburón (Shark Cartilage)

Este suplemento alimentario se elabora secando y pulverizando finamente el material duro y elástico del esqueleto del tiburón. Entre los muchos componentes activos del cartílago de tiburón, el más importante es una clase de proteína que inhibe la angiogénesis, es decir, el proceso mediante el cual se desarrollan nuevos vasos sanguíneos. Esta característica lo hace muy valioso para combatir diversas enfermedades. Por ejemplo, muchos tumores cancerosos prosperan únicamente porque inducen al organismo a desarrollar nuevas redes de vasos sanguíneos para obtener los nutrientes que requieren. El cartílago de tiburón impide que este proceso se realice y, en consecuencia, priva de nutrientes a los tumores. El resultado es que éstos empiezan a contraerse. Hay también algunos problemas de salud, como retinopatía diabética y degeneración de la mácula, que se caracterizan por el desarrollo de nuevos vasos sanguíneos en el interior del ojo. Debido a que crecen en lugares inapropiados, la presencia de esos vasos sanguíneos pueden conducir a la ceguera. Enfermedades como éstas al parecer responden bien al cartílago de tiburón. Este suplemento alimentario también es conveniente para otras enfermedades, como artritis, psoriasis y enteritis (inflamación del recubrimiento mucoso del intestino). Además de la proteína que inhibe la angiogénesis, el cartílago de tiburón contiene calcio (aproximadamente 16 por ciento) y fósforo (aproximadamente 8 por ciento), que son absorbidos como nutrientes, y mucopolisacáridos, que estimulan el sistema inmunológico.

El cartílago de tiburón se consigue en polvo y en cápsulas. Hay que ser cauteloso al comprar cartílago de tiburón, pues de su pureza y correcto procesamiento depende su eficacia. Conviene leer cuidadosamente las etiquetas porque no todos los productos están elaborados con cartílago puro de tiburón. El color del cartílago puro de tiburón es blanco. Si el olor y/o el sabor le parecen más fuertes de lo que puede tolerar, busque un producto llamado BeneFin, cuyo sabor y olor a pescado son menos fuertes que la mayoría de los demás productos. BeneFin es la marca registrada del cartílago de tiburón que Lane Labs-USA procesa de manera natural y comercializa a través de varias compañías que cuentan con la licencia correspondiente. Si usted toma gran cantidad de cartílago de tiburón, le conviene aumentar los suplementos de algunos minerales, en especial magnesio y potasio, para que su organismo conserve un adecuado equilibrio mineral. Las mujeres embarazadas, los niños y las personas que han sido sometidas recientemente a cirugía o que han sufrido un ataque cardíaco *no* deben tomar cartílago de tiburón.

Celulosa (Cellulose)

Ver en Fibra en esta sección.

Chlorella

La chlorella es un alga acuática monocelular que contiene un núcleo y una cantidad enorme de clorofila lista para utilizar. También contiene proteínas (aproximadamente 58 por ciento), carbohidratos, todas las vitaminas B, vitaminas C y E, aminoácidos y microminerales poco comunes. De hecho, es un alimento prácticamente completo. Contiene más vitamina B_{12} que el hígado, además de una cantidad considerable de betacaroteno. Sin embargo, como su fuerte pared celular dificulta el acceso a sus nutrientes, tiene que ser procesada industrialmente para actuar de manera eficaz.

La chlorella es una de las pocas especies de algas comestibles que crecen en el agua. La clorofila de la chlorella acelera la limpieza del torrente sanguíneo. Esta alga tiene un altísimo contenido de RNA y DNA, y protege contra los efectos dañinos de la radiación ultravioleta. Estudios revelan que la chlorella es una excelente fuente de proteínas, en especial para quienes no consumen carne.

Citrin

Citrin es la marca de un extracto de hierbas estandarizado que proviene de la fruta de la planta *Garcinia cambogia*, también conocida como Indian berry. El citrin inhibe la síntesis de los ácidos grasos en el hígado, estimula la conversión de grasa corporal en combustible y suprime el apetito. Es útil fundamentalmente para tratar la obesidad, aunque también ayuda a prevenir o retardar la aterosclerosis y las enfermedades del corazón. No afecta al sistema nervioso ni produce efectos secundarios conocidos. Numerosos productos de diversos fabricantes contienen citrin entre sus ingredientes.

Clorofila (Chlorophyll)

Ver Chlorella y "Green Drinks" en esta sección.

Dimethylsulfoxide (DMSO)

El dimethylsulfoxide (DMSO) es un subproducto del procesamiento de la madera en la fabricación de papel. Se trata de un líquido algo grasoso que se parece al aceite mineral y que huele a ajo. Por su alta calidad como disolvente se utiliza mucho como desengrasante, diluyente de pintura y anticongelante. Además, tiene propiedades terapéuticas sorprendentes, en especial para la curación de lesiones. Aplicar DMSO elimina prácticamente el dolor cuando hay esguince de tobillo, desgarramiento muscular, dislocación de articulaciones y fracturas simples. También promueve la actividad del sistema inmunológico.

La piel absorbe el DMSO, que entra al torrente sanguíneo por ósmosis a través de las paredes capilares. Luego se distribuye por el sistema circulatorio y, finalmente, se excreta en la orina. Se ha utilizado con éxito para el tratamiento de lesiones del cerebro y de la médula espinal, para la artritis, el síndrome de Down, la ciática y otros problemas de la espalda, el queloide, el acné, las quemaduras, los problemas de la musculatura esquelética, las lesiones deportivas, el cáncer, la sinusitis, los dolores de cabeza, las úlceras cutáneas, el herpes y las cataratas.

Fibra (Fiber)

La fibra, que se encuentra en muchos alimentos, ayuda a reducir el nivel del colesterol sanguíneo; así mismo, estabiliza el nivel del azúcar de la sangre. La fibra ayuda a prevenir el cáncer de colon, el estreñimiento, las hemorroides, la obesidad y muchos otros problemas de salud. También es útil para eliminar algunos metales tóxicos del organismo. Como el proceso de refinamiento sustrae gran parte de la fibra natural de los alimentos que consumimos, la dieta estadounidense estándar es muy deficiente en fibra.

La fibra tiene siete clasificaciones básicas: bran, celulosa, goma, hemicelulosa, lignina, mucílago y pectina. Cada una de estas clasificaciones tiene su propia función. Lo mejor es alternar el consumo de las distintas fuentes de fibra suplementaria. Se debe comenzar con una cantidad pequeña y aumentar gradualmente hasta que la deposición adquiera una consistencia adecuada. Hay que tener en cuenta que aunque la dieta promedio de la actualidad es pobre en fibra, consumir demasiada puede reducir la absorción del cinc, el hierro y el calcio. Para que no pierdan eficacia, los suplementos de fibra no se deben tomar junto con otros medicamentos o suplementos.

Además de tomar suplementos de fibra, asegúrese de que su dieta se la suministre. Su dieta debe incluir los siguientes alimentos ricos en fibra: harinas y cereales integrales, brown rice, agar agar, toda clase de brans, la mayoría de las frutas frescas, prunes, nueces, semillas (especialmente flaxseeds), fríjoles, lentejas, guisantes y vegetales crudos y frescos. Consuma todos los días varios alimentos de éstos. Cuando consuma productos orgánicos, déjeles la cáscara a la manzana y a la papa. Envuelva el pollo en corn bran (salvado de maíz) o en oats cuando lo vaya a hornear. Agrégueles bran adicional a los cereales y a los panes. El popcorn sin sal ni mantequilla es otra magnífica fuente de fibra.

Celulosa (Cellulose)

La celulosa es un carbohidrato indigerible que se encuentra en la capa externa de los vegetales y de las frutas. Es beneficioso para las hemorroides, las venas várices, la colitis y el estreñimiento, así como también para eliminar de la pared del colon las sustancias cancerígenas. Se encuentra en la manzana, la remolacha, la nuez de Brazil, el bróculi, la zanahoria, el apio, el fríjol verde, los lima beans, la pera, los guisantes y los granos enteros.

Gomas (Gums), mucílagos (Mucilages) y salvado (Bran)

Tanto las gomas como los mucílagos ayudan a regular el nivel sanguíneo de la glucosa, a bajar el colesterol y a eliminar las toxinas. Se encuentran en el oatmeal, el oat bran (salvado de avena), las semillas de sesame y el fríjol seco.

Uno de los siguientes productos debe formar parte de su dieta diaria:

- *Semillas de fennel.* El fennel es una hierba provechosa para la digestión. Sus semillas ayudan a liberar de mucosidad el tracto intestinal y alivian la flatulencia.

- *Glucomannan.* Derivado del tubérculo de la planta amorphophallis, el glucomannan recoge la grasa de la pared del colon y la elimina. Esta sustancia es beneficiosa para la diabetes y la obesidad porque ayuda a eliminar la grasa. Se ha demostrado que normaliza el azúcar sanguíneo y, por tanto, es conveniente para las personas hipoglicémicas. El glucomannan ayuda a controlar el apetito porque se expande sesenta veces su propio peso. Tomar dos o tres cápsulas con un vaso grande de agua treinta minutos antes de las comidas mitiga las reacciones alérgicas y algunos síntomas relacionados con los niveles altos y bajos de azúcar sanguíneo. Puesto que las cápsulas de glucomannan se pueden alojar y expandir en la garganta — y causar problemas respiratorios — tómelas siempre con un buen vaso de agua. Como este producto no tiene sabor ni olor, se le puede agregar a los alimentos a fin de ayudar a normalizar el azúcar sanguíneo.

- *Guar gum.* Extraído de las semillas del guar, el guar gum coadyuva en el tratamiento de la diabetes y sirve para controlar el apetito. Tiene la capacidad de reducir el colesterol, los triglicéridos y las lipoproteínas de baja densidad de la sangre. Además, se liga a sustancias tóxicas y las elimina del organismo. Las tabletas de guar gum se deben masticar muy bien o chupar lentamente, sin tragarlas enteras, y siempre con mucha agua porque el guar gum tiende a apelmazarse en la garganta cuando se mezcla con saliva. Las personas con dificultades para tragar los alimentos o las que han sido sometidas a cirugía gastrointestinal no deben consumir este producto. Algunas personas con alteraciones del colon pueden presentar dificultades cuando utilizan guar gum.

- *Oat bran y rice bran.* El bran es la cáscara triturada del grano de los cereales, que ha sido separada de la harina mediante cernido. Ayuda a bajar el nivel del colesterol.

- *Semillas de psyllium.* El psyllium es un grano que se cultiva en la India y que se utiliza por su contenido de fibra. Es una de las fibras más apreciadas porque limpia el intestino y ablanda la materia fecal. Se endurece rápidamente cuando se mezcla con líquido y se debe consumir de inmediato. Algunos médicos recomiendan Metamucil como laxante y suplemento de fibra por su contenido de psyllium hydrophilic mucilloid. Sin embargo, nosotros preferimos los productos menos procesados y completamente naturales.

Hemicelulosa (Hemicellulose)

La hemicelulosa es un carbohidrato complejo indigerible que absorbe agua. Promueve la pérdida de peso, corrige el estreñimiento, previene el cáncer de colon y controla los carcinógenos en el tracto intestinal. La hemicelulosa se encuentra en la manzana, el banano, el fríjol, la remolacha, el cabbage, el maíz, los vegetales de hoja verde, la pera, los peppers y los cereales integrales.

Lignina (Lignin)

Esta clase de fibra ayuda a reducir el nivel del colesterol. También previene la formación de cálculos biliares porque se une con los ácidos de la bilis y elimina el colesterol antes de que se formen. Es beneficioso para las personas que sufren de diabetes o de cáncer de colon. La lignina se encuentra en las nueces de Brazil, la zanahoria, el fríjol verde, el durazno, los guisantes, la papa, la fresa, el tomate y los granos enteros.

Pectina (Pectin)

Debido a que disminuye la rapidez con que se absorben los alimentos después de comer, la pectina les conviene a las personas diabéticas. La pectina elimina del organismo los metales y las toxinas indeseables, reduce los efectos secundarios de la radioterapia y contribuye a bajar el colesterol. Así mismo, disminuye el riesgo de contraer enfermedades del corazón y de desarrollar cálculos biliares. La pectina se encuentra en la manzana, el banano, la remolacha, el cabbage, la zanahoria, las frutas cítricas, los guisantes secos y la okra.

Suplementos que combinan distintas clases de fibra

En el mercado se encuentran muchos productos que combinan dos o más clases diferentes de fibra, o que combinan fibra con otros ingredientes. Nosotros recomendamos los dos productos siguientes:

- *Aerobic Bulk Cleanse (ABC).* Este producto, de Aerobic Life Industries, es una excelente fuente de fibra. Contiene cáscara de semilla de psyllium rubio y las hierbas licorice e hibiscus. Esta bebida terapéutica ayuda a curar y a limpiar el colon. Es excelente para la diarrea y el estreñimiento. Agréguele este producto a un jugo de aloe vera y frutas y tómeselo con el estómago vacío al despertarse en la mañana. Revuélvalo bien y tómeselo rápidamente para que no se espese. Algunos productos relacionados con éste, también de Aerobic Life Industries, son 10-Day Colon Cleanse y 45-Day Cleanse for Colon, Blood and Lymph.
- *A.M./P.M. Ultimate Cleanse.* Esta fórmula combina gomas con celulosa, hemicelulosa, pectina y lignina, además de hierbas que refuerzan y limpian la sangre y los órganos internos. Se trata de un programa completo para estimular y desintoxicar el organismo, y lo vende Nature's Secret.

Flaxseeds y aceite de flaxseed (Flaxseed Oil)

Ver en Ácidos grasos esenciales en esta sección.

Germen de maíz (Corn Germ)

El corn germ se obtiene aislando el embrión de la planta del maíz, el cual contiene los nutrientes más provechosos. El corn germ se conserva sin deteriorarse durante más tiempo que el wheat germ, y su contenido de algunos nutrientes, en especial cinc, es diez veces mayor. El corn germ se utiliza para apanar el pollo y el pescado. También se puede agregar a los cereales y esparcir sobre los alimentos.

Germen de trigo (Wheat Germ)

El wheat germ es el embrión del grano del trigo. Es una buena fuente de vitamina E, de la mayoría de las vitaminas B, de los minerales calcio, magnesio y fósforo, y de varios microelementos.

El wheat germ tiene el problema de que se rancia con facilidad. Si usted lo compra por separado de la harina, asegúrese de que el producto esté fresco. Debe estar empacado al vacío o refrigerado, y debe tener la fecha de empaque o la fecha de vencimiento. El wheat germ tostado dura más tiempo, pero el producto natural es mejor porque no es procesado. En el comercio se encuentran cápsulas de aceite de wheat germ.

Ginkgo Biloba

El árbol ornamental *Ginkgo biloba* es originagrio de China y en la actualidad crece en regiones de clima templado de todo el mundo. El extracto de sus hojas, que tienen forma de abanico, es uno de los productos herbales más populares del mundo. Publicaciones científicas han informado que mejora la circulación de la sangre y que aumenta el suministro de oxígeno al corazón, al cerebro y, en general, a todo el cuerpo. Por esta razón, es bueno para la memoria y alivia los dolores musculares. Así mismo, actúa como antioxidante, combate el envejecimiento, reduce la presión arterial, inhibe la formación de coágulos y es provechoso para el tinnitus, el vértigo, la sordera, la impotencia y la enfermedad de Raynaud. La hierba ginkgo biloba es ampliamente conocida como la "hierba inteligente" de nuestra época. Además, se ha comprobado que en algunos pacientes controla el avance de la enfermedad de Alzheimer en sus primeras etapas.

Ginseng

El ginseng se utiliza en todo el Lejano Oriente como tónico para combatir la debilidad y aumentar la energía. Hay varias clases de ginseng: *Eleutherococcus senticosus* (Siberian ginseng), *Panax quinquefolium* (American ginseng), *Panax ginseng* (Chinese ginseng o Korean ginseng) y *Panax japonicum* (Japanese ginseng). La variedad más utilizada es la *Panax ginseng.*

Los indígenas de América del Norte estaban familiarizados con el ginseng. Lo llamaban *gisens* y lo utilizaban para los problemas estomacales y bronquiales, así como también para el asma y el dolor en el cuello. Científicos rusos sostienen que la raíz del ginseng estimula la actividad física y mental, mejora el funcionamiento de las glándulas endocrinas y tiene efectos beneficiosos en las glándulas sexuales. El ginseng ayuda a combatir la fatiga porque aumenta la utilización de los ácidos grasos como fuente de energía, lo que se traduce en ahorro del glicógeno (la clase de glucosa que se almacena en el hígado y en las células de los músculos). El ginseng se utiliza para mejorar el desempeño atlético, rejuvenecer, favorecer la longevidad, desintoxicar y normalizar todo el organismo.

En dosis moderadas, parece que el ginseng eleva la presión arterial; en dosis más altas, parece que la reduce. Investigaciones indican que altas dosis de ginseng son provechosas para el tratamiento de enfermedades inflamatorias, como artritis reumatoidea (sin los efectos secundarios de los esteroides), y que protegen contra los efectos dañinos de la radiación. El ginseng es conveniente para las personas diabéticas porque disminuye el nivel sanguíneo de la hormona cortisol (la cual fecta a la acción de la insulina). Sin embargo, las personas hipoglicémicas deben evitar las dosis altas de ginseng.

La raíz se consigue en muchas presentaciones: entera, en trozos sin tratar, en polvo, en extracto en polvo, en extracto líquido o concentrado, en gránulos para hacer té instantáneo, en tintura, en base aceitosa, en tabletas y en cápsulas. Estos productos no deben contener azúcar ni colorantes, y deben ser elaborados a base de ginseng puro. Muchos fabricantes de suplementos les adicionan ginseng a productos combinados; sin embargo, esos productos suelen tener cantidades tan bajas de ginseng que son ineficaces. La compañía Wakunaga of America distribuye varios productos de alta calidad elaborados con Korean ginseng o con Siberian ginseng.

Nosotros aconsejamos seguir la pauta trazada por los rusos para la utilización del ginseng: tómelo entre quince y veinte días, y descontinúelo durante dos semanas. No tome dosis altas durante períodos largos.

Glucomannan

Ver en Fibra en esta sección.

Glucosamina (Glucosamine)

Ésta es una de las muchas sustancias clasificadas como *aminoazúcares*. Los aminoazúcares son componentes de carbohidratos incorporados en la estructura de los tejidos del cuerpo, a diferencia de otros azúcares presentes en el organismo que son utilizados como fuente de energía. Así pues, la glucosamina interviene en la formación de las uñas, los tendones, la piel, los ojos, los huesos, los ligamentos y las válvulas del corazón. También interviene en las secreciones mucosas de los tractos digestivo, respiratorio y urinario.

El organismo sintetiza la glucosamina a partir del aminoácido glutamina y de la glucosa, un carbohidrato simple. En suplemento se consigue en forma de glucosamine sulfate. Algunos de los productos que podemos recomendar son GlucosaMend, de Source Naturals; Glucosamine Plus, de Food Science Laboratories, y Glucosamine Sulfate Complex, de PhytoPharmica. Los suplementos de glucosamina sirven para el asma, la bursitis, la candidiasis, las alergias alimentarias, la osteoporosis, las alergias respiratorias, la tendinitis, la

vaginitis y diversos problemas de la piel. Un compuesto relacionado es N-acetylglucosamine (NAG), que se consigue como N-A-G, de Source Naturals.

"Green Drinks" ("Bebidas verdes")

Los "green drinks" son fórmulas de alimentos naturales elaboradas con plantas que desintoxican y limpian eficazmente la sangre, además de ser fuentes de clorofila, minerales, enzimas y otros importantes nutrientes. Suelen venderlas en polvo para mezclar en el momento de ser utilizadas. Muchas compañías comercializan fórmulas de esta clase. Nosotros recomendamos los siguientes productos:

- *Barley Green*, de *AIM International*. Este producto contiene una mezcla de jugo de barley y kelp.

- *Earthsource Greens & More*, de *Solgar*. Esta fórmula combina alfalfa, barley, kamut y trigo cultivados orgánicamente; dos algas (spirulina hawaiana azul-verdosa y chlorella de China); tres hongos que estimulan poderosamente el sistema inmunológico (maitake, reishi y shiitake), y bróculi, zanahoria y red beet pulverizados, los cuales suministran fitonutrientes. Su sabor a fruta proviene de los polvos elaborados con frutas frescas.

- *Green Magma*, de *Green Foods Corporation*. Green Magma es el jugo puro y natural de las hojas tiernas del barley libre de pesticidas que cultivan orgánicamente en el Japón. A fin de enriquecer este producto con vitamina B_1, ácido nicotínico y ácido linoleico, le adicionan brown rice. El Green Magma contiene miles de enzimas que desempeñan un papel importante en el metabolismo corporal (*ver* ENZIMAS en la Primera Parte), además de una alta concentración de superoxide dismutasa (SOD). El producto en polvo se puede mezclar con jugos o con agua de buena calidad.

- *Kyo-Green*, de *Wakunaga of America*. Este producto combina barley, wheatgrass, kelp y el alga verde chlorella. El barley y el wheatgrass se cultivan orgánicamente. Se trata de una fuente altamente concentrada de clorofila, aminoácidos, vitaminas, minerales, caroteno y enzimas. La chlorella es rica en vitamina A, y el kelp suministra yodo y otros valiosos minerales (*ver* Chlorella y Kelp en esta sección).

- *ProGreens*, de *NutriCology*. Los productos ProGreens incluyen polvo extraído de jugo de alfalfa, barley, oat y wheatgrass cultivados orgánicamente; fibra natural, brotes de trigo, algas azul-verdosas y algas marinas, fructooligosaccharides (FOS), lecitina, extractos estandarizados de bioflavonoides, jalea real y polen de abeja, extractos de remolacha y de espinaca, polvo de jugo de acerola, vitamina E natural, y las hierbas astragalus, echinacea, licorice, Siberian ginseng y suma.

Guar Gum

Ver en Fibra en esta sección.

Hemicelulosa (Hemicellulose)

Ver en Fibra en esta sección.

Hígado desecado (Desiccated Liver)

El hígado desecado es hígado seco concentrado, que se convierte en polvo o en tabletas. Esta clase de hígado contiene vitaminas A, D y C, las vitaminas del complejo B, y los minerales calcio, cobre, fósforo y hierro. El hígado desecado es provechoso para la anemia y genera glóbulos rojos sanos. Además, intensifica la energía, es provechoso para las enfermedades del hígado y alivia el estrés del organismo. Utilice solamente productos elaborados con hígado de ganado vacuno criado orgánicamente.

Jalea real (Royal Jelly)

La jalea real es una sustancia espesa y lechosa secretada por las glándulas faríngeas de un grupo especial de abejas nodrizas entre su sexto y duodécimo días de vida. La jalea real se produce de manera natural cuando la miel y el polen se combinan y refinan dentro de la joven abeja. Esta sustancia contiene todas las vitaminas del complejo B, incluyendo una alta concentración de ácido pantoténico (vitamina B_5) y vitamina B_6 (piridoxina), y es la única fuente natural de acetilcolina pura. La jalea real también contiene minerales, enzimas, hormonas, dieciocho aminoácidos, componentes antibacterianos y antibióticos, y vitaminas A, C, D y E. Es beneficiosa para el asma bronquial, las enfermedades del hígado y de los riñones, la pancreatitis, el insomnio, las úlceras estomacales, las fracturas óseas y los problemas cutáneos. Igualmente, fortalece el sistema inmunológico.

La jalea real se debe combinar con miel para que no pierda eficacia. Se debe mantener refrigerada y es importante que esté muy bien sellada en el momento de comprarla. Este producto se altera con facilidad.

Kelp

El kelp es una variedad de alga marina que se puede comer cruda, aunque se suele utilizar seca, granulada o pulverizada. También se encuentra en forma líquida, y se le puede agregar al agua de tomar. El kelp granulado o pulverizado se utiliza para realzar el sabor de los alimentos y como sustitutivo de la sal. Si el sabor no le agrada, cómprelo en tableta.

El kelp es una rica fuente de vitaminas (especialmente vitaminas B), minerales y microelementos importantes. Se sabe que es muy beneficioso para el tejido cerebral, las membranas que cubren el cerebro, los nervios sensoriales, la médula espinal, las uñas y los vasos sanguíneos. Por su contenido de yodo se utiliza para tratar problemas tiroideos, y es provechoso para trastornos tan variados como la caída del cabello, la obesidad y las úlceras. El kelp protege contra los efectos de la radiación y ablanda las heces. Se recomienda como suplemento dietético diario, especialmente para las personas que presentan deficiencia de minerales.

Lactobacillus Acidophilus

Ver Acidophilus en esta sección.

Lactobacillus Bifidus

Ver Bifidus en esta sección.

Lecitina (Lecithin)

La lecitina es una clase de lípido que necesitan todas las células del cuerpo humano. Las membranas celulares, que regulan el paso de los nutrientes desde las células y hacia ellas, se componen en gran parte de lecitina. El recubrimiento protector del cerebro se compone de lecitina, y tanto los músculos como las células nerviosas contienen esta sustancia grasa esencial. La lecitina se compone básicamente de colina, una de las vitaminas B, y también de ácido linoleico e inositol. A pesar de que la lecitina es un lípido, es parcialmente soluble en agua; por tanto, actúa como agente emulsificante. Por este motivo muchos alimentos procesados contienen lecitina.

Este nutriente ayuda a prevenir la arteriosclerosis, protege contra las enfermedades cardiovasculares, mejora el funcionamiento del cerebro, y facilita la absorción de tiamina por parte del hígado y de vitamina A por parte del intestino. La lecitina también es apreciada porque aumenta la energía. Además, es necesaria para reparar el daño hepático causado por el alcoholismo. La lecitina ayuda a que las grasas, como el colesterol y otros lípidos, se dispersen en agua y se eliminen del organismo. Así, los órganos y las arterias vitales quedan protegidos contra la acumulación de grasa.

Adicionarle lecitina a la dieta es una medida sensata especialmente para las personas de edad avanzada. Cualquier persona que esté tomando niacina para controlar los niveles sanguíneos de colesterol y triglicéridos también debe incluir lecitina en su programa de tratamiento. A los cereales, sopas, jugos y pan se les puede agregar dos cucharadas de gránulos de lecitina. La lecitina también se encuentra en cápsulas. Tomar una cápsula de 1.200 miligramos antes de cada comida ayuda a digerir las grasas y a absorber las vitaminas solubles en grasa.

Aun cuando la mayor parte de la lecitina se deriva de la soya, recientemente se ha popularizado la lecitina del huevo. Este tipo de lecitina se extrae de yema de huevo fresco y es una sustancia que brinda esperanza para quienes sufren de AIDS, herpes, síndrome de fatiga crónica y alteraciones autoinmunes relacionadas con el envejecimiento. Estudios han revelado que esta clase de lecitina es más provechosa que la de soya para la gente que presenta estos problemas. Otras fuentes de lecitina son brewer's yeast, granos, legumbres, pescado y wheat germ.

Levadura de cerveza (Brewer's Yeast)

Ver Levaduras en esta sección.

Levaduras (Yeast)

La levadura es un organismo unicelular que se multiplica a velocidades extraordinarias y duplica su número en dos horas.

Cómo mantener un nivel adecuado
de melatonina de manera natural

La producción de melatonina aumenta al caer la noche. En la mañana, cuando la luz del día entra en contacto con la retina, impulsos neurales hacen que disminuya la velocidad con que se produce esta hormona. No cabe duda de que la luz y la oscuridad son los factores principales de los cuales depende el ritmo de producción de esta hormona; sin embargo, no son los únicos. De hecho, se ha encontrado que varias rutinas diarias pueden afianzar el ritmo de producción de melatonina. A continuación nos referiremos a algunas maneras sencillas de ayudarle al organismo a mantener un nivel alto de esta importante hormona:

- Establezca horarios para sus comidas. El ritmo de producción de la melatonina se consolida mediante rutinas diarias y regulares. En lo posible, coma siempre a la misma hora para que su organismo se sincronice con los ritmos del día.
- Haga una comida ligera por la noche. Cuando la pro-

ducción de melatonina comienza al caer la noche, el proceso digestivo se vuelve más lento. Por tanto, consumir alimentos pesados antes de acostarse puede producir alteraciones digestivas que causan problemas para conciliar el sueño o para dormir bien. Para dormir todo lo que usted necesita, tome temprano en la noche una comida pequeña y ligera.

- Evite los estimulantes. El café, el té, las colas y los medicamentos que contienen cafeína dificultan el sueño y, en consecuencia, pueden afectar a la producción de melatonina. Elimine esos estimulantes de su dieta y, en lo posible, de su vida.
- No haga ejercicio tarde en la noche. El ejercicio vigoroso retarda la secreción de melatonina. Hacer ejercicio en la mañana refuerza los buenos hábitos de sueño que conducen a la producción regular de melatonina. Para mejores resultados, haga su ejercicio por la mañana y al aire libre.

Las levaduras contienen muchos nutrientes básicos, como vitaminas B (excepto vitamina B_{12}), dieciséis aminoácidos y, por lo menos, catorce minerales diferentes. El contenido proteínico de las levaduras representa el 52 por ciento de su peso. Las levaduras poseen también gran cantidad de fósforo.

La levadura prospera en diversos medios. La levadura nutricional, o brewer's yeast, se desarrolla en el hops (lúpulo), una hierba amarga que también se utiliza como ingrediente de la cerveza. La torula yeast crece en los blackstrap molasses o en la pulpa de la madera. El Bio-Strath, un producto líquido de levadura producido en Suiza y distribuido por Bioforce of America, se deriva de hierbas, miel y malta. Es un producto natural que recomendamos ampliamente.

La live baker's yeast se debe evitar porque las células vivas de esta levadura agotan las vitaminas B y otros nutrientes del organismo. En cambio, aunque en la levadura nutricional esas células vivas se destruyen, los nutrientes provechosos permanecen.

La levadura se puede consumir en jugo o en agua, y aumenta la energía entre las comidas. También se le puede adicionar a la dieta para ayudar en el tratamiento de algunos problemas de salud. Contribuye al metabolismo del azúcar y es conveniente para el eccema, los problemas cardíacos, la gota, el nerviosismo y la fatiga. Gracias a que fortalece el sistema inmunológico, la levadura es provechosa para las personas que están en tratamiento para el cáncer, como radioterapia y quimioterapia. Al parecer, también mejora el rendimiento mental y físico. El Dr. William Crook, autor del libro *The Yeast Connection* (Vintage Books, 1986), afirma que las personas que sufren de problemas relacionados con la cándida, pero que no son alérgicas específicamente a la levadura, pueden tomar suple-

mentos alimentarios que contienen levaduras. Sin embargo, nosotros sugerimos evitar los productos de levadura cuando se sospecha que existe candidiasis. Como la levadura contiene cantidades considerables de fósforo, las personas que sufren de osteoporosis también deben evitar esos productos (*ver* OSTEOPOROSIS en la Segunda Parte). Quienes toman levadura también deben tomar cantidades adicionales de calcio.

Lignina (Lignin)

Ver en Fibra en esta sección.

Maitake

El maitake (*Grifola frondosa*) es un hongo de larga tradición en la cocina y la herbología de China y el Japón. Crece silvestre en el Japón, así como también en algunas regiones del este de América del Norte. Sin embargo, como su cultivo es difícil desde hace poco tiempo se vende sin restricciones.

El maitake le ayuda al organismo a adaptarse al estrés y a normalizar sus funciones. Se piensa que las propiedades curativas de este hongo se relacionan con su alto contenido de un poderoso polisacárido llamado beta-1.6-glucan. En estudios de laboratorio se ha observado que esta sustancia previene la carcinogénesis, inhibe el desarrollo de tumores cancerosos, mata el virus del HIV e intensifica la actividad de células inmunes clave conocidas como células T, o células CD4. El hongo maitake también es beneficioso para la diabetes, el síndrome de fatiga crónica, la hepatitis crónica, la obesidad y la presión arterial alta.

Investigaciones han demostrado que el hongo maitake se absorbe mejor que otros hongos, como el shiitake, y que es igual de eficaz por vía oral que por vía intravenosa. El maitake se puede consumir como alimento o se puede tomar como suplemento. Compre hongos secos cultivados orgánicamente (para cocinarlos, sumérjalos en agua o en caldo durante media hora), o cómprelos en cápsula, en extracto o en preparación para hacer té. Algunos suplementos en cápsula contienen una pequeña cantidad de vitamina C, lo cual incrementa la eficacia del ingrediente activo de este hongo y facilita su absorción.

Melatonina (Melatonin)

La hormona melatonina es producida de manera natural por la glándula pineal, una estructura cerebral en forma de cono. El patrón del organismo para producir melatonina es parecido al de otras hormonas "antienvejecimiento": human growth hormone (HGH) y dehydroepiandrosterone (DHEA). Durante los primeros años de vida, el organismo produce melatonina en abundancia. No obstante, poco antes de la pubertad su producción empieza a declinar, y sigue declinando constantemente a medida que envejecemos.

Estudios de investigación han comprobado que la melatonina produce múltiples y profundos efectos a largo plazo en el organismo. Como es uno de los antioxidantes más potentes que se han descubierto — es más eficaz que las vitaminas C y E, e, incluso, que el betacaroteno — la melatonina evita la peligrosa oxidación. De esta manera, la melatonina impide que se presenten cambios que conducen a hipertensión arterial y a ataques cardíacos, y puede reducir el riesgo de algunos tipos de cáncer. De hecho, algunas investigaciones han indicado que la causa de muchos problemas relacionados con la edad es el bajo nivel de melatonina, una condición que disminuye la capacidad del organismo de prevenir y reparar el daño causado por la oxidación. También se ha descubierto que la melatonina estimula el sistema inmunológico. Además, desempeña un papel preponderante en la producción de estrógeno, testosterona y probablemente otras hormonas; ayuda a prevenir los tipos de cáncer que se relacionan con el sistema reproductivo, y retarda el desarrollo de crecimientos malignos ya existentes. Estudios recientes indican que tomar melatonina por la mañana estimula el crecimiento de los tumores, mientras que tomarla por la noche retarda su crecimiento. Así mismo, como la secreción de melatonina es cíclica - responde a la llegada de la oscuridad al final del día - esta hormona le ayuda a nuestro organismo a adaptarse a los ritmos diurno y nocturno. La melatonina ayuda, pues, a regular el sueño.

La investigación en torno a la melatonina no se detiene y, por consiguiente, los conocimientos acerca de sus funciones en el organismo y de los efectos de tomarla en suplemento aumentan cada vez más. Estudios científicos realizados con sujetos humanos y evidencias anecdóticas indican que los suplementos de melatonina no sólo no producen efectos secundarios, sino que les ayudan a conciliar el sueño a los adultos que sufren de insomnio y a los niños autistas, epilépticos, con síndrome de Down, parálisis cerebral y otros problemas que afectan al sueño. Estudios realizados con animales indican que los suplementos de melatonina ayudan a prevenir alteraciones relacionadas con el envejecimiento y, posiblemente, a prolongar la vida. La melatonina se suele tomar para aliviar las molestias asociadas con el síndrome premenstrual (PMS) y para estimular el sistema inmunológico. También ayuda a prevenir la pérdida de memoria, la arteriosclerosis y el derrame cerebral. Aparte de lo anterior, se utiliza para el tratamiento del cáncer y la enfermedad de Alzheimer.

Aunque no se han encontrado niveles tóxicos de melatonina, hay investigadores que consideran que algunas personas no deben utilizar este suplemento mientras no se disponga de más información al respecto. Entre ellas están las mujeres embarazadas o lactantes, las personas con alergias severas o con enfermedades autoinmunes, los pacientes de cáncer asociado con el sistema inmunológico — como linfoma y leucemia — y los niños que gozan de buena salud y cuyo organismo, por tanto, produce cantidades suficientes de esta hormona. Debido a que se ha encontrado que dosis altas de melatonina tienen un efecto anticonceptivo, las mujeres que desean quedar embarazadas deben abstenerse de tomar suplementos de esta hormona.

La melatonina se debe tomar dos horas antes de acostarse, o menos, a fin de que la liberación de la hormona adicional se sume a la producción natural, que en ese momento está en su punto máximo. Si usted suele despertarse después de dormir varias horas, tome algún suplemento de melatonina de liberación gradual. La presentación sublingual le conviene si está muy enfermo o si tiene problemas para absorber los nutrientes. Cuando se despierte después de haber dormido con ayuda de la melatonina, no se sentirá cansado ni atontado, sino fresco y descansado. Si se siente atontado, disminuya la dosis (para aprender a mantener o a incrementar el nivel de melatonina mediante rutinas diarias, *ver* más arriba Cómo mantener un nivel adecuado de melatonina de manera natural). Para obtener información acerca de otras hormonas que combaten el envejecimiento, *ver* TERAPIA A BASE DE DHEA y TERAPIA CON HORMONA DEL CRECIMIENTO en la Tercera Parte.

Miel (Honey)

Las abejas producen miel mezclando néctar (una sustancia dulce secretada por las flores) con enzimas de abeja. La miel se compone en un 35 por ciento de proteína y contiene la mitad de todos los aminoácidos; es una fuente altamente concentrada de muchos nutrientes esenciales, entre ellos grandes cantidades de carbohidratos (azúcares), algunos minerales, vitaminas del complejo B y vitaminas C, D y E.

La miel se utiliza para aumentar la energía y acelerar la cicatrización. Es un antiséptico natural y un buen emplasto para las quemaduras y las heridas. La miel se usa también para endulzar algunos alimentos y bebidas. Dependiendo del origen de las flores y el néctar, el color y el sabor de la miel varían un poco. La miel es, aproximadamente, el doble de dulce que el azúcar; por tanto, sólo se requieren cantidades muy pequeñas de miel para endulzar los alimentos. Las personas diabéticas o hipoglicémicas deben tener cuidado con la miel y sus derivados. Estas sustancias afectan al nivel del azúcar sanguíneo de la misma manera que los azúcares refinados. La miel de Tupelo contiene más fructosa que otras variedades y se absorbe más despacio, por lo que algunas personas hipoglicémicas la pueden utilizar con moderación sin sentirse indispuestas.

Compre únicamente miel sin filtrar, sin calentar y sin procesar, y *nunca* le dé miel a un niño menor de un año. En su forma natural, la miel puede contener esporas de bacterias que producen botulismo. Esto no les causa ningún problema a los adultos ni a los niños más grandes, pero las esporas pueden colonizar el tracto digestivo de los infantes y producir allí la mortífera toxina botulina. La miel no presenta ningún problema después de que el bebé ha cumplido un año de edad.

Mucílago (Mucilage)

Ver en Fibra en esta sección.

Octacosanol

El octacosanol es un concentrado natural de aceite de wheat germ (aunque sería posible extraer octacosanol del trigo entero, se necesitarían diez libras de trigo para obtener solamente 1.000 microgramos de octacosanol). El wheat germ es conocido desde hace mucho tiempo por sus múltiples beneficios. Hoy en día, extractos de wheat germ que pesan únicamente 2 miligramos brindan notables beneficios.

Clínicamente se ha comprobado que el octacosanol aumenta tanto la utilización del oxígeno durante el ejercicio como el almacenamiento del glicógeno en los músculos. En consecuencia, aumenta la resistencia física, mejora el tiempo de reacción, reduce el estrés asociado con la altura sobre el nivel del mar y favorece la oxigenación de los tejidos. Esta sustancia es sumamente provechosa para quienes experimentan dolores musculares después de hacer ejercicio o para quienes tienen poca resistencia física, y es conveniente para la distrofia muscular y otras alteraciones neuromusculares. Además, reduce el nivel del colesterol sanguíneo.

Pectina (Pectin)

Ver en Fibra en esta sección.

Polen de abeja (Bee Pollen)

El polen de abeja es un material de consistencia parecida a la del polvo, que producen las anteras de las plantas en florescencia y que las abejas recogen. Se compone entre un 10 y un 15 por ciento de proteína, y también contiene vitaminas del complejo B, vitamina C, aminoácidos, ácidos grasos esenciales, enzimas, caroteno, calcio, cobre, hierro, magnesio, potasio, manganeso, sodio, esteroles vegetales y azúcares simples.

Al igual que otros productos de las abejas, el polen tiene un efecto antibacteriano. Además, ayuda a combatir la fatiga, la depresión, el cáncer y los trastornos del colon. También es útil para las personas que tienen alergias, pues fortalece el sistema inmunológico.

Conviene que el origen del polen sea local, a fin de aumentar sus propiedades antialergénicas. El polen de abeja fresco no debe ser pegajoso ni debe formar grumos, y tiene que envasarse en recipientes muy bien sellados. Algunas personas (se calcula que el 0.05 por ciento de la población) son alérgicas al polen de abeja. Se recomienda empezar con una cantidad pequeña y observar si se presenta sarpullido, dificultad respiratoria, molestia o algún tipo de reacción. Si se presenta algún síntoma, se debe suspender el consumo.

Propóleos (Bee Propolis)

Los propóleos son una sustancia resinosa que las abejan recogen en diversas plantas. Las abejas los utilizan junto con cera de abeja para construir sus colmenas. Como suplemento son una ayuda excelente para combatir las infecciones bacterianas. Se cree que estimulan la fagocitosis, mecanismo por medio del cual los glóbulos blancos de la sangre destruyen las bacterias.

Por sus efectos antibacterianos, los propóleos sirven como ungüento para las escoriaciones y las contusiones. Además, se sabe que ayudan a combatir la inflamación de las membranas mucosas de la boca y la garganta. También estimulan el sistema inmunológico y sirven para la tos y la sequedad de la garganta, la halitosis, la amigdalitis, las úlceras y el acné.

Asegúrese de que todos los productos de abeja que usted consuma tengan un sabor y un olor frescos. Todos los productos de abeja se deben mantener entre recipientes muy bien sellados, y es aconsejable comprarlos a fabricantes especializados. Para tratar alergias, compre productos preparados a no más de diez millas de su hogar. De esta manera usted obtendrá una dosis mínima de polen que lo insensibilizará al polen de su localidad.

Reishi y Shiitake

Los hongos reishi y shiitake son originarios del Japón; tienen una textura delicada, tallos fuertes y apariencia atractiva. Sin embargo, lo más destacado de estos hongos es su impresionante capacidad para promover la salud.

El hongo reishi (*Ganoderma lucidum*) ha sido popular durante por lo menos dos mil años en el Lejano Oriente. En China, este hongo ocupaba el primer lugar entre los medicamentos más importantes de la antigüedad, y se creía que proporcionaba longevidad y eterna juventud.

El hongo shiitake (*Lentinus edodes*) contiene un polisacárido llamado lentinan que fortalece el sistema inmunológico intensificando la función de las células T. Este hongo contiene dieciocho aminoácidos, siete de los cuales son aminoácidos esenciales. Es rico en vitaminas B, especialmente vitamina B_1 (tiamina), vitamina B_2 (riboflavina) y vitamina B_3 (niacina). Al secarse al sol, este hongo adquiere grandes cantidades de vitamina D. El Medical Departament de Koibe University y el Nippon Kinoko Institute del Japón han informado que el shiitake es eficaz para tratar el cáncer. Además, es completamente comestible y es considerado una exquisitez.

En la actualidad, los hongos reishi y shiitake se utilizan para tratar diversos problemas de salud y aumentar la vitalidad. También se utilizan para prevenir la hipertensión arterial y las enfermedades del corazón, para controlar y bajar el colesterol, para desarrollar resistencia a las enfermedades y para combatir la fatiga y las infecciones virales. Así mismo, estos hongos son conocidos por sus propiedades antitumorales, sumamente valiosas para el tratamiento del cáncer.

Para utilizarlos como alimento, los hongos se consiguen frescos o secos (antes de utilizarlos, sumérjalos durante treinta minutos entre agua caliente o caldo). También se consiguen como suplemento en cápsula, píldora y extracto.

Salvado de arroz (Rice Bran)

Ver en Fibra en esta sección.

Salvado de avena (Oat Bran)

Ver en Fibra en esta sección.

Sea Cucumber

El sea cucumber, también conocido como *bêche de mer* y *trepang,* no es, en realidad, un pepino, sino un animal marino relacionado con las estrellas y los erizos de mar. En China se ha utilizado durante miles de años para tratar la artritis. Investigaciones modernas han confirmado su eficacia para las enfermedades inflamatorias musculosqueléticas, especialmente la artritis reumatoidea, la osteoartritis y la espondilitis anquilosante, una enfermedad reumática que afecta a la columna vertebral.

Algunos investigadores creen que el sea cucumber mejora el equilibrio de las prostaglandinas, sustancias que regulan los procesos inflamatorios. El sea cucumber contiene sustancias conocidas como mucopolisacáridos y condroitinas, de las cuales suelen carecer las personas que sufren de artritis y de problemas del tejido conectivo. Además, suministra los minerales calcio, hierro, magnesio y cinc, y las vitaminas A, B_1 (tiamina), B_2 (riboflavina), B_3 (niacina) y C.

Sea Mussel

El *Perna canaliculus* es una especie comestible de molusco. Además de enzimas y microelementos esenciales, el sea mussel contiene numerosos aminoácidos, los elementos constitutivos de las proteínas del organismo. Los minerales que contiene presentan un equilibrio similar al del plasma sanguíneo, y son chelated de manera natural por los aminoácidos, lo cual mejora la asimilación en el organismo.

El sea mussel coadyuva en el funcionamiento de los sistemas cardiovascular, linfático y endocrino. También contribuye al correcto funcionamiento de los ojos, el tejido conectivo y las membranas mucosas. Así mismo, ayuda a mitigar la inflamación, el dolor y la rigidez característicos de la artritis, y promueve la cicatrización de las heridas y de las quemaduras.

Semillas de fennel (Fennel Seed)

Ver en Fibra en esta sección.

Semillas de psyllium (Psyllium Seed)

Ver en Fibra en esta sección.

Shiitake

Ver Reishi y Shiitake en esta sección.

Spirulina

Reconocida en el mundo entero como la microalga más prometedora de todas, la spirulina es un recurso alimentario de disponibilidad inmediata. Esta alga prospera en climas cálidos y soleados, y en aguas alcalinas del mundo entero. Representa un hito en la industria alimentaria porque produce veinte veces más proteína que la soya en un terreno del mismo tamaño.

La concentración de nutrientes de la spirulina no se parece a la de ningún grano, hierba o planta. Contiene gamma-linolenic acid (GLA) y ácidos linoleico y araquidónico; vitamina B_{12} (necesaria, especialmente, para la salud de los glóbulos rojos de las personas vegetarianas), hierro, un alto nivel de proteínas (entre 60 y 70 por ciento), aminoácidos esenciales, ácidos nucleicos DNA y RNA, clorofila y phycocyanin (un pigmento azul que sólo se encuentra en las algas azul-verdosas y que en experimentos de laboratorio ha aumentado la tasa de supervivencia de ratones con cáncer de hígado).

La spirulina es un alimento digerible y natural que protege el sistema inmunológico, reduce el colesterol y aumenta la absorción de los minerales. También es beneficiosa durante los ayunos. Al mismo tiempo que suministra los nutrientes necesarios para limpiar y curar, disminuye el apetito. Tomar este suplemento alimentario entre comidas es conveniente para las personas hipoglicémicas, porque su alto contenido proteínico ayuda a estabilizar el nivel del azúcar sanguíneo.

Té de kombucha (Kombucha Tea)

Según se dice, el "hongo" kombucha o de Manchuria se ha utilizado durante siglos en Rusia y en los países asiáticos. En realidad, el "hongo" no se come. Más bien, se prepara en té fermentando el "hongo" durante una semana entre una mezcla de agua, azúcar y té verde o negro, por una parte, y apple cider vinegar o un poquito de té preparado antes, por otra parte. El "hongo" se reproduce entre esta mezcla y los hongos "hijos" se utilizan para producir más té (*ver* PREPARACIÓN DEL TÉ DE KOMBUCHA en la Tercera Parte).

Aunque se piensa que es un hongo, el kombucha es, en realidad, una combinación de varios elementos, entre ellos líquenes, bacterias y levaduras. El té de kombucha posee diversos nutrientes y otras sustancias que promueven la salud. Además de que intensifica de manera natural la energía y es desintoxicante, contribuye a retardar o, incluso, a revertir el proceso de envejecimiento. El té de kombucha también sirve para combatir enfermedades graves como AIDS, cáncer y esclerosis múltiple.

Por la manera en que tradicionalmente se ha propagado (prácticamente de uno en uno), encontrar el hongo kombucha es una labor difícil. Mucha gente recibió un hongo "hijo" como regalo de algún amigo, a pesar de que algunas compañías especializadas en hierbas comercializan tanto los "hongos" como el té embotellado.

Torula Yeast

Ver Levaduras en esta sección.

Wheatgrass

El wheatgrass es un alimento altamente nutritivo que fue popularizado por la Dra. Ann Wigmore, educadora y fundadora del Hippocrates Health Institute de Boston. El wheatgrass contiene múltiples vitaminas, minerales y microelementos. Según la Dra. Wigmore, el valor nutricional de una libra de wheatgrass fresco equivale, aproximadamente, a veinticinco libras de los vegetales más selectos.

La Dra. Wigmore informó que la terapia a base de wheatgrass, junto con los "alimentos vivos", no sólo ayuda a eliminar crecimientos cancerosos, sino que es provechosa para muchos trastornos de salud, entre ellos algunos problemas mentales. La estructura molecular de la clorofila se parece a la de la hemoglobina — la proteína de los glóbulos rojos de la sangre que transporta el oxígeno — y quizás por este motivo el wheatgrass es tan eficaz. La diferencia fundamental es que el átomo metálico que se encuentra en medio de cada molécula de hemoglobina humana es hierro, mientras que el átomo metálico que se encuentra en medio de la molécula de clorofila es magnesio. El recuento sanguíneo de animales experimentales que presentaban anemia se normalizó tras recibir clorofila durante cuatro a cinco días.

Suplementos especiales

Aparte de las sustancias mencionadas, existen muchísimos suplementos alimentarios naturales para circunstancias específicas. Aunque está fuera del alcance de este libro examinar todos esos productos, recomendamos ampliamente los siguientes:

- *Body Language Essential Green Foods,* de *Oxyfresh USA.* Se trata de un concentrado de alimentos verdes ricos en betacaroteno, clorofila y microminerales, que incluye alfalfa, kelp del Atlántico, kale, espinaca, spirulina, bladderwrack, dulse, barley grass, chlorella y wheatgrass, además de las enzimas maltasa, amilasa, proteasa, lipasa, celulasa, dunaliella y pectinasa.
- *CamoCare Cream,* de *Abkit.* Contiene chamomile y otros ingredientes activos. Alivia el dolor asociado con una gran variedad de padecimientos musculares y articulares, como dolor de espalda, artritis e inflamación de las articulaciones. La hierba chamomile actúa de manera parecida a la cortisone, es decir, mitiga el dolor, pero no produce efectos secundarios. Para mejores resultados, esta crema se debe frotar en el área afectada cuatro veces al día.
- *Colostrum Specific,* de *Jarrow Formulas.* Este suplemento contiene calostro bovino deshidratado por congelación y un alto nivel de sustancias llamadas *Cryptosporidium parvum* binding units (CPBUs), que son anticuerpos específicos del *cryptosporidium parvum,* un parásito común que infecta el agua potable. El calostro bovino también refuerza la inmunidad.
- *DynamO2,* de *En Garde Health Products.* Éste es un producto de oxígeno estabilizado y doblemente buffered que libera oxígeno en el tracto digestivo.
- *Jerusalem artichoke tablets.* Las tabletas de Jerusalem artichoke whole tuber flour (JAF) son una buena fuente de fructooligosaccharides (FOS), los cuales promueven el desarrollo de flora intestinal sana.
- *Smart Longevity,* de *E'Ola Products.* El objetivo de este suplemento líquido, que distribuye Lifelines, es reforzar la actividad cerebral. Contiene nutrientes que mejoran la función del cerebro, y antioxidantes que protegen contra el daño de los radicales libres. Entre sus ingredientes están vitamina C, extracto de ginseng, extracto de schizandra, DMAE, colina y vitamina E.
- *Sub-Adrene,* de *American Biologics.* Éste es un extracto adrenocortical completo y altamente concentrado de origen bovino. Se debe administrar por vía sublingual, tiene sabor a peppermint y proporciona un buen balance de esteroides naturales.
- *Wellness Formula,* de *Source Naturals.* El propósito de este suplemento es conservar una salud óptima en climas fríos. Entre sus ingredientes están vitaminas A y C, betacaroteno y bioflavonoides, el mineral cinc, que refuerza la inmunidad, propóleos de abeja y las hierbas angélica, astragalus, boneset, cayenne, echinacea, ajo, goldenseal, hawthorn berry, horehound, mullein, pau d'arco y Siberian ginseng.
- *Whey to Go,* de *Solgar.* Éste es un suplemento proteínico en polvo. Entre sus ingredientes se cuentan tres clases distintas de concentrados proteínicos de whey (suero de la leche), más L-glutamina en estado libre y aminoácidos de cadena ramificada. El whey proporciona elementos beneficiosos como calcio, lactalbúmina (la proteína de la leche) e inmunoglobulinas, es decir, proteínas que forman parte del sistema inmunológico.

HIERBAS
(HERBS)

INTRODUCCIÓN

Las propiedades medicinales de las hierbas se han conocido durante siglos. Antiguos documentos romanos, egipcios, persas, hebreos y norteamericanos sobre prácticas médicas demuestran que las hierbas eran ampliamente utilizadas para curar prácticamente todas las enfermedades conocidas. Muchas hierbas contienen poderosos ingredientes que, si se utilizan correctamente, ayudan a curar el organismo. La industria farmacéutica se basó originalmente en la capacidad de aislar esos ingredientes para ofrecerlos en su forma más pura. Sin embargo, los herbolarios argumentan que la naturaleza dotó a las hierbas de otros ingredientes que equilibran a los más potentes. Aunque son menos poderosos, esos otros componentes contrarrestan la influencia de los más poderosos, y trabajan de manera armónica con ellos. Por tanto, al utilizar hierbas en su forma completa, los procesos curativos del organismo aprovechan los ingredientes que la naturaleza ha proporcionado, pero de una manera equilibrada.

Mucha gente piensa que las hierbas son tan eficaces como los medicamentos, pero sin sus efectos secundarios. La mayoría de los medicamentos que se compran sin receta médica se deben utilizar con precaución. Hay que tener en cuenta que muchos medicamentos de ese tipo no son particularmente eficaces. Algunos hasta enmascaran síntomas importantes, lo que puede conducir a un diagnóstico equivocado e, incluso, a peores problemas de salud. Es interesante señalar que en muchos países industrializados hay actualmente médicos que prescriben hierbas para ser preparadas y expendidas en farmacias de cualquier vecindario. En los países en vías de desarrollo, donde es difícil el acceso a los hospitales y a los médicos, los remedios a base de hierbas son a menudo la única clase de medicamento disponible.

Las hierbas cumplen muchas funciones curativas en el organismo, pero no se deben utilizar de manera inadecuada e indiscriminada. A pesar de que probablemente los remedios a base de hierbas producen menos efectos secundarios que los remedios convencionales, el efecto de las hierbas puede ser muy poderoso. Más aún, no todas las formas de vida vegetal son beneficiosas. Existen plantas venenosas, incluso mortíferas, especialmente cuando se utilizan durante largos períodos. De hecho, es importante señalar que los herbolarios mejor calificados utilizan las hierbas con gran cuidado. Además, como las hierbas contienen ingredientes activos, hay que saber que algunos de esos elementos pueden interactuar de manera perjudicial con los remedios formulados por el médico. Por tanto, una medida sensata es consultar con un profesional de la salud cuando surjan inquietudes relacionadas con la seguridad de algún producto.

En general, la mayoría de las hierbas de sabor amargo son medicinales. Las hierbas de sabor agradable son potencialmente menos tóxicas y pueden utilizarse más a menudo. La raíz y la corteza de todas las plantas son fungicidas y bactericidas naturales (si no lo fueran, los agentes patógenos las destruirían en la tierra). Algunas hierbas sólo se deben utilizar con fines curativos y durante períodos cortos. Los ingredientes activos de la mayor parte de las hierbas son más potentes cuando éstas se han recogido poco antes y aún están frescas. Sin embargo, la raíz, la corteza y otras partes de las hierbas conservan sus propiedades medicinales durante años si se secan adecuadamente y se mantienen secas.

LO QUE SE CONSIGUE EN LAS TIENDAS

Las hojas frescas, la corteza y la raíz de las hierbas se pueden utilizar en su forma natural o en tabletas, cápsulas, líquidos, trozos, polvos, extractos, tinturas, cremas, lociones, emplastos y aceites. En el comercio también se consiguen secas las hojas enteras, las bayas, las semillas, las raíces, las flores y las cortezas de las hierbas.

CÓMO UTILIZAR LAS HIERBAS

Entre las muchas maneras en que se pueden utilizar las hierbas están las siguientes:

- *Compresas.* Una compresa es un trozo de paño que se sumerje entre una solución caliente o fría de hierbas y que se aplica directamente sobre el área lesionada.

- *Decocciones.* Una decocción es un té que se prepara con la corteza, la raíz, la semilla o la baya de una planta. Las decocciones no se deben hervir; sólo se deben poner a fuego lento entre veinte y treinta minutos, a menos que la etiqueta del producto diga lo contrario.

- *Aceites esenciales.* Los aceites esenciales se derivan de hierbas u otras plantas mediante destilación al vapor o prensado en frío. Por lo general, se mezclan con agua o con un aceite vegetal, y se utilizan como enjuagues para la boca, los oídos o los ojos, o como inhalantes, duchas o tés. Estos aceites también se pueden usar externamente para hacer masajes, o sobre quemaduras y heridas superficiales. Los aceites esenciales se combinan fácilmente con las grasas naturales de la piel. Con pocas excepciones (como el uso de aceite de alcanfor, eucalipto o tea tree para algunas afecciones cutáneas), los aceites esenciales siempre se deben diluir con agua o con aceite antes de aplicarlos en el cuerpo, y no son para uso interno, excepto por prescripción de un médico especializado.

- *Extractos.* Los extractos se obtienen sometiendo las hierbas a la acción de una prensa hidráulica pesada y sumergiéndolas en alcohol o agua. El exceso de alcohol o de agua se deja evaporar y el resultado es un extracto concentrado. La presentación más eficaz de las hierbas son los extractos, especialmente para las personas que sufren de enfermedades graves o de dificultades para absorber los nutrientes. Los mejores extractos son los que no contienen alcohol. Los extractos de hierbas se deben diluir con una pequeña cantidad de agua antes de ingerirlos.

Los siguientes extractos de hierbas son muy curativos. Se encuentran en los health food stores. Agrégueselos a los jugos y tómelos durante sus ayunos para obtener mayores beneficios:

Ajo	Ginger	Nettle
Burdock	Ginkgo biloba	Pau d'arco
Cat's claw	Goldenseal	Perejil
Celery	Hawthorn	Pumpkin
Cristales de red beet	Horsetail	Raíz de valerian
Echinacea	Licorice	Red clover
Fig	Milk thistle	Suma

- *Vinagre de hierbas.* Las hierbas se introducen en raw apple cider vinegar (vinagre de sidra elaborado con manzana agria), en vinagre de arroz o de malta, y se dejan reposar durante dos semanas o más tiempo.

- *Infusiones.* Las hojas, las flores u otras partes delicadas de la planta se ponen a remojar en agua caliente durante diez minutos, sin dejarlas hervir para no afectar a las propiedades curativas de las hierbas (*ver* más adelante Tés de hierbas y sus efectos).

- *Ungüentos.* Al emplasto que se va a aplicar sobre el área afectada se le agrega una hierba en extracto, té, jugo o polvo.

- *Cataplasmas.* Una cataplasma es una masa caliente, blanda y húmeda de hierbas, harina, mostaza u otras sustancias, que se envuelve en una tela delicada y se aplica durante veinticuatro horas como máximo sobre el área inflamada o adolorida. Lo mejor es utilizar hierbas trituradas o granuladas. La tela se debe cambiar cuando se enfría (para mayor información, *ver* UTILIZACIÓN DE CATAPLASMAS en la Tercera Parte).

- *Polvo.* La parte útil de la hierba se tritura y se convierte en un polvo que después se usa para elaborar cápsulas o tabletas.

- *Syrup.* Las hierbas se agregan a un líquido espeso de naturaleza azucarada y luego se hierven.

- *Emplastos.* Los emplastos, las cremas, los aceites y las lociones se suelen aplicar en las contusiones, las úlceras y las inflamaciones. También se utilizan para las cataplasmas.

- *Tinturas.* Las tinturas se elaboran a base de hierbas anteriormente frescas. La mayoría de las tinturas contienen algo de alcohol; sin embargo, actualmente se encuentran algunas con menos alcohol o, incluso, sin alcohol.

Cuando se recomiendan varias hierbas para un problema de salud particular, lo mejor es alternarlas para obtener los beneficios de todas. Esto también ayuda a determinar cuál de ellas le conviene más a la química y a las necesidades particulares de nuestro organismo. Las hierbas no se deben guardar entre envases de vidrio transparente, sino entre envases de cerámica o de vidrio de color. La exposición a la luz destruye su potencia.

TÉS DE HIERBAS Y SUS EFECTOS

Los tés son el remedio a base de hierbas que más conviene utilizar a largo plazo, porque los poderosos ingredientes de las hierbas se diluyen en el agua. Debido a que los tés suaves de hierbas promueven el bienestar general y son tónicos, es importante tomar alguno todos los días.

Para preparar té de hierbas, use entre una y tres cucharaditas de hierbas por cada taza de agua hirviendo. Hierva el agua en una tetera corriente, pero que no sea de aluminio. Vierta el agua en un jarro o en una tetera e introduzca las hierbas. Déjelas entre el agua durante cinco minutos por lo menos (no las deje más de diez minutos porque adquieren un sabor amargo). Si le gusta el té más fuerte, aumente la cantidad de hierbas en lugar de dejarlas entre el agua durante más tiempo.

LAS HIERBAS Y SUS USOS

La siguiente tabla describe a grandes rasgos cien de las hierbas medicinales más utilizadas, e incluye las partes que se usan de cada hierba, su contenido químico y nutricional, y sus diversos efectos.

Hierba	Partes utilizadas	Contenido químico y nutricional	Efectos	Comentarios
Alfalfa	Flores, hojas, pétalos, brotes.	Alpha-carotene, beta-carotene, B-complex vitamins, calcium, chlorophyll, copper, essential amino acids, iron, magnesium, phosphorus, potassium, protein, sodium, sulfur, zinc, vitamins A, C, D, E y K.	Alcaliniza y desintoxica el organismo. Obra como diurético, disminuye la inflamación, baja el nivel del colesterol, equilibra las hormonas y promueve el funcionamiento de la glándula pituitaria. Contiene también un agente antifúngico. Provechosa para la anemia, los problemas de sangrado, los trastornos de los huesos, el colon y las articulaciones. También es útil para las úlceras y para los trastornos digestivos y cutáneos.	Para que proporcione vitaminas, se debe utilizar fresca y cruda. Los brotes son especialmente eficaces.
Aloe vera	Pulpa del interior de las hojas.	Anthroquinone, glucomannan, magnesium lactate, polysaccharides.	Cuando se aplica externamente, cicatriza quemaduras y heridas. Estimula la regeneración de las células y tiene propiedades astringentes, emolientes, antifúngicas, antibacterianas y antivirales. Mitiga y cura las irritaciones estomacales,y tiene propiedades laxantes cuando se toma por vía oral. Provechosa para el AIDS y para las alteraciones cutáneas y digestivas.	Aunque no es frecuente, se pueden presentar alergias en individuos susceptibles. Antes de utilizarla, apliquese una pequeña cantidad detrás del oído o en la axila. No se debe utilizar si se presenta sarpullido o ardor.
Anise (anís)	Semillas.	Alpha-pinene, creosol, dianethole, essential oils, proanethole.	Contribuye a la digestión, elimina la mucosidad de las vías respiratorias, combate las infecciones y estimula la producción de leche en las madres que están lactando. Provechosa para la indigestión y las infecciones respiratorias, como sinusitis. También es beneficiosa para los síntomas de la menopausia.	Se utiliza en muchos productos populares por su aroma y su sabor.
Astragalus (tragacanto)	Raíces.	Betaine, B-sitosterol, choline, dimethoxyisoflavone, glucoronic acid, kumatakenin, sucrose.	Actúa como tónico protector del sistema inmunológico. Sirve para el funcionamiento de las glándulas suprarrenales y la digestión. Aumenta el metabolismo, produce sudoración espontánea, promueve la curación y proporciona energía para combatir la fatiga. Aumenta la energía. Provechosa para los resfriados, la influenza y los problemas relacionados con deficiencia inmunológica, como AIDS, cáncer y tumores. Eficaz para la debilidad crónica de los pulmones.	Llamada también huang qi. *Advertencia:* no se debe utilizar cuando hay fiebre.
Barberry	Corteza, bayas, raíces.	Berbamine, berberine, berberrubine, columbamine, hydrastine, jatrorrhizine, manganese, oxycanthine, palmatine, vitamin C.	Disminuye el ritmo cardíaco y respiratorio, reduce la constricción de los bronquios, destruye las bacterias de la piel y estimula el movimiento intestinal.	*Advertencia:* no se debe utilizar durante el embarazo.
Bayberry	Corteza de la raíz.	Resinas corrosivas y astringentes, albumin, berberine, essential oil, gum, lignin, mycricic acid, myricinic acid, starch, sucrose, tannic y gallic acids.	Descongestiona, sirve para la circulación, reduce la fiebre y es astringente. Detiene el sangrado y es beneficiosa para los trastornos circulatorios, la fiebre, el hipotiroidismo y las úlceras. También es útil para los ojos y el sistema inmunológico.	La cera de las bayas se utiliza para hacer velas aromáticas.
Bilberry	Toda la planta.	Fatty acids, flavonoids, hydroquinone, iron, loeanolic acid, neomyrtillin, sodium, tannins, ursolic acid.	Beneficiosa para controlar el nivel de la insulina y para fortalecer el tejido conectivo. Actúa como diurético y antiséptico del tracto urinario. Provechosa para la hipoglicemia, las inflamaciones, el estrés, la ansiedad, la ceguera nocturna y las cataratas. Puede prevenir o detener la degeneración de la mácula.	Conocida también como blueberry. *Advertencia:* cuando se toma por vía oral, interfiere la absorción del hierro.

Hierba	Partes utilizadas	Contenido químico y nutricional	Efectos	Comentarios
Birch (abedul)	Corteza, hojas, savia.	Betulin, creosol, creosote, guaiacol, methyl salicylate, phenol.	Tiene efectos diuréticos, reduce la inflamación y alivia el dolor. Provechosa para el dolor de las articulaciones y para las infecciones del tracto urinario. Cuando se aplica externamente, es beneficiosa para los forúnculos y las úlceras.	
Black cohosh	Rizomas, raíces.	Actaeine, cimicifugin, sustancias estrogénicas, isoferulic acid, oleic acid, palmitic acid, pantothenic acid, phosphorus, racemosin, tannins, triterpenes, vitamin A.	Reduce la presión arterial y el nivel del colesterol. Disminuye la producción de mucosidad. Provechosa para los trastornos cardiovasculares y circulatorios. Induce el trabajo de parto. Mitiga las oleadas de calor, los calambres menstruales acompañados de dolor de espalda, las náuseas y el dolor. Provechosa para la mordedura de serpiente venenosa. Sirve para la artritis.	Conocida también como black snakeroot. *Advertencia:* no se debe utilizar durante el embarazo mientras el parto no sea inminente. Tampoco se debe utilizar cuando hay enfermedades crónicas.
Black walnut	Cáscara, corteza interna, hojas, nueces.	Ellagic acid, juglone, mucin.	Contribuye a la digestión y promueve la cicatrización de las úlceras de la boca y la garganta. Elimina algunos tipos de parásitos del organismo. Provechosa para las contusiones, las infecciones por hongos, el herpes, el poison ivy y las verrugas.	Cuando se hierve, la cáscara produce tintura que se utiliza para teñir lana.
Blessed thistle	Varias partes.	Cincin, essential oils.	Aumenta el apetito y las secreciones estomacales. Cura el hígado. Reduce la inflamación, mejora la circulación, purifica la sangre y fortalece el corazón. Puede actuar como alimento para el cerebro. Provechosa para los trastornos propios de la mujer. Estimula la producción de leche materna.	*Advertencia:* se debe utilizar con cautela para evitar efectos tóxicos en la piel.
Blue cohosh	Raíces.	Calcium, coulosaponin, folic acid, gum, inositol, iron, leontin, magnesium, methylcystine, pantothenic acid, phosphoric acid, phosphorus, potassium, salts, silicon, starch, vitamins B_3 y E.	Disminuye los espasmos musculares y estimula las contracciones uterinas para el parto. Útil para los problemas de memoria, los trastornos menstruales y las alteraciones nerviosas.	*Advertencia:* no se debe utilizar durante los dos primeros trimestres del embarazo.
Boneset	Flor, pétalos, hojas.	Essential oils, eupatroin, resin, sugar, tremetrol, wax.	Mitiga la congestión, afloja las flemas, reduce la fiebre, aumenta la sudoración, calma el organismo y actúa como laxante. Tiene propiedades antiinflamatorias. Provechosa para la bronquitis y los dolores producidos por la fiebre.	Llamada también white snakeroot. *Advertencia:* no se recomienda tomar esta hierba durante períodos largos, pues puede provocar toxicidad.
Borage (borraja)	Hojas, semillas.	Calcium, essential oil, gamma-linolenic acid, linoleic acid, linolenic acid, mucilage, oleic acid, palmitic acid, potassium, tannins.	Equilibra y tonifica las glándulas suprarrenales. Contiene valiosos minerales y ácidos grasos esenciales que se requieren para el correcto funcionamiento cardiovascular y para la salud de la piel y de las uñas.	Las flores de esta planta son comestibles.
Buchu	Hojas.	Barosma camphor, diasmin, essential oils, l-enthone, hesperidin, mucilage, resin.	Reduce la inflamación del colon, las encías, las membranas mucosas, la próstata, los senos paranasales y la vagina. Ayuda a controlar los problemas de la vejiga y los riñones. Provechosa para la diabetes, los trastornos digestivos, la retención de líquidos y las afecciones de la próstata. Sirve específicamente para las infecciones de la vejiga.	Las hojas de buchu no se deben hervir.
Burdock	Raíces, semillas.	Arctiin, biotin, copper, essential oils, inulin, iron, manganese, sulfur, tannins, zinc, vitamins B_1, B_6, B_{12} y E.	Purifica la sangre y restaura el funcionamiento del hígado y la vesícula biliar. Estimula el sistema inmunológico. Mitiga los síntomas de la gota y es útil para los trastornos cutáneos, como furúnculos y carbuncos.	*Advertencia:* cuando se toma por vía oral, interfiere la absorción del hierro.

Hierba	Partes utilizadas	Contenido químico y nutricional	Efectos	Comentarios
Butcher's broom	Semillas, hojas.	Alkaloids, hydroxytyramine, ruscogenins.	Disminuye la inflamación. Provechosa para el síndrome del túnel carpiano, los trastornos circulatorios, el edema, la enfermedad de Ménière, la obesidad, el fenómeno de Raynaud, la tromboflebitis, las várices y el vértigo. También es beneficiosa para la vejiga y los riñones.	Es más eficaz cuando se toma con vitamina C.
Caléndula	Flor, pétalos.	Carotene, calenduline, lycopine, saponin, resin, essential oil.	Alivia la piel y tiene propiedades antiinflamatorias. Ayuda a regular el ciclo menstrual y reduce la fiebre. Útil para muchos trastornos cutáneos, como sarpullidos y quemaduras de sol. También es provechosa para la neuritis y el dolor de muela. Sirve para la pañalitis y otros problemas cutáneos de los niños pequeños.	Generalmente no produce irritación cuando se utiliza tópicamente.
Cáscara sagrada	Corteza.	Anthraquinone, B-complex vitamins, calcium, cascarosides, essential oils, inositol, manganese, potassium.	Limpia el colon y es laxante. Provechosa para los trastornos del colon, el estreñimiento y la infestación de parásitos.	Su sabor es muy amargo cuando se prepara como té.
Catnip	Hojas.	Acetic acid, biotin, buteric acid, choline, citral, dipentene, essential oils, folic acid, inositol, lifronella, limonene, manganese, nepetalic acid, pantothenic acid, para-aminobenzoic acid, phosphorus, sodium, sulfur, valeric acid, vitamins A, B_1, B_2, B_3, B_6 y B_{12}.	Controla la fiebre (los enemas de té de catnip la bajan rápidamente). Ayuda a la digestión y al sueño, mitiga el estrés y estimula el apetito. Beneficiosa para la ansiedad, los resfriados y la influenza, las inflamaciones, el dolor y el estrés.	
Cat's claw (uña de gato)	Corteza interna, raíces.	Esteroles vegetales, polyphenols, proanthocyani-dins, oxindole alkaloids, quinovic acid glycosides, triterpenes.	Limpia el tracto intestinal, mejora el funcionamiento de los glóbulos blancos de la sangre y actúa como antioxidante y antiinflamatorio. Beneficiosa para los problemas intestinales y las infecciones virales. Puede ayudar a quienes tienen AIDS, artritis, cáncer, tumores o úlceras.	Llamada también uña de gato. *Advertencia:* no se debe utilizar durante el embarazo.
Cayenne	Bayas.	Apsaicine, capsacutin, capsaicin, capsanthine, capsico, cobalt, folic acid, pantothenic acid, para-aminobenzoic acid, zinc, vitamins A, B_1, B_2, B_3, B_6 y C.	Contribuye a la digestión, mejora la circulación y detiene el sangrado de las úlceras. Obra como catalizador de otras hierbas. Provechosa para el corazón, los riñones, los pulmones, el páncreas, el bazo y el estómago. Útil para la artritis y el reumatismo. Ayuda a prevenir los resfriados, las infecciones de los senos paranasales y el dolor de garganta. Aplicada tópicamente, ayuda a mitigar el dolor. Se utiliza con lobelia para los nervios.	Llamada también capsicum, hot pepper y red pepper.
Cedar (cedro)	Hojas.	Borneal, bornyl acetate, camphor, flavonoids, isothujone, mucilage, tannins, thujone.	Tiene propiedades antivirales y antifúngicas, favorece el sistema inmunológico y aumenta el flujo sanguíneo. Actúa como expectorante, purificador linfático y antiséptico urinario. Se puede utilizar externamente para las verrugas.	
Celery (apio)	Jugo, raíces, semillas.	B-complex vitamins, iron, vitamins A y C.	Reduce la presión arterial y los espasmos musculares. Mejora el apetito. Provechosa para la artritis y los problemas renales. Actúa como antioxidante y sedante.	*Advertencia:* no se debe utilizar en grandes cantidades durante el embarazo.
Chamomile (camomila)	Varias partes.	Antheme, anthemic acid, anthesterol, apigenin, calcium, chamazulene, essential oils, iron, magnesium, manganese, potassium, tannic acid, tiglic acid, vitamin A.	Actúa como antiinflamatorio, diurético y tónico nervioso. Estimula el apetito y favorece la digestión y el sueño. Sirve en casos de colitis, diverticulosis, fiebre, dolor de cabeza y dolor. Es un remedio tradicional para el estrés, la ansiedad, la indigestión y el insomnio.	*Advertencia:* no se debe utilizar durante períodos largos porque puede producir alergia al ragweed, o ambrosía. Las personas alérgicas al ragweed no deben utilizarla.

Hierba	Partes utilizadas	Contenido químico y nutricional	Efectos	Comentarios
Chaparral	Hojas.	Nordihydroquaiaretic acid, sodium, sulfur, zinc.	Hierba amarga que neutraliza a los radicales libres. Protege contra los efectos nocivos de la radiación y la exposición al sol. Previene la formación de tumores y células carcinógenas. Alivia el dolor. Provechosa para los trastornos cutáneos.	*Advertencia:* se recomienda para uso externo únicamente. Tomar chaparral por vía oral y, en especial, en dosis altas y/o durante períodos prolongados puede causarle daño al hígado.
Chickweed	Varias partes.	Biotin, choline, copper, inositol, para-aminobenzoic acid, phosphorus, potash salts, rutin, silicon, sodium, vitamins B_6, B_{12}, C y D.	Reduce la acumulación de mucosidad en los pulmones. Puede reducir el nivel de los lípidos sanguíneos. Beneficiosa para la bronquitis, los problemas circulatorios, los resfriados, la tos, las enfermedades cutáneas y las verrugas. Buena fuente de vitamina C y otros nutrientes.	Llamada también starweed.
Cinnamon (canela)	Corteza.	Cinnamic aldehyde, essential oils, eugenol, metholeugenol, mucilage, sucrose, starch, tannin.	Disminuye la diarrea y las náuseas, combate la congestión y favorece la circulación periférica de la sangre. Aumenta la temperatura corporal y mejora la digestión, en especial el metabolismo de las grasas. Provechosa para los problemas digestivos, la diabetes, la pérdida de peso, las infecciones por hongos y las hemorragias uterinas.	*Advertencia:* no se deben consumir grandes cantidades durante el embarazo.
Clove (clavo)	Flor, brotes, aceite esencial.	Caryophylline, eugenol, eugenyl acetate.	Tiene propiedades antisépticas y antiparasitarias. Favorece la digestión. El aceite esencial se aplica tópicamente para aliviar el dolor en la boca.	*Advertencia:* el aceite de clove es muy fuerte y puede causar irritación cuando se utiliza la forma más pura. Se recomienda diluirlo con aceite de oliva o con agua destilada. El aceite esencial no se debe tomar por vía oral, excepto bajo supervisión médica.
Comfrey	Hojas, raíces.	Allantoin, consolidine, mucilage, phosphorus, potassium, pyrrolizidine, starch, tannins, vitamins A, C y E.	Acelera la curación de las heridas y las afecciones cutáneas. Beneficiosa para muchos problemas de piel, como bedsores, mordeduras y picaduras, contusiones, juanetes inflamados, quemaduras, dermatitis, piel seca, hemorroides sangrantes, úlceras en las piernas, hemorragia nasal, psoriasis, sarna, sarpullido y quemaduras de sol.	Llamada también knitbone. *Advertencia:* cuando se toma por vía oral puede causar daño hepático. No se recomienda para uso interno, excepto bajo supervisión médica. Por lo general, el uso externo se considera seguro. No se debe utilizar durante el embarazo.
Corn silk	Estambres.	Alkaloids, cryptoxanthin, fluorine, malic acid, oxalic acid, palmitic acid, pantothenic acid, resin, saponins, silicon, sitosterol, stigmasterol, tartaric acid, vitamin K.	Ayuda al funcionamiento de la vejiga, los riñones y el intestino delgado. Actúa como diurético. Provechosa para el bed-wetting, el síndrome del túnel carpiano, el edema, la obesidad, el premenstrual syndrome (PMS) y los trastornos de la próstata. Cuando se utiliza junto con otras hierbas beneficiosas para el riñón, ayuda al tracto urinario y elimina la mucosidad de la orina.	
Cranberry	Jugo de las bayas.	Alpha D-mannopyranoside, vitamin C.	Acidifica la orina y evita que las bacterias se adhieran a la vejiga. Provechosa para las infecciones del tracto urinario. Buena fuente de vitamina C.	El cranberry juice cocktail que se consigue en el comercio tiene un alto contenido de azúcar. Compre solamente concentrados puros y sin edulcorantes. Prepare el jugo de cranberry con la menor cantidad posible de azúcar.
Damiana	Hojas.	Arbutin, chlorophyll, damianian, essential oils, resin, starch, sugar, tannins.	Estimula las contracciones musculares del tracto intestinal y lleva oxígeno al área genital. Se utiliza como tónico energético y afrodisíaco. También se usa para remediar problemas sexuales y hormonales. Es considerado el "tónico sexual" femenino.	*Advertencia:* cuando se toma por vía oral interfiere la absorción del hierro.

Hierba	Partes utilizadas	Contenido químico y nutricional	Efectos	Comentarios
Dandelion (diente de león)	Hojas, raíces.	Bioflavonoids, biotin, calcium, choline, fats, folic acid, gluten, gum, inositol, inulin, iron, lactupicrine, linolenic acid, magnesium, niacin, pantothenic acid, para-aminobenzoic acid, phosphorus, potash, proteins, resin, sulfur, zinc, vitamins A, B_1, B_2, B_6, B_{12}, C y E.	Purifica el torrente sanguíneo y el hígado, y aumenta la producción de bilis. Se utiliza como diurético. También reduce el colesterol sanguíneo y el ácido úrico. Mejora el funcionamiento de los riñones, el páncreas, el bazo y el estómago. Provechosa para los abscesos, la anemia, los forúnculos, los tumores de seno, la cirrosis del hígado, la retención de líquido, la hepatitis, la ictericia y el reumatismo. Puede ayudar a prevenir el cáncer de seno y las manchas relacionadas con el envejecimiento.	La raíz tostada se puede utilizar como sustitutivo del café.
Dong quai	Raíces.	Alcohols, cadinene, carotene, carvacrol, coumarin, essential oil, isosafrol, safrol, sesquiterpenes, sucrose, vitamins A, B_{12} y E.	Aumenta el efecto de las hormonas de los ovarios y de los testículos. Se utiliza para tratar problemas femeninos, como las oleadas de calor y otros síntomas de la menopausia, el premenstrual syndrome (PMS) y la sequedad vaginal.	Conocida también como angélica.
Echinacea	Hojas, raíces.	Arabinose, betaine, copper, echinacen, echinacin B, echinacoside, echinolone, enzymes, fructose, fatty acids, galactose, glucose, glucuronic acid, inulin, inuloid, iron, pentadecadiene, compuestos de poliacetileno, polysaccharides, potassium, protein, resin, rhamnose, sucrose, sulfur, tannins, xylose, vitamins A, C y E.	Estimula ciertos glóbulos blancos de la sangre y tiene propiedades antiinflamatorias y antivirales. Beneficiosa para los sistemas inmunológico y linfático. Útil para los cólicos, el resfriado, la influenza y otras enfermedades infecciosas. También ayuda en caso de mordedura de serpiente.	Llamada también caneflower. Se consigue en varias presentaciones: fresca, liofilizada, seca, en extracto a base de alcohol, líquida, para hacer té, en cápsulas o en emplasto. Para uso interno se recomienda la echinacea liofilizada o el extracto sin alcohol. *Advertencia:* las personas alérgicas a plantas de la familia del girasol (sunflower) no deben utilizar echinacea.
Elder	Bayas, flores, corteza interna, hojas, raíces.	Anthocyanin, B-complex vitamins, calcium, carbohydrates, fat, itydrocyanic acid, potassium, protein, rutin, sambucine, tannic acid, tyrosin, vitamins A y C.	Fortalece la sangre, limpia el organismo y alivia el estreñimiento. Así mismo, mejora el funcionamiento del sistema inmunológico, combate las inflamaciones, aumenta la sudoración, baja la fiebre, alivia el tracto respiratorio y estimula la circulación. También tiene poderosas propiedades antioxidantes. Las flores se utilizan para aliviar las irritaciones cutáneas.	*Advertencia:* los tallos de esta planta no se deben consumir. Contienen cianuro y pueden ser muy tóxicos.
Ephedra	Tallos.	Essential oil, saponins, ephedrine y otros alkaloids.	Actúa como descongestionante, ayuda a eliminar fluidos, disminuye los espasmos bronquiales y estimula el sistema nervioso central. También puede disminuir el apetito y mejorar el ánimo. Provechosa para las alergias, el asma, los resfriados y otros problemas respiratorios, la depresión y la obesidad.	Conocida también como ma huang. *Advertencia:* deben abstenerse de utilizar esta hierba las personas que sufren de ansiedad (ataques de pánico), glaucoma, enfermedades del corazón y presión arterial alta. También deben evitarla quienes están tomando algún inhibidor MAO para la depresión.
Eucalyptus (eucalipto)	Corteza, aceite esencial, hojas.	Aldehyde, resina amarga, eucalyptol, tannins.	Descongestion, actúa como antiséptico suave y reduce las inflamaciones aumentando el flujo sanguíneo. Relaja los músculos cansados y adoloridos. Provechosa para los resfriados, la tos y otros trastornos respiratorios.	Se recomienda para uso externo únicamente. No se debe utilizar en cortadas ni en heridas abiertas.
Eyebright	Toda la planta, excepto la raíz.	Bitters, inositol, essential oils, pantothenic acid, para-aminobenzoic acid, sulfur, tannins, vitamins A, B_3, B_{12}, C, D y E.	Se utiliza como enjuague ocular. Previene la secreción de fluidos y mitiga la molestia por fatiga visual o por irritaciones menores. Provechosa para las alergias, la picazón en los ojos, el flujo nasal y los ojos llorosos. También se utiliza para combatir la hay fever, o fiebre del heno.	

Hierba	Partes utilizadas	Contenido químico y nutricional	Efectos	Comentarios
False unicorn root	Raíces.	Chamaelirin, fatty acids.	Equilibra las hormonas sexuales. Beneficiosa para tratar la infertilidad, la irregularidad y el dolor menstruales, el premenstrual syndrome (PMS) y los trastornos de la próstata. Ayuda a prevenir el aborto espontáneo.	Llamada también helonias.
Fennel (hinojo)	Bayas, raíces, tallos.	Anethole, calcium, camphene, cymene, chlorine, dipentene, essential oils, fenchone, limonene, oleic acid, petroselinic acid, phellandrene, pinene, 7-hydro-xycoumarin, stigmasterol, sulfur, vitamins A y C.	Se utiliza para reducir el apetito y como enjuague ocular. Promueve el funcionamiento de los riñones, el hígado y el bazo. Descongestiona los pulmones. Alivia el dolor abdominal, las alteraciones del colon, los gases y los espasmos del tracto gastrointestinal. Útil para el estómago ácido. Provechosa después de la quimio-terapia y/o la radioterapia para el cáncer.	La planta en polvo se puede utilizar como repelente para las pulgas.
Fenugreek	Semillas.	Biotin, choline, essential oils, folic acid, inositol, iron, lecithin, mucilage, pantothenic acid, para-aminobenzoic acid, phosphates, protein, trigonelline, trimethylamine, vitamins A, B_1, B_2, B_3, B_6, B_{12} y D.	Actúa como laxante porque aumenta el volumen de la materia fecal, lubrica los intestinos y baja la fiebre. Útil para los ojos. Ayuda en caso de asma y de problemas de los senos paranasales disminuyendo la mucosidad. Beneficiosa para la inflamación y los trastornos pulmonares.	El aceite de fenugreek tiene un sabor parecido al del maple.
Feverfew	Corteza, flores secas, hojas.	Borneol, camphor, parthenolide, pyrethrins, santamarin, terpene.	Afloja la secreción pulmonar y bronquial, y promueve la menstruación y las contracciones uterinas. Además, estimula el apetito. Provechosa para la artritis, la colitis, la fiebre, los dolores de cabeza, los problemas menstruales, la tensión muscular y el dolor.	Masticar las hojas es un remedio popular, pero puede causar úlceras en la boca. Llamada también featherfew y featherfoil. *Advertencia:* no se debe utilizar durante el embarazo.
Flax	Semillas, aceite de las semillas.	Beta-carotene, glycosides, gum, linamarin, linoleic acid, linolenic acid, mucilage, oleic acid, protein, ácidos saturados, tannins, wax, vitamin E.	Fortalece los huesos, las uñas y los dientes, y promueve la salud de la piel. Provechosa para los problemas del colon, los trastornos femeninos y las inflamaciones.	Es importante incluirla cuando la dieta es baja en fibra.
Garlic (ajo)	Cabeza.	Allicin, allyl disulfides, calcium, copper, essential oils, germanium, iron, magnesium, manganese, phosphorus, phytoncides, potassium, selenium, sulfur, aldehídos insaturados, zinc, vitamins A, B_1, B_2 y C.	Desintoxica el organismo y protege contra las infecciones mejorando la función inmunológica. Reduce la presión arterial y mejora la circulación. Disminuye el nivel de los lípidos sanguíneos. Útil para la arteriosclerosis, la artritis, el asma, el cáncer, los problemas circulatorios, los resfriados y la influenza, los problemas digestivos, los trastornos cardíacos, el insomnio, las enfermedades hepáticas, la sinusitis, las úlceras y las infecciones por hongos. Sirve para prácticamente todas las enfermedades e infecciones.	El ajo contiene muchos compuestos de azufre que le proporcionan sus excepcionales propiedades curativas. El ajo se consigue en suplemento sin aroma. Se recomienda el extracto de ajo maduro (por ejemplo, el de marca Kyolic).
Gentian	Hojas, raíces.	Gentiamarin, gentiin, gentisin, mesogentiogenin, protogentiogenin, sugar, xanthone pigment.	Ayuda a la digestión, estimula la circulación y aumenta las secreciones gástricas. Destruye el plasmodium (organismo que causa malaria) y las lombrices intestinales. Estimula el apetito. Provechosa para los problemas circulatorios, la pancreatitis y las infecciones parasitarias.	Llamada también bitter root.
Ginger (jengibre)	Rizomas, raíces.	Resina corrosiva, bisabolene, borneal, borneol, camphene, choline, cineole, citral, essential oils, folic acid, ginerol, inositol, manganese, pantothenic acid, para-aminobenzoic acid, phellandrene, sequiterpene, silicon, zingerone, zingiberene, vitamin B_3.	Limpia el colon, disminuye los espasmos y los calambres, y estimula la circulación. Poderoso antioxidante y agente antimicrobiano eficaz para las úlceras y las heridas. Provechosa para las alteraciones intestinales, los problemas circulatorios, la fiebre, las oleadas de calor, la indigestión, las náuseas, el mareo y el vómito.	Puede causar problemas estomacales cuando se toma en grandes cantidades.

Hierba	Partes utilizadas	Contenido químico y nutricional	Efectos	Comentarios
Ginkgo	Hojas.	Ginkgolides, heterosides.	Mejora la función cerebral porque incrementa el flujo sanguíneo periférico y cerebral, la circulación y la oxigenación. Beneficiosa para la depresión, los dolores de cabeza, la pérdida de memoria y el tinnitus (zumbido en los oídos). Disminuye los calambres en las piernas mejorando la circulación. Provechosa para el asma, el eccema y los trastornos cardíacos y renales.	Para mejores resultados, se debe tomar durante por lo menos dos semanas.
Ginseng (Siberian, American, Korean [o Chinese])	Raíces.	Arabinose, calcium, camphor, eleutherosides, gineosides, iron, mucilage, panaxosides, resin, saponin, starch, vitamins A, B_1, B_{12} y E.	Fortalece las glándulas suprarrenales y reproductivas. Mejora el funcionamiento inmunológico y pulmonar, y estimula el apetito. Provechosa para la bronquitis, los problemas circulatorios, la diabetes, la infertilidad, la falta de energía y el estrés. Facilita el abandono de la cocaína y protege contra los efectos nocivos de la radiación. Los atletas la utilizan para fortalecer su organismo.	Aunque las hierbas Siberian ginseng, American ginseng y Korean ginseng pertenecen a familias botánicas distintas, sus propiedades y efectos son parecidos, y todas se conocen como ginseng. *Advertencia:* las personas que tienen hipoglicemia, presión arterial alta o trastornos cardíacos no deben utilizar ginseng.
Goldenseal	Rizomas, raíces.	Albumin, B-complex vitamins, berberine, biotin, calcium, candine, chlorine, choline, chologenic acid, essential oils, fats, hydrastine, inositol, iron, lignin, manganese, para-aminobenzoic acid, phosphorus, potassium, resin, starch, sugar, vitamins A, C y E.	Esta hierba limpia el organismo y tiene propiedades antibióticas, antiinflamatorias y antibacterianas. También aumenta la eficacia de la insulina y fortalece el sistema inmunológico. Intensifica el funcionamiento del colon, el hígado, el páncreas, el bazo y los sistemas linfático y respiratorio. Limpia las membranas mucosas, combate las infecciones, mejora la digestión y regula la menstruación. También disminuye el sangrado del útero, reduce la presión arterial y estimula el sistema nervioso central. Es provechosa para las inflamaciones, las úlceras y cualquier enfermedad infecciosa, así como también para los trastornos de la vejiga, la próstata, el estómago y la vagina. Cuando se utiliza al primer síntoma, puede detener la evolución del resfriado, la influenza o el dolor de garganta.	Se recomienda alternar esta hierba con echinacea u otras hierbas provechosas para trastornos particulares. La mejor forma de esta hierba es el extracto libre de alcohol. *Advertencia:* no se debe utilizar durante períodos prolongados ni durante el embarazo. Las personas que tienen alguna enfermedad cardiovascular, diabetes o glaucoma sólo deben utilizar goldenseal con supervisión médica.
Gotu kola	Nueces, raíces, semillas.	Catechol, epicatechol, magnesium, theobromine, vitamin K.	Contribuye a eliminar el exceso de fluidos, reduce la fatiga y la depresión, aumenta la libido, contrae los tejidos y estimula el sistema nervioso central. Puede neutralizar los ácidos sanguíneos y bajar la temperatura corporal. Beneficiosa para el funcionamiento del corazón y del hígado. Útil para los trastornos cardiovasculares y circulatorios, la fatiga, las alteraciones del tejido conectivo, los cálculos renales, la falta de apetito y los problemas del sueño.	Cuando se aplica tópicamente puede causar dermatitis.
Gravel root	Flores, raíces.	Euparin, eupurpurin.	Actúa como diurético y tónico del tracto urinario. Combate las afecciones de la próstata y la retención de líquido.	Llamada también joe-pye weed y queen-of-the-meadow.
Green tea (té verde)	Hojas.	Bioflavonoids, caffeine, catechins, epigallocatechin, flavonoids, fluoride, gallic acid, polyphenols, tannins, theophylline, vitamin C.	Combate la fatiga mental. Puede disminuir el riesgo de cáncer de esófago, estómago, colon y piel. Retarda la aparición de la arteriosclerosis.	*Advertencia:* no se debe utilizar en grandes cantidades durante el embarazo o la lactancia. Las personas que sufren de ansiedad o de frecuencia cardíaca irregular no deben consumir más de dos tazas al día.

Hierba	Partes utilizadas	Contenido químico y nutricional	Efectos	Comentarios
Hawthorn	Bayas, flores, hojas.	Pigmentos tipo anthocyanin, choline, citric acid, cratagolic acid, flavone, flavonoids, folic acid, glycosides, inositol, pantothenic acid, para-aminobenzoic acid, purines, saponins, sugar, tartaric acid, vitamins B_1 (thiamine), B_2 (riboflavin), B_3 (niacin), B_6 (pyridoxine), B_{12} y C.	Dilata las arterias coronarias, reduce los niveles de colesterol y repara el músculo cardíaco. Aumenta los niveles intracelulares de vitamina C. Provechosa para la anemia, las enfermedades cardiovasculares y circulatorias, el colesterol alto y la inmunidad disminuida.	
Hops (lúpulo)	Bayas, flores, hojas.	Asparagine, choline, essential oil, humulene, inositol, lupulin, lupulinic acid, lupulon, manganese, para-aminobenzoic acid, picric acids, resin, vitamin B_6 (pyridoxine).	Provechosa para los trastornos cardiovasculares, la hiperactividad, la ansiedad, el insomnio, el nerviosismo, el dolor, el desasosiego, las enfermedades de transmisión sexual, el shock, el estrés, el dolor de muela y la úlcera.	Ayuda a dormir bien cuando se coloca dentro de la funda de la almohada.
Horehound	Flores, hojas.	B-complex vitamins, essential fatty acids, essential oils, iron, marrubiin, potassium, resin, tannins, vitamins A, C y E.	Afloja las secreciones bronquiales y pulmonares. Sirve en caso de sinusitis, hay fever y otras alteraciones respiratorias. También estimula el sistema inmunológico.	
Horsetail	Tallos.	Aconitic acid, calcium, copper, equisitine, fatty acids, fluorine, nicotine, pantothenic acid, para-aminobenzoic acid, silica, sodium, starch, zinc.	Aumenta la absorción del calcio, lo cual promueve la salud de la piel y fortalece los huesos, el cabello, las uñas y los dientes. También fortalece el corazón y los pulmones, y obra como diurético. Promueve la curación del tejido conectivo y de las fracturas óseas. Provechosa para la artritis, las enfermedades de los huesos (como osteoporosis y raquitismo), la bronquitis, las enfermedades cardiovasculares, el edema, las enfermedades de la vesícula biliar, las inflamaciones, los calambres musculares y los trastornos de la próstata. Se utiliza como cataplasma para disminuir el sangrado y acelerar la curación de las quemaduras y las heridas.	Llamada también bottle brush y shavegrass.
Hydrangea	Raíces.	Essential oil, hydrangin, resin, saponin.	Actúa como diurético y estimula la actividad de los riñones. Beneficiosa para las infecciones de la vejiga, las enfermedades renales, la obesidad y los trastornos de la próstata. Provechosa para los cálculos renales cuando se combina con gravel root.	*Advertencia:* las hojas de esta planta no se deben consumir. Contienen cianuro y pueden ser tóxicas.
Hyssop	Partes aéreas.	Diosmine, essential oil, flavonoids, marrubin, tannins.	Alivia la congestión, regula la presión arterial y elimina los gases. Sirve para curar las heridas cuando se utiliza externamente. Beneficiosa para los problemas circulatorios, la epilepsia, la fiebre, la gota y los problemas de peso. Las cataplasmas de green hyssop fresco favorecen la cicatrización de las cortadas.	
Irish moss	Toda la planta.	Amino acids, bromine, calcium, carrageenan, chlorine, iodide, iron, manganese salts, mucins, protein, sodium.	Ayuda a formar la materia fecal y es beneficiosa para muchos trastornos intestinales. También se utiliza en lociones para la piel.	Se utiliza en enjuagues para cabello seco.
Juniper	Bayas.	Alcohols, cadinene, camphene, essential oils, flavone, resin, sabinal, sugar, sulfur, tannins, terpinene.	Produce efectos diuréticos, contribuye a regular el nivel del azúcar sanguíneo, y disminuye la inflamación y la congestión. Sirve para tratar el asma, las infecciones de la vejiga, la retención de líquidos, la gota, los problemas renales, la obesidad y las alteraciones de la próstata.	*Advertencia:* puede interferir la absorción del hierro y de otros minerales cuando se administra por vía oral.
Kava kava	Raíces.	Demethoxyangonin, dihydrokawin, dihydromethysticin, flavorawin A, kawain, methysticin, starch, yangonin.	Induce la relajación física y mental. Actúa como diurético y antiséptico genitourinario. Provechosa para la ansiedad, la depresión, el insomnio, los trastornos relacionados con el estrés y las infecciones del tracto urinario.	Llamada también kava. *Advertencia:* puede causar somnolencia. Si esto ocurre, suspenda el uso de esta hierba o reduzca la dosis.

Hierba	Partes utilizadas	Contenido químico y nutricional	Efectos	Comentarios
Lavender (espliego)	Flores.	Essential oil, geraniol, linalol 1-linalyl acetate.	Mitiga el estrés y la depresión. Beneficiosa para las quemaduras, los dolores de cabeza, la psoriasis y los problemas cutáneos.	El aceite esencial de lavender es muy popular en la aromaterapia.
Lemongrass	Varias partes.	Essential oils, citronellal, methylnepteno-ne, terpene, terpene alcohol.	Tiene propiedades astringentes y tónicas. Beneficiosa para la piel y las uñas.	Se utiliza como aromatizante en perfumes y otros productos.
Licorice (regaliz)	Raíces.	Asparagine, biotin, choline, fat, folic acid, glycyrrhizin, gum, inositol, lecithin, manganese, pantothenic acid, para-aminobenzoic acid, pentacyclic terpenes, phosphorus, protein, sugar, yellow dye, vitamins B_1, B_2, B_3, B_6 y E.	Limpia el colon, disminuye los espasmos musculares, afloja las secreciones de los bronquios y los pulmones, y favorece el funcionamiento de las glándulas suprarrenales. Tiene efectos parecidos a los del estrógeno y la progesterona. Puede cambiar el tono de la voz. También estimula la producción de interferon. Provechosa para las alergias, el asma, la fatiga crónica, la depresión, el enfisema, la fiebre, las infecciones por el virus del herpes, la hipoglicemia y la inflamación intestinal. El licorice deglycyrrhizinated estimula la actividad de mecanismos de defensa naturales que previenen las úlceras aumentando la cantidad de células productoras de mucosidad en el tracto digestivo. Esto mejora la consistencia de la mucosidad, alarga la vida de las células intestinales y mejora la microcirculación en el recubrimiento gastrointestinal.	En Europa recomiendan los derivados de licorice para el tratamiento de las úlceras. *Advertencia:* no se debe utilizar durante el embarazo. Las personas que tienen diabetes, glaucoma, enfermedades del corazón, presión arterial alta, problemas menstruales severos o historia de derrame cerebral no la deben utilizar. Tampoco se debe utilizar todos los días durante más de siete días seguidos, pues puede elevar la presión arterial en personas que tienen presión arterial normal.
Lobelia	Flores, hojas, semillas.	Alkaloids, chelidonic acid, isolobeline, lobelic acid, lobeline, selenium, sulfur.	Suprime la tos y es relajante. Favorece la producción de hormonas y reduce la fiebre y los síntomas del resfriado. Beneficiosa para tratar el asma, la bronquitis, los resfriados y la influenza, las enfermedades cardiovasculares, la epilepsia, el dolor y las infecciones virales.	Llamada también Indian tobacco. *Advertencia:* se debe usar con cautela y no se debe administrar por vía oral con mucha frecuencia. Tiene efectos parecidos a los de la nicotina en el organismo. Tomar más de 50 mg de lobelia seca puede afectar gravemente a la respiración, reducir la presión arterial y hasta conducir a estado de coma.
Marshmallow	Flores, hojas, raíces.	Asparagine, coumarin, fat, flavonoids, mucilage, pectin, polysacchari-des, salicylic acid, tannins.	Alivia y cura la piel, las membranas mucosas y otros tejidos internos y externos. También actúa como diurético y expectorante. Provechosa para las infecciones de la vejiga, los malestares digestivos, la retención de líquidos, el dolor de cabeza, los trastornos intestinales, los problemas renales, la sinusitis y el dolor de garganta.	Se suele utilizar en las mezclas de las píldoras.
Milk thistle	Frutas, hojas, semillas.	El componente activo es silymarin, un flavonoide extraordinario que tiene propiedades antioxidantes.	Contiene algunas de las sustancias protectoras del hígado más potentes que se conocen. Previene el daño causado por los radicales libres actuando como antioxidante y protegiendo el hígado. También estimula la producción de células hepáticas nuevas y evita la formación de leukotrienes perjudiciales. Protege los riñones y es beneficiosa para los problemas adrenales. Además, sirve para la inflamación intestinal, la debilidad del sistema inmunológico y todos los trastornos hepáticos, como ictericia y hepatitis. Así mismo, es beneficiosa para la psoriasis.	Llamada también Mary thistle y wild artichoke.
Mullein	Hojas.	Aucubin, choline, hesperidin, magnesium, pantothenic acid, para-aminobenzoic acid, saponins, sulfur, verbaside, vitamins B_2, B_{12} y D.	Actúa como laxante, acaba con el dolor y favorece el sueño. Elimina las verrugas. Provechosa para el asma, la bronquitis, las afecciones respiratorias, el dolor de oído, la hay fever y la inflamación de las glándulas. Se utiliza en drogas que reducen la inflamación de los riñones.	

Hierba	Partes utilizadas	Contenido químico y nutricional	Efectos	Comentarios
Mustard (mostaza)	Semillas.	Myrosin, sinalbin, sinapine.	Mejora la digestión y contribuye al metabolismo de las grasas. Cuando se aplica externamente, es beneficiosa para la congestión del pecho, las inflamaciones, las lesiones y el dolor de las articulaciones.	*Advertencia:* puede ser irritante cuando se aplica directamente en la piel.
Myrrh (mirra)	Resina de los tallos.	Acetic acid, essential oils, formic acid, myrrholic acids, resin.	Tiene propiedades antisépticas y desinfectantes. Funciona bien como desodorizante. Ayuda a combatir las bacterias bucales perjudiciales. Útil para el mal aliento, la enfermedad periodontal, los trastornos cutáneos y las úlceras.	Por sus propiedades aromáticas se utiliza en perfumes e inciensos.
Nettle	Flores, hojas, raíces.	Calcium, chlorine, chlorophyll, formic acid, iodine, iron, magnesium, potassium, silicon, sodium, sulfur, tannin, vitamins A y C.	Tiene propiedades diuréticas, expectorantes y tónicas. Alivia el dolor. Contiene minerales vitales para muchos problemas de salud. Provechosa para la anemia, la artritis, la hay fever y otros trastornos alérgicos, los problemas renales y el síndrome de malabsorción. Ayuda a controlar el bocio, los trastornos inflamatorios y las secreciones pulmonares.	Llamada también stinging nettle.
Oat straw	Toda la planta.	Alkaloids, carotene, gluten, flavonoids, saponins, starch, compuestos esteroideos, vitamins B_1, B_2, D y E.	Tiene propiedades antidepresivas, actúa como tónico nervioso y promueve la sudoración. Beneficiosa para el bed-wetting, la depresión y los trastornos cutáneos. Mitiga el insomnio.	
Oregon grape	Raíces.	Alkaloids, berberine, oxycanthin.	Purifica la sangre y limpia el hígado. Sirve para muchas alteraciones cutáneas, desde acné hasta psoriasis.	Se puede utilizar en lugar de goldenseal para algunos propósitos.
Papaya	Fruta, corteza interna, tallos.	Amyolytic enzyme, caricin, myrosin, peptidase, vitamins C y E.	Estimula el apetito y contribuye a la digestión. Provechosa para la acidez estomacal, la indigestión y la inflamación intestinal.	Las hojas se pueden utilizar para ablandar la carne.
Parsley (perejil)	Bayas, raíces, tallos.	Apiin (parsley camphor), apiol, bergaptein, calcium, fatty oil, essential oils, furanocumarin bergapten, iodine, iron, isoimperatorin, mucilage, myristicene, petroselinic acid, phosphorus, pinene, potassium, vitamins A y C.	Contiene una sustancia que previene la multiplicación de las células tumorales. Expulsa las lombrices intestinales, disminuye los gases, estimula la actividad normal del sistema digestivo y refresca el aliento. Útil para la vejiga, los riñones, el hígado, los pulmones, el estómago y el funcionamiento tiroideo. Provechosa para el bed-wetting, la retención de líquidos, los gases, la halitosis, la presión arterial alta, la indigestión, las enfermedades renales, la obesidad y los trastornos de la próstata.	Por peso, contiene más vitamina C que la naranja.
Passionflower	Planta, flor.	Aribine, ethylmaltol, flavonoids, harmaline, harman, harmine, harmol, loturine, maltol, passiflorine, yageine.	Obra como sedante suave. Beneficiosa para la ansiedad, la hiperactividad, el insomnio, la neuritis y las alteraciones relacionadas con el estrés.	Llamada también maypop. *Advertencia:* no se debe utilizar en dosis altas durante el embarazo.
Pau d´arco	Corteza interna.	Lapachol.	Hierba amarga que contiene un agente antibacteriano natural. Limpia la sangre y tiene propiedades curativas. Útil para la candidiasis, la tos de los fumadores, las verrugas y todas las infecciones. Provechosa para el AIDS, las alergias, el cáncer, los problemas cardiovasculares, la inflamación intestinal, el reumatismo, los tumores y las úlceras.	Llamada también lapacho y taheebo.
Peppermint	Hojas.	Essential oils, menthol, menthone, methyl acetate, tannic acid, terpenes, vitamin C.	Mejora la digestión aumentando la acidez estomacal. Anestesia ligeramente las membranas mucosas y el tracto gastrointestinal. Beneficiosa para los escalofríos, el cólico, la diarrea, el dolor de cabeza, los problemas cardíacos, la indigestión, las náuseas, la falta de apetito, el reumatismo y los espasmos.	*Advertencia:* puede afectar a la absorción del hierro.

Hierba	Partes utilizadas	Contenido químico y nutricional	Efectos	Comentarios
Plantain	Hojas.	Glycosides, minerals, mucilage, tannins.	Alivia los pulmones y el tracto urinario. Tiene un efecto curativo y antibiótico cuando se utiliza tópicamente en las úlceras y en las heridas. Por vía oral, sirve para prevenir el bed-wetting. Aplicada como cataplasma sirve para la picadura de abeja y para cualquier otra clase de mordedura o picadura.	Las hojas tiernas son sabrosas y se pueden consumir en ensalada.
Primrose	Aceite de las semillas.	Gamma-linolenic acid (GLA), linoleic acid.	Contribuye a la pérdida de peso y reduce la presión arterial alta. Beneficiosa para tratar el alcoholismo, la artritis, las oleadas de calor, los problemas menstruales (como calambres y sangrado fuerte), la esclerosis múltiple, los trastornos cutáneos y muchas más alteraciones.	Promueve de manera natural la producción de estrógeno. Llamada también evening primrose.
Pumpkin (calabaza)	Semillas.	B vitamins, essential fatty acids, protein, zinc.	Provechosa para los trastornos de la próstata.	
Red clover	Flores.	Biotin, choline, copper, coumarins, folic acid, glycosides, inositol, isoflavonoids, magnesium, manganese, pantothenic acid, selenium, bioflavonoids, zinc, vitamins A, B_1, B_2, B_3, B_6, B_{12} y C.	Actúa como antibiótico, reduce el apetito, purifica la sangre y es relajante. Provechosa para las infecciones bacterianas, el virus del HIV y el AIDS, la inflamación pulmonar e intestinal, los problemas renales, las enfermedades hepáticas, los trastornos cutáneos y la debilidad del sistema inmunológico.	
Red raspberry	Corteza, hojas, raíces.	Calcium, citric acid, essential oils, iron, magnesium, malic acid, manganese, pectin, phosphorus, potassium, selenium, silicon, sulfur, tannic acid, vitamins B_1, B_3, C, D y E.	Disminuye el sangrado menstrual, mitiga los espasmos uterinos e intestinales y fortalece las paredes uterinas. También promueve la salud de las uñas, los huesos, los dientes y la piel. Beneficiosa para la diarrea y los trastornos femeninos, como náuseas, oleadas de calor y calambres menstruales. Además, cura las aftas. Cuando se combina con peppermint, sirve para las náuseas.	
Rhubarb (ruibarbo)	Raíces, palitos.	Flavone, gallic acid, glucogallin, palmidine, pectin, phytosterol, rutin, starch, tannins.	Elimina las lombrices intestinales, mejora el funcionamiento de la vesícula biliar y tiene propiedades antibióticas. Útil para las alteraciones del colon, el bazo y el hígado. Promueve la curación de las úlceras duodenales. Provechosa para el estreñimiento, la malabsorción y las infecciones por parásitos.	*Advertencia:* no se debe utilizar durante el embarazo.
Rose	Frutas (hips).	Bioflavonoids, citric acid, flavonoids, fructose, malic acid, sucrose, tannins, zinc, vitamins A, B_3, C, D y E.	Beneficiosa para todas las infecciones y los problemas de la vejiga. Buena fuente de vitamina C. El té de rose hip es provechoso para la diarrea.	
Rosemary	Hojas.	Bitters, borneol, camphene, camphor, carnosic acid, carnosol, cineole, essential oils, pinene, resin, tannins.	Combate las bacterias, relaja el estómago, estimula la digestión y la circulación y actúa como astringente y descongestionante. Mejora la circulación hacia el cerebro. Ayuda a prevenir la toxicidad hepática. Tiene propiedades anticancerígenas y antitumorales. Beneficiosa para los dolores de cabeza, la presión arterial alta o baja, los problemas circulatorios y los calambres menstruales.	Sirve para conservar los alimentos.
Sage (salvia)	Hojas.	Camphor, sustancias estrogénicas, flavonoids, resin, salvene, saponins, tannins, terpene, thujone, volatile oils.	Estimula el sistema nervioso central y el tracto digestivo. Produce efectos estrogénicos en el organismo. Reduce la sudoración y la producción de saliva. Provechosa para las oleadas de calor y otros síntomas relacionados con la insuficiencia de estrógeno que es típica de la menopausia o posterior a la histerectomía. Beneficiosa para los problemas de la boca y la garganta, como amigdalitis. Preparada en té, se utiliza para darle brillo al cabello (en especial para el cabello oscuro) y para propiciar su crecimiento. También se utiliza para secar la leche cuando la mujer desea suspender la lactancia.	*Advertencia:* interfiere la absorción del hierro y de otros minerales cuando se toma por vía oral, y disminuye la cantidad de leche en las mujeres que están lactando. Las personas que sufren de convulsiones no deben utilizar sage.

Hierba	Partes utilizadas	Contenido químico y nutricional	Efectos	Comentarios
St. Johnswort	Flores, hojas, tallos.	Essential oils, glycosides, hypericin, pseudohyperi-cin, resins, rutin y otros flavonoids, tannins.	Podría ayudar a inhibir las infecciones virales, como el HIV y el herpes. Provechosa para la depresión y el dolor de los nervios.	*Advertencia:* cuando se toma en cantidades altas puede producir una gran sensibilidad al sol, en especial si la piel es clara. También interfiere la absorción del hierro y de otros minerales.
Sarsaparilla	Raíces.	Copper, essential oil, fat, glycosides, iron, manganese, parillin, resin, saponins, sarsaponin, sitosterol stigmasterin, sodium, sugar, sulfur, zinc, vitamins A y D.	Aumenta la energía, protege contra los efectos nocivos de la radiación, regula la actividad hormonal y tiene propiedades diuréticas. Beneficiosa para la frigidez, la urticaria, la impotencia, la infertilidad, los trastornos del sistema nervioso, el premenstrual syndrome (PMS) y las alteraciones provocadas por impurezas de la sangre.	Llamada también Chinese root y small spikenard.
Saw palmetto	Bayas, semillas.	Capric, caproic, caprylic, lauric, ácidos oleic y palmitic, resin.	Actúa como diurético y antiséptico urinario. Estimula el apetito. Inhibe la producción de dihidrotestoste-rona, una hormona que contribuye a la hipertrofia de la próstata. Ayuda a corregir la inapetencia y los trastornos de la próstata. También puede mejorar el desempeño sexual y aumentar el deseo.	El extracto de la baya de la hierba saw palmetto fue aprobado en Francia y en Alemania para el tratamiento de la hipertrofia benigna de la próstata.
Skullcap	Partes aéreas.	Fat, glycoside, iron, volatile oil, sugar, tannins, vitamin E.	Sirve para los problemas del sueño, mejora la circulación y fortalece el músculo cardíaco. Provechosa para la ansiedad, la fatiga, las enfermedades cardiovasculares, el dolor de cabeza, la hiperactividad, las alteraciones nerviosas y el reumatismo. Mitiga los calambres musculares, el dolor, los espasmos y el estrés. Beneficiosa para dejar las drogas y para tratar la adicción a los barbitúricos.	
Slippery elm	Corteza interna.	Bioflavonoids, calcium, mucilage, phosphorus, polysaccharides, starch, tannins, vitamin K.	Reduce la inflamación de las membranas mucosas del intestino, el estómago y el tracto urinario. Beneficiosa para la diarrea, la úlcera, el resfriado, la influenza y el dolor de garganta.	Llamada también moose elm y red elm.
Squawvine	Hojas, tallos.	Alkaloids, glycosides, tannins.	Alivia la congestión pélvica y calma el sistema nervioso. Provechosa para los calambres menstruales y para preparar a la mujer para el parto.	Llamada también partridgeberry.
Suma	Corteza, bayas, hojas, raíces.	Albumin, allantoin, beta-ecdysome, germanium, malic acid, essential oils, pfaffic acid, seis saponins (llamados pfaffosides A, B, C, D, E y F), sitosterol, stigmasterol, tannins.	Combate la anemia, la fatiga y el estrés. Obra como estimulante del sistema inmunológico, por lo cual puede contribuir a prevenir el cáncer. Beneficiosa para el AIDS, el cáncer, las enfermedades hepáticas, la presión arterial alta y la debilidad del sistema inmunológico.	Conocida también como Brazilian ginseng. Investigaciones efectuadas en el Japón han revelado que el ácido pfaffic tiene la capacidad de inhibir ciertos tipos de cáncer.
Tea tree	Aceite esencial.	Agentes antibacterianos y antifúngicos.	Desinfecta las heridas y cura prácticamente todos los problemas cutáneos, entre ellas acné, athlete's foot (pie de atleta), cortadas, raspaduras, infecciones por hongos, episodios de herpes, picaduras de insecto y de araña, sarna, vaginitis y verrugas. Se puede agregar al agua para hacer gargarismos cuando hay resfriado y dolor de garganta, o se puede utilizar como ducha para las infecciones por hongos.	*Advertencia:* si el uso tópico produce irritación, se debe suspender o se debe diluir con agua destilada, aceite de primrose o aceite de vitamina E. No se recomienda para uso interno, excepto con supervisión médica.
Thyme (tomillo)	Bayas, flores, hojas.	B-complex vitamins, borneol, cavacrol, chromium, essential oils, fluorine, gum, iron, silicon, tannins, thiamine, thyme oil, thymol, triterpenic acids, vitamins C y D.	Elimina los gases y reduce la fiebre, el dolor de cabeza y las secreciones. Tiene importantes propiedades antisépticas. Reduce el colesterol. Provechosa para el crup y otros problemas respiratorios, la fiebre, el dolor de cabeza y las enfermedades hepáticas. Acaba con el prurito del cuero cabelludo y con la escamación provocada por la candidiasis.	

Hierba	Partes utilizadas	Contenido químico y nutricional	Efectos	Comentarios
Turmeric	Rizomas.	A-atlantone, curcumin y phenolic diarylhepta-noids afines, curcuminoids, essential oils, turmerone, zingiberene.	Protege al hígado contra muchas toxinas, inhibe la agregación plaquetaria y reduce el colesterol. Tiene propiedades antibióticas, anticancerígenas, antiinflamatorias y antioxidantes.	Se utiliza como condimento y es el ingrediente principal del curry. *Advertencia:* no se debe utilizar en grandes cantidades.
Uva ursi	Hojas.	Arbutin, chlorine, ellagic acid, ericolin, gallic acid, hydroquinolone, malic acid, methyl-arbutin, myricetin, volatile oils, quercetin, tannins, ursolic acid, ursone.	Actúa como diurético y fortalece el músculo cardíaco. Sirve para las alteraciones del bazo, el hígado, el páncreas y el intestino delgado. Beneficiosa para las infecciones de la vejiga y de los riñones, para la diabetes y los trastornos de la próstata.	Llamada también bearberry.
Valerian (valeriana)	Rizomas, raíces.	Acetic acid, butyric acid, camphene, chatinine, essential oils, formic acid, glycosides, magnesium, pinene, valeric acid, valerine.	Mejora la circulación y actúa como sedante. Reduce la mucosidad cuando hay resfriado. Buena para la ansiedad, la fatiga, la presión arterial alta, el insomnio, el síndrome de intestino irritable, los calambres menstruales y musculares, el nerviosismo, el dolor, los espasmos, el estrés y las úlceras.	El extracto soluble en agua es la presentación más recomendable.
White oak	Corteza.	Calcium, cobalt, iron, phosphorus, potassium, sodium, sulfur, vitamin B_{12}.	Antiséptico provechoso para las heridas de la piel. Sirve para la picadura de abeja, las quemaduras, la diarrea, la hemorragia nasal, el poison ivy y las várices. También es beneficiosa para la dentadura. Se puede utilizar en enema o en ducha.	
Wild yam	Rizomas.	Alkaloids, dioscin, diosgenin, phytosterols, starch, steroidal saponins, tannins.	Mitiga los espasmos musculares, reduce la inflamación y promueve la sudoración. Contiene compuestos parecidos a la hormona progesterona. Provechosa para las alteraciones de la vesícula biliar, la hipoglicemia, los cálculos renales y muchos trastornos femeninos, como el premenstrual syndrome (PMS) y los síntomas asociados con la menopausia.	Muchos productos a base de yam son extraídos de plantas tratadas con fertilizantes y pesticidas que pueden ir a parar en los productos finales. Es muy importante seleccionar, limpiar y procesar la materia prima.
Willow	Corteza.	Isorhamnetin, phenolic glycosides, quercetin, salicin, salicylic acid, salinigrin.	Alivia el dolor. Contribuye a calmar los dolores de cabeza, de espalda y de muela. También mitiga el dolor de los nervios y de las lesiones.	*Advertencia:* puede interferir la absorción del hierro y de otros minerales cuando se administra por vía oral.
Wintergreen	Hojas, raíces, tallos.	Gaultherin (un compuesto de methyl salicylate en un 90%, sustancia parecida a la aspirina), gaultherase, glycoside, mucilage, tannins, wax.	Alivia el dolor y la inflamación. Beneficiosa para los trastornos reumáticos, la artritis y los dolores musculares. También es provechosa para los dolores de cabeza y de muela.	El aceite destilado de las hojas se utiliza en perfumería y también como saborizante.
Witch hazel	Corteza, hojas, ramitas.	Bitters, calcium oxalate, essential oils, gallic acid, hamamelitannin, hexose sugar, tannins.	Aplicada tópicamente tiene propiedades astringentes y curativas. Alivia el prurito, las hemorroides y la flebitis. Muy útil para el cuidado de la piel.	
Wood betony	Hojas.	Magnesium, manganese, phosphorus, tannins.	Estimulante cardíaco y relajante muscular. Provechosa para los trastornos cardiovasculares, la hiperactividad y la neuritis.	Llamada también betony.
Wormwood	Hojas.	Absinthol, acetylene, artemisic ketone, essential oils, flavonoids, lignin, compuestos de fenol, pinene, thujone.	Obra como sedante suave, expulsa los parásitos intestinales, aumenta la acidez estomacal y baja la fiebre. Beneficiosa para las alteraciones vasculares, incluyendo la migraña.	Se suele utilizar con black walnut para eliminar los parásitos. *Advertencia:* no se debe utilizar durante el embarazo, ya que puede causar aborto espontáneo. Usar esta hierba durante períodos largos puede producir dependencia.

Hierba	Partes utilizadas	Contenido químico y nutricional	Efectos	Comentarios
Yarrow	Bayas, hojas.	Achilleic acid, achilleine, caledivain, volatile oils, potassium, tannins, vitamin C.	Tiene efectos curativos en las membranas mucosas, reduce la inflamación, mejora la coagulación de la sangre y aumenta la sudoración. Buen diurético. Provechosa para la fiebre, las alteraciones inflamatorias, la colitis y las infecciones virales. Sirve para los problemas de sangrado.	Llamada también soldier´s herb. *Advertencia:* interfiere la absorción del hierro y de otros minerales.
Yellow dock	Hojas, raíces.	Chrysarobin, iron, manganese, potassium oxalate, rumicin.	Limpia la sangre y tonifica el organismo. Mejora el funcionamiento del colon y del hígado. Beneficiosa para la anemia, las enfermedades hepáticas y los trastornos cutáneos, como eccema, urticaria, psoriasis y sarpullido. Combinada con sarsaparilla en té combate las alteraciones cutáneas.	Llamada también curled dock y sad dock.
Yerba maté	Todas las partes.	Chlorophyll, iron, pantothenic acid, trace minerals, vitamins C y E.	Limpia la sangre, controla el apetito, combate el envejecimiento, estimula la mente, fomenta la producción de cortisone y revitaliza el sistema nervioso. Se cree que intensifica los poderes curativos de otras hierbas. Útil para las alergias, el estreñimiento y la inflamación intestinal.	Llamada también maté, Paraguay tea y South American holly.
Yohimbe	Corteza.	Yohimbine hydrochloride.	Estimulante hormonal. Aumenta la libido y el flujo sanguíneo hacia el tejido eréctil. Puede elevar el nivel de la testosterona.	Se consigue en los health food stores y también con prescripción médica. *Advertencia:* puede provocar ansiedad, ataques de pánico y alucinaciones en algunas personas. También puede elevar la presión arterial y la frecuencia cardíaca, y causar dolor de cabeza, vahídos y enrojecimiento de la piel. Las mujeres y las personas que sufren de enfermedades renales o de trastornos sicológicos deben abstenerse de utilizar esta hierba.
Yucca	Raíces.	Saponins.	Purifica la sangre. Provechosa para la artritis, la osteoporosis y las inflamaciones.	Algunas clínicas la prescriben de manera rutinaria para la artritis. Se puede cortar en trozos y colocar en agua (una taza de yucca en dos tazas de agua), y utilizar como sustitutivo del jabón o del champú. También se le puede agregar al champú.

SEGUNDA PARTE

LOS PROBLEMAS DE SALUD

INTRODUCCIÓN

En la Primera Parte exploramos las necesidades nutricionales y dietéticas del organismo. Para que el cuerpo funcione bien y no falle, todas sus partes deben estar debidamente nutridas. En vista de la cantidad de fuentes de estrés que hay en la vida actual, el organismo debe obtener la nutrición adecuada para que el sistema inmunológico permanezca sano. Si el sistema inmunológico se debilita, el organismo se vuelve susceptible a contraer diversas enfermedades.

La Segunda Parte consta de una serie de problemas de salud — desde la A hasta la Z — que se pueden presentar cuando el organismo está agobiado por el estrés y presenta insuficiencias nutricionales originadas en malos hábitos alimentarios. La descripción de los problemas de salud le ayudará al lector a determinar si tiene alguna enfermedad particular. Si sus síntomas coinciden con los de alguna enfermedad, confirme sus sospechas visitando al médico.

Es posible que su médico le recomiende hacerse algunos exámenes para poder hacer un diagnóstico. Algunos exámenes son invasivos, como la amniocentesis o la biopsia quirúrgica; otros, como el análisis de orina, no lo son. Muchos exámenes diagnósticos y, en particular, los más novedosos — como el magnetic resonance imaging (MRI) y el computerized tomography (CAT) — son sumamente costosos. Antes de aprobar cualquier examen, asegúrese de que entiende exactamente de qué se trata y qué implica: cómo lo hacen, qué revela, por qué es necesario en su caso, cuáles son los riesgos potenciales, cuánto cuesta y todo lo que necesite saber para poder tomar una decisión con tranquilidad. Usted le debe informar a su médico qué drogas y suplementos está tomando (incluyendo las medicinas naturales); si sufre de alergias a algún o algunos alimentos, medicamentos, anestésicos, material de rayos X u otras sustancias; si está embarazada, y cualquier otro dato que usted considere que el médico debe conocer.

Cuando le hayan confirmado el diagnóstico, a fin de agilizar su recuperación consulte las pautas, las recomendaciones y los programas suplementarios que brinda el libro para su caso particular. Infórmese siempre al máximo acerca de cualquier suplemento que esté tomando (*ver* Primera Parte para mayores detalles sobre los suplementos). La mayoría de las sugerencias de la Segunda Parte se pueden poner en práctica solas o en combinación con otras terapias. Sin embargo, no dude en consultar con su médico si tiene alguna inquietud sobre la conveniencia de algún nutriente o de alguna terapia.

Por último, nos referiremos brevemente a las marcas de los productos. A veces recomendamos productos específicos de determinados fabricantes. Esas recomendaciones pueden aparecer a solas o entre paréntesis después del nombre genérico de la sustancia en cuestión. Sin embargo, eso no significa que sean los únicos productos disponibles o los únicos que dan buenos resultados. Hay muchos suplementos y productos nutricionales de buena calidad de distintos fabricantes, y permanentemente entran al mercado nuevos productos. No obstante, algunas veces recomendamos específicamente algunos porque nos han parecido eficaces y de buena calidad.

Averigüe cuál es su problema

Hay síntomas que indican la presencia de enfermedades. En la siguiente lista usted encontrará algunas de las enfermedades que con mayor frecuencia se relacionan con síntomas particulares. El propósito de esta lista *no* es sustituir el diagnóstico del médico o del profesional de la salud. Experimentar uno o más síntomas no significa, necesariamente, que se tiene la enfermedad en cuestión.

Sencillamente, nuestro organismo podría estar enviando un mensaje de que algo no marcha bien. Escuchar a nuestro organismo puede ayudar a detener un problema antes de que se agrave. Las enfermedades que se enumeran a continuación están ordenadas alfabéticamente. Ese orden no refleja, de ninguna manera, la probabilidad que existe de sufrir de cualquiera de ellas. Si usted presenta alguno de esos síntomas, consulte con su médico.

Síntoma	Posible causa
Abdomen, cólico, dolor en el	Aborto espontáneo, alergias alimentarias, apendicitis, colitis ulcerativa, diarrea, diverticulitis, endometriosis, enfermedad de Crohn, enfermedad inflamatoria de la pelvis, envenenamiento con alimentos, estreñimiento, estrés, hernia hiatal, indigestión, intolerancia a la lactosa, pólipos o fibromas uterinos, prolapso del útero, síndrome de intestino irritable, síndrome premenstrual, trastornos de la vesícula biliar, úlcera péptica.
Ahogo, sensación de	Asma, enfermedad cardiovascular (especialmente en las mujeres), enfisema, fibrosis quística, neumonía.
Ano, dolor, inflamación, prurito, sangrado	Absceso, alergias, cáncer, candidiasis, colitis ulcerativa, contusión, diverticulitis, enfermedad de Crohn, enfermedad de transmisión sexual, envenenamiento con alimentos, espasmos musculares, fisura anal, hemorroides, infección, lombrices intestinales, pólipos, quistes, tumor, úlceras, verrugas genitales.
Articulaciones, dolor, inflamación de las	Artritis, bursitis, cáncer de huesos, cirrosis del hígado, desequilibrio hormonal, diabetes, distensión de un músculo y/o de un ligamento, edema, enfermedad de los riñones, enfermedad de Lyme, enfermedad ósea de Paget, espolón óseo, fiebre reumática, fractura de hueso, gota, hemofilia, hepatitis, infección, lesión, lupus, neuritis, síndrome del túnel carpiano, tendinitis, torcedura, uso excesivo y crónico.
Babeo	Convulsiones, dentadura postiza mal ajustada, derrame cerebral, enfermedad de Parkinson, problemas relacionados con el embarazo, retiro de alguna droga, trastornos de las glándulas salivales.
Boca, resequedad de la	Diabetes, envejecimiento, reacción a algún medicamento, respiración bucal, síndrome de Sjögren.
Boca, úlceras en la	Aftas, candidiasis en la mucosa bucal, herpes oral, lesión local, sarampión; uso de tabaco, aspirina y/o dentadura postiza; varicela.
Contacto sexual doloroso	Espasmos musculares, infección del tracto urinario, infección o inflamación de la vulva, posición inusual durante el coito, sequedad vaginal.
Control muscular, pérdida del	Abuso del alcohol y/o de alguna droga, cansancio extremo, convulsiones, derrame cerebral, distrofia muscular, enfermedad de Parkinson, esclerosis múltiple, lesión en la cabeza, narcolepsia, uso excesivo del grupo muscular.
Contusiones frecuentes	AIDS, anemia, cáncer, deficiencia de vitamina C, hemofilia, reacción a algún medicamento, sistema inmunológico debilitado.
Convulsiones	Abuso de alguna droga, alcoholismo, derrame cerebral, encefalitis, enfermedad de Alzheimer, epilepsia, fiebre alta, lesión en la cabeza, meningitis, reacción a algún medicamento, tumor.
Cuello, dolor, rigidez en el	Enfermedad discal, distensión de un músculo y/o de un ligamento, estrés, lesión, mala posición al dormir, meningitis.
Cuerpo, dolores en el	Artritis, ejercicio excesivo, enfermedad de Lyme, infección, lupus.
Cuerpo, olor en el	Diabetes, indigestión, infección, problemas gastrointestinales.
Deglución difícil (swallowing, difficult)	Bulimia, cáncer, deshidratación, estrés, hernia hiatal, sequedad de la boca, tumor.
Delirio	Abuso del alcohol, apendicitis, derrame cerebral, diabetes, epilepsia, fiebre alta, reacción a algún medicamento.
Desorientación	Abuso del alcohol, anemia, ansiedad aguda (ataque de pánico), convulsiones, derrame cerebral, enfermedad de Alzheimer, esquizofrenia, hipoglicemia, mala circulación, transient ischemic attack (TIA) (ataque isquémico transitorio, es decir, falta temporal de riego sanguíneo hacia el cerebro).
Dolor de cabeza persistente	Alergias, asma, deficiencias vitamínicas, dolores de cabeza en cluster, estrés, fatiga ocular, glaucoma, presión arterial alta, reacción a algún medicamento, sinusitis, tumor cerebral.
Enrojecimiento, sonrojo (flushing)	Ansiedad, consumo de alcohol, deshidratación, diabetes, dosis altas de niacina o de medicamentos para bajar el colesterol, embarazo, enfermedad cardíaca, hipertiroidismo, menopausia, presión arterial alta.

Síntoma	Posible causa
Entumecimiento (numbness)	Artritis reumatoidea, ataque isquémico transitorio, derrame cerebral, diabetes, esclerosis múltiple, hiperventilación, mala circulación, nervio comprimido, síndrome del túnel carpiano.
Escalofrío (chills)	Anemia, exposición al frío, fiebre, hipotermia, infección aguda, shock.
Espalda, dolor de	Aneurisma aórtico, artritis, ataque cardíaco, cáncer, cólicos menstruales, distensión de un músculo y/o de un ligamento, embarazo, endometriosis, enfermedad discal, enfermedad inflamatoria de la pelvis, enfermedad ósea de Paget, enfermedad renal, escoliosis, espasmos musculares, falta de ejercicio, fibromas uterinos, infección del tracto urinario, lesión, mala posición al dormir, mala postura, manera inadecuada de levantar objetos, neumonía, obesidad, osteoporosis, torcedura, trastornos de la vesícula biliar, tumor en la columna vertebral, úlcera péptica, uso excesivo.
Fiebre persistente	AIDS, bronquitis crónica, cáncer (especialmente leucemia, cáncer del riñón y linfoma), diabetes, enfermedad autoinmune, enfermedad reumática, hepatitis, infección crónica, mononucleosis.
Flujo vaginal, prurito	Cáncer, clamidia, enfermedad inflamatoria de la pelvis, enfermedad de transmisión sexual, herpes genital, infección del tracto urinario, infección por hongos, pólipos, vaginitis.
Frecuencia cardíaca irregular o rápida	Anemia, ansiedad, arteriosclerosis, asma, ataque cardíaco, cáncer; consumo de cafeína, alcohol o tabaco; deficiencia de calcio, magnesio y/o potasio; desequilibrio hormonal, enfermedad cardiovascular, exceso de comida o de ejercicio, fiebre, obesidad, presión arterial alta, presión arterial baja, reacción a algún medicamento.
Gases y eructos frecuentes	Alergias, candidiasis, deficiencia de ácido estomacal, ingesta de aire, intolerancia a la lactosa, obstrucción intestinal, parásitos intestinales, problemas digestivos, síndrome de intestino irritable, trastornos de la vesícula biliar.
Hinchazón de tobillos, pies, piernas, manos y abdomen	Alergias alimentarias, artritis, bursitis, calzado inadecuado, cirrosis del hígado, diabetes, distensión de un músculo y/o de un ligamento, edema, embarazo, enfermedad cardiovascular, enfermedad renal, enfermedad linfática, gota, infección en alguna articulación, lupus, mala circulación, reacción a algún medicamento, síndrome premenstrual, torcedura, uso crónico y excesivo, várices.
Incontinencia	Derrame cerebral, diabetes, enfermedad de Alzheimer, enfermedad neurológica avanzada, envejecimiento, esclerosis múltiple, lesión de la médula espinal, pérdida del tono muscular, problemas sicológicos, prostatitis, restricción de la movilidad, vaginitis atrófica.
Irritabilidad, cambios anímicos	Abuso del alcohol o de alguna droga, alergias alimentarias, ansiedad, deficiencias nutricionales, depresión, derrame cerebral, diabetes, enfermedad crónica o incapacitante (prácticamente cualquiera), enfermedad de Alzheimer, esquizofrenia, estrés, hipertiroidismo, hipotiroidismo, reacción a algún medicamento, síndrome premenstrual, tumor cerebral.
Mal aliento (halitosis)	Absceso dental, caries, diabetes, enfermedad del hígado, enfermedad de los pulmones, enfermedad periodontal, indigestión, infección, mala higiene bucal, respiración bucal, sequedad de la boca, sinusitis, úlceras en la boca.
Manos y/o pies fríos	Estrés, exposición al frío, fenómeno de Raynaud, problemas circulatorios.
Micción frecuente (urination, frequent)	Cálculos en el riñón o en la vejiga, cáncer, consumo de alcohol o de cafeína, consumo excesivo de líquidos, diabetes, embarazo, envejecimiento, infección de la vejiga, prostatitis, reacción a algún medicamento.
Músculos, calambres en los	Artritis; deficiencia de calcio, magnesio y/o potasio; deshidratación, diabetes, hipotiroidismo, lesión, mala circulación, uso excesivo del músculo o del grupo muscular.
Músculos, dolor, debilidad de los	Anemia, artritis, deshidratación, diabetes, esclerosis múltiple, fibromialgia, fiebre, infección, lesión, lupus, reacción a algún medicamento, síndrome de fatiga crónica, uso excesivo del músculo o del grupo muscular.
Náuseas	AIDS, ansiedad, ataque cardíaco, cálculos renales, cáncer, cirrosis del hígado, colitis ulcerativa, consumo de alcohol, desequilibrio hormonal, deshidratación, endometriosis, enfermedad celiaca, enfermedad de Ménière, enfermedad renal, envenenamiento, envenenamiento con alimentos, estrés, fatiga extrema, hepatitis, indigestión, influenza, mareo, mareo matutino, migraña, pancreatitis, problemas de la vesícula biliar, retiro de alguna droga, sinusitis, toxicidad por cobre.
Nódulos linfáticos inflamados	AIDS, infección aguda o crónica, linfoma, toxicidad por algún metal.
Oídos, secreciones de los	Acumulación de cerumen, disfunción del sistema inmunológico, infección, lesión severa en la cabeza, obstrucción de la trompa de Eustaquio, tímpano perforado, tumor.
Ojos hinchados	Aneurisma, glaucoma, hemorragia o coágulo sanguíneo, hipertiroidismo, infección.
Parpadeo frecuente	Ansiedad, cuerpo extraño dentro del ojo, derrame cerebral, enfermedad de Parkinson, lesión, sequedad ocular, utilización de lentes de contacto.

Síntoma	Posible causa
Párpados caídos	Botulismo, debilitamiento muscular, diabetes, hipotiroidismo, lesión en la cabeza o en los párpados.
Pecho, dolor en el	Acidez estomacal, angina de pecho, ansiedad, ataque cardíaco, costilla fracturada o golpeada, distensión muscular, enfermedad de las arterias coronarias, estrés, gases, hernia hiatal, hiperventilación, neumonía, pleuresía.
Peso, aumento de	Depresión, desequilibrio hormonal, diabetes, edema, enfermedad renal, envejecimiento, hipotiroidismo, insuficiencia cardíaca congestiva, reacción a algún medicamento, sobrealimentación.
Peso, pérdida de	AIDS, anorexia nerviosa, cáncer, diabetes, enfermedad de Alzheimer, enfermedad de Parkinson, envejecimiento, hepatitis, hipertiroidismo, infección crónica, mononucleosis, síndrome de malabsorción, tuberculosis.
Piernas, dolor en las	Arteriosclerosis, calzado inadecuado, cáncer, ciática, ejercicio excesivo, enfermedad de Lyme, enfermedad ósea de Paget, fractura ósea, lesión, osteomalacia, raquitismo, tendinitis, tromboflebitis, tumor o infección en un disco intervertebral o en la columna vertebral.
Pulso débil	Ataque cardíaco, deshidratación, malnutrición, pérdida de sangre, presión arterial baja, reacción a algún medicamento, shock, vómito.
Respiración sibilante o asmática (wheezing)	Alergias, asma, bronquitis crónica, cáncer de pulmón, crup, enfermedad cardiovascular, enfisema, infección en la parte superior del sistema respiratorio, neumonía.
Sangrado menstrual abundante o irregular	Aborto espontáneo, anticonceptivo oral inadecuado, cáncer, desequilibrio hormonal, dieta demasiado estricta, ejercicio excesivo, infección del tracto urinario, infección vaginal, menopausia, obesidad, pérdida o aumento de peso, pólipos o fibromas uterinos, problemas de coagulación sanguínea.
Sangre en esputo, vómito, orina o materia fecal; o sangre proveniente de la vagina o del pene	Cáncer, coágulos sanguíneos y edema del tejido pulmonar, hemorragia nasal, hemorroides, infección, pólipos, prostatitis, ruptura de vaso sanguíneo, tumor, úlcera péptica.
Sed excesiva	Deshidratación, diabetes, diarrea, fiebre, infección viral o bacteriana, problemas relacionados con la menopausia, reacción a algún medicamento.
Senos, protuberancias en los	Cáncer, enfermedad fibroquística, forúnculos, infección en algún conducto de las glándulas mamarias, infección en una glándula sudorípara o en un nódulo linfático, lesión, síndrome premenstrual.
Senos, sensibilidad anormal en los (breast tenderness)	Cáncer; consumo excesivo de grasa, sal y/o cafeína; desequilibrio hormonal, embarazo, estrés, menopausia, problemas relacionados con la lactancia, síndrome premenstrual.
Sensación de llenura (bloating)	Alergias, apendicitis, diverticulitis, edema, enfermedad de los riñones, enfermedad de la vesícula biliar, insuficiencia cardíaca, intolerancia a la lactosa, obstrucción intestinal o renal, síndrome de intestino irritable, tumor, úlcera péptica.
Somnolencia (drowsiness)	Alergias, encefalitis, insuficiencia renal aguda, jet lag, narcolepsia, reacción a algún medicamento, retiro de la cafeína, trastornos del sueño.
Sudor excesivo	Alergias alimentarias, ansiedad, consumo de alcohol, consumo de alimentos picantes o muy condimentados, desequilibrio hormonal, ejercicio excesivo, enfermedad cardiovascular, enfermedad hepática, enfermedad renal, estrés, fibrosis quística, fiebre, hipertiroidismo, infección, linfoma, malaria, menopausia, neumonía.
Sudor frío	AIDS, cáncer, diabetes, enfermedad cardíaca o circulatoria grave, influenza, menopausia, mononucleosis, shock, tuberculosis.
Sudor nocturno	AIDS, ansiedad, apnea del sueño, cáncer, enfermedad cardiovascular, enfermedad intestinal, enfermedad autoinmune, estrés, fiebre, hepatitis, menopausia, sistema inmunológico debilitado.
Temblor	Alcoholismo, ansiedad, consumo de cafeína, derrame cerebral, enfermedad de Parkinson, esclerosis múltiple, fatiga muscular, hipertiroidismo, reacción a algún medicamento, tumor.
Tos persistente	Alergias, asma, bronquitis crónica, cáncer, enfisema, neumonía, secreción posnasal, tuberculosis.
Vahídos, aturdimiento (dizziness, lightheadedness)	Alergias, anemia, ansiedad aguda (ataque de pánico), derrame cerebral, diabetes, enfermedad cardíaca, enfermedad de Ménière, estrés, hipoglicemia, infección, derrame cerebral inminente, mareo, presión arterial alta, presión arterial baja, reacción a algún medicamento, tumor cerebral, vértigo.
Visión doble	Cataratas, concusión, hipertiroidismo, trastornos oculares.

Abeja, picadura de

Ver PICADURA DE ABEJA.

Aborto espontáneo

Ver en PROBLEMAS RELACIONADOS CON EL EMBARAZO.

Abscesos

Un absceso se forma cuando se acumula pus en un tejido, en un órgano o en un espacio limitado del organismo a causa de una infección. Los abscesos se pueden ubicar tanto externa como internamente, y pueden ser el resultado de una lesión o de la disminución de las defensas necesarias para combatir las infecciones. El área infectada se inflama y se vuelve sensible. La persona puede sentir fatiga, perder el apetito, perder peso y presentar accesos intermitentes de fiebre y escalofrío.

Los abscesos se pueden formar en el cerebro, los pulmones, los dientes, las encías, la pared abdominal, el tracto gastrointestinal, los oídos, las amígdalas, los senos, los senos paranasales, los riñones, la glándula prostática, o prácticamente en cualquier sitio. Las infecciones son el problema de salud más frecuente en el ser humano y son producidas por bacterias, virus, parásitos y hongos.

NUTRIENTES

SUPLEMENTOS	DOSIS SUGERIDAS	COMENTARIOS
Muy importante		
Zinc 80 mg al día	divididos en varias tomas. No tomar más de 100 mg al día de todos los suplementos.	Poderoso estimulante del sistema inmunológico. Importante para el funcionamiento de los linfocitos T, necesarios para combatir las infecciones. Sirve para todos los trastornos cutáneos.
Importantes		
Colloidal silver	Administrar por vía oral o aplicar tópicamente, según indicaciones de la etiqueta.	Actúa como antibiótico y desinfectante natural. Destruye las bacterias, los virus, los hongos y los parásitos.
Garlic (Kyolic)	2 cápsulas 3 veces al día con las comidas.	Antibiótico natural y estimulante del sistema inmunológico.
Superoxide dismutase (SOD) o	Según indicaciones de la etiqueta.	Poderoso antioxidante. Para mejor absorción, utilizar en forma sublingual.
Cell Guard de Biotec Foods	Según indicaciones de la etiqueta.	Complejo antioxidante que contiene SOD.

SUPLEMENTOS	DOSIS SUGERIDAS	COMENTARIOS
Vitamin A	100.000 UI al día durante 5 días. Luego reducir la dosis hasta 50.000 UI al día durante 5 días. De nuevo disminuir la dosis hasta 25.000 UI al día. Si está embarazada, no debe tomar más de 10.000 UI al día.	Protege a las células contra las invasiones bacterianas fortaleciendo las paredes celulares y promoviendo la reparación de los tejidos. Esencial para el sistema inmunológico. Para dosis altas, la emulsión facilita la asimilación y brinda mayor seguridad.
más natural carotenoid complex (Betatene)	Según indicaciones de la etiqueta.	Poderoso antioxidante que favorece la curación.
Vitamin B complex	50 mg al día con las comidas.	Reemplaza los nutrientes perdidos y facilita la curación.
Vitamin C con bioflavonoids	5.000-20.000 mg al día divididos en varias tomas. Ver FLUSH DE ÁCIDO ASCÓRBICO en la Tercera Parte.	Esenciales para la función inmunológica y la reparación de los tejidos.
Vitamin E	400-600 UI al día. Si desea, aplicar el contenido de una cápsula directamente en el área afectada.	Importante para la circulación y la oxigenación de los tejidos. Fortalece el sistema inmunológico y promueve la curación.
Provechosos		
Bromelain	500 mg 3 veces al día.	Reduce la inflamación y acelera la curación.
Germanium	100 mg al día.	Mejora el funcionamiento del sistema inmunológico.
Multivitamin y mineral complex	Según indicaciones de la etiqueta.	Todos los nutrientes son necesarios para la curación.
Proteolytic enzymes o Infla-Zyme Forte de American Biologics o Intenzyme Forte de Biotics Research	Según indicaciones de la etiqueta. Tomar entre comidas. Según indicaciones de la etiqueta. Según indicaciones de la etiqueta.	Ayudan a desinfectar los abscesos. Poderosos neutralizadores de los radicales libres del organismo.

HIERBAS

❏ Las siguientes hierbas son beneficiosas para curar los abscesos y purificar la sangre: raíz de burdock, cayenne (capsicum), raíz de dandelion, red clover y raíz de yellow dock.

❏ Es provechoso tomar todos los días agua destilada mezclada con jugo fresco de limón, además de tres tazas de té de echinacea, goldenseal, astragalus o suma. También es útil hacer cataplasmas con goldenseal y aplicarlas directamente sobre el absceso (*ver* UTILIZACIÓN DE CATAPLASMAS en la Tercera Parte). También da buenos resultados aplicar extracto de goldenseal libre de alcohol en una gasa estéril y colocarla sobre el absceso.

Advertencia: No se debe tomar astragalus cuando hay fiebre. No tome goldenseal todos los días durante más de una semana seguida, y no lo utilice si está embarazada. Si usted ha tenido alguna enfermedad cardiovascular, diabetes o glaucoma, tome goldenseal solamente con autorización médica.

❏ Una cataplasma de lobelia mezclada con slippery elm bark alivia los abscesos y combate la infección (*ver* UTILIZACIÓN DE CATAPLASMAS en la Tercera Parte).

❑ Tomar milk thistle en cápsulas es provechoso para el hígado y ayuda a purificar el torrente sanguíneo.

❑ El aceite de tea tree aplicado externamente es un eficaz antiséptico natural que mata los organismos infecciosos sin perjudicar las células sanas. Mezcle una parte de aceite de tea tree con cuatro partes de agua y apliquese esta mezcla con un algodón tres veces al día. Esto destruye las bacterias, acelera la curación y evita que se propague la infección.

RECOMENDACIONES

❑ Consuma piña fresca todos los días. La piña contiene bromelaína, una enzima que favorece la curación y combate la inflamación.

❑ Incluya kelp en su dieta, pues es rico en minerales provechosos para la salud.

❑ Durante veinticuatro a setenta y dos horas, haga un ayuno de líquidos a base de jugos frescos (ver AYUNOS en la Tercera Parte).

❑ Cuando tenga un absceso externo, apliquese miel sobre el área afectada. La miel destruye las bacterias y los virus al parecer extrayendo la humedad que contienen.

❑ Para limpiar el área afectada, apliquese varias veces al día clorofila líquida mezclada con agua.

❑ Si tiene que tomar antibióticos, suplemente su dieta con las vitaminas B y con productos que contengan bacterias "amigables", como acidophilus y yogur.

ASPECTOS PARA TENER EN CUENTA

❑ Aunque algunos abscesos deben ser tratados quirúrgicamente, la mayoría sólo requieren antibióticos. Estas drogas matan las bacterias infecciosas, pero también destruyen las bacterias "amigables" que suelen vivir en el tracto digestivo. Además, los antibióticos agotan las existencias de vitaminas B.

❑ Para curar un absceso es importante guardar cama y tomar mucho líquido. Para aliviar el dolor, coloquese hielo o compresas de agua caliente en el área afectada.

❑ Para acelerar la curación es necesario limpiar la sangre y corregir las deficiencias vitamínicas que suelen asociarse con las erupciones cutáneas.

Absorción, problemas de

Ver SÍNDROME DE MALABSORCIÓN.

Abuso de sustancias

Ver ALCOHOLISMO, DEPENDENCIA DEL TABACO, DROGADICCIÓN.

Acidez estomacal

La acidez estomacal es una sensación de quemazón en el estómago y/o en el pecho. Por lo general se presenta cuando el hydrochloric acid (HCI), que es utilizado por el estómago para digerir los alimentos, se devuelve al esófago e irrita los tejidos sensibles. Normalmente el músculo del esfínter esofágico se comprime y evita que el ácido estomacal ascienda. Sin embargo, cuando el esfínter no funciona correctamente, el ácido puede pasar e introducirse en el esófago. Este fenómeno se denomina *reflujo gastroesofágico*.

Las personas que tienen hernia hiatal a menudo sufren de acidez estomacal. Este problema de salud también puede deberse al consumo excesivo de alimentos condimentados, fritos o grasosos, así como también al consumo elevado de alcohol, café, frutas cítricas, chocolate o alimentos a base de tomate. Otros factores que pueden contribuir a la acidez estomacal son las úlceras, los problemas de la vesícula biliar, el estrés, las alergias y la deficiencia de enzimas.

NUTRIENTES

SUPLEMENTOS	DOSIS SUGERIDAS	COMENTARIOS
Muy importante		
Aloe vera		Ver Hierbas más adelante.
Pancreatin más bromelain	Según indicaciones de la etiqueta. Tomar con las comidas.	Enzimas necesarias para una buena digestión.
Papaya tablets	Según indicaciones de la etiqueta.	Alivian los síntomas. Utilice las tabletas masticables que se consiguen en los health food stores.
Vitamin B complex más extra vitamin B_{12}	50 mg 3 veces al día con las comidas. 200 mcg 3 veces al día.	Necesarios para una buena digestión. Tomar en lozenge o administrar por vía sublingual.
Provechoso		
Acid-Ease de Prevail	Según indicaciones de la etiqueta.	Enzima vegetal que alivia las molestias. Fórmula a base de hierbas que favorece la descomposición de los alimentos y su asimilación.

HIERBAS

❑ El jugo de aloe vera ayuda a curar el tracto intestinal.

❑ Los tés de catnip, fennel, ginger, raíz de marshmallow y papaya favorecen la digestión y protegen contra la acidez estomacal.

RECOMENDACIONES

❑ Tomar un vaso grande de agua a la primera señal de acidez estomacal suele ser provechoso.

❑ Tome jugo de papa cruda. No pele la papa, sólo lávela y

haga el jugo (*ver* AYUNOS en la Tercera Parte). Mezcle el jugo con una cantidad igual de agua y tómelo tres veces al día inmediatamente después de prepararlo.

❏ Modifique sus hábitos alimentarios: consuma más vegetales crudos, mastique bien los alimentos, coma despacio y disfrute la comida.

❏ Tome con las comidas una cucharada de raw apple cider vinegar mezclado con un vaso de agua. No tome ningún otro líquido con las comidas.

❏ Para facilitar la digestión, coma papaya y/o piña fresca. Mastique también unas cuantas semillas de papaya.

❏ No coma nada durante las tres horas anteriores a acostarse.

❏ No tome bebidas carbonatadas ni consuma grasas, alimentos fritos o procesados. Tampoco debe consumir azúcar ni alimentos picantes o muy condimentados. Parece que estos alimentos son la causa principal de la acidez estomacal.

❏ *Ver* AYUNOS en la Tercera Parte y seguir las instrucciones. *Ver también* los self-tests de ACIDOSIS Y ENFERMEDADES CARDIOVASCULARES en la Segunda Parte.

❏ No tome complejos multienzimáticos que contengan hydrochloric acid (HCl).

❏ En lo posible, evite el estrés.

ASPECTOS PARA TENER EN CUENTA

❏ Los estrógenos pueden debilitar el músculo del hiato esofágico, el cual mantiene dentro del estómago los ácidos estomacales. Las mujeres embarazadas y las que toman píldoras anticonceptivas con estrógeno y progesterona tienen más probabilidades de sufrir de acidez estomacal.

❏ Los pacientes de algunas enfermedades, como cáncer, suelen tener cantidades elevadas de ácido en el organismo. El consumo excesivo de alimentos procesados y cocidos también puede crear un medio ácido en el organismo.

❏ La aspirin y el ibuprofen pueden producir acidez estomacal.

❏ Acostarse sobre el costado izquierdo del cuerpo ayuda a aliviar la acidez estomacal. Esta posición mantiene el estómago debajo del esófago, lo que ayuda a que permanezca libre de ácido.

❏ Los antiácidos suelen aliviar los síntomas. Sin embargo, este efecto puede enmascarar un problema subyacente. Además, muchos de los antiácidos que se consiguen sin prescripción médica contienen cantidades excesivas de sodio, aluminio, calcio y magnesio. El uso prolongado de estos antiácidos puede ocasionar peligrosos desequilibrios minerales. Consumir demasiado sodio agrava la hipertensión, y el exceso de aluminio se ha relacionado con la enfermedad de Alzheimer. Algunos de los antiácidos más conocidos y los productos en que se encuentran son los siguientes:

• Sales o geles de aluminio: AlternaGEL, Amphojel.

• Mezclas de aluminio y magnesio: Aludrox, Di-Gel, Gaviscon, Gelusil, Maalox, Mylanta, Riopan.

• Carbonato de calcio: Alka-Mints, Chooz, Titralac, Tums.

• Mezclas de calcio y magnesio: Rolaids.

• Sales o geles de magnesio: Phillips' Milk of Magnesia.

• Bicarbonato de sodio: Alka-Seltzer, Bromo Seltzer, Citrocarbonate.

❏ El carbonato de calcio actúa como antiácido y no contiene aluminio.

❏ Un producto de Prevail Corporation llamado Acid-Ease, que se consigue en los health food stores, ha mostrado resultados prometedores y no contiene aluminio.

❏ Las drogas que detienen la producción de ácido estomacal son aconsejables para quienes sufren de acidez estomacal con frecuencia. Entre esas drogas están cimetidine (Tagamet), famotidine (Pepcid) y ranitidine (Zantac).

❏ Los primeros síntomas de la angina de pecho y del ataque cardíaco con frecuencia se parecen a los del "estómago ácido". Si los síntomas persisten, si el dolor empieza a bajar por el brazo izquierdo o si la molestia va acompañada de debilidad, vahído o sensación de ahogo, busque ayuda médica de urgencia (*ver* ATAQUE CARDÍACO en la Segunda Parte.)

❏ *Ver también* HERNIA HIATAL y ÚLCERAS en la Segunda Parte.

❏ *Ver también* PROBLEMAS RELACIONADOS CON EL EMBARAZO en la Segunda Parte.

Acidosis

La acidosis es una alteración en la cual la química del organismo se desequilibra y se vuelve demasiado ácida. Algunos de los síntomas de la acidosis son suspiros frecuentes, insomnio, retención de líquido, fatiga ocular, artritis reumatoidea, migrañas y presión arterial anormalmente baja; materia fecal dura, seca y de muy mal olor, acompañada de una sensación de ardor en el ano; estreñimiento y diarrea intermitentes, dificultad para tragar, ardor en la boca y/o debajo de la lengua, dentadura sensible al vinagre y a las frutas ácidas, y protuberancias en la lengua o en el paladar.

La acidez y la alcalinidad se cuantifican de acuerdo con la escala del pH (potencial de hidrógeno). Cuando el pH del agua es 7.0, se considera neutral, es decir, ni ácida ni alcalina. Cualquier cosa con un pH inferior a 7.0 es ácida, mientras que cualquiera con un pH superior a 7.0 es alcalina. El pH ideal para el cuerpo humano está entre 6.0 y 6.8 (el cuerpo humano es ligeramente ácido por naturaleza). Los valores inferiores a 6.3 se consideran ácidos, mientras que los valores superiores a 6.8 se consideran alcalinos.

La acidosis se produce cuando el organismo pierde su reserva alcalina. Entre las causas de la acidosis están los trastornos del hígado, de los riñones y de las glándulas suprarrenales; dieta inadecuada, malnutrición, obesidad, cetosis, ira, estrés y temor, anorexia, toxemia, fiebre, y consumo excesivo de niacina, vitamina C o aspirin. Los diabéticos suelen sufrir de acidosis. Las úlceras estomacales también se relacionan con este mal.

SELF-TEST DE ACIDEZ Y ALCALINIDAD

Esta prueba sirve para determinar si los fluidos corporales son demasiado ácidos o demasiado alcalinos. Un desequilibrio puede conducir a enfermedades como acidosis o alcalosis.

Compre en cualquier farmacia papel especial para determinar el pH y aplíquele saliva u orina. El papel cambia de color para indicar si su organismo es demasiado ácido o demasiado alcalino. El papel tornasol rojo se vuelve azul en un medio alcalino, y el papel tornasol azul se vuelve rojo en un medio ácido. Hágase siempre esta prueba antes de comer o, por lo menos, una hora después de comer.

Dependiendo de los resultados de la prueba, usted deberá modificar su dieta para ayudarle a su organismo a recuperar el pH normal. Si la prueba indica que su organismo es demasiado ácido, consuma más alimentos que aumentan la alcalinidad y omita los que aumentan la acidez hasta que una nueva prueba indique que su pH se ha normalizado. Pero si organismo es demasiado alcalino, consuma más alimentos que aumentan la acidez y omita los que aumentan la alcalinidad. La siguiente lista le servirá de guía. Los alimentos que aumentan ligeramente la acidez, así como los que aumentan ligeramente la alcalinidad, son prácticamente neutros.

Alimentos que aumentan la acidez

Aceitunas	Huevos
Alcohol	Ketchup
Aves de corral	Leche
Azúcar; todos los productos que contienen azúcar	Legumbres
	Lentejas
Café	Mariscos
Carne	Mostaza
Ciruelas	Noodles
Cocoa	Oatmeal
Col de Bruselas	Pasta
Cornstarch (maizena)	Pescado
Cranberries	Pimienta
Espárragos	Prunes
Fríjoles	Sauerkraut
Garbanzos	Té
Gaseosas	Vinagre
Harina; productos a base de harina	Vísceras

La aspirin, el tabaco y la mayoría de las drogas también aumentan la acidez.

Alimentos que aumentan ligeramente la acidez

Coco seco	Ice milk (helado de leche)
Frutas enlatadas o glaseadas	Lamb's quarters (hoja verde que se utiliza en las ensaladas)
Frutas secas o con preservativos (la mayoría)	Mantequilla
Granos (la mayoría)	Nueces y semillas (la mayoría)
Ice cream (helado de crema)	Quesos

Alimentos que aumentan la alcalinidad

Aguacate	Miel
Coco fresco	Molasses
Dátiles	Productos de soya
Frutas frescas (la mayoría)	Raisins
Maíz	Vegetales frescos (la mayoría)
Maple syrup	

Aunque usted piense que las frutas cítricas aumentan la acidez, la verdad es que el ácido cítrico que contienen aumenta la alcalinidad.

Alimentos que aumentan ligeramente la alcalinidad

Almendras	Lima beans
Blackstrap molasses	Millet
Buckwheat	Nueces de Brasil
Chestnuts	Productos a base de leche agria

NUTRIENTES

SUPLEMENTOS	DOSIS SUGERIDAS	COMENTARIOS
Muy importante		
Tri-Salts de Ecological Formulas	Según indicaciones de la etiqueta.	Equilibra el pH del organismo.
Provechosos		
Kelp	1.000-1.500 mg al día.	Reduce la acidez del organismo. Ayuda a mantener un adecuado equilibrio mineral.
Potassium	99 mg al día.	Acelera el metabolismo. Contribuye a equilibrar el pH sanguíneo.
Vitamin A	50.000 UI al día durante un mes. Luego reducir la dosis hasta 25.000 UI al día. Si está embarazada, no debe tomar más de 10.000 UI al día.	Ayuda a proteger las membranas mucosas.
Vitamin B complex	100 mg 2 veces al día.	Necesario para una buena digestión.

HIERBAS

❏ Para aliviar la acidosis, tome elder bark, hops y willow.

❏ Apliquese compresas de ginger en el área de los riñones.

RECOMENDACIONES

❏ Haga una dieta que consista en un 50 por ciento de alimentos crudos, como manzana, aguacate, banano, toronja, uva, limón, pera, piña y todos los vegetales. Los vegetales y las frutas frescas, especialmente las cítricas, disminuyen la acidosis. Empiece con una cantidad pequeña de frutas cítricas y aumente poco a poco la cantidad.

❑ Tome caldo de papa todos los días. Encontrará la receta en LÍQUIDOS TERAPÉUTICOS en la Tercera Parte.

❑ Evite la proteína de origen animal (en especial, las carnes de res y de cerdo), los alimentos procesados y el junk food, y disminuya el consumo de alimentos cocidos. Una vez ingeridos, los alimentos cocidos y procesados se vuelven ácidos en el organismo.

❑ Evite los fríjoles, los cereales, las crackers, los huevos, los productos a base de harina, los granos, los alimentos grasosos, los macarrones y el azúcar. Las ciruelas, las prunes y las cranberries no se oxidan y, por tanto, permanecen ácidas en el organismo. Evite estos alimentos mientras la situación no haya mejorado.

❑ Disminuya el consumo de vitamina C durante algunas semanas, pues el exceso de esta vitamina propicia la acidosis. Para no aumentar la acidez, cuando tome vitamina C utilice una variedad buffered.

❑ Haga ejercicios de respiración profunda.

❑ Contrólese el pH de la orina todos los días utilizando papel tornasol especial. En el self-test de acidez y alcalinidad, usted encontrará una lista de alimentos que aumentan la acidez y que, por tanto, deberá evitar mientras su pH no se haya normalizado.

ASPECTOS PARA TENER EN CUENTA

❑ El fósforo y el azufre actúan como amortiguadores para sostener el pH. El azufre se puede tomar como suplemento.

Acné

El acné es un trastorno inflamatorio de la piel que afecta aproximadamente al 80 por ciento de los estadounidenses entre los doce y los veinticuatro años de edad. El acné se presenta con más frecuencia en los hombres, porque los andrógenos (hormonas sexuales masculinas), al igual que la testosterona, estimulan la producción de queratina y sebo, lo que hace que los poros se obstruyan. Como durante la pubertad los andrógenos aumentan en ambos sexos, las muchachas de este grupo de edad también son más susceptibles a sufrir de acné. Sin embargo, las hormonas no desaparecen al terminar la adolescencia. A muchas mujeres se les exacerba el acné durante el período premenstrual a causa de la liberación de progesterona después de la ovulación. Los anticonceptivos orales con altas concentraciones de progesterona también pueden desencadenar episodios de acné.

Las glándulas sebáceas, que se encuentran en todos los folículos pilosos o minúsculos hoyuelos de la piel, producen grasa que lubrica la piel. Estas glándulas abundan en la cara, la espalda, el pecho y los hombros. Cuando parte de la grasa se queda atrapada, las bacterias se multiplican en el folículo y la piel se inflama. Muchos de estos puntos aparecen y desaparecen durante meses o incluso años. El acné no es producido

por poros "sucios", sino por exceso de actividad de las glándulas sebáceas. El exceso de grasa hace que los poros se vuelvan pegajosos; por tanto, las bacterias quedan atrapadas en su interior.

Las espinillas se forman cuando el sebo se mezcla con los pigmentos de la piel y obstruye los poros. También se producen cuando las escamas que se encuentran bajo la superficie de la piel se llenan de sebo. En casos severos de acné, las espinillas se forman, se propagan bajo la piel y se revientan, lo cual hace que la inflamación se extienda.

La causa exacta del acné se desconoce, pero entre los factores que contribuyen a este trastorno están la herencia, la piel grasosa y los andrógenos. Otras posibles causas son las alergias, el estrés, algunos medicamentos (especialmente esteroides, litio, anticonceptivos orales y algunas drogas antiepilépticas), excesivo consumo de junk food, grasas saturadas, grasas hidrogenadas y productos de origen animal. El acné también se puede deber a deficiencias nutricionales, exposición a contaminantes industriales (aceites, derivados del alquitrán de hulla, hidrocarburos clorinados), uso de algunos cosméticos, ciclos menstruales y lavar o restregar insistentemente la piel.

La piel es el órgano más grande del cuerpo. Una de sus funciones es eliminar parte de los productos tóxicos de desecho del organismo a través del sudor. Si el organismo tiene más toxinas de las que los riñones y el hígado pueden eliminar eficazmente, la piel asume el control de la situación. En efecto, algunos médicos llaman a la piel "el tercer riñón". La salud de la piel resulta afectada cuando las toxinas salen a través de ella. Éste es uno de los factores clave en muchos problemas cutáneos, incluido el acné.

La piel también "respira". Cuando los poros se tapan, los microbios que causan el acné proliferan porque están protegidos contra la acción bacteriostática de la luz del sol. La mugre, el polvo, la grasa y la contaminación obstruyen los poros, pero esta situación se remedia lavando correctamente la piel. Cuando el pH del cuerpo es demasiado alto — es decir, demasiado alcalino — se facilita el desarrollo de las bacterias que producen acné.

NUTRIENTES

SUPLEMENTOS	DOSIS SUGERIDAS	COMENTARIOS
Muy importantes		
Chromium picolinate	Según indicaciones de la etiqueta.	Ayuda a curar las infecciones cutáneas.
Essential fatty acids (flaxseed oil y primrose oil son buenas fuentes)	Según indicaciones de la etiqueta.	Proporcionan essential gamma-linolenic acid (GLA), necesario para conservar la suavidad y la tersura de la piel, reparar las células cutáneas lesionadas y disolver los depósitos grasos que obstruyen los poros.
Vitamin B complex	100 mg 3 veces al día.	Importantes para un tono de piel saludable. Utilizar una fórmula high-potency. Mejoran el flujo sanguíneo hacia la superficie de la piel.
más extra vitamin B$_3$ (niacin)	100 mg 3 veces al día. No sobrepasar esta cantidad.	

y pantothenic acid (vitamin B$_5$) y	50 mg 3 veces al día.	*Advertencia:* si sufre de algún trastorno hepático, presión arterial alta o gota, no debe tomar niacina. Vitamina antiestrés.
vitamin B$_6$ (pyridoxine)	50 mg 3 veces al día.	Interviene en la reproducción celular. Su deficiencia se ha asociado con el acné.
Zinc	30-80 mg al día. No tomar más de 100 mg al día de todos los suplementos.	Ayuda a curar los tejidos y a prevenir la formación de cicatrices. Elemento necesario para las glándulas sebáceas.

Importantes

Colloidal silver	Administrar por vía oral o aplicar tópicamente, según indicaciones de la etiqueta.	Actúa como antibiótico y desinfectante natural.
Garlic (Kyolic)	2 cápsulas 3 veces al día con las comidas.	Destruye las bacterias y mejora la función inmunológica.
Potassium	99 mg al día.	Su deficiencia se ha asociado con el acné.
Vitamin A	25.000 UI al día hasta curarse. Luego reducir la dosis hasta 5.000 UI al día. Si está embarazada no debe tomar más de 10.000 UI al día.	Fortalece el tejido epitelial protector de la piel. Para mejor asimilación, utilizar en emulsión.
y natural carotenoid complex (Betatene) más	Según indicaciones de la etiqueta.	Antioxidante y precursor de la vitamina A.
vitamin E	400 UI al día.	Antioxidante que promueve la curación.

Provechosos

Acidophilus	Según indicaciones de la etiqueta. Tomar con el estómago vacío.	Repone las bacterias esenciales.
Chlorophyll	Según indicaciones de la etiqueta.	Ayuda a limpiar la sangre, lo cual previene las infecciones. Además, proporciona nutrientes necesarios.
GH3 cream de Gero Vita	Aplicar tópicamente, según indicaciones de la etiqueta.	Provechoso para el acné y la coloración anormal de la piel. Ayuda a prevenir las arrugas.
Herpanacine de Diamond-Herpanacine Associates	Según indicaciones de la etiqueta.	Contiene antioxidantes, aminoácidos y hierbas que promueven la salud general de la piel.
Multienzyme complex con hydrochloric acid (HCl)	Según indicaciones de la etiqueta. Tomar con las comidas.	Ayudan a la digestión. *Advertencia:* si ha tenido úlcera, no utilice HCl.
L-Cysteine	500 mg al día con el estómago vacío. Tomar con agua o jugo. No tomar con leche. Para mejor absorción, tomar con 50 mg de vitamina B6 y 100 mg de vitamina C.	Contiene azufre, necesario para una piel saludable. *Ver* AMINOÁCIDOS en la Primera Parte.

Lecithin granules o capsules	1 cucharada 3 veces al día antes de las comidas. 1.200 mg 3 veces al día antes de las comidas.	La lecitina es necesaria para mejorar la absorción de los ácidos grasos esenciales.
Proteolytic enzymes	Según indicaciones de la etiqueta. Tomar con las comidas y entre comidas.	Neutralizadores de los radicales libres. Ayudan a descomponer en el colon las partículas no digeridas de los alimentos.
Selenium	200 mcg al día.	Favorece la elasticidad de los tejidos. Poderoso antioxidante.
Shark cartilage (BeneFin)	Tomar 1 gm al día por cada 15 libras de peso corporal. Dividir esa dosis en 3 tomas.	Reduce la inflamación.
Tretinoin (Retin-A)	Según indicación médica.	Actúa como peeling químico de acción gradual. Acelera el desprendimiento de las capas superficiales de la piel y genera piel nueva y más suave. Se consigue únicamente con prescripción médica. Los resultados se ven alrededor de 6 meses más tarde.
Vitamin C con bioflavonoids	3.000-5.000 mg al día divididos en varias tomas.	Promueven el funcionamiento inmunológico y reducen la inflamación. Utilizar una variedad buffered.
Vitamin D	400 UI al día.	Promueve la curación y la reparación de los tejidos.

HIERBAS

❏ La raíz de burdock y el red clover son poderosos limpiadores de la sangre. El milk thistle le ayuda al hígado a limpiar la sangre.

❏ Las cataplasmas con chaparral, dandelion y raíz de yellow dock se pueden aplicar directamente en el área afectada por el acné (*ver* UTILIZACIÓN DE CATAPLASMAS en la Tercera Parte).

Nota: El chaparral sólo se debe usar externamente.

❏ Las hojas de lavender, red clover y strawberry se pueden utilizar para hacerse vaporizaciones en la cara. El lavender mata los gérmenes y estimula el crecimiento de nuevas células. En un recipiente de vidrio o esmalte ponga a hervir a fuego lento dos quarts de agua con dos a cuatro cucharadas de hierbas secas o frescas. Cuando esté saliendo vapor, coloque el recipiente sobre una mesa (no olvide protegerla del calor), siéntese y coloque la cara a una distancia que le permita recibir el vapor cómodamente durante quince minutos. Puede utilizar una toalla para que la cara atrape todo el vapor. Después de quince minutos mójese la cara con agua fría y déjesela secar al aire, o dése golpecitos ligeros con una toalla. Si desea, puede hacerse este tratamiento utilizando una mascarilla de clay: mezcle bien una cucharadita de green clay powder (lo venden en los health food stores) con una cucharadita de miel pura, y aplíquese esta mezcla en la cara evitando el área de los ojos. Déjesela durante quince minutos y luego lávese la cara con agua tibia.

Advertencia: No se haga tratamientos de vapor si el acné se ha extendido mucho o si está muy inflamado, porque el problema se podría agravar.

❑ El aceite de tea tree es un antiséptico y antibiótico natural. Aplíquese sobre las espinillas una cantidad moderada de este aceite (sin diluir) tres veces al día, o agregue el contenido de un cuentagotas de aceite de tea tree a un cuarto de taza de agua caliente, y aplique la mezcla en el área afectada con algodón limpio (utilice únicamente algodón puro). El jabón de aceite de tea tree también es provechoso.

❑ Otras hierbas beneficiosas son alfalfa, cayenne (capsicum), raíz de dandelion, echinacea y raíz de yellow dock.

RECOMENDACIONES

❑ A fin de mantener limpio el colon y eliminar las toxinas, es importante seguir una dieta alta en fibra.

❑ Consuma más alimentos crudos que tengan ácido oxálico, como almendras, remolacha, cashews y Swiss chard. Sin embargo, la espinaca y el ruibarbo, que también contienen ácido oxálico, se deben consumir en pequeñas cantidades.

❑ Coma más alimentos ricos en cinc, como mariscos, soya, granos enteros y semillas de sunflower, y consuma todos los días una pequeña cantidad de nueces crudas. El cinc es un agente antibacteriano y un elemento necesario para las glándulas sebáceas de la piel. Las dietas bajas en cinc contribuyen a la exacerbación del acné.

❑ Para la salud de la flora intestinal, consuma bastantes alimentos agrios, como yogur low-fat.

❑ Evite el alcohol, la mantequilla, la cafeína, el queso, el chocolate, la cocoa, la crema, los huevos, la grasa, el pescado; los alimentos fritos, picantes y muy condimentados; los aceites y shortenings hidrogenados, la margarina, la carne, las aves de corral, el wheat, las gaseosas y los alimentos que contienen aceites vegetales bromados.

❑ Durante un mes elimine de su dieta los productos lácteos. A veces el acné es producido por alergia a los productos lácteos, y el contenido graso de esos productos puede agravar el problema. Cuando haya transcurrido el mes, empiece a incluir en su dieta productos lácteos de uno en uno para ver si el acné reaparece.

❑ Evite el azúcar en todas sus formas. El azúcar afecta a la función inmunológica. Además, biopsias practicadas a individuos que sufrían de acné han revelado que la tolerancia a la glucosa de sus tejidos estaba seriamente comprometida. Un investigador se ha referido a este problema como "diabetes cutánea".

❑ Elimine de su dieta todos los alimentos procesados y no utilice sal yodada. Estos productos son ricos en yodo, y se sabe que el yodo empeora el acné. Por la misma razón, evite el pescado, el kelp y la cebolla.

❑ Haga un ayuno. *Ver* AYUNOS en la Tercera Parte.

❑ Hágase enemas de limpieza para eliminar de su organismo las toxinas acumuladas y para agilizar la curación. *Ver* ENEMAS en la Tercera Parte.

❑ Mantenga el área afectada por el acné lo más libre posible de grasa. Lávese el cabello frecuentemente. Utilice un jabón natural con azufre (lo encuentra en los health food stores). Lávese la piel concienzudamente pero con suavidad; nunca se la restriegue. Restregarse la piel agrava el acné.

❑ No utilice maquillaje; sin embargo, si no puede prescindir de él, use solamente productos naturales a base de agua. No utilice fórmulas a base de aceite. Evite todos los productos con químicos ásperos, tinturas o aceites. Lave con alcohol las esponjas y los aplicadores de cosméticos después de usarlos para evitar que se contaminen.

❑ Debido a que la fricción aumenta la probabilidad de que las espinillas se revienten, hay que evitar algunas prendas de vestir, como suéteres de cuello alto. Es preciso ajustar con cuidado algunos elementos deportivos, como las tiras de los cascos de fútbol. Incluso utilizar el teléfono puede exacerbar la inflamación si se sostiene el receptor contra la mejilla durante un rato largo.

❑ Si se tiene que rasurar un área afectada por el acné, utilice una cuchilla corriente. Utilizar afeitadora eléctrica puede dejar cicatrices. Rasúrese siempre en la dirección en la cual le crece la barba.

❑ En lo posible, evite el estrés. El estrés produce cambios hormonales que exacerban el acné. Para combatir este trastorno, muchos dermatólogos recomiendan tomar el sol durante quince minutos diariamente, hacer ejercicio con regularidad y dormir una cantidad suficiente de horas.

❑ Evite los esteroides orales o tópicos porque agravan el acné.

❑ No se reviente las espinillas. Hacerlo aumenta la inflamación porque produce rompimientos cutáneos en los cuales se pueden alojar bacterias nocivas. No se toque el área afectada, a menos que se haya lavado concienzudamente las manos.

ASPECTOS PARA TENER EN CUENTA

❑ Para el acné severo, el único medicamento confiable es isotretinoin (Accutane). Esta droga contrae las glándulas sebáceas e impide que los poros se tapen. El isotretinoin cura o reduce de manera importante el acné en el 90 por ciento de la gente que lo utiliza. No obstante, puede producir efectos secundarios como resequedad de la piel y hemorragia nasal. Este medicamento es peligroso cuando la mujer que lo está tomando queda embarazada, porque puede causarle graves defectos al feto, como deformación del cerebro.

❑ El arma más indicada para combatir el acné moderado es el tretinoin tópico (Retin-A). Esta sustancia impide que los poros se tapen porque acelera la caída de las células muertas de la superficie cutánea. Al igual que el isotretinoin, las mujeres embarazadas no deben utilizar tretinoin. Es importante añadir que esta droga vuelve la piel supremamente vulnerable al daño producido por el sol.

❑ Algunas veces los médicos prescriben cremas antibióticas u antibióticos orales para el acné. Tomar antibióticos durante períodos prolongados suele producir infecciones por cándida. Si usted tiene que tomar antibióticos, es importante que tome alguna clase de acidophilus porque los antibióticos no sólo matan las bacterias nocivas sino también las "amigables".

❑ El benzoyl peroxide es el ingrediente activo de muchos productos para el acné que expenden sin receta médica. Aunque es provechoso especialmente para casos de acné moderado, reseca demasiado la piel y puede provocar reacciones alérgicas. No se debe aplicar alrededor de los ojos ni de la boca.

❑ Un estudio realizado por el Department of Dermatology del Royal Prince Alfred Hospital de New South Wales, Australia, encontró que en la mayoría de los casos de acné una solución de aceite de tea tree al 5 por ciento es igual de eficaz que el benzoyl peroxide al 5 por ciento, pero sin los molestos efectos secundarios de éste.

❑ Las espinillas sólo se deben extraer con un instrumento especial, y es mejor que lo haga un profesional. Según los dermatólogos, molestarse y reventarse los granos puede dejar cicatrices.

❑ La niacinamida es un nutriente de gran importancia para la reparación de cualquier alteración cutánea porque le aporta sangre fresca y sana a la superficie de la piel. La niacinamida abre el sistema vascular, que abastece a la piel de sangre y nutrientes.

❑ Muchas personas han encontrado que tomar té de kombucha es beneficioso para el acné, pues tiene propiedades antibacterianas y mejora la función inmunológica (*ver* SUPLEMENTOS ALIMENTARIOS NATURALES en la Primera Parte).

❑ El dimethylsulfoxide (DMSO), un subproducto del procesamiento de la madera, se puede aplicar en las áreas afectadas por el acné para reducir la inflamación y favorecer la cicatrización. En casos de acné quístico severo, utilizar este producto regularmente disminuye la probabilidad de que queden cicatrices.

Nota: Con fines terapéuticos sólo se debe utilizar el DMSO que venden en los health food stores. El DMSO commercial-grade, que se consigue en otra clase de tiendas, no sirve para estos casos. Utilizar DMSO puede producir un olor corporal a ajo. Este problema es pasajero y no debe ser motivo de preocupación.

❑ Un tratamiento para el acné que suele ser provechoso se llama Derma-Klear, y es de Enzymatic Therapy.

❑ En casos excepcionales el acné puede ser señal de que existe un trastorno hormonal potencialmente grave producido por tumores en las glándulas suprarrenales o en los ovarios. Otros síntomas de este tipo de problemas son períodos menstruales irregulares y exceso de vello facial. Cuando se presentan estos síntomas es necesario consultar con el médico.

❑ *Ver también* PIEL GRASOSA y ROSÁCEA en la Segunda Parte.

ADD (Attention Deficit Disorder)
Ver HIPERACTIVIDAD.

Addison, enfermedad de

Ver Enfermedad de Addison en TRASTORNOS DE LAS GLÁNDULAS SUPRARRENALES.

Aftas

Ver CANKER SORES.

Agentes medioambientales, toxicidad por

Ver TOXICIDAD POR AGENTES MEDIOAMBIENTALES.

AIDS (Sida)

El AIDS es un trastorno del sistema inmunológico en el cual disminuye la capacidad del organismo de defenderse a sí mismo. Cuando el HIV (human immunodeficiency virus, o virus de inmunodeficiencia humana), el virus que produce AIDS, invade las células inmunológicas clave (llamadas linfocitos T) y se multiplica, produce el colapso del sistema inmunológico. Esta situación conduce a innumerables infecciones y/o cáncer y, por último, a la muerte. La muerte de los pacientes de AIDS no suele deberse a la enfermedad en sí misma, sino a alguna de las muchas infecciones o cánceres a los cuales el síndrome hace vulnerable al individuo.

El origen del HIV es desconocido. El primer caso se dio a conocer en 1981, pero los investigadores afirman que ya en la década de los años setenta probablemente había casos sin identificar. Algunos investigadores se preguntan si el HIV es resultado de un error de la ingeniería genética. Sea cual sea su origen, el HIV es un tipo de virus conocido como retrovirus, que se propaga básicamente a través del contacto sexual o del contacto con sangre de personas infectadas, como ocurre cuando los usuarios de drogas comparten agujas intravenosas. También se puede propagar mediante transfusión sanguínea o uso de productos sanguíneos — como factores de coagulación — cuando la sangre utilizada está infectada. Entre las personas más vulnerables al HIV están las que sufren de hemofilia y requieren un factor de coagulación específico de concentrados sanguíneos. En Estados Unidos, al igual que en muchas otras partes del mundo, la sangre es examinada para detectar la presencia de anticuerpos del HIV — señal de que existe infección por ese virus — y, en caso de que contenga ese tipo de anticuerpos, se desecha. Sin embargo, no deja de ser posible que sangre infectada con HIV pase el examen. Como los anticuerpos del HIV se manifiestan en la sangre sólo entre tres y seis meses después de adquirida la infección, su presencia en la sangre de un individuo infectado recientemente puede pasar inadvertida. Aunque hoy en día los productos sanguíneos son sometidos a altas temperaturas para destruir los virus, existe la preocupación de que este proceso no sea totalmente eficaz.

En ciertas circunstancias, los dentistas y profesionales de la salud que entran en contacto con fluidos corporales de personas infectadas pueden resultar infectados también. Para evitar el contacto con sangre y saliva de personas que pueden estar infectadas, en la actualidad los paramédicos, los técnicos en emergencias médicas, los odontólogos e higienistas dentales, y el personal de hospitales, clínicas y salas de emergencia — sin excluir a los oficiales de la policía — utilizan guantes de caucho. La utilización de guantes de caucho también protege a los pacientes.

Los bebés de madres con HIV pueden contraer el virus durante el embarazo, el parto o la lactancia, aunque esto no es inevitable. De hecho, datos estadísticos revelan que la mayoría de los bebés de madres portadoras del HIV no contraen el virus. De acuerdo con el reporte del Surgeon General de 1993 sobre HIV y AIDS, aproximadamente el 25 por ciento de esos bebés resultan infectados antes o durante el parto. Los científicos no saben de qué factores depende que un niño resulte o no infectado, pero están trabajando arduamente en busca de la respuesta. Dos factores que reducen significativamente la probabilidad de que la madre le transmita la infección al bebé son someterse durante el embarazo a una terapia de medicamentos y alimentar al bebé con biberón después del nacimiento.

Mucha gente que está infectada con el HIV ni siquiera lo sabe. A pesar de que algunas personas experimentan molestias parecidas a las de una influenza leve entre dos y cuatro semanas después de la exposición al virus, la aparición de los síntomas de la infección suele demorar entre dos y cinco años, por lo menos. En muchos casos, los primeros síntomas son inespecíficos y variables e incluyen diarrea, fiebre, fatiga, inflamación de las encías, inapetencia, pérdida de peso, úlceras en la boca, sudor nocturno, problemas cutáneos, inflamación de los nódulos linfáticos e hipertrofia del hígado y/o del bazo. Cuando esos síntomas se vuelven crónicos, se dice que el individuo sufre de AIDS-related complex (ARC).

En algunos casos, el primer indicio de la existencia del HIV es el desarrollo de uno o más de los cánceres o infecciones oportunistas que se relacionan con el AIDS. Uno de los males más frecuentes son protuberancias blanquecinas que cubren la lengua. Se trata de oral thrush, o candidiasis. La candidiasis indica compromiso del sistema inmunológico. Los parásitos intestinales son otro problema frecuente. Otras enfermedades que a menudo se relacionan con AIDS son *Pneumocystis carinii* pneumonia (PCP), producida por un parásito que se encuentra en aproximadamente el 60 por ciento de los pacientes de AIDS; sarcoma de Kaposi, un cáncer de piel poco común; virus de Epstein-Barr (EBV), cytomegalovirus (CMV), herpes

simplex virus (HSV), *Mycobacterium aviumintracellulare*, salmonelosis, toxoplasmosis y tuberculosis.

Los criterios médicos para el diagnóstico de AIDS son bastante específicos y requieren que haya una o más infecciones oportunistas o cánceres asociados con la infección por HIV. Un resultado HIV positivo *no* significa que la persona tenga AIDS. Lo que significa es que estuvo expuesta al virus de inmunodeficiencia humana, como lo demuestra la presencia de anticuerpos del virus en su sangre. Sin embargo, un resultado HIV positivo, ya confirmado, suele ser la primera indicación de que la persona podría llegar a desarrollar eventualmente AIDS.

Prestigiosos expertos en el tema creen que, a pesar de estar fuertemente ligado al HIV, el AIDS debe considerarse como una enfermedad causada por muchos factores. Es posible que el HIV sea necesario, pero no suficiente, para que se desarrolle la enfermedad; es decir, es posible que el virus necesite ayuda para producir deficiencia inmunológica. Por ejemplo, los epidemiólogos han observado que en personas infectadas tanto con HIV como con human T cell lymphoma virus (HTLV), otro retrovirus menos frecuente pero que se transmite de manera similar, la enfermedad se desarrolla muchísimo más rápido que en las personas infectadas solamente con HIV. A la inversa, individuos con signos clarísimos de deficiencia inmunológica generalizada compatibles con un diagnóstico de AIDS obtienen resultados *negativos* en pruebas de anticuerpos del HIV.

En la actualidad, sólo entre el 50 y el 60 por ciento de las personas expuestas al HIV — como lo comprueba un examen de anticuerpos — han desarrollado AIDS. Esto se puede deber, en parte, al largo período de incubación de la enfermedad, aunque hay algunas personas cuyas pruebas fueron positivas hace muchos años y nunca desarrollaron síntomas de deficiencia inmunológica. Nosotros creemos que las personas infectadas con HIV tienen más probabilidades de desarrollar AIDS si su sistema inmunológico está severamente debilitado por otros factores en el momento de la exposición al virus y posteriormente. El riesgo de que se desarrolle la enfermedad es proporcional al grado de supresión inmunológica y a la cantidad y duración de la exposición al virus de inmunodeficiencia humana (HIV). Aunque la persona pertenezca a un grupo de alto riesgo, si su sistema inmunológico está funcionando bien es posible que no contraiga la enfermedad. Investigaciones han demostrado repetidamente que las personas con compromiso inmunológico tienen un riesgo mayor de contraer AIDS.

El virus de inmunodeficiencia humana (HIV) es altamente adaptable y cambia de forma sin dificultad. Según científicos de Oxford University en Gran Bretaña, ésta podría ser la clave de su supervivencia. Ellos dicen que a través de mutaciones sutiles, es decir, transformaciones en su estructura genética, el HIV elude y, por último, inactiva los mecanismos que tiene el organismo para eliminar las células infectadas. En consecuencia, el virus sobrevive a pesar de los agresivos ataques a los cuales lo somete el sistema inmunológico.

Mujeres y AIDS

Aunque la mayoría de las personas con HIV o AIDS en Estados Unidos son hombres, la incidencia de AIDS entre las mujeres está aumentando casi seis veces más rápido que entre los hombres. La epidemia de AIDS afecta de manera desproporcionada a mujeres de minorías raciales y étnicas. Según los U.S. Centers for Disease Control, una de cada noventa y ocho mujeres de raza negra, y una de cada doscientas veintidós mujeres hispánicas entre los veintisiete y los treinta y nueve años están infectadas, en comparación con la cifra correspondiente a las mujeres blancas: una de cada mil seiscientas sesenta y siete mujeres. Pertenecer a un grupo racial o étnico particular no significa que una mujer sea más susceptible a contraer AIDS. Lo que sucede es que los miembros de grupos minoritarios tienen más probabilidades de vivir en lugares donde la incidencia de infección por HIV es alta. En los primeros años de la epidemia, la mayoría de las mujeres contrajeron la enfermedad mediante el uso de drogas intravenosas; no obstante, el contacto sexual ha sobrepasado el uso de estas drogas como medio principal de transmisión de la enfermedad entre las mujeres.

La mayoría de las mujeres no obtienen el diagnóstico positivo de HIV mientras no comienzan los síntomas de la enfermedad o mientras no dan a luz un bebé con HIV que se enferma. Esta demora en el diagnóstico puede tener consecuencias graves para la supervivencia, y ha contribuido al mito de que la expectativa de vida de las mujeres con AIDS es más corta que la de los hombres. Los expertos sostienen que si las mujeres recibieran el diagnóstico en la misma etapa de la enfermedad en que lo reciben los hombres, el lapso de vida que les queda sería básicamente el mismo. Un factor que se suma a los problemas que ya enfrentan las mujeres con AIDS es que la mayoría proceden de medios pobres y sus posibilidades de obtener cuidados médicos de calidad son muy limitadas. En cambio, los hombres homosexuales que tienen el HIV, y que fueron los primeros en resultar infectados durante las etapas iniciales de la epidemia, suelen proceder de áreas más favorecidas económicamente y disponen de mejores recursos médicos. Este factor ha contribuido a distorsionar las cifras de algunos grupos de apoyo e investigadores médicos. Más aún, hasta hace relativamente poco tiempo la lista de infecciones oportunistas que se tenían en cuenta para diagnosticar AIDS no incluía enfermedades exclusivamente femeninas, como candidiasis vaginal crónica (infección por hongos). Así pues, incluso mujeres que eran HIV positivas y que tenían una o más infecciones oportunistas no llenaban los requisitos para un diagnóstico oficial de AIDS.

Debido a que la candidiasis vaginal recurrente es la primera indicación de infección por HIV en las mujeres, y la más frecuente, en 1992 la FDA les ordenó colocar una etiqueta de advertencia en sus productos a los fabricantes de algunos medicamentos que se expenden sin receta médica. Esa advertencia dice que las infecciones vaginales por hongos, especialmente cuando son constantes o recurrentes, pueden ser causadas por algún trastorno médico grave, como infección por HIV. La advertencia insta a las mujeres que presentan esos síntomas a consultar con su médico.

Las mujeres también deben estar alerta a otras infecciones y enfermedades que pueden indicar infección por HIV: enfermedad inflamatoria de la pelvis, displasia cervical (cambios precancerosos en el cuello del útero), infecciones por hongos en la boca y la garganta, infección por el virus del herpes y cualquier enfermedad de transmisión sexual, como verrugas y úlceras genitales.

Por otra parte, estudios realizados en el Pasteur Institute indican que el virus podría ser mucho más resistente y virulento de lo que nos hemos imaginado. Autoridades sanitarias han sostenido durante mucho tiempo que el virus que produce AIDS no puede sobrevivir sin un huésped, pero investigadores del Pasteur Institute demostraron que no sólo puede sobrevivir por fuera del cuerpo, sino que puede vivir hasta once días en aguas negras. Al parecer, el HIV no es tan frágil como se creía. Pese a los diferentes puntos de vista, nosotros consideramos factible que el virus viva muchos días por fuera del organismo, incluso en estado de inactividad, y que después vuelva a adquirir su carácter infeccioso.

En la actualidad no existe cura para el AIDS. De acuerdo con los U.S. Centers for Disease Control and Prevention, desde 1981 les han diagnosticado AIDS a más de medio millón de estadounidenses, y aproximadamente el 62 por ciento han muerto. Esta enfermedad es hoy en día una de las causas principales de muerte prematura entre los estadounidenses. En este país la enfermedad tiende a afectar de manera desproporcionadamente alta a miembros de grupos minoritarios, en especial afroamericanos, hispánicos y hombres que mantienen relaciones sexuales con otros hombres. Otros individuos con alto riesgo de contraer AIDS son los que abusan de las drogas y los que han tenido o tienen múltiples parejas sexuales. Así mismo, los que tienen relaciones sexuales (anales, orales o vaginales) o bien con personas cuyos antecedentes sexuales o de consumo de drogas las pone en riesgo de resultar infectadas, o bien con personas cuya historia sexual o de consumo de drogas es desconocida. En todos los grupos de población, los hombres jóvenes son los que tienen mayores probabilidades de contraer el HIV. Aunque la educación sobre el AIDS al parecer redujo la propagación del virus en Estados Unidos, en años recientes ha vuelto a aumentar el número de casos entre los jóvenes, pese a que ellos crecieron en una sociedad altamente preocupada con esta enfermedad y consciente de ella.

Cualquier persona con HIV o AIDS puede contribuir de manera importante a su propia supervivencia y a la calidad de su vida siguiendo desde los inicios un programa de tratamiento, pero, fundamentalmente, un tratamiento que se base en fortalecer el sistema inmunológico. Los pacientes de AIDS necesitan cantidades mayores de lo normal de todos los nutrientes porque suelen sufrir de malabsorción. El siguiente programa también es útil para las personas que están en riesgo de ser infectadas con el HIV o de desarrollar AIDS. Para mejorar la absorción, recomendamos enfáticamente que todos los suplementos nutricionales se administren en inyección o en forma sublingual, y que se utilicen supositorios rectales cuando sea posible conseguirlos.

A menos que se especifique otra cosa, las dosis que recomendamos a continuación son para adultos. Para los jóvenes de doce a diecisiete años se debe reducir la dosis a tres cuartas partes de la cantidad recomendada. Para los niños de seis a doce años la dosis recomendada se debe reducir a la mitad y para los menores de seis años, a una cuarta parte de la cantidad recomendada.

NUTRIENTES

SUPLEMENTOS	DOSIS SUGERIDAS	COMENTARIOS
Muy importantes		
Aerobic 07 de Aerobic Life Industries o	9 gotas en agua 3 veces al día.	Oxigenan los tejidos. Destruyen las bacterias y los virus nocivos.
Dioxychlor de American Biologics	Según indicaciones de la etiqueta, 3 veces al día.	
Acetyl-L-carnitine	Según indicaciones de la etiqueta.	Portador de energía, facilitador del metabolismo, y protector del corazón y de las membranas celulares.
Acidophilus	Según indicaciones de la etiqueta, 3 veces al día.	Proporciona bacterias "amigables" esenciales para el tracto intestinal y para la función hepática. Combate las infecciones por cándida que se suelen asociar con el HIV. Utilizar una fórmula high-potency no láctea.
más Bifido Factor de Natren o	Según indicaciones de la etiqueta.	Para adultos.
Lifestart de Natren o	Según indicaciones de la etiqueta.	Para infantes y niños.
Kyo-Dophilus de Wakunaga	Según indicaciones de la etiqueta.	
AE Mulsion Forte de American Biologics	Según indicaciones de la etiqueta. Si tiene alguna enfermedad hepática, reduzca la dosis.	Proporciona vitaminas A y E, que destruyen los radicales libres y mejoran el funcionamiento inmunológico. Estas vitaminas no se deben tomar en cápsula.
Body Language Super Antioxidant de OxyFresh	Según indicaciones de la etiqueta.	Protege al organismo del daño causado por los radicales libres, el estrés ambiental y los contaminantes.
Bone Support de Synergy Plus	Según indicaciones de la etiqueta.	Contiene minerales necesarios para mejorar la absorción del calcio.
Bovine colostrum	Según indicaciones de la etiqueta.	Mejora el funcionamiento inmunológico y controla la diarrea asociada con el AIDS.
Coenzyme Q_{10}	100 mg al día.	Estimula la circulación, aumenta la energía y protege el corazón. Poderoso antioxidante y estimulante del sistema inmunológico.
Colloidal silver	Según indicaciones de la etiqueta.	Antiséptico de amplio espectro que reduce la inflamación y promueve la curación de las lesiones cutáneas.
Dimethylglycine (DMG) (Aangamik DMG de FoodScience Labs)	Según indicaciones de la etiqueta.	Provechoso para los problemas respiratorios. Facilita el transporte del oxígeno y aumenta la producción de interferon. Tiene propiedades antivirales y anticancerígenas.
Dimethylsulfoxide (DMSO)	Según indicaciones de la etiqueta.	Actúa como un "segundo sistema inmunológico" y promueve la curación de los queloides. Utilizar únicamente el DMSO que se consigue en los health food stores.
Egg lecithin	20 g al día divididos en varias tomas. Tomar con el estómago vacío.	Protege a las células.
Germanium	200 mg al día.	Mejora la oxigenación de los tejidos y la producción de interferon.
Free-form amino acid complex	Según indicaciones de la etiqueta. Tomar con el estómago vacío. Tomar con agua o jugo. No tomar con leche. Para mejor absorción, tomar con 50 mg de vitamina B_6 y 100 mg de vitamina C.	Suministra proteína para la reparación y la reconstrucción de los tejidos del organismo. Utilizar una fórmula que contenga todos los aminoácidos esenciales.
más extra L-arginine y	Según indicaciones de la etiqueta. Tomar con el estómago vacío.	Fortalece el sistema inmunológico y retarda el crecimiento de los tumores.
L-ornithine más	Según indicaciones de la etiqueta. Tomar con el estómago vacío.	Necesario para el sistema inmunológico.
L-cysteine y	Según indicaciones de la etiqueta. Tomar con el estómago vacío.	Protege contra el cáncer. Destruye los radicales libres.
L-histidine y	Según indicaciones de la etiqueta. Tomar con el estómago vacío.	Favorece la curación. Puede ayudar a prevenir el AIDS.
L-methionine	Según indicaciones de la etiqueta. Tomar con el estómago vacío.	Antioxidante y neutralizador de los radicales libres.
Garlic (Kyolic)	2 cápsulas 3 veces al día con las comidas. También se puede agregar el contenido de un cuentagotas de Kyolic líquido a un vaso de agua destilada de 6-8 onzas, añadir 5 gotas de Concentrace mineral drops, de Trace Mineral Research, y tomar lentamente. Tomar 2 ó 3 veces al día.	Poderoso estimulante del sistema inmunológico que ayuda a la digestión y aumenta la resistencia y la fortaleza. Antibiótico natural, provechoso para las infecciones por cándida.
Glutathione	Según indicaciones de la etiqueta. Tomar con el estómago vacío.	Inhibe la formación de radicales libres. Favorece la integridad de los glóbulos rojos de la sangre y protege a las células inmunológicas.

Hydrochloric acid (HCl)	Según indicaciones de la etiqueta.	Ayuda a la digestión reponiendo el ácido estomacal. *Advertencia:* si ha sufrido de úlceras, no debe utilizar este suplemento.
Infla-Zyme Forte de American Biologics	4 tabletas 3 veces al día. Tomar con las comidas.	Proporciona enzimas proteolíticas que ayudan a la correcta descomposición y absorción de los nutrientes.
Kyo-Green de Wakunaga	Según indicaciones de la etiqueta.	Importante para la respuesta inmunológica. Suministra nutrientes y clorofila, beneficiosos para los pacientes de AIDS.
L-Lysine	Según indicaciones de la etiqueta. Tomar con el estómago vacío.	Previene las úlceras en la boca y los episodios de herpes. *Advertencia:* no tomar lisina por más de 6 meses seguidos.
Malic Acid y magnesium	Según indicaciones de la etiqueta.	Intervienen en la producción de energía de muchas células del organismo, incluyendo las de los músculos. Necesarios para el metabolismo del azúcar. Mitigan el dolor.
Multimineral complex con copper y zinc	3 mg al día. 80 mg al día. No tomar más de 100 mg al día de todos los suplementos.	Todos los nutrientes son necesarios a causa de la malabsorción. Utilizar una fórmula hipoalergénica high-potency. Cuando haya fiebre, utilizar una fórmula que no contenga hierro.
Natural carotenoid complex (Betatene)	Según indicaciones de la etiqueta.	Poderoso antioxidante, neutralizador de los radicales libres y combatiente potencial del cáncer. Aumenta la inmunidad y protege contra las enfermedades del corazón.
Pycnogenol y/o grape seed extract o OPC-85 de Primary Source	Según indicaciones de la etiqueta, 3 veces al día. Según indicaciones de la etiqueta. Según indicaciones de la etiqueta.	Bioflavonoide excepcional. Potente antioxidante y estimulante del sistema inmunológico. Protege a las células y es uno de los antioxidantes más poderosos que se conocen. Combinación de extractos de semilla de uva y corteza de pino.
Quercetin más bromelain o Activated Quercetin de Source Naturals	Según indicaciones de la etiqueta. Según indicaciones de la etiqueta. Según indicaciones de la etiqueta.	Ayuda a prevenir las reacciones alérgicas y aumenta la inmunidad. Aumenta la absorción del quercetin. Contiene quercetin, bromelaína y vitamina C.
Raw thymus glandular más multiglandular complex con raw spleen	Según indicaciones de la etiqueta. Según indicaciones de la etiqueta.	Aumentan la producción de células T. *Ver* TERAPIA GLANDULAR en la Tercera Parte. Los mejores son los que provienen de glándulas de cordero. *Advertencia:* no dar a los niños.
Selenium	400 mcg al día.	Neutralizador de los radicales libres. Poderoso estimulante del sistema inmunológico.
Shark cartilage (BeneFin)	Según indicaciones de la etiqueta. Tomar con el estómago vacío.	Inhibe el crecimiento de los tumores. Asegúrese de utilizar cartílago seco de tiburón 100 por ciento puro.
Superoxide dismutase (SOD)	Según indicaciones de la etiqueta.	Este neutralizador de los radicales libres es necesario para la protección de las células.
Taurine Plus de American Biologics	Según indicaciones de la etiqueta.	Este importante antioxidante regula el sistema inmunológico y es necesario para la activación de los glóbulos blancos de la sangre y para el funcionamiento neurológico. Administrar en forma sublingual.
Vitamin B complex en inyección más extra vitamin B_6 (pyridoxine) y vitamin B_{12}	Según indicaciones médicas. Según indicaciones médicas. Según indicaciones médicas.	Vitaminas antiestrés, especialmente importantes para el funcionamiento normal del cerebro. Son más eficaces en inyección (con supervisión médica). Si no se consiguen en inyección, administrar en forma sublingual.
Vitamin C con bioflavonoids	10.000-20.000 mg al día divididos en varias tomas. *Ver* FLUSH DE ÁCIDO ASCÓRBICO en la Tercera Parte.	Fortalecen el sistema inmunológico. Utilizar ácido ascórbico buffered y en polvo, o Ester-C con minerales.
Wobenzym N de Marlyn Nutraceuticals	3-6 tabletas 2-3 veces al día. Tomar entre comidas.	Destruye los radicales libres y ayuda a la correcta descomposición y absorción de los alimentos. Combate eficazmente la inflamación.

Provechosos		
Acid-Ease de Prevail	Según indicaciones de la etiqueta. Tomar con las comidas. Tomar también entre comidas cuando hay problema de exceso de ácido.	Contiene enzimas vegetales puras que intervienen en la descomposición y la asimilación de los alimentos.
Aloe vera		Ver Hierbas más adelante.
Chromium picolinate	Por lo menos 600 mcg al día.	Ayuda a construir masa muscular y a mantenerla. Estabiliza el azúcar sanguíneo.
Maitake	Según indicaciones de la etiqueta.	Mejora la actividad de las células T en pacientes de AIDS. En laboratorio se ha demostrado que mata el virus de inmunodeficiencia humana (HIV).
Shark liver oil	Según indicaciones de la etiqueta.	Ayuda al funcionamiento y a la reconstrucción de las células. Tiene propiedades anticancerígenas.
Shiitake o reishi	Según indicaciones de la etiqueta. Según indicaciones de la etiqueta.	Estimulan la inmunidad, combaten la fatiga y las infecciones virales, y tienen propiedades anticancerígenas.
Ultimate Oil de Nature´s Secret	Según indicaciones de la etiqueta.	Proporciona ácidos grasos esenciales, un elemento fundamental de la dieta.

HIERBAS

❑ El aloe vera contiene carrisyn, que al parecer inhibe el crecimiento y la propagación del virus de inmunodeficiencia humana (HIV). Utilice un producto puro, food-grade. Tome dos tazas dos veces al día. Si le da diarrea, disminuya la dosis.

❏ El astragalus favorece el sistema inmunológico.

Advertencia: No utilice esta hierba cuando tenga fiebre.

❏ El black radish, la raíz de dandelion y el silymarin (extracto de milk thistle) protegen el hígado y ayudan a repararlo, además de que purifican el torrente sanguíneo. El hígado es *el* órgano de la desintoxicación y debe funcionar óptimamente. Utilice estos extractos de acuerdo con las indicaciones de las etiquetas.

❏ La raíz de burdock, la echinacea, el goldenseal, el mullein, el red clover y la suma sirven para limpiar los sistemas sanguíneo y linfático, para las infecciones virales y bacterianas, y para intensificar la actividad inmunológica. El cayenne (capsicum) también es útil.

Advertencia: No tome goldenseal todos los días durante más de una semana seguida, y no lo utilice durante el embarazo. Si usted ha tenido alguna enfermedad cardiovascular, diabetes o glaucoma, utilícelo únicamente bajo supervisión médica.

❏ El cat's claw fortalece el sistema inmunológico y se ha visto que es útil para quienes tienen AIDS y cáncer relacionado con AIDS. El producto Cat's Claw Defense Complex, de Source Naturals, es una combinación de cat's claw y otras hierbas, más antioxidantes como betacaroteno, N-acetylcysteine, vitamina C y cinc.

Advertencia: Durante el embarazo no se debe utilizar cat's claw.

❏ Las semillas y cáscaras del Chinese cucumber inhiben el cáncer. La raíz está siendo utilizada actualmente en investigaciones sobre AIDS.

❏ ClearLungs, de Natural Alternatives, es una fórmula china a base de hierbas muy provechosa para todas las afecciones de los pulmones.

❏ El té Essiac combina varias hierbas y ha sido utilizado con buenos resultados en el tratamiento del cáncer. Los tés Essiac se encuentran en los health food stores.

❏ El extracto de ginkgo biloba es beneficioso para las células cerebrales y la circulación.

❏ Para las úlceras bucales, moje un pedacito de algodón o de gasa con extracto de goldenseal sin alcohol y apliqueselo en las ulceraciones o en las encías antes de acostarse. Déjeselo toda la noche. Las lesiones y la inflamación deben curarse pocos días después de iniciar este tratamiento.

❏ El licorice y la raíz de wild yam son provechosos para el funcionamiento de las glándulas endocrinas.

Advertencia: No utilice estas hierbas todos los días durante más de una semana seguida. Evítelas por completo si su presión arterial es alta.

❏ Las berries de magnolia vine aumentan la absorción del oxígeno y le ayudan al sistema inmunológico. Además, coordinan las actividades de los órganos internos y ayudan a controlar el equilibrio de los procesos fisiológicos del organismo.

❏ El pau d'arco es un antibiótico natural que aumenta la potencia de la función inmunológica. También es un poderoso antioxidante y ayuda a destruir la cándida en el colon.

❏ La hierba St. Johnswort contiene dos sustancias, hypericin y pseudohypericin, que inhiben las infecciones por retrovirus y que podrían servir para el tratamiento del AIDS.

❏ El Siberian ginseng es provechoso para los trastornos bronquiales y aumenta la energía.

Advertencia: No use esta hierba si tiene hipoglicemia, presión arterial alta o algún problema cardíaco.

RECOMENDACIONES

❏ Si un examen de laboratorio reveló que usted es HIV positivo, piense en hacerse otros exámenes para descartar la posibilidad de que el resultado haya sido falso positivo. Si lo fue, empiece inmediatamente a tomar medidas para fortalecer su sistema inmunológico. Éste es el factor más importante para prevenir la enfermedad, además de que es la mejor defensa para la persona que ya contrajo el virus de inmunodeficiencia humana. Seguir una dieta correcta, tomar los suplementos apropiados, hacer ejercicio, reducir el estrés, vivir en un ambiente adecuado y tener una actitud mental sana son aspectos fundamentales para que el sistema inmunológico trabaje correctamente.

❏ Preste especial atención a la satisfacción de sus necesidades y requerimientos nutricionales, y tenga en cuenta que probablemente necesita consumir cantidades de nutrientes más altas de lo normal.

❏ Aumente su consumo de frutas y vegetales frescos. Siga una dieta que consista en un 75 por ciento de alimentos crudos, ojalá cultivados orgánicamente (evite los productos que han sido tratados con pesticidas y otros fumigantes), además de lentejas, fríjoles, semillas, nueces y granos enteros, entre ellos brown rice y millet. Los alimentos crudos tienen especial importancia, porque la cocción acaba con las enzimas vitales de los alimentos.

❏ Consuma abundantes vegetales crucíferos, como bróculi, col de Bruselas, cabbage y coliflor. También debe consumir vegetales de color amarillo y anaranjado oscuro, como zanahoria, pumpkin, squash y batata.

❏ Tome grandes cantidades de jugos frescos. Los jugos son supremamente beneficiosos porque suministran muchísimos nutrientes (*Ver* JUGOS en la Tercera Parte). Su dieta diaria debe incluir "green drinks" preparados con vegetales hojosos de color verde (como kale, espinaca y hojas de remolacha), jugo de zanahoria y de raíz de remolacha, y ajo y cebolla. Un producto excelente que contiene clorofila, proteínas, vitaminas, minerales y enzimas es Kyo-Green, de Wakunaga. Tome esta bebida tres veces al día.

❏ Tome solamente agua destilada al vapor (no tome agua del grifo o tap water) y en gran cantidad — ocho o más vasos de 8 onzas cada uno — para eliminar las toxinas del organismo. Todas las células y los sistemas orgánicos necesitan agua. Tome mucha agua incluso si no tiene sed. Los órganos, en especial el cerebro, se deshidratan mucho antes de que se experimente sed.

❑ Coma con frecuencia papaya sin madurar (incluyendo algunas semillas), piña fresca y *Aspergillus oryzae* (una variedad de hongo). Estos alimentos son buenas fuentes de enzimas proteolíticas, esenciales para la buena digestión de los alimentos y la asimilación de los nutrientes. La falta de enzimas priva al organismo de la energía que requiere para sus actividades. Las enzimas también se pueden tomar en suplemento. Esos suplementos coadyuvan en la digestión de la porción inferior del estómago y del tracto intestinal.

❑ Coma cebolla y ajo, o consuma ajo en suplemento (*ver en* Nutrientes, más arriba).

❑ Incluya en su dieta hongos shiitake, reishi y maitake, o tómelos en suplemento (*ver en* Nutrientes).

❑ Limite su consumo de soya y productos de soya porque contienen inhibidores enzimáticos, pero no los elimine por completo de su dieta ya que son valiosas fuentes de proteína.

❑ Elimine de su dieta las colas, los alimentos con aditivos y colorantes, el junk food, el maní, los alimentos procesados y refinados, las grasas saturadas, la sal, el azúcar y los productos con azúcar, la harina blanca, *toda* la proteína animal y todos los productos que contengan cafeína.

❑ Tome todos los días fibra en suplemento. Alterne entre cascarilla de psyllium y flaxseeds recién molidas. Tome el psyllium con un vaso de agua y bébalo rápidamente para que no se espese.

Nota: La fibra suplementaria se debe tomar siempre por separado. No se debe mezclar con otros suplementos o medicamentos.

❑ Elija cuidadosamente sus alimentos. El envenenamiento con alimentos reviste particular peligro para la gente que tiene AIDS o que está infectada con HIV (*ver* ENVENENAMIENTO CON ALIMENTOS en la Segunda Parte).

❑ No fume y evite los ambientes donde hay humo de cigarrillo.

❑ Evite el alcohol, los químicos nocivos y todo aquello que pueda perjudicar al hígado.

❑ Pruebe los propóleos de abeja y la jalea real para combatir las infecciones bacterianas de pulmones, boca, garganta y membranas mucosas.

❑ Tome todo el aire fresco que pueda y descanse mucho. Asoléese con moderación.

❑ Utilice enemas de retención preparados con café para eliminar toxinas y recibir nutrientes. *Ver* ENEMAS en la Tercera Parte.

❑ Identifique qué alergias alimentarias tiene, o a qué alimentos es especialmente sensible. La mejor manera de hacerlo es acudiendo donde un profesional de la salud (*ver* ALERGIAS en la Segunda Parte). Es importante eliminar de la dieta alimentos alergénicos porque causan estragos en el organismo y, en particular, en el sistema inmunológico.

❑ *Siempre* debe utilizar condón (no de piel de oveja sino de látex) y un espermicida (estos productos matan el HIV) para cualquier contacto sexual. Si acostumbra utilizar lubricante con condón de látex, use solamente a base de agua, como K-Y jelly. *No* utilice petroleum jelly (Vaseline), shortening vegetal (Crisco), loción de manos ni aceite para bebé, pues esas sustancias pueden romper el látex en cuestión de minutos. Sin embargo, tenga presente que ni siquiera utilizar condón correctamente es garantía contra la transmisión del HIV.

❑ Póngase en manos de un médico idóneo; si es posible, un médico con experiencia en el tratamiento de pacientes de AIDS. Investigaciones han revelado que el tiempo de supervivencia de una persona con AIDS se relaciona estrechamente con lo mucho o poco que su médico sabe acerca del tratamiento de la enfermedad. El tiempo promedio de supervivencia tras el diagnóstico es de veintiséis meses para los pacientes cuyos médicos tienen mucha experiencia con el AIDS, en comparación con catorce meses para los pacientes cuyos médicos tienen mínima experiencia con la enfermedad.

❑ Aprenda sobre esta enfermedad. El AIDS y el HIV son problemas complicados y las opciones de tratamiento cambian y aumentan constantemente. Para estar bien es vital informarse al máximo.

ASPECTOS PARA TENER EN CUENTA

❑ Desde que empezó la epidemia de AIDS, los investigadores han buscado la droga milagrosa que tenga la capacidad de combatir el virus, o una vacuna que encuentre y destruya al virus en el torrente sanguíneo. La comunidad científica considera que, si tal cura existe, todavía está a muchos años de ser una realidad. La mejor alternativa es la prevención. Para prevenir el AIDS se deben evitar las conductas de alto riesgo y se debe fortalecer el sistema inmunológico. Para quienes ya están infectados con el virus de inmunodeficiencia humana, el camino más lógico para mantenerse en buen estado de salud es eliminar todas las causas conocidas de supresión inmunológica y someterse a terapias que inhiben la actividad viral y que estimulan la función inmunológica.

❑ Entre los factores inmunosupresores más destructivos que hay en la vida están el abuso del alcohol y las drogas, especialmente drogas recreativas; dieta inadecuada y excesos sexuales, en particular tener múltiples parejas.

❑ Estudios han demostrado que la hormona dehydroepiandrosterone (DHEA) intensifica la actividad del sistema inmunológico (*ver* TERAPIA A BASE DE DHEA en la Tercera Parte).

❑ La terapia a base de human growth hormone (HGH) ha dado buenos resultados en la prevención y/o reversión del síndrome de pérdida de peso. Este tratamiento debe hacerse con supervisión médica (*ver* TERAPIA CON HORMONA DEL CRECIMIENTO en la Tercera Parte).

❑ La terapia de oxígeno hiperbárico se utiliza a veces junto con medicamentos y otros tratamientos para combatir infecciones oportunistas relacionadas con AIDS (*ver* TERAPIA DE OXÍGENO HIPERBÁRICO en la Tercera Parte).

❑ N-acetylcysteine y L-carnitine han mostrado resultados esperanzadores para prevenir y contrarrestar la excesiva pérdida de peso que presentan los enfermos de AIDS.

❑ En condiciones experimentales se ha visto que los polisacáridos del hongo maitake combaten la actividad del HIV. No obstante, aún no se ha determinado si son provechosos para atacar la enfermedad en personas ya infectadas con el virus.

❑ Los pacientes de AIDS casi siempre presentan falta de peso y malabsorción de los nutrientes, lo que contribuye a la malnutrición, una condición muy frecuente en estos pacientes. La deficiencia inmunológica tiene mucho que ver con la carencia de cantidades adecuadas de calorías y proteínas de calidad.

❑ El único sexo *verdaderamente* seguro es entre parejas estables que no han contraído el virus de inmunodeficiencia humana (HIV). Aparte de esto, la abstinencia es la única manera de evitar infectarse con alguna enfermedad de transmisión sexual. Cambiar de pareja sexual es correr un enorme riesgo.

❑ Hay miles de supervivientes de AIDS (los epidemiólogos los llaman "long-term non-progressors") que no experimentan ningún síntoma y que llevan vidas completamente normales tras años de haber sido identificados como HIV positivos. Según se informó en la World AIDS Conference realizada en el Japón en 1994, en el mundo entero hay por lo menos diez mil personas en estas condiciones, y están siendo objeto de profundos estudios. Esas personas pueden ser un factor clave para la curación de la enfermedad. A pesar de que algunas de ellas han tenido el virus durante más de diez años, se mantienen en buen estado de salud. Muchos miles de personas seguirán siendo HIV positivas, pero *sin* que se les manifiesten los síntomas del AIDS. Y algo que el público en general y muchos miembros de la comunidad médica desconocen es que también hay personas que una vez resultaron HIV positivas, pero cuyos exámenes de anticuerpos en la actualidad son negativos, es decir, aparentemente el virus ya no está presente en su organismo. La comunidad médica se muestra sorprendida ante este hecho, y los médicos analizan frecuentemente la sangre de esas personas, como si no pudieran creer lo que están viendo. Para mayor información sobre este punto, lea *They Conquered AIDS! True Life Adventures*, de Scott Gregory y Bianca Leonardo (True Life Publications, 1989).

❑ El enfoque médico estándar para el tratamiento del HIV se centra, por una parte, en la utilización de drogas que buscan bloquear la replicación del virus y de ese modo retardar el avance de la enfermedad y, por otra parte, en tomar medidas enérgicas para combatir las infecciones y los cánceres oportunistas. Aunque la ciencia médica quizás ha tenido más éxito combatiendo las infecciones oportunistas que luchando directamente contra el virus, la investigación continúa en ambos frentes y está progresando. En el tratamiento contra el HIV actualmente se considera que la terapia combinada, es decir, utilizar dos o más drogas que actúan de manera distinta, suele ser más eficaz que un solo medicamento o tipo de medicamento.

❑ La mayor parte de los agentes que se utilizan hoy en día contra el HIV pertenecen a una de estas dos categorías:

• Nucleósidos análogos. Estos medicamentos actúan tomando el lugar de uno de los elementos constitutivos del virus mientras éste trata de replicarse, lo cual bloquea efectivamente sus intentos por reproducirse. La mayoría de estas drogas se conocen por sus iniciales o por una combinación de letras y números derivados de sus nombres químicos originales. Algunos ejemplos son zidovudine (Retrovir), mejor conocida como AZT; zalcitabine (HIVID), mejor conocida como ddC; didanosine (Videx), mejor conocida como ddI; stavudine (Zerit), mejor conocida como d4T, y lamivudine (Epivir), mejor conocida como 3TC. La primera droga que se aprobó contra el HIV fue AZT, y desde entonces ha sido la droga principal para el tratamiento del virus de inmunodeficiencia humana. Además, se ha demostrado que es particularmente eficaz para prevenir la transmisión del virus de una mujer infectada al feto durante el embarazo y el parto. Los otros nucleósidos análogos fueron concebidos originalmente como alternativas para la droga AZT, pero desde entonces se ha visto que en muchos casos funcionan bien junto con la droga AZT. Al parecer, estas drogas prolongan la supervivencia en algunos individuos y retardan el avance de la enfermedad desde la etapa asintomática de la infección por HIV hasta las etapas más dramáticas del AIDS. Se pueden utilizar de manera individual o en combinación (habitualmente AZT con una o más drogas distintas). Entre los inconvenientes están toxicidad potencial (especialmente en el caso de la droga AZT) y efectos secundarios desagradables. Además, el virus se suele volver resistente a estos medicamentos después de un año o más de terapia.

• Inhibidores de la proteasa. Estas drogas se unen a la proteasa, una enzima viral que desempeña un papel crucial en la replicación del HIV, y bloquean su acción. Cuando se impide que la proteasa actúe normalmente, el virus no se puede reproducir. Por lo menos en algunas investigaciones esta clase de drogas han demostrado ser muy prometedoras para el tratamiento de la infección por HIV. Se suelen utilizar como parte del tratamiento con AZT u otro de los nucleósidos análogos. Ejemplos de inhibidores de la proteasa son indinavir (Crixivan), ritonavir (Norvir) y saquinivir (Invirase).

❑ Hay diferentes teorías y pruebas contradictorias en torno al momento adecuado para iniciar el tratamiento con nucleósidos análogos y/o inhibidores de la proteasa, así como también acerca de los agentes más eficaces (y para quién). Médicos practicantes tienen opiniones encontradas acerca de estos temas. Además, debido a la inmensa cantidad de investigaciones que se están realizando sobre la enfermedad y sus posibles tratamientos, permanentemente surgen nuevas posibilidades de drogas y enfoques novedosos sobre diversos aspectos de la enfermedad. Es vital trabajar con un profesional de la salud que inspire confianza por su experiencia y criterio.

❑ Algunas tendencias actuales en la investigación de drogas antivirales son las siguientes:

• Compuestos antisense. Al adherir cadenas de DNA o RNA viral, estas drogas se comportan como lo haría un chicle pegado a los dientes de una cremallera: "pegan" la cremallera para bloquear las instrucciones genéticas del virus.

- Objetivos celulares. Estos compuestos inhiben el funcionamiento de factores que se encuentran en el interior de las células inmunes y que el HIV necesita para replicarse, y ofrecen esperanzas de obstruir la capacidad reproductiva del virus. Un compuesto de este tipo es la droga hydroxyurea (Hydrea), que se utiliza en la quimioterapia para el cáncer y que parece ser especialmente eficaz en combinación con la droga ddI.

- Inhibidores del cyclophilin. Estas drogas inhiben la unión de las células infectadas con las no infectadas.

- Inhibidores de la glucosidasa. Estas sustancias alteran la integridad estructural de los azúcares de la membrana del virus.

- Inhibidores de la reverse transcriptase. La reverse transcriptase es una enzima que los retrovirus del tipo HIV utilizan para crear copias de su material genético, el cual es incorporado posteriormente en las células infectadas. Mediante este mecanismo el virus logra convertir células inmunológicas normales en "fábricas" que no cesan de producir copias del DNA viral. En teoría, es posible suprimir el virus inhibiendo la reverse transcriptase.

❑ Se espera que el desarrollo de instrumentos novedosos y más eficaces para atacar el virus en distintos momentos de su ciclo vital les permitirá a los científicos combinarlos de tal manera que sea posible eliminar el virus a largo plazo. Es decir, es de esperar que llegue el día en que el AIDS deje de ser una enfermedad terminal y se convierta en una enfermedad crónica, pero manejable. Una de las principales inquietudes que todavía quedan por resolver es si el sistema inmunológico será capaz de restablecerse una vez se logre suprimir el virus prácticamente por completo. Aunque los datos todavía no son muy esclarecedores, los resultados de estudios sobre los inhibidores de la proteasa son alentadores. Por lo menos se puede afirmar que la nueva generación de drogas antivirales y sus combinaciones marca el inicio de una nueva era de esperanza en la lucha contra el AIDS.

❑ Durante una conferencia internacional sobre AIDS que se llevó a cabo en 1996 en Vancouver, British Columbia, Canadá, investigadores informaron que algunos sujetos a los cuales se les administraron "cócteles para el AIDS" (contenían mezclas de dos, tres o más drogas para combatir la enfermedad) presentaron una disminución considerable en la cantidad de HIV presente en su organismo. Esos investigadores han formulado la teoría de que administrar una combinación de tratamientos en las etapas iniciales de la enfermedad podría llegar, incluso, a eliminar el virus, y permitiría que el sistema inmunológico se recupere.

❑ El HIV *no* se contrae donando sangre. Los donantes de sangre *no* entran en contacto con la sangre de otras personas y lo único que se utiliza para recoger las donaciones de sangre son materiales estériles, incluyendo agujas desechables que sólo se utilizan una vez.

❑ *Ver también* SEXUALLY TRANSMITTED DISEASES en la Segunda Parte.

ORGANIZACIONES DE AYUDA

❑ Las siguientes organizaciones y grupos brindan información y ayuda para gente con HIV o AIDS:

AIDS Hot Line
Inglés: 800-342-AIDS
   (siete días a la semana, veinticuatro horas al día)
Español: 800-344-7432
   (siete días a la semana, 8:00 a.m. — 2:00 p.m.
 Eastern time)
TTY: 800-243-7889
   (lunes a viernes, 10:00 a.m. — 10:00 p.m. Eastern time)
Patrocinada por los Centers for Disease Control, AIDS Hot Line brinda información y servicios educativos sobre temas relacionados con el HIV y el AIDS. Además, facilita referencias médicas y recomienda grupos de apoyo.

AIDS Action Committee
131 Clarendon Street
Boston, MA 02116
617-437-6200

American Foundation for AIDS Research (AMFAR)
733 Third Avenue, 12th Floor
New York, NY 10017
212-682-7440

Gay Men's Health Crisis (GMHC)
129 West 20th Street
New York, NY 10011-3629
212-807-6655 TTY 212-645-7470

National Association of People With AIDS (NAPWA)
1413 K Street NW, Suite 700
Washington, DC 20005
202-898-0414

Project Inform
1965 Market Street, Suite 220
San Francisco, CA 94103
800-822-7422

Alcalosis

La alcalosis es lo contrario de la acidosis, es decir, cuando hay alcalosis el cuerpo es demasiado alcalino. Este trastorno es menos común que la acidosis y produce sobreexcitabilidad del sistema nervioso. Los nervios periféricos son los que primero se afectan. Este trastorno puede manifestarse con síntomas como nerviosismo extremo, hiperventilación e, incluso, convulsiones. Otros síntomas son dolores musculares, crujidos en las articulaciones, bursitis, somnolencia, ojos saltones, hipertensión, hipotermia, edema, alergias, calambres nocturnos, asma, indigestión crónica, tos nocturna, vómito, sangre espesa y coagulación sanguínea demasiado rápida, problemas menstruales, deposiciones duras y secas, prostatitis, y engrosamiento de la piel con sensación de ardor y prurito. La alcalosis puede producir acumulación de calcio en el organismo, situación que puede derivar, por ejemplo, en espolones óseos.

La acidez y la alcalinidad se cuantifican de acuerdo con la escala del pH o potencial de hidrógeno. Cuando el pH del agua es 7.0, se considera neutra, en otras palabras, ni ácida ni alcalina. Cualquier sustancia cuyo pH sea superior a 7.0 es alcalina, mientras que cualquiera cuyo pH sea inferior a 7.0 es ácida. El pH ideal para el cuerpo humano es entre 6.0 y 6.8 (el cuerpo humano es ligeramente ácido por naturaleza). Valores superiores a 6.8 se consideran alcalinos y valores inferiores a 6.3, ácidos.

La alcalosis suele presentarse como resultado del consumo excesivo de medicamentos alcalinos, como bicarbonato de sodio, que se utiliza para tratar la gastritis o las úlceras pépticas. También puede deberse a un exceso de vómito, colesterol alto, desequilibrios endocrinos, dieta inadecuada, diarrea y osteoartritis.

SELF-TEST DE ACIDEZ Y ALCALINIDAD

Esta prueba le ayudará a determinar si sus fluidos corporales son demasiado ácidos o demasiado alcalinos. Un desequilibrio puede producir enfermedades como acidosis o alcalosis.

Compre papel tornasol en una farmacia y aplíquele saliva u orina. El papel cambiará de color para indicar si su organismo es demasiado ácido o demasiado alcalino. El papel tornasol rojo se vuelve azul en un medio alcalino, y el papel tornasol azul se vuelve rojo en un medio ácido. Hágase siempre este test antes de comer, o por lo menos una hora después de comer.

Dependiendo del resultado del test, quizás usted deba modificar su dieta para que el pH de su organismo se normalice. Si la prueba indica que su organismo es demasiado alcalino, consuma más alimentos que aumentan la acidez y omita los que aumentan la alcalinidad mientras otra prueba no muestre que ha vuelto a la normalidad. Pero si su organismo es demasiado ácido, coma más productos que aumentan la alcalinidad y omita los que aumentan la acidez. Guíese por la siguiente lista y tenga en cuenta que los alimentos que aumentan ligeramente la acidez y la alcalinidad son prácticamente neutros.

Alimentos que aumentan la acidez

Aceitunas	Espárragos	Noodles
Alcohol	Fríjoles	Nueces y semillas
Aves de corral	Garbanzos	(la mayoría)
Azúcar; todos	Gaseosas	Oatmeal
los productos que	Harina; productos	Pasta
contienen azúcar	a base de harina	Pescado
Café	Huevos	Pimienta
Carne	Ketchup	Prunes
Ciruelas	Leche	Sauerkraut
Cocoa	Legumbres	Té
Col de Bruselas	Lentejas	Vinagre
Cornstarch	Mariscos	Vísceras
Cranberries	Mostaza	

La aspirin, el tabaco y la mayor parte de las drogas también aumentan la acidez.

Alimentos que aumentan ligeramente la acidez

Coco seco	Granos	Mantequilla
Frutas enlatadas o	(la mayoría)	Quesos
glaseadas	Ice cream	Semillas y nueces
Frutas secas o con	Ice milk	(la mayoría)
preservativos	Lamb's quarters	
(la mayoría)		

Alimentos que aumentan la alcalinidad

Aguacates	Maple syrup	Raisins
Ciruelas umeboshi	Miel	Vegetales frescos
Coco fresco	Molasses	(la mayoría)
Dátiles	Productos de soya	
Frutas frescas		
(la mayoría)Maíz		

Aunque se suele pensar que las frutas cítricas aumentan la acidez del organismo, en realidad el ácido cítrico que contienen aumenta la alcalinidad.

Alimentos que aumentan ligeramente la alcalinidad

Almendras	Chestnuts	Nueces de Brasil
Blackstrap	Lima beans	Productos lácteos
molasses	Millet	agrios
Buckwheat		

NUTRIENTES

SUPLEMENTOS	DOSIS SUGERIDAS	COMENTARIOS
Provechosos		
Alfalfa		*Ver* Hierbas más adelante.
Betaine hydrochloride (HCl)	Según indicaciones de la etiqueta.	Enzima digestiva que libera ácido en el tracto digestivo.
L-Cysteine	500 mg 2 veces al día con el estómago vacío. Tomar con agua o jugo. No tomar con leche. Para mejor absorción, tomar con 50 mg de vitamina B_6 y 100 mg de vitamina C.	Necesario para producir glutatión, un importante químico con propiedades desintoxicantes. También sirve para acidificar los tejidos. *Ver* AMINOÁCIDOS en la Primera Parte.
Raw kidney glandular	500 mg al día.	Estimula la función renal.
Selenium	200 mcg al día.	Protege contra los radicales libres que se producen cuando hay alcalosis.
Sulfur	500 mg al día.	Este mineral aumenta la acidez y ayuda a corregir el equilibrio acidobásico (pH).

Vitamin B complex	100 mg al día.	Esencial para un pH estable y normal.
más extra vitamin B₆ (pyridoxine)	50 mg 3 veces al día.	Necesario para la producción de hydrochloric acid (HCl). También alivia la retención de líquidos.
Vitamin C con rose hips y citrus bioflavonoids	3.000-6.000 mg al día divididos en varias tomas.	Potentes antioxidantes. Neutralizan a los radicales libres.

HIERBAS

❑ La alfalfa es beneficiosa para el tracto digestivo. Es una buena fuente de vitamina K y otros nutrientes. Además de tomar suplementos, consuma alfalfa natural, como brotes.

RECOMENDACIONES

❑ El 80 por ciento de su dieta debe consistir en granos y debe incluir fríjoles, pan, brown rice, crackers, lentejas, macarrones, nueces, salsa de soya y cereales de grano entero. El 20 por ciento restante debe incluir frutas y vegetales frescos, así como pescado, pollo, huevos y queso natural.

❑ No utilice antiácidos ni suplementos minerales, excepto los que se mencionan atrás y sólo durante dos semanas.

❑ Evite el sodio.

❑ Durante dos semanas no ingiera dosis altas de vitaminas y minerales.

❑ Controle el pH de su orina todos los días utilizando papel tornasol. En el self-test de acidez y alcalinidad encontrará una lista de alimentos que aumentan la alcalinidad, los cuales deberá evitar mientras su pH no haya sido corregido.

ASPECTOS PARA TENER EN CUENTA

❑ La manera de respirar puede afectar al equilibrio acidobásico del organismo. La hiperventilación prolongada puede ocasionar alcalosis temporalmente, lo cual genera ansiedad y la sensación de que falta el aire, a pesar de que en realidad nada está obstruyendo la respiración. Si esto le ocurre, espire entre una bolsa de *papel* y luego inspire el aire de la bolsa. Esto ayuda a corregir el desequilibrio químico.

Alcoholismo

El alcoholismo es una enfermedad crónica que se caracteriza por la depedencia del etanol (alcohol etílico). Esta dependencia puede ser fisiológica, sicológica o una combinación de las dos. Del 75 por ciento de la población estadounidense que, según se calcula, consume alcohol, una de cada diez personas llegará a presentar problemas de alcoholismo. Aunque en la actualidad el alcoholismo afecta a aproximadamente cuatro veces más hombres que mujeres, su incidencia entre las mujeres va en ascenso, al igual que su utilización por parte de niños, adolescentes y estudiantes universitarios.

El alcohol afecta a cada individuo de una manera diferente. Algunos se intoxican con el primer trago, mientras que otros se toman cuatro o cinco antes de que se manifiesten los efectos del alcohol. En las personas alcohólicas cada trago desencadena un deseo intenso de tomar otro. El alcoholismo es una enfermedad progresiva que suele comenzar cuando la persona bebe en situaciones sociales, donde esta conducta es perfectamente aceptada. Esto lleva a beber por cualquier motivo: para calmarse, para animarse, para celebrar, para "ahogar las penas", y así sucesivamente. Pronto el alcohólico deja de necesitar excusas para beber y, con el tiempo, su dependencia del alcohol lo controla por completo. El alcohólico por lo general se siente avergonzado y enfadado por su conducta compulsiva y alberga profundos sentimientos de inferioridad. Sin embargo, esos sentimientos suelen llevarlo a abusar aún más del alcohol, pues su consumo le ayuda a adormecer el dolor emocional. Además, con frecuencia empieza a descargar su frustración en las personas más cercanas a él.

En el alcoholismo no hay dos casos iguales. Mientras que algunas personas beben cantidades entre moderadas y altas durante varios años antes de volverse clínicamente dependientes del alcohol, otras se vuelven adictas la primera vez que lo prueban. Existe controversia sobre si el alcoholismo es producto de la genética o del medio ambiente. A pesar de que muchos datos respaldan ambos factores, la verdad quizás se ubica entre los dos. El alcoholismo es, probablemente, el resultado de la interacción de la genética y el medio ambiente.

En lo que respecta al organismo, el alcohol es un veneno. Entre los efectos del consumo crónico de alcohol están daño cerebral, hepático, pancreático, duodenal y nervioso. El alcoholismo es nocivo para el metabolismo de todas las células del organismo y debilita el sistema inmunológico. Aunque las consecuencias de consumir alcohol en exceso pueden tardar años en manifestarse, si el alcohólico no deja de beber su vida puede acortarse hasta en diez o quince años.

El alcohol se descompone en el hígado. El consumo repetido de esta sustancia inhibe la producción de enzimas digestivas por parte del hígado, lo cual altera la capacidad del organismo para absorber proteínas, grasas y vitaminas solubles en grasa (vitaminas A, D, E y K), al igual que vitaminas del complejo B (especialmente tiamina y ácido fólico) y otras vitaminas solubles en agua. El organismo deja de utilizar muchos nutrientes esenciales porque son eliminados rápidamente en la orina. El efecto tóxico del alcohol en el hígado es sumamente grave. Primero, en el hígado se acumulan cantidades excesivas de grasa porque a causa del alcohol el organismo pierde la capacidad de digerirlas adecuadamente. Segundo, el individuo alcohólico puede contraer hepatitis, una enfermedad en la cual las células del hígado se inflaman y pueden morir. La última etapa del daño hepático causado por el alcohol — usualmente fatal — es la cirrosis del hígado, enfermedad que se caracteriza por inflamación, endurecimiento y cicatrización del hígado. Esto impide que la sangre se movilice normalmente a través del hígado, lo cual inhibe la capacidad de este órgano de filtrar las toxinas y sustancias extrañas.

El hígado es uno de los órganos más fuertes del cuerpo y

es el único que se puede regenerar a sí mismo después de sufrir ciertos daños. Hasta el 25 por ciento del hígado se puede extraer y en un corto lapso vuelve a crecer hasta adquirir el tamaño y la forma originales. A pesar de que el hígado está sometido a permanente abuso, si lo sabemos cuidar funcionará más que adecuadamente durante décadas. El alcohol es una de las toxinas que el hígado no maneja bien. Este órgano no se regenera tras ser gravemente perjudicado por el alcohol.

El alcoholismo también afecta a la salud de otras maneras. Los alcohólicos a menudo sufren daño del sistema nervioso periférico. Este daño se manifiesta inicialmente en insensibilidad en las manos o los pies, con la dificultad para caminar que es obvia en estos casos. El abuso del alcohol también produce inflamación del páncreas. Este problema dificulta aún más la capacidad del organismo de digerir las grasas y otros nutrientes, y puede conducir a la diabetes. Las personas alcohólicas enfrentan un riesgo mayor de contraer cáncer de boca y garganta por la exposición directa a la toxicidad del alcohol. También pueden sufrir de presión arterial alta, baja producción de testosterona, dilatación visible de los vasos sanguíneos inmediatamente bajo la superficie de la piel, y aumento patológico del tamaño del corazón que puede llegar a convertirse en insuficiencia cardíaca congestiva. Las consecuencias sociales del alcoholismo también pueden ser muy destructivas. El abuso del alcohol le cobra a la sociedad un precio muy alto: accidentes automovilísticos y de otra índole, ineficiencia laboral y familias enteras afectadas emocionalmente.

Beber alcohol durante el embarazo es particularmente dañino, pues el alcohol puede producir defectos de nacimiento y aumentar la probabilidad de un aborto espontáneo. El alcohol pasa al sistema circulatorio del feto a través de la placenta materna. Esta sustancia tóxica disminuye la actividad funcional del sistema nervioso central del feto. Más aún, el hígado del feto podría tratar de metabolizar el alcohol pero, como todavía no está bien desarrollado, esa sustancia permanece en su sistema circulatorio. Las mujeres que beben durante el embarazo generalmente dan a luz bebés con bajo peso. El crecimiento de estos bebés suele ser lento, su cerebro puede ser más pequeño de lo normal y, además, puede presentarse retardo mental. No es raro que estos bebés nazcan con deformidades en las extremidades, las articulaciones, lo dedos y los rasgos faciales. También se pueden presentar defectos cardíacos y renales. Algunos niños que fueron expuestos al alcohol durante su vida intrauterina se vuelven hiperactivos en la adolescencia y presentan dificultades de aprendizaje. Cada trago que se toma una mujer encinta no sólo aumenta el riesgo de que su hijo nazca con síndrome de alcoholismo fetal, sino de que se le presente un aborto espontáneo. Especialmente durante los tres o cuatro primeros meses de embarazo, incluso pequeñas cantidades de alcohol son perjudiciales.

Los alcohólicos que dejan de beber suelen experimentar síntomas de abstinencia, en particular durante la primera semana de abstención. Estas personas pueden presentar insomnio, alucinaciones visuales y auditivas, convulsiones, ansiedad aguda, aceleración del pulso, transpiración abundante y fiebre. No obstante, con el tiempo y — si es necesario — una apropiada supervisión, estos síntomas pasan y el alcohólico queda libre para empezar un trabajo que le tomará toda la vida: recuperarse.

Los suplementos dietéticos, que son importantes para todo el mundo, son de vital importancia para las personas alcohólicas. Estas personas necesitan suplementos de *todos* los minerales y vitaminas conocidos. El siguiente programa tiene por objeto ayudarles a los alcohólicos en recuperación a mejorar su estado nutricional. También hay algunos suplementos provechosos para los aspectos sicológicos de la recuperación, pues disminuyen el deseo de tomar alcohol.

NUTRIENTES

SUPLEMENTOS	DOSIS SUGERIDAS	COMENTARIOS
Esenciales		
Free-form amino acid complex más extra L-cysteine o N-acetylcysteine	500 mg de cada uno 3 veces al día con el estómago vacío. Empezar con 500 mg al día y aumentar gradualmente la dosis hasta 1.000 mg al día.	Ayudan a dejar el alcohol. Necesarios para la función cerebral y hepática, y para la regeneración de las células del hígado. *Ver* AMINOÁCIDOS en la Primera Parte.
Gamma-aminobutyric acid (GABA) más inositol y niacinamide	750 mg 1 ó 2 veces al día, según la necesidad. Según indicaciones de la etiqueta. 500 mg 1 ó 2 veces al día, según la necesidad.	Calman al organismo y previenen la ansiedad y el estrés.
Glutathione y L-methionine	3.000 mg al día con el estómago vacío. 1.000 mg al día con el estómago vacío. Tomar con agua o jugo. No tomar con leche. Para mejor absorción, tomar con 25 mg de vitamina B6 y 100 mg de vitamina C.	Protege el hígado y reduce los antojos incontrolables de alcohol. *Nota:* no debe tomar ácido glutámico en vez de glutatión. Conserva el glutatión y lo pone a disposición del hígado. *Ver* AMINOÁCIDOS en la Primera Parte.
Pantothenic acid (vitamin B5)	100 mg 3 veces al día.	Ayuda a desintoxicar el organismo del alcohol. Necesario para contrarrestar el estrés.
Vitamin B complex en inyección más vitamin B12	Según indicaciones médicas. 25 mg 3 veces al día.	Corrigen deficiencias. Son más eficaces en inyección (con supervisión médica). Si no se consiguen en inyección, administrar en forma sublingual.
Vitamin B1 (thiamine)	200 mg 3 veces al día.	Los alcohólicos suelen tener deficiencia de vitaminas B y, en especial, de vitamina B1.
Muy importantes		
Multienzyme complex más proteolytic enzymes	Según indicaciones de la etiqueta. Tomar con las comidas. Según indicaciones de la etiqueta. Tomar entre comidas.	Ayuda a la digestión. Esenciales para la asimilación de las proteínas. *Advertencia:* estos suplementos no se les deben dar a los niños.

Calcium y magnesium	2.000 mg al día a la hora de acostarse. 1.000 mg al día a la hora de acostarse.	Mineral vital con efectos sedantes. Actúa con el calcio. El consumo de alcohol agota el magnesio del organismo.
Primrose oil	1.000 mg 3 veces al día con las comidas.	Utilizado con éxito en Europa. Buena fuente de ácidos grasos esenciales.
Vitamin C con bioflavonoids	3.000-10.000 mg al día divididos en varias tomas.	Estos poderosos antioxidantes tienen propiedades curativas. Estimulan la producción de interferon, que ayuda al organismo a resistir las infecciones, aspecto importante porque los alcohólicos suelen ser susceptibles a ellas.

Importantes

Lecithin granules o capsules	1 cucharada 3 veces al día antes de las comidas. 1.200 mg 3 veces al día antes de las comidas.	La lecitina es provechosa para el funcionamiento del cerebro. Ayuda a corregir la degeneración de la grasa del hígado. Puede proteger contra la cirrosis.
Multivitamin y mineral complex con manganese y selenium	Según indicaciones de la etiqueta. 200 mcg al día. No tomar junto con el calcio. 200 mcg al día.	Todos los nutrientes se necesitan a causa de la malabsorción. Microminerales importantes para mejorar la función inmunológica.

Provechosos

Acidophilus o Bifido Factor de Natren	Según indicaciones de la etiqueta. Tomar con el estómago vacío. Según indicaciones de la etiqueta.	Necesario para una buena digestión. Beneficioso para los problemas del hígado. Ayuda a prevenir la candidiasis.
Choline complex o acetylcholine complex o phosphatidyl choline	Según indicaciones de la etiqueta. Según indicaciones de la etiqueta. Según indicaciones de la etiqueta.	Combinaciones eficaces que disminuyen los cambios del hígado graso y mejoran la función hepática.
Dimethylglycine (DMG) (Aangamik DMG de FoodScience Labs)	125 mg 3 veces al día.	Lleva oxígeno a las células.
Lithium	Según indicaciones médicas.	Micromineral provechoso para la depresión. Sólo se consigue con prescripción médica.
Raw liver extract y raw pancreas glandular	Según indicaciones de la etiqueta. Según indicaciones de la etiqueta.	Rica fuente de vitaminas y minerales que favorece la reparación del hígado y ayuda a prevenir la anemia. Ver TERAPIA GLANDULAR en la Tercera Parte. Ayuda a prevenir el daño pancreático. Provechoso para la diabetes asociada con el alcoholismo.
Vitamin A y vitamin D y vitamin E	25.000 UI al día. Las mujeres embarazadas no deben tomar más de 10.000 UI al día. 400 UI al día. 400-1.200 UI al día.	Contrarrestan las deficiencias. Cuando hay daño hepático, el organismo no absorbe bien estas vitaminas. Para dosis más altas, la emulsión facilita la asimilación y brinda mayor seguridad. Evite las cápsulas y las tabletas.
Zinc	50 mg al día. No debe tomar más de 100 mg al día de todos los suplementos.	Su deficiencia puede causar cambios patológicos en el estómago similares a los que produce el alcohol.

HIERBAS

❑ La alfalfa es buena fuente de minerales necesarios para las personas alcohólicas.

❑ La raíz de burdock y el red clover limpian el torrente sanguíneo.

❑ La raíz de dandelion y el silymarin (extracto de milk thistle) ayudan a reparar el daño hepático.

❑ La raíz de valerian tiene un efecto calmante. Es beneficiosa a la hora de acostarse.

RECOMENDACIONES

❑ Evite *todas* las bebidas alcohólicas. La abstinencia total es una necesidad imperiosa para que recupere el control de su vida y de su salud. Incluso después de haber permanecido sobrio durante varios años, usted no puede empezar a beber de nuevo y aspirar a controlar la bebida. Solamente un sorbo de cualquier bebida alcohólica puede desencadenar la conducta de beber. Su elección debe ser *no* beber.

❑ Busque ayuda de un experto en este problema. Desde hace muchos años, Alcohólicos Anónimos ha desarrollado una excelente labor ayudándoles a los alcohólicos a dejar de beber y a permanecer abstemios. Al-Anon es un grupo de apoyo para los familiares y amigos de las personas alcohólicas. Prácticamente en todas las ciudades y pueblos de Estados Unidos estos grupos brindan ayuda y orientación. Para obtener información acerca del grupo más cercano a usted, consulte su directorio telefónico o llame a la asociación de salud mental de su localidad.

❑ En lo posible, consulte con un médico de orientación nutricional para que determine cuáles son sus requerimientos específicos en esta materia.

❑ Para eliminar las toxinas rápidamente de su organismo, haga un ayuno de limpieza de diez días a base de jugos frescos. *Ver* AYUNOS en la Tercera Parte.

❑ En lo posible, haga una dieta rica en nutrientes a base de alimentos enteros, frescos y cultivados orgánicamente, y siga el programa de suplementación nutricional de esta sección. Sus alimentos principales deben ser frutas y vegetales crudos, granos enteros y legumbres.

❑ Evite las grasas saturadas y los alimentos fritos porque sobrecargan el hígado. Para obtener ácidos grasos esenciales, utilice suplementos de aceite de primrose y pequeñas cantidades de aceites vegetales orgánicos prensados en frío.

❑ No consuma azúcar refinado ni ningún producto que contenga esta clase de azúcar. Con frecuencia, los alcohólicos presentan problemas para metabolizar el azúcar.

❑ Especialmente durante las primeras semanas de recuperación, descanse bastante para que su organismo se limpie y se recupere.

❑ Evite personas, cosas y lugares que hayan estado asociados con su conducta de beber. Entable amistad con personas que no beban. Para que su autoestima mejore y su energía encuentre una salida sana, adquiera un hobby, empiece a practicar algún deporte o haga ejercicio.

❑ En lo posible, evite el estrés. Cultive la paciencia. La necesitará mientras recorre el largo y lento camino hacia su recuperación.

❑ No tome ningún medicamento, excepto los que le ordene su médico.

❑ Si sospecha que una persona que usted conoce está abusando del alcohol, anímela a buscar ayuda profesional.

ASPECTOS PARA TENER EN CUENTA

❑ Las personas alcohólicas tienen un riesgo mucho mayor de desnutrirse que el resto de la población, pues hasta el 50 por ciento de su ingreso calórico proviene del etanol a costa de otros alimentos nutritivos. Estas personas suelen presentar deficiencia de ácido fólico, y la malabsorción causada por insuficiencia pancreática es otro de sus principales problemas.

❑ Abusar del alcohol durante largo tiempo puede llevar a la deficiencia crónica de cinc, probablemente porque aumenta su pérdida a través de la materia fecal y la orina. El cinc desempeña un papel vital en numerosos sistemas enzimáticos del organismo, así como también en la producción de DNA y RNA. La deficiencia de este mineral puede producir anorexia, deterioro de los sentidos del olfato y el gusto, retraso en el crecimiento, problemas del sistema reproductivo, mala cicatrización de las heridas y deterioro de la función inmunológica. Además, por la deficiencia de cinc se pueden presentar cambios estomacales patológicos. La deficiencia de cinc relacionada con el consumo de alcohol acelera el envenenamiento de las células que entran en contacto con el alcohol porque altera el metabolismo de las grasas, los carbohidratos y los nutrientes. Esto conduce a problemas de absorción y otros trastornos nutricionales. Por la deficiencia de cinc, el consumo crónico de alcohol suele disminuir la actividad metabólica.

❑ Un estudio del Department of Health and Human Services reveló que los fumadores de tabaco y los bebedores de alcohol que utilizan regularmente enjuagues bucales con alto contenido de alcohol tienen más probabilidades que las demás personas de contraer cáncer bucal y faríngeo.

❑ El alcohol es una de las sustancias más nocivas que existen para el estómago y el intestino delgado. Es una de las pocas sustancias con la capacidad de atravesar el recubrimiento del estómago y hacer daño. Las secreciones gástricas aumentan con el consumo de alcohol, lo que lleva a excesiva acidez y dilución de las enzimas digestivas. Todo esto puede ocasionar gastritis.

❑ El consumo crónico de alcohol altera las membranas de los glóbulos rojos y hace que otros tipos de células — entre ellas las gastrointestinales — pierdan su flexibilidad normal.

❑ Volver a beber, incluso después de años de abstención,

equivale a no haber dejado de hacerlo desde el punto de vista del daño que se le ocasiona al hígado.

❑ La droga naltrexone (Trexan) bloquea los efectos placenteros de los opiáceos endógenos, sustancias parecidas al opio que libera el cerebro en reacción al alcohol, y les ayuda a los bebedores a permanecer sobrios. En dos investigaciones independientes realizadas por la University of Pennsylvania y el Yale University School of Medicine, la probabilidad de ceñirse a su programa de recuperación fue tres veces más alta entre quienes tomaron esta droga que entre los demás pacientes. Sin embargo, esta droga no les conviene a las personas que tienen enfermedades del hígado.

❑ Algunos médicos recetan la droga disulfram (Antabuse) para ayudarles a los alcohólicos a permanecer sobrios. Esta droga produce náuseas, vómito, fuertes dolores de cabeza, visión borrosa y, a veces, una sensación inminente de muerte al tomar incluso un sorbo de alcohol. La abstención se suele lograr con este medicamento.

❑ En algunos países se ha utilizado con éxito el oxígeno hiperbárico para el tratamiento del alcoholismo (ver TERAPIA DE OXÍGENO HIPERBÁRICO en la Tercera Parte).

❑ Especialistas en alcoholismo y en abuso de otras sustancias a menudo recomiendan una "intervención" supervisada para forzar al alcohólico a admitir que tiene un problema y a comenzar un tratamiento. En los últimos años se han desarrollado y perfeccionado técnicas sicológicas que aumentan el índice de recuperación. Sin embargo, estas intervenciones son delicadas y sólo se deben hacer con la supervisión de un profesional idóneo.

❑ Investigaciones han revelado que los estudiantes universitarios se embriagan hoy en día con más frecuencia, y que beben a fin de embriagarse. En comparación con lo que sucedía hace dos décadas, el número de estudiantes que beben actualmente para emborracharse es entre dos y tres veces más alto.

❑ Una señal de alcoholismo severo son los episodios durante los cuales el individuo bebe de manera compulsiva y descontrolada ("binge drinking"). El "binge drinker" bebe hasta intoxicarse y permanece en ese estado durante varios días. El episodio puede terminar con vómito y pérdida del conocimiento. Por lo general, la persona no recuerda después nada de lo que ocurrió durante el atracón de bebida. En comparación con los demás bebedores, los binge drinkers no sólo suelen tomar cantidades más altas de alcohol, sino que presentan más problemas relacionados con el consumo de esta sustancia.

❑ Algunas investigaciones han revelado que los hijos de personas abstemias tienen un riesgo mayor de abusar del alcohol en el futuro que los hijos de personas alcohólicas. Esto podría significar que los niños criados en hogares donde el alcohol es aceptado socialmente, pero donde no se abusa de él, tienen menos probabilidades que otros niños de llegar a ser alcohólicos. No obstante, investigaciones más recientes han encontrado que los hijos de personas alcohólicas tienden más que los hijos de personas no alcohólicas a utilizar drogas, entre ellas cocaína. La probabilidad que tienen estos niños de utilizar drogas es cuatrocientas veces más alta que la de los niños de familias sin antecedentes de alcoholismo. Estudios efectuados en Suecia revelaron que la mayoría de los bebés de padres alcohólicos que fueron adoptados por familias no alcohólicas llegaron a ser alcohólicos, lo cual muestra una correlación entre la genética y la dependencia a sustancias químicas.

❏ Limitar el consumo de bebidas alcohólicas a la cerveza o el vino no protege contra el alcoholismo ni contra el daño que el alcohol produce. El contenido de alcohol de 12 onzas de cerveza o de 5 onzas de vino es comparable al contenido de $1\frac{1}{4}$ onzas de whisky.

❏ Medicamentos como tranquilizantes, phenobarbital e, incluso, algunos que venden sin prescripción médica, como acetaminophen (se encuentra en el Tylenol, el Datril y muchos otros productos) forman combinaciones tóxicas con el alcohol. Combinar alcohol con antihistamínicos puede disminuir aún más la actividad funcional del sistema nervioso central.

❏ Durante la recuperación es recomendable evitar los tranquilizantes porque existe el peligro de sustituir una adicción por otra. La abstención debe vivirse sin drogas de ninguna clase.

❏ Las mujeres embarazadas deben evitar *todas* las bebidas alcohólicas.

❏ *Ver también* CIRROSIS DEL HÍGADO y DROGADICCIÓN en la Segunda Parte.

Alergia a los insectos

En Estados Unidos hay pocos insectos cuya picadura tiene la capacidad de producir reacciones alérgicas: abejas, avispones, yellow jackets, bumblebees, avispas, arañas y hormigas. La picadura de los insectos que pertenecen al grupo de los *himenópteros* – entre el cual están las abejas, las avispas, los avispones y las hormigas – provoca reacciones alérgicas en cinco de cada mil personas. Esas reacciones, que son la manifestación de una alergia al veneno del insecto, no sólo pueden ser peligrosas sino una amenaza para la vida. La mayoría de las reacciones alérgicas a los insectos se deben a picaduras del yellow jacket y la abeja.

Las reacciones alérgicas a las picaduras pueden producir respiración sibilante o asmática, tensión en la garganta, náuseas, diarrea, urticaria, prurito, dolor e inflamación de las articulaciones, inflamación vascular y alteraciones respiratorias. La persona que es muy alérgica al veneno de los insectos puede entrar en shock (colapso circulatorio) y morir en cuestión de minutos. Entre las señales de que se está desarrollando una reacción peligrosa están confusión, dificultad para tragar, carraspera, dificultad respiratoria, edema grave, debilidad y sensación de desastre inminente. Cuando la reacción es demasiado intensa es posible que se cierren las vías respiratorias y que se presente shock, lo que puede conducir a la inconsciencia.

Las picaduras de algunos insectos, como las de los mosqui-

tos, pueden producir reacciones alérgicas que se manifiestan en eccema cutáneo con escamación y picazón.

NUTRIENTES

SUPLEMENTOS	DOSIS SUGERIDAS	COMENTARIOS
Esenciales		
Quercetin (Activated Quercetin de Source Naturals)	Según indicaciones de la etiqueta.	Bioflavonoide excepcional que mitiga las reacciones alérgicas.
Vitamin C	5.000-20.000 mg al día divididos en varias tomas. *Ver* FLUSH DE ÁCIDO ASCÓRBICO en la Tercera Parte.	Actúa como antiinflamatorio. Útil para combatir la toxicidad del veneno de los insectos. A los niños se les debe dar una variedad de vitamina C buffered, o calcium ascorbate.
Provechoso		
Aller Bee-Gone de CC Pollen	Según indicaciones de la etiqueta.	Combinación especial de hierbas, enzimas y nutrientes que combate los síntomas alérgicos agudos.

HIERBAS

❏ Los collares repelentes de pulgas que se les colocan a las mascotas contienen sustancias a base de hierbas, como aceites de cedar, citronella, eucalipto, pennyroyal, rosemary y rue. Estas hierbas también son eficaces repelentes de insectos para los seres humanos.

Advertencia: Evite el uso excesivo o prolongado de pennyroyal, y no lo utilice durante el embarazo.

❏ El aceite de tea tree se puede aplicar tanto en las áreas de la piel que están expuestas a los insectos como sobre las picaduras. Si el aceite de tea tree puro le parece demasiado fuerte, dilúyalo con un poquito de aceite de canola u otro aceite vegetal de fragancia discreta.

RECOMENDACIONES

❏ Para evitar que lo piquen los insectos cuando esté al aire libre, utilice prendas de vestir sencillas y de colores claros; no utilice prendas floreadas ni oscuras. Tampoco debe utilizar perfume, loción bronceadora, espray para el cabello, joyas ni adornos brillantes. Evite el uso de sandalias y prendas muy sueltas.

❏ Si alguna vez ha presentado una reacción alérgica a la picadura de un insecto, debe tener siempre a mano un kit de epinefrina (adrenalina). Pídale a su médico que se lo prescriba y que le enseñe a usarlo. La epinefrina eleva la presión arterial y acelera la frecuencia cardíaca, lo cual contrarresta la reacción alérgica. La mejor manera de administrarla es con una jeringa que ya viene lista en el kit para ser aplicada.

❏ Si un yellow jacket lo está mortificando, no lo aplaste porque esos insectos sueltan una sustancia química que atrae a las avispas y a otros yellow jackets. Lo mejor es dejar tranquilos a esos animalitos o buscar el nido y destruirlo después del oscurecer, cuando son menos activos.

❑ Si uno de esos insectos lo pica, retire el aguijón *inmediatamente y con cuidado*. Nunca trate de extraer el aguijón jalándolo. Lo que se debe hacer es rasparlo con una cuchilla esterilizada. Si no tiene una cuchilla, utilice una uña o incluso una punta de una tarjeta de crédito. Después de una picadura, esté alerta a cualquier reacción. Esas reacciones se presentan en cuestión de minutos u horas, y a veces se complican con mucha rapidez. Si un insecto lo pica y usted no se siente tranquilo, busque ayuda sin demora.

❑ Tan pronto como lo pique el insecto, haga una pasta humedeciendo en agua caliente algunas tabletas o cápsulas de charcoal (se compran en los health food stores). Aplíquesela en el área afectada con un trozo de gasa o de algodón limpio y húmedo. Siempre que vaya a pasar un rato al aire libre le conviene llevar unas cuantas tabletas de charcoal.

ASPECTOS PARA TENER EN CUENTA

❑ Un remedio casero que es útil para disuadir a los insectos es aplicarse sobre la piel brewer's yeast o ajo. Comer ajo también sirve para evitar las picaduras de insecto.

❑ International Reforestation Suppliers distribuye un extractor de ponzoña llamado Lil Sucker. Es tan pequeño que cabe en un bolsillo. Tras la picadura del insecto, produce un vacío que succiona la ponzoña en el curso de dos minutos. El extremo del extractor sirve para sacar el aguijón de las abejas. Para obtener más información sobre este producto, llame al 800-321-1037.

❑ Después de una picadura, administrar antihistamínicos por vía oral o en inyección reduce los síntomas posteriores.

❑ *Ver también* PICADURA DE ABEJA, PICADURA DE ARAÑA y/o PICADURA DE INSECTO en la Segunda Parte.

Alergia a los productos químicos

Cuando el organismo está expuesto a ciertos químicos extraños, a menudo reacciona produciendo anticuerpos para defenderse contra esos invasores. En algunos individuos prácticamente cualquier sustancia produce una reacción. Entre los contaminantes del medio ambiente que suelen ocasionar problemas están polución del aire, fumarolas de gas, aceite o carbón; formaldehído, cloro, fenol, ácido carbólico o fénico, insecticidas, desinfectantes, pinturas, esprays para el cabello, productos para la limpieza del hogar, y metales como el níquel, el mercurio, el cromo y el berilio. Las alergias químicas suelen manifestarse como reacciones cutáneas. Otras posibles reacciones alérgicas a productos químicos extraños son ojos llorosos, zumbidos en los oídos, congestión nasal, diarrea, náuseas, trastornos estomacales, asma, bronquitis, artritis, fatiga, eccema, problemas intestinales, depresión y dolor de cabeza. Mientras que en algunas personas la reacción se pre-

senta apenas entran en contacto con el alergeno químico, en otras la comezón puede demorar hasta veinticuatro horas en aparecer después de tener contacto con el agente irritante.

El siguiente programa de suplementación nutricional tiene por objeto protegerlo y ayudarle a manejar los efectos de las alergias a los productos químicos.

NUTRIENTES

SUPLEMENTOS	DOSIS SUGERIDAS	COMENTARIOS
Muy importantes		
Vitamin A y vitamin E	50.000 UI al día durante 30 días. Luego reducir la dosis hasta 25.000 UI al día. Si está embarazada, no debe tomar más de 10.000 UI al día. 400-800 UI al día.	Poderosos neutralizadores de los radicales libres y estimulantes del sistema inmunológico. Para facilitar la asimilación, utilizar en emulsión.
Vitamin B complex	100-200 mg al día.	Las alergias afectan a la absorción de las vitaminas B. Se puede administrar en inyección (con supervisión médica).
más extra vitamin B$_6$ (pyridoxine) más niacinamide	100 mg 3 veces al día. 500 mg 3 veces al día.	Antihistamínico natural. Ayuda a desintoxicar al organismo de sustancias extrañas y las elimina por los riñones. Favorece la circulación. Advertencia: no reemplace la niacinamida por niacina, pues podría causar toxicidad.
Vitamin C con bioflavonoids	5.000-20.000 mg al día divididos en varias tomas. *Ver* FLUSH DE ÁCIDO ASCÓRBICO en la Tercera Parte.	Protegen al organismo contra los alergenos y moderan la reacción inflamatoria.
Importantes		
Coenzyme Q$_{10}$	60 mg al día.	Contrarresta la histamina, un químico corporal implicado en las reacciones alérgicas.
Selenium	200 mcg al día.	Esencial para el funcionamiento inmunológico y la protección de las células.
Superoxide dismutase (SOD) o Cell Guard de Biotec Foods	Según indicaciones de la etiqueta. Según indicaciones de la etiqueta.	Poderoso neutralizador de los radicales libres. Complejo antioxidante que contiene SOD.
Zinc más copper	50 mg al día. No tomar más de 100 mg al día de todos los suplementos. 3 mg al día.	Importante para el buen funcionamiento del sistema inmunológico. Para mejor absorción, utilizar OptiZinc o lozenges de zinc gluconate. Debe tomarse de manera balanceada con el cinc. Dosis altas de vitamina C llevan a la pérdida de cobre.
Provechosos		
Aller Bee-Gone de CC Pollen	Según indicaciones de la etiqueta.	Combinación de hierbas, enzimas y nutrientes que combate las alergias.

Dioxychlor de American Biologics	5 gotas en agua 2 veces al día.	Poderoso desintoxicante.
Garlic (Kyolic)	2 cápsulas 3 veces al día.	Poderoso estimulante del sistema inmunológico.
L-Cysteine y L-methionine más L-glutamic acid	500 mg al día de cada uno. Tomar con el estómago vacío. Tomar con agua o jugo. No tomar con leche. Para mejor absorción, tómense con 50 mg de vitamina B6 y 100 mg de vitamina C.	Excelentes desintoxicantes, en especial del hígado. Ver AMINOÁCIDOS en la Primera Parte.
Manganese	Según indicaciones de la etiqueta. No tomar junto con calcio.	Interactúa con el cinc y el cobre. Utilizar manganese chelate.
Pancreatic enzymes y proteolytic enzymes	Según indicaciones de la etiqueta, 3 veces al día con las comidas. Según indicaciones de la etiqueta, 3 veces al día entre comidas.	Tanto las enzimas pancreáticas como las enzimas proteolíticas se requieren para la buena digestión y la asimilación de los nutrientes necesarios. Las enzimas proteolíticas también controlan la inflamación.
Taurine Plus de American Biologics	500 mg al día.	El más importante antioxidante y regulador inmunológico, es necesario para la activación de los glóbulos blancos de la sangre y para la función neurológica. Administrar en forma sublingual.
Raw thymus glandular	Según indicaciones de la etiqueta.	Importante para el funcionamiento del sistema inmunológico.

HIERBAS

❏ Si le aparece un sarpullido cuando su piel entra en contacto con artículos de metal, como la correa del reloj de pulsera, los broches de algunas prendas, aretes y otros artículos, pruebe Natureworks Marigold Ointment, de Abkit. Entre las hierbas que mitigan la molestia producida por el sarpullido están caléndula, chamomile, flor de elder y aceite de tea tree.

RECOMENDACIONES

❏ El primer paso para manejar las alergias a los productos químicos es determinar cuál o cuáles químicos producen la reacción alérgica y evitar todo contacto con ellos. Si el origen del problema no es claro, se debe consultar con un especialista en alergias.

❏ Evite los alimentos que hayan sido fumigados o que contengan colorantes artificiales (se encuentran en algunas manzanas y naranjas), agentes que aceleran la maduración o ceras protectoras (se encuentran, entre otros productos, en algunas manzanas y pepinos). Evite todo lo que contenga colorante FD&C Yellow No. 5. Lea cuidadosamente las etiquetas de todos los productos.

❏ Suplemente su dieta con abundante fibra. Una buena fuente de fibra es el oat bran. El apple pectin también es un excelente producto para incorporar en la dieta porque elimina metales indeseables que pueden desencadenar reacciones alérgicas.

Nota: La fibra suplementaria no se debe tomar junto con otros suplementos o medicamentos; siempre se debe tomar por separado.

ASPECTOS PARA TENER EN CUENTA

❏ El mercurio y la plata que se utilizan en los empastes dentales pueden producir reacciones alérgicas, así como también envenenamiento con metales pesados. *Ver* TOXICIDAD POR MERCURIO en la Segunda Parte.

❏ *Ver también* ENVENENAMIENTO CON PRODUCTOS QUÍMICOS en la Segunda Parte.

Alergias

Una alergia es una reacción inadecuada del sistema inmunológico a una sustancia que generalmente no es perjudicial. El sistema inmunológico es un mecanismo de defensa sumamente complejo que nos ayuda a combatir las infecciones identificando a los "invasores extraños" y movilizando a los glóbulos blancos del organismo para que los ataque. En algunas personas el sistema inmunológico toma erróneamente una sustancia inocua por un invasor, y los glóbulos blancos presentan una reacción exagerada que le hace más daño al organismo que el mismo invasor. Así, la reacción alérgica se convierte en una enfermedad en sí misma. Entre las reacciones más comunes están congestión nasal, tos, respiración sibilante o asmática, picazón, urticaria y otra clase de sarpullidos, dolor de cabeza y fatiga.

Las sustancias que provocan reacciones alérgicas se denominan alergenos. Aunque prácticamente cualquier sustancia puede producirle una reacción alérgica a alguna persona en algún lugar del mundo, los alergenos más comunes son polen, polvo, algunos metales (en especial el níquel), algunos cosméticos, lanolina, pelo de animal, ponzoña de insecto, algunos medicamentos corrientes (como penicillin y aspirin), y químicos de jabones y jabones en polvo.

Mucha gente es alérgica al moho. El moho es un organismo microscópico, ni animal ni insecto, que se desarrolla donde ninguna otra forma de vida puede hacerlo. El moho vive en todos los rincones de las casas: debajo del lavaplatos, en el baño, en el sótano, en el refrigerador y en cualquier otro sitio húmedo y oscuro. También vive en el aire, en el suelo, en las hojas muertas y en otras clases de materia orgánica. Puede ser destructivo, pero también puede ser beneficioso. Ayuda a elaborar queso, a fertilizar los jardines, y acelera la descomposición de desperdicios y hojas muertas. La penicillin se extrae de mohos.

El viento transporta las esporas del moho, las cuales abundan en verano y a principios de otoño. En climas cálidos los mohos se desarrollan todo el año. Cortar el césped, recoger cosechas o caminar entre vegetación alta puede provocar una reacción. Las personas que restauran muebles viejos también corren el riesgo de presentar reacciones alérgicas.

Los alimentos también pueden provocar reacciones alérgicas. Entre los alimentos alergénicos más comunes están chocolate, productos lácteos, huevos, mariscos, fresas y trigo. Alergia a los alimentos e intolerancia a los alimentos son dos cosas distintas. La persona con intolerancia a un alimento no lo puede digerir ni procesar correctamente debido, casi siempre, a la falta de una o más enzimas. En cambio, una alergia alimentaria se presenta cuando el sistema inmunológico del individuo produce anticuerpos contra el alimento ingerido. Sin embargo, la intolerancia a algún alimento puede llevar a una alergia cuando partículas no digeridas de ese alimento entran al torrente sanguíneo y producen una reacción.

Algunas alergias alimentarias se presentan tan pronto como la persona empieza a masticar. Los alimentos altamente alergénicos son fáciles de identificar y de eliminar de la dieta. Una reacción demorada es más difícil de detectar. Una tos o un cosquilleo irritante en la garganta pueden ser señal de que existe una alergia alimentaria.

Nadie sabe por qué algunas personas son alérgicas a determinadas sustancias. No obstante, las alergias son muy comunes en algunas familia, y se cree que los bebés que no son alimentados con leche materna son más propensos a ellas. También es posible que el problema tenga componentes emocionales; en especial cuando el sistema inmunológico no funciona bien, el estrés y la ira suelen contribuir a las alergias.

SELF-TEST DE ALERGIAS A LOS ALIMENTOS

Si usted sospecha que es alérgico a algún alimento específico, un sencillo test puede sacarlo de la duda. Tomarse el pulso después de consumir ese alimento le permitirá saber si está presentando una reacción alérgica. Utilice un reloj con secundero, y siéntese y relájese durante unos cuantos minutos. Cuando esté totalmente relajado, tómese el pulso en la muñeca. Cuente el número de pulsaciones durante sesenta segundos. Un pulso normal presenta entre cincuenta y dos y setenta pulsaciones por minuto. Después de tomarse el pulso, consuma el alimento del cual sospecha. Espere entre quince y veinte minutos y vuélvase a tomar el pulso. Si ha aumentado más de diez pulsaciones por minuto, elimine ese alimento de su dieta durante un mes. Al cabo de ese mes, vuélvase a hacer la prueba.

Para que el resultado del self-test sea confiable, consuma el alimento del cual sospecha en su forma más pura. Por ejemplo, si el test es para comprobar que es alérgico al trigo, es mejor que utilice un poquito de cereal de cream of wheat sin agregarle nada, en vez de consumir pan de trigo, que contiene otros ingredientes además de este cereal. Así usted sabrá que el trigo es el responsable de cualquier reacción que observe (o que deje de observar).

NUTRIENTES

SUPLEMENTOS	DOSIS SUGERIDAS	COMENTARIOS
Muy importantes		
AntiAllergy formula de Freeda Vitamins	Según indicaciones de la etiqueta.	Combinación de quercetin, calcium pantothenate y calcium ascorbate (vitamina C).
Bee pollen	Empezar con pocos gránulos y aumentar gradualmente la dosis hasta 2 cucharaditas al día.	Fortalece el sistema inmunológico. Utilizar polen puro y crudo, ojalá producido a no más de diez millas de su casa. Advertencia: el polen de abeja puede causar reacciones alérgicas en algunas personas. Suspenda su uso si se le presenta sarpullido, respiración sibilante, molestia u otros síntomas.
Calcium y magnesium	1.500-2.000 mg al día. 750 mg al día.	Ayuda a mitigar el estrés. Utilizar calcium chelate. Debe tomarse de manera equilibrada con el calcio.
Multienzyme complex o pancreatin	Según indicaciones de la etiqueta. Tomar con las comidas.	Mejoran la digestión. Advertencia: si ha sufrido de úlceras, no utilice fórmulas que contengan HCl.
Raw adrenal y raw spleen y raw thymus glandulars	500 mg de cada uno 2 veces al día.	Favorecen el funcionamiento inmunológico.
Vitamin B complex	100 mg al día.	Necesario para la buena digestión y el funcionamiento nervioso. Utilizar una fórmula high-stress. Se puede administrar en inyección.
más extra pantothenic acid (vitamin B5) y vitamin B12	100 mg 3 veces al día. 300 mcg 3 veces al día.	Vitamina antiestrés. Utilizar lozenges o administrar por vía sublingual. Necesario para la adecuada asimilación de los nutrientes. Utilizar lozenges o administrar en forma sublingual.
Vitamin C con bioflavonoids	5.000-20.000 mg al día divididos en varias tomas. *Ver* FLUSH DE ÁCIDO ASCÓRBICO en la Tercera Parte.	Protegen al organismo contra los alergenos y moderan la reacción inflamatoria.
Importantes		
Natural carotenoid complex (Betatene)	Según indicaciones de la etiqueta.	Neutralizador de los radicales libres que estimula la respuesta inmunológica.
Quercetin (Quercetin-C de Ecological Formulas es buena fuente) más bromelain o Activated Quercetin de Source Naturals	500 mg 2 veces al día. 100 mg 2 veces al día. Según indicaciones de la etiqueta.	Aumenta la inmunidad y disminuye la reacción a ciertos alimentos, al polen y a otros alergenos. Mejora la absorción del quercetin. Contiene quercetin más bromelaína y vitamina C.
Provechosos		
Acidophilus	Según indicaciones de la etiqueta. Tomar con el estómago vacío para facilitar su acceso al intestino delgado.	Ayuda a mantener saludable la flora intestinal. Utilizar una fórmula no láctea.
Aller Bee-Gone de CC Pollen	Según indicaciones de la etiqueta.	Combinación de hierbas, enzimas y nutrientes, especial para combatir los ataques alérgicos agudos.

Coenzyme Q$_{10}$	100 mg al día.	Mejora la oxigenación celular y el funcionamiento inmunológico.
Free-form amino acid complex	Según indicaciones de la etiqueta.	Proporciona proteína de fácil absorción y rápida asimilación. Administrar en forma sublingual.
Germanium	60 mg al día.	Estimula la respuesta inmunológica.
Glucosamine sulfate o N-Acetyl-glucosamine (N-A-G de Source Naturals)	Según indicaciones de la etiqueta. Según indicaciones de la etiqueta.	Importantes para regular las secreciones mucosas del sistema respiratorio.
L-cysteine y L-tyrosine	500 mg de cada uno al día con el estómago vacío. Tomar con agua o jugo. No tomar con leche. Para mejor absorción, tomar con 50 mg de vitamina B$_6$ y 100 mg de vitamina C.	Promueven la curación de los trastornos respiratorios. Provechosos para el estrés y los problemas alérgicos. Ver AMINOÁCIDOS en la Primera Parte.
Manganese	4 mg al día durante 3 meses. No tomar junto con calcio.	Componente importante de muchos de los sistemas enzimáticos del organismo. Utilizar manganese chelate.
Multivitamin y mineral complex	Según indicaciones de la etiqueta.	Todos los nutrientes se necesitan de manera equilibrada. Utilizar una fórmula hipoalergénica.
Potassium	99 mg al día.	Necesario para el funcionamiento de las glándulas suprarrenales. Utilzar potassium protinate o chelate.
Proteolytic enzymes o Infla-Zyme Forte de American Biologics	Según indicaciones de la etiqueta. Tomar entre comidas con el estómago vacío. Según indicaciones de la etiqueta.	Favorecen la digestión y la destrucción de los radicales libres. Advertencia: estos suplementos no les deben dar a los niños.
Vitamin A y vitamin E y zinc	10.000 UI al día. 600 UI al día. 50 mg al día.	Tres nutrientes necesarios para el correcto funcionamiento del sistema inmunológico. No tomar más de 100 mg al día de todos los suplementos.
Vitamin D	600 UI al día.	Esencial para el metabolismo del calcio.

HIERBAS

❑ La ephedra (ma huang) es provechosa para la congestión nasal y del pecho.

Advertencia: No utilice esta hierba si sufre de ansiedad, glaucoma, enfermedad cardíaca, presión arterial alta o insomnio, o si está tomando algún inhibidor MAO para la depresión.

❑ La raíz de goldenseal favorece la absorción de los nutrientes.

Advertencia: No tome goldenseal todos los días durante más de una semana seguida, y no lo utilice durante el embarazo. Si usted ha tenido alguna enfermedad cardiovascular,

diabetes o glaucoma, utilícelo solamente con supervisión médica.

❑ Otras hierbas que pueden ser beneficiosas en caso de alergia son burdock, dandelion y echinacea.

❑ Para aliviar los síntomas alérgicos, agregue entre dos y tres cucharaditas de yerba maté a 16 onzas de agua caliente y tómese este té con el estómago vacío.

RECOMENDACIONES

❑ Rote sus alimentos (*ver* Rotación de alimentos: ejemplos de menús diarios, al final de esta sección). Durante cuatro días consuma cada día un grupo distinto de alimentos y luego repita el ciclo. Usted puede elegir todos los alimentos que desee entre los que están permitidos para el día específico, pero es esencial que deje transcurrir cuatro días antes de volver a ingerir una clase particular de alimento.

❑ *Vea* Cómo detectar alergias ocultas a los alimentos en la página 115 y llene el Cuestionario de sensibilidad a los alimentos. Luego omita de su dieta durante treinta días cualquier alimento que haya consumido cuatro veces a la semana, o más, de acuerdo con su registro.

❑ Evite los siguientes alimentos mientras no haya determinado si es alérgico a ellos: bananos, carne de res, cafeína, chocolate, frutas cítricas, maíz, productos lácteos, huevos, oats, ostras, maní, alimentos procesados y refinados, salmón, fresas, tomates, trigo y arroz blanco.

❑ Haga un programa de ayuno. *Ver* AYUNOS en la Tercera Parte. Después de hacer el ayuno, empiece a consumir nuevamente, pero en pequeñas porciones, los "alimentos que sedeben evitar" (mencionados antes), como, por ejemplo, una cucharadita. Anote la reacción que presentó después de comer. Si se siente lleno, si le da dolor de cabeza, malestar estomacal, gases, diarrea, palpitaciones, o si se le acelera el pulso después de consumir determinados alimentos, elimínelos de su dieta durante sesenta días y después de ese período vuélvalos a consumir pero en pequeñas cantidades. Si vuelve a experimentar alguna reacción, elimínelos definitivamente de su dieta.

❑ Evite todos los productos alimentarios que contengan colorantes artificiales, especialmente FD&C Yellow No. 5. Mucha gente es alérgica a los colorantes de los alimentos. Otros adi-tivos que conviene evitar son vanillin, benzyldehyde, eucayptol, monosodium glutamate (MSG), BHT-BHA, bezoates y annatto. Lea cuidadosamente las etiquetas.

❑ Hágase el test de temperatura axilar para determinar si la actividad de su glándula tiroides está disminuida. *Ver* HIPERTIROIDISMO en la Segunda Parte.

❑ Tome únicamente suplementos hipoalergénicos, pues no contienen sustancias potencialmente irritantes.

❑ Mantenga las habitaciones de su casa libres de polvo y utilice un deshumidificador en el sótano. Use pintura a prueba de moho y un desinfectante en las paredes y los muebles.

❑ No fume y evite los ambientes donde hay humo de cigarrillo.

❏ Sólo tome aspirin tres horas después de haber comido.

❏ Para las alergias transmitidas por el aire, utilice un purificador de aire. El purificador de aire personal Air Supply, de Wein Products, es un aparato minúsculo que se lleva colgado en el cuello. Este pequeñísimo aparato crea una barrera invisible de aire puro que protege contra los microorganismos (como virus, bacterias y mohos) y las micropartículas del aire (como polvo, polen y contaminantes). Además, elimina emanaciones, olores y compuestos volátiles dañinos que se encuentran en el aire. Un elemento ionizante que sirve para purificar el aire del hogar y del sitio de trabajo es Living Air XL-15, de Alpine Air of America.

ASPECTOS PARA TENER EN CUENTA

❏ IgE es un anticuerpo que el organismo produce como parte de la reacción alérgica a un alimento. Cuando este anticuerpo está presente en el tejido pulmonar, suele producir síntomas como sensación de ahogo o asma. Cuando está presente en la piel, puede producir urticaria. Cuando se encuentra en la pared del tracto intestinal, puede provocar dolor severo, gases o sensación de llenura. Este anticuerpo puede encontrarse en cualquier lugar del cuerpo y siempre ocasiona graves problemas. Incluso alimentos naturales y saludables pueden tener efectos adversos cuando se es alérgico a ellos.

❏ Las alergias cerebrales producen inflamación del recubrimiento del cerebro. Familias enteras de alimentos tienen la capacidad de producir esta clase de reacciones alérgicas en individuos susceptibles. Los dolores de cabeza recurrentes, así como las reacciones esquizofrénicas, violentas o agresivas pueden ser señal de que existe una alergia cerebral. Los productos responsables son a menudo el maíz, el trigo, el arroz, la leche, el chocolate y algunos aditivos alimentarios.

❏ Según la revista médica *British Medical Journal,* tomar aspirin antes de consumir un alimento alergénico aumenta la absorción de ese alimento. En cambio, tomar Aerobic Bulk Cleanse, de Aerobic Life Industries, combinado con jugo de aloe vera, retarda la absorción de los alimentos que producen reacciones alérgicas. Tomar oat bran o guar gum en la mañana hace el mismo efecto. El wheat bran no es conveniente como fuente de fibra para personas propensas a las alergias porque el trigo es altamente alergénico (*ver* SUPLEMENTOS ALIMENTARIOS NATURALES en la Primera Parte para obtener mayores detalles sobre la fibra).

❏ Se están realizando investigaciones sobre la capacidad que tiene la coenzima Q_{10} para contrarrestar la histamina en personas que sufren de asma y alergias.

❏ *Ver también* ALERGIAS QUÍMICAS en la Segunda Parte y AYUNOS en la Tercera Parte.

Alergia a los sulfitos

Los sulfitos son aditivos alimentarios comunes que se utilizan como agentes sanitarios y preservativos para evitar que los alimentos se decoloren. Se suelen utilizar en los bares de ensaladas de los restaurantes y también en muchos alimentos que venden en los supermercados, como alimentos congelados, frutas secas y algunas frutas y vegetales frescos.

Mucha gente es alérgica a los sulfitos. El tipo de reacción y su severidad varían en las personas sensibles a ellos. Entre las reacciones que se pueden presentar están dificultad respiratoria, shock anafiláctico, dolor de cabeza severo, dolor abdominal, secreción o congestión nasal, enrojecimiento de la cara, oleadas de calor, diarrea, irritabilidad y/o ira. Estos síntomas por lo general se presentan rápidamente: entre veinte y treinta minutos después de consumir los sulfitos.

Los sulfitos no son igual de peligrosos para todo el mundo. Las personas que tienen asma, que han sufrido

de alergias o de deficiencia de la enzima hepática sulfito oxidasa pueden ser las más perjudicadas. Los sulfitos han sido implicados en trece muertes, por lo menos, en Estados Unidos.

No siempre es fácil determinar si un producto alimentario contiene sulfitos. Las sustancias que contienen sulfitos aparecen en las listas de ingredientes de los alimentos de muchas maneras, como, por ejemplo, "sodium sulfite," "sodium bisulfite," "sodium metabisulfite," "potassium bisulfite,", "potassium metabisulfite" y "sulfur dioxide". Cuando un ingrediente termina en "-sulfite" debe suponerse que es fuente de sulfitos. Si alguna vez usted ha presentado una reacción tras ingerir algún alimento del cual sospechaba que contenía sulfitos, tenga cuidado con los alimentos y las bebidas que se enumeran a continuación, porque generalmente contienen esas sustancias. En los health food stores venden algunos de estos alimentos, pero libres de sulfitos.

ALIMENTOS Y BEBIDAS QUE SUELEN CONTENER SULFITOS

Frutas frescas y bebidas

Cole slaw,	fruta picada y preparada o	hongos,	uvas,
dip de aguacate (guacamole),	ensaladas de vegetales.	papas,	

Pescados y mariscos

Cangrejos (crabs), clams (almejas), langosta,	langostinos. mariscos frescos, en especial langostinos,	mariscos congelados, enlatados o secos, ostras,	pescado seco, scallops (vieiras), sopas enlatadas de mariscos,

Alimentos procesados y preparados

Aceitunas, alimentos dietéticos procesados, azúcar de remolacha, azúcar moreno, caramelos, cereales para el desayuno, cerezas maraschino, coco rallado, corn syrup,	cornstarch, frutas glaseadas, frutas y vegetales secos, congelados o enlatados, golosinas duras, gravies, hongos enlatados, horseradish, maple syrup, pancake syrup, mermeladas y jaleas,	mezclas de arroz, mezclas de frutos secos, mezclas para apanar, mezclas secas de aderezo para ensalada, noodles, papas a la francesa congeladas, pickles, potato chips,	rellenos enlatados para fruit pie, salsa de cebolla, salsas, sauerkraut, sopas secas o enlatadas, vinagre de vino.

Varios

Apple cider, bebidas de fruta, cerveza, colas, cordials,	cornmeal, gelatina, jugos de frutas embotellados, enlatados o congelados,	jugos de vegetales embotellados, enlatados o congelados, mezclas de té instantáneas,	masas congeladas, mezclas para cócteles, productos horneados vinos.

Cómo detectar alergias ocultas a los alimentos

El primer paso para descubrir las alergias ocultas a los alimentos consiste en hacer una lista de alimentos sospechosos. Utilizando el siguiente listado, registre la frecuencia con la que consume los distintos alimentos. Recuerde anotar cada vez que consuma cualquiera de los alimentos que se enumeran a continuación, y luego sume el consumo semanal de cada uno. Haga esto durante un período de cuatro semanas.

CUESTIONARIO DE SENSIBILIDAD A LOS ALIMENTOS

Clase de alimento	Primera semana	Segunda semana	Tercera semana	Cuarta semana
Aceites				
Aceite de canola				
Aceite de maíz				
Aceite de maní				
Aceite de oliva				
Aceite de safflower				
Aceite de semilla de algodón				
Aceite de sesame				
Aceite de soya				

Clase de alimento	Primera semana	Segunda semana	Tercera semana	Cuarta semana
Carnes, aves de corral y pescados				
Bacon				
Bologna				
Carne de res				
Cerdo				
Cordero				
Hígado				
Jamón				
Luncheon meat				
Mariscos				
Pavo				
Pollo				
Pescado				
Salchicha				
Ternera				
Condimentos				
Gravy				
Ketchup				
Mermelada y jalea				
Mostaza				
Pickles				
Pimienta				
Sal				
Salsa				
Salsa de soya				
Edulcorantes				
Aspartame (NutraSweet)				
Azúcar blanco				
Azúcar moreno				
Corn syrup				
Fructosa				
Maple syrup				
Miel				
Sacarina				
Fríjoles y legumbres				
Fríjol blanco				
Kidney beans				
Leche de soya				
Lentejas				
Lima beans				
Mung beans				
Pinto beans				
Soya				
Tofu y productos a base de tofu				

Clase de alimento	Primera semana	Segunda semana	Tercera semana	Cuarta semana
Frutas y jugos				
Albaricoque				
Banano				
Blackberries				
Blueberries				
Cereza				
Ciruela				
Coco				
Cranberries				
Dátiles				
Durazno				
Fresa				
Frutas secas (la mayoría)				
Higos				
Limón				
Manzana				
Melón				
Naranja				
Nectarina				
Papaya				
Pera				
Piña				
Prune				
Raisins				
Raspberries				
Tangerina				
Toronja				
Uvas				
Granos y productos a base de granos				
Arroz blanco				
Brown rice				
Buckwheat				
Cereal frío				
Cornmeal				
Millet				
Oats				
Pancakes				
Pasta				
Productos a base de harina blanca				
Quinoa				
Rye				
Spelt (un cereal)				
Tapioca				
Trigo y productos a base de trigo entero				

Clase de alimento	Primera semana	Segunda semana	Tercera semana	Cuarta semana
Nueces y semillas				
Almendras				
Cashews				
Chestnuts				
Hazelnuts				
Leche de nuez				
Maní				
Mantequilla de maní				
Mantequilla de nuez (excepto de maní)				
Nueces de Brasil				
Pecans				
Pistachos				
Semillas de sesame				
Semillas de sunflower				
Walnuts				
Productos lácteos				
Buttermilk				
Cottage cheese				
Cream cheese				
Huevos				
Leche de vaca				
Leche de cabra				
Ice cream				
Mantequilla				
Margarina				
Batido de leche				
Queso				
Sour cream				
Yogur				
Varios y junk food				
Bebidas alcohólicas				
Golosinas				
Cheeseburger				
Chicle o goma de mascar				
Chocolate				
Café				
Cola				
Corn chips				
Gelatina con sabor				
Papas a la francesa				
Alimentos fritos				
Hamburger				
Pasteles				
Peppermint				

Clase de alimento	Primera semana	Segunda semana	Tercera semana	Cuarta semana
Varios y junk food				
Pizza				
Popcorn				
Potato chips				
Pudding				
Té				
Vegetales				
Aceitunas				
Aguacate				
Ajo				
Alcachofa				
Apio				
Berenjena				
Bróculi				
Brotes de alfalfa				
Cabbage				
Cebolla				
Col de Bruselas				
Coliflor				
Espárrago				
Espinaca				
Fríjol verde				
Guisantes				
Hongos				
Kale				
Lechuga				
Maíz				
Nabo				
Okra				
Papa				
Pepino				
Peppers				
Perejil				
Rábano				
Remolacha				
Summer squash				
Sweet potatoes				
Swiss chard				
Tomate				
Winter squash				
Zanahoria				
Zucchini				

Registre otros snacks o alimentos que usted consume con frecuencia y que no figuran en esta lista. _____

Cuando haya terminado el mes durante el cual registró los alimentos, lea la lista y haga otra que incluya todos los alimentos que consumió cuatro o más veces a la semana. Ésta es su lista de alimentos sospechosos.

CÓMO LLEVAR UN DIARIO DE ALIMENTOS

Cuando haya elaborado su lista de alimentos sospechosos, omítalos de su dieta durante treinta días para que su organismo descanse de ellos. Luego, vuelva a introducirlos de uno en uno. Sólo agregue un alimento cada día. A medida que vuelva a introducir alimentos en su dieta, haga un dia-

rio de todos los síntomas que experimente. Así mismo, haga un seguimiento de sus reacciones utilizando el Self-test de alergias a los alimentos (ver página 112), como en el siguiente ejemplo:

Ejemplo de un diario de alimentos

Fecha	Comida	Hora	Alimentos consumidos	Síntomas
4/12	Desayuno	8:39 a.m	leche, tostadas	gases, llenura
	Almuerzo	12:30 p.m	sopa de guisantes, ensalada	ninguno

Si presenta alguna reacción desfavorable a alguno de los alimentos que volvió a introducir en su dieta, omítalo durante otros dos meses y luego vuélvalo a consumir pero en pequeña cantidad. Si presenta alguna reacción después de ese nuevo intento, elimine ese alimento de su dieta definitivamente. Utilice el siguiente formulario

para registrar las reacciones que se le presenten al volver a introducir en su dieta los alimentos de los cuales había prescindido. Al eliminar alimentos y volver a incorporarlos lentamente en su dieta, usted podrá identificar con exactitud los que le causan problemas.

Diario de alimentos

Fecha	Comida	Hora	Alimentos consumidos	Síntomas
_____	Desayuno			
_____	Almuerzo			
_____	Comida			
_____	Snack			
_____	Desayuno			
_____	Almuerzo			
_____	Comida			
_____	Snack			
_____	Desayuno			
_____	Almuerzo			
_____	Comida			
_____	Snack			
_____	Desayuno			
_____	Almuerzo			
_____	Comida			
_____	Snack			
_____	Desayuno			
_____	Almuerzo			
_____	Comida			
_____	Snack			
_____	Desayuno			
_____	Almuerzo			
_____	Comida			
_____	Snack			

Diario de alimentos

Fecha	Comida	Hora	Alimentos consumidos	Síntomas
_____	Desayuno			
_____	Almuerzo			
_____	Comida			
_____	Snack			

Medicamentos: _____

Hierbas: _____

Varios: _____

Al monitorear sus reacciones a los distintos alimentos, es importante tener en cuenta que las alergias alimentarias se pueden manifestar de muchas maneras, de las cuales no todas son obvias. Las siguientes son las manifestaciones más frecuentes de alergias a los alimentos:

- Acné, especialmente espinillas o barros en el mentón o alrededor de la boca.
- Antojos incontrolables de algunos alimentos.
- Artritis.
- Asma.
- Aumento o pérdida excesiva de peso sin explicación aparente.
- Colitis.
- Depresión.
- Dolores de cabeza.
- Dolores en el pecho y en los hombros.
- Fatiga.
- Hemorroides.
- Insomnio.
- Obesidad.
- Problemas de los senos nasales.
- Problemas intestinales.
- Trastornos musculares.
- Úlceras.

Para determinar si usted tiene una alergia, a su médico también le interesará saber si usted presenta alguno de los siguientes síntomas:

- Anemia.
- Babeo excesivo.
- Bed-wetting o enuresis.
- Círculos óscuros debajo de los ojos u ojos hinchados.
- Círculos rojos en las mejillas (como si utilizara colorete, incluso en los niños).
- Congestión nasal o secreción nasal crónica.
- Conjuntivitis.
- Dedos hinchados o manos frías.
- Desequilibrio acidobásico.
- Diarrea.
- Dificultades de aprendizaje.
- Dolor en los ojos, lagrimeo.
- Fobias.
- Frecuentes resfriados o infecciones de los oídos, especialmente en los niños.
- Hiperactividad.
- Lagrimeo, prurito y enrojecimiento de los ojos.
- Mala coordinación muscular.
- Olor corporal inusual.
- Pérdida de audición.
- Períodos de visión borrosa.
- Problemas de memoria y concentración.
- Recurrencia de cualquier enfermedad a pesar del tratamiento.
- Retención de líquido.
- Ruidos en los oídos.
- Sensibilidad a la luz.
- Síntomas menstruales agudos.
- Vahídos y sensación de inestabilidad física.

DIETA DE ROTACIÓN

Aunque algunas personas presentan una reacción poco después de ingerir por primera vez un alimento, las alergias alimentarias suelen desarrollarse lentamente. La razón es que si uno consume los mismos alimentos todos los días, tarde o temprano el organismo desarrolla intolerancia hacia ellos. Entonces, en vez de nutrir al organismo, esos alimentos producen reacciones perjudiciales.Cuando se ha identificado algún alimento alergénico y se ha evitado entre sesenta y noventa días, habitualmente se puede volver a introducir en la dieta sin experimentar reacciones adversas, siempre y cuando se mantenga una dieta de rotación. El principio en el cual se basa la dieta de rotación es que cada clase de alimento sólo se debe consumir uno de cada cuatro días. Por ejemplo, si usted come fríjoles el lunes, no comerá fríjoles ni el martes, ni el miércoles, ni el jueves. Si come salmón el viernes, lo más pronto que volverá a comer pescado es el martes. Rotar los alimentos de esta manera no sólo hace que uno se sienta mejor, sino que ayuda a estabilizar el peso.

Antes de empezar la dieta de rotación, es importante hacer un ayuno para limpiar el organismo de toxinas y alimentos inconvenientes (ver AYUNOS en la Tercera Parte). Al terminar el ayuno, y durante las siguientes dos semanas, sólo se deben consumir los alimentos que se enumeran a continuación:

- Brown rice.
- Frutas frescas (excepto naranja).
- Jugos de frutas y vegetales frescos, sin endulzar.
- Pescado a la parrilla, asado al horno o hervido.
- Pollo o pavo asados al horno o a la parrilla.
- Tés de hierbas.
- Vegetales crudos, al vapor o a la parrilla.

Aunque usted piense que esta lista de alimentos no es suficientemente variada, existen muchas frutas y vegetales, además de una gran variedad de pescados. Después de hacer durante dos semanas esta dieta de limpieza, usted puede empezar a consumir alimentos diferentes, pero rotándolos, es decir, consumiendo cada clase de alimento sólo un día de cada cuatro. Los ejemplos de menús diarios le servirán de guía para elaborar sus propios menús de rotación entre distintos alimentos. Desde luego, si usted es sensible a alguno de los alimentos mencionados, reemplácelo por otro que no le haga daño. Usted empezará a sentirse más fuerte después de una semana, o menos, de haber iniciado este programa.

ROTACIÓN DE ALIMENTOS: EJEMPLOS DE MENÚS DIARIOS

Desayuno	Almuerzo	Comida	Snacks
Día 1 Vaso de agua destilada, jugo de papaya con vitamina C, papaya o durazno fresco, cereal de oatmeal u oat bran con una cucharada de miel pura, leche skim, té de rose hip.	Tomate relleno con ensalada de atún, o burger de atún sobre pan sin trigo y con tomate, cebolla, brotes de alfalfa y mayonesa sin huevo; limonada fresca.	Pescado blanco o salmón a la parrilla con dill, ensalada de cole slaw o de brotes con tomate, cebolla, apio y mayonesa sin huevo; espárragos al vapor, té de hierbas o limonada. Reemplazos: reemplace los espárragos por coliflor, col de Bruselas o sauerkraut.	Palitos de apio, pecans, papaya o durazno fresco.
Día 2 Vaso de agua destilada, jugo de manzana con vitamina C, manzana fresca, cereal de cream of wheat con maple syrup puro y leche de soya, té de hierbas.	Pavo tajado y preparado en casa, o pollo sobre pan de whole wheat con lechuga y mostaza, sopa de papa y crackers de trigo (haga la sopa con leche de soya), té de hierbas o jugo de manzana. Reemplazos: Reemplace el pavo o el pollo por burger de soya o por ensalada de huevo sin huevo y con mayonesa sin huevo; y reemplace la sopa de papa por sopa de tofu.	Pavo sin piel al horno, o pollo con jugo de limón, ajo y cebolla en polvo; papa al horno con 2 cucharaditas de aceite de sesame, chives picada y una pizca de cebolla en polvo; ensalada mezclada con rábanos, zucchini, yellow squash, kale y aderezo de aceite de soya, té de hierbas. Reemplazos: reemplace el aceite de soya por vinagreta y el pavo o el pollo por cornish game hens.	Manzana, walnuts Reemplazos: manzana al horno con maple syrup puro; crackers de trigo; salsa de manzana sin azúcar con walnuts por encima.

Desayuno	Almuerzo	Comida	Snacks
Día 3 Vaso de agua destilada, jugo de cranberry con vitamina C, banano tajado con leche de almendra, cream of rice o cereal de arroz inflado, té de hierbas.	Medio aguacate relleno de brown rice cocido, guisantes frescos, chestnuts de agua con una pizca de condimento de hierbas y jugo de limón con almendras plateadas; sopa de arveja seca con crackers de arroz (haga la sopa con leche de arroz).	Vegetales fritos y revueltos con bróculi, green peppers, puerros, pea pods, sweet red peppers, bean sprouts, bamboo shoots y jengibre fresco y rallado, servidos sobre brown rice cocido; panecillos de arroz inflados con aire con mantequilla de almendra, sustitutivo de café (de un health food store) o té de hierbas.	Almendras crudas, crackers de arroz con mantequilla de almendra, banano tajado.
Día 4 Vaso de agua destilada, jugo de uva con vitamina C, 2 huevos escalfados o pasados por agua o cereal de maíz, tostada de rye con mermelada de uva sin azúcar, té de hierbas.	Ensalada de huevo con pepino picado, cebollas verdes, aceitunas negras y low-fat cottage cheese con raisins por encima; crackers RyKrisp con mermelada o jalea de uva sin azúcar, sopa de lentejas o ensalada fría de lentejas.	Quiche de espinaca y hongos; ensalada de espinaca fresca con huevos duros, alcachofa, remolacha cruda y rallada, raisins, aceite de oliva, y aderezo de limón; té helado de hierbas con jugo de uva para darle sabor.	Crackers RyKrisp con mermelada de uva sin azúcar, o mantequilla de sesame y semillas de sesame; uvas frescas, raisins, huevos duros.

Alimentación, trastornos de la

Ver ANOREXIA NERVIOSA, BULIMIA, FALTA DE PESO, INAPETENCIA, OBESIDAD.

Alimentos, envenenamiento con

Ver ENVENENAMIENTO CON ALIMENTOS.

Alopecia

Ver CAÍDA DEL CABELLO.

Aluminio, toxicidad por

Ver TOXICIDAD POR ALUMINIO.

Alzheimer, enfermedad de

Ver ENFERMEDAD DE ALZHEIMER.

Ambliopía

Ver Visión reducida o pérdida de visión en PROBLEMAS OCULARES.

Amigdalitis

Amigdalitis significa inflamación de las amígdalas, pequeños órganos compuestos de tejido linfático que se encuentran a ambos lados de la entrada de la garganta. Aunque las bacterias — generalmente *estreptococos* — son la causa más común de la inflamación, también puede ser producida por infección viral. Entre los síntomas están dolor de garganta, dificultad para deglutir o tragar los alimentos, ronquera, tos, y enrojecimiento, dolor e inflamación de las amígdalas. También puede presentarse dolor de cabeza, dolor de oído, fiebre con escalofrío, náuseas y vómito, secreción y obstrucción nasales, e hipertrofia de los nódulos linfáticos de todo el cuerpo.

Este trastorno es mucho más común en los niños, pero se puede presentar a cualquier edad. En los adultos puede indicar que la resistencia del organismo a las enfermedades está más baja de lo normal. Una dieta mal balanceada, alta en carbohidratos refinados y baja en proteínas y otros nutrientes puede predisponer a la amigdalitis. Algunas personas presentan ataques repetidos de amigdalitis que pueden convertirse en una enfermedad crónica. En general, cuanto más se repiten los ataques, tanto más difícil es curar el problema. Cada vez que se inflaman las amígdalas se acumula tejido cicatricial en ellas.

NUTRIENTES

SUPLEMENTOS	DOSIS SUGERIDAS	COMENTARIOS
Importantes		
Vitamin C	5.000-20.000 mg al día. Ver FLUSH DE ÁCIDO ASCÓRBICO en la Tercera Parte.	Combate la infección y favorece la respuesta inmunológica.
Zinc lozenges (Ultimate Zinc-C Lozenges de Now Foods)	Tomar 1 lozenge de 15 mg cada 2-3 horas durante la vigilia, por 3 días. Luego reducir la dosis a 1 lozenge 4 veces al día hasta curarse.	Estimulantes del sistema inmunológico que favorecen la curación.
Provechosos		
Acidophilus	Según indicaciones de la etiqueta. Tomar con el estómago vacío.	Necesario cuando se deben tomar antibióticos.
Chlorophyll	Hacer gargarismos, según indicaciones de la etiqueta.	Por sus efectos antibióticos es útil para curar irritaciones de la boca y la garganta. Utilizar en líquido.
Cod liver oil	Según indicaciones de la etiqueta.	Ayuda a la función inmunológica y a curar los tejidos.
Colloidal silver	Según indicaciones de la etiqueta.	Controla la inflamación y propicia la curación.
Maitake o shiitake o reishi	Según indicaciones de la etiqueta. Según indicaciones de la etiqueta. Según indicaciones de la etiqueta.	Hongos con propiedades antivirales y estimulantes del sistema inmunológico.
Proteolytic enzymes	Según indicaciones de la etiqueta. Tomar entre comidas.	Ayudan a disminuir la inflamación.
Vitamin A	10.000 UI al día durante 3 días. Luego reducir la dosis hasta 5.000 UI al día.	Necesario para la reparación de los tejidos. Favorece la curación. Se recomienda en emulsión para facilitar la asimilación.
Vitamin B complex más extra pantothenic acid (vitamin B$_5$) y vitamin B$_6$ (pyridoxine)	50 mg 3 veces al día con las comidas. 100 mg al día. 50 mg al día.	Útil para mantener saludables la boca y la garganta. Interviene en la producción de anticuerpos y facilita la utilización de otras vitaminas. Ayuda a mitigar la inflamación.
Vitamin E	400 UI al día.	Destruye los radicales libres y estimula la función inmunológica

HIERBAS

❏ Los enemas de té de catnip reducen la fiebre. *Ver* ENEMAS en la Tercera Parte.

❏ La chamomile alivia el dolor de cabeza y mitiga la fiebre y el dolor.

Advertencia: Esta hierba no se debe utilizar permanentemente pues puede producir alergia al ragweed. Evítela por completo si es alérgico al ragweed.

❏ Una combinación de hierbas que ayuda a fortalecer el sistema inmunológico es ClearLungs, de Natural Alternatives. Además, favorece la reparación de los tejidos y controla la inflamación.

❏ La echinacea combate la infección y fortalece el sistema inmunológico. Prepare té de echinacea y bébalo con la mayor frecuencia que pueda.

❏ Una infusión caliente de partes iguales de flor seca de elder, peppermint y yarrow alivia el dolor de las amígdalas. Debe beberse varias veces al día.

❏ Las cataplasmas de mullein caliente también alivian las molestias. *Ver* UTILIZACIÓN DE CATAPLASMAS en la Tercera Parte.

❏ Además de ser un poderoso antioxidante y un antibiótico natural, el pau d'arco fortalece el sistema inmunológico.

❏ Preparado con un poquito de alum, el té de sage es un buen gargarismo. También se puede hacer con vinagre de malta caliente para tomar en pequeñas dosis de 2 a 3 onzas.

Advertencia: No utilice sage si sufre de ataques de cualquier clase.

❏ Para aliviar el dolor de garganta, utilice extracto de goldenseal o de St. Johnswort libre de alcohol. Colóquese debajo de la lengua seis gotas o medio cuentagotas del extracto y déjelo actuar durante unos cuantos minutos antes de tragarlo. Repita el procedimiento cuatro veces al día durante tres días.

Advertencia: No tome goldenseal por vía oral todos los días durante más de una semana seguida, y no lo utilice si está embarazada o amamantando a su bebé. El goldenseal se debe utilizar con cautela cuando hay alergia al ragweed.

❏ El thyme reduce la fiebre y la secreción, y alivia el dolor de cabeza. Es beneficioso para los problemas respiratorios crónicos y para el dolor de garganta.

RECOMENDACIONES

❏ Disuelva media cucharadita de sal en una taza de agua caliente y haga gargarismos tres veces al día para reducir la inflamación, aliviar el dolor y controlar la secreción.

❏ No fume y evite los ambientes donde hay humo de cigarrillo, pues irrita la garganta.

❏ Para aliviar el dolor de las amígdalas, inhale aceites esenciales de bergamot, lavender, tea tree, thyme, benzoin y lemon.

❏ Si el dolor de garganta no cede en el curso de dos semanas, consulte con un médico para determinar su causa.

❏ Si el médico le prescribe antibóticos para amigdalitis bacteriana, tome yogur y algún suplemento de acidophilus para reemplazar las bacterias "amigables". Sin embargo, el acidophilus y el antibiótico no se deben tomar al mismo tiempo.

❏ Descanse y tome abundantes líquidos.

ASPECTOS PARA TENER EN CUENTA

❑ Hacer durante tres días un ayuno de limpieza a base de jugos y caldo de vegetales puede ser beneficioso (*ver* AYUNOS en la Tercera Parte).

❑ Cuando salen abscesos suele ser necesario practicar un drenaje quirúrgico.

❑ Si la amigdalitis se vuelve recurrente o crónica, puede ser recomendable una amigdalectomía (extracción de las amígdalas). Anteriormente los médicos practicaban esta operación quirúrgica con demasiada frecuencia. Hoy en día se sabe que las amígdalas son importantes para el correcto funcionamiento del sistema inmunológico, y sólo se deben extraer cuando es absolutamente inevitable.

Anemia

Millones de estadounidenses sufren de anemia, una reducción de los glóbulos rojos de la sangre o de la cantidad de hemoglobina sanguínea. Este trastorno disminuye la cantidad de oxígeno disponible para las células del organismo. En consecuencia, las células cuentan con menos energía para realizar sus funciones normales. Procesos importantes, como la actividad muscular y la formación y reparación de las células, se vuelven lentos y menos eficaces. Cuando al cerebro le falta oxígeno, las facultades mentales pueden alterarse y se pueden presentar vahídos.

Todo lo que acelere la destrucción de los glóbulos rojos de la sangre, o lo que afecte a su producción, puede convertirse en anemia. Entre los factores que pueden conducir a esta enfermedad están los siguientes: utilización de drogas, desequilibrios hormonales, inflamación crónica, cirugía, infecciones, úlcera péptica, hemorroides, enfermedad diverticular, excesivo sangrado menstrual, embarazos seguidos, daño hepático, trastornos tiroideos, artritis reumatoidea, enfermedades de la médula ósea y deficiencias dietéticas (especialmente de hierro, ácido fólico y vitaminas B_6 y B_{12}). Algunos trastornos hereditarios también causan anemia, entre los cuales están la enfermedad falciforme de las células y la talasanemia. La *anemia perniciosa* es una variante grave de la anemia, cuya causa es la deficiencia de vitamina B_{12}. El tracto intestinal de quienes sufren de anemia perniciosa no puede absorber esta vitamina en ninguna forma.

La causa más frecuente de anemia es la deficiencia de hierro. El hierro es definitivo en esta enfermedad porque interviene en la producción de hemoglobina, el componente de los glóbulos rojos que se adhiere al oxígeno y lo transporta. El único propósito de los glóbulos rojos de la sangre es oxigenar el organismo, y su vida dura aproximadamente ciento veinte días. Una cantidad insuficiente de hierro afecta a la formación de los glóbulos rojos. La anemia por deficiencia de hierro puede ser causada por ingesta insuficiente y/o mala absorción de este mineral, así como también por la pérdida de grandes cantidades de sangre. Es un tipo de anemia frecuente en mujeres que sufren de monorragia (sangrado menstrual excesivo o prolongado), cuya causa puede ser desequilibrio hormonal, fibromas o cáncer uterino. Las mujeres que utilizan dispositivos intrauterinos como medida anticonceptiva tienen alto riesgo de perder grandes cantidades de sangre. Las mujeres que abusan del consumo de medicamentos antiinflamatorios, como aspirin o ibuprofen, también sufren grandes pérdidas de sangre porque esos medicamentos irritan el tracto digestivo. Tomar mucha aspirin puede ocasionar hemorragia interna, especialmente en las personas de edad avanzada.

De las personas aquejadas por la anemia, el 20 por ciento son mujeres y el 50 por ciento, niños. Ésta suele ser una enfermedad oculta porque sus síntomas frecuentemente pasan inadvertidos. Las primeras señales de anemia son pérdida del apetito, estreñimiento, dolores de cabeza, irritabilidad y/o dificultad para concentrarse. Cuando ya se ha desarrollado, la enfermedad produce síntomas como debilidad, fatiga, frío en las extremidades, depresión, vahídos, palidez generalizada (en particular, uñas pálidas y quebradizas), palidez de labios y párpados, dolor en la boca y, en las mujeres, fin de la menstruación.

La anemia no es grave en sí misma; su gravedad radica en que es síntoma de un problema subyacente. Suele ser la primera señal detectable de artritis, infección o algunas enfermedades graves, entre ellas cáncer. Por este motivo, siempre se debe determinar la causa de la anemia. Si usted está anémico y su dieta es deficiente en hierro, su médico le puede hacer un sencillo examen llamado ESR (erythrocyte sedimentation rate) para detectar cualquier inflamación latente en su organismo.

NUTRIENTES

SUPLEMENTOS	DOSIS SUGERIDAS	COMENTARIOS
Esencial		
Raw liver extract	500 mg 2 veces al día.	Contiene todos los elementos necesarios para la producción de glóbulos rojos. Utilizar hígado de res criada orgánicamente. Se puede administrar en inyección (con supervisión médica).
Muy importantes		
Blackstrap mollases		*Ver* Recomendaciones más adelante.
Folic acid más biotin	800 mcg 2 veces al día. 300 mcg 2 veces al día.	Necesarios para la formación de los glóbulos rojos.
Iron	Según indicaciones médicas. Para mejor absorción, tomar con 100 mg de vitamina C.	Para reponer el hierro. Utilizar ferrous gluconate. *Advertencia:* no tome hierro, a menos que le hayan diagnosticado anemia.
o Floradix Iron + Herbs de Salus Haus	2 cucharaditas 2 veces al día.	Contiene hierro no tóxico, de fácil absorción y de origen natural.

Vitamin B$_{12}$ en inyección	2 cc 1 vez por semana, o según indicaciones médicas.	Vitamina esencial para la producción de glóbulos rojos. Además, de suma importancia para descomponer y preparar la proteína para ser usada por las células. Es más eficaz en inyección (con supervisión médica). Si no se consigue en inyección, utilizar lozenges o administrar por vía sublingual.
o vitamin B$_{12}$	2.000 mcg 3 veces al día.	

Importantes

Vitamin B complex	50 mg 3 veces al día.	Las vitaminas B actúan mejor cuando se toman al mismo tiempo. Se recomienda por vía sublingual.
más extra pantothenic acid (vitamin B$_5$) y	50 mg 3 veces al día.	Importante para la producción de los glóbulos rojos.
vitamin B$_6$ (pyridoxine)	100 mg al día.	Interviene en la reproducción celular. Ayuda a la absorción de la vitamina B$_{12}$.
Vitamin C	3.000-10.000 mg al día.	Importante para la absorción del hierro.

Provechosos

Brewer´s yeast	Según indicaciones de la etiqueta.	Rico en nutrientes básicos. Buena fuente de vitaminas B.
Copper	2 mg al día.	Necesario para la producción de los glóbulos rojos. Nota: si aumenta la cantidad de cinc, aumente de manera proporcional la cantidad de cobre.
y zinc	30 mg al día. No sobrepasar esta dosis.	Debe tomarse de forma equilibrada con el cobre.
Raw spleen glandular	Según indicaciones de la etiqueta.	*Ver* TERAPIA GLANDULAR en la Tercera Parte para conocer sus beneficios.
Vitamin A más natural beta-carotene	10.000 UI al día. 15.000 UI al día.	Antioxidantes importantes.
o carotenoid complex (Betatene)	Según indicaciones de la etiqueta.	
Vitamin E	600 UI al día. No tomar junto con suplementos de hierro.	Prolonga la vida de los glóbulos rojos y es importante para su supervivencia. Para facilitar la asimilación, utilizar en emulsión.

HIERBAS

❏ Alfalfa, bilberry, cereza, dandelion, goldenseal, piel de uva, berry de hawthorn, mullein, nettle, raíz de uva de Oregón, pau d'arco, red raspberry, shepherd's purse y yellow dock son hierbas beneficiosas para la anemia.

Advertencia: No consuma goldenseal ni raíz de uva de Oregón durante el embarazo. No tome goldenseal durante más de una semana seguida y utilícelo con supervisión médica si ha tenido alguna enfermedad cardiovascular, diabetes o glaucoma.

RECOMENDACIONES

❏ Incluya los siguientes productos en su dieta: manzana, albaricoque, espárrago, banano, bróculi, yema de huevo, kelp, vegetales hojosos, okra, perejil, guisantes, ciruelas, prunes, uva morada, raisins, rice bran, squash, hojas de nabo, granos enteros y batata. Consuma también alimentos ricos en vitamina C para aumentar la absorción del hierro.

❏ Consuma por lo menos una cucharada de blackstrap molasses dos veces al día (a los niños sólo se les debe dar una cucharadita en un vaso de leche o de fórmula dos veces al día). Los blackstrap molasses son buena fuente de hierro y de vitaminas B esenciales.

❏ Consuma con moderación alimentos que contienen ácido oxálico, o exclúyalos de su dieta. El ácido oxálico interfiere la absorción del hierro. Entre los alimentos ricos en ácido oxálico están: almendras, cashews, chocolate, cocoa, kale, ruibarbo, soda, sorrel, espinaca, Swiss chard, y la mayoría de las nueces y los fríjoles.

❏ Evite la cerveza, las golosinas, los productos lácteos, el ice cream y las bebidas gaseosas. Los aditivos de esos alimentos dificultan la absorción del hierro. Por la misma razón se debe evitar el café (contiene polifenoles) y el té (contiene taninos).

❏ Antes de tomar suplementos de hierro, hágase un examen de sangre completo para determinar si tiene deficiencia de hierro. Además de que se ha relacionado con el cáncer, el exceso de hierro puede deteriorar el hígado, el corazón, el páncreas y la actividad de las células inmunes. Tome suplementos de hierro solamente con supervisión de un médico idóneo.

❏ Como a través de la materia fecal se pierde hierro, no consuma suplementos ni alimentos ricos en este mineral al mismo tiempo que fibra. Evite el bran como fuente de fibra.

❏ Si usted es vegetariano estricto, esté atento a su dieta. Es conveniente que tome suplementos de vitamina B$_{12}$ (*ver* VITAMINAS en la Primera Parte).

❏ No fume y manténgase alejado de los ambientes donde hay humo de cigarrillo.

❏ Expóngase lo menos posible al plomo y otros metales tóxicos. *Ver* ENVENENAMIENTO CON PLOMO, TOXICIDAD POR ALUMINIO, TOXICIDAD POR CADMIO y/o TOXICIDAD POR MERCURIO en la Segunda Parte.

❏ No tome calcio, vitamina E, cinc ni antiácidos al mismo tiempo que suplementos de hierro porque pueden interferir la absorción de este mineral.

RECOMENDACIONES

❏ Comer pescado junto con vegetales ricos en hierro aumenta la absorción de este mineral. Eliminar de la dieta todos los azúcares también aumenta la absorción del hierro.

❏ Cuando se corrige la causa de la anemia por deficiencia de hierro, este mal debe desaparecer.

❏ Las personas que tienen anemia perniciosa deben recibir vitamina B$_{12}$ por vía sublingual (se debe dejar disolver debajo de la lengua), o por medio de inyecciones o de enemas de retención. A menos que se corrija la causa de la anemia, este tratamiento debe mantenerse durante toda la vida.

Angina de pecho

Ver en ENFERMEDADES CARDIOVASCULARES.

Anorexia nerviosa

En 1988 se utilizó por primera vez el término *anorexia nerviosa*. La revista médica *The Lancet* publicó un artículo en el cual un médico denominó así al trastorno del cual sufren las personas que, a pesar de estar delgadas y débiles, insisten en que deben bajar de peso y dejan de consumir la cantidad de alimentos necesarios para seguir con vida.

La anorexia nerviosa es un trastorno de la alimentación que se caracteriza por el rechazo a la comida hasta el punto de llegar a la inanición. Otros síntomas son un temor intenso a engordar que nunca abandona a la persona, no importa cuán delgada llegue a estar; exceso de actividad y obsesión con el ejercicio físico, sentimientos negativos acerca del propio cuerpo, profundos sentimientos de vergüenza, y abuso del alcohol y/o de las drogas. El 95 por ciento de quienes sufren de anorexia nerviosa son mujeres, condición que suele presentarse por primera vez durante la adolescencia. De hecho, entre el 1 y el 2 por ciento de la población femenina entre doce y dieciocho años tiene esta enfermedad.

Algunas personas aquejadas por la anorexia nerviosa sencillamente dejan de comer; otras se inducen el vómito o toman laxantes inmediatamente después de comer, y otras hacen las tres cosas. La mayoría de las personas que presentan anorexia experimentan una sensación normal de hambre al principio de la enfermedad, pero aprenden a pasarla por alto. A pesar de que rehúsan comer, suelen vivir obsesionadas con la comida y pueden pasar largas horas fantaseando acerca de ella, leyendo recetas de cocina o incluso preparando complicados platos para los demás. Otra característica de la anorexia nerviosa es que las personas que sufren de ella no sólo niegan que tienen un problema, sino que insisten en que no comen porque "no tienen hambre" y en que necesitan perder todavía más peso.

Muchas mujeres anoréxicas también son bulímicas. La *bulimia nerviosa* se define como el consumo de cantidades excesivamente grandes de comida durante lapsos cortos ("binging"), lo cual va seguido de vómito autoinducido o del uso de diuréticos o purgantes. Cuando la persona sufre tanto de anorexia como de bulimia, se dice que tiene *bulimarexia*.

La anorexia puede producir falta de peso, debilidad extrema, vahídos o desvanecimientos, fin de la menstruación, inflamación del cuello, úlceras y corrosión del esófago, desgaste del esmalte de los dientes posteriores a causa del vómito, ruptura de vasos sanguíneos en la cara, pulso lento y presión arterial baja. Ha habido casos excepcionales en los cuales cucharas y elementos utilizados para inducir el vómito se han atascado en el tracto digestivo, haciendo inevitable una intervención quirúrgica. Entre los cambios fisiológicos sistémicos que se pueden presentar en las personas anoréxicas están problemas de la glándula tiroides, alteración de la frecuencia cardíaca y secreción irregular de la hormona del crecimiento y de las hormonas cortisol, gonadotropina y vasopresina.

Cuando la conducta anoréxica se prolonga, se presentan complicaciones relacionadas con la inanición. Los desequilibrios electrolíticos generados por los bajos niveles de potasio y sodio producen deshidratación, espasmos musculares y, por último, paro cardíaco. Los laxantes agotan el potasio del organismo. La hipocaliemia (deficiencia de potasio en la sangre) es uno de los problemas más graves que afronta la persona anoréxica. La hipocaliemia crónica puede alterar la frecuencia cardíaca, lo que a su vez puede ocasionar insuficiencia cardíaca y, por último, la muerte.

Al principio se consideraba que la anorexia nerviosa era un problema estrictamente sicológico. Sin embargo, en los últimos años nutricionistas y científicos del campo de la medicina han identificado diversos componentes físicos. Por ejemplo, en personas con trastornos de la alimentación se han descubierto desequilibrios químicos similares a los que se observan en individuos con depresión clínica. Se ha descubierto que algunos casos de anorexia son causados por graves deficiencias de cinc.

Aunque la ciencia hace cada vez más descubrimientos sobre los aspectos fisiológicos de la anorexia nerviosa, los componentes sicológicos de este trastorno siguen siendo importantes. La burla de los compañeros y los padres es un factor de suma importancia en la obsesión de algunas personas con su peso. Muchas personas anoréxicas sienten un gran temor ante la perspectiva de crecer, y las dificultades en la relación madre/hija son muy frecuentes entre las niñas que tienen este problema. Algunas tratan de estar a la altura de lo que sus padres quieren que sean, pero se sienten inadecuadas, es decir, consideran que no son tan bonitas ni tan inteligentes como sus padres desearían que fueran. Por tanto, las niñas que tienen anorexia pueden desarrollar complejos de inferioridad que las llevan a verse gordas y/o feas, y ninguna cantidad de sentido común o de persuasión logra alterar su imagen mental distorsionada.

Aproximadamente el 30 por ciento de la gente que tiene anorexia lucha con su problema toda la vida, y mientras que otro 30 por ciento presenta por lo menos un episodio en que su vida corre peligro, el 40 por ciento restante supera el problema. Aunque el individuo se recupere por completo de la fase aguda del trastorno, es posible que le haya causado a su organismo un grave daño.

NUTRIENTES

SUPLEMENTOS	DOSIS SUGERIDAS	COMENTARIOS
Muy importantes		
Multivitamin y mineral complex con natural beta-carotene	25.000 UI al día.	Todos los nutrientes son necesarios y se deben tomar en dosis muy altas, pues pasan rápidamente por el tracto gastrointestinal y su asimilación es muy deficiente.
y vitamin A	10.000 UI al día.	
y calcium	1.500 mg al día.	
y magnesium	1.000 mg al día.	
y potassium	99 mg al día.	
y selenium	200 mcg al día.	

Zinc	80 mg al día. No tomar más de 100 mg al día de todos los suplementos.	Todas las enzimas importantes para aumentar el apetito y el gusto requieren cinc y cobre. El cinc y el cobre actúan juntos para prevenir la deficiencia de cobre.
más copper	3 mg al día.	

Importantes

Acidophilus	Según indicaciones de la etiqueta. Tomar con el estómago vacío para que pase rápidamente al intestino delgado.	Necesario para reemplazar las bacterias "amigables" perdidas por el uso de laxantes y/o por el vómito.
Free-form amino acid complex	Según indicaciones de la etiqueta.	Proporciona proteína de fácil asimilación, necesaria para la reparación de los tejidos.
Multimineral complex	Según indicaciones de la etiqueta.	Necesario para reponer los minerales perdidos.
Vitamin B complex	100 mg 3 veces al día.	Ayuda a prevenir la anemia y repone las vitaminas B que se han perdido.
Vitamin B₁₂ en inyección	1 cc 3 veces por semana, o según indicaciones médicas.	Aumenta el apetito y previene la pérdida de cabello y el daño de muchas funciones del organismo. Si no se consigue en inyección, utilizar lozenges o administrar por vía sublingual.
más liver extract en inyección	2 cc 3 veces por semana, o según indicaciones médicas.	Proporciona vitaminas B y otros nutrientes importantes.
Vitamin C	5.000 mg al día divididos en varias tomas.	Necesario para el sistema inmunológico deteriorado y para mitigar el estrés de las glándulas suprarrenales.

Provechosos

Bio-Strath de Bioforce o	3 veces al día.	Tónico a base de hierbas y levadura.
Floradix Iron + Herbs de Salus Haus	Según indicaciones de la etiqueta, 3 veces al día.	Fuente natural de hierro.
Brewer´s yeast	Empezar con 1 cucharadita al día y aumentar poco a poco hasta llegar a 1 cucharada al día.	Contiene un buen balance de vitaminas B.
Kelp	2.000-3.000 mg al día.	Necesario para reponer los minerales.
Proteolytic enzymes	Según indicaciones de la etiqueta. Tomar con las comidas y entre comidas.	Ayudan a la digestión y a la reconstrucción de los tejidos.
Vitamin D	600 UI al día.	Necesario para la absorción del calcio y para prevenir la pérdida de hueso.
Vitamin E	600 UI al día.	Provechoso para la curación pues aumenta la absorción del oxígeno en el organismo.

HIERBAS

❏ Utilice dandelion, milk thistle, red clover y wild yam para reconstruir el hígado y purificar el torrente sanguíneo.

❏ Las raíz de ginger, el ginseng, la gotu kola y el peppermint estimulan el apetito.

Advertencia: No utilice ginseng si su presión arterial es alta.

RECOMENDACIONES

❏ Mientras establece un patrón normal de alimentación, siga una dieta bien balanceada y alta en fibra. Consuma abundantes frutas y vegetales frescos y crudos. Estos alimentos limpian el organismo. Cuando el organismo está limpio, el apetito tiende a normalizarse.

❏ No consuma azúcar y evite los productos elaborados con harina blanca.

❏ Evite los alimentos procesados y el junk food porque sus aditivos tienden a aumentar la aversión a la comida.

❏ Busque ayuda de uno o más especialistas en trastornos de la alimentación, que conozcan el manejo de los aspectos físicos y sicológicos de la anorexia nerviosa. Además del aspecto nutricional, para que el paciente se recupere por lo general se requiere la ayuda de un sicólogo especializado.

❏ Analice si su autoestima es baja. Las mujeres con baja autoestima tienden a presentar conductas autodestructivas, como involucrarse en relaciones abusivas, presentar trastornos de la alimentación y tener un comportamiento sexual compulsivo. Cultive relaciones positivas, es decir, con personas que lo hagan sentir importante, que lo apoyen y admiren sus logros e intereses. En lo posible, excluya de su vida todo y a todos los que lo hagan sentir menospreciado, y busque ayuda para aprender a manejar las situaciones negativas que son inevitables en la vida.

ASPECTOS PARA TENER EN CUENTA

❏ Cuando alguien manifieste síntomas de anorexia nerviosa, debe consultar con un médico.

❏ Muchas veces las personas que sufren de anorexia tienen que ser hospitalizadas y alimentadas con potasio y multivitaminas por vía intravenosa.

❏ La inanición contribuye a la depresión, la ansiedad, la irritabilidad y la ira. Mejorar la imagen que la persona anoréxica en recuperación tiene acerca de su propio cuerpo, restablecer los patrones normales de alimentación y revertir los efectos de la inanición sobre el estado anímico y el comportamiento puede demorar un año o más.

❏ Algunos investigadores creen que en la anorexia intervienen algunos neurotransmisores, como dopamina, serotonina, norepinefrina y los opiáceos endógenos.

❏ El cinc, bien sea como parte de la dieta o como suplemento, les ha ayudado a muchas personas anoréxicas a recuperar el peso y el apetito normales.

❏ Los problemas de autoestima que son tan comunes entre las personas que tienen anorexia suelen comenzar a temprana edad. Un niño al cual se le dice que es estúpido, inútil e indigno de amor tiene altas probabilidades de llegar a creerlo. Así mismo, investigaciones recientes han revelado que muchas niñas estadounidenses (si no la mayoría) sufren una grave pérdida de autoestima a comienzos de su adolescencia, precisamente la etapa en que es más probable que comiencen los trastornos de la alimentación.

FUENTES ADICIONALES DE INFORMACIÓN

Para obtener más información sobre los trastornos de la alimentación y su tratamiento, comuníquese con las siguientes organizaciones:

American Anorexia/Bulimia Association (AABA)
293 Central Park West, Suite 1R
New York, NY 10024
212-501-8351

Anorexia Nervosa and Related Eating Disorders (ANRED)
P.O. Box 5102
Eugene, OR 97405
503-344-1144

Institute for the Study of Anorexia and Bulimia
1 West 91st Street
New York, NY 10024
212-595-3449

National Eating Disorders Organization (NEDO)
445 East Granville Road
Worthington, OH 43085-3195
614-436-1112

Ansiedad

Ver TRASTORNO DE ANSIEDAD.

Apetito, falta de

Ver INAPETENCIA.

Araña, picadura de

Ver PICADURA DE ARAÑA.

Arrugas en la piel

Las arrugas se forman cuando la piel pierde su elasticidad. Mientras la piel sea elástica, cualquier arruga o pliegue desaparece tan pronto como la persona deja de hacer la expresión que lo originó. Sin embargo, la piel que ha perdido elasticidad retiene las líneas que se forman por ejemplo al reír o al fruncir el ceño, incluso después de adoptar una expresión más na-

tural. Con el tiempo, esas líneas se vuelven profundas y se convierten en arrugas.

Un resultado inevitable del envejecimiento es la formación de cierta cantidad de arrugas; no importa lo que hagamos para evitarlas, si vivimos lo suficiente nuestra piel se arrugará. Las primeras arrugas suelen aparecer en el delicado tejido que rodea a los ojos (las llamadas "pata de gallina"). Las áreas que se afectan a continuación son las mejillas y los labios. A medida que envejecemos, nuestra piel se va adelgazando y secando, lo cual favorece la aparición de las arrugas. Sin embargo, hay otros factores que determinan tanto la rapidez como la extensión de las arrugas, entre ellos la dieta y la nutrición, el tono muscular, la expresión facial habitual, el estrés, el cuidado adecuado (o inadecuado) de la piel, la exposición a contaminantes ambientales, y los hábitos de vida (por ejemplo, fumar). Es probable que la herencia también intervenga en este problema.

El factor más importante de todos es la exposición al sol. Exponerse al sol no sólo reseca la piel sino que conduce a la producción de radicales libres que dañan las células cutáneas. El sol es el peor enemigo de nuestra piel. Se calcula que el 90 por ciento de lo que consideramos señales de envejecimiento son, en realidad, signos de que nos hemos expuesto demasiado al sol. Exponerse al sol en exceso no significa necesariamente asolearse o broncearse intencionalmente; alrededor del 70 por ciento del daño cutáneo causado por el sol se produce durante actividades cotidianas como conducir automóvil y caminar hacia y desde el automóvil. Los rayos ultravioleta-A (UVA), responsables del daño de la piel, están presentes durante todo el día y en todas las estaciones. Peor aún, aunque los efectos del sol no se manifiesten durante muchos años, son acumulativos.

NUTRIENTES

SUPLEMENTOS	DOSIS SUGERIDAS	COMENTARIOS
Muy importantes		
Primrose oil o black currant seed oil	1.000 mg 3 veces al día. Según indicaciones de la etiqueta.	Favorecen la curación de la dermatitis, el acné y la mayoría de los trastornos cutáneos. Estos aceites contienen ácido linoleico, necesario para la piel.
Vitamin A	25.000 UI al día durante 3 meses. Luego, reducir la dosis hasta 15.000 UI al día. Si está embarazada, no debe tomar más de 10.000 UI al día.	Necesario para la curación y la formación de tejido cutáneo nuevo.
más natural carotenoid complex (Betatene)	Según indicaciones de la etiqueta.	Antioxidante y precursor de la vitamina A.
Vitamin B complex más extra vitamin B$_{12}$	Según indicaciones de la etiqueta. 300-1.000 mcg al día.	Vitaminas antiestrés que combaten el envejecimiento. Por vía sublingual son más eficaces.

Importantes

Kelp	1.000-1.500 mg al día.	Proporciona un adecuado balance de minerales necesarios para el buen tono de la piel.
Selenium	200 mcg al día.	Este antioxidante actúa sinérgicamente con la vitamina E.
Silica	Según indicaciones de la etiqueta.	Importante para la fortaleza y la elasticidad de la piel. Estimula la producción del colágeno.
Vitamin C con bioflavonoids	3.000-5.000 mg al día divididos en varias tomas.	Necesarios para la formación del colágeno, la proteína responsable de la flexibilidad de la piel. Combaten los radicales libres y fortalecen los capilares que nutren la piel.
Vitamin E	Empezar con 400 UI al día y aumentar lentamente hasta 800 UI al día.	Protege contra los radicales libres que deterioran la piel y contribuyen al envejecimiento.
Zinc	50 mg al día. No tomar más de 100 mg al día de todos los suplementos.	Fortalece y repara los tejidos. Para mejor absorción, utilizar lozenges de zinc gluconate u OptiZinc.
más copper	3 mg al día.	Necesario para la producción de colágeno y la salud de la piel. Debe tomarse de manera equilibrada con el cinc.

Provechosos

Ageless Beauty de Biotec Foods	Según indicaciones de la etiqueta.	Protege la piel contra el daño causado por los radicales libres.
Aloe vera		*Ver* Hierbas más adelante.
Calcium y magnesium	1.500 mg al día. 750 mg al día.	Su deficiencia contribuye a la fragilidad de la piel. Debe tomarse de forma balanceada con el calcio.
Collagen cream	Aplicar tópicamente, según indicaciones de la etiqueta.	Crema nutritiva, eficaz para la piel muy seca.
Elastin cream	Aplicar tópicamente, según indicaciones de la etiqueta.	Ayuda a corregir las arrugas. Previene la formación de nuevas arrugas.
Flaxseed oil capsules o liquid o Ultimate Oil de Nature´s Secret	1.000 mg al día. 1 cucharadita al día. Según indicaciones de la etiqueta.	El flaxseed oil proporciona los ácidos grasos esenciales que se necesitan.
GH3 cream de Gero Vita	Aplicar tópicamente, según indicaciones de la etiqueta.	Excelente para prevenir las arrugas. También sirve para los cambios anormales de color de la piel.
Glucosamine sulfate o N-Acetylglucosamine (N-A-G de Source Naturals)	Según indicaciones de la etiqueta. Según indicaciones de la etiqueta.	Importantes para la producción de piel y tejido conectivo sanos.
Herpanacine de Diamond-Herpanacine Associates	Según indicaciones de la etiqueta.	Contiene antioxidantes, aminoácidos y hierbas que promueven la salud de la piel.

Pycnogenol	Según indicaciones de la etiqueta.	Neutralizador de los radicales libres que también fortalece el colágeno.
Superoxide dismutase (SOD)	Según indicaciones de la etiqueta.	Destructor de los radicales libres. Atenúa las manchas oscuras que se relacionan con el envejecimiento.
Tretinoin (Retin-A)	Según indicaciones médicas.	Elimina las líneas finas y corrige las arrugas. Excelente para las manchas relacionadas con el envejecimiento, las lesiones precancerosas y la piel deteriorada por el sol. Se consigue únicamente con prescripción médica. Los resultados se ven alrededor de 6 meses más tarde.
Vitamin D	400 UI al día.	Su deficiencia puede contribuir al envejecimiento de la piel.

HIERBAS

❏ Alfalfa, raíz de burdock, chamomile, horsetail, oat straw y thyme nutren el cabello, la piel y las uñas.

❏ El aloe vera tiene propiedades calmantes, curativas y humectantes. Para la piel seca, aplíquese gel pura de aloe vera de acuerdo con las indicaciones de la etiqueta.

❏ Otras hierbas beneficiosas para el tono de la piel son semilla de borage, flaxseed, raíz de ginger, lemongrass, perejil y semilla de pumpkin.

RECOMENDACIONES

❏ Para proporcionarle a su piel los nutrientes que necesita haga una dieta bien balanceada, que incluya una buena variedad de frutas y vegetales, preferiblemente crudos. Consuma también granos enteros, semillas, nueces y legumbres.

❏ Beba por lo menos dos quarts de agua todos los días, incluso si no tiene sed. Esto ayuda a mantener hidratada la piel y a eliminar toxinas, lo cual previene la formación de arrugas.

❏ Utilice aceites vegetales prensados en frío para obtener ácidos grasos. Evite las grasas saturadas y las grasas de origen animal.

❏ No fume. Evite también el alcohol y la cafeína. Todas estas sustancias resecan la piel y la vuelven más propensa a arrugarse. Además, el hábito de fumar implica fruncir los labios cientos de veces al día. Los pliegues que se forman al inhalar con frecuencia se transforman en arrugas a una edad relativamente temprana.

❏ No importa cuál sea su edad ni su tipo de piel, protéjase del sol. Independientemente de la estación o del clima, aplíquese siempre y en todas las áreas que están expuestas al sol — particularmente la cara — un filtro antisolar con SPF (sun protection factor, o factor de protección solar) de por lo menos 15. La exposición al sol es la principal causa del daño cutáneo.

❏ Haga ejercicio con regularidad. Al igual que los demás órganos del cuerpo, la piel obtiene nutrientes del torrente sanguíneo. El ejercico aumenta la circulación de la sangre hacia la piel.

❏ Haga ejercicio con la cara. Siéntese y haga movimientos exagerados con la mandíbula (como si estuviera masticando). Estire los músculos que quedan debajo del mentón y los de la parte anterior del cuello. También es beneficioso tenderse en una tabla inclinada durante quince minutos al día.

❏ No utilice productos tonificantes a base de alcohol, sino witch hazel o líquidos a base de flores o hierbas.

❏ Présteles atención a sus expresiones faciales. Si nota que repetidamente frunce el ceño o hace cualquier otro gesto que pueda llegar a producirle arrugas, haga un esfuerzo consciente por evitarlo.

❏ Acostúmbrese a cuidar su piel y a mantenerla bien humectada, en especial si es seca. Ver PIEL SECA en la Segunda Parte.

❏ No se lave la cara con jabones ásperos ni se aplique cremas limpiadoras gruesas, como cold cream. Más bien, retírese la mugre y el maquillaje con aceites naturales, como aceite de aguacate. Aplíqueselo en la cara con suavidad y retíreselo con agua tibia. El producto E•Gem Skin Care Soap, de Carlson Laboratories, también sirve. Utilice varias veces a la semana una esponja facial o un loofah para estimular la circulación y retirar las células cutáneas muertas y secas.

❏ Después de limpiarse la piel, aplíquese una loción humectante, preferiblemente con la piel todavía húmeda. El producto Vitamin A Moisturizing Gel, de Derma-E Products, es un humectante bueno y no grasoso que se absorbe rápidamente y disminuye la aparición de líneas finas en la cara. Se encuentra en los health food stores.

❏ Para proteger la piel del daño que producen los radicales libres, abra una cápsula de ACES + Zinc, de Carlson Labs, y mezcle el contenido con su crema humectante antes de aplicársela. Haga lo mismo con su filtro antisolar.

❏ No se aplique en el área de los ojos aceites gruesos antes de acostarse porque puede amanecer con los ojos hinchados al día siguiente.

❏ Utilice pocos cosméticos y elíjalos cuidadosamente. No los comparta con nadie y reemplácelos cada tres meses.

ASPECTOS PARA TENER EN CUENTA

❏ No siempre es fácil elegir buenos productos para el cuidado de la piel. Nuestra recomendación es que compre productos que contengan ingredientes naturales y que evite los que contienen petrolatum, mineral oil o cualquier aceite hidrogenado. Entre los ingredientes que deben incluir sus productos para la piel están los siguientes:

• *Allantoin,* un agente suavizante derivado de la hierba comfrey.

• *Alpha-hydroxy acids,* ácidos naturales de frutas que promueven el desprendimiento de las células muertas de la superficie de la piel y la formación de células nuevas y frescas.

• *Aloe vera,* una hierba rica en nutrientes que suaviza la piel.

• *Arnica,* una hierba con propiedades astringentes y calmantes.

• *Burdock,* una hierba que le ayuda al organismo a eliminar sustancias venenosas de la piel.

• *Caléndula,* una hierba que estimula la formación de células cutáneas y el crecimiento de los tejidos. Además, calma y suaviza la piel sensible.

• *Chamomile,* una hierba antiinflamatoria y antibacteriana que es provechosa para la piel sensible.

• *Collagen,* una proteína que se encuentra en el tejido cutáneo joven y saludable.

• *Comfrey,* una hierba que favorece la curación y alivia la piel cuarteada, irritada o manchada.

• *Cucumber,* que contiene aminoácidos y ácidos orgánicos que refrescan la piel y cierran los poros.

• *Essential fatty acids* (entre ellos ácidos linoleico, linolénico y arachadonic), los cuales suavizan la piel áspera, protegen contra la pérdida de humedad y previenen la invasión de radicales libres.

• *Ginkgo biloba,* un antioxidante que ayuda a que la piel conserve una apariencia juvenil.

• *Glycerine,* un subproducto del jabón que atrae y conserva la humedad de la piel.

• *Ivy,* una hierba que estimula la circulación y ayuda a que otros ingredientes penetren en la piel.

• *Liposomes,* burbujas minúsculas que liberan ingredientes activos muy dentro de la piel.

• *Panthenol (provitamin B$_5$),* un nutriente que aporta humedad y alivia la irritación.

• *Retinoic acid,* una forma de vitamina A que suaviza la piel, promueve la renovación celular y mejora la circulación hacia la piel.

• *Sage,* una hierba con propiedades astringentes que alivia la sequedad y la picazón de la piel.

• *Witch hazel,* un astringente natural que tonifica la piel.

• *Yarrow,* una hierba astringente con propiedades antiinflamatorias que reafirma la piel flácida.

❏ Hay muchos y excelentes tratamientos faciales que se pueden hacer en el hogar para los distintos problemas de la piel. Entre los mejores están:

• *Para darle color a la piel pálida:* triture en el blender alrededor de media taza de fresas y aplíquese esa pasta en la cara. Déjesela durante diez minutos, luego lávese la cara con agua tibia.

• *Para disminuir la hinchazón en el área de los ojos:* póngase sobre los ojos tajaditas de pepino frío durante diez minutos o más, según sus necesidades.

• *Para limpiar los poros:* haga una pasta con tomate y frótesela en la cara.

• *Para proteger la piel del daño causado por los radicales libres:* agrégueles a sus lociones, astringentes y demás productos de belleza unas cuantas gotas de extracto de té verde.

• *Para humectar la piel:* haga una pasta con uvas (fuente natural de colágeno y alpha-hydroxy acids) y una cantidad suficiente de miel. Aplíquesela en la cara como si fuera una mascarilla y déjesela entre veinte y treinta minutos mientras se re-laja. Luego lávese la cara.

• *Para retirar células muertas de la superficie de la piel y mejorar su textura:* frótese la cara suavemente durante pocos minutos con un pequeño puñado de arroz de grano corto que esté seco. Las mujeres japonesas han utilizado esta técnica duran-te siglos.

• *Para suavizar y nutrir la piel:* haga una pasta con medio aguacate y aplíquesela en la cara. Déjesela hasta que se seque y luego lávese la cara con agua tibia. El aguacate contiene áci-dos grasos esenciales y otros nutrientes que ayudan a preve-nir las arrugas prematuras.

• *Para reafirmar la piel y cerrar los poros:* bata la clara de un huevo con una pizca de alumbre y aplíqueselo en la cara co-mo una mascarilla. Después de quince a veinte minutos, láve-se la cara con agua tibia.

Arsénico, envenenamiento con

Ver ENVENENAMIENTO CON ARSÉNICO.

Arteriosclerosis/Aterosclerosis

Tanto en la arteriosclerosis como en la aterosclerosis se acu-mulan depósitos en el interior de las paredes arteriales, lo cual engruesa y endurece las arterias. Mientras que en la arterios-clerosis los depósitos se componen principalmente de calcio, en la aterosclerosis se componen básicamente de sustancias grasas. Las dos enfermedades afectan prácticamente de la misma manera a la circulación, pues elevan la presión arterial y eventualmente producen angina de pecho (dolor en el pecho al hacer algún esfuerzo), ataque cardíaco, accidente cardio-vascular y/o muerte cardíaca súbita.

Aunque la arteriosclerosis eleva la presión arterial, la pre-sión arterial alta a su vez puede *producir* arteriosclerosis. Los depósitos de calcio y de material graso se suelen formar en áreas de las arterias ya debilitadas por la tensión o por la pre-sión arterial alta. Al estrecharse las arterias, se eleva aún más la presión arterial. A medida que las arterias pierden flexibili-dad y se vuelven menos permeables, las células pueden pre-sentar isquemia (falta de oxígeno) a causa de insuficiencia cir-culatoria. Cuando una de las arterias coronarias se obstruye por acumulación de depósitos, o por coágulos sanguíneos que se forman o se adhieren al depósito, el músculo cardíaco que-da privado de oxígeno y la persona sufre un ataque cardíaco, llamado también myocardial infarction (MI) o coronary oc-clusion (infarto del miocardio u oclusión coronaria). Las per-sonas de edad evanzada tienen alto riesgo de sufrir del cora-zón. Cuando la arteriosclerosis obstruye el suministro arterial de sangre hacia el cerebro, se presenta accidente cerebrovascu-lar, o accidente cardiovascular.

Se calcula que cada año quedan incapacitados a causa de enfermedades vasculares periféricas (enfermedades que com-prometen a los vasos sanguíneos de las extremidades) un mi-llón de estadounidenses. La mayoría de esas personas tienen por lo menos un factor de riesgo importante para la ateroscle-rosis: fumar, antecedentes familiares de este tipo de enferme-dades, hipertensión, diabetes o niveles anormales de coleste-rol. La edad avanzada es uno de los factores que incrementan la probabilidad de contraer estas enfermedades, al igual que la aterosclerosis de las arterias coronarias o cerebrales.

La aterosclerosis periférica, también llamada *arteriosclerosis obliterans,* es una enfermedad vascular periférica que afecta a las extremidades inferiores. En las etapas iniciales de la enfer-medad, las principales arterias que transportan sangre a las piernas y a los pies se estrechan a causa de los depósitos de grasa. La aterosclerosis de una pierna o de un pie no sólo limi-ta la movilidad de la persona, sino que puede llevar a la pér-dida de la extremidad. Las personas que tienen arterias afec-tadas en una pierna o en un pie tienen una probabilidad ma-yor de presentar el mismo problema en otras partes del cuer-po, pero especialmente en el corazón y en el cerebro. Entre los síntomas iniciales de aterosclerosis periférica están dolores musculares, fatiga y dolores parecidos a calambres en los to-billos y en las piernas. Dependiendo de las arterias que estén bloqueadas, también se puede presentar dolor en la cadera y en los muslos.

Un dolor en las piernas (a menudo se siente en las panto-rrillas, pero también puede dar en un pie, en la cadera, en los muslos o en las nalgas) al caminar, que mejora rápidamente con el descanso, se llama *intermittent claudication.* Éste suele ser el primer síntoma de la aterosclerosis periférica. Otros sín-tomas son entumecimiento, debilidad y sensación de peso en las piernas. Estos síntomas se deben a que la cantidad de san-gre oxigenada que logra pasar por las arterias obstruidas por la placa es insuficiente para satisfacer las necesidades de los músculos de las piernas durante el ejercicio. Cuanto más cerca esté el problema de la aorta abdominal — la arteria prin-cipal que se ramifica en las piernas — tanto más tejido resul-ta afectado y tanto más peligrosa la condición del paciente.

SELF-TEST DE FUNCIONAMIENTO ARTERIAL PERIFÉRICO

Hay un sencillo test para determinar si la sangre está fluyen-do adecuadamente a través de las arterias de las piernas. En la parte inferior de las piernas hay tres puntos donde se sien-te la pulsación arterial al tocar suavemente la piel que cubre la arteria. Uno de esos puntos es la parte superior del pie, otro es el lado interno del tobillo, y el tercero es la parte posterior de la rodilla.

Presiónese ligeramente la piel en esos puntos. No sentir ninguna pulsación puede ser señal de que la arteria que irri-ga la pierna se ha estrechado. En ese caso se debe analizar lo que está sucediendo, para lo cual se requieren exámenes espe-ciales. Consulte con su médico.

NUTRIENTES

SUPLEMENTOS	DOSIS SUGERIDAS	COMENTARIOS
Muy importantes		
Calcium y magnesium más vitamin D	1.500 mg al día a la hora de acostarse. 750 mg al día a la hora de acostarse. 400 mg al día.	Necesarios para mantener el tono muscular adecuado en los vasos sanguíneos. Utilizar variedades chelate. Favorece la absorción del calcio.
Coenzyme Q₁₀	100 mg al día.	Aumenta la oxigenación de los tejidos.
Essential fatty acids (flaxseed oil y MaxEPA son buenas fuentes)	Según indicaciones de la etiqueta.	Reducen la presión arterial y el nivel del colesterol. Ayudan a mantener la elasticidad de los vasos sanguíneos. Utilice sólo un producto que contenga vitamina E para evitar que los ácidos grasos esenciales se rancien.
Garlic (Kyolic)	Según indicaciones de la etiqueta.	Regula los lípidos (grasas).
Multivitamin y mineral complex	Según indicaciones de la etiqueta.	Todos los nutrientes son necesarios para la protección de las arterias.
Selenium	200 mcg al día.	Promueve la actividad de la vitamina E.
Vitamin A más natural beta-carotene o carotenoid complex (Betatene) y vitamin E	25.000 UI al día. Si está embarazada, no debe tomar más de 10.000 UI al día. 15.000 UI al día. Según indicaciones de la etiqueta. Empezar con 200 UI al día y aumentar la dosis 200 UI cada semana hasta llegar a 1.000 UI al día.	Poderoso antioxidante y neutralizador de los radicales libres. Para facilitar la asimilación, utilizar en emulsión. Antioxidantes y precursores de la vitamina A. Ayuda a bloquear las primeras etapas que conducen a la enfermedad. Para facilitar la asimilación, utilizar en emulsión.
Vitamin C con bioflavonoids	5.000-20.000 mg al día divididos en varias tomas. *Ver* FLUSH DE ÁCIDO ASCÓRBICO en la Tercera Parte.	Antioxidantes que actúan como neutralizadores de los radicales libres. Actúan con la vitamina E. Utilizar una variedad buffered.
Importantes		
Choline o lecithin granules o capsules	Según indicaciones de la etiqueta. 1 cucharada 3 veces al día con las comidas. 2.400 mg 3 veces al día con las comidas.	Ayuda a descomponer la grasa y a eliminarla del organismo. El phosphatidyl choline es más eficaz. La lecitina es una buena fuente de colina.
Citrin		Ver Hierbas más adelante.
Dimethylglycine (DMG) (Aangamik DMG de FoodScience Labs)	125 mg 3 veces al día.	Mejora la oxigenación de los tejidos.
Germanium	200 mg al día.	Baja el colesterol y aumenta la oxigenación de las células.
Heart Science de Source Naturals	Según indicaciones de la etiqueta.	Contiene antioxidantes, hierbas, vitaminas y otros nutrientes que promueven el funcionamiento cardiovascular.
Melatonin	2-3 mg al día, 2 horas o menos antes de acostarse.	Poderoso antioxidante que mejora el sueño.
Multienzyme complex	Según indicaciones de la etiqueta. Tomar con las comidas.	Importante para la buena digestión.
Proteolytic enzymes	Según indicaciones de la etiqueta. Tomar con las comidas.	Ayudan a destruir los radicales libres. Mejoran la digestión.
Pycnogenol o grape seed extract	50 mg 2 veces al día. Según indicaciones de la etiqueta.	Probablemente los neutralizadores más poderosos de los radicales libres. También estimulan la actividad de la vitamina C y fortalecen el tejido conectivo, incluyendo el del sistema cardiovascular.
Provechosos		
L-cysteine y L-methionine más L-carnitine	500 mg al día con el estómago vacío. Tomar con agua o jugo. No tomar con leche. Para mejor absorción, tomar con 50 mg de vitamina B6 y 100 mg de vitamina C. 500 mg al día con el estómago vacío. 500 mg al día con el estómago vacío.	Ayuda a quemar grasa y a construir músculo. Ayuda a prevenir la acumulación de grasa en las arterias. Protege el corazón y disminuye el nivel de los triglicéridos sanguíneos.
Vitamin B complex más extra niacinamide	100 mg 3 veces al día. 100 mg 3 veces al día.	Las vitaminas B funcionan conjuntamente. Dilata las arterias pequeñas. *Advertencia:* la niacinamida no se debe reemplazar por niacina.
Zinc más copper	50 mg al día. No tomar más de 100 mg al día de todos los suplementos. 3 mg al día.	Ayuda en los procesos de limpieza y curación. Utilizar una variedad chelate. *Ver también* TERAPIA DE CHELATION en la Tercera Parte. Debe tomarse de manera equilibrada con el cinc.

HIERBAS

❏ Las siguientes hierbas son provechosas si sufre de arteriosclerosis: cayenne (capsicum), chickweed, extracto de ginkgo biloba y berries de hawthorn.

❏ Un extracto de hierbas que inhibe la síntesis de grasas potencialmente nocivas es el citrin.

RECOMENDACIONES

❏ Consuma alimentos ricos en fibra, pero pobres en grasa y colesterol. Sus alimentos principales deben ser frutas, vegetales y granos.

❏ Para mejorar la circulación, consuma abundantes alimentos ricos en vitamina E. Entre las mejores opciones están vegetales hojosos de color verde oscuro, legumbres, nueces, semillas, soya, wheat germ y granos enteros.

❏ Como fuente de grasa dietética, utilice únicamente aceite de oliva puro y prensado en frío, o aceite de canola sin refinar (en cantidades moderadas). Estos aceites ayudan a bajar el colesterol. No los caliente.

❏ Beba solamente agua destilada al vapor.

❏ No consuma golosinas, chips, alimentos fritos, gravies, alimentos ricos en colesterol, junk food, pies, alimentos procesados, carne roja ni grasas saturadas. Evite la yema de huevo, el ice cream, la sal y todos los productos que contengan harina blanca y/o azúcar. No consuma estimulantes como café, colas y tabaco, elimine de su dieta los alimentos muy condimentados y no consuma bebidas alcohólicas.

❏ Mantenga un peso saludable para su estatura. La obesidad produce cambios desfavorables en los niveles de las lipoproteínas séricas.

❏ Reduzca el estrés y aprenda técnicas para manejarlo cuando sea inevitable. *Ver* ESTRÉS en la Segunda Parte.

❏ Haga ejercicio con moderación pero con regularidad. Caminar todos los días es una buena alternativa.

Advertencia: Si usted es mayor de treinta y cinco años y/o ha llevado una vida sedentaria durante algún tiempo, consulte con su médico antes de empezar cualquier programa de ejercicios.

❏ Hágase chequear periódicamente la presión arterial y, si es necesario, tome medidas para bajarla. *Ver* PRESIÓN ARTERIAL ALTA en la Segunda Parte. Es importante controlar la presión arterial alta.

❏ No fume y evite los ambientes donde hay humo. El humo del cigarrillo contiene grandes cantidades de radicales libres, muchos de los cuales oxidan las lipoproteínas de baja densidad (LDL) o "colesterol malo", lo cual aumenta la probabilidad de que se depositen en las paredes de los vasos sanguíneos. Uno de los factores principales en el desarrollo de la aterosclerosis son los radicales libres. El efecto del humo del cigarrillo puede deberse a la oxidación directa de los lípidos y las proteínas. El humo del cigarrillo también puede producir efectos indirectos, como acabar con diversas defensas antioxidantes, lo cual conduce a que otros procesos celulares (por ejemplo, inflamación) modifiquen las LDL. Además de esto, fumar aumenta los niveles de las LDL, disminuye los niveles de las lipoproteínas de alta densidad (HDL) o "colesterol bueno" y aumenta la tendencia de la sangre a coagularse.

❏ No tome ningún producto que contenga cartílago de tiburón, a menos que su médico se lo haya ordenado específicamente. El cartílago de tiburón puede inhibir la formación de nuevos vasos sanguíneos, el mecanismo que le permite al organismo aumentar la capacidad circulatoria.

ASPECTOS PARA TENER EN CUENTA

❏ Los resultados de la investigación Lifestyle Heart Trial revelaron que dieciocho de las veintidós personas (82 por ciento) que adoptaron una dieta vegetariana con restricción del consumo de grasa al 10 por ciento del ingreso calórico total, un año más tarde mostraban una reversión significativa de la enfermedad de las arterias coronarias. La dieta también limitaba el colesterol dietético a 5 miligramos por día. En cambio, el 37 por ciento de las calorías totales de la mayoría de los estadounidenses provienen de las grasas, y su dieta incluye entre 300 y 500 miligramos de colesterol al día.

❏ El té de kombucha ayuda a la prevención y el tratamiento de la arteriosclerosis (*ver* en SUPLEMENTOS ALIMENTARIOS NATURALES en la Primera Parte).

❏ La dehydroepiandrosterone (DHEA) es una hormona natural que ayuda a prevenir el endurecimiento de las arterias (*ver* TERAPIA A BASE DE DHEA en la Tercera Parte).

❏ La terapia de chelation contribuye a deshacer la placa de las arterias y a mejorar la circulación (*ver* TERAPIA DE CHELATION en la Tercera Parte).

❏ El oxígeno hiperbárico se utiliza en algunos países para el tratamiento de la arteriosclerosis (*ver* TERAPIA DE OXÍGENO HIPERBÁRICO en la Tercera Parte).

❏ Muchos médicos recomiendan angioplastia o cirugía de bypass cuando las arterias se han endurecido, en particular a quienes sufren de angina de pecho incapacitante. La angioplastia es un procedimiento mediante el cual los desechos y las placas de colesterol se aplanan contra las paredes de las arterias para reabrir los vasos sanguíneos obstruidos. En la cirugía de bypass se toma un vaso sanguíneo sano de otra parte del cuerpo (habitualmente de una pierna) y se inserta haciendo un desvío alrededor de la arteria coronaria enferma. A menos que el paciente modifique radicalmente su estilo de vida — incluyendo cambios en su nutrición — el proceso morboso (la aterosclerosis) continúa y los depósitos grasos se vuelven a acumular con el tiempo.

❏ Los médicos recetan anticoagulantes, como aspirin, para disminuir la propensión de la sangre a coagularse. Para que esto sea eficaz, se deben evitar los suplementos de vitamina K y los alimentos con alto contenido de esta vitamina (*ver* ENFERMEDADES CARDIOVASCULARES en la Segunda Parte).

❏ Esta enfermedad puede producir impotencia (*ver* IMPOTENCIA en la Segunda Parte).

Articulación temporomandibular, síndrome de la

Ver TMJ SYNDROME.

Articulaciones, lesiones de las

Ver TORCEDURA, DISTENSIÓN Y OTRAS LESIONES DE MÚSCULOS Y ARTICULACIONES.

Artritis

Artritis es la inflamación de una o más articulaciones. Se caracteriza por dolor, inflamación, anquilosamiento o rigidez, deformidad y/o limitación de los movimientos. Más de cincuenta millones de estadounidenses sufren de osteoartritis, artritis reumatoidea y enfermedades relacionadas, como fibromialgia, gota, lupus, enfermedad de Lyme, artritis psoriásica, síndrome de Reiter, síndrome de Sjögren y espondilitis anquilosante.

Esas enfermedades afectan a las articulaciones movibles, o *sinoviales*. El cuerpo humano tiene articulaciones en las rodillas, las muñecas, los codos, los dedos de las manos y de los pies, las caderas y los hombros. El cuello y la espalda también tienen articulaciones entre las vértebras. Hay seis clases de articulaciones sinoviales, y aunque cada una de ellas permite un movimiento diferente, su estructura fisiológica es básicamente la misma: dos o más huesos movibles contiguos, cuyas superficies están cubiertas por una capa de cartílago rodeado por una cápsula de fluido formada por ligamentos (tejido duro y fibroso). El fluido es secretado por una delgada membrana, la membrana sinovial, que recubre el interior de la cápsula de la articulación. Gracias a este fluido viscoso y al cartílago suave, de textura parecida al caucho y de color blanco azuloso que cubre los extremos de los huesos, normalmente los huesos que se encuentran dentro de la articulación se deslizan suavemente unos sobre otros.

En las articulaciones sanas, la membrana sinovial es delgada, el cartílago que cubre los huesos es suave, y la superficie ósea está cubierta por una delgada capa de líquido sinovial. Pero cuando algo no marcha correctamente, se puede desarrollar artritis. Esta enfermedad se puede presentar abruptamente o de manera gradual. Algunas personas experimentan un dolor agudo, quemante, agobiante. Otras afirman que lo que sienten es comparable a un dolor de muela. Al mover la articulación se siente dolor, aunque a veces sólo se presenta anquilosamiento. La inflamación y la deformidad típicas de las articulaciones artríticas pueden originarse en el engrosamiento de la membrana sinovial, en un aumento de la secreción del líquido sinovial, en el ensanchamiento de los huesos o en la combinación de algunos de estos factores. Aunque hay muchas clases de artritis, nos referiremos a las más comunes: osteoartritis y artritis reumatoidea.

En la osteoartritis se presenta degeneración del cartílago que cubre los extremos de los huesos. Es una enfermedad degenerativa de las articulaciones cuya causa es una lesión o un defecto en la proteína de la cual está hecho el cartílago. La osteoartritis también se suele relacionar con el deterioro que conlleva el envejecimiento. La superficie del cartílago, que antes era suave, se endurece y produce fricción. El cartílago empieza entonces a deteriorarse, y las superficies de los huesos, que antes eran suaves y permitían que los huesos se deslizaran suavemente, se llenan de hendiduras e irregularidades. Los tendones, ligamentos y músculos que sostienen la articu-

lación se debilitan y la articulación se deforma, se vuelve rígida y duele. Usualmente hay algo de dolor, pero poca o ninguna inflamación. Si la enfermedad produce algún tipo de incapacidad, no suele ser grave. Sin embargo, aumenta el riesgo de fracturas porque la osteoartritis vuelve quebradizos los huesos. A medida que la enfermedad avanza tienden a desarrollarse crecimientos o abultamientos en los huesos, llamados osteofitos. Estos crecimientos, que se pueden detectar por medio de rayos X, se desarrollan cerca del cartílago degenerado en el cuello o en la parte baja de la espalda. Este problema no afecta a la apariencia del paciente.

A pesar de que la osteoartritis raras veces se presenta antes de los cuarenta años, afecta casi a todo el mundo después de los sesenta. Sin embargo, puede ser tan leve que pasa inadvertida hasta que una radiografía no revela su existencia. La osteoartritis es frecuente en algunas familias y afecta casi tres veces más a las mujeres que a los hombres.

La rheumatoid arthritis (RA), o artritis reumatoidea, y la artritis reumatoidea juvenil son dos clases de artritis inflamatorias. La rheumatoid arthritis (RA) es una enfermedad en la cual el organismo se ataca a sí mismo, pues el sistema inmunológico del organismo identifica erróneamente como elementos *extraños* a las membranas sinoviales que secretan el líquido lubricante de las articulaciones. Esto produce inflamación, y daño o destrucción del cartílago y el tejido que rodean las articulaciones. A menudo también se destruye la superficie de los huesos. El organismo reemplaza el tejido dañado por tejido cicatricial, lo que estrecha los espacios normales dentro de las articulaciones y hace que los huesos se fundan. La artritis reumatoidea produce anquilosamiento, inflamación, fatiga, anemia, pérdida de peso, fiebre y, con frecuencia, un dolor incapacitante.

La artritis reumatoidea se presenta con frecuencia en personas menores de cuarenta años, incluyendo niños. En la actualidad, esta enfermedad aqueja a más de dos millones de estadounidenses, de los cuales dos terceras partes son mujeres. En Estados Unidos hay setenta y un mil jóvenes (de dieciocho años y menos) que sufren de artritis reumatoidea juvenil. Esta enfermedad afecta seis veces más a las niñas que a los niños. El inicio de la artritis reumatoidea se suele asociar con estrés físico o emocional; sin embargo, también puede relacionarse con nutrición inadecuada o infección bacteriana. Reumatólogos han descubierto que la sangre de muchos pacientes de artritis reumatoidea contiene anticuerpos llamados factores reumatoideos, un hallazgo con importantes implicaciones para el diagnóstico de la enfermedad.

La osteoartritis afecta a las articulaciones individuales; la artritis reumatoidea, a todas las articulaciones sinoviales del cuerpo. Mientras que las articulaciones afectadas por la artritis reumatoidea tienden a producir un sonido parecido al del papel celofán al arrugarse, las articulaciones afectadas por la osteoartritis producen sonidos parecidos a impactos fuertes, chasquidos y crujidos.

La artritis también puede ser causada por infección bacteriana, viral o fúngica de una articulación. Los microorganismos implicados con más frecuencia en esta clase de dolencia,

Clases de artritis

El dolor y la inflamación de las articulaciones pueden tener diversas causas. Los síntomas particulares permiten distinguir entre las diferentes clases de artritis. La siguiente tabla da un vistazo a los distintos tipos de artritis, su incidencia relativa y sus características.

Causa de la artritis	Incidencia en Estados Unidos	Edad típica de inicio	Síntomas
Osteoartritis	15.8 millones	Más de 40	Rigidez y dolor al mover la articulación. Se suele desarrollar lentamente, a lo largo de varios años. Al principio no suele haber inflamación, pero en etapas posteriores se puede presentar inflamación, ensanchamiento de la articulación y contracciones musculares involuntarias. La movilidad de la articulación puede quedar limitada y el movimiento puede ir acompañado de una sensación crujiente.
Artritis reumatoidea	2.9 millones	25-50	Rigidez y anquilosamiento de la articulación al despertar, que dura una hora o más. Inflamación en un dedo o articulación específica de la muñeca; edema del tejido blando que rodea las articulaciones, edema en ambos lados de la articulación. La inflamación se puede presentar con o sin dolor, y puede empeorar gradualmente o permanecer estable durante años antes de empeorar.
Espondilo-artropatías (entre ellas artritis psoriásica, espondilitis anquilosante, síndrome de Reiter)	2.5 millones	20-40	Grupo de enfermedades que tienden a afectar a la columna vertebral, y que producen dolor, anquilosamiento, inflamación y cambios posturales.
Gota	1.6 millones (85 por ciento hombres)	40	Inicio súbito de un dolor severo y edema en una articulación grande (generalmente uno de los dedos gordos de los pies, pero ocasionalmente otras articulaciones).
Lupus eritematoso sistémico	300.000 (90 por ciento mujeres)	18-50	Fiebre, debilidad, dolor en la cara y en la mitad superior del cuerpo, dolor en las articulaciones.
Artritis reumatoidea juvenil	250.000	Menos de 18	Anquilosamiento de la articulación, generalmente en la rodilla, la muñeca y la mano. También puede afectar a los riñones, el corazón, los pulmones y el sistema nervioso.
Artritis infecciosa	100.000	Cualquier edad	Dolores en el cuerpo, escalofríos, fiebre, confusión, vahídos, presión arterial baja, neumonía, shock; y enrojecimiento, edema, sensibilidad y dolor punzante en la articulación afectada. A menudo el dolor se extiende a otras articulaciones y empeora con el movimiento.
Síndrome de Kawasaki	Cientos de casos en brotes locales	6 meses-11 años	Fiebre, dolor en la articulación, sarpullido rojo en las palmas de las manos y en las plantas de los pies, complicaciones cardíacas.

llamada *artritis infecciosa,* son los estreptococos, los estafilococos, los gonococos, los hemophilus o bacilos de la tuberculosis y los hongos como *Candida albicans.* Lo que comúnmente ocurre es que el organismo productor de la infección se moviliza por el torrente sanguíneo desde una infección en cualquier otra parte del cuerpo hasta la articulación, aunque una lesión o una intervención quirúrgica también puede infectar las articulaciones. Entre los síntomas de la artritis infecciosa están enrojecimiento, inflamación, dolor y sensibilidad en la articulación afectada, casi siempre con síntomas sistémicos de infección, como fiebre, escalofrío y dolor en el cuerpo.

Las *espondiloartropatías* son un grupo de enfermedades reumáticas que afectan a la columna vertebral. La *ankylosing spondylitis* (AS), o espondilitis anquilosante, es la más común de ellas. En esta enfermedad, algunas articulaciones de la columna vertebral se inflaman, se agarrotan, se vuelven rígidas y luego se funden. Si se limita a la parte inferior de la espalda, la AS prácticamente no restringe el movimiento. No obstante, en algunos casos toda la columna vertebral se vuelve rígida y se encorva. Si se afectan las articulaciones ubicadas entre las costillas y la columna vertebral, se puede presentar dificultad respiratoria porque disminuye la capacidad expansiva de la pared del tórax. Las deformidades posturales no son raras en estos casos. Más de cuatrocientos mil estadounidenses sufren de espondilitis anquilosante. La incidencia de esta enfermedad es dos veces y media más alta entre los hombres que entre las mujeres.

La gota, una forma aguda de artritis inflamatoria, es más frecuente en personas con sobrepeso y/o que se exceden a menudo en el consumo de alcohol y alimentos enriquecidos. Esta enfermedad ataca generalmente las articulaciones más pequeñas de los pies y las manos, especialmente los dedos gordos de los pies. Depósitos de sales cristalizadas de ácido úrico en la articulación producen inflamación, enrojecimiento y sensación de calor y dolor severo. Aproximadamente un millón de estadounidenses sufren de gota. A diferencia de las demás clases de artritis, ésta afecta de una manera desproporcionada a los hombres: el 90 por ciento de las personas que sufren de gota son hombres.

NUTRIENTES

SUPLEMENTOS	DOSIS SUGERIDAS	COMENTARIOS
Esenciales		
Boron	3 mg al día. No sobrepasar esta dosis.	Micromineral necesario para la salud de los huesos.
Bromelain	Según indicaciones de la etiqueta, 3 veces al día. Tomar con las comidas.	Esta enzima estimula la producción de prostaglandinas. Además, favorece la digestión de las proteínas.
Glucosamine sulfate o	Según indicaciones de la etiqueta.	Importantes para la formación de huesos, tendones, ligamentos, cartílagos y líquido sinovial (articular).
N-Acetylglucosamine (N-A-G de Source Naturals)	Según indicaciones de la etiqueta.	
Pantothenic acid (vitamin B$_5$)	500-1.000 mg al día.	Especialmente útil para la artritis reumatoidea. Vital para la producción de esteroides en las glándulas suprarrenales.
Primrose oil o salmon oil	Según indicaciones de la etiqueta, 2 veces al día. Tomar antes de las comidas.	Proporcionan ácidos grasos esenciales que aumentan la producción de prostaglandinas antiinflamatorias. Ayudan a controlar la inflamación y el dolor propios de la artritis.
Sea cucumber (bêche-de-mer)	Según indicaciones de la etiqueta.	Rica fuente de compuestos lubricantes específicos que se encuentran en abundancia en todos los tejidos conectivos, especialmente en las articulaciones y en el fluido articular. Los resultados se empiezan a ver entre 3 y 6 semanas más tarde.
Silica	Según indicaciones de la etiqueta.	Proporciona silicio, importante para la reconstrucción del tejido conectivo y la formación de los huesos.
Superoxide dismutase (SOD)	Según indicaciones de la etiqueta.	Este antioxidante evita que el fluido de las articulaciones sea destruido por los radicales libres. Se recomienda en forma sublingual. Se puede administrar en inyección (con supervisión médica).
o Cell Guard de Biotec Foods	Según indicaciones de la etiqueta.	Complejo antioxidante que contiene SOD.
Vitamin E	400 UI al día.	Poderoso antioxidante que protege a las articulaciones del daño ocasionado por los radicales libres. Aumenta la movilidad de las articulaciones.
Muy importantes		
Calcium y	2.000 mg al día.	Necesario para prevenir la pérdida de hueso. Utilizar calcium chelate.
magnesium más	1.000 mg al día.	Debe tomarse de manera balanceada con el calcio.
copper y	3 mg al día.	Cofactor del lysyl oxidase, que fortalece el tejido conectivo.
zinc	50 mg al día. No tomar más de 100 mg al día de todos los suplementos.	Necesario para el crecimiento de los huesos. Las personas artríticas suelen presentar deficiencia de este suplemento. Utilizar zinc picolinate.
Coenzyme Q$_{10}$	60 mg al día.	Ayuda a reparar el tejido conectivo aumentando la oxigenación de los tejidos.
Dimethylglycine (DMG) (Aangamik DMG de FoodScience Labs)	125 mg 3 veces al día.	Impide que las articulaciones sufran aún más daño.
Free-form amino acid complex	Según indicaciones de la etiqueta.	Proporciona proteína, que es necesaria para la reparación de los tejidos.
Kelp o alfalfa	Según indicaciones de la etiqueta.	Rica fuente de minerales necesarios para la salud del esqueleto. *Ver* Hierbas más adelante.

Manganese	2 mg al día.	Necesario para el crecimiento normal de los huesos. *Nota:* el manganeso y el calcio no se deben tomar al mismo tiempo, pues compiten por ser absorbidos.
Multienzyme complex	Según indicaciones de la etiqueta. Tomar con las comidas.	Ayuda a la digestión. Advertencia: si ha tenido úlceras, no utilice productos que contengan HCl.
Selenium	200 mcg al día.	Poderoso antioxidante.
Vitamin B complex con para-aminobenzoic acid (PABA) más extra vitamin B$_3$ (niacin) o niacinamide	50 mg 3 veces al día. 100 mg 3 veces al día. No sobrepasar esta cantidad.	Las vitaminas B son más eficaces cuando se toman al mismo tiempo. Utilizar una fórmula hipoalergénica. Útiles para la inflamación. Aumenta el flujo sanguíneo porque dilata las arterias pequeñas. Advertencia: si tiene algún trastorno hepático, gota o presión arterial alta, absténgase de tomar niacina.
más vitamin B$_6$ (pyridoxine)	50 mg al día.	Reduce la inflamación de los tejidos.
Vitamin B$_{12}$ y folic acid	1.000 mcg al día. 400 mcg al día.	Necesarios para la buena digestión, la formación de las células y la producción de mielina (el recubrimiento protector de los nervios). Evitan que los nervios sufran daño.
Vitamin C más bioflavonoids	3.000-10.000 mg al día divididos en varias tomas. 500 mg al día.	Poderoso destructor de los radicales libres que ayuda a aliviar el dolor gracias a su efecto antiinflamatorio. Utilizar una variedad buffered. Intensifican la actividad de la vitamina C.
Vitamin K	Según indicaciones de la etiqueta.	Favorece el depósito de minerales en la matriz ósea.

Importante		
Germanium (GE–132 de American Biologics)	150 mg con cada comida.	Poderoso antioxidante que alivia el dolor.

Provechosos		
Bone Defense de KAL o Joint Support de Now Foods	Según indicaciones de la etiqueta. Según indicaciones de la etiqueta.	Contiene calcio, magnesio, fósforo y otros nutrientes valiosos para la fortaleza de los huesos. Combinación de vitaminas, minerales, hierbas y otros nutrientes. Un excelente suplemento para los problemas de las articulaciones.
DL-Phenylalanine (DLPA)	500 mg al día cada dos semanas.	Alivia el dolor. Advertencia: no utilice este suplemento si está embarazada o lactando, o si sufre de ataques de pánico, diabetes, presión arterial alta o PKU.

Garlic (Kyolic)	2 cápsulas 3 veces al día con las comidas.	Inhibe la formación de radicales libres, que pueden causarles daño a las articulaciones.
L-Cysteine	500 mg 2 veces al día con el estómago vacío. Tomar con agua o jugo. No tomar con leche. Para mejor absorción, tomar con 50 mg de vitamina B$_6$ y 100 mg de vitamina C.	para el funcionamiento inmunológico. Fuente de azufre y componente del tejido colágeno. *Ver* AMINOÁCIDOS en la Primera Parte. Desintoxicante esencial
Multivitamin complex con vitamin A y natural beta-carotene	10.000 UI al día. 15.000 UI al día.	Todos los nutrientes son necesarios para la reparación de los tejidos y los cartílagos.
Proteolytic enzymes o Infla-Zyme Forte de American Biologics	Según indicaciones de la etiqueta. Tomar entre comidas. Según indicaciones de la etiqueta.	Protegen a las articulaciones del daño que ocasionan los radicales libres.
Pycnogenol o grape seed extract	Según indicaciones de la etiqueta. Según indicaciones de la etiqueta.	Estos poderosos neutralizadores de los radicales libres tienen propiedades antiinflamatorias y fortalecen el tejido conectivo.
Shark cartilage (BeneFin)	Empezar con 1 g al día por cada 15 libras de peso corporal y dividir esa dosis en 3 tomas. Al mejorar, reducir la dosis hasta 1 g diario por cada 40 libras de peso corporal.	Sirve para tratar el dolor y la inflamación.
VitaCarte de Phoenix BioLabs	Según indicaciones de la etiqueta.	Contiene cartílago de bovino, suplemento de demostrada eficacia para la artritis reumatoidea.

HIERBAS

❑ La alfalfa contiene todos los minerales esenciales para la formación de los huesos y es útil para la artritis. Se puede tomar en cápsula o en forma entera y natural.

❑ El cat's claw ayuda a aliviar el dolor de la artritis. Feverfew y ginger también son útiles para el dolor y la sensibilidad.

Advertencia: No utilice cat's claw ni feverfew durante el embarazo.

❑ Los hot peppers conocidos como cayenne (capsicum) contienen un compuesto llamado capsaicin que mitiga el dolor, al parecer inhibiendo la liberación de la sustancia P, un neurotransmisor encargado de transmitir sensaciones dolorosas. El capsaicin puede ser absorbido a través de la piel. Haga una pasta mezclando cayenne en polvo con suficiente aceite de wintergreen y aplíquesela en las articulaciones adoloridas, o utilice los peppers de cayenne como cataplasma (ver UTILIZACIÓN DE CATAPLASMAS en la Tercera Parte). Al principio puede producir ardor, pero con el uso repetido el dolor disminuye notablemente. El cayenne también se puede tomar en cápsula.

❏ Otras hierbas beneficiosas para la artritis son té de brigham, hojas de buchu, raíz de burdock, semilla de celery, corn silk, yucca, y tés de devil's claw, horsetail, nettle y perejil.

RECOMENDACIONES

❏ Consuma más alimentos ricos en azufre, como espárragos, huevos, ajo y cebolla. El azufre es necesario para la reparación y reconstrucción de huesos, cartílagos y tejido conectivo, y favorece la absorción del calcio. Otros alimentos provechosos son vegetales hojosos de color verde, pues aportan vitamina K; vegetales frescos, frutas frescas no ácidas, granos enteros, oatmeal, brown rice y pescado.

❏ Consuma alimentos que contengan el aminoácido histidina. Entre esos alimentos están arroz, trigo y rye. La histidina es conveniente para eliminar del organismo el exceso de metales. Muchos pacientes de artritis tienen altos niveles de cobre y hierro en su organismo.

❏ Coma frecuentemente piña fresca. La bromelaína, una enzima de la piña, es excelente para reducir la inflamación. Para que sea eficaz, la piña debe ser fresca, pues los procesos de congelación y enlatado destruyen las enzimas.

❏ Consuma todos los días alguna clase de fibra, como flaxseeds trituradas, oat bran o rice bran.

❏ Reduzca la grasa de su dieta. No consuma leche ni productos lácteos; así mismo, evite la carne roja. Evite también la cafeína, las frutas cítricas, la paprika, la sal, el tabaco y todo lo que contenga azúcar.

❏ Evite los vegetales solanáceos (peppers, berenjena, tomate, papa blanca). Estos alimentos contienen una sustancia llamada solanina a la cual muchas personas son altamente sensibles, pero, en particular, las que sufren de artritis. La solanina interfiere la acción de las enzimas en los músculos y puede ocasionar dolor y molestia.

❏ Si usted utiliza ibuprofen u otras drogas antiinflamatorias no esteroideas (NSAIDs), evite el sodio (sal) porque produce retención de líquido. Divida las dosis de esos medicamentos en varias tomas a lo largo del día, tómeselos únicamente después de comer y utilice algún antiácido una hora después del medicamento. Pídale a su médico que le formule algún agente protector para tomar junto con el medicamento NSAID, especialmente si usted tiene más de sesenta y cinco años o ha presentado sangrado gastrointestinal alguna vez.

❏ No tome suplementos de hierro ni multivitaminas con hierro, pues se sospecha que este mineral está implicado en el dolor, el edema y la destrucción de las articulaciones. En cambio, consuma hierro con los alimentos como, por ejemplo, blackstrap molasses, bróculi, col de Bruselas, coliflor, pescado, lima beans y guisantes.

❏ Para aliviar el dolor, pruebe las compresas de gel fría. Estas compresas se conservan frías durante bastante tiempo después de congelarlas. Colóquese una compresa en la articulación que esté inflamada. Alterne con calor local.

❏ Los baños calientes ayudan a aliviar el dolor. También son muy beneficiosas las fricciones con limón y las compresas calientes de castor oil. Estas compresas se hacen calentando castor oil en una cacerola sin dejarlo hervir. Introduzca en el aceite un trozo de cheesecloth u otra tela de algodón blanco hasta que se sature. Aplíquese la tela en el área afectada y luego cúbrala con un pedazo de plástico más grande. Coloque un heating pad sobre el plástico para que la compresa permanezca caliente. Mantenga la compresa en el área afectada entre media hora y dos horas, de acuerdo con sus necesidades.

❏ En la mañana, tome un baño o una ducha caliente para mitigar la rigidez que se experimenta a esas horas del día.

❏ Tome regularmente un complejo de aminoácidos en estado libre (free-form amino acid complex) para favorecer la reparación de los tejidos.

❏ Verifique si tiene alergias alimentarias. Muchas personas que han sufrido de dolor en el cuello y los hombros se han mejorado tras eliminar de su dieta algunos alimentos.

❏ Considere la posibilidad de mandarse hacer un análisis del cabello para determinar los niveles de metales tóxicos en su organismo. Se ha encontrado que el nivel de plomo es más alto de lo normal en algunas personas aquejadas por la artritis (*ver* ANÁLISIS DEL CABELLO en la Tercera Parte).

❏ Pase ratos al aire libre para que respire aire fresco y tome el sol. Asolearse promueve la síntesis de vitamina D, necesaria para la adecuada formación de los huesos.

❏ Haga ejercicio regularmente y con moderación. El ejercicio es esencial para reducir el dolor de las articulaciones y retardar su deterioro. Las actividades que se realizan con regularidad y que no les imponen estrés a las articulaciones afectadas, sino que fortalecen los huesos, los músculos y los ligamentos adyacentes, son importantes para muchos tipos de artritis. Montar en bicicleta, caminar y hacer ejercicio entre el agua son buenas alternativas. Evite los ejercicios de impacto y los que aprovechan el propio peso de la persona.

❏ Si usted tiene sobrepeso, pierda los kilos que le sobran. El sobrepeso puede producir osteoartritis o agravarla.

ASPECTOS PARA TENER EN CUENTA

❏ La sangre demasiado ácida puede hacer que se disuelva el cartílago de las articulaciones. Como resultado de esto, las articulaciones pierden la capacidad de deslizarse suavemente, los huesos raspan unos contra otros, y las articulaciones se inflaman. Todo eso produce dolor.

❏ Investigadores del Jefferson Medical College de Filadelfia han identificado un posible componente genético en la osteoartritis. Ellos encontraron que en algunos individuos es defectuoso el gen que les da a las células del cartílago las instrucciones para la fabricación del colágeno, una importante proteína del tejido conectivo. En consecuencia, el colágeno de las articulaciones de esas personas es más propenso al desgaste, lo cual priva a los huesos de su cojín protector.

❏ Un estudio encontró que los pacientes de artritis reumatoidea tenían niveles más bajos de ácido fólico, proteína y cinc que las personas saludables. Los investigadores llegaron a la conclusión de que los medicamentos para la artritis habían generado cambios bioquímicos en el organismo de los sujetos aumentando sus requerimientos de ciertos nutrientes.

❑ Un estudio dirigido por Charles Dinarello, M.D., de Tufts University School of Medicine, encontró que consumir pescado de aguas profundas — que son ricos en eicosapentaenoic acid (EPA) y docosahexaenoic acid (DHA) — alivia los síntomas de la artritis reumatoidea. Por su parte, Joel M. Kremer, investigador del Albany Medical College, dirigió un estudio en el cual veinte personas con artritis reumatoidea recibieron dosis diarias de quince cápsulas del concentrado de aceite de pescado MaxEPA, mientras que otras veinte personas recibieron un placebo. Después de catorce semanas, los grupos se invirtieron. En comparación con los miembros del grupo placebo, las personas que tomaron aceite de pescado reportaron dolor solamente en el 50 por ciento de las articulaciones. El aceite de pescado también retrasó el comienzo de la fatiga.

❑ Hoy en día los investigadores están analizando un ungüento que contiene cyclosporine, una droga inmunosupresora que se utiliza para evitar rechazos en pacientes de trasplante de órgano, y para el tratamiento de diversas enfermedades autoinmunes, entre ellas la artritis reumatoidea. Utilizar la droga cyclosporine en ungüento al parecer reduce los efectos secundarios potencialmente dañinos que produce por vía oral o por inyección, como daño renal y disminución de la resistencia a las infecciones.

❑ La clamidia, organismo responsable de muchos casos de uretritis, ha sido asociada con una forma de artritis que afecta a mujeres jóvenes. Casi la mitad de las mujeres artríticas que participaron en un estudio y cuya enfermedad no tenía una causa clara, presentaban clamidia en las articulaciones. El 75 por ciento presentaba altos niveles sanguíneos de anticuerpos contra la clamidia.

❑ Los implantes de seno que contienen gel de silicona, al igual que otras prótesis de silicona, pueden producir síntomas parecidos a los de la artritis, como edema en las articulaciones, contracturas, fiebre, fatiga crónica y dolor. Se sabe que la silicona desencadena enfermedades autoinmunes graves como escleroderma y lupus. Un estudio realizado en la University of California en Davis reveló que dieciséis de cuarenta y seis mujeres con implante de seno tenían anticuerpos que atacaban el colágeno, mientras que en un grupo de cuarenta y cinco mujeres sin implantes sólo cuatro presentaban anticuerpos. En algunas mujeres desaparecieron los síntomas artríticos después de que les retiraron los implantes; no obstante, esto no siempre ocurre.

❑ De acuerdo con el Dr. David Pisetsky, de la National Arthritis Foundation, en un estudio de laboratorio que utilizó inyecciones de una proteína llamada anti-TGF-B, el dolor de las articulaciones inflamadas se desvaneció en el 75 por ciento de los sujetos. Esta proteína destruye al TGF-B, un químico que produce el organismo en reacción a las infecciones, el cual causa inflamación y desencadena el edema de manos y pies.

❑ Dos fórmulas eficaces para las articulaciones y los ligamen-

tos son Mobility, de Parametric Associates, y Cosamin, de Nutramax Laboratories. Como normalmente no se encuentran en los health food stores, se deben pedir directamente a los fabricantes (ver FABRICANTES Y DISTRIBUIDORES en el Apéndice).

❑ Se ha informado que el té de kombucha — que contiene abundantes nutrientes vitales y compuestos esenciales del tejido conectivo — aumenta la energía, mitiga el dolor y mejora la movilidad de los pacientes de artritis (ver PREPARACIÓN DEL TÉ DE KOMBUCHA en la Tercera Parte).

❑ El dimethylsulfoxide (DMSO), un subproducto del procesamiento de la madera, es un líquido que se puede aplicar tópicamente para reducir el dolor y la inflamación, así como también para propiciar la curación.

Nota: Para el tratamiento de la artritis sólo se debe utilizar el DMSO que venden en los health food stores. El DMSO commercial-grade que se consigue en otra clase de tiendas no sirve con propósitos curativos. Utilizar DMSO puede producir un olor corporal a ajo. Este efecto es transitorio y no debe ser causa de preocupación.

❑ El dolor y la inflamación de la artritis a veces responde a la ponzoña de abeja. Esa ponzoña contiene una poderosa sustancia antiinflamatoria que también obra como estimulante del sistema inmunológico. Se administra mediante inyección con aguja hipodérmica, o mediante la picadura directa de la abeja. Se piensa que es eficaz tanto para la osteoartritis como para la artritis reumatoidea, aunque esta última enfermedad se demora más en responder. Para mayor información comuníquese con la American Apitherapy Society en Hartland Four Corners, Vermont; teléfono 802-436-2708.

❑ Para calmar el dolor de la artritis, los médicos suelen recetar medicamentos antiinflamatorios no esteroideos (NSAIDs), como ibuprofen (se encuentra en el Advil, el Nuprin y muchos otros productos), indomethacin (Indocin) y piroxicam (Feldene). Infortunadamente, estos medicamentos pueden producir efectos secundarios. Por lo menos una de cada cien personas que toman NSAIDs regularmente para la artritis presentan efectos potencialmente muy peligrosos, como úlceras estomacales o sangrado gastrointestinal severo. La U.S. Food and Drug Administration calculó recientemente que en Estados Unidos se presentan cada año hasta doscientos mil casos de sangrado gastrointestinal — incluidas entre diez mil y veinte mil muertes — como resultado de los medicamentos antiinflamatorios no esteroideos que se suelen prescribir para la artritis. Estos medicamentos también tienen la capacidad de afectar a los riñones y al hígado. Según un estudio publicado en la revista médica *Annals of Internal Medicine*, el uso de NSAIDs puede conducir a graves trastornos de salud cuando se tienen problemas incluso leves de los riñones.

❑ Medicamentos como misoprostol (Cytotec) y algunos para la úlcera, como ranitidine (Zantac) y sucralfate (Carafate), impiden que se desarrollen úlceras asociadas con la utilización de medicamentos antiinflamatorios no esteroideos (NSAIDs). Sin embargo, como esos medicamentos también tienen efectos secundarios, el costo del tratamiento se duplica.

❑ El diclofenac sodium (Voltaren) es una droga que los médicos recetan para la artritis y que puede ocasionar graves problemas hepáticos en algunos pacientes. Las personas que toman esta droga deben ser controladas cuidadosamente. Cuando un médico prescribe esta droga, debe pedirle a su paciente que se haga un estudio del nivel sanguíneo de enzimas hepáticas para determinar si hay riesgo de que se presenten efectos secundarios. Este examen se debe hacer en el curso de las ocho semanas siguientes al inicio del tratamiento.

❏ Para algunos tipos de artritis se pueden recetar drogas como hydroxychloroquine (Plaquenil) y gold compound (Ridaura).

❏ A algunos individuos la droga para la úlcera sucralfate (Carafate) les proporciona el mismo alivio que la aspirin y otros medicamentos antiinflamatorios, sin perjudicar el recubrimiento del estómago.

❏ Para la osteoartritis es mejor tomar acetaminophen (se encuentra en el Tylenol, el Datril y muchos otros productos) que drogas NSAIDs. Suele ser tan eficaz como el ibuprofen para aliviar el dolor de la osteoartritis. El acetaminophen es relativamente seguro y no es costoso. Sin embargo, es importante no exceder la dosis recomendada de acetaminophen, sustancia que no deben utilizar las personas que consumen alcohol. Si se ingiere en cantidades muy elevadas o en combinación con alcohol, esta droga puede causar daño hepático.

❏ Los medicamentos no siempre le sirven a todo el mundo. Algunas personas sólo obtienen un alivio parcial a través de los medicamentos.

❏ El síndrome de Kawasaki es una enfermedad infecciosa que puede producir síntomas de artritis en los niños y que suele ir acompañado de conjuntivitis, fiebre, sarpullido rojo en el cuerpo, inflamación y enrojecimiento de la lengua, e inflamación y/o coloración rojiza o purpúrea de las palmas de las manos y las plantas de los pies. Este síndrome, cuya causa se desconoce, afecta principalmente a niños menores de cinco años. La mayoría de los niños se recuperan, aunque algunos quedan con daño cardíaco permanente.

❏ El síndrome de Sjögren es una enfermedad crónica que a veces se presenta junto con enfermedades reumáticas, entre ellas artritis reumatoidea y lupus. Se caracteriza por cambios en el sistema inmunológico que dan por resultado la destrucción de las glándulas productoras de humedad. La falta de humedad afecta a muchas partes del organismo, entre ellas los ojos, las articulaciones, los pulmones, la boca y los riñones. Entre sus síntomas están tos, caries dental, dificultad para masticar y/o tragar, resequedad de los ojos que puede llegar a dañar la córnea; resequedad de boca, piel, garganta y todas las membranas mucosas; fatiga, pérdida de cabello, debilidad muscular e inflamación de las glándulas salivales. Para obtener información acerca de esta enfermedad, comuníquese con la National Sjögren's Syndrome Association, P.O. Box 42207, Phoenix, AZ 85023, teléfono 800-395-NSSA; o con la Sjögren's Syndrome Foundation, 333 North Broadway, Suite 2000, Jericho, NY 11753, teléfono 516-933-6365.

❏ La enfermedad de Lyme se parece mucho a la artritis y produce síntomas similares (*ver* ENFERMEDAD DE LYME en la Segunda Parte).

❏ Systemic lupus erythematosus (SLE), o lupus eritematoso sistémico, es una enfermedad autoinmune que se suele manifestar con síntomas artríticos. Por razones que aún se desconocen, el organismo produce anticuerpos que atacan sus propios tejidos (*ver* LUPUS en la Segunda Parte).

❏ En sus primeras etapas, los síntomas de la colitis ulcerativa casi siempre se parecen a los de la artritis. Como esto suele ocurrir antes de que se presenten síntomas abdominales, el paciente puede recibir un diagnóstico erróneo y su tratamiento se puede demorar (*ver* COLITIS en la Segunda Parte).

❏ Para mayor información sobre la artritis, comuníquese con la Arthritis Foundation, teléfono 800-283-7800.

❏ *Ver también* GOTA en la Segunda Parte y CONTROL DEL DOLOR en la Tercera Parte.

Artritis reumatoidea

Ver en ARTRITIS.

Asma

El asma es una enfermedad de los pulmones que obstruye las vías respiratorias. Durante los ataques de asma los músculos bronquiales se contraen, presentan espasmos e impiden que el aire viciado salga. Las personas aquejadas de asma describen esos episodios como "hambre de aire". Entre los síntomas característicos del asma están tos, respiración sibilante, sensación de opresión en el pecho y dificultad para respirar.

Los espasmos que caracterizan los ataques agudos no son la causa de la enfermedad, sino un resultado de la inflamación crónica y de la hipersensibilidad de las vías respiratorias a determinados estímulos. Los ataques de asma se producen cuando la persona que es susceptible a ellos entra en contacto con un alergeno o con una sustancia irritante. A pesar de que cualquier clase de alergeno puede precipitar un ataque de asma en las personas susceptibles, entre los más comunes están pelusa de los animales, químicos, drogas, dust mites (ácaros del polvo), contaminantes ambientales, plumas, aditivos alimentarios (como sulfitos), fumarolas, mohos y humo de tabaco. Otros factores que pueden provocar ataques de asma son trastornos adrenales, ansiedad, cambios de temperatura, ejercicio, sequedad o humedad extrema, miedo, risa, bajo nivel de azúcar sanguíneo y estrés. Infecciones respiratorias, como bronquitis, también pueden derivar en ataques de asma.

Sea cual sea el factor desencadenante, los bronquios se inflaman y se obstruyan a causa de las secreciones. Esta inflamación irrita aún más las vías respiratorias, lo que a su vez aumenta la susceptibilidad a la enfermedad. El resultado es que los ataques se vuelven más frecuentes y la inflamación, más severa.

Especialistas en asma especulan que la creciente contaminación ambiental se refleja en una incidencia más alta de esta enfermedad. Las epidemias de asma relacionadas con contaminación atmosférica — especialmente en ambientes cerrados, donde abundan el polvo y las partículas químicas — son bien conocidas. La exposición a determinadas sustancias del medio laboral — por ejemplo, químicos como uretano y poliuretano, que se utilizan en la industria de los adhesivos y el plástico; resinas epoxídicas, que se utilizan en las pinturas; limpiadores líquidos para materiales de soldadura; emanaciones de los talleres de latonería; químicos de lavado en seco, y otras sustancias — también representa un gran riesgo. Es posible que la predisposición al asma sea hereditaria.

El la última década ha aumentado en una tercera parte el número de estadounidenses que sufren de asma. Hoy en día, el asma afecta a más de diez millones de personas (tres millones de niños y siete millones de adultos), es decir, al 4 por ciento de la población de Estados Unidos. Las personas que tienen más probabilidades de contraer asma son los niños menores de dieciséis años y los adultos mayores de sesenta y cinco. Durante los últimos veintinueve años, la incidencia de hospitalización a causa de esta enfermedad ha aumentado cinco veces entre la población infantil, mientras que entre los adultos se ha duplicado.

Es difícil hacer un diagnóstico definitivo de asma, ya que sus síntomas se parecen a los de otras enfermedades, como enfisema, bronquitis e infecciones del tracto respiratorio inferior. A fin de distinguir el asma de otras enfermedades, es posible que el médico ordene algunos exámenes de sangre, radiografías de tórax y espirometría (un procedimiento que permite cuantificar el aire que entra y sale de los pulmones). Con un diagnóstico oportuno y un tratamiento adecuado, es posible evitar que el asma se convierta en un peligro para la vida del paciente.

El asma cardíaca produce los mismos síntomas que los demás tipos de asma, pero su causa es la insuficiencia cardíaca. El asma intrínseca, una forma menos común de la enfermedad, por lo general se presenta en la edad adulta, se asocia con otras enfermedades respiratorias como bronquitis o sinusitis, y tiende a aparecer cuando hay alguna infección viral en el tracto respiratorio superior. Quienes padecen de asma intrínseca suelen ser vulnerables a los cambios de clima, al ejercicio, al estrés emocional y a otros factores sicológicos.

NUTRIENTES

SUPLEMENTOS	DOSIS SUGERIDAS	COMENTARIOS
Esenciales		
Quercetin-C de Ecological Formulas más	500 mg 3 veces al día.	Poderosos estimulantes del sistema inmunológico. El Quercetin-C tiene efectos antihistamínicos. Estabilizan las células para detener la inflamación. Para mejores resultados, estos suplementos se deben tomar al mismo tiempo.
bromelain	100 mg 3 veces al día.	
o		
Activated Quercetin de Source Naturals	Según indicaciones de la etiqueta.	Contiene quercetin más bromelaína y vitamina C.
Flaxseed oil o primrose oil	1.000 mg 2 veces al día antes de las comidas.	Fuentes de ácidos grasos esenciales que se requieren para la producción de prostaglandinas antiinflamatorias.
Pantothenic acid (vitamin B$_5$)	50 mg 3 veces al día.	Vitamina antiestrés.
Vitamin A	15.000 UI al día. Si está embarazada, no debe tomar más de 10.000 UI al día.	Necesario para la reparación de los tejidos y la función inmunológica.
más natural beta-carotene o	10.000 UI al día.	Antioxidantes y precursores de la vitamina A.
carotenoid complex (Betatene)	Según indicaciones de la etiqueta.	
Vitamin B complex más extra	50 mg 4 veces al día.	Estimula el sistema inmunológico.
vitamin B$_6$ (pyridoxine) en inyección o	1/2 cc a la semana, o según indicaciones médicas.	La vitamina B$_6$ es útil para tratar las alergias y el asma. En inyección (con supervisión médica) es más eficaz.
capsules más	50 mg 3 veces al día.	
vitamin B$_{12}$	1.000 mcg 2 veces al día entre comidas.	Reduce la inflamación de los pulmones durante los ataques de asma. Utilizar lozenges o administrar en forma sublingual.
Vitamin E	600 UI o más al día.	Poderoso antioxidante.
Vitamin C con bioflavonoids	1.500 mg 3 veces al día.	Necesarios para proteger el tejido pulmonar y controlar la infección. Aumentan el flujo de aire y combaten la inflamación.
Muy importantes		
ClearLungs de Natural Alternatives		Ver Hierbas más adelante.
Coenzyme Q$_{10}$	100 mg al día.	Contrarresta la histamina.
Magnesium más	750 mg al día.	Pueden detener los ataques agudos de asma aumentando la capacidad vital de los pulmones. Dilatan los músculos bronquiales. Utilizar variedades chelate o asporotate.
calcium	1.500 mg al día.	
Multivitamin y mineral complex con		Necesarios para mejorar la función inmunológica. Utilizar una fórmula high-potency.
selenium	200 mcg al día.	Poderoso destructor de los radicales libres originados en la contaminación atmosférica.
Provechosos		
Bee pollen	Empezar con pocos gránulos y aumentar lentamente hasta 2 cucharaditas al día.	Fortalece el sistema inmunológico. Utilice polen crudo ojalá producido a no más de 10 millas de su casa Advertencia: el polen de abeja causa reacciones alérgicas en algunas personas. Suspéndalo si presenta sarpullido, respiración sibilante, molestias u otros síntomas.
Dimethylglycine (DMG) (Aangamik DMG de FoodScience Labs)	Según indicaciones de la etiqueta, 2 veces al día.	Mejora la oxigenación del tejido pulmonar.

Glucosamine sulfate o N-Acetylglucosa-mine (N-A-G de Source Naturals)	Según indicaciones de la etiqueta. Según indicaciones de la etiqueta.	Importantes para regular la mucosidad del tracto respiratorio.
Kelp	2.000-3.000 mg al día durante 21 días. Luego reducir la dosis hasta 1.000-1.500 mg al día.	Proporciona una cantidad balanceada de minerales.
L-Cysteine y L-methionine	500 mg 2 veces al día con el estómago vacío. Tomar con agua o jugo. No tomar con leche. Para mejor absorción, tomar con 50 mg de vitamina B_6 y 100 mg de vitamina C. 500 mg 2 veces al día con el estómago vacío.	Repara el tejido pulmonar y reduce la inflamación. *Ver* AMINOÁCIDOS en la Primera Parte. Importante antioxidante.
Pycnogenol o grape seed extract	Según indicaciones de la etiqueta. Según indicaciones de la etiqueta.	Poderosos antioxidantes y antiinflamatorios.
Urban Air Defense de Source Naturals	2 tabletas al día.	Contiene muchos de los nutrientes necesarios mencionados en esta tabla.
Vitamin D	600 UI al día.	Necesario para la reparación de los tejidos.

HIERBAS

❏ La hierba ginkgo biloba, que contiene el ingrediente activo ginkgolide B, ha dado buenos resultados en muchas investigaciones.

❏ Por ser expectorante y relajante del músculo bronquial, el extracto de lobelia es provechoso durante los ataques de asma.

Advertencia: No se debe consumir lobelia permanentemente por vía oral.

❏ ClearLungs, de RidgeCrest Herbals, es una fórmula china a base de hierbas que despeja las vías respiratorias y facilita la respiración porque disminuye la inflamación y la secreción. Tomar dos cápsulas dos veces al día.

❏ Se dice que el aceite de mullein es un excelente remedio para la congestión bronquial. Este aceite detiene la tos, despeja los bronquios y ayuda a calmar los ataques de asma. Personas que lo han utilizado afirman que el efecto es casi inmediato cuando se toma en té o en jugo de fruta.

❏ El pau d'arco actúa como antibiótico natural y reduce la inflamación. Tome tres tazas de té de pau d'arco todos los días.

❏ Otras hierbas beneficiosas para el asma son echinacea, ephedra (ma huang), goldenseal, horsetail, berries de juniper, raíz de licorice y tabletas de slippery elm bark.

Advertencia: No utilice ephedra si sufre de ansiedad, glaucoma, enfermedad cardíaca, presión arterial alta o insomnio, o si está tomando algún inhibidor MAO para la depresión. El goldenseal no se debe utilizar durante más de una semana seguida, y no se debe tomar durante el embarazo. Si usted tiene antecedentes de enfermedades cardiovasculares, diabetes o glaucoma, utilice esta hierba únicamente con supervisión médica. No utilice licorice diariamente durante más de siete días seguidos, y evítelo completamente si su presión arterial es alta.

RECOMENDACIONES

❏ Su dieta debe constar básicamente de frutas y vegetales frescos, nueces y semillas, oatmeal, brown rice y granos enteros. Además, debe ser relativamente alta en proteínas, baja en carbohidratos y no debe contener azúcar. *Ver* HIPOGLICEMIA en la Segunda Parte por las sugerencias que contiene.

❏ Incluya en su dieta ajo y cebolla. Estos alimentos contienen quercetin y aceites de mustard, los cuales inhiben la acción de una enzima que estimula la liberación de químicos con propiedades inflamatorias.

❏ Incluya "green drinks" en su programa de tratamiento. Un producto excelente es Kyo-Green, de Wakunaga. Tómelo tres veces al día, media hora antes de las comidas.

❏ Evite los alimentos que producen gases, como fríjoles, bróculi, coliflor y cabbage, y disminuya la cantidad de bran o tome un complejo enzimático como Be Sure, de Wakunaga of America. Los gases empeoran el asma pues presionan el diafragma.

❏ No consuma ice cream ni tome líquidos demasiado fríos. El frío puede producir espasmos bronquiales.

❏ Para ayudarle a su organismo a eliminar toxinas y secreciones, todos los meses haga durante tres días un ayuno de jugos, o un ayuno con agua destilada y jugo de limón, o una combinación de ambos. *Ver* AYUNOS en la Tercera Parte.

❏ Por sus propiedades curativas de las membranas mucosas, utilice propóleos de abeja.

❏ Haga comidas ligeras; las comidas abundantes pueden producir sensación de ahogo pues hacen que el estómago presione el diafragma.

❏ Haga una dieta de eliminación para determinar si hay algún o algunos alimentos que agravan su problema de asma. Entre los alimentos que suelen ser perjudiciales están: alfalfa, maíz, maní, soya, huevos, remolacha, zanahoria, colas, bebidas frías (pueden provocar espasmos bronquiales), productos lácteos (incluyendo leche y ice cream), pescado, carnes rojas (en especial, cerdo), alimentos procesados, sal, espinaca, pollo y pavo, harina blanca y azúcar blanco (*ver* ALERGIAS en la Segunda Parte).

❏ Si usted toma aspirin u otros medicamentos antiinflamatorios no esteroideos (NSAIDs), tómelos con precaución. Drogas contra el dolor, como aspirin, ibuprofen (Advil y Nuprin, entre otras), naproxen (Naprosyn) y piroxicam (Feldene), son responsables de dos terceras partes de las reacciones asmáticas asociadas con los medicamentos, y la aspirin es responsable de la mitad. Los agentes utilizados para la quimioterapia y los antibióticos también desencadenan reacciones asmáticas.

❑ Utilice Urban Air Defense, de Source Naturals, de dos a tres veces al día. También es útil aplicarse compresas de castor oil en la espalda y en el área de los pulmones y los riñones. Estas compresas se hacen calentando castor oil sin dejarlo hervir. Introduzca en el aceite un trozo de cheesecloth u otra tela blanca de algodón hasta que se sature. Coloque la tela sobre el área afectada y cúbrala con un pedazo de plástico más grande. Coloque encima del plástico un heating pad para que la compresa permanezca caliente. Mantenga la compresa en ese sitio entre media hora y dos horas, de acuerdo con sus necesidades.

❑ Ponga en práctica métodos de reducción del estrés. El estrés y las emociones fuertes, como preocupación y miedo, pueden precipitar ataques de asma. *Ver* ESTRÉS en la Segunda Parte.

❑ Evite los animales peludos, los aditivos alimentarios BHA y BHT, el colorante de alimentos FD&C Yellow No. 5, el humo del tabaco y otras clases de humo, y el aminoácido triptófano.

❑ Si sospecha que los dust mites le producen síntomas asmáticos, haga lo posible por deshacerse de ellos. En el comercio se encuentran aspiradoras que destruyen esos ácaros. Una aplicación de benzyl benzoate en polvo (por ejemplo, X-MITE, de Allersearch) los elimina entre dos y tres meses. Una libra de este polvo alcanza para tratar aproximadamente ciento cincuenta pies cuadrados de alfombra o tela. Si no encuentra el producto en polvo en las farmacias de su localidad, ordénelo a Aller-Guard Corporation de Ocean, New Jersey; teléfono 800-234-0816.

ASPECTOS PARA TENER EN CUENTA

❑ Las personas asmáticas pueden tener deficiencia de algunos nutrientes, como vitamina B_6 (piridoxina), vitamina C, magnesio, manganeso, selenio y la enzima glutatión peroxidasa. Estas personas a menudo tienen niveles más bajos de lo normal de ácido hidroclórico gástrico, que es necesario para la buena digestión. El distinguido nutricionista Dr. Jonathan Wright ha tratado el asma con magníficos resultados utilizando una combinación de terapia de reemplazo de ácido gástrico (usualmente en forma de betaine hydrochloride) y suplementos de vitamina B_6, vitamina B_{12} y magnesio.

❑ Según la revista científica *Nutrition Health Review,* una importante causa de los ataques de asma es experimentar sentimientos demasiado intensos de ira, ansiedad y depresión. Infortunadamente, muchos de los medicamentos que se utilizan para controlar y aliviar el asma producen nerviosismo, cambios anímicos e insomnio.

❑ Muchas personas asmáticas son sensibles a los aditivos alimentarios conocidos como sulfitos. Algunas personas han tenido ataques graves después de consumir alimentos con sulfitos. Muchos restaurantes utilizan sustancias que contienen sulfitos — entre ellas sodium bisulfite, potassium metabisulfite, potassium bisulfite y sulfur dioxide — para evitar que los alimentos se decoloren y que se desarrolle bacteria en las ensaladas verdes, la fruta cortada y tajada, los mariscos congelados y otros alimentos. Aunque los sulfitos son bastante comunes en esta clase de alimentos, se pueden encontrar en cualquier tipo de producto alimentario (para más información, *ver* Alergia a los sulfitos en las páginas 114–115).

❑ Las plumas de ganso pueden provocar molestias pulmonares.

❑ Los medicamentos betabloqueadores, que se utilizan para tratar la presión arterial alta, pueden oprimir los músculos bronquiales y causar problemas sumamente graves para la vida de las personas asmáticas.

❑ Entre los contaminantes del aire que tienen la capacidad de precipitar ataques de asma están: ozono, dióxido de azufre, dióxido de nitrógeno, humo de cigarrillo, monóxido de carbono, hidrocarburos, óxido de nitrógeno y sustancias fotoquímicas.

❑ Inhalar un relajante muscular — como albuterol (Proventil, Ventolin) — utilizando un broncodilatador alivia de inmediato los ataques agudos de asma porque abre los bronquios. Sin embargo, hay que tener en cuenta que los broncodilatadores no tratan el problema de fondo.

❑ La droga theophylline de liberación gradual, que venden con la marca Theo-Dur Sprinkle, se ha usado con buenos resultados. Este medicamento se les administra fácilmente a los niños mezclando el contenido de una cápsula con un alimento suave, como salsa de manzana.

❑ Investigadores de la Universidad de Harvard y de U.S. Environmental Protection Agency (EPA) han demostrado que personas asmáticas que toman café y otras bebidas con cafeína generalmente presentan la tercera parte de los síntomas de las que no toman café ni bebidas con cafeína. Esto se debe probablemente a que la cafeína dilata las vías respiratorias.

❑ De acuerdo con un estudio publicado en la revista científica *Journal of Allergy and Clinical Immunology,* tomar dos cápsulas de aceite de salmón antes de cada comida y comer pescado tres veces por semana es provechoso para las personas asmáticas.

❑ El purificador de aire personal Air Supply, de Wein Products, es un aparato minúsculo que se lleva colgado en el cuello. Crea una barrera invisible de aire puro que protege contra los microorganismos (como virus, bacterias y mohos) y las micropartículas (como polvo, polen y agentes contaminantes) que se encuentran en el aire. Además, elimina del aire emanaciones, olores y compuestos volátiles dañinos. Un elemento ionizante que sirve para purificar el aire del hogar y del sitio de trabajo es Living Air XL-15, de Alpine Air of America.

❑ Es provechoso hacer ejercicio regularmente, aunque puede provocar ataques agudos de asma en algunas personas. Nadie sabe por qué ocurre esto, pero se cree que inspirar grandes cantidades de aire frío y seco durante el ejercicio le hace daño al sistema respiratorio. Por ejemplo, correr induce más ataques de asma que nadar. Una manera de controlar el asma precipitada por el ejercicio es utilizar una máscara que conserve el calor y la humedad, y que además reduzca los efectos adversos de respirar aire frío y seco.

Ataque cardíaco
(Infarto del miocardio)

Cuando el suministro de sangre hacia el corazón se detiene o se reduce drásticamente, el corazón queda privado de oxígeno. Si el flujo sanguíneo no se restablece en el lapso de pocos minutos, partes del músculo cardíaco empiezan a morir y se produce daño permanente del corazón. Este proceso se denomina *infarto del miocardio*, pero se conoce popularmente como ataque cardíaco. Como esto sucede cuando las arterias coronarias no pueden suministrarle al corazón suficiente oxígeno, los médicos suelen llamar "coronary" al ataque cardíaco.

El ataque cardíaco empieza, de manera característica, por un dolor sostenido, profundo y severo en el pecho, que puede irradiar al brazo izquierdo, al cuello, a la mandíbula o al área entre los omóplatos. El dolor puede durar hasta doce horas. Muchas personas que han tenido ataque cardíaco lo describen como una presión fuerte y subesternal que se percibe como si le estuvieran apretando a uno el pecho. Otros síntomas que se pueden presentar son sensación de ahogo, sudoración, náuseas y vómito. Además, el ataque cardíaco puede producir arritmia, es decir, ritmo cardíaco irregular. Las arritmias producen más de quinientas mil muertes súbitas en Estados Unidos cada año, y la incidencia va en aumento a pesar de que las técnicas de resucitación cardíaca han mejorado notablemente.

Hay tres circunstancias básicas que pueden derivar en un ataque cardíaco. La primera, e indudablemente la más frecuente, es la obstrucción parcial o total de una de las arterias que abastecen de oxígeno al corazón, usualmente a causa de un coágulo sanguíneo. A menudo, tras años de estar enfermas, las arterias coronarias se han estrechado. Esto lleva a la acumulación de placa — formada por depósitos grasos ricos en colesterol, proteína, calcio y exceso de células del músculo liso — en las paredes de las arterias. Las paredes arteriales se engruesan e impiden que la sangre fluya hacia el músculo cardíaco. Al volverse ásperas las paredes de las arterias a causa de los depósitos de placa, no sólo las arterias se estrechan sino que se facilita la formación de coágulos en su superficie interna. Cuando un coágulo se desarrolla o se desprende de su lugar de origen y viaja a través de los vasos sanguíneos, puede bloquear completamente una arteria coronaria, lo que da por resultado un ataque cardíaco.

La segunda circunstancia que puede precipitar un ataque cardíaco es la existencia de una arritmia que le impida al corazón bombear suficiente sangre para garantizar su propio abastecimiento. La tercera circunstancia es que un punto débil de un vaso sanguíneo, llamado aneurisma, se reviente y provoque hemorragia interna, lo cual afecta al flujo sanguíneo normal.

Todo lo que le imponga al corazón y/o a los vasos sanguíneos tensión adicional – por ejemplo, una crisis emocional, una comida pesada, hacer demasiado ejercicio físico o levantar un objeto pesado – puede desencadenar un ataque cardía-co, aunque esos factores no son la verdadera causa del problema. Entre las personas más vulnerables a sufrir un ataque cardíaco están las que tienen antecedentes familiares de enfermedad cardíaca, las que fuman y/o abusan de las drogas, las que tienen diabetes, alta presión arterial, niveles altos de colesterol y/o triglicéridos, las que llevan una vida sedentaria, y las que suelen vivir estresadas y/o tienen personalidad "tipo A".

La tercera parte de todos los ataques cardíacos se presentan sin avisar. Al resto de los ataques cardíacos los anteceden meses o años de síntomas, especialmente angina de pecho: un dolor en el pecho que suele aumentar con el estrés o el ejercicio físico, y que disminuye con el descanso. Al igual que el ataque cardíaco, la angina de pecho es producida por falta de oxígeno en el músculo cardíaco, aunque el grado de privación de oxígeno no es tan alto como para dañar el tejido cardíaco. Durante los días o semanas previos al ataque cardíaco, mucha gente se queja de angina de pecho intermitente, sensación de ahogo y/o fatiga inusual. Una sensación constante de acidez estomacal que dura varios días y no mejora con antiácidos puede ser señal de un ataque cardíaco inminente.

NUTRIENTES

SUPLEMENTOS	DOSIS SUGERIDAS	COMENTARIOS
Esenciales		
Choline e inositol	Seguir indicaciones de la etiqueta para obtener hasta 1.000 mg al día de colina.	Estas sustancias ayudan a eliminar la grasa del hígado y el torrente sanguíneo.
Coenzyme Q_{10}	100 mg al día.	Aumenta la oxigenación del músculo cardíaco y ayuda a prevenir un segundo ataque cardíaco.
Vitamin E	Empezar con 200 UI al día y aumentar poco a poco hasta 800 UI al día. Si está tomando drogas anticoagulantes no debe tomar más de 400 UI al día, a menos que sea con supervisión médica.	Poderoso antioxidante que mejora la circulación y adelgaza la sangre, lo que disminuye el riesgo de que se produzcan coágulos.
Selenium	300 mcg al día.	Su deficiencia se ha asociado con enfermedades del corazón.
Grape seed extract	150-300 mg al día.	Poderoso antioxidante. Para mejores resultados, tomar con phosphatidyl choline, componente natural de la lecitina.
Muy importantes		
Acetyl-L-carnitine o L-carnitine más L-cysteine y L-methionine	500 mg al día de cada uno con el estómago vacío. Tomar con agua o jugo. No tomar con leche. Para mejor absorción, tomar con 50 mg de vitamina B_6 y 100 mg de vitamina C.	Bajan el nivel de los lípidos sanguíneos y elevan el del glutatión y la coenzima Q10 de las células. Protegen contra la lipid peroxidation (reacción química de la grasa con un radical libre, que facilita la movilización y el depósito del colesterol en las arterias). Al ayudar a descomponer las grasas evitan su acumulación en las arterias. Esto ayuda a restablecer el flujo sanguíneo hacia el corazón.

Calcium y magnesium	1.500 mg al día. 1.000 mg al día divididos en varias tomas. Tomar entre comidas y a la hora de acostarse.	Importantes para mantener la frecuencia cardíaca y la presión arterial adecuadas. Utilizar variedades chelate.
Chromium	100 mcg al día.	Útil para aumentar el nivel del HDL (colesterol "bueno").
Essential fatty acids (primrose oil y salmon oil son buenas fuentes)	Según indicaciones de la etiqueta.	Protegen las células del músculo cardíaco.
Garlic (Kyolic)	2 cápsulas 3 veces al día.	Beneficioso para el corazón. Promueve la circulación y ayuda a reducir la presión arterial alta.
Glucosamine Plus de FoodScience Labs	Según indicaciones de la etiqueta.	Importante para la formación de las válvulas cardíacas.
Heart Science de Source Naturals	Según indicaciones de la etiqueta.	Contiene antioxidantes, agentes que combaten el colesterol, hierbas y vitaminas que promueven el adecuado funcionamiento cardiovascular.
Multienzyme complex	Según indicaciones de la etiqueta. Tomar con las comidas.	Sirve para la digestión y previene la acidez estomacal.
Proteolytic enzymes	Según indicaciones de la etiqueta, 3 veces al día. Tomar entre comidas.	Agentes antiinflamatorios que protegen a las arterias contra el daño ocasionado por los radicales libres.
Sea mussel	Según indicaciones de la etiqueta.	Ayuda al funcionamiento de los sistemas cardiovascular, linfático y endocrino.
Vitamin A más natural beta-carotene	Según indicaciones de la etiqueta. Si está embarazada, no debe tomar más de 10.000 UI al día. 10.000 UI al día.	Ayuda a prevenir el daño arterial causado por los radicales libres. Para mejor asimilación, utilizar en emulsión. Precursor de la vitamina A.
Zinc más copper	50 mg al día. No tomar más de 100 mg al día de todos los suplementos. 3 mg al día.	Debe tomarse de manera equilibrada con el cobre. Ayuda a la utilización de la tiamina. Utilizar una variedad chelate. Su deficiencia se ha asociado con enfermedades cardíacas.

Importantes

Dimethylglycine (DMG) (Aangamik DMG de FoodScience Labs)	Según indicaciones de la etiqueta.	Mejora la oxigenación del tejido cardíaco.
Vitamin B complex más extra	50 mg 3 veces al día.	Las vitaminas B son más eficaces cuando se toman al mismo tiempo.
vitamin B₁ (thiamine) y	500 mg 3 veces al día con las comidas.	Su deficiencia en el músculo cardíaco conduce a enfermedades del corazón.
vitamin B₁₂ y	2.000 mcg al día.	Su deficiencia se ha asociado con enfermedades del corazón.
folic acid	400 mcg al día.	

Pycnogenol	Según indicaciones de la etiqueta.	Neutraliza a los radicales libres, intensifica la actividad de la vitamina C y fortalece el tejido conectivo, incluyendo el del sistema cardiovascular.
Vitamin C con bioflavonoids	3.000-6.000 mg al día.	Ayudan a adelgazar la sangre. Previenen la formación de coágulos y el daño causado por los radicales libres.

HIERBAS

❑ Alfalfa, semilla de borage, horsetail, nettle y pau d'arco son hierbas ricas en minerales necesarios para regular la frecuencia cardíaca.

❑ Black cohosh, oat straw, passionflower, raíz de valerian, skullcap y wood betony son hierbas calmantes que ayudan a corregir las arritmias.

❑ Butcher's broom, berries y hoja de hawthorn, motherwort y red sage fortalecen el músculo cardíaco.

❑ Cayene (capsicum), raíz de ginger y ginkgo biloba fortalecen el corazón y mitigan el dolor en el pecho.

❑ Gotu kola, primrose y rosemary son hierbas provechosas para la angina de pecho.

❑ El té verde tiene extraordinarias propiedades antioxidantes. Tomar entre diez y veinte tazas al día protege tanto contra las enfermedades del corazón como contra muchas otras dolencias.

RECOMENDACIONES

❑ Asegúrese de incluir en su dieta una cantidad alta de fibra.

❑ Incluya en su dieta almendras, brewer's yeast, granos y semillas de sesame.

❑ Agréguele a su dieta kelp y vegetales marinos, pues son ricos en minerales necesarios. Tome jugos de vegetales frescos.

❑ Minimice su ingesta de vitamina D, y no trate de obtener esta vitamina en la leche whole o en productos lácteos con alto contenido de grasa. Esos alimentos promueven la obstrucción de las arterias. Puede consumir con moderación leche skim y yogur low-fat.

❑ No consuma carne roja, alimentos muy condimentados, sal, azúcares ni harina blanca. Los azúcares refinados desencadenan reacciones desfavorables en todas las células porque producen grandes variaciones en el nivel del azúcar sanguíneo. Las alzas de nivel van seguidas de caídas hipoglicémicas, lo que genera una peligrosa inestabilidad en el nivel del azúcar intracelular, que es vital.

❑ Elimine de su dieta los alimentos fritos, el café, el té negro, las colas y los demás estimulantes.

❑ No fume y manténgase alejado de los ambientes donde hay humo de cigarrillo.

❑ Absténgase del alcohol, pues produce efectos tóxicos en el corazón. Si bebe alcohol ocasionalmente, evite el aceite de hígado de bacalao.

❑ Beba únicamente agua destilada al vapor.

❑ Para disminuir el estrés y relajarse, agregue unas cuantas gotas de lavender, sandalwood o aceite esencial de ylang ylang al agua y dése un baño, o sencillamente ponga unas pocas gotas en un pañuelo e inhale el aroma de vez en cuando a lo largo del día.

❑ Por sus propiedades curativas y fortificantes, tome sorbos de agua de barley a lo largo del día. *Ver* LÍQUIDOS TERAPÉUTICOS en la Tercera Parte.

❑ A fin de purificar y destintoxicar su organismo, ayune cada mes durante tres días. *Ver* AYUNOS en la Tercera Parte, y seguir el programa.

ASPECTOS PARA TENER EN CUENTA

❑ La mayoría de las personas que tienen un ataque cardíaco experimentan el dolor característico en el pecho (ver página 145). Sin embargo, no todas sienten dolor. Algunas experimentan una especie de indigestión, mientras que otras no presentan ningún síntoma especial. A este fenómeno se le conoce como ataque cardíaco "silencioso". Las personas más propensas a esta clase de ataque cardíaco son las de edad avanzada y las que tienen diabetes.

❑ En algunos casos el ataque cardíaco se debe a espasmos de las arterias, que interrumpen abruptamente el flujo de sangre hacia el corazón.

❑ Entre los factores que ayudan a prevenir la arteriosclerosis de las arterias coronarias y el infarto del miocardio están el ejercicio moderado y una dieta adecuada y enriquecida con suplementos nutricionales.

Advertencia: Si usted es mayor de treinta y cinco años y/o ha llevado una vida sedentaria durante algún tiempo, consulte con su médico antes de iniciar cualquier programa de ejercicios.

❑ Estudios han revelado que quienes toman suplementos de coenzima Q_{10} después de un ataque cardíaco tienen menos probabilidades de sufrir otro ataque en el curso de los cinco años siguientes que quienes no toman esa clase de suplementos.

❑ Investigadores han encontrado que consumir solamente 1 onza de walnuts al día (alrededor de siete walnuts) disminuye entre 8 y 10 por ciento el riesgo de ataque cardíaco.

❑ Ataque cardíaco no es lo mismo que insuficiencia cardíaca. Mientras que en la insuficiencia cardíaca el corazón no le aporta al organismo suficiente sangre, en el ataque cardíaco el corazón no recibe suficiente sangre para satisfacer sus necesidades. No obstante, el daño que produce el ataque cardíaco puede conducir a la insuficiencia cardíaca.

❑ *Ver también* ARTERIOSCLEROSIS/ATEROSCLEROSIS, ENFERMEDADES CARDIOVASCULARES y PROBLEMAS CIRCULATORIOS en la Segunda Parte.

❑ *Ver también* TERAPIA DE CHELATION en la Tercera Parte.

Ataques de pánico

Ver en TRASTORNO DE ANSIEDAD.

Aterosclerosis

Ver ARTERIOSCLEROSIS/ATEROSCLEROSIS.

Athlete's Foot

Athlete's foot (tinea pedis), o pie de atleta, es una infección por hongos que se desarrolla en ambientes cálidos y húmedos. Entre las infecciones de la piel producidas por hongos, el pie de atleta es la más común y afecta aproximadamente al 4 por ciento de los estadounidenses, en su mayoría hombres. Los hongos viven especialmente entre los dedos de los pies, y se desarrollan gracias a las células muertas de la piel y a las callosidades de los pies. Algunos de los síntomas del pie de atleta son inflamación, ardor, prurito, escamación, grietas y ampollas.

El hongo causante del pie de atleta se propaga rápidamente cuando los antibióticos, algunas drogas o la radiación destruye las bacterias. Esta infección es bastante común y altamente contagiosa en lugares cálidos y húmedos, como los gimnasios y los vestuarios de las piscinas.

NUTRIENTES

SUPLEMENTOS	DOSIS SUGERIDAS	COMENTARIOS
Esenciales		
Acidophilus	1 cucharadita en agua 2 veces al día con el estómago vacío.	Repone las bacterias "amigables" que inhiben el desarrollo de organismos patógenos. Utilizar una fórmula no láctea.
Colloidal silver	Aplicar tópicamente, según indicaciones de la etiqueta.	Antibiótico y desinfectante natural. Destruye los hongos, los virus y los bacterias. Propicia la curación.
Muy importante		
Garlic (Kyolic)	2 cápsulas 3 veces al día.	Ayuda a destruir los hongos.
Importantes		
Kyo-Dophilus de Wakunaga	Según indicaciones de la etiqueta.	Contiene acidophilus y extracto de ajo maduro, útiles para tratar las enfermedades causadas por hongos.
Vitamin B complex	Según indicaciones de la etiqueta.	Necesario para la salud de la piel. Utilizar una fórmula high-potency sin levadura. Para mejores resultados, administrar en forma sublingual.

Vitamin C	3.000-10.000 mg 3 veces al día divididos en varias tomas.	Reduce el estrés y promueve la función inmunológica. Utilizar una variedad buffered.
Zinc	50 mg al día. No tomar más de 100 mg al día de todos los suplementos.	Inhibe el desarrollo de los hongos y estimula el sistema inmunológico.

Provechosos

Aerobic 07 de Aerobic Life Industries	9 gotas en un vaso de agua 2 veces al día. Aplicar también unas gotas directamente en el área afectada y dejar secar.	Destruye los gérmenes y las bacterias nocivas aportándoles oxígeno a las células.
Essential fatty acids (fish oil de OmegaLife y Ultimate Oil de Nature´s Secret son buenas fuentes)	Según indicaciones de la etiqueta.	Promueven la curación de los problemas cutáneos.
Vitamin A	50.000 UI al día durante 1 mes. Luego reducir la dosis hasta 25.000 UI. Si está embarazada, no debe tomar más de 10.000 UI al día.	Necesario para curar los tejidos y estimular el sistema inmunológico.
Vitamin E	Empezar con 400 UI al día y aumentar gradualmente hasta 1.000 UI al día.	Antioxidante que promueve la salud de la piel.

HIERBAS

❏ Tome todos los días tres tazas de té de pau d'arco. Este té también se puede usar tópicamente. Prepárelo fuerte utilizando seis bolsitas por cada dos quarts de agua caliente. Agregue veinte gotas de Aerobic 07, de Aerobic Life Industries. Para un rápido alivio, introduzca los pies en esta mezcla durante quince minutos tres veces al día.

❏ Otra alternativa es agregarle a un pequeño recipiente con agua veinte gotas de aceite de tea tree, e introducir los pies durante quince minutos tres veces al día. También se puede frotar suavemente el área afectada con unas cuantas gotas de aceite de tea tree sin diluir, después de secarse los pies muy bien. El aceite de tea tree es una manera natural de combatir eficazmente los hongos.

RECOMENDACIONES

❏ Haga una dieta balanceada que incluya abundantes frutas y vegetales crudos, pescado asado a la plancha, pollo sin piel asado a la plancha, granos enteros, yogur y otros alimentos que contengan acidophilus.

❏ Evite las colas, los alimentos procesados, los granos refinados y todas las variedades de azúcar. No consuma alimentos fritos ni grasosos.

❏ Tome suplementos de vitaminas A, B y C, de acuerdo con las indicaciones de la sección Nutrientes.

❏ Mantenga secos los pies. Después de bañarse, séquese cuidadosamente entre los dedos. Utilice las toallas solamente una vez y luego lávelas. Use medias absorbentes de algodón. Ponga al aire sus zapatos y cámbiese de medias todos los días. Lave las medias, las toallas y todo lo que entre en contacto con el área infectada con agua muy caliente y, en lo posible, agréguele al agua chlorine bleach.

❏ Pique ajo crudo en trocitos e introdúzcalos en sus zapatos durante unos días. La piel absorbe el ajo. Además, aplíquese en los pies ajo en polvo. Aunque existen medicamentos antifúngicos que se compran sin prescripción médica, nosotros consideramos que el ajo es mejor.

❏ Sumerja los pies todos los días entre una mezcla de partes iguales de vinagre y agua. Séquese los pies meticulosamente y aplíquese en el área infectada aceite puro y sin procesar, como aceite de oliva. O sumerja los pies en una solución de dos cucharaditas de sal y un pint de agua tibia durante diez minutos. Repita este tratamiento todos los días hasta que el problema se solucione.

❏ Para mitigar el dolor y la picazón, utilice compresas frías. Empape una bolita de algodón blanco en solución de Burow (se consigue en las farmacias) disuelta en un pint de agua fría. Aplíquese compresas varias veces al día durante quince a veinte minutos cada vez.

❏ Protéjase los pies y evite el contacto directo con pisos de áreas comunales, como vestuarios. En esos lugares debe utilizar zapatos o zapatillas. No comparta con otras personas zapatos, medias, toallas ni nada que tenga contacto con los pies.

❏ Si después de cuatro semanas la situación no ha mejorado, si las ampollas o las grietas contienen pus, si tiene fiebre, o si el pie o la pierna está inflamada, visite a su médico. Hay casos que requieren atención médica.

ASPECTOS PARA TENER EN CUENTA

❏ El pie de atleta se puede complicar cuando hay infección por hongos en las uñas de los pies (ver PROBLEMAS DE LAS UÑAS en la Segunda Parte). Mantenga limpias las uñas de los pies, pero no se las pula con lima de metal pues puede hacerles daño y, por tanto, proporcionarle al hongo un sitio donde desarrollarse. Si las uñas de los pies se le engruesan o decoloran, consulte con un podiatra.

❏ Las personas con infecciones fúngicas recurrentes en los pies suelen tener también infecciones por hongos en el área de la ingle. Estas dos áreas deben ser tratadas simultáneamente. Para evitar que el hongo del pie se transmita a la ingle, cuando se esté vistiendo póngase medias limpias antes de la ropa interior.

❏ Ver también CANDIDIASIS e INFECCIONES POR HONGOS en la Segunda Parte.

Attention Deficit Disorder (ADD)

Ver HIPERACTIVIDAD.

Autismo

El autismo es un trastorno cerebral poco comprendido, que afecta aproximadamente a cuatro de cada diez mil personas. En Estados Unidos hay más de cien mil personas autistas. El autismo se diagnostica habitualmente en la primera infancia (antes de los tres años) y se caracteriza por una marcada indiferencia ante los demás y ante el medio que rodea a la persona. Desde el punto de vista físico, el individuo autista es igual a los demás; sin embargo, desde muy temprana edad presenta conductas evidentemente distintas. Mientras que la mayoría de los bebés disfrutan cuando los levantan y los acarician, los bebés autistas no muestran ningún interés ante las manifestaciones de afecto de los demás. Al ir creciendo no forman vínculos con otras personas como la mayoría de los niños; en cambio, da la sensación de que se refugiaran dentro de sí mismos. Muchos niños autistas también presentan conductas inusuales e impredecibles, como mecerse ininterrumpidamente, golpear con los pies mientras están sentados, o permanecer sentados durante largos períodos en perfecto silencio. Algunos presentan episodios de hiperactividad durante los cuales se muerden y se golpean.

Los niños autistas tienen dificultades de aprendizaje; además, no es raro que presenten discapacidad mental. El desarrollo del lenguaje suele ser demorado y, en muchos casos, no existe o está limitado a balbuceos o repetición de sonidos semejantes y carentes de sentido. Mientras que la inteligencia de algunos niños autistas es inferior a lo normal, la de otros se ajusta al rango normal. Algunos niños autistas con un nivel bajo de inteligencia en la mayoría de las áreas, son casi superdotados en otras, como matemáticas o música. La mayoría de los niños autistas manifiestan una gran resistencia ante cualquier cambio en el ambiente o en las rutinas familiares.

La causa del autismo es desconocida. Estudios comparativos con hermanos mellizos indican que puede haber un componente hereditario en este trastorno. Algunos expertos opinan que se debe a un desequilibrio neurológico o a una alteración que vuelve al individuo autista exageradamente sensible a los estímulos externos. Se sabe que el autismo no es causado por el abandono de los padres ni por su conducta, como se creía antes.

A menos que se especifique otra cosa, las siguientes dosis se recomiendan para personas mayores de dieciocho años. La dosis para los jóvenes de doce a diecisiete años debe equivaler a tres cuartas partes de la cantidad recomendada. Para los niños de seis a doce años debe utilizarse la mitad de la dosis recomendada y para los menores de seis años, una cuarta parte.

NUTRIENTES

SUPLEMENTOS	DOSIS SUGERIDAS	COMENTARIOS
Muy importantes		
Calcium y	1.500 mg al día.	Esenciales para el funcionamiento normal del cerebro y el sistema
magnesium	1.000 mg al día.	nervioso.
Choline	500-2.000 mg al día.	Mejora el funcionamiento cerebral y promueve la circulación hacia el cerebro. Utilizar con supervisión médica.
Coenzyme Q$_{10}$	Según indicaciones de la etiqueta.	Mejora el funcionamiento del cerebro.
Dimethylglycine (DMG) (Aangamik DMG de FoodScience Labs)	100 mg al día.	Transporta oxígeno al cerebro. Importante para el funcionamiento normal del cerebro y el sistema nervioso.
Ginkgo biloba		Ver Hierbas más adelante.
Vitamin B complex	50 mg 3 veces al día con las comidas.	Esencial para el funcionamiento normal del cerebro y el sistema nervioso. Se recomienda en forma sublingual.
más extra vitamin B$_3$ (niacin)	50 mg 3 veces al día. No sobrepasar esta dosis.	Mejora la circulación. Provechoso para muchos trastornos sicológicos. *Advertencia:* si tiene algún trastorno hepático, gota o presión arterial alta, no debe tomar niacina.
y niacinamide	300 mg al día.	Favorece la circulación.
y pantothenic acid (vitamin B$_5$)	500 mg al día.	Ayuda a reducir el estrés.
y vitamin B$_6$ (pyridoxine)	50 mg 3 veces al día. A menos que el médico lo ordene, esta cantidad no se debe sobrepasar.	Su deficiencia se ha asociado con el autismo.
Vitamin C con bioflavonoids	5.000-20.000 mg al día divididos en varias tomas. *Ver* FLUSH DE ÁCIDO ASCÓRBICO en la Tercera Parte.	Poderosos neutralizadores de los radicales libres.
Provechosos		
Multivitamin y mineral complex con vitamin A	Según indicaciones de la etiqueta. 15.000 UI al día. Si está embarazada, no debe tomar más de 10.000 UI al día.	Todos los nutrientes se necesitan de manera equilibrada. Utilizar una fórmula high-potency.
y natural beta-carotene	25.000 UI al día.	
y selenium	200 mcg al día.	
y zinc	50 mg al día. No tomar más de 100 mg al día de todos los suplementos.	

L-Glutamine y L-phenylalanine y L-tyrosine y taurine	500 mg al día de cada uno con el estómago vacío. Tomar con agua o jugo. No tomar con leche. Para mejor absorción, tomar con 50 mg de vitamina B6 y 100 mg de vitamina C.	Aminoácidos necesarios para el funcionamiento normal del cerebro. *Ver* AMINOÁCIDOS en la Primera Parte. *Advertencia:* si está embarazada o lactando, o si sufre de ataques de pánico, diabetes, presión arterial alta o PKU, no debe tomar fenilalanina.
Melatonin	2-3 mg al día para adultos y 1 mg o menos al día para niños. Tomar 2 horas o menos antes de acostarse. Si esta dosis es ineficaz, aumentarla gradualmente hasta que surta efecto.	Provechoso cuando los síntomas incluyen insomnio.
RNA y DNA	200 mg al día. 100 mg al día.	Ayudan a reparar y a formar nuevo tejido cerebral. *Advertencia:* las personas que sufren de gota no deben tomar estos suplementos.
Vitamin E	200-600 UI al día.	Mejora la circulación y la función cerebral.

HIERBAS

❏ La hierba ginkgo biloba es un poderoso destructor de los radicales libres que protege al cerebro. También mejora la función cerebral aumentando la circulación hacia el cerebro. Tómese en cápsula o en extracto tres veces al día siguiendo las indicaciones de la etiqueta.

RECOMENDACIONES

❏ Siga una dieta alta en fibra que conste entre el 50 y el 75 por ciento de alimentos crudos, entre ellos muchas frutas y vegetales, además de brown rice, lenteja y papa. Para obtener proteína, consuma fríjoles y legumbres, pescado, nueces y semillas crudas, carne blanca de pavo sin piel o pechuga de pollo, tofu y yogur low-fat.

❏ Elimine de su dieta el alcohol, la cafeína, los alimentos enlatados y empacados, las bebidas carbonatadas, el chocolate, todo el junk food, los alimentos refinados y procesados, la sal, el azúcar, los dulces, las grasas saturadas, las bebidas gaseosas y la harina blanca. Evite los alimentos que contienen colorantes o preservativos artificiales. De igual modo, evite productos como bacon, fiambres variados, alimentos fritos, gravies, jamón, luncheon meats, salchichas y todos los productos lácteos, excepto productos agrios con bajo contenido de grasa.

❏ Absténgase de consumir trigo y productos a base de trigo.

❏ Beba agua destilada al vapor.

❏ Haga ejercicio con regularidad y moderación.

❏ Haga una dieta de eliminación para comprobar si tiene alguna alergia alimentaria, lo cual puede agravar el problema. *Ver* ALERGIAS en la Segunda Parte.

❏ Hágase un análisis del cabello para descartar envenenamiento por metales pesados. *Ver* ANÁLISIS DEL CABELLO en la Tercera Parte.

❏ Trate de incrementar el suministro de oxígeno hacia el cerebro haciendo ejercicios de respiración profunda. Inspire y sostenga el aire durante treinta segundos cada media hora durante treinta días. Esto promueve una respiración aún más profunda y ayuda a elevar el nivel de oxígeno en el tejido cerebral.

❏ No pase largos períodos sin comer. Hacer comidas pequeñas con frecuencia durante el día es mejor que hacer dos o tres comidas grandes.

ASPECTOS PARA TENER EN CUENTA

❏ Estudios han revelado que los suplementos de vitamina B_6 (piridoxina) y magnesio dan buenos resultados en niños y adultos autistas. Además, suele haber una mejoría impresionante después de eliminar de la dieta aditivos químicos y alimentos alergénicos.

❏ Estudios realizados con niños autistas han comprobado que un número significativo de ellos tienen desórdenes gastrointestinales, incluyendo enfermedad celiaca y otra clase de intolerancias a los alimentos.

❏ Altos niveles de cobre en la sangre y en los tejidos pueden tener relación con el autismo y otros problemas mentales, al igual que demasiada exposición al plomo y al mercurio. Al parecer, cantidades excesivas de cobre también contribuyen al autismo. Incluso la exposición moderada de los niños al plomo se ha asociado con alteraciones del desarrollo intelectual y con problemas de conducta.

❏ Los infantes y los toddlers, cuya dieta consiste principalmente en alimentos procesados para bebé, necesitan suplementos de vitaminas y minerales para garantizar que todos sus requerimientos nutricionales sean satisfechos. Las deficiencias nutricionales se relacionan con muchos trastornos sicológicos.

❏ Es difícil predecir lo que les espera a los niños autistas. Hay casos documentados de personas que al parecer se recuperaron del autismo, por lo general después de la adolescencia. Algunos niños progresan, pero inexplicablemente experimentan un retroceso. Muchos logran un poco de autosuficiencia e independencia; sin embargo, la mayor parte de las personas autistas necesitan ciertos cuidados durante toda la vida.

❏ *Ver también* HIPERACTIVIDAD e HIPOGLICEMIA en la Segunda Parte.

Azote de sapo

Ver SHINGLES. *Ver también* Shingles en PROBLEMAS OCULARES.

Azúcar sanguíneo, problemas de

Ver DIABETES, HIPOGLICEMIA.

Bedsores

Cuando se ejerce presión en áreas huesudas del cuerpo, la circulación se obstruye. Esto produce la muerte de las células del tejido superficial y lleva a la formación de bedsores, también conocidas como pressure sores, o úlceras por decúbito. Estas úlceras se desarrollan comúnmente en los talones, los glúteos, las caderas, el sacro y los omóplatos. Como sugiere su nombre, tienden a aparecer cuando el paciente guarda cama durante períodos largos. Sin embargo, la gente que utiliza silla de ruedas también pueden presentar este tipo de úlceras. Por lo general, las personas que las tienen también suelen presentar graves deficiencias de muchos nutrientes, en especial de cinc y de vitaminas A, E, B$_2$ (riboflavina) y C, además de que el pH de su organismo suele ser alto.

NUTRIENTES

SUPLEMENTOS	DOSIS SUGERIDAS	COMENTARIOS
Muy importantes		
Vitamin E	400 UI o más al día.	Mejora la circulación.
Zinc	50-80 mg al día. No tomar más de 100 mg al día de todos los suplementos.	Importante para la curación de los tejidos.
más copper	3 mg al día.	Debe tomarse de forma balanceada con el cinc.
Importantes		
Free-form amino acid complex	Según indicaciones de la etiqueta.	Aporta proteína necesaria para la curación.
Natural beta-carotene	15.000 UI al día.	Protegen los pulmones y, por tanto, favorecen la respiración. Curan las úlceras por decúbito al mejorar el tejido cutáneo.
o carotenoid complex	Según indicaciones de la etiqueta.	
Vitamin B complex	100 mg 2 veces al día con las comidas.	Necesario para la curación y para reducir el estrés.
más extra vitamin B$_{12}$	2.000 mcg 2 veces al día.	Utilizar lozenges o administrar en forma sublingual.
Vitamin C	3.000-10.000 mg al día divididos en varias tomas.	Favorece la curación, la circulación y la función inmunológica.
Vitamin D	400-1.000 UI al día.	Esencial para la curación. La falta de exposición al sol aumenta la necesidad de este nutriente.
Provechosos		
All-Purpose Bactericide Spray de Aerobic Life Industries	Aplicar tópicamente en las áreas irritadas, según indicaciones de la etiqueta.	Destruye las bacterias nocivas.
o colloidal silver	Aplicar tópicamente, según indicaciones de la etiqueta.	Antibiótico natural que destruye bacterias, virus y hongos. Protege contra las infecciones y promueve la curación.
Calcium y magnesium	2.000 mg al día. 1.000 mg al día.	Necesarios para el sistema nervioso central y para evitar que los huesos se debiliten por falta de uso.
Garlic (Kyolic)	2 cápsulas 3 veces al día con las comidas.	Su efecto antibiótico natural protege contra las infecciones.
Kelp	500-1.000 mg al día.	Proporciona minerales necesarios.
Panoderm I de American Biologics	Aplicar tópicamente, según indicaciones de la etiqueta.	Antioxidante natural que limpia y humecta la piel. Contiene squalene.
Vitamin A	50.000 UI al día durante 1 mes. Luego reducir la dosis hasta 15.000 UI al día. Si está embarazada, no debe tomar más de 10.000 UI al día.	Necesario para la curación del tejido cutáneo. Para facilitar la asimilación, utilizar en emulsión.

HIERBAS

❑ Para uso externo se puede utilizar ungüento de comfrey o Natureworks Marigold Ointmente, de Abkit.

Nota: El comfrey sólo se recomienda para uso externo.

❑ En té o en extracto, las hierbas goldenseal, myrrh gum, pau d'arco y suma son beneficiosas para las úlceras por decúbito. Los tés de buckwheat y de flor de lime también son provechosos.

Advertencia: No se debe tomar goldenseal durante más de una semana seguida y se debe evitar durante el embarazo. Si usted tiene alguna enfermedad cardíaca, diabetes o glaucoma, utilice esta hierba con supervisión médica.

❑ Haga una pasta mezclando cantidades iguales de goldenseal en polvo o en extracto y aceite de vitamina E con una pequeña cantidad de miel. Aplíquesela en las úlceras frecuentemente. Esta mezcla proporciona rápido alivio y contribuye al proceso de curación. Alterne esta mezcla con miel pura, crema de vitamina E y gel de aloe vera.

RECOMENDACIONES

❑ Haga una dieta bien balanceada, que conste de frutas y vegetales crudos en un 70 por ciento.

❑ Tome muchísimos líquidos aunque no sienta sed. Beba agua destilada al vapor, tés de hierbas y jugos sin azúcar. Los líquidos son fundamentales para la limpieza del colon y el correcto funcionamiento de la vejiga.

❑ Elimine de su dieta las grasas animales, los alimentos fritos, el junk food, los alimentos procesados y el azúcar.

❑ Para obtener fibra, consuma oat bran, cascarilla de psyllium, flaxseeds trituradas o Aerobic Bulk Cleanse (ABC), de Aerobic Life Industries. La fibra absorbe las toxinas y previene el estreñimiento.

Nota: La fibra no se debe tomar junto con otros suplementos y medicamentos; siempre se debe tomar por separado.

❑ Asegúrese de que el intestino le funcione diariamente. Los días que no le funcione, utilice un enema. *Ver* ENEMAS en la Tercera Parte.

❑ Para evitar que las bacterias de las úlceras se multipliquen, préstele particular atención al pH de su organismo y manténgalo en 5.5 ó menos. Ponga en un vaso de agua entre dos y tres cucharaditas de apple cider vinegar, agregue un poquito de miel y tome sorbos con las comidas. Para sugerencias adicionales, *ver* ALCALOSIS en la Segunda Parte.

❑ Pruebe a aplicarse en las áreas afectadas aceites esenciales y/o aloe vera mezclado con un poquito de aceite de tea tree. Éste es un buen remedio para la piel, y no sólo ayuda a curar las úlceras sino que previene la formación de nuevas lesiones (nunca se aplique estos aceites cerca de los ojos porque causan ardor).

❑ Tome medidas para evitar la aparición de úlceras por decúbito:

• No permita que una persona que está inmovilizada permanezca en la misma posición durante largos períodos; cámbiela de posición cada dos horas.

• Mantenga seca la piel y séquese concienzudamente después de bañarse.

• Todos los días revísese los puntos donde se produce presión para ver si están empezando a aparecer úlceras.

• Si el paciente se puede sentar, anímelo a que lo haga tres o cuatro veces al día, o utilice almohadas para sostenerlo.

• Utilizando una esponja y un jabón de hierbas o de vitamina E, lávele todos los días las úlceras al paciente con agua tibia. No utilice jabones ásperos.

• Para favorecer la circulación, masajee suavemente, pero con firmeza, los puntos de presión y otras áreas afectadas.

• Para estimular la circulación y evitar que los vasos sanguíneos se bloqueen, friccione a menudo al paciente con alcohol. Utilice isopropyl alcohol (alcohol para friccionar) y algodón o gasa estéril. Una alternativa es utilizar witch hazel.

• Es importante que a la habitación del paciente postrado en cama entre la mayor cantidad de luz y aire fresco que pueda tolerar.

• El paciente debe utilizar prendas muy sueltas y de materiales completamente naturales. El algodón es una magnífica opción pues permite que el aire penetre en la piel. Se le debe prestar atención a la confección de las prendas, pues dobladillos, pliegues y otros detalles pueden ejercer presión en las áreas sensibles.

• Mantenga la cama del paciente limpia, seca y bien arreglada. Acostarse sobre sábanas arrugadas favorece el desarrollo de úlceras por decúbito.

ASPECTOS PARA TENER EN CUENTA

❑ Las personas que sufren de úlceras por decúbito suelen presentar graves deficiencias de muchos nutrientes, especialmente cinc y vitaminas A, E, B$_2$ (riboflavina) y C. Las vitaminas A y E ayudan a curar las úlceras.

❑ Hay un colchón especialmente diseñado para los enfermos que tienen que guardar cama durante períodos largos. Tiene

sacos de aire conectados por pequeños tubos. Cuando el paciente tiene que permanecer en la misma posición durante largos períodos, colocar ese colchón entre la sábana y el colchón corriente hace que disminuya la presión en las áreas sensibles.

❑ Un producto que promueve la curación es dimethylsulfoxide (DMSO). Se aplica directamente en el área afectada.

Nota: Para fines terapéuticos solamente se debe utilizar el DMSO que venden en los health food stores. El DMSO commercial-grade que se encuentra en otro tipo de tiendas no sirve. Utilizar DMSO produce olor a ajo en el cuerpo. Este efecto es transitorio y no debe ser motivo de preocupación.

Bed-Wetting

Enuresis es el término médico del problema conocido popularmente como bed-wetting. La enuresis consiste en orinar con mucha frecuencia, e involuntariamente, en la cama. Esto es común en la primera infancia; también se presenta en algunas ocasiones al comienzo de la adultez y es frecuente entre las personas de edad avanzada. Las causas son prácticamente desconocidas. Las teorías más populares sobre las causas de este trastorno se centran en las alteraciones de la conducta, el sueño profundo, el consumo de altas cantidades de líquido antes de acostarse, soñar que se está utilizando el baño, alergias alimentarias, herencia, estrés, algunas deficiencias nutricionales y problemas sicológicos (uno de los factores más frecuentes entre los adultos jóvenes).

En los niños menores de cinco años, la causa más frecuente es, sencillamente, el tamaño de la vejiga: suele ser demasiado pequeña para retener toda la orina que se produce durante la noche. Esta clase de enuresis generalmente se supera. Los niños más grandes mojan la cama de vez en cuando, pero dejan de hacerlo espontáneamente al comienzo de la pubertad. Enfermedades como diabetes e infecciones del tracto urinario pueden ocasionar enuresis.

A menos que se especifique otra cosa, las siguientes dosis se recomiendan para personas mayores de dieciocho años. A los jóvenes de doce a diecisiete años se les debe administrar tres cuartas partes de la dosis recomendada. Para los niños de seis a doce años sólo se debe utilizar la mitad y para los menores de seis años, la cuarta parte.

NUTRIENTES

SUPLEMENTOS	DOSIS SUGERIDAS	COMENTARIOS
Muy importante		
Free-form amino acid complex	Según indicaciones de la etiqueta.	Ayuda a fortalecer el músculo de la vejiga. Utilizar un producto de origen vegetal.
Importantes		
Calcium y magnesium	1.500 mg al día. 350 mg al día.	Ayudan a controlar los espasmos de la vejiga.

Provechosos		
Multivitamin y mineral complex con vitamin B complex	Según indicaciones de la etiqueta.	Ayudan a aliviar el estrés. Proporcionan todos los nutrientes necesarios.
Potassium	99 mg al día.	Útil para equilibrar el sodio y el potasio del organismo.
Vitamin A o cod liver oil y vitamin E	Según indicaciones de la etiqueta. Si está embarazada, no debe tomar más de 10.000 UI al día. Según indicaciones de la etiqueta. 600 UI al día.	Ayudan a normalizar el funcionamiento del músculo de la vejiga.
Zinc	Administrar a los niños 10 mg al día; a los adultos, 80 mg al día. No sobrepasar estas dosis.	Mejora el funcionamiento de la vejiga y del sistema inmunológico.

HIERBAS

❏ Para la enuresis es provechoso tomar buchu, corn silk, oat straw, perejil y/o plantain a más tardar a las tres de la tarde.

RECOMENDACIONES

❏ Consuma más alimentos ricos en vitamina B_2 (riboflavina) y ácido pantoténico (vitamina B_5), como polen de abeja, brewer's yeast, nueces remojadas, spirulina y toda clase de brotes.

Advertencia: Tanto el polen de abeja como el brewer's yeast producen reacciones alérgicas en algunas personas. Empiece con una pequeña cantidad y suspenda el producto si observa algún síntoma de alergia.

❏ No beba ningún líquido treinta minutos antes de acostarse.

❏ Hable con su médico sobre la conveniencia de hacerse un examen para detectar alergias alimentarias. A menudo la causa de este problema es una alergia alimentaria. Elimine de su dieta la leche de vaca, pues es altamente alergénica. Así mismo, omita las bebidas carbonatadas, el chocolate, los carbohidratos refinados (incluyendo el junk food) y los productos que contengan colorantes.

❏ No castigue ni regañe a un niño por mojar la cama, pues sólo logrará agravar el problema. En cambio, déle recompensas por *no* mojarla.

ASPECTOS PARA TENER EN CUENTA

❏ Sabemos de varios casos de enuresis en niños y adultos que se solucionaron en cuestión de días gracias a que empezaron a tomar suplementos de algunos nutrientes, entre ellos magnesio, vitamina B_2 y ácido pantoténico. Además, eliminaron de su dieta todos los alimentos que les causaban alergia y empezaron a tomar suplementos de proteína. La spirulina, el brewer's yeast y el polen de abeja son magníficas fuentes de proteína.

❏ Los suplementos de magnesio son especialmente provechosos para algunas personas. Magnesium citrate es una de las mejores formas de magnesio, pues el organismo lo asimila con facilidad.

❏ Las técnicas de modificación de la conducta son útiles en algunos casos, en particular con niños. Una técnica consiste en utilizar un timbre que se activa tan pronto como el niño empieza a mojar la cama. Con el tiempo, el niño comienza a reaccionar ante las señales de su organismo y a despertarse cuando necesita orinar durante la noche.

Beriberi

El beriberi es una enfermedad causada por deficiencia de las vitaminas B, en particular vitamina B_1 (tiamina). Esta enfermedad se presenta especialmente en el Lejano Oriente, donde la dieta consiste básicamente en arroz descascarillado, que no proporciona suficiente tiamina. Los casos de beriberi que se presentan en Estados Unidos se suelen relacionar con alcoholismo, hipotiroidismo, infecciones, embarazo y /o estrés.

Entre los síntomas de beriberi en los niños están alteraciones del crecimiento, pérdida de masa muscular, confusión mental, convulsiones, problemas gastrointestinales, náuseas, vómito, estreñimiento y diarrea. Entre los síntomas que presentan los adultos están diarrea, edema, fatiga, pérdida de peso, insuficiencia cardíaca y daño en los nervios que puede conducir a parálisis.

NUTRIENTES

SUPLEMENTOS	DOSIS SUGERIDAS	COMENTARIOS
Importantes		
Multivitamin y mineral complex	Según indicaciones de la etiqueta.	Suministra un buen balance de vitaminas y minerales esenciales.
Vitamin B complex más extra vitamin B_1 (thiamine)	100 mg al día. 50 mg 3 veces al día.	Las vitaminas B son más eficaces cuando se toman al mismo tiempo. Se recomienda en forma sublingual. Puede ser necesario aplicarlo en inyección (con supervisión médica). Contrarresta las deficiencias.
Provechosos		
Brewer's yeast	Empezar con 1 cucharadita 2 veces por semana y aumentar poco a poco hasta 1 cucharada 2 veces por semana.	Proporciona las vitaminas B.
Vitamin C	2.000-5.000 mg al día divididos en varias tomas.	Importante para la función inmunológica, la circulación y la curación. Necesario para la correcta absorción de las vitaminas B.

RECOMENDACIONES

❑ Incluya en su dieta diaria brown rice, legumbres, frutas y vegetales crudos, semillas, nueces, granos enteros y yogur. Estos alimentos son ricos en vitaminas B, en particular tiamina.

❑ No tome líquidos con las comidas, pues diluyen los jugos digestivos y arrastran muchas de las vitaminas B.

Bipolar, trastorno afectivo

Ver TRASTORNO MANIACO-DEPRESIVO.

Bitot, manchas de

Ver Manchas de Bitot en PROBLEMAS OCULARES.

Blefaritis

Ver en PROBLEMAS OCULARES.

Boca y encías, enfermedades de

Ver ENFERMEDAD PERIODONTAL, HALITOSIS. *Ver también* Encías sangrantes en PROBLEMAS RELACIONADOS CON EL EMBARAZO.

Boils

Ver FORÚNCULOS.

Bright, enfermedad de

Ver Enfermedad de Bright en ENFERMEDADES DE LOS RIÑONES.

Bronquitis

Bronquitis es la inflamación u obstrucción de los bronquios, es decir, los conductos respiratorios que conducen a los pulmones. Esa inflamación produce acumulación de mucosidad, además de tos, fiebre, dolor en el pecho y/o en la espalda, fatiga, dolor de garganta, dificultad para respirar y, a menudo, escalofrío y temblor súbitos. Además de lo anterior, se puede presentar broncospasmo (espasmo de los músculos bronquiales), que frecuentemente va acompañado de inflamación de las membranas mucosas e hipersecreción de las glándulas bronquiales.

La bronquitis puede ser aguda o crónica. La bronquitis aguda suele ser producida por una infección bacteriana o viral, por clamidia, micoplasma o una combinación de agentes infecciosos. Normalmente sigue a las infecciones del tracto respiratorio superior, como resfriado o influenza. En la bronquitis aguda, el broncospasmo se relaciona con infección viral (en vez de bacteriana). La mayoría de los pacientes de bronquitis aguda se recuperan completamente en pocas semanas. No obstante, hay casos en que la bronquitis aguda se puede convertir en neumonía. Las personas que sufren de alguna enfermedad respiratoria crónica u otro problema debilitante de salud tienen más probabilidades de que esto les suceda.

La bronquitis crónica es el resultado de la irritación frecuente de los pulmones a causa de la exposición al humo del cigarrillo u otra clase de emanaciones nocivas. Las alergias también pueden causar bronquitis crónica. Como la bronquitis crónica disminuye el intercambio de oxígeno y dióxido de carbono en los pulmones, el corazón tiene que trabajar más para compensar esa situación. Con el tiempo, esto puede conducir a hipertensión pulmonar, aumento del tamaño del corazón y, por último, insuficiencia cardíaca.

La bronquitis crónica es una de las enfermedades que más atienden los otorrinolaringólogos, los alergistas y los médicos generales. La medicina ocupacional sabe desde hace mucho tiempo que ambientes desfavorables de trabajo aumentan la probabilidad de presentar infecciones respiratorias. Los factores climáticos y las epidemias de infecciones virales también aumentan el riesgo. Entre la gente que vive o trabaja en medios poco salubres, la sensación de ahogo suele agravarse por la humedad y el frío, por la exposición al polvo o, incluso, por infecciones respiratorias de poca importancia.

NUTRIENTES

SUPLEMENTOS	DOSIS SUGERIDAS	COMENTARIOS
Esenciales		
Colloidal silver	Según indicaciones de la etiqueta.	Antibiótico natural que destruye las bacterias, los virus y los hongos. Promueve la curación.
Natural beta-carotene o carotenoid complex (Betatene)	50.000 UI al día. Según indicaciones de la etiqueta.	Necesarios para la protección y la reparación del tejido pulmonar.
Quercetin-C de Ecological Formulas o Activated Quercetin de Source Naturals	500 mg 3 veces al día. Según indicaciones de la etiqueta.	Útil para la bronquitis alérgica. Tiene un efecto antihistamínico. Contiene quercetin, además de bromelaína y vitamina C, que aumentan la absorción.

Vitamin A	20.000 UI 2 veces al día por 1 mes. Luego reducir la dosis hasta 15.000 UI al día. Si está embarazada, no debe tomar más de 10.000 UI al día.	Cura y protege todos los tejidos.
Vitamin C con bioflavonoids	3.000-10.000 mg al día divididos en varias tomas.	Mejoran la función inmunológica y reducen los niveles de histamina. Utilizar una variedad buffered en polvo.

Muy importantes

Coenzyme Q_{10}	60 mg al día.	Mejora la circulación y la respiración.
Proteolytic enzymes con bromelain	Según indicaciones de la etiqueta. Tomar entre comidas.	Ayudan a reducir la inflamación.
Vitamin E	400 UI o más 2 veces al día. Tomar con 50-100 mg de vitamina C.	Poderoso neutralizador de los radicales libres. Transporta oxígeno. Necesario para curar los tejidos y mejorar la respiración.
Zinc lozenges (Ultimate Zinc-C Lozenges de Now Foods)	Tomar 1 lozenge de 15 mg 5 veces al día. No tomar más de 100 mg al día de todos los suplementos.	Necesarios para la reparación de todos los tejidos.

Importantes

Chlorophyll o	Según indicaciones de la etiqueta, 3 veces al día.	Mejora la circulación y mantiene los tejidos libres de sustancias tóxicas. Utilizar en líquido o en tableta.
"green drinks" (jugo de wheatgrass fresco, Kyo-Green de Wakunaga)	Según indicaciones de la etiqueta.	Proporcionan clorofila y nutrientes importantes.
ClearLungs de Natural Alternatives		Ver Hierbas más adelante.
Garlic (Kyolic)	2 tabletas 3 veces al día con las comidas.	Antibiótico natural que reduce la infección y desintoxica el organismo.
Vitamin B complex	100 mg 3 veces al día.	Activa muchas enzimas necesarias para la curación.

Provechosos

Calcium y magnesium	1.000 mg al día. 500 mg al día.	Necesario para la curación. Utilizar una variedad chelate o asporotate. Se debe tomar de forma equilibrada con el calcio.
Maitake o shiitake o reishi	Según indicaciones de la etiqueta. Según indicaciones de la etiqueta. Según indicaciones de la etiqueta.	Intensifican la inmunidad y combaten las infecciones virales.
Multivitamin complex	Según indicaciones de la etiqueta.	Todos los nutrientes son necesarios de manera equilibrada para la curación.

N-Acetylcysteine	500 mg 2 veces al día con el estómago vacío. Tomar con agua o jugo. No tomar con leche. Para mejor absorción, tomar con 50 mg de vitamina B_6 y 100 mg de vitamina C.	Protege y conserva las células. Contiene azufre, necesario para disminuir la viscosidad de la mucosa bronquial. Ver AMINOÁCIDOS en la Primera Parte.
más L-arginine y	500 mg 2 veces al día con el estómago vacío.	Ayuda a desintoxicar el hígado.
L-lysine y	500 mg 2 veces al día con el estómago vacío.	Necesario para la síntesis de proteína que se requiere para la curación.
L-ornithine	500 mg 2 veces al día con el estómago vacío.	Baja el nivel del amoníaco sanguíneo, que puede elevarse cuando hay enfermedad respiratoria.
Silica o horsetail	Según indicaciones de la etiqueta.	Actúa como antiinflamatorio y reduce la tos y la secreción. Ver Hierbas más adelante.
Raw thymus glandular	500 mg 2 veces al día.	Necesario para proteger y estimular la función inmunológica. Ver TERAPIA GLANDULAR en la Tercera Parte.

HIERBAS

En vez de utilizar sólo una de las hierbas que se mencionan en esta sección, altérnelas para beneficiarse de sus efectos curativos.

❑ Astragalus, myrrh y pau d'arco son antibióticos naturales.

Advertencia: No utilice astragalus cuando tenga fiebre.

❑ Black radish, chickweed, ginkgo biloba, lobelia y mullein alivian la congestión y mejoran la circulación pulmonar y bronquial.

❑ Boneset contiene polisacáridos inmunoestimulantes que ayudan en caso de inflamación de las membranas mucosas.

Advertencia: No utilice boneset diariamente durante más de una semana, pues a largo plazo puede causar toxicidad.

❑ Una excelente fórmula a base de hierbas es Bronc-Ease, de Nature's Herbs. Alivia la congestión, la tos y la irritación.

❑ ClearLungs, de Natural Alternatives, es una fórmula china a base de hierbas que alivia la sensación de ahogo, la opresión en el pecho y la respiración sibilante producidas por la congestión bronquial. Se consigue en dos fórmulas: una con ephedra, otra sin esta hierba. Ambas son igual de eficaces. Tome dos cápsulas tres veces al día.

❑ Coltsfoot, slippery elm bark y wild cherry bark alivian las molestias de la garganta y calman la tos.

❑ La echinacea sin alcohol y el extracto de goldenseal ayudan a combatir los virus y las bacterias, y estimulan el sistema inmunológico. Al primer síntoma de enfermedad, llévese a la boca el contenido de medio cuentagotas, manténgalo en la garganta durante diez minutos y luego pásleselo. Haga esto cada tres horas mientras los síntomas persistan (pero no más de una semana seguida).

❑ La ephedra (ma huang) sirve para la congestión nasal, la congestión del pecho y los espasmos bronquiales.

Advertencia: No utilice esta hierba si sufre de ansiedad, glaucoma, enfermedad cardíaca, presión arterial alta o insomnio. Tampoco debe utilizarla si está tomando algún inhibidor MAO para la depresión.

❏ Inhalar el vapor de las hojas de eucalipto calma los problemas respiratorios.

❏ El fenugreek ayuda a reducir la secreción.

❏ El goldenseal tiene propiedades antibióticas y es útil para todas las enfermedades en que se presenta inflamación de las membranas mucosas de bronquios, garganta, conductos nasales y senos paranasales. Además de tomar goldenseal por vía oral, coloque un paño empapado en té fuerte de goldenseal debajo de una botella de agua caliente. Colóquese tres bolsitas húmedas de goldenseal en cada pulmón, debajo del paño empapado.

Advertencia: No tome goldenseal todos los dias durante más de una semana seguida, y no utilice esta hierba durante el embarazo. Si tiene antecedentes de enfermedad cardiovascular, diabetes o glaucoma, utilícela sólo bajo supervisión médica.

❏ Tomar horsetail en extracto es una buena fuente de sílice, que tiene propiedades antiinflamatorias y expectorantes, además de que reduce la tos.

❏ El Iceland moss es provechoso para la congestión que producen las secreciones.

❏ El Siberian ginseng es particularmente eficaz para los pulmones. Despeja los conductos bronquiales y reduce la inflamación.

Advertencia: No utilice esta hierba si tiene hipoglicemia, presión arterial alta o algún problema cardíaco.

RECOMENDACIONES

❏ Incluya en su dieta ajo y cebolla. Estos alimentos contienen aceites de quercetin y mustard, que inhiben la acción de la lipoxigenasa, una enzima que promueve la liberación de un químico inflamatorio en el organismo. El ajo es, además, un antibiótico natural.

❏ Beba abundantes líquidos. El agua pura, los tés de hierbas y las sopas son buenas opciones.

❏ Evite los alimentos que propician la formación de mucosidad, como productos lácteos, alimentos procesados, azúcar, frutas dulces y harina blanca. Evite también los alimentos que producen gases, como fríjol, cabbage y coliflor, entre otros. Lo mejor es hacer una dieta vegetariana.

❏ No fume y evite los ambientes donde hay humo. El humo de cigarrillo es sumamente dañino. Si usted tienen bronquitis crónica, no espere mejorarse mientras no evite por completo las sustancias irritantes que hacen que las secreciones obstruyan las vías respiratorias.

❏ Apórtele humedad al aire utilizando un humidificador o un vaporizador. También puede hacerlo colocando sobre un radiador una olla con agua. Limpie a menudo el equipo para evitar que se desarrolle bacteria.

❏ Guarde cama al principio de la enfermedad, cuando hay fiebre. Cuando la fiebre le haya pasado y se sienta mejor, alterne entre el descanso y la actividad moderada para evitar que las secreciones se instalen en los pulmones.

❏ Para reducir la inflamación y poder dormir, antes de acostarse colóquese sobre el pecho y la espalda calor húmedo, o una botella de agua caliente.

❏ Para acelerar la recuperación, infle un globo varias veces al día. Una investigación demostró que tras ocho semanas de esta terapia, pacientes de bronquitis respiraban mucho mejor y se sentían menos ahogados.

❏ Suplemente su dieta con vitamina C. Esta vitamina es esencial para las enfermedades infecciosas porque los glóbulos blancos de la sangre consumen grandes cantidades cuando combaten las infecciones.

❏ Cuando tenga bronquitis no utilice medicamentos que suprimen la tos. Toser es fundamental para eliminar las secreciones.

❏ Consulte con su médico si se le desarrolla una tos severa y/o persistente, si tiene fiebre alta, respiración sibilante o asmática, debilidad y letargo, dificultad para respirar y/o dolor en el pecho, porque podría tratarse de una neumonía (*ver* NEUMONÍA en la Segunda Parte).

ASPECTOS PARA TENER EN CUENTA

❏ Si la bronquitis tiene origen bacteriano, es necesario seguir un tratamiento con antibióticos para curar la infección y evitar una neumonía.

❏ La dieta, la nutrición y el medio ambiente desempeñan un papel crucial en todas las enfermedades respiratorias. Es más fácil controlar los problemas respiratorios cuando el entorno es salubre.

❏ Cuando el paciente no logra expulsar el esputo, puede ser recomendable una broncoscopia. Este procedimiento permite examinar visualmente el interior de los bronquios del paciente, introduciéndole un tubo flexible. Además, la broncoscopia sirve para succionar la secreción, retirar cuerpos extraños, o tomar muestras del tejido bronquial a fin de identificar el organismo causante de la infección.

❏ Si la bronquitis no cede en un lapso razonable, puede ser necesario tomarle al paciente una radiografía para descartar cáncer pulmonar, tuberculosis u otras enfermedades que ocasionan síntomas similares.

❏ Las personas con problemas respiratorios crónicos suelen tomar diversos medicamentos que les ayudan a respirar mejor; por ejemplo, inhaladores, drogas que combaten la ansiedad e, incluso, diuréticos. Es importante hacer ejercicio, pues ayuda a respirar mucho mejor y a resistir las actividades diarias.

❏ En años recientes muchas mujeres se han visto afectadas por un nuevo tipo de bronquitis, probablemente de origen viral. Es muy difícil de tratar y dura entre tres semanas y cinco meses. Aunque nosotros opinamos que la hierba goldenseal es igual de eficaz, o incluso mejor, los antibióticos a veces ayudan, en especial doxycycline hyclate (Doryx, Vibramycin).

❑ Un tratamiento muy común para la bronquitis es utilizar un broncodilatador. Si usted va a utilizar uno, inhale solamente la cantidad recomendada por el médico, pues dosis más altas pueden causar efectos secundarios, como nerviosismo, desasosiego y temblor. Antes de utilizar un inhalador, pídale a su médico que lo instruya sobre los posibles efectos secundarios y las reacciones peligrosas que puede presentar. Además, expóngale sus inquietudes sobre su salud, como un posible embarazo, y póngalo al corriente de las enfermedades que tenga, como diabetes, hipotiroidismo o convulsiones. El médico también debe saber qué drogas ha tomado en el pasado y qué reacciones desfavorables presentó. De igual manera, usted debe informarle si en la actualidad está tomando medicamentos con prescripción médica o sin ella.

❑ El purificador de aire personal Air Supply, de Wein Products, es un aparato pequeñísimo que se lleva colgado en el cuello. Crea una barrera invisible de aire puro que protege contra los microorganismos (como virus, bacterias y mohos) y las micropartículas del aire (como polvo, polen y agentes contaminantes). También elimina olores, emanaciones y compuestos volátiles perjudiciales que se encuentran en el aire. Un elemento ionizante que purifica el aire del hogar y del sitio de trabajo es Living Air XL-15, de Alpine Air of America.

❑ *Ver también* ASMA, ENFISEMA, HAY FEVER, NEUMONÍA y SINUSITIS en la Segunda Parte.

Bruxismo

Bruxismo es el término médico para el rechinamiento de los dientes. El bruxismo se presenta habitualmente durante el sueño y sin que la persona se dé cuenta (aunque los miembros de su familia por lo general sí lo notan). A la larga, rechinar los dientes puede hacer que éstos se aflojen y que las encías retrocedan. Además, como los dientes se pueden desalinear, podría ser necesario ajustar la mordida. Con el tiempo se pueden perder piezas dentales.

El bruxismo se puede presentar cuando los dientes son sensibles al calor y al frío. Las fluctuaciones del azúcar sanguíneo también pueden intervenir en este trastorno. El estrés y la ansiedad son causas frecuentes del bruxismo.

NUTRIENTES

SUPLEMENTOS	DOSIS SUGERIDAS	COMENTARIOS
Esenciales		
Calcium y magnesium	1.500-2.000 mg al día. 750 mg al día.	Su deficiencia se ha asociado con el bruxismo.
Pantothenic acid (vitamin B$_5$)	500 mg 2 veces al día.	Reduce el estrés.

Muy importante		
Vitamin C	3.000-5.000 mg al día.	Aumenta la potencia de la función adrenal. Vitamina antiestrés.

Provechosos		
Chromium	200 mcg al día.	Ayuda a normalizar el nivel del azúcar sanguíneo. Este trastorno a menudo se relaciona con hipoglicemia. Utilizar chromium picolinate.
Multivitamin y mineral complex más raw adrenal glandular	Según indicaciones de la etiqueta. Según indicaciones de la etiqueta.	Todos los nutrientes se necesitan para reducir el estrés. Promueve el funcionamiento adrenal. *Ver* TERAPIA GLANDULAR en la Tercera Parte.
Vitamin B complex	100 mg 2 veces al día.	Necesario para el correcto funcionamiento de los nervios. Utilizar una fórmula high-stress.
Zinc	50 mg al día. No tomar más de 100 mg al día de todos los suplementos.	Refuerza el sistema inmunológico. Reduce el estrés.

RECOMENDACIONES

❑ Adopte una dieta hipoglicémica alta en fibra y en proteína, con abundantes vegetales frescos y frutas ricas en fibra, legumbres, nueces y semillas crudas, carne blanca de pollo o pavo sin piel, pescado a la parrilla y granos enteros. Consuma con moderación vegetales que contienen almidón y frutas muy dulces. Haga a lo largo del día entre seis y ocho comidas pequeñas, en vez de dos o tres comidas grandes. A menudo la causa del bruxismo es hipoglicemia relacionada con funcionamiento adrenal disminuido (*ver* HIPOGLICEMIA en la Segunda Parte).

❑ No consuma bebidas alcohólicas porque el alcohol empeora el problema.

❑ Evite el fast food, los alimentos fritos y procesados, la carne roja, el azúcar refinado, las grasas saturadas y todos los productos lácteos, excepto yogur, kéfir y raw cheese (cuajada). Evite, además, todos los alimentos que contengan químicos y saborizantes, colorantes o preservativos artificiales.

❑ No coma nada dulce seis horas antes de acostarse. Si siente hambre, consuma algún alimento ligero que contenga fibra y proteína.

❑ En lo posible, evite el estrés. Aprenda técnicas de manejo y reducción del estrés. *Ver* ESTRÉS en la Segunda Parte.

❑ Tome suplementos de calcio y ácido pantoténico, de acuerdo con la sección Nutrientes. El calcio suele ser eficaz para el tratamiento de los movimientos musculares involuntarios.

❑ Considere la posibilidad de hacerse un análisis de cabello para saber si tiene algún desequilibrio mineral, como niveles anormales de sodio y potasio. *Ver* ANÁLISIS DEL CABELLO en la Tercera Parte.

ASPECTOS PARA TENER EN CUENTA

❑ Los dentistas a veces recomiendan para el bruxismo utilizar un retenedor. Aunque esto no cura el problema, sí evita que los dientes se deterioren.

❑ En algunos casos la biorretroalimentación ayuda a superar el bruxismo (*ver* Biorretroalimentación *en* CONTROL DEL DOLOR en la Tercera Parte).

Bulimia

La bulimia nerviosa es un trastorno de la alimentación que se caracteriza por episodios en los cuales la persona consume de manera descontrolada grandes cantidades de alimentos ricos en calorías ("binging"), seguidos de vómito autoinducido o uso de laxantes para "purgar" el cuerpo de los excesos cometidos durante el episodio. Todo esto se realiza en secreto. La bulimia es un grave problema médico y sicológico que se puede complicar peligrosamente. Este trastorno de la alimentación puede derivar en serios problemas de salud, como úlceras, sangrado interno, hipoglicemia, perforación estomacal, daño renal, frecuencia cardíaca errática, fin de la menstruación, pulso lento y baja presión arterial.

La causa más frecuente de la bulimia es sicológica y los episodios de comer descontroladamente ("binges") suelen asociarse con el estrés. Probablemente esta conducta es un intento del individuo bulímico por manejar sus emociones, pues le permite distraer su atención de problemas emocionales desagradables o perturbadores. No es raro que las personas bulímicas vivan obsesionadas con el ejercicio, ya que es un medio para controlar el peso.

Este trastorno afecta a muchas más mujeres que hombres, y se ve especialmente entre mujeres cuya profesión destaca la apariencia personal, como modelos, actrices y bailarinas. La obsesión con el peso también puede obedecer a factores sociales. La sociedad actual nos bombardea con mensajes que significan "ser delgado está de moda" y cuanto más delgado, mejor. Una de cada ocho niñas entre los trece y los diecinueve años, incluyendo muchísimas estudiantes universitarias, tienen algún trastorno de la alimentación.

Muchas personas bulímicas provienen de familias que las sometió a abuso físico o sexual, o en las cuales había problemas de adicción. Muchas mujeres tuvieron su primer episodio bulímico como resultado del rechazo, real o imaginario, de algún hombre. Otras son perfeccionistas, tienen altas expectativas sobre sí mismas pero baja autoestima. Particularmente cuando las necesidades emocionales básicas de la mujer no fueron satisfechas en su infancia, ella puede llegar a creer que sus problemas se resolverían si se volviera atractiva físicamente (es decir, delgada), y esta obsesión conduce a la bulimia.

Además de lo anterior, hay indicios de que en la bulimia nerviosa también intervienen factores fisiológicos. Por ejemplo, en personas con trastornos alimentarios tienden a verse desequilibrios químicos similares a los que se encuentran en personas con depresión clínica. Todas tienen altos niveles de adrenocorticotropic hormone (ACTH), una hormona producida por la glándula pituitaria que inhibe el funcionamiento de las células T y que, por tanto, disminuye la función inmunológica. Las personas bulímicas también pueden presentar niveles reducidos del neurotransmisor serotonina, lo que contribuye a los antojos incontrolables de carbohidratos simples, precisamente lo que consumen durante sus episodios bulímicos.

A diferencia de las personas anoréxicas, cuyo problema de falta de alimentación se evidencia en algún momento, las personas bulímicas pueden ocultar su problema durante largo tiempo, aun durante años, porque su peso suele ser normal (algunas incluso presentan sobrepeso) y sus episodios de comer descontroladamente y purgarse se llevan a cabo en secreto. Entre las señales físicas de la bulimia están hinchazón de las glándulas de la cara y el cuello, erosión del esmalte de las piezas dentales posteriores, ruptura de vasos sanguíneos en la cara; hinchazón de las glándulas salivales, lo que produce una apariencia de "chipmunk"; dolor de garganta constante, inflamación del esófago y hernia hiatal, todas consecuencia del vómito autoinducido. A veces es preciso extraer quirúrgicamente cucharas e implementos utilizados para inducir el vómito. Si el abuso de laxantes forma parte del cuadro, puede presentarse daño intestinal, sangrado rectal y diarrea permanente. La utilización de laxantes también arrastra y elimina del cuerpo el potasio y el sodio, lo cual produce un desequilibrio electrolítico que da por resultado deshidratación, espasmos musculares y, eventualmente, paro cardíaco. Hay otros signos de bulimia, como pérdida de cabello, piel amarillenta, arrugas prematuras, mal aliento, debilidad extrema, fatiga muscular y vahídos.

Las personas bulímicas normalmente se sienten muy culpables por su conducta. Por este motivo les ocultan su problema durante años incluso a los hijos y al cónyuge. Entre las señales de que algo marcha mal están ir siempre al baño después de las comidas, desaparición inexplicable de grandes cantidades de alimentos, citas frecuentes con el odontólogo y cambios anímicos.

NUTRIENTES

SUPLEMENTOS	DOSIS SUGERIDAS	COMENTARIOS
Muy importantes		
Multivitamin y mineral complex con vitamin A	Según indicaciones médicas. Tomar con las comidas. 15.000 UI al día. Si está embarazada, no debe tomar más de 10.000 UI al día.	El síndrome bulímico produce graves deficiencias vitamínicas y minerales. Se requieren dosis sumamente altas, pues los nutrientes pasan rápidamente por el sistema gastrointestinal y no son asimilados por completo. No no se deben utilizar fórmulas de liberación gradual.
y natural beta-carotene	25.000 UI al día.	
y potassium	99 mg al día.	
y selenium	200 mcg al día.	

Zinc	50-100 mg al día. No tomar más de 100 mg al día de todos los suplementos.	Necesario para el metabolismo de la proteína. Favorece el sentido del gusto y abre el apetito. Su deficiencia es común en las personas bulímicas. Debe tomarse de forma balanceada con el cinc.
más copper	3 mg al día.	

Importantes

Acidophilus	Según indicaciones de la etiqueta. Tomar con el estómago vacío para que pase rápidamente al intestino delgado.	Estabiliza las bacterias intestinales. Protege el hígado.
Calcium y magnesium	1.500 mg al día a la hora de acostarse. 750 mg al día.	Tiene un efecto calmante. Repone la pérdida de calcio. Relaja el músculo liso y es broncodilatador.
Free-form amino acid complex	Según indicaciones de la etiqueta.	Contrarresta la deficiencia de proteína, un problema grave de la bulimia. El organismo utiliza más fácilmente los aminoácidos en estado libre que otras clases de proteína.
Vitamin B complex	100 mg 3 veces al día.	Esencial para todas las funciones celulares.
Vitamin B$_{12}$ en inyección	1 cc 3 veces a la semana, o según indicaciones médicas.	Necesario para la digestión de los alimentos y la asimilación de todos los nutrientes, incluyendo el hierro. Es más eficaz en inyección (con supervisión médica). Si no se consigue en inyección, utilizar lozenges o administrar en forma sublingual.
más liver extract en inyección	2 cc 3 veces a la semana, o según indicaciones médicas.	Buena fuente de vitaminas B y otros nutrientes importantes.
Vitamin C	5.000 mg al día divididos en varias tomas.	Necesario para todas las funciones celulares y glandulares.

Provechosos

Bio-Strath de Bioforce	Según indicaciones de la etiqueta, 3 veces al día.	Aumenta la fortaleza, la energía y el apetito. Ayuda a reparar los tejidos. Contiene las vitaminas B y otros nutrientes necesarios.
o brewer's yeast	Empezar con 1 cucharadita al día y aumentar poco a poco hasta llegar a la dosis recomendada en la etiqueta.	Buena fuente de vitaminas B.
Iron (ferrous fumarate de Freeda Vitamins)	Según indicaciones médicas. Para mejor absorción, tomar con 100 mg de vitamina C.	Corrige las deficiencias y aumenta el apetito. *Advertencia:* no tome hierro, a menos que le hayan diagnosticado anemia.
o Flaradix Iron + Herbs de Salus Haus	Según indicaciones de la etiqueta, 3 veces al día.	Fuente natural de hierro de fácil asimilación.
Kelp	2.000-3.000 mg al día.	Proporciona minerales esenciales, en especial yodo.
Proteolytic enzymes o Infla-Zyme Forte de American Biologics	Según indicaciones de la etiqueta. Tomar con las comidas y entre comidas.	Importantes para la correcta digestión y asimilación de los nutrientes.
Vitamin D	600 UI al día.	Necesario para la absorción del calcio y para prevenir la pérdida de hueso, que puede conducir a la pérdida de la dentadura.
Vitamin E o ACES + Zinc de Carlson Labs	600 UI al día. Según indicaciones de la etiqueta.	Necesario para la reparación de los tejidos. Poderoso antioxidante. Proporciona una combinación de antioxidantes.

RECOMENDACIONES

❑ Mientras adquiere hábitos alimentarios más saludables, trate de seguir una dieta bien balanceada y rica en fibra.

❑ No consuma azúcar en ninguna forma. Evite el junk food y los productos que contienen harina blanca. Tenga en cuenta que tras eliminar el azúcar de su dieta probablemente va a sentir síntomas de abstención, como ansiedad, depresión, fatiga, dolor de cabeza, insomnio y/o irritabilidad.

ASPECTOS PARA TENER EN CUENTA

❑ Debido a que la causa de la bulimia casi siempre es sicológica, para superarla suele ser necesario consultar con un siquiatra. Para mejorar la autoestima puede necesitarse un tratamiento largo.

❑ Según investigadores del National Institute of Mental Health (NIMH) y de Duke University, la falta de una hormona que controla el apetito podría explicar por qué las personas bulímicas no se sienten llenas. Al parecer, en estas personas comer no estimula la producción adecuada de la hormona cholecystokinin-pancreozymin (CCK), que se encuentra en el intestino delgado y en el cerebro. Estas personas tienen que atracarse permanentemente de comida a fin de sentirse satisfechas. Sin embargo, se necesitan más investigaciones para comprobar si ésta es la causa de la mayoría de los episodios bulímicos.

❑ Según un estudio realizado por la University of Iowa College of Medicine y por la University of Wisconsin, bajar de peso como parte del entrenamiento deportivo puede conducir a la bulimia. Una encuesta a setecientos luchadores de segunda enseñanza reveló que el 2 por ciento de esos jóvenes presentaban episodios durante los cuales se atracaban de comida, seguidos de vómito autoinducido, ayuno, ejercicio excesivo o uso de laxantes para evitar subir de peso.

FUENTES ADICIONALES DE INFORMACIÓN

❑ Para obtener más información acerca de los trastornos de la alimentación y su tratamiento, comuníquese con cualquiera de las siguientes organizaciones:

American Anorexia/Bulimia Association (AABA)
293 Central Park West, Suite 1R
New York, NY 10024
212-501-8351

Anorexia Nervosa and Related Eating Disorders (ANRED)
P.O. Box 5102
Eugene, OR 97405
503-344-1144

Institute for the Study of Anorexia and Bulimia
1 West 91st Street
New York, NY 10024
212-595-3449

National Eating Disorders Organization (NEDO)
445 East Granville Road
Worthington, OH 43085-3194
614-436-1112

Bursitis

Bursitis significa inflamación de una bursa. Las bursas son pequeños sacos llenos de líquido que se encuentran entre los tendones y los huesos en diversas partes del cuerpo. Facilitan el movimiento de los músculos porque amortiguan la fricción entre los huesos y otros tejidos. La inflamación de una bursa produce dolor, sensibilidad al tacto y limitación del movimiento. También se puede presentar enrojecimiento e inflamación.

La causa de la bursitis puede ser una lesión, uso excesivo, reacción a algún alimento, alergias transmitidas por el aire o depósitos de calcio. La rigidez muscular también puede producir bursitis. Las bursas de las articulaciones de la cadera y de los hombros son las que se afectan con más frecuencia. La bursitis que afecta a un brazo se conoce como "tennis elbow" o "frozen shoulder". La bursitis relacionada con algunos trabajos es muy común, y familiarmente se conoce como "housemaid's knee" y "policeman's heel" o, en relación con los mineros del carbón, "beat knee" y "beat shoulder". Los juanetes, una de las dolencias más comunes de los pies, son en realidad una forma de bursitis causada por fricción. Un zapato apretado puede hacer que se inflame la bursa del dedo gordo del pie.

La bursitis puede afectar a cualquier persona y a cualquier edad. Sin embargo, las personas mayores, especialmente atletas, tienen más probabilidad de sufrir de bursitis. A veces es difícil diferenciar entre bursitis y tendinitis, que es la inflamación de un tendón. Mientras que la bursitis se caracteriza por un dolor sordo y persistente que aumenta con el movimiento, la tendinitis produce un dolor agudo con el movimiento. La tendinitis suele aquejar a las personas cuyo trabajo les exige estirarse para realizar determinadas tareas, como trabajadores domésticos y pintores de brocha gorda. Los tendones también se pueden inflamar a causa de depósitos de calcio que presionan contra ellos. A diferencia de la tendinitis, la bursitis suele presentarse con edema y acumulación de fluido.

NUTRIENTES

SUPLEMENTOS	DOSIS SUGERIDAS	COMENTARIOS
Muy importantes		
Calcium y	1.500 mg al día.	Necesario para la reparación del tejido conectivo.
magnesium	750 mg al día.	Debe tomarse de manera equilibrada con el calcio. Sirve para el adecuado funcionamiento muscular. Utilizar magnesium chelate.
Free-form amino acid complex	Según indicaciones de la etiqueta. Tomar con el estómago vacío.	Necesario para la curación.
Multienzyme complex con pancreatin	Según indicaciones de la etiqueta. Tomar con las comidas.	Ayudan a la digestión. Utilizar fórmulas ricas en pancreatina.
Proteolytic enzymes o Infla-Zyme Forte de American Biologics	Según indicaciones de la etiqueta. Tomar entre comidas. 2 tabletas 2-3 veces al día entre comidas.	Contienen una poderosa sustancia antiinflamatoria.
Vitamin A	15.000 UI al día. Si está embarazada, no debe tomar más de 10.000 UI al día.	Necesario para la reparación de los tejidos y el funcionamiento inmunológico.
más natural beta-carotene o carotenoid complex (Betatene) más selenium	25.000 UI al día. Según indicaciones de la etiqueta. 200 mcg al día.	Potentes antioxidantes y precursores de la vitamina A.
Vitamin E	Empezar con 400 UI al día y aumentar poco a poco hasta 1.000 UI al día.	Neutralizador de los radicales libres y antiinflamatorio.
Vitamin C con bioflavonoids	3.000-8.000 mg al día divididos en varias tomas.	Reducen la inflamación y refuerzan la función inmunológica. Esenciales para la formación de colágeno, una proteína del tejido conectivo.
Zinc más copper	50 mg al día. No tomar más de 100 mg al día de todos los suplementos. 3 mg al día.	Importante para todos los sistemas enzimáticos y la reparación de los tejidos. Tomar de manera balanceada con el cinc.
Provechosos		
Boron	3 mg al día. No sobrepasar esta dosis.	Mejora la absorción del calcio.
Coenzyme Q_{10}	60 mg al día.	Provechoso para la circulación.
Glucosamine sulfate o N-Acetylglucosamine (N-A-G de Source Naturals)	Según indicaciones de la etiqueta. Según indicaciones de la etiqueta.	Importantes para la formación del tejido conectivo.
Multivitamin y mineral complex	Según indicaciones de la etiqueta.	Necesario para la reparación de los tejidos.

Pycnogenol o grape seed extract (Vitrenol)	Según indicaciones de la etiqueta. Según indicaciones de la etiqueta.	Poderosos antioxidantes y antiinflamatorios.
Silica o horsetail	Según indicaciones de la etiqueta.	Proporcionan silicio, necesario para reparar el tejido conectivo. *Ver* Hierbas más adelante.
Vitamin B complex	100 mg 2 veces al día.	Importante para la reparación de las células.
Vitamin B$_{12}$ en inyección	Según indicaciones médicas.	Necesario para la correcta digestión y absorción de los alimentos, y para reparar el daño de los nervios. Es más eficaz en inyección (con supervisión médica). Si no se consigue en inyección, utilizar lozenges o administrar en forma sublingual.

HIERBAS

❑ El extracto de horsetail proporciona sílice, una forma del micromineral silicio, que es necesaria para la curación y la reparación de los tejidos.

RECOMENDACIONES

❑ Haga una dieta de alimentos crudos durante siete días y a continuación haga un ayuno de limpieza de tres días. *Ver* AYUNOS en la Tercera Parte.

❑ No consuma alimentos procesados ni ninguna forma de azúcar.

❑ Para aliviar el dolor, utilice compresas calientes de castor oil. Ponga castor oil en una cacerola y caliéntelo sin dejarlo hervir. Empape en el aceite caliente un trozo de cheesecloth u otra tela de algodón blanco. Colóquese la tela sobre el área afectada y póngase encima un plástico más grande para que la cubra bien. Coloque un heating pad sobre el plástico para que la compresa permanezca caliente. Mantenga la compresa en el área afectada entre media hora y dos horas, según sus necesidades. Algunos médicos recomiendan compresas de hielo.

❑ Es posible que tenga que suspender todas sus actividades y dedicarse a descansar. Cuando tenga que hacer alguna actividad física, no se exija mucho ni durante períodos largos. Si siente dolor, deténgase.

ASPECTOS PARA TENER EN CUENTA

❑ El tratamiento de la bursitis implica eliminar la causa de la lesión (esto significa, por lo general, descansar y/o inmovilizar el área afectada), curar cualquier infección subyacente y, de ser necesario, retirar quirúrgicamente los depósitos de calcio.

❑ Para calmar el dolor y disminuir el edema se puede aplicar tópicamente dimethylsulfoxide (DMSO), un subproducto del procesamiento de la madera.

Nota: Para uso terapéutico sólo se debe utilizar el DMSO que venden en los health food stores. El DMSO commercial-grade que se consigue en otra clase de tiendas no sirve para este propósito. Utilizar DMSO puede producir olor a ajo en el cuerpo. Este efecto es transitorio y no debe ser motivo de preocupación.

❑ Un tratamiento nuevo para la bursitis que todavía está en experimentación consiste en inyectar veneno de abeja directamente en el área afectada. Este veneno contiene un poderoso antiinflamatorio que alivia rápidamente. Se puede inyectar con aguja hipodérmica o mediante la picadura directa de la abeja. Para mayor información, comuníquese con la American Apitherapy Society en Hartland Four Corners, Vermont; teléfono 802-436-2708.

❑ *Ver también* CONTROL DEL DOLOR en la Tercera Parte.

Cabello, caída del

Ver CAÍDA DEL CABELLO.

Cabeza, dolor de

Ver DOLOR DE CABEZA.

Cadmio, toxicidad por

Ver TOXICIDAD POR CADMIO.

Caída del cabello

El término alopecia se refiere a la calvicie o caída del cabello. *Alopecia total* significa caída de todo el cabello de la cabeza. *Alpecia universal* significa caída de todo el cabello corporal, incluyendo pestañas y cejas. Cuando el cabello se cae a parches, se denomina *alopecia areata*. Entre los factores que intervienen en la caída del cabello están la herencia, las hormonas y el envejecimiento. Aunque la causa exacta de la caída del cabello todavía no se conoce, algunos investigadores consideran que el sistema inmunológico toma equivocadamente los folículos pilosos por tejido extraño y, por consiguiente, los ataca. Muchos investigadores opinan que en este trastorno intervienen componentes genéticos.

Un tipo de pérdida de cabello que es menos dramático, pero más común, es la *androgenetic alopecia* (AGA), o calvicie de patrón masculino. Este tipo de alopecia es frecuente en los hombres y, como su nombre indica, en este trastorno hay una predisposición genética o hereditaria e intervienen los andrógenos u hormonas sexuales masculinas. Investigaciones han indicado que por influencia de los andrógenos, los folículos pilosos de los individuos susceptibles a esta clase de alopecia podrían estar programados para retardar o suspender la producción de cabello.

A veces las mujeres presentan la misma clase de pérdida de cabello, aunque no suele ser tan extensa y sólo se presenta después de la menopausia. Al ir envejeciendo y, en particular, después de la menopausia, el cabello de todas las mujeres se vuelve más delgado. No obstante, en algunas este proceso se inicia en la pubertad. Además, la mayoría de las mujeres pierden algo de cabello dos o tres meses después de dar a luz, porque los cambios hormonales impiden que se produzca la caída normal del cabello durante el embarazo.

Aparte de la herencia, otros factores propician la caída del cabello. Entre ellos están mala circulación, enfermedad aguda, cirugía, exposición a la radiación, enfermedades cutáneas, pérdida súbita de peso, fiebre alta, deficiencia de hierro, diabetes, enfermedades tiroideas, drogas para quimioterapia, estrés, dieta inadecuada y deficiencias vitamínicas.

NUTRIENTES

SUPLEMENTOS	DOSIS SUGERIDAS	COMENTARIOS
Muy importantes		
Bio Rizin de American Biologics		Ver Hierbas más adelante.
Essential fatty acids (flaxseed oil, primrose oil y salmon oil son buenas fuentes)	Según indicaciones de la etiqueta.	Mejoran la textura del cabello. Previenen la sequedad y la fragilidad del cabello.
Raw thymus glandular	500 mg al día.	Estimula el funcionamiento inmunológico y mejora la función glandular. *Advertencia:* este suplemento no se les debe dar a los niños.
Ultra Hair de Nature´s Plus	Según indicaciones de la etiqueta.	Contiene nutrientes necesarios para estimular el crecimiento del cabello. Si la condición no es aguda, este complejo se puede utilizar solo.
Vitamin B complex con		Las vitaminas B son importantes para la salud y el crecimiento del cabello.
vitamin B$_3$ (niacin) y	50 mg 3 veces al día.	
pantothenic acid (vitamin B$_5$) y	100 mg 3 veces al día.	
vitamin B$_6$ (pyridoxine) más	50 mg 3 veces al día.	Su deficiencia se ha asociado con trastornos cutáneos y pérdida del cabello.
biotin	300 mcg al día. Utilizar también productos para el cuidado del cabello que contengan biotina.	
e inositol	100 mg 2 veces al día.	Vital para el crecimiento del cabello.

Vitamin C	3.000-10.000 mg al día.	Ayuda a mejorar la circulación del cuero cabelludo.
Vitamin E	Empezar con 400 UI al día. Aumentar lentamente hasta 800-1.000 UI al día.	Aumenta la absorción del oxígeno, lo cual mejora la circulación hacia el cuero cabelludo. Mejora la salud y el crecimiento del cabello.
Zinc	50-100 mg al día. No sobrepasar esta dosis.	Estimula el crecimiento del cabello mejorando la función inmunológica. Para mejor absorción, utilizar lozenges de zinc gluconate u OptiZinc.
Importantes		
Coenzyme Q$_{10}$	60 mg al día.	Mejora la circulación del cuero cabelludo. Aumenta la oxigenación de los tejidos.
Dimethylglycine (DMG) (Aangamik DMG de FoodScience Labs)	100 mg al día.	Provechoso para la circulación hacia el cuero cabelludo.
Kelp	500 mg al día.	Proporciona los minerales necesarios para el adecuado crecimiento del cabello.
Provechosos		
Copper	3 mg al día.	Actúa con el cinc para ayudar al crecimiento del cabello. Utilizar una variedad chelate.
Dioxychlor de American Biologics	5 gotas en agua 2 veces al día.	Destruye las bacterias nocivas y les proporciona oxígeno a los tejidos.
L-Cysteine y L-methionine	500 mg de cada uno 2 veces al día, con el estómago vacío. Tomar con agua o jugo. No tomar con leche. Para mejor absorción, tomar con 50 mg de vitamina B6 y 100 mg de vitamina C.	Mejoran la calidad, la textura y el crecimiento del cabello, y ayudan a prevenir su caída. *Ver* AMINOÁCIDOS en la Primera Parte.
Silica o horsetail	Según indicaciones de la etiqueta.	Ayuda a mantener el cabello suave y brillante. *Ver* Hierbas más adelante.

HIERBAS

❑ Para ayudarle al cabello a crecer, hágase enjuagues con apple cider vinegar y té de sage.

❑ El producto Bio Rizin, de American Biologics, contiene extracto de licorice y ayuda a prevenir la caída del cabello. Se puede utilizar por vía oral y/o tópicamente.

❑ La hierba horsetail es una buena fuente de sílice, necesaria para darle fortaleza y brillo al cabello.

RECOMENDACIONES

❑ Consuma abundantes alimentos ricos en biotina y/o tome suplementos de biotina, de acuerdo con las recomendaciones de la sección Nutrientes. La biotina es necesaria para la salud del cabello y de la piel, y a algunos hombres les ayuda a evitar la caída del cabello. Buenas fuentes de biotina son brewer's yeast, brown rice, bulgur, guisantes, lentejas, oats, soya, semillas de sunflower y walnuts.

❑ No consuma alimentos que contengan huevo crudo porque corre el riesgo de adquirir alguna infección por *salmonella* (*ver* ENVENENAMIENTO CON ALIMENTOS en la Segunda Parte). Además, el huevo crudo contiene avidina, una proteína que se liga a la biotina e impide que se absorba. En cambio, sí puede consumir huevos cocidos.

❑ Todos los días tiéndase durante quince minutos en una tabla inclinada para que la sangre irrigue al cuero cabelludo. También dése masajes en el cuero cabelludo todos los días.

❑ Evite los productos para el cabello que no sean naturales, pues los químicos de los productos sintéticos a menudo ocasionan reacciones alérgicas. No utilice siempre el mismo producto; cambie frecuentemente y sólo compre fórmulas naturales con pH balanceado.

❑ No se maltrate el cabello. No se lo seque con toalla, y no utilice cepillos o peinillas de cerdas o dientes muy finos. Evite el secador eléctrico y los aparatos que calientan el cabello; deje que se le seque de manera natural. Péinese cuando el cabello esté seco, pues cuando está húmedo tiende a quebrarse. Utilice un trinche para disciplinar el cabello mientras esté húmedo.

❑ Si está perdiendo cabello en grandes cantidades, consulte con un médico.

ASPECTOS PARA TENER EN CUENTA

❑ Es normal perder cada día entre cincuenta y cien cabellos.

❑ Tomar dosis altas de vitamina A (100.000 UI o más al día) durante períodos prolongados puede precipitar la caída del cabello, pero suspenderla revierte el problema. Por lo regular, el cabello vuelve a crecer cuando se corrige la causa del trastorno.

❑ La FDA aprobó el producto Rogaine para el tratamiento de la calvicie de patrón masculino. Este producto es una solución tópica desarrollada por Upjohn Company, y contiene 2 por ciento de minoxidil. Este producto se consigue en las farmacias sin prescripción médica. Sin embargo, según investigadores de la University of Toronto, este medicamento puede producir cambios cardíacos cuando se utiliza durante períodos largos. Además, aunque usar minoxidil hace crecer el cabello, su calidad no es buena y deja de crecer tan pronto como se suspende.

❑ El hipotiroidismo puede ocasionar pérdida de cabello (*ver* HIPOTIROIDISMO en la Segunda Parte).

❑ Algunas personas han informado que el té de kombucha ayuda a detener la caída del cabello (*ver* PREPARACIÓN DEL TÉ DE KOMBUCHA en la Tercera Parte).

Calambres

Ver CALAMBRES MUSCULARES, PREMENSTRUAL SYNDROME.

Calambres en las piernas

Ver CALAMBRES MUSCULARES. *Ver también* Calambres en las piernas en PROBLEMAS RELACIONADOS CON EL EMBARAZO.

Calambres musculares

Los calambres musculares por lo general se presentan de noche y afectan a los pies y a las piernas, en particular a las pantorrillas. Esta clase de calambres afectan con más frecuencia a las personas de edad avanzada. Los niños a veces presentan dolores en los músculos y en las piernas llamados "dolores del crecimiento".

La causa más común de los calambres musculares es un desequilibrio en los niveles de calcio y magnesio del organismo y/o deficiencia de vitamina E. La anemia, el tabaquismo, la inactividad, la fibromialgia, la artritis e, incluso, la arteriosclerosis, pueden provocar calambres, al igual que la deshidratación, la insolación, el hipotiroidismo, las várices y, con menos frecuencia, la amyotrophic lateral sclerosis (ALS), o enfermedad de Lou Gehrig.

Utilizar diuréticos para la presión arterial alta o para algunos problemas cardíacos puede ocasionar desequilibrios electrolíticos, lo que a su vez produce calambres musculares. La mala circulación también contribuye a los calambres en las piernas.

NUTRIENTES

SUPLEMENTOS	DOSIS SUGERIDAS	COMENTARIOS
Esenciales		
Calcium y magnesium	1.500 mg al día. 750 mg o más al día.	Su deficiencia es, por lo general, la causa de calambres en las piernas y los pies durante la noche. Utilizar variedades chelate o citrate.
Vitamin E	Empezar con 400 UI al día. Aumentar lentamente hasta 1.000 UI al día.	Mejora la circulación. Su deficiencia puede provocar calambres en las piernas estando de pie o caminando. Especialmente provechoso cuando los calambres se relacionan con várices.
Muy importantes		
Bone Support de Synergy Plus	Según indicaciones de la etiqueta.	Contiene minerales que ayudan a la absorción del calcio.
Malic acid y magnesium	Según indicaciones de la etiqueta.	El ácido málico participa en la producción de energía de las células musculares. El magnesio contribuye a la producción de energía celular.
Potassium	99 mg al día.	Necesario para el adecuado metabolismo del calcio y el magnesio. Ayuda a aliviar los calambres musculares.

Silica	Según indicaciones de la etiqueta.	Proporciona silicio, útil para la absorción del calcio.
Vitamin B complex más extra	50 mg 3 veces al día con las comidas.	Mejora la circulación y la función celular.
vitamin B$_1$ (thiamine) y	50 mg 3 veces al día con las comidas.	Estimula la circulación. Ayuda a mantener un tono muscular adecuado.
vitamin B$_3$ (niacin)	50 mg 3 veces al día con las comidas. No sobrepasar esta dosis.	Aumenta la circulación. *Advertencia:* si tiene algún trastorno hepático, gota o presión arterial alta, no debe tomar niacina.
Vitamin C con bioflavonoids	3.000-6.000 mg al día.	Mejoran la circulación.
Vitamin D	400 UI al día.	Necesario para la absorción del calcio.

Importante

Dimethylglycine (DMG) (Aangamik DMG de FoodScience Labs)	Según indicaciones de la etiqueta.	Mejora la oxigenación de los tejidos.

Provechosos

Coenzyme Q$_{10}$	100 mg al día.	Mejora la circulación y el funcionamiento cardíaco. Reduce la presión arterial.
Lecithin granules o capsules	1-2 cucharadas 3 veces al día, antes de las comidas. 1.200-2.400 mg 3 veces al día, antes de las comidas.	Reducen el nivel del colesterol.
Multivitamin y mineral complex	Según indicaciones de la etiqueta.	Todos los nutrientes son necesarios para la salud de los músculos.
Zinc	50 mg al día. No tomar más de 100 mg al día de todos los suplementos.	Necesario para la absorción del calcio y para la actividad de las vitaminas B. Para mejor absorción, utilizar lozenges de zinc gluconate u OptiZinc.

HIERBAS

❏ Entre las hierbas provechosas para la circulación están alfalfa, dong quai, extracto de elderberry, extracto de ginkgo biloba, horsetail grass y saffron.

❏ Frotar extracto de lobelia en el área afectada ayuda a aliviar los espasmos musculares.

❏ Tomar raíz de valerian a la hora de acostarse ayuda a relajar los músculos.

RECOMENDACIONES

❏ Consuma alfalfa, brewer's yeast, abundantes vegetales hojosos y vegetales de color verde oscuro, cornmeal y kelp.

❏ Para eliminar las toxinas almacenadas en los músculos, tome un vaso grande de agua de buena calidad (de preferencia, agua destilada al vapor) cada tres horas a lo largo del día.

❏ Dése masajes en los músculos y use calor local para mitigar el dolor.

❏ Si está tomando alguna droga diurética para la presión arterial alta o para un problema del corazón, no deje de tomar un suplemento de potasio todos los días.

❏ Antes y después de hacer ejercicio vigoroso, fricciónese los músculos con aceite de oliva o de flaxseed puro y sin procesar. Dése un baño de agua caliente y agréguele al agua veinticinco gotas de aceite. Para estos casos también sirve el aceite de canola.

❏ Para aumentar el riego sanguíneo hacia los músculos, antes de acostarse dése un baño caliente con sales minerales.

❏ Si le dan calambres mientras está activo durante el día, consulte con su médico. Podrían ser señal de mala circulación o de arteriosclerosis (*ver* PROBLEMAS CIRCULATORIOS en la Segunda Parte).

❏ Si los calambres le dan al caminar, y le pasan al descansar, es probable que tenga problemas de circulación. *Ver* ARTERIOSCLEROSIS/ATEROSCLEROSIS en la Segunda Parte y hacer el self-test de funcionamiento arterial.

Cálculos renales

Los cálculos renales son acumulaciones anormales de sales minerales que se alojan en cualquier lugar del tracto urinario. La orina humana se satura en algunas ocasiones de ácido úrico, fosfatos y oxalato de calcio. Sin embargo, gracias a la secreción de diversos compuestos protectores y a los mecanismos naturales que tiene el organismo para controlar el pH de la orina, esas sustancias permanecen suspendidas en solución. Pero cuando los compuestos protectores están sobrecargados o la inmunidad está baja, las sustancias se pueden cristalizar y los cristales empiezan a aglomerarse, lo que eventualmente lleva a la formación de piedras suficientemente grandes como para obstruir el flujo de la orina. Entre los síntomas de los cálculos renales están dolor que irradia de la parte superior de la espalda hacia la parte baja del abdomen y la ingle, micción frecuente, orina con pus y sangre, falta de producción de orina y, a veces, fiebre y escalofrío. En casos leves, los síntomas se parecen a los del flu estomacal u otras afecciones gastrointesti-nales.

Los cálculos pueden ser partículas microscópicas o pueden tener el tamaño de una uña. Hay cuatro clases de cálculos renales: *cálculos de calcio* (compuestos de oxalato de calcio), *cálculos de ácido úrico, cálculos de struvite* (compuestos de fosfato de magnesio y amonio) y *cálculos de cistina.*

Alrededor del 80 por ciento de todos los cálculos son de calcio. Altos niveles de calcio en la sangre conducen a la *hipercalciuria,* es decir, a la absorción excesiva de calcio del intestino, lo cual aumenta la excreción de calcio en la orina. Ese exceso de calcio eventualmente forma un cálculo. Altos niveles de calcio en la sangre también pueden deberse a mal funcionamiento de las glándulas paratiroideas (pequeñas glándulas localizadas en el cuello, que regulan el nivel sanguíneo del calcio), a intoxicación por vitamina D y a mieloma múltiple. El consumo de carbohidratos refinados, especialmente azúcar, puede precipitar la formación de cálculos renales porque el azúcar estimula al páncreas para que libere insulina, lo que a su vez hace que el calcio adicional se elimine en la orina. Otro factor que contribuye a la formación de cálculos renales es la deshidratación crónica o recurrente. Al concentrarse la orina, aumenta la probabilidad de que se formen cálculos.

Los cálculos de ácido úrico se forman cuando el volumen de la orina expulsada es demasiado bajo y/o el nivel de ácido úrico de la sangre es anormalmente alto. Esta última condición se relaciona frecuentemente con los síntomas de la gota. A diferencia de otras clases de cálculos renales, los de struvite no tienen relación alguna con el metabolismo. Estos cálculos son producidos por infecciones. Las mujeres los presentan con frecuencia junto con infecciones recurrentes del tracto urinario. Los cálculos de cistina son producidos por una enfermedad poco común llamada cistinuria, un defecto congénito que propicia la formación de cálculos del aminoácido cistina en el riñón o en la vejiga.

Los cálculos de calcio son frecuentes en algunas familias porque la tendencia a absorber demasiado calcio es hereditaria. Además, entre la gente con antecedentes familiares de cálculos renales parece haber una correlación más fuerte de lo normal entre la absorción de vitamina C u ácido oxálico, por una parte, y la excreción de oxalato en la orina, por otra parte. Al parecer, esas personas o bien absorben más oxalato de su dieta, o bien metabolizan mayores cantidades de precursores del oxalato. Los individuos con enfermedad de Crohn o síndrome de intestino irritable, o aquellos cuya dieta es alta en ácido oxálico, tienen más probabilidades de sufrir de cálculos renales porque su condición puede hacer que aumente la excreción de oxalato en la orina. Otros factores de riesgo para los cálculos renales son bajo volumen de orina, pH corporal bajo y producción reducida de inhibidores naturales de la formación de cristales.

En la actualidad, los cálculos renales son diez veces más frecuentes que al comienzo del siglo XX. A pesar de que el consumo de alimentos ricos en ácido oxálico (especialmente huevos, pescado y algunos vegetales) ha disminuido notablemente en este país durante ese período, la cantidad de grasas y proteínas de origen animal de la dieta estadounidense promedio ha aumentado significativamente. La proporción entre la proteína vegetal y la proteína animal en la dieta corriente de principios de siglo era de uno a uno. Hoy en día esa proporción es de uno a dos. Existe una relación muy fuerte entre el consumo de proteína de origen animal y la absorción de oxalato.

Los cálculos renales afectan a aproximadamente uno de cada mil estadounidenses. Son muy poco comunes entre los niños y la gente afroamericana, y se presentan más que todo en hombres de raza blanca de treinta a cincuenta años. Son más comunes en el sureste de Estados Unidos que en otras zonas del país. La razón no se conoce, pero existe la teoría de que el clima cálido, que favorece la deshidratación, y/o los hábitos dietéticos podrían ser la causa. Se calcula que el 10 por ciento de los hombres y el 3 por ciento de las mujeres de este país presentan cálculos renales en algún momento de su vida.

NUTRIENTES

SUPLEMENTOS	DOSIS SUGERIDAS	COMENTARIOS
Muy importantes		
L-Methionine	500 mg al día con el estómago vacío. Tomar con agua o jugo. No tomar con leche. Para mejor absorción, tomar con 50 mg de vitamina B_6 y 100 mg de vitamina C.	Disminuye la incidencia de cálculos renales destruyendo los radicales libres que se asocian con la formación de cálculos. *Ver* AMINOÁCIDOS en la Primera Parte.
Magnesium	500 mg al día.	Reduce la absorción del calcio y disminuye el oxalato de la orina, sal mineral común en los cálculos renales. Utilizar magnesium oxide, magnesium hydroxide o magnesium chloride.
Vitamin B complex más extra vitamin B_6 (pyridoxine)	50 mg 3 veces al día con las comidas.

50 mg 2 veces al día. | Las vitaminas B son más eficaces cuando se toman al mismo tiempo.

Cuando se toma con magnesio, reduce el oxalato. |
Zinc	50-80 mg al día. No tomar más de 100 mg al día.	Importante inhibidor de la cristalización, que puede conducir a la formación de cálculos. Para mejor absorción, utilizar lozenges de zinc gluconate u OptiZinc.
Provechosos		
Multivitamin complex	Según indicaciones de la etiqueta.	Mantiene el equilibrio de todos los nutrientes.
L-Arginine	500 mg al día.	Útil cuando hay trastornos renales.
Potassium	99 mg al día.	Inhibe la cristalización, que puede conducir a la formación de cálculos. Utilizar potassium citrate.
Proteolytic enzymes	Según indicaciones de la etiqueta. Tomar entre comidas.	Ayudan a normalizar la digestión.
Raw kidney glandular	500 mg al día.	Fortalece los riñones. *Ver* TERAPIA GLANDULAR en la Tercera Parte.
Vitamin A	25.000 UI al día.	Promueve la curación del recubrimiento del tracto urinario, que resulta afectado por los cálculos renales. Si está embarazada, utilice un complejo carotenoide natural, como Betatene, en vez de vitamina A.
Vitamin C	3.000-6.000 mg al día divididos en varias tomas.	Acidifica la orina. La orina ácida no es el medio adecuado para la formación de cálculos.
Vitamin E	600 UI al día.	Poderoso antioxidante.

HIERBAS

❑ Cuando se toma en cantidades que no producen efectos laxantes, el jugo de aloe vera previene la formación de cálculos y reduce su tamaño durante los ataques agudos.

❑ Los extractos de ginkgo biloba y de goldenseal estimulan la circulación hacia los riñones y tienen propiedades antiinflamatorias. Estas dos hierbas son poderosos antioxidantes.

❑ Mezclar tintura de lobelia (tres a cuatro gotas) y tintura de wild yam (quince gotas) en un vaso de agua caliente ayuda a relajar los uréteres, alivia el dolor y agiliza el paso de los cálculos. Tome sorbos de esta mezcla durante todo el día.

❑ Tomar todos los días té de raíz de marshmallow sirve para purificar los riñones y expulsar los cálculos. Beba un quart cada día.

❑ La uva ursi mitiga el dolor y la sensación de llenura.

RECOMENDACIONES

❑ Para aliviar rápidamente el dolor, tómese cada media hora el jugo de medio limón fresco en 8 onzas de agua. Haga esto hasta que el dolor ceda. Puede alternar entre jugo de limón y jugo de manzana fresca.

❑ Para que los riñones se mantengan funcionando correctamente, beba todos los días mucha agua (por lo menos tres quarts de agua de buena calidad). La medida más importante que se puede tomar para evitar la formación de cálculos renales es aumentar el consumo de agua. El agua diluye la orina y previene la concentración anormal de minerales y sales que producen cálculos. Otra medida eficaz es tomar jugo de cranberry sin dulce para acidificar la orina (a menos que usted sea propenso a los cálculos de ácido úrico). Tomar al despertarse un vaso de agua caliente con el jugo de un limón fresco ayuda a prevenir la formación de cálculos.

❑ Aumente el consumo de alimentos ricos en vitamina A. Esta vitamina es provechosa para el tracto urinario y evita que se formen cálculos. Buenas fuentes de vitamina A son alfalfa, albaricoque, melón cantaloupe, zanahoria, pumpkin, sweet potato y squash.

❑ Utilice solamente agua destilada para beber y cocinar. Al agua de beber añádale gotas de microminerales.

❑ Minimice su consumo de proteína de origen animal o elimínela totalmente de su dieta. Las dietas ricas en esta clase de proteína promueven la eliminación del calcio, lo cual produce cantidades excesivas de calcio, fósforo y ácido úrico en los riñones. Esto da por resultado dolorosos cálculos renales.

❑ Limite su ingesta de calcio y evite los productos láctos. Evite también los compuestos de aluminio y los álcalis, como los que se encuentran en los antiácidos. Consumir leche y antiácidos produce cálculos renales en las personas susceptibles.

❑ Disminuya el consumo de potasio y fosfatos. No utilice sal ni cloruro de potasio, un sustitutivo de la sal, y evite las bebidas carbonatadas.

❑ Evite los alimentos que contienen ácido oxálico o que estimulan su producción, entre ellos espárragos, remolacha, hojas de remolacha, huevos, pescado, perejil, ruibarbo, sorrel, espinaca, Swiss chard y vegetales de la familia del cabbage. También debe evitar el alcohol, la cafeína, el chocolate, la cocoa, los higos secos, las nueces, la pimienta, las semillas de amapola y el té negro.

❑ Evite por completo el azúcar refinada y los productos que contienen esta clase de azúcar. El azúcar estimula al páncreas para que libere insulina, lo que hace que el calcio adicional sea expulsado en la orina.

❑ Permanezca activo. El torrente sanguíneo de las personas sedentarias tiende a acumular altos niveles de calcio. El ejercicio ayuda a que el calcio pase de la sangre a los huesos, que es donde debe estar.

❑ Si usted tiene antecedentes de cálculos de cistina, evite el aminoácido L-cistina. Si debe tomar algún suplemento con este aminoácido, tome al mismo tiempo por lo menos el triple de vitamina C. De no hacerlo, la cistina podría cristalizarse y formar grandes cálculos que llenarían el interior de los riñones.

ASPECTOS PARA TENER EN CUENTA

❑ Consumir durante mucho tiempo productos lácteos y antiácidos suele dar por resultado cálculos renales. Los expertos llaman a este fenómeno "milk-alkali syndrome".

❑ En el Japón, la incidencia de cálculos renales ha aumentado continuamente desde mediados de este siglo, cuando la gente empezó a adaptar su dieta a las costumbres de los países industrializados. Los japoneses que actualmente sufren de cálculos renales consumen muchas más proteínas, carbohidratos refinados, grasas, aceites y calcio que sus antepasados.

❑ La mayoría de los cálculos renales eventualmente son expulsados sin ayuda. Dependiendo de la clase y el tamaño del cálculo, su médico puede recomendarle un procedimiento llamado electroshock wave lithotripsy (ESWL), o un procedimiento distinto para destruir los cálculos.

❑ Cuando una persona ha tenido cálculos y se los han tratado, la probabilidad de que se le vuelvan a formar aumenta. La persona que ya ha tenido cálculos tiene entre el 20 y el 50 por ciento de probabilidades de volverlos a presentar en los diez años siguientes. Cuando se presentan por segunda vez, el riesgo aumenta significativamente.

❑ Los medicamentos que contienen fosfato de sodio y celulosa son eficaces para los cálculos de calcio. Para los cálculos que no son de calcio, el citrato de potasio es eficaz.

❑ Tomar hasta 100 miligramos de cinc al día ayuda a inhibir la formación de cristales que posteriormente se acumulan y forman cálculos. Mientras que la cantidad recomendada estimula la función inmunológica, más de 100 miligramos de cinc al día tiende a disminuir la inmunidad.

❑ Un consumo demasiado elevado de vitamina D puede generar exceso de calcio en el organismo.

❑ Para controlar los cálculos de calcio es necesario elevar el pH del organismo y para controlar los de ácido úrico, es preciso bajarlo (ver ACIDOSIS y/o ALCALOSIS en la Segunda Parte).

❑ Aunque la dieta no puede hacer que los cálculos renales se eliminen, sí es una gran ayuda para prevenirlos. Los cálculos renales se presentan fundamentalmente entre los miembros de sociedades bien alimentadas, que consumen grandes cantidades de proteína de origen animal. Las dietas vegetarianas son muy beneficiosas para quienes son propensos a los cálculos. Se considera que las dietas vegan, es decir, estrictamente vegetarianas, previenen la formación de cálculos renales porque no contienen ninguna proteína animal ni incluyen prácticamente ningún alimento procesado, además de que son bajas en sodio y altas en fibra y agua.

❑ El tratamiento para los cálculos y para prevenir su desarrollo posterior depende de su naturaleza. Por esta razón, cuando usted expulse un cálculo es muy importante que lo conserve y se lo lleve al médico para que lo mande analizar.

❑ El té de kombucha es eficaz para los cálculos renales (ver PREPARACIÓN DEL TÉ DE KOMBUCHA en la Tercera Parte).

Callos y callosidades

Las callosidades son áreas de *hiperqueratosis*, o crecimiento excesivo del tejido cutáneo. La piel se engruesa y se endurece. Las callosidades se suelen formar en los pies y, a veces, en las manos. Los callos son pequeños crecimientos cutáneos en forma de cono que se suelen desarrollar encima de los dedos de los pies, o entre ellos. Pueden ser blandos o duros. Los que se forman entre los dedos de los pies son blandos a causa de la humedad de esa área; los que se forman encima de los dedos del pie son generalmente duros.

Esos crecimientos causan inflamación y dolor. Más que las callosidades, los callos duelen al tacto. Los callos y las callosidades se suelen desarrollar a causa de la fricción o la presión frecuente, como la que produce utilizar zapatos muy ajustados y realizar algunas tareas repetidamente. Otros factores que pueden tener relación con este problema son infecciones por estafilococo o estreptococo, desalineación de los pies y desequilibrio del pH del organismo. El consumo elevado de grasas, azúcares y alimentos muy procesados es la causa más común del desequilibrio acidobásico del organismo.

HIERBAS

❑ Para mantener a raya las infecciones y acelerar la curación, apliquese extracto de goldenseal libre de alcohol alternándolo con aceite de tea tree.

RECOMENDACIONES

❑ A fin de equilibrar el pH de su organismo, consuma durante tres días vegetales crudos y jugos. El umeboshi (ciruela japonesa de sal) es provechoso para restablecer rápidamente el equilibrio acidobásico del cuerpo. Se encuentra en los health food stores y en las tiendas asiáticas. Consuma un umeboshi cada tres horas durante dos días.

❑ Evite los alimentos fritos, las carnes, la cafeína, el azúcar y los alimentos muy procesados.

❑ Para tratar los callos y las callosidades, ablande la piel endurecida introduciendo los pies durante quince minutos entre medio galón de agua caliente con dos cucharadas de jabón líquido del Dr. Bronner (se consigue en los health food stores) o jabón líquido suave para vajilla. Luego séquese los pies con una toalla suave y fricciónese el área afectada con varias gotas de aceite de vitamina E. Después púlase *suavemente* la superficie del callo o callosidad utilizando una piedra pómez o una lima especial. Ayudándose con una bolita de algodón o un trocito de gasa, lávese el área afectada con agua y jabón suave. Haga esto dos veces al día. Después de hacerse el tratamiento póngase medias blancas de algodón.

❑ Para disminuir la presión, colóquese sobre el callo un corn pad no medicado (pequeño pad acolchado, redondo u ovalado con un hueco en el centro). Estírelo para que quede expuesta un área de por lo menos un octavo de pulgada alrededor del callo. Luego apliquese aceite de vitamina E sobre el callo, cúbralo con un cuadrito de gasa y envuelva el dedo del pie con cinta adhesiva. Alterne el aceite de vitamina E con aceite de tea tree.

❑ Para los callos que se forman entre los dedos de los pies, apliquese delicadamente aceite de vitamina E y colóquese encima una bolita de algodón limpio. Utilice solamente algodón puro; no use motas de material sintético para aplicar cosméticos. Después de hacerse este tratamiento, póngase medias blancas de algodón y déjeselas toda la noche. El aceite de vitamina E mezclado con ajo picado es eficaz para ablandar los callos y las callosidades.

❑ Nunca utilice cuchilla ni ningún instrumento afilado para retirarse la piel endurecida, pues puede producirse una infección.

ASPECTOS PARA TENER EN CUENTA

❑ Un remedio eficaz es aplicarse compresas calientes de Epsom salts o de Footherapy solution, de Para Laboratories-/Queen Helene.

❑ En el comercio venden pads medicados para el tratamiento de los callos y las callosidades. Sin embargo, como la mayoría de esos productos son bastante agresivos y pueden atacar el tejido sano, se puede presentar una reacción alérgica.

❑ *Ver también* ACIDOSIS y/o ALCALOSIS en la Segunda Parte.

Calor, oleadas de

Ver en PROBLEMAS RELACIONADOS CON LA MENOPAUSIA.

Calvicie

Ver CAÍDA DEL CABELLO.

Cáncer

Cuando nuestro cuerpo ha sufrido una lesión como, por ejemplo, cuando nos hemos cortado, las células que rodean la cortada se reproducen para reemplazar a las que han sufrido daño. Esas células "saben" detener el proceso de reproducción cuando han cumplido su tarea.

Sin embargo, en algunas ocasiones una célula empieza a reproducirse sin una razón clara. Las células "hijas" que produce forman una protuberancia. Éste es el cáncer. A veces una célula de esa protuberancia, o tumor, se propaga a otra parte del cuerpo y empieza a reproducirse allí. Esas células no son receptivas a la señal normal de que deben detener su reproducción. Al fin y al cabo, ese tejido anormal afecta al funcionamiento del organismo, sus células, órganos y demás estructuras, y la persona se enferma o muere.

Nadie sabe exactamente por qué algunas células se comportan de esa manera. Sin embargo, se sabe que algunos factores aumentan la probabilidad de contraer determinados tipos de cáncer. Un hecho ampliamente reconocido es que dos de las principales causas del cáncer son la dieta y los factores ambientales. La tasa de cáncer pulmonar entre las personas que tienen contacto con el humo del cigarrillo es significativamente más alta que entre las personas que no fuman. El consumo regular de alcohol aumenta el riesgo de contraer cáncer de boca y de garganta. Una dieta alta en grasa y baja en fibra se asocia con un riesgo mayor de contraer cáncer colorrectal, y constituye un factor de riesgo para el cáncer de seno y de la próstata. Muchos expertos opinan que lo que tienen en común estos factores de riesgo — aparentemente tan distintos — es que aumentan la exposición del organismo a los radicales libres. Esos expertos han formulado la teoría de que el daño producido por los radicales libres es un importante factor causal del crecimiento celular descontrolado que es característico del cáncer (ver Radicales libre en la página 147). Otros especialistas creen que factores como el humo del cigarrillo y los malos hábitos dietéticos aumentan el riesgo de contraer cáncer porque alteran el funcionamiento del sistema inmunológico. Además de responsabilizar a la dieta y a los contaminantes del medio ambiente, muchos expertos creen que hay una relación entre el cáncer y el estrés.

En Estados Unidos cada minuto muere una persona de cáncer. Tres millones de estadounidenses están aquejados por esta enfermedad, y uno de cada tres morirá de algún tipo de cáncer. Existen más de cien variedades de cáncer. Sus causas son diferentes, producen síntomas distintos y varían en agresividad (la rapidez con la cual se reproducen). No obstante, la mayoría de los cánceres corresponden a cuatro grandes categorías:

1. Carcinomas: afectan a la piel, las membranas mucosas, las glándulas y los órganos internos.
2. Leucemias: son cánceres del tejido productor de sangre.
3. Sarcomas: afectan a los músculos, el tejido conectivo y los huesos.

4. Linfomas: afectan al sistema linfático.

El programa nutricional y las recomendaciones de esta sección no sólo han sido concebidos para las personas a las cuales les han diagnosticado cáncer, sino también para las que desean disminuir su probabilidad de contraer esta enfermedad. En lo posible, las vitaminas se deben administrar mediante inyección. Si usted tiene que tomar suplementos por vía oral, tómeselos todos los días con las comidas (excepto la vitamina E, que se debe tomar antes de las comidas). Utilice solamente suplementos vitamínicos *naturales*.

SELF-TESTS

Self-test de cáncer de seno

Ver en CÁNCER DE SENO en la Segunda Parte.

Self-test de cáncer de colon

En la mayoría de las farmacias venden kits para detectar sangre en la materia fecal (uno de los primeros síntomas de cáncer de colon). Uno de los tests consiste, sencillamente, en colocar entre el sanitario una tira de papel tratado químicamente después de evacuar el intestino. El papel se vuelve azul cuando la deposición contiene sangre.
Si el resultado es positivo, hágase otro test tres días más tarde. Si vuelve a salir positivo, visite a su médico inmediatamente. La presencia de sangre en la materia fecal *no* significa necesariamente que usted tiene cáncer. Ese resultado puede deberse al consumo de carne roja, a diverticulitis, hemorroides, pólipos, úlceras o inflamación del colon. Alrededor del 10 por ciento de las personas que obtienen un resultado positivo en pruebas de sangre en la materia fecal tienen cáncer.

Self-test de cáncer de testículo

Para detectar posibles protuberancias o nódulos, pálpese suavemente cada testículo utilizando el dedo pulgar y los demás dedos. Si encuentra alguna protuberancia sospechosa, visite a su médico. Es mejor hacer esto después del baño, cuando la piel del escroto está relajada.

NUTRIENTES

SUPLEMENTOS	DOSIS SUGERIDAS	COMENTARIOS
Esenciales		
Coenzyme Q10	90 mg al día.	Mejora la oxigenación celular.
Dimethylglycine (DMG) (Aanga mik DMG de FoodScience Labs)	Según indicaciones de la etiqueta.	Aumenta la utilización del oxígeno.
Garlic (Kyolic)	2 cápsulas 3 veces al día.	Mejora el funcionamiento inmunológico.
Melatonin	2-3 mg al día. Tomar 2 horas o menos antes de acostarse.	Poderoso antioxidante que favorece el sueño.

Señales de peligro y posibles causas de algunos tipos de cáncer

Conocer las primeras señales de peligro y los factores que aumentan el riesgo de contraer distintos tipos de cáncer puede salvar su vida. La American Cancer Society calcula que de todas las muertes que se producen cada año por cáncer, ciento setenta mil, o más, habrían podido evitarse. La siguiente tabla presenta los factores de riesgo y los

síntomas que se relacionan con diversas clases de cáncer. Experimentar uno o más de esos síntomas no significa necesariamente que se ha contraído cáncer (muchos de esos síntomas pueden ser producidos por enfermedades diferentes y menos graves), pero sí indica que hay que someterse a una evaluación médica.

Clases de cáncer	Factores de riesgo	Síntomas
Boca y garganta	Agentes irritantes dentro de la boca, como una pieza dental rota o dentadura postiza mal ajustada; excesivo consumo de alcohol; fumar; masticar tabaco.	Úlcera crónica en la boca, la lengua o la garganta que no sana.
Cérvix y útero	Más de 5 embarazos completos; primera relación sexual antes de los 18 años; historia de gonorrea o verrugas genitales; múltiples parejas sexuales; infertilidad.	Sangrado entre períodos menstruales; flujo inusual; períodos menstruales dolorosos; sangrando muy abundante durante la menstruación.
Colon	Falta de fibra y calcio en la dieta; pólipos; antecedentes familiares de cáncer de colon; estreñimiento y/o diarrea constante; acumulación de toxinas en el colon; dieta alta en grasa.	Sangrado rectal; deposiciones sanguinolentas; cambios de hábitos intestinales (diarrea y/o estreñimiento persistente).
Endometrio	No haber tenido ningún embarazo; haber pasado la menopausia; historia familiar de cáncer; diabetes; obesidad; hipertensión.	Sangrado entre períodos menstruales; flujo inusual; períodos menstruales dolorosos; sangrado muy abundante durante la menstruación.
Estómago	Anemia perniciosa; falta de ácido hidroclórico y fiebra en la dieta; dieta alta en grasa; gastritis crónica; pólipos estomacales.	Indigestión y dolor después de comer; pérdida de peso.
Laringe	Fumar en exceso; consumo de alcohol.	Tos persistente; carraspera.
Leucemia	Herencia; exposición a la radiación; infección viral crónica.	Palidez; fatiga; pérdida de peso; infecciones recurrentes; contusiones frecuentes; dolor en huesos y articulaciones; sangrado nasal.
Linfoma	Herencia; alteración del sistema inmunológico. Algunos casos se relacionan con factores virales.	Nódulos linfáticos agrandados y de consistencia parecida al caucho; prurito; sudoración nocturna; pérdida de peso y/o fiebre sin causa aparente.
Ovario	No haber tenido hijos; dieta alta en grasa.	A menudo los síntomas sólo se manifiestan en las últimas etapas de su desarrollo.
Piel	Exposición al sol, en especial personas de tez blanca; antecedentes de lunares (malignos o no); lunares en los pies o en áreas irritadas por la ropa; cicatrices por quemaduras severas y cicatrices o llagas que no curan; historia familiar de cáncer de piel.	Tumor o protuberancia debajo de la piel que parece una verruga o una ulceración que no sana; lunares que cambian de color o tamaño; lesiones planas; lesiones parecidas a lunares.

Clases de cáncer	Factores de riesgo	Síntomas
Próstata	Infección recurrente de la próstata; historia de enfermedad venérea; dieta rica en grasa animal; alto consumo de leche, carne y/o café; utilización de la hormona masculina testosterona para tratar la impotencia; vasectomía; más de 50 años de edad.	Flujo urinario débil o intermitente; dolor continuo en la parte baja de la espalda, pelvis y/o parte superior de los muslos.
Pulmón	Fumar; exposición a materiales radiactivos, asbesto, níquel o cromato; bronquitis crónica; antecedentes de tuberculosis; exposición a algunos químicos, como pesticidas y herbicidas.	Tos persistente; esputo con sangre; dolor en el pecho.
Seno	Primer parto después de los 35 años; no haber tenido hijos, cáncer en la familia; alto consumo de alcohol y/o cafeína; dieta alta en grasa; diabetes. En mujeres mayores se ha encontrado una relación entre el consumo de azúcar y el cáncer de seno. Los estrógenos y los anticonceptivos orales también se han asociado con cáncer de seno y de útero.	Protuberancia(s); engrosamiento y otros cambios físicos en los seños; prurito, enrojecimiento y/o sensibilidad anormal en los pezones sin relación con el amamantamiento.
Testículos	Testículo sin descender.	Protuberancia(s); hipertrofia de un testículo; engrosamiento del escroto; fluido en el escroto; dolor o molestia en un testículo o en el escroto; dolor leve en la parte baja del abdomen o en la ingle; aumento del tamaño de las mamas o sensibilidad anormal en ellas.
Vejiga y riñón	Exposición a ciertos químicos, como bencidinas, anilinas y naftalinas; fumar; alto consumo de cafeína y/o edulcorantes artificiales; antecedentes de esquistosomiasis (una enfermedad tropical); infección frecuente del tracto urinario.	Sangre en la orina; dolor y ardor al orinar; aumento en la frecuencia de la micción.

Tasas esperadas de cáncer en Estados Unidos

Datos proporcionados por la American Cancer Society y el U.S. Bureau of the Census sirvieron de base para calcular la incidencia (casos por mil) de nuevos casos de todos los tipos de cáncer en todos los estados del país. Los estados se enumeran en el orden de incidencia esperada, desde la más alta hasta la más baja.

1. Florida
2. West Virginia
3. Pennsylvania
4. Arkansas
5. Maine
6. Kentucky
7. District of Columbia
8. Delaware
9. Rhode Island
10. New Jersey

11. Missouri
12. Oregon
13. Tennessee
14. Massachusetts
15. Nevada
16. North Dakota
17. Ohio
18. Alabama
19. Iowa
20. Mississippi
21. Montana

22. Oklahoma
23. North Carolina
24. Wisconsin
25. Kansas
26. Indiana
27. Illinois
28. South Carolina
29. Arizona
30. Maryland
31. Louisiana

32. Michigan
33. Connecticut
34. New York
35. South Dakota
36. Nebraska
37. Vermont
38. Washington
39. Virginia
40. New Hampshire
41. Minnesota

42. Texas
43. Georgia
44. Idaho
45. Wyoming
46. Colorado
47. California
48. New Mexico
49. Hawaii
50. Utah
51. Alaska

Natural beta-carotene o carotenoid complex	25.000 UI al día. Según indicaciones de la etiqueta.	Necesarios para la reparación y la reconstrucción de todas las células.
Omega-3 Forte y Omega-Plex, ambos de American Biologics	Según indicaciones de la etiqueta. Según indicaciones de la etiqueta.	Reparan y producen nuevas células.
Proteolytic enzymes o Wobenzym N de Marlyn Nutraceuticals	Según indicaciones de la etiqueta. Tomar con las comidas. 2-6 tabletas 2-3 veces al día. Tomar entre comidas.	Poderosos neutralizadores de los radicales libres.
Selenium	200 mcg al día.	Poderoso neutralizador de los radicales libres. Ayuda a la digestión de la proteína.
Shark cartilage (BeneFin)	Para el tratamiento del cáncer, 1 gm al día por cada 2 libras de peso corporal, dividido en 3 tomas. Si no lo tolera por vía oral, administrar mediante enema de retención. Para prevenir el cáncer, 2.000-4.500 mg 3 veces al día.	Se ha demostrado que inhibe e, incluso, que revierte el crecimiento de algunos tipos de tumores. Estimula también el sistema inmunológico.
Superoxide dismutase (SOD)	Según indicaciones de la etiqueta.	Destruye los radicales libres. Se puede administrar en inyección (con supervisión médica).
Vitamin A y vitamin E	50.000-100.000 UI al día por 10 días. Luego reducir la dosis hasta 50.000 UI al día por 30 días. De nuevo reducir la dosis hasta 25.000 UI al día. Si está embarazada, no debe tomar más de 10.000 UI al día. Hasta 1.000 UI al día.	Las personas con cáncer necesitan cantidades más altas de lo normal de este antioxidante. Para dosis altas, la emulsión facilita la asimilación y brinda mayor seguridad. Las cápsulas le imponen más estrés al hígado. Poderoso antioxidante que combate el cáncer. Para dosis altas, la emulsión facilita la asimilación y brinda mayor seguridad.
Vitamin B complex más brewer's yeast	100 mg al día. 1 cucharadita al día por 1 semana. Luego aumentar gradualmente la dosis hasta 1 cucharada 3 veces al día.	Necesario para el funcionamiento celular y para la correcta división de las células. Buena fuente de vitaminas B.
Vitamin C con bioflavonoids	5.000-20.000 mg al día divididos en varias tomas. Ver FLUSH DE ÁCIDO ASCÓRBICO en la Tercera Parte.	Poderosos agentes anticancerígenos que promueven la producción de interferon en el organismo.

Importantes

Maitake	Según indicaciones de la etiqueta.	Contiene una sustancia que previene la carcinogénesis e inhibe el crecimiento de tumores cancerosos. Ayuda al organismo a adaptarse al estrés causado por los tratamientos para el cáncer, como quimioterapia.
Shiitake o reishi	Según indicaciones de la etiqueta. Según indicaciones de la etiqueta.	Tienen importantes propiedades antitumorales y estimulantes del sistema inmunológico.

Provechosos

Acidophilus	Según indicaciones de la etiqueta. Tomar con el estómago vacío.	Tiene efectos antibacterianos en el organismo. Utilizar una fórmula no láctea.
Aerobic 07 de Aerobic Life Industries o Dioxychlor de American Biologics	Según indicaciones de la etiqueta. Según indicaciones de la etiqueta.	Agentes antimicrobianos.
Chromium picolinate	Por lo menos 600 mcg al día.	Ayuda a construir y a mantener la masa muscular. Útil cuando hay atrofia muscular.
Grape seed extract	Según indicaciones de la etiqueta.	Poderoso antioxidante.
Kelp o seaweed	1.000-1.500 mg al día. Según indicaciones de la etiqueta.	Equilibran los minerales e impiden que el organismo sufra daño a causa de la radioterapia.
L-Carnitine	Según indicaciones de la etiqueta.	Protege contra el daño causado por los radicales libres y las toxinas. Utilizar una variedad derivada de hígado de pescado (squalene).
Multienzyme complex	Según indicaciones de la etiqueta, con las comidas.	Ayuda a la digestión. *Advertencia:* este suplemento no se les debe dar a los niños.
Multimineral complex con calcium y magnesium y potassium	2.000 mg al día. 1.000 mg al día. 99 mg al día.	Esenciales para la normal división y función de las células. Utilizar una fórmula completa que contenga todos los minerales y los microminerales más importantes, excepto hierro.
Multivitamin complex	Según indicaciones de la etiqueta, con las comidas.	No se deben utilizar fórmulas de liberación gradual. Utilizar una fórmula que no contenga hierro.
N-Acetylcysteine más L-methionine	Según indicaciones de la etiqueta, con el estómago vacío. Tomar con agua o jugo. No tomar con leche. Para mejor absorción, tomar con 50 mg de vitamina B6 y 100 mg de vitamina C.	Desintoxican el organismo de sustancias nocivas y protegen el hígado y otros órganos. Ver AMINOÁCIDOS en la Primera Parte.

Taurine	Según indicaciones de la etiqueta.	Fundamento de la reparación de los tejidos y los órganos.
Vitamin B₃ (niacin) y	100 mg al día. No sobrepasar esta dosis.	Vitaminas B que mejoran la circulación, construyen glóbulos rojos y ayudan al funcionamiento hepático. *Advertencia:* si tiene algún trastorno hepático, gota o presión arterial alta, no debe tomar niacina.
choline	500-1.000 mg al día.	
más vitamin B₁₂	2.000 mcg al día.	Previene la anemia. Utilizar lozenges o administrar en forma sublingual.
Raw glandular complex	Según indicaciones de la etiqueta.	Estimula la función glandular, en especial la del timo (sede de la producción de los linfocitos T). *Ver* TERAPIA GLANDULAR en la Tercera Parte.
más raw thymus y raw spleen glandulars	Según indicaciones de la etiqueta. Según indicaciones de la etiqueta.	

HIERBAS

❑ Incluya algunas de estas hierbas en su programa para prevenir o tratar el cáncer: dandelion, echinacea, té verde, pau d'arco, red clover y suma.

❑ Muchas personas con cáncer externo, como cáncer de piel, han reaccionado favorablemente a los cataplasmas de comfrey, pau d'arco, ragwort y wood sage. *Ver* UTILIZACIÓN DE CATAPLASMAS en la Tercera Parte.

Nota: El comfrey sólo se recomienda para uso externo.

❑ El cat's claw estimula la función inmunológica y tiene propiedades antitumorales. El producto Cat's Claw Defense Complex, de Source Naturals, es una combinación de cat's claw, otras hierbas y nutrientes antioxidantes como betacaroteno, N-acetylcysteine, vitamina C y cinc.

Advertencia: No utilice cat's claw si está embarazada.

❑ Un remedio a base de hierbas que activa las defensas naturales del organismo, ayuda a aliviar el dolor y tiene propiedades antitumorales es Essiac, de Resperin Corporation. Muchos pacientes de cáncer afirman que este producto ha prolongado y mejorado la calidad de su vida. También es beneficioso Jason Winters Tea, de Tri-Sun International, un té que combina varias hierbas.

RECOMENDACIONES

❑ Incluya en su dieta granos, nueces, semillas y brown rice sin descascarillar. Millet, un cereal, es buena fuente de proteína. Consuma wheat, oat y bran.

❑ Coma abundantes vegetales crucíferos, como bróculi, col de Bruselas, cabbage y coliflor. Consuma también vegetales amarillos y anaranjados, como zanahoria, pumpkin, squash y batata. También ayudan a combatir el cáncer la manzana, las berries, las nueces de Brasil, el melón cantaloupe, las cerezas, las uvas, las legumbres (incluyendo garbanzo, lenteja y fríjol rojo) y las ciruelas. Las berries protegen al DNA.

❑ Cocine ligeramente todos los brotes (excepto los de alfalfa, que se debe consumir crudos).

❑ Consuma cebolla y ajo, o tome ajo en suplemento.

❑ Coma todos los días diez almendras crudas. Las almendras contienen laetrile, una sustancia con propiedades anticancerígenas.

❑ Tome frecuentemente jugo de remolacha (de la raíz y las hojas), de zanahoria (fuente de betacaroteno), de cabbage fresco y de espárrago. También son provechosos todos los jugos oscuros, como los de uva, cereza negra y black currant. El jugo de manzana fresca también es beneficioso. Los jugos de fruta son más provechosos cuando se toman en la mañana; los de vegetales, cuando se toman en la tarde.

❑ Beba únicamente agua de manantial o destilada al vapor. No beba agua del tubo.

❑ *No* consuma ninguno de los siguientes alimentos: maní, junk food, alimentos refinados y procesados, grasas saturadas, sal, azúcar o harina blanca. En vez de sal, use kelp o un sustitutivo de potasio. Si es necesario, en lugar de azúcar utilice como edulcorante natural una *pequeña* cantidad de blackstrap molasses o de maple syrup puro. En lugar de harina blanca utilice whole wheat o whole rye. No consuma nada que contenga alcohol o cafeína. Evite todos los tés, excepto los de hierbas.

❑ No consuma ninguna proteína animal; *nunca* coma luncheon meats, hot dogs o carnes ahumadas o curadas. A medida que vaya mejorando puede empezar a comer pescado tres veces por semana.

❑ Restrinja su consumo de productos láctos; basta con un poquito de yogur, kéfir o raw cheese de vez en cuando.

❑ Limite el consumo de productos de soya, pues contienen inhibidores enzimáticos. Sin embargo, no los elimine por completo de su dieta.

❑ *Ver* AYUNOS en la Tercera Parte y seguir el programa.

❑ Hágase enemas de café todos los días para ayudarle al organismo a eliminar las toxinas. Dos o tres veces por semana hágase enemas de limpieza con limón y agua, o con ajo y agua. *Ver* ENEMAS en la Tercera Parte.

❑ *No* tome suplementos de hierro. El organismo retiene de manera natural hierro de las células cancerosas para inhibir su desarrollo.

❑ Cocine solamente con ollas de vidrio y con utensilios de madera.

❑ Haga ejercicio con regularidad. El cáncer es menos frecuente en las personas activas. El ejercicio también ayuda a combatir la depresión y promueve la oxigenación de los tejidos.

❑ Por la posibilidad de que haya escapes de radiación, evite los hornos de microondas. No se siente cerca del televisor; siéntese por lo menos a una distancia de ocho pies. Además, evite los rayos X.

❑ Evite los químicos como esprays para el cabello, compuestos para limpieza, ceras, pintura fresca y pesticidas para jardín. No utilice productos en aerosol. Muchos químicos propician la formación de radicales libres en el cuerpo, los cuales pueden conducir al cáncer. Tener contacto con sustancias químicas debilita aún más el sistema inmunológico de las personas que tienen cáncer, pues su organismo tiene que gastar energía tratando de protegerse de los químicos nocivos, en vez de invertirla en combatir la enfermedad.

❑ Aleje de su vida y de su hogar todas las sustancias cancerígenas conocidas y sospechosas. El libro *The Safe Shoppers Bible*, de David Steinman y Samuel S. Epstein, M.D. (Macmillan, 1995), suministra información sobre la seguridad de muchas clases de productos, entre ellos productos para la limpieza, pinturas, pesticidas, artículos para las mascotas, autopartes, implementos para arte y artesanía, cosméticos, productos para el cuidado personal, así como también alimentos y bebidas. Otra buena fuente de información es el libro de Mary Kerney Levenstein *Everyday Cancer Risks and How to Avoid Them* (Avery Publishing Group, 1992).

❑ No tome medicamentos distintos de los que le haya recetado su médico.

❑ En lo posible, evite el estrés. Aprenda técnicas de relajación y de manejo del estrés para que pueda afrontar las situaciones difíciles que son inevitables en la vida. *Ver* ESTRÉS en la Segunda Parte.

ASPECTOS PARA TENER EN CUENTA

❑ La cantidad de datos que relacionan la dieta y la nutrición con el desarrollo del cáncer es abrumadora, y sigue aumentando. Entre ellos están los siguientes:

• La falta de betacaroteno, vitamina E y vitaminas B en el tejido pulmonar podría asociarse con el cáncer de pulmón.

• El calcio podría evitar que las células precancerosas se vuelvan cancerosas.

• La tasa de bocio y de cáncer de seno en Islandia y el Japón es baja. De hecho, entre las mujeres japonesas prácticamente no existe cáncer de seno. La tasa de cáncer de colon en el Japón también es baja. El cáncer de seno se ha relacionado con deficiencia de yodo, y el suelo de Islandia y del Japón es rico tanto en yodo como en selenio. Además, los japoneses consumen grandes cantidades de pescado, lo cual podría ser una variable de importancia. El Cancer Control Convention del Japón ha informado que el germanio podría ser importante para prevenir y curar el cáncer.

• La obesidad puede contribuir al cáncer de colon y de recto en los hombres; en las mujeres, la obesidad se ha asociado con cáncer de vesícula biliar, cérvix, útero y seno. Las mujeres con sobrepeso tienen más probabilidad de desarrollar cáncer del endometrio, o recubrimiento uterino, que las demás mujeres, y su pronóstico es malo cuando contraen cáncer de seno. La grasa afecta al nivel de las hormonas sexuales del organismo. Las hormonas producidas por las glándulas adrenales se convierten en estrógeno en el tejido graso, de manera que cuanta más grasa tenga su organismo, mayor es el nivel del estrógeno en la mujer. El estrógeno estimula la división de las células del seno y del sistema reproductivo.

• La gente con niveles excesivamente altos de hierro en la sangre tiende a presentar un riesgo mayor de contraer cáncer. El exceso de hierro puede suprimir la capacidad de los macrófagos (células que rodean y devoran las bacterias y los invasores extraños) de exterminar las células cancerosas, además de que puede obstaculizar la actividad de los linfocitos.

• Se ha descubierto que la niacina desempeña un papel preponderante en la prevención y el tratamiento del cáncer.

• En comparación con las dietas bajas en grasa, las dietas con alto contenido de grasa aumentan de manera impresionante la incidencia de cáncer de colon y de cáncer de seno. El consumo elevado de grasa en la dieta promueve el cáncer.

• La incidencia de leucemia entre niños que fueron amamantados es significativamente más baja que entre niños que fueron alimentados con biberón.

❑ Encuestas indican que el 40 por ciento de la población de Estados Unidos consume muy pocas veces frutas o jugos de fruta, y que el 20 por ciento nunca consume vegetales. Así mismo, el 80 por ciento de los estadounidenses no consumen cereales ricos en fibra ni pan de grano entero. Mientras tanto, cada año diagnostican más de ochenta y cinco mil casos de cáncer de colon entre los estadounidenses, y ese número va en aumento.

❑ Entre los tres primeros factores ambientales de riesgo para el cáncer están los residuos de pesticidas, de acuerdo con un grupo de setenta y cinco expertos de la Environmental Protection Agency (EPA).

❑ En comparación con las personas cuyas madres no fumaron durante el embarazo, aquellas cuyas madres sí lo hicieron tienen 50 por ciento más probabilidades de desarrollar cáncer más tarde en la vida. Estos hallazgos confirman que fumar produce efectos sumamente perjudiciales para el feto en desarrollo.

❑ Los hombres que han sido vasectomizados presentan un riesgo tres veces más alto de contraer cáncer de próstata que los hombres que no han sido vasectomizados.

❑ Fumar es el factor de riesgo más *evitable* que existe. El cáncer de pulmón fue una enfermedad muy poco común hasta principios del siglo veinte, cuando fumar se puso de moda. Hoy en día, el cáncer pulmonar es la principal causa de muerte por cáncer en Estados Unidos.

❑ Actualmente se cree que el cáncer intestinal demora veinte años en desarrollarse.

❑ Algunos tipos de cáncer se tratan con quimioterapia y, al parecer, pueden curarse con este tratamiento. La quimioterapia para el cáncer consiste en administrar medicamentos altamente tóxicos para exterminar las células cancerosas. Entre los efectos secundarios de la quimioterapia están caída del cabello, náuseas extremas, vómito, fatiga, debilidad, esterilidad y daño renal y cardíaco. Algunos nutrientes — como vitamina B_6 (piridoxina) y coenzima Q_{10} — le ayudan al organismo a evitar parte del daño que ocasiona este tratamiento.

❑ La dieta macrobiótica les ha dado buenos resultados a muchos pacientes de cáncer.

Terapias alternativas para el cáncer

Los tratamientos alternativos para el cáncer benefician a un número cada vez más alto de pacientes de esta enfermedad. El propósito de algunos tratamientos alternativos es fortalecer el organismo y controlar los efectos secundarios de los tratamientos convencionales. Hay otro tipo de tratamientos, suaves y no invasivos, que mucha gente prefiere a los tratamientos más ortodoxos.

Aunque existen muchas terapias alternativas, la mayoría comparten algunos aspectos. Por ejemplo, muchas se basan en la creencia de que un cuerpo verdaderamente sano es menos propenso al cáncer, y subrayan el hecho de que el cáncer es el resultado de un problema del sistema inmunológico o de un desequilibrio del organismo. Así pues, por una parte tratan de reducir o eliminar el problema de fondo que se manifestó como cáncer y, por otra parte, tratan de activar los propios procesos curativos del organismo para que el cuerpo se cure a sí mismo.

Por lo general, los tratamientos alternativos son de naturaleza holística. Esto significa que su objetivo es curar todo el cuerpo, y no sólo el área aparentemente afectada por el cáncer. Muchos de esos tratamientos también atienden los aspectos físico, mental, espiritual y emocional del paciente.

CLASES DE TERAPIAS ALTERNATIVAS

La mayor parte de los tratamientos alternativos para el cáncer corresponden a alguna de las siguientes categorías: terapias biológicas y farmacológicas, terapias inmunológicas, terapias a base de hierbas, terapias metabólicos, terapias mente-cuerpo y terapias nutricionales. A pesar de que comparten algunos elementos — por ejemplo, la terapia inmunológica tiene elementos nutricionales — estas categorías destacan el aspecto central del tratamiento y el manejo de cada tipo de terapia. Tenga en cuenta, sin embargo, que la siguiente discusión no menciona todas las terapias que existen actualmente. Sólo pretende familiarizarlo con los distintos enfoques en los cuales se basa la mayor parte de los tratamientos actuales para el cáncer.

Terapias biológicas y farmacológicas

Estas terapias se valen de sustancias biológicas o de agentes farmacológicos no tóxicos; por ejemplo, medicamentos no tóxicos usualmente de origen biológico, como plantas o células humanas. Cada uno de estos tratamientos funciona de manera distinta. Por ejemplo, la terapia de antineoplaston utiliza derivados de aminoácidos para inhibir el crecimiento de las células cancerosas. Se considera que la terapia a base de cartílago de tiburón, otro tratamiento de este tipo, funciona bloqueando la angiogénesis, es decir, el desarrollo de nuevos vasos sanguíneos que el tumor requiere para crecer y, por tanto, lo priva de los nutrientes necesarios para su desarrollo.

Terapias inmunológicas

Las terapias inmunológicas se basan en la noción de que el cáncer se desarrolla debido a que el sistema inmunológico falla. El propósito de estas terapias es estimular las partes del sistema inmunológico que combaten y destruyen las células del cáncer. Ejemplos de terapias de esta categoría son la de la Dra. Virginia Livingston, que utiliza vacunas, dieta, suplementos nutricionales y gammaglobulina, y el programa integral del Dr. Josef Issels, que utiliza vacunas, dieta y terapia de fiebre.

Terapias a base de hierbas

Con el propósito de intensificar la capacidad del organismo de eliminar las células cancerosas, esta clase de terapias se valen de remedios a base de hierbas, probablemente la modalidad de tratamiento más antigua que existe. Por ejemplo, a fin de fotalecer el organismo y atacar el cáncer, la terapia Hoxsey utiliza fórmulas a base de hierbas para uso interno y externo, dieta, suplementos vitamínicos y minerales, y sicoterapia.

Terapias metabólicas

Estas terapias se basan en el concepto de que el cáncer es producido por muchos factores y, por tanto, para curar al paciente se debe abordar la enfermedad con un enfoque amplio. Estas terapias recurren a la desintoxicación, incluyendo limpieza de colon, para eliminar las toxinas del organismo. Así mismo, utilizan vitaminas, minerales y enzimas para purificar a fondo el organismo, reparar el tejido afectado y estimular la función inmunológica. Igualmente, incluyen dietas anticancerígenas basadas en alimentos enteros. La terapia del Dr. Max Gerson, que se basa en suplementos nutricionales y en una dieta de frutas y vegetales frescos cultivados orgánicamente, es un ejemplo de esta clase de terapias.

Terapias mente-cuerpo

Estos tratamientos se centran en el papel de las emociones, la conducta y la fe en la recuperación de la salud. Algunas de estas terapias buscan aumentar el bienestar emocional y espiritual del individuo por medio de sicoterapia, hipnosis, biorretroalimentación u otras técnicas. Otras terapias de esta clase ponen en práctica técnicas mente-cuerpo para modificar el curso de la enfermedad y lograr que el paciente se cure. Por ejemplo, el Dr. O. Carl Simonton y Stephanie Matthews-Simonton desarrollaron una técnica de visualización para ayudarles a sus pacientes a aumentar la eficacia de su sistema inmunológico.

Terapias nutricionales

Desde que las investigaciones empezaron a mostrar la relación que existe entre la dieta y la salud, las terapias para el cáncer que se basan en la nutrición son las que más acogida han tenido. Por ejemplo, muchos estudios indican que una dieta alta en grasa aumenta el riesgo de contraer cáncer, mientras que una dieta baja en grasa, alta en fibra, frutas, vegetales frescos y granos enteros le ayuda al organismo a combatir esta enfermedad. Tres de las terapias que corresponden a esta categoría son la de wheatgrass, una dieta a base de wheatgrass y otros alimentos crudos; la dieta macrobiótica, tradicional del Japón y rica en granos enteros y vegetales, y el régimen Moerman, una dieta sin carne pero con mucha fibra y suplementos nutricionales.

ELECCIÓN DE UNA TERAPIA ALTERNATIVA

A menos que usted ya haya elegido una terapia específica, el primer paso para decidir a cuál someterse es obtener información sobre las que hay. Usted encontrará libros actualizados e información adicional y muy completa acerca de los tratamientos alternativos para el cáncer visitando bibliotecas y librerías, y comunicándose con organizaciones relacionadas con esta enfermedad. El libro de Richard Walters *Options: The Alternative Cancer Therapy Book* (Avery Publishing Group, 1993) le ayudará a evaluar y a comparar diversas terapias alternativas para el cáncer, al igual que el libro de Ralph Moss *Cancer Therapy: The Independent Consumer's Guide to Non-Toxic Treatment & Prevention* (Equinox Press, 1995).

Cuando tenga una idea más clara sobre la terapia o terapias que más le convienen, comuníquese con organizaciones educativas y con patient-referral services (organizaciones que asesoran a los pacientes sobre médicos, tratamientos y clínicas que pueden ser útiles para cada caso particular) para pedir información sobre esos tratamientos. El libro de Richard Walters mencionado antes ofrece una lista de esos grupos. Otra buena fuente de información es el libro de John Fink *Third Opinion: An International Directory to Alternative Therapy Centers for the Treatment and Prevention of Cancer and Other Degenerative Diseases* (Avery Publishing Group, 1992).

Al indagar sobre una terapia particular, trate de obtener información de gente que se haya sometido a ella. Algunas organizaciones y clínicas alternativas suministran el nombre de pacientes que se han recuperado; llámelos o escríbales. No se disperse; concéntrese en las personas que tienen su mismo tipo de cáncer y pregúnteles cuáles fueron específicamente los tratamientos que más les sirvieron.

Al hacer sus averiguaciones sobre profesionales y clínicas alternativos, pregunte qué resultados han obtenido con el tratamiento de su mismo tipo de cáncer. Tenga en cuenta que una terapia eficaz contra una clase de cáncer no es eficaz, necesariamente, contra otra. Pida que le muestren estudios, casos documentados y testimonios de pacientes que sustenten esas afirmaciones, y estudie toda la información con una dosis sana de escepticismo. En lo posible, haga que el profesional le dé su opinión sobre lo que usted puede esperar del tratamiento; por ejemplo, mejoría a corto plazo o supervivencia a largo plazo. Por último, analice si la terapia se adecúa a su estilo de vida, personalidad y sistema de creencias. Sea honesto con usted mismo. Algunas terapias pueden exigir un grado de compromiso que usted no está en capacidad de asumir. Otras pueden requerir demasiado tiempo, viajes o dinero para poder brindar alguna esperanza.

❑ Hay casos en los cuales es recomendable la radioterapia. Este tipo de terapia consiste en dirigir rayos X concentrados directamente al tumor para exterminar las células cancerosas. La radioterapia también tiene efectos secundarios adversos, como fiebre, dolor de cabeza, náuseas, vómito y pérdida del apetito.

❑ Se ha visto que el cartílago de tiburón es provechoso para algunos tipos de cáncer, como cáncer de seno, de cérvix, de páncreas y de próstata, así como también para el sarcoma de Kaposi, un tipo de cáncer de piel. El cartílago de tiburón suprime la angiogénesis (desarrollo de nuevos vasos sanguíneos). Gracias a esta propiedad del cartílago de tiburón, los tumores cancerosos quedan privados de los nutrientes que necesitan para desarrollarse y, a menudo, se contraen y mueren.

❑ La terapia de oxígeno hiperbárico ha sido eficaz para reducir la muerte de tejido sano producida por la radioterapia para el tratamiento del cáncer (*ver* TERAPIA DE OXÍGENO HIPERBÁRICO en la Tercera Parte).

❑ El médico alemán Dr. Hans Nieper ha utilizado con excelentes resultados jugos frescos de cabbage crudo y de zanahoria. Para combatir el cáncer, el Dr. Nieper también utiliza Carnivora, una sustancia derivada de una planta suramericana.

❑ Algunos médicos usan dimethylsulfoxide (DMSO), solo o en combinación con otras terapias, para tratar ciertas formas de cáncer.

❑ Se cree que la hormona dehydroepiandrosterone (DHEA) ayuda a prevenir el cáncer bloqueando la acción de una enzima que promueve el crecimiento de las células cancerosas (*ver* TERAPIA A BASE DE DHEA en la Tercera Parte).

❑ El té de kombucha tiene propiedades energizantes e inmunoestimulantes, y puede ser valioso para combatir el cáncer (*ver* PREPARACIÓN DEL TÉ DE KOMBUCHA en la Tercera Parte).

❑ La Dra. Virginia Livingston, del Livingston-Wheeler Clinic en San Diego, desarrolló una vacuna contra un organismo llamado *Progenitor cryptocides*. Según la Dra. Livingston, cuando el sistema inmunológico se ha debilitado por una dieta mal balanceada, por el consumo de alimentos "infectados" o por vejez, este microbio puede ganar terreno y precipitar el crecimiento de las células cancerosas. Ella sostiene que nueve de cada diez personas tratadas con su vacuna, además de terapia dietética y vitamínica, han experimentado una mejoría.

❑ *Ver también* CÁNCER DE PIEL, CÁNCER DE PRÓSTATA, CÁNCER DE SENO y TUMORES en la Segunda Parte.

❑ *Ver también* CONTROL DEL DOLOR en la Tercera Parte.

Cáncer de piel

Hay varios tipos de cáncer de piel. Los dos más comunes son *carcinoma basocelular* y *carcinoma escamocelular*. Ambos tienen altas probabilidades de curarse si se tratan precozmente. En tercer lugar está el *melanoma maligno*, una enfermedad más grave que las anteriores.

El carcinoma basocelular es el más frecuente de los tres tipos principales de cáncer de piel. Suele desarrollarse después de los cuarenta años y es más prevalente en los hombres rubios y de tez blanca. A diferencia de muchos otros crecimientos malignos, éste sólo se propaga después de haber existido durante largo tiempo. El daño celular da por resultado un crecimiento parecido a una úlcera que se desarrolla lentamente a medida que va destruyendo tejido. La primera señal suele ser una protuberancia grande de color aperlado, generalmente en la nariz o en un oído. Alrededor de seis semanas después de aparecer, esa protuberancia se ulcera y presenta un centro húmedo en carne viva, y un borde duro que a veces sangra. Continuamente se forman costras sobre la úlcera que luego se caen, pero la úlcera nunca sana realmente. A veces los carcinomas basocelulares aparecen en la espalda o en el pecho, y se ven como lesiones planas que crecen lentamente.

En el carcinoma escamocelular, las células profundas de la piel sufren daño y esto conduce al desarrollo de un tumor o protuberancia debajo de la piel, a menudo en los oídos, las manos, la cara o el labio inferior. La protuberancia puede parecer una verruga o una pequeña mancha ulcerada que nunca sana. Este tipo de cáncer es más frecuente en hombres de tez blanca y de más de sesenta años. Los hombres que han trabajado durante mucho tiempo al aire libre y los que viven en climas cálidos son los más propensos a este tipo de cáncer. A menos que las lesiones salgan en los oídos o en el labio inferior, el carcinoma escamocelular tiende a ser menos invasivo cuando aparece en una piel deteriorada por el sol, que cuando aparece en una piel que no está acostumbrada al sol.

El melanoma maligno es mucho menos frecuente que el carcinoma escamocelular y que el carcinoma basocelular, pero es bastante más grave. En esta clase de cáncer se forma un tumor a partir de las células productoras de pigmento de las capas más profundas de la piel. Se calcula que hasta la mitad de todos los casos de melanoma se originan en lunares. Los miembros de algunas familias parecen tener un riesgo más alto – posiblemente de naturaleza genética — de desarrollar melanomas. Esas personas a menudo presentan lunares extraños, llamadas *nevus displásticos*, que tienen una forma y un color irregulares y pueden alcanzar media pulgada de diámetro. Los nevus displásticos pueden ser precursores del cáncer de piel.

El melanoma puede ser peligroso para la vida cuando no se trata desde el principio, pues se puede extender por el torrente sanguíneo y los vasos linfáticos hacia los órganos internos. Sin embargo, cuando se trata oportunamente hay una probabilidad alta de que el paciente se sane.

Hay cuatro clases de melanomas y cada una tiene características ligeramente distintas:

• *Melanoma maligno extensivo superficial*. Es el melanoma más común. Se presenta sobre todo en mujeres de origen caucásico. Este cáncer de piel suele empezar como un lunar plano en la parte inferior de las piernas o en la parte superior de la espalda, al cual se le desarrolla una superficie elevada e irregular. A medida que crece, sus bordes se vuelven asimétricos y dentados.

• *Melanoma lentiginoso acral*. Es bastante frecuente entre personas de ascendencia africana y asiática. Las lesiones tienen áreas planas de color café oscuro, y porciones elevadas de color marrón oscuro o negro-azuloso. Aparecen con más frecuencia en las palmas de las manos, las plantas de los pies, la matriz de las uñas de manos y pies, y las membranas mucosas.

• *Melanoma del lentigo maligno*. Es más común en las mujeres que en los hombres. Las lesiones se suelen presentar en la cara, el cuello, los oídos u otras áreas que se han expuesto mucho al sol y durante períodos largos. Esta clase de melanoma raras veces se presenta antes de los cincuenta años y suele ser posterior a una etapa precancerosa llamada *lentigo maligno*, que puede durar varios años.

• *Melanoma nodular*. Es una enfermedad que ataca el tejido subcutáneo, sin propagarse antes por la superfice de la piel. Es más común en los hombres que en las mujeres. Las lesiones parecen vesículas de sangre y su color va desde el blanco aperlado hasta el negro-azuloso. Este tipo de melanoma tiende a hacer metástasis (es decir, a reproducirse en otras partes del cuerpo) más pronto que los otros melanomas.

La exposición excesiva a los rayos ultravioleta (UV) del sol es el factor de riesgo más importante en el carcinoma basocelular, el carcinoma escamocelular y el melanoma. Esos rayos alteran el material genético de las células de la piel y dañan el tejido. Además, son nocivos para el mecanismo normal de reparación de la piel. Por lo general, después de la exposición a los rayos ultravioleta ese mecanismo hace que las células dañadas no sólo dejen inmediatamente de reproducirse, sino que mueran, se desprendan y sean reemplazadas por células cutáneas nuevas y sanas. Ésta es la razón por la cual la piel se descama después de las asoleadas. Pero cuando ese sistema de reparación no funciona bien, las células dañadas siguen reproduciéndose y la piel se vuelve propensa a deteriorarse cada vez más con la exposición a los rayos UV. La exposición al sol no sólo es la causa principal de las arrugas; es, además, responsable del 90 por ciento de la mayoría de los cánceres de piel. Las personas que en su infancia sufrieron quemaduras severas o se ampollaron por el sol tienen el doble de probabilidades de contraer esta enfermedad más tarde en la vida. Las personas que presentan el mayor riesgo de contraer cáncer de piel son las que tienen cabello rubio o rojizo, ojos azules o verdes, tez blanca y que se queman o se cubren de pecas fácilmente cuando se asolean. Esto se debe a que su piel tiene menos pigmento protector.

Aparte de las tres clases principales de cáncer de piel, hay otros cánceres que afectan a la piel con menos frecuencia. La *micosis fungoides* es técnicamente un linfoma (cáncer linfático), pero afecta principalmente a la piel. Al principio se presenta como un sarpullido que rasca y puede durar varios años. Con el tiempo, las lesiones se extienden, se vuelven más firmes y se ulceran. Si no se tratan, eventualmente la enfermedad puede invadir los nódulos linfáticos y otros órganos internos. La micosis fungoides es un cáncer raro, de evolución lenta y diagnóstico difícil, especialmente en sus primeras etapas. Una biopsia de piel ayuda a hacer un diagnóstico correcto.

Un tipo de cáncer que se ha vuelto cada vez más común es el *sarcoma de Kaposi*. Esta clase de cáncer produce lesiones elevadas de color rosado, rojo, café o purpúreo. Aunque pueden aparecer en cualquier parte del cuerpo, son frecuentes en las piernas, los dedos de los pies, la mitad superior del torso y las membranas mucosas. El sarcoma de Kaposi fue una enfermedad muy poco común y de desarrollo lento, que se presentaba fundamentalmente en hombres mayores de ascendencia mediterránea. Sin embargo, desde que empezó la epidemia de AIDS comenzó a verse cada vez con más frecuencia y se asocia básicamente con el deterioro del sistema inmunológico. Los pacientes de AIDS tienden a presentar una forma más agresiva de este cáncer, que en algún momento ataca a los nódulos linfáticos y otros órganos internos.

Se calcula que cada año seiscientos mil estadounidenses contraen algún tipo de cáncer de piel, y que más de diez mil mueren de esta enfermedad. En años recientes la incidencia ha aumentado continuamente, y la edad promedio de los pacientes de cáncer de piel es cada vez más baja. La enfermedad se está desarrollando en las mujeres menores de cuarenta años el doble de rápido que en los hombres del mismo grupo de edad. Afortunadamente, el cáncer de piel es curable cuando se trata precozmente. Más del 90 por ciento de todos los casos de cáncer de piel están completamente curados.

NUTRIENTES

SUPLEMENTOS	DOSIS SUGERIDAS	COMENTARIOS
Esenciales		
Dimethylglycine (DMG) (Aangamik DMG de FoodScience \Labs)	Según indicaciones de la etiqueta.	Mejora la oxigenación de las células.
Coenzyme Q10	100 mg al día.	Mejora la oxigenación de las células.
Essential fatty acids (primrose oil)	Según indicaciones de la etiqueta, 3 veces al día. Tomar antes de las comidas.	Protegen las células.
Garlic (Kyolic)	2 cápsulas 3 veces al día.	Mejora el funcionamiento inmunológico.
Proteolytic enzymes o Wobenzym N de Marlyn Nutraceuticals	Según indicaciones de la etiqueta. Tomar con las comidas. 3-6 tabletas 2-3 veces al día. Tomar entre comidas.	Poderosos neutralizadores de los radicales libres que reducen la inflamación y ayudan a la correcta descomposición y absorción de los nutrientes de los alimentos.
Selenium	200 mcg al día.	Poderoso neutralizador de los radicales libres. Protege contra el daño causado por los rayos UV.
Superoxide dismutase (SOD)	Según indicaciones de la etiqueta.	Destruye los radicales libres. Se puede administrar en inyección (con supervisión médica).
Vitamin A	50.000-100.000 UI al día por 10 días o durante el tiempo que dure el programa. Si está embarazada, no debe tomar más de 10.000 UI al día.	Poderosos antioxidantes que destruyen los radicales libres. Para dosis altas, la emulsión facilita la asimilación y brinda mayor seguridad.
más natural beta-carotene o carotenoid complex (Betatene)	15.000 UI al día. Según indicaciones de la etiqueta.	Precursores de la vitamina A.
Vitamin B complex y/o brewer´s yeast	100 mg al día. 2 tabletas de 20 grains, 3 veces al día.	Necesario para la correcta división y función de las células. Buena fuente de vitaminas B.
Vitamin C con bioflavonoids	5.000-20.000 mg al día divididos en varias tomas. *Ver* FLUSH DE ÁCIDO ASCÓRBICO en la Tercera Parte.	Poderosos agentes anticancerígenos. Estimulan la inmunidad.
Vitamin E	Hasta 1.000 UI al día.	Promueve la curación y la reparación de los tejidos. Para dosis altas, la emulsión facilita la asimilación y brinda mayor seguridad.
Importantes		
Maitake o reishi o shiitake	4.000-8.000 mg al día. Según indicaciones de la etiqueta. Según indicaciones de la etiqueta.	Estos hongos contienen sustancias que inhiben el crecimiento y la propagación de tumores cancerosos. Estimulan también la respuesta inmunológica.
Phytocharged nutritional supplements de Schiff	Según indicaciones de la etiqueta.	Estos suplementos dietéticos protegen contra el daño causado por el sol. Promueven la salud.
Pycnogenol o grape seed extract	Según indicaciones de la etiqueta. Según indicaciones de la etiqueta.	Estos antioxidantes protegen contra los cambios oxidativos de la piel inducidos por los rayos UV.
Shark cartilage (BeneFin)	Tomar 1 gm al día por cada 2 libras de peso corporal, dividido en 3 tomas. Si no lo tolera por vía oral, administrar por vía rectal a través de enema de retención.	Se ha demostrado que inhibe e, incluso, que revierte el crecimiento de algunos tipos de tumores. Estimula también el sistema inmunológico.
Zinc	Según indicaciones de la etiqueta.	Importante para la actividad de las enzimas; para la división, el crecimiento y la reparación de las células, y para la correcta función inmunológica. Para mejor absorción, utilizar lozenges de zinc gluconate o zinc methionate (OptiZinc).

Provechosos		
Acidophilus	Según indicaciones de la etiqueta. Tomar con el estómago vacío.	Tiene efectos antibacterianos en el organismo. Utilizar una fórmula no láctea.
Aerobic 07 de Aerobic Life Industries o Dioxychlor de American Biologics	Según indicaciones de la etiqueta. Según indicaciones de la etiqueta.	Agentes antimicrobianos.
Concentrace de Trace Minerals Research	Según indicaciones de la etiqueta.	Nutre la piel y el cabello.
Dimethylsulfoxide (DMSO)	Aplicar tópicamente, según indicaciones de la etiqueta.	Promueve la curación. Utilizar únicamente el DMSO que se consigue en los health food stores.
Herpanacine de Diamond-Herpanacine Associates	Según indicaciones de la etiqueta.	Contiene antioxidantes, aminoácidos y hierbas que promueven la salud de la piel.
Kelp	1.000-1.500 mg al día.	Equilibra los minerales. Utilizar kelp en tableta y/o consumir vegetales marinos.
L-Cysteine y L-methionine	Según indicaciones de la etiqueta, con el estómago vacío. Tomar con agua o jugo. No tomar con leche. Para mejor absorción, tomar con 50 mg de vitamina B_6 y 100 mg de vitamina C.	Desintoxican el organismo de las sustancias nocivas. Ver AMINOÁCIDOS en la Primera Parte.
Multienzyme complex	Según indicaciones de la etiqueta. Tomar con las comidas.	Ayuda a la digestión.
Multivitamin y mineral complex	Según indicaciones de la etiqueta, con las comidas.	Todos los nutrientes son necesarios de manera equilibrada. No se deben utilizar fórmulas de liberación gradual.
N-A-G de Source Naturals	Según indicaciones de la etiqueta.	Proporciona glucosamina, que ayuda a formar membranas mucosas y tejido conectivo.
Para-aminobenzoic acid (PABA)	25 mg al día.	Protege contra el cáncer de piel.
Raw glandular complex más raw thymus glandular	Según indicaciones de la etiqueta. Según indicaciones de la etiqueta.	Estimulan la función glandular, en especial la del timo, importante componente del sistema inmunológico.
Taurine	Según indicaciones de la etiqueta.	Fundamento de la reparación de los tejidos y los órganos.
Tea tree		Ver Hierbas más adelante.
Vitamin B_3 (niacin) más choline y folic acid	100 mg al día. No sobrepasar esta dosis. 500-1.000 mg al día. 400 mcg al día.	Vitaminas B que mejoran la circulación, construyen glóbulos rojos y ayudan al funcionamiento hepático. Advertencia: si tiene algún trastorno hepático, gota o presión arterial alta, no debe tomar niacina.
Vitamin B_{12} en inyección o vitamin B_{12}	Según indicaciones médicas. 1.000 mcg 3 veces al día.	Previene la anemia. Es más eficaz en inyección (con supervisión médica). Si no se consigue en inyección, utilizar lozenges o administrar en forma sublingual.

HIERBAS

❑ Para la reparación de los tejidos son beneficiosas las hierbas alfalfa, burdock, raíz de dandelion, horsetail, Irish moss, raíz de marshmallow, oat straw, rose hips y yellow dock. Rose hips también es buena fuente de vitamina C.

❑ El astragalus genera células anticancerígenas en el organismo y estimula el sistema inunológico.

❑ Bilberry, cayenne (capsicum), ginger, goldenseal, nettle, sarsaparilla y turmeric estimulan el hígado, ayudan a estabilizar la composición de la sangre y pueden retardar la proliferación de las células cancerosas.

❑ Las semillas y la cáscara del Chinese cucumber inhiben las células del cáncer.

❑ Los cánceres de piel a veces reaccionan favorablemente a tratamientos con cataplasmas que combinan comfrey, pau d'arco, ragwort y wood sage. Ver UTILIZACIÓN DE CATAPLASMAS en la Tercera Parte.

❑ El té Essiac, un remedio que combina diversas hierbas, se ha utilizado con éxito para tratar el cáncer.

❑ Ginkgo biloba, pau d'arco y curcumin (un pigmento natural aislado a partir del turmeric) son potentes antioxidantes con la capacidad de fortalecer el sistema inmunológico.

❑ Estudios han demostrado que el té verde tiene propiedades anticancerígenas. Tome cuatro tazas al día.

❑ La crema de aceite de tea tree aplicada tópicamente obra como antiséptico y antifúngico natural que promueve la curación.

RECOMENDACIONES

❑ Haga una dieta baja en grasa y alta en antioxidantes; por ejemplo, alimentos ricos en betacaroteno, como zanahoria, sweet potato, squash y espinaca; vegetales crucíferos, como bróculi, col de Bruselas, cabbage, kale y nabo, y frutas cítricas.

❑ Esté alerta a las señales de peligro de cáncer de piel:

• Una úlcera abierta que sangra, forma costra y no sana adecuadamente.

• Una mancha rojiza e irritada, usualmente en el pecho, en un hombro, en un brazo o en una pierna. Puede arder o doler, o, por el contrario, no causar ninguna molestia.

• Un crecimiento con el borde elevado y una hendidura en el centro. Al irse agrandando va desarrollando pequeños vasos sanguíneos en la superficie.

• Una lesión parecida a una costra brillante, de color blanco, amarillo o ceroso, y con apariencia tirante.

• Una lesión irregular en la cara, los labios o los oídos que no para de crecer.

❑ Manténgase alejado de las cámaras bronceadoras (tanning salons). Hay quienes afirman que esos equipos son más seguros que tomar el sol porque en lugar de emitir rayos ultravioleta-B (UVB), responsables de las quemaduras del sol, emiten rayos ultravioleta-A (UVA), los llamados rayos fríos. Sin embargo, se sabe que al igual que los rayos UVB, los rayos UVA también pueden producir cáncer de piel. No se deje engañar.

❑ Tenga cuidado con los lunares que aparecen después de los cuarenta años. Así mismo, cuídese de cualquier lunar de apariencia inusual o forma irregular; que presente cambios de tamaño o color; que sea blanco aperlado, translúcido, negro o de varios colores; que tenga crestas en el borde; que se extienda, sangre o rasque, o que permanentemente se irrite con la ropa. Esté alerta a cualquier secreción producida por un lunar. Haga que un profesional le revise los lunares de carácter sospechoso.

❑ Visite a su médico si se encuentra un crecimiento con alguna de esas características. Detectar el problema a tiempo es la clave para que el tratamiento del cáncer de piel tenga éxito.

❑ Incluya en su dieta abundantes alimentos ricos en vitamina E. Una dieta rica en esta vitamina puede proteger su piel del daño ocasionado por los rayos UV. Buenas fuentes de vitamina E son los espárragos, los vegetales hojosos de color verde, las nueces crudas, el wheat germ y los aceites vegetales orgánicos y prensados en frío.

❑ Para proteger la piel contra el cáncer, tome algunas medidas cuando esté expuesto al sol. Los rayos ultravioleta del sol son más fuertes entre las diez de la mañana y las dos de la tarde. En lo posible, no tome el sol durante esas horas. Cuando esté al aire libre utilice prendas de color claro y de material compacto que no deje pasar el sol, además de sombrero y gafas de sol que bloqueen los rayos ultravioleta. Utilice siempre sunscreen (filtro antisolar). Elija un producto con un SPF (sun protection factor o factor de protección solar) de 15 ó más, que especifique claramente que es *broad-spectrum* (de amplio espectro). El sunscreen se debe utilizar incluso los días nublados; aproximadamente el 85 por ciento de los rayos UV del sol atraviesan las nubes. Aplíqueselo en toda la piel que esté expuesta al sol, y repita la aplicación cada tres o cuatro horas mientras esté al aire libre. Además, protéjase los labios con un lip balm que tenga un SPF de 15 ó más.

❑ Si en su familia ha habido casos de melanoma, en lo posible evite el sol y utilice un bloqueador solar todos los días. Manténgase alerta a cualquier lunar o lesión en la piel y hágaselos revisar periódicamente por un médico.

❑ Manténgase alejado de la luz halógena porque también emite radiación UV. La National Foundation for Cancer Research aconseja mantener una distancia de por lo menos veinte pulgadas de las bombillas halógenas de veinte vatios, y de por lo menos tres a seis pies de las bombillas halógenas de treinta y cinco y cincuenta vatios.

ASPECTOS PARA TENER EN CUENTA

❑ El origen del cáncer de piel a menudo son los lunares; sin embargo, los lunares no representan necesariamente un riesgo de cáncer. Son sumamente comunes (la mayoría de la gente los tiene) y la mayoría de ellos *no* se vuelven cancerosos.

❑ El tratamiento médico para el cáncer de piel casi siempre implica cirugía. La biopsia (extirpación del crecimiento para ser analizado) cura el cáncer de piel en sus primeras etapas en cerca del 95 por ciento de los casos. Cuando esa intervención se demora puede ser inevitable una cirugía más radical, y cuando el crecimiento es de gran tamaño puede requerirse un injerto de piel. Otros tratamientos para el cáncer de piel son los siguientes:

• *Criocirugía.* Este método utiliza nitrógeno líquido para congelar y exterminar el tejido enfermo, el cual posteriormente se desprende. Este tratamiento se utiliza mucho para personas con problemas de sangrado y/o intolerancia a la anestesia.

• *Electrocirugía.* Mediante este método el cáncer se extrae con una cureta, o cucharilla cortante, y luego una corriente eléctrica quema el borde de la lesión para acabar de extirpar las células cancerosas.

• *Cirugía con láser.* En este método se utiliza rayo láser para extirpar el tejido dañado y cauterizar los vasos sanguíneos circundantes.

• *Técnica de Moh.* El cirujano raspa capa tras capa de tejido canceroso hasta que encuentra tejido sano. Posteriormente cada capa es analizada en el microscopio para comprobar si el cirujano eliminó todo el cáncer. Esta cirugía es más eficaz para cánceres recurrentes y tumores grandes, así como también para casos de cáncer cuya extensión se desconoce.

• *Radioterapia.* Esta técnica implica dirigir rayos X o un haz de electrones al área enferma con el objeto de exterminar el tejido canceroso. Ésta es una buena alternativa cuando la cirugía es arriesgada para el paciente.

❑ Cuando el cáncer de piel se detecta al principio y el tratamiento se inicia de inmediato, la mayoría de las personas se curan. No obstante, es preciso someterse a chequeos periódicos durante los cinco años siguientes.

❑ La Skin Cancer Foundation recomienda hacerse autoexámenes de todo el cuerpo cada tres meses. Para esto se requiere un espejo de cuerpo entero, un espejo de mano y buena iluminación. Observe si los lunares o marcas de su cuerpo presentan algún cambio, y guíese por la siguiente lista que es fácil de recordar pues va en orden alfabético (A-B-C-D):

• Asimetría: los dos lados del lunar deben ser similares.

• Borde: los bordes del lunar deben ser suaves; no deben ser rugosos ni irregulares.

• Color: es normal que sean de color pardo, café o marrón oscuro. No es normal que sean rojos, blancos, azules o negros.

• Diámetro: sospeche de cualquier lunar cuyo diámetro sea superior a 1/4 de pulgada, o cuyo diámetro esté aumentando.

Además de revisarse periódicamente los lunares, fíjese detenidamente si le han salido manchas o crecimientos extraños. Cualquier irregularidad debe ser evaluada por un dermatólogo.

❏ Manchas rojas, escamosas y secas en la cara, el cuello o el dorso de la mano pueden ser queratosis actínica, o solar. Éstas son lesiones que se producen tras años de exposición al sol y se considera que son precancerosas. Más tarde, esas manchas se pueden volver duras y de color grisoso o marrón. El medicamento masoprocol (Actinex), que sólo se consigue con prescripción médica, puede detener el desarrollo de esos crecimientos sin irritar la piel adyacente.

❏ Antes de los dieciocho años, el individuo promedio ya ha tomado entre el 50 y el 80 por ciento de todo el sol que va a tomar durante su vida. Así pues, aunque el cáncer de piel no es común en los niños, la infancia tiene una influencia decisiva en la tendencia del individuo a desarrollar cáncer de piel más adelante en la vida. Nunca se debe exponer directamente al sol a un bebé menor de seis meses, ni se le debe aplicar sunscreen. Los niños pequeños siempre deben llevar prendas que los protejan del sol cuando están al aire libre. Aunque la exposición al sol debe ser muy limitada, a los niños mayores de seis meses se les puede aplicar sunscreen (fórmulas PABA-free especiales para niños) y deben llevar prendas que los protejan del sol. Los toddlers y los niños más grandes no deben permanecer mucho tiempo al sol, y se les debe aplicar sunscreen regularmente cuando estén al aire libre. A los niños más grandes se les debe explicar por qué es importante aplicarse periódicamente sunscreen, y se les debe ayudar a convertir esto en un hábito para toda la vida.

❏ Algunos medicamentos vuelven la piel más susceptible al daño ocasionado por el sol. Entre ellos están algunos antibióticos, antidepresivos, diuréticos, antihistamínicos, sedantes, estrógeno y remedios para el acné, como ácido retinoico. Averigüe con su médico o con su farmacéutico si alguno de los medicamentos que está tomando podría producirle ese efecto.

❏ Según un estudio publicado en la revista médica *Journal of the American Academy of Dermatology,* los hombres con alto nivel educativo que trabajan en oficinas tienen el riesgo más alto de presentar melanoma. Los investigadores conjeturan que esto obedece al estilo de vida de esos individuos, quienes no sólo trabajan entre una oficina y pasan meses enteros alejados del sol, sino que se asolean sólo ocasionalmente y de manera excesiva (por ejemplo, cuando pasan vacaciones en resorts en la playa).

❏ El medicamento tretinoin (Retin-A), que sólo se consigue con receta médica, podría revertir el daño precanceroso de la piel. Los productos para el cuidado de la piel que contienen ácidos alpha-hydroxy, los cuales se compran sin receta médica, tienen un efecto similar aunque son menos potentes.

❏ La U.S. Food and Drug Administration aprobó el mercadeo de una línea de ropa que protege contra el sol, fabricada por Sun Precautions, Inc., de Seattle. Esa ropa, que tiene un SPF de 30, se consigue con la marca Solumbra.

❏ Según un artículo publicado en junio de 1988 en la revista médica *British Journal of Surgery,* los ácidos grasos esenciales que se encuentran, por ejemplo, en los aceites de primrose y de pescado, son beneficiosos para prevenir y tratar el melanoma maligno.

❏ Estudios preliminares acerca de las propiedades inhibidoras del cáncer de piel de sustancias como betacaroteno, ácido fólico, ácido retinoico, vitamina C, vitamina E y algunos minerales han dado resultados alentadores.

❏ Parece que el ajo es eficaz para combatir el carcinoma basocelular porque intensifica la respuesta inmunológica del organismo.

❏ Las tasas de cáncer de piel siguen aumentando, a pesar de que los filtros antisolares se venden sin cesar. Esto puede obedecer a que la gente piensa que como está bien protegida del sol puede permanecer al aire libre ilimitadamente. Otra razón podría ser que todos los filtros protegen contra los rayos UVB, pero pocos protegen también contra los rayos UVA. Los rayos que "queman" son los UVB, y los fabricantes de sunscreens que sólo protegen contra estos rayos les causan graves perjuicios a los consumidores al no advertir que sus productos no brindan ninguna protección contra los rayos UVA. En consecuencia, la gente podría estar exponiéndose exageradamente a los rayos UVA, los cuales, a pesar de no tostar la piel, sí han sido relacionados con el cáncer de piel.

❏ El aumento de la incidencia de cáncer de piel en el mundo entero se ha asociado con la destrucción de la capa de ozono de nuestro planeta. La capa de ozono actúa como un filtro atmosférico que protege contra los rayos solares. Cuanto más perforada y menos densa, tantos más rayos solares nocivos llegan hasta nosotros.

❏ Con el propósito de que la gente tome consciencia del daño potencial de los rayos UV, la U.S. Environmental Protection Agency y el National Weather Service dieron a conocer los siguientes indicadores para los rayos UV y la exposición al sol. Estos indicadores deben ser utilizados en los reportes diarios del tiempo para que el público evalúe el grado de peligrosidad que entraña exponerse al sol un día cualquiera:

Rayos UV	Nivel de peligro
0-2	mínimo
3-4	bajo
5-6	moderado
7-8	alto
9-10+	muy alto

❏ Para mayor información sobre el cáncer de piel, comuníquese con la American Cancer Society, teléfono 800-227-2345, y con el National Cancer Institute, teléfono 800-422-6237.

Cáncer de próstata

La próstata es una glándula en forma de nuez que se encuentra en la base de la vejiga y rodea la uretra, el tubo a través del cual se elimina la orina. La próstata secreta líquido prostático, que no sólo constituye la mayor parte del fluido eyaculatorio, sino que nutre y transporta el esperma. El cáncer de la próstata es la segunda causa de muerte por cáncer entre los hombres. Esta enfermedad se relaciona básicamente con la edad. Es muy raro que hombres en la tercera o cuarta década de su vida presenten esta clase de cáncer, pero la incidencia aumenta continuamente a partir de los cincuenta y cinco años. Aproximadamente el 80 por ciento de todos los casos corresponden a hombres mayores de sesenta y cinco años; a los ochenta años, el 80 por ciento de los hombres padecen de algún grado de cáncer de próstata. La American Cancer Society calcula que en 1995 se diagnosticaron más de doscientos cuarenta y cuatro mil nuevos casos de cáncer de próstata. Ese mismo año murieron cuarenta mil cuatrocientos hombres a causa de esta enfermedad. Un varoncito que nazca hoy tiene una probabilidad del 13 por ciento de desarrollar cáncer de próstata en algún momento de su vida, y una probabilidad del 3 por ciento de morir de esa enfermedad. Muchos expertos sostienen que todos los hombres presentarían este tipo de cáncer si vivieran lo suficiente.

A pesar de que el cáncer de próstata es relativamente común, afortunadamente en la mayoría de los casos su evolución es lenta. Casi siempre se origina en la parte posterior de la glándula prostática, pero a veces empieza cerca de la uretra. En promedio, este cáncer duplica su masa cada seis años (téngase en cuenta que el cáncer de seno por lo general se duplica cada tres años y medio). Entre los síntomas del cáncer de próstata puede haber uno o más de los que se mencionan a continuación: dolor o sensación de ardor durante la micción, micción frecuente, disminución del flujo o de la fuerza con que se expulsa la orina, dificultad para orinar, sangre en la orina, y molestia continua en la parte baja de la espalda, la pelvis o encima del pubis. Sin embargo, en algunos casos la enfermedad es asintomática mientras no ha llegado a una etapa avanzada y/o no se ha propagado al exterior de la glándula. Además, estos síntomas no siempre son producidos por cáncer; la hipertrofia benigna o la inflamación de la próstata pueden ser su causa. La evaluación y el diagnóstico profesional son, por tanto, necesarios.

La tasa de cáncer de próstata en Estados Unidos está aumentando. Esto se debe, en parte, a que la expectativa de vida es mayor en la actualidad. Sólo una generación atrás, la expectativa de vida de los hombres de raza blanca de este país era de sesenta y cinco años; hoy en día es de aproximadamente ochenta años. Sin embargo, la tasa de cáncer de próstata está aumentando en todos los hombres, incluso en los menores de cincuenta. Esto es significativo porque cuanto menor es el hombre en el momento del diagnóstico de cáncer de próstata, tanto peor es el pronóstico. El aumento de cáncer de próstata entre los hombres jóvenes apunta al papel de la dieta y la exposición a las toxinas ambientales en el desarrollo de esta enfermedad.

La incidencia más alta de cáncer de próstata se encuentra en los hombres estadounidenses de ascendencia africana, y la más baja, en los estadounidenses de ascendencia asiática. Los hombres con antecedentes familiares de cáncer de próstata también tienen un riesgo más alto de contraer la enfermedad.

La incidencia es mayor entre los hombres casados que entre los solteros. También presentan un riesgo alto los hombres que han tenido infecciones recurrentes de la próstata, los que tienen antecedentes familiares de enfermedades venéreas y los que han tomado testosterona. Los investigadores también han encontrado una relación entre la dieta alta en grasa y el cáncer de próstata. Esto podría obedecer a que un consumo elevado de grasa eleva el nivel de la testosterona, lo que podría estimular el crecimiento de la próstata y las células cancerosas que pueda contener. La exposición a agentes químicos cancerígenos también aumenta el riesgo de contraer este tipo de cáncer. Algunos expertos en el tema creen que la vasectomía puede aumentar la probabilidad de contraer cáncer de próstata.

Hasta el momento no hay ninguna manera de prevenir esta enfermedad; no obstante, detectarla precozmente permite empezar a combatir el cáncer antes de que se extienda a otras partes del cuerpo. Un detenido examen rectal de la próstata es la manera más sencilla y menos costosa de detectar el cáncer de la próstata. La American Cancer Society recomienda que a partir de los cuarenta años todos los hombres se practiquen un examen anual. La American Urologic Association recomienda que el examen se haga a partir de los cincuenta años. Una prueba excelente para el cáncer de próstata es un examen de sangre que detecta si el nivel de la sustancia llamada prostate-specific antigen (PSA) está elevado. Esta sustancia es el "marcador tumoral" más importante que hay para diagnosticar el cáncer de próstata y evaluar la eficacia del tratamiento. Un resultado entre 0 y 4 está dentro del rango normal, y un resultado superior a 10 indica cáncer, a menos que se pruebe lo contrario. Factores distintos del cáncer pueden hacer elevar el nivel del PSA, entre los cuales se cuentan la hipertrofia benigna o la inflamación de la próstata, actividades tan inocuas como montar en bicicleta o, incluso, el mismo examen rectal. Si el nivel del PSA sale alto, se debe repetir la prueba porque entre el 10 y el 20 por ciento de las veces los resultados son falsos positivo o falsos negativo. Hacerse el examen todos los años le ayuda al médico a interpretar mejor los resultados. En los hombres sanos el nivel del PSA tiende a permanecer relativamente estable y sólo asciende gradualmente de año en año, mientras que el cáncer hace que se eleve sumamente rápido.

Cuando el resultado de la prueba del PSA o el examen rectal ha sido anormal, a menudo se recomienda un escanograma de ultrasonido de la próstata para confirmar ese resultado. A veces se requieren otras pruebas diagnósticas bastante costosas, como computerized tomography (CT) scan, escanograma óseo y magnetic resonance imaging (MRI). Al fin y al cabo, si los resultados de las diversas pruebas indican la presencia de cáncer, se debe hacer una biopsia de aguja controlada por ultrasonido para confirmar esos resultados. En algunos casos se requieren varias biopsias. Este procedimiento invasivo puede ocasionar complicaciones; se sabe de casos de sangrado, retención de orina, impotencia y septicemia ("envenenamiento de la sangre").

NUTRIENTES

SUPLEMENTOS	DOSIS SUGERIDAS	COMENTARIOS
Esenciales		
Coenzyme Q$_{10}$	100 mg al día.	Mejora la oxigenación de las células.
Dimethylglycine (DMG) (Aangamik DMG de FoodScience Labs)	Según indicaciones de la etiqueta.	Aumenta la utilización del oxígeno.
Proteolytic enzymes o Wobenzym N de Marlyn Nutraceuticals	Según indicaciones de la etiqueta. Tomar con las comidas. Según indicaciones de la etiqueta.	Controlan la inflamación y destruyen los radicales libres.
Selenium	200 mcg al día.	Poderoso neutralizador de los radicales libres. Ayuda a la digestión de la proteína.
Shark cartilage (BeneFin)	Tomar 1 gm al día por cada 2 libras de peso corporal, dividido en 3 tomas. Si no lo tolera por vía oral, administrar por vía rectal mediante enema de retención.	Inhibe el crecimiento de los tumores y estimula el sistema inmunológico.
Superoxide dismutase (SOD)	Según indicaciones de la etiqueta.	Destruye los radicales libres. Se puede administrar en inyección (con supervisión médica).
Vitamin A más natural beta-carotene o carotenoid complex (Betatene) más vitamin E	50.000-100.000 UI al día por 10 días o durante el tiempo que dure el programa. 10.000 UI al día. Según indicaciones de la etiqueta. Hasta 1.000 UI al día.	Poderosos antioxidantes que destruyen los radicales libres. Para dosis altas, la emulsión facilita la asimilación y brinda mayor seguridad.
Vitamin B complex más extra vitamin B$_3$ (niacin) y choline y folic acid más vitamin B$_6$ (pyridoxine) y vitamin B$_{12}$	100 mg al día. 100 mg al día. No sobrepasar esta dosis. 500-1.000 mg al día. 180 mcg al día. 100 mg al día. 2.000 mcg al día.	Vitaminas B necesarias para la división normal de las células, para mejorar la circulación, para la construcción de los glóbulos rojos y para ayudar a la función hepática. *Advertencia:* si tiene algún trastorno hepático, gota o presión arterial alta, no debe tomar niacina. Aumenta la eficacia del cinc. Previene la anemia. Utilizar lozenges o administrar en forma sublingual. Se puede administrar en inyección (con supervisión médica).
Vitamin C con bioflavonoids	5.000-20.000 mg al día divididos en varias tomas. *Ver* FLUSH DE ÁCIDO ASCÓRBICO en la Tercera Parte.	Poderosos agentes anticancerígenos.
Garlic (Kyolic)	2 cápsulas 3 veces al día.	Mejora la función inmunológica.
Prostata de Gero Vita	Según indicaciones de la etiqueta.	Suplemento natural, especial para la salud de la próstata.
Importante		
Maitake	4.000-8.000 mg (4-8 gm) al día.	Inhibe el crecimiento y la propagación de tumores cancerosos. Estimula la respuesta inmunológica.
Provechosos		
Acidophilus o Kyo-Dophilus de Wakunaga	Según indicaciones de la etiqueta. Tomar con el estómago vacío.	Tienen efectos antibacterianos en el organismo. Utilizar una fórmula no láctea.
Aerobic 07 de Aerobic Life Industries o Dioxychlor (DC3) de American Biologics	Según indicaciones de la etiqueta. Según indicaciones de la etiqueta.	Agentes antimicrobianos.
Glutathione más L-cysteine y L-methionine	Según indicaciones de la etiqueta. Según indicaciones de la etiqueta, con el estómago vacío. Tomar con agua o jugo. No tomar con leche. Para mejor absorción, tomar con 50 mg de vitamina B$_6$ y 100 mg de vitamina C.	Protege contra las toxinas ambientales. Aminoácidos que contienen azufre. Desintoxican y protegen el hígado y otros órganos. *Ver* AMINOÁCIDOS en la Primera Parte.
Kelp o seaweed	1.000-1.500 mg al día.	Equilibran los minerales.
L-Carnitine	Según indicaciones de la etiqueta.	Protege contra el daño causado por los radicales libres y las toxinas. Utilizar una variedad que provenga de hígado de pescado (squalene).
Multimineral complex con calcium y magnesium y potassium	1.500 mg al día. 750-1.000 mg al día. 99 mg al día.	Esenciales para la normal división y función de las células.
Multiglandular complex más raw thymus glandular	Según indicaciones de la etiqueta. Según indicaciones de la etiqueta.	Estimula la función glandular, en especial la del timo, sede de la producción de los linfocitos T. *Ver* TERAPIA GLANDULAR en la Tercera Parte.
Multienzyme complex	Según indicaciones de la etiqueta. Tomar con las comidas.	Ayuda a la digestión.
Multivitamin complex	Según indicaciones de la etiqueta.	Muchos de los nutrientes de esta tabla se encuentran en combinaciones multivitamínicas. No se deben utilizar fórmulas de liberación gradual. Se debe elegir un producto que no contenga hierro.

Selenium	Según indicaciones de la etiqueta.	Destruye los radicales libres y es necesario para el correcto funcionamiento de la próstata.
Taurine	Según indicaciones de la etiqueta.	Fundamento de la reparación de los tejidos y los órganos.
Zinc	50-100 mg al día. No sobrepasar esta dosis.	Participa en la prevención del cáncer de próstata. Para mejor absorción, utilizar lozenges de zinc gluconate u OptiZinc.

HIERBAS

❑ Black radish, dandelion y red clover son útiles para limpiar el hígado y la sangre.

❑ Buchu, carnivora, echinacea, goldenseal, pau d'arco y suma han demostrado tener propiedades anticancerígenas. Tómense en té utilizando dos cada vez y alternándolas.

❑ Damiana y raíz de licorice sirven para equilibrar las hormonas y para el funcionamiento glandular.

❑ Raíz de gravel, hydrangea, oat straw, raíz de perejil, uva ursi y yarrow son diuréticas y disuelven los sedimentos.

❑ Pygeum y saw palmetto son beneficiosas. Estudios realizados en Europa indican que el pygeum puede prevenir el cáncer de próstata.

RECOMENDACIONES

❑ Su dieta permanente debe constar de alimentos enteros. Consuma abundantes granos enteros, nueces, semillas crudas, brown rice sin descascarillar, wheat, oats y bran. El millet, un cereal, es una buena fuente de proteína. Consuma también abundantes vegetales crucíferos, como bróculi, col de Bruselas, cabbage y coliflor, y vegetales amarillos y anaranjados, como zanahoria, pumpkin, squash y batata. Esta clase de dieta es importante no sólo para prevenir el cáncer, sino también para ayudar a su curación.

❑ Incluya en su dieta manzana, melón cantaloupe fresco, toda clase de berries, nueces de Brasil, cereza, uvas, ciruelas y legumbres (incluyendo garbanzo, lenteja y fríjol rojo). Todos estos alimentos ayudan a combatir el cáncer.

❑ Tome todos los días jugos frescos de vegetales y de frutas. Buenas alternativas son los de zanahoria y cabbage.

❑ Incorpore en su dieta alimentos ricos en cinc, como hongos, semillas de pumpkin, mariscos, espinaca, semillas de sunflower y granos enteros. El cinc nutre la glándula prostática y es vital para que el sistema inmunológico funcione adecuadamente.

❑ Limite su consumo de productos lácteos. Consuma con moderación productos agrios, como yogur y kéfir low-fat.

❑ Si tiene dificultad para orinar o advierte una mayor tendencia a despertarse durante la noche para orinar, consulte con su médico. Podría tratarse de una obstrucción de la próstata.

❑ Para obtener ácidos grasos esenciales, utilice aceites orgá-nicos prensados en frío, como aceite de sesame, de safflower y de oliva.

❑ No consuma carne roja. Hay una correlación muy clara entre el alto consumo de carne roja (cinco porciones o más por semana) y el cáncer de próstata.

❑ Elimine de su dieta las bebidas alcohólicas, el café y todos los tés, excepto los de hierbas libres de cafeína.

❑ Evite estrictamente los siguientes alimentos: junk food, alimentos procesados y refinados, sal, grasas saturadas, azúcar y harina blanca. En lugar de sal utilice un sustitutivo de kelp o de potasio. Si necesita endulzar algún alimento, en vez de azúcar utilice una pequeña cantidad de blackstrap molasses o de maple syrup puro. Utilice whole wheat o whole rye en lugar de harina blanca.

❑ A menos que se especifique otra cosa en la tabla anterior, tome vitaminas y otros suplementos diariamente con las comidas, a excepción de la vitamina E, que se debe tomar antes de las comidas.

❑ Trate de evitar todos los carcinógenos conocidos. En lo posible, consuma solamente alimentos orgánicos. Evite el humo del tabaco, el aire y el agua contaminados, los químicos dañinos y los aditivos alimentarios. Beba únicamente agua destilada o filtrada por ósmosis reversada, porque el agua de su localidad o de pozo puede contener cloro, fluoride y residuos de químicos agrícolas.

❑ No tome ninguna droga distinta de las que le ha recetado su médico. Antes de decidir a qué tratamiento se va a someter, si es que decide hacerlo, pida consejo y diversas opiniones.

ASPECTOS PARA TENER EN CUENTA

❑ Cuando la enfermedad se detecta precozmente, el tratamiento casi siempre tiene éxito. Sin embargo, cuando el cáncer se ha reproducido por fuera de la próstata es difícil de tratar y de curar. Infortunadamente, el diagnóstico del cáncer de próstata es difícil en las etapas iniciales. Muchos casos son diagnosticados cuando ya se ha reproducido por fuera de la glándula. Cuando el cáncer ya se ha propagado al exterior de la cápsula glandular, la tasa de supervivencia es de aproximadamente 40 por ciento para los siguientes cinco años. Cuando se propaga a los nódulos linfáticos, huesos u otros órganos, la probabilidad de supervivencia desciende al 20 por ciento.

❑ Las berries ayudan a proteger el DNA del daño y la mutación que pueden derivar en cáncer.

❑ Para el tratamiento del cáncer de próstata a veces se utilizan terapias experimentales, como crioablación (congelamiento de las células cancerosas) y cirugía con rayo láser.

❑ Para el cáncer que se ha extendido a la cápsula de la glándula prostática se suele utilizar algún tipo de radioterapia. La tasa de supervivencia de los siguientes diez años es entre el 50 y el 60 por ciento. La radioterapia produce impotencia en el 50 por ciento de los hombres y tiene efectos adversos en la vejiga y el recto.

❑ Cuando la enfermedad se limita a la próstata y el paciente tiene buena salud y es menor de setenta años, se suele recomendar la extirpación quirúrgica de la glándula (prostatectomía radical). A pesar de las nuevas técnicas para salvar los nervios, alrededor del 50 por ciento de los hombres que se someten a esta cirugía quedan impotentes, y hasta el 25 por ciento quedan con incontinencia urinaria. Una espera vigilante, un buen soporte nutricional y cambios en el estilo de vida se están convirtiendo en la manera preferida de afrontar esta enfermedad cuando todavía se encuentra en sus primeras etapas.

❑ Cuando el cáncer se ha propagado al exterior de la glándula, el objetivo del tratamiento es tratar de bloquear la producción de testosterona, hormona que nutre el cáncer. Esto se hace mediante orquectomía (extirpación quirúrgica de los testículos) o suprimiendo la producción y la acción de las hormonas. Para suprimir la producción de las hormonas se aplican inyecciones mensuales de goserelin (Zoladex) o de leuprolide (Lupron) — son básicamente la misma droga — y se administra flutamide (Eulexin) por vía oral. Estas drogas son eficaces para bajar la producción de testosterona y disminuir su utilización por parte del organismo. Tanto la orquectomía como la supresión hormonal producen impotencia prácticamente en todos los casos.

❑ Los estrógenos se han usado con éxito durante sesenta años para tratar el cáncer de próstata. Sin embargo, pueden conducir al desarrollo de características femeninas secundarias en los varones, como agrandamiento de las mamas. Además, pueden propiciar algunos trastornos cardíacos.

❑ Mucha gente considera que el cáncer de próstata ha sido excesivamente tratado en Estados Unidos. En Europa se han obtenido resultados comparables a los de este país, pero con métodos más conservadores. Aparte de esto, la revista médica *New England Journal of Medicine* publicó en 1994 un informe sobre un gran número de hombres que rehusaron hacerse el tratamiento tradicional. Lo sorprendente es que a esos hombres les fue igual de bien — o posiblemente mejor — que a los que sí se sometieron a tratamiento médico. De acuerdo con nuestra experiencia, el manejo conservador del cáncer de próstata puede ser beneficioso; sin embargo, nuestra recomendación es modificar de manera fundamental el estilo de vida y la dieta, además de utilizar suplementos nutricionales.

❑ Para tratar el cáncer de próstata, el Dr. Hans Nieper, especialista alemán en cáncer, utiliza Carnivora, una sustancia derivada de una planta suramericana. Clínicas del mundo entero utilizan jugos frescos de cabbage y de zanahoria para tratar el cáncer.

❑ Una dieta alta en grasa y baja en fibra no sólo se relaciona con enfermedad cardíaca, sino con cáncer de próstata. Cuando la grasa se cocina se producen reacciones químicas que favorecen la producción de radicales libres, los cuales desempeñan un papel de importancia en algunos tipos de cáncer. Es lógico suponer que el acelerado incremento del cáncer de próstata desde los años cincuenta se debe, por lo menos en parte, al aumento simultáneo del consumo de grasa en Estados Unidos. Según la revista médica *Journal of the National Cancer Institute,* los hombres que consumen carne roja cinco veces por semana tienen un riesgo tres veces más alto de contraer cáncer de próstata que los hombres que sólo consumen carne roja una vez por semana. Consumir mantequilla parece que también contribuye a esta enfermedad. Investigadores han formulado la teoría de que una dieta alta en grasa eleva los niveles de testosterona y otras hormonas del organismo, lo que propicia el crecimiento de la próstata y las células cancerosas que pueda contener esa glándula. Tomar grandes cantidades de leche y café también puede aumentar el riesgo de desarrollar cáncer de próstata.

❑ Estudios han revelado que la soya y los productos de soya, como tofu, harina de soya y leche de soya, tienen la capacidad de combatir el cáncer gracias a la presencia de una proteína llamada genistein. Aparentemente, esta proteína retarda el crecimiento del tumor impidiendo que se desarrollen nuevos vasos sanguíneos que podrían nutrirlo. El genistein, que podría ser particularmente eficaz para atacar el cáncer de próstata, también podría ser beneficioso para el cáncer de seno en las mujeres y para el de colon en ambos sexos.

❑ Los hombres que se vuelven impotentes como consecuencia del tratamiento para el cáncer de próstata pueden seguir llevando una vida sexualmente activa si utilizan prótesis peneales y otros dispositivos (*ver* IMPOTENCIA en la Segunda Parte).

❑ Estudios realizados en Israel indican que el cartílago de tiburón puede ser eficaz para tratar el cáncer de próstata. Su potencial inhibitorio de la angiogénesis evita que se formen nuevos vasos sanguíneos, especialmente en cánceres vasculares altamente malignos.

❑ No se sabe aún si la hipertrofia benigna de la próstata, un problema frecuente en los hombres mayores de cincuenta años, conduce eventualmente al cáncer.

❑ En 1993, la revista *Journal of the American Medical Association* reveló que existe una asociación entre la vasectomía y un riesgo mayor de desarrollar cáncer de próstata. Dos investigaciones con hombres vasectomizados — una con cuarenta y ocho mil y la otra con veintinueve mil hombres — mostraron tasas de cáncer del 66 y el 56 por ciento, respectivamente. El riesgo de contraer esta enfermedad aumentaba con la edad y el número de años que habían transcurrido desde la vasectomía. Desde entonces, un panel organizado por los National Institutes of Health no ha encontrado ninguna relación causal entre la vasectomía y el cáncer de próstata. Sin embargo, no todos los expertos están de acuerdo con esto.

❑ Los hombres que padecen de cáncer de próstata necesitan el apoyo y la comprensión de sus familiares, amigos y médicos. Además de tener que afrontar el cáncer y su tratamiento, tienen la posibilidad de quedar impotentes, lo cual es sumamente difícil. El libro *Coping With Prostate Cancer*, de Robert H. Phillips, Ph.D. (Avery Publishing Group, 1994), suministra información detallada y consejos prácticos para ayudarles a los hombres con cáncer de próstata y a sus familias a manejar los diversos aspectos de esta enfermedad.

❑ La dieta y la nutrición son importantes tanto para el tratamiento como para la prevención del cáncer de próstata. Una dieta para combatir el cáncer se compone básicamente de brown rice, frutas y vegetales crudos y frescos, jugos frescos, legumbres, nueces y semillas crudas y granos enteros. Una dieta que busca combatir el cáncer *excluye* el alcohol, el café, los carbohidratos refinados y el té fuerte. Para prevenir la ocurrencia de esta clase de problemas puede servir tomar ya adelante en la vida y con regularidad cinc (50 miligramos al día) y ácidos grasos esenciales (en suplemento o provenientes de aceites prensados en frío, como aceite de sesame, de safflower o de oliva).

❑ *Ver también* PROSTATITIS/HIPERTROFIA DE LA PRÓSTATA en la Segunda Parte.

❑ *Ver también* CONTROL DEL DOLOR en la Tercera Parte.

Cáncer de seno

El cáncer de seno es la primera causa de muerte por cáncer entre las mujeres en Estados Unidos. Cada año se diagnostican aproximadamente ciento ochenta mil casos de cáncer de seno. De acuerdo con la American Cancer Society, una de cada nueve mujeres sufrirá de este tipo de cáncer antes de llegar a los ochenta y cinco años.

El seno es una glándula que contiene conductos para la leche, lóbulos, tejido graso y una red de vasos linfáticos. Los tumores cancerosos pueden aparecer prácticamente en cualquier parte del seno y las mujeres se los suelen detectar cuando advierten una protuberancia. En general, las protuberancias de naturaleza cancerosa son firmes, no desaparecen y usualmente no duelen (en algunos casos sí duelen). A pesar de que la mayoría de las protuberancias o nódulos de los senos no son cancerosos (muchos son quistes o fibromas), la única manera de saberlo es mediante un examen profesional. Las protuberancias que dan la sensación de estar creciendo, y las que no se mueven a pesar de la manipulación, pueden ser cancerosas o, sencillamente, pueden ser cambios fibroquísticos normales durante el ciclo menstrual. La biopsia es necesaria para saber de qué se trata. El cáncer de seno también puede producir una secreción amarillenta, sanguinolenta o translúcida en el pezón.

La gente tiende a pensar que el cáncer de seno es una entidad única. Sin embargo, hay distintas clases, entre las cuales están las siguientes:

• *Adenocarcinoma quístico, sarcoma maligno tipo filodes, carcinoma medular y carcinoma tubular.* Al igual que otros cánceres poco comunes de seno, éstos tienden a ser menos agresivos que los que se presentan con más frecuencia.

• *Carcinoma intraductal infiltrante.* Este cáncer se presenta en el recubrimiento de los conductos de la leche e infiltra (invade) el tejido circundante del seno. Alrededor del 80 por ciento de todos los casos de cáncer de seno son carcinomas intraductales infiltrantes.

• *Carcinoma inflamatorio.* En esta clase de cáncer aparece un tumor en el recubrimiento de los conductos de la leche y, a medida que se desarrolla, obstruye los vasos linfáticos y sanguíneos. La piel se engruesa y se enrojece, el seno se vuelve sumamente sensible y se ve como si estuviera infectado. Este tipo de cáncer se propaga muy rápido debido a la abundante irrigación linfática y sanguínea asociada con la reacción inflamatoria.

• *Carcinoma intraductal in situ.* Éste es un cáncer localizado, en el cual las células cancerosas crecen dentro de conductos. Este tipo de cáncer no siempre invade otros tejidos.

• *Carcinoma lobular.* Este tipo de cáncer, que es menos común y aparece en los lóbulos, representa aproximadamente el 9 por ciento de todos los casos de cáncer de seno. El carcinoma lobular se presenta ocasionalmente en los dos senos al mismo tiempo.

• *Enfermedad de Paget del pezón.* Este cáncer es el resultado de la migración hacia el pezón de células de un tumor canceroso subyacente. Los síntomas son escozor, enrojecimiento y dolor en el pezón. La enfermedad de Paget siempre indica la presencia de un carcinoma intraductal primario en algún lugar del tejido del seno.

La causa del cáncer de seno no es una sola, ni es fácil de determinar. Sin embargo, en muchos casos la responsabilidad le cabe probablemente a la hormona femenina estrógeno. El estrógeno promueve el crecimiento celular del tejido de los senos y de los órganos reproductivos, y el cáncer es, precisamente, el resultado del crecimiento celular descontrolado. Más aún, entre los factores de riesgo de cáncer de seno que se conocen están: primera menstruación antes de los nueve años, inicio de la menopausia después de los cincuenta y cinco años, haber dado a luz por primera vez después de los cuarenta, y no tener hijos o tener pocos. Un común denominador de todos estos factores de riesgo es una mayor exposición de los senos al estrógeno durante períodos más largos. La obesidad también aumenta el riesgo de que la mujer desarrolle cáncer de seno, y las mujeres obesas tienden a presentar niveles más elevados de estrógeno en su organismo que las mujeres delgadas. Así mismo, las dietas altas en grasa se han relacionado con un riesgo mayor de cáncer de seno, y cuando la dieta de la mujer es alta en grasa y baja en fibra su organismo produce más estrógeno.

Además de lo anterior, es probable que algunos factores del medio ambiente (como exposición a la radiación y a los pesticidas, y uso de implantes mamarios) intervengan en el desarrollo del cáncer de seno. Aunque el uso de implantes de silicona/poliuretano — implantes rellenos de silicona y cubiertos de poliuretano — fue prohibido en 1992 por las inquietudes que surgieron en torno a su seguridad, se calcula que doscientas mil mujeres estadounidenses todavía los llevan en su cuerpo. El poliuretano libera un carcinógeno humano conocido como toluene diisocyanate, o TDA, cuyo uso en tinturas para el cabello fue prohibido mucho antes de que empezara la controversia sobre los implantes de seno. En animales experimentales, la silicona causa tumores malignos. Pero incluso si no suponen ningún peligro potencial, los implantes dificultan la detección del cáncer de seno en sus etapas iniciales porque pueden ocultar parte del tejido del seno, lo que afecta a la capacidad de hacer e interpretar adecuadamente las mamografías. La herencia también desempeña un papel importante en esta enfermedad: hay algunos tipos de cáncer de seno que evidentemente son más frecuentes en algunas familias.

A pesar de que el cáncer de seno se puede desarrollar a cualquier edad, la enfermedad es más frecuente en las mujeres que han pasado los cuarenta años y, especialmente, en las mujeres posmenopáusicas. Los hombres también pueden contraer cáncer de mama, pero esos casos representan menos del 1 por ciento de la totalidad. Sin embargo, aunque se presenta mucho menos frecuentemente, el cáncer de mama en los hombres se suele diagnosticar en etapas más avanzadas y, por tanto, más graves. Esto se debe a que tanto para el paciente como para el médico es muy difícil imaginar que esta enfermedad pueda aquejar a un hombre.

Es muy importante detectar el cáncer de seno en su etapa inicial, cuando hay más probabilidades de poderlo curar. Hacer cambios saludables en la dieta y el estilo de vida, examinarse los senos con regularidad (ver Autoexamen de los senos más adelante) y hacerse mamografías periódicamente son medidas que pueden aumentar sus probabilidades de evitar el cáncer de seno o, si ya lo tiene, de superarlo.

AUTOEXAMEN DE LOS SENOS

Es importante examinarse los senos cada mes y en el mismo momento del ciclo menstrual. No se los examine durante el período menstrual. Antes del período, por lo regular a los senos les salen nódulos, se hinchan y duelen. Esto pasa generalmente después del período menstrual. Como preparación para la lactancia, durante el embarazo los senos se agrandan y se endurecen. Familiarícese con sus senos para que pueda detectar cualquier cambio, como el aumento de tamaño de una protuberancia. La mujer que conoce bien sus senos advierte más fácilmente cualquier cambio por leve que sea. Cuando observe cualquier cambio en sus senos, infórmele a su médico. Si queda con alguna inquietud después del examen, consulte con un especialista. Como a los hombres también les puede dar cáncer de mama, es importante que aprendan a autoexaminarse. El siguiente es el procedimiento recomendado para autoexaminarse los senos:

1. Siéntese frente a un espejo, levante las manos por encima de la cabeza y júntelas. Observe la forma de sus senos. Coloque las manos en la cadera, presiónelas y fíjese si hay irregularidades en la piel, si los pezones están un poco desplazados, si un seno se ve distinto del otro, y si hay alguna escamosidad rojiza o engrosamiento en la piel o en los pezones.
2. Levante una mano por encima de la cabeza. Con la otra mano explórese firmemente el seno. Empezando en la parte exterior y con movimiento circular, váyase acercando poco a poco al pezón. No se apresure cuando se esté examinando el área entre el pezón y la axila, y pálpese también la axila. En las axilas hay nódulos linfáticos; al tocarlos se mueven libremente, se sienten suaves y no duelen. Esté

atento a cualquier nódulo que no se mueva y que se sienta duro. Los cánceres suelen agarrarse al músculo que se encuentra debajo de la piel. Cuando se haya examinado un seno, repita el procedimiento en el otro.
3. Acuéstese sobre la espalda y repita el paso número dos. Las protuberancias se detectan más fácilmente en esta posición. Además, oprímase suavemente cada pezón y fíjese si sale sangre o si hay alguna secreción acuosa amarillenta o rosácea.

Además del autoexamen mensual, la American Cancer Society recomienda que las mujeres de veinte a cuarenta años se hagan examinar los senos por un médico mínimo una vez cada tres años. Después de los cuarenta años, el examen se debe hacer cada año. Las mujeres se deben hacer su primera mamografía a los cuarenta años; después, cada año o cada dos años hasta cumplir cincuenta. Después de esa edad, la mamografía se debe hacer una vez por año.

El programa que se recomienda a continuación ha sido concebido para las mujeres a las cuales les han diagnosticado cáncer de seno, y también para las que desean disminuir su probabilidad de contraer esa enfermedad.

NUTRIENTES

SUPLEMENTOS	DOSIS SUGERIDAS	COMENTARIOS
Esenciales		
Natural beta-carotene o carotenoid complex (Betatene)	10.000 UI al día. Según indicaciones de la etiqueta.	Poderosos antioxidantes que destruyen los radicales libres.
Coenzyme Q_{10}	100 mg al día.	Mejora la oxigenación celular.
Dimethylglycine (DMG) (Aangamik DMG de FoodScience Labs)	Según indicaciones de la etiqueta.	Mejora la oxigenación celular.
Essential fatty acids (black currant seed oil, borage oil y flaxseed oil son buenas fuentes.	Según indicaciones de la etiqueta.	Necesarios para la correcta reproducción de las células.
Garlic (Kyolic)	2 cápsulas 3 veces al día.	Mejora la función inmunológica.
Germanium	200 mg al día.	Este poderoso estimulante del sistema inmunológico inhibe el desarrollo del cáncer mejorando la oxigenación celular.
Proteolytic enzymes	Según indicaciones de la etiqueta. Tomar con las comidas.	Poderosos neutralizadores de los radicales libres.
Selenium	200-400 mcg al día.	Poderoso neutralizador de los radicales libres.

Suplemento	Dosis	Comentarios
Shark cartilage (BeneFin)	Para tratar el cáncer, tomar 1 gm al día por cada 2 libras de peso corporal, dividido en 3 tomas. Si no lo tolera por vía oral, administrar mediante enema de retención. Para prevenir el cáncer, 2.000-4.500 mg 3 veces al día.	Inhibe el crecimiento de los tumores y estimula el sistema inmunológico.
Superoxide dismutase (SOD)	Según indicaciones de la etiqueta.	Destruye los radicales libres. Se puede administrar en inyección (con supervisión médica).
Vitamin A	50.000 UI al día. Si está embarazada, no debe tomar más de 10.000 UI al día.	Vital para la inmunidad.
Vitamin B complex	100 mg 3 veces al día.	Mejora la circulación, construye glóbulos rojos y ayuda al funcionamiento hepático. Necesario para la normal división y función de las células.
más extra vitamin B$_3$ (niacin)	100 mg al día. No sobrepasar esta dosis.	Participa en la regulación de la producción de las enzimas y las hormonas. *Advertencia:* si tiene algún trastorno hepático, gota o presión arterial alta, no debe tomar niacina.
y choline más	100 mg 3 veces al día.	Reduce la producción de estrógeno.
brewer´s yeast	Según indicaciones de la etiqueta.	Fuente de vitaminas B.
Vitamin C con bioflavonoids	5.000-20.000 mg al día divididos en varias tomas.	Poderosos agentes anticancerígenos. *Ver* FLUSH DE ÁCIDO ASCÓRBICO en la Tercera Parte.
Vitamin E	Empezar con 400 UI al día y aumentar lentamente hasta 1.000 UI al día.	Su deficiencia se ha asociado con cáncer de seno. Ayuda a la producción de hormonas y a la función inmunológica. Para dosis altas, la emulsión facilita la asimilación y brinda mayor seguridad.

Importante

Maitake	4.000-8.000 mg al día.	Inhibe el crecimiento y la propagación de tumores cancerosos. Estimula también la respuesta inmunológica.

Provechosos

Acidophilus	Según indicaciones de la etiqueta. Tomar con el estómago vacío.	Repone las bacterias "amigables" del colon. Utilizar una fórmula no láctea.
Aerobic 07 de Aerobic Life Industries o Dioxychlor de American Biologics	Según indicaciones de la etiqueta. Según indicaciones de la etiqueta.	Agentes antimicrobianos.
Kelp o seaweed	1.000-1.500 mg al día. Según indicaciones de la etiqueta.	Equilibran los minerales.

L-Carnitine	Según indicaciones de la etiqueta.	Protege la piel después de la mastectomía y/o la radioterapia. Utilizar una variedad que provenga de hígado de pescado (squalene).
L-Cysteine y L-methionine	Según indicaciones de la etiqueta. Tomar con agua o jugo. No tomar con leche. Para mejor absorción, tomar con 50 mg de vitamina B$_6$ y 100 mg de vitamina C.	Desintoxican el organismo de sustancias nocivas. *Ver* AMINOÁCIDOS en la Primera Parte.
Multienzyme complex	Según indicaciones de la etiqueta. Tomar con las comidas.	Ayuda a la digestión.
Multimineral complex con calcium y magnesium y potassium	2.000 mg al día. 1.000 mg al día. 99 mg al día.	Esenciales para la normal división y función de las células. Utilizar una fórmula completa que contenga todos los nutrientes y los microelementos importantes, pero que no contenga hierro.
Multivitamin complex	Según indicaciones de la etiqueta. Tomar con las comidas.	Todos los nutrientes son necesarios de manera equilibrada. No se deben utilizar fórmulas de liberación gradual o que contenga hierro.
Raw glandular complex más raw thymus y raw adrenal glandulars	Según indicaciones de la etiqueta. Según indicaciones de la etiqueta. Según indicaciones de la etiqueta.	Estimulan la función glandular, en especial la del timo, sede de la producción de los linfocitos T. Ver TERAPIA GLANDULAR en la Tercera Parte.
Taurine Plus de American Biologics	Según indicaciones de la etiqueta.	Fundamento de la reparación de los tejidos y los órganos. Administrar en forma sublingual.
Vitamin B$_{12}$ y folic acid	2.000 mcg al día. 400 mcg al día.	Previenen la anemia y ayudan a la correcta digestión y absorción de los nutrientes. Se pueden administrar en inyección (con supervisión médica). Si no se consiguen en inyección, administrar en forma sublingual.

HIERBAS

❑ La raíz de astragalus y la echinacea mejoran la función inmunológica. Estas hierbas son más eficaces cuando se rotan y no se deben tomar más de siete a diez días seguidos.

Advertencia: No utilice astragalus cuando tenga fiebre.

❑ La raíz de burdock, la raíz de dandelion, el milk thistle y el red clover protegen el hígado y ayudan a purificar el torrente sanguíneo.

❑ El ginkgo biloba mejora la circulación y el funcionamiento cerebral.

❑ La raíz de licorice ayuda a que los órganos se mantengan funcionando correctamente.

Advertencia: Cuando se utiliza en exceso, el licorice puede elevar la presión arterial. No utilice esta hierba todos los días durante más de siete días seguidos. Evítela por completo si su presión arterial es alta.

RECOMENDACIONES

❑ Haga una dieta basada en frutas y vegetales frescos, granos, legumbres, nueces crudas (excepto maní) y semillas, además de productos agrios, como yogur low-fat. De gran importancia son los vegetales crucíferos, como brócoli, col de Bruselas, cabbage y coliflor, y los vegetales de color amarillo o anaranjado, como zanahoria, pumpkin, squash, sweet potato y batata. Consuma los vegetales crudos o cocidos ligeramente al vapor. En cuanto a los granos, consuma brown rice sin descascarillar, millet, oats y wheat. Consuma solamente granos enteros. En lo posible, aliméntese sólo con productos cultivados orgánicamente. Los pesticidas y otros químicos se han relacionado con el cáncer de seno (podrían imitar el efecto del estrógeno en el organismo).

❑ Incluya en su dieta manzanas, cerezas, uvas, ciruelas y todas las berries, siempre y cuando sean frescas.

❑ Coma cebolla y ajo, o tome suplementos de ajo.

❑ Beba únicamente agua de manantial o destilada al vapor. Nunca beba agua del tubo. Tome también jugos frescos de vegetales y frutas preparados en casa. En las mañanas, tome jugos de frutas; en las tardes, de vegetales.

❑ No consuma carne ni otros productos de origen animal. A muchos animales les aceleran el crecimiento a base de hormonas. La carne también contiene grasa saturada. Evite todos los productos lácteos, excepto yogur low-fat sin endulzar.

❑ No consuma alcohol, cafeína, junk food, alimentos procesados o refinados, grasas saturadas, sal, ni harina blanca. Limite su ingesta de productos de soya porque contienen inhibidores enzimáticos. Sin embargo, no es necesario que los excluya completamente de su dieta.

❑ Todos los días tome algún suplemento de fibra. La fibra evita que el torrente sanguíneo absorba los desechos tóxicos. La cáscara de psyllium es una rica fuente de fibra. Para curarse, es importante que el colon permanezca limpio y que el intestino funcione todos los días. *Ver* AYUNOS, ENEMAS y LIMPIEZA DEL COLON en la Tercera Parte.

Nota: Los suplementos de fibra no se deben tomar al tiempo con otros suplementos y medicamentos.

❑ No tome suplementos que contengan hierro porque los tumores pueden aprovecharlo para crecer más.

❑ Si usted no está amamantando y experimenta picazón, enrojecimiento y dolor en los pezones, hágase examinar por un médico. Podrían ser síntomas de la enfermedad de Paget.

❑ Si está en tratamiento para el cáncer de seno y se siente deprimida o asustada, tenga en cuenta que cuando deje de tomar medicamentos (especialmente cuando termine la quimioterapia) se empezará a sentir mejor y a ver la vida con otro enfoque. Piense en todas las mujeres — incluidas muchas mujeres influyentes y reconocidas a nivel mundial — que han tenido cáncer de seno y hoy en día llevan una vida normal y feliz.

ASPECTOS PARA TENER EN CUENTA

❑ Un estudio realizado por la American Health Foundation encontró que consumir wheat bran puede reducir el nivel del estrógeno sanguíneo.

❑ Se ha descubierto que la gente que sufre de cáncer de seno tiene niveles más bajos de lo normal de vitamina E y del mineral selenio, dos importantes antioxidantes que obran juntos para neutralizar a los radicales libres. Algunas investigaciones también han revelado que toda la gente que tiene cáncer de pulmón, vejiga, seno, colon y piel presenta niveles de vitamina A inferiores a lo normal.

❑ Una buena condición física al parecer ayuda a proteger contra el cáncer de seno.

❑ Hay pruebas sólidas de que existe una relación entre el cáncer de seno y el estilo de vida. La revista médica *New England Journal of Medicine* ha indicado que consumir solamente tres bebidas alcohólicas por semana aumenta en 50 por ciento la probabilidad de contraer cáncer de seno. La National Women's Health Network ha instado a todas las mujeres a reducir su consumo de grasa al 20 por ciento del consumo calórico total. Las grasas saturadas deben representar apenas el 5 por ciento de las calorías.

❑ Un estudio publicado en la revista médica *Cancer* reveló que las mujeres que habían aumentado más de veintidós libras desde su adolescencia tenían el doble de probabilidades de desarrollar cáncer de seno.

❑ A fin de controlar el desarrollo del tumor canceroso, el tratamiento para el cáncer de seno puede incluir cirugía, radioterapia, o ambas. El tratamiento a veces incluye terapia hormonal, para lo cual utiliza drogas como tamoxifen (Nolvadex).

❑ En las últimas décadas han aumentado notablemente las alternativas para el tratamiento quirúrgico del cáncer de seno. Hoy en día, la cirugía considera importante conservar el seno siempre que sea posible. Entre las alternativas quirúrgicas para el cáncer de seno están las siguientes:

• Lumpectomía, también conocida como *mastectomía segmentaria* o *tilectomía,* es un procedimiento para extirpar el tumor y una pequeña cantidad de tejido circundante. Éste es el procedimiento quirúrgico menos extensivo para el cáncer de seno.

• Cuadrantectomía, también conocida como *mastectomía parcial.* Mediante este procedimiento se extirpa el cuadrante del seno en el cual se encontró el tumor, además de una porción de piel y de recubrimiento del músculo pectoral que se encuentra debajo del tumor.

• Mastectomía simple. El objetivo de este procedimiento es extirpar todo el seno y tomar una muestra de los nódulos linfáticos de la axila.

• Mastectomía radical modificada, también llamada *mastectomía total.* Mediante este procedimiento quirúrgico se extirpa todo el seno y todos los nódulos linfáticos de la axila. En algunos casos, también se extirpan los músculos pectorales.

• Mastectomía radical, o *mastectomía radical de Halsted*. Con este procedimiento quirúrgico se extirpa todo el seno, todos los nódulos linfáticos de la axila y los músculos pectorales subyacentes. Éste solía ser el procedimiento estándar para la cirugía de cáncer de seno, pero en la actualidad menos del 5 por ciento de las mujeres con cáncer de seno se tienen que someter a él.

No existe un solo procedimiento que les convenga a todas las personas que tienen cáncer de seno. El paciente y su cirujano deben basar su decisión en la condición médica del paciente y en sus inquietudes particulares. En la elección del paciente influyen sus creencias personales, las consecuencias que la cirugía tendría en su imagen corporal, consideraciones de índole emocional y financiera, y la posibilidad de recibir atención profesional. Dependiendo del tipo de cirugía, siempre existe la posibilidad de reconstruir posteriormente el seno.

❑ Después de la cirugía, el tumor se analiza para determinar su naturaleza y evaluar la presencia de una sustancia llamada proteína receptora de estrógeno, que revela si el cáncer es dependiente del estrógeno. Si el análisis del tumor indica que es dependiente del estrógeno, la droga tamoxifen (Nolvadex) es una alternativa para la quimioterapia convencional. Esta droga impide que el estrógeno se una a los receptores de las células cancerosas del seno que están empezando a desarrollarse y, por tanto, priva a las células cancerosas del estrógeno que necesitan para nutrirse y crecer. Sin embargo, puede provocar efectos secundarios. En mujeres premenopáusicas, el tratamiento hormonal puede consistir en extirpar los ovarios, órganos que producen esta hormona.

❑ En todas las modalidades quirúrgicas para el cáncer de seno se extirpan algunos de los nódulos linfáticos de la axila, o todos ellos. Esto se hace con el propósito de investigar si el cáncer se ha extendido. Si se ha extendido a los nódulos linfáticos, el paciente deberá someterse a terapia postoperatoria, que puede implicar radiación, quimioterapia o terapia hormonal. Después de la lumpectomía o de la cuadrantectomía siempre se requiere radioterapia para garantizar la erradicación de todas las células cancerosas.

❑ Después de la cirugía a las mujeres se les suele aconsejar que no muevan ni levanten objetos pesados, que vistan prendas sueltas, que utilicen guantes y que no se expongan demasiado al sol. A algunas mujeres a las cuales les han extirpado los nódulos linfáticos durante la cirugía de cáncer de seno se les hincha el brazo del lado de la cirugía debido a que el fluido linfático se acumula. Esto ocurre con frecuencia. Es conveniente hacer algunos ejercicios con el brazo para evitar la rigidez y promover la curación. Si se presenta hinchazón, enrojecimiento o dolor inusual en la mano o en el brazo, se debe consultar con el médico.

❑ Cuando el cáncer de seno se detecta al principio — es ecir, cuando aún no ha invadido el tejido vecino — la tasa de curación es de aproximadamente 100 por ciento. Los tumores de un centímetro o menos tienen un pronóstico particular-

mente favorable: menos del 10 por ciento de probabilidad de que se vuelva a presentar en el curso de los siguientes diez años. En general, cuanto mayor es el tamaño del tumor y el compromiso de los nódulos linfáticos, tanto más alto es el riesgo de que se vuelva a desarrollar.

❑ Una aproximación relativamente novedosa al tratamiento de cáncer de seno combina dosis altas de quimioterapia y trasplante de médula ósea. Los médicos primero extraen y congelan una pequeña cantidad de médula, y luego administran dosis sumamente altas de quimioterapia para erradicar las células cancerosas. Posteriormente la médula se le vuelve a inyectar al paciente para reemplazar la que fue destruida por la quimioterapia. Este tratamiento se probó en Duke University en mujeres con cáncer de seno avanzado que se había propagado a los nódulos linfáticos de las axilas. Después de dos años, el 72 por ciento de esas mujeres no presentaban cáncer, mientras que el 38 por ciento de las que se sometieron a la quimioterapia convencional sí presentaban esta enfermedad. Sin embargo, este tratamiento es muy costoso; puede pasar de cien mil dólares y muchas compañías de seguros no lo pagan porque consideran que todavía está en etapa "experimental". Además, desde el punto de vista físico es una prueba muy dura para las mujeres que se someten a él.

❑ Cuando el tratamiento termina y se considera que la mujer ya no tiene cáncer, lo recomendable es que el médico la evalúe periódicamente durante por lo menos cinco años.

❑ La persona que sufre de cáncer de seno requiere el apoyo de su familia, pues la depresión, la ansiedad y el temor son frecuentes en estos casos.

❑ *Ver también* CÁNCER en la Segunda Parte.

Candidiasis

Candida albicans es un hongo levaduriforme que vive en los intestinos, el tracto genital, la boca, el esófago y la garganta. Este hongo por lo regular habita en sano equilibrio con las demás bacterias y levaduras del organismo; sin embargo, hay circunstancias en las cuales se multiplica, debilitando el sistema inmunológico y produciendo la infección llamada candidiasis. El hongo puede movilizarse por el torrente sanguíneo hacia muchas partes del organismo.

Debido a que la candidiasis puede afectar a diversas partes del organismo — las más frecuentes son la boca, los oídos, la nariz, el tracto gastrointestinal y la vagina — sus síntomas son muchos y muy variados. Entre ellos están estreñimiento, diarrea, colitis, dolor abdominal, dolores de cabeza, mal aliento, prurito rectal, impotencia, pérdida de memoria, cambios anímicos, prostatitis, aftas, acidez estomacal recurrente, dolores en músculos y articulaciones, dolor de garganta, congestión, tos persistente, adormecimiento de la cara o las extremidades, sensación de hormigueo, acné, sudor nocturno, prurito severo, obstrucción de los senos paranasales, PMS, ardor en la lengua, placas blancas en la lengua y en la boca, fatiga extrema, vaginitis, infección en los riñones y la vejiga, artritis, depresión, hiperactividad, hipotiroidismo, problemas adrenales e, incluso, diabetes. Los síntomas suelen empeorar cuando la persona está en un lugar húmedo y mohoso, y después de consumir alimentos con azúcar y/o levadura. Debido a que sus síntomas son tan abundantes y variados, esta enfermedad se suele diagnosticar mal.

Cuando la cándida infecta la vagina se produce vaginitis, que se caracteriza por un abundante flujo blanquecino o amarillento, y ardor intenso. Cuando el hongo infecta la cavidad bucal, se denomina thrush. El thrush se caracteriza por la formación de úlceras blancas en la lengua, las encías y el interior de las mejillas. En los bebés, las placas blancas del thrush oral parecen restos de leche. El thrush oral se puede transmitir a los pezones de la madre a través del amamantamiento. Esto puede conducir a una situacion en que la madre infecta al bebé y el bebé infecta a la madre continuamente. El thrush, que también puede afectar a los glúteos del bebé, se confunde a veces con diaper rash (pañalitis). La infección por cándida también puede manifestarse en el pie de atleta o en el jock itch. *Candidiasis sistémica* es la proliferación de cándida en todo el cuerpo. En los casos más graves, la cándida viaja por el torrente sanguíneo e invade todos los órganos del cuerpo hasta que produce un tipo de envenenamiento sanguíneo llamado *septicemia por cándida*. Esta enfermedad casi siempre se presenta en etapas avanzadas de enfermedades graves, como AIDS o cáncer.

La candidiasis afecta tanto a los hombres como a las mujeres; sin embargo, pocas veces se transmite por vía sexual. Es sumamente frecuente en los bebés (una madre que tenga la infección se la puede pasar a su hijo recién nacido) y en las personas cuyo sistema inmunológico está débil. Prácticamente todos los pacientes de AIDS presentan alguna clase de infección por hongos. Probablemente la cándida prolifera en algún lugar del organismo de todas las personas que han tomado antibióticos durante períodos largos, o que toman antibióticos a menudo. Los antibióticos debilitan el sistema inmunológico y destruyen las bacterias "amigables" que suelen mantener a la cándida bajo control. Cuando prolifera, este hongo libera toxinas que debilitan aún más el sistema inmunológico. Otros factores que aumentan la probabilidad de contraer una infección por hongos son el embarazo y el uso de drogas corticosteroides.

La gente que tiene infecciones por cándida suele presentar también alergias alimentarias. Como resultado de la combinación de una o más alergias a los alimentos y *candida albicans* se puede desarrollar thrush oral, pie de atleta, ringworm (tiña u hongos), jock itch, hongos en las uñas de las manos o de los pies e, incluso, pañalitis. Los síntomas de algunas alergias alimentarias y los de la intolerancia a ciertas sustancias del medio ambiente se parecen mucho a los síntomas de la candidiasis. Para complicar aún más la situación, algunas personas que sufren de cándida también desarrollan intolerancia a determinadas sustancias ambientales. Muchas no toleran el contacto con el caucho, los productos derivados del petróleo, el tabaco, los gases de escape y los olores de muchos químicos.

NUTRIENTES

SUPLEMENTOS	DOSIS SUGERIDAS	COMENTARIOS
Muy importantes		
Essential fatty acids (black currant seed oil y flaxseed oil son buenas fuentes)	Según indicaciones de la etiqueta.	Importantes para curar las células y para evitar que los hongos las destruyan.
Acidophilus o Bio-Bifidus de American Biologics o Eugalan Forte de Bio Nutritional o Kyo-Dophilus de Wakunaga	Según indicaciones de la etiqueta. Tomar con el estómago vacío. Según indicaciones de la etiqueta. Según indicaciones de la etiqueta. Según indicaciones de la etiqueta.	Combaten la infección por cándida. Utilizar una fórmula no láctea.
Caprylic acid (Caprystatin de Ecological Formulas, Capralin de Synergy Plus)	Según indicaciones de la etiqueta.	Agente antifúngico que destruye la cándida.
Dioxychlor de American Biologics	5 gotas en agua 2 veces al día.	Producto estabilizado de oxígeno que destruye los hongos y conserva las bacterias "buenas".
Garlic (Kyolic)	2 cápsulas 3 veces al día. Para la vaginitis por cándida utilizar Kyolic vaginal suppositories, según indicaciones de la etiqueta.	Inhibe la actividad del microorganismo infeccioso.
Quercetin más bromelain o Activated Quercetin de Source Naturals	500 mg 2 veces al día, 30 minutos antes de las comidas. 100 mg 2 veces al día, 30 minutos antes de las comidas. Según indicaciones de la etiqueta.	Acelera la curación y disminuye la inflamación y los efectos de las alergias alimentarias. Mejora la absorción del quercetin. Contiene quercetin, bromelaína y vitamina C, los cuales aumentan la absorción.
Vitamin B complex más extra biotin más vitamin B₁₂	100 mg 3 veces al día. 50 mcg 3 veces al día. 2.000 mcg 3 veces al día.	Las vitaminas B son necesarias para todas las funciones corporales, para la resistencia a las infecciones y para todos los sistemas enzimáticos. El complejo B es importante para el funcionamiento del cerebro. Utilizar una fórmula sin levadura. Se puede administrar en inyección (con supervisión médica). Necesario para la salud de la piel. Importante para la digestión. Necesario para el metabolismo de los carbohidratos, las grasas y las proteínas. Utilizar lozenges o administrar en forma sublingual.
Importante		
Calcium y magnesium y vitamin D	1.500 mg al día. 750-1.000 mg al día. 400 UI al día.	Las personas que tienen este trastorno suelen presentar deficiencia de calcio. Utilizar calcium citrate. Debe tomarse de manera equilibrada con el calcio. Aumenta la absorción del calcio.

Provechosos		
Coenzyme Q$_{10}$	100 mg al día.	Mejora la oxigenación de los tejidos.
Free-form amino acid complex	Según indicaciones de la etiqueta. Tomar entre comidas con el estómago vacío.	Reconstruye el tejido que ha sufrido daño. Para mejor absorción, administrar en forma sublingual.
Glutathione	500 mg 2 veces al día.	Necesario para el funcionamiento del cerebro. La cándida altera la función cerebral.
Multivitamin y mineral complex con vitamin A y natural beta-carotene y selenium	25.000 UI al día. Si está embarazada, no debe tomar más de 10.000 UI al día. 15.000 UI al día. 200 mcg al día.	Todos los nutrientes son necesarios para el correcto funcionamiento inmunológico y para la reparación de todos los tejidos y del recubrimiento del intestino. Crean resistencia a las infecciones. Utilizar una fórmula que contenga cinc y hierro, pero que no contenga levadura.
Grapefruit seed extract	Según indicaciones de la etiqueta. Diluir siempre antes de utilizar.	Elimina del organismo los microorganismos potencialmente nocivos.
L-Cysteine	500 mg 2 veces al día con el estómago vacío. Tomar con agua o jugo. No tomar con leche. Para mejor absorción, tomar con 50 mg de vitamina B$_6$ y 100 mg de vitamina C.	Poderoso antioxidante y destructor de los radicales libres. Ver AMINOÁCIDOS en la Primera Parte.
Orithrush de Ecological Formulas	Utilizar como ducha o enjuague bucal.	Destruye la cándida.
Vitamin C	1.000 mg 3 veces al día.	Aumenta la inmunidad y protege a los tejidos del daño ocasionado por las toxinas que libera la cándida. Utilizar una variedad esterified.

HIERBAS

❑ El pau d'arco (conocido también como lapacho o taheebo) contiene un agente antibacteriano y antifúngico, a pesar de que es alcaloide y a un pequeño porcentaje de gente no le conviene utilizarlo. Si a usted no le hace bien el té de pau d'arco, tome té de clove. Conviene alternar entre los dos porque el té de clove tiene algunas ventajas sobre el de pau d'arco, y viceversa. Para hacer té de pau d'arco, hierva durante cinco minutos dos cucharadas de hierba en un quart de agua destilada. Déjelo enfriar y guárdelo en el refrigerador, sin deshacerse de las hojas. Si quiere, cuélelo antes de beberlo. Tome diariamente entre tres y seis tazas.

❑ Una buena alternativa cuando el pau d'arco deja de hacer efecto es tomar té de maitake. Mientras que el pau d'arco se tiene que hervir, el maitake se prepara como cualquier té. Rotar los programas de tratamiento es muy beneficioso porque, a causa de mutaciones genéticas, hay cepas de cándida muy resistentes que, además, se desarrollan a grandes velocidades.

RECOMENDACIONES

❑ Consuma vegetales, pescado y granos libres de gluten, como brown rice y millet.

❑ Consuma yogur plain y fíjese que contenga cultivos de bacilos vivos. Para la candidiasis vaginal, aplíquese yogur directamente en la vagina. Esto ayuda a inhibir el desarrollo del hongo.

❑ Para ayudar a restaurar el equilibrio normal de la flora del intestino y la vagina, tome suplementos de acidophilus o de bifidus.

❑ Todos los días consuma alguna clase de fibra. El oat bran es una buena fuente de fibra.

❑ Beba solamente agua destilada.

❑ Excluya de su dieta las frutas, el azúcar y las levaduras. Como la cándida prospera en medios dulces, su dieta debe ser baja en carbohidratos y no debe incluir productos con levadura ni con azúcar de ninguna clase.

❑ Evite el queso maduro, el alcohol, los productos horneados, el chocolate, las frutas secas, los alimentos fermentados, todos los granos que contengan gluten (wheat, oats, rye y barley), el jamón, la miel, las mantequillas de nuez, los pickles, la papa, los champiñones crudos, la salsa de soya, los brotes y el vinagre.

❑ Elimine de su dieta durante un mes las frutas cítricas y ácidas, como naranja, toronja, limón, tomate, piña y lima. Luego introduzca en su dieta unas pocas frutas de esta clase dos veces por semana. Aunque se suele creer que estas frutas son ácidas, en realidad aumentan la alcalinidad del organismo y la cándida prospera en ese medio.

❑ Para reemplazar las bacterias intestinales "amigables", hágase un enema de retención de L. bifidus. Ver ENEMAS en la Tercera Parte.

❑ Tome únicamente suplementos hipoalergénicos.

❑ Para evitar una nueva infección, cambie su cepillo de dientes cada treinta días. Ésta es una buena medida para prevenir las infecciones bucales por hongos y bacterias.

❑ Utilice ropa interior de algodón blanco. Las fibras sintéticas hacen que aumente la perspiración, lo cual crea un ambiente favorable para la cándida, y atrapan las bacterias, lo que puede provocar una infección secundaria. Cámbiese la ropa interior todos los días.

❑ No utilice corticosteroides ni anticonceptivos orales mientras su problema de candidiasis no haya mejorado. Los anticonceptivos orales pueden alterar el equilibrio de los microorganismos del organismo, y esto puede conducir a proliferación de Candida albicans.

❑ Evite los productos químicos para la limpieza del hogar, el agua tratada con cloro, las mothballs (bolas de naftalina), los textiles sintéticos y los lugares húmedos y mohosos, como los sótanos.

❑ Si usted presenta infecciones crónicas por cándida, consulte con su médico. Esas infecciones podrían ser señal de alguna enfermedad que le proporciona a la cándida un medio favorable para su desarrollo, como diabetes o alteración del sistema inmunológico.

ASPECTOS PARA TENER EN CUENTA

❑ Todas las personas que toman antibióticos o que siguen tratamientos de quimioterapia durante largos períodos corren un riesgo alto de presentar candidiasis severa. Tomar antibióticos también puede conducir a la deficiencia de vitamina K, la cual es fabricada por las bacterias "buenas" del intestino. El equilibrio de la vitamina K se puede restablecer consumiendo gran cantidad de vegetales hojosos, alfalfa, fresas, granos enteros y yogur.

❑ Cuando un bebé lactante adquiere thrush oral y su madre, thrush en los pezones, ambos deben seguir un tratamiento para erradicar la infección. Esto es necesario aunque parezca que sólo uno de ellos ha contraído la infección.

❑ Como no existe una prueba sencilla y definitiva para determinar la presencia de la cándida, es difícil saber si ese microorganismo es el causante de la pañalitis del bebé.

❑ Es recomendable que cualquier persona con síntomas de infección por cándida se haga una prueba de alergias (ver ALERGIAS en la Segunda Parte).

❑ El tratamiento médico para la candidiasis puede requerir medicamentos contra los hongos, como nystatin (lo venden con los nombres comerciales de Mycolog, Mycostatin, Mytrex, Nilstat y Nystex), ketoconazole (Nizoral) y amphotericin (Fungizone). Infortunadamente, utilizar esos productos, en especial con mucha frecuencia, puede llevar al desarrollo de cepas levaduriformes más resistentes a los medicamentos. En esos casos se requieren dosis más altas, lo que a su vez debilita todavía más el sistema inmunológico. Muchos médicos ya no utilizan nystatin ni antibióticos porque debilitan el sistema inmunológico y pueden deteriorar algunos órganos. Otros médicos solamente los recetan para tratamientos cortos.

❑ El colloidal silver es un antiséptico natural de amplio espectro que combate la infección, controla la inflamación y promueve la curación. Es un líquido dorado transparente que se compone en un 99.9 por ciento de partículas de plata pura de aproximadamente 0.001 a 0.01 micras (1/1.000.000 a 1/100.000 milímetros) de diámetro que están suspendidas en agua pura. El colloidal silver se puede administrar por vía oral o intravenosa, o se puede aplicar tópicamente.

❑ Altos niveles de mercurio en el organismo pueden promover la candidiasis. Las sales de mercurio inhiben el desarrollo de las bacterias "amigables" que son necesarias para el intestino. Una medida conveniente es hacerse un análisis del cabello para conocer el nivel de los metales tóxicos del organismo (ver ANÁLISIS DEL CABELLO en la Tercera Parte).

❑ Tanto la infección sistémica por hongos (candidiasis) como el AIDS producen síntomas de inmunosupresión. Como los síntomas son parecidos, los errores de diagnóstico son frecuentes. Las infecciones severas por hongos son comunes en los pacientes de AIDS.

❑ Para los casos leves es beneficioso el producto Candida Forte, de Nature's Plus.

❑ El té de kombucha ayuda en estos casos. Contiene muchas de las vitaminas B, aumenta la energía y mejora la respuesta inmunológica (ver PREPARACIÓN DEL TÉ DE KOMBUCHA en la Tercera Parte).

❑ La candidiasis puede tener relación con la hipoglicemia (ver HIPOGLICEMIA en la Segunda Parte).

❑ Ver también INFECCIONES POR HONGOS y VAGINITIS POR HONGOS en la Segunda Parte.

Canker Sores

Canker sores, o aftas, son úlceras pequeñas y dolorosas que pueden aparecen en la lengua, los labios, las encías o el interior de las mejillas. Las aftas empiezan como manchas rojas ulceradas, con un borde amarillento. Después, la úlcera se cubre de una mezcla coagulada y amarillenta de fluidos, bacterias y glóbulos blancos sanguíneos. Una sensación de ardor y hormigueo suele preceder al desarrollo del afta. A diferencia de los fuegos, las aftas no forman vesículas.

Las aftas pueden ser tan pequeñas como la cabeza de un alfiler o tan grandes como un quarter. Aparecen súbitamente y casi siempre desaparecen de la misma manera. Suelen durar entre cuatro y veinte días. Mientras que algunos expertos consideran que estas dolorosas úlceras de las mucosas bucales son contagiosas, otros opinan lo contrario. Las aftas se presentan con más frecuencia en las mujeres. Entre los diversos factores que pueden desencadenarlas están mala higiene dental, irritación ocasionada por tratamientos odontológicos, alergias alimentarias, deficiencias nutricionales, desequilibrios hormonales, infecciones virales, enfermedad inmunológica, trauma (como el que ocasiona morderse la parte interna de la mejilla o utilizar un cepillo dental de cerdas duras), estrés y/o fatiga. Las aftas también pueden ser producidas por una reacción inmunológica anormal a las bacterias normales de la boca, y de vez en cuando se relacionan con la enfermedad de Crohn, que afecta al intestino. En algunas personas se ha encontrado una relación entre las aftas y deficiencias de hierro, lisina, vitamina B_{12} y ácido fólico.

NUTRIENTES

SUPLEMENTOS	DOSIS SUGERIDAS	COMENTARIOS
Muy importantes		
Acidophilus	Según indicaciones de la etiqueta. Tomar con el estómago vacío.	Ayuda a mantener el equilibrio saludable de la flora intestinal (bacterias "amigables"). Utilizar una variedad high-potency en polvo.
L-Lysine	500 mg 3 veces al día con el estómago vacío. Tomar con agua o jugo. No tomar con leche. Para mejor absorción, tomar con 50 mg de vitamina B_6 y 100 mg de vitamina C.	Su deficiencia puede ocasionar úlceras en la boca y alrededor de ella. *Ver* AMINOÁCIDOS en la Primera Parte. *Advertencia:* no debe tomar lisina durante más de seis meses seguidos.

Vitamin B complex	50 mg 3 veces al día.	Las vitaminas B son fundamentales para la función inmunológica y la curación.
más extra vitamin B$_3$	50-100 mg 3 veces al día. No sobrepasar esta dosis.	Su deficiencia se ha asociado con úlceras en la boca. *Advertencia:* si tiene algún trastorno hepático, gota o presión arterial alta, no debe tomar niacina.
y pantothenic acid (vitamin B$_5$)	50-100 mg 3 veces al día.	Vitamina antiestrés necesaria para la función adrenal.
y vitamin B$_{12}$	2.000 mcg 3 veces al día con el estómago vacío.	Utilizar lozenges o administrar en forma sublingual.
y folic acid	400 mcg al día.	Utilizar lozenges o administrar en forma sublingual.
Vitamin C con bioflavonoids	3.000-8.000 mg al día divididos en varias tomas.	Combaten la infección y estimulan el sistema inmunológico. Utilizar una variedad buffered.

Importante		
Zinc lozenges (Ultimate Zinc-C Lozenges de Now Foods)	Tomar 1 lozenge de 15 mg cada 3 horas durante la vigilia, por 2 días. No tomar más de 100 mg al día.	Mejoran la función inmunológica y ayudan a la curación.

Provechosos		
Garlic (Kyolic)	3 cápsulas 3 veces al día.	Antibiótico y estimulante natural del sistema inmunológico.
Multivitamin y mineral complex	Según indicaciones de la etiqueta.	El equilibrio mineral siempre es importante.
Vitamin A	50.000 UI al día por 2 semanas. Luego reducir la dosis hasta 25.000 UI al día. Si está embarazada, no debe tomar más de 10.000 UI al día. Aplicar también algunas gotas de aceite de vitamina A directamente en el área afectada.	Acelera la curación, en especial la de las membranas mucosas. Para facilitar la asimilación, utilizar en emulsión.

HIERBAS

❑ Utilice burdock, goldenseal, té de pau d'arco y red clover para purificar el torrente sanguíneo y reducir la infección.

Advertencia: No tome goldenseal todos los días durante más de una semana seguida. Las mujeres embarazadas no deben utilizar esta hierba. Si usted ha tenido problemas cardiovasculares, diabetes o glaucoma sólo la debe utilizar con supervisión médica.

❑ Para acelerar la cicatrización, apliquese suavemente en la lesión extracto de goldenseal o aceite de tea tree dos veces al día y a la hora de acostarse. Para utilizarlos como enjuague bucal, agregue tres gotas a 4 onzas de agua. Antes de cepillarse los dientes, añada una o dos gotas a su dentífrico. Utilice extracto de goldenseal libre de alcohol.

Σ El té de red raspberry contiene valiosos flavonoides y es muy provechoso en estos casos.

RECOMENDACIONES

❑ Consuma abundantes ensaladas con cebolla cruda. La cebolla contiene azufre y tiene propiedades curativas.

❑ Incluya en su dieta yogur y otros productos agrios, como kéfir, cottage cheese y buttermilk.

❑ Evite el azúcar, las frutas cítricas y los alimentos procesados y refinados.

❑ Durante dos semanas no coma pescado ni carne de ninguna clase. La proteína de origen animal aumenta la acidez del organismo, condición que retarda la curación.

❑ Evite el chicle o goma de mascar, los lozenges, los enjuagues bucales, el tabaco, el café, las frutas cítricas y cualquier otro alimento que le produzca aftas.

❑ Si le salen aftas frecuentemente, compruebe si tiene alguna deficiencia nutricional.

❑ Para evitar que le salgan aftas, es importante conservar un balance mineral, ácido y alcalino adecuado en el organismo. *Ver* Self-test de acidez y alcalinidad en ACIDOSIS en la Segunda Parte. Hágase un examen de cabello para determinar el nivel de los minerales. *Ver* ANÁLISIS DEL CABELLO en la Tercera Parte.

❑ No tome suplementos de hierro, a menos que su médico se los ordene. Obtenga el hierro en fuentes alimentarias naturales.

❑ Si tiene alguna úlcera en la mucosa bucal que no le ha sanado, es importante que consulte con su odontólogo.

ASPECTOS PARA TENER EN CUENTA

❑ El estrés y las alergias son probablemente las causas más frecuentes de úlceras abiertas en la boca.

❑ Algunos médicos recetan para las aftas enjuagues bucales con tetracycline, un antibiótico.

❑ La droga Zilactin es un ungüento gelatinoso que se aplica directamente en la úlcera. Se adhiere al afta y alivia el malestar que producen los alimentos irritantes.

❑ *Ver también* COLD SORES en la Segunda Parte.

Cara, problemas cutáneos en la

Ver ACNÉ, ARRUGAS EN LA PIEL, PIEL GRASOSA, PIEL SECA, PSORIASIS, ROSÁCEA.

Caries dental

La caries dental es, con el resfriado común, el problema de salud más frecuente en los seres humanos. No es un proceso natural, como mucha gente cree, sino una enfermedad bacteriana. Las bacterias de la boca se combinan con mucosidad y restos de alimentos y forman una masa viscosa llamada placa, que se adhiere a la superficie de los dientes. Las bacterias de la placa se nutren de azúcares sin digerir y producen un ácido que desgasta el calcio y el fosfato de la dentadura. Si los depósitos viscosos no se eliminan, poco a poco erosionan los dientes. Primero se erosiona el esmalte (la capa exterior) y después, la dentina (materia dura y blanca de la que están formados los dientes). Cuando la caries no se controla suele avanzar hacia la pulpa, que contiene el nervio central del diente. Cuando esto sucede, se presenta dolor de muela. Esta situación lleva fácilmente a infecciones y a la formación de abscesos.

La caries dental depende de tres factores: la presencia de bacterias, la disponibilidad de azúcares para la nutrición de las bacterias y la vulnerabilidad del esmalte dental. La mala nutrición y la higiene oral inadecuada son, quizás, los factores responsables de la mayoría de las caries dentales. Las personas más propensas a presentar caries son las que consumen grandes cantidades de carbohidratos refinados — especialmente alimentos pegajosos que se adhieren a la superficie de los dientes — y las que consumen snacks frecuentemente y no se lavan los dientes después. Otras personas muy propensas a la caries dental son las que, por razones que todavía no son claras, tienen demasiado ácida la saliva y/o niveles más altos de lo normal de bacterias en la boca.

La caries dental casi nunca produce síntomas mientras no está muy avanzada. Pero cuando se encuentra en una etapa avanzada, los dientes se vuelven sensibles al calor, al frío y al azúcar. En etapas posteriores se puede presentar dolor de muela.

NUTRIENTES

SUPLEMENTOS	DOSIS SUGERIDAS	COMENTARIOS
Importantes		
Acidophilus	Según indicaciones de la etiqueta.	Importante cuando se toman antibióticos. Protege a las bacterias "amigables" del colon.
Calcium y magnesium	1.500 mg al día. 750 mg al día.	Necesario para tener dientes fuertes y sanos. Debe tomarse de manera equilibrada con el calcio.
L-Tyrosine	Según indicaciones de la etiqueta, con el estómago vacío. Tomar con agua o jugo. No tomar con leche. Para mejor absorción, tomar con 50 mg de vitamina B_6 y 500 mg de vitamina C.	Alivia el dolor y la ansiedad. *Ver* AMINOÁCIDOS en la Primera Parte. *Advertencia:* si está tomando algún inhibidor MAO para la depresión, no debe utilizar este suplemento.
VitaCarte de Phoenix BioLabs	Según indicaciones de la etiqueta.	Contiene cartílago de bovino, que acelera la curación de las heridas y reduce la inflamación.
Vitamin A	10.000 UI al día.	Importante para la curación y la estructura de la dentadura.
Vitamin B complex	Según indicaciones de la etiqueta.	Ayuda a mantener la salud de los nervios y las encías. Es más eficaz en forma sublingual.
Vitamin C	3.000 mg al día.	Protege contra la infección y la inflamación. *No se debe* utilizar una variedad masticable, ya que puede erosionar el esmalte de los dientes.
Vitamin D	400 mg al día.	Necesario para la absorción del calcio y la curación del tejido de las encías.
Vitamin E	600 UI al día.	Promueve la curación.
Provechosos		
Multivitamin y mineral complex	Según indicaciones de la etiqueta.	Todos los nutrientes son necesarios de manera equilibrada.
Zinc	30 mg al día. No tomar más de 100 mg al día de todos los suplementos.	Estimula la función inmunológica. Para mejor absorción, utilizar lozenges de zinc gluconate u OptiZinc.

HIERBAS

❑ Caléndula, chamomile, peppermint y yarrow son antiinflamatorios naturales.

❑ El aceite de clove es útil para el dolor de muela. Aplíquese una o dos gotas en la pieza dental afectada con la ayuda de una motica de algodón. Si le parece que el aceite de clove es demasiado fuerte, dilúyalo con aceite de oliva.

❑ El extracto de goldenseal libre de alcohol es provechoso como enjuague bucal antibacteriano. Si hay inflamación, ponga unas pocas gotas de extracto de goldensenal en una motica de algodón estéril y colóquesela en el área afectada al momento de irse a dormir. Déjesela toda la noche. Haga esto tres noches seguidas para destruir las bacterias y reducir la inflamación.

❑ Kava kava, St. Johnswort, white willow bark y wintergreen tienen propiedades analgésicas. White willow bark también tiene propiedades antiinflamatorias.

RECOMENDACIONES

❑ Consuma frutas y vegetales crudos en abundancia, pues contienen minerales que impiden que la saliva se vuelva demasiado ácida.

❑ Evite las bebidas carbonatadas porque son ricas en fosfatos, que promueven la pérdida de calcio del esmalte dental.

❑ Adquiera buenos hábitos de higiene oral. Cepíllese los dientes después de comer y utilice dental floss diariamente. Ésta es la única manera de eliminar la placa causante de las caries. En el comercio se consiguen enjuagues bucales que facilitan la eliminación de la placa con el cepillado y el uso del dental floss.

❑ No utilice suplementos masticables de vitamina C porque pueden erosionar el esmalte dental. En cambio, los que venden en tableta o en polvo no tienen ese problema.

❑ Para calmar el dolor de muela o de absceso mientras visita a su odontólogo, enjuagándose el área afectada con agua caliente salada (agregue media cucharadita de sal a 8 onzas de agua caliente).

ASPECTOS PARA TENER EN CUENTA

❑ Conviene hacerse chequear por el odontólogo por lo menos una vez al año.

❑ En la actualidad, la única manera que se conoce de detener la caries dental cuando ya ha empezado es eliminar el área cariada y rellenarla con un empaste o calza dental. Para hacer estos empastes se utilizan muchos materiales; sin embargo, el más común es la amalgama de "plata". Las amalgamas varían, pero prácticamente todas contienen 50 por ciento de mercurio, un metal tóxico. Hay también opciones no tóxicas para los empastes dentales, entre ellas materiales a base de oro y cerámica. Antes de iniciar el tratamiento, expóngale a su dentista sus inquietudes sobre los materiales que piensa utilizar.

❑ Muchos odontólogos recomiendan hacerse rutinariamente tratamientos con fluoride para prevenir las caries, especialmente en los niños. A pesar de que el fluoride es una sustancia derivada del elemento fluorine, un químico mortífero, se cree que no es peligroso en pequeñas cantidades. Sin embargo, una investigación del gobierno que duró tres años y cuyo objetivo era estudiar ciento cincuenta y seis muertes por cáncer indica que el fluoride se acumula en el organismo y eventualmente puede causar cáncer u otras enfermedades. Estudios epidemiológicos con seres humanos y animales para analizar los efectos del fluoride no han arrojado resultados concluyentes en cuanto a su capacidad de producir cáncer.

Caspa

La caspa es un problema muy común del cuero cabelludo que se presenta cuando las células muertas se desprenden y producen molestas escamas blancas. La causa más frecuente de la caspa es la seborrea, una enfermedad inflamatoria de la piel que produce descamación y que es resultado de alteraciones de las glándulas sebáceas (productoras de grasa). Factores como estrés, enfermedad, desequilibrio hormonal, consumo inadecuado de carbohidratos y consumo de azúcar pueden precipitar la aparición de la caspa. Otros factores que se han asociado con este trastorno son deficiencias de nutrientes, como vitaminas del complejo B, ácidos grasos esenciales y selenio. La caspa crónica puede tener relación con la calvicie y la caída general del cabello.

NUTRIENTES

SUPLEMENTOS	DOSIS SUGERIDAS	COMENTARIOS
Muy importantes		
Essential fatty acids (flaxseed oil, primrose oil y salmon oil son buenas fuentes)	Según indicaciones de la etiqueta.	Ayudan a aliviar el prurito y la inflamación. Esenciales para la salud de la piel y del cuero cabelludo.
Kelp	1.000-1.500 mg al día.	Proporciona los minerales necesarios, en especial yodo, para promover el crecimiento del cabello y la curación del cuero cabelludo.
Selenium	200 mcg al día.	Este importante antioxidante ayuda a controlar la resequedad del cuero cabelludo.
Vitamin B complex más extra vitamin B6 (pyridoxine) y vitamin B12	100 mg 2 veces al día con las comidas. 50 mg 2 veces al día. 200 mcg al día.	Las vitaminas B son necesarias para la salud de la piel y del cabello. Utilizar una fórmula high-stress. Se absorbe más eficazmente en forma sublingual.
Vitamin E	400 UI o más.	Mejora la circulación.
Zinc lozenges (Ultimate Zinc-C Lozenges de Now Foods)	Tomar 1 lozenge de 15 mg 5 veces al día, por 1 semana. No tomar más de 100 mg al día de todos los suplementos.	El metabolismo de la proteína depende del cinc. La piel está compuesta principalmente de proteína.
Importantes		
Free-form amino acid complex	Según indicaciones de la etiqueta.	Necesario para la reparación de todos los tejidos y para el adecuado crecimiento del cabello. Utilizar una fórmula que contenga tanto los aminoácido esenciales como los no esenciales.
L-Cystine	500 mg al día con el estómago vacío. Tomar con agua o jugo. No tomar con leche. Para mejor absorción, tomar con 50 mg de vitamina B6 y 100 mg de vitamina C.	Necesario para la flexibilidad de la piel y para la textura del cabello. *Ver* AMINOÁCIDOS en la Primera Parte.
Vitamin A y natural beta-carotene o carotenoid complex (Betatene)	Hasta 20.000 UI al día. Si está embarazada, no debe tomar más de 10.000 UI al día. 15.000 UI al día. Según indicaciones de la etiqueta.	Ayuda a prevenir la resequedad de la piel. Útil para curar los tejidos. Antioxidantes y precursores de la vitamina A.
Vitamin C con bioflavonoids	3.000-6.000 mg al día divididos en varias tomas.	Estos importantes antioxidantes previenen el daño de los tejidos del cuero cabelludo y ayudan a la curación.
Provechosos		
Lecithin granules o capsules	1 cucharada 3 veces al día antes de las comidas. 1.200 mg 3 veces al día antes de las comidas.	Protegen el cuero cabelludo y fortalecen las membranas celulares del cuero cabelludo y el cabello.

HIERBAS

❑ Es útil enjuagar el cabello con una infusión de chaparral o de thyme.

❑ Dandelion, goldenseal y red clover son hierbas provechosas para quienes sufren de caspa.

Advertencia: No se debe tomar goldenseal diariamente por más de una semana seguida, y no se debe utilizar durante el embarazo. Si usted ha tenido alguna enfermedad cardiovascular, diabetes o glaucoma sólo debe utilizar esta hierba con supervisión médica.

RECOMENDACIONES

❑ Haga una dieta que consista entre el 50 y el 75 por ciento de alimentos crudos. Consuma productos agrios, como yogur.

❑ Evite los alimentos fritos, los productos lácteos, el azúcar, la harina, el chocolate, las nueces y los mariscos.

❑ *Ver* AYUNOS

en la Tercera Parte y seguir el programa una vez por mes.

❑ Antes de lavarse el cabello, masajéese el cuero cabelludo con el jugo de medio limón mezclado con aproximadamente ocho cucharadas de pure organic peanut oil. Déjeselo entre cinco y diez minutos. Luego, lávese el cabello con champú.

❑ Después del champú no se enjuague el cabello con agua, sino con una mezcla de vinagre y agua. Utilice un cuarto de taza de vinagre por cada quart de agua.

❑ Si el médico le receta antibióticos, tome cantidades adicionales de vitaminas del complejo B. Tome, además, algún suplemento de acidophilus para reemplazar las bacterias "amigables" que son destruidas por los antibióticos.

❑ No se rasque el cuero cabelludo. Lávese el cabello con frecuencia y utilice un champú que no sea grasoso. Utilice para el cabello solamente productos naturales que no contengan químicos. No use jabones fuertes ni se aplique cremas o ungüentos grasosos.

❑ Evite el uso diario de champús con selenio, aunque ayuden a controlar la caspa.

❑ Si la caspa es un problema recurrente o los síntomas han empeorado, consulte con su médico.

ASPECTOS PARA TENER EN CUENTA

❑ Algunas personas han encontrado que asolearse disminuye la caspa; otras, que agrava el problema.

❑ Es mejor no utilizar productos para la caspa que se consiguen sin prescripción médica. Suelen ser más dañinos que beneficiosos.

❑ Para combatir la caspa, los dermatólogos usualmente recetan lociones que contienen azufre y resorcinol, o un medicamento llamado Diprosone, de Schering Laboratories.

❑ *Ver también* SEBORREA en la Segunda Parte.

Cataratas

Ver en PROBLEMAS OCULARES.

Catarro

Ver RESFRIADO COMÚN.

Ciática

Ver DOLOR DE ESPALDA. *Ver también en* PROBLEMAS RELACIONADOS CON EL EMBARAZO.

Circulación, problemas de

Ver PROBLEMAS CIRCULATORIOS.

Cirrosis del hígado

La cirrosis del hígado es una enfermedad inflamatoria y degenerativa que produce endurecimiento y cicatrización de las células hepáticas. Como la cicatrización del tejido deteriora el funcionamiento del hígado, la sangre deja de circular normalmente a través de ese órgano.

La causa más frecuente de la cirrosis hepática es el consumo excesivo de alcohol. Una causa menos frecuente es la hepatitis viral. La mala nutrición y la inflamación crónica también pueden conducir al mal funcionamiento del hígado.

Algunos de los síntomas de la cirrosis del higado en sus primeras etapas son estreñimiento o diarrea, fiebre, problemas estomacales, fatiga, debilidad, falta de apetito, pérdida de peso, aumento del tamaño del hígado, vómito, enrojecimiento de las palmas de las manos e ictericia. Cuando la enfermedad ya está muy avanzada se puede presentar anemia, contusiones por sangrado subcutáneo y edema.

NUTRIENTES

SUPLEMENTOS	DOSIS SUGERIDAS	COMENTARIOS
Esenciales		
Vitamin B complex	100 mg 3 veces al día.	Las vitaminas B son necesarias para la correcta digestión, para la absorción de los nutrientes y para la formación de glóbulos rojos. Utilizar una fórmula high-potency. Puede ser necesario aplicar en inyección (con supervisión médica).
más extra vitamin B$_{12}$	1.000 mcg 2 veces al día.	Previene la anemia y protege los nervios contra el deterioro. Utilizar lozenges o administrar en forma sublingual.
y folic acid	200 mcg al día.	Corrige las deficiencias.

Phosphatidyl choline más choline e inositol	Según indicaciones de la etiqueta. / Según indicaciones de la etiqueta.	Provechosos para el hígado graso.
Primrose oil	500 mg 2 veces al día con las comidas.	Previene el desequilibrio de los ácidos grasos, condición frecuente cuando hay cirrosis hepática.

Muy importantes

Garlic (Kyolic)	2 cápsulas 3 veces al día con las comidas.	Desintoxica el hígado y el torrente sanguíneo.
Infla-Zyme Forte de American Biologics	Según indicaciones de la etiqueta.	Estas enzimas potentes y equilibradas inhiben la inflamación.
L-Arginine más L-cysteine y L-methionine	500 mg al día de cada uno, con el estómago vacío. Tomar con agua o jugo. No tomar con leche. Para mejor absorción, tomar con 50 mg de vitamina B$_6$ y 100 mg de vitamina C.	Ayudan a desintoxicar el organismo de amoníaco, un subproducto de la digestión de la proteína que se puede acumular cuando el hígado no funciona correctamente. Ayuda a desintoxicar las toxinas nocivas.
más L-carnitine más glutathione	500 mg al día con el estómago vacío. / 500 mg al día con el estómago vacío.	Ayuda a prevenir la acumulación de grasa en el hígado. Este poderoso antioxidante protege contra el cáncer de hígado.
Lecithin granules o capsules	1 cucharada 3 veces al día con las comidas. 2.400 mg 3 veces al día con las comidas.	Poderosos emulsificantes de la grasa.
Multienzyme complex con betaine e hydrochloric acid (HCl) más ox bile extract	Según indicaciones de la etiqueta. Tomar con cada comida. / Según indicaciones de la etiqueta.	Necesarios para la digestión, a fin de reducir el estrés del hígado. Reemplaza las enzimas digestivas que la vesícula biliar normalmente produce.
Raw liver extract	Según indicaciones de la etiqueta.	Previene la anemia y ayuda a regenerar el hígado. Ver TERAPIA GLANDULAR en la Tercera Parte.
Silymarin (milk thistle extract)		Ver Hierbas más adelante.
Taurine Plus de American Biologics	20 gotas 3 veces al día.	Es el antioxidante más importante para la salud y para reducir el estrés que le imponen al organismo los radicales libres. Administrar en forma sublingual.

Importantes

Alfalfa		Ver Hierbas más adelante.
Bifido Factor de Natren o Kyo-Dophilus de Wakunaga	Según indicaciones de la etiqueta. Tomar con el estómago vacío. 2-3 cápsulas 3 veces al día.	Repara las células hepáticas y ayuda a la curación. Flora del intestino delgado cultivada por el hombre, principalmente para mejorar la asimilación de los nutrientes. Desintoxica el organismo de amoníaco.
Calcium y magnesium	1.500 mg al día divididos en varias tomas, después de las comidas y a la hora de acostarse. 750 mg al día.	Promueven la curación de los tejidos. Beneficiosos para el sistema nervioso. Utilizar variedades chelate.
Vitamin C	3.000-8.000 mg al día divididos en varias tomas.	Importante antioxidante. Utilizar una variedad buffered.
Dimethylglycine (DMG) (Aangamik DMG de FoodScience Labs)	Según indicaciones de la etiqueta.	Proporciona oxígeno para la curación.

Provechosos

Aloe vera		Ver Hierbas más adelante.
Coenzyme Q$_{10}$	100 mg al día.	Promueve la oxigenación.
Free-form amino acid complex	Según indicaciones de la etiqueta.	Buena fuente de proteína que no estresa el hígado.
Selenium	200 mcg al día.	Buen desintoxicante.
Spiru-tein de Nature's Plus	Según indicaciones de la etiqueta. Tomar entre comidas.	Esta bebida de proteína vegetal proporciona aminoácidos esenciales y estabiliza el azúcar sanguíneo.
Vitamin A más vitamin D y vitamin E	Según indicaciones de la etiqueta. No tomar más de 10.000 UI al día. / Según indicaciones de la etiqueta. / Según indicaciones de la etiqueta.	Necesario para la curación. Para dosis altas, la emulsión facilita la asimilación y brinda mayor seguridad. Advertencia: no debe reemplazar la emulsión por vitamina A en píldora. Las píldoras le imponen más estrés al hígado. Corrige las deficiencias. Este poderoso antioxidante ayuda a la circulación.
Zinc	50 mg al día. No tomar más de 100 mg al día de todos los suplementos.	Necesario para el sistema inmunológico y la curación. Para mejor absorción, utilizar lozenges de zinc gluconate u OptiZinc.

HIERBAS

❏ La alfalfa contribuye a la salud del tracto digestivo y es una buena fuente de vitamina K. Esta hierba ayuda a prevenir el sangrado que suele ser consecuencia de la deficiencia de vitamina K y que es común en la cirrosis hepática. Se puede tomar en tableta o en forma líquida.

❏ El aloe vera sirve para purificar y curar el tracto digestivo. Tome un cuarto de taza de jugo de aloe vera todas las mañanas y todas las noches. Un buen producto es George's Aloe Vera Juice, de Warren Laboratories. Si desea, lo puede tomar con una taza de té de hierbas.

❏ Estudios científicos han demostrado que el silymarin (extracto de milk thistle) repara y rejuvenece el hígado. Tome 200 miligramos de silymarin tres veces al día.

❏ Otras hierbas beneficiosas para las personas con cirrosis del hígado son barberry, black radish, burdock, celandine, cheonanthus, dandelion, echinacea, fennel, goldenseal, hops,

El hígado

Con un peso aproximado de cuatro libras, el hígado es la glándula más grande del cuerpo y el único órgano interno que se regenera cuando una parte sufre daño. Hasta el 25 por ciento del hígado se puede extraer y, en un corto lapso, vuelve a crecer hasta alcanzar la forma y el tamaño originales.

De las muchas funciones que le corresponden al hígado, quizás la más importante es la producción de bilis. Este líquido se almacena en la vesícula biliar y se libera de acuerdo con las necesidades de la digestión. La bilis es necesaria para la digestión de las grasas, y las descompone en pequeños glóbulos. Además, convierte el betacaroteno en vitamina A, facilita la asimilación del calcio e interviene en la absorción de las vitaminas solubles en grasa (A, D, E y K). La bilis también promueve la peristalsis intestinal, lo cual contribuye a prevenir el estreñimiento.

Cuando los nutrientes ya han sido absorbidos por el torrente sanguíneo a través de la pared intestinal, son transportados al hígado por la vena porta. El hígado extrae del torrente sanguíneo nutrientes como hierro y vitaminas A, B_{12} y D, y los almacena para utilizarlos posteriormente. Esas sustancias almacenadas son utilizadas en actividades cotidianas y en épocas de estrés físico. El hígado cumple una función importante en el metabolismo de las grasas, en la síntesis de ácidos grasos a partir de los aminoácidos y los azúcares; en la producción de lipoproteínas, colesterol y fosfolípidos, y en la oxidación de la grasa para producir energía. A partir del cromo y el glutatión, el hígado produce una sustancia llamada glucose tolerance factor (GTF), o factor de tolerancia a la glucosa. Junto con la insulina, la sustancia GTF regula el nivel del azúcar sanguíneo. Los azúcares que no se requieren para producir energía de manera inmediata son convertidos en glicógeno en el hígado; el glicógeno se almacena en el hígado y en los músculos y se vuelve a convertir en azúcar cuando se necesita para producir energía. El exceso de alimentos se convierte en grasa en el hígado, y esa grasa es transportada después al tejido graso del organismo para ser almacenada.

Además del importante papel que desempeña en la digestión y en la producción de energía, el hígado desintoxica al organismo. La digestión de las proteínas y la fermentación bacteriana de los alimentos en el intestino producen amoníaco. El hígado desintoxica al organismo de los efectos tóxicos del amoníaco. El hígado combina sustancias tóxicas (entre ellas productos metabólicos de desecho, residuos de insecticidas, drogas, alcohol y otros químicos dañinos) con sustancias menos tóxicas. Esas sustancias se expulsan después por los riñones. Así pues, para que el hígado funcione correctamente es indispensable que los riñones también funcionen bien.

Por último, el hígado también regula la función tiroidea convirtiendo la tiroxina (T_4), una hormona tiroidea, en su forma más activa, triyodotironina (T_3). Cuando el hígado no hace esta conversión adecuadamente, se puede presentar hipotiroidismo. El hígado también descompone

NUTRIENTES

SUPLEMENTOS	DOSIS SUGERIDAS	COMENTARIOS
Coenzyme Q_{10}	60 mg al día.	Le proporciona oxígeno al hígado. Poderoso protector del hígado.
Free-form amino acid complex	Según indicaciones de la etiqueta. Tomar con el estómago vacío.	Fuente de proteína que no estresa al hígado porque ha sido descompuesta antes.
L-Cysteine y L-methionine	500 mg al día de cada uno antes de las comidas. Tomar con agua o jugo. No tomar con leche. Para mejor absorción, tomar con 50 mg de vitamina B_6 y 100 mg de vitamina C.	Ayudan a desintoxicar el hígado y protegen a las células hepáticas. Ver AMINOÁCIDOS en la Primera Parte.
más glutathione	100 mg al día antes de las comidas.	
Lecithin granules o capsules	1 cucharadita 3 veces al día antes de las comidas. 1.200 mg 3 veces al día antes de las comidas.	Evitan que la grasa se acumule en el hígado.
Liver extract en inyección más vitamin B_{12} o desiccated liver	Según prescripción médica. Según prescripción médica. Según indicaciones de la etiqueta.	Proporcionan vitaminas B, hierro y otros nutrientes que ayudan a reconstruir las células del hígado. Utilizar hígado de res criada orgánicamente.
Liv-R-Actin deNature's Plus		Ver en Hierbas más adelante.
Multienzyme complex con ox bile	Según indicaciones de la etiqueta.	Favorecen la digestión. Alivian al hígado de algunas de sus obligaciones.
Multivitamin and mineral complex con vitamin B complex y selenio y zinc	50 mg al día. 200 mcg al día. 30 mg al día.	Todos los nutrientes son necesarios para la reparación de los tejidos.
Phosphatidyl choline	Según indicaciones de la etiqueta.	Impide que se acumule la grasa y es importante para la producción de energía en el hígado.
Vitamin C	5.000 mg al día repartidos en varias tomas.	Mejora la función inmunológica y es un poderoso antioxidante. Neutraliza las sustancias tóxicas.
Vitamin E	600 UI al día.	Potente antioxidante. Protege al hígado del deterioro.

hormonas como adrenalina, aldosterona, estrógeno e insulina cuando ya han cumplido su labor.

Los nutrientes de la columna del lado derecho ayudan a mantener un adecuado funcionamiento hepático.

HIERBAS

❑ Utilice todos los días celandine y silymarin (extracto de milk thistle) para ayudarle al hígado a funcionar bien.

Advertencia: No se debe utilizar celandine durante el embarazo.

❑ El producto Liv-R-Actin, de Nature's Plus, es una buena fuente de milk thistle. Tome dos cápsulas tres veces al día antes de las comidas.

RECOMENDACIONES

❑ Aumente el consumo de alimentos ricos en potasio, como almendra, banano, blackstrap molasses, brewer's yeast, dulse, kelp, prunes, raisins, rice bran, wheat bran y semillas.

❑ Tome mucha agua, especialmente destilada al vapor. Los suplementos se deben tomar siempre con un buen vaso de agua.

❑ Evite los alimentos que producen estreñimiento. El hígado tiene que trabajar el doble cuando hay estreñimiento. Asegúrese de que su dieta incluya una buena cantidad de colina, inositol y lecitina, así como también fibra y sustancias que aumentan el volumen de las deposiciones.

❑ No fume y evite el alcohol, el café, el pescado, las aves, la carne, la sal, las bebidas gaseosas, el azúcar, el té y los alimentos muy condimentados o fritos.

❑ Haga cada treinta días un ayuno de tres días a base de jugos. *Ver* AYUNOS en la Tercera Parte. Para purificar el hígado durante el ayuno, tome jugos de remolacha y de zanahoria, y extractos de black radish y de dandelion. La clorofila y el agua destilada con limón son excelentes purificadores de la sangre y el hígado. Para mantener la buena salud es vital limpiar el organismo periódicamente y, en particular, el hígado.

❑ No tome más de 10.000 UI de vitamina A al día durante un tiempo largo, y evite el aceite de hígado de bacalao. Tampoco debe tomar más de 1.500 miligramos de niacina al día.

ASPECTOS PARA TENER EN CUENTA

❑ Estudios con animales indican que la dieta típica de Estados Unidos es perjudicial para el hígado. Una dieta inadecua-

da conduce a alergias, trastornos digestivos, bajo nivel de energía e incapacidad del organismo para desintoxicarse de las sustancias nocivas.

❑ Las cuatro razones principales por las cuales el hígado no funciona bien son las siguientes:

1. *Acumulación de venenos.* Los insecticidas, los preservativos y otras toxinas se acumulan en el hígado y le causan daño. Aunque una toxina particular no se acumule en el hígado, la función hepática puede sufrir si esa toxina afecta a otro órgano, especialmente el páncreas y/o los riñones.

2. *Dieta inadecuada.* Una dieta baja en proteína y alta en carbohidratos y grasas — especialmente grasas saturadas e hidrogenadas y alimentos fritos — es perjudicial para el hígado y no suministra los elementos constitutivos de las proteínas que son necesarios para la reparación hepática. Entre los alimentos que no conviene consumir están los alimentos procesados, el junk food, los productos a base de harina blanca refinada, los productos a base de azúcar blanca, y los alimentos que imitan la apariencia y el sabor de productos originales, pero que carecen de vitaminas, minerales y enzimas naturales.

3. *Comer en exceso.* Comer en exceso es, quizás, la causa más frecuente del mal funcionamiento del hígado. Comer de manera excesiva le exige trabajo adicional al hígado, un esfuerzo que se traduce en fatiga hepática. Además, el hígado tiene que desintoxicar al organismo de todos los químicos de los alimentos que consumimos cada día. Cuando el hígado está sobrecargado deja de desintoxicar adecuadamente al organismo de las sustancias nocivas.

4. *Medicamentos.* Los medicamentos le exigen un gran esfuerzo al hígado. Como las drogas no son sustancias naturales sino sustancias extrañas al organismo, el hígado debe trabajar más de lo normal para eliminar esas toxinas. El hígado neutraliza los efectos de los medicamentos en el organismo. El alcohol es particularmente tóxico para ese órgano. Cada vez que le entra al hígado una cantidad excesiva de alcohol, su capacidad de funcionar se afecta. Otras sustancias que contribuyen al mal funcionamiento hepático son los anticonceptivos orales y la cafeína.

horsetail, Irish moss, red clover, rose hips, suma, thyme y wild Oregon grape.

Advertencia: Durante el embarazo no se debe utilizar barberry, celandine, goldenseal ni wild Oregon grape. La hierba goldenseal no se debe tomar diariamente por más de una semana seguida, y sólo se debe tomar con supervisión médica cuando hay antecedentes de enfermedad cardiovascular, diabetes o glaucoma.

RECOMENDACIONES

❑ Obtenga la proteína en fuentes vegetales; no consuma alimentos que contengan proteína de origen animal.

❑ El 75 por ciento de su dieta debe consistir en alimentos crudos. Si la cirrosis es grave, consuma solamente vegetales y frutas frescos y sus jugos durante dos semanas.

❑ Incluya los siguientes alimentos en su dieta: almendras, brewer's yeast, granos y semillas, leche de cabra cruda y productos derivados de la leche de cabra. Las nueces deben ser crudas y sólo se deben comprar las que están muy bien selladas.

❑ Coma muchos alimentos ricos en vitamina K. Las personas que tienen cirrosis del hígado suelen presentar deficiencia de esta vitamina. Buenas fuentes de vitamina K son los brotes de alfalfa y los vegetales hojosos de color verde.

❑ Incluya en su dieta legumbres (kidney beans, guisantes y soya) y semillas. Estos alimentos contienen el aminoácido arginina, que ayuda a desintoxicar el amoníaco, un subproducto de la digestión de las proteínas.

❑ Tome jugos de vegetales frescos (como jugo de remolacha y de zanahoria), extracto de dandelion y "green drinks".

❑ Tome agua destilada al vapor o tome sorbos de agua de barley a lo largo del día. *Ver* LÍQUIDOS TERAPÉUTICOS en la Tercera Parte para conocer la receta.

❑ Como fuente de grasa utilice solamente aceites vegetales prensados en frío. Consúmalos únicamente sin cocinar, como, por ejemplo, en aderezo para ensalada.

❑ Limite su consumo de pescado — haddock, bluefish, salmón y sardinas — a dos porciones semanales como máximo, y *no* consuma mariscos crudos ni ligeramente cocidos. Cuando el hígado está funcionando mal no puede manejar la cantidad de vitamina A que esos alimentos contienen. Evite el aceite de hígado de bacalao.

❑ Mantenga limpio el hígado. Las toxinas se acumulan en ese órgano y deben eliminarse a través del colon y los riñones. *Ver* LIMPIEZA DEL COLON en la Tercera Parte.

❑ No utilice laxantes fuertes. Es preferible hacerse enemas de limón dos veces por semana. Durante dos semanas alterne los enemas de wheatgrass con los de café. Ambos sirven para desintoxicar el organismo. *Ver* ENEMAS en la Tercera Parte.

❑ No tome ningún medicamento (con prescripción médica o sin ella) que no le haya ordenado su médico.

❑ Evite el alcohol en todas sus formas. Elimine también de su dieta los productos de origen animal, los dulces, la leche, los pasteles, la pimienta, la sal, las especias, los estimulantes de toda clase (incluidas la cafeína y las colas), el arroz blanco y los productos que contienen azúcar y/o harina blanca. Prácticamente todos los alimentos que se consiguen ya preparados en el comercio contienen uno o más de esos productos.

❑ Lea detenidamente las etiquetas de todos los productos y evite la mayoría de las grasas. No consuma ninguno de los siguientes productos: mantequilla, margarina, shortening vegetal o grasas endurecidas, alimentos fritos o grasosos, quesos derretidos o duros, nueces o aceites que hayan sido sometidos a altas temperaturas (durante el procesamiento o la cocción), potato chips y todos los alimentos refinados y procesados. Estos productos sobrecargan el hígado y le hacen daño.

ASPECTOS PARA TENER EN CUENTA

❑ Una investigación encontró que las personas que sufren de cirrosis del hígado tienen un desequilibrio de los ácidos grasos esenciales, que son necesarios para proteger las células. Después de tomar diez cápsulas de aceite de primrose todos los días durante tres semanas, el equilibrio de los ácidos grasos de esas personas mostró una notable mejoría.

❑ *Ver también* ALCOHOLISMO y HEPATITIS en la Segunda Parte.

Cistitis (Infección de la vejiga)

La infección de la vejiga, causada generalmente por algún tipo de bacteria, suele convertirse en cistitis o inflamación de la vejiga. Aproximadamente el 85 por ciento de todas las infecciones del tracto urinario son producidas por el bacilo *Escherichia coli,* que se suele encontrar en el intestino. La clamidia también puede causar problemas de vejiga. En las mujeres, bacterias originadas en contaminación fecal o en secreciones vaginales pueden llegar hasta la vejiga viajando por la uretra. La cistitis es mucho más frecuente en las mujeres que en los hombres por la proximidad del ano, la vagina y la uretra, y porque la uretra de las mujeres es corta. Todo esto facilita la transmisión de bacterias desde el ano hacia la vagina y la uretra, y de ésta a la vejiga. En los hombres, las bacterias llegan a la vejiga bien ascendiendo por la uretra, o bien migrando desde la glándula prostática cuando está infectada. Mientras que en las mujeres las infecciones de la vejiga son relativamente comunes, en los hombres pueden indicar que existe un problema mucho más grave, como prostatitis.

Las infecciones de la vejiga se caracterizan por un deseo urgente de expulsar la orina. La micción suele ser frecuente y dolorosa; incluso muy poco después de vaciar la vejiga se experimenta de nuevo la necesidad de orinar. Por lo regular, la apariencia de la orina es turbia y el olor, fuerte y desagradable. Los niños con infección de la vejiga a menudo se quejan de dolor en la parte baja del abdomen y de ardor al orinar. La orina puede contener sangre. Aunque la cistitis es más una molestia que una enfermedad grave, cuando no se trata puede llegar a convertirse en una infección renal.

Muchos factores aumentan la probabilidad de adquirir una infección en la vejiga, como embarazo, relaciones sexuales, uso del diafragma y enfermedades sistémicas, como diabetes. Otros factores que influyen son estrechez de la uretra a causa de infecciones anteriores, y anormalidades estructurales u obstrucción del tracto urinario que impiden el flujo libre de la orina.

SELF-TEST DE INFECCIÓN DEL TRACTO URINARIO

Hay un kit que se utiliza en el hogar para determinar si existe infección urinaria. En las farmacias se consigue el producto Ames N-Multistix reagent strips, fabricado por Miles Inc. Diagnostics Division, de Elkhart, Indiana.

NUTRIENTES

SUPLEMENTOS	DOSIS SUGERIDAS	COMENTARIOS
Muy importantes		
Cranberry		*Ver* Hierbas más adelante.
Colloidal silver	Según indicaciones de la etiqueta.	Antibiótico natural. Destruye las bacterias, los virus y los hongos. Promueve la curación.

Garlic (Kyolic)	2 cápsulas 3 veces al día.	Antibiótico natural. Aumenta la inmunidad.
SP-6 Cornsilk Blend de Solaray o KB formula de Nature´s Way		*Ver* Hierbas más adelante.
Vitamin C más bioflavonoids	4.000-5.000 mg al día divididos en varias tomas. 1.000 mg al día.	Produce efectos antibacterianos porque acidifica la orina. Importantes para el funcionamiento inmunológico.

Importantes		
Acidophilus	Según indicaciones de la etiqueta. Tomar con el estómago vacío. Utilizar también como ducha agregando 1 cucharada a 1 qt de agua tibia.	Necesario para restaurar las bacterias "amigables". Especialmente importante cuando se prescriben antibióticos.
Calcium y magnesium	1.500 mg al día. 750-1.000 mg al día.	Disminuye la irritabilidad de la vejiga. Es más eficaz cuando se encuentra en equilibrio con el calcio. Utilizar magnesium chelate.
Dioxychlor de American Biologics	10 gotas 2 veces al día. Utilizar también como ducha agregando 30 gotas a 1 qt de agua tibia.	Importante agente antibacteriano, antifúngico y antiviral.
Multivitamin y mineral complex con vitamin A y natural beta-carotene	10.000 UI al día. 15.000 UI al día.	Necesarios para obtener vitaminas y minerales esenciales de manera equilibrada. Utilizar una variedad hipoalergénica high-potency.
N-Acetylcysteine	500 mg 2 veces al día con el estómago vacío.	Poderoso desintoxicante que neutraliza a los radicales libres.
Potassium	99 mg al día.	Reemplaza el potasio perdido por micción frecuente.
Vitamin B complex	50-100 mg 2 veces al día con las comidas.	Necesario para la correcta digestión. Se requieren dosis altas cuando se están utilizando antibióticos.
Vitamin E	600 UI al día.	Combate las bacterias infecciosas.
Zinc más copper	50 mg al día. No tomar más de 100 mg al día de todos los suplementos. 3 mg al día.	Importante para la reparación de los tejidos y para la inmunidad. Debe tomarse de manera equilibrada con el cinc.

HIERBAS

❑ Cranberry es la mejor hierba para las infecciones de la vejiga. El jugo de cranberry de buena calidad produce ácido hipúrico en la orina, lo cual la acidifica e inhibe el desarrollo de bacterias. Otros componentes del jugo de cranberry impiden que las bacterias se adhieran al recubrimiento de la vejiga. Tome todos los días un quart de jugo de cranberry. Compre jugo puro y sin endulzar. Si no consigue jugo de cranberry,

reemplácelo por cápsulas de cranberry. Tome siempre esas cápsulas con un vaso de agua grande. No compre cóctel de jugo de cranberry porque contiene muy poco jugo de cranberry puro (menos del 30 por ciento algunas veces) y, en cambio, contiene corn syrup rico en fructosa u otros edulcorantes.

❑ Las hojas de birch son un diurético natural y mitigan el dolor producido por las infecciones de la vejiga. El té y el extracto de dandelion son diuréticos, purifican el hígado y alivian las molestias. La hydrangea estimula la función renal y ayuda a que los riñones se mantengan limpios. Los diuréticos contribuyen a purificar el organismo. Además, alivian la falsa sensación de que se necesita orinar de urgencia porque promueven la eliminación de fluidos de los tejidos. Combinar estas hierbas suele ser lo más eficaz para lavar los riñones y reducir esa sensación.

❑ El goldenseal sirve para las infecciones de la vejiga cuando hay sangrado, y es un agente antimocrobiano muy eficaz.

Advertencia: No tome goldenseal todos los días durante más de una semana seguida y no lo use durante el embarazo. Si ha tenido alguna enfermedad cardiovascular, diabetes o glaucoma, utilícelo sólo con supervisión médica.

❑ Buchu es útil para las infecciones de la vejiga que producen ardor al orinar.

❑ Los productos KB formula, de Nature's Way, y SP-6 Cornsilk Blend, de Solaray, son fórmulas a base de hierbas que tienen efectos diuréticos y reducen los espasmos de la vejiga. Tome dos cápsulas dos veces al día.

❑ La raíz de marshmallow aumenta la acidez de la orina y, en consecuencia, inhibe el desarrollo de las bacterias. Tome un quart de té de marshmallow todos los días. Ayuda a fortalecer la vejiga y a purificarla.

❑ En pequeña cantidad y diluido con otros tés de hierbas, el té de uva ursi (bearberry, una clase de cranberry) obra como antiséptico y diurético suave. Es eficaz contra la *E. coli*.

❑ Otras hierbas provechosas son raíz de burdock, berries de juniper, kava kava y rose hips.

Advertencia: La hierba kava kava puede producir somnolencia. Si eso le ocurre, descontinúe su uso o disminuya la dosis.

RECOMENDACIONES

❑ Beba líquidos en abundancia, especialmente jugo de cranberry (*ver en* Hierbas). Cada hora tome por lo menos un vaso de 8 onzas de agua de buena calidad. Esto es sumamente beneficioso para las infecciones del tracto urinario. Es mejor tomar agua destilada al vapor que agua del tubo.

❑ Incluya en su dieta apio, perejil y watermelon. Estos alimentos son diuréticos y limpiadores naturales. Los extractos y los jugos de apio y de perejil se consiguen en los health food stores, o se pueden preparar en la casa utilizando un exprimidor.

❑ Evite las frutas cítricas porque aumentan la alcalinidad de la orina, un medio propicio para el desarrollo de las bacterias. En cambio, aumentar la acidez de la orina inhibe el desarrollo de las bacterias. *Ver* ACIDOSIS en la Segunda Parte; contiene una lista de alimentos que aumentan la acidez.

❑ Manténgase alejado del alcohol, la cafeína, las bebidas carbonatadas, el café, el chocolate, los alimentos refinados y procesados y los azúcares simples. Los químicos de los alimentos, las drogas y el agua impura producen efectos adversos en la vejiga.

❑ Haga una dieta de limpieza de un día a tres días de duración.

❑ Tome con cada comida dos cucharaditas de whey powder, o dos tabletas o cápsulas de acidophilus. Esto es de gran importancia si está tomando antibióticos.

❑ Dése todos los días dos baños de asiento con agua caliente, de veinte minutos cada uno. Los baños de asiento mitigan el dolor de la cistitis. Un excelente producto que se encuentra en los health food stores es Batherapy. Otra opción es agregarle una taza de vinagre al baño de asiento una vez al día. Las mujeres deben levantar las rodillas y separarlas para que el agua entre a la vagina. Esto se debe alternar con un baño que contenga dos dientes de ajo triturado o la cantidad equivalente de jugo de ajo (*ver* BAÑOS DE ASIENTO en la Tercera Parte).

❑ Hágase duchas de acidophilus siguiendo las recomendaciones de Nutrientes. Si la cistitis se relaciona con vaginitis, alterne con duchas de apple cider vinegar.

❑ Evite el exceso de suplementos de cinc y de hierro mientras no esté completamente curado. Por una parte, una dosis superior a 100 miligramos de cinc al día puede debilitar el sistema inmunológico; por otra, las bacterias utilizan hierro para desarrollarse. Cuando hay infección bacteriana el organismo almacena el hierro en el hígado, el bazo y la médula ósea para impedir que las bacterias se desarrollen aún más.

❑ No se demore en vaciar la vejiga. Orinar "por reloj" cada dos o tres horas (durante el día) es muy provechoso.

❑ Mantenga limpias y secas las áreas genital y anal. Las mujeres se deben limpiar de adelante hacia atrás tan pronto como les funcione el intestino o la vejiga. Además, deben vaciar la vejiga antes y después de hacer ejercicio, y antes y después de las relaciones sexuales. Así mismo, se deben lavar la vagina después del coito.

❑ Utilice ropa interior de algodón blanco; no utilice ropa interior de nailon.

❑ Después de nadar póngase ropa seca lo más pronto posible. No se quede largo rato con un traje de baño mojado.

❑ No utilice esprays para la higiene femenina, duchas empacadas, espumas para el baño, tampones, toallas sanitarias ni papel higiénico con fragancia. Los químicos que contienen esos productos pueden producir irritación.

❑ Si usted sufre de infecciones frecuentes del tracto urinario, utilice toallas sanitarias en vez de tampones.

❑ Si siente dolor al orinar pero el cultivo de bacterias es negativo, suspenda el uso de todos los jabones y utilice solamente agua para lavarse el área vaginal. Algunas personas son sensibles al jabón y sólo deben utilizar jabones 100 por ciento naturales (se consiguen en los health food stores).

❑ Si hay sangre en la orina, consulte con su médico. Podría tratarse de un problema de salud que amerite atención profesional.

ASPECTOS PARA TENER EN CUENTA

❑ Tanto para combatir como para prevenir problemas bacterianos es importante que el sistema inmunológico funcione de manera óptima.

❑ La cafeína produce contracciones de los músculos que rodean el cuello de la vejiga, y esto puede provocar dolorosos espasmos de la vejiga.

❑ Retener habitualmente la orina en la vejiga durante períodos largos aumenta el riesgo de que la mujer adquiera una infección del tracto urinario, y puede aumentar el riesgo de cáncer de vejiga.

❑ Un factor que aumenta la tendencia a desarrollar infecciones en la vejiga es el encogimiento de las membranas de la uretra y la vagina. Esto se presenta generalmente después de la menopausia como resultado de la disminución del nivel de estrógeno en el organismo. Cuando la uretra se ha contraído, se puede dilatar.

❑ Las alergias a los alimentos a menudo producen síntomas parecidos a los de las infecciones de la vejiga. El test de alergias alimentarias ayuda a determinar qué alimentos están causando la reacción alérgica (*ver* ALERGIAS en la Segunda Parte).

❑ Cocinar con ollas de aluminio a veces produce síntomas de cistitis. El cadmio, un metal tóxico, también puede ocasionar problemas urinarios.

❑ Un antiséptico natural de amplio espectro que combate la infección, controla la inflamación y promueve la curación es el colloidal silver. Es un líquido dorado transparente compuesto en un 99.9 por ciento de partículas de plata pura de aproximadamente 0.001 a 0.01 micras (1/1.000.000 a 1/100.000 milímetros) de diámetro que están suspendidas en agua pura. Se puede administrar por vía oral o intravenosa. También se puede aplicar tópicamente. El colloidal silver se encuentra en los health food stores.

❑ Para el tratamiento de la cistitis pueden ser necesarios los antibióticos y los analgésicos, especialmente cuando la infección es recurrente y/o produce dolor. Sin embargo, no se debe recurrir a ellos muy a menudo. Los antibióticos alteran la flora interna y pueden contribuir a que la infección se vuelva recurrente porque favorecen el desarrollo de cepas de bacterias resistentes a ellos. De hecho, como en el curso de los años se ha abusado tanto de los antibióticos, se calcula que entre el 50 y el 80 por ciento de las bacterias de nuestro organismo ahora son resistentes a los antibióticos comunes, como sulfas y tetracycline. Esto ha obligado a los médicos a recetar antibióticos más fuertes y potencialmente más peligrosos por los efectos secundarios adversos que pueden producir. Los tratamientos a base de productos naturales son mejores para la mayoría de las infecciones de la vejiga.

❑ La cistitis recurrente puede ser síntoma de un problema de

salud más grave, como cáncer de vejiga, una anomalía anatómica o deficiencia inmunológica. Lo más indicado en estos
casos es hacerse una cistoscopia, que es un sencillo examen
visual de la vejiga.

❏ *Ver también* ENFERMEDADES DE LOS RIÑONES y PROSTATITIS
en la Segunda Parte.

Clamidia

Según los U.S. Centers for Disease Control and Prevention
(CDC), la infección por clamidia transmitida sexualmente es
la enfermedad de transmisión sexual más frecuente en Estados Unidos. Se calcula que el número de casos de infección
por clamidia transmitida sexualmente es el doble que el de la
gonorrea. Cada año se diagnostican alrededor de cuatro millones de casos nuevos, y se calcula que cincuenta mil mujeres
quedan estériles a causa de esta enfermedad. Aproximadamente el 18 por ciento de los adolescentes estadounidenses
han tenido alguna infección por clamidia, y un estudio reciente encontró que el 50 por ciento de la población estudiantil femenina de una universidad había tenido la infección.

Entre los síntomas de la infección por clamidia están inflamación genital, secreción vaginal o uretral, dificultad para orinar, coito doloroso y escozor en el área inflamada. Tanto los
hombres como las mujeres pueden presentar estos síntomas.
Sin embargo, el 10 por ciento de los hombres y el 70 por ciento de las mujeres que tienen clamidia no experimentan ningún
síntoma. Esto es lamentable, pues cuando la infección por clamidia no se trata produce esterilidad en aproximadamente el
30 por ciento de las mujeres. Además, se puede presentar enfermedad pélvica inflamatoria y el sistema reproductivo puede sufrir un daño irreparable, lo que podría exigir una histerectomía.

En los hombres, la clamidia puede ocasionar prostatitis e
inflamación de las vesículas seminales. Entre los síntomas de
la prostatitis están dolor al orinar y secreción uretral mucosa
y de consistencia acuosa.

El diagnóstico de la infección por clamidia se basa en análisis bacteriológicos de la orina o de las secreciones vaginal o
uretral.

NUTRIENTES

SUPLEMENTOS	DOSIS SUGERIDAS	COMENTARIOS
Importantes		
Garlic (Kyolic)	2 cápsulas 3 veces al día.	Antibiótico natural. Ayuda a la curación.
Vitamin B complex	50-100 mg 3 veces al día con las comidas.	Necesario para el correcto funcionamiento del hígado y el tracto gastrointestinal.
Vitamin C	1.500 mg 4 veces al día.	Este estimulante del sistema inmunológico ayuda a la curación. Utilizar una variedad buffered.
Vitamin E	600 UI al día. Se puede aplicar el contenido de una cápsula directamente en la zona inflamada.	Necesario para proteger los glóbulos rojos. Aumenta la inmunidad.
Provechosos		
Acidophilus	Según indicaciones de la etiqueta. Tomar con el estómago vacío.	Repone las bacterias "amigables" destruidas por los antibióticos.
Bio-Bifidus de American Biologics	Utilizar como ducha vaginal, según indicaciones de la etiqueta.	Reemplaza la flora normal de la vagina y el intestino.
Coenzyme Q$_{10}$	60 mg al día.	Poderoso antioxidante y estimulante del sistema inmunológico que favorece la curación.
Dioxychlor de American Biologics	Según indicaciones de la etiqueta.	Importante agente antibacteriano, antifúngico y antiviral.
Kelp	2.000-3.000 mg al día.	Rica fuente de minerales.
Multivitamin complex con natural beta-carotene	Según indicaciones de la etiqueta.	Necesarios para la curación de todos los tejidos del organismo. Utilizar una fórmula high-potency.
Zinc más copper	50 mg al día. No tomar más de 100 mg al día de todos los suplementos. 3 mg al día.	Importante para el funcionamiento inmunológico y la curación. Para mejor absorción, utilizar lozenges de zinc gluconate u OptiZinc. Debe tomarse de manera equilibrada con el cinc.

HIERBAS

❏ El astragalus, la echinacea, el goldenseal, el pau d'arco y el
red clover ayudan a la curación.

Advertencia: No utilice goldenseal todos los días durante
más de una semana seguida, y no lo use si está embarazada.
Si ha tenido alguna enfermedad cardiovascular, diabetes o
glaucoma debe utilizar esta hierba solamente con supevisión
médica.

RECOMENDACIONES

❏ Su dieta debe constar básicamente de vegetales y frutas
frescos, además de brown rice, semillas y nueces crudas,
pavo, pescado blanco y granos enteros.

❏ Evite los alimentos muy procesados y fritos, así como también el junk food y el pollo. Alrededor de la tercera parte de
todos los pollos que se venden en este país contienen bacterias
patógenas, como salmonella. En cambio, este tipo de bacterias
no se encuentran en el pavo.

❏ Beba únicamente agua destilada al vapor, jugos sin azúcar
y tés de hierbas.

❏ Tome acidophilus para restablecer las bacterias "amigables" destruidas por los antibióticos.

❑ Si tiene síntomas de infección por clamidia, no demore en consultar con un médico. Las complicaciones aumentan a medida que pasa el tiempo.

ASPECTOS PARA TENER EN CUENTA

❑ Si usted tiene menos de treinta y cinco años y tiene más de un compañero sexual, debe hacerse una vez al año un examen para detectar posibles infecciones.

❑ Para evitar que los miembros de la pareja se transmitan indefinidamente la enfermedad, las dos personas deben someterse a tratamiento para la clamidia (las secreciones de los dos sexos son parecidas, y la enfermedad se transmite por esas secreciones durante el contacto sexual). Antibióticos como tetracycline y doxycycline (Doryx y Vibramycin, entre otros) matan la bacteria. Otra opción es tomar por vía oral una dosis única de azithromycin (Zithromax). Aunque este medicamento es relativamente costoso (una dosis única cuesta lo mismo que el tratamiento de doxycycline para una semana), vale la pena por la comodidad que implica una sola dosis.

❑ La clamidia se ha relacionado en mujeres jóvenes con un tipo de artritis. Un estudio encontró el microorganismo en las articulaciones de casi el 50 por ciento de las pacientes de artritis cuya causa no se había podido determinar.

❑ *Ver también* SEXUALLY TRANSMITTED DISEASES en la Segunda Parte.

Cobre, deficiencia de

Ver DEFICIENCIA DE COBRE.

Cobre, toxicidad por

Ver TOXICIDAD POR COBRE.

Cold

Ver RESFRIADO COMÚN.

Cold Sores

Los cold sores, o fuegos, son causados por el virus I del herpes simple. Suelen aparecer entre tres y diez días después del contacto con el virus y pueden durar hasta tres semanas. Como el virus permanece en el organismo, los episodios se pueden presentar repetidas veces. Entre los factores que suelen desencadenarlos están fiebre, resfriado u otras infecciones virales, exposición al sol y al viento, estrés, menstruación o debilidad del sistema inmunológico. Los fuegos son altamente contagiosos.

El primer síntoma de los fuegos es sensibilidad anormal al tacto y una pequeña protuberancia. Esa protuberancia se convierte en una vesícula y la sensibilidad puede aumentar. Los nódulos linfáticos adyacentes se inflaman y duelen. En algunas ocasiones sale pus de las vesículas, lo cual hace difícil comer. El primer episodio es el que produce más malestar; afortunadamente, los siguientes son menos molestos.

NUTRIENTES

SUPLEMENTOS	DOSIS SUGERIDAS	COMENTARIOS
Esenciales		
L-Lysine	500 mg 2 veces al día.	Combate el virus causante de los fuegos, o herpes labial. *Advertencia:* no se debe tomar lisina por más de seis meses seguidos.
L-Lysine cream	Aplicar tópicamente, según indicaciones de la etiqueta.	Este aminoácido combate el virus del herpes. *Ver* AMINOÁCIDOS en la Primera Parte.
Vitamin B complex	100-150 mg 2 veces al día.	Importante para la curación y el funcionamiento inmunológico. Utilizar una fórmula high-stress.
Zinc lozenges (Ultimate Zinc-C Lozenges de Now Foods)	Tomar 1 lozenge de 15 mg cada 3 horas durante la vigilia, por 2 días. Luego tomar 2 lozenges al día hasta curarse. No tomar más de 100 mg al día de todos los suplementos.	Estimulan la función inmunológica y combaten el virus. Cuando se toma en lozenge, el cinc se absorbe rápidamente.
Muy importantes		
Acidophilus	Según indicaciones de la etiqueta. Tomar con el estómago vacío.	Inhibe los organismos patógenos.
Colloidal silver	Administrar por vía oral o aplicar tópicamente, según indicaciones de la etiqueta.	Este antiséptico y antibiótico destruye las bacterias, los virus y los hongos, y promueve la curación.
Garlic (Kyolic)	2 cápsulas 3 veces al día.	Antibiótico natural. Aumenta la inmunidad.
Vitamin C	3.000-6.000 mg al día divididos en varias tomas.	Combate el virus y estimula el funcionamiento inmunológico. Utilizar una variedad buffered.
Importantes		
Calcium y magnesium	1.500 mg al día. 750-1.000 mg al día.	Ayudan a aliviar el estrés.
Essential fatty acids	Según indicaciones de la etiqueta.	Promueven la curación de la piel.
Provechosos		
Maitake o shiitake o reishi	Según indicaciones de la etiqueta. Según indicaciones de la etiqueta. Según indicaciones de la etiqueta.	Combaten los virus y crean resistencia a las enfermedades.

Multivitamin y mineral complex	Según indicaciones de la etiqueta.	Todos los nutrientes son necesarios de manera equilibrada.
Vitamin A y vitamin E	50.000 UI al día. Si está embarazada, no debe tomar más de 10.000 UI al día. 400 UI al día.	Necesarios para la curación de los tejidos de la boca y los labios. Para dosis altas, la emulsión facilita la asimilación y brinda mayor seguridad.

HIERBAS

❏ Las hierbas echinacea, goldenseal, pau d'arco y red clover ayudan a curar los fuegos.

Advertencia: No se debe tomar goldenseal todos los días durante más de una semana seguida, y se debe evitar durante el embarazo. Si usted tiene antecedentes de enfermedad cardiovascular, diabetes o glaucoma, use esta hierba únicamente con supervisión médica.

RECOMENDACIONES

❏ Coma muchos vegetales frescos, yogur y otros productos agrios.

❏ Si le salen fuegos a menudo, hágase chequear el funcionamiento de la glándula tiroides. *Ver* HIPOTIROIDISMO en la Segunda Parte.

ASPECTOS PARA TENER EN CUENTA

❏ El medicamento acyclovir (Zovirax) se suele recetar para los fuegos, bien por vía oral o bien aplicado tópicamente.

❏ Si usted es propenso a las alergias, es probable que su sistema inmunológico no esté funcionando bien y que también sea susceptible a los fuegos. *Ver* ALERGIAS en la Segunda Parte.

❏ *Ver también* INFECCIONES POR EL VIRUS DEL HERPES en la Segunda Parte.

Colesterol alto

Cuando el nivel sanguíneo de colesterol y triglicéridos es alto, las arterias se llenan de placa, lo cual impide que la sangre fluya hacia el cerebro, los riñones, los órganos genitales, las extremidades y el corazón. El colesterol alto es una de las principales causas de enfermedad cardíaca porque el colesterol genera depósitos de grasa en las arterias. El colesterol alto también se relaciona con los cálculos biliares, la impotencia, el deterioro mental y la presión arterial alta. Además, se ha encontrado una relación entre niveles elevados de colesterol sanguíneo y pólipos en el colon y cáncer (en especial de próstata y seno).

La dieta influye muchísimo en el nivel del colesterol. Mientras que consumir alimentos ricos en colesterol y/o grasas saturadas eleva el nivel del colesterol sanguíneo, las dietas vegetarianas, hacer ejercicio con regularidad y tomar niacina y vitamina C puede reducir el colesterol (*ver* ¿Qué es el colesterol? en la página 208).

SELF-TEST PARA DETERMINAR EL NIVEL DEL COLESTEROL

Usted puede chequearse el colesterol en su hogar utilizando un test llamado Advanced Care Cholesterol Kit, producido por Johnson & Johnson, que se consigue en las farmacias sin prescripción médica y da el resultado quince minutos después.

Este test incluye pads del tamaño de una tarjeta de crédito que tienen un área con un reactivo químico. Cuando se deja caer una gota de sangre en la superficie del pad, esa sustancia química reacciona porque entra en contacto con algunas enzimas de la sangre y el área tratada cambia de color. El color se compara entonces con una tabla codificada de colores que trae el kit, lo que permite conocer el nivel del colesterol sanguíneo.

Si su colesterol es alto, siga las pautas nutricionales y las recomendaciones de esta sección; además, consulte con su médico.

NUTRIENTES

SUPLEMENTOS	DOSIS SUGERIDAS	COMENTARIOS
Muy importantes		
Apple pectin	Según indicaciones de la etiqueta.	Reduce el nivel del colesterol ligando grasas y metales pesados.
Calcium	Según indicaciones de la etiqueta.	Previene la hipocalcemia o bajo nivel de calcio. Utilizar calcium aspartate.
Chromium picolinate	400-600 mcg al día.	Baja el nivel total del colesterol y mejora la proporción entre las HDL y las LDL.
Coenzyme Q$_{10}$	60 mg al día.	Mejora la circulación.
Fiber (oat bran y guar gum son buenas fuentes)	Según indicaciones de la etiqueta, media hora antes de la primera comida del día. No tomar al mismo tiempo con otros suplementos o medicamentos.	Ayuda a disminuir el colesterol.
Garlic (Kyolic)	2 cápsulas 3 veces al día.	Reduce el nivel del colesterol y la presión arterial.
Lecithin granules o capsules	1 cucharada 3 veces al día antes de las comidas. 1.200 mg 3 veces al día antes de las comidas.	Reducen el colesterol. Emulsificantes de la grasa.
Lipotropic factors	Según indicaciones de la etiqueta.	Estas sustancias evitan el desarrollo de depósitos de grasa (como los que se presentan en la aterosclerosis).
Vitamin B complex más extra vitamin B$_1$ (thiamine) más choline e inositol	Según indicaciones de la etiqueta. Según indicaciones de la etiqueta. 100-300 mg 5 veces al día.	Las vitaminas B son más eficaces cuando se toman al mismo tiempo. Importante para controlar el nivel del colesterol. Importantes para el metabolismo de las grasas. Protegen al hígado contra los depósitos de grasa.

Vitamin B₃ (niacin)	300 mg al día. No sobrepasar esta dosis.	Reduce el colesterol. No utilizar fórmulas de liberación gradual ni reemplazar la niacina por niacinamida. *Advertencia:* si tiene algún trastorno hepático, gota o presión arterial alta, no debe tomar niacina.
Vitamin C con bioflavonoids	3.000-8.000 mg al día divididos en varias tomas.	Reducen el colesterol.
Vitamin E emulsion	Empezar con 200 UI al día y aumentar lentamente hasta 1.000 UI al día.	Mejora la circulación. La emulsión acelera la asimilación.

Provechosos		
Essential fatty acids (black currant seed oil, borage oil y primrose oil son buenas fuentes)	Según indicaciones de la etiqueta. Tomar con vitamina E, como se recomendó anteriormente.	Reducen el nivel de las LDL y adelgazan la sangre.
Heart Science de Source Naturals	Según indicaciones de la etiqueta.	Contiene antioxidantes que reducen el colesterol, además de hierbas, vitaminas y otros nutrientes que protegen el corazón y que promueven una sana función cardiovascular.
Proteolytic enzymes	Según indicaciones de la etiqueta. Tomar con las comidas y entre comidas.	Ayudan a la digestión. *Advertencia:* este suplemento no se les debe dar a los niños.
Selenium	200 mcg al día.	Su deficiencia se ha asociado con enfermedades del corazón.
Shiitake o reishi	Según indicaciones de la etiqueta. Según indicaciones de la etiqueta.	Ayudan a controlar y a bajar el nivel del colesterol.

HIERBAS

❑ Cayenne (capsicum), goldenseal y berries de hawthorn ayudan a bajar el colesterol.

Advertencia: No se debe tomar goldenseal todos los días durante más de una semana seguida, y se debe evitar durante el embarazo. Se debe utilizar con cautela cuando hay alergia al ragweed.

RECOMENDACIONES

❑ Incluya en su dieta los siguientes alimentos que ayudan a bajar el colesterol: manzana, banano, zanahoria, pescado de agua fría, fríjol seco, ajo, toronja y aceite de oliva.

❑ Consuma abundante fibra. Las frutas, los vegetales y los granos enteros son ricos en fibra. La fibra dietética soluble en agua es muy imoportante para reducir el nivel del colesterol sanguíneo y se encuentra en fríjol, barley, brown rice, frutas, glucomannan, guar gum y oats. El oat bran y el brown rice bran son los mejores alimentos para bajar el colesterol. Los cereales de grano entero (consumidos con moderación) y el

brown rice también son provechosos. Como la fibra absorbe los minerales de los alimentos en los cuales se encuentra, es necesario tomar cantidades adicionales de minerales, pero independientemente de la fibra.

❑ Tome jugos frescos, especialmente de zanahoria, apio y remolacha. El jugo de zanahoria ayuda a lavar la grasa de la bilis del hígado y esto contribuye a bajar el nivel del colesterol.

❑ Haga cada mes un ayuno de spirulina, con jugo de zanahoria y de apio o limón y agua destilada al vapor. *Ver* AYUNOS en la Tercera Parte.

❑ Utilice solamente aceites prensados en frío y sin refinar. Estos aceites nunca son sometidos a temperaturas superiores a 110°F durante el procesamiento, que es la temperatura a partir de la cual empieza la destrucción de las enzimas. Use aceites vegetales que sean líquidos a temperatura ambiente, como aceite de oliva, de soya, de flaxseed, de primrose y de semilla de black currant. Se recomienda el aceite de oliva.

❑ No consuma ninguna nuez, excepto walnuts, que se deben comer con moderación. Consuma walnuts únicamente si están crudos y han permanecido muy bien sellados o refrigerados. No los consuma si están asados (o si han sido sometidos al calor por cualquier motivo) o si han estado expuestos al aire (como los que venden en los quioscos de los centros comerciales y en las tiendas de golosinas).

❑ Reduzca la cantidad de grasa saturada y colesterol de su dieta. Todas las grasas de origen animal y los aceites de coco y de palm kernel son grasas saturadas. Elimine de su dieta todas las grasas hidrogenadas y las grasas y los aceites endurecidos, como margarina, manteca de cerdo y mantequilla. No consuma grasas calentadas ni aceites procesados, evite los productos de origen animal (especialmente cerdo y productos a base de carne de cerdo) y los alimentos fritos o grasosos. Lea siempre las etiquetas de los productos detenidamente. Sí puede consumir, pero con moderación, leche nonfat, low-fat cottage cheese y carne blanca sin piel (ojalá de pavo).

❑ No consuma alcohol, tortas, golosinas, bebidas carbonatadas, café, gravies, creamers no lácteos, pies, alimentos procesados o refinados, carbohidratos refinados, té, tabaco ni pan blanco.

❑ Evite los alimentos que producen gases, como col de Bruselas, cabbage, coliflor y pickles dulces.

❑ Haga ejercicio regularmente pero con moderación. Antes de iniciar cualquier programa de ejercicios debe consultar con el médico.

❑ Trate de evitar el estrés y la tensión. Aprenda técnicas de manejo del estrés. *Ver* ESTRÉS en la Segunda Parte.

ASPECTOS PARA TENER EN CUENTA

❑ Se considera que lo mejor para la salud es un nivel de colesterol total inferior a 200. Así mismo, se considera que cuanto más alto es el nivel de las HDL (high-density lipoproteins, o lipoproteínas de alta densidad), tanto más saludable es la persona (*ver* ¿Qué es el colesterol? en la página 208).

❑ La carne y los productos lácteos son fuentes muy importantes de colesterol. Los vegetales y las frutas no contienen colesterol.

❑ Mucha gente usa margarina o shortening vegetal como sustitutivos de la mantequilla porque no contienen colesterol. Sin embargo, esos productos contienen compuestos llamados cis-fatty acids y trans-fatty acids, que se oxidan cuando se exponen al calor y luego bloquean las arterias. Esos compuestos se han asociado con la formación de los nocivos radicales libres.

❑ El café puede elevar el nivel del colesterol sanguíneo y duplicar el riesgo de enfermedad cardíaca cuando se consume en grandes cantidades. Según un informe publicado en la revista médica *The New England Journal of Medicine* que se basó en la observación de quince mil bebedores de café, a medida que aumenta el consumo también aumenta la cantidad de colesterol en la sangre.

❑ Los sustitutivos de la crema (creamers no lácteos para el café) son una mala alternativa para los productos lácteos ricos en colesterol. Muchos de esos productos contienen aceite de coco, que es grasa altamente saturada. Es preferible utilizar leche de soya o de almendra.

❑ El organismo necesita grasa, pero debe ser la adecuada. Las grasas buenas proporcionan ácidos grasos esenciales, que son de suma importancia para la salud. Las grasas aportan energía, permanecen en el tracto digestivo más tiempo que las proteínas o los carbohidratos, y hacen que la persona se sienta satisfecha. Actúan como lubricantes intestinales, generan calor corporal y movilizan en el organismo las vitaminas solubles en grasa (A, D, E y K). La mielina, el recubrimiento protector de las fibras nerviosas, se compone de grasas, al igual que todas las membranas celulares. Infortunadamente, la mayoría de los estadounidenses consumen cantidades muy altas de grasas perjudiciales, es decir, grasas saturadas, hidrogenadas y calentadas. El consumo de esta clase de grasas se ha relacionado con la obesidad, las enfermedades cardiovasculares y algunos tipos de cáncer.

❑ Se ha visto que la terapia a base de la hormona del crecimiento humano disminuye los niveles del colesterol (*ver* TERAPIA CON HORMONA DEL CRECIMIENTO en la Tercera Parte).

❑ El té de kombucha, que tiene propiedades energizantes, desintoxicantes e inmunoestimulantes, ayuda a bajar el nivel del colesterol (*ver* PREPARACIÓN DEL TÉ DE KOMBUCHA en la Tercera Parte).

❑ Muchos restaurantes de fast food utilizan sebo de res (grasa) para preparar las hamburguesas, el pescado, el pollo y las papas a la francesa. Esos alimentos fritos no sólo contienen grandes cantidades de colesterol, sino que la grasa es calentada a altas temperaturas para freírlos, lo que genera oxidación y formación de radicales libres. Calentar la grasa, especialmente fritar alimentos en grasa, también produce trans-fatty acids tóxicos. Estas sustancias se comportan como las grasas saturadas en el sentido de que bloquean las arterias y elevan el nivel del colesterol sanguíneo.

❑ Hay medicamentos que pueden elevar el nivel del colesterol. Entre ellos se cuentan algunos medicamentos esteroides; anticonceptivos orales; furosemide (Lasix) y otros diuréticos, y levadopa (L-dopa, que se consigue con los nombres comerciales Dopar, Larodopa y Sinemet), que se utiliza para el tratamiento de la Enfermedad de Parkinson. Los betabloqueadores, que suelen prescribir los médicos para la presión arterial alta, pueden alterar la proporción entre las LDL (low-density lipoproteins, o lipoproteínas de baja densidad) y las HDL (high-density lipoproteins, o lipoproteínas de alta densidad) de la sangre.

❑ Algunas personas afirman que tomar tabletas de charcoal baja el colesterol sanguíneo. Sin embargo, el charcoal absorbe buenos nutrientes además del colesterol. El activated charcoal no se debe tomar todos los días, ni junto con otros suplementos o drogas. Otros "expertos" recomiendan tomar cápsulas de aceite de pescado para bajar el colesterol; no obstante, el aceite de pescado es 100 por ciento colesterol y no hay evidencia de que este aceite reduzca la grasa sanguínea.

❑ Al parecer, el pure virgin olive oil baja el nivel del colesterol. Es probable que la razón por la cual los habitantes de Italia y de Grecia presentan niveles tan bajos de colesterol sea su dieta, que es rica en ácidos grasos monoinsaturados e incluye mucho aceite de oliva.

❑ Estudios han revelado que las dietas del llamado Tercer Mundo, que consisten en granos, frutas y vegetales, derivan en niveles bajos de colesterol. En cambio, las tasas de enfermedad cardíaca y circulatoria en Estados Unidos y en los países del norte de Europa, donde se consumen grandes cantidades de carne y productos lácteos, son sumamente altas. Incluso niños de esos países presentan síntomas de enfermedad vascular progresiva por hipercolesterolemia (exceso de colesterol en la sangre).

❑ En el comercio se consiguen con receta médica varias drogas para bajar el colesterol. Esas drogas son costosas y pueden ocasionar graves efectos secundarios. Nosotros consideramos que sólo se deben utilizar como último recurso. La manera más sensata de mantener la grasa sanguínea en un nivel seguro es eliminando de la dieta las grasas de origen animal (incluyendo la carne, la leche y todos los productos lácteos), y consumiendo grandes cantidades de fibra y alimentos que aumentan el volumen de la materia fecal (granos enteros, frutas y vegetales).

❑ Algunas personas tienen un problema hereditario que no les permite reducir el nivel de las LDL ni siquiera haciendo una dieta completamente sana. Algunos investigadores están desarrollando un dispositivo que trabaja con una enzima para descomponer esas lipoproteínas y acelerar su eliminación antes de que puedan fijarse a las paredes arteriales y formar placa. Ese dispositivo se implantaría debajo de la piel para controlar los niveles sanguíneos de las LDL.

❑ *Ver también* ARTERIOSCLEROSIS/ATEROSCLEROSIS en la Segunda Parte.

❑ *Ver también* TERAPIA DE CHELATION en la Tercera Parte.

¿Qué es el colesterol?

Déle una ojeada a cualquier diario o revista y lo más probable es que se refiera al colesterol. Hoy en día prácticamente a todo el mundo le interesa bajar su nivel de colesterol, y la mayoría de la gente desea saber cómo lograrlo. Lo primero que hay que saber es cómo se produce y cómo lo utiliza el organismo.

El colesterol es una sustancia cristalina que técnicamente está clasificada como un esteroide. Sin embargo, como es soluble en grasa y no en agua, al igual que todas las grasas también está clasificada como un lípido. El colesterol se encuentra de forma natural en el cerebro, los nervios, el hígado, la sangre y la bilis tanto de los seres humanos como de los animales vertebrados. Por esta razón, las personas que desean bajar el nivel del colesterol deben evitar la carne y los alimentos que contienen productos de origen animal o que se derivan de ellos.

A pesar de su mala reputación, el colesterol es necesario para que el organismo funcione correctamente. El hígado produce alrededor del 80 por ciento del colesterol total del organismo; el 20 por ciento restante procede de la dieta. El colesterol interviene en las hormonas sexuales y en el proceso digestivo, y las células lo utilizan para construir sus membranas. El colesterol viaja desde el hígado hasta los diversos tejidos del organismo a través del torrente sanguíneo por medio de una clase especial de moléculas de proteína llamadas lipoproteínas. Las células toman lo que necesitan y el resto permanece en el torrente sanguíneo mientras otras lipoproteínas lo recogen para devolverlo al hígado.

Hay dos clases principales de lipoproteínas: LDL (low-density lipoproteins, o lipoproteínas de baja densidad) y HDL (high-density lipoproteins, o lipoproteínas de alta densidad). Las LDL se conocen popularmente como "colesterol malo"; las HDL, como "colesterol bueno". Conocer la función de cada clase de lipoproteínas permite entender esto. Las lipoproteínas de baja densidad están sobrecargadas de colesterol porque son las moléculas que lo transportan desde el hígado hasta las células del organismo. Por otra parte, las lipoproteínas de alta densidad llevan relativamente poco colesterol y circulan por el torrente sanguíneo eliminando el exceso de colesterol de la sangre y los tejidos. Cuando las HDL ya han viajado por el torrente sanguíneo y han recogido el exceso de colesterol, lo devuelven al hígado, donde nuevamente se incorpora en las LDL para ser llevado a las células. Cuando este proceso marcha bien, este sistema permanece en equilibrio. Pero cuando las HDL tienen que hacerse cargo de cantidades demasiado altas de colesterol, o cuando no hay suficientes lipoproteínas de alta densidad para cumplir esta labor, el colesterol puede formar placa y adherirse a las paredes de las arterias, lo que eventualmente puede conducir a enfermedades del corazón.

La manera exacta en que las lipoproteínas cumplen sus funciones no se conoce. Tampoco se sabe si trabajan con otros elementos del organismo, o cómo lo hacen. Lo que sí se sabe es que las personas con niveles altos de HDL y niveles relativamente bajos de LDL tienen menos riesgo de enfermarse del corazón. La obstrucción arterial puede mejorar en las personas que ya han tenido ataque cardíaco o bloqueo de las arterias cuando se logra elevar el nivel de las HDL y disminuir el de las LDL. El National Cholesterol Education Program estableció en 200 miligramos por decilitro de sangre (mg/dl) el nivel "seguro" del colesterol total de la sangre (incluyendo LDL y HDL). El rango aceptable es entre 200 y 239; sin embargo, un nivel superior a 200 conlleva el riesgo de sufrir alguna enfermedad cardíaca. Se considera que por encima de 240 ese riesgo es alto.

El nivel normal de las HDL para los hombres adultos en Estados Unidos es entre 45 y 50 mg/dl y para las mujeres, entre 50 y 60 mg/dl. Se ha indicado que niveles más altos, por ejemplo 70 u 80 mg/dl, podrían proteger contra las enfermedades del corazón. Se considera que un nivel de HDL inferior a 35 mg/dl representa un riesgo para la salud. Así pues, si usted tiene el colesterol en 200, el nivel de HDL en 80 y el de LDL en 120, tiene poco riesgo de contraer una enfermedad cardíaca. En cambio, si su nivel de HDL está por debajo de 35, aunque su colesterol total sea de 200 se considera que usted tiene alto riesgo de desarrollar una enfermedad cardiovascular. En otras palabras, a medida que el nivel de HDL baja, la probabilidad de sufrir del corazón aumenta, incluso si el nivel del colesterol total es bajo.

Debido a que las LDL son tan indeseables, es fundamental conocer la manera en que la dieta afecta al nivel del colesterol. Es apenas lógico hacer el esfuerzo de reducir el consumo de productos de origen animal y, por tanto, disminuir el nivel del colesterol. Sin embargo, el que proviene de la dieta es sólo una parte de la historia; hay otras sustancias que afectan al nivel del colesterol. Por ejemplo, se ha demostrado que las grasas saturadas elevan ese nivel incluso más que el colesterol proveniente de la dieta. Por tanto, si en la etiqueta de un producto dice "No cholesterol", ese producto podría afectar de todas maneras al nivel del colesterol. Hay otras sustancias que también contribuyen a elevarlo. El azúcar y el alcohol elevan el nivel del colesterol natural (el que el organismo produce). Aunque necesitamos esa sustancia, no conviene que nuestro organismo la produzca en grandes cantidades, que es lo que ocurre cuando consumimos azúcar y alcohol. El estrés también da por resultado sobreproducción de colesterol natural. En consecuencia, prevenir (o combatir) las enfermedades cardíacas exige una aproximación amplia, que abarque tanto el manejo de la dieta (evitando el consumo de productos de origen animal, grasas saturadas, azúcar y alcohol) como el manejo del estrés.

Cólicos menstruales

Ver en PREMENSTRUAL SYNDROME.

Colitis

Ver COLITIS ULCERATIVA.

Colitis ulcerativa

La colitis ulcerativa es una enfermedad crónica en la cual las membranas mucosas del recubrimiento del colon se inflaman y se ulceran, lo que produce diarrea sanguinolenta, dolor, gases, sensación de llenura y, en algunas ocasiones, endurecimiento de la material fecal. En este caso, los músculos del colon deben trabajar más arduamente para movilizar la materia fecal endurecida a través del colon. Esto puede hacer que el recubrimiento mucoso de la pared del colon se abulte y desarrolle pequeños sacos llamados divertículos. Aunque esto se puede presentar en cualquier parte del colon, el sitio más frecuente es la sección inferior izquierda del intestino grueso, llamada colon *sigmoide* (en forma de S). La *enteritis* y la *ileítis* son dos clases de inflamación del intestino delgado que con frecuencia se relacionan con la colitis.

La colitis ulcerativa puede ser desde relativamente leve hasta grave. A menudo se presentan complicaciones como diarrea y sangrado. Un problema mucho menos común es megacolon tóxico, en el cual la pared del intestino se debilita, se dilata y corre el riesgo de perforarse.

La causa o causas de la colitis son desconocidas, pero entre los factores que posiblemente contribuyen a ella están malos hábitos alimentarios, estrés y alergias a algunos alimentos. La colitis también puede ser producida por agentes infecciosos, como bacterias. Este tipo de colitis se relaciona a menudo con la utilización de antibióticos, que alteran la flora intestinal y favorecen la proliferación de microorganismos que normalmente permanecen bajo control. Los síntomas pueden ir desde diarrea hasta trastornos graves relacionados con la colitis ulcerativa.

NUTRIENTES

SUPLEMENTOS	DOSIS SUGERIDAS	COMENTARIOS
Esenciales		
Proteolytic enzymes	Según indicaciones de la etiqueta. Tomar entre comidas.	Vitales para la correcta digestión de las proteínas. Ayudan a controlar la inflamación.
más multienzyme complex con pancreatin	Según indicaciones de la etiqueta. Tomar después de las comidas.	Enzimas antiinflamatorias. Utilizar una fórmula alta en pancreatina y baja en hydrochloric acid (HCl).
Muy importantes		
Acidophilus o Bio-Bifidus de American Biologics o Kyo-Dophilus de Wakunaga	Según indicaciones de la etiqueta, 2 veces al día. Tomar con el estómago vacío.	Normalizan las bacterias intestinales. Si no tolera la leche, utilizar una fórmula no láctea.
Aerobic Bulk Cleanse (ABC) de Aerobic Life Industries o psyllium husks	1 cucharada en agua o jugo con el estómago vacío, por la mañana. Tomar rápidamente antes de que se espese. No tomar al mismo tiempo con otros suplementos o medicamentos. Según indicaciones de la etiqueta.	Mantienen las paredes del colon libres de desechos tóxicos.
Alfalfa		*Ver* Hierbas más adelante.
Free-form amino acid complex	Según indicaciones de la etiqueta, 2 veces al día. Tomar con el estómago vacío.	Suministra la proteína necesaria.
L-Glutamine	500 mg 2 veces al día con el estómago vacío. Tomar con agua o jugo. No tomar con leche. Para mejor absorción, tomar con 50 mg de vitamina B_6 y 100 mg de vitamina C.	Importante combustible metabólico para las células intestinales. Protege la vellosidad del intestino que contribuye a la absorción. *Ver* AMINOÁCIDOS en la Primera Parte.
Vitamin A y vitamin E	25.000 UI al día. Si está embarazada, no debe tomar más de 10.000 UI al día. Hasta 800 UI al día.	Este antioxidante protege las membranas mucosas y ayuda a la curación. Este antioxidante promueve la curación. Su deficiencia se ha asociado con cáncer del intestino.
Vitamin B complex	50-100 mg al día divididos en varias tomas.	Esencial para la descomposición de grasas, proteínas y carbohidratos, y para la correcta digestión. Utilizar una fórmula hipoalergénica.
Provechosos		
Aerobic 07 de Aerobic Life Industries o Dioxychlor de American Biologics	Según indicaciones de la etiqueta, 2 veces al día. 10-20 gotas en forma sublingual 1-2 veces al día.	Le proporciona oxígeno estabilizado al colon y destruye las bacterias indeseables. Importante agente antibacteriano, antifúngico y antiviral.
Essential fatty acids (flaxseed oil o primrose oil)	Según indicaciones de la etiqueta.	Importantes para la formación de las células. Protegen el recubrimiento del colon.
Garlic (Kyolic)	2 cápsulas 3 veces al día con las comidas.	Este antibiótico natural tiene efectos curativos en el colon.

Glucosamine sulfate o N-Acetylglucosamine (N-A-G de Source Naturals)	Según indicaciones de la etiqueta. Según indicaciones de la etiqueta	Importantes componentes de las mucosas protectoras del tracto digestivo.
Multimineral complex con calcium y chromium y magnesium y zinc	Según indicaciones de la etiqueta.	La malabsorción de estos minerales esenciales es frecuente cuando hay colitis. El calcio también es necesario para prevenir el cáncer, que se puede desarrollar a causa de la irritación constante. Utilizar una fórmula high-potency.
Raw thymus glandular	500 mg 2 veces al día.	Importante para el funcionamiento inmunológico. *Ver* TERAPIA GLANDULAR en la Tercera Parte.
VitaCarte de Phoenix BioLabs	Según indicaciones de la etiqueta.	Contiene cartílago de bovino puro, que puede ser eficaz para mejorar la colitis ulcerativa.
Vitamin C con bioflavonoids	3.000-5.000 mg al día divididos en varias tomas.	Necesarios para la función inmunológica y para la curación de las membranas mucosas. Utilizar una variedad buffered.

HIERBAS

❑ El producto Aerobic Bulk Cleanse (ABC), de Aerobic Life Industries, contiene hierbas curativas que limpian el colon. Debe tomarse antes de las comidas mezclado con un jugo de partes iguales de jugo de fruta o vegetal y aloe vera.

Nota: Este producto nunca se debe tomar al tiempo con otros suplementos o medicamentos.

❑ La alfalfa en cápsula o en líquido proporciona vitamina K y clorofila, que son necesarias para la curación. Tómese tres veces al día de acuerdo con las indicaciones de la etiqueta.

❑ El aloe vera ayuda a sanar el colon y, por tanto, mitiga el dolor. Tome media taza de jugo de aloe vera por la mañana y media taza por la noche.

❑ Las hierbas chamomile, dandelion, feverfew, papaya, red clover y slippery elm son provechosas para la colitis, al igual que el extracto o el té de yarrow y el té de pau d'arco.

Advertencia: No tome chamomile permanentemente y evite esta hierba por completo si es alérgico al ragweed. La hierba feverfew no se debe utilizar durante el embarazo.

❑ El té de lobelia es provechoso. También se puede utilizar en enema para la inflamación del colon y proporciona rápido alivio. *Ver* ENEMAS en la Tercera Parte.

Advertencia: No utilice lobelia por vía oral de modo permanente.

RECOMENDACIONES

❑ No utilice prendas que le aprieten la cintura.

❑ Para el dolor agudo, tome un buen vaso de agua. Esto ayuda a extraer de las fisuras y hendiduras del colon las partículas que han quedado atrapadas, lo cual alivia el dolor.

❑ Durante los ataques de colitis y mientras el dolor no haya cedido, consuma solamente alimentos blandos. Coloque en el blender oat bran o vegetales cocidos al vapor. Agregue todos los días una cucharada de oat bran o de rice bran al cereal y al jugo para aportarle a la materia fecal el volumen necesario para limpiar el colon. O agregue una cucharada de Aerobic Bulk Cleanse al jugo y bébalo con el estómago vacío apenas se levante por la mañana.

❑ Durante dos semanas consuma junior baby foods. La comida para bebé es fácil de digerir. Los productos de Earth's Best para bebé son orgánicos y se consiguen en muchos health food stores y supermercados. Mientras esté a dieta de alimentos para bebé, consuma fibra adicional, como glucomannan. El glucomannan debe tomarse entre media hora y una hora antes de las comidas con un vaso grande de líquido.

Nota: La fibra suplementaria no se debe tomar junto con otros suplementos o medicamentos.

❑ Haga ejercicios de estiramiento y tome enzimas proteolíticas para mejorar la digestión.

❑ Hágase enemas de limpieza utilizando dos quarts de agua tibia. Estos enemas liberan el colon de alimentos sin digerir y reducen el dolor. Utilice jugo de wheatgrass para hacerse enemas de retención. Si tiene muchos gases y sensación de llenura, utilice un enema de *L. bifidus*. *Ver* ENEMAS en la Tercera Parte.

❑ Para manejar la colitis ulcerativa a largo plazo, así como también para prevenir nuevos ataques, *ver* más arriba Dieta para la colitis, y seguir esas pautas.

❑ *Ver* AYUNOS en la Tercera Parte y seguir el programa una vez al mes.

ASPECTOS PARA TENER EN CUENTA

❑ A las personas que sufren de colitis les conviene hacerse un test de sensibilidad a los alimentos. Nosotros hemos sido testigos de la mejoría que han experimentado muchas personas que sufren de colitis al hacer cambios en su dieta y en su estilo de vida.

❑ Administrar magnesio con vitamina B_6 por vía intravenosa controla los ataques de espasticidad del colon, pues relaja los músculos de las paredes intestinales.

❑ La deficiencia de vitamina K se ha asociado con problemas gastrointestinales y con colitis ulcerativa. La vitamina K se encuentra en la alfalfa y en los vegetales hojosos de color verde oscuro. Las sulfas y el aceite mineral acaban con la vitamina K.

❑ Cuando surgen complicaciones graves y los tratamientos corrientes no son eficaces, puede ser necesaria una cirugía.

❑ El colloidal silver es un antiséptico natural de amplio espectro que combate la infección, controla la inflamación y promueve la curación. Es un líquido transparente de color dorado que se compone en un 99.9 por ciento de partículas de plata pura de aproximadamente 0.001 a 0.01 micras (1/1.000.000 a 1/100.000 milímetros) de diámetro suspendidas en agua pura. El colloidal silver se puede administrar por vía oral o intravenosa; también se puede aplicar tópicamente.

❑ Los primeros síntomas de la colitis ulcerativa suelen

Dieta para la colitis

La colitis ulcerativa puede ser una enfermedad sumamente dolorosa e, incluso, temporalmente incapacitante. La dieta es quizás el factor más importante para que el paciente mejore y se mantenga bien de salud. La nutricionista y autora Shari Lieberman brinda las siguientes pautas para la gente que sufre de colitis:

• Lo más importante es que usted mantenga un diario de los alimentos que consume y de los síntomas que experimenta. Esto le permite saber qué alimentos lo hacen sentir peor y cuáles, mejor. A algunas personas solamente les hacen daño determinados alimentos, como productos lácteos o productos a base de levadura o de trigo. Al revisar su registro diario, usted captará qué alimento o alimentos han emporado su condición o lo han hecho sentir mejor.

• Haga una dieta baja en carbohidratos y alta en proteína de origen vegetal. Incluya en su dita alfalfa o barley. Entre las fuentes de proteína indicadas en estos casos están el pescado, el pollo y el pavo (sin piel) asados al horno o a la parrilla.

• Consuma muchos vegetales. Si no le agradan crudos, cómalos ligeramente cocidos al vapor.

• Haga una dieta alta en fibra. Consuma oat bran, brown rice barley y otros granos enteros, lentejas y productos de este tipo, como rice cakes. Asegúrese de cocinar bien los granos.

• Excluya de su dieta las grasas y los aceites y no consuma leche ni queso con alto contenido de grasa. La grasa y el aceite exacerban la diarrea, que es característica de la colitis.

• Por sus propiedades curativas y antibióticas, incluya ajo en su dieta.

• Cuando tenga que cocinar algún alimento, áselo al horno o a la parrilla; no lo prepare frito ni salteado. Evite las salsas a base de mantequilla.

• Evite las bebidas carbonatadas, los alimentos muy condimentados y todo lo que contenga cafeína porque irritan el colon. Evite, así mismo, la carne roja, el azúcar y los alimentos procesados.

• Reemplace el queso de leche por queso de soya, y la leche de vaca por leche de arroz o de soya. Si usted consume productos lácteos, utilice variedades nonfat. Si tiene intolerancia a la lactosa, tome leche libre de lactosa. Muchas personas con intolerancia a la lactosa toleran bien el yogur low-fat.

• A fin de reemplazar los fluidos perdidos a causa de la diarrea, beba todos los días por lo menos ocho vasos de agua de 8 onzas cada uno. También son provechosos los jugos de zanahoria y de cabbage, y los "green drinks". Otra posibilidad es agregarles a los jugos clorofila líquida.

• No coma fruta con el estómago vacío. Consuma la fruta al final de la comida. Los jugos de fruta se deben diluir con agua y se deben tomar durante las comidas o después de ellas.

parecerse a los de la artritis: dolor leve pero generalizado, y dolor en las articulaciones. Estos síntomas pueden ir o no acompañados del malestar abdominal que es típico de la colitis. Si usted empieza a presentar síntomas como de artritis, podría servirle modificar la dieta y ver si esto le da buen resultado. *Ver* Dieta para la colitis en esta página.

❑ Cualquier persona que haya tenido colitis ulcerativa durante por lo menos cinco años — incluso si ha sido leve o ha estado inactiva durante un largo tiempo — debe hacerse una colonoscopia regularmente, pues las personas que sufren de esta enfermedad tienen un riesgo mucho más alto de contraer cáncer de colon que el resto de la población. La colonoscopia es un examen que se practica con un instrumento largo y flexible, que le permite al médico explorar visualmente el interior del colon.

❑ *Ver también* DIVERTICULITIS y SÍNDROME DE MALABSORCIÓN en la Segunda Parte.

Colorblindness

Ver Daltonismo en PROBLEMAS OCULARES.

Congestión nasal

Ver Hemorragia y congestión nasales en PROBLEMAS RELACIONADOS CON EL EMBARAZO.

Conjuntivitis

Ver en PROBLEMAS OCULARES.

Constipation

Ver ESTREÑIMIENTO.

Contusiones

Las contusiones se presentan cuando el tejido que se encuentra debajo de la piel sufre alguna lesión. La piel no se rompe, pero debajo de ella se acumula sangre, lo cual causa dolor, inflamación y "moretones" (manchas amoratadas que van cambiando de color a medida que la sangre se absorbe bajo la piel). Cuando nos golpeamos contra un objeto duro es normal que nos salga una contusión en la parte del cuerpo que sufrió el golpe. Sin embargo, hay varios factores que predisponen a algunas personas a presentar contusiones con más facilidad de lo normal. La gente que no consume suficientes alimentos frescos y crudos que le proporcionan al organismo nutrientes importantes es más propensa a las contusiones. Otros factores que aumentan la tendencia a las contusiones son anemia, sobrepeso, deficiencia de vitamina C, malnutrición, fumar en exceso, leucemia, menstruación y utilización de drogas anticoagulantes. Presentar contusiones con mucha frecuencia y sin una causa clara puede ser una señal temprana de cáncer.

NUTRIENTES

SUPLEMENTOS	DOSIS SUGERIDAS	COMENTARIOS
Muy importantes		
Vitamin C con bioflavonoids	3.000-10.000 mg al día divididos en varias tomas.	Ayudan a prevenir las contusiones proporcionando oxígeno a las células lesionadas y fortaleciendo las paredes capilares.
Importantes		
Vitamin K o alfalfa	Según indicaciones de la etiqueta.	Necesario para la coagulación de la sangre y la curación. *Ver* Hierbas más adelante.
Provechosos		
Coenzyme Q$_{10}$	60 mg al día.	Esencial para la generación y la regeneración de las células corporales.
Dimethylglycine (DMG) (Aangamik DMG de FoodScience Labs)	100 mg al día.	Mejora el metabolismo del oxígeno de las células y los tejidos.
Iron (ferrous fumarate de Freeda Vitamins)	Según indicaciones médicas. Para mejor absorción, tomar con 100 mg de vitamina C.	Corrige las deficiencias. *Advertencia:* no tome hierro, a menos que le hayan diagnosticado anemia.
o Floradix Iron + Herbs de Salus Haus	Según indicaciones de la etiqueta.	Suplemento natural de hierro.
Multienzyme complex más proteolytic enzymes	Según indicaciones de la etiqueta. Tomar con las comidas. Según indicaciones de la etiqueta. Tomar entre comidas.	Previenen la inflamación en las áreas con contusiones.
Pycnogenol o grape seed extract	Según indicaciones de la etiqueta. Según indicaciones de la etiqueta.	Estos poderosos antioxidantes protegen el tejido cutáneo.
Vitamin B complex más extra folic acid	100 mg 2 veces al día. 400 mcg al día.	Ayudan a proteger los tejidos.
Vitamin D más	400-800 UI al día.	Ayudan a proteger la piel.
calcium y magnesium	2.000 mg al día. 1.000 mg al día.	Necesarios para la formación de las células sanguíneas.
Vitamin E	Empezar con 400 UI al día y aumentar lentamente hasta 800 UI al día. Si está tomando algún medicamento anticoagulante, no debe tomar más de 400 UI al día.	Mejora la circulación en los tejidos corporales.

HIERBAS

❑ La alfalfa aporta vitamina K y minerales necesarios para la curación de las contusiones. Debe tomarse en tableta siguiendo las indicaciones de la etiqueta.

❑ Buenas fuentes de hierro son dandelion y yellow dock.

❑ Otras hierbas útiles son black walnut, horsetail y rose hips.

RECOMENDACIONES

❑ Para minimizar las contusiones, tan pronto como se golpee o se lesione, colóquese una compresa de hielo en el área afectada y manténgala en ese lugar durante treinta minutos.

❑ Incluya en su dieta abundantes vegetales hojosos de color verde oscuro, buckwheat y frutas frescas. Estos alimentos son ricos en vitamina C y bioflavonoides, que ayudan a prevenir las contusiones. Vegetales hojosos, como el kale, son también buenas fuentes de vitamina K, que se requiere para la coagulación de la sangre y la curación.

❑ No tome aspirin, ibuprofen (como Advil y Nuprin) ni otros medicamentos antiinflamatorios no esteroideos (NSAIDs).

❑ Si usted presenta contusiones con mucha frecuencia, consulte con un médico.

ASPECTOS PARA TENER EN CUENTA

❑ Estudios han revelado que las personas con deficiencia de vitamina C desarrollan contusiones más fácilmente que las demás, probablemente a causa de que sus vasos sanguíneos son más débiles.

Convulsiones

Ver en EPILEPSIA.

Corazón, enfermedades del

Ver ATAQUE CARDÍACO, ENFERMEDADES CARDIOVASCULARES.

Córnea, ulceración de la

Ver Ulceración de la córnea en PROBLEMAS OCULARES.

Costillas, dolor en las

Ver Dolor en las costillas en PROBLEMAS RELACIONADOS CON EL EMBARAZO.

Crecimiento, problemas de

Ver PROBLEMAS DE CRECIMIENTO.

Crohn, enfermedad de

Ver ENFERMEDAD DE CROHN.

Crup

El crup es una infección respiratoria que produce estrechamiento de la laringe o de la tráquea a causa de la inflamación. La laringe presenta espasmos y el paciente experimenta dificultad para respirar, tos seca, ronquera, opresión pulmonar y sensación de asfixia. La secreción mucosa también puede aumentar, lo que obstruye aún más las vías respiratorias. El crup se presenta con más frecuencia en los niños pequeños, cuyas vías respiratorias son mucho más estrechas que las de los adultos.

Una de las características del crup es un resuello ronco y sibilante que se produce cuando la persona inspira aire a través de las vías respiratorias obstruidas y sobre las cuerdas vocales inflamadas. Otra característica son los accesos de tos. Por lo general, el crup va precedido de resfriado, bronquitis o ataque alérgico, pero también se puede presentar al inhalar un cuerpo extraño. Los ataques de crup usualmente se presentan por la noche.

NUTRIENTES

SUPLEMENTOS	DOSIS SUGERIDAS	COMENTARIOS
Esenciales		
Vitamin C	Para niños entre 6-12 meses: 60 mg 4 veces al día. Para niños entre 1-4 años: 100 mg 4 veces al día. Para niños mayores de 4 años: 500 mg 4 veces al día.	Ayuda a controlar la infección y la fiebre estimulando el sistema inmunológico.
Zinc lozenges (Ultimate Zinc-C Lozenges de Now Foods)	Para niños entre 6-12 meses: 5 mg al día por 3 días. Para niños entre 1-3 años: 5 mg 2 veces al día por 3 días. Para niños mayores de 3 años: 5 mg 3 veces al día por 3 días.	Promueven el funcionamiento inmunológico. Necesarios para la curación. Las lozenges aceleran la absorción.
Muy importantes		
Vitamin A	2.000 UI al día.	Necesario para la curación de las membranas mucosas. Utilizar en emulsión.
Vitamin E	Para niños menores de 3 años: 10 mg al día. Para niños entre 3-6 años: 20 mg al día. Para niños mayores de 6 años: 50 mg al día.	Destruye los radicales libres y transporta oxígeno a todas las células. Utilizar en emulsión.
Importante		
Cod liver oil	1 cucharada 2 veces al día mezclado con jugo.	Se puede administrar a los niños en vez de vitamina A.

HIERBAS
❑ Las hierbas echinacea, fenugreek, goldenseal y thyme son beneficiosas para el crup. Cuando hay fiebre se debe tomar tintura de echinacea. Agregue quince gotas a algún líquido y tómeselas cada tres a cuatro horas.

Advertencia: No tome goldenseal todos los días durante más de una semana seguida, y no lo utilice durante el embarazo. Si tiene antecedentes de enfermedad cardiovascular, diabetes o glaucoma, utilícelo sólo con supervisión médica.

❑ Coloque unas cuantas gotas de aceite de eucalipto en un vaporizador e inhale el vapor.

❑ Cuando los niños tienen crup se les deben dar baños muy calientes de ginger en hierba; inmediatamente después se deben envolver en una toalla gruesa o en una cobija y se deben acostar en la cama para que perspiren. Esto ayuda a ablandar las secreciones y a eliminar las toxinas del organismo.

❑ Un producto bueno para la congestión es Fenu-Thyme combination, de Nature's Way Products.

RECOMENDACIONES
❑ Cuando los niños tienen crup deben tomar abundantes líquidos para ablandar la mucosidad. Buenas opciones son agua destilada al vapor, tés de hierbas y sopas hechas en casa.

❑ Sobre el pecho y la espalda se deben aplicar compresas calientes de cebolla tres veces al día. Haga las compresas colocando tajadas de cebolla sobre un lienzo u otra tela. Luego aplique la compresa y cúbrala con un heating pad. Las compresas de cebolla abren los poros y alivian la congestión.

❑ Cuando un niño tiene crup y está respirando con mucha dificultad, se debe llevar a la sala de urgencias del hospital más cercano para que lo traten y le tomen radiografías de la laringe. Es probable que necesite oxígeno y antibióticos. Los casos leves de crup se pueden tratar en el hogar, pero los padres deben permanecer alerta por si la respiracion del niño se dificulta cada vez más.

❑ Si el médico prescribe antibióticos, es importante tomar algún tipo de acidophilus.

Culebrilla

Ver SHINGLES. *Ver también* Shingles en PROBLEMAS OCULARES.

Cushing, síndrome de

Ver en TRASTORNOS DE LAS GLÁNDULAS SUPRARRENALES.

Daltonismo

Ver en PROBLEMAS OCULARES.

Debilidad del sistema inmunológico

La medicina convencional combate la enfermedad directamente por medio de medicamentos, cirugía, radiación y otra clase de terapias. Sin embargo, podemos gozar de buena salud únicamente conservando saludable nuestro sistema inmunológico para que funcione de manera adecuada. El sistema inmunológico es responsable tanto de combatir los microorganismos que causan las enfermedades como de manejar el proceso de curación. Este sistema es la clave para combatir todas las agresiones que sufre nuestro organismo, desde la pequeña cortadura al afeitarnos hasta la multitud de virus que, al parecer, hay en estos días. Incluso el proceso de envejecimiento podría relacionarse más con el funcionamiento del sistema inmunológico que con el paso del tiempo.

El debilitamiento del sistema inmunológico se traduce en mayor susceptibilidad a prácticamente cualquier clase de enfermedad. Entre las señales de que la función inmunológica está alterada se cuentan fatiga, desgano, infecciones frecuentes, inflamación, racciones alérgicas, cicatrización lenta de las heridas, diarrea crónica e infecciones que demuestran que algún microorganismo normal del cuerpo está proliferando, como thrush oral, candidiasis sistémica o infección vaginal por hongos. Algunos cálculos indican que los adultos sanos de nuestra sociedad presentan, en promedio, dos resfriados al año. Las personas que contraen un número significativamente más alto de resfriados y enfermedades infecciosas posiblemente tienen algún problema inmunológico. Entender algunos aspectos básicos del sistema inmunológico y su funcionamiento, así como también el papel que desempeña en nuestra salud, nos permite asumir la responsabilidad de nuestra propia salud.

En términos sencillos, la tarea del sistema inmunológico consiste en identificar las cosas que son "propias" (es decir, que de manera natural le pertenecen al organismo) y las que son "ajenas" (es decir, todo lo que es extraño o peligroso) y luego neutralizar o destruir lo que es ajeno al organismo. El sistema inmunológico se diferencia de los demás sistemas del organismo en que no es un grupo de estructuras físicas, sino un sistema de interacciones complejas que involucra muchos y diferentes órganos, estructuras y sustancias, entre ellas los glóbulos blancos de la sangre, la médula ósea, los vasos y órganos linfáticos, las células especializadas de varios tejidos corporales, y las sustancias especializadas presentes en la sangre, llamadas factores séricos. Lo ideal es que todos esos componentes trabajen juntos para proteger el organismo contra las infecciones y las enfermedades.

El sistema inmunológico humano es funcional en el momento del nacimiento, pero aún no se desempeña bien. Esto se debe, en gran parte, a que la inmunidad se desarrolla a medida que el sistema madura y que el organismo aprende a defenderse contra diversos invasores, llamados antígenos. El sistema inmunológico tiene la capacidad de identificar y recordar antígenos específicos con los cuales ha estado en contacto, y lo hace a través de dos mecanismos fundamentales: *inmunidad mediada por células* e *inmunidad humoral*.

En la inmunidad mediada por células, los glóbulos blancos llamados linfocitos T identifican y luego destruyen células cancerosas, virus y microorganismos como bacterias y hongos. Los linfocitos T, o células T, maduran en la glándula timo (de ahí la letra T). En esa glándula aprenden a distinguir lo que es "propio" y, por tanto, lo que deben tolerar, de lo que es "ajeno" y, en consecuencia, lo que deben destruir. El timo, pequeña glándula ubicada detrás del esternón, es una de las principales glándulas del sistema inmunológico. En el timo, todas las células T se programan para identificar clases particulares de invasores enemigos. Pero el timo no convierte en células T absolutamente a todas las que podrían llegar a serlo. Aquellas cuya programación es imperfecta (por ejemplo, las que se equivocan y toman como "propio" lo que es "ajeno") son eliminadas. Las que tienen éxito son liberadas en el torrente sanguíneo para buscar y destruir antígenos que correspondan a su programación. En parte, esas células atacan a los antígenos mediante la secreción de citoquinas, una clase de proteínas. El interferon es una de las citoquinas más conocidas.

La inmunidad humoral implica la producción de anticuerpos. Los anticuerpos no son células sino proteínas especiales cuya estructura química encaja en la superficie de antígenos específicos. Cuando encuentran sus antígenos específicos, los anticuerpos les causan daño a las células invasoras o alertan a los glóbulos blancos para que las ataquen. Los anticuerpos son producidos por otro grupo de glóbulos blancos, los linfocitos B, que son fabricados por la médula ósea, donde también maduran. Cuando un linfocito B encuentra un antígeno particular, crea un anticuerpo para combatirlo y guarda una copia de ese anticuerpo para poder reproducirlo en caso de que se vea expuesto al mismo antígeno en el futuro. Para que esto funcione es necesario que todas las células B tengan la capacidad de producir una cantidad casi infinita de anticuerpos distintos para atacar cualquier antígeno que encuentren. Esto es posible gracias a un mecanismo conocido como "genes saltarines". Dentro de las células B, los genes que definen la estructura química de la proteína que se va a producir se barajan y se mezclan en una cantidad astronómica de combinaciones distintas. En consecuencia, cualquier célula B puede producir una molécula de anticuerpo para combatir prácticamente a cualquier invasor. El fenómeno de la inmunidad humoral es lo que hace posible la inmunización.

Por el papel crucial que desempeñan en todos los aspectos de la inmunidad, tanto mediada por células como humoral, los glóbulos blancos de la sangre son considerados la primera línea defensiva del organismo. Los glóbulos blancos son más grandes que los glóbulos rojos. Además, se pueden mover independientemente en el torrente sanguíneo y pueden atravesar las paredes celulares. Esto les permite movilizarse rápidamente hasta el lugar de la lesión o de la infección. Los glóbulos blancos tienen varias categorías y a cada una le corresponde una función específica. Entre ellas están:

- *Granulocitos*. Hay tres clases de granulocitos:

1. *Neutrófilos*. Son los glóbulos blancos más abundantes y su función es ingerir y destruir microorganismos, como bacterias.

2. *Eosinófilos*. Ingieren y destruyen combinaciones antígeno-anticuerpo (que se forman cuando los anticuerpos interceptan antígenos) y moderan la hipersensibilidad (reacciones alérgicas) produciendo una enzima que descompone la histamina. Las personas que sufren de alergias suelen presentar niveles altos de eosinófilos en la sangre, quizás porque su organismo está intentando dominar la reacción alérgica.

3. *Basófilos*. Al entrar en contacto con antígenos segregan compuestos como heparina o histamina.

- *Linfocitos*. La tarea de los linfocitos es desarrollar clases específicas de inmunidad. Tres clases importantes de linfocitos son las células T, las células B y las células NK:

1. *Células T.* Maduran en el timo y desempeñan una importante función en la inmunidad mediada por células.

2. *Células B.* Maduran en la médula ósea y su labor es producir anticuerpos.

3. *Células NK (natural killer, o destructoras naturales).* Destruyen células del organismo que se han infectado o que se han vuelto cancerosas.

- *Monocitos*. Los monocitos son las células más grandes de la sangre y actúan como "recolectores de basura" del organismo. Estas células se tragan y digieren las partículas extrañas y las células deterioradas o viejas, incluyendo células tumorales. Después de circular en el torrente sanguíneo alrededor de veinticuatro horas, la mayoría de los monocitos entran en los tejidos, donde cumplen funciones similares. En ese momento se denominan macrófagos.

Otro importante componente de la inmunidad es el sistema linfático. Este sistema está constituido por órganos (entre ellos el bazo, el timo, las amígdalas y los nódulos linfáticos) y por fluido, llamado linfa, que circula por los vasos linfáticos y baña las células del organismo. El sistema linfático realiza una especie de labor de limpieza continua a nivel celular. El sistema linfático drena el fluido de los espacios intercelulares llevándose los productos de desecho y las toxinas de los tejidos. Antes de regresar a la circulación venosa, la linfa fluye por los nódulos linfáticos, donde los macrófagos filtran el material indeseable.

A pesar de lo maravilloso que es, el sistema inmunológico sólo puede funcionar correctamente cuando se le prodiga la atención que requiere. Esto significa proporcionarle los nutrientes y el medio adecuados, y evitar todo lo que tienda a debilitar la inmunidad. Muchos elementos del medio ambiente en que vivimos comprometen la capacidad defensiva de nuestro sistema inmunológico. Los productos químicos para la limpieza del hogar, el uso exagerado de antibióticos y otros medicamentos, los antibióticos, pesticidas y aditivos de los alimentos que consumimos, y la exposición a contaminantes ambientales son factores que le imponen grandes exigencias al sistema inmunológico. Otro factor que afecta adversamente al sistema inmunológico es el estrés. El estrés desencadena una serie de reacciones bioquímicas que, al fin y al cabo, suprimen la actividad normal de los glóbulos blancos, le exigen demasiado esfuerzo al sistema endocrino y terminan por agotar las reservas de valiosos nutrientes del organismo. Todo esto altera la capacidad curativa del organismo y le resta capacidad defensiva contra las infecciones.

Una adecuada función inmunológica es un complejo acto de equilibrio. Aunque una inmunidad deficiente nos predispone a contraer enfermedades infecciosas de toda clase, también es posible enfermarse cuando la respuesta inmunológica es demasiado fuerte o va dirigida a un objetivo inapropiado. Distintas enfermedades se relacionan con una actividad inadecuada del sistema inmunológico, entre ellas alergias, lupus, anemia perniciosa, enfermedad cardíaca reumática, artritis reumatoidea y, posiblemente, diabetes. Por tanto, se conocen como enfermedades autoinmunes, es decir, enfermedades en las cuales el organismo se ataca a sí mismo.

A pesar de que es mucho lo que se sabe acerca del funcionamiento del sistema inmunológico, es más lo que queda por aprender. Hace menos de quince años médicos e investigadores empezaron a estudiar y a dilucidar muchas facetas de este complejo sistema. Hoy en día, la inmunología (el estudio del sistema inmunológico) es una de las ramas de la medicina que están avanzando más rápidamente.

El propósito del siguiente programa de suplementos es fortalecer el sistema inmunológico alterado por enfermedad, estrés, mala nutrición, hábitos inadecuados, quimioterapia, o por la combinación de uno o más de estos factores.

NUTRIENTES

SUPLEMENTOS	DOSIS SUGERIDAS	COMENTARIOS
Acetyl-L-carnitine	Según indicaciones de la etiqueta.	Transporta energía, facilita el metabolismo y protege el corazón y las membranas celulares.
Acidophilus	Según indicaciones de la etiqueta. Tomar con el estómago vacío.	Restaura las bacterias importantes del tracto intestinal.
Aerobic 07 de Aerobic Life Industries o Dioxychlor de American Biologics	9 gotas en agua 2 veces al día. Según indicaciones de la etiqueta.	Oxigenan los tejidos. Matan las bacterias nocivas y los virus.
Béres Drops Plus de BDP America	Según indicaciones de la etiqueta.	Contienen minerales y microelementos que estimulan y nutren el sistema inmunológico.
Body Language Super Antioxidant de Oxyfresh	Según indicaciones de la etiqueta.	Protege al organismo del daño causado por los radicales libres, el estrés ambiental y los contaminantes.

Bovine colostrum	Según indicaciones de la etiqueta.	Contiene inmunoglobulinas y factores que estimulan los anticuerpos. Aumenta la inmunidad.
Coenzyme Q$_{10}$	100 mg al día.	Refuerza el sistema inmunológico. Aumenta el oxígeno para proteger las células y la función cardíaca.
Essential fatty acids (Ultimate Oil de Nature's Secret es buena fuente)	Según indicaciones de la etiqueta.	Elementos sumamente importantes para la dieta. Necesarios para la salud del sistema inmunológico.
Free-form amino acid complex	Según indicaciones de la etiqueta, con el estómago vacío.	La manera en que esta proteína se descompone permite su utilización por parte del organismo. Utilizar una fórmula que contenga todos los aminoácidos esenciales.
Garlic (Kyolic)	2 cápsulas 3 veces al día.	Estimula el funcionamiento del sistema inmunológico.
Glutathione	Según indicaciones de la etiqueta.	Inhibe la formación de radicales libres, ayuda a la integridad de los glóbulos rojos de la sangre y protege las células inmunológicas.
Kelp	2.000-3.000 mg al día.	Proporciona minerales necesarios de manera balanceada para la integridad del sistema inmunológico.
Kyo-Green de Wakunaga	Según indicaciones de la etiqueta.	Proporciona nutrientes y clorofila, necesarios para la reparación de los tejidos. Limpia la sangre. Importante para la respuesta inmunológica.
L-Arginine y L-ornithine	Según indicaciones de la etiqueta, con el estómago vacío. Tomar con agua o jugo. No tomar con leche. Para mejor absorción, tomar con 50 mg de vitamina B$_6$ y 100 mg de vitamina C.	Estimulan el sistema inmunológico y retardan el crecimiento de los tumores y el desarrollo del cáncer. Necesarios para el sistema inmunológico. Ver AMINOÁCIDOS en la Primera Parte.
L-Cysteine y L-methionine más L-lysine	500 mg de cada uno 2 veces al día, con el estómago vacío.	Destruyen los radicales libres y los virus. Protegen las glándulas y el hígado. Ver AMINOÁCIDOS en la Primera Parte.
Lecithin granules o capsules	1 cucharada 3 veces al día con las comidas. 1.200 mg 3 veces al día con las comidas.	Ayudan a proteger las células.
Maitake o shiitake o reishi	Según indicaciones de la etiqueta. Según indicaciones de la etiqueta. Según indicaciones de la etiqueta.	Estos hongos aumentan la inmunidad y combaten las infecciones virales y el cáncer.
Manganese	2 mg al día.	Necesario para el correcto funcionamiento del sistema inmunológico. Junto con las vitaminas B, proporcionan una sensación generalizada de bienestar.

Proteolytic enzymes o Infla-Zyme Forte de American Biologics o Wobenzym N de Marlyn Nutraceuticals	Según indicaciones de la etiqueta. 4 tabletas 3 veces al día con las comidas. 3-6 tabletas 2-3 veces al día, entre comidas.	Ayudan a la correcta descomposición de las proteínas, las grasas y los carbohidratos, lo cual mejora la absorción de los nutrientes. Destruye los radicales libres y ayuda a la correcta descomposición y absorción de los alimentos.
Pycnogenol y/o grape seed extract	Según indicaciones de la etiqueta, 3 veces al día con las comidas. Según indicaciones de la etiqueta.	Bioflavonoide excepcional que aumenta la inmunidad. Poderoso antioxidante. Uno de los más poderosos antioxidantes. Protege las células.
Quercetin más bromelain	Según indicaciones de la etiqueta. Según indicaciones de la etiqueta.	Ayuda a prevenir las reacciones a ciertos alimentos, al polen y a otros alergenos. Aumenta la inmunidad. Aumenta la eficacia del quercetin.
Raw thymus glandular más multiglandular complex con raw spleen glandular	Según indicaciones de la etiqueta. Según indicaciones de la etiqueta. Según indicaciones de la etiqueta.	Aumentan la producción de las células T. Los mejores son los que provienen de glándulas de cordero.
Selenium	200 mcg al día.	Importante destructor de los radicales libres.
Squalene (shark liver oil)	Según indicaciones de la etiqueta.	Ayuda a la reconstrucción y al funcionamiento de las células. Tiene propiedades anticancerígenas.
Superoxide dismutase (SOD) más dimethylglycine (DMG) (Aangamik DMG de FoodScience Labs)	Según indicaciones de la etiqueta. Según indicaciones de la etiqueta.	Mejoran la oxigenación de los tejidos.
Taurine Plus de American Biologics	Según indicaciones de la etiqueta.	Antioxidante y regulador inmunológico necesario para la activación de los glóbulos blancos de la sangre y para la función neurológica.
Vitamin A más natural carotenoid complex (Betatene)	10.000 UI al día. Según indicaciones de la etiqueta.	Necesario para el correcto funcionamiento del sistema inmunológico. Poderosos antioxidantes y neutralizadores de los radicales libres. Aumentan la inmunidad y pueden proteger contra el cáncer y las enfermedades cardíacas.
Vitamin B complex más extra vitamin B$_6$ (pyridoxine) y vitamin B$_{12}$ más raw liver extract	100 mg 3 veces al día con las comidas. 50 mg 3 veces al día. 1.000-2.000 mcg al día. Según indicaciones de la etiqueta.	Vitaminas antiestrés, especialmente importantes para el funcionamiento normal del cerebro. Se puede administrar en inyección (con supervisión médica). Si no se consigue en inyección, administrar en forma sublingual. Las vitaminas B$_6$ y B$_{12}$ refuerzan los aminoácidos y son necesarias para mejorar la absorción de los aminoácidos. Necesarias también para la correcta función enzimática del organismo. Buena fuente de vitaminas B y hierro. Se puede administrar en inyección (con supervisión médica).

Vitamin C con bioflavonoids	5.000-20.000 mg al día divididos en varias tomas. *Ver* FLUSH DE ÁCIDO ASCÓRBICO en la Tercera Parte.	Estos importantes antioxidantes disminuyen la susceptibilidad a las infecciones.
Vitamin E	400 UI al día.	Este antioxidante forma parte integral del sistema de defensa del organismo. Para facilitar la asimilación, utilizar en emulsión.
Multivitamin y mineral complex	Según indicaciones de la etiqueta.	Todas las vitaminas y los minerales son necesarios de manera equilibrada. Utilizar una fórmula high-stress.
Zinc más copper	50-80 mg al día. No sobrepasar esta dosis. 3 mg al día.	Muy importante para el sistema inmunológico. Utilizar zinc chelate. Debe tomarse de manera equilibrada con el cinc.

HIERBAS

❑ El astragalus mejora la función inmunológica y genera células anticancerosas en el organismo. Es, además, un poderoso antioxidante y protege el hígado contra las toxinas.

Advertencia: Esta hierba no se debe tomar cuando hay fiebre.

❑ Bayberry, fenugreek, hawthorn, horehound, raíz de licorice y red clover intensifican la respuesta inmunológica.

Advertencia: En grandes cantidades, el licorice puede elevar la presión arterial. Esta hierba no se debe utilizar todos los días durante más de una semana seguida. Debe evitarse cuando la presión arterial es alta.

❑ Black radish, dandelion y milk thistle ayudan a purificar el hígado y la sangre. El hígado es *el* órgano de la desintoxicación y debe funcionar de manera óptima.

❑ La semilla de boxthorn, el ginseng, la suma y la wisteria contienen germanio, un microelemento que favorece el funcionamiento del sistema inmunológico y tiene propiedades anticancerosas.

Advertencia: Si su presión arterial es alta, no utilice ginseng.

❑ La echinacea fortalece el sistema inmunológico y mejora la función linfática.

❑ El ginkgo biloba es beneficioso para las células del cerebro, ayuda a la circulación y es un poderoso antioxidante.

❑ El goldenseal fortalece el sistema inmunológico, purifica el organismo y tiene propiedades antibacterianas.

Advertencia: No tome goldenseal por vía oral todos los días durante más de una semana seguida, y no lo utilice durante el embarazo. El goldenseal se debe usar con precaución cuando hay alergia al ragweed.

❑ St. Johnswort es un purificador natural de la sangre y combate virus como el HIV y el virus de Epstein-Barr.

❑ El ligustrum (conocido en la herbología de China como *nu zhen zi*) aumenta la producción de linfocitos por parte de la médula ósea y facilita su maduración hasta convertirse en células T. Es una hierba provechosa para la salud del timo y del bazo e inhibe el crecimiento de los tumores.

❑ Picrorrhiza, una hierba de la India utilizada en la medicina ayurvédica, es un poderoso estimulante de la respuesta inmunológica porque intensifica todos los aspectos de esta función.

RECOMENDACIONES

❑ Haga un inventario de todos los factores que pueden constituir una amenaza para su sistema inmunológico y tome medidas para corregirlos. Dos de los principales supresores de la función inmunológica son el estrés y una dieta inadecuada, especialmente una dieta alta en grasa y en alimentos procesados y refinados.

❑ Proporciónele a su sistema inmunológico cantidades apropiadas de nutrientes para promover su correcto funcionamiento. Entre los más importantes están:

• Vitamina A. Es la vitamina antiinfecciones. Cuando se utiliza bien y en dosis moderadas, esta vitamina raras veces es tóxica y es muy importante para el sistema defensivo del organismo.

• Vitamina C. Es probablemente la vitamina más importante para el sistema inmunológico. Es esencial para la formación de hormonas adrenales y la producción de linfocitos. También tiene efectos directos sobre las bacterias y los virus. La vitamina C se debe tomar con bioflavonoides, sustancias vegetales naturales que aumentan la absorción de la vitamina C y refuerzan su acción.

• Vitamina E. Es un antioxidante fundamental y neutralizador de los nocivos radicales libres que interactúa con el mineral selenio y con las vitaminas A y C. La actividad de la vitamina E forma parte integral del sistema defensivo del organismo.

• El cinc intensifica la respuesta inmunológica y promueve la curación de las heridas cuando se utiliza en dosis adecuadas (100 miligramos o menos al día). También sirve para proteger el hígado. Dosis diarias superiores a 100 miligramos deprimen la función inmunológica.

❑ Empiece una dieta a base de frutas y vegetales frescos (de preferencia crudos), nueces, semillas, granos y otros alimentos ricos en fibra.

❑ Incluya en su dieta chlorella, ajo y pearl barley. Estos alimentos contienen germanio, un microelemento beneficioso para el sistema inmunológico. Agréguele también a su dieta kelp rojo gigante o kelp marrón. El kelp contiene yodo, calcio, hierro, caroteno, proteína, riboflavina y vitamina C, nutrientes necesarios para la integridad funcional del sistema inmunológico.

❑ Consuma "green drinks" todos los días.

❑ Evite los productos de origen animal, los alimentos procesados, el azúcar y la soda.

❑ Ayune una vez al mes para liberar a su organismo de toxinas que pueden debilitar el sistema inmunológico. *Ver* AYUNOS en la Tercera Parte.

❑ Utilice spirulina, especialmente cuando esté ayunando. La

espirulina es un alimento naturalmente digerible que ayuda a proteger el sistema inmunológico. Aporta muchos nutrientes necesarios para purificar y curar.

❏ Duerma todas las noches un número suficiente de horas. En lo posible, evite el estrés.

❏ Haga ejercicio con regularidad y moderación. El ejercicio reduce el estrés y mejora el estado de ánimo, lo cual es beneficioso para la respuesta inmunológica. Además, el ejercicio estimula la producción de linfocitos T.

❏ Coma con moderación.

❏ No fume ni tome bebidas que contengan alcohol o cafeína.

❏ No tome medicamentos distintos de los que le ha recetado su médico.

ASPECTOS PARA TENER EN CUENTA

❏ La marihuana debilita el sistema inmunológico. El delta-9 tetrahydrocannabinol (THC), el compuesto más activo de la marihuana, altera la respuesta inmunológica normal porque les resta a los glóbulos blancos entre el 35 y el 40 por ciento de eficacia.

❏ Los empastes dentales de amalgama de mercurio se han relacionado con debilitamiento del sistema inmunológico. Los metales tóxicos debilitan el sistema inmunológico. El análisis del cabello es útil para comprobar si existe intoxicación por metales pesados (ver TOXICIDAD POR MERCURIO en la Segunda Parte y ANÁLISIS DEL CABELLO en la Tercera Parte).

❏ El estado mental de la persona puede afectar a su sistema inmunológico. Una actitud mental positiva es importante para fortalecer el sistema inmunológico (ver DEPRESIÓN, ESTRÉS y/o TRASTORNO DE ANSIEDAD en la Segunda Parte).

❏ Cuando el funcionamiento de la glándula tiroides es lento se produce deficiencia inmunológica (ver HIPOTIROIDISMO en la Segunda Parte).

❏ Las alergias alimentarias y las reacciones desfavorables a los alimentos pueden estresar el sistema inmunológico (ver ALERGIAS en la Segunda Parte).

❏ Investigaciones han revelado que la hormona dehydroepiandrosterone (DHEA) puede mejorar el funcionamiento del sistema inmunológico (ver TERAPIA A BASE DE DHEA en la Tercera Parte).

❏ Otra hormona natural que fortalece el sistema inmunológico es human growth hormone (HGH), u hormona del crecimiento humano. Los tratamientos a base de esta hormona requieren supervisión médica (ver TERAPIA CON HORMONA DE CRECIMIENTO en la Tercera Parte).

❏ Ver también AIDS en la Segunda Parte.

Deficiencia de cobre

El cobre es un micromineral esencial. Incluso una pequeña deficiencia de cobre afecta a la capacidad de los glóbulos blan-

cos de la sangre de combatir las infecciones. El cobre es necesario para la adecuada absorción del hierro y se encuentra fundamentalmente en los alimentos que contienen hierro. Cuando el organismo no obtiene suficiente cobre, la producción de hemoglobina se reduce y puede presentarse anemia por deficiencia de cobre.

Varias reacciones enzimáticas requieren cobre. Este micromineral es necesario para la formación de elastina y colágeno, para catalizar las reacciones proteínicas y para transportar oxígeno. Además, el organismo lo utiliza para el metabolismo de los ácidos grasos esenciales. La deficiencia de cobre produce diversos síntomas, entre ellos diarrea, utilización ineficaz del hierro y las proteínas, y alteración del crecimiento. En los bebés, la deficiencia de cobre puede afectar al desarrollo de los tejidos nervioso, óseo y pulmonar; además, la estructura de esas partes del organismo puede sufrir daño.

Para que el organismo funcione bien, tiene que haber un equilibrio entre el cobre y el cinc; su desequilibrio puede conducir a problemas tiroideos. Además, niveles bajos (o altos) de cobre pueden repercutir en problemas mentales y emocionales. Por ejemplo, la deficiencia de cobre podría tener relación con la anorexia nerviosa.

Es más probable que presenten deficiencia de cobre los bebés alimentados únicamente con leche de soya, las personas que sufren de esprúe o disentería catarral (forma crónica de malabsorción), las que tienen enfermedad renal, y las que toman de manera habitual dosis excesivamente altas de cinc. La utilización a largo plazo de anticonceptivos orales puede alterar el balance del cobre en el organismo, lo que se traduce en niveles excesivamente altos o excesivamente bajos de cobre. El nivel del cobre se puede determinar mediante examen de sangre, examen de orina y análisis de cabello. Determinar el nivel y la proporción de los minerales es la base de cualquier programa nutricional cuyo objetivo sea balancear la química del organismo.

NUTRIENTES

SUPLEMENTOS	DOSIS SUGERIDAS	COMENTARIOS
Importantes		
Copper	5 mg al día por 1 mes. Luego reducir la dosis a 3 mg al día.	Restaura el cobre del organismo. Utilizar copper amino acid chelate.
Zinc	30 mg al día. No sobrepasar esta dosis.	Debe tomarse de manera equilibrada con el cobre. Utilizar zinc chelate.
Provechosos		
Iron	Según indicaciones médicas. Para mejor absorción, tomar con 100 mg de vitamina C.	La deficiencia de cobre puede causar anemia. Utilizar una variedad chelate. *Advertencia:* no tome hierro, a menos que le hayan diagnosticado anemia.
Multivitamin y mineral complex	Según indicaciones de la etiqueta.	Todos los nutrientes son necesarios de manera equilibrada.

RECOMENDACIONES

❏ Si usted sospecha que su organismo es deficiente en cobre, aumente su consumo de alimentos ricos en este micromineral esencial, como legumbres (especialmente soya), nueces, cocoa, pimienta negra, mariscos, raisins, molasses, aguacate, granos enteros y coliflor.

❏ La deficiencia de cobre se puede confirmar con un análisis de cabello (*ver* ANÁLISIS DEL CABELLO en la Tercera Parte). Si se confirma la deficiencia, siga el plan de suplementos de esta sección para restablecer el equilibrio mineral.

ASPECTOS PARA TENER EN CUENTA

❏ *Patent ductus arteriosus,* o ducto arterioso patente, es un defecto congénito en el cual el ductus arteriosus, o vaso arterial fetal, no se cierra normalmente poco después del nacimiento. Esto produce flujo de sangre entre la arteria pulmonar, que va a los pulmones, y la aorta, que lleva sangre oxigenada al resto del organismo. En un experimento publicado por la revista médica *Developmental Pharmacology and Therapy,* el ductus arteriosus del 100 por ciento de las crías de un grupo de ratas con deficiencia de cobre seguía abierto, mientras que sólo seguía abierto en el 20 por ciento de las crías de un grupo control que no presentaba deficiencia de cobre.

Déficit atencional

Ver HIPERACTIVIDAD.

Demencia senil

Ver SENILIDAD.

Dependencia del tabaco

El tabaco se ha utilizado durante siglos para modificar el estado de ánimo y se ha ingerido de varias maneras, entre ellas masticado, aspirado por la nariz y fumado. En la actualidad, el tabaco se consume especialmente fumando cigarrillo.

El humo del tabaco contiene miles de componentes químicos. Se cree que de todos esos componentes la nicotina es responsable de muchos (si no de la mayoría) de los efectos adversos de fumar, así como también de su extraordinaria capacidad de producir adicción. La nicotina es un estimulante del sistema nervioso central; al ingerirla aumenta la producción de adrenalina y se elevan la presión arterial y la frecuencia cardíaca. La nicotina también altera la tasa metabólica general, la temperatura corporal, el grado de tensión muscular y los niveles de algunas hormonas. Esos cambios, y otros más, le producen al fumador una sensación placentera que a menudo — y paradójicamente — percibe como relajación.

Esa sensación placentera es uno de los factores que hacen del tabaco una sustancia tan adictiva. Otro factor es que la tolerancia a los efectos de la nicotina se desarrolla bastante rápido. Esto significa que para lograr el efecto deseado casi de inmediato se requieren dosis más altas, lo que impulsa al individuo a fumar más, lo que a su vez aumenta la probabilidad de que desarrolle una adicción. Cuando la persona se vuelve adicta, su organismo empieza a depender de la presencia de la nicotina. Si la persona se abstiene de fumar, se presentan síntomas de abstención. Entre ellos están irritabilidad, frustración, ira, ansiedad, dificultad para concentrarse, desasosiego, aumento del apetito, dolor de cabeza, cólicos estomacales, disminución de la frecuencia cardíaca, aumento de la presión arterial y, más que todo, un deseo irresistible de fumar.

Cuando se ha adquirido el hábito de fumar, es muy difícil dejarlo. Algunos expertos en la materia afirman que la adicción al tabaco es más difícil de superar que la adicción a la heroína o a la cocaína. Esto obedece a que fumar crea dependencia física y sicológica. Es más fácil superar la adicción física que la dependencia sicológica. A pesar de lo desagradables que son, los síntomas físicos de la abstención no suelen durar más de unas cuantas semanas. En cambio, el deseo intenso e irresistible de fumar — que puede durar bastante tiempo — es más de origen sicológico, y dominarlo requiere un esfuerzo continuo. La adicción a la nicotina se relaciona estrechamente con diversas actividades que producen placer. Llega un momento en que la persona ya no puede tomar café en la mañana, leer el diario, trabajar ni interactuar con otras personas, entre otras actividades, sin tener un cigarrillo en la mano. Como si esto fuera poco, fumar es una excusa para descansar unos minutos, especialmente en épocas de estrés, y ayuda a restarles tensión a las situaciones difíciles. Además, muchos fumadores sienten temor de lo que les podría pasar si dejaran de fumar: les temen a los síntomas de abstención, a aumentar de peso o a perder capacidad de concentración. Todos esos factores se combinan para que dejar de fumar sea una meta difícil.

Aunque es difícil dejar de fumar, mucha gente lo logra todos los días. Ciertamente, no faltan razones para dejar el cigarrillo. El cigarrillo contribuye aproximadamente al 17 por ciento de todas las muertes que se producen en Estados Unidos cada año; es decir, este hábito se relaciona con la muerte de trescientas cincuenta mil a cuatrocientas mil personas cada año. Este número es más alto que el de las muertes relacionadas con alcohol, drogas ilícitas, accidentes de tránsito, suicidio y homicidio combinadas. Se calcula que fumar es la causa de la tercera parte de todas las muertes por cáncer, de la cuarta parte de los ataques cardíacos fatales y del 85 por ciento de las muertes por enfermedad pulmonar obstructiva crónica. Fumar es la causa de, por lo menos, el 85 por ciento de los casos de cáncer de pulmón. Muchos otros problemas de salud se han asociado con el hábito de fumar, entre ellos angina de pecho, arteriosclerosis, cataratas, bronquitis crónica, cáncer colorrectal, diarrea, enfisema, acidez estomacal, presión arterial alta, impotencia, úlcera péptica, afecciones respiratorias, incontinencia urinaria, trastornos circulatorios y cáncer de la boca y la garganta, especialmente entre los fumadores de cigarrillo que también consumen alcohol y/o utilizan enjuagues bucales que contienen alcohol. Fumar aumenta el riesgo de atrapar resfriados y hace que la recuperación sea más lenta. El humo del tabaco paraliza los cilios (pestañas vibrátiles que recubren el interior de la nariz y la garganta), lo que reduce su capacidad de movilizar las secreciones hacia el exterior y, por tanto, de expulsar los virus del resfriado que han quedado atrapados allí.

Desde hace mucho tiempo se sabe que la nicotina es una toxina mortal. Introducir directamente en el torrente sanguíneo una gota de nicotina líquida del tamaño de la cabeza de un alfiler tendría un efecto fatal. Las dosis de nicotina que suelen administrarse los fumadores hacen que el corazón se acelere y trabaje más, lo que aumenta la probabilidad de enfermedad cardíaca. Además, estrecha los vasos sanguíneos periféricos, lo que redunda en endurecimiento de las arterias y contribuye a enfermedades circulatorias, como el fenómeno de Raynaud. Pero la nicotina no es el único ingrediente del cigarrillo que representa un peligro para la salud. En total, se han identificado más de cuatro mil sustancias químicas en el humo del cigarrillo, y se sabe que por lo menos cuarenta y tres de ellas producen cáncer en los seres humanos. El humo del cigarrillo contiene monóxido de carbono, benceno, cianuro, amoníaco, nitrosamina, vinyl chloride, partículas radiactivas y otros conocidos irritantes y carcinógenos. El monóxido de carbono se une a la hemoglobina e interfiere el transporte del oxígeno en el organismo. El monóxido de carbono también promueve la formación de depósitos de colesterol en las paredes arteriales. Estos dos factores aumentan el riesgo de ataque cardíaco y de accidente cardiovascular. El cianuro de hidrógeno causa bronquitis porque inflama el recubrimiento de los bronquios. A largo plazo, fumar disminuye de manera impresionante el flujo sanguíneo hacia el cerebro. Los hombres que han fumado durante años tienen más probabilidad de presentar presión arterial anormalmente baja en el pene, lo que contribuye a la impotencia. La razón es, probablemente, que fumar daña los vasos sanguíneos, entre ellos los pequeños vasos que irrigan el pene. Fumar también contribuye a la esterilidad; al esperma de los fumadores se le dificulta más que al de los no fumadores penetrar el óvulo y, por tanto, fertilizarlo.

Las mujeres fumadoras tienden a presentar la menopausia a más temprana edad que las no fumadoras; además, tienen un riesgo más alto de sufrir de osteoporosis después de la menopausia y de desarrollar cáncer cervical o uterino. Así mismo, esas mujeres son menos fértiles y sus embarazos son más complicados. Entre las mujeres fumadoras se presentan más casos de aborto espontáneo, muerte fetal y parto prematuro. Sus bebés suelen ser más pequeños y menos saludables que los de las mujeres que no fuman. En comparación con los bebés de madres no fumadoras, los de madres que fumaron durante el embarazo y después del parto tienen tres veces más probabilidades de morir de SIDS (sudden infant death syndrome, o síndrome de muerte infantil súbita).

Los niños cuyo padre fuma también presentan más problemas de salud. Estudios han revelado que estos niños tienen un riesgo más alto de lo normal de desarrollar cáncer de cerebro y leucemia.

Fumar produce efectos perjudiciales en la nutrición. Los fumadores descomponen la vitamina C aproximadamente el doble de rápido que los no fumadores. Esto priva al organismo de la cantidad adecuada de uno de los antioxidantes más poderosos que están a nuestra disposición. Fumar también puede agotar las existencias de otras vitaminas antioxidantes. El humo del cigarrillo tiene altas concentraciones de nitrogen dioxide ozone, un compuesto que oxida las vitaminas antioxidantes y que es conocido por su capacidad para hacerle daño al DNA. Todo esto acelera el proceso de envejecimiento.

Por último, fumar se ha convertido en un problema social. A las personas que no fuman les preocupa cada vez más el efecto del humo ajeno en su propia salud. Hay abundante evidencia de que el humo que respira el fumador pasivo puede ser incluso más dañino que el que respira el mismo fumador. Hoy en día está prohibido fumar en muchas oficinas y edificios públicos.

A pesar de que actualmente se conoce muy bien el peligro que entraña fumar, mucha gente sigue haciéndolo. ¿Por qué? Muchas personas empezaron a fumar antes de que el público en general se enterara de los riesgos que conlleva; otras empiezan a fumar en la adolescencia, época en la cual el individuo se siente invulnerable y es más propenso a involucrarse en actividades de riesgo (especialmente si cree que es una actividad "adulta", si le sirve para ser aceptado en un grupo social particular y/o si con esa conducta desafía a sus padres). Sin embargo, las encuestas muestran invariablemente que no importa cuándo o por qué razón la persona empezó a fumar, la mayoría de los fumadores no lo hacen porque quieren sino porque son adictos al cigarrillo (más del 50 por ciento de las personas encuestadas dijeron que quisieran no haber empezado nunca a fumar).

La buena noticia es que esta adicción se puede superar y que los beneficios para la salud empiezan a experimentarse casi de inmediato. Sólo veinticuatro horas después del último cigarrillo, la presión arterial y el pulso vuelven a la normalidad, al igual que los niveles de oxígeno y monóxido de carbono de la sangre. Una semana más tarde empieza a descender el riesgo de sufrir ataque cardíaco, los sentidos del olfato y el gusto mejoran y la respiración se vuelve más fácil.

Mientras trabaja por abandonar el hábito de fumar, trate de seguir las sugerencias nutricionales y dietéticas que le brindamos a continuación; su propósito es ayudarle a corregir las deficiencias y los daños producidos por el cigarrillo. También se recomiendan para quienes no pueden evitar ser fumadores pasivos.

NUTRIENTES

SUPLEMENTOS	DOSIS SUGERIDAS	COMENTARIOS
Esenciales		
Coenzyme Q$_{10}$	200 mg 2 veces al día.	Favorece el flujo de oxígeno hacia el cerebro. Protege el tejido cardíaco. Este antioxidante protege las células y los pulmones.

Oxy-5000 Forte de American Biologics	2 tabletas 3 veces al día.	Poderoso antioxidante. Destruye los radicales libres del humo.
Vitamin C	5.000-20.000 mg al día. *Ver* FLUSH DE ÁCIDO ASCÓRBICO en la Tercera Parte.	Este importante antioxidante protege contra el daño de las células. Fumar agota de manera drástica las existencias de vitamina C del organismo.
Vitamin B complex	100 mg al día.	Necesario para los sistemas enzimáticos de las células, que suelen afectarse en las personas que fuman. Administrar en forma sublingual.
más extra vitamin B$_{12}$	1.000 mcg 2 veces al día.	Aumenta la energía. Necesario para la función hepática. Utilizar lozenges o administrar en forma sublingual.
y folic acid	400 mcg al día.	Necesario para la formación de glóbulos rojos de la sangre. Importante para la saludable división y duplicación de las células.
Vitamin E	Empezar con 200 UI al día y aumentar la dosis cada mes 200 UI hasta llegar a 800 UI al día.	Uno de los antioxidantes más importantes, necesario para proteger a las células y a los órganos del daño causado por el humo.

Muy importantes

Vitamin A y natural beta-carotene	25.000 UI al día. Si está embarazada, no debe tomar más de 10.000 UI al día. 15.000 UI al día.	Estos antioxidantes ayudan a la curación de las membranas mucosas. Importantes para la protección de los pulmones.
o carotenoid complex (Betatene)	Según indicaciones de la etiqueta.	
Zinc	50-80 mg al día. No tomar más de 100 mg al día de todos los suplementos.	Importante para la función inmunológica. Para mejor absorción, utilizar lozenges de zinc gluconate u OptiZinc.

Provechosos

Body Language Super Antioxidant de Oxyfresh	Según indicaciones de la etiqueta.	Contiene vitaminas y hierbas antioxidantes que protegen contra el daño causado por los radicales libres.
Cell Guard de Biotec Foods	Según indicaciones de la etiqueta.	Proporciona altos niveles de enzimas antioxidantes para la salud de las células.
Dimethylglycine (DMG) (Aangamik DMG de FoodScience Labs)	Según indicaciones de la etiqueta.	Desintoxica el organismo y le ayuda a mantener un alto nivel de energía.
Pycnogenol o grape seed extract	Según indicaciones de la etiqueta. Según indicaciones de la etiqueta.	Poderosos antioxidantes y neutralizadores de los radicales libres.
Herpanacine de Diamond-Herpanacine Associates	Según indicaciones de la etiqueta.	Desintoxica el organismo, equilibra el sistema nervioso y estimula la inmunidad.

L-cysteine y L-methionine y L-cysteine	Según indicaciones de la etiqueta, con el estómago vacío. Tomar con agua o jugo. No tomar con leche. Para mejor absorción, tomar con 50 mg de vitamina B$_6$ y 100 mg de vitamina C.	Estos poderosos desintoxicantes protegen a los pulmones, al hígado, al cerebro y a los tejidos del humo del cigarrillo.
más glutathione	Según indicaciones de la etiqueta.	Protege el hígado.
Maitake	1.000-4.000 mg al día.	Inhibe la carcinogénesis y protege contra las metástasis originadas en los pulmones.
Multivitamin y mineral complex con	Según indicaciones de la etiqueta.	Necesario para la función inmunológica.
selenium	200 mcg al día.	Ayuda a prevenir el daño de las células.
Raw thymus glandular.	Según indicaciones de la etiqueta.	Mejora el funcionamiento inmunológico.

HIERBAS

❑ Cayenne (capsicum) desensibiliza las células del tracto respiratorio a los agentes irritantes del humo del cigarrillo.

❑ Catnip, hops, lobelia, skullcap y/o raíz de valerian mitigan el nerviosismo y la ansiedad que pueden acompañar el abandono de la nicotina.

Advertencia: No se debe tomar lobelia por vía oral de manera permanente.

❑ La raíz de dandelion y el milk thistle protegen el hígado contra las toxinas nocivas del humo del cigarrillo.

❑ El ginger produce perspiración, lo que le ayuda al organismo a eliminar parte de los venenos que ha recibido con el humo del cigarrillo. También alivia la irritación estomacal que a veces se experimenta al utilizar cayenne o lobelia.

❑ El slippery elm alivia la congestión pulmonar y la tos.

RECOMENDACIONES

❑ Consuma más espárrago, bróculi, col de Bruselas, cabbage, coliflor, espinaca, sweet potato y nabo. Coma muchos granos, nueces, semillas y brown rice sin descascarillar. El millet, un cereal, es buena fuente de proteína. Coma wheat, oat y bran. También es provechoso consumir vegetales amarillos y anaranjados, como zanahoria, pumpkin, squash y batata. Otros alimentos beneficiosos son manzana, berries, nueces de Brasil, melón cantaloupe, cereza, uvas, legumbres (incluyendo garbanzo, lenteja y fríjol rojo) y ciruela.

❑ Coma cebolla y ajo, o tome ajo en suplemento.

❑ Como medida preventiva contra el cáncer de pulmón, tome todos los días jugo fresco de zanahoria. Tome también jugo fresco de remolacha (preparado con las raíces y las hojas) y jugo de espárrago. Todos los jugos de color oscuro son provechosos, al igual que los black currants. El jugo de manzana es beneficioso cuando es fresco. Tome jugos de fruta en la mañana y jugos de vegetales en la tarde.

❑ Cocine ligeramente todos los brotes, excepto los de alfalfa, que se deben comer crudos.

❏ *No* consuma junk food, alimentos refinados o procesados, grasas saturadas, sal, azúcar ni harina blanca. Reemplace la sal por algún sustitutivo de kelp o de potasio. Si no puede prescindir del dulce, utilice una *pequeña* cantidad de blackstrap molasses o de maple syrup puro como edulcorante natural. Reemplace la harina blanca por whole wheat o rye. Elimine de su dieta el alcohol, el café y todos los tés, excepto los de hierbas.

❏ No consuma ninguna proteína de origen animal, excepto pescado a la parrilla (máximo tres porciones a la semana). *Nunca* consuma luncheon meat, hot dogs ni carnes ahumadas o curadas. Limite su consumo de productos lácteos a una pequeña cantidad de yogur low-fat, kéfir o raw cheese, y sólo de vez en cuando.

❏ No consuma maní. Reduzca su consumo de productos de soya, pero no los elimine por completo de su dieta pues contienen inhibidores enzimáticos.

❏ Tenga en cuenta que el deseo irresistible de fumar suele durar únicamente entre tres y cinco minutos. Saber esto es una gran ayuda para abstenerse de fumar. Además, recuerde que a medida que pasan los días se vuelve más fácil dejar el hábito. Cuando sienta un antojo incontrolable de fumar salga a caminar, haga un poco de ejercicio o dedíquese a algo que distraiga momentáneamente su atención.

❏ Para agilizar la eliminación de toxinas, *ver* AYUNOS en la Tercera Parte y seguir el programa. Hágase todos los días un enema de café. Hágase dos o tres veces a la semana enemas de limpieza con limón y agua, o con ajo y agua.

❏ Toma solamente agua destilada al vapor o agua de manantial.

❏ En lo posible, evite el estrés.

❏ Si está tomando algún medicamento, hable con su médico para que él decida si debe modificar la dosis cuando deje de fumar. El tabaco afecta a la absorción y la utilización de muchas drogas, entre ellas insulin, drogas para el asma, algunos antidepresivos, medicamentos para la presión arterial y analgésicos.

ASPECTOS PARA TENER EN CUENTA

❏ Al parecer, la dificultad para abandonar el cigarrillo no se relaciona tanto con la cantidad de paquetes que la persona fuma al día, como con la edad a la cual empezó a fumar.

❏ Muchas personas han logrado dejar de fumar haciendo un ayuno a base de jugos frescos y agua destilada al vapor, únicamente. El ayuno a base de jugos frescos elimina rápidamente del organismo la nicotina y otras sustancias químicas dañinas. Hacer un ayuno de cinco días a base de jugos frescos produce resultados sorprendentes.

❏ En el comercio hay varios productos naturales que ayudan a aliviar los síntomas de abstención, como Smoking Withdrawal, de Natra-Bio Homeopathic.

❏ La falta de betacaroteno y de vitaminas del complejo B se ha relacionado con cáncer de pulmón y de garganta.

❏ Un estudio copatrocinado por los gobiernos de Gran Bretaña y Noruega encontró que el DNA tomado de pulmones de mujeres fumadoras presentaba un daño significativamente mayor que el DNA tomado de pulmones de hombres fumadores. El daño sufrido por el DNA es un marcador de mayor riesgo de cáncer.

❏ Según investigadores del Medical College de Wisconsin, fumar un paquete de cigarrillos o más al día triplica el riesgo de necesitar cirugía de hernia discal, mientras que dejar de fumar disminuye ese riesgo.

❏ De acuerdo con un estudio publicado en la revista médica *Archives of Internal Medicine,* fumar aumenta en 30 por ciento el riesgo de padecer de leucemia.

❏ Un procedimiento diagnóstico llamado sputum cytology test puede detectar el cáncer antes que otros exámenes e, incluso, antes de que haya síntomas. Mediante este procedimiento se examina esputo eyectado de los pulmones y los bronquios para determinar si hay indicios de células tumorales.

❏ Hay muchas estrategias para superar la dependencia del tabaco. El secreto del éxito es encontrar la que le conviene a cada persona. El libro *No If's, And's or Butts, The Smoker's Guide to Quitting,* de Harlan M. Krumholz y Robert H. Phillips (Avery Publishing Group, 1993), es una guía amplia y detallada de las diversas estrategias que le han ayudado a la gente a abandonar ese hábito. También hay varias organizaciones que brindan valiosa información y programas que le ayudarán a dejar de fumar. Dos de las más conocida son:

American Cancer Society
1599 Clifton Road
Atlanta, GA 30329
800-ACS-2345 ó 404-320-3333
American Lung Association
1740 Broadway
New York, NY 10019
800-LUNG-USA ó 212-315-8700

Depresión

La depresión es una enfermedad que compromete todo el organismo: el cuerpo, el sistema nervioso, el estado de ánimo, los pensamientos y el comportamiento. Afecta a la manera en que comemos y dormimos, a lo que sentimos sobre nosotros mismos y a nuestras reacciones y pensamientos acerca de los demás y de las cosas que nos rodean. Los síntomas pueden durar semanas, meses o, incluso, años. Hay muchas clases de depresión y difieren en número de síntomas, severidad y persistencia.

Las personas deprimidas suelen aislarse de los demás. Se vuelven indiferentes a todo lo que las rodea y pierden la capacidad de experimentar placer. Entre los síntomas de la depresión están fatiga crónica, alteraciones del sueño (insomnio o exceso de sueño), cambios en los patrones de alimentación, dolor de cabeza, dolor de espalda, trastornos digestivos, desasosiego, irritabilidad, pérdida de interés en los pasatiempos favoritos y sentimientos de inferioridad. Muchas personas deprimidas piensan en la muerte y consideran la posibilidad de suicidarse. Todo se percibe sombrío y se tiene la sensación de que el tiempo pasa muy despacio. La persona deprimida puede o bien sentir ira, irritabilidad, tristeza y desesperación de manera crónica, o bien manifestar muy pocas o ninguna emoción. Algunas personas deprimidas tratan de "dormir" la depresión, o pasan el tiempo sentadas o acostadas, indiferentes ante todo.

La depresión tiene dos grandes clasificaciones: *unipolar* y *bipolar*. El trastorno unipolar se caracteriza por episodios depresivos que se repiten varias veces durante la vida de la persona. El trastorno bipolar suele empezar con episodios depresivos que van evolucionando hasta que la depresión empieza a alternar con episodios de manía. Por esta razón, la depresión bipolar se conoce comúnmente como *trastorno maniaco-depresivo*. En esta sección nos concentraremos en varias clases de depresión unipolar.

Las causas de la depresión no se conocen completamente pero es muy probable que sean muchas y muy variadas. Diversos factores pueden precipitar la depresión, entre ellos tensión, estrés, acontecimientos traumáticos, desequilibrios químicos del cerebro, disfunción tiroidea, problemas estomacales, dolor de cabeza, deficiencias nutricionales, dieta inadecuada, consumo de azúcar, mononucleosis, falta de ejercicio, endometriosis, cualquier problema físico grave, o alergias. Entre las causas más frecuentes de depresión están las alergias a los alimentos y la hipoglicemia (bajo nivel de azúcar en la sangre).

La herencia desempeña un papel importantísimo en esta enfermedad. Los padres de hasta el 50 por ciento de quienes presentan episodios depresivos recurrentes han sufrido también de depresión.

Cualquiera que sea el factor que desencadene la depresión, ésta empieza con una alteración en el área del cerebro que controla el estado de ánimo. La mayoría de la gente es capaz de manejar las fuentes de estrés de la vida diaria y su organismo se ajusta a esas presiones. Pero cuando el estrés es demasiado intenso para el individuo y su mecanismo de ajuste no reacciona, puede presentarse un episodio depresivo.

Quizás la depresión más común es la *distimia*, un tipo de depresión crónica y de baja intensidad. La distimia se caracteriza por síntomas depresivos recurrentes y/o de larga duración, que a pesar de no ser necesariamente incapacitantes sí impiden que la persona se desempeñe normalmente e interfieren sus relaciones sociales y su capacidad de disfrutar la vida. Estudios han encontrado que esta clase de depresión suele originarse (de modo inconsciente) en un estilo de pensamiento negativo. La *depresión doble* es una forma de distimia en la cual el individuo con depresión crónica de baja intensidad presenta periódicamente episodios de depresión severa, después de los cuales vuelve a su estado "normal" de depresión leve.

Algunas personas se deprimen más durante el invierno, cuando los días son más cortos y más oscuros. Este trastorno se conoce como *seasonal affective disorder* (SAD), o trastorno afectivo estacional. Las mujeres son más propensas a sufrir de este tipo de depresión que los hombres. Las personas que presentan este trastorno en los meses de invierno pierden la energía, sufren ataques de pánico, aumentan de peso como resultado de los antojos incontrolables de alimentos inadecuados, duermen demasiado y pierden parte del impulso sexual. Muchas personas se deprimen en la época de las fiestas de fin de año, y aunque en la mayoría de ellas quizás sólo se trata de "holiday blues", algunas podrían sufrir de trastorno afectivo estacional. Los suicidios tienden a aumentar en esa época del año.

Algunos investigadores opinan que la depresión se puede "contagiar", como ocurre con el resfriado. En su libro *Contagious Emotions: Staying Well When Your Loved One is Depressed* (Pocket Books, 1993), el Dr. Ronald M. Podell dice que en el matrimonio cuando uno de los miembros de la pareja se deprime de manera crónica, hay una alta probabilidad de que ambos terminen deprimidos. Investigadores han encontrado que algunos individuos son poderosos transmisores de su estado de ánimo, mientras que otros son receptores del estado de ánimo ajeno. Los transmisores de su estado de ánimo pueden controlar el estado anímico de toda su familia o del grupo de compañeros de trabajo con sólo estar en la misma habitación. Por su parte, los receptores son muy susceptibles a los cambios de ánimo de quienes los rodean. Esta interacción subconsciente es perjudicial sobre todo cuando el transmisor manifiesta su depresión con mal humor, ira, ansiedad o tristeza permanente. En esos casos, la persona que transmite su estado emocional les "contagia" a los demás su depresión.

Se calcula que la depresión afecta a aproximadamente once millones de estadounidenses cada año y la tendencia va en aumento. El número de casos de depresión entre las mujeres es el doble que entre los hombres. Una inmensa cantidad de investigaciones están dedicadas a estudiar esta compleja enfermedad, y a medida que se sepa más sobre ella quizás se deje de lado la categoría general llamada depresión y se empiece a diagnosticar a la gente de acuerdo con sus desequilibrios químicos particulares.

Los alimentos que consumimos influyen notablemente en el comportamiento de nuestro cerebro. Nosotros creemos que una dieta inadecuada, en especial consumir constantemente junk food, es una causa frecuente de depresión. Los alimentos que consumimos controlan el nivel de los neurotransmisores, las sustancias químicas del cerebro que regulan nuestra conducta y que se relacionan estrechamente con nuestro estado de ánimo. Los neurotransmisores que más se asocian con el estado anímico son dopamina, serotonina y norepinefrina. Cuando el cerebro produce serotonina, la tensión disminuye. Cuando produce dopamina o norepinefrina, tendemos a pensar y a actuar con más rápidez y, en general, a estar más alerta.

Los neurotransmisores revisten la mayor importancia desde los puntos de vista neuroquímico y fisiológico. Estas sustancias conducen los impulsos entre las células nerviosas. La sustancia que procesa el neurotransmisor llamado serotonina es el aminoácido triptófano. Consumir triptófano aumenta la cantidad de serotonina que produce el cerebro. Como los carbohidratos complejos elevan el nivel de triptófano en el cerebro y, por tanto, la producción de serotonina, consumir este tipo de carbohidratos produce efectos calmantes. Por otra parte, los alimentos ricos en proteína estimulan la producción de dopamina y de norepinefrina, neurotransmisores que promueven el estado de alerta.

Los siguientes nutrientes son provechosos para las personas que sufren de depresión.

NUTRIENTES

SUPLEMENTOS	DOSIS SUGERIDAS	COMENTARIOS
Esenciales		
L-Tyrosine	Hasta 50 mg al día por cada libra de peso corporal. Para mejor absorción, tomar con el estómago vacío y con 50 mg de vitamina B_6 y 100-500 mg de vitamina C. Es más eficaz cuando se toma a la hora de acostarse.	Alivia el estrés estimulando la producción de adrenalina. Aumenta también el nivel de dopamina, que influye en el estado de ánimo. Ver AMINOÁCIDOS en la Primera Parte. Advertencia: si está tomando algún inhibidor MAO para la depresión, no debe tomar tirosina.
Sub-Adrene de American Biologics	Según indicaciones de la etiqueta.	Este suplemento dietético refuerza la función adrenal.
Zinc	50 mg al día. No tomar más de 100 mg al día de todos los suplementos.	Se ha encontrado deficiencia de este suplemento en las personas que tienen depresión. Para mejor absorción, utilizar lozenges de zinc gluconate u OptiZinc.
Taurine Plus de American Biologics	Según indicaciones de la etiqueta.	Importante antioxidante y regulador inmunológico, necesario para la activación de los glóbulos blancos y para la función neurológica. Administrar en forma sublingual.
Vitamin B complex en inyección	2 cc por semana, o según indicaciones médicas.	Las vitaminas B son necesarias para el funcionamiento normal del cerebro y el sistema nervioso. Si la depresión es aguda, se recomienda en inyección (con supervisión médica). Todos los inyectables se pueden combinar en una sola inyección.
más extra vitamin B_6 (pyridoxine)	1/2 cc por semana, o según indicaciones médicas.	Necesario para el funcionamiento normal del cerebro. Puede ayudar a aliviar la depresión.
y vitamin B_{12}	1 cc por semana, o según indicaciones médicas.	Asociado con la producción del neurotransmisor acetilcolina.
o liver extract en inyección más vitamin B_{12}	2 cc por semana, o según indicaciones médicas. 1 cc por semana, o según indicaciones médicas	Buenas fuentes de vitaminas B y de otros nutrientes importantes.
o vitamin B complex más extra pantothenic acid (vitamin B_5)	100 mg 3 veces al día. 500 mg al día.	Si no se consigue en inyección, se recomienda administrar en forma sublingual. Las más poderosas vitaminas antiestrés.
y vitamin B_6 (pyridoxine) más	50 mg 3 veces al día.	
vitamin B_3 (niacin)	50 mg 3 veces al día. No sobrepasar esta dosis.	Mejora la circulación cerebral. Advertencia: si tiene algún trastorno hepático, gota o presión arterial alta, no debe tomar niacina.
y folic acid	200 mcg al día.	Se ha encontrado que es deficiente en las personas que tienen depresión.
Importantes		
Choline e inositol o lecithin	100 mg de cada uno 2 veces al día. Según indicaciones de la etiqueta.	Importantes para el funcionamiento del cerebro y para la transmisión de los impulsos nerviosos. Advertencia: si sufre de trastorno afectivo bipolar, no debe tomar estos suplementos.
GH3 de Gero Vita	Según indicaciones de la etiqueta, para personas mayores de 35 años.	Ayuda al correcto funcionamiento cerebral. Promueve el estado de alerta y aumenta la energía. Advertencia: si es alérgico a los sulfitos, no debe utilizar este producto.
Provechosos		
Calcium y magnesium	1.500-2.000 mg al día. 1.000 mg al día.	Tiene efectos calmantes. Necesario para el sistema nervioso. Actúa con el calcio. Utilizar magnesium asporotate o magnesium chelate.
Chromium	300 mcg al día.	Ayuda a movilizar las grasas para producir energía.
Essential fatty acids (black currant seed oil y primrose oil son buenas fuentes)	Según indicaciones de la etiqueta. Tomar con las comidas.	Ayudan a la transmisión de los impulsos nerviosos. Necesarios para el funcionamiento normal del cerebro.
Gamma-aminobutyric acid (GABA)	750 mg al día. Para mejores resultados, tomar con 200 mg de niacinamida.	Tiene efectos tranquilizantes parecidos a los del diazepam (Valium) y otros tranquilizantes. Ver AMINOÁCIDOS en la Primera Parte.
Lithium	Según indicaciones médicas.	Este micromineral se utiliza para tratar la enfermedad maniaco-depresiva (trastorno afectivo bipolar). Se consigue con prescripción médica únicamente.
Megavital Forte de Futurebiotics o multivitamin y mineral complex	Según indicaciones de la etiqueta. Según indicaciones de la etiqueta.	Esta fórmula equilibrada de vitaminas y minerales aumenta la energía y la sensación de bienestar. Corrige las deficiencias vitamínicas y minerales que se suelen asociar con la depresión.
Vitamin C con rutin	2.000-5.000 mg al día divididos en varias tomas. 200-300 mg al día.	Necesario para el funcionamiento inmunológico. Ayuda a prevenir la depresión. Bioflavonoide derivado del buckwheat. Aumenta la absorción de la vitamina C.

HIERBAS

❑ Balm, también conocido como lemon balm, es beneficioso para los órganos estomacales y digestivos durante las situaciones que producen estrés.

❑ Ephedra (ma huang) ayuda en caso de depresión letárgica.

Advertencia: No utilice esta hierba si sufre de trastorno de ansiedad, glaucoma, enfermedad cardíaca, presión arterial alta o insomnio, o si está tomando algún inhibidor MAO para la depresión.

❑ El ginger, el ginkgo biloba, la raíz de licorice, el oat straw, el peppermint y el Siberian ginseng pueden ayudar en caso de depresión.

Advertencia: No utilice licorice todos los días durante más de una semana seguida. Evite esta hierba por completo si tiene presión arterial alta. No use Siberian ginseng si sufre de hipoglicemia, presión arterial alta o problemas del corazón.

❑ La kava kava alivia la depresión y tiene efectos calmantes.

Advertencia: Esta hierba puede producir somnolencia. Si esto le sucede, suspéndala o reduzca la dosis.

❑ La acción de la hierba St. Johnswort es similar a la de los inhibidores MAO, pero menos fuerte.

RECOMENDACIONES

❑ Adopte una dieta en la cual abunden las frutas y los vegetales crudos, la soya y los productos de soya, el brown rice, el millet y las legumbres. Las dietas muy bajas en carbohidratos complejos pueden agotar la serotonina del organismo y causar depresión.

❑ Si se siente nervioso y quiere relajarse, consuma más carbohidratos complejos. Para aumentar el estado de alerta, consuma alimentos proteínicos que contengan ácidos grasos esenciales, como salmón y pescado blanco. Si desea sentirse más animado, le convienen los alimentos ricos en triptófano y proteína, como pavo y salmón.

❑ Excluya de su dieta los productos que contienen wheat. El gluten del wheat se ha relacionado con algunos trastornos depresivos.

❑ Limite el consumo de suplementos que contengan el aminoácido fenilalanina. Este aminoácido contiene el químico fenol, que es altamente alergénico. La mayoría de las personas que se deprimen son alérgicas a determinadas sustancias. Si usted toma algún suplemento que combina diversos aminoácidos en estado libre (combination free-form amino acid supplement), busque un producto que no contenga fenilalanina, como el que produce Ecological Formulas. También debe evitar el edulcorante artificial aspartame (Equal, NutraSweet), ya que uno de sus principales componentes es el aminoácido fenilalanina.

❑ Evite los alimentos ricos en grasas saturadas. Consumir carne o alimentos fritos, como hamburguesas y papas a la francesa, produce pereza, lentitud mental y fatiga. Esas grasas interfieren el flujo sanguíneo porque obstruyen las arterias y los pequeños vasos sanguíneos, vuelven pegajosas las células sanguíneas y hacen que tiendan a aglomerarse, lo que afecta a la circulación, especialmente hacia el cerebro.

❑ Evite el azúcar en todas sus formas. El organismo reacciona más rápido ante el azúcar que ante los carbohidratos complejos. El aumento de energía que se experimenta tras consumir carbohidratos simples (azúcares) va seguido rápidamente de fatiga y depresión.

❑ Evite el alcohol, la cafeína y los alimentos procesados.

❑ Hágase algunos exámenes para saber si tiene alguna alergia alimentaria que pudiera contribuir a su depresión (*ver* ALERGIAS en la Segunda Parte).

❑ Hágase un exámen de cabello para comprobar si su depresión se debe a intoxicación por metales pesados. *Ver* ANÁLISIS DEL CABELLO en la Tercera Parte.

❑ Mantenga activa su mente, descanse mucho y haga ejercicio con regularidad. Estudios han demostrado que el ejercicio — como caminar, nadar o cualquier actividad que la persona disfrute — es muy importante para todas las clases de depresión. Evite las situaciones estresantes.

❑ Aprenda a reconocer y a "reestructurar" sus patrones negativos de pensamiento. Trabajar con un profesional idóneo no sólo puede ayudarle a modificar hábitos muy arraigados, sino que se puede convertir en una experiencia sumamente gratificante para usted (los sicoterapeutas de orientación cognoscitiva-comportamental se especializan en esta clase de trabajo). Llevar un diario también ayuda bastante, pues permite reconocer los pensamientos distorsionados y desarrollar un estilo de pensamiento más positivo.

❑ Si su depresión se relaciona con la estación del año, la terapia a base de luz puede ser beneficiosa para usted. La exposición al sol y a la luz brillante al parecer regula la producción de melatonina, una hormona producida por la glándula pineal que es responsable en parte de prevenir la depresión. Cuando el día esté oscuro, trate de permanecer en una habitación bien iluminada. Mantenga abiertas las cortinas y las persianas y utilice en su hogar full-spectrum fluorescent lights. Una habitación normal suele tener entre quinientos y ochocientos lux de iluminación. Elija una habitación, ilumínela con aproximadamente diez mil lux de full-spectrum light, y permanezca en ella por lo menos media hora todos los días. Obtendrá información sobre productos para los tratamientos a base de luz comunicándose con The SunBox Company (teléfonos 301-869-5980 ó 800-548-3968), o con Apollo Light Systems, Inc. (teléfonos 801-226-2370 ó 800-545-9667).

❑ *Ver* HIPOTIROIDISMO en la Segunda Parte y hacerse el exámen axilar para comprobar si hay deficiencia tiroidea. Si su temperatura corporal es baja, consulte con un médico. A las personas que tienen hipotiroidismo les recomendamos tomar Armour Thyroid Tablets, de Forest Pharmaceuticals. Sólo se consiguen con prescripción médica.

❑ Pruebe a utilizar el color para mitigar la depresión. *Ver* TERAPIA A BASE DE COLOR en la Tercera Parte.

ASPECTOS PARA TENER EN CUENTA

❑ La tirosina es necesaria para el funcionamiento del cerebro. Este aminoácido interviene directamente en la producción de norepinefrina y dopamina, dos neurotransmisores esenciales que se sintetizan en el cerebro y en la médula adrenal. La falta de tirosina puede conducir a deficiencia de norepinefrina en algunas áreas del cerebro, lo que deriva en trastornos emocionales, como depresión. Los efectos del estrés se pueden prevenir o revertir con este aminoácido esencial, que se puede obtener en la dieta o en forma de suplemento.

Advertencia: Si está tomando algún inhibidor MAO para la depresión, *no* tome suplementos de tirosina y evite los alimentos que contengan tirosina, pues la interacción de la droga y la dieta puede elevar su presión arterial abrupta y peligrosamente. Pídale a su médico o a un nutricionista calificado que lo oriente acerca de su dieta y sus medicamentos.

❑ Algunos estudios han mostrado que el selenio mejora el ánimo y reduce la ansiedad. Este efecto fue más notorio en personas cuya dieta era baja en selenio.

❑ El ejercicio vigoroso es un antídoto aficaz contra los episodios depresivos. Durante el ejercicio el cerebro produce sustancias químicas que combaten el dolor, llamadas endorfinas y encefalinas. Algunas endorfinas y otros químicos cerebrales que se liberan durante el ejercicio también producen un estado de euforia natural. La mayoría de la gente que hace ejercicio con regularidad afirma que se siente realmente bien después. Ésta podría ser la razón por la cual el ejercicio es la mejor manera de librarse de la depresión.

❑ La música tiene poderosos efectos en el estado emocional y puede ser útil para combatir la depresión (*ver* TERAPIA CON MÚSICA Y SONIDO en la Tercera Parte).

❑ Una investigación encontró que el nivel sanguíneo de ácido fólico de personas que sufrían de depresión era más bajo que el de personas que no presentaban depresión. Otros estudios han revelado que el nivel del cinc tiende a ser significativamente más bajo de lo normal en las personas deprimidas.

❑ Es posible diagnosticar la depresión midiendo las glándulas adrenales mediante un computerized tomography (CT) scan. Investigadores de Duke University encontraron que las glándulas adrenales de la gente que presenta depresión clínica son más grandes que las de las personas que no sufren de depresión.

❑ Para tratar la depresión se suelen prescribir distintos medicamentos. Los antidepresivos combaten la depresión modificando el balance de los neurotransmisores cerebrales. Entre los medicamentos antidepresivos están los siguientes:

• *Tricíclicos.* Estos medicamentos actúan inhibiendo la reabsorción de los neurotransmisores serotonina, norepinefrina y dopamina, lo cual hace que las células nerviosas dispongan de más mensajeros químicos que mejoran el estado emocional. Entre estas drogas están amitriptyline (Elavil, Endep), desipramine (Norpramin, Pertofrane), imipramine (Janimine, Tofranil) y nortriptyline (Aventyl, Pamelor). Algunos de los efectos secundarios son visión borrosa, estreñimiento, resequedad de la boca, frecuencia cardíaca irregular, retención de orina e hipotensión ortostática (caída severa de la presión arterial cuando la persona se sienta después de estar acostada, o cuando se para despúes de estar sentada, lo que puede producir vahídos, caídas y fracturas).

• *Tetracíclicos.* La acción de estos medicamentos es similar a la de los tricíclicos, pero su estructura química es un poco distinta y, al parecer, producen menos efectos secundarios. El maprotilene (Ludiomil) es un antidepresivo tetracíclico.

• *Inhibidores de la monoaminooxidasa (MAO).* Estas drogas aumentan la disponibilidad cerebral de neurotransmisores que elevan el estado de ánimo porque bloquean la acción de la enzima monoaminooxidasa, que normalmente descompone esos neurotransmisores. Entre los inhibidores MAO están isocarboxazid (Marplan), phenelzine (Nardil) y tranylcypromine (Parnate). Entre los efectos secundarios que se pueden presentar están agitación, elevación de la presión arterial, sobreexcitación y cambios en la frecuencia cardíaca. Los inhibidores MAO tienen la capacidad de interactuar de manera peligrosa con otras sustancias, como drogas y alimentos. Las personas que toman inhibidores MAO no deben consumir por ningún motivo alimentos que contienen el químico tiramina, entre los cuales están almendras, aguacate, banano, hígado de res o de pollo, cerveza, queso (incluyendo cottage cheese), chocolate, café, fava beans, arenque, ablandador de carnes, maní, pickles, piña, semillas de pumpkin, raisins, salchichas, semillas de sesame, sour cream, salsa de soya, vino, extractos de levadura (entre ellos brewer's yeast) y yogur. En general, estas personas deben abstenerse de consumir cualquier alimento rico en proteína que haya sido conservado en vinagre o sometido a maduración, fermentación u otros procesos similares. También deben evitar los remedios para el resfriado y las alergias que venden sin prescripción médica.

• *Otros medicamentos.* Durante los últimos años han aparecido varios medicamentos conocidos como antidepresivos "de la segunda generación". Aunque no se ha demostrado que estas nuevas drogas sean más eficaces que las demás, tienden a causar menos efectos secundarios desfavorables. Entre esos medicamentos están amoxapine (Asendin), fluoxetine (Prozac) y sertraline (Zoloft), que bloquean específicamente la reabsorción del neurotransmisor serotonina, pero que, a diferencia de los tricíclicos, no afectan a la absorción de la norepinefrina ni de la dopamina. Otros medicamentos nuevos son buproprion (Wellbutrin), cuya función parece ser inhibir la reabsorción de la dopamina pero no la de la serotonina ni la de la norepinefrina, y trazodone (Desyrel), un antidepresivo con propiedades estimulantes que también inhibe la reabsorción de la dopamina.

❑ Los medicamentos esteroides y los anticonceptivos orales pueden hacer descender los niveles de serotonina en el cerebro.

❑ Los fumadores tienen más probabilidades de deprimirse que los no fumadores.

❑ Las alergias, la hipoglicemia, el hipotiroidismo y/o la malabsorción de los nutrientes pueden causar depresión o contribuir a ella. El ingreso de vitamina B_{12} y de ácido fólico al organismo de las personas que presentan estos trastornos está bloqueado, lo que puede conducir a la depresión.

❑ La gente que se deprime tiene más probabilidades de presentar alteraciones del metabolismo del calcio que la gente que no se deprime.

❑ No cabe duda de que la actitud mental influye en la salud. Todas las investigaciones sobre este tema indican que las personas optimistas no sólo son más felices sino más saludables: padecen menos enfermedades, se recuperan más rápido de las enfermedades y de las cirugías y su sistema inmunológico es más fuerte.

Dermatitis

La dermatitis es una inflamación de la piel que produce escamación, engrosamiento, cambios de color y, a menudo, comezón. Muchos casos de dermatitis se deben a alergias. Este tipo de trastorno se conoce como *dermatitis alérgica* o *dermatitis por contacto.* Puede presentarse como resultado del contacto con perfumes, cosméticos, caucho, ungüentos y cremas medicadas, plantas como poison ivy, y/o metales o aleaciones utilizados en joyería (como oro y plata) o en cremalleras, como níquel. Algunas personas que sufren de dermatitis también son sensibles a la luz del sol. No importa cuál sea el agente irritante, si la piel permanece en contacto con él, lo más probable es que la dermatitis se extienda y se agrave. El estrés, especialmente la tensión crónica, puede producir dermatitis o exacerbarla.

La *dermatitis atópica* es una clase de dermatitis hereditaria que suele manifestarse desde la infancia. Aparece de manera característica en el rostro, el lado interno de los codos y la parte posterior de las rodillas. Es frecuente que otros miembros de la familia hayan tenido alergias o asma. La *dermatitis numular* (en forma de moneda) es una enfermedad crónica que se caracteriza por lesiones redondas en las extremidades. Parece que es causada por alergia al níquel y se suele asociar con la sequedad de la piel. La *dermatitis herpetiforme* se relaciona con afecciones intestinales e inmunológicas y es un tipo de dermatitis sumamente pruriginoso, es decir, causa una intensa picazón. Consumir productos lácteos y/o gluten puede desencadenar este tipo de dermatitis. *Eccema* es un término que se suele utilizar de manera intercambiable con dermatitis, aunque algunos expertos definen el eccema como una clase específica de dermatitis que se caracteriza por la presencia de vesículas que exudan fluido y forman costra. La *seborrea* es una forma de dermatitis que afecta más que todo al cuero cabelludo y/o a la cara.

NUTRIENTES

SUPLEMENTOS	DOSIS SUGERIDAS	COMENTARIOS
Esenciales		
Vitamin B complex	50-100 mg 3 veces al día con las comidas.	Necesario para la salud de la piel y para la circulación. Ayuda a la reproducción de todas las células. Utilizar una fórmula high-stress libre de levadura. Se recomienda en forma sublingual.
más extra vitamin B₃ (niacin)	100 mg 3 veces al día. No sobrepasar esta dosis.	Importante para la correcta circulación y para la salud de la piel. *Advertencia:* si tiene algún trastorno hepático, gota o presión arterial alta, no debe tomar niacina.
y vitamin B₆ (pyridoxine)	50 mg 3 veces al día.	Su deficiencia se ha asociado con trastornos cutáneos.
y vitamin B₁₂	200 mcg al día.	Ayuda a la formación de las células y a su longevidad. Utilizar lozenges o administrar en forma sublingual.
más biotin	300 mg al día.	Su deficiencia se ha asociado con dermatitis.

Importantes		
Kelp	1.000 mg al día, o según indicaciones de la etiqueta.	Contiene yodo y otros minerales necesarios para la curación de los tejidos.
Essential fatty acids (black currant seed oil, flaxseed oil, primrose oil y salmon oil son buenas fuentes)	Según indicaciones de la etiqueta.	Promueven la lubricación de la piel.
Vitamin E	400 UI o más al día.	Alivia el prurito y la resequedad.
Zinc	100 mg al día. No sobrepasar esta dosis.	Ayuda a la curación y favorece la función inmunológica. Para mejor absorción, utilizar lozenges de zinc gluconate u OptiZinc.

Provechosos		
Aller Bee-Gone de CC Pollen	Según indicaciones de la etiqueta.	Provechoso para la dermatitis alérgica. Combinación de hierbas, enzimas y nutrientes, especial para combatir los episodios alérgicos.
Herpanacine de Diamond-Herpanacine Associates	Según indicaciones de la etiqueta.	Contiene antioxidantes, aminoácidos y hierbas que promueven la salud general de la piel.
Free-form amino acid complex	Según indicaciones de la etiqueta, con el estómago vacío.	Suministra proteína, importante para la construcción y la reparación de todos los tejidos. Utilizar una fórmula que contenga tanto los aminoácidos esenciales como los no esenciales.
Shark cartilage (BeneFin)	Tomar 1 gm al día por cada 15 libras de peso corporal, dividido en 3 tomas.	Reduce la inflamación cuando hay eccema.
Vitamin A emulsion o capsules	100.000 UI al día por 1 mes. Luego reducir hasta 50.000 UI al día por 2 semanas. De nuevo reducir la dosis hasta 25.000 UI al día. Si está embarazada, no debe tomar más de 10.000 UI al día. 5.000 UI al día.	Necesarios para la suavidad de la piel. Ayudan a prevenir la resequedad. Para dosis altas, la emulsión facilita la asimilación y brinda mayor seguridad.
y natural beta-carotene	25.000 UI al día.	Antioxidante y precursor de la vitamina A.
Vitamin D	400-1.000 UI al día.	Ayuda a la curación de los tejidos

HIERBAS

❑ Las cataplasmas que combinan chaparral, dandelion y raíz de yellow dock son provechosas. *Ver* UTILIZACIÓN DE CATAPLASMAS en la Tercera Parte.

Nota: El chaparral sólo se recomienda para uso externo.

❑ Las siguientes hierbas se pueden utilizar en té o en cápsula: dandelion, goldenseal, myrrh, pau d'arco y red clover. Se deben alternar para obtener mejores resultados.

Advertencia: El goldenseal no se debe tomar todos los días durante más de una semana seguida, y no se debe utilizar durante el embarazo. Si hay antecedentes de enfermedad cardiovascular, diabetes o glaucoma, sólo se debe utilizar con supervisión médica.

❑ Para aliviar el prurito y propiciar la curación, mezcle goldenseal root powder con aceite de vitamina E y luego agregue un poquito de miel hasta que adquiera una consistencia casi líquida. Aplíquese esta mezcla en el área afectada.

RECOMENDACIONES

❑ Incluya en su dieta brown rice y millet.

❑ Evite los productos lácteos, el azúcar, la harina blanca, las grasas y los alimentos fritos y procesados.

❑ Elimine de su dieta durante seis semanas los alimentos que contienen gluten. Luego vuélvalos a introducir en su dieta de uno en uno y observe si la situación cambia. Eliminar el gluten suele ser una medida eficaz para controlar la dermatitis. *Ver* ENFERMEDAD CELIACA en la Segunda Parte para conocer la dieta que se recomienda en estos casos.

❑ No consuma alimentos que contengan huevo crudo, pues tiene avidina, una proteína que se liga a la biotina e impide que ésta se absorba. La biotina es necesaria cuando hay problemas de piel y de cuero cabelludo.

❑ Mantenga limpio el colon. Utilice todos los días algún suplemento de fibra, como flaxseeds, cáscara de psyllium o Aerobic Bulk Cleanse (ABC), de Aerobic Life Industries. Hágase de vez en cuando enemas de limpieza a fin de eliminar las toxinas y, por tanto, acelerar la curación. *Ver* LIMPIEZA DEL COLON y ENEMAS en la Tercera Parte.

Nota: La fibra en suplemento no se debe tomar junto con otros suplementos y medicamentos, sino por separado.

ASPECTOS PARA TENER EN CUENTA

❑ Los químicos de las espumas para el baño no sólo pueden provocar dermatitis, sino irritar el tejido del tracto urinario inferior hasta el punto de que se presente sangre en la orina. Es más probable que esto ocurra cuando la persona permanece dentro del agua con espuma durante ratos muy largos.

❑ El aceite de primrose y la vitamina B$_6$ (piridoxina) son beneficiosos para los infantes que sufren de dermatitis.

❑ La sensibilidad al gluten es muy común, a pesar de que suele pasar inadvertida. Investigaciones han revelado que las personas que sufren prácticamente de todos los trastornos cutáneos presentan una mejoría tras eliminar de su dieta los alimentos que contienen gluten y todos los productos lácteos.

❑ Las alergias alimentarias pueden producir dermatitis (*ver* ALERGIAS en la Segunda Parte).

❑ *Ver también* INFECCIONES POR HONGOS, INTERTRIGO, POISON IVY/POISON OAK, PSORIASIS, ROSÁCEA, SARNA, SEBORREA y/o URTICARIA en la Segunda Parte.

Derrame cerebral

Ver en ENFERMEDADES CARDIOVASCULARES, OBESIDAD, PRESIÓN ARTERIAL ALTA.

Desprendimiento de la retina

Ver Visión reducida o pérdida de la visión *en* PROBLEMAS OCULARES.

Diabetes

Hay básicamente dos clases de diabetes: *diabetes insípida* y *diabetes mellitus.* La diabetes insípida es un trastorno metabólico que se presenta muy pocas veces y cuya causa es o bien una deficiencia de vasopresina, una hormona pituitaria, o bien la incapacidad de los riñones de reaccionar adecuadamente esta hormona. La producción insuficiente de vasopresina suele deberse a daño de la glándula pituitaria. La diabetes insípida se caracteriza por una sed excesiva y una producción e orme de orina, sin relación alguna con la cantidad de líquido ingerido.

La causa de la diabetes mellitus es un defecto en la producción de insulina por parte del páncreas. Sin insulina, el organismo no puede utilizar la glucosa (azúcar sanguíneo), su principal fuente de energía. En consecuencia, el nivel de glucosa que circula en la sangre es alto y el nivel de glucosa que absorben los tejidos del organismo, bajo. Quizás más que cualquier otra enfermedad, la diabetes mellitus se relaciona con la dieta. Ésta es una enfermedad crónica del metabolismo de los carbohidratos que con el tiempo aumenta el riesgo de sufrir enfermedades renales, aterosclerosis, ceguera y neuropatía (pérdida de la función nerviosa). Además, predispone al enfermo a adquirir infecciones como candidiasis y puede complicar el embarazo. Aunque la genética puede determinar la susceptibilidad a la diabetes, se cree que el origen de muchos casos de diabetes es una dieta rica en alimentos refinados y procesados, y pobre en fibra y carbohidratos complejos. Las personas con sobrepeso son las que tienen un riesgo más alto de llegar a sufrir de diabetes.

La diabetes mellitus se divide en dos categorías: tipo I, llamada diabetes dependiente de la insulina o diabetes juvenil, y tipo II, o diabetes no dependiente de la insulina. La diabetes tipo I se relaciona con la destrucción de las células beta del páncreas, que son las encargadas de fabricar la insulina. Este tipo de diabetes es más frecuente en los niños y en los adultos jóvenes. Pruebas recientes le atribuyen causas virales a algunos casos de esta enfermedad. Es posible que también intervengan factores autoinmunes.

Entre los síntomas de la diabetes tipo I están irritabilidad, micción frecuente, sed anormal, náuseas o vómito, debilidad, fatiga, pérdida de peso aun cuando el consumo de alimentos es normal (o, incluso, superior a lo normal) y hambre inusual. Un síntoma frecuente en los niños es enuresis, o bed-wetting.

La gente que sufre de diabetes tipo I presenta episodios en los cuales el nivel de la glucosa sanguínea es sumamente alto (hiperglicemia) o sumamente bajo (hipoglicemia). Cualquiera de estas dos situaciones puede evolucionar hasta convertirse en una grave emergencia médica.

Los episodios de hipoglicemia, que se presentan súbitamente, pueden ser causados por no haber hecho alguna comida, por haber hecho demasiado ejercicio, o como reacción a una cantidad muy alta de insulina. Las primeras señales de la hipoglicemia son hambre, vahídos, sudor, confusión, palpitaciones y adormecimiento u hormigueo en los labios. Si no se le pone remedio rápidamente, la persona puede empezar a desorientarse, a ver doble y a temblar. Así mismo, puede empezar a actuar de manera extraña y, eventualmente, caer en coma.

Por otra parte, los episodios de hiperglicemia no se presentan abruptamente; su desarrollo puede tardar horas o incluso días. El riesgo de hiperglicemia es más alto cuando hay alguna enfermedad, pues los requerimientos de insulina aumentan; el azúcar sanguíneo se eleva poco a poco y conduce finalmente al coma diabético, reacción que se conoce también como *cetoacidosis diabética*. Un signo de que se está desarrollando hiperglicemia es la incapacidad de retener los fluidos. Entre las complicaciones a largo plazo están derrame cerebral, ceguera, enfermedad cardíaca, falla renal, gangrena y daño de los nervios.

La segunda categoría de la diabetes mellitus, a la cual mucha gente se refiere como diabetes de la edad madura, se presenta con más frecuencia en personas con antecedentes familiares de diabetes. En esta clase de diabetes, el páncreas produce insulina, pero esa insulina no es eficaz. Entre los síntomas están visión borrosa, prurito, sed inusual, somnolencia, fatiga, infecciones cutáneas, lenta curación de las heridas, y hormigueo y adormecimiento de los pies. La diabetes tipo II suele aparecer durante la edad adulta y se relaciona con una dieta inadecuada. Otros síntomas asociados con la diabetes son malestar permanente similar al que produce la influenza, pérdida del vello de las piernas, aumento del vello facial y pequeñas protuberancias amarillas (conocidas como xantomas) en cualquier lugar del cuerpo. A menudo, el primer síntoma de diabetes es balanopostitis (inflamación del glande y del prepucio del pene), síntoma que también se relaciona con la frecuente micción diurna y nocturna.

Algunas personas presentan impaired glucose tolerance (IGT), o baja tolerancia a la glucosa, lo que indica que existe una forma latente de diabetes, que es asintomática. Los niveles de glucosa plasmática y de reacción a la glucosa de estas personas son intermedios, es decir, están entre los de la persona diabética y los de la persona sana.

Se calcula que actualmente hay cinco y medio millones de estadounidenses en tratamiento para la diabetes. Algunos estudios indican que hay cinco millones de adultos con diabetes

tipo II sin detectar, y que veinte millones presentan baja tolerancia a la glucosa que puede llegar a convertirse en diabetes. Los National Institutes of Health han informado que la diabetes sin diagnosticar ha producido pérdida de la visión en millones de personas. Además, las complicaciones de la diabetes son la tercera causa de muerte en Estados Unidos. Un examen de orina puede detectar la diabetes que ha pasado inadvertida.

SELF-TESTS DE DIABETES

Hay varias maneras en que usted puede saber si tiene diabetes. Los tests para detectar diabetes tipo I también son utilizados por quienes ya han sido diagnosticados para chequear su nivel de azúcar sanguíneo.

Diabetes tipo I (dependiente de la insulina o diabetes juvenil)

Para detectar diabetes tipo I:

1. Compre en una farmacia tiras plásticas tratadas químicamente.
2. Pínchese un dedo y coloque una gota de sangre en una punta de la tira plástica.
3. Espere un minuto y luego compare el color de la tira con la tabla de colores, la cual muestra varios niveles de glucosa.

En el comercio también se consiguen dispositivos electrónicos que analizan la tira especial y generan una lectura numérica del nivel de glucosa. Para conocer el nivel del azúcar sanguíneo en su propio hogar, compre uno de los dos kits que produce Bayer Corporation, de Elkhart, Indiana: Glucometer Elite y Glucometer Encore. Lo único que usted tiene que hacer es pincharse un dedo con la aguja especial que trae el kit, aplicar una gota de sangre en la tira y colocarla en la máquina para que la analice. Este test muestra inmediatamente el nivel del azúcar sanguíneo. Todas las personas diabéticas deben tener este dispositivo en su hogar.

Diabetes tipo II (diabetes de la edad madura)

Las personas que sufren de diabetes mellitus tipo II por lo general no perciben el sabor dulce. Esta anormalidad desempeña un papel importante en la percepción que estas personas tienen del sabor de sus alimentos, e influye en la manera en que acatan los aspectos dietéticos de su tratamiento. Como nuestra sociedad es adicta al azúcar, esta percepción distorsionada de los sabores está muy generalizada entre la población.

La siguiente prueba sirve para detectar posibles distorsiones en la percepción de los sabores dulces.

1. No consuma estimulantes (café, té, soda), golosinas ni alimentos dulces durante la hora previa al test.
2. Llene siete vasos idénticos con 8 onzas de agua cada uno y márquelos así: sin azúcar, un cuarto de cucharadita de azúcar, media cucharadita de azúcar, una cucharadita de azúcar, una y media cucharadita de azúcar, dos cucharaditas de azúcar y tres cucharaditas de azúcar. Luego agréguele a cada vaso la cantidad respectiva de azúcar y pídale a

alguien que cambie el orden de los vasos y oculte las etiquetas.

3. Con un pitillo tome un sorbo de agua de cada vaso y luego
anote cuánta azúcar cree que contiene. Entre un sorbo y
otro, enjuáguese la boca con agua pura.

La gente que no es diabética suele percibir el sabor dulce
cuando se agrega una cucharadita de azúcar, o menos, a 8
onzas de agua. En cambio, las personas cuya diabetes se desarrolló en la edad adulta no suelen advertir el sabor dulce
mientras no se le agregue al agua entre una y media y dos cucharaditas de azúcar.

NUTRIENTES

SUPLEMENTOS	DOSIS SUGERIDAS	COMENTARIOS
Esenciales		
Chromium picolinate o	400-600 mcg al día.	Aumenta la eficacia de la insulina, la cual baja el nivel del azúcar sanguíneo.
Diabetic Nutrition Rx de Progressive Research Labs o	Según indicaciones de la etiqueta.	Combinación de chromium picolinate, vanadyl sulfate y otras vitaminas y minerales que actúan sinérgicamente para regular el nivel del azúcar sanguíneo y para corregir las deficiencias.
brewer´s yeast con chromium adicional	Según indicaciones de la etiqueta.	*Advertencia:* si tiene diabetes, consulte con su médico antes de tomar algún suplemento que contenga cromo.
L-Carnitine	500 mg 2 veces al día con el estómago vacío. Tomar con agua. No tomar con leche. Para mejor absorción, tomar con 50 mg de vitamina B$_6$ y 100 mg de vitamina C.	Moviliza la grasa.
más L-glutamine más	500 mg 2 veces al día con el estómago vacío.	Reduce los antojos incontrolables de azúcar.
taurine	500 mg 2 veces al día con el estómago vacío.	Ayuda a liberar insulina.
Quercetin (Activated Quercetin de Source Naturals, Quercetin-C de Ecological Formulas)	100 mg 3 veces al día.	Protege a las membranas del cristalino del ojo de la acumulación de polyols, que se origina en el alto nivel de glucosa.
Raw adrenal y raw pancreas y thyroid glandulars	Según indicaciones de la etiqueta. Según indicaciones de la etiqueta. Según indicaciones de la etiqueta.	Ayudan a reconstruir y a nutrir estos órganos. *Ver* TERAPIA GLANDULAR en la Tercera Parte.
Vitamin B complex	50 mg 3 veces al día. No tomar más de 300 mg al día de todos los suplementos.	Las vitaminas B son más eficaces cuando se toman juntas.
más extra biotin e	50 mg al día.	Mejora el metabolismo de la glucosa.
inositol	50 mg al día.	Importante para la circulación y para prevenir la aterosclerosis.
Vitamin B$_{12}$	Según indicaciones médicas o de la etiqueta.	Necesario para prevenir la neuropatía diabética. Es más eficaz en inyección (con supervisión médica). Si no se consigue en inyección, utilizar lozenges o administrar en forma sublingual.
Zinc	50-80 mg al día. No tomar más de 100 mg de todos los suplementos.	Su deficiencia se ha asociado con diabetes. Para mejor absorción, utilizar lozenges de zinc gluconate u OptiZinc.
Muy importantes		
Coenzyme Q$_{10}$	80 mg al día.	Mejora la circulación y estabiliza el azúcar sanguíneo.
Magnesium	750 mg al día.	Importante para los sistemas enzimáticos y para el equilibrio del pH. Protege contra el espasmo de las arterias coronarias que se presenta en la arteriosclerosis.
Manganese	5-10 mg al día. No tomar junto con calcio.	Necesario para la reparación del páncreas. Cofactor de las enzimas clave del metabolismo de la glucosa. Su deficiencia es común en personas con diabetes.
Psyllium husks o Aerobic Bulk Cleanse (ABC) de Aerobic Life Industries	Según indicaciones de la etiqueta. Tomar con un vaso grande de agua. No tomar al tiempo con otros suplementos o medicamentos.	Buenas fuentes de fibra. Movilizan la grasa.
Importantes		
Vitamin A	15.000 UI al día. Si está embarazada, no debe tomar más de 10.000 UI al día.	Importante antioxidante, necesario para mantener la salud de los ojos. Para mejor absorción, utilizar en emulsión.
Vitamin C	3.000-6.000 mg al día.	Su deficiencia les puede causar problemas vasculares a las personas diabéticas.
Vitamin E	400 UI o más al día.	Mejora la circulación y previene las complicaciones gracias a sus propiedades antioxidantes.
Provechosos		
Calcium	1.500 mg al día.	Importante para el equilibrio del pH.
Copper complex	Según indicaciones de la etiqueta.	Ayuda al metabolismo de las proteínas y a muchos sistemas enzimáticos.
Garlic (Kyolic)	2 cápsulas por la mañana y 2 por la noche.	Estabiliza el azúcar sanguíneo, aumenta la inmunidad y mejora la circulación.
Maitake	1-4 gm al día.	Puede ayudar a normalizar el nivel del azúcar sanguíneo.
Multienzyme complex más proteolytic enzymes	Según indicaciones de la etiqueta. Tomar con las comidas. Según indicaciones de la etiqueta. Tomar entre comidas.	Ayudan a la digestión. La correcta digestión es esencial para el manejo de la diabetes.
Pycnogenol o grape seed extract	Según indicaciones de la etiqueta. Según indicaciones de la etiqueta.	Estos poderosos antioxidantes aumentan la actividad de la vitamina C y fortalecen el tejido conectivo, incluyendo el del sistema cardiovascular.

HIERBAS

❑ Las berries de cedar son un magnífico alimento para el páncreas.

❑ Se considera que el té de ginseng baja el nivel del azúcar sanguíneo.

Advertencia: No utilice esta hierba si su presión arterial es alta.

❑ El huckleberry estimula la producción de insulina.

❑ Otras hierbas provechosas para la diabetes son bilberry, buchu, raíz de dandelion, goldenseal y uva ursi.

Advertencia: No tome goldenseal todos los días durante más de una semana seguida y no lo utilice durante el embarazo. Si usted tiene antecedentes de enfermedad cardiovascular, diabetes o glaucoma sólo lo puede usar con supervisión médica.

RECOMENDACIONES

❑ Haga una dieta rica en carbohidratos complejos, baja en grasa y alta en fibra, que incluya muchas frutas y vegetales crudos, así como también jugos frescos de vegetales. Este tipo de dieta reduce la necesidad de insulina y baja el nivel de la grasa sanguínea. La fibra reduce las subidas del azúcar sanguíneo. Como snack, consuma crackers de oat bran o de rice bran con mantequilla de maní o queso. También son beneficiosas las legumbres, los vegetales de raíz y los granos enteros.

❑ Suplemente su dieta con spirulina porque ayuda a estabilizar los niveles del azúcar sanguíneo. Otros alimentos que producen el mismo efecto son berries, brewer's yeast, productos lácteos (especialmente queso), yema de huevo, pescado, ajo, kelp, sauerkraut, soya y vegetales.

❑ Obtenga la proteína en fuentes vegetales, como granos y legumbres. Otras fuentes aceptables de proteína son el pescado y los productos lácteos low-fat.

❑ Evite las grasas saturadas y los azúcares simples (excepto cuando se necesiten para equilibrar una reacción a la insulina).

❑ Antes de hacer ejercicio consuma más carbohidratos o reduzca la dosis de insulina. El ejercicio produce un efecto parecido al de la insulina. Pídale orientación a su médico sobre lo que más le conviene.

❑ No tome cápsulas ni suplementos de aceite de pescado que contengan grandes cantidades de para-aminobenzoic acid (PABA), y evite la sal y los productos de harina blanca. Estos productos elevan el nivel del azúcar sanguíneo.

❑ No tome suplementos que contengan el aminoácido cisteína. Este aminoácido puede destruir los enlaces de la hormona insulina, y afecta a la capacidad de las células de absorber la insulina.

❑ No tome cantidades excesivamente altas de vitaminas B_1 (tiamina) y C porque pueden bloquear la acción de la insulina. Sin embargo, estas vitaminas se pueden tomar en cantidades normales. Consulte la tabla de Nutrientes de esta enfermedad.

❑ Si presenta síntomas de hiperglicemia, vaya sin demora a la sala de urgencias del hospital más cercano porque es una situación potencialmente peligrosa. Es posible que le tengan que administrar fluidos, electrólitos e insulina por vía intravenosa.

❑ No tome grandes cantidades de vitamina B_3 (niacina). Sin embargo, tomar por vía oral pequeñas cantidades (entre 50 y 100 miligramos al día) es provechoso.

❑ Si usted tiene un hijo diabético, asegúrese de que su maestro sepa qué debe hacer en caso de que presente señales de hipoglicemia o hiperglicemia.

❑ Si usted experimenta síntomas de hipoglicemia, consuma *inmediatamente* jugo de fruta, soda pop o cualquier cosa que contenga azúcar. Si eso no le surte efecto durante los veinte minutos siguientes, vuelva a consumir algo dulce. Si la segunda vez tampoco se siente mejor, o si no puede ingerir el alimento, busque ayuda médica de inmediato y/o aplíquese una inyección de glucagon. Todas las personas que tienen diabetes dependiente de la insulina deben llevar siempre consigo un kit de glucagon y deben saber cómo utilizarlo.

❑ Evite el tabaco en todas sus formas porque constriñe los vasos sanguíneos e inhibe la circulación. Mantenga sus pies limpios, secos y calientes, y utilice solamente medias de algodón blanco y zapatos cómodos. Dos factores importantes en el desarrollo de úlceras en los pies de las personas diabéticas son falta de oxígeno (por mala circulación) y daño de los nervios periféricos (con la consiguiente pérdida de la sensación de dolor). En lo posible, evite lesionarse y tome medidas para mejorar la circulación de los pies y las piernas. *Ver* PROBLEMAS CIRCULATORIOS en la Segunda Parte.

ASPECTOS PARA TENER EN CUENTA

❑ Debido a que el manejo de la diabetes tipo I es tan complejo, es forzoso que las personas que sufren de esta enfermedad tengan una buena relación con el médico que les prescribe la insulina. Aunque en Estados Unidos hay más de treinta fórmulas de insulina, todas son variaciones de unas cuantas fórmulas básicas. Las que más se usan son las de cerdo y res purificadas, y las de recombinación de DNA humano. La insulina de cerdo purificada, que proviene de páncreas de cerdo, es sometida a un proceso adicional de purificación. La insulina de res purificada se deriva de páncreas de res, y también pasa por un proceso ulterior de purificación. La insulina originada en la recombinación de DNA humano es producida por la ingeniería genética mediante la inserción del gen humano del cual depende la producción de insulina en una cepa de bacterias o levaduras *Escherichea coli* de laboratorio que no es productora de enfermedad.

❑ Las personas que sufren de diabetes tipo II son las que más dificultad tienen para percibir el sabor dulce de los alimentos, y esto lleva a que no bajen de peso fácilmente. Como no reconocen el sabor dulce, suelen consumir productos azucarados sin apreciar su sabor. Las personas que tienen diabetes tipo II pueden controlar su problema y evitar los tratamientos a base de drogas o de insulina aprendiendo más acerca de los

Chromium Picolinate:
Una terapia nutricional complementaria para las personas diabéticas

El chromium picolinate es un suplemento nutricional que puede ayudar a controlar la diabetes. Como implica su nombre, es una combinación de dos sustancias distintas: cromo y picolinato. El cromo es un mineral que aumenta la eficacia de la insulina, la hormona que controla el nivel de la glucosa sanguínea (azúcar de la sangre); el picolinato es un derivado de los aminoácidos que le facilita al organismo la utilización del cromo.

La forma de las moléculas individuales de insulina es un factor importante en la eficacia de la hormona. Cuando las moléculas tienen la forma correcta, la insulina transporta eficazmante la glucosa al interior de las células, que es donde se necesita. Cuando no hay cromo, las moléculas de insulina se deforman y dejan de funcionar como medio de transporte de la glucosa. Sin un sistema eficaz de transporte, la glucosa se acumula en el torrente sanguíneo y se inicia una reacción en cadena que eventualmente conduce a la diabetes.

A pesar de que los científicos saben desde hace mucho tiempo que el cromo es un nutriente fundamental, sólo fue posible ofrecerlo en forma de suplemento cuando lo combinaron con picolinato. En el organismo, el cromo adopta la forma de un ion, es decir, de una partícula cargada eléctricamente. Las células del organismo repelen esa carga, lo que dificulta la entrada del cromo a las células. El picolinato es un chelator, es decir, una sustancia que se liga a un ion y neutraliza su carga eléctrica. Cuando el cromo y el picolinato se unen, la carga repelente del cromo se suprime. En ese momento las células del organismo aceptan el cromo.

La eficacia del chromium picolinate se ha probado en personas con distintos problemas de salud, entre ellos diabetes. Las investigaciones han mostrado que la mayoría de las personas diabéticas experimentan un descenso en los niveles de glucosa sanguínea cuando empiezan a tomar diariamente suplementos de chromium picolinate. En consecuencia, se piensa que el chromium picolinate tiene la capacidad de ayudarles a las personas diabéticas (en particular, a las que tienen diabetes tipo II) a controlar su nivel de azúcar sanguíneo. Esto les puede permitir reducir la dosis de insulina y otros medicamentos, lo que redunda en menos efectos secundarios. Más aún, como mejorar la acción de la insulina también le ayuda al organismo a utilizar la grasa como combustible, el chromium picolinate puede contribuir a reducir la obesidad. Esto significa que podría ayudarle a mucha gente con diabetes tipo II a perder el peso suficiente como para dejar de tomar medicamentos.

Sin embargo, no conviene que las personas que sufren de diabetes sencillamente compren suplementos de chromium picolinate y empiecen a tomarlos. Cualquier persona que tenga diabetes, especialmente tipo I, debe ser precavida con este suplemento porque su efecto en los requerimientos de insulina es real. Por tanto, es necesario chequear cuidadosamente el nivel del azúcar sanguíneo, y las dosis de insulina y/o de las demás drogas se deben ajustar de acuerdo con lo que vayan indicando los exámenes correspondientes. De lo contrario, podría presentarse una reacción potencialmente peligrosa a la insulina como resultado de un nivel demasiado bajo de glucosa en la sangre.

Cualquier persona que esté interesada en utilizar chromium picolinate para el tratamiento de la diabetes debe consultar con un médico o profesional calificado, de preferencia un médico que tenga experiencia en el campo de la nutrición.

---

alimentos, eligiendo sus alimentos más cuidadosamente y adquiriendo el hábito de leer las etiquetas de los productos.

❑ La diabetes tipo II se suele controlar con modificaciones dietéticas y ejercicio y, por lo general, no requiere tratamiento con insulina. La obesidad es uno de los factores que más inciden en la diabetes tipo II y bajar de peso suele ser lo único que se requiere para controlar la enfermedad.

❑ Dentro de pocos años algunas personas diabéticas podrán dejar definitivamente las inyecciones de insulina y empezarán a utilizar un inhalador. De acuerdo con un artículo escrito por Mike Snider que fue publicado en *USA Today*, investigadores del Johns Hopkins School of Public Health, de Baltimore, informaron que un inhalador experimental en aerosol normalizó el nivel de la glucosa sanguínea de seis voluntarios con diabetes tipo II.

❑ Algunos estudios indican que la hormona dehydroepiandrosterone (DHEA) podría ayudar a prevenir la diabetes (*ver* TERAPIA A BASE DE DHEA en la Tercera Parte).

❑ El hipotiroidismo parece ser una de las causas principales de la diabetes. El conocido investigador y autor Stephen Langer, M.D., ha observado que, junto con otras complicaciones propias de la diabetes, las neuropatías desaparecen cuando se administra hormona tiroidea. Muchas de las complicaciones de la diabetes y del hipotiroidismo son consecuencia del bloqueo de las arterias, lo cual no sólo impide que la sangre transporte nutrientes y oxígeno, sino que elimine material de desecho.

❑ La posible causa de muchos de los efectos de la diabetes a largo plazo es el proceso de glycosylation, o unión de la glucosa y otros azúcares con proteínas de la sangre, de las células nerviosas y del cristalino del ojo. Investigadores del University of Surrey's School of Biological Sciences y del Academic Unit of Diabetes and Endocrinology del London's Whittington Hospital han demostrado que la vitamina C tiene la capacidad de inhibir este proceso destructivo. Ellos sostienen que si el proceso de glycosylation forma parte del fenómeno normal del envejecimiento, entonces tomar suplementos de vitamina C podría retardar ese proceso.

❏ Las mujeres diabéticas que desean tener un hijo deben hacerse chequear el nivel del azúcar sanguíneo mucho antes de quedar embarazadas. El riesgo más alto de desarrollar defectos de nacimiento se presenta entre cinco y ocho semanas después de la concepción, es decir, antes de que la mayoría de las mujeres se enteren de que están embarazadas. Teniendo en cuenta que controlar el nivel del azúcar sanguíneo suele tomar unos meses, si la mujer empieza a chequeárselo apenas queda embarazada, cuando ya lo tenga bajo control será demasiado tarde pues el daño ya se habrá producido.

❏ La principal causa de ceguera en Estados Unidos es el daño retiniano causado por la diabetes. Una de cada veinte personas con diabetes tipo I, y una de cada quince personas con diabetes tipo II presentan retinopatía. Sin embargo, con el desarrollo de la cirugía con rayo láser probablemente descenderá la incidencia de ceguera causada por retinopatía diabética. Las personas diabéticas deben hacerse examinar la retina una vez al año.

❏ La nefropatía diabética — daño renal producido por la diabetes — es una enfermedad bastante común y una de las principales causas de muerte entre las personas diabéticas. Es importante hacerse examinar la función renal periódicamente. Controlar las fluctuaciones del azúcar sanguíneo ayuda a disminuir el riesgo de estas complicaciones. Para prevenir y tratar la nefropatía diabética se recomienda hacer una dieta baja en proteína; menos de 40 gramos de proteína al día es lo recomendable.

❏ La neuropatía diabética (daño de los nervios causado por la diabetes) suele afectar a los nervios periféricos, como los de los pies, las manos y las piernas. Entre los síntomas están adormecimiento, hormigueo y dolor.

❏ En una investigación, grandes cantidades de niacina elevaron en 16 por ciento el nivel del azúcar sanguíneo de un grupo de diabéticos no dependientes de la insulina. A la larga, esto puede crear dependencia de la insulina o del medicamento. La niacina también puede elevar el nivel del ácido úrico de la sangre, lo que puede indicar que hay disfunción renal y mayor riesgo de desarrollar gota. Sin embargo, la niacinamida, una forma de niacina, retarda la destrucción y favorece la regeneración de las células pancreáticas beta, que producen insulina, y en consecuencia puede ser beneficiosa para las personas con diabetes tipo I.

❏ Niveles elevados de glucosa en el cristalino del ojo pueden conducir a la acumulación de sustancias llamadas polyols, cuya presencia puede llegar a deteriorar el cristalino. Aunque el nivel de la glucosa se normalice, pueden persistir concentraciones elevadas de polyols originadas en altos niveles de glucosa. Los flavonoides, como el quercetin, ayudan a inhibir la acumulación de polyols.

❏ La diabetes y la presión arterial alta suelen ir juntas, y ambas pueden derivar en enfermedad renal. En un estudio reciente, el riesgo de contraer una grave enfermedad de los riñones se redujo a la mitad en personas diabéticas con presión arterial alta que tomaron medicamentos llamados angiotensin converting enzyme (ACE) inhibitors.

❏ Investigadores del University of Colorado Health Sciences Center descubrieron que en comparación con los diabéticos no fumadores, los diabéticos que fuman tienen entre el doble y el triple de probabilidades de sufrir daño renal, lo que con frecuencia exige diálisis o trasplante. Fumar constriñe los vasos sanguíneos y entre los diabéticos esto significa que grandes moléculas de proteína son expulsadas de los vasos sanguíneos e impelidas hacia los riñones. Esta situación eventualmente conduce a falla renal.

❏ Para obtener más información sobre la diabetes y sus posibles complicaciones, comuníquese con las siguientes organizaciones:

American Diabetes Association
1660 Duke Street
Alexandria, VA 22314
703-549-1500
Pedir información sobre organizaciones locales y estatales.

American Heart Association
7272 Greenville Avenue
Dallas, TX 75231
800-AHA-USA1
214-373-6300
También pedir información sobre organizaciones locales y estatales.

International Diabetes Center
3800 Park Nicollet Boulevard
Minneapolis, MN 55416
612-927-3393

Joslin Diabetes Center
One Joslin Place
Boston, MA 02215
617-732-2415

Juvenile Diabetes Foundation (JDF)
120 Wall Street, 19th Floor
New York, NY 10005
800-533-2873 ó 212-785-9500

National Diabetes Information Clearinghouse (NDIC)
1 Information Way
Bethesda, MD 20892-3560
301-654-3327

National Eye Institute (NEI)
National Institutes of Health
Building 31, Room 6A32
31 Center Drive, MSC 2510
Bethesda, MD 20892-2510
301-496-5248

National Institute of Diabetes and Digestive
 and Kidney Diseases (NIDDK)
National Institutes of Health
Building 31, Room 9A04
31 Center Drive, MSC 2560
Bethesda, MD 20892-2560
301-496-3583

Diarrea

La diarrea se caracteriza por deposiciones frecuentes y de consistencia acuosa. Entre los síntomas de la diarrea están vómito, cólico, sed y dolor abdominal. A algunas personas también les da fiebre. La diarrea puede ser un problema de salud en sí mismo, o puede ser síntoma de otros trastornos. Entre las posibles causas de la diarrea — que son muchas — están digestión incompleta de los alimentos, envenenamiento con alimentos, estrés; infección bacteriana, viral o de otro tipo; consumo de agua contaminada, enfermedad del páncreas, cáncer, uso de algunos medicamentos, cafeína, parásitos intestinales; enfermedad inflamatoria del intestino, como colitis ulcerativa o enfermedad de Crohn, y consumo de algunos alimentos o químicos (como fríjoles, cafeína, frutas verdes, alimentos rancios o dañados y alimentos que el organismo no tolera). Las alergias alimentarias suelen producir diarrea, al igual que el estrés emocional. La diarrea aguda que va acompañada de fiebre y de mucosidad o sangre en la deposición puede ser señal de infección o de parásitos intestinales.

NUTRIENTES

SUPLEMENTOS	DOSIS SUGERIDAS	COMENTARIOS
Muy importantes		
Charcoal tablets	4 tabletas con agua cada hora hasta que la diarrea esté bajo control. No tomar junto con otros suplementos o medicamentos.	Absorben las toxinas del colon y el torrente sanguíneo.
Essential fatty acids	Según indicaciones de la etiqueta.	Ayudan a la formación de materia fecal.
Kelp	1.000 mg al día.	Reemplaza los minerales perdidos por la diarrea.
Potassium	99 mg al día.	Reemplaza el potasio perdido a través de las deposiciones acuosas.
Aerobic Bulk Cleanse (ABC) de Aerobic Life Industries o	Según indicaciones de la etiqueta.	Ayudan a la formación de materia fecal aportando volumen.
psyllium seeds	4 cápsulas al día a la hora de acostarse.	
Importantes		
Acidophilus	1 cucharadita en agua destilada 2 veces al día, con el estómago vacío.	Reemplaza las bacterias "amigables" perdidas. Utilizar una variedad no láctea en polvo.
Garlic (Kyolic)	2 cápsulas 3 veces al día.	Mata las bacterias y los parásitos. Aumenta la inmunidad.

Provechosos		
Calcium y	1.500 mg al día.	Reemplaza el calcio perdido. Ayuda también a formar materia fecal.
mangnesium y	1.000 mg al día.	Necesario para la absorción del calcio. Promueve el equilibrio del pH.
vitamin D	400 UI al día.	Necesario para la absorción del calcio.
Multienzyme complex con pancreatin	Según indicaciones de la etiqueta. Tomar con las comidas.	Necesarios para normalizar la digestión.
Vitamin B complex más extra	100 mg 3 veces al día.	Todas las vitaminas B son necesarias para la digestión y la absorción de los nutrientes.
vitamin B_1 (thiamine) y	200 mg al día por 2 semanas.	Para mejor absorción se recomiendan en forma sublingual. Puede ser necesario aplicarlos
vitamin B_3 (niacin) y	50 mg al día.	en inyección (con supervisión médica).
folic acid	50 mg al día.	
Vitamin C	500 mg 3 veces al día.	Necesario para la curación y la inmunidad. Utilizar una variedad buffered.
Vitamin E	400-1.000 UI al día.	Protege las membranas mucosas que recubren la pared del colon.
Zinc	50 mg al día. No tomar más de 100 mg al día de todos los suplementos.	Ayuda a reparar el daño tisular del tracto digestivo y mejora la respuesta inmunológica. Para mejor absorción, utilizar lozenges de zinc gluconate u OptiZinc.

HIERBAS

❏ Si usted sufre ocasionalmente de diarrea, utilice blackberry root bark, chamomile, pau d'arco y/o hojas de raspberry. Estas hierbas se pueden tomar en té o mezcladas con salsa de manzana, banano, piña o jugo de papaya.

Advertencia: No utilice chamomile de manera permanente y evite esta hierba si es alérgico al ragweed.

❏ Es provechoso tomar cápsulas de cayenne (capsicum) dos o tres veces al día.

❏ El té de ginger sirve para los cólicos y el dolor abdominal.

❏ El té o el extracto de slippery elm bark alivia el malestar del tracto digestivo.

RECOMENDACIONES

❏ Tome mucho líquido, como bebida caliente de carob, jugo de zanahoria y "green drinks", así como también abundante agua de buena calidad. La pérdida de fluidos que conlleva la diarrea puede causar deshidratación y pérdida de minerales importantes, como sodio, potasio y magnesio.

❏ Consuma todos los días oat bran, rice bran, alimentos crudos, yogur y productos agrios. Es importante que su dieta sea rica en fibra. Al aumentar el consumo de fibra, aumente también el de líquidos, especialmente agua destilada al vapor, agregándole concentrado de algún micromineral.

❏ Beba todos los días tres tazas de agua de arroz. El agua de arroz se prepara hirviendo media taza de brown rice en tres tazas de agua durante cuarenta y cinco minutos. Cuele el arroz y beba el agua. Después consuma también el arroz. El arroz ayuda a formar materia fecal y aporta las vitaminas B que son necesarias en estos casos.

❑ No consuma ningún producto lácteo (excepto productos agrios low-fat). Los productos lácteos son altamente alergénicos. Más aún, la diarrea hace que se pierda temporalmente la enzima necesaria para digerir la lactosa (azúcar de la leche). Restrinja el consumo de grasas y de alimentos que contengan gluten, como barley, oats, rye y wheat. Elimine de su dieta el alcohol, la cafeína y los alimentos condimentados.

❑ Cuando la diarrea es moderada se debe dejar que evolucione. Es la manera en que el organismo elimina toxinas, bacterias y otras sustancias ajenas a él. No tome ningún medicamento para detener la diarrea durante por lo menos dos días. Haga estrictamente una dieta líquida durante venticuatro horas para que el intestino descanse.

❑ Consulte con su médico si la diarrea le dura más de dos días, si la deposición contiene sangre o tiene la apariencia de alquitrán negro, si usted tiene más de 101°F de fiebre, si tiene dolor abdominal o rectal severo, si presenta deshidratación manifestada en resequedad de la boca o en piel arrugada, o si la micción se ha reducido o se ha detenido.

ASPECTOS PARA TENER EN CUENTA

❑ Un producto rico en proteína que sirve para detener la diarrea es el carob powder.

❑ El té de kombucha, que tiene propiedades desintoxicantes e inmunoestimulantes, es provechoso para la diarrea y otras alteraciones digestivas (ver PREPARACIÓN DEL TÉ DE KOMBUCHA en la Tercera Parte).

❑ La diarrea crónica en los niños muy pequeños se manifiesta en cinco o más deposiciones diarias de consistencia acuosa. Los bebés que tienen diarrea se pueden deshidratar con mucha rapidez y deben ser evaluados por un médico.

❑ Cuando la diarrea es crónica o recurrente, la causa puede ser una alergia alimentaria, una infección o parásitos intestinales. Una prueba de alergia le ayudará a determinar si tiene alguna alergia alimentaria. Para saber si hay parásitos o alguna infección, hágase un cultivo de materia fecal.

Dientes, rechinamiento de los

Ver BRUXISMO.

Dispepsia

Ver INDIGESTIÓN.

Distimia

Ver en DEPRESIÓN.

Diverticulitis

La divertidulitis es una enfermedad en la cual se inflaman las membranas mucosas que recubren el colon, lo que conduce a la formación de pequeños sacos, llamados divertículos, en el intestino grueso. Cuando los divertículos se forman, no desaparecen. Los divertículos no producen síntomas; sin embargo, cuando queda atrapado en ellos material de desecho, los divertículos se infectan o se inflaman, lo que produce fiebre, escalofrío y dolor.

Los divertículos se suelen formar cuando la persona sufre de estreñimiento. La dieta baja en fibra, que es usual en los países industrializados, como Estados Unidos, contribuye a la diverticulitis. Cuando no hay fibra para ablandar la materia fecal y agregarle volumen, su movilización por el intestino se vuelve difícil. En este caso se debe ejercer una presión muy fuerte para movilizar por el intestino pequeñas porciones de materia fecal dura y seca. Esta gran presión puede llevar a la formación de sacos o divertículos en puntos débiles de la pared del colon.

La diverticulitis puede ser aguda o crónica. Entre sus síntomas están cólicos, sensación de llenura, dolor en el lado izquierdo del abdomen que cede al expulsar los gases o al evacuar el intestino, estreñimiento o diarrea, náuseas y una necesidad continua de evacuar. También es posible que la deposición contenga sangre. La diverticulitis suele desarrollarse entre los cincuenta y los noventa años. Afecta a millones de estadounidenses, pero muchos ni siquiera saben que tienen esta enfermedad porque o bien no experimentan síntomas, o bien piensan que sus síntomas se deben a simple indigestión.

Aunque no se conoce la causa, se sabe que fumar y exponerse frecuentemente a situaciones de estrés agrava los síntomas. De hecho, la diverticulitis es un ejemplo clásico de enfermedad asociada con el estrés. Los malos hábitos alimentarios complican aún más el problema. Entre los factores que aumentan la probabilidad de sufrir de diverticulitis están dieta inadecuada, antecedentes familiares de la enfermedad, trastornos de la vesícula biliar, obesidad y enfermedad de las arterias coronarias.

Existen varios exámenes para diagnosticar la diverticulitis. El enema de bario es un procedimiento mediante el cual después de llenar el colon de bario líquido se toman radiografías para determinar si hay divertículos en la pared del colon, si el colon se ha estrechado, o si existen otras anomalías. La sigmoidoscopia le permite al médico inspeccionar el sigma — la parte inferior del colon — insertando en el recto un tubo iluminado, delgado y flexible. Si es necesario, se extraen muestras de tejido para ser analizadas. Para examinar otras áreas del colon puede ser necesario hacer una colonoscopia, un procedimiento parecido a la sigmoidoscopia, pero que permite revisar todo el colon.

NUTRIENTES

SUPLEMENTOS	DOSIS SUGERIDAS	COMENTARIOS

Esenciales

Bio-Bifidus de American Biologics y	Según indicaciones de la etiqueta.	Reemplaza la flora del intestino delgado, principalmente para mejorar la asimilación.
Kyo-Dophilus de Wakunaga	Según indicaciones de la etiqueta. Tomar con el estómago vacío.	Reemplaza la flora del intestino para mejorar la eliminación y la asimilación.
Fiber (oat bran, psyllium, flaxseeds molidos y Aerobic Bulk Cleanse (ABC) de Aerobic Life Industries son buenas fuentes)	Según indicaciones de la etiqueta. Tomar 1 hora antes de las comidas con un vaso grande de líquido. No tomar junto con otros suplementos o medicamentos.	Evita el estreñimiento. Previene la infección impidiendo que se acumulen desechos en los sacos de la pared del colon.
Vitamin B complex	100 mg 3 veces al día.	Necesario para todos los sistemas enzimáticos del organismo y para la correcta digestión. Utilizar una fórmula hipoalergénica.

Muy importantes

Multienzyme complex con pancreatin	Según indicaciones de la etiqueta. Tomar con las comidas.	Necesarios para descomponer la proteína. Utilizar una fórmula alta en pancreatina.
Proteolytic enzymes	Según indicaciones de la etiqueta. Tomar entre comidas.	Ayudan a la digestión y reducen la inflamación del colon.

Importantes

Bio Rizin de American Biologics		Ver Hierbas más adelante.
Dioxychlor de American Biologics	Según indicaciones de la etiqueta.	Importante agente antibacteriano, antifúngico y antiviral.
Essential fatty acids (flaxseed oil, primrose oil, salmon oil y Ultimate Oil de Nature's Secret son buenas fuentes)	Según indicaciones de la etiqueta, 3 veces al día antes de las comidas.	Mejoran la función linfática y ayudan a proteger las células que recubren la pared del colon.
Garlic (Kyolic)	2 cápsulas 3 veces al día con las comidas.	Ayuda a la digestión y destruye las bacterias indeseables y los parásitos. Utilizar una fórmula sin levadura.
L-Glutamine	500 mg 2 veces al día con el estómago vacío. Tomar con agua o jugo. No tomar con leche. Para mejor absorción, tomar con 50 mg de vitamina B_6 y 100 mg de vitamina C.	Combustible metabólico de suma importancia para las células intestinales. Protege la vellosidad del intestino que contribuye a la absorcion. Ver AMINOÁCIDOS en la Primera Parte.
Vitamin K o alfalfa	100 mcg al día.	Su deficiencia se ha asociado con trastornos intestinales. Ver Hierbas más adelante.

Provechosos

Aloe vera		Ver Hierbas más adelante.
Free-form amino acid complex	Tomar con el estómago vacío media hora antes de las comidas, según indicaciones de la etiqueta	Suministra proteína, necesaria para la curación y la reparación de los tejidos.
Raw thymus glandular	Según indicaciones de la etiqueta.	Ver TERAPIA GLANDULAR en la Tercera Parte para conocer sus beneficios. Advertencia: este suplemento no se les debe dar a los niños.
Vitamin A	25.000 UI al día. Si está embarazada, no debe tomar más de 10.000 UI al día.	Protege y cura el recubrimiento del colon.
Vitamin C	3.000-8.000 mg al día divididos en varias tomas.	Reduce la inflamación y estimula la respuesta inmunológica. Utilizar una variedad buffered.
Vitamin E	Hasta 800 UI al día.	Este poderoso antioxidante protege las membranas mucosas.

HIERBAS

❏ La alfalfa es una buena fuente natural de vitamina K y de minerales importantes de los cuales suelen presentar deficiencia las personas que sufren de enfermedades intestinales. Además, la alfalfa contiene clorofila, que ayuda a la curación. Tome todos los días 2.000 miligramos en cápsula o en extracto.

❏ El aloe vera promueve la curación de las áreas inflamadas. También ayuda a prevenir el estreñimiento. Tome media taza de jugo de aloe vera tres veces al día. Un producto beneficioso es George's Aloe Vera Juice, de Warren Laboratories. Si se desea, se puede mezclar con una taza de té de hierbas.

❏ El producto Bio Rizin, de American Biologics, es un extracto de licorice que mejora la función glandular y es útil para mitigar los síntomas alérgicos. Tome entre diez y veinte gotas dos veces al día.

❏ El pau d'arco tiene propiedades antibacterianas, limpiadoras y curativas. Tome dos tazas de té de pau d'arco todos los días.

❏ Otras hierbas beneficiosas para la diverticulitis son cayenne (capsicum), chamomile, goldenseal, papaya, red clover y extracto o té de yarrow.

Advertencia: No utilice chamomile permanentemente pues puede producir alergia al ragweed. Evite esta hierba por completo si es alérgico al ragweed. No tome goldenseal durante más de una semana seguida y evítelo durante el embarazo. Si usted ha tenido enfermedad cardiovascular, diabetes o glaucoma, utilice goldenseal sólo con supervisión médica.

RECOMENDACIONES

❏ La clave para controlar la diverticulitis es consumir una cantidad adecuada de fibra y mucha agua de buena calidad. Usted necesita por lo menos 30 gramos de fibra al día. Es posible que le convenga suplementar su dieta con algún producto que aumente el volumen de la materia fecal y/o que la ablande, y que contenga methylcellulose o psyllium, pues estas sustancias no producen tantos gases en el colon como otras fuentes de fibra, en especial el wheat bran. Tome todos los días por lo menos ocho vasos de agua de 8 onzas cada uno. Puede tomar tés de hierbas, caldos y jugos frescos para reemplazar parte del agua. El líquido ayuda a mantener los divertículos libres de desechos tóxicos y, por tanto, previene la inflamación.

❑ Haga una dieta baja en carbohidratos y alta en proteínas. Los productos vegetales y el pescado son buenas opciones. No consuma granos, semillas ni nueces, excepto brown rice bien cocido. Esos alimentos son difíciles de digerir y tienden a quedar atrapados en las hendiduras de la pared del colon, lo que se traduce en gases y sensación de llenura. Elimine también de su dieta los productos lácteos, la carne roja, los productos que contienen azúcar, los alimentos fritos, las especias y los alimentos procesados.

❑ Consuma abundantes vegetales hojosos de color verde, pues son buena fuente de vitamina K. Obtener esta vitamina en la dieta reviste particular importancia para quienes tienen problemas intestinales.

❑ Por sus propiedades curativas y desintoxicantes, consuma ajo.

❑ Durante los ataques agudos de diverticulitis, quizás su médico le recomiende hacer temporalmente una dieta baja en fibra. Pero cuando la inflamación ceda, vuelva a incorporar gradualmente en su dieta alimentos ricos en fibra.

❑ Tan pronto como le empiece un ataque de dolor, hágase un enema de limpieza utilizando dos quarts de agua tibia y el jugo de un limón fresco. Esto ayuda a extraer del colon alimentos que no han sido digeridos y que han quedado atrapados, lo que alivia el dolor. Ver ENEMAS en la Tercera Parte.

❑ Cuando tenga un ataque agudo, tome cuatro tabletas o cuatro cápsulas de charcoal con un buen vaso de agua para absorber los gases que están atrapados. Las tabletas de charcoal se consiguen en los health food stores. El charcoal no se debe tomar al tiempo con otros medicamentos o suplementos, ni durante períodos prolongados, pues junto con los gases también absorbe nutrientes beneficiosos.

❑ Durante los ataques severos, utilice suplementos vitamínicos en forma líquida para facilitar la asimilación, y use el blender para hacer puré con los vegetales y las frutas. Consuma únicamente vegetales cocidos al vapor. Los alimentos para bebé ayudan mientras se cura completamente. La compañía Earth's Best produce alimentos orgánicos para bebé, que se pueden comprar en los health food stores y en algunos supermercados. Agrégueles fibra en suplemento a los productos para bebé. A medida que se vaya mejorando, incorpore poco a poco en su dieta frutas y vegetales crudos. Tome jugo de zanahoria, jugo de cabbage y "green drinks". También puede tomar líquido de clorofila o alfalfa líquida en jugo.

❑ Para aliviar el dolor, masajéese el lado izquierdo del abdomen. Párese y haga ejercicios de estiramiento.

❑ Las tabletas de clay son provechosas. Tómeselas con el estómago vacío en el momento de levantarse y siga las indicaciones de la etiqueta.

❑ Fíjese todos los días si la deposición contiene sangre. Si es de color negro, llévele una muestra al médico para hacerla analizar.

❑ Trate de evacuar el intestino todos los días a la misma hora. Apenas se levante, y antes de desayunarse, tome fibra y acidophilus para ayudarle al intestino a moverse en ese momento.

Nota: La fibra en suplemento no se debe tomar al tiempo con otros suplementos o drogas.

ASPECTOS PARA TENER EN CUENTA

❑ Las alergias a los alimentos suelen producir trastornos intestinales. Es conveniente hacerse una prueba de alergias.

❑ Si los divertículos se le infectan, el médico seguramente le prescribirá antibióticos. En ese caso, no deje de consumir abundantes productos agrios y algún tipo de acidophilus no lácteo.

❑ No abuse de los laxantes pues pueden irritar la pared del colon.

❑ Una medida muy provechosa es ayunar. Ver AYUNOS en la Tercerea Parte.

❑ *Ver también* COLITIS ULCERATIVA, ENFERMEDAD DE CROHN y SÍNDROME DE INTESTINO IRRITABLE en la Segunda Parte.

Dolor de cabeza

Prácticamente a todo el mundo le ha dado dolor de cabeza alguna vez. Entre las causas más frecuentes del dolor de cabeza están estrés, tensión, ansiedad, alergias, estreñimiento, consumo de café, fatiga ocular, hambre, presión en los senos nasales, tensión muscular, desequilibrios hormonales, temporomandibular joint (TMJ) syndrome, trauma en la cabeza, deficiencias nutricionales, consumo de alcohol, medicamentos o tabaco, fiebre, y exposición a agentes irritantes como polución, perfumes y lociones para después de afeitarse.

Expertos en este problema calculan que alrededor del 90 por ciento de todos los dolores de cabeza son producidos por tensión y que el 6 por ciento son migrañas. Desde luego, la causa de los dolores de cabeza por tensión es la tensión muscular. Las migrañas, en cambio, son producidas por mala circulación sanguínea hacia el cerebro. Otra variante son los dolores de cabeza en cluster: dolores severos y recurrentes que afectan casi a un millón de estadounidenses.

Los dolores de cabeza frecuentes suelen ser señal de que existe un problema de salud latente. La gente que a menudo experimenta dolor de cabeza puede estar reaccionando a determinados alimentos y aditivos alimentarios, como wheat, chocolate, monosodium glutamate (MSG), sulfitos (utilizados en los restaurantes y en los bares de ensaladas), azúcar, hot dogs, luncheon meats, productos lácteos, nueces, ácido cítrico,

Clases de dolores de cabeza

Hay muchas clases de dolores de cabeza y tanto sus causas como sus síntomas específicos son diferentes. El tratamiento apropiado depende de la clase de dolor de cabeza. La siguiente tabla enumera algunos de los dolores de cabeza más comunes y sus posibles tratamientos.

Clase de dolor de cabeza	Síntomas	Causas	Tratamiento
Bilioso	Dolor leve pero constante (dull) en la frente, y palpitante (throbbing) en las sienes.	Indigestión, exceso de comida, falta de ejercicio.	Mantener limpio el colon suele ser una medida provechosa (*ver* LIMPIEZA DEL COLON en la Tercera Parte).
En cluster	Dolor severo y palpitante (throbbing) en un lado de la cabeza, enrojecimiento de la cara, lagrimeo y congestión nasal entre 1 y 3 veces al día durante varias semanas o meses, que puede durar entre pocos minutos y varias horas.	Estrés, alcohol, fumar.	Tome suplementos de L-tyrosine, DL-phenylalanine, extracto de ginkgo biloba, L-glutamine, quercetin. *Advertencia:* si está tomando algún inhibidor MAO para la depresión, absténgase de tomar L-tyrosine. No tome fenilalanina si está embarazada o si sufre de ataques de pánico, diabetes, presión arterial alta o phenylketonuria (PKU).
En las sienes	Dolor punzante (jabbing) y quemante (burning); dolor en las sienes o en los oídos al masticar; pérdida de peso; problemas de visión. Es más común después de los 55 años.	Inflamación de las arterias temporales.	Hable con un médico sobre la terapia a base de esteroides.
Menstrual	Dolor parecido al de la migraña que se presenta poco antes, durante o después de la menstruación, o en medio del ciclo menstrual durante la ovulación.	Oscilaciones en el nivel del estrógeno.	Tome suplementos de vitamina B_6 y potasio, así como también cantidades adicionales de magnesio.
Migraña clásica	Similares a los de la migraña común, pero precedidos de auras como alteraciones visuales, adormecimiento de brazos y piernas, percepción de olores extraños, alucinaciones.	Excesiva dilatación o contracción de los vasos sanguíneos del cerebro.	*Ver* MIGRAÑA en la Segunda Parte.
Migraña común	Dolor severo y palpitante (throbbing) por lo general en un solo lado de la cabeza, náuseas, vómito, frío en las manos, vahídos, sensibilidad a la luz y a los sonidos.	Excesiva dilatación o contracción de los vasos sanguíneos del cerebro.	*Ver* MIGRAÑA en la Segunda Parte.
Por abstención de cafeína	Dolor palpitante (throbbing) producido por dilatación de los vasos sanguíneos.	Retiro de la cafeína.	Consuma una pequeña cantidad de cafeína y luego déjela poco a poco por completo.
Por artritis	Dolor en la parte posterior de la cabeza o el cuello que empeora con el movimiento; inflamación de las articulaciones y de los músculos del hombro y/o del cuello.	Desconocidas.	Tome suplementos de feverfew. *Advertencia:* no utilice esta hierba durante el embarazo.

Clase de dolor de cabeza	Síntomas	Causas	Tratamiento
Por congestión de los senos paranasales	Dolor parecido a un mordisco (gnawing) que se presenta con molestia permanente en el área de los senos paranales, y que suele aumentar al avanzar el día. Puede presentarse con fiebre y secreción incolora.	Alergias, infección, pólipos nasales, alergias alimentarias. Suele ser producido por bloqueo de los conductos o por infección aguda de los senos paranasales.	Aumente el consumo de vitaminas A y C y aplíquese calor húmedo para facilitar el drenaje de las secreciones de los senos paranasales.
Por consumo de alcohol	Parecidos a los de la migraña, con dolor palpitante (throbbing) y náuseas.	El alcohol produce deshidratación y dilatación de los vasos sanguíneos del cerebro.	Tome mucha agua de buena calidad y jugos de fruta. Aplíquese hielo en el cuello.
Por esfuerzo físico	Dolor de cabeza generalizado durante o después de un esfuerzo físico (como correr o tener una relación sexual), o de un esfuerzo pasivo (como estornudar o toser).	Usualmente se relacionan con migraña o con dolores en cluster. Cerca del 10 por ciento se relacionan con enfermedades orgánicas, como tumores o malformación de los vasos sanguíneos.	Tome suplementos nutricionales y aplíquese compresas de hielo en el sitio donde experimenta el dolor.
Por fatiga ocular	Suele ser un dolor bilateral y frontal.	Desequilibrio de los músculos oculares; problemas de visión sin corregir, astigmatismo.	Hágase corregir los problemas visuales.
Por fiebre	El dolor de cabeza evoluciona con la fiebre a causa de la inflamación de los vasos sanguíneos de la cabeza.	Infección.	Reduzca la fiebre y aplíquese compresas de hielo.
Por hambre	Se presenta poco antes de la hora de comer por caída del nivel del azúcar sanguíneo, tensión muscular y dilatación de los vasos sanguíneos.	Saltarse comidas, hacer dietas muy estrictas.	Tome sus comidas con regularidad y consuma cantidades adecuadas de proteínas y de carbohidratos complejos.
Por hipertensión	Dolor leve pero constante (dull) en un área extensa de la cabeza, que empeora con el movimiento o con el esfuerzo físico.	Presión arterial excesivamente alta.	Contrólese la presión arterial.
Por problemas de la articulación temporomandibular (TMJ)	Dolor en las sienes, encima de los oídos o en la cara; contracciones musculares en un lado de la cara; chasquido o crujido de la mandíbula; dolor en el cuello o en la parte superior de la espalda; dolor en las sienes al despertarse.	Estrés, maloclusión (cierre defectuoso de los dientes superiores sobre los inferiores), apretar las mandíbulas con fuerza, mascar chicle.	Reduzca el estrés, practique técnicas de relajación y de biorretroalimentación, tome suplementos nutricionales y colóquese compresas de hielo.
Por tensión	Dolor constante en un área de la cabeza o en toda la cabeza; músculos adoloridos con puntos de activación en el cuello y en la parte alta de la espalda; aturdimiento, vahídos. Es el dolor de cabeza más común.	Estrés emocional, ansiedad, preocupación, depresión, ira, alergias a los alimentos, mala postura.	Aplíquese compresas de hielo en el cuello y en la parte superior de la espalda; tome suplementos de vitamina C con bioflavonoides, DLPA, bromelaína y aceite de primrose.
Tic douloureux	Dolores breves y punzantes (jabbing) en el área de la boca, la quijada o la frente. Es más frecuente en las mujeres mayores de 55 años.	Desconocidas.	Tome suplementos nutricionales. Algunos casos requieren cirugía.

alimentos fermentados (quesos, sour cream, yogur), alcohol, vinagre y/o alimentos marinados. Otras posibles causas son anemia, problemas intestinales, trastornos cerebrales, bruxismo (rechinamiento de los dientes), hipertensión (presión arterial alta), hipoglicemia (bajo nivel de azúcar sanguíneo), sinusitis, desalineación de la columna vertebral, dosis excesivas y tóxicas de vitamina A, deficiencia de vitamina B y enfermedades de los ojos, la nariz y la garganta.

NUTRIENTES

SUPLEMENTOS	DOSIS SUGERIDAS	COMENTARIOS
Provechosos		
Bromelain	500 mg según la necesidad.	Esta enzima ayuda a regular la reacción inflamatoria.
Calcium y magnesium	1.500 mg al día. 1.000 mg al día.	Estos minerales ayudan a aliviar la tensión muscular. Utilizar variedades chelate.
Coenzyme Q_{10}	30 mg 2 veces al día.	Mejora la oxigenación de los tejidos.
Dimethylglycine (DMG) (Aangamik DMG de FoodScience Labs)	125 mg 2 veces al día.	Mejora la oxigenación de los tejidos. Administrar en forma sublingual.
DL-Phenylalanine (DLPA)	750 mg al día.	Alivia el dolor. *Advertencia:* si está embarazada o lactando, o si sufre de ataques de pánico, diabetes, presión arterial alta o PKU, no debe tomar este suplemento.
Glucosamine sulfate	Según indicaciones de la etiqueta.	Alternativa natural para reemplazar el aspirin y otros medicamentos antiinflamatorios no esteroideos.
L-Tyrosine más L-glutamine más quercetin	Según indicaciones de la etiqueta. 500 mg 2 veces al día. 500 mg 2 veces al día.	Alivian los dolores de cabeza en cluster. *Advertencia:* si está tomando algún inhibidor MAO para la depresión, no debe tomar tirosina.
Potassium	99 mg al día.	Contribuye al equilibrio entre el sodio y el potasio, lo cual se requiere para evitar la retención de líquidos. La retención de líquidos le puede imponer demasiada presión al cerebro.
Primrose oil	500 mg 3-4 veces al día.	Proporciona ácidos grasos esenciales, que favorecen la buena circulación, ayudan a regular la reacción inflamatoria y alivian el dolor.
Vitamin B_3 (niacin) y niacinamide	Hasta 300 mg combinados al día. No sobrepasar esta dosis. Mantenga la dosis que le proporciona alivio.	Mejoran la circulación y ayudan al funcionamiento del sistema nervioso. Se recomienda supervisión profesional. *Advertencia:* si tiene algún trastorno hepático, gota o presión arterial alta, no debe tomar niacina.
Vitamin B complex más extra vitamin B_6 (pyridoxine)	50 mg 3 veces al día. 50 mg 3 veces al día.	Las vitaminas B son más eficaces cuando se toman juntas. Utilizar una fórmula que no contenga levadura. Para casos agudos se recomienda en inyección (con supervisión médica). Elimina el exceso de agua de los tejidos.
Vitamin C con bioflavonoids	2.000-8.000 mg al día divididos en varias tomas.	Protegen contra los efectos nocivos de la contaminación y ayudan a la producción de hormonas antiestrés. Utilizar una variedad esterified o buffered.
Vitamin E	Empezar con 400 UI al día y aumentar poco a poco hasta 1.200 UI al día.	Mejora la circulación.

HIERBAS

❏ Las siguientes hierbas ayudan a aliviar el dolor de cabeza: brigham, raíz de burdock, fenugreek, feverfew, goldenseal, lavender, lobelia, marshmallow, mint, rosemary, skullcap y thyme.

Advertencia: No utilice feverfew durante el embarazo. La hierba goldenseal no se debe administrar por vía oral todos los días durante más de una semana seguida, no se debe usar durante el embarazo, y se debe utilizar con precaución cuando hay alergia al ragweed. No tome lobelia por vía oral de manera permanente.

❏ Haga un emplasto con ginger, aceite de peppermint y aceite de wintergreen. Fróteselo en la nuca y en las sienes para aliviar el dolor de cabeza causado por la tensión muscular. Para los dolores de cabeza relacionados con los senos nasales, apliquese el emplasto localmente.

❏ El extracto de ginkgo biloba mejora la circulación hacia el cerebro y es útil para algunos dolores de cabeza.

RECOMENDACIONES

❏ Haga una dieta bien balanceada. Evite el chicle, el ice cream, las bebidas heladas, la sal y la excesiva exposición al sol.

❏ Haga ejercicios de respiración profunda. La falta de oxígeno produce dolor de cabeza.

❏ Elimine de su dieta los alimentos que contienen tiramina y el aminoácido fenilalanina. Luego vuélvalos a introducir en su dieta de uno en uno, y fíjese cuál es el que le produce dolor de cabeza. La fenilalanina se encuentra en el aspartame (Equal, NutraSweet), en el monosodium glutamate (MSG) y en los nitritos (preservativos que se encuentran en hot dogs y luncheon meats). Entre los alimentos que contienen tiramina están bebidas alcohólicas, banano, queso, pollo, chocolate, frutas cítricas, carnes frías, arenque, cebolla, mantequila de maní, cerdo, pescado ahumado, sour cream, vinagre, vino y productos con levadura recién horneados. La tiramina eleva la presión arterial y esto conduce a dolores de cabeza leves pero constantes.

❏ Siempre se debe tratar la causa del dolor de cabeza y no el síntoma. Depender a largo plazo del aspirin, el acetaminophen y otros analgésicos que se consiguen sin receta médica puede empeorar el dolor de cabeza crónico, pues inhibe la capacidad natural del cerebro de combatir el dolor. Si usted utiliza analgésicos sin prescripción médica más de cuatro veces por semana, pídale a su médico que le recomiende otras maneras de controlar el dolor.

❑ Consuma fibra todos los días y hágase un enema una vez por semana. *Ver* LIMPIEZA DEL COLON y ENEMAS en la Tercera Parte.

Nota: La fibra en suplemento no se debe tomar junto con otros suplementos y medicamentos, sino por separado.

❑ Apenas lo ataque un dolor de cabeza, hágase un enema de limpieza para eliminar toxinas que causan muchos dolores de cabeza. Cuando no se eliminan, el torrente sanguíneo puede absorber esas toxinas, que empiezan a circular por todo el organismo. Si el ayuno le produce dolor de cabeza, hágase un enema de retención de café. *Ver* ENEMAS en la Tercera Parte.

❑ Aplíquese compresas frías en el punto desde el cual irradia el dolor. Esto ayuda a aliviar el dolor de cabeza porque constriñe los vasos sanguíneos y calma los espasmos musculares. Introduzca en el congelador un paño húmedo durante diez minutos o utilice una compresa de gel fría.

❑ Utilice un heating pad, una botella de agua caliente o una toalla caliente para relajar los músculos del cuello y de los hombros. La tensión excesiva en esos músculos precipita dolores de cabeza por contracción muscular.

❑ Para los dolores de cabeza producidos por congestión de los senos nasales, pruebe a hacerse un masaje. Aplicar presión en áreas específicas de la cabeza despeja los senos nasales y disminuye la tensión. Masajéese las mejillas y los huesos que rodean los ojos tanto por encima como por debajo. Incline un poco la cabeza hacia adelante para facilitar el drenaje de los senos nasales. También es provechoso aplicarse en los senos nasales compresas calientes o inhalar vapor.

❑ Para evitar el dolor de cabeza, haga comidas pequeñas y consuma algún alimento entre las comidas para prevenir las oscilaciones fuertes del azúcar sanguíneo. Incluya en su dieta almendras, leche de almendra, berros, perejil, fennel, ajo, cerezas y piña.

❑ Trate de dormir un número suficiente de horas todas las noches. El inositol, el triptófano y/o el calcio ayudan a dormir bien cuando se toman a la hora de acostarse. También ayuda comer media toronja. No consuma frutas dulces ni ningún producto dulce después de las cinco de la tarde.

❑ Si usted toma anticonceptivos orales y sufre de dolores de cabeza, hable con su médico sobre la posibilidad o bien de sustituir sus anticonceptivos por una fórmula baja en estrógeno, o bien de suspender las píldoras durante un tiempo. Los anticonceptivos orales pueden producir deficiencia de vitamina B_6, lo que ocasiona dolores de cabeza y migrañas.

❑ Si tiene que consumir algún alimento del cual sospecha que le produce intolerancia, utilice tabletas de charcoal (se compran en los health food stores). Tome cinco tabletas durante la hora anterior a comer y tres tabletas después de comer. Tan pronto como le sea posible, hágase un enema de limpieza y un enema de retención de café. Si le da dolor de cabeza severo tras consumir algún alimento, los enemas lo aliviarán rápidamente porque eliminan las sustancias alergénicas. Sin embargo, no tome tabletas de charcoal todos los días porque también absorben los nutrientes beneficiosos.

❑ Si presenta cualquiera de los siguientes síntomas junto con el dolor de cabeza, consulte con su médico: visión borrosa, confusión, pérdida del habla, fiebre y rigidez del cuello, sensibilidad a la luz, presión detrás de los ojos que cede al vomitar, presión en el área de los senos nasales, palpitaciones en la cabeza y en las sienes, taquicardia, percepción alterada de los colores y sensación de que la cabeza va a explotar. Busque sin demora atención médica si lo ataca súbitamente un dolor de cabeza tan severo que parece un "trueno"; también acuda al médico si le da dolor de cabeza tras sufrir alguna lesión en la cabeza, aunque sólo se trate de una caída o de un chichón leve. El dolor de cabeza crónico que empeora después de toser, del esfuerzo físico o de un movimiento abrupto también es motivo de consulta médica.

❑ Si sus dolores de cabeza no son, sencillamente, dolores ocasionales producidos por tensión, lleve un diario durante por lo menos dos meses para facilitar el diagnóstico médico. Anote la hora, la severidad, la ubicación y la duración de cada dolor de cabeza. Además, describa el dolor: palpitante (throbbing) o leve pero constante (dull).

ASPECTOS PARA TENER EN CUENTA

❑ Las alergias suelen causar dolor de cabeza. Llevar un diario de alergias a los alimentos es una gran ayuda para identificar los que le hacen daño (*ver* ALERGIAS en la Segunda Parte).

❑ La desalineación de la columna vertebral, cuya causa suelen ser los pies planos o la utilización de tacones altos, disminuye el flujo sanguíneo hacia el cerebro. La quiropráctica sirve en estos casos.

❑ Hacer ejercicio con regularidad previene los dolores de cabeza por tensión, y además reduce la frecuencia y la severidad de las migrañas. Sin embargo, el ejercicio puede empeorar los dolores de cabeza de origen orgánico. Antes de empezar a hacer ejercicio para controlar el dolor, hable con su médico acerca de sus dolores de cabeza.

❑ Investigadores están estudiando la posibilidad de que en los dolores de cabeza severos intervengan el nervio trigémino (el nervio encargado de la sensación de la cara, la boca y la cavidad nasal) y el químico cerebral serotonina. Las alteraciones en los niveles de serotonina se asocian con la mayoría de los dolores de cabeza. En la migraña, el nivel de la serotonina se eleva antes de que comience el dolor y desciende durante la fase dolorosa. En el dolor de cabeza por tensión crónica, el nivel de la serotonina permanece bajo todo el tiempo. Como resultado del bajo nivel de la serotonina, un impulso se moviliza a lo largo del nervio trigémino hasta los vasos sanguíneos de las meninges, la membrana que envuelve y protege el cerebro. Esto hace que los vasos sanguíneos de las meninges se dilaten y se inflamen, lo que se traduce en un dolor de cabeza.

❑ A menudo los médicos recetan la droga sumatriptan (Imitrex) para las migrañas. Esta droga, que es inyectable, actúa aumentando la cantidad de serotonina en el cerebro. Es un medicamento costoso (lo venden en forma de kit para ser utilizado en el hogar). Entre los efectos secundarios que se pueden presentar están aumento de la frecuencia cardíaca, elevación de la presión arterial y sensación de opresión en el pecho, la mandíbula o el cuello.

❑ Algunos médicos prescriben la droga lidocaine (Anestacon, Xylocaine) para los dolores de cabeza en cluster. Las gotas nasales proporciona alivio en pocos minutos.

❑ En un estudio, veinte adultos que habían presentado durante mucho tiempo dolores de cabeza en cluster se introdujeron en la nariz una solución de capsaicin todos los días durante cinco días. Diez días después de la última dosis, los ataques de dolor descendieron en un 67 por ciento.

❑ Entre los diagnósticos equivocados de dolor de cabeza están problemas de los senos nasales, alergias y temporomandibular joint (TMJ) syndrome. Lo que mucha gente toma por dolores de cabeza relacionados con los senos nasales son, en realidad, migrañas. Aunque las infecciones de los senos nasales pueden producir dolores de cabeza breves pero intensos, es más probable que los dolores recurrentes se deban a tensión, o que sean migrañas o dolores de cabeza en cluster. El dolor en la cara, en las sienes o encima de los oídos se diagnostica a veces como dolor de cabeza producido por temporomandibular joint (TMJ) syndrome, es decir, por la desalineación de la articulación de la mandíbula. Sin embargo, éstos también pueden ser dolores de cabeza comunes desencadenados o agravados por el problema de la articulación.

❑ A las mujeres que sufren de migrañas les ayuda aplicarse tópicamente una crema de progesterona.

❑ *Ver también* HIPOGLICEMIA, MIGRAÑA y TMJ SYNDROME en la Segunda Parte.

❑ *Ver también* CONTROL DEL DOLOR en la Tercera Parte.

Dolor de espalda

El dolor de espalda afecta casi al 80 por ciento de los adultos en algún momento de su vida, y es una de las causas más frecuentes de hospitalización en Estados Unidos. El dolor de espalda puede tener diversas causas, entre ellas problemas de los músculos, los tendones, los huesos, los ligamentos o algún órgano, como el riñón. Las molestias y los dolores en la parte baja de la espalda pueden convertirse en un problema crónica. Lumbago es un término popular para referirse al dolor muscular en la parte baja de la espalda, cerca de la pelvis.

Durante mucho tiempo se creyó que el dolor de espalda era producido por degeneración de la columna vertebral o por alguna lesión, en especial daño de los discos intervertebrales. Los discos intervertebrales son estructuras localizadas entre las vértebras, que actúan como amortiguadores. Cada disco consiste en una capa exterior sólida y fibrosa que protege la parte interior encargada de la amortiguación, que es blanda. Con el paso del tiempo, los discos empiezan a mostrar signos de envejecimiento y pueden lesionarse. Cuando un disco empieza a degenerarse, cualquier esfuerzo — incluso uno tan insignificante como estornudar — puede hacer que el disco se hernie, es decir, que la materia blanda del interior se salga y presione la médula espinal. Este problema se suele denominar equivocadamente "slipped disk". La hernia discal puede pro-

ducir dolor de espalda intermitente o constante, pero severo. Sin embargo, no todos los dolores de espalda se deben a enfermedad de los discos intervertebrales. Hay que tener en cuenta que los discos intervertebrales de la mayoría de las personas mayores de cuarenta años — experimenten o no dolor de espalda — presentan algún grado de degeneración. Más aún, la mayor parte de los discos herniados o degenerados no producen síntomas.

Hoy en día se considera que la causa principal del dolor de espalda es, sencillamente, esfuerzo muscular excesivo. Aunque los síntomas se pueden presentar de manera súbita y pueden ser sumamente dolorosos, se trata de un problema cuya evolución demora largo tiempo. Cuando los músculos se contraen, se produce ácido láctico y ácido pirúvico como subproducto de la actividad muscular. La presencia de ácido láctico en los músculos es la causa del cansancio muscular que solemos experimentar después de cualquier actividad física intensa. Cuando niveles altos de esos ácidos se acumulan en los músculos se puede producir irritación, que eventualmente se convierte en dolor e interfiere la conducción de los impulsos eléctricos en el tejido muscular. Esto da lugar a un fenómeno llamado *delayed-onset muscle soreness* (DOMS). La deshidratación a menudo complica los problemas relacionados con la acumulación de ácido.

En la mayoría de los dolores de espalda también intervienen factores sicológicos, como problemas emocionales profundos y/o dificultad para manejar el estrés. Otros factores que se relacionan con el dolor de espalda son mala postura, calzado inapropiado, hábitos inadecuados al caminar, levantar mal los objetos pesados, ejercicio físico excesivo, deficiencia de calcio, sentarse de manera desgarbada y dormir sobre un colchón demasiado blando. Los problemas de los riñones, de la vejiga y de la próstata también pueden conducir a dolores de espalda, al igual que el estreñimiento y los trastornos pélvicos de la mujer. Entre los trastornos crónicos que pueden ocasionar dolor de espalda están artritis, reumatismo, enfermedad de los huesos y curvatura anormal de la columna vertebral. Las fracturas no suelen ser la causa del dolor de espalda.

NUTRIENTES

SUPLEMENTOS	DOSIS SUGERIDAS	COMENTARIOS
Muy importantes		
DL-Phenylalanine (DLPA)	Tomar todos los días en semanas alternas, según indicaciones de la etiqueta.	Ayuda a aliviar el dolor. *Advertencia:* si está embarazada o lactando, o si sufre de ataques de pánico, diabetes, presión arterial alta o PKU, no debe tomar este suplemento.
Calcium	1.500-2.000 mg al día.	Necesario para la fortaleza de los huesos. Para asegurar la absorción, utilizar una mezcla de tres formas distintas: calcium carbonate, calcium chelate y calcium asporotate.
y magnesium y	700-1.000 mg al día.	Actúa con el calcium. Utilizar magnesium chelate. Ayuda a la absorción del calcio y el magnesio.
vitamin D	400 UI al día.	

Multivitamin y mineral complex con vitamin A	15.000 UI al día. Si está embarazada, no debe tomar más de 10.000 UI al día.	Proporcionan nutrientes de manera equilibrada, lo cual es importante para la curación, la formación y el metabolismo de los huesos y el tejido conectivo.
y natural beta-carotene	15.000 UI al día.	
y vitamin E	400-800 UI al día.	
Silica o horsetail	Según indicaciones de la etiqueta, 3 veces al día.	Proporciona silicio, que mejora la absorción del calcio. *Ver* Hierbas más adelante.
Vitamin B₁₂	2.000 mg al día.	Ayuda a la absorción del calcio y a la digestión. Utilizar lozenges o administrar en forma sublingual.
Zinc	50 mg al día. No tomar más de 100 mg al día de todos los suplementos.	Necesario para la síntesis de la proteína y para la formación del colágeno. Promueve la salud del sistema inmunológico.
más copper	3 mg al día.	Actúa de manera equilibrada con el zinc y la vitamina C para formar elastina. Necesario para la salud de los nervios.

Importantes

Boron	3 mg al día. No sobrepasar esta dosis.	Mejora la absorción del calcio. Tome únicamente hasta curarse, excepto si es menor de 50 años.
Free-form amino acid complex	Según indicaciones de la etiqueta.	Esencial para la reparación de los tejidos y los huesos.
L-Proline	500 mg al día con el estómago vacío. Tomar con agua o jugo. No tomar con leche. Para mejor absorción, tomar con 50 mg de vitamina B₆ y 100 mg de vitamina C.	Cura los cartílagos y fortalece los músculos y los tejidos. *Ver* AMINOÁCIDOS en la Primera Parte.
Manganese	2-5 mg al día. No tomar junto con calcio.	Ayuda a curar los cartílagos y los tejidos del cuello y la espalda. Utilizar manganese gluconate.

Provechosos

Essential fatty acids (flaxseed oil es buena fuente)	Según indicaciones de la etiqueta. Tomar con las comidas.	Necesarios para la reparación y la flexibilidad de los músculos.
GlucosaMend de Source Naturals	Según indicaciones de la etiqueta.	Proporciona glucosamina, importante componente de muchos tejidos corporales, incluyendo huesos y tejido conectivo.
Multienzyme complex con bromelain y pancreatin	Según indicaciones de la etiqueta. Tomar con las comidas.	Ayudan a la digestión y alivian la tensión muscular y la inflamación.
Vitamin B complex	Según indicaciones de la etiqueta, 3 veces al día.	Necesario para mitigar el estrés de los músculos de la espalda. Utilizar una fórmula high-stress alta en vitamin B₆ (pyridoxine) y en vitamina B₁₂.
Vitamin C con bioflavonoids	3.000-10.000 mg al día.	Esenciales para la formación del colágeno, que mantiene unidos los tejidos. Necesarios para la reparación de los tejidos. Alivian la tensión de la espalda.

HIERBAS

❏ El producto Arth-X, de Trace Minerals Research, es una fórmula que contiene hierbas, minerales marinos, calcio y otros nutrientes provechosos para los huesos y las articulaciones.

❏ Horsetail es buena fuente de sílice, que es necesaria para los huesos y el tejido conectivo.

❏ Otras hierbas convenientes para el dolor de espalda son alfalfa, burdock, oat straw, slippery elm y white willow bark. Se pueden tomar en cápsula o en extracto, y también en té.

RECOMENDACIONES

❏ Evite todas las carnes y los productos con proteína animal mientras no se haya mejorado. Los alimentos de origen animal contienen ácido úrico, que les impone a los riñones un esfuerzo excesivo que puede contribuir al dolor de espalda. No consuma gravies, aceites, grasas, azúcar ni alimentos demasiado procesados.

❏ Haga un ayuno. *Ver* AYUNOS en la Tercera Parte.

❏ Tan pronto como experimente dolor tómese dos vasos grandes de agua de buena calidad. Esto suele proporcionar alivio en cuestión de minutos. Los dolores musculares y de espalda a veces se relacionan con deshidratación. El organismo necesita como mínimo ocho vasos de agua de 8 onzas cada uno todos los días para evitar la acumulación de desechos ácidos en los músculos y otros tejidos.

❏ Si el dolor se presenta tras una lesión o un movimiento abrupto, aplíquese hielo durante las primeras cuarenta y ocho horas, y luego aplíquese calor. Utilice una cama dura. Para levantarse de la cama, dése vuelta hasta quedar de lado, encoja las rodillas, impúlsese para sentarse y también para incorporarse.

❏ Para aliviar el dolor muscular de la espalda, dése un baño largo de agua bien caliente o aplíquese un heating pad directamente en la espalda.

❏ Cuando el dolor agudo haya cedido, haga ejercicios para fortalecer los músculos abdominales. Estos ejercicios sirven para prevenir nuevos episodios de dolor, pues los músculos abdominales ayudan a sostener la espalda. Los sit-ups fortalecen estos músculos; nunca se deben hacer con las piernas estiradas en el suelo, sino con las rodillas dobladas.

❏ Cuando esté sentado, mantenga las rodillas un poquito más elevadas que las caderas, y apoye los pies en el suelo.

❏ Al cargar alguna cosa en los hombros, cambie de hombro de vez en cuando. Cargar bolsos pesados en el hombro puede producir dolor de cuello, de espalda y de hombro.

❏ Aprenda a reconocer el estrés y a manejarlo. Las técnicas de relajación son una gran ayuda.

❑ Empuje los objetos pesados; nunca los tire hacia usted.

❑ Utilice zapatos cómodos y bien fabricados. Cuanto más alto es el tacón de los zapatos, tanto mayor es el riesgo de sufrir de dolor de espalda.

❑ Cuando tenga que permanecer sentado durante un rato largo, no se quede en la misma posición. Muévase y cambie de posición.

❑ Inclínese hacia adelante doblando las rodillas. Levante los objetos ayudándose con las piernas, los brazos y el abdomen, no con los músculos de la región lumbar. No levante objetos que pesen más de veinte libras. Si tiene que realizar alguna actividad cerca del piso, no doble la cintura. Lo que debe hacer es ponerse en cuclillas.

❑ No duerma sobre el abdomen con la cabeza sobre una almohada. Más bien, haga que su espalda descanse tendiéndose de lado con las piernas recogidas. De esta manera las rodillas quedan más o menos una pulgada más altas que la cadera. Duerma sobre un colchón duro y apoye la cabeza en una almohada. Si su colchón no es suficientemente duro, coloque una tabla entre el colchón de resortes y el colchón corriente.

❑ Mantenga un peso saludable y haga ejercicio con moderación y regularidad. La falta de ejercicio causa dolor de espalda. Entre las actividades convenientes para la espalda están nadar, montar en bicicleta, caminar y remar. *Evite* las siguientes actividades:

• *Béisbol, baloncesto, fútbol.* Las reacciones veloces que exigen estos deportes implican girar y brincar de manera abrupta.

• *Bowling.* Levantar un objeto pesado mientras la persona se inclina y gira es forzar demasiado la espalda.

• *Golf.* El movimiento giratorio que requiere el swing y la tendencia del cuerpo a inclinarse a la altura de la cintura le imponen un gran estrés a la parte baja de la espalda.

• *Tenis.* Este deporte le exige a la espalda esforzarse mucho porque el jugador debe detenerse y moverse de manera constante y a gran velocidad.

• *Levantamiento de pesas.* Éste es el deporte que tiene más probabilidades de hacer daño, pues le exige un esfuerzo enorme a la parte baja de la espalda y de la columna vertebral.

❑ Si el dolor le dura más de setenta y dos horas, si irradia a las piernas o si se le presentan otros síntomas como pérdida inexplicable de peso, consulte con su médico. Si su dolor de espalda es crónico, consulte con un médico especializado en este problema y, especialmente, con uno que no se precipite a recomendarle una cirugía.

❑ Si siente dolor en un lado de la región lumbar, si se siente enfermo y tiene fiebre, visite a su médico inmediatamente. Es posible que se trate de una infección renal.

❑ Si el dolor se le presenta después de haber sufrido una lesión y va acompañado de pérdida súbita del control de la vejiga o del intestino; si tiene dificultad para mover alguna extremidad, o si siente dolor, adormecimiento u hormigueo en una extremidad, no se mueva y pida ayuda médica inmediatamente. Es posible que se haya lesionado la médula espinal.

ASPECTOS PARA TENER EN CUENTA

❑ La gente que necesita ayuda profesional para el dolor de espalda tiene que elegir entre una inmensa variedad de especialistas e internistas. Los problemas de espalda complicados se están convirtiendo en una subespecialidad. Los verdaderos especialistas se dedican en la actualidad a los pacientes que sólo presentan problemas de espalda. Para el tratamiento del dolor de espalda, consulte con cualquiera de los siguientes profesionales:

• *Quiroprácticos.* Tienen licencia para manipular la columna vertebral y suelen recomendar cambios en la nutrición y en el estilo de vida. Para corregir el problema, los quiroprácticos manipulan a gran velocidad el cuello y la espalda. Según un informe del U.S. Agency for Health Care Policy and Research publicado en 1994, la manipulación de la columna vertebral podría ser el tratamiento más eficaz para el dolor de espalda agudo. Como los quiroprácticos no son médicos, no están autorizados para recetar medicamentos ni para operar. Un buen quiropráctico recomienda un médico cuando el caso lo requiere.

• *Masajistas terapéuticos.* Utilizan técnicas diferentes para reducir la tensión muscular, como amasar y comprimir los músculos y los tendones. Estas técnicas favorecen la circulación y le ayudan al organismo a deshacerse de desechos celulares, lo que acelera la reparación de los tejidos y la curación de los problemas de espalda.

• *Cirujanos ortopedistas.* Son médicos y, en consecuencia, prescriben medicamentos (analgésicos, relajantes musculares y drogas antiinflamatorias), reposo en cama y terapia física para algunos casos de dolor de espalda. Debido a que estos médicos pueden operar, tienden a recomendar la cirugía más que otros profesionales.

• *Osteópatas.* Pueden recetar drogas y operar, pero por su filosofía sobre el tratamiento suelen empezar con manipulación o terapia física.

• *Fisiatras.* Estos médicos, especializados en rehabilitación física, tratan el dolor de espalda con diversas terapias físicas. Así mismo, prescriben aparatos ortopédicos para la espalda que reducen la presión en la columna vertebral, y recomiendan cambios en el estilo de vida del paciente. Los fisiatras no están autorizados para operar y se inclinan menos a la hospitalización que los demás profesionales y médicos. Es reconocida su habilidad para tratar problemas de espalda, como dolor en la parte baja y hernia discal.

• *Fisioterapeutas.* Su especialidad es fortalecer los músculos y corregir problemas de movilidad de las articulaciones y de la columna vertebral. No son médicos y su actividad se limita estrictamente a la terapia física.

❑ Cuando hay señales de que el daño nervioso está avanzando rápidamente (aumento de la debilidad de una pierna o pérdida de la función de la vejiga o del intestino), la cirugía de la columna vertebral se convierte en una posibilidad que no hay que descartar. También se debe pensar en la cirugía cuando el dolor no cede o cuando empeora cada vez más. La cirugía conlleva riesgos; siempre existe la posibilidad de que se produzca daño permanente o de que la movilidad quede restringida. De acuerdo con datos del gobierno de Estados Unidos, la cirugía sólo beneficia a una de cada cien personas que sufren de dolor de espalda. La cirugía de columna sólo sirve para cuatro categorías de problemas:

1. Desplazamiento de un disco (hernia discal).
2. Movimiento doloroso (y anormal) de una vértebra en relación con otra.
3. Estrechamiento de la columna vertebral alrededor de la médula espinal por crecimiento óseo (estenosis espinal).
4. Algunos casos en los cuales la desalineación de una vértebra en relación con otra (espondilolistesis) produce dolor.

❑ A pesar de que los rayos X forman parte del procedimiento diagnóstico estándar para el dolor de espalda, infortunadamente las radiografías muestran muy pocos problemas de espalda. Si la causa del dolor es esfuerzo muscular excesivo o hernia discal, las radiografías no sirven para hacer el diagnóstico, pues los discos, los músculos y los ligamentos están constituidos por tejido blando. La exposición a los rayos X es peligrosa para las mujeres embarazadas.

❑ Procedimientos de diagnóstico novedosos como computerized tomography (CT) y magnetic resonance imaging (MRI) permiten ver los discos intervertebrales. Sin embargo, el Dr. Richard A. Deyo, profesor de medicina y de servicios de salud del University of Washington School of Medicine and School of Public Health, ha señalado que entre el 20 y el 30 por ciento de las personas aquejadas por el dolor de espalda presentan hernia discal que no es el origen de su dolor. Si los procedimientos mencionados revelan ese problema, la persona puede terminar sometiéndose a una cirugía para un problema que, a pesar de existir, no es la verdadera causa de su dolor.

❑ Si el dolor le sobreviene después de levantar un objeto pesado, toser o hacer un ejercicio particularmente fuerte, y le impide moverse o compromete una pierna de arriba abajo, es posible que se le haya herniado un disco.

❑ Estudios epidemiológicos realizados en Estados Unidos, así como también estudios de gemelos fumadores y no fumadores efectuados en Escandinavia, han demostrado que fumar agrava los problemas de los discos intervertebrales.

❑ Numerosos estudios han revelado que, en comparación con las personas que son tratadas para el dolor de espalda en hospitales, las que se someten a tratamiento en clínicas especializadas en quiropráctica se recuperan más rápido y a menor costo. Además, terminan con menos dolor y más movilidad.

❑ *Ver también en* PROBLEMAS RELACIONADOS CON EL EMBARAZO en la Segunda Parte.

❑ *Ver también* CONTROL DEL DOLOR en la Tercera Parte.

Dolor de garganta

La mayoría de los dolores de garganta son producidos por infecciones virales, como las que causan el resfriado común,

aunque también pueden ser causados por infecciones bacterianas (especialmente *estreptococos)* y por cualquier agente que irrite la delicada membrana mucosa del fondo de la garganta y de la boca. Entre esos agentes irritantes están polvo, humo, emanaciones, alimentos o bebidas demasiado calientes, infecciones de la dentadura o de las encías, y abrasiones. La tos crónica y hablar en voz demasiado alta también pueden irritar la garganta.

El dolor de garganta agudo suele evolucionar en el curso de unos pocos días a unas pocas semanas. Aunque generalmente el dolor de garganta no es un problema grave, suele ser el primer síntoma de otro problema de salud, como resfriado, influenza, mononucleosis, virus de Epstein-Barr, herpes simple y muchas enfermedades de la infancia, entre ellas sarampión y varicela. Con menos frecuencia es señal de síndrome de fatiga crónica, difteria, inflamación de la epiglotis, gingivitis, cáncer de la laringe o absceso en las amígdalas.

NUTRIENTES

SUPLEMENTOS	DOSIS SUGERIDAS	COMENTARIOS
Provechosos		
Acidophilus	Según indicaciones de la etiqueta. Tomar con el estómago vacío.	Repone las bacterias "amigables". Especialmente importante cuando se prescriben antibióticos.
Bee propolis	Según indicaciones de la etiqueta.	Protege las membranas mucosas de la boca y la garganta.
Garlic (Kyolic) o	2 cápsulas 3 veces al día con las comidas.	Mejora la función inmunológica.
Kyo-Green de Wakunaga	Según indicaciones de la etiqueta.	Contiene enzimas, aminoácidos, vitaminas, minerales y clorofila, que ayudan a la curación.
Multivitamin y mineral complex	Según indicaciones de la etiqueta.	Mantiene el equilibrio de todos los nutrientes necesarios.
Zinc lozenges (Ultimate Zinc-C Lozenges de Now Foods)	Según indicaciones de la etiqueta.	Alivian el dolor y mejoran la función inmunológica. Provechosos para la curación.
Maitake o shiitake o reishi	Según indicaciones de la etiqueta. Según indicaciones de la etiqueta. Según indicaciones de la etiqueta.	Aumentan la inmunidad y combaten las infecciones virales.
Natural carotenoid complex (Betatene)	Según indicaciones de la etiqueta.	Brinda importante protección antioxidante. Aumenta la inmunidad.
Vitamin A emulsion	100.000 UI al día por 1 semana. Luego reducir hasta 50.000 UI al día por 1 semana. De nuevo reducir hasta 25.000 UI al día. Si está embarazada, no debe tomar más de 10.000 UI al día.	Ayudan a la curación y refuerzan el funcionamiento inmunológico. Para dosis altas, la emulsión facilita la asimilación y brinda mayor seguridad.
o capsules	50.000 UI al día por 1 semana. Luego reducir hasta 25.000 UI al día por 1 semana. De nuevo reducir hasta 10.000 UI al día. Si está embarazada, no debe tomar más de 10.000 UI al día.	

Vitamin C	5.000-20.000 mg al día divididos en varias tomas. *Ver* FLUSH DE ÁCIDO ASCÓRBICO en la Tercera Parte.	Tiene propiedades antivirales.
Vitamin E	600 UI al día.	Promueve la curación y la reparación de los tejidos.

HIERBAS

❑ Los enemas de té de catnip ayudan a bajar la fiebre. *Ver* ENEMAS en la Tercera Parte.

❑ La echinacea y el goldenseal combaten las infecciones bacterianas y virales.

Advertencia: No se debe tomar goldenseal por vía oral todos los días durante más de una semana seguida, y se debe evitar durante el embarazo. Además, se debe usar con precaución cuando hay alergia al ragweed.

❑ Los gargarismos de fenugreek alivian el dolor de garganta y reducen el dolor de las amígdalas inflamadas. Agregue veinte gotas de extracto a una taza de agua y haga gargarismos tres veces al día.

❑ La hierba lungwort calma la irritación de la garganta. El slippery elm alivia la carraspera y la irritación de la boca. El licorice mitiga el dolor y la carraspera.

Advertencia: No utilice licorice todos los días durante más de siete días seguidos, y evítelo si su presión arterial es alta.

❑ El té de raíz de marshmallow alivia la irritación y la picazón de la garganta. El té de hoja de raspeberry alivia el dolor de garganta y los fuegos.

❑ Las cataplasmas de mullein caliente mitigan el dolor de garganta. *Ver* UTILIZACIÓN DE CATAPLASMAS en la Tercera Parte.

RECOMENDACIONES

❑ Si el médico le receta antibióticos para una infección bacteriana en la garganta, consuma yogur y tome algún suplemento de acidophilus para reemplazar las bacterias "amigables". Sin embargo, no tome el antibiótico y el acidophilus al mismo tiempo.

❑ Un remedio provechoso es tomar sorbos de vitamina C líquida, que se prepara disolviendo en agua o jugo vitamina C en polvo. Pase cada sorbo lentamente.

❑ Alterne los gargarismos de líquido de clorofila y sal marina (media cucharadita en un vaso de agua caliente). Haga varios gargarismos al día.

❑ Tome abundantes líquidos. Lo mejor es tomar jugos frescos.

❑ Para recubrir la garganta y aliviar el dolor, mezcle miel cruda y jugo de limón.

❑ *Ver* AYUNOS en la Tercera Parte y seguir el programa.

❑ Si usted fuma, deje ese hábito. Fumar es una de las principales causas de dolor de garganta. *Ver* DEPENDENCIA DEL TABACO en la Segunda Parte.

ASPECTOS PARA TENER EN CUENTA

❑ Un cosquilleo permanente o una tos crónica puede ser indicación de alguna alergia alimentaria.

❑ Cuando el dolor de garganta es recurrente o dura más de dos semanas, es posible que haya una enfermedad latente, como mononucleosis.

❑ Muchas infecciones y dolores de garganta provienen de bacterias de los cepillos de dientes. Los cepillos de dientes se deben cambiar una vez al mes y después de cualquier enfermedad infecciosa. Cuando no esté utilizando el cepillo, manténgalo entre hydrogen peroxide o entre grapefruit seed extract, a fin de exterminar los gérmenes (si utiliza hydrogen peroxide, enjuague bien el cepillo antes de usarlo).

❑ *Ver también* AMIGDALITIS, MONONUCLEOSIS, RESFRIADO COMÚN y SINUSITIS en la Segunda Parte.

Down, síndrome de

Ver SÍNDROME DE DOWN.

Drogadicción (Abuso de sustancias)

En una sociedad orientada hacia el consumo de drogas, como es la nuestra, al parecer existe una píldora para calmar prácticamente cualquier molestia. Cuando uno tiene dolor de cabeza, lo único que hay que hacer para disponer de aspirin o acetaminophen es buscar entre el gabinete de las medicinas. Cuando uno está ansioso o tiene dificultades para conciliar el sueño, sencillamente se toma un par de tranquilizantes. Y cuando a uno le inquietan los problemas maritales o laborales, puede ahogar las penas con un trago. En consecuencia, no debe sorprender que la adicción a las drogas sea un problema tan generalizado.

Se habla de adicción cuando el organismo se acostumbra tanto a la sustancia externa que no puede funcionar adecuadamente cuando no dispone de esa sustancia. Ésta es la razón por la cual la persona adicta a una droga experimenta síntomas de abstención si se le priva abruptamente de ella. Entre los síntomas de abstención a las drogas están dolor de cabeza, insomnio, sensibilidad a la luz y al ruido, diarrea, oleadas de calor y de frío, sudor, depresión profunda, irritabilidad, pensamiento irracional y desorientación. Esto explica por qué la vida de los individuos adictos a alguna droga termina reducida a evitar el tormento de la abstención, es decir, a asegurarse el suministro ininterrumpido de esa sustancia. Esa necesidad de obtener la droga a toda costa conduce, a la larga, a la desin-

Sustancias que despojan al organismo de nutrientes

Muchas sustancias agotan las reservas del organismo de diversos nutrientes. Utilice la siguiente lista como guía para determinar qué suplementos necesita como resultado de la utilización de drogas prescritas o compradas sin receta médica, incluyendo alcohol y cafeína.

Sustancia	Nutrientes agotados
Allopurinol (Zyloprim)	Hierro.
Antacids	Vitaminas del complejo B; calcio; fosfato, vitaminas A y D.
Antibiotics en general (ver también isoniazid, penicillin, sulfa drugs y trimethoprim)	Vitaminas del complejo B; vitamina K; bacterias "amigables".
Antihistamines	Vitamina C.
Aspirin	Vitaminas del complejo B; calcio; ácido fólico; hierro; potasio; vitaminas A y C.
Barbiturates	Vitamina C.
Beta-blockers (Corgard, Inderal y Lopressor, entre otras)	Colina; cromo; ácido pantoténico (vitamina B_5).
Caffeine	Biotina; inositol; potasio; vitamina B_1 (tiamina); cinc.
Carbamazepine (Atretol, Tegretol)	Diluye el sodio de la sangre.
Chlorothiazide (Aldoclor y Diuril, entre otras)	Magnesio; potasio.
Cimetidine (Tagamet)	Hierro.
Clonidine (Catapres, Combipres)	Vitaminas del complejo B; calcio.
Corticosteroids en general (ver también prednisone)	Calcio; potasio; vitaminas A, B_6, C y D; cinc.
Digitalis preparations (Crystodigin y Digoxin, entre otras)	Vitaminas B_1 (tiamina) y B_6 (piridoxina); cinc.
Diuretics en general (ver también chlorothiazide, spironolactone, thiazide diuretics y triamterene)	Calcio; yodo; magnesio; potasio; vitaminas B_2 (riboflavina) y C; cinc.
Estrogen preparations	Ácido fólico; vitamina B_6 (piridoxina).
Ethanol (alcohol)	Vitaminas del complejo B: magnesio; vitaminas C, D, E y K.
Fluoride	Vitamina C.
Glutethimide (Doriden)	Ácido fólico; vitamina B_6 (piridoxina).
Guanethidine (Esimil, Ismelin)	Magnesio; potasio; vitaminas B_2 (riboflavina) y B_6 (piridoxina).

Sustancia	Nutrientes agotados
Hydralazine (Apresazide y Apresoline, entre otras)	Vitamina B_6 (piridoxina).
Indomethacin (Indocin)	Hierro.
Isoniazid (INH y otras)	Vitaminas B_3 (niacina) y B_6 (piridoxina).
Laxatives (excluyendo las hierbas)	Potasio; vitaminas A y K.
Lidocaine (Xylocaine)	Calcio; potasio.
Nitrate/nitrite coronary vasodilators	Niacina; pangamic acid; selenio; vitaminas C y E.
Oral contraceptives	Vitaminas del complejo B; vitaminas C, D y E.
Penicillin preparations	Vitamina B_3 (niacina); niacinamida; vitamina B_6 (piridoxina).
Phenobarbital preparations	Ácido fólico; vitamina B_6 (piridoxina); vitamina B_{12}; vitaminas D y K.
Phenylbutazone	Ácido fólico; yodo.
Phenytoin (Dilantin)	Calcio; ácido fólico; vitaminas B_{12}, C, D y K.
Prednisone (Deltasone y otras)	Potasio; vitaminas B_6 (piridoxina) y C; cinc.
Quinidine preparations	Colina, ácido pantoténico (vitamina B_5); potasio; vitamina K.
Reserpine preparations	Fenilalanina; potasio; vitaminas B_2 (riboflavina) y B_6 (piridoxina).
Spironolactone (Aldactone y otras)	Calcio; ácido fólico.
Sulfa drugs	Para-aminobenzoic acid (PABA); bacterias "amigables".
Synthetic neurotransmitters	Magnesio; potasio; vitaminas B_2 (riboflavina) y B_6 (piridoxina).
Tobacco	Vitaminas A, C y E.
Thiazide diuretics	Magnesio; potasio; vitamina B_2 (riboflavina); cinc.
Triamterene (Dyrenium)	Calcio; ácido fólico.
Trimethoprim (Bactrim y Septra, entre otras)	Ácido fólico.

tegración de la vida normal: relaciones interpersonales desbaratadas, pérdida del empleo e, incluso, conducta criminal.

El problema de la tolerancia a las drogas complica aún más el fenómeno de la adicción. A medida que pasa el tiempo, el individuo necesita cantidades cada vez más altas de la droga para obtener el efecto que desea y para evitar que se le presenten síntomas de abstención. Algunas personas ingieren dosis tan elevadas que mueren o terminan al borde de la muerte. Además, el componente sicológico de la adicción suele ser tan poderoso como el componente físico. De hecho, la adicción que producen algunos tipos de drogas es completa o casi completamente una dependencia sicológica. Pese a que la dependencia sicológica no genera síntomas físicos de abstención cuando se abandona la droga, sí produce deseos irresistibles de consumirla que con frecuencia se siguen presentando mucho tiempo después de haber superado la adicción física.

El consumo de drogas suele empezar en la adolescencia. Aunque la percepción que los jóvenes tienen del alcohol y el cigarrillo ha cambiado de manera impresionante en los últimos años, siguen siendo dos de las drogas de más fácil disponibilidad. La mayoría de los jóvenes se inician en las drogas consumiendo alcohol y fumando cigarrillo antes de pasar a drogas más difíciles de conseguir (es decir, ilegales), como marihuana. Muchos jóvenes que utilizan drogas creen equivocadamente que drogas comunes, como alcohol y marihuana, no hacen daño. También creen que nunca se volverán dependientes de esas sustancias y que podrán dejarlas en cualquier momento. Infortunadamente, en vez de abandonarlas, muchos terminan consumiendo drogas más fuertes, entre ellas anfetaminas, heroína y cocaína. A pesar de que el tipo de droga más susceptible de abuso varía de un lugar a otro y de una época a otra, la mayoría de los expertos en este tema coinciden en que esa potente variante de la cocaína llamada crack representa un problema grave. El crack es menos costoso que la cocaína en polvo, es fácil de ocultar y produce euforia rápidamente. Es, además, *sumamente* adictivo y se asocia con comportamiento violento y criminal. De acuerdo con informes de algunos diarios, el crack se ha filtrado, incluso, en escuelas de educación primaria.

Entre las señales de drogadicción están disminución del deseo de trabajar y/o de interactuar con los demás, somnolencia excesiva, falta de atención, oscilaciones frecuentes del estado anímico, desasosiego, cambio de personalidad y pérdida del apetito. Las personas adictas a las drogas prefieren estar solas y se irritan con facilidad. Además, pueden presentar accesos de llanto y su manera de hablar es lenta y confusa. Las pupilas también pueden mostrar cambios.

El siguiente programa nutricional fue concebido para ayudarles a las personas que se están recuperando de la adicción a las drogas. A menos que se especifique otra cosa, las dosis recomendadas son para adultos. A los menores de diecisiete años se les debe administrar entre la mitad y tres cuartas partes de la cantidad recomendada.

NUTRIENTES

SUPLEMENTOS	DOSIS SUGERIDAS	COMENTARIOS
Muy importantes		
Vitamin B complex en inyección más extra vitamin B$_{12}$	2 cc al día, o según indicaciones médicas. 1 cc al día, o según indicaciones médicas.	Necesarios para reparar el hígado cuando está bajo estrés. En inyección (con supervisión médica) son muy eficaces. Si no se consiguen en inyección, administrar en forma sublingual.
Importantes		
Calcium y magnesium	1.500 mg a la hora de acostarse. 1.000 mg a la hora de acostarse.	Nutren el sistema nervioso central y ayudan a controlar los temblores calmando al organismo. Utilizar variedades chelate.
Free-form amino acid complex más extra L-glutamine	Según indicaciones de la etiqueta, con el estómago vacío. 500 mg 3 veces al día con el estómago vacío.	Aporta proteína necesaria y de fácil asimilación. Atraviesa la barrera hematoencefálica y promueve el correcto funcionamiento mental. Aumenta el nivel de gamma-aminobutyric acid (GABA), que tiene efectos calmantes.
y L-tyrosine	500 mg 2 veces al día con el estómago vacío. Tomar estos suplementos con agua o jugo, no con leche. Para mejor absorción, tomar con 50 mg de vitamina B$_6$ y 100 mg de vitamina C.	Tomadas cada 4 horas, la raíz de valerian y la tirosina han dado buenos resultados para dejar la cocaína. *Ver* AMINOÁCIDOS en la Primera Parte. *Advertencia:* si está tomando algún inhibidor MAO para la depresión, no debe tomar este suplemento.
Gamma-aminobutyric acid (GABA)	Según indicaciones de la etiqueta, con el estómago vacío.	Este suplemento es relajante. Disminuye los antojos incontrolables. *Ver* AMINOÁCIDOS en la Primera Parte.
Glutathione	Según indicaciones de la etiqueta.	Reduce el carácter tóxico de las drogas y, por tanto, sus efectos nocivos en el organismo. También disminuye el deseo de consumir drogas o alcohol.
Lithium	Según indicaciones médicas.	Este micromineral ayuda a aliviar la depresión. Se consigue con prescripción médica únicamente.
L-Phenylalanine	1.500 mg al día al despertarse.	Necesario como combustible cerebral. Utilizar para los síntomas de abstención. *Advertencia:* si está embarazada o lactando, o si sufre de ataques de pánico, diabetes, presión arterial alta o PKU, no debe tomar este suplemento.
Pantothenic acid (vitamin B$_5$)	500 mg 3 veces al día.	Esencial para las glándulas suprarrenales y para reducir el estrés.
Vitamin C	2.000 mg cada 3 horas.	Desintoxica el organismo y disminuye los antojos incontrolables de droga. Utilizar una variedad buffered, como sodium ascorbate. Puede ser necesario administrarlo por vía intravenosa (con supervisión médica).

Provechosos		
Multivitamin y mineral complex	Según indicaciones de la etiqueta.	Todos los nutrientes son necesarios en grandes cantidades. Utilizar una fórmula high-potency.
Niacinamide	500 mg 3 veces al día.	Importante para la función cerebral. *Advertencia:* no se debe reemplazar la niacinamida por niacina. No se debe tomar niacina en dosis muy altas.

HIERBAS

❑ El Siberian ginseng les ayuda a las personas con síntomas de abstención de la cocaína.

Advertencia: No utilice esta hierba si sufre de hipoglicemia, presión arterial alta o enfermedad cardíaca.

❑ La raíz de valerian produce efectos calmantes. Se ha visto que cuando se utiliza con el aminoácido tirosina es provechosa para quienes experimentan síntomas de abstención de la cocaína (*ver en* Nutrientes).

RECOMENDACIONES

❑ Haga una dieta bien balanceada y rica en nutrientes, en la que predominen los alimentos crudos.

❑ Agréguele a su dieta bebidas ricas en proteína.

❑ Evite los alimentos muy procesados, el azúcar en todas sus formas y el junk food. Esos alimentos son fuentes inmediatas de energía, pero su consumo va seguido de un desánimo que puede aumentar el antojo incontrolable de consumir drogas.

❑ *Ver* AYUNOS en la Tercera Parte y seguir las instrucciones.

ASPECTOS PARA TENER EN CUENTA

❑ Para minimizar los síntomas de abstención, cualquier droga se debe abandonar poco a poco. La dosis se debe reducir gradualmente y a lo largo de por lo menos cuatro semanas o más. Ésta es una labor que practicamente nunca se logra sin ayuda; por lo general se requiere hospitalización y/o ayuda profesional.

❑ La mayoría de las personas están conscientes de que una sobredosis puede matar, pero muchas no se dan cuenta de que estos venenos también matan de otras maneras. Usar cocaína y heroína puede producir angina de pecho, ataque cardíaco, espasmos de las arterias coronarias y daño del músculo cardíaco que pone en peligro la vida. De una u otra manera, todas las drogas debilitan el sistema inmunológico. El uso crónico de marihuana puede disminuir la función inmunológica hasta en un 40 por ciento, porque daña los glóbulos blancos de la sangre y los destruye. Cuando el sistema inmunológico está débil, el organismo se vuelve propenso a toda clase de enfermedades infecciosas y degenerativas.

❑ Entre las personas que utilizan drogas es frecuente la malnutrición. Debido a que las drogas despojan al organismo de nutrientes necesarios, los adictos deben tomar dosis altas de suplementos nutricionales.

❑ Investigaciones han descubierto que en comparación con los hijos de personas no alcohólicas, los hijos de alcohólicos son más propensos a utilizar drogas, entre ellas cocaína. La probabilidad de que estas personas utilicen drogas es cuatrocientas veces más alta que la de individuos sin antecedentes familiares de adicción al alcohol.

❑ Una persona puede ser adicta a sustancias que no son ilegales. Muchas son adictas a la nicotina, a la cafeína, a las colas, al alcohol, al azúcar e, incluso, a algunos alimentos. Aunque esas adicciones no suelen representar un riesgo tan grande para la salud, de todos modos la abstención es sumamente difícil. Quienes utilizan esas sustancias también suelen ser más propensas a enfermarse, porque esas sustancias adictivas agotan las reservas del organismo de nutrientes importantes (*ver* Sustancias que despojan al organismo de nutrientes en la página 247).

❑ *Ver también* ALCOHOLISMO y DEPENDENCIA DEL TABACO en la Segunda Parte.

Eccema

Ver DERMATITIS.

Edema

Anteriormente llamado hidropesía, el edema es la acumulación anormal de fluido en los tejidos del organismo. El edema se puede presentar en cualquier parte del cuerpo, aunque es más usual en los pies y en los tobillos. La hinchazón característica de este problema de salud también puede producir dolor.

La retención de líquido a menudo es de origen alérgico. En muchas mujeres se desarrolla algún grado de edema durante el embarazo. El edema constante puede deberse a trastornos de los riñones, de la vejiga, del corazón o del hígado.

NUTRIENTES

SUPLEMENTOS	DOSIS SUGERIDAS	COMENTARIOS
Muy importantes		
Free-form amino acid complex	Según indicaciones de la etiqueta.	La inadecuada asimilación de la proteína suele causar edema. La deficiencia de proteína se ha asociado con retención de líquidos.
SP-6 Cornsilk Blend de Solaray		*Ver* Hierbas más adelante.
Vitamin B complex más extra vitamin B$_6$ (pyridoxine)	50-100 mg 2 veces al día con las comidas.	Las vitaminas B son más eficaces cuando se toman juntas.
	50 mg 3 veces al día.	Disminuye la retención de líquidos.

Importantes		
Alfalfa		Ver Hierbas más adelante.
Calcium y	1.500 mg al día.	Reemplazan los minerales que se pierden cuando se corrige el edema.
magnesium	1.000 mg al día.	
Silica	Según indicaciones de la etiqueta.	Diurético natural.

Provechosos		
Bromelain	Según indicaciones de la etiqueta, 3 veces al día.	Esta enzima, derivada de la piña, ayuda a la digestión y sirve para las alergias.
Garlic (Kyolic)	2 cápsulas 3 veces al día con las comidas.	Desintoxicante.
Kelp	1.000-1.500 mg al día.	Proporciona los minerales necesarios.
Kidney-Liver Complex #406 de Enzymatic Therapy	Según indicaciones de la etiqueta.	Mejora el funcionamiento de los riñones.
Potassium	99 mg al día.	Muy importante cuando se toman diuréticos.
Pycnogenol	Según indicaciones de la etiqueta.	Este poderoso antioxidante fortalece el tejido del sistema circulatorio.
Superoxide dismutase (SOD)	Según indicaciones de la etiqueta.	Provechoso para los trastornos cardíacos y hepáticos.
Taurine	Según indicaciones de la etiqueta.	Ayuda al funcionamiento cardíaco.
Vitamin C	3.000-5.000 mg al día divididos en varias tomas.	Esencial para la función adrenal y para la producción de hormonas adrenales, que son vitales tanto para el adecuado equilibrio de los fluidos como para controlar el edema.
Vitamin E	400 UI o más al día.	Ayuda a la circulación.

HIERBAS

❑ La alfalfa es una buena fuente de minerales importantes. Además, contiene clorofila, un poderoso desintoxicante. Tome entre 2.000 y 3.000 miligramos al día divididos en varias tomas.

❑ El producto SP-6 Cornsilk Blend, de Solaray, contiene corn silk y otras hierbas que le ayudan al organismo a expulsar el exceso de fluido. Tome dos cápsulas tres veces al día.

❑ Otras hierbas beneficiosas si sufre de edema son butcher's broom, raíz de dandelion, horsetail, berries de juniper, lobelia, marshmallow, perejil y té de pau d'arco.

Advertencia: No se debe tomar lobelia por vía oral de manera permanente.

RECOMENDACIONES

❑ Aumente su consumo de alimentos crudos. Coma mucha manzana, remolacha, ajo, uvas y cebolla. Es importante que su dieta contenga mucha fibra.

❑ Para obtener proteína, consuma huevos, pescado blanco a la parrilla, y pollo o pavo sin piel y preparado a la parrilla. Consuma pequeñas cantidades de buttermilk, cottage cheese, kéfir y yogur low-fat.

❑ Consuma kelp por su riqueza mineral.

❑ Evite el alcohol, la proteína de origen animal, la carne de res, la cafeína, el chocolate, los productos lácteos (excepto los que se enumeraron antes), los mariscos secos, los alimentos fritos, las gravies, las aceitunas, los pickles, la sal, la salsa de soya, el tabaco, la harina blanca y el azúcar blanca.

❑ Haga ejercicio todos los días y tome baños calientes o saunas dos veces por semana.

❑ Evite el estrés.

❑ *Ver* AYUNOS en la Tercera Parte y seguir el programa. Ayunar sirve para eliminar de los tejidos el exceso de fluido.

❑ Si se le forman hoyuelos cuando se oprime con un dedo los pies o los tobillos, consúltele al médico pues podría ser señal de un problema grave de salud.

ASPECTOS PARA TENER EN CUENTA

❑ Es conveniente hacerse exámenes para detectar posibles alergias a los alimentos (*ver* ALERGIAS en la Segunda Parte).

❑ *Ver también en* PROBLEMAS RELACIONADOS CON EL EMBARAZO en la Segunda Parte.

Embarazo, problemas relacionados con el

Ver PROBLEMAS RELACIONADOS CON EL EMBARAZO.

Encías sensibles

Ver ENFERMEDAD PERIODONTAL. *Ver también* Encías sangrantes *en* PROBLEMAS RELACIONADOS CON EL EMBARAZO.

Encías y boca, enfermedades de

Ver ENFERMEDAD PERIODONTAL, HALITOSIS. *Ver también* Encías sangrantes *en* PROBLEMAS RELACIONADOS CON EL EMBARAZO.

Endometriosis

La endometriosis es una enfermedad en la cual las células del endometrio (el recubrimiento del útero) se desarrollan

Teoría alternativa sobre la endometriosis y su tratamiento

David Redwine, M.D., del St. Charles Medical Center en Bend, Oregon, propuso una teoría alternativa sobre el origen de la endometriosis. El Dr. Redwine no está de acuerdo con los obstetras y ginecólogos que han adherido a la teoría del reflujo menstrual como causa de la endometriosis. Él propone que la endometriosis es un defecto congénito. Durante el desarrollo del feto, las células destinadas a formar parte de los órganos reproductivos en la mujer se diferencian y migran hacia el lugar adecuado. Pero cuando los mecanismos que controlan ese proceso no funcionan correctamente, algunas células endometriales se "quedan atrás" en lugares donde no les corresponde estar, y allí se instalan y se desarrollan.

Inicialmente, esos trozos minúsculos de tejido mal ubicado son incoloros, pero con el tiempo ese tejido empieza a transformarse en las lesiones conocidas como endometriosis, en parte, probablemente, como resultado de la estimulación de las hormonas sexuales. Las lesiones empiezan, entonces, a cambiar de color, y poco a poco se oscurecen hasta que adquieren el aspecto oscuro característico de los crecimientos que se ven, fundamentalmente, en mujeres que están en la tercera década de su vida. Sin embargo, antes de llegar a ese estadio, los crecimientos son de color blanco, amarillo, rojo o marrón. Así pues, de acuerdo con el Dr. Redwine los crecimientos endometriales sólo se propagan en apariencia, porque siempre han estado allí, incluso desde antes del nacimiento, pero no se reconocen mientras no adquieren un color suficientemente oscuro. Y este proceso toma tiempo.

Con base en su teoría sobre esta enfermedad, el Dr. Redwine desarrolló un tratamiento para la endometriosis que consiste en extraer los crecimientos quirúrgicamente. Utilizando un laparoscopio, el cirujano examina en detalle toda la cavidad pélvica y la superficie peritoneal en busca de posibles lesiones endometriales. Luego extrae todos los crecimientos sospechosos. Cada lesión es sometida a biopsia y una muestra del tejido se analiza en un laboratorio para determinar si su origen es o no endometrial. El Dr. Redwine afirma que mediante este método de identificación él ha comprobado el origen endometrial de lesiones de color distinto del negro "powder-burn", considerado característico de la enfermedad.

Muchas mujeres que se someten a cirugía para la endometriosis vuelven a presentar la enfermedad posteriormente. Esto parece respaldar la noción de que la endometriosis es una enfermedad progresiva que tiende a presentarse nuevamente a pesar del tratamiento. No obstante, el Dr. Redwine insiste en que la razón por la cual tantas mujeres vuelven a presentar problemas de endometriosis es que la cirugía tradicional sólo extrae una parte de los crecimientos endometriales. La mayoría de los cirujanos sólo extraen las lesiones "típicas", es decir, las de color negro "powder-burn", y los quistes "de chocolate". El Dr. Redwine calcula que un cirujano que sólo extraiga las lesiones de color negro puede dejar en el organismo de la mujer entre el 50 y el 60 por ciento de la enfermedad. Él ha encontrado que sólo el 40 por ciento de sus pacientes presentan las lesiones típicas, y que el 60 por ciento presentan lesiones "atípicas", es decir, de diversos colores. El Dr. Redwine también considera que la endometriosis es curable siempre y cuando se extraigan todas las lesiones, es decir, tanto las típicas como las atípicas, y no sólo las que se encuentran en el interior de la cavidad pélvica, sino también las que se han asentado en el peritoneo. Sus estudios de seguimiento indican que después de la cirugía aproximadamente el 75 por ciento de sus pacientes experimentan un alivio total de sus síntomas, y que el 20 por ciento experimentan una mejoría tan notable que pasan de un dolor incapacitante a experimentar solamente un dolor mínimo. Apenas el 5 por ciento de sus pacientes no experimentan mejoría. El tratamiento del Dr. Redwine está siendo utilizado en la actualidad por varios cirujanos ginecológicos en Estados Unidos.

La tabla siguiente muestra algunas de las diferencias básicas entre la teoría del Dr. Redwine y la teoría médica convencional.

COMPARACIÓN ENTRE TEORÍAS SOBRE LA ENDOMETRIOSIS

Teoría convencional	Teoría del Dr. Redwine
Causada por menstruación retrógrada.	Causada por un defecto en la diferenciación celular del embrión.
Enfermedad progresiva que afecta básicamente a mujeres mayores de 30 años.	Enfermedad estática que afecta a mujeres de todas las edades.
Relacionada con la menstruación.	Sin relación con la menstruación.
Produce infertilidad.	Puede tener relación con la infertilidad, pero no es su causa.
Las lesiones sangran cada mes.	Las lesiones no sangran.
La mayoría de las lesiones son de color negro.	Las lesiones pueden ser transparentes, blancas, rosáceas, rojas, marrón, negras o de varios colores. La mayoría no son blancas.
Los crecimientos peritoneales no se consideran de origen endometrial.	Se ha comprobado que los crecimientos peritoneales son de origen endometrial.
La reaparición de los síntomas es frecuente tras la extirpación quirúrgica de las lesiones.	La reaparición de los síntomas después de la cirugía no es frecuente si se extirpan tanto las lesiones típicas como las atípicas.
Se recomienda la histerectomía para casos severos. La cirugía no siempre proporciona una mejoría total.	La extirpación quirúrgica de las lesiones típicas y atípicas es el tratamiento indicado para esta enfermedad, y proporciona alivio total hasta en el 75 por ciento de los casos.

Para mayor información sobre el Dr. Redwine y su tratamiento para la endometriosis, escriba a Endometriosis Treatment Program, St. Charles Medical Center, 2500 NE Neff Road, Bend, OR 97701-6015, o llame al teléfono 503-382-4321.

también en otras partes de la cavidad abdominal. La endometriosis produce una gran cantidad de síntomas diferentes, entre ellos dolor incapacitante en el útero, la parte baja de la espalda y la cavidad pélvica antes y durante la menstruación; dolor intermitente durante todo el ciclo menstrual, dolor durante las relaciones sexuales, sangrado excesivo durante la menstruación con grandes coágulos y fragmentos de tejido; náuseas, vomito y estreñimiento durante la menstruación, e infertilidad. Como el sangrado menstrual suele ser tan abundante, es frecuente la anemia por deficiencia de hierro. Las mujeres cuyo ciclo es inferior a veintisiete días y aquellas cuyo período menstrual es superior a una semana son las que más riesgo tienen de presentar anemia. Al parecer, hay familias en las cuales las mujeres son más vulnerables a la endometriosis; normalmente la hija la hereda de la madre.

Los crecimientos de tejido endometrial por fuera de la cavidad uterina suelen presentarse en los ovarios, las trompas de Falopio, la vejiga, el intestino, el piso de la pelvis y/o el peritoneo (la membrana que recubre las paredes de la cavidad abdominal), así como también en el interior de la musculatura del útero. El lugar donde se desarrolla con más frecuencia la endometriosis es el fondo de la cavidad peritoneal pélvica, o cul-de-sac. La presencia de crecimientos endometriales por fuera del área pélvica no es común.

Durante el ciclo menstrual normal, las condiciones hormonales siempre cambiantes propician el crecimiento del endometrio en preparación para un posible embarazo. Ese mismo ciclo conduce a la maduración de un folículo de uno de los ovarios y a la liberación de un óvulo. Tejidos de la trompa de Falopio en forma de dedos minúsculos atrapan el óvulo, y los pequeños cilios (especie de pestañas vibrátiles) del interior de la trompa lo transportan hacia el útero, cuyo recubrimiento en ese momento está esponjoso y bien irrigado de sangre. Si el óvulo no es fertilizado en el curso de las veinticuatro horas siguientes a su liberación, aproximadamente, el recubrimiento del útero se "muere", se desprende y se expulsa por la vagina durante la menstruación.

Aunque no se asienten en el útero, los crecimientos anormales de endometriosis también reaccionan a los cambios hormonales que controlan la menstruación. Al igual que el recubrimiento uterino, esos fragmentos forman tejido cada mes, luego se descomponen y sangran. Pero a diferencia del recubrimiento del útero, la sangre de esos crecimientos no tiene manera de salir del cuerpo. El tejido circundante absorbe esa sangre, un proceso comparativamente lento. Mientras tanto, la sangre se acumula en cavidades del organismo. Toda la secuencia, desde el sangrado hasta la absorción, puede ser dolorosa.

Con cada ciclo menstrual los crecimientos aumentan más de tamaño. Además, pueden originar nuevos crecimientos y formar adherencias y tejido cicatricial que se adhiere a los órganos pélvicos y los une. Este proceso contribuye al dolor de la endometriosis y puede ocasionar dolores severos en embarazos posteriores, pues el útero se agranda y hace que los órganos de la cavidad abdominal cambien de posición. En algunas ocasiones la sangre se acumula y forma quistes, o sacos. Los quistes endometriales, o quistes "de chocolate", son frecuentes en los ovarios. Generalmente contienen cantidades moderadas de sangre oxidada, que les da el aspecto de syrup de chocolate. Cuando un quiste se revienta se puede producir un dolor severo.

Debido a que la endometrisis depende de los ciclos hormonales y a que el embarazo interrumpe temporalmente esos ciclos, muchas mujeres experimentan una mejoría durante el embarazo. Hay casos en los cuales la mejoría es permanente, quizás porque la interrupción del ciclo de crecimiento, sangrado y cicatrización les permite a los crecimientos curarse y desprenderse. Sin embargo, en otros casos el alivio sólo es pasajero, y cuando el ciclo hormonal se normaliza los síntomas de la endometriosis vuelven a aparecer.

Nadie sabe cuál es exactamente la causa de la endometriosis, pero hay varias teorías a este respecto. La teoría del *reflujo menstrual* fue propuesta por John Sampson, M.D., en 1920. Según esta teoría, el flujo menstrual se devuelve a las trompas de Falopio y cae a la cavidad peritoneal, donde las células endometriales se instalan y se desarrollan. Aunque esta teoría pretende explicar la causa de la endometriosis, nunca se ha comprobado. Según otra popular teoría, la endometriosis se produce cuando células endometriales se propagan a otras partes del organismo a través de conductos sanguíneos y linfáticos. Otra teoría postula que esta enfermedad es un trastorno congénito (*ver* Teoría alternativa sobre la endometriosis y su tratamiento en la página anterior).

A pesar de la falta de acuerdo sobre la causa de la endometriosis, hoy en día se sabe más acerca de esta enfermedad que nunca. Llamada en otra época enfermedad "de la mujer trabajadora", la endometriosis afecta a doce millones de mujeres estadounidenses (aproximadamente el 10 por ciento de la población femenina adulta) de todas las condiciones. Muchas mujeres no buscan ayuda médica porque consideran equivocadamente que sus síntomas son molestias menstruales normales.

La mayor parte de las mujeres que sufren de endometriosis nunca han estado embarazadas, y hasta el 30 por ciento de las mujeres que presentan infertilidad tienen endometriosis. Sin embargo, la relación exacta entre la infertilidad y la endometriosis no es clara. Entre los miembros de la comunidad médica se debate si la endometriosis causa infertilidad, si postergar el embarazo conduce a la endometriosis, o si existe una interacción entre esas dos posibilidades.

La laparoscopia es el procedimiento más utilizado para diagnosticar la endometriosis y generalmente no requiere hospitalización. Este procedimiento implica introducir por una pequeña incisión en el ombligo un minúsculo tubo óptico (laparoscopio) que le permite al médico explorar el interior de la cavidad abdominal.

El programa nutricional y las recomendaciones que siguen ayudan a mantener la endometriosis bajo control cuando es diagnosticada en sus primeras etapas.

NUTRIENTES

SUPLEMENTOS	DOSIS SUGERIDAS	COMENTARIOS
Muy importantes		
Vitamin E	Empezar con 400 UI al día y aumentar poco a poco hasta 1.000 UI al día.	Ayuda al equilibrio hormonal.
Vitamin K o alfalfa	200 mcg al día.	Necesario para la coagulación normal de la sangre. *Ver* Hierbas más adelante.
Importantes		
Essential fatty acids (primrose oil es buena fuente)	1.500 mg al día.	Proporcionan ácidos grasos esenciales, como gamma-linolenic acid (GLA).
Iron	Según indicaciones médicas.	Su deficiencia es común en personas que tienen este trastorno. Utilizar ferrous fumarate. *Advertencia:* no tome hierro, a menos que le hayan diagnosticado anemia.
o Floradix Iron + Herbs de Salus Haus	Según indicaciones de la etiqueta.	Fuente de hierro no tóxico, de fácil asimilación.
Vitamin B complex más extra	Según indicaciones de la etiqueta.	Promueve la producción de células sanguíneas y el adecuado equilibrio hormonal.
pantothenic acid (vitamin B$_5$) y	100 mg 3 veces al día.	Alivia el estrés. Necesario para la correcta función adrenal.
vitamin B$_6$ (pyridoxine)	50 mg 3 veces al día.	Ayuda al organismo a eliminar el exceso de fluidos.
Vitamin C con bioflavonoids	2.000 mg 3 veces al día.	Importantes para la curación. Utilizar una variedad buffered.
Zinc	50 mg al día. No tomar más de 100 mg al día de todos los suplementos.	Repara los tejidos. Provechoso para la función inmunológica. Para mejor absorción, utilizar lozenges de zinc gluconate u OptiZinc.
Provechosos		
Calcium y	1.500 mg al día.	Proporcionan los minerales necesarios. Utilizar variedades chelate.
magnesium	1.000 mg al día a la hora de acostarse.	
Kelp	1.000-1.500 mg al día.	Proporciona los minerales necesarios.
Multivitamin y mineral complex	Según indicaciones de la etiqueta.	Todos los nutrientes son necesarios para la reparación y la curación.

HIERBAS

❑ La alfalfa es buena fuente de vitamina K (necesaria para la coagulación de la sangre y la curación) y de minerales necesarios, entre ellos hierro. Muchas mujeres que sufren de endometriosis presentan deficiencia de hierro.

❑ Hierbas con propiedades antibióticas y antitumorales son astragalus, ajo, goldenseal, myrrh gum, pau d'arco y red clover.

❑ La raíz de burdock, el dong quai y la hoja de red raspberry ayudan a equilibrar las hormonas.

❑ El nettle es rico en hierro.

RECOMENDACIONES

❑ Modifique su dieta para que el 50 por ciento consista en vegetales y frutas crudos. Además, consuma únicamente productos a base de granos enteros (no consuma productos que contengan harina refinada), nueces y semillas crudas.

❑ Incluya en su dieta "green drinks" preparados con vegetales hojosos de color verde oscuro.

❑ Consuma kelp para enriquecer su dieta con hierro. El abundante sangrado mensual que es tan común en las mujeres que sufren de endometriosis suele producir deficiencia de hierro.

❑ Evite el alcohol, la cafeína, la grasa de origen animal, la mantequilla, los productos lácteos, los alimentos fritos, los alimentos que contienen aditivos, las grasas endurecidas, el junk food, el fast food, las carnes rojas, las aves de corral (excepto las que han sido criadas orgánicamente y no tienen piel), los alimentos refinados y procesados, la sal, los mariscos y el azúcar.

❑ Ayune durante tres días cada mes antes de que se inicie el período menstrual. Tome agua destilada al vapor y jugos frescos. *Ver* PREMENSTRUAL SYNDROME en la Segunda Parte y AYUNOS en la Tercera Parte.

❑ Para aliviar el dolor, utilice un heating pad, una botella de agua caliente o dése un baño caliente. El calor relaja los músculos encalambrados que producen dolor.

❑ Si usted está tomando medicamentos para la endometriosis, infórmele a su médico inmediatamente si aparecen síntomas nuevos o si los síntomas empeoran, pero especialmente si experimenta dificultad para respirar o dolor en el pecho o en las piernas. Esos síntomas podrían indicar la presencia de un cóagulo sanguíneo. Es importante que se haga chequear con frecuencia para detectar posibles efectos secundarios, como adelgazamiento de los huesos. No obstante, tenga en cuenta que los síntomas de la endometriosis suelen empeorar temporalmente cuando la mujer empieza a tomar medicamentos.

❑ Durante la menstruación no utilice tampones sino toallas higiénicas. Los tampones aumentan la probabilidad de reflujo menstrual. Además, pueden agravar el dolor y los cólicos.

ASPECTOS PARA TENER EN CUENTA

❑ La dieta es un aspecto muy importante del manejo de la endometriosis.

❑ Es beneficioso caminar o hacer ejercicios de estiramiento todos los días, pero con moderación.

❑ Si usted sospecha que tiene endometriosis, no demore en consultar con un ginecólogo para empezar a controlar la enfermedad lo antes posible.

❑ El tratamiento médico para la endometriosis depende de lo avanzada que esté la enfermedad.

❑ Los médicos prescriben con frecuencia un medicamento llamado danazol (Danocrine), que "corta" los ciclos hormonales normales en un intento por controlar el dolor y el sangrado, así como también para evitar la propagación del tejido anormal e inducir la curación y la disminución del tamaño de los crecimientos. Algunos médicos recetan anticonceptivos orales por la misma razón, básicamente. Se ha demostrado que el danazol mejora los síntomas en el 89 por ciento de las mujeres que lo utilizan, y que reduce el tamaño y la cantidad de los crecimientos. El aumento de peso y la profundización de la voz son posibles efectos secundarios de esta droga que, no obstante, suelen revertirse cuando se deja de tomar. Sin embargo, los síntomas de la enfermedad pueden volver a aparecer cuando el medicamento se suspende.

❑ El nafarelin, disponible en forma de espray nasal de nombre Synarel, alivia los síntomas y es útil para contraer las lesiones del endometrio. En un estudio con doscientas cuarenta y siete mujeres que fueron tratadas con nafarelin durante seis meses, el 85 por ciento presentó alivio de los síntomas y encogimiento o desaparición de los crecimientos. Sin embargo, seis meses después del tratamiento los síntomas volvieron a aparecer en la mitad de las mujeres que habían presentado mejoría. Los efectos secundarios de este espray nasal son similares a los de la menopausia, como oleadas de calor, sequedad vaginal, y fin de la menstruación o menstruaciones infrecuentes o menos abundantes. Otros posibles síntomas son dolor de cabeza e irritación nasal.

❑ Una droga inyectable llamada leuprolide (Lupron) es parecida al nafarelin. El tratamiento consiste en aplicarse una inyección al mes durante seis meses. De acuerdo con el fabricante, estudios clínicos han revelado que la eficacia del leuprolide es prácticamente la misma del danazol. Los efectos secundarios que se pueden presentar son parecidos a los del nafarelin.

❑ A veces se utiliza una hormona masculina sintética para detener los ciclos menstruales temporalmente. Esta clase de hormona produce excesivo vello facial y vuelve grave la voz.

❑ Cuando la endometriosis es severa e incapacitante, o cuando la terapia a base de medicamentos es ineficaz y la mujer no desea tener más hijos, lo recomendable es la histerectomía. Sin embargo, esta operación no siempre produce alivio de los síntomas, en particular cuando hay crecimientos de tejido endometrial en toda la región pélvica.

❑ Una alternativa menos traumática que la histerectomía para los casos más leves es la laparoscopia con cirugía láser para identificar y vaporizar las adherencias, los quistes y los crecimientos endometriales. Debido a que este procedimiento no se ha perfeccionado por completo, podría ser necesario repetirlo. Sin embargo, esta técnica está progresando rápidamente y tener que repetir el procedimiento muy pronto será cosa del pasado.

❑ Según un informe publicado en la revista médica *Journal of the American Medical Association,* el ejercicio físico intenso reduce el nivel de estrógeno en el organismo, lo que podría ayudar a suprimir los síntomas de la endometriosis. De acuerdo con un estudio sobre la endometriosis dirigido por Daniel W. Cramer, de Brigham and Women's Hospital y el Harvard Medical School, cuanto más ejercicio aeróbico haga la mujer y cuanto más temprano comience a hacerlo, tanto menor es el riesgo de que desarrolle la enfermedad. El mismo estudio encontró que, en comparación con el riesgo promedio de desarrollar endometriosis, el de las mujeres que hacen más de siete horas de ejercicio a la semana es del 20 por ciento. Infortunadamente, en el estudio mencionado el efecto positivo se limitó a las mujeres que empezaron a hacer ejercicio antes de los veintiséis años.

❑ Algunos investigadores del campo de la nutrición han postulado la teoría de que la endometriosis se relaciona con incapacidad del organismo de absorber adecuadamente el calcio.

❑ Para obtener más información sobre la endometriosis, comuníquese con Endometriosis Association, P.O. Box 92187, Milwaukee, WI 53202. También puede llamar al teléfono 1-800-992-ENDO en Estados Unidos, o al 800-426-2END en Canadá.

Enfermedad celiaca

La enfermedad celiaca (también llamada esprúe celiaco) es un trastorno poco común causado por intolerancia al gluten, un componente del wheat, el rye, el barley y los oats. Se calcula que en Estados Unidos una persona de cada cinco mil sufre de esta enfermedad. El gluten contiene una proteína llamada alfa-gliadina. En las personas que tienen enfermedad celiaca, esta proteína produce una reacción en la mucosidad que recubre el intestino. La vellosidad que recubre el intestino delgado sufre daño y destrucción, lo cual afecta a la capacidad del organismo de absorber nutrientes vitales. La malabsorción se convierte en un problema grave y la pérdida de vitaminas, minerales y calorías conduce a la malnutrición, a pesar de una dieta adecuada. La diarrea complica aún más el problema. Como la enfermedad celiaca altera la digestión, pueden desarrollarse alergias a algunos alimentos.

La enfermedad celiaca afecta tanto a los adultos como a los niños y puede presentarse a cualquier edad. Suele aparecer cuando al niño se le dan cereales por primera vez, alrededor de los tres o cuatro meses de edad. Los primeros síntomas son diarrea, pérdida de peso y deficiencias nutricionales, como anemia. Otros síntomas son náuseas, inflamación abdominal; deposiciones abundantes, fétidas y a menudo pálidas y/o ligeramente amarillosas que flotan; depresión, fatiga, irritabilidad, calambres musculares y pérdida muscular, y dolor en las articulaciones y/o en los huesos. Los infantes y los niños pueden presentar problemas de crecimiento, vómito e intenso escozor en la piel, al igual que una erupción cutánea roja y pruriginosa llamada dermatitis herpetiforme. Los bebés que tienen enfermedad celiaca suelen perder peso o aumentar de peso más lentamente de lo normal. Los infantes pueden presentar inapetencia, gases y deposiciones fétidas. Además, se ven anémicos y mal nutridos, y se le pueden desarrollar úlceras en la boca.

Como ésta es una enfermedad muy poco frecuente y muchos médicos no conocen la diversidad de síntomas que se relacionan con la intolerancia al gluten, a menudo diagnostican mal la enfermedad celiaca. Por ejemplo, se suele diagnosticar equivocadamente como síndrome de intestino irritable o como colon espástico. Incluso ha habido casos de médicos incapaces de diagnosticar la enfermedad que han remitido sus pacientes a consulta siquiátrica. Muchas personas deben esperar largo tiempo antes de obtener un diagnóstico correcto, y no es raro que ellas mismas faciliten su diagnóstico gracias a que han oído o leído cosas que les han permitido identificar su propia enfermedad. Sin embargo, cuando no se trata, la enfermedad celiaca se vuelve grave y pone en peligro la vida del paciente. Algunas de las dolencias que pueden complicar a largo plazo la enfermedad celiaca son enfermedad de los huesos, alteración de los sistemas nerviosos central y periférico, hemorragia interna, enfermedad del páncreas, infertilidad, aborto espontáneo y trastornos ginecológicos. La enfermedad celiaca también aumenta el riesgo de desarrollar linfoma intestinal y otros crecimientos malignos en el intestino. Algunos trastornos autoinmunes se han asociado con esta enfermedad, entre ellos dermatitis herpetiforme, enfermedad renal (nefrosis), sarcoidosis (formación de lesiones en los pulmones, los huesos, la piel y otros órganos), diabetes mellitus dependiente de la insulina, lupus eritematoso sistémico, enfermedad de la tiroides y, pocas veces, hepatitis activa crónica, esclerodermia, miastenia grave, enfermedad de Addison, artritis reumatoidea y síndrome de Sjögren.

NUTRIENTES

SUPLEMENTOS	DOSIS SUGERIDAS	COMENTARIOS
Esenciales		
Free-form amino acid complex	Según indicaciones de la etiqueta.	Suministra proteína de fácil disponibilidad para el organismo.
Multivitamin y mineral complex con		Todos los nutrientes son necesarios de manera equilibrada. Utilizar solamente un producto que no contenga trigo ni levadura.
vitamin A	15.000 UI al día. Si está embarazada, no debe tomar más de 10.000 UI al día.	
y natural beta-carotene	10.000 UI al día.	
y vitamin E	400 UI al día.	
Vitamin B complex en inyección más extra	2 cc por semana, o según indicaciones médicas.	Necesarios para la correcta digestión. Son más eficaces en inyección (con supervisión médica), pues no pasan por el sistema digestivo.
vitamin B₆ (pyridoxine) o	1/2 cc por semana, o según indicaciones médicas.	
vitamin B complex	100 mg 3 veces al día.	Si no se consigue en inyección, se recomienda en forma sublingual. Utilizar un producto que no contenga trigo ni levadura.
Vitamin B₁₂ y folic acid	Según indicaciones de la etiqueta. Según indicaciones de la etiqueta.	La enfermedad celiaca produce malabsorción de la vitamina B₁₂. Puede ser necesario aplicarlo en inyección. Si no se consigue en inyección, utilizar lozenges o administrar en forma sublingual.
Importantes		
N-Acetylglucosa-mine (N-A-G de Source Naturals)	Según indicaciones de la etiqueta.	Constituye la base de la compleja estructura molecular de las membranas mucosas del recubrimiento intestinal.
Vitamin K o alfalfa	Según indicaciones de la etiqueta.	Las vitaminas solubles en grasa no se absorben bien cuando hay enfermedad celiaca. *Ver* Hierbas más adelante.
Zinc lozenges (Ultimate Zinc-C Lozenges de Now Foods) más	Tomar 1 lozenge de 15 mg, 5 veces al día. No tomar más de 100 mg al día de todos los suplementos.	Necesarios para la inmunidad y la curación.
copper	3 mg al día.	Debe tomarse de manera equilibrada con el cinc.
Provechosos		
Essential fatty acids (primrose oil y salmon oil son buenas fuentes)	Según indicaciones de la etiqueta.	Necesarios para las vellosidades del intestino.
Magnesium más	750 mg al día.	Ayuda a mantener el equilibrio del pH del organismo. Su deficiencia es común en personas con esta enfermedad.
calcium	1.500 mg al día.	Actúa con el magnesio.
Proteolytic enzymes	Según indicaciones de la etiqueta, 3 veces al día. Tomar entre comidas, con el estómago vacío.	Enzimas digestivas adicionales pueden ser necesarias para ayudar a la descomposición y a la absorción de los alimentos.
Psyllium seed o Aerobic Bulk Cleanse (ABC) de Aerobic Life Industries	Según indicaciones de la etiqueta. No tomar junto con otros suplementos o medicamentos.	Productos de fibra que el intestino no absorbe. Tomar con grandes cantidades de agua porque, cuando está seca, el volumen de la fibra aumenta varias veces.
Vitamin C	2.000-5.000 mg al día divididos en varias tomas.	Estimula el funcionamiento inmunológico.

HIERBAS

❑ La alfalfa suministra vitamina K, de la cual suelen presentar deficiencia las personas que sufren de enfermedad celiaca. Tome entre 2.000 y 3.000 miligramos al día en tableta.

RECOMENDACIONES

❑ Consuma vegetales frescos, legumbres (como lenteja, fríjol y garbanzo), rice bran, nueces, semillas de sunflower, raisins, higos, fresas, raspberries y blackberries. Incluya en su dieta blackstrap molasses, que es rico en hierro y vitaminas B. Las personas que tienen enfermedad celiaca necesitan fibra y alimentos ricos en hierro y en vitaminas B.

❑ No consuma productos dulces, alimentos procesados, productos lácteos, cubos para preparar consomé, chocolate ni aderezos embotellados para ensalada.

❑ Como la enfermedad celiaca afecta a la absorción de las vitaminas B y de las vitaminas solubles en grasa (A, D, E y K), es preciso tomar estos nutrientes. Es importante saber que el gluten se encuentra en muchos suplementos nutricionales. Lea las etiquetas cuidadosamente y compre sólo suplementos hipoalergénicos, wheat-free y yeast-free.

❑ Cuando un niño presente síntomas de enfermedad celiaca, retírele de la dieta todos los alimentos que contengan gluten y observe si mejora. También suspéndale la leche, pues con la enfermedad celiaca suele desarrollarse intolerancia a la lactosa. La enfermedad puede presentarse en los primeros meses de vida, dependiendo de la dieta del niño.

❑ Evite absolutamente todos los alimentos que contengan gluten. No consuma productos que contengan barley, oats, rye ni wheat. Sí puede comer, en cambio, arroz y maíz. Reemplace la harina de wheat por arroz, papa, cornmeal y harina de soya. Lea con detenimiento todas las etiquetas. Esté atento a las fuentes "ocultas" de gluten, como proteína vegetal hidrolizada, proteína vegetal texturizada y todos los derivados del wheat, el rye, los oats y el barley (incluyendo malta), modified food starch, algunas salsas a base de soya, vinagres de granos, aditivos, excipientes y "saborizantes naturales". No consuma hot dogs, gravies, luncheon meat, cerveza, mustard, ketchup, creamers no lácteos, vinagre blanco, curry en polvo ni condimentos. En los health food stores se consiguen productos sin gluten.

ASPECTOS PARA TENER EN CUENTA

❑ Cuando se sospeche que existe enfermedad celiaca, una biopsia intestinal permite hacer un diagnóstico definitivo.

❑ Cuando a un niño se le llena el cuerpo de vesículas y úlceras se le deben hacer exámenes para determinar si se trata de enfermedad celiaca.

❑ Martin F. Kagnoff, M.D., de la University of California en San Diego, afirma que la herencia es un factor crucial en el desarrollo de esta enfermedad. También sostiene que el esprúe a veces se contrae en la infancia pero se desvanece en la adolescencia, y que en algunos casos vuelve a aparecer en la tercera o cuarta década de la vida. Entre los factores que pueden desencadenar la enfermedad celiaca están estrés emocional, trauma físico, infección viral, embarazo o cirugía.

❑ La deficiencia de vitamina K producida por la enfermedad celiaca puede conducir a hipoprotrombinemia (falta de factores de coagulación en la sangre). Las bacterias "amigables" del intestino producen una forma de vitamina K; otra forma de vitamina K se encuentra en algunos alimentos, especialmente en vegetales hojosos, alfalfa, tomate, fresa, granos enteros y

yogur. Las bacterias del yogur y el acidophilus ayudan a restablecer la flora intestinal necesaria para la producción de vitamina K.

❑ Un informe publicado en la revista médica inglesa *The Lancet* se refirió a una posible relación entre la enfermedad celiaca y la epilepsia. Teorías sobre la relación entre las dos enfermedades postulan que el gluten del wheat produce sustancias parecidas a las endorfinas que podrían afectar al metabolismo cerebral. Otra posibilidad es que la enfermedad celiaca aumente la permeabilidad intestinal, lo que a su vez facilita la absorción de sustancias que podrían afectar a la química del cerebro.

❑ Por la deficiencia de lactasa que produce la enfermedad celiaca, puede ser necesario retirar de la dieta la leche y los productos a base de leche (*ver* INTOLERANCIA A LA LACTOSA en la Segunda Parte).

❑ Se ha observado que la esquizofrenia es más frecuente entre las personas que sufren de enfermedad celiaca (*ver* ESQUIZOFRENIA en la Segunda Parte).

❑ Para obtener más información sobre la enfermedad celiaca, comuníquese con Celiac Disease Foundation, 13251 Ventura Boulevard, Suite 3, Studio City, CA 91604-1838; teléfono 818-990-2354. En los health food stores se consiguen buenos libros sobre este tema.

❑ *Ver también* SÍNDROME DE MALABSORCIÓN en la Segunda Parte.

Enfermedad de Addison

Ver en TRASTORNOS DE LAS GLÁNDULAS SUPRARRENALES

Enfermedad de Alzheimer

La enfermedad de Alzheimer es una clase común de demencia, o deterioro de las funciones intelectuales. En la actualidad más de cuatro millones de estadounidenses sufren de esta enfermedad, que aflige al 10 por ciento de todas las personas mayores de sesenta y cinco años, y al 50 por ciento de las personas mayores de ochenta y cinco años. La demencia es la cuarta causa de muerte entre la gente mayor de sesenta años, y la enfermedad de Alzheimer acaba con la vida de cien mil personas cada año en Estados Unidos. Sin embargo, la enfermedad de Alzheimer no afecta únicamente a la gente de edad avanzada; puede atacar a una persona de cuarenta años.

Esta enfermedad fue identificada en 1907 por el neurólogo alemán Alois Alzheimer. Se caracteriza por deterioro mental progresivo que llega hasta el punto de interferir el desempeño social y laboral del individuo. La memoria y el

Relación entre la enfermedad de Alzheimer y el aluminio

Autopsias realizadas a personas que han muerto por la enfermedad de Alzheimer han revelado acumulación de aluminio en las células nerviosas del cerebro hasta cuatro veces más alta de lo normal. Concentraciones particularmente elevadas se han encontrado en la región del hipocampo, que desempeña un papel fundamental en la memoria.

A principios de 1989, la revista médica británica *The Lancet* publicó las conclusiones de un estudio realizado por el gobierno de Gran Bretaña: el riesgo de contraer la enfermedad de Alzheimer es 50 por ciento más alto en áreas de Gran Bretaña donde el agua potable contiene altos niveles de aluminio. La amenaza que representa el aluminio puede aumentar con la deficiencia crónica de calcio, pues el calcio tiene la capacidad de modificar la manera en que el organismo utiliza los minerales, lo que redunda en una mayor acumulación de aluminio.

Mientras que los británicos deben cuidarse del agua que beben, los estadounidenses deben cuidarse del aluminio que contienen muchísimos productos. A pesar de la controversia sobre si la acumulación de aluminio en las neuronas es la causa o el resultado de la alteración neuronal, nosotros pensamos que lo mejor es evitar el aluminio al máximo. Le recomendamos que revise la siguiente guía y que retire después de su gabinete de medicamentos y de su cocina los artículos que contengan derivados del aluminio potencialmente peligrosos.

ADITIVOS ALIMENTARIOS

Los fabricantes les agregan aluminio a muchos de los alimentos que los estadounidenses consumen todos los días. Las mezclas para torta, las masas congeladas, la levadura y el queso procesado y tajado contienen entre 5 y 50 miligramos de fosfato de sodio y aluminio por cada porción de tamaño promedio. Una cucharadita de baking powder contiene entre 5 y 70 miligramos de sulfato de sodio y aluminio. Los food starch modifiers y los anti-caking agents (aditivos químicos para que los productos se vean esponjosos y frescos) contienen cantidades variables de otros compuestos de aluminio. Las sales para encurtir pueden contener uno de dos compuestos de aluminio: sulfato de aluminio y amonio, o sulfato de aluminio y potasio. Si usted consume fast food, debe tener en cuenta que el queso procesado que utilizan para las hamburguesas con queso contiene aluminio para que el queso derrita.

ANTIÁCIDOS

Varias docenas de antiácidos contienen hidróxido de aluminio, una sal de aluminio. Entre esos productos se cuentan algunos muy conocidos a nivel nacional, como Di-Gel en líquido, Gaviscon en tableta, Gelusil en líquido y en tableta, Extra Strength Maalox, Mylanta, Mylanta Double Strength en líquido y en tableta, y Tempo Soft Antacid. Las concentraciones de aluminio varían. Si usted utiliza antiácidos, lea cuidadosamente las etiquetas de los productos. Los antiácidos que contienen aluminio deben incluirlo en su lista de ingredientes. En el comercio se consiguen más de veinte antiácidos que no contienen aluminio, como Alka-Seltzer, Alka-Mints, Di-Gel en tableta, Maalox en caplet, Mylanta en gelcap, Rolaids en tableta, Titralac y Tums E-X.

BUFFERED ASPIRIN

Otra fuente de aluminio es buffered aspirin, ya que cada dosis contiene entre 14.4 y 88 miligramos de este metal. Remedios como Arthritis Pain Formula, Arthritis Strength Bufferin, Ascriptin, Bufferin, Cope y Vanquish contienen uno de dos compuestos: hidróxido de aluminio o aluminum glycinate. Al igual que muchos otros analgésicos, la aspirin corriente no contiene aluminio.

CHAMPÚS

Numerosos champús anticaspa, como Selsun Blue, contienen silicato de magnesio y aluminio. Un ingrediente de muchísimos champús conocidos en todo el país es aluminum lauryl sulfate. Nuestra recomendación es, como siempre, que lea la etiqueta del producto antes de comprarlo.

DESODORANTES

Muchos desodorantes y antiperspirantes, al igual que algunos polvos para la piel, contienen clorhidrato de aluminio. El cerebro absorbe fácilmente esta forma de aluminio a través de los conductos nasales.

DUCHAS

Muchas preparaciones para duchas contienen sales de aluminio. Entre ellas están algunas tan publicitadas a nivel nacional como Massengil en polvo. Todavía no existen datos científicos sobre la cantidad de estas sustancias que el organismo absorbe. Los productos que se consiguen sin receta médica se pueden reemplazar por una solución de vinagre y agua hecha en casa.

ENVASES

Los envases encerados recubiertos en aluminio, que se utilizan especialmente para los jugos de naranja y de piña, hacen que el jugo absorba el aluminio. La cerveza y las gaseosas que se consiguen en latas de aluminio también absorben pequeñas cantidades de este metal. Es preferible comprar bebidas embotelladas.

REMEDIOS ANTIDIARREICOS

En el comercio venden sin prescripción médica más de una docena de remedios contra la diarrea que contienen sales de aluminio, como caolín, silicato de aluminio y magnesio, y attapulgite, en dosis de 100 a 600 miligramos por tableta. Entre los remedios más conocidos que contienen estas sustancias están Donnagel, Kaopectate, Pepto-Bismol en líquido y Rheaban. Los productos que contienen el nuevo agente antidiarreico loperamide (Imodium AD, entre otros) no suelen contener aluminio.

UTENSILIOS DE COCINA EN ALUMINIO

Los utensilios de aluminio contribuyen de manera importante al aluminio que se obtiene en la dieta. Según un estudio del University of Cincinnati Medical Center, cocinar tomates en olla de aluminio duplica el contenido de aluminio de los tomates entre 2 y 4 miligramos por porción.

pensamiento abstracto sufren menoscabo. Entre los síntomas están depresión, desorientación en tiempo y espacio, imposibilidad de concentrarse o comunicarse, pérdida del control de la vejiga y el intestino, pérdida de la memoria, cambio de personalidad y oscilaciones intensas del estado de ánimo. La salud y el desempeño en las diversas áreas acusan un deterioro progresivo hasta que la persona queda totalmente incapacitada. La muerte suele presentarse entre cinco y diez años más tarde.

Hoy en día se sabe que la enfermedad de Alzheimer — que antes era considerada un fenómeno sicológico — es una enfermedad degenerativa que se caracteriza por una serie de cambios fisiológicos en el cerebro. Las fibras nerviosas del hipocampo, el centro cerebral de la memoria, se enmarañan y la transmisión de la información hacia y desde el cerebro deja de funcionar correctamente. Es imposible formar nuevos recuerdos, y los recuerdos anteriores ya no se pueden traer a la mente. Otra característica de la enfermedad es la acumulación en el cerebro de placas compuestas principalmente de una sustancia llamada betaamiloide, que contiene proteína. Los científicos creen que las placas se acumulan en las células nerviosas y las deterioran.

A mucha gente le preocupa que sus eventuales olvidos se deban a la enfermedad de Alzheimer. A casi todos se nos olvida de vez en cuando dónde dejamos las llaves u otros objetos de uso cotidiano; sin embargo, esos olvidos no significan que tengamos la enfermedad. Un buen ejemplo de la diferencia entre el olvido y la demencia es el siguiente: olvidar dónde pusimos las gafas es olvido; no recordar que utilizamos gafas puede ser señal de demencia.

Algunas enfermedades producen síntomas muy parecidos a los de la enfermedad de Alzheimer. La arteriosclerosis (endurecimiento de las arterias) puede producir demencia, pues corta gradualmente el suministro de sangre hacia el cerebro. La demencia también puede ser causada por muerte del tejido cerebral originada en derrames cerebrales repetidos y de poca gravedad, o por la presión que ejerce la acumulación de líquido en el cerebro. Otras condiciones que pueden producir síntomas parecidos a los de la demencia son la presencia de pequeños coágulos sanguíneos en los vasos que irrigan el cerebro, tumor cerebral, hipotiroidismo y sífilis avanzada. Además, la persona promedio de más de sesenta y cinco años toma entre ocho y diez medicamentos, contando los que se consiguen sin prescripción médica. Las reacciones a los medicamentos, junto con una dieta poco nutritiva, suele afectar adversamente a la gente no sólo desde el punto de vista físico, sino también mental.

La causa o causas exactas de la enfermedad de Alzheimer no se conocen, pero algunas investigaciones han descubierto varias claves interesantes, muchas de las cuales tienen que ver con deficiencias nutricionales. Por ejemplo, el organismo de quienes sufren de esta enfermedad tiende a presentar niveles bajos de vitamina B_{12} y cinc. Las vitaminas B son importantes para el funcionamiento cognoscitivo, y un hecho bastante conocido es que los alimentos procesados que tanto abundan en la dieta moderna son despojados de estos nutrientes esenciales. El desarrollo de las neurofibrillas y de las placas amiloides

en el cerebro, que son características de la enfermedad de Alzheimer, se han asociado con deficiencia de cinc. La malabsorción de los nutrientes, un problema frecuente entre las personas de edad avanzada, las vuelve propensas a otras deficiencias nutricionales, y el alcohol y muchas drogas contribuyen a agotar aún más las vitaminas y los minerales del organismo.

Tanto el nivel de los carotenoides (incluyendo el betacaroteno) como el de las vitaminas antioxidantes A y E son bajos en los pacientes de la enfermedad de Alzheimer. Estos nutrientes actúan como neutralizadores de los radicales libres y, por tanto, su deficiencia aumenta el daño que sufren las células cerebrales a causa de la oxidación. Aparte de esto, se han encontrado deficiencias de boro, potasio y selenio en la gente que sufre de esta enfermedad.

Investigaciones también han mostrado que existe una relación entre la enfermedad de Alzheimer y concentraciones elevadas de aluminio en el cerebro. Autopsias de personas que murieron de esta enfermedad revelan cantidades excesivas de aluminio en el hipocampo y en la corteza cerebral, la capa externa de materia gris encargada de las funciones cerebrales superiores. Parece que la exposición excesiva al aluminio, en particular cuando se combina con falta de vitaminas y minerales esenciales, predispone directa o indirectamente al individuo a contraer la enfermedad de Alzheimer.

El aluminio no es el único metal que se ha asociado con la enfermedad de Alzheimer. En el cerebro de pacientes de esta enfermedad se han hallado concentraciones más altas de lo normal de mercurio, un metal tóxico. El mercurio que se desprende de las amalgamas dentales es el principal medio de exposición de la mayoría de la gente a este metal, y se ha encontrado una correlación directa entre la cantidad de mercurio inorgánico en el cerebro y la cantidad de amalgamas en la dentadura. El mercurio de las amalgamas dentales pasa a los tejidos del organismo, donde se acumula después de un tiempo. No se puede descartar la posibilidad de que la exposición al mercurio, especialmente al de las amalgamas dentales, sea uno de los factores que más contribuyen a la enfermedad de Alzheimer.

Muchos investigadores creen que el betaamiloide desempeña un papel clave en el deterioro total de la memoria que es característico de la enfermedad de Alzheimer. Esta sustancia no se encuentra únicamente en el cerebro; se produce en prácticamente todas las células del organismo como resultado de la degeneración del tejido. Aunque el amiloide no es altamente tóxico, es posible que precipite la demencia cuando se acumula en el cerebro en cantidades muy elevadas.

Otro posible culpable de la muerte de las células cerebrales es el sistema inmunológico. Muchas enfermedades se deben al mal funcionamiento del sistema inmunológico, que hace que el organismo ataque sus propios tejidos. Cerca de las placas y de las neurofibrillas cerebrales de personas que han muerto por la enfermedad de Alzheimer se han encontrado poderosas proteínas del sistema inmunológico, llamadas *proteínas complementarias*. Se sabe que en los animales las lesiones cerebrales alteran las "instrucciones" genéticas para dos clases de proteínas complementarias. Algunos expertos han formulado la teoría de que las proteínas complementarias normalmente ayudan a retirar las células muertas, pero que en la enfermedad de Alzheimer esas proteínas también atacan a las células sanas, lo que deriva en una degeneración celular que propicia la acumulación de amiloide. Hay razones para creer que la presencia de amiloide podría precipitar la liberación de una gran cantidad de proteínas complementarias, originando un círculo vicioso de inflamación y aumento de los depósitos de placa. Sin embargo, es posible que el ataque del sistema inmunológico a las células cerebrales no sea la causa de la enfermedad de Alzheimer sino, más bien, un resultado de ella o, sencillamente, uno de los elementos de la enfermedad.

A pesar de que todos estos hallazgos permiten esperar que algún día la enfermedad de Alzheimer será comprendida en toda su complejidad y que, por tanto, se podrá prevenir, la ciencia todavía no sabe cómo detener el deterioro mental que caracteriza la enfermedad. Incluso el diagnóstico es difícil. Aunque algunos exámenes pueden sugerir que el diagnóstico correcto es enfermedad de Alzheimer, y hasta pueden descartar otras enfermedades como causa de los síntomas, actualmente no existe ningún examen de laboratorio ni ningún marcador bioquímico que permita confirmar definitivamente la enfermedad en una persona viva. Como la demencia puede ser síntoma de muchas enfermedades, la enfermedad de Alzheimer se suele diagnosticar sólo cuando todas las demás posibilidades han sido descartadas.

NUTRIENTES

SUPLEMENTOS	DOSIS SUGERIDAS	COMENTARIOS
Esenciales		
Acetylcholine	500 mg 3 veces al día con el estómago vacío.	Su deficiencia se ha relacionado causalmente con la demencia.
Boron	3 mg al día. No sobrepasar esta dosis.	Mejora el funcionamiento del cerebro.
Coenzyme Q$_{10}$	100-200 mg al día.	Aumenta la oxigenación de las células y participa en la generación de energía celular.
Ginkgo biloba		*Ver* Hierbas más adelante.
Lecithin granules o capsules	1 cucharada 3 veces al día antes de las comidas. 1.200 mg 3 veces al día antes de las comidas.	Necesarios para mejorar la memoria. Contienen colina.
Multivitamin y mineral complex con potassium	99 mg al día.	Todos los nutrientes son necesarios de manera equilibrada. Utilizar una fórmula high-potency. Necesario para el adecuado equilibrio electrolítico.
Pycnogenol o grape seed extract	60 mg 3 veces al día. Según indicaciones de la etiqueta.	Estos poderosos antioxidantes protegen a las células cerebrales del daño causado por los radicales libres atravesando fácilmente la barrera hematoencefálica.
Selenium	200 mcg al día.	Este poderoso antioxidante protege las células cerebrales.
Vitamin B complex en inyección más extra	2 cc 3 veces por semana, o según indicaciones médicas.	Necesario para la función cerebral. Ayuda a la digestión de los alimentos.
vitamin B$_6$ (pyridoxine) y	1/2 cc por semana, o según indicaciones médicas.	Su deficiencia puede causar depresión y dificultades mentales.
vitamin B$_{12}$	1 cc 3 veces por semana, o según indicaciones médicas.	Importante para el funcionamiento del cerebro. Las personas con Alzheimer tienen deficiencia de esta vitamina. En inyección (con supervisión médica) se obtienen resultados rápidamente.
o vitamin B complex más extra	100 mg 3 veces al día.	Si no se consigue en inyección, administrar en forma sublingual.
vitamin B$_6$ (pyridoxine) y	50 mg al día.	
vitamin B$_{12}$ más	2.000 mcg al día.	Utilizar lozenges o administrar en forma sublingual.
pantothenic acid (vitamin B$_5$)	100 mg 3 veces al día.	Participa en la transformación de la colina en acetilcolina, necesaria para la memoria.
Zinc	50-100 mg al día. No sobrepasar esta dosis.	Ayuda a detener la formación de placas amiloides inducida por la deficiencia de cinc.
Importantes		
Acetyl-l-carnitine	500 mg 2 veces al día.	Se cree que mejora el metabolismo del cerebro. Retarda el deterioro de la memoria.
Apple pectin	Según indicaciones de la etiqueta.	Ayuda a eliminar metales tóxicos, como mercurio, lo cual puede contribuir a la demencia.
Calcium y magnesium	1.600 mg al día a la hora de acostarse. 800 mg al día.	Tiene efectos calmantes. Actúa con el magnesio. Bloqueador natural de la absorción del calcio.
Free-form amino acid complex	1.000-2.500 mg al día antes de las comidas. Tomar con 8 onzas de líquido.	Necesario para mejorar la función cerebral y para la reparación de los tejidos. Para mejor absorción, utilizar aminoácidos en estado libre.
Kelp	1.000-1.500 mg al día.	Proporciona los minerales necesarios.
Melatonin	2-3 mg al día 2 horas o menos antes de acostarse.	Mejora el funcionamiento del cerebro y ayuda al sueño.
RNA y DNA	Según indicaciones de la etiqueta.	Son los componentes fundamentales de las células del cerebro. Utilizar una fórmula que contenga 200 mg de RNA y 100 mg de DNA por tableta. *Advertencia:* si tiene gota, no debe utilizar este suplemento.
Superoxide dismutase (SOD) más copper	Según indicaciones de la etiqueta. 3 mg al día.	Este poderoso antioxidante mejora la utilización del oxígeno. El SOD necesita cobre para funcionar correctamente como antioxidante.

Vitamin C con bioflavonoids	6.000-10.000 mg al día divididos en varias tomas.	Mejoran la función inmunológica y aumentan el nivel de energía. Poderosos antioxidantes. Utilizar una variedad buffered.
Vitamin E	Empezar con 400 UI al día y aumentar lentamente hasta 800 UI al día.	Este antioxidante ayuda a transportar oxígeno a las células del cerebro, y las protege del daño causado por los radicales libres.

HIERBAS

❑ El butcher's broom promueve la sana circulación.

❑ El extracto de ginkgo biloba, en líquido o en cápsula, actúa como antioxidante y aumenta el flujo sanguíneo hacia el cerebro. Estudios han demostrado que puede mejorar la función cerebral. Tome entre 100 y 200 miligramos de extracto de ginkgo biloba tres veces al día.

RECOMENDACIONES

❑ Haga una dieta bien balanceada a base de alimentos naturales y siga el programa de suplementos nutricionales de esta sección.

❑ Tome únicamente agua destilada al vapor.

❑ Incluya en su dieta mucha fibra. Buenas opciones para usted son el oat bran o el rice bran.

❑ Evite el alcohol, el humo del cigarrillo, los alimentos procesados y las toxinas ambientales, especialmente metales como aluminio y mercurio (*ver* Relación entre la enfermedad de Alzheimer y el aluminio en la página 257).

❑ Hágase un análisis de cabello para descartar la posibilidad de que sus síntomas se deban a intoxicación por metales pesados. *Ver* ANÁLISIS DEL CABELLO en la Tercera Parte.

❑ Hágase los exámenes necesarios para descartar alergias medioambientales y/o a los alimentos. *Ver* ALERGIAS en la Segunda Parte.

ASPECTOS PARA TENER EN CUENTA

❑ Algunos expertos distinguen entre una clase de enfermedad de Alzheimer que empieza temprano en la vida (usualmente entre los treinta y seis y los cuarenta y cinco años) y que evoluciona rápidamente, y otra que se presenta entre los sesenta y cinco y los setenta años y cuya evolución es más lenta. Para obtener más información, consulte el libro *Complete Guide to Symptoms, Illness and Surgery for People Over 50*, de H. Winter Griffith, M.D. (The Body Press/Perigee Books, 1992).

❑ Las señales de abuso de alcohol y los síntomas de la enfermedad de Alzheimer son muy parecidos. Al principio se creyó que la actriz Rita Hayworth era alcohólica, cuando, en realidad, padecía de la enfermedad de Alzheimer.

❑ Nadie debe aceptar el diagnóstico de la enfermedad de Alzheimer antes de someterse a una terapia nutricional intensiva, particularmente de inyecciones de vitamina B_{12}. Esta vitamina interviene en numerosos procesos metabólicos que influyen en el tejido nervioso, como la síntesis de neurotransmisores y la formación del recubrimiento de mielina que protege los nervios. Además, es posible que esta vitamina desempeñe un papel importante en la lucha contra la enfermedad de Alzheimer. La sensación de hormigueo, la pérdida de coordinación y la demencia pueden ser causadas por deficiencia de vitamina B_{12}, incluso si la persona no tiene anemia perniciosa, que es la señal clásica de esa deficiencia. Si la persona responde al tratamiento con vitamina B_{12}, se puede descartar la enfermedad de Alzheimer.

❑ La sustancia betaamiloide, que contiene proteína y de la cual se componen las placas seniles del cerebro, también se ha encontrado en el líquido cefalorraquídeo de personas aquejadas por la enfermedad de Alzheimer. Este hallazgo puede contribuir al desarrollo de métodos que permitan diagnosticar la enfermedad en etapas más tempranas.

❑ Un test que evalúa la actividad eléctrica del cerebro y que almacena la información en un disco de computador para ser analizada posteriormente puede ayudar al diagnóstico de la enfermedad de Alzheimer. Actualmente se está desarrollando una prueba cutánea que serviría para diagnosticar la enfermedad en etapas más tempranas y con mayor rapidez.

❑ La capacidad olfativa suele disminuir alrededor de dos años antes de que comience el deterioro mental de las personas que tienen la enfermedad de Alzheimer. Científicos del San Diego Medical Center de la University of California encontraron que pacientes de esta enfermedad necesitan grandes concentraciones de cualquier sustancia para poder detectar su olor. La rapidez con la que el paciente pierde la capacidad de distinguir olores es un indicador útil para predecir cuán pronto va a perder sus facultadees cognoscitivas. Debido a que fumar daña las células que intervienen en el sentido del olfato, éste no es un indicador útil de la enfermedad para las personas que fuman.

❑ Investigadores de la University of California-Davis interrogaron a los cuidadores de ochenta y ocho ancianos, la mitad de los cuales tenían la enfermedad de Alzheimer u otra clase de demencia, acerca de los hábitos alimentarios de los pacientes. La mitad de los ancianos que sufrían de Alzheimer sentían un deseo tan intenso de consumir golosinas y cosas dulces que fue necesario restringirles el acceso a esos alimentos.

❑ La hormona dehydroepiandrosterone (DHEA) podría ayudar a prevenir la enfermedad de Alzheimer (*ver* TERAPIA A BASE DE DHEA en la Tercera Parte).

❑ Dosis altas de lecitina podrían servirles a los pacientes de la enfermedad de Alzheimer. Sin embargo, un estudio doble ciego controlado sobre las dosis altas de lecitina, que fue publicado en la revista médica *Journal of Neurology, Neurosurgery, & Psychiatry*, encontró que puede existir una "ventana terapéutica" para los efectos de la lecitina en gente que sufre de esa enfermedad, y que esto es más evidente en las personas de edad avanzada.

❑ En su libro *Beating Alzheimer's* (Avery Publishing Group, 1991), Tom Warren cita pruebas de que la dieta y las alergias químicas desempeñan un importante papel en la enfermedad de Alzheimer. Reacciones a los alergenos pueden producir edema cerebral. Los dolores de cabeza recurrentes son un síntoma frecuente de alergias cerebrales (*ver* ALERGIAS en la Segunda Parte).

❑ Investigaciones realizadas en la University of Kentucky encontraron que un grupo de pacientes de Alzheimer presentaban niveles más altos de mercurio en el cerebro que los miembros de un grupo control, particularmente en áreas cerebrales encargadas de las funciones cognoscitivas, el movimiento y la expresión. Entre los pacientes de Alzheimer también se observó una proporción más alta entre el mercurio y los microelementos selenio y cinc, los cuales protegen el organismo contra los efectos tóxicos del mercurio.

❑ Se ha observado que el nivel de estrógeno de las mujeres que tienen Alzheimer es más bajo que el de las mujeres sanas.

❑ Investigadores del Massachusetts Institute of Technology descubrieron que los niveles de colina y ethanolamine de las personas que tienen enfermedad de Alzheimer son significativamente más bajos de lo normal. Tanto la colina como el ethanolamine intervienen en la síntesis de los fosfolípidos, importantes componentes de las membranas de las neuronas cerebrales.

❑ Científicos de la University of Kentucky descubrieron que el nivel de la glutamine synthetase, una enzima que controla la producción de amoníaco y glutamato, era más alto en un grupo de personas con enfermedad de Alzheimer que en grupo control de personas sanas. Pequeñas cantidades de glutamato son vitales para el cerebro, pero en altas concentraciones puede convertirse en un veneno. Niveles anormalmente elevados de glutamato se han asociado recientemente con amyotrophic lateral sclerosis (ALS), o esclerosis amiotrófica lateral, conocida también como enfermedad de Lou Gehrig. Así mismo, se han relacionado con glaucoma.

❑ Se calcula que el 2 por ciento de los estadounidenses tienen dos copias de un gen que produce una sustancia llamada apolipoprotein E_4, ó EPO-E_4. Esta sustancia transporta colesterol por el torrente sanguíneo y también modifica la forma del amiloide cerebral. Las personas que tienen dos copias de ese gen tienen 50 por ciento de probabilidad de desarrollar la enfermedad de Alzheimer antes de los setenta años. En cambio, el riesgo de quienes no poseen copias del gen no pasa del 50 por ciento antes de los noventa años.

❑ Las esperanzas de que la droga tacrine (Cognex) sirva de tratamiento para la enfermedad de Alzheimer se han reducido. Pruebas realizadas con esta droga han dado resultados ambiguos. A pesar de retardó levemente el avance de la enfermedad en algunos pacientes, al mismo tiempo suscitó inquietudes sobre su potencial para hacerle daño al hígado.

❑ Expertos sostienen que al paciente hay que enterarlo de su diagnóstico tan pronto como haya razones válidas para pensar que sufre de la enfermedad de Alzheimer. Enterar al paciente en las primeras etapas no evita la enfermedad, pero sí le da tiempo para que arregle sus asuntos personales y tome decisiones informadas acerca de sus futuras necesidades, entre otras cosas.

❑ Cualquier persona encargada de cuidar a un paciente de la enfermedad de Alzheimer eventualmente siente que su labor es agobiante y que necesita compartir esa responsabilidad. Para muchas personas, los centros de atención diurna para adultos son un regalo del cielo. Para que sea bueno, un centro de atención diurna para adultos debe ser limpio, seguro (no debe tener puertas de vidrio, pisos resbaladizos o con desniveles, muebles con puntas peligrosas, ni cosas por el estilo) y con barreras en la entrada y en la salida para proteger a los pacientes sin hacerlos sentir atrapados. La alimentación debe ser nutritiva y apetitosa. El personal debe ser cálido y amigable, y debe estar capacitado profesionalmente para trabajar con enfermos de Alzheimer. También debe contar con sicólogos o trabajadores sociales para ayudarles a todos los que lo necesiten a sobrellevar las frustraciones de la vida cotidiana y a manejar la ira y la depresión. Además, debe tener una habitación tranquila donde pueda permanecer separada de las demás la persona que esté agitada o enferma, pues a algunas personas las perturban los ambientes activos y demasiado estimulantes. Las actividades habituales del centro, así como también servicios como terapia física, ayuda para la higiene personal, orientación familiar y grupos de apoyo para los cuidadores se deben adaptar a las necesidades particulares del paciente y su familia.

❑ Información adicional sobre esta enfermedad está a su disposición en Alzheimer's Association, 919 North Michigan Avenue, Suite 1000, Chicago, IL 60611; teléfono 800-272-3900 ó 312-335-8700.

❑ *Ver también* TOXICIDAD POR ALUMINIO en la Segunda Parte.

Enfermedad de Crohn

La característica de la enfermedad de Crohn es la ulceración crónica y persistente de una o varias secciones del tracto digestivo. Esa ulceración afecta a todas las capas de la pared intestinal y a todo el sistema digestivo, desde la boca hasta el ano, así como también a los nódulos linfáticos. Las secciones inflamadas se curan, pero dejan tejido cicatricial que estrecha los conductos. Esta enfermedad no es contagiosa. Su causa es incierta, pero se sabe que haber sufrido de alergias alimentarias aumenta el riesgo de contraerla y que, a la inversa, eliminar esas alergias suele aliviar los síntomas. Estudios indican que el daño producido por los radicales libres podría relacionarse con esta enfermedad, al igual que la falta de vitaminas C y E.

Entre los síntomas de la enfermedad de Crohn están diarrea crónica, dolor en las regiones superior e inferior del abdomen, fiebre, dolores de cabeza, problemas de absorción de los nutrientes (y, por tanto, malnutrición), esteatorrea (exceso de grasa en la deposición, que la hace flotar y la vuelve pálida y voluminosa), y pérdida de energía, de apetito y de peso. El sangrado crónico puede ocasionar anemia por deficiencia de hierro. Cuando la pared intestinal ulcerada rezuma, se puede presentar peritonitis. Durante la fase activa de la enfermedad son frecuentes las úlceras en la boca y en el ano. Por el dolor, la diarrea, las náuseas, el vómito y los dolores de cabeza a menudo severos la persona que tiene la enfermedad de Crohn puede sentirse temerosa de comer. En algunas ocasiones esta enfermedad se diagnostica equivocadamente como apendicitis porque el dolor que produce se centra en el mismo sitio.

Además de la inflamación y la ulceración, la gente que sufre de la enfermedad de Crohn también puede presentar estrechamiento del intestino, lo cual lo obstruye parcialmente. También puede desarrollar fístulas, es decir, conductos anormales y estrechos que se abren y conducen de un asa del intestino a otra o, incluso, a otros órganos.

La enfermedad de Crohn suele comenzar entre los catorce y los treinta años, auque cada vez se sabe de más casos de niños con la enfermedad. Los ataques por lo regular se presentan cada pocos meses o cada pocos años. En casos excepcionales la enfermedad aparece una o dos veces y nunca más se vuelve a presentar. Cuando la enfermedad dura muchos años se puede deteriorar la función intestinal. Y cuando no se trata se puede volver tan grave que constituye una amenaza para la vida del paciente, aparte de que el riesgo de cáncer aumenta hasta veinte veces.

La enfermedad de Crohn se parece a la colitis ulcerativa en muchos aspectos. Ambas producen inapetencia, dolor abdominal, malestar generalizado, pérdida de peso, diarrea y sangrado rectal. La diferencia fundamental entre estas dos enfermedades es el grado de compromiso de la pared del tracto intestinal. Mientras que en la colitis ulcerativa se limita a la mucosa y a la submucosa, las dos primeras capas del recubrimiento del intestino adyacentes al lumen (el conducto central), la enfermedad de Crohn también compromete las dos capas siguientes: la capa muscular y la capa de tejido conectivo que se halla debajo.

NUTRIENTES

SUPLEMENTOS	DOSIS SUGERIDAS	COMENTARIOS
Esenciales		
Duodenal glandular	Según indicaciones de la etiqueta.	Ayuda a curar las úlceras gastrointestinales.
Taurine Plus de American Biologics	500 mg al día con el estómago vacío. Para mejor absorción, tomar con 50 mg de vitamina B_6 y 100 mg de vitamina C.	Importante antioxidante y regulador inmunológico. Administrar en forma sublingual.
Liver extract en inyección más	2 cc por semana, o según indicaciones médicas.	Necesario para la correcta digestión.
vitamin B complex y	1 cc por semana, o según indicaciones médicas.	Ayuda a prevenir la anemia.
vitamin B_{12} y	1 cc 2 veces por semana, o según indicaciones médicas.	Importante para la correcta digestión y para prevenir la anemia. Su deficiencia agrava la malabsorción.
folic acid o	1/4 cc 2 veces por semana, o según indicaciones médicas.	Necesario para el suministro constante de nuevas células. Es más eficaz en inyección (con supervisión médica).
vitamin B complex más extra	100 mg 3 veces al día.	Si no se consigue en inyección, administrar en forma sublingual.
vitamin B_{12} y	200 mcg al día.	Utilizar lozenges o administrar en forma sublingual.
folic acid	200 mcg al día.	
N-Acetylglucosamine (N-A-G de Source Naturals)	Según indicaciones de la etiqueta.	Muy importante componente de la capa que protege al recubrimiento intestinal de los efectos potencialmente nocivos de las enzimas digestivas y otras sustancias intestinales.
Omega-3 essential fatty acids (flaxseed oil, primrose oil y salmon oil son buenas fuentes)	Según indicaciones de la etiqueta, 3 veces al día.	Necesarios para la reparación del tracto digestivo. Reducen la inflamación y son muy necesarios para la enfermedad de Crohn.
Pancreatin más bromelain	Según indicaciones de la etiqueta. Tomar con las comidas. Según indicaciones de la etiqueta.	Descomponen la proteína y ayudan a la digestión.
Vitamin C con bioflavonoids	1.000 mg 3 veces al día.	Previenen la inflamación y mejoran la inmunidad. Utilizar una variedad buffered.
Vitamin K	Según indicaciones de la etiqueta.	Vital para la salud del colon. Su deficiencia es común en personas que tienen este trastorno, debido a la malabsorción y a la diarrea.
Zinc	50 mg al día. No tomar más de 100 mg al día de todos los suplementos.	Necesario para el sistema inmunológico y para la curación. Para mejor absorción, utilizar lozenges de zinc gluconate u OptiZinc.
Importantes		
Free-form amino acid complex	1/4 cucharadita 2 veces al día.	La proteína es esencial para curar el intestino. Administrar en forma sublingual.
Garlic (Kyolic)	2 cápsulas 3 veces al día con las comidas.	Combate los radicales libres presentes en la enfermedad de Crohn. Ayuda a la curación.
Lactobacilli o Capricin de Premier One Products	Según indicaciones de la etiqueta, 2 veces al día. Tomar con el estómago vacío. Según indicaciones de la etiqueta.	Ayuda a la digestión. Utilizar una fórmula no láctea. Los productos que contienen *L. acidophilus* y *L. bifidus* son más eficaces. Actúa conjuntamente con el ácido butírico para reducir la inflamación y para filtrar partículas no digeridas de alimentos.
L-Glutamine	500 mg 2 veces al día con el estómago vacío. Tomar con agua o jugo. No tomar con leche. Para mejor absorción, tomar con 50 mg de vitamina B_6 y 100 mg de vitamina C.	Combustible metabólico de suma importancia para las células intestinales. Protege la vellosidad del intestino que contribuye a la absorción. *Ver* AMINOÁCIDOS en la Primera Parte.
Spiru-tein de Nature's Plus	2 cápsulas 3 veces al día.	Suministra la proteína necesaria. Ayuda a estabilizar el azúcar sanguíneo entre comidas.
Provechosos		
Aloe vera		*Ver* Hierbas más adelante.
Calcium y magnesium	2.000 mg al día. 1.500 mg al día.	Ayudan a prevenir el cáncer de colon.

Floradix Iron + Herbs de Salus Haus	2 cucharaditas al día.	Previene la anemia. El Floradix es una forma de hierro no tóxica, derivada de fuentes alimentarias y de fácil absorción.
Multivitamin y mineral complex con copper y manganese y selenium	Según indicaciones de la etiqueta.	La malabsorción suele ser un resultado de este trastorno. El cobre, el selenio y el manganeso son importantes para tratar esta enfermedad. A causa de la malabsorción, los pacientes suelen presentar deficiencia de estos suplementos. Utilizar una fórmula líquida, en polvo o en cápsula.
más extra potassium	99 mg al día.	Puede disminuir las complicaciones quirúrgicas, así como también la necesidad de cirugía.
Quercetin	500 mg 2 veces al día antes de las comidas.	Retarda la liberación de histamina. Ayuda a controlar las alergias alimentarias. Necesario para varias funciones enzimáticas.
más bromelain o	100 mg 2 veces al día antes de las comidas.	Mejora la absorción del quercetin.
Activated Quercetin de Source Naturals	Según indicaciones de la etiqueta.	Contiene quercetin, bromelaína y vitamina C.
Shark cartilage (BeneFin)	Según indicaciones de la etiqueta. Si no lo tolera por vía oral, administrar por vía rectal mediante enema de retención.	Combate las metástasis de los tumores cancerosos.
Vitamin A y	50.000 UI al día. Si está embarazada, no debe tomar más de 10.000 UI al día.	Estos antioxidantes ayudan a controlar la infección y a reparar el tracto intestinal.
vitamin E	Hasta 800 UI al día.	Para facilitar la asimilación, utilizar en emulsión.
Vitamin D	400 UI al día.	Previene las enfermedades metabólicas de los huesos como consecuencia de la malabsorción.

HIERBAS

❑ El aloe vera es beneficioso para la enfermedad de Crohn porque ablanda la materia fecal y cura el tracto digestivo. Tome media taza de jugo de aloe vera tres veces al día.

❑ Otras hierbas provechosas para esta enfermedad son raíz de burdock, echinacea, fenugreek, goldenseal, licorice, raíz de marshmallow, pau d'arco, peppermint con recubrimiento entérico (no usar ninguna otra clase), red clover, rose hips, silymarin (extracto de milk thistle), slippery elm y yerba maté. Estas hierbas favorecen la digestión, purifican el torrente sanguíneo y reducen la inflamación y la infección. Para obtener mejores resultados se deben alternar.

Advertencia: No utilice licorice todos los días durante más de siete días seguidos, y evítelo por completo si su tensión arterial es alta. No tome goldenseal todos los días durante más de una semana seguida, y evítelo si está embarazada. Si tiene antecedentes de enfermedad cardiovascular, diabetes o glaucoma, use goldenseal únicamente con supervisión médica.

RECOMENDACIONES

❑ Haga una dieta básicamente de vegetales no ácidos, frescos o cocinados, como bróculi, col de Bruselas, cabbage, zanahoria, apio, ajo, kale, espinaca y nabo. Hierva sus alimentos o cocínelos al vapor, a la parrilla o al horno.

❑ Beba gran cantidad de líquido, como agua destilada al vapor, tés de hierbas y jugos frescos. El jugo de cabbage fresco es muy provechoso.

❑ Agréguele papaya a su dieta. Mastique varias semillas para ayudarle a la digestión.

❑ Durante los ataques agudos, consuma alimentos orgánicos para bebé, vegetales al vapor, y brown rice, millet y oatmeal bien cocidos.

❑ Pruebe a eliminar de su dieta todos los productos lácteos (incluido el queso), el pescado, las salchichas duras, el cabbage pickled y los productos de levadura, y fíjese si los síntomas disminuyen. Estos alimentos son ricos en histamina y muchas personas que padecen de la enfermedad de Crohn también presentan intolerancia a la histamina. La leche y otros productos lácteos también contienen carragaen, un compuesto extraído del seaweed rojo. Se sabe que el carragaen, que es ampliamente utilizado en la industria alimentaria por su capacidad estabilizadora de las proteínas de la leche, induce colitis ulcerativa en animales de laboratorio.

❑ Evite el alcohol, la cafeína, las bebidas carbonatadas, el chocolate, el maíz, los huevos, los alimentos con aditivos o preservativos artificiales, los alimentos fritos o grasosos, la margarina, la carne, la pimienta, los alimentos condimentados, el tabaco, la harina blanca y todos los productos de origen animal, a excepción del pescado de carne blanca y de aguas claras. Estos alimentos irritan el tracto digestivo. También se deben excluir de la dieta los productos que forman mucosidad, como los alimentos procesados y refinados, y los productos lácteos. Restrinja su consumo de barley, rye y wheat.

❑ Evite los carbohidratos refinados. No consuma cereales secos en caja, ni ningún producto que contenga azúcar en cualquier forma. Las dietas ricas en carbohidratos refinados se han relacionado con la enfermedad de Crohn. Estos alimentos se deben eliminar de la dieta.

❑ Revise la deposición todos los días para ver si contiene sangre.

❑ En lo posible, evite el estrés. Los pensamientos, el sistema nervioso y las funciones corporales están íntimamente conectados. Nuestros pensamientos y nuestras emociones afectan a nuestro organismo. Durante los ataques de esta enfermedad, repose.

❑ Asegúrese de evacuar el intestino todos los días, pero no utilice laxantes fuertes (*ver* DIARREA y/o ESTREÑIMIENTO en la Segunda Parte). Un enema suave le puede ayudar. Prepárelo agregándole a dos quarts de agua tibia el contenido de un cuentagotas de extracto de hierba sin alcohol y una cucharadita de acidophilus no lácteo en polvo. La acumulación de desechos corporales tóxicos constituye un medio adecuado para la proliferación de parásitos. El torrente sanguíneo también absorbe las toxinas a través de la pared del colon. Es beneficioso consumir todos los días cascarilla de psyllium, pues su alto contenido de fibra ayuda a eliminar las toxinas antes de que se absorban.

Nota: La fibra suplementaria no se debe tomar junto con otros suplementos y medicamentos, sino por separado.

❏ No se aplique supositorios rectales que contengan grasas hidrogenadas preparadas químicamente.

❏ Si está estreñido, hágase un enema de limpieza. *Ver* ENEMAS en la Tercera Parte. Utilice un heating pad para aliviar el dolor abdominal.

ASPECTOS PARA TENER EN CUENTA

❏ Para curarse de la enfermedad de Crohn es muy importante corregir las deficiencias nutricionales. Los requerimentos proteínicos de las personas con enfermedades inflamatorias del intestino son hasta 30 por ciento más altos de lo normal. Si hay diarrea crónica, es posible que haya deficiencia de electrólitos y de microminerales. La esteatorrea crónica puede originar deficiencias de calcio y de magnesio.

❏ Drogas como corticosteroides y sulfasalazine (Azulfidine), que suelen prescribir para las enfermedades inflamatorias del intestino, y cholestyramine (Questran), que formulan para bajar el colesterol, aumentan la necesidad de suplementos nutricionales. Los corticosteroides disminuyen la síntesis de las proteínas e inhiben la absorción normal del calcio aumentando la excreción de vitamina C en la orina. Deficiencia de otros nutrientes, como cinc, potasio, vitamina B_6 (piridoxina), ácido fólico y vitamina D, afectan a la formación de los huesos y retardan la curación. El sulfasalazine inhibe el transporte del ácido fólico y del hierro, lo cual causa anemia.

❏ Se ha demostrado que los antioxidantes disminuyen el riesgo de contraer la enfermedad de Crohn. Las paredes intestinales normalmente contienen pequeñas cantidades de las enzimas antioxidantes superoxide dismitase (SOD), catalasa y glutatión peroxidasa, pero su capacidad de combatir a los radicales libres puede verse desbordada en momentos de inflamación activa, lo que se traduce en daño a los tejidos.

❏ A fin de restablecer las condiciones necesarias para la curación, se debe mantener alcalino el pH del organismo.

❏ Seguir una dieta libre de alergenos, reemplazar los nutrientes perdidos y utilizar hierbas seleccionadas son medidas que aceleran la curación y previenen las recaídas. Estudios han demostrado que cuando una persona que se ha curado vuelve a adoptar su antigua dieta, la enfermedad de Crohn reaparece. Otros factores asociados con esta enfermedad son estrés prolongado, trauma y factores sicosomáticos y vasculares.

❏ Las deficiencis nutricionales derivadas de la malabsorción debilitan el sistema inmunológico, lo que a su vez prolonga el tiempo de curación de la inflamación y las úlceras.

❏ Diversos microorganismos han sido implicados en la enfermedad de Crohn, entre ellos hongos, bacterias, virus, micobacterias, organismos parecidos a los pseudomonas y clamidia. Sin embargo, la causa de la enfermedad de Crohn no se ha establecido y lo más probable es que intervengan múltiples factores.

❏ Se pueden presentar reacciones antigénicas a causa del "leaky gut syndrome", trastorno en el cual partículas minúsculas de alimentos sin digerir o parcialmente digeridos atraviesan la mucosa inflamada de la pared intestinal y llegan al torrente sanguíneo. A fin de evitar que esto ocurra, se debe reparar la pared mucosa. Es importante evitar alimentos que causan reacciones (*ver* ALERGIAS en la Segunda Parte). El tratamiento con ácido butírico, un ácido graso monoinsaturado, reduce la inflamación y la infiltración de partículas de alimentos sin digerir, y ayuda a reparar la pared mucosa. El N-acetylglucosamine (NAG) previene el leaky gut syndrome.

❏ Un estudio efectuado en Italia encontró que los pacientes de enfermedad de Crohn que tomaron aceite de pescado en suplementos de liberación gradual presentaron menos recaídas que aquellos que no tomaron esos suplementos. En comparación con los sujetos que tomaron un placebo, más de la mitad de los sujetos que tomaron aceite de pescado durante el año que duró la investigación permanecieron libres de síntomas.

❏ Los investigadores no han podido encontrar un marcador genético específico para la enfermedad de Crohn, pero han descubierto que es cuatro veces más frecuente en personas caucásicas y judías que en personas de otros grupos étnicos. De los casos dados a conocer, entre el 20 y el 40 por ciento tienen parientes que han sufrido de la enfermedad de Crohn o de colitis ulcerativa.

❏ La cirugía es una posibilidad para la enfermedad de Crohn e implica extraer el segmento intestinal enfermo. A pesar de que la cirugía no cura la enfermedad, sí logra aliviar los síntomas, y cinco años después por lo menos el 50 por ciento de los pacientes que se someten a ella gozan de buena salud, trabajan normalmente y disfrutan la vida sin las limitaciones que les imponían la diarrea y el dolor.

Enfermedad de Graves

Ver en HIPOTIROIDISMO.

Enfermedad de los legionarios

Ver LEGIONNAIRES' DISEASE.

Enfermedad de Lyme

El nombre de esta enfermedad proviene de Lyme, la ciudad del estado de Connecticut donde fue identificada a mediados de la década de los años setenta. Desde entonces, el número de casos y los lugares donde se ha presentado la enfermedad no han dejado de aumentar. En 1983, es decir, un año después de comenzar el monitoreo a nivel nacional, cuarenta y ocho casos fueron notificados al Center for Disease Control and Prevention (CDC) de Atlanta. En 1991, el número de casos se había elevado a nueve mil trescientos cuarenta y cuatro, es decir, había aumentado casi 200 por ciento en ocho años, y sólo en unos pocos estados no se había presentado la enfermedad (Alaska, Arizona, Hawaii, Montana y Nebraska). Aproximadamente el 90 por ciento de todos los casos conocidos en Estados Unidos se han presentado en California, Connecticut, Massachusetts, Minnesota, New Jersey, New York, Rhode Island y Wisconsin. La enfermedad de Lyme también se presenta en Europa, Rusia, China, Japón y Australia.

La enfermedad de Lyme es la más común de las enfermedades transmitidas por garrapatas en Estados Unidos. La bacteria causante de la enfermedad, la espiroqueta *Borrelia burgdorferi*, es trasmsitida por la garrapata del venado (cuyos portadores son el venado y el ratoncito de campo) casi en todas partes. No obstante, en California es transmitida por la garrapata de pata negra, que también portan los ratones de bosque. Tanto la garrapata del venado como la de pata larga son sumamente pequeñas; una garrapata adulta mide menos de un décimo de pulgada y la larva es del tamaño de la cabeza de un alfiler. Son difíciles de ver porque son mucho más pequeñas que las garrapatas de los perros, y como son tan pequeñas suelen pasar inadvertidas. Las larvas se alimentan básicamente de su huésped el ratón de patas blancas, y las adultas, del venado de cola blanca, aunque también pueden obtener su alimento de otros animales, como pájaros, ardilla listadas, vacas, caballos, gatos, perros, lagartijas y liebres. Las garrapatas caen del animal huésped bien a los pastizales de las zonas pantanosas, o bien a los matorrales de las áreas boscosas, donde se les prenden a las personas o a los animales que están de paso o que residen allí, los cuales se convierten en sus siguientes huéspedes. No debe sorprender, por tanto, que las personas más afectadas sean las que acostumbran pasear al aire libre en áreas boscosas o cerca de ellas, donde abundan las garrapatas. La mayoría de los casos se presentan en verano y en otoño. A las mascotas caseras, como perros y gatos, también se les prenden esas garrapatas y las llevan al hogar, donde se las transmiten a las personas.

Cuando una garrapata pica, espera a que pasen varias horas antes de empezar a alimentarse con la sangre del huésped; cuando empieza a hacerlo, se da un festín que puede durar entre tres y cuatro días. Al alimentarse, deposita su carga infecciosa en el torrente sanguíneo del huésped. Cuanto más tiempo pase la garrapata prendida al huésped, tanto más riesgo corre éste de enfermarse.

Los síntomas de la enfermedad de Lyme son sumamente variables, al igual que el período de incubación, que puede durar entre dos y treinta y dos días. La primera señal suele ser la aparición en la piel de una pápula roja circular, o de un sarpullido. Esto se debe a la migración del organismo infeccioso hacia el exterior a través de la piel, y puede presentarse entre pocos días y varias semanas después de la picadura. La lesión se expande gradualmente siguiendo un patrón circular, mientras que el centro mejora. Por este motivo, la gente suele llamar a esta lesión "ojo de buey" ("bull's-eye rash"). Además del sarpullido (y, en algunos casos, en lugar de él), se puede presentar fatiga, síntomas como de influenza, dificultad para dormir, debilidad muscular, dolor leve pero generalizado, dolor de cabeza, rigidez en el cuello, dolor de espalda y, ocasionalmente, náuseas y vómito. La enfermedad pasa, entonces, por tres etapas, aunque no todas las personas las experimentan:

1. Entre tres días y tres semanas después de la picadura de la garrapata aparecen en la piel pequeñas protuberancias y/o una erupción que puede cubrir todo el tronco y durar entre un día y varias semanas antes de desaparecer (si inmediatamente después de la picadura aparece en ese sitio un brote, puede tratarse de una reacción a la picadora, y no a la bacteria que produce la enfermedad de Lyme). Otros síntomas son fiebre, escalofrío, náuseas, dolor de garganta y vómito.

2. Entre varias semanas y varios meses después de la picadura es posible que se presente parálisis facial. Otros síntomas que se pueden presentar durante ese período son dolores de cabeza severos, frecuencia cardíaca irregular, y aumento del tamaño del músculo cardíaco, el bazo y las glándulas linfáticas.

3. A largo plazo, la enfermedad de Lyme puede producir dolor de espalda persistente, rigidez en el cuello, dolor en las articulaciones que compromete las rodillas, inflamación y dolor en otras articulaciones e, incluso, enfermedad degenerativa de los músculos.

Debido a que la picadura de la garrapata usualmente no produce dolor, a que el perído de incubación es tan largo y a que los síntomas de la enfermedad de Lyme son tan variados, la enfermedad puede pasar inadvertida durante semanas o, incluso, meses. El diagnóstico médico es difícil mientras la enfermedad no está en una etapa avanzada. La enfermedad de Lyme produce síntomas parecidos a los de la esclerosis múltiple, la gota, el lupus y el síndrome de fatiga crónica, y no es raro que los médicos se equivoquen al hacer el diagnóstico. Cuando aparece la artritis, el dolor y la rigidez en las articulaciones pueden presentarse de manera intermitente y volver a aparecer años después. Se calcula que el 10 por ciento de las personas que sufren de artritis asociada con la enfermedad de Lyme quedan con rigidez permanente de las articulaciones.

La enfermedad de Lyme se puede tratar y casi siempre es curable cuando se detecta en sus primeras etapas. Sin embargo, cuando no se trata desde el comienzo puede presentarse aumento del tamaño del bazo y de los nódulos linfáticos, frecuencia cardíaca irregular, artritis y daño en los sistemas cardiovascular y nervioso central. Mientras que los síntomas de algunas personas disminuyen lentamente en el transcurso de dos a tres años, otras desarrollan problemas crónicos. Los síntomas suelen desaparecer y aparecer sin que la persona haya sido picada nuevamente por esta clase de garrapatas.

Existe un examen que identifica la enfermedad de Lyme. Ese examen utiliza una muestra de sangre para medir los niveles de algunos anticuerpos cuyo número suele aumentar entre tres días y tres semanas después de adquirir la infección.

NUTRIENTES

SUPLEMENTOS	DOSIS SUGERIDAS	COMENTARIOS
Muy importantes		
Essential fatty acids	Según indicaciones de la etiqueta.	Reducen la inflamación y la rigidez de las articulaciones.
Pancreatin y bromelain o Infla-Zyme Forte de American Biologics	Según indicaciones de la etiqueta, 2-3 veces al día. Tomar entre comidas y a la hora de acostarse.	Ayudan a la digestión de la proteína y reducen la inflamación.
Primrose oil	1.000 mg 2-3 veces al día.	Ayuda a combatir el dolor y la inflamación promoviendo la producción de prostaglandinas antiinflamatorias.
Provechosos		
Garlic (Kyolic)	2 cápsulas 3 veces al día.	Poderoso estimulante del sistema inmunológico. Tiene propiedades antibióticas.
Goldenseal		*Ver* Hierbas más adelante.
Kelp	1.000-1.500 mg al día.	Contiene vitaminas y minerales esenciales, y ayuda a desintoxicar el organismo.
Multivitamin y mineral complex	Según indicaciones de la etiqueta.	Proporciona las vitaminas necesarias. Utilizar una fórmula high-potency.
Selenium	200 mcg al día.	Neutralizador de los radicales libres.
Taurine Plus de American Biologics	Según indicaciones de la etiqueta.	Importante antioxidante y regulador del sistema inmunológico, necesario para la activación de los glóbulos blancos de la sangre y para la función neurológica. Administrar en forma sublingual.
Vitamin A	50.000 UI al día. Si está embarazada, no debe tomar más de 10.000 UI al día.	Importante antioxidante.
Vitamin C	6.000-10.000 mg al día divididos en varias tomas.	Necesario para la adecuada función inmunológica.
Vitamin E	600 UI al día.	Importante antioxidante.
Zinc lozenges (Ultimate Zinc-C Lozenges de Now Foods)	Tomar 1 lozenge de 15 mg cada 3 horas durante la vigilia, por 4 días. No repetir este régimen durante por lo menos los siguientes 30 días.	Necesarios para el funcionamiento inmunológico.
más copper	3 mg al día.	Debe tomarse de manera equilibrada con el cinc.

HIERBAS

❏ La alfalfa aporta minerales necesarios.

❏ La raíz de dandelion, el ginseng, el hawthorn, el horsetail y la raíz de marshmallow ayudan a reconstruir la sangre y el tejido afectado.

❏ La echinacea estimula el sistema inmunológico.

❏ El goldenseal es un antibiótico natural. Tome medio cuentagots de extracto de goldenseal sin alcohol tres veces al día durante una semana. Para que el resultado sea más rápido, utilícelo de manera sublingual o entre un té.

Advertencia: No se debe tomar goldenseal por vía oral todos los días durante más de una semana seguida, y se debe evitar durante el embarazo. Además, se debe usar con precaución cuando hay alergia al ragweed.

❏ El extracto de milk thistle protege el hígado.

❏ El red clover limpia el torrente sanguíneo.

RECOMENDACIONES

❏ Incluya en su dieta abundante ajo, o tome ajo en suplemento. El ajo es un antibiótico natural y un estimulante del sistema inmunológico.

❏ Utilice barley grass, polen de abeja y/o jalea real por su aporte de nutrientes necesarios para reparar el tejido y reconstruir la sangre.

❏ Tome "green drinks" por su contenido de clorofila, que ayuda a desintoxicar el organismo, y de otros valiosos nutrientes y enzimas. Una excelente opción es el producto Kyo-Green, de Wakunaga.

❏ Si se le desarrolla una lesión tipo "ojo de buey" en cualquier parte del cuerpo, visite a su médico tan pronto como pueda, incluso si no recuerda haber sido picado por una garrapata. Iniciar rápidamente el tratamiento es crucial en estos casos.

❏ Si el médico le prescribe antibióticos, tome algún suplemento de acidophilus todos los días.

❏ Tome baños calientes o hágase tratamientos de whirlpool. El calor mitiga el dolor de las articulaciones.

❏ Tome medidas para evitar que lo pique una garrapata:

• Cuando vaya a pasar un rato en un área boscosa, utilice pantalón largo y colóquese las medias por encima de la bota del pantalón. Póngase una camisa de manga larga y cuello alto, o utilice una bufanda además de sombrero y guantes. Vista prendas de color claro para que las garrapatas sean más visibles.

• Aplíquese repelente de insecto que contenga diethyl toluamide (deet) en la ropa, el cuello y cualquier parte del cuerpo que esté descubierta, excepto la cara. El deet dura más y es más seguro cuando se utiliza en la ropa que en la piel; por tanto, cúbrase al máximo el cuerpo. No utilice cantidades excesivas de deet, siga cuidadosamente las instrucciones de la etiqueta y retírese el repelente apenas regrese de su paseo.

Advertencia: El deet es sumamente tóxico y puede ser mortal si se ingiere. Tenga muchísimo cuidado al utilizarlo, en particular si hay cerca niños pequeños. No lo utilice sobre prendas de vestir u otros artículos que contengan plástico o materiales sintéticos, como nailon o poliéster, pues los puede deteriorar irremediablemente (incluso puede disolver algunos tipos de pintura y esmalte de uñas).

• Después del paseo al aire libre, revísese detenidamente para comprobar si tiene alguna pequeña protuberancia en la piel o si en su ropa quedó alguna manchita del tamaño de un punto. Haga esto de inmediato; cuanto más tiempo permanezca adherida la garrapata, tanto mayor es el riesgo de contraer la enfermedad de Lyme.

• Si sus niños suelen pasar mucho tiempo al aire libre durante el verano, revíselos antes de que se acuesten por la noche. Inspeccióneles muy bien el cabello, los oídos, las axilas, el tronco, la ingle y la parte posterior de las rodillas. Haga que se bañen cuando regresen de pasear al aire libre y láveles la ropa sin demora.

• Seque la ropa durante media hora en una secadora eléctrica para matar cualquier garrapata que haya quedado adherida a alguna prenda. Lavar la ropa, incluso con agua caliente y blanqueador, no mata necesariamente las garrapatas.

• Revise las mascotas antes de permitirles entrar a la casa. Es posible que se les haya prendido alguna garrapata que puede caer y picar a los miembros de la familia.

• En áreas boscosas o cubiertas de hierba, trate de permanecer cerca de los senderos y por fuera del bosque.

• No deje que crezcan matorrales en su jardín, mantenga bien podado el césped y retire la hojarasca. En el verano, coloque las pilas de leña lejos de la casa.

❏ Si encuentra en su cuerpo una garrapata, haga lo siguiente:

1. Extráigala utilizando unas pinzas. Tome la garrapata con las pinzas lo más cerca de la piel que pueda, y sáquela sin titubear. No tuerza las pinzas al extraerla ni la reviente para no inyectar bacterias en la piel. Si puede, guárdela en un frasco pequeño. *No* utilice fósforos para tratar de hacerla salir ni se haga ningún otro remedio casero, como aplicarse queroseno o petroleum jelly.

2. Cuando haya extraído la garrapata, lávese muy bien las manos y el área donde fue picado, y apliquese alcohol de friccionar u otro antiséptico de uso tópico. Si sospecha que se trata de una garrapata de venado, hágase ver por el médico lo más pronto que pueda y llévele la garrapata para identificarla.

3. Durante las tres semanas siguientes a la picadura, esté atento a cualquiera de los síntomas descritos en esta sección. Si tiene alguna duda, comuníquese con su médico.

❏ Si usted está en tratamiento para la enfermedad de Lyme pero no se siente mejor, hágase otros exámenes de laboratorio. Como no es raro que los resultados de los exámenes sean falsos positivo, es posible que usted no tenga la enfermedad de Lyme sino un problema distinto.

ASPECTOS PARA TENER EN CUENTA

❏ Iniciar rápidamente un tratamiento con antibióticos puede detener el curso de la enfermedad de Lyme. A muchos médicos no les gusta recetar antibióticos, a menos que la persona tenga los síntomas característicos de la enfermedad: una protuberancia roja y pequeña en el lugar de la picadura, una lesión tipo "ojo de buey" y síntomas parecidos a los de la influenza, como fatiga, escalofrío y dolor en las articulaciones. Cuando se espera para iniciar el tratamiento a que haya síntomas más avanzados, como problemas del corazón, del cerebro y de las articulaciones, los antibióticos ya no son igual de eficaces.

❏ Un estudio reveló que de setecientas ochenta y ocho personas a las cuales se les diagnósticó enfermedad de Lyme, más de la mitad en realidad no tenían ésta sino otra enfermedad. Los médicos culpan a las pruebas de laboratorio por los resultados falsos positivo. Muy pronto se espera contar con un examen de orina que será bastante más acertado y que detectará la presencia de la bacteria *Borrelia burgdorferi*, la causante de la enfermedad de Lyme.

❏ Los animales domésticos también pueden contraer la enfermedad de Lyme. Comuníquese con el veterinario si su mascota tiene cualquiera de los siguientes síntomas:

• Fiebre de 103°F a 106° F.

• Una o más articulaciones inflamadas y calientes.

• Tendencia a quedarse sentada o recostada en el mismo lugar durante más tiempo de lo usual.

• Cojera intermitente.

• Renuencia a moverse.

• Falta de apetito.

• Nariz caliente y seca.

❏ Los U.S. Centers for Disease Control and Prevention (CDC) brindan información grabada en el teléfono 404-332-4555. También suministran información sobre la enfermedad de Lyme a los profesionales de la salud y al público, y con la colaboración de los departamentos estatales de salud les siguen la pista a los casos sobre los cuales tienen conocimiento. El departamento de salud estatal o local le puede informar si se han detectado casos de enfermedad de Lyme en su área.

Enfermedad de Ménière

Entre los síntomas del trastorno del oído interno que se conoce como enfermedad de Ménière están pitidos en los oídos, pérdida variable del oído, pérdida del equilibrio, vértigo, naúseas y vómito. Esta enfermedad puede afectar a los dos oídos, o solamente a uno. La causa o causas exactas de la enfermedad no se conocen, pero muchos expertos creen que se debe a un trastorno metabólico causado por mal metabolismo de los carbohidratos, como el que se relaciona con la hipoglicemia. También pueden intervenir factores como alteración del flujo sanguíneo hacia el cerebro por mala circulación y obstrucción de las arterias, alergias, estrés, exposición a ruidos fuertes y excesivo consumo de sal.

Cuando aumenta la retención de fluido en los canales semicirculares del oído interno se produce presión. Esa presión afecta al equilibrio y al sentido del oído, lo cual ocasiona vahídos, náuseas e, incluso, vómito. También se relacionan con la enfermedad de Ménière la retención de fluido durante el período premenstrual, las alergias, los espasmos de los vasos sanguíneos que irrigan el oído interno, fumar, algunos medicamentos, traumas y temporomandibular joint (TMJ) syndrome.

NUTRIENTES

SUPLEMENTOS	DOSIS SUGERIDAS	COMENTARIOS
Esencial		
Manganese	5 mg al día. No tomar junto con calcio.	Su deficiencia puede ser la causa del síndrome de Ménière.
Muy importantes		
Bio-Strath de Bioforce	Según indicaciones de la etiqueta.	Fuente natural de vitaminas B. Este suplemento, que es un tónico, mejora la función cerebral.
Chromium picolinate	200 mcg al día.	Ayuda a controlar el nivel del azúcar sanguíneo, que suele ser alto en personas con esta enfermedad.
Coenzyme Q$_{10}$	100 mg al día.	Mejora la circulación.
Vitamin B$_3$ (niacin)	100 mg 2 veces al día. No sobrepasar esta dosis.	Mejora la circulación. Si le incomoda el enrojecimiento que causa la niacina, combínela con niacinamida. *Advertencia:* si tiene algún trastorno hepático, gota o presión arterial alta, no debe tomar niacina.
Importantes		
Vitamin B complex más extra vitamin B$_6$ (pyridoxine)	Según indicaciones de la etiqueta. 100 mg 2 veces al día.	Importante para el sistema nervioso. Utilizar una fórmula high-stress. Disminuye la retención de líquidos.
Vitamin C con bioflavonoids	3.000-6.000 mg al día divididos en varias tomas.	Estimulan el funcionamiento inmunológico. Utilizar una variedad esterified o buffered.
Provechosos		
Calcium y magnesium	1.500 mg al día. 1.000 mg al día.	Necesarios para la estabilidad del sistema nervioso y para las contracciones musculares. Las variedades chelate son las más eficaces.
Essential fatty acids (primrose oil y salmon oil son buenas fuentes)	Según indicaciones de la etiqueta, 3 veces al día con las comidas.	Corrigen las alteraciones metabólicas.
Lecithin granules o capsules	1 cucharada 3 veces al día antes de las comidas. 1.200 mg 3 veces al día antes de las comidas.	Protegen las células. Provechosos para la función cerebral.
Vitamin E	400-800 UI al día. Si tiene presión arterial alta, empezar con 100 UI al día y aumentar lentamente hasta 400 UI al día.	Promueve la eficaz utilización del oxígeno.

HIERBAS

❑ El butcher's broom combate la retención de fluido y mejora la circulación.

❑ El ginkgo biloba tomado en extracto o en tableta aumenta la circulación hacia el cerebro.

RECOMENDACIONES

❑ Haga durante dos semanas una dieta hipoglicémica. Si experimenta mejoría, no la descontinúe. *Ver* HIPOGLICEMIA en la Segunda Parte.

❑ No consuma grasas, alimentos fritos, sal, azúcar (en ninguna forma) ni ningún producto que contenga cafeína.

❑ Hágase una prueba de alergias alimentarias. *Ver* ALERGIAS en la Segunda Parte.

ASPECTOS PARA TENER EN CUENTA

❑ Algunos médicos recomiendan una dieta alta en proteína y baja en carbohidratos refinados, porque se ha encontrado que la gente que sufre de la enfermedad de Ménière presenta un nivel alto de insulina en la sangre. Niveles elevados de insulina afectan a la circulación (*ver* ARTERIOSCLEROSIS/ATEROSCLEROSIS y PROBLEMAS CIRCULATORIOS en la Segunda Parte). La obesidad, el consumo de alcohol, fumar y niveles altos de colesterol sanguíneo también contribuyen a la enfermedad de Ménière.

Enfermedad de Paget del pezón

Ver en CÁNCER DE SENO.

Enfermedad de Parkinson

También llamada *perlesía* o *parálisis agitante*, el Parkinson es una enfermedad degenerativa que afecta al sistema nervioso. La causa se desconoce, pero los síntomas se presentan cuando hay deficiencia de dopamina en el cerebro. La dopamina es un neurotransmisor que conduce mensajes de una célula nerviosa a otra. En las personas sanas, la dopamina se encuentra en equilibrio con la acetilcolina, otro neurotransmisor. En las personas aquejadas por la llamada enfermedad primaria de Parkinson, las células que producen dopamina se destruyen y el cerebro no puede seguir produciendo ese químico. Existe también una forma secundaria de la enfermedad. En este tipo de Parkinson, los receptores cerebrales de la dopamina se bloquean, lo cual suprime la acción de ese químico cerebral.

Entre los primeros síntomas de la enfermedad de Parkinson están temblor entre leve y moderado de una o ambas manos mientras la persona está en reposo, sensación generalizada de lentitud y pesadez, rigidez muscular y tendencia a cansarse más de lo habitual. Entre los síntomas posteriores están rigidez muscular, babeo, pérdida del apetito, temblores (incluido el roce típico de los dedos pulgar e índice), deterioro del habla y expresión facial fija. Además, la persona camina encorvada. El cuerpo y las extremidades gradualmente se vuelven rígidos. Los síntomas físicos pueden ir acompañados de depresión y/o demencia.

El Parkinson es una de las enfermedades debilitantes más comunes en Estados Unidos. Su evolución dura diez años en promedio, y termina produciéndole la muerte al paciente, generalmente por infección o neumonía por aspiración. La enfermedad de Parkinson afecta más a los hombres que a las mujeres, y estadísticas recientes indican que una de cada cien personas mayores de sesenta años sufre de esta enfermedad.

A pesar de que no se conoce la causa de la destrucción de las células cerebrales que conduce a la enfermedad de Parkinson, se han formulado numerosas teorías. Según una hipótesis, las células que el hígado no puede filtrar, metabolizar o desintoxicar son destruidas por toxinas del organismo, porque a medida que éste envejece el hígado va dejando de funcionar con la misma eficacia. Según otra teoría, la causa de la enfermedad es la exposición a toxinas medioambientales, como herbicidas y pesticidas que van a dar al agua subterránea. Un descubrimiento que ha servido para orientar la investigación actual es que un químico conocido como N-MPTP (n-methyl-1,2,3,4 tetrahydropyridine), que es un subproducto de una clase de heroína utilizada por los adictos a esta sustancia, puede destruir las células cerebrales y producir enfermedad de Parkinson. Se cree que la malnutrición es otro de los factores que contribuyen al desarrollo de esta enfermedad.

NUTRIENTES

SUPLEMENTOS	DOSIS SUGERIDAS	COMENTARIOS
Esenciales		
Vitamin C y vitamin E más selenium	3.000-6.000 mg al día divididos en varias tomas. 3.200 UI al día. 200 mcg al día.	Estos antioxidantes pueden retardar el desarrollo de la enfermedad y posponer la necesidad de terapia a base de drogas. Poderoso antioxidante.
Muy importantes		
Aangamik DMG de FoodScience Labs	50 mg 2 veces al día.	Aumenta la oxigenación de los tejidos.
Calcium y magnesium o Bone Support de Synergy Plus	1.500 mg al día. 750 mg al día. Según indicaciones de la etiqueta.	Necesarios para la transmisión de los impulsos nerviosos. Estos importantes minerales actúan juntos. Contiene calcio, magnesio, cinc, fósforo y otros nutrientes.
Dimethylamino-ethanol (DMAE)	Según indicaciones de la etiqueta.	Estimula la producción de colina para la función cerebral. Mejora la memoria y la capacidad de aprendizaje.
Floradix Iron + Herbs de Salus Haus	Según indicaciones de la etiqueta.	Contiene hierro, derivado de fuentes alimentarias naturales beneficiosas para tratar la enfermedad de Parkinson.
Gamma-aminobutyric acid (GABA)	Según indicaciones de la etiqueta.	Este neurotransmisor estabiliza la actividad de las neuronas. *Ver* AMINOÁCIDOS en la Primera Parte.
Grape seed oil (Salute Santé Grapeseed Oil de Lifestar International)	Según indicaciones de la etiqueta.	Contiene un alto nivel de vitamina E y de ácido linoleico, un ácido graso esencial
Lecithin granules o capsules y/o phosphatidyl choline	1 cucharada 3 veces al día antes de las comidas. 1.200 mg 3 veces al día antes de las comidas. Según indicaciones de la etiqueta.	Proporcionan colina, importante para la transmisión de los impulsos nerviosos.
L-Glutamic acid	Según indicaciones de la etiqueta.	Mejora la transmisión de los impulsos nerviosos. *Ver* AMINOÁCIDOS en la Primera Parte.
L-Phenylalanine	100-150 mg al día.	Alivia los síntomas. *Ver* AMINOÁCIDOS en la Primera Parte. *Advertencia:* si está embarazada o lactando, si está tomando algún inhibidor MAO para la depresión, o si sufre de ataques de pánico, diabetes, presión arterial alta o PKU, no debe tomar este suplemento.
L-Tyrosine	Según prescripción médica.	Ayuda a regular el estado de ánimo (*ver* AMINOÁCIDOS en la Primera Parte). *Advertencia:* si está tomando algún inhibidor MAO para la depresión, no debe tomar este suplemento.
Pycnogenol o grape seed extract	Según indicaciones de la etiqueta. Según indicaciones de la etiqueta.	Poderosos bioflavonoides y neutralizadores de los radicales libres.
Superoxide dismutase (SOD)	Según indicaciones de la etiqueta.	Esta enzima protege las neuronas y conserva los neurotransmisores, como la dopamina, retardando la oxidación.
Vitamin B complex más extra pantothenic acid (vitamin B_5)	50 mg 3 veces al día con las comidas. 25 mg 3 veces al día.	Sumamente importante para la función cerebral y para la actividad de las enzimas. Utilizar una fórmula high-potency en forma sublingual. Se puede administrar en inyección (con supervisión médica). Agiliza la transmisión de mensajes de una célula nerviosa a otra.

Vitamin B$_3$ (niacin)	50 mg 3 veces al día con las comidas. No sobrepasar esta dosis.	Mejora la circulación del cerebro. Utilizar niacina puede producir enrojecimiento. Esto es normal. *Advertencia:* si tiene algún trastorno hepático, gota o presión arterial alta, no debe tomar niacina. La niacinamida no produce enrojecimiento.
o niacinamide	Según indicaciones de la etiqueta.	
Vitamin B$_6$ (pyridoxine)	50-75 mg 3 veces al día con las comidas.	La producción de dopamina cerebral depende de la adecuada administración de esta vitamina. Se puede administrar en inyección (con supervisión médica). *Advertencia:* si está tomando levodopa, no debe utilizar este suplemento.

Provechosos		
Multienzyme complex	Según indicaciones de la etiqueta.	Ayuda a la digestión y a la asimilación de todos los nutrientes, en especial las vitaminas B.
Multivitamin y mineral complex con potassium	Según indicaciones de la etiqueta. 99 mg al día.	Corrigen las deficiencias nutricionales, frecuentes en pacientes de la enfermedad de Parkinson.
Primrose oil	2.000-4.000 mg al día divididos en varias tomas.	Puede reducir la severidad y la frecuencia de los temblores.
Raw brain glandular	Según indicaciones de la etiqueta.	Este extracto glandular mejora el funcionamiento del cerebro. *Ver* TERAPIA GLANDULAR en la Tercera Parte.

HIERBAS

❑ La acumulación de toxinas en el organismo facilita el desarrollo de las enfermedades degenerativas. Las siguientes hierbas tienen propiedades desintoxicantes:

• Raíz de burdock, raíz de dandelion, raíz de ginger y milk thistle desintoxican el hígado.

• Cayenne (capsicum), goldenseal, mullein, Siberian ginseng y yarrow estimulan el timo y el sistema linfático.

Advertencia: No tome goldenseal por vía oral durante más de una semana seguida, y no lo utilice durante el embarazo. Si usted es alérgico al ragweed, utilice el goldenseal con cautela. No utilice Siberian ginseng si tiene hipoglicemia, presión arterial alta o algún problema cardíaco.

• Hawthorn, licorice, red clover y sarsaparilla purifican la sangre.

Advertencia: No utilice licorice todos los días durante más de siete días seguidos. Evítelo completamente si su tensión arterial es alta.

• Yellow dock limpia la sangre y desintoxica el hígado.

❑ Hierbas con propiedades antiestresantes que ayudan a nutrir el sistema nervioso son black cohosh, catnip, lemon balm, passionflower, skullcap y raíz de valerian.

Advertencia: Durante el embarazo no se debe utilizar black cohosh.

❑ El ginkgo biloba mejora la memoria y la función cerebral. Hay un excelente extracto producido por Source Naturals.

RECOMENDACIONES

❑ Haga una dieta que consista en un 75 por ciento de alimentos crudos, con semillas, granos, nueces y leche raw.

❑ Incluya en su dieta alimentos que tengan el aminoácido fenilalanina, como almendras, nueces de Brasil, pescado, pecans, pumpkin, semillas de sesame, lima beans, garbanzo y lenteja.

❑ Reduzca el consumo de proteína, especialmente si está tomando levodopa. Esto le ayudará a controlar la coordinación y los movimientos musculares. Trate de limitar su consumo de proteína a 7 gramos al día, y preferiblemente durante la cena. En lugar de carne y aves de corral, consuma barley, tofu, yogur, fríjol, lenteja y otras fuentes de proteína.

❑ Si usted tiene que tomar levodopa (*ver en* Aspectos para tener en cuenta, más adelante), consuma los siguientes alimentos con moderación: banano, carne de res, pescado, hígado, oatmeal, maní, papa y granos enteros. Estos alimentos contienen vitamina B$_6$, que le resta eficacia a este medicamento. *No* tome vitamina B$_6$ en suplemento, pues contrarresta los efectos terapéuticos de la levodopa (tenga cuidado con los suplementos de multivitaminas). Le recomendamos que consuma los alimentos que contienen proteína solamente por la noche, pues algunos de los aminoácidos que contienen las proteínas de esos alimentos pueden impedir que la droga llegue al cerebro, que es donde se necesita. Igualmente, le recomendamos que no consuma los alimentos proteínicos al mismo tiempo que el medicamento. Cuando haya empezado a tomar el medicamento, infórmele al médico qué cambios dietéticos piensa hacer porque puede ser necesario modificar la dosis.

❑ Si por su trabajo o por su pasatiempo favorito usted entra en contacto con químicos o metales, como plomo o aluminio, colóquese siempre prendas protectoras y no olvide colocarse guantes especiales y una máscara en la cara.

ASPECTOS PARA TENER EN CUENTA

❑ El temblor de las manos es frecuente en la edad mediana y posteriormente. Hay distintas clases de temblores. Los *temblores parkinsonianos* son más pronunciados durante el descanso, pueden agravarse por tensión o fatiga, y suelen desaparecer durante el sueño. En cambio, los *temblores de intención* solamente se presentan cuando se está utilizando un músculo. Los *temblores esenciales* son temblores más o menos continuos y de intensidad variable que, al parecer, se presentan con más frecuencia en algunas familias. Estos temblores usualmente afectan a las dos manos; su intensidad disminuye durante el descanso y aumenta durante los períodos de actividad o de estrés. Los intentos voluntarios de detener este tipo de temblores a menudo sólo conducen a empeorarlos. Cualquier temblor persistente o recurrente amerita investigación, en especial cuando afecta al desempeño de las actividades normales del individuo. Sin embargo, se debe tener presente que *no* todos los temblores son síntoma de la enfermedad de Parkinson.

❏ En la actualidad no se conoce ninguna cura para la enfermedad de Parkinson. El tratamiento se centra en aliviar los síntomas y en lograr que el paciente conserve su independencia durante el mayor tiempo posible. Entre los tratamientos que se utilizan para esta enfermedad están la terapia a base de medicamentos, la terapia física y la cirugía (para casos severos).

❏ El medicamento que más se utiliza para tratar esta enfermedad es levodopa (lo venden con los nombres comerciales de Dopar y Loradopa). Esta droga no es eficaz cuando se utiliza sola, y puede producir graves efectos secundarios, como paranoia y alucinaciones. También se utiliza una combinación de levodopa y un medicamento llamado carbidopa (Sinemet). Este medicamento disminuye la rigidez.

❏ Para evitar que la enfermedad de Parkinson avance con demasiada rapidez, es beneficioso ayunar y hacer algún tratamiento a base de chelation (ver AYUNOS y TERAPIA DE CHELATION en la Tercera Parte).

❏ Además de hacer ejercicio todos los días con moderación (como caminar), la terapia física, incluyendo ejercicios activos y pasivos, ayuda a conservar el tono y la función musculares normales.

❏ Los "green drinks" reducen los síntomas de manera importante (ver JUGOS en la Tercera Parte).

❏ El octacosanol, una sustancia que se encuentra en el aceite de wheat germ, produce efectos favorables en las membranas de las neuronas, y en algunos casos permite reducir la dosis de levodopa.

❏ Se ha encontrado que algunas personas que tienen la enfermedad de Parkinson presentan altos niveles de plomo en el cerebro. La terapia de chelation es la única manera de eliminar el plomo del organismo (ver TERAPIA DE CHELATION en la Tercera Parte).

❏ Como no existen pruebas para hacer un diagnóstico definitivo de la enfermedad de Parkinson, no es raro que a la gente que sufre de hipoglicemia le diagnostiquen equivocadamente esa enfermedad (ver HIPOGLICEMIA en la Segunda Parte).

❏ Tomar suplementos de hierro parece que beneficia a algunos pacientes de la enfermedad de Parkinson. La producción de tirosina hidroxilasa, una enzima que interviene en la producción de dopa (el precursor de la dopamina), aparentemente se puede estimular con suplementos de hierro.

❏ Un estudio publicado en la revista médica *The New England Journal of Medicine* llegó a la conclusión de que cuando la droga selegiline (Eldepryl), también conocida como deprenyl, se administra en las primeras etapas de la enfermedad, es posible retardar la aparición de los síntomas más incapacitantes de la enfermedad de Parkinson. Sin embargo, el mecanismo de acción de ese medicamento no es claro, y aunque no se ha comprobado que verdaderamente retarda la evolución de la enfermedad, sí alivia los síntomas.

❏ El tratamiento con la hormona dehydroepiandrosterone (DHEA) puede ayudar a prevenir la enfermedad de Parkinson. *Ver* TERAPIA A BASE DE DHEA en la Tercera Parte.

❏ Cuando los pacientes de la enfermedad de Parkinson utilizan suplementos de antioxidantes, en algunos casos es posible retardar hasta dos o tres años el comienzo de la terapia con levodopa. En un estudio, pacientes de esta enfermedad tomaron 3.000 miligramos de vitamina C y 3.200 unidades internacionales de vitamina E todos los días. Los resultados sugieren que es posible retardar significativamente el avance de la enfermedad mediante la administración de dosis altas de antioxidantes. Si la enfermedad de Parkinson se relaciona con daño ocasionado por los radicales libres a las células cerebrales productoras de dopamina, entonces, por lo menos en teoría, quien tome antioxidantes mientras esté bien de salud podría no contraer nunca la enfermedad. Algunas investigaciones están estudiando el papel que desempeña en la enfermedad una sustancia natural que nutre las neuronas productoras de dopamina, llamada glial-cell-line-derived neutrotrophic factor (GDNF).

❏ Para obtener información adicional, comuníquese con la National Parkinson's Foundation (NPF), 1501 NW 9th Avenue, Miami, FL 33136; teléfono 800-433-7022.

Enfermedad de Wilson

La enfermedad de Wilson es un problema de salud hereditario y poco común que afecta aproximadamente a una de cada treinta mil personas en el mundo entero. Como el organismo de las personas que tienen esta enfermedad no metaboliza adecuadamente el cobre, un microelemento, el exceso se acumula en el cerebro, los riñones, el hígado y la córnea de los ojos. Esto deteriora los órganos y produce otras complicaciones, como problemas neurológicos y comportamiento sicótico. Cuando no se trata, la enfermedad de Wilson conduce a daño cerebral, cirroris del hígado, hepatitis y, por último, la muerte. Sin embargo, detectar la enfermedad en sus primeras etapas y empezar a tratarla oportunamente minimiza los síntomas y las complicaciones e, incluso, en algunos casos previene su ocurrencia.

Entre los síntomas de la enfermedad de Wilson están vómito con sangre, dificultad para hablar, tragar y/o caminar, babeo, aumento del tamaño del bazo, ictericia, inapetencia, pérdida de la coordinación, fatiga y/o debilidad progresiva, deterioro intelectual progresivo, deterioro sicológico manifestado en cambios de personalidad o en conductas extrañas, rigidez, espasmos o temblores musculares, edema y/o acumulación de líquido en el abdomen, y pérdida inexplicable de peso. En algunos casos, el primer signo de la enfermedad es el desarrollo de un anillo pigmentado en el borde externo de la córnea, conocido como anillo de Kayser-Fleischer, que se suele detectar durante un examen visual de rutina. En las etapas avanzadas de la enfermedad pueden aparecer síntomas causados por la hepatitis crónica o por la cirrosis; así mismo, pueden cesar los ciclos menstruales y el paciente puede experimentar dolor en el pecho, palpitación cardíaca, aturdimiento, palidez y sensación de ahogo al hacer cualquier esfuerzo.

Aunque las personas que sufren de la enfermedad de Wilson nacen con ella, los síntomas raras veces se manifiestan antes de los seis años de edad. Lo más común es que los síntomas aparezcan durante la adolescencia o, incluso, más tarde. Sin embargo, a fin de prevenir las complicaciones, es necesario tratar la enfermedad haya o no síntomas. El diagnóstico se basa en estudios de la historia médica del paciente y su familia, en exámenes de sangre para determinar el nivel de la ceruloplasmina (una proteína sanguínea que transporta cobre) y comprobar si hay anemia, y en un examen de orina que muestra si el nivel del cobre en la orina está alto. Para confirmar el diagnóstico conviene hacerse una biopsia de hígado que evalúe la cantidad de cobre del tejido hepático.

NUTRIENTES

SUPLEMENTOS	DOSIS SUGERIDAS	COMENTARIOS
Muy importantes		
Vitamin C	Según indicaciones de la etiqueta.	Protege contra la inflamación, la anemia y la hepatitis. Reduce el nivel del cobre del organismo. Utilizar en forma esterified.
Iron	Según indicaciones médicas. Para mejor absorción, tomar con 100 mg de vitamina C.	Protege contra la anemia y la corrige. *Advertencia:* no tome hierro, a menos que le hayan diagnosticado anemia.
Multivitamin y mineral complex con	Según indicaciones de la etiqueta.	El equilibrio de todos los nutrientes es esencial para la curación.
potassium	99 mg al día.	Necesario para la correcta contracción muscular.
y selenium	200 mcg al día.	Necesario para el adecuado funcionamiento de las glándulas suprarrenales.
Vitamin A más	10.000 UI al día.	Estos poderosos antioxidantes aumentan la inmunidad.
beta-carotene	15.000 UI al día.	
Vitamin B complex más extra vitamin B$_6$ (pyridoxine)	75 mg 3 veces al día. 50 mg al día.	Protege el hígado y es necesario para la correcta función cerebral. Previene el daño del sistema nervioso y protege contra la anemia. Combate también la retención de líquidos.
Vitamin E	600 UI al día. No tomar junto con hierro.	Promueve la curación y previene el daño celular.
Zinc	75 mg al día. No sobrepasar esta dosis.	Reduce el nivel del cobre y aumenta la inmunidad. El cinc equilibra el cobre en el organismo.
Importantes		
Acetyl-L-Carnitine	Según indicaciones de la etiqueta.	Protege el hígado y la función cardíaca.
Advanced Carotenoid Complex de Solgar	Según indicaciones de la etiqueta.	Contiene poderosos neutralizadores de los radicales libres y sustancias que aumentan la inmunidad.
Calcium y magnesium	1.500-2.000 mg al día. 750-1.000 mg al día.	Estos minerales actúan juntos para prevenir los espasmos musculares.
Coenzyme Q$_{10}$	Según indicaciones de la etiqueta.	Este poderoso antioxidante aumenta la circulación y la energía.
Flaxseed oil	Según indicaciones de la etiqueta.	Proporciona ácidos grasos esenciales, vitales para el funcionamiento cerebral y nervioso, y para la inmunidad.
Free-form amino acid complex	Según indicaciones de la etiqueta, con el estómago vacío.	Necesario para la síntesis de la proteína. utilizar una fórmula que contenga todos los aminoácidos esenciales.
Gamma-aminobutyric acid (GABA)	Según indicaciones de la etiqueta, con el estómago vacío.	Esencial para la correcta función cerebral. Tiene también efectos tranquilizantes. *Ver* AMINOÁCIDOS en la Primera Parte.
L-Arginine y L-ornithine más	Según indicaciones de la etiqueta, con el estómago vacío. Tomar a la hora de acostarse con agua o jugo. No tomar con leche. Para mejor absorción, tomar con 50 mg de vitamina B$_6$ y 100 mg de vitamina C.	Ayudan a desintoxicar el hígado y los riñones. *Ver* AMINOÁCIDOS en la Primera Parte.
L-cysteine	Según indicaciones de la etiqueta, con el estómago vacío.	Reduce la absorción del cobre por parte del organismo.
Milk thistle		*Ver* Hierbas más adelante.
Pycnogenol y/o grape seed extract	Según indicaciones de la etiqueta.	Estos poderosos antioxidantes disminuyen el deterioro mental.

HIERBAS

❏ Burdock, dandelion, milk thistle y suma purifican y fortalecen el hígado, además de que ayudan a combatir la fatiga.

❏ Alfalfa, ginkgo biloba, gotu kola, kava, lobelia, perejil, oat straw, periwinkle y skullcap son útiles para la salud, en general, y para el funcionamiento del cerebro y el sistema nervioso, en particular.

Advertencia: No se debe tomar lobelia por vía oral de manera permanente.

❏ Astragalus, echinacea y pau d'arco son beneficiosas para la fatiga.

Advertencia: No se debe utilizar astragalus cuando hay fiebre.

❏ Black radish y red clover fortalecen el hígado.

❏ Cat's claw es una hierba antiinflamatoria, antioxidante, inmunoestimulante y limpiadora de los órganos internos. El producto Cat's Claw Defense Complex, de Source Naturals, es una buena fuente de esta hierba y, además, contiene otros ingredientes provechosos.

Advertencia: No se debe utilizar cat's claw durante el embarazo.

❏ Cayenne (capsicum) modera la presión arterial, combate la fatiga y fortalece el sistema nervioso.

❏ Goldenseal es útil cuando los síntomas incluyen dificultad para deglutir los alimentos. También sirve para disminuir la fatiga. El licorice y hacer gargarismos de té de thyme también ayuda cuando hay dificultades para tragar los alimentos.

Advertencia: No tome goldenseal por vía oral todos los días durante más de una semana seguida, y evítelo durante el embarazo. Debe usarse con prudencia cuando hay alergia al ragweed. No utilice licorice todos los días durante más de siete días seguidos, y evítelo si tiene presión arterial alta.

❏ St. Johnswort es beneficioso para el sistema nervioso y ayuda a superar la fatiga y la dificultad para deglutir.

❏ Siberian ginseng es una hierba tónica que reduce la fatiga y promueve el funcionamiento del cerebro y del sistema nervioso.

Advertencia: No utilice esta hierba si tiene hipoglicemia, presión arterial alta o enfermedad cardíaca.

❏ La raíz de valerian es calmante y provechosa para el cerebro y el sistema nervioso. También sirve cuando hay dificultad para tragar los alimentos.

RECOMENDACIONES

❏ Aumente el consumo de cebolla y ajo. Estos alimentos contienen azufre, que ayuda a eliminar el cobre del organismo.

❏ Consuma frecuentemente piña fresca (no enlatada). La piña contiene bromelaína, una enzima que mantiene la inflamación y el edema bajo control.

❏ Haga analizar el nivel del cobre del agua que usted bebe. Consulte las páginas amarillas del directorio telefónico de su localidad, o comuníquese con la agencia estatal del medio ambiente para que le recomienden algún laboratorio que esté en condiciones de realizar este tipo de análisis. Si el contenido de cobre del agua de su hogar sobrepasa una parte por millón, reemplácela por agua embotellada de buena calidad (la mejor es la destilada al vapor), o haga revisar las tuberías de su casa. Si la conclusión es que todo el cobre — o la mayor parte — proviene de las tuberías — vale la pena hacerlas cambiar por otras que no contengan cobre.

❏ Si usted toma suplementos de multivitaminas y/o minerales, asegúrese de que *no* contengan cobre.

❏ Elimine de su dieta los alimentos ricos en cobre. Entre ellos están brócoli, chocolate, cereales enriquecidos, molasses, hongos, nueces, vísceras, mariscos, aguacate, fríjol y otras legumbres, yema de huevo, oats, raisins, soya y granos enteros.

❏ No cocine con ollas ni utensilios de cobre.

ASPECTOS PARA TENER EN CUENTA

❏ La enfermedad de Wilson no se puede prevenir ni curar. Sin embargo, el pronóstico es excelente cuando se hace un buen manejo de la enfermedad.

❏ Cualquier persona con antecedentes familiares de enfer-

medad de Wilson debe hacerse un examen de diagnóstico lo más pronto que pueda, incluso si no tiene síntomas. Esto permite iniciar el tratamiento a la mayor brevedad, si es que tiene la enfermedad.

❏ El tratamiento de la enfermedad de Wilson dura toda la vida. Por lo general, requiere tomar penicillamine (Cuprimine, Depen), un medicamento que elimina el cobre del organismo aumentando su excreción en la orina. Entre los efectos secundarios que puede producir esta droga están deficiencia de vitamina B_6 (piridoxina) y hierro. Cuando el paciente tiene intolerancia al penicillamine le suelen prescribir, además, un esteroide, como prednisone (Deltasone, entre otros). A veces prescriben el medicamento trientine (Syprine) en vez del penicillamine. Este medicamento tambien chelates el cobre, lo que facilita su eliminación.

❏ Para controlar el nivel del cobre, algunos médicos recetan dosis altas de cinc en lugar de medicamentos convencionales, o además de ellos. El cinc se equilibra de manera natural con el cobre en el organismo.

❏ Sea cual sea el tratamiento, es necesario hacerse chequear con regularidad para manejar los posibles efectos secundarios del medicamento y para revisar el nivel del cobre en la orina.

❏ Niveles elevados de cobre en el organismo agotan la vitamina C y el cinc. Los requerimientos de estos nutrientes son, por tanto, más altos de lo normal en las personas que sufren de la enfermedad de Wilson.

❏ La enfermedad de Wilson no es la única causa de los altos niveles de cobre en el organismo. La acumulación de niveles tóxicos de cobre también se puede deber a excesiva exposición a este metal. Cuando el nivel del cobre es alto, pero la función hepática del individuo es normal, al igual que las dos córneas, es probable que la toxicidad se deba a otra enfermedad. Además, mientras que la toxicidad por cobre originada en una ingesta excesiva de este metal se manifiesta en el análisis del cabello, las personas aquejadas por la enfermedad de Wilson no presentan niveles altos de cobre en el cabello.

❏ *Ver también* TOXICIDAD POR COBRE en la Segunda Parte.

Enfermedad fibroquística de los senos

Se calcula que más del 50 por ciento de las mujeres adultas tienen enfermedad fibroquística de los senos. Esta dolencia afecta especialmente a las mujeres en edad de concebir. Se caracteriza por la presencia de nódulos redondeados en el seno que se mueven libremente y que pueden ser duros o blandos. Entre los síntomas están dolor al tacto y protuberancias en los senos. La molestia suele ser más pronunciada antes de la menstruación.

Por lo general, el sistema linfático recoge y extrae el fluido de los senos. Sin embargo, cuando hay más fluido del que el sistema linfático puede manejar, pequeños espacios del tejido de los senos se llenan de fluido y se van cubriendo de tejido fibroso que los engruesa y cicatriza. Esto forma los quistes. A menudo, los quistes se inflaman antes y durante la menstruación y la presión resultante produce dolor.

Los quistes pueden generar nuevos quistes. Cuando un nódulo presiona una glándula productora de leche, estimula a la hormona pituitaria prolactina. Esto da por resultado secreción de leche. Las glándulas productoras de leche se pueden multiplicar y llevar leche al tejido fibroso, lo que contribuye a la formación de más quistes.

Los quistes del seno pueden cambiar de tamaño, pero son benignos. Un quiste es una masa blanda que se mueve con libertad y que se siente al tacto como el globo del ojo detrás del párpado. En cambio, los crecimientos cancerosos no suelen moverse libremente y, por lo regular, no son blandos ni desaparecen.

La mayoría de los quistes son inocuos. De hecho, la estructura normal de los senos incluye nódulos. Sin embargo, esto no significa que se deba hacer caso omiso de todas las protuberancias de los senos. Todas las mujeres deben familiarizarse con la sensación tactil de sus senos y con los cambios cíclicos que experimentan para que puedan detectar fácilmente las nuevas protuberancias. Lo ideal es que las mujeres se revisen los senos una vez por semana y que consulten con su médico de inmediato cuando se encuentren nuevos nódulos entre un ciclo menstrual y otro.

El diagnóstico de la enfermedad fibroquística se hace mediante un procedimiento sencillo en el consultorio del médico. Utilizando una aguja fina, se extrae fluido de un nódulo. Si contiene fluido, se trata de un quiste. Usualmente los médicos recomiendan una mamografía para descartar el cáncer.

NUTRIENTES

SUPLEMENTOS	DOSIS SUGERIDAS	COMENTARIOS
Esenciales		
Coenzyme Q_{10}	100 mg al día.	Actúa como la vitamina E, pero es más potente. Poderoso antioxidante.
Kelp	1.500-2.000 mg al día divididos en varias tomas.	Rica fuente de yodo. La deficiencia de yodo se ha asociado con esta enfermedad.
Primrose oil	1.500 mg al día.	Puede reducir el tamaño de las protuberancias.
Vitamin E	400-600 UI al día.	Protege el tejido de los senos, porque tiene la capacidad de actuar como antioxidante.
Muy importantes		
Vitamin A	15.000 UI al día. Si está embarazada, no debe tomar más de 10.000 UI al día.	Necesario para el sistema intraductal de los senos.
más natural beta-carotene	15.000 UI al día con las comidas.	Antioxidantes y precursores de la vitamina A.
o carotenoid complex (Betatene)	Según indicaciones de la etiqueta.	
Vitamin B complex	50 mg 3 veces al día con las comidas.	Las vitaminas del complejo B son importantes para todos los sistemas enzimáticos del organismo.
más extra vitamin B_6 (pyridoxine)	50 mg 3 veces al día.	Necesario para el adecuado equilibrio de los fluidos y para la regulación hormonal.
Importantes		
Vitamin C	2.000-4.000 mg al día divididos en varias tomas.	Necesario para el funcionamiento inmunológic, para la reparación de los tejidos y para el equilibrio de las hormonas adrenales.
Zinc	50 mg al día. No tomar más de 100 mg al día de todos los suplementos.	Repara los tejidos y es provechoso para la función inmunológica. Para mejor absorción, utilizar lozenges de zinc gluconate u OptiZinc.
Provechosos		
Multimineral complex	Según indicaciones de la etiqueta.	Es importante que los minerales del organismo se mantengan en equilibrio.
Protelytic enzymes	Según indicaciones de la etiqueta. Tomar con las comidas y entre comidas.	Reducen la inflamación y el dolor que ésta produce.
más bromelain	Según indicaciones de la etiqueta.	

HIERBAS

❑ Las hierbas echinacea, goldenseal, mullein, pau d'arco y red clover son provechosas para la enfermedad fibroquística.

Advertencia: No tome goldenseal por vía oral durante más de siete días seguidos, pues altera la flora intestinal, y no lo utilice durante el embarazo. Se debe usar con cautela cuando hay alergia al ragweed.

❑ Utilice cataplasmas de raíz de poke o de sage para aliviar la inflamación y el dolor de los senos. *Ver* UTILIZACIÓN DE CATAPLASMAS en la Segunda Parte.

Nota: La raíz de poke sólo se recomienda para uso externo.

RECOMENDACIONES

❑ Haga una dieta baja en grasa y alta en fibra. Consuma más productos crudos, incluyendo semillas, nueces y granos. Asegúrese de que las nueces no hayan sido sometidas a calor. Incluya en su dieta diaria tres o más porciones de manzana, banano, uvas, toronja, nueces crudas, semillas, vegetales frescos y yogur. Los granos enteros y los fríjoles también deben constituir una parte importante de su dieta.

❑ Incorpore en su dieta alimentos ricos en germanio, como ajo, hongos shiitake y cebolla. El germanio mejora la oxigenación de los tejidos a nivel celular.

❑ No consuma café, té (excepto de hierbas), colas ni chocolate. Estas bebidas contienen cafeína, que se ha relacionado con la enfermedad fibroquística. Evite también el alcohol, los productos de origen animal (especialmente carnes y grasas), los aceites de cocina que venden en los supermercados, los alimentos fritos, la sal, el azúcar, el tabaco y todos los productos que contienen harina blanca.

ASPECTOS PARA TENER EN CUENTA

❑ El aceite de primrose ha dado buenos resultados para reducir el tamaño de los quistes.

❑ Según una investigación realizada por el Dr. John Peter Minton, del Department of Surgery de Ohio State University College of Medicine, Columbus, las mujeres que más probabilidades tienen de no volver a presentar quistes son las que eliminan de su dieta las sustancias que contienen cafeína.

❑ El medicamente danocrine (Danazol) es una hormona que actúa por conducto de la glándula pituitaria reduciendo el funcionamiento de los ovarios. Este efecto disminuye la cantidad de estrógeno de los senos, lo cual ayuda a contraer los nódulos. El danocrine no es eficaz para todas las mujeres, pero alrededor del 60 por ciento advierten resultados en el curso de pocas semanas. Muchas mujeres informan que sienten menos dolor y sensibilidad al tacto. No obstante, esta droga puede producir efectos desfavorables y se debe utilizar solamente si las recomendaciones anteriores no producen los resultados deseados.

❑ El funcionamiento de la glándula tiroides es importante en la enfermedad fibroquística de los senos; la deficiencia de yodo disminuye la función tiroidea y se ha asociado con la enfermedad (*ver* HIPOTIROIDISMO en la Segunda Parte). Otros factores importantes son desequilibrio hormonal y producción anormal de leche por niveles elevados de la hormona estrógeno.

Enfermedad ósea de Paget

La enfermedad ósea de Paget (llamada así por Sir James Paget, quien la describió por primera vez) es una enfermedad progresiva de los huesos que avanza lentamente y se caracteriza por un proceso morboso en el cual alternan la formación y la destrucción de hueso. La consecuencia de este proceso es que los huesos sanos son reemplazados poco a poco por cantidades excesivas de hueso anormal, que presenta deficiencia de calcio y carece de la estructura necesaria para proporcionar máxima fortaleza. La enfermedad de Paget suele afectar a los huesos de la pelvis, la columna vertebral, los muslos, el cráneo, las caderas, las espinillas y los brazos. Se presenta con más frecuencia en hombres mayores de cuarenta años, aunque también puede afectar a las mujeres. Se sabe de pocos casos en los cuales ha afectado a adultos jóvenes.

En sus primeras etapas, la enfermedad usualmente no produce síntomas, aunque puede haber un dolor moderado en los huesos afectados. A medida que la enfermedad avanza tiende a aumentar el dolor en los huesos, a volverse más persistente - en especial por la noche - y a empeorar con el esfuerzo físico. La enfermedad de Paget también puede ocasionar dolores en el cuello y/o en la espalda, dolor y/o rigidez en las articulaciones comprometidas, aumento de la temperatura de la piel en el área de los huesos afectados, fracturas óseas sin causa clara, sordera, dolores de cabeza, vahídos, silbidos en los oídos y alteración del movimiento. Esta enfermedad sigue un patrón en el que alternan la remisión y la exacerbación de los síntomas. Con el tiempo, la exacerbación de los síntomas es cada vez peor. A veces se afectan las articulaciones adyacentes al hueso enfermo y se puede desarrollar osteoartritis. A la larga, pueden presentarse deformidades como arqueo de las piernas, abombamiento del pecho, encorvamiento de la columna vertebral y aumento del tamaño de la frente. Otras posibles complicaciones de las etapas avanzadas de la enfermedad son cálculos renales (por falta de movimiento), insuficiencia cardíaca congestiva, sordera o ceguera (por presión del cráneo contra el cerebro), presión arterial alta y gota. En aproximadamente el 5 por ciento de los casos el hueso afectado sufre cambios de naturaleza maligna que terminan en osteosarcoma (cáncer de hueso). Aunque la expectativa de vida no es muy alta, la mayoría de los pacientes de la enfermedad ósea de Paget viven con su enfermedad entre diez y quince años, por lo menos.

Como esta enfermedad no suele producir síntomas importantes, en particular durante las primeras etapas, la mayoría de los casos pasan inadvertidos. Sin embargo, no es raro descubrir accidentalmente la enfermedad cuando a la persona le toman rayos X o le hacen exámenes de sangre por motivos diferentes. La causa de la enfermedad ósea de Paget no se conoce, pero algunos investigadores sospechan que podría ser una infección viral. Son muchos los casos que se presentan entre miembros de la misma familia. Sin embargo, parece que no se transmite de generación en generación, lo cual es más compatible con una causa viral que con una causa hereditaria.

La enfermedad de Paget con frecuencia se confunde con otras dolencias, como hipertiroidismo y enfermedades que producen lesión ósea, como cáncer de hueso, displasia fibrosa y mieloma múltiple. Para verificar el diagnóstico de la enfermedad de Paget, los médicos utilizan rayos X, escanograma óseo, computerized tomography (CT) scan, magnetic resonance imaging (MRI), exámenes de sangre y de orina, y biopsia de los huesos.

NUTRIENTES

SUPLEMENTOS	DOSIS SUGERIDAS	COMENTARIOS
Esenciales		
Calcium	1.500 mg al día.	Necesario para la fortaleza de los huesos.
más		Utilizar una variedad chelate.
boron	3 mg al día. No	Nutrientes necesarios para la
y	sobrepasar esta dosis.	absorción del calcio.
magnesium	750 mg al día.	
y		
vitamin D	400 UI al día.	
Copper	3 mg al día.	Ayuda a formar hueso.

Glucosamine Plus de FoodScience Labs	Según indicaciones de la etiqueta.	Contiene nutrientes necesarios para el sano desarrollo de los huesos y el tejido conectivo.
Manganese	2 mg al día.	Necesario para el crecimiento normal de los huesos.
Phosphorus	1.200 mg al día.	Necesario para la formación de hueso.
Silica	Según indicaciones de la etiqueta.	Necesario para la formación de hueso.
Primrose oil o Ultimate Oil de Nature´s Secret	Según indicaciones de la etiqueta. Según indicaciones de la etiqueta.	Proporcionan ácidos grasos esenciales, importantes para el adecuado desarrollo de las células.
Vitamin B complex más extra vitamin B$_{12}$	50 mg 3 veces al día con las comidas. 300 mcg al día.	Participa en la producción de energía. Ayuda a la absorción de los alimentos y a la formación de las células.
y folic acid	400 mcg al día.	Necesario para la producción de energía.
Vitamin C	3.000-6.000 mg al día divididos en varias tomas.	Aumenta la inmunidad y ayuda al desarrollo de los huesos.
Vitamin A más natural beta-carotene	10.000 UI al día. 10.000 UI al día.	Mejoran el funcionamiento inmunológico y promueven el correcto crecimiento de los huesos.
Zinc	30 mg al día. No tomar más de 100 mg al día de todos los suplementos.	Promueve la salud del sistema inmunológico. Para mejor absorción, utilizar lozenges de zinc gluconate u OptiZinc.

Provechosos		
Bone Builder de Ethical Nutrients	Según indicaciones de la etiqueta.	Contiene minerales y la matriz orgánica que compone los huesos.
DL-Phenylalanine (DLPA)	Según indicaciones de la etiqueta.	Alivia el dolor crónico. *Advertencia:* si está embarazada o lactando, o si sufre de ataques de pánico, diabetes, presión arterial alta o PKU, no debe utilizar este suplemento.
Floradix Iron + Herbs de Salus Haus	Según indicaciones de la etiqueta.	Proporciona hierro orgánico y otros nutrientes necesarios para tener una salud y un estado físico óptimos.
Joint Support de Now Foods	Según indicaciones de la etiqueta.	Contiene vitaminas y minerales necesarios para la salud de las articulaciones y los huesos.
Shiitake o reishi	Según indicaciones de la etiqueta. Según indicaciones de la etiqueta.	Ayudan a reducir la inflamación.

HIERBAS

❏ Alfalfa y horsetail contienen minerales necesarios para la formación de los huesos. Además, reducen la inflamación.

❏ Angélica, cayenne (capsicum), feverfew, hops, passionflower, skullcap, raíz de valerian y white willow bark son útiles para aliviar el dolor.

Advertencia: No utilice feverfew durante el embarazo.

❏ Black cohosh y Sr. Johnswort reducen la inflamación y calman el dolor.

Advertencia: No use black cohosh durante el embarazo.

❏ Boneset, raíz de dandelion, nettle, perejil, raíz de poke, rose hips y yucca promueven el desarrollo de huesos fuertes.

Advertencia: No utilice boneset todos los días por más de una semana, pues utilizada durante mucho tiempo produce toxicidad.

❏ Echinacea, goldenseal y licorice son provechosas para reducir la inflamación.

Advertencia: No utilice goldenseal por vía oral todos los días durante más de una semana seguida, y evítelo durante el embarazo. Debe utilizarse con prudencia cuando hay alergia al ragweed. No use licorice todos los días durante más de una semana seguida, y evítelo si su presión arterial es alta.

RECOMENDACIONES

❏ Consuma abundantes alimentos ricos en calcio, como brewer's yeast, buttermilk, carob, leche de cabra, todos los vegetales hojosos, salmón (con huesos), sardinas, mariscos, tofu, whey y yogur.

❏ Incluya en su dieta mucho ajo. El ajo es beneficioso para la circulación y controla la inflamación.

❏ Consuma papaya y piña frescas con frecuencia. Estas frutas contienen enzimas que reducen la inflamación.

❏ Evite los vegetales solanáceos. Entre ellos están tomate, papa, berenjena, cayenne peppers, chili peppers, sweet peppers, paprika y pimento. Estos vegetales contienen muchos alcaloides, sustancias químicas con efectos fisiológicos muy fuertes, como alteración del metabolismo del calcio. Mediante un mecanismo que aún no se comprende, los alcaloides hacen que el calcio de los huesos se deposite en lugares del organismo donde no se requiere, como arterias, articulaciones y riñones.

❏ Consuma barley grass y/o kelp por su aporte de minerales valiosos y otros nutrientes necesarios para la formación de los huesos.

❏ El calor alivia el dolor. Por tanto, los baños en agua caliente, las compresas calientes y las lámparas de calor son eficaces.

❏ Para combatir la inmovilidad, siga un programa de ejercicios recomendado por su médico.

❏ Duerma en un colchón bastante duro o coloque una tabla debajo del colchón. Esto disminuye la probabilidad de que se desarrollen deformidades en la columna vertebral.

❏ Durante la fase activa de la enfermedad, guarde cama y muévase o dése vueltas para prevenir los bedsores, o úlceras por decúbito.

❏ Tome medidas para hacer de su hogar un sitio seguro y evitar fracturas. Retire los tapetes pequeños y evite los pisos resbaladizos o búsqueles solución. Haga instalar pasamanos en la bañera y cerca del inodoro.

❏ No les imponga a los huesos un estrés físico muy grande.

❑ Hágase chequeos médicos con regularidad para detectar a tiempo el cáncer de los huesos y la sordera. Si pierde capacidad auditiva, considere la posibilidad de utilizar un dispositivo especial.

ASPECTOS PARA TENER EN CUENTA

❑ No se conoce cura para la enfermedad ósea de Paget. Sin embargo, la mayoría de los pacientes nunca desarrollan síntomas y, por tanto, no requieren tratamiento. A los que sí desarrollan síntomas les sirve la terapia con medicamentos, entre los cuales están los siguientes productos:

• *Calcitonin (Calcimar, Cibacalcin, Miacalcin)*, una hormona natural que se inyecta, y *etidronate (Didronel)*, un regulador del calcio. Ambos retardan el progreso de la enfermedad.

• *Fluoride*, que se utiliza para corregir las deformidades, aliviar la compresión de los nervios y evitar o reducir las fracturas.

• *Pliamycin (Mithracin)*, un medicamento antitumoral que puede producir remisión de los síntomas en el curso de dos semanas, y mejoría en dos meses. No obstante, este medicamento puede ocasionar daño renal y destruir los glóbulos rojos de la sangre.

Enfermedad periodontal

Después del resfriado común, la enfermedad periodontal es el problema infeccioso más frecuente en Estados Unidos y la causa principal de pérdida de la dentadura entre los adultos. Los casos de enfermedad periodontal aumentan con la edad; del 15 por ciento a los diez años a más del 50 por ciento a los cincuenta años.

Periodontal significa "alrededor de los dientes". Por tanto, *enfermedad periodontal* se refiere a cualquier afección de las encías u otras estructuras que sostienen la dentadura. La *gingivitis* (inflamación de las encías) es la etapa inicial de la enfermedad periodontal. Es producida por placa - depósitos pegajosos de bacteria, mucosidad y partículas de alimentos — que se deposita sobre los dientes. La acumulación de placa infecta las encías y las inflama. Al inflamarse, se forman cavidades entre las encías y los dientes, donde se deposita más placa. Otros factores que contribuyen al desarrollo de la gingivitis son respirar por la boca, empastes y prótesis dentales mal ajustados y que irritan el tejido circundante, y una dieta en la cual abundan los alimentos blandos, que privan a los dientes y a las encías del "ejercicio" que necesitan. Las encías se vuelven rojas, blandas y brillantes, y sangran con facilidad. En algunos casos las encías duelen, aunque la gingivitis no suele ser dolorosa.

Cuando no se trata, la gingivitis puede llevar a la *piorrea* o *periodontitis*. Ésta es una etapa avanzada de la enfermedad periodontal, en la cual los huesos que soportan los dientes empiezan a desgastarse como resultado de la infección. Los abscesos son frecuentes en estos casos. La piorrea produce

halitosis (mal aliento), sangrado y dolor en las encías. Entre los factores que aumentan el riesgo de que se desarrolle piorrea están mala nutrición, cepillado incorrecto, alimentación poco nutritiva, consumo de azúcar, enfermedad crónica, trastornos glandulares, enfermedad de la sangre, fumar, drogas y abuso del alcohol. La piorrea a menudo se relaciona con deficiencia de vitamina C, bioflavonoides, calcio, ácido fólico o niacina. Los fumadores son más susceptibles a contraer piorrea y a perder la dentadura que los no fumadores. La enfermedad periodontal empeora cuando falta alguna pieza dental, cuando hay empaquetamiento de alimentos, mala oclusión, empuje lingual, bruxismo (rechinamiento de los dientes) y trauma por cepillado.

La *estomatitis* es la inflamación de la mucosa bucal y puede afectar a los labios, el paladar y la parte interna de las mejillas. A menudo, la estomatitis forma parte de los síntomas de otra enfermedad. Esta dolencia hace que las encías se inflamen y sangren con facilidad; además, en la boca se pueden desarrollar úlceras que se convierten en lesiones parecidas a los fuegos y que pueden afectar a las encías. Dos clases comunes de estomatitis son *estomatitis herpética aguda* (mejor conocida como herpes oral) y *estomatitis aftosa* (canker sores o aftas).

Los problemas bucales suelen ser reflejo de deficiencias u otros problemas de salud. El sangrado de las encías puede indicar deficiencia de vitamina C; la resequedad y las grietas en las comisuras de la boca, de vitamina B_2 (riboflavina), y ambos pueden indicar que existe una deficiencia nutricional generalizada. Los labios secos y cuarteados suelen ser producto de una reacción alérgica. La mucosa bucal irritada y de color rojo vivo puede ser síntoma de estrés; la lengua enrojecida y lisa, de anemia o de falta de nutrientes en la dieta. Las úlceras debajo de la lengua pueden ser una de las primeras manifestaciones del cáncer de boca. Visitar regularmente al odontólogo ayuda a detectar estos problemas a tiempo.

NUTRIENTES

SUPLEMENTOS	DOSIS SUGERIDAS	COMENTARIOS
Esenciales		
Coenzyme Q_{10}	100 mg al día.	Aumenta la oxigenación de los tejidos.
Goldenseal		*Ver* Hierbas más adelante.
Vitamin C con bioflavonoids	4.000-10.000 mg al día divididos en varias tomas a lo largo del día.	Promueven la curación, en especial la de las encías sangrantes. Los bioflavonoides retardan el desarrollo de la placa.
Muy importantes		
Bone Support de Synergy Plus o	Según indicaciones de la etiqueta.	Contiene calcio, magnesio, fósforo, cinc y otros nutrientes que el organismo absorbe fácilmente para reconstruir hueso.
calcium	1.500 mg al día.	Previene la pérdida de hueso en el área de las encías.
y magnesium	750 mg al día.	Actúa con el calcio. Utilizar una variedad chelate.

Vitamin A	25.000 UI al día por 1 mes. Luego reducir hasta 10.000 UI al día. Si está embarazada, no debe tomar más de 10.000 UI al día.	Necesario para la curación del tejido de las encías. Para dosis altas, la emulsión facilita la asimilación y brinda mayor seguridad.
más natural beta-carotene o carotenoid complex (Betatene)	Según indicaciones de la etiqueta.	El organismo utiliza estos antioxidantes para producir vitamina A, según la necesidad.
Vitamin E	Empezar con 400 UI al día y aumentar lentamente hasta 1.000 UI al día. Frotar también el aceite de una cápsula en las encías 2-3 veces al día.	Necesario para la curación del tejido de las encías.
más selenium (E-SEL de Carlson Labs)	200 mcg al día.	Este poderoso antioxidante actúa con la vitamina E para prevenir el cáncer.

Importantes		
Grape seed extract	Según indicaciones de la etiqueta.	Poderoso antioxidante y antiinflamatorio.
Proteolytic enzymes con pancreatin	Según indicaciones de la etiqueta. Tomar entre comidas y a la hora de acostarse.	Ayudan a controlar la inflamación y a corregir la digestión.
Vitamin B complex	50 mg 3 veces al día con las comidas.	Necesario para la correcta digestión y para la salud del tejido bucal.
Zinc	50-80 mg al día. No tomar más de 100 mg al día de todos los suplementos.	Mejora el funcionamiento inmunológico. Necesario para prevenir la infección y promover la curación. Para mejor absorción, utilizar lozenges de zinc gluconate u OptiZinc.

HIERBAS

❏ Aplicar aloe vera en gel directamente en las encías inflamadas mitiga la molestia.

❏ El aceite de clove alivia temporalmente el dolor de muela y/o de encías. Sencillamente, frótese una o dos gotas de aceite de clove en el área afectada. Si le parece que este aceite en forma pura es demasiado fuerte, dilúyalo con una gotas de aceite de oliva.

❏ La echinacea, las berries de hawthorn, el myrrh gum y los rose hips controlan la inflamación y mejoran la función inmunológica. Prepare un té con estas hierbas o haga con ellas una cataplasma y apliquésela directamente en el área inflamada.

❏ El goldenseal destruye las bacterias causantes de la enfermedad periodontal. Colóquese en la boca el contenido de un cuentagotas de extracto de goldenseal sin alcohol, muévalo entre la boca durante tres minutos y luego páseselo. Para la inflamación de las encías, vierta en un trozo de gasa o de algodón puro el contenido de un cuentagotas de extracto de goldenseal sin alcohol y colóqueselo en el área inflamada. Haga esto apenas sienta que está comenzando la inflamación o

que está apareciendo una úlcera, y se sorprenderá con los resultados. Casos severos pueden requerir entre tres y cinco noches para que las úlceras sanen.

Advertencia: No tome goldenseal por vía oral todos los días durante más de una semana seguida, pues puede alterar la flora intestinal, y no tome esta hierba durante el embarazo. Úsela con cautela si es alérgico al ragweed.

RECOMENDACIONES

❏ Consuma una buena variedad de frutas frescas, vegetales hojosos de color verde, carnes y granos enteros para que sus encías y dientes se ejerciten y reciban las vitaminas y minerales esenciales para la salud de la dentadura. Aunque todas las vitaminas y minerales son importantes para la formación y la salud de los dientes, la vitamina C reviste una importancia especial para prevenir la gingivitis y la piorrea. La vitamina A controla el desarrollo y la salud general de las encías; su deficiencia suele conducir a infección en las encías. La vitamina A también es necesaria para el sano desarrollo de la dentadura en los niños. Entre los minerales indispensables para la salud dental están sodio, potasio, calcio, fósforo, hierro y magnesio.

❏ Consuma muchos alimentos ricos en fibra, como granos enteros, vegetales y legumbres.

❏ Evite el azúcar y todos los carbohidratos refinados. El azúcar produce acumulación de placa e inhibe la capacidad de los glóbulos blancos de la sangre de repeler las bacterias.

❏ Cepíllese los dientes todos los días y durante un mes, por lo menos, con goldenseal en polvo. Cuando haya transcurrido el mes, cambie de marca de dentífrico. No siga utilizando el mismo dentífrico porque algunos irritan las encías.

❏ Para mantener la enfermedad bajo control, cambie su cepillo de dientes todos los meses y manténgalo limpio. Las bacterias se sienten a gusto en los cepillos de dientes.

❏ Use dental floss todos los días. Utilice entre las comidas un producto que se consigue en las farmacias llamado Stim-U-Dent, que limpia y estimula las encías masajeándolas con un movimiento rotatorio. Utilícelo todos los días, sin falta.

❏ Para ablandar la placa, utilice un enjuague dental llamado Plax. A diferencia de los enjuagues bucales, éste se utiliza antes del cepillado. El listerine también ayuda a eliminar la placa.

❏ Use un cepillo de dientes *muy* suave y de cerdas naturales. Siempre se debe cepillar las encías y la lengua, al igual que los dientes. La manera más eficaz de llegar a la unión de la encía con los dientes es inclinando el cepillo de dientes para que las cerdas queden en un ángulo de 45° con respecto de la encía, y luego cepillar las encías con movimientos cortos hacia adelante y hacia atrás para extraer la bacteria.

❏ Si tiene inflamadas las encías, coloque el cepillo de dientes debajo de un chorro de agua muy caliente para que las cerdas se ablanden. Mientras no se haya mejorado por completo, cepíllese los dientes con suavidad.

❏ Abra una cápsula de vitamina E y frótese el aceite en el área de la encía que está inflamada. Éste es un remedio muy curativo y mitiga el dolor.

❑ Para aliviar el dolor de muela mientras obtiene una cita con su odontólogo, aplíquese hielo en la encía. El aceite de clove es beneficioso (*ver en* Hierbas en esta sección).

❑ Evite los antibióticos. La boca es el sitio donde menos eficaces son, además de que destruyen las bacterias beneficiosas para el colon. Pruebe el goldenseal; da resultado más rápidamente y no produce efectos secundarios (*ver en* Hierbas en esta sección).

❑ Además de los productos mencionados, recomendamos los siguientes productos para los dientes y las encías. La mayoría se consiguen en los health food stores.

• *Nature de France (Pierre Cattier).* Contiene una base de clay que ayuda a la curación.

• *Nature's Gate.* Contiene baking soda y sal de mar, eficaces para combatir la placa y la enfermedad de las encías. También contiene vitamina C.

• *Peelu.* Contiene un blanqueador natural de la dentadura derivado del pequeño árbol peelu, originario del Medio Oriente y Asia. Los habitantes de esa parte del mundo han masticado sus ramas durante siglos para mantener blanca la dentadura. Contiene sabor natural, pectina de fruta, sulfato de sodio y lauryl (de aceite de coco) y glicerina vegetal.

• *Tom's Natural Toothpaste.* Contiene una base natural de calcio, además de myrrh (una hierba astringente) y propóleos de abeja.

• *Weleda Salt Toothpaste.* Contiene baking soda y fórmulas de sales con hierbas medicinales y sílice.

• *Vicco Pure Herbal Toothpaste.* Contiene extractos de plantas, cortezas, raíces y flores utilizados en la medicina Ayurvedic.

❑ Observe si su dentista toma todas las medidas necesarias para evitar la transmisión de la enfermedad. El consultorio y la sala de espera deben ser limpios. Los dentistas, higienistas y auxiliares deben lavarse las manos y cambiarse los guantes entre un paciente y otro. Todos los instrumentos se deben esterilizar entre un paciente y otro, y las superficies y los equipos del consultorio se deben limpiar y desinfectar periódicamente. Si usted tiene alguna inquietud acerca de los procedimientos de su odontólogo, no dude en preguntar.

ASPECTOS PARA TENER EN CUENTA

❑ Hay casos graves de enfermedad periodontal que requieren cirugía para retirar el tejido infectado de la encía y reconstruir el hueso.

❑ Algunas enfermedades, como diabetes y algunas afecciones de la sangre, aumentan el riesgo de contraer enfermedad de las encías.

❑ Un sencillo examen de sangre puede detectar la enfermedad de las encías hasta ocho meses antes de que aparezcan los síntomas, de acuerdo con el Dr. Jeffrey Ebersole, profesor asociado de periodoncia de la University of Texas Health Science Center. El dentista extrae una gota de sangre de la punta de un dedo y la hace analizar para determinar si contiene bacterias causantes de la enfermedad de las encías.

❑ El contacto regular e íntimo con una persona infectada puede transmitir la bacteria causante de la enfermedad periodontal.

❑ Por predisposición genética hay personas más propensas a adquirir las bacterias que producen enfermedad de las encías.

❑ La resequedad de la boca, es decir, la falta de una cantidad suficiente de saliva, puede propiciar la caries y la enfermedad periodontal. La saliva es esencial para liberar la boca de placa, azúcar y desechos. El problema de la resequedad de la boca aumenta con la edad, y afecta a más de la mitad de las personas mayores de cincuenta y cinco años. La resequedad de la boca también puede ser causada por consumo de alcohol o por medicamentos recetados o sin receta médica, especialmente los que se utilizan para la presión arterial alta, la depresión, el resfriado y las alergias. La diabetes también se relaciona con sequedad de la boca. El mejor tratamiento para este problema es extraerles a las glándulas salivales más humedad masticando zanahoria, apio o chicle; tomando líquido a pequeños sorbos; masticando hielo picado o respirando por la nariz.

❑ Los implantes dentales tienen una apariencia más natural que la dentadura postiza y mucha gente está optando por ellos en la actualidad. Infortunadamente, cuando no están bien colocados pueden producir enfermedad periodontal o exacerbarla. Si usted está interesado en hacerse colocar implantes, consulte con un especialista.

❑ La abrasión con aire, una técnica para retirar las caries sin dolor y sin taladrar, les permite a los odontólogos colocar emplastes más pequeños y salvar porciones más grandes de la dentadura natural. Esta nueva técnica, que representa un importante avance odontológico, no requiere anestesia ni drogas para adormecer al paciente.

❑ Es importante visitar al odontólogo con regularidad para detectar cáncer oral, una enfermedad que ataca a treinta mil estadounidenses cada año. Nueve de cada diez personas sobreviven a este tipo de cáncer cuando se detecta precozmente.

❑ Una ventaja (quizás la única) de tener alergias es que disminuyen la probabilidad de perder piezas dentales a causa de la enfermedad periodontal. Parece que esto se debe a que el sistema inmunológico particularmente activo de quienes sufren de alergias repele más eficazmente las bacterias causantes de la enfermedad de las encías.

❑ En las farmacias se consiguen unas tabletas que muestran las áreas de la dentadura a las cuales no ha llegado el cepillado. Mastique una tableta al terminar de cepillarse los dientes y vuelva a cepillárselos hasta que el color no desaparezca.

❑ Los cepillos de dientes eléctricos, como los de marca Braun u Oral B, ayudan a eliminar la placa.

❑ Se ha demostrado la eficacia de un aparato que desinfecta automáticamente los cepillos de dientes y los mantiene libres de bacteria. El aparato, que funciona las veinticuatro horas del día, se prende automáticamente cada media hora y desinfecta las cerdas durante dos minutos. Una alternativa es mantener el cepillo de dientes entre hydrogen peroxide o entre grapefruit seed extract para exterminar los gérmenes (si usa hydrogen peroxide, enjuague bien el cepillo antes de usarlo).

❑ *Ver también* CANKER SORES e INFECCIONES POR EL VIRUS DEL HERPES en la Segunda Parte.

❑ *Ver también* Encías sangrantes en PROBLEMAS RELACIONADOS CON EL EMBARAZO en la Segunda Parte.

Enfermedades cardiovasculares

El sistema cardiovascular consta del corazón y los vasos sanguíneos. El corazón bombea la sangre, que circula por todo el organismo a través de los vasos sanguíneos. Las enfermedades cardiovasculares son el principal problema de salud del mundo occidental, y la primera causa de muerte en Estados Unidos, donde anualmente cobran la vida de más de un millón de personas. Se calcula que cincuenta millones de estadounidenses sufren de enfermedades del corazón y de los vasos sanguíneos, aunque muchos no lo saben porque no presentan síntomas.

Las arterias que abastecen de sangre al corazón se denominan *arterias coronarias.* Cuando los vasos sanguíneos del corazón se estrechan, la cantidad de sangre que le suministran a este órgano puede resultar insuficiente para aportarle el oxígeno que necesita. Esa falta de oxígeno es lo que produce el dolor en el pecho conocido como *angina de pecho.* La angina de pecho se caracteriza por un dolor opresivo en el pecho, que suele presentarse después de hacer algún esfuerzo físico. Ese dolor normalmente desaparece con un poco de reposo.

Cuando las arterias coronarias que llevan oxígeno y nutrientes al músculo cardíaco se obstruyen, el flujo de sangre se interrumpe por completo y se presenta un *ataque cardíaco,* o *infarto del miocardio,* que le causa daño al músculo cardíaco. Las causas más frecuentes de obstrucción arterial son arteriosclerosis (endurecimiento de las arterias) y la presencia de un trombo, o coágulo, en un vaso sanguíneo. La arterisclerosis es la causa de la mayor parte de las muertes por ataque cardíaco. Los espasmos de las arterias coronarias también pueden conducir a un ataque cardíaco. El ataque cardíaco se experimenta como si otra persona le estuviera presionando a uno el pecho con muchísima fuerza. El dolor puede durar varios minutos y se suele extender al hombro, el brazo, el cuello o la quijada. Otras señales de ataque cardíaco son sudoración, náuseas, vómito, sensación de ahogo, vahídos, desmayo, ansiedad, dificultad para deglutir, zumbidos en los oídos y pérdida del habla. La intensidad del dolor y sus características varían de una persona a otra; mientras que algunas experimentan un dolor intenso, otras sólo sienten un leve malestar. Muchas personas confunden los síntomas del ataque cardíaco con indigestión. Y hay personas que no experimentan síntomas, una situación conocida como ataque cardíaco "silencioso".

La *hipertensión* (presión arterial alta) es una enfermedad cardiovascular sumamente común y suele ser precursora de problemas cardíacos. Normalmente se origina en la pérdida de elasticidad de las arterias o en la reducción de su diámetro interno (o en ambos factores), lo cual puede deberse a arteriosclerosis, a mal metabolismo del sodio, a estrés, a deficiencias nutricionales y a desequilibrios enzimáticos. Además de la herencia, otros factores que pueden conducir a la hipertensión son enfermedad renal, hipertiroidismo, trastornos de las glándulas adrenales o de la glándula pituitaria y uso de anticonceptivos orales. Como no ocasiona dolor, especialmente en las primeras etapas, mucha gente ni siquiera se percata de que tiene hipertensión; de ahí el calificativo de "asesino silencioso". Cuando, al fin y al cabo, la hipertensión produce complicaciones que se traducen en síntomas (como aceleración del pulso, sensación de ahogo, vahídos, dolores de cabeza y sudor), la enfermedad es más difícil de tratar. La hipertensión que no es tratada es la causa principal de derrame cerebral, además de que aumenta de manera significativa el riesgo de ataque cardíaco, insuficiencia cardíaca e insuficiencia renal.

Otras enfermedades cardiovasculares son insuficiencia cardíaca, arritmia y enfermedad valvular. Mientras que el ataque cardíaco se produce por la interrupción del flujo sanguíneo *hacia* el corazón, la *insuficiencia cardíaca* es resultado del flujo insuficiente de sangre *desde* el corazón. Es decir, en la insuficiencia cardíaca el corazón no bombea una cantidad suficiente de sangre para satisfacer las necesidades del organismo. Entre los síntomas de la insuficiencia cardíaca están fatiga, mal color, sensación de ahogo y edema (hinchazón por acumulación de fluido en los tejidos del organismo), especialmente en el área de los tobillos. Las *arritmias* son alteraciones del ritmo cardíaco normal. Hay diferentes clases de arritmias. Algunas son bastante peligrosas, incluso son una amenaza para la vida, mientras que otras apenas son perceptibles y no representan un peligro especial. La *enfermedad valvular* afecta al funcionamiento de una o más válvulas del corazón. Puede ser causada por un defecto congénito, o puede ser consecuencia de enfermedades como fiebre reumática o endocarditis (infección del músculo cardíaco).

Infortunadamente, a pesar de los avances tecnológicos en materia de diagnóstico y tratamiento de los problemas del corazón, muchas veces cuando se presenta la primera señal de que existe una enfermedad cardiovascular la vida de la persona ya corre peligro. Las dolencias del sistema cardiovascular suelen estar sumamente avanzadas cuando se vuelven sintomáticas. Se calcula que el 25 por ciento de las personas que sufren un ataque cardíaco no presentan síntomas de problema cardíaco antes del ataque. Cada minuto muere en Estados Unidos una persona a causa de un ataque cardíaco.

Las enfermedades cardiovasculares no son una consecuencia inevitable del envejecimiento. Es posible tomar muchas medidas preventivas para evitar este tipo de enfermedades. Entre los factores que contribuyen a las enfermedades del corazón y que se pueden controlar están fumar, alta presión arterial, alto nivel de colesterol sanguíneo, personalidad tipo A, estrés, obesidad, vida sedentaria y diabetes. Usted *puede* modificar su estilo de vida para conservar sano su corazón.

Procedimientos y problemas cardíacos frecuentes

Si usted o uno de sus seres queridos sufre de algún problema cardíaco, es más fácil entender el tratamiento y colaborar con él si se familiariza con los siguientes términos, que seguramente escuchará de boca del médico:

- **Aneurisma.** Un aneurisma es el adelgazamiento y la dilatación de un punto de un vaso sanguíneo a causa de la presión que la sangre ejerce contra él. Si se perfora, la circulación se interrumpe. Dependiendo de la ubicación del aneurisma, las consecuencias pueden ser graves. Cuando se detectan a tiempo, en muchos casos los aneurismas se pueden reparar quirúrgicamente.

- **Angina de pecho.** La angina de pecho se refiere a una presión o dolor muy fuerte en el pecho, causado por un suministro insuficiente de oxígeno hacia el tejido cardíaco. El dolor en el pecho puede ser severo o leve; se suele presentar después de hacer algún esfuerzo físico, y por lo general disminuye con el reposo. Con frecuencia es señal de un ataque cardíaco inminente.

- **Angiografía.** La angiografía permite obtener una imagen diagnóstica inyectando en el corazón y/o en los vasos sanguíneos un medio de contraste. Este procedimiento sirve para diagnosticar enfermedades de las válvulas cardíacas, obstrucción de los vasos sanguíneos y otros problemas.

- **Arritmia.** La arritmia cardíaca es la desorganización del ritmo natural de los latidos del corazón, y es producida por mal funcionamiento de las células del sistema eléctrico del corazón. Hay varias clases de arritmias. *Palpitación* se refiere a un latido cardíaco más fuerte y rápido de lo normal, bien sea regular o irregular. *Taquicardia* es el aumento anormal de la frecuencia cardíaca estando la persona en reposo; *bradicardia* es el fenómeno opuesto, es decir, una frecuencia cardíaca anormalmente baja. *Latido ectópico* se refiere al latido cardíaco prematuro (se percibe como si faltaran latidos). *Flúter* y *fibrilación* son condiciones en las cuales un error eléctrico convierte los latidos regulares del corazón en contracciones muy rápidas. La consecuencia es que los tejidos del organismo dejan de recibir la cantidad de sangre que necesitan.

- **Ataque cardíaco.** El término médico para el ataque cardíaco es *myocardial infarction (MI)*, o *infarto del miocardio*. Este término se refiere al desarrollo de *infartos* (muerte o descomposición de una parte del tejido) en el *miocardio* (músculo cardíaco). El infarto se presenta cuando se interrumpe el suministro de sangre a algún área del corazón, lo que usualmente ocurre cuando un coágulo sanguíneo bloquea una arteria coronaria que ya está un poco estrecha. Dependiendo del tamaño y de la ubicación de las áreas afectadas, el ataque cardíaco puede ser leve o severo; no obstante, siempre le ocasiona un daño irreparable al corazón.

- **Cardiomegalia.** Éste es el término médico para referirse al aumento del tamaño del corazón. Cuando el corazón no puede funcionar adecuadamente (como en la insuficiencia cardíaca), o cuando el bombeo normal de la sangre a través de los vasos sanguíneos encuentra demasiada resistencia (como ocurre cuando la presión arterial es alta), el organismo procura incrementar la fortaleza del músculo cardíaco aumentando su tamaño. La cardiomegalia es característica de diversas enfermedades del corazón. También se conoce como *hipertrofia cardíaca*.

- **Cardiomiopatía.** Cardiomiopatía se refiere a cualquiera de las enfermedades que afectan al músculo cardíaco y que derivan en

alteración del funcionamiento del corazón y, por último, en insuficiencia cardíaca. Las cardiomiopatías se clasifican de acuerdo con los cambios físicos que producen en el corazón, como aumento del tamaño de este órgano, dilatación de una o más cámaras del corazón, o rigidez del músculo cardíaco. Estas enfermedades pueden deberse a un defecto heredado, o pueden ser causadas por varias enfermedades diferentes. Por lo regular, la causa es desconocida.

- **Carditis.** Carditis es la inflamacion del músculo cardíaco. Puede deberse a una infección o a una reacción inflamatoria, como en la fiebre reumática, y cuando no se trata puede afectar permanentemente al corazón.

- **Cateterismo.** Éste es un procedimiento que se utiliza tanto para hacer un diagnóstico sobre el estado del corazón y/o del sistema circulatorio, como para tratar enfermedades cardiovasculares. Una sonda o tubo hueco y delgado, llamado catéter, se inserta en un vaso sanguíneo en algún lugar del cuerpo (usualmente en el brazo, el cuello o una pierna) por medio de un alambre muy delgado y flexible, y se conduce a través de ese vaso sanguíneo hasta el corazón o el sitio del cuerpo que se vaya a explorar. El cateterismo sirve, entre otras cosas, para detectar (en algunos casos se utiliza para tratar) obstrucciones en las arterias, para descubrir deformaciones del corazón y para estudiar la transmisión eléctrica del corazón.

- **Ecocardiograma.** El ecocardiograma es un procedimiento para formar una imagen del corazón utilizando tecnología de ultrasonido. Se usa para detectar anomalías estructurales y funcionales, hipertrofia o inflamación del corazón, y otros problemas.

- **Endocarditis.** La endocarditis es la inflamación del endocardio, es decir, la membrana que cubre el músculo cardíaco. La causa suele ser infección bacteriana. Este trastorno no es raro cuando el sistema inmunológico se ha debilitado, como es el caso de los portadores del HIV y de las personas que tienen AIDS. La endocarditis también puede ser una de las complicaciones de la cirugía de reemplazo de válvulas cardíacas, y puede producirle daño permanente al corazón.

- **Insuficiencia cardíaca.** Esta enfermedad se presenta cuando el corazón ya lesionado no puede bombear sangre eficazmente, lo que priva a los tejidos de la cantidad de oxígeno y nutrientes que necesitan para funcionar correctamente. La insuficiencia cardíaca puede ser aguda (de corta duración) o crónica, y sus causas son muy variadas.

- **Insuficiencia cardíaca congestiva.** Esta dolencia, que se caracteriza por insuficiencia cardíaca crónica, da por resultado acumulación de líquido en los pulmones, dificultad para respirar después de hacer incluso ejercicio moderado, y edema (hinchazón) en los tobillos y los pies.

- **Isquemia cardíaca.** La causa de esta enfermedad es la obstrucción del flujo cardíaco hacia el corazón, generalmente a causa de la aterosclerosis. La isquemia (falta de suficiente oxígeno) puede conducir a angina de pecho, arritmias cardíacas, insuficiencia cardíaca congestiva o ataque cardíaco.

- **Paro cardíaco.** El paro cardíaco se presenta cuando el corazón deja de latir. Cuando esto ocurre, el riego sanguíneo hacia el cerebro se interrumpe y la persona pierde el conocimiento. Cuando una persona aparentemente sana sufre un paro cardíaco por lo general tiene, sin saberlo, una enfermedad de las arterias coronarias.

SELF-TEST DE FUNCIONAMIENTO CARDÍACO

El corazón es el músculo más importante de su organismo. Tomarse el pulso, sencillamente, puede ayudarle a determinar cómo está funcionando su corazón. El mejor momento para tomarse el pulso es apenas se despierte por la mañana. Si su pulso está por debajo de sesenta, su corazón está marchando a un buen ritmo. Si está por encima de ochenta, es posible que usted tenga que modificar su dieta y su estilo de vida. Si su pulso permanece acelerado, consulte con su médico para estudiar la posibilidad de que la causa sea alguna enfermedad. El pulso crónicamente alto con frecuencia es precursor de hipertensión. Tomarse diariamente el pulso sirve de advertencia cuando se aproxima una enfermedad.

NUTRIENTES

SUPLEMENTOS	DOSIS SUGERIDAS	COMENTARIOS
Esencial		
Coenzyme Q$_{10}$	50-100 mg 3 veces al día.	Aumenta la oxigenación del tejido cardíaco. Se ha demostrado que previene la repetición de ataques cardíacos en personas que ya los han tenido.
Muy importantes		
Bio-Cardiozyme Forte de Biotics Research	1 tableta 3 veces al día con el estómago vacío.	Este complejo fortalece el músculo cardíaco.
o Heart Science de Source Naturals	Según indicaciones de la etiqueta.	Contiene antioxidantes, agentes que combaten el colesterol, hierbas y vitaminas que actúan juntos para proteger el corazón y promover la función cardiovascular.
Calcium	1.500-2.000 mg al día divididos en varias tomas, después de las comidas y a la hora de acostarse.	Importantes para el correcto funcionamiento del músculo cardíaco. Utilizar variedades chelate.
y magnesium	750-1.000 mg al día divididos en varias tomas, después de las comidas y a la hora de acostarse.	
Garlic (Kyolic)	2 cápsulas 3 veces al día.	Reduce la presión arterial y adelgaza la sangre.
y Kyo-Green de Wakunaga	Según indicaciones de la etiqueta.	Jugo concentrado de barley y wheatgrass. Contiene nutrientes necesarios para la curación y la prevención de las enfermedades del corazón.
L-Carnitine	500 mg 2 veces al día con el estómago vacío. Para mejor absorción, tomar con 50 mg de vitamina B$_6$ y 100 mg de vitamina C.	Reduce el nivel de la grasa y de los triglicéridos de la sangre. Aumenta la absorción del oxígeno y la tolerancia al estrés.
Lecithin granules o capsules	1 cucharada 3 veces al día antes de las comidas. 2.400 mg 3 veces al día con las comidas. Tomar con vitamina E (ver más adelante).	Emulsificantes de la grasa.
Phosphatidyl choline o lipotropic factors	Según indicaciones de la etiqueta. Según indicaciones de la etiqueta.	Reducen el nivel de la grasa y de los triglicéridos de la sangre.
Importantes		
Citrin		*Ver* Hierbas más adelante.
Dimethylglycine (DMG) (Aangamik DMG de FoodScience Labs)	50 mg 4 veces al día.	Promueve la utilización del oxígeno.
Essential fatty acids (black currant seed oil, flaxseed oil, MaxEPA, primrose oil y salmon oil son buenas fuentes)	Según indicaciones de la etiqueta.	Ayudan a prevenir el endurecimiento de las arterias. Si utiliza aceite de pescado, elija un producto que tenga vitamina E adicional para evitar que se rancie.
Potassium	99 mg al día.	Necesario para el equilibrio electrolítico, en especial si está tomando cortisona o medicamentos para la presión arterial.
Selenium	200 mcg al día.	Su deficiencia se ha asociado con enfermedades del corazón.
Superoxide dismutase (SOD)	Según indicaciones de la etiqueta.	Poderoso antioxidante.
Taurine Plus de American Biologics	1.000 mg al día. Para mejor absorción, tomar con 50 mg de vitamina B$_6$ y 100 mg de vitamina C.	Ayuda a estabilizar la frecuencia cardíaca y a corregir las arritmias cardíacas. Importante antioxidante y regulador inmunológico, necesario para la activación de los glóbulos blancos y para la función neurológica. Administrar en forma sublingual.
Vitamin E	Empezar con 100-200 UI al día y aumentar poco a poco, agregando 100 UI cada semana hasta 800-1.000 UI. Si está tomando un medicamento anticoagulante, no debe tomar más de 400 UI al día.	Fortalece el sistema inmunológico y el músculo cardíaco, mejora la circulación y destruye los radicales libres. *Advertencia:* este suplemento se debe utilizar únicamente con supervisión médica.
Provechosos		
Kelp	1.000-1.500 mg al día con las comidas.	Rica fuente de vitaminas, minerales y microelementos importantes.
Copper	Según indicaciones médicas.	Su deficiencia puede relacionarse con algunos problemas cardíacos.
Melatonin	2-3 mg al día 2 horas o menos antes de acostarse.	Este poderoso antioxidante puede ayudar a prevenir los derrames cerebrales. Ayuda también al sueño.
Multienzyme complex (Infla-Zyme Forte de American Biologics) más bromelain	Según indicaciones de la etiqueta. Tomar entre comidas. 300 mg al día.	Ayudan a la digestión.

Octacosanol y/o wheat germ	Según indicaciones de la etiqueta. Según indicaciones de la etiqueta.	Mejoran la resistencia y alivian el dolor muscular.
Sea mussel	Según indicaciones de la etiqueta.	Esta fuente de proteína ayuda al funcionamiento del sistema cardiovascular.
Vitamin B complex más extra vitamin B$_1$ (thiamine) y	50 mg 3 veces al día con las comidas. 50 mg al día.	Las vitaminas B son más eficaces cuando se toman juntas. Su deficiencia en el músculo cardíaco conduce a enfermedades del corazón.
vitamin B$_3$ (niacin)	50 mg al día. Si ha sufrido de enfermedad reumática del corazón, o si ha tenido problemas valvulares, no debe tomar más de 200 mg al día.	Baja el colesterol y mejora la circulación. *Advertencia:* si tiene algún trastorno hepático, gota o presión arterial alta, no debe tomar niacina.
y vitamin B$_6$ (pyridoxine) y	50 mg al día.	Su deficiencia se ha relacionado con enfermedades del corazón.
folic acid	400 mcg al día.	
Vitamin C con bioflavonoids	1.000 mg 3 veces al día.	Sumamente importantes para tratar las enfermedades cardiovasculares.

HIERBAS

❑ El citrin, un extracto de la planta *Garcinia cambogia,* ayuda a prevenir la acumulación de grasas potencialmente peligrosas en el organismo porque inhibe la síntesis de los ácidos grasos en el hígado.

❑ Un producto que combina varias hierbas y que ha dado buenos resultados es Sanhelio's Circu Caps, de Health From the Sun.

❑ El té de suma es provechoso para las personas que tienen enfermedades cardiovasculares. Tome todos los días tres tazas de este té con extracto de ginkgo biloba, de acuerdo con las indicaciones de la etiqueta.

❑ Otras hierbas beneficiosas para estas enfermedades son barberry, black cohosh, butcher's broom, cayenne (capsicum), dandelion, ginseng, berries de hawthorn, raíz de valerian y el producto SP-8 Hawthorn Motherwort Blend, de Solaray.

Advertencia: Las hierbas barberry y black cohosh no se deben utilizar durante el embarazo. No use ginseng si su presión arterial es alta.

❑ *Evite* las hierbas ephedra (ma huang) y licorice porque pueden elevar la presión arterial.

RECOMENDACIONES

❑ Si usted experimenta — aunque sólo sea durante pocos minutos — alguno de los síntomas del ataque cardíaco, comuníquese con su médico o váyase *inmediatamente* a la sala de emergencias del hospital más cercano. La mitad de todas las muertes por ataque cardíaco se producen entre tres y cuatro horas después del ataque. Por tanto, una persona que sufre un ataque cardíaco requiere atención médica de urgencia.

❑ Asegúrese de que su dieta sea bien balanceada y de que contenga mucha fibra. Consuma abundantes alimentos crudos. Para obtener proteína, consuma pescado a la plancha y pavo o pollo sin piel, pues su contenido de grasa es bajo.

❑ Incluya en su dieta ajo, cebolla y lecitina. Estos productos reducen eficazmente el nivel del colesterol sanguíneo.

❑ Agréguele a su dieta nueces crudas (excepto maní), aceite de oliva, salmón rosado, trucha, atún, arenque del Atlántico y caballa. Estos alimentos contienen ácidos grasos esenciales.

❑ No consuma estimulantes como café y té negro, pues contienen cafeína. Evite también el tabaco, el alcohol, el chocolate, el azúcar, la mantequilla, la carne roja, las grasas (particularmente la grasa de origen animal y los aceites hidrogenados), los alimentos fritos, procesados y refinados, las bebidas gaseosas, los alimentos muy condimentados y los productos con harina blanca, como pan blanco.

❑ Beba únicamente agua destilada al vapor.

❑ Elimine de su dieta *todas* las fuentes de sodio. Lea todas las etiquetas de los productos y evite los que tengan "soda", "sodium" o el símbolo "Na", pues significa que contienen sodio. Entre los alimentos y los aditivos que se deben evitar cuando la dieta excluye la sal están los siguientes:

- Monosodium glutamate o MSG (utilizado para realzar el sabor de los alimentos).
- Baking soda.
- Vegetales enlatados.
- Alimentos preparados comercialmente.
- Bebidas gaseosas dietéticas.
- Alimentos con inhibidores de moho.
- Alimentos con preservativos.
- Ablandadores de carne.
- Saccharin (se encuentra en Sweet'n Low) y productos que contienen saccharin.
- Algunos medicamentos y dentífricos.
- Agua ablandada.

❑ Limite su consumo de alimentos ricos en vitamina K si está tomando algún anticoagulante (adelgazador de la sangre), como warfarin (Coumadin), heparin o, incluso, aspirin. Los alimentos que contienen vitamina K aumentan la tendencia de la sangre a coagularse, por lo que sólo se deben consumir en pequeñas cantidades. Entre los alimentos ricos en vitamina K están alfalfa, bróculi, coliflor, yema de huevo, hígado, espinaca y todos los vegetales de color verde oscuro. Para intensificar el efecto de los anticoagulantes, consuma más wheat germ, vitamina E, soya y semilla de sunflower.

❑ Aprenda lo más que pueda sobre los medicamentos que le ha recetado su médico. Sepa qué debe hacer en caso de emergencia. Mantenga a la mano los números telefónicos de algunos servicios de emergencia y de ambulancias. Si usted sufre de alguna enfermedad del corazón, una persona cercana a usted debe saber qué hay que hacer si se le presente paro cardíaco. Asegúrese de que su pareja, u otra persona que viva con usted, sepa hacer masaje cardíaco y respiración boca a boca.

La American Red Cross y muchos hospitales enseñan estas técnicas.

❑ Manténgase en un peso bajo. La obesidad es un factor de riesgo para el ataque cardíaco y la presión arterial alta. Haga ejercicio con regularidad y con moderación.

Advertencia: Si usted es mayor de treinta y cinco años y ha llevado una vida sedentaria, consulte con su médico antes de comenzar cualquier programa de ejercicios.

❑ En lo posible, evite el estrés y aprenda técnicas para manejarlo. *Ver* ESTRÉS en la Segunda Parte.

ASPECTOS PARA TENER EN CUENTA

❑ Algunos estudios sugieren que la hormona dehydroepiandrosterone (DHEA) puede ayudar a prevenir las enfermedades cardiovasculares. La terapia con DHEA se ha relacionado con un descenso del 48 por ciento en el número de muertes por enfermedad cardíaca en poblaciones que han participado en estudios científicos (*ver* TERAPIA A BASE DE DHEA en la Tercera Parte).

❑ Permanecer en un ambiente excesivamente ruidoso durante más de treinta minutos puede elevar la presión arterial y afectar al corazón durante treinta minutos más *después* de que el ruido ha cesado.

❑ Controlar la presión arterial alta, bien con drogas o bien con cambios en el estilo de vida (o con una combinación de los dos), puede prevenir o, por lo menos, retardar, la aparición de complicaciones peligrosas.

❑ Según algunos estudios, suplementar la dieta con magnesio ayuda a corregir algunos tipos de irregularidades cardíacas, y podría salvar la vida de muchas personas aquejadas por problemas cardíacos.

❑ Hacerse un examen llamado cardiokymography (CKG), además de un electrocardiogram (ECG), puede ayudar a detectar enfermedades cardíacas "silenciosas". Un estudio comparativo reveló que cuando se les hizo a los pacientes únicamente electrocardiograma se dejó de detectar el 39 por ciento de los casos de enfermedad cardíaca. Pero cuando a los pacientes se les hizo tanto el examen CKG como el EEG, sólo se dejó de detectar el 8 por ciento de los casos.

❑ La nitroglicerina, que venden en tabletas sublinguales, parches y espray lingual, se suele prescribir para aliviar el dolor en el pecho y aumentar el suministro de oxígeno hacia el corazón. Esta droga se debe tomar a la primera señal de dolor en el pecho. Cuando la sequedad de la boca impide que las tabletas sublinguales de nitrolicerina se disuelvan, es mejor utilizar el espray. Sin embargo, la nitroglicerina produce algunos efectos secundarios, como dolor de cabeza, debilidad y vahídos, que suelen desaparecer con el uso continuado.

❑ Los agentes trombolíticos son sustancias con la capacidad de disolver los coágulos sanguíneos. Entre esas sustancias están streptokinase y alteplase (también conocida como TPA [Tissue Plasminogen Activator], que se consigue con el nombre comercial de Activase). Al ser inyectadas por vía intravenosa, esas sustancias circulan por las arterias localizando y desintegrando los coágulos. Investigaciones han demostrado que someter al paciente a terapia trombolítica antes de que hayan transcurrido seis horas desde el comienzo del ataque cardíaco aumenta las probabilidades de supervivencia. Sin embargo, este tratamiento no es conveniente para quienes tienen úlcera péptica, presión arterial excesivamente alta o antecedente de derrame cerebral. Tampoco les conviene a las personas que se han lesionado recientemente la cabeza ni a las que han pasado por una cirugía abdominal.

❑ La FDA sostiene que tomar un aspirin para bebé todos los días disminuye el riesgo de sufrir ataque cardíaco y no produce efectos secundarios. Sin embargo, de acuerdo con una publicación del Harvard Medical School, no existen pruebas suficientes para sustentar la afirmación de la FDA. Si usted toma aspirin, tenga en cuenta que puede producir sangrado interno y úlceras estomacales.

❑ Las alergias se pueden relacionar con algunos ataques cardíacos. Cuando una reacción en las paredes arteriales precipita un espasmo en las arterias coronarias, se puede producir un ataque cardíaco. Es recomendable hacerse pruebas de alergias para determinar si existe intolerancia a algún o algunos alimentos (*ver* ALERGIAS en la Segunda Parte).

❑ Hay virus que pueden infectar los vasos sanguíneos y producir cambios que eventualmente derivan en enfermedades del corazón. Según un artículo de la revista médica *Circulation*, investigadores descubrieron rastros del virus del herpes en vasos sanguíneos de pacientes de cirugía de bypass. Los investigadores piensan que los virus pueden lesionar los vasos sanguíneos.

❑ *Ver también* ARTERIOSCLEROSIS/ATEROSCLEROSIS, ATAQUE CARDÍACO, PRESIÓN ARTERIAL ALTA y PROBLEMAS CIRCULATORIOS en la Segunda Parte, y TERAPIA DE CHELATION en la Tercera Parte.

Enfermedades de la vesícula biliar

La vesícula biliar es un pequeño órgano ubicado debajo del hígado. Este órgano es un reservorio de bilis; concentra la bilis que es secretada por el hígado y que es utilizada por el organismo para digerir las grasas. La bilis contiene colesterol, sales biliares, lecitina y otras sustancias.

Cuando la vesícula biliar se inflama, se presenta dolor severo en la parte superior derecha del abdomen. Junto con el dolor también se presenta fiebre, náuseas y vómito. Esta condición se debe tratar inmediatamente. Cuando no se trata, la inflamación de la vesícula biliar, o *colecistitis*, puede hacer peligrar la vida del paciente.

En algunas ocasiones el colesterol se cristaliza, se combina con la bilis en la vesícula biliar y forma cálculos biliares. Las personas que tienen cálculos biliares no siempre experimentan síntomas. Sin embargo, cuando un cálculo obstruye el paso de la bilis, se presentan náuseas, vómito y dolor en la parte superior derecha del abdomen. Estos síntomas suelen aparecer después de que la persona ha consumido alimentos fritos o grasosos.

NUTRIENTES

SUPLEMENTOS	DOSIS SUGERIDAS	COMENTARIOS
Alfalfa		*Ver* Hierbas más adelante.
Essential fatty acids	Según indicaciones de la etiqueta.	Importantes componentes de todas las células vivas. Necesarios para reparar y prevenir los cálculos biliares.
Lecithin granules o capsules	1 cucharada 3 veces al día antes de las comidas. 1.200 mg 3 veces al día antes de las comidas.	Emulsificantes de la grasa. Ayudan a la digestión de la grasa.
L-Glycine	500 mg al día con el estómago vacío. Tomar con agua o jugo. No tomar con leche. Para mejor absorción, tomar con 50 mg de vitamina B_6 y 100 mg de vitamina C.	Esencial para la biosíntesis de los ácidos nucleicos y biliares. *Ver* AMINOÁCIDOS en la Primera Parte.
Multienzyme complex con ox bile	Según indicaciones de la etiqueta. Tomar antes de las comidas.	Ayudan a la digestión cuando la vesícula biliar secreta muy poca bilis. *Advertencia:* estos suplementos no se les deben dar a los niños. Si sufre de úlcera, *no debe* utilizar fórmulas que contengan HCl.
Vitamin A	25.000 UI al día. Si está embarazada, no debe tomar más de 10.000 UI al día.	Necesario para la reparación de los tejidos. Para facilitar la asimilación, utilizar en emulsión.
Vitamin B complex más extra vitamin B_{12} y choline e inositol	50 mg 3 veces al día con las comidas. 2.000 mcg al día. 500 mg al día. 500 mg al día.	Todas las vitaminas B son necesarias para la correcta digestión. Utilizar una fórmula high-potency. Importantes para el metabolismo del colesterol y para el funcionamiento del hígado y de la vesícula biliar.
Vitamin C	3.000 mg al día.	Su deficiencia puede producir cálculos biliares.
Vitamin D	400 UI al día.	La disfunción de la vesícula biliar interfiere la absorción de la vitamina D.
Vitamin E	600 UI al día.	Evita que la grasa se rancie.

HIERBAS

❏ La alfalfa purifica el hígado y aporta vitaminas y minerales necesarios. Tome 1.000 miligramos de alfalfa en tableta o en cápsula dos veces al día durante dos días con un vaso de agua tibia.

❏ Las cápsulas de aceite de peppermint se usan en Europa para limpiar la vesícula biliar.

❏ Otras hierbas beneficiosas son barberry root bark, catnip, cramp bark, dandelion, fennel, raíz de ginger, horsetail, perejil y wild yam.

Advertencia: La hierba barberry no se debe utilizar durante el embarazo.

RECOMENDACIONES

❏ Para la inflamación de la vesícula biliar, no consuma alimentos sólidos durante unos pocos días. Tome únicamente agua destilada o agua de manantial. Luego tome jugos de pera, remolacha y manzana durante tres días. Después agréguele a esa dieta líquida alimentos sólidos: remolacha cruda rallada con dos cucharadas de aceite de oliva, jugo de limón fresco y salsa de manzana recién preparada en un blender o en un food processor, pero sin cocinar.

❏ Para los cálculos biliares, tome tres cucharadas de aceite de oliva con el jugo de un limón antes de acostarse y al levantarse. Este remedio suele hacer que los cálculos pasen y se eliminen en la materia fecal — búsquelos. Una alternativa es tomar jugo de toronja. Para aliviar el dolor, colóquese compresas de castor oil calientes en el área de la vesícula biliar. Caliente el castor oil en una cacerola sin dejarlo hervir. Introduzca un trozo de cheesecloth u otra tela blanca de algodón hasta que se impregne. Póngase la tela impregnada de castor oil en el área afectada y cúbrasela con un trozo de plástico un poco más grande. Colóquese encima del plástico un heating pad para que la compresa se mantenga caliente y déjesela entre media hora y dos horas, de acuerdo con sus necesidades.

❏ El 75 por ciento de su dieta debe consistir en alimentos crudos. Incluya en su dieta salsa de manzana, huevos, yogur, cottage cheese, pescado asado a la plancha, manzana fresca y remolacha.

❏ Para limpiar el organismo, consuma durante cinco días todo el jugo de manzana que pueda. Tome ocasionalmente jugo de pera. El jugo de remolacha también purifica el hígado.

❏ Evite el azúcar y los productos que contienen azúcar. Evite también la carne y la grasa de origen animal, los alimentos fritos y condimentados, la margarina, las bebidas gaseosas, los aceites comerciales, el café, el chocolate y los carbohidratos refinados.

❏ Ayune mientras tenga dolor, fiebre, náuseas y/o vómito, y hágase enemas de café durante unos cuantos días. Es importante hacerse estos enemas. También puede utilizar ajo en los enemas. *Ver* AYUNOS y ENEMAS en la Tercera Parte.

❏ Para que mejore el funcionamiento de la vesícula biliar es importante seguir algún programa para desintoxicar el hígado y el colon. Utilice enemas de limpieza si sufre de problemas crónicos.

❏ No coma en exceso. Se sabe que hay una relación entre la obesidad y las enfermedades de la vesícula biliar. Las personas más propensas a sufrir de enfermedades de la vesícula biliar son las mujeres mayores de cuarenta años que tienen sobrepeso y que han tenido hijos.

ASPECTOS PARA TENER EN CUENTA

❑ El té de kombucha es beneficioso para los cálculos biliares (*ver* PREPARACIÓN DEL TÉ DE KOMBUCHA en la Tercera Parte).

❑ Cambios muy rápidos de peso pueden ocasionar trastornos de la vesícula biliar.

❑ El tratamiento que se suele recomendar para los cálculos biliares es la extirpación quirúrgica de la vesícula biliar. Sin embargo, cuando las radiografías muestran los cálculos pero la persona no experimenta dolor, no hay necesidad de operarla. Existe la posibilidad de que un cálculo se pase a un ducto biliar, una de las estructuras que drenan la vesícula biliar y el hígado. Si esto ocurre, puede ser necesario extraerlo quirúrgicamente. Es posible evitar la cirugía utilizando medicamentos u ondas sonoras para fragmentar o disolver los cálculos dentro de la vesícula biliar. Los medicamentos para disolver los cálculos actúan muy despacio y sólo se pueden utilizar cuando los cálculos son pequeños.

Enfermedades de los riñones

Son bastantes las enfermedades que pueden afectar a los riñones. Los riñones pueden sufrir daño por exposición a algunos medicamentos o toxinas, entre ellos metales pesados, solventes, agentes quimioterapéuticos, veneno de serpiente o de insecto, hongos venenosos y pesticidas. La alteración de la función renal también puede deberse a otras enfermedades, como diabetes, lupus, hipertensión y enfermedades del hígado.

La *enfermedad de Bright* es una enfermedad de los riñones que se caracteriza por la presencia de proteína sanguínea en la orina, junto con hipertensión y edema (retención de agua en los tejidos). La *glomerulonefritis* es la inflamación de los elementos de filtrado de los riñones. El origen de esta enfermedad puede ser una reacción inmunológica a alguna infección, como infección de la garganta por *estreptococos*. La *pielonefritis* es la infección de los riñones. Tanto la glomerulonefritis como la pielonefritis pueden ser crónicas o agudas, y ambas pueden revestir gravedad. La *hidronefrosis* es una condición en la cual los riñones y la pelvis renal (la estructura que recibe la orina de los riñones) se llenan de orina debido a obstrucción del flujo urinario. Los *cálculos renales* son acumulaciones de minerales (especialmente calcio) en los riñones. En la *acidosis tubular renal*, los riñones no reabsorben normalmente el bicarbonato; en consecuencia, se altera tanto la producción de amoníaco como la excreción de ácido. Esto puede dar por resultado deshidratación severa, acidosis, agotamiento del potasio y trastornos óseos. El *síndrome nefrótico* no es una enfermedad, pero puede ser señal de que existe una enfermedad renal. Se caracteriza por edema y exceso de proteína en la orina, y puede ser causado por inflamación de los glomérulos (pequeñas estructuras renales compuestas de vasos capilares) o por enfermedades crónicas, como diabetes o lupus.

Cuando los riñones no excretan adecuadamente la sal y otros desechos, se desarrolla edema. Los desechos tóxicos se acumulan en el torrente sanguíneo por el mal funcionamiento de los riñones. Esta condición se denomina *uremia*. Entre los síntomas de problemas renales están escalofrío, fiebre, urgencia urinaria, retención de fluido (sensación de llenura), dolor abdominal, inapetencia, dolor de espalda, náuseas y vómito. La orina puede verse turbia o puede contener sangre. El dolor de espalda, que suele ser súbito y severo, se presenta usualmente encima de la cintura y baja hacia la ingle.

Los siguientes suplementos ayudan a controlar las infecciones del tracto urinario y a que los riñones funcionen adecuadamente.

NUTRIENTES

SUPLEMENTOS	DOSIS SUGERIDAS	COMENTARIOS
Esencial		
Cranberry		*Ver* Hierbas más adelante.
Muy importantes		
Acidophilus	Según indicaciones de la etiqueta, 3 veces al día. Tomar con el estómago vacío.	Especialmente importante cuando se toman antibióticos.
Vitamin B$_6$ (pyridoxine) más	50 mg 3 veces al día.	Reducen la retención de líquidos.
choline e	50 mg al día.	
inositol	100 mg al día.	
Vitamin C con bioflavonoids	2.000-4.000 mg al día.	Acidifican la orina, estimulan el funcionamiento inmunológico y ayudan a la curación.
Importante		
Dandelion root		*Ver* Hierbas más adelante.
Provechosos		
Calcium	1.500 mg al día.	Provechoso para el correcto equilibrio de los minerales. El calcio y el magnesio deben tener una relación de 2 a 1 en el organismo. No utilizar bone meal, oyster shells ni dolomite como fuente.
y magnesium	750 mg al día.	Importante para la absorción del agua.
L-Arginine más	500 mg 4 veces al día.	Beneficioso para las enfermedades renales.
L-methionine	Según indicaciones de la etiqueta, con el estómago vacío. Tomar con agua o jugo. No tomar con leche. Para mejor absorción, tomar con 50 mg de vitamina B$_6$ y 100 mg de vitamina C.	Mejora la circulación de los riñones. *Ver* AMINOÁCIDOS en la Primera Parte.
Lecithin granules o capsules	1 cucharada 3 veces al día antes de las comidas. 1.200 mg 3 veces al día antes de las comidas.	Necesarios para la nefritis.

Multienzyme complex	Según indicaciones de la etiqueta.	Necesario para la digestión. *Advertencia:* este suplemento no se les debe dar a los niños menores de dieciséis años, a menos que sea con supervisión médica.
más hydrochloric acid (HCl)	Según indicaciones de la etiqueta.	Particularmente importante para las personas de edad, que suelen tener deficiencia de este suplemento. *Advertencia:* si ha sufrido de úlcera, no debe tomar HCl.
Multimineral complex	Según indicaciones de la etiqueta.	Restaura los minerales que se pierden cuando hay enfermedad renal. Utilizar una fórmula high-potency.
Potassium	99 mg al día.	Estimulante renal. Necesario para la nefritis. *Nota:* si su nivel de potasio sérico es alto, absténgase de tomar este suplemento.
Vitamin A	100.000 UI al día por 3 días. Luego reducir hasta 50.000 UI por 5 días. De nuevo reducir hasta 25.000 UI al día. Si está embarazada, no debe tomar más de 10.000 UI al día.	Importante para la curación del recubrimiento del tracto urinario y para la función inmunológica. Para dosis altas, la emulsión facilita la asimilación y brinda mayor seguridad. Estas dosis no se deben tomar en píldora.
Vitamin B complex	100 mg al día.	Las vitaminas B son más eficaces cuando se toman juntas. Utilizar una fórmula high-potency.
más extra vitamin B$_2$ (riboflavin)	25 mg 3 veces al día.	Necesario para la nefritis.
Vitamin E emulsion o	800 UI al día.	Promueven la función inmunológica. Importantes destructores de los radicales libres.
capsules	Empezar con 200 UI al día y aumentar gradualmente hasta 1.000 UI al día.	
Zinc	50-80 mg al día. No se debe tomar más de 100 mg al día.	Estimulante del sistema inmunológico necesario para la curación. Importante para inhibir la cristalización y la formación de cristales. Para mejor absorción, utilizar lozenges de zinc gluconate u OptiZinc

HIERBAS

❑ El té de buchu es provechoso. No se debe dejar hervir.

❑ Las semillas de celery y de perejil son diuréticos naturales. Cuando se toman al mismo tiempo son particularmente beneficiosas para controlar los niveles altos de ácido úrico de la sangre. Consumir gran cantidad de proteína de origen animal aumenta el riesgo de presentar niveles altos de ácido úrico. Estas dos hierbas sirven para mantenerlo bajo control.

❑ Las cranberries contienen sustancias que aumentan la acidez de la orina, destruyen la acumulación de bacterias y promueven la curación de la vejiga. Tome por lo menos 8 onzas de jugo de cranberry tres veces al día. Tome solamente jugo puro y sin endulzar (se consigue en los health food stores). No reemplace el jugo puro por cranberry juice cocktail, pues con-

tiene grandes cantidades de azúcar. Si no consigue jugo natural de cranberry, utilice cápsulas de cranberry.

❑ El extracto de raíz de dandelion ayuda a eliminar los productos de desecho de los riñones y es muy provechoso para la nefritis.

❑ Las hierbas hydrangea y uva ursi son excelentes diuréticos naturales. Una de las medidas más importantes para que el tracto urinario se mantenga sano es ayudarle a lavarse. Vaciar el tracto urinario impide que depósitos nocivos de calcio y otras sales minerales formen obstrucciones. Además, como la hierba uva ursi es ligeramente germicida, si hay bacterias las puede destruir.

❑ El té de marshmallow contribuye a la limpieza de los riñones. Tome un quart todos los días.

❑ El producto SP-6 Cornsilk Blend, de Solaray, disminuye la retención de agua. Otro buen diurético es el producto KB, de Nature's Way.

❑ Otras hierbas útiles para los problemas renales son té de goldenrod, berries de juniper, raíz de marshmallow, nettle, perejil, red clover y té de semilla de watermelon.

RECOMENDACIONES

❑ Su dieta debe componerse en un 75 por ciento de alimentos crudos. Consuma ajo, papa, espárrago, perejil, berros, apio, pepinos, papaya y banano. El watermelon y las semillas de pumpkin también son provechosos. A fin de que pase rápidamente por el organismo, el watermelon no se debe consumir junto con otros alimentos. Si permanece demasiado tiempo en el organismo, se empiezan a formar toxinas. Consuma, además, brotes y la mayoría de los vegetales verdes.

❑ Incluya en su dieta legumbres, semillas y soya. Estos alimentos contienen el aminoácido arginina, que es provechoso para los riñones.

❑ Reduzca su consumo de potasio y fosfatos. No utilice sal ni potassium chloride, un sustitutivo de la sal. Evite también las hojas de remolacha, el chocolate, la cocoa, los huevos, el pescado, la carne, la espinaca, el ruibarbo, el Swiss chard y el té.

❑ Si tiene síntomas de problemas renales, especialmente si tiene sangre en la orina o dolor de espalda severo, visite a su médico lo más pronto que pueda. Es posible que requiera tratamiento médico.

❑ Tome entre 6 y 8 onzas de agua destilada al vapor cada hora durante su tiempo de vigilia. Tomar agua de buena calidad es esencial para el correcto funcionamiento del tracto urinario.

❑ Reduzca su consumo de proteína de origen animal, o elimínela por completo de su dieta. Las dietas ricas en proteína animal estresan los riñones. La acumulación excesiva de proteínas puede conducir a la uremia. El organismo utiliza más fácilmente la proteína cuando ha sido descompuesta en aminoácidos en estado libre. Otras buenas fuentes de proteína son guisantes, fríjoles, lentejas, millet, soya y granos enteros.

❑ Evite todos los productos lácteos excepto los productos agrios, como yogur low-fat, buttermilk y cottage cheese.

❑ Durante dos semanas haga una dieta a base de leche cruda de cabra. Consuma solamente cuatro quarts de leche cruda de cabra al día. Caliéntela un poco para que tenga la misma temperatura de su cuerpo. Agregue una cucharada de blackstrap molasses sin cocinar por cada quart de leche. Durante ese período, tome 1.000 unidades internacionales de vitamina E y 75.000 unidades internacionales de vitamina A en emulsión.

❑ Durante tres días haga un ayuno de limpieza a base de jugos, y hágase enemas de té de catnip. *Ver* AYUNOS y ENEMAS en la Tercera Parte.

❑ Si está tomando antibióticos para algún problema de los riñones, no tome suplementos de hierro mientras no se haya curado completamente.

ASPECTOS PARA TENER EN CUENTA

❑ El plomo y otros venenos metálicos son muy perjudiciales para los riñones. Toda la gente que trabaja con plomo o que está expuesta regularmente al plomo debe tomar precauciones para proteger sus riñones (*ver* ENVENENAMIENTO CON PLOMO en la Segunda Parte).

❑ Algunas enfermedades infecciosas, como el sarampión, la fiebre escarlata y la amigdalitis, pueden causarles daño a los riñones cuando no se tratan adecuada y completamente.

❑ Un estudio realizado por el departamento de farmacéutica de Chiba University del Japón encontró que la spirulina reduce el envenenamiento de los riñones producido por mercurio y drogas. Investigadores descubrieron que utilizar spirulina puede disminuir los efectos adversos que algunos medicamentos producen en los riñones.

❑ Los tratamientos a base de hormona del crecimiento humano pueden mejorar la función renal (*ver* TERAPIA CON HORMONA DEL CRECIMIENTO en la Tercera Parte).

❑ Las infecciones recurrentes del tracto urinario pueden ser indicio de alguna enfermedad grave. Si usted presenta infecciones con mucha frecuencia, consulte con su médico.

❑ Tomar dosis altas del analgésico ibuprofen (Advil y Nuprin, entre otros medicamentos) puede conducir a disfunción renal.

❑ *Ver también* CÁLCULOS RENALES y CISTITIS en la Segunda Parte.

Enfermedades de transmisión sexual

Ver SEXUALLY TRANSMITTED DISEASES.

Enfermedades venéreas

Ver SEXUALLY TRANSMITTED DISEASES.

Enfisema

El enfisema es una enfermedad obstructiva crónica de los pulmones, producida por dilatación y pérdida de la elasticidad del tejido pulmonar. La persona que sufre de enfisema no puede espirar sin hacer un gran esfuerzo. El aire viciado permanece estancado en los pulmones y esto impide que se realice el indispensable intercambio de oxígeno y dióxido de carbono. El síntoma más frecuente del enfisema es el ahogo seguido de tos cuando la persona hace cualquier esfuerzo, por insignificante que sea.

La mayoría de las personas a las cuales les diagnostican enfisema han fumado durante mucho tiempo. A menudo, los síntomas sólo se manifiesten en la edad mediana, cuando el individuo empieza a perder la capacidad de hacer ejercicio o de realizar trabajos pesados, y aparece una tos seca. Aun cuando los síntomas suelen ser leves al principio, empeoran con el tiempo.

En casos excepcionales, el enfisema es resultado de la deficiencia de una proteína sanguínea llamada antitripsina. Sin embargo, en la gran mayoría de los casos el enfisema se debe al tabaquismo. Fumar produce inflamación crónica pero leve de los pulmones, lo que aumenta la probabilidad de contraer esta enfermedad, que es progresiva.

NUTRIENTES

SUPLEMENTOS	DOSIS SUGERIDAS	COMENTARIOS
Esenciales		
Chlorophyll (Kyo-Green de Wakunaga es buena fuente)	Según indicaciones de la etiqueta, 3 veces al día.	Mejora la respiración despejando los pulmones.
Dimethylglycine (DMG) (Aangamik DMG de FoodScience Labs)	250 mg 3 veces al día.	Aumenta la resistencia. Administrar en forma sublingual.
Muy importantes		
Coenzyme Q$_{10}$	60 mg al día.	Poderoso antioxidante. Aumenta el aporte de oxígeno a los pulmones.
Free-form amino acid complex	Según indicaciones de la etiqueta.	Importante para la reparación del tejido pulmonar.
Garlic (Kyolic)	2 cápsulas 3 veces al día con las comidas.	Protege contra la neumonía aumentando la inmunidad.
L-Cysteine y L-methionine	500 mg de cada uno 2 veces al día con el estómago vacío. Tomar con agua o jugo. No tomar con leche. Para mejor absorción, tomar con 50 mg de vitamina B$_6$ y 100 mg de vitamina C.	Ayudan a reparar el tejido pulmonar que ha sufrido daño. Estos antioxidantes protegen el tejido de los pulmones. *Ver* AMINOÁCIDOS en la Primera Parte.

Vitamin A emulsion o capsules más natural beta- carotene o carotenoid complex	100.000 UI al día por 1 mes. Luego reducir hasta 50.000 UI al día hasta curarse. De nuevo reducir hasta 25.000 UI al día. Si está embarazada, no debe tomar más de 10.000 UI al día. 10.000 UI al día. Según indicaciones de la etiqueta.	Necesarios para la reparación del tejido pulmonar y para el sistema inmunológico. Para dosis altas, la emulsión facilita la asimilación y brinda mayor seguridad.
Vitamin E emulsion o capsules	1.000 UI al día. Empezar con 400 UI al día y aumentar lentamente hasta 1.600 UI al día. Si tiene problemas cardíacos, empezar con 200 UI al día y aumentar poco a poco hasta 800 UI al día.	Poderosos antioxidantes y transportadores de oxígeno. Su deficiencia puede conducir a la destrucción de las membranas celulares. Para dosis altas, la emulsión facilita la asimilación y brinda mayor seguridad.
Vitamin C con bioflavonoids	5.000-10.000 mg al día divididos en varias tomas.	Fortalecen la respuesta inmunológica y ayudan a la curación de los tejidos inflamados.

Importantes		
Licorice extract		Ver Hierbas más adelante.
Lung Complex #407 de Enzymatic Therapy	Según indicaciones de la etiqueta.	Ver TERAPIA GLANDULAR en la Tercera Parte para conocer sus beneficios.

Provechosos		
Aerobic 07 de Aerobic Life Industries	9 gotas en agua al día.	Proporciona oxígeno y destruye las bacterias.
Calcium y magnesium	2.000 mg al día a la hora de acostarse. 1.000 mg al día a la hora de acostarse.	Estos tónicos nerviosos protegen las terminaciones de los nervios y promueven el sueño profundo. Utilizar variedades chelate.
Kelp	1.000-1.500 mg al día.	Contiene minerales necesarios para mejorar la respiración y la curación.
Multienzyme complex con pancreatin más proteolytic enzymes o Infla-Zyme Forte de American Biologics u Oxy-5000 Forte de American Biologics	Según indicaciones de la etiqueta. Tomar con las comidas. Según indicaciones de la etiqueta. Tomar entre comidas. Según indicaciones de la etiqueta. Según indicaciones de la etiqueta.	Controlan la infección limpiando los pulmones. Potentes enzimas y cofactores que se encuentran en equilibrio e inhiben la inflamación. Poderoso antioxidante nutricional, provechoso para la salud y el estrés. Destruye los radicales libres.

HIERBAS

❏ El producto ClearLungs, de Natural Alternatives, es una combinación de hierbas que alivia la sensación de ahogo, la opresión en el pecho y la respiración asmática o sibilante producida por la congestión bronquial. Se encuentra en dos fórmulas: con ephedra y sin ephedra. No obstante, ambas son igual de eficaces.

❏ La ephedra (ma huang) es beneficiosa para las afecciones respiratorias. El thyme también es provechoso.

Advertencia: No utilice ephedra si sufre de ansiedad, glaucoma, enfermedad cardíaca, presión arterial alta o insomnio. También debe evitarla si está tomando algún inhibidor MAO para la depresión.

❏ El extracto de licorice aumenta la energía y mejora el funcionamiento de los órganos. Use un extracto libre de alcohol, o el producto Bio Rizin, de American Biologics.

Advertencia: Cuando se utiliza en exceso, el licorice eleva la presión arterial. No use esta hierba todos los días durante más de una semana seguida, y evítela totalmente si su presión arterial es alta.

❏ Otras hierbas provechosas para el enfisema son alfalfa, fenugreek, horseradish fresco, té de mullein y rosemary.

RECOMENDACIONES

❏ Evite todo contacto con el tabaco. El humo del cigarrillo es la sustancia más nociva con la que puede entrar en contacto cualquier persona que tenga enfisema. Si usted sufre de enfisema y fuma, debe dejar ese hábito. Evite los sitios donde haya gente fumando y no permita que fumen en su casa, en su carro o cerca de usted.

❏ Haga una dieta que consista en un 50 por ciento de alimentos crudos. El 50 por ciento restante debe constar de sopas, pollo o pavo sin piel, pescado, brown rice, millet y cereales de grano entero.

❏ Al despertarse, tome una cucharadita de aceite de oliva puro y prensado en frío mezclado con jugo de manzana. Esto suministra ácidos grasos esenciales y ayuda a eliminar desechos tóxicos de la vesícula biliar y del intestino grueso.

❏ Consuma todos los días ajo y cebolla.

❏ Evite los alimentos fritos y grasosos, la sal y todos los alimentos que produzcan excesiva mucosidad en el tracto gastrointestinal, los pulmones, los senos nasales y la cavidad nasal. Entre los alimentos que contribuyen a la formación de mucosidad están carnes, huevos, todos los productos lácteos (incluyendo el queso), los alimentos procesados, el tabaco, el junk food y los productos que contienen harina blanca. Lea cuidadosamente las etiquetas; a menudo esos ingredientes están "ocultos" en los productos.

❏ Evite los alimentos que producen gases, como legumbres y cabbage. Esos alimentos causan distensión abdominal, lo que interfiere la respiración.

❏ Evite los alimentos que requieren mucha masticación, como carnes y nueces. Las enfermedades crónicas de los pulmones pueden dificultar la respiración durante la masticación. Si es necesario, cocine ligeramente al vapor los vegetales para que sean más fáciles de comer.

❏ Cuídese de los desayunos típicos de Estados Unidos. Más bien, tome en la mañana líquidos calientes y transparentes (como tés de hierbas) para aflojar la mucosidad de las vías respiratorias. Después de tomar los líquidos es provechoso utilizar un producto de fibra a base de psyllium, como Aerobic Bulk Cleanse (ABC), de Aerobic Life Industries. Mezcle el producto ABC con un vaso de jugo y tómeselo rápidamente. Esto libera el colon del exceso de mucosidad y reduce los gases y la distensión.

❏ Colóquese en el pecho compresas de castor oil calientes para reducir la mucosidad y mejorar la respiración. Haga las compresas de castor oil calentando en una cacerola más o menos una taza de castor oil, pero sin dejarlo hervir. Introduzca en el castor oil caliente un trozo de cheesecloth u otra tela de algodón blanco hasta que se impregne. Luego colóquese la tela en el área afectada y cúbrasela con un trozo de plástico un poco más grande. Cubra todo con un heating pad o con una botella de agua caliente para que la compresa se conserve caliente. Manténgala puesta entre media hora y dos horas, según sus necesidades.

❏ Como cualquier sustancia química adicional aumenta el riesgo de enfermarse de los pulmones, utilice solamente los productos esenciales para lavar la ropa (no deben tener aroma). Evite los perfumes y todo lo que contenga fragancia. Además, debe evitar las estufas de gas; las estufas eléctricas son preferibles para quienes tienen problemas respiratorios. En lugar de alfombra - que atrapa polvo, moho y muchos químicos del aire que irritan los pulmones - coloque en su casa pisos de madera, de baldosa o de piedra. No utilice cortinas en las ventanas, ya que el polvo se deposita en ellas. Decore a base de pintura (actualmente se encuentran pinturas "sin olor") en lugar de papel de colgadura, porque los pegantes con los cuales se adhieren a las paredes tienen sustancias químicas volátiles que molestan a muchas personas. Evite los asientos, los platos y otros artículos de plástico. No use productos en aerosol.

❏ Tome las cosas con calma y evite el estrés. Tome mucho aire fresco.

❏ Haga periódicamente un ayuno de limpieza a base de zanahoria, apio, espinaca, kale y jugos frescos preparados con todos los vegetales de color verde oscuro. *Ver* AYUNOS en la Tercera Parte.

❏ Evite la contaminación del aire. Si el ambiente en el cual usted trabaja es sucio, polvoriento o tóxico, cambie de trabajo.

❏ No se quede en su casa cuando vayan a hacer limpieza a fondo, y regrese por lo menos dos horas después de que hayan terminado. La limpieza del hogar levanta polvo y moho.

❏ Evite el clima húmedo y caliente. Si usted tiene que vivir en un clima de este tipo, es esencial que el aire acondicionado central funcione constantemente. También es fundamental que su automóvil tenga aire acondicionado. No permita que nadie fume dentro de su automóvil, ni que entren personas que se hayan aplicado perfume.

❏ No permita que a su casa ni a su automóvil entren animales peludos, pues la pelusa que sueltan irrita los pulmones.

ASPECTOS PARA TENER EN CUENTA

❏ Aunque no se conoce cura para el enfisema, las recomendaciones anteriores deben mitigar sus molestias y ayudarle a respirar un poco más fácilmente.

❏ El purificador de aire personal Air Supply, de Wein Products, es un aparato minúsculo que se lleva colgado en el cuello. Crea una barrera invisible de aire puro que protege contra los microorganismos (como virus, bacterias y mohos) y las micropartículas (como polvo, polen y agentes contaminantes) que se encuentran en el aire. Además, elimina del aire emanaciones, olores y compuestos volátiles dañinos. Un elemento ionizante que sirve para purificar el aire del hogar y del sitio de trabajo es Living Air XL-15, de Alpine Air of America.

❏ El University of Pennsylvania Hospital Department of Allergy informó que un aspecto que contribuye de manera importante a la salud de las personas con enfermedades respiratorias es tener en su habitación aire acondicionado y un aparato electrostático para limpiar el aire.

❏ *Ver también* FLUSH DE ÁCIDO ASCÓRBICO en la Tercera Parte.

Enuresis

Ver BED-WETTING.

Envejecimiento

A pesar de que envejecer no equivale a enfermarse, con el paso de los años el organismo se vuelve más propenso a las enfermedades. Nuestros genes exigen que las células de nuestro organismo se dejen de dividir cuando ya lo han hecho entre veinte y treinta veces. A medida que las células mueren, nuevas células toman su lugar, un proceso que se vuelve más lento con la edad. Además, las células pueden morir y deteriorarse prematuramente. Cuando no hay suficientes células nuevas para reemplazar las que han muerto o las que han sufrido daño, se produce el envejecimiento.

La teoría que vincula a los radicales libres con el envejecimiento ha sido motivo de innumerables investigaciones en años recientes y su aceptación va en aumento. Los radicales libres son átomos o grupos de átomos sumamente inestables y reactivos. Cuando están presentes en grandes cantidades, atacan a las células del organismo. Los radicales libres atacan a las membranas protectoras de las células y al material genético (los ácidos nucleicos DNA y RNA) y no sólo les ocasionan daño a las células sino que afectan a su funcionamiento. Para empeorar las cosas, el sistema inmunológico puede empezar a atacar a las células deterioradas porque las confunde con invasores ajenos al organismo.

Debido a que son tan reactivos desde el punto de vista químico, la existencia de los radicales libres dura solamente una millonésima de segundo. Por este motivo, para los científicos es muy difícil estudiarlos directamente. Sin embargo, existen millones de radicales libres y, a pesar de que su vida es tan corta, logran causarles considerable daño a las células. Denham Harman, M.D., Ph.D., de la University of Nebraska, propuso la teoría del envejecimiento basada en los radicales libres. Él ha postulado que muchos de los trastornos degenerativos que solemos relacionar con el envejecimiento, incluyendo el cáncer y el endurecimiento de las arterias, no son el resultado inevitable del paso del tiempo, sino la consecuencia del deterioro de los ácidos nucleicos, las proteínas y las estructuras celulares inducido por los radicales libres. El Dr. Harman ha afirmado que el fenómeno que llamamos envejecimiento no es otra cosa que la acumulación cada vez mayor de cambios producidos o facilitados por los radicales libres del oxígeno. Así pues, aunque el oxígeno nos da vida, también puede ser nuestro peor enemigo.

Muchos de los problemas que enfrenta la gente mayor de sesenta años también se pueden atribuir a deficiencias nutricionales. Muchas personas de edad avanzada sufren de malabsorción, un trastorno en el cual los nutrientes de los alimentos no son absorbidos adecuadamente desde el tracto gastrointestinal. Además, a medida que envejecemos nuestro organismo deja de asimilar los nutrientes con la misma eficacia de antes. Al mismo tiempo, como al ir envejeciendo el funcionamiento de los sistemas del organismo se vuelve más lento y menos eficaz, consumir los nutrientes apropiados es más importante que nunca para el fortalecimiento, la reparación y la regeneración de las células.

También existen problemas con la ingesta de nutrientes. Un estudio realizado con personas de edad avanzada en un área urbana encontró que el 90 por ciento ingería cantidades inadecuadas de vitaminas B_1 (tiamina) y B_6 (piridoxina), y que entre el 30 y el 40 por ciento presentaba deficiencias de vitamina A, vitamina B_3 (niacina), vitamina B_{12}, vitamina C, calcio y hierro. Sólo el 10 por ciento de los sujetos de la investigación consumían cantidades adecuadas de proteína. El riesgo de contraer enfermedades degenerativas aumenta cuando la dieta carece de los nutrientes esenciales durante períodos prologados.

La falta de vitamina B_{12} es especialmente perjudicial pues puede derivar en síntomas neurológicos que van desde zumbidos en los oídos, pérdida de la coordinación muscular, debilidad de las extremidades y pérdida del equilibrio, hasta pérdida de la memoria, cambios anímicos, desorientación y enfermedades siquiátricas. Los síntomas de la deficiencia de vitamina B_{12} se confunden fácilmente con síntomas de senilidad. Muchas personas mayores presentan deficiencia de esta vitamina porque su organismo no produce cantidades adecuadas de ácido estomacal para una correcta digestión. Esto crea un medio perfecto para la proliferación de un tipo de bacterias que se roban la vitamina B_{12} proveniente de la proteína del tracto digestivo. Otras personas no producen cantidades suficientes de una sustancia llamada *factor intrínseco*, sin el cual la vitamina B_{12} no puede movilizarse desde el estómago hacia el resto del organismo, aunque no haya obstáculos en su camino.

Es posible tener vitalidad y disfrutar de la vida a cualquier edad. No se debe suponer que el dolor y la enfermedad son aspectos inevitables del envejecimiento. Usted puede sentirse mejor a los sesenta años de lo que se sentía a los treinta si introduce cambios saludables en su dieta y en su estilo de vida. Agregarle a la dieta los suplementos correctos le ayudará a fortalecer el sistema inmunológico y a prevenir o a curar la mayoría de las enfermedades, además de que le permitirá trabajar y desarrollar actividades recreativas durante más tiempo que personas bastante más jóvenes que usted. Un beneficio adicional es que se verá más joven de lo que en realidad es. Pero recuerde que como esos problemas se desarrollan a lo largo de muchos años, también se requiere tiempo para solucionarlos. No existen pociones mágicas; lo único cierto es que cuando le proporcionamos a nuestro organismo el combustible correcto, nos responde como es debido.

NUTRIENTES

SUPLEMENTOS	DOSIS SUGERIDAS	COMENTARIOS
Esenciales		
Coenzyme Q_{10}	100 mg al día.	Ayuda a la circulación, mejora la oxigenación celular y protege el corazón.
Dimethylglycine (DMG) (Aangamik DMG de FoodScience Labs)	Según indicaciones de la etiqueta.	Mejora la oxigenación celular. Administrar en forma sublingual.
Glutathione	500 mg al día con el estómago vacío.	Poderoso neutralizador de los radicales libres y estimulante mental que mejora el ánimo. Destruye el amoníaco, que interfiere la función cerebral.
L-Phenylalanine	500 mg al día con el estómago vacío.	Neurotransmisor esencial que promueve la vitalidad y el estado de alerta. *Ver* AMINOÁCIDOS en la Primera Parte. *Advertencia:* si está embarazada o lactando, o si sufre de ataques de pánico, diabetes, presión arterial alta o PKU, no debe utilizar este suplemento.
L-Arginine y L-lysine y L-methionine y L-tyrosine	500 mg de cada uno 2 veces al día con el estómago vacío. Tomar con agua o jugo. No tomar con leche. Para mejor absorción, tomar con 50 mg de vitamina B_6 y 100 mg de vitamina C. Es mejor tomar un complejo que contenga todos los aminoácidos también (pero no junto con los suplementos mencionados).	*Ver* AMINOÁCIDOS en la Primera Parte para conocer los beneficios de los aminoácidos.
más L-carnitine	500 mg 2 veces al día con el estómago vacío.	Protege el corazón y el hígado. Disminuye los triglicéridos sanguíneos, y aumenta la eficacia de los antioxidantes y la fortaleza muscular.
y N-acetylcysteine	500 mg 2 veces al día con el estómago vacío.	El organismo utiliza este suplemento para producir glutatión, un poderoso antioxidante y desintoxicante.

Suplemento	Dosis	Comentarios
Multivitamin y mineral complex		Necesario para el funcionamiento del cerebro y para la protección del corazón. Utilizar una fórmula high-potency que contenga microminerales chelated.
con vitamin A	25.000 UI al día.	Importantes antioxidantes. Protegen los pulmones.
y natural beta-carotene	15.000 UI al día.	Necesarios para el crecimiento y la reparación de los tejidos corporales, y para la suavidad de la piel.
y potassium	99 mg al día.	Contribuye a la integridad celular y al equilibrio hídrico.
y selenium	300 mcg al día.	Previene el envejecimiento prematuro, estimula la inmunidad y protege contra el cáncer.
y zinc	50 mg al día. No tomar más de 100 mg al día de todos los suplementos.	Necesario para la curación de heridas y para la salud de la piel. Aumenta la función inmunológica.
Omega-3 essential fatty acids (flaxseed oil, primrose oil y salmon oil son buenas fuentes)	Según indicaciones de la etiqueta, 3 veces al día con las comidas.	Importantes para la formación de las células. Esenciales para el correcto funcionamiento del cerebro. Protegen el corazón y ayudan a evitar que la placa se adhiera a las arterias.
Pycnogenol o grape seed extract	50 mg 2 veces al día. Según indicaciones de la etiqueta.	Posiblemente los más poderosos neutralizadores de los radicales libres. Pueden atravesar la barrera hematoencefálica, lo que protege las células del cerebro.
Superoxide dismutase (SOD)	Según indicaciones de la etiqueta.	Este poderoso antioxidante destruye los radicales libres, los cuales causan daño a las células corporales y envejecimiento prematuro. Se puede administrar en inyección (con supervisión médica).
o Cell Guard de Biotec Foods	Según indicaciones de la etiqueta.	Este complejo antioxidante contiene SOD.
Vitamin B complex en inyección	Según indicaciones médicas.	Las vitaminas B combaten la depresión. Ayudan a transformar la proteína, la grasa y los carbohidratos en energía.
más extra pantothenic acid (vitamin B_5)	Según indicaciones médicas.	Necesarias para la formación de ciertas proteínas y para el funcionamiento del sistema nervioso. Esenciales para la salud de los glóbulos rojos y para la absorción de los nutrientes, incluido el hierro. Son más eficaces en inyección (con supervisión médica). Si no se consiguen en inyección, administrar en forma sublingual.
y choline e inositol	Según indicaciones médicas.	
y para-aminobenzoic acid (PABA)	Según indicaciones médicas.	
Vitamin E	Empezar con 200 UI al día y aumentar lentamente hasta 800 UI al día.	Este poderoso antioxidante combate el envejecimiento celular protegiendo las membranas de las células. Mejora también la circulación y prolonga la vida de los glóbulos rojos de la sangre.
Vitamin C con bioflavonoids	4.000-10.000 mg al día divididos en varias tomas.	Poderosos antioxidantes. Fortalecen el sistema inmunológico y reducen las alergias. Protegen el cerebro y la médula espinal. Mantienen la salud de los glóbulos blancos, combaten la fatiga y aumentan la energía.
Taurine Plus de American Biologics	Según indicaciones de la etiqueta.	Componente básico de todos los aminoácidos que mejora la función de los glóbulos blancos. Administrar en forma sublingual.

Muy importantes

Suplemento	Dosis	Comentarios
Boron	3 mg al día. No sobrepasar esta dosis.	Ayuda a la absorción del calcio y a la función cerebral.
Calcium	1.500 mg al día.	Necesario para prevenir la pérdida de hueso y para la función cardíaca normal. Utilizar calcium chelate o calcium asporotate.
y magnesium	750 mg al día.	Debe tomarse de manera equilibrada con el calcio.
y vitamin D	600-1.000 mg al día.	Aumenta la absorción del calcio.
o Bone Defense de KAL	Según indicaciones de la etiqueta.	Contiene calcio, magnesio, fósforo y otros importantes nutrientes que fortalecen los huesos.
Chromium picolinate	400-1.000 mcg al día.	Mejora la eficacia de la insulina, que mantiene la salud de las glándulas y controla el envejecimiento.
Free-form amino acid complex	Según indicaciones de la etiqueta, 3 veces al día. Para mejor absorción, tomar con 50 mg de vitamina B_6 y 100 mg de vitamina C.	Proporciona la proteína necesaria. A las personas de edad se les suele dificultar la asimilación de la proteína dietética y, por tanto, a menudo presentan deficiencia de aminoácidos.
Lecithin granules	1 cucharada 3 veces al día con las comidas.	Mejoran el funcionamiento del cerebro y la memoria. Protegen las células del sistema nervioso. Emulsificantes de la grasa.
o capsules	1.200 mg 3 veces al día con las comidas.	
Phosphatidyl serine	1.000 mg 3 veces al día.	Mejora la función cerebral.
RNA y DNA	Según indicaciones de la etiqueta.	Provechosos para la saludable reproducción celular. Administrar en forma sublingual. *Advertencia:* si tiene gota, no debe utilizar este suplemento.

Provechosos

Suplemento	Dosis	Comentarios
Bio-Bifidus de American Biologics	Según indicaciones de la etiqueta.	Mejoran el funcionamiento hepático y ayudan a la digestión reemplazando la flora intestinal.
o Kyo-Dophilus de Wakunaga	Según indicaciones de la etiqueta.	
Brewer's yeast	Empezar con 1/2 cucharadita al día y aumentar poco a poco hasta 1 cucharada al día.	Fuente natural de vitaminas B.
Glucosamine sulfate	Según indicaciones de la etiqueta.	Importantes para la formación de hueso, piel, uñas, tejido conectivo y válvulas cardíacas.
o N-Acetylglucosa-mine (N-A-G de Source Naturals)	Según indicaciones de la etiqueta.	Participan también en las secreciones de los tractos digestivo, respiratorio y urinario.

Melatonin	1.5-5 mg al día, 2 horas o menos antes de acostarse.	Retarda el proceso de envejecimiento y mejora el sueño. Provechoso para muchos trastornos asociados con el envejecimiento. Contiene melatonina.
o Chronoset de Allergy Research Group	Según indicaciones de la etiqueta.	
Raw thymus glandular	500 mg al día.	Estimula el sistema inmunológico.
Multienzyme complex con pancreatin	Según indicaciones de la etiqueta, después de las comidas.	Ayudan a la digestión. La mayoría de las personas de edad carecen de suficientes enzimas digestivas. *Advertencia:* si ha sufrido de úlcera, no debe utilizar fórmulas que contengan HCI.
Silica	Según indicaciones de la etiqueta.	Protege el tejido conectivo y las células. Mantiene el vigor de la piel, los huesos, el cabello, las uñas y otros tejidos. *Ver* Hierbas más adelante.
o horsetail		
Smart Longevity de E´Ola Products	Según indicaciones de la etiqueta.	Este suplemento líquido contiene antioxidantes y nutrientes que mejoran la función cerebral.
Zinc	50 mg al día. No tomar más de 100 mg al día de todos los suplementos.	Aumenta los anticuerpos y protege los ojos contra la degeneración de la mácula y la pérdida de visión. Muy importante para la próstata.
más copper	3 mg al día.	Debe tomarse de manera equilibrada con el cinc.

HIERBAS

❑ La raíz de burdock y el red clover limpian el torrente sanguíneo. Se pueden utilizar juntos o por separado.

❑ La echinacea fortalece el sistema inmunológico.

❑ El ajo le ayuda al sistema inmunológico y protege el corazón.

❑ El ginseng y el extracto de ginkgo biloba proporcionan energía y mejoran tanto la función cerebral como la circulación.

Advertencia: No utilice ginseng si su presión arterial es alta.

❑ El horsetail en té o en extracto es una magnífica fuente de sílice, una forma del micromineral silicio. El silicio es importante para que los huesos, el tejido conectivo y las paredes de los vasos sanguíneos se mantengan fuertes.

❑ La raíz de licorice es un eficaz agente antiinflamatorio y antialergénico que refuerza los sistemas del organismo.

Advertencia: No utilice esta hierba todos los días durante más de una semana seguida, y evítela si su presión arterial es alta.

❑ El milk thistle promueve el correcto funcionamiento del hígado.

❑ El nettle es rico en minerales de importancia vital y sirve para muchos problemas de salud, entre ellos hipoglicemia, alergias, depresión, y trastornos de la próstata y del tracto urinario.

❑ La raíz de valerian ayuda a dormir bien y es tranquilizante.

❑ El wild yam contiene esteroides naturales que ejercen un efecto rejuvenecedor. Los esteroides son las sustancias responsables de que el ejercicio sirva no sólo para perder peso sino también para aumentar la masa muscular. Esta hormona se encuentra en el organismo humano en forma de dehydroepiandrosterone (DHEA). Tome una dosis alta durante dos semanas (empiece con 2.400 mg al día y reduzca la dosis hasta 1.600 mg al día), y luego suspenda el tratamiento durante dos semanas.

RECOMENDACIONES

❑ Haga una dieta balanceada que incluya vegetales crudos, frutas, granos, semillas, nueces y proteína de calidad. Disminuya el consumo total de alimentos, pero aumente la cantidad de alimentos crudos. Incluya en su dieta bróculi, cabbage, coliflor, pescado, frutas, granos enteros, nueces, oats, semillas y soya.

❑ Tome agua destilada al vapor. Tome agua aunque no sienta sed, pues su organismo la necesita en abundancia.

❑ Incluya en su dieta ajo, cebolla, hongos shiitake y pearl barley. Estos alimentos son buena fuente de germanio, que reduce el daño ocasionado por los radicales libres e interviene como catalizador en el suministro de oxígeno a los tejidos que presentan deficiencia.

❑ Evite el alcohol, la cafeína, la carne roja, la sal, el tabaco, la harina blanca, el azúcar blanco, los aditivos químicos, las drogas, los pesticidas y el agua del grifo.

❑ Haga ejercicio con regularidad. El ejercicio es de suma importancia para retardar el proceso de envejecimiento porque aumenta la disponibilidad de oxígeno en los tejidos, un factor clave para la energía y la vitalidad. Caminar a buen paso es un magnífico ejercicio, pero nadar es aún mejor. Nadar es un ejercicio aeróbico de bajo impacto en el cual interviene todo el organismo; además, tonifica los músculos del torso y hasta relaja la mente.

❑ Haga ejercicios de respiración profunda para que mejore la oxigenación de su sangre. Sostenga la respiración durante treinta segundos cada media hora. Inspire, coloque la lengua en el paladar superior en el punto donde los dientes se juntan con la encía, sostenga la respiración durante treinta minutos, y luego suelte el aire lentamente. Repita este ejercicio todos los días durante un mes.

❑ Para mantener a raya las enfermedades degenerativas y retardar el proceso de envejecimiento es fundamental mantener limpio el colon. Haga una dieta alta en fibra y hágase un enema de limpieza una vez por semana. Consuma vegetales frescos, granos enteros, bran y oats para obtener fibra adicional. Los enemas de retención son una excelente manera de garantizar que el organismo asimilará y utilizará los nutrientes que necesita (*ver* ENEMAS y LIMPIEZA DEL COLON en la Tercera Parte).

❑ Coma solamente cuando tenga hambre y reduzca el consumo total de calorías. Experimentos de laboratorio sugieren que es posible prolongar la vida reduciendo la ingesta total de calorías.

❏ Aprenda a relajarse. Manténgase activo y entusiasta. Usted puede mantener activa su mente cuidando su apariencia, haciendo ejercicio todos los días y dedicándole tiempo a algún hobby o actividad que le llame la atención. Esto es muy importante.

❏ Duerma la cantidad de horas que necesite. El descanso también es de suma importancia.

❏ No utilice jabones ásperos. Límpiese la cara con aceite de oliva, de aguacate o de almendra. Aplíquese el aceite y luego retíreselo con agua tibia y un paño suave. De vez en cuando retire las células muertas utilizando un loofah facial después de aplicarse el aceite. Evite la resequedad de la piel aplicándose cremas y lociones líquidas (no use cremas sólidas) que contengan nutrientes e ingredientes naturales. No use cold creams, cremas limpiadoras ni cremas humectantes sólidas. Estas cremas son elaboradas con grasas saturadas endurecidas que se rancian con facilidad y producen radicales libres, lo que puede ocasionar arrugas prematuras. Los radicales libres producen las manchas cutáneas de color marrón que se conocen como manchas del envejecimiento (ver MANCHAS RELACIONADAS CON EL ENVEJECIMIENTO en la Segunda Parte). Exponer la piel al sol también propicia el desarrollo de radicales libres. Manténgase alejado del sol si no quiere llenarse de arrugas.

ASPECTOS PARA TENER EN CUENTA

❏ Mucha gente de edad avanzada se queja de dificultad para dormir. Una causa frecuente es consumir azúcar después de cenar. Los carbohidratos complejos tienen un efecto relajante. Un buen snack para la noche es popcorn o mantequilla de maní con crackers. Por otra parte, como la proteína promueve el estado de alerta, no conviene consumir tarde en la noche alimentos ricos en proteína.

❏ La gente de edad avanzada a menudo experimenta una sensación de quemazón especialmente en la planta de los pies. La causa suele ser la deficiencia de vitaminas B y, en particular, de vitamina B_{12}. Debido a que la mayoría de las personas de edad tienen problemas para absorber las vitaminas B, es conveniente tomar suplementos de estos nutrientes en una presentación que no pase por el tracto digestivo. Las inyecciones son eficaces, al igual que la administración sublingual.

❏ La revista científica American Journal of Clinical Nutrition informó que hasta el 30 por ciento de las personas mayores de sesenta y cinco años no absorben adecuadamente la vitamina B_{12} ni el ácido fólico porque su organismo no produce una cantidad suficiente de ácido hidroclórico y/o porque presentan proliferación bacteriana en el tracto intestinal.

❏ El producto GH3 (anteriormente llamado Gerovital H-3) es una fórmula a base del anestésico procaine que, según se ha demostrado, retarda el proceso de envejecimiento y rejuvenece el organismo. La acción del procaine es parecida a la de la vitamina B_6 y a la del para-aminobenzoic acid (PABA, una de

las vitaminas B). Además, el procaine intensifica la acción de la vitamina B_6 y del PABA. El producto GH3, que la compañía Gero Vita International mercadea, les ha ayudado a muchas personas con artritis y otros trastornos propios del envejecimiento.

Advertencia: Este producto no debe ser utilizado por personas alérgicas a los sulfitos.

❏ Experimentos han demostrado que la droga selegiline (Eldepryl, también conocida como Deprenyl) aumenta la expectativa de vida de ratas adultas en un sorprendente 210 por ciento. Algunos investigadores han sugerido que, en caso de trauma o enfermedad, dosis pequeñas de selegiline podrían rescatar de la muerte a las células cerebrales. Dependiendo de los resultados de investigaciones futuras, el selegiline podría llegar a utilizarse para distintos problemas de salud y no sólo para la enfermedad de Parkinson, que es la única enfermedad para la cual está aprobado su uso en la actualidad. Hoy en día también se está estudiando el potencial de otros medicamentos para combatir el envejecimiento. Entre ellos están las sustancias conocidas como alphaphenyltertiarybulylnitrone (PBN), que al parecer mejoran la memoria e interfieren la actividad de los radicales libres; el centrophenoxine, que inhibe la acumulación de productos de desecho y de sustancias tóxicas en las células; la growth hormone-realeasing hormone (GRH) y la insulin, dos hormonas que estimulan la producción de la hormona del crecimiento humano (ver TERAPIA CON HORMONA DEL CRECIMIENTO en la Tercera Parte); el isoprinosine, un estimulante del sistema inmunológico y factor de crecimiento nervioso que permite abrigar esperanzas para combatir la enfermedad de Alzheimer, y los thymosins, hormonas de la glándula timo que intensifican la función inmunológica e influyen en el sistema endocrino.

❏ Actualmente se consiguen diversas sustancias cuyas propiedades hacen de ellas "prolongadoras naturales de la vida":

• Coenzima Q_{10}. Protege el corazón, aumenta la oxigenación de los tejidos y es vital para muchas funciones del organismo. De todos los tejidos del organismo, el hepático es el que tiene la mayor concentración de esta coenzima. Como el hígado es el principal órgano de desintoxicación del organismo, es vital que funcione de manera óptima para minimizar el daño que pueden sufrir los diversos tejidos del organismo.

• Dehydroepiandrosterone (DHEA). Es una hormona adrenal que favorece la función inmunológica. Se ha descubierto que ayuda a prevenir y a tratar muchos de los problemas de salud relacionados con el envejecimiento (ver TERAPIA A BASE DE DHEA en la Tercera Parte).

• Dimethylglycine (DMG). Este derivado del aminoácido glicina estimula el funcionamiento inmunológico y mejora la oxigenación de los tejidos.

• Ginkgo biloba. Es una hierba con poderosas propiedades antioxidantes que les suministra oxígeno a las células del cerebro, lo que se traduce en mejor función cerebral.

• Glutatión. Es un aminoácido con valiosas propiedades antioxidantes y desintoxicantes. Los niveles celulares de glutatión tienden a disminuir entre el 30 y el 35 por ciento con la edad. Aumentar el glutatión, particularmente en el hígado, los pulmones, los riñones y la médula ósea, sirve para combatir el envejecimiento. El glutatión se puede tomar en suplemento. Los niveles de glutatión también se pueden elevar utilizando suplementos de N-acetylcysteine, que se convierte en glutatión en el organismo.

• Human growth hormone (HGH o GH). También conocida como somatotropina, ésta es la hormona que regula el crecimiento. Cuando se les administra a adultos ya mayores, esta hormona desarrolla masa muscular y reduce la cantidad de tejido graso, lo que significa que puede revertir algunos cambios propios del envejecimiento. Sólo se consigue con prescripción médica (ver TERAPIA CON HORMONA DEL CRECIMIENTO en la Tercera Parte).

• L-carnitina, L-glutamina, L-metionina, L-fenilalanina, L-tirosina, N-acetilcisteína y taurina. Estos aminoácidos y derivados de los aminoácidos tienen la capacidad de combatir el envejecimiento (ver AMINOÁCIDOS en la Tercera Parte).

• Ácido lipoico. Es fundamental para la glucólisis y para el ciclo de Krebs, dos complejos procesos bioquímicos que son esenciales para la generación de energía celular. El hígado depende de estos procesos para satisfacer sus grandes requerimientos de energía. El ácido lipoico se utiliza ampliamente en Alemania para mejorar la función hepática.

• Melatonina. Es una hormona natural que actúa como antioxidante. En los primeros años de vida el organismo produce abundante melatonina, pero a medida que pasan los años la producción declina constantemente. En un experimento, la esperanza de vida normal de ratones que recibieron melatonina aumentó casi en una tercera parte. La melatonina podría ayudar a prevenir el cáncer, a combatir el insomnio y a mejorar la inmunidad.

• Morel, reishi, shiitake y maitake. En la antigua China se consideraba que estos hongos eran medicamentos de orden superior que brindaban longevidad y eterna juventud. Entre otros beneficios, estos hongos previenen la hipertensión arterial y las enfermedades del corazón, bajan el colesterol y combaten la fatiga y las infecciones virales. Se encuentran frescos y en suplemento.

• Ácido pantoténico (vitamina B_5). Conserva sano el cabello, previene el encanecimiento y la pérdida prematura de cabello. También es muy importante para las funciones adrenal e inmunológica.

• Para-aminobenzoic acid (PABA). Es una de las vitaminas B. Mantiene sana la piel y retrasa la aparición de las arrugas. Además, se ha encontrado que la combinación de PABA y dimethylaminoethanol (DMAE) mejora la función cerebral y la inmunidad, y estimula la regeneración celular.

• Pycnogenol. Es un poderoso bioflavonoide y antioxidante.

• Superoxide dismutase (SOD). Esta enzima es un potente neutralizador de los radicales libres y, por tanto, protege las células.

❏ Envejecer no es una enfermedad; sin embargo, con el envejecimiento aumenta la probabilidad de que se desarrollen algunos problemas de salud. Algunos de los problemas que suelen acompañar al envejecimiento son estreñimiento, depresión, diarrea, vahídos, palpitaciones cardíacas, acidez estomacal, indigestión y aumento de peso. En las secciones correspondientes de este libro usted encontrará información detallada sobre las causas y los tratamientos de muchos trastornos de salud que generalmente afligen a las personas de edad avanzada. Ver ARRUGAS EN LA PIEL, ARTERIOSCLEROSIS/ATEROSCLEROSIS, ARTRITIS, ATAQUE CARDÍACO, BEDSORES, CAÍDA DEL CABELLO, CALAMBRES MUSCULARES, CÁNCER, COLESTEROL ALTO, DEBILIDAD DEL SISTEMA INMUNOLÓGICO, DEPRESIÓN, DIABETES, ENFERMEDAD DE ALZHEIMER, ENFERMEDADES CARDIOVASCULARES, ESTREÑIMIENTO, GLAUCOMA, INAPETENCIA, INDIGESTIÓN, INSOMNIO, MANCHAS RELACIONADAS CON EL ENVEJECIMIENTO, OBESIDAD, OSTEOPOROSIS, PRESIÓN ARTERIAL ALTA, PROBLEMAS CIRCULATORIOS, PROBLEMAS DE MEMORIA, PROBLEMAS OCULARES, PROSTATITIS/HIPERTROFIA DE LA PRÓSTATA, SENILIDAD y/o SORDERA en la Segunda Parte.

❏ Ver COLITIS, DIVERTICULITIS y/o SÍNDROME DE MALABSORCIÓN en la Segunda Parte si después de seguir las recomendaciones de esta sección no experimenta un cambio positivo en su nivel de energía.

Envenenamiento

Hay, literalmente, miles de sustancias tanto naturales como sintéticas que pueden producir envenenamiento. Muchas de ellas están presentes en productos que utilizamos en la vida cotidiana, como medicamentos, productos de limpieza, pesticidas, pinturas y barnices, artículos para arte y hobbies, baterías, cosméticos y plantas domésticas. Algunas de esas sustancias son venenosas cuando se ingieren; otras pueden ocasionar problemas cuando se inhalan o cuando se absorben a través de la piel o de los ojos.

La mayoría de los casos de envenenamiento accidental afectan a los niños, especialmente a los menores de cinco años. Los niños pequeños son sumamente curiosos y su método preferido de explorar las cosas es introduciéndoselas en la boca. Sin embargo, todos los años también se presentan muchos casos de envenenamiento entre las personas mayores y los pacientes hospitalizados (a menudo esto se debe a dosis excesivamente altas de medicamentos o a mezclas de medicamentos). Entre los adolescentes también se ven casos de envenenamiento relacionados con el uso de sustancias tóxicas, entre ellas drogas ilícitas. Otra causa de envenenamiento es la exposición a contaminantes ambientales y a sustancias tóxicas utilizadas en el lugar de trabajo. Las toxinas de los alimentos también pueden producir envenenamiento.

Poison Control Centers

Los siguientes son los números telefónicos de los Poison Control Centers locales de Estados Unidos y Canadá. En especial si tiene niños pequeños, se recomienda colocar el número del centro de su localidad cerca de su teléfono e incluirlo en el discado automático. Tenga en cuenta que todos los números están sujetos a cambio.

ESTADOS UNIDOS

ALABAMA
205-939-9201
205-933-4050
800-292-6678
(AL únicamente)

ALASKA
907-261-3193

ARIZONA
Para todo el estado
800-362-0101
(AZ únicamente)

Área de Phoenix
602-253-3334

Área de Tucson
602-626-6016

ARKANSAS
501-686-6161

CALIFORNIA
Área de Davis
916-734-3692
800-342-9293
(CA del norte únicamente)

Área de Fresno
209-445-1222
800-346-5922
(CA únicamente)

Área de Orange County
714-634-5988
800-544-4404
(CA del sur únicamente)

Área de San Diego
619-543-6000
800-876-4766 (código
 del área 619)

San Francisco/ área
 de la Bahía
415-476-6600

San José/Santa Clara
 Valley
408-299-5112
800-662-9886
(CA únicamente)

COLORADO
303-629-1123

CONNECTICUT
203-679-1000
800-343-2722
(CT únicamente)

DELAWARE
302-655-3389

DISTRICT OF COLUMBIA
202-625-3333
202-784-4660 (TTY*)

FLORIDA
813-253-4444
800-282-3171
(FL únicamente)

GEORGIA
404-589-4400
800-282-5846
(GA únicamente)

HAWAII
808-941-4411

IDAHO
208-378-2707
800-632-8000

ILLINOIS
217-753-3330
800-543-2022
(IL únicamente)
800-942-5969

INDIANA
317-929-2323
800-382-9097
(IN únicamente)

IOWA
800-272-6477
(IA únicamente)
800-362-2327
(IA únicamente)

KANSAS
Topeka/KS del norte
913-354-6100

Wichita/KS del sur
316-263-9999

KENTUCKY
502-629-7275
800-722-5725
(KY únicamente)

LOUISIANA
800-256-9822
(LA únicamente)

MAINE
800-442-6305
(ME únicamente)

MARYLAND
Para todo el estado
410-528-7701
800-492-2414
(MD únicamente)

Barrios periféricos de D.C.
202-625-3333
202-784-4660 (TTY*)

MASSACHUSETTS
617-232-2120
800-682-9211

MICHIGAN
Para todo el estado
800-632-2727 (MI
únicamente)
800-356-3232 (TTY*)

Área de Detroit
313-745-5711

MINNESOTA
Para todo el estado
800-222-1222

Duluth/MN del norte
218-726-5466

Minneapolis/ área de St. Paul
612-347-3141
612-337-7474 (TDD**)
612-221-2113

MISSISSIPPI
601-354-7660

MISSOURI
314-772-5200
800-366-8888

MONTANA
303-629-1123

NEBRASKA
Para todo el estado
800-955-9119
(NE únicamente)

Área de Omaha
402-390-5555

NEVADA
702-732-4989

NEW HAMPSHIRE
603-650-5000
800-562-8236
(NH únicamente)

NEW JERSEY
800-962-1253

NEW MEXICO
505-843-2551
800-432-6866 (NM
únicamente)

NEW YORK
Área de Albany
800-336-6997

Binghamton/Tier del sur
800-252-5655

Buffalo/NY occidental
716-878-7654
800-888-7655

Long Island
516-542-2323
516-542-2324
516-542-2325
516-542-3813

New York City
212-340-4494
212-POISONS
212-689-9014 (TDD**)

Nyack/Hudson Valley
914-353-1000

Syracuse/NY central
315-476-4766

NORTH CAROLINA
Para todo el estado
800-672-1697

Área de Charlotte
704-355-4000

NORTH DAKOTA
800-732-2200
(ND únicamente)

OHIO
Para todo el estado
800-682-7625

Columbus/OH central
614-228-1323
614-461-2012
614-228-2272 (TTY*)

Área de Cincinnati
513-558-5111
800-872-5111
(OH únicamente)

OKLAHOMA
800-522-4611
(OK únicamente)

OREGON
503-494-8968
800-452-7165
(OR únicamente)

PENNSYLVANIA
Hershey/PA central
800-521-6110

Philadelphia/PA oriental
215-386-2100

Pittsburgh/PA occidental
412-681-6669

PUERTO RICO
809-754-8535

RHODE ISLAND
401-277-5727

SOUTH CAROLINA
803-777-1117

SOUTH DAKOTA
800-952-0123
(SD únicamente)

TENNESSEE
Memphis/TN
occidental
901-528-6048

Nashville/TN
oriental
615-322-6435

TEXAS
214-590-5000
800-441-0040
(TX únicamente)

UTAH
801-581-2151
800-456-7707
(UT únicamente)

VERMONT
800-562-8236
(VT únicamente)

VIRGINIA
Para todo el estado
800-451-1428

Charlottesville/
Blue Ridge
804-925-5543

Barrios periféricos de D.C.
202-625-3333
202-784-4660 (TTY*)

WASHINGTON
800-732-6985 (WA
únicamente)

WEST VIRGINIA
304-348-4211
800-642-3625 (WV
únicamente)

WISCONSIN
Madison/WI del suroeste y
del norte
608-262-3702

Milwaukee/WI
del sureste
414-255-2222

WYOMING
800-955-9119 (WY
únicamente)

CANADÁ

ALBERTA
403-670-1414

BRITISH COLUMBIA
604-682-5050

MANITOBA
204-787-2591

NEW BRUNSWICK
Fredericton
506-452-5400

St. John
506-648-6222

NEWFOUNDLAND
709-722-1110

NOVA SCOTIA
902-428-8161

ONTARIO
Para toda la provincia
800-267-1373
(ON únicamente)

Ontario oriental
613-737-1100

PRINCE EDWARD ISLAND
902-428-8161

QUEBEC
800-463-5060
(QB únicamente)

SASKATCHEWAN
306-359-4545

*TTY= Teletipo (para personas sordas).
**TDD= Dispositivo de telecomunicaciones para sordos.

RECOMENDACIONES

❑ Si sospecha que usted u otra persona se ha envenenado, llame al Poison Control Center de su localidad y siga las instrucciones que le den. Las medidas que deberá tomar dependen del tipo de toxina y del método de ingestión. Los profesionales que atienden esos centros le dirán lo que debe hacer.

❑ Mantenga cerca de su teléfono el número del Poison Control Center más cercano (ver Poison Control Centers en esta sección). Si usted tienen hijos, es muy importante que mantenga a la mano ese número telefónico. También debe mantener siempre en su casa un frasco de syrup of ipecac, que se consigue en las farmacias. Sin embargo, no lo utilice a menos que se lo recete un médico o el Poison Control Center.

❑ Si le ordenan ir a la sala de emergencias del hospital más cercano, en lo posible lleve el envase del supuesto veneno. Esto le ayudará al personal del hospital a manejar más eficientemente la situación y a ahorrar tiempo valioso.

ASPECTOS PARA TENER EN CUENTA

❑ Cuando sospeche que usted u otra persona se ha envenenado, lo mejor es que siga las indicaciones del personal del centro para el control del envenenamiento en vez de hacer lo que dice la etiqueta del producto. Mientras que el personal de los Poison Control Centers se mantiene actualizado en todo lo concerniente a este tipo de problemas, es posible que la información de los fabricantes del producto no sea tan confiable.

❑ Ver también ENVENENAMIENTO CON ALIMENTOS, ENVENENAMIENTO CON ARSÉNICO, ENVENENAMIENTO CON PLOMO, ENVENENAMIENTO CON PRODUCTOS QUÍMICOS, TOXICIDAD POR AGENTES MEDIOAMBIENTALES, TOXICIDAD POR ALUMINIO, TOXICIDAD POR CADMIO, TOXICIDAD POR COBRE, TOXICIDAD POR MERCURIO y TOXICIDAD POR NÍQUEL en la Segunda Parte.

Envenenamiento con alimentos

El envenenamiento con alimentos se presenta cuando se consume un producto que contiene microorganismos o toxinas nocivas, usualmente bacterias. Más de dos millones de estadounidenses presentan cada año trastornos de salud claramente relacionados con alimentos que han consumido. El número real de casos de envenenamiento por alimentos es, indudablemente, mucho más alto porque los síntomas del envenenamiento con alimentos se confunden a menudo con los de la influenza intestinal.

Entre los síntomas de envenenamiento con alimentos — que pueden durar entre unas pocas horas y varios días — están náuseas, vómito, cólicos abdominales, diarrea, escalofrío, fiebre y dolor de cabeza severo. Algunos tipos de envenenamiento con alimentos son más graves, como el botulismo, especialmente para las personas de edad avanzada y los niños. Cada año se presentan alrededor de nueve mil muertes por envenenamiento con alimentos de toda clase. Así mismo, muchos casos de envenenamiento con alimentos derivan en trastornos de salud crónicos, como artritis reactiva y deficiencia inmunológica crónica.

Los organismos patógenos (los que tienen la capacidad de producir enfermedades) y los organismos toxogénicos (los

Clases de envenenamiento con alimentos

Aunque hay muchas clases de envenenamiento con alimentos, algunas son más frecuentes. A continuación se enumeran algunos de los tipos de envenenamiento más comunes, así como también la incidencia relativa y los síntomas característicos de cada uno.

Clase	Incidencia relativa	Síntomas	Lapso entre la exposición y la aparición de los síntomas
Botulismo	Poco común.	Visión doble; dificultad para hablar, respirar y tragar; náuseas, vómito y dolor abdominal; diarrea; debilidad muscular.	12-48 horas, pero puede demorar hasta 8 días.
Envenenamiento con alimentos por estafilococo	Común.	Vómito, diarrea, debilidad ocasional, vahídos.	30 minutos a 8 horas.
Envenenamiento con Clostridium perfringens	Común.	Diarrea, cólicos abdominales.	9-15 horas.
Envenenamiento escombroideo	Poco común.	Dolor de cabeza, vahídos, ardor en la garganta, urticaria, náuseas, vómito, dolor abdominal.	5 minutos- 1 hora.
Giardiasis	Común.	Náuseas, gases, dolor y/o cólicos abdominales, diarrea. En casos severos, malabsorción y pérdida de peso.	1-3 semanas.
Infección por Campylobacter	Común.	Dolor muscular, náuseas, vómito, fiebre, cólicos abdominales.	2-10 días.
Infección por virus Norwalk	Común.	Náuseas, vómito, diarrea, dolor de cabeza.	1-2 días.
Listeriosis	Poco común.	Síntomas parecidos a los de la influenza, incluyendo fiebre y escalofrío. Puede provocar aborto espontáneo o hacer que el bebé nazca muerto. Así mismo, puede provocar enfermedad severa en los recién nacidos o en personas cuyo sistema inmunológico está débil.	2-4 semanas.
Salmonelosis	Común.	Náuseas, vómito, diarrea, cólicos abdominales, fiebre, dolor de cabeza.	6-48 horas.
Triquinosis	Poco común.	Fiebre, edema en los párpados, dolor muscular.	1-2 días.

que pueden producir toxinas nocivas) son asesinos silenciosos porque ni el sabor, ni el olor ni la apariencia de los alimentos delatan su presencia. Todos los tipos de bacteria son potencialmente toxogénicos.

Dependiendo del agente causal, se considera que existen varias clases de envenenamiento con alimentos (para una revisión breve, *ver* Clases de envenenamiento con alimentos en esta sección). La más común es la salmonelosis, o infección por *Salmonella*. Esta bacteria forma parte de la flora intestinal normal de muchos animales. Se transmite fácilmente a través de los productos alimentarios, de las manos de quienes preparan los alimentos, y de los mesones y utensilios que se utilizan para este propósito. La *Salmonella* prospera en los animales a los cuales les han administrado antibióticos. Más del 50 por ciento de las aves de corral y del ganado vacuno y porcino de Estados Unidos reciben antibióticos junto con el alimento a fin de acelerar su crecimiento y de prevenir enfermedades cuando las condiciones de higiene no son las mejores y cuando hay exceso de población. Por lo menos la tercera parte de todos los pollos criados en Estados Unidos están infectados con *Salmonella*. La salmonelosis es la primera causa de muerte por envenenamiento con alimentos en Estados Unidos.

Los síntomas de la infección por *Salmonella* van desde dolor abdominal leve hasta diarrea y deshidratación severas, pasando por fiebre tipo tifoidea. Los síntomas se suelen desarrollar entre ocho y treinta y seis horas después de consumir el alimento contaminado. La diarrea es casi siempre el primer síntoma. La *Salmonella* puede debilitar el sistema inmunológico y producir daño renal y cardiovascular, así como también artritis.

Los brotes de salmonelosis se presentan generalmente durante los meses más cálidos. La mayoría de los casos se deben a consumo de alimentos contaminados, básicamente pollo, huevos, carne de res y de cerdo. La gente que consume alimentos crudos o casi crudos es la que más riesgo tiene de contraer salmonelosis. Los cocineros que manipulan carne cruda de cualquier tipo y no se lavan las manos antes de trabajar con otra clase de alimentos ponen en peligro la vida de los demás. Los cocineros que se lamen las manos o los dedos después de manipular carne cruda de cualquier tipo se exponen a infectarse con *Salmonella*. Las personas que están tomando antibióticos también corren un alto riesgo de infectarse. Aun cuando los antibióticos sirven para tratar eficazmente las infecciones bacterianas, paradójicamente pueden propiciar las infecciones porque destruyen las bacterias útiles, lo que se traduce en el desarrollo de bacterias resistentes a los antibióticos.

En 1985 se presentó un brote de *Salmonella* por leche contaminada en cinco estados del centro de Estados Unidos. Como resultado de ese brote se enfermaron diecisiete mil personas y murieron dos. Antes se creía que los huevos no se contaminaban con *Salmonella*; sin embargo, ha aumentado de manera impresionante el número de casos de envenenamiento con alimentos que contienen huevo crudo o parcialmente cocido, especialmente en el noreste del país. Entre esos alimentos están ice cream, eggnog, aderezo Caesar para ensalada y salsa holandesa. De treinta y cinco brotes de enfermedad reportados

en un período de dos años que, según se pudo determinar, se debieron a envenenamiento con alimentos, la causa de veinticuatro fue el consumo de huevos contaminados o de alimentos que contenían huevos infectados. Algunas cepas de bacterias que se encuentran en los huevos no se destruyen con la cocción.

También se ha sabido de casos de salmonelosis por consumo de almejas, ostras y sushi preparado con pescado crudo. Aunque este tipo de salmonelosis no es tan común como el que se origina en el consumo de huevos y carnes infectadas con *Salmonella*, sí se presenta en algunas ocasiones.

Después de la *Salmonella*, el *Staphylococcus aureus* es la causa más frecuente de enfermedades originadas en los alimentos. Los estafilococos son responsables de aproximadamente el 25 por ciento de todos los casos de envenenamiento con alimentos. Este microorganismo se encuentra por lo regular en la nariz y en la garganta, pero cuando un producto alimentario se contamina con él (por ejemplo, al estornudar o al toser), la bacteria se desarrolla y produce una enterotoxina, es decir, una toxina que se dirige específicamente a las células del intestino. Esta toxina es la causa del envenenamiento, y no la bacteria. Entre los síntomas — que empiezan a manifestarse entre dos y ocho horas después de consumir el alimento contaminado — están diarrea, náuseas, vómito, cólicos abdominales y decaimiento. La toxina del estafilococo se encuentra más que todo en la carne, el pollo, los huevos, el atún, la papa, la ensalada de macarrones y los pasteles rellenos de crema.

El bacilo *Clostridium botulinum*, que suele habitar el suelo en forma de esporas inocuas, puede producir un tipo particularmente peligroso de envenenamiento con alimentos. De las distintas clases de envenenamiento con alimentos, el botulismo es una de las más graves porque afecta al sistema nervioso central. Como ocurre con el *Staphylococcus*, la causa del envenenamiento no es la bacteria sino las toxinas que produce la bacteria. Las toxinas producidas por el bacilo *Clostridium botulinum* bloquean la transmisión de los impulsos desde los nervios hasta los músculos, lo que produce parálisis muscular. La parálisis empieza generalmente en los músculos que controlan los movimientos oculares, la deglución y el habla, y continúa hacia los músculos del torso y las extremidades. Entre los primeros síntomas del botulismo están debilidad extrema, visión doble, párpados caídos y dificultad para tragar. Estos síntomas se presentan de manera característica entre doce y cuarenta y ocho horas después de ingerir el alimento contaminado. Eventualmente se puede presentar debilidad muscular en todo el cuerpo, incluidos los músculos que intervienen en la respiración. En los casos más graves el individuo puede quedar paralizado o, incluso, puede morir.

Aunque los U.S. Centers for Disease Control (CDC) solamente reportaron cuarenta y dos casos de botulismo en Estados Unidos en 1994, este tipo de intoxicación no ha dejado de ser una amenaza. La toxina botulina se ha encontrado en espárragos, remolacha, maíz, berenjena rellena, pescado ahumado y salado, fríjol verde, jamón, langosta, luncheon meats, hongos, peppers, salchicha, sopas, espinaca y atún. Los alimentos enlatados, en especial los que se enlatan en el hogar, son particularmente propensos a la contaminación con este organismo potencialmente letal. Esto se debe a que no se utilizan técnicas adecuadas para enlatar los alimentos y, por tanto, las latas no quedan debidamente selladas. Una tapa pandeada o una lata rajada suelen ser señal de que el alimento está contaminado. No obstante, el botulismo se puede presentar aunque el recipiente esté en perfectas condiciones. Otra causa de contaminación es dejar los alimentos a temperatura ambiente durante períodos largos. Se sabe de un caso en el cual en un restaurante dejaron una gran cantidad de cebolla salteada por fuera del refrigerador durante todo el día y utilizaron pequeñas cantidades a medida que se iba necesitando. Varias personas se enfermaron gravemente por la toxina botulina que contenía la cebolla.

Congelar, secar y tratar los alimentos con químicos, como nitrito de sodio, impide que las esporas del *Clostridium botulinum* se desarrollen y produzcan toxinas. Aunque el calor no destruye las esporas, calentar los alimentos a una temperatura de por lo menos 176°F durante treinta minutos previene el envenenamiento porque destruye las toxinas letales.

Recientemente ha sido implicado en enfermedades humanas un microorganismo llamado *Campylobacter jejuni*, del cual se sabe desde hace mucho tiempo que produce enfermedades en el ganado. Muchos expertos creen que la incidencia de esta infección es mucho más alta de lo que se cree, porque mucha gente la confunde con un virus estomacal. La gente tiende a no asociar su enfermedad con los alimentos porque estas bacterias se demoran entre tres y cinco días en producir síntomas, entre los cuales están cólicos abdominales, diarrea, fiebre y, en algunas ocasiones, deposición con sangre. Este microorganismo puede estar presente en el tracto intestinal de animales (ganado, pavo, pollo y cordero) aparentemente sanos y se puede propagar a toda la carne durante el sacrificio. Afortunadamente, como el calor destruye esta bacteria es posible evitar esta clase de envenenamiento con alimentos consumiendo únicamente carne muy bien cocida.

Otra clase de bacteria que puede ocasionar envenenamiento con alimentos es *Clostridium perfringens*. Esta bacteria generalmente no se destruye con el calor y, por tanto, la cocción normal no la afecta. La bacteria se multiplica y forma esporas y toxinas que proliferan mientras los alimentos se enfrían y durante el almacenamiento. Las toxinas también suelen ser resistentes al calor. Los síntomas de envenenamiento con *Clostridium perfringens* a menudo se limitan a náuseas y vómito moderados que duran un día o menos, pero que pueden representar un problema grave para la gente de edad avanzada. Las fuentes más comunes de este tipo de envenenamiento con alimentos son las carnes contaminadas y los productos a base de carne contaminada.

Pero no todas las enfermedades originadas en alimentos se deben a contaminación bacteriana. Un protozoo que infecta el intestino delgado es el *Giardia lamblia*. La giardiasis se relaciona con el consumo de agua contaminada. Este protozoo también puede transmitirse a los alimentos crudos que han sido cultivados con agua contaminada. Los medios fríos y húmedos son aptos para el desarrollo de este microorganismo. Los

síntomas se suelen presentar entre una y tres semanas después de la infección y entre ellos están diarrea, estreñimiento, dolor abdominal, flatulencia, pérdida del apetito, náuseas y vómito. Un virus muy común que se transmite en los alimentos y en el agua y que produce diarrea en los niños y en los adultos es el Norwalk. El *Trichinella spiralis* es un ascáride que produce la infección conocida como triquinosis. La causa de la triquinosis suele ser el consumo de carne de cerdo (o productos a base de carne de cerdo) cruda, mal cocida o procesada. El envenenamiento escombroideo (también llamado envenenamiento con histamina) es poco común y se presenta tras consumir algunas clases de pescado, como atún y caballa. Después de la pesca, las bacterias inician el proceso de descomposición del pescado, que puede precipitar la producción de altos niveles del químico histamina. Al consumir el pescado, en cuestión de minutos la histamina puede provocar síntomas como enrojecimiento facial, náuseas, vómito, dolor abdominal y/o urticaria. Afortunadamente, los síntomas suelen desaparecer alrededor de veinticuatro horas después.

Mucha gente piensa que el envenenamiento con alimentos sólo ocurría en el pasado. Después de todo, Estados Unidos es uno de los países más ricos del mundo. Nuestros hogares están equipados con los electrodomésticos más modernos y la mayoría de las cocinas se mantienen razonablemente limpias. Gracias a las medidas que velan por la seguridad de nuestros alimentos, al etiquetado y a las leyes de inspección, nuestros supermercados le ofrecen al consumidor una variedad casi infinita de alimentos que deben ceñirse a estrictas normas gubernamentales. Pero la verdad es que el envenenamiento con alimentos sigue siendo un grave problema que golpea a la población de Estados Unidos con una frecuencia tanto sorprendente como inquietante.

Los CDC ofrecen varias explicaciones para este problema. Primero, la crianza de animales para consumo humano se realiza actualmente en condiciones de confinamiento, lo que favorece la proliferación de bacterias como la *Salmonella*. Al mismo tiempo, como el procesamiento de los alimentos está cada vez más centralizado, un ingrediente que esté contaminado puede terminar en una gran cantidad de productos. Estados Unidos importa en la actualidad enormes cantidades de alimentos del extranjero y, con mucha frecuencia, de países en vía de desarrollo donde la producción de alimentos no siempre se realiza bajo normas estrictas de higiene.

Aparte de lo anterior, se debe tener en cuenta la preparación de los alimentos. La mayoría de los estadounidenses no están conscientes de la presencia en los alimentos de microorganismos potencialmente nocivos, y desconocen las técnicas básicas para manipular, preparar y almacenar los alimentos de una manera segura. La mayoría de los casos de envenenamiento con alimentos se pueden evitar fácilmente, siempre y cuando la gente sepa manipular los alimentos (*ver* Secretos para prevenir el envenenamiento con alimentos en la página 302). Así mismo, cada vez hay más estadounidenses que, en lugar de preparar sus alimentos en casa, prefieren comprar en restaurantes y en establecimientos especializados platos ya preparados para llevar. Uno de los problemas de hacer esto es que los restaurantes y las compañías que ofrecen este servicio preparan grandes porciones de pavo, pollo, res y otros alimentos, y los dejan a temperatura ambiente. Mantener los alimentos a temperatura ambiente favorece el desarrollo de bacterias. El bacilo *Clostridium botulinum*, que se conoce popularmente como "germen de las cafeterías", y la *Salmonella* prosperan en alimentos que no se han cocido adecuadamente o que no se han mantenido en condiciones apropiadas de frío o de calor.

Si usted se envenena con algún alimento, los siguientes suplementos le ayudarán a mejorarse.

NUTRIENTES

SUPLEMENTOS	DOSIS SUGERIDAS	COMENTARIOS
Muy importantes		
Charcoal tablets	5 tabletas con los primeros síntomas de enfermedad. Tomar la misma dosis 6 horas después. No tomar al mismo tiempo con otros medicamentos o suplementos.	Eliminan las sustancias tóxicas del colon y el torrente sanguíneo.
Garlic (Kyolic)	2 cápsulas 3 veces al día con las comidas.	Este poderoso desintoxicante ayuda a destruir las bacterias del colon.
Potassium	99 mg al día.	Restaura el correcto equilibrio electrolítico.
Vitamin C con bioflavonoids más	8.000 mg al día divididos en varias tomas.	Desintoxican el organismo y ayudan a eliminar las bacterias y las toxinas.
vitamin E	600 UI al día.	Reduce los síntomas mejorando la función inmunológica.
Importantes		
Acidophilus	Según indicaciones de la etiqueta, 2 veces al día con el estómago vacío.	Reemplaza las bacterias intestinales esenciales.
Fiber (Aerobic Bulk Cleanse [ABC] de Aerobic Life Industries y oat bran son buenas fuentes)	Según indicaciones de la etiqueta, 6 horas después de la segunda dosis de tabletas de charcoal. Luego 2 veces al día. No tomar junto con otros suplementos o medicamentos.	Elimina las bacterias que se han adherido a las paredes del colon, lo cual evita que entren en el torrente sanguíneo. Esto reduce los síntomas y acelera la recuperación.
Aerobic 07 de Aerobic Life Industries	20 gotas en un vaso de agua cada 3 horas.	Destruye las bacterias nocivas, como *Salmonella*.
Kelp	1.000-1.500 mg al día.	Contiene minerales necesarios para restaurar los electrólitos.
L-cysteine y L-methionine	500 mg al día de cada uno con el estómago vacío. Para mejor absorción, tomar con 50 mg de vitamina B$_6$ y 50 mg de vitamina C.	Estos nutrientes son esenciales para el funcionamiento inmunológico.
más selenium y	200 mcg al día.	
superoxide dismutase (SOD)	5.000 mg al día.	

HIERBAS

❑ Al primer signo de envenenamiento con alimentos, tómese el contenido de un cuentagotas de extracto de goldenseal sin alcohol. Repita este tratamiento cada cuatro horas durante un día. El goldenseal es un antibiótico natural que ayuda a destruir las bacterias del colon.

Advertencia: No tome goldenseal todos los días durante más de una semana seguida y evítelo durante el embarazo. Debe utilizarse con precaución cuando se es alérgico al ragweed.

❑ El milk thistle y el red clover ayudan a purificar el hígado y la sangre.

❑ Utilice enemas de té de lobelia para liberar al organismo del veneno. Es beneficioso agregarle al enema el contenido de un cuentagotas de extracto de goldenseal sin alcohol. *Ver* ENEMAS en la Tercera Parte.

RECOMENDACIONES

❑ Si sospecha que se ha envenenado, llame de inmediato al Poison Control Center de su localidad. Esos centros atienden las veinticuatro horas del día y brindan información actualizada sobre el tratamiento que se debe seguir. Ver páginas 295–296, donde encontrará una lista de los Poison Control Centers, o centros para el control del envenenamiento, de Estados Unidos y Canadá. Es conveniente tener siempre a mano el número telefónico del centro más cercano, o registrarlo en el discado automático del teléfono.

❑ A la primera señal de envenenamiento, proteja su sistema inmunológico tomando seis tabletas de charcoal. Estas tabletas se consiguen en casi todos los health food stores y se deben mantener siempre en el hogar por cualquier emergencia. Los agentes que contienen estas tabletas circulan por el torrente sanguíneo y neutralizan los venenos o los eliminan. Seis horas más tarde debe tomar otras seis tabletas. Tome bastante agua de buena calidad para limpiar el organismo de toxinas.

❑ Utilice enemas de limpieza para eliminar las toxinas del colon y del torrente sanguíneo. *Ver* ENEMAS en la Tercera Parte.

❑ Si se presenta vómito, hay que hacer todo lo que sea necesario para impedir que la persona se ahogue. Si el vómito no cede después de veinticuatro horas, recoja una muestra para mandar analizar a fin de determinar la causa de la enfermedad.

❑ Si sospecha que se envenenó con algún alimento en un restaurante o en un sitio público, comuníquese de inmediato con el departamento de sanidad de su localidad. Esto podría evitar que otras personas resultaran envenenadas.

❑ En algunos casos de envenenamiento es necesario inducir el vómito para eliminar la toxina causante del problema. Mantenga a la mano syrup of ipecac (se consigue en las farmacias) para estos casos.

Advertencia: El syrup of ipecac sólo se debe utilizar con autorización del médico o del Poison Control Center.

❑ Si los síntomas de envenenamiento son severos o se han prolongado, consulte con su médico.

Secretos para prevenir el envenenamiento con alimentos

A continuación ofrecemos una serie de recomendaciones para evitar envenenarse con algún alimento en el hogar o fuera de él:

• Mantenga los alimentos fríos o calientes, pero no a temperatura ambiente. Dejar los alimentos a temperatura ambiente propicia la proliferación de bacterias.

• Mantenga siempre refrigerados los productos perecederos.

• Refrigere lo que haya sobrado lo más pronto posible. No refrigere los alimentos en el mismo recipiente en el cual los cocinó o los sirvió. Páselos a un recipiente limpio para que se enfríen más rápidamente.

• Cocine muy bien la carne, las aves de corral y los mariscos. Las carnes deben alcanzar una temperatura interior de por lo menos 165°F.

• Nunca utilice huevos cuya cáscara esté rota.

• Lávese las manos antes de manipular alimentos y después de manipular carne o pollo crudos. Las bacterias dañinas se transmiten cuando los alimentos se manipulan después de sonarse o de cambiarle los pañales a un bebé.

• Mantenga en su cocina dos tablas: una para cortar la carne y otra para cortar los vegetales. Esto impide que las bacterias se transmitan de la carne a los vegetales. Lave las tablas por lo menos tres veces a la semana con una solución de un cuarto de taza de hydrogen peroxide al 3 por ciento y dos galones de agua. O utilice una mezcla de media taza de chlorine bleach y un quart de agua, y luego enjuague las tablas concienzudamente con agua.

• Cuando haya terminado de comprar sus víveres, váyase a su casa directamente, en especial durante los meses de calor. Guarde los alimentos de inmediato siguiendo las instrucciones de las etiquetas.

• Limpie todos los utensilios que hayan entrado en contacto con hamburguesas crudas, aves de corral, huevos o mariscos. Esos utensilios no deben entrar en contacto con otros alimentos mientras no hayan sido desinfectados.

• Después de cada uso, lave las loncheras y los termos.

• Cuídese de los productos enlatados que estén pandeados, de los frascos con rajaduras y de los productos cuyas tapas estén flojas, porque podrían contener el bacilo del botulismo. Deshágase de las latas que estén pandeadas, oxidadas, dobladas o pegajosas. Tenga cuidado con los frascos que estén resquebrajados y con los recipientes de papel que estén perforados. Sea precavido cuando consuma alimentos enlatados en su hogar.

• Para recalentar los alimentos, en lo posible hiérvalos rápidamente y cocínelos a esa temperatura durante por lo menos cuatro minutos.

• Gradúe la temperatura de su refrigerador a 40°F o menos. Lo temperatura normal de los congeladores debe ser de 0°F o menos.

• Lave todos los días las toallas y las esponjas de cocina con una solución de blanqueador y agua (una parte de blanqueador por veinte partes de agua).

• No deje a temperatura ambiente alimentos como mayonesa, aderezos de ensalada y productos lácteos. Y jamás deje al sol ningún alimento. Sea particularmente cuidadoso durante los picnics y cuando cocine al aire libre.

• Nunca le dé miel a un bebé porque puede producirle botulismo. Esto significa que las esporas de la botulina colonizan el tracto digestivo del bebé y producen la toxina allí. La miel no plantea ningún riesgo después de que el bebé ha cumplido un año de edad.

• El moho suele prosperar en alimentos dañados. Los siguientes alimentos se deben evitar si tienen moho: bacon, pan, luncheon meats curadas, productos lácteos suaves, harina, jamón enlatado, hot dogs, nueces secas, mantequilla de maní, aves de corral asadas, vegetales suaves y granos enteros. Deshágase de cualquier alimento crudo o cocido que tenga moho.

• Descongele dentro del refrigerador todos los alimentos congelados, especialmente las carnes y las aves de corral.

v Consuma hamburguesas y otras carnes solamente cuando hayan sido cocidas hasta quedar doradas. La carne de color rosado puede albergar bacterias. Para garantizar la destrucción de las bacterias, lo mejor es cocinar bien la carne.

• Cuando vaya a preparar pollo o pavo rellenos, no rellene el ave mientras no tenga todo perfectamento listo para introducirla en el horno. Cocine el relleno por separado o introdúzcalo en el ave *inmediatamente* antes de ponerla en el horno. Retírelo tan pronto como el ave esté lista.

• Sea precavido cuando coma en restaurantes y en bares de ensalada. No coma nunca en bares de ensalada cuyos productos no se vean limpios y frescos, y evite los que carecen de vidrio protector. Nunca consuma los siguientes productos en los bares de ensalada: pollo, pescado, alimentos preparados con crema, alimentos que contienen mayonesa, alimentos ligeramente cocidos y sopas que mantienen a temperaturas bajas.

• Antes de salir a comer, tómese dos tabletas de ajo para prevenir el envenenamiento con alimentos. Tome también un producto llamado ACES+Zinc, de Carlson Labs, para destruir los radicales libres producidos por toxinas desconocidas y por grasas oxidadas que se encuentran en los alimentos.

ASPECTOS PARA TENER EN CUENTA

❑ David Hill, microbiólogo de la University of Wolverhampton en Gran Bretaña, monitoreó todas las bacterias intestinales y descubrió que los microbios causantes de enfermedad eran eliminados en presencia de ajo en el intestino. Según Hill, los compuestos de azufre que contiene el ajo son el arma secreta que combate de manera tan contundente las bacterias nocivas.

❑ Antes se pensaba que las tablas de nailon o de plástico eran mejores que las tablas de madera para cortar los alimentos. Pero algunas investigaciones demostraron que la madera es definitivamente mejor para este propósito porque los organismos capaces de producir envenenamiento mueren en el transcurso de tres minutos cuando las tablas son de madera, mientras que ninguno se destruye cuando las tablas son de plástico. Para mayor seguridad, lave sus tablas de madera periódicamente con hydrogen peroxide y agua, o con una solución de blanqueador y agua (*ver* Secretos para prevenir el envenenamiento con alimentos en la página 302).

❑ Se calcula que el 90 por ciento de los casos de botulismo en Estados Unidos son atribuibles a métodos inadecuados de enlatado de alimentos en el hogar. La mejor salvaguardia contra esta enfermedad es no enlatar en el hogar carnes, frutas ni vegetales, a menos que hayan sido preparados en olla a presión siguiendo escrupulosamente las instrucciones del fabricante. El método tradicional de enlatar los alimentos sobre la estufa *no* permite sellar correctamente las tapas de los recipientes.

❑ Experimentar un dolor de cabeza severo y presentar vómito poco después de comer pueden ser señales de alergia a algún alimento. Para ayudarle al organismo a liberarse de las sustancias que provocan reacciones alérgicas, es útil tomar tabletas de charcoal y hacerse un enema de retención de café (*ver* ALERGIAS en la Segunda Parte).

❑ Es interesante anotar que la botulina, una de las toxinas más potentes que se conocen, ha sido centro de atención de la comunidad médica por su potencial como herramienta terapéutica. La U.S. Food and Drug Administration aprobó recientemente el uso de una variedad urificada de la toxina botulina para tratar dos enfermedades musculares que afectan a los ojos, *blefarospasmo* (espasmos musculares incontrolables en los párpados) y *estrabismo* (desviación de un ojo de su dirección normal). Una cantidad minúscula de la toxina se inyecta directamente en los músculos a fin de paralizarlos, lo cual se traduce en reducción de los síntomas.

Envenenamiento con arsénico

El arsénico es un elemento metálico altamente venenoso que se encuentra en diversas fuentes, entre ellas pesticidas, productos para el lavado de la ropa, smog, humo del tabaco, harina de huesos, dolomita, kelp, sal de mesa, cerveza, mariscos e, incluso, agua potable. Cuando se ingiere, el arsénico inorgánico se deposita en el cabello, la piel y las uñas. Cuando logra penetrar los folículos pilosos, su presencia se detecta en el tallo del cabello durante años.

El envenenamiento crónico con arsénico puede producir dolores de cabeza, confusión, somnolencia, convulsiones y cambios en la pigmentación de las uñas de las manos. Entre los síntomas de envenenamiento agudo con arsénico están vómito, diarrea, sangre en la orina, calambres musculares y/o debilidad muscular, fatiga, caída del cabello, dermatitis, dolor gastrointestinal y convulsiones. El envenenamiento con arsénico afecta básicamente a los pulmones, la piel, los riñones y el hígado. La acumulación de niveles tóxicos de arsénico en el organismo puede llevar a estado de coma e, incluso, a la muerte.

La exposición al arsénico se ha implicado en el desarrollo de algunos tipos de cáncer. La gente que trabaja en la producción de pesticidas, en la fundición de cobre, en la producción y utilización de insecticidas, en la minería, en el tratamiento de la lana y en la industria metalúrgica tiene un riesgo muy alto de contraer cáncer de piel, cáncer de escroto, una clase de cáncer de hígado, cáncer del sistema linfático y cáncer de pulmón a causa de la exposición al arsénico. Los efectos tóxicos del arsénico son acumulativos.

NUTRIENTES

SUPLEMENTOS	DOSIS SUGERIDAS	COMENTARIOS
Muy importantes		
Garlic (Kyolic)	2 tabletas 3 veces al día con las comidas.	Poderoso desintoxicante.
Superoxide dismutase (SOD) o	Según indicaciones de la etiqueta.	Poderoso agente desintoxicante.
Cell Guard de Biotec Foods	Según indicaciones de la etiqueta.	Este complejo antioxidante contiene SOD.
Vitamin C con bioflavonoids	5.000-20.000 mg al día divididos en varias tomas. *Ver* FLUSH DE ÁCIDO ASCÓRBICO en la Tercera Parte.	Poderosos desintoxicantes. Utilizar una variedad buffered.
Provechosos		
L-Cysteine y L-methionine	500 mg al día de cada uno con el estómago vacío. Tomar con agua o jugo. No tomar con leche. Para mejor absorción, tomar con 50 mg de vitamina B_6 y 100 mg de vitamina C.	Poderosos desintoxicantes del hígado. La cisteína contiene azufre, que elimina el arsénico. *Ver* AMINOÁCIDOS en la Primera Parte.
Pectin más antioxidant complex (ACES + Zinc de Carlson Labs)	Según indicaciones de la etiqueta. Según indicaciones de la etiqueta.	Ayuda a eliminar el arsénico del organismo. Protege contra el daño causado por los radicales libres.
Selenium	200 mcg al día.	Ayuda a eliminar el arsénico del organismo.

RECOMENDACIONES

❑ Por su aporte de azufre, consuma huevo, cebolla, fríjol, legumbres y ajo. Los suplementos de ajo también proporcionan azufre, al igual que el aminoácido cisteína. El azufre, que también se consigue en tableta, ayuda a eliminar el arsénico del organismo.

❑ Suplemente su dieta diaria con abundante fibra.

Nota: La fibra en suplemento no se debe tomar con otros suplementos y medicamentos; debe tomarse por separado.

❑ Si usted tiene síntomas de envenenamiento crónico con arsénico, hágase un análisis de cabello para determinar el nivel de los metales tóxicos de su organismo. *Ver* ANÁLISIS DEL CABELLO en la Tercera Parte.

❑ En caso de ingesta accidental de arsénico, tome *inmediatamente* cinco tabletas de charcoal, y siga tomando cinco tabletas cada quince minutos hasta que llegue a la sala de emergencia del hospital más cercano. En todo hogar debe haber tabletas de charcoal para atender una sobredosis accidental de cualquier medicamento.

ASPECTOS PARA TENER EN CUENTA

❑ La terapia de chelation elimina del organismo los metales tóxicos (*ver* TERAPIA DE CHELATION en la Tercera Parte).

❑ *Ver también* ENVENENAMIENTO CON PRODUCTOS QUÍMICOS y TOXICIDAD POR AGENTES MEDIOAMBIENTALES en la Segunda Parte.

Envenenamiento con plomo

El plomo es uno de los contaminantes metálicos más tóxicos que se conocen. Es un veneno que se acumula y permanece en el organismo. Incluso en cantidades bajas, el plomo que no se excreta a través del sistema digestivo se acumula en el organismo porque los tejidos lo absorben directamente de la sangre. Cuando el plomo sale del torrente sanguíneo, se almacena en los huesos — junto con otros minerales — donde se sigue acumulando a lo largo de toda la vida. El plomo de los huesos puede volver a entrar en el torrente sanguíneo en cualquier momento a causa de estrés biológico severo, como insuficiencia renal, embarazo, menopausia e inmovilización o enfermedad prolongadas.

A diferencia de algunos elementos metálicos, no se conocen las funciones del plomo ni sus beneficios para la salud de los seres humanos. Se considera un veneno metabólico, lo que significa que inhibe algunas funciones enzimáticas fundamentales. El plomo reacciona con enzimas antioxidantes de las células que contienen selenio y azufre, disminuyendo drásticamente la capacidad que tienen esas sustancias de proteger contra el daño ocasionado por los radicales libres. Cuando se encuentra en cantidades tóxicas, puede causarles daño a los riñones, al hígado, al corazón y al sistema nervioso.

El organismo no distingue entre el calcio y el plomo. Cuando el plomo entra al organismo, se asimila de la misma manera que el calcio. Como los niños y las mujeres embarazadas absorben el calcio más fácilmente para satisfacer sus requerimientos adicionales, también absorben más plomo que las demás personas. Los niños absorben entre 25 y 40 por ciento más plomo por libra de peso corporal que los adultos. La gente que tiene deficiencia de calcio también es mas susceptible a la toxicidad por plomo.

En los adultos, los síntomas de envenenamiento con plomo se suelen desarrollar en el transcurso de varias semanas; en los niños, en el transcurso de varios días. En los niños, los síntomas tienden a ser más severos. Las personas que se han envenenado con plomo a menudo duran varios días con cólico gastrointestinal severo. Sus encías se vuelven azulosas y experimentan debilidad muscular. Otros síntomas que se pueden presentar son diarrea, ansiedad, pérdida del apetito, fatiga crónica, temblores, convulsiones, gota, vértigo, insomnio, di-

ficultades de aprendizaje, confusión, sabor metálico en la boca y artritis. El envenenamiento con plomo puede conducir eventualmente a parálisis de las extremidades, ceguera, trastornos mentales, pérdida de la memoria, retardo mental e, incluso, estado de coma y muerte. El envenenamiento crónico con plomo también puede causar impotencia, problemas reproductivos, infertilidad e insuficiencia hepática.

El plomo es uno de los metales que más se utilizan actualmente en Estados Unidos, y se calcula que son innumerables las personas que tienen altos niveles de plomo en su organismo. Entre las fuentes de exposición al plomo están las pinturas a base de plomo, algunas sustancias para darle brillo a la cerámica, vajillas y artículos de cristal de plomo, y gasolina y baterías para automotores con contenido de plomo. Otras fuentes de exposición al plomo son tabaco, hígado, agua, algunos vinos importados y estadounidenses, fruta enlatada (el plomo de la soldadura de las latas se desprende y es absorbido por las frutas), vegetales cultivados en suelo contaminado con plomo, harina de huesos e insecticidas. Desde hace poco tiempo se considera que artículos aparentemente inocuos, como persianas de vinilo y lavamanos y bañeras porcelanizados, también son fuentes de exposición al plomo.

Otra fuente potencial de envenenamiento con plomo es el agua que corre por las tuberías de plomo. Antes de 1930, en la mayoría de las casas se instalaba este tipo de tuberías. En las casas más modernas se utilizan tuberías de cobre; sin embargo, hay una alta probabilidad de que las tuberías de cobre de su casa hayan sido ensambladas con soldadura de plomo, que contiene 50 por ciento de este tóxico metal. Cantidades significativas de plomo se pueden desprender de la soldadura y terminar en el agua, especialmente en los primeros años después de la instalación. Debido a la creciente preocupación por la cantidad de plomo que iba a dar al agua, la soldadura de plomo fue prohibida en 1986.

El envenenamiento con plomo atrajo la atención del público cuando una gran cantidad de niños, especialmente de sectores menos favorecidos económicamente, se envenenaron con trozos de pintura a base de plomo que se desprendió de unas paredes. Algunos niños habían adquirido altos niveles de plomo jugando con escombros contaminados con este tóxico metal, que iban a dar a sus manos y luego a su boca. Desde entonces, se sabe que las mujeres embarazadas que tienen altos niveles de plomo en su organismo pueden dar a luz bebés con el mismo problema. Se calcula que el 90 por ciento del plomo almacenado en el organismo de la madre logra atravesar la placenta y llegar hasta el feto. Los hijos de mujeres que tienen niveles tóxicos de plomo en su organismo suelen presentar retardo en el crecimiento y trastornos del sistema nervioso. Incluso la exposición moderada al plomo se ha relacionado en los niños pequeños con alteración del desarrollo intelectual y con problemas de comportamiento. De acuerdo con los U.S. Centers for Disease Control and Prevention (CDC), el 16 por ciento de todos los niños de Estados Unidos presentan un nivel sanguíneo de plomo que excede la norma aceptable. En Estados Unidos mueren cada año cerca de doscientos niños a causa de encefalopatía inducida por plomo;

ochocientos niños sufren daño cerebral permanente y más de tres mil, deterioro mental a consecuencia de la exposición al plomo.

NUTRIENTES

SUPLEMENTOS	DOSIS SUGERIDAS	COMENTARIOS
Esenciales		
Apple pectin	Según indicaciones de la etiqueta.	Liga las toxinas y los metales, y los elimina del organismo.
Calcium	2.000 mg al día.	Previene la formación de depósitos de plomo en los tejidos corporales. Utilizar calcium chelate. El calcio no se debe obtener en la leche de vaca, en el dolomite ni en el bone meal, pues contienen plomo.
y magnesium	1.000 mg al día.	Debe tomarse de manera equilibrada con el calcio. Utilizar magnesium chelate.
Garlic (Kyolic)	2 tabletas 3 veces al día con las comidas.	Protege el sistema inmunológico. Ayuda a expulsar el plomo.
Kelp y/o alfalfa	Según indicaciones de la etiqueta.	Contiene minerales esenciales, en especial calcio y magnesio. Elimina también los depósitos de metales no deseados. Ver Hierbas más adelante.
L-Lysine más	500 mg al día con el estómago vacío.	Ayuda a la absorción del calcio.
L-cysteine y L-cystine	500 mg al día de cada uno con el estómago vacío. Tomar con agua o jugo. No tomar con leche. Para mejor absorción, tomar con 50 mg de vitamina B_6 y 100 mg de vitamina C.	Estos aminoácidos contienen azufre y actúan como desintoxicantes. Eliminan los metales pesados. Ver AMINOÁCIDOS en la Primera Parte.
Vitamin C con bioflavonoids	5.000-20.000 mg al día divididos en varias tomas. Ver FLUSH DE ÁCIDO ASCÓRBICO en la Tercera Parte.	Ayudan a neutralizar los efectos del plomo.
Zinc	80 mg al día. No tomar más de 100 mg al día de todos los suplementos.	Contribuye a eliminar el plomo del organismo. Bajos niveles de cinc se han encontrado junto con altos niveles de plomo en algunas personas.
Muy importantes		
Lecithin granules o capsules	1 cucharada 3 veces al día antes de las comidas. 1.200 mg 3 veces al día antes de las comidas.	Protegen las membranas de las células.
Selenium	200 mcg al día.	Poderoso antioxidante.
Glutathione más L-methionine	Según indicaciones de la etiqueta, con el estómago vacío. Tomar con agua o jugo. No tomar con leche. Para mejor absorción, tomar con 50 mg de vitamina B_6 y 100 mg de vitamina C.	Estos poderosos antioxidantes protegen el hígado, los riñones, el corazón y el sistema nervioso central. Ver AMINOÁCIDOS en la Primara Parte.
Importantes		
Vitamin B complex más extra vitamin B_1 (thiamine) y vitamin B_6 (pyridoxine)	100 mg 3 veces al día con las comidas. 100 mg al día. 50 mg al día.	Las vitaminas B son más eficaces cuando se toman al mismo tiempo. Estas vitaminas B son vitales para la función enzimática celular y para el metabolismo del cerebro. Ayudan a eliminar el plomo del cerebro.
Provechosos		
Vitamin A más vitamin E o AE Mulsion Forte de American Biologics	Empezar con 25.000 UI al día y aumentar poco a poco hasta 50.000 UI al día por 2 meses. Si está embarazada, no debe tomar más de 10.000 UI al día. Empezar con 400 UI al día y aumentar lentamente hasta 800 UI por 2 meses. Según indicaciones de la etiqueta.	Estos poderosos antioxidantes destruyen los radicales libres y protegen a las células del daño causado por el envenenamiento con plomo. Forma emulsificada de las vitaminas A y E que entra rápidamente en el organismo.

HIERBAS

❑ La alfalfa es rica en vitaminas, minerales y otros valiosos nutrientes, además de que desintoxica el organismo.

❑ Tome media taza de jugo de aloe vera en la mañana y media taza antes de acostarse. Esto facilita el movimiento intestinal y ayuda a eliminar metales del tracto digestivo.

RECOMENDACIONES

❑ Incluya en su dieta mucha fibra y supleméntela con pectina (se encuentra en la manzana).

Nota: La fibra en suplemento no se debe tomar junto con otros suplementos o medicamentos, sino por separado.

❑ Consuma legumbres, fríjol, huevo, cebolla y ajo. Estos alimentos contribuyen a eliminar el plomo del organismo.

❑ Beba solamente agua destilada al vapor.

❑ No fume y evite los sitios donde hay fumadores.

❑ Si sospecha que está envenenado con plomo, hágase un análisis de cabello para determinar si su organismo presenta acumulación de ese metal. Los exámenes de sangre sólo revelan la exposición reciente al plomo. Ver ANÁLISIS DEL CABELLO en la Tercera Parte.

ASPECTOS PARA TENER EN CUENTA

❑ La FDA aprobó una nueva droga, succimer (Chemet), para chelate el plomo que se encuentra en el organismo de los niños. Esta droga, que fue aprobada solamente para niños con un nivel sanguíneo de plomo excesivamente alto (superior a 45 mg/dl), podría reducir el número de casos de enfermedad y muerte por envenenamiento con plomo.

❑ Los CDC recomiendan que a todos los niños se les practique rutinariamente un examen de sangre al año y de nuevo a

Secretos para un ambiente libre de plomo

Cuando el plomo se acumula en el organismo, permanece allí durante toda la vida. Por tanto, cuando de envenenamiento con plomo se trata, prevenir es mucho mejor que curar. A continuación sugerimos algunas medidas sencillas para evitar la exposición al plomo:

• No compre alimentos en latas selladas con soldadura de plomo, porque puede desprenderse entre los alimentos. Las latas soldadas con plomo suelen contener residuos de soldadura y hendiduras a lo largo de la unión. Si usted compra productos enlatados, elija latas sin plomo y sin uniones laterales. Tenga cuidado con los productos importados en lata. Es posible que otros países no cuen en con regulaciones sobre el uso de la soldadura de plomo.

• Asegúrese de que los niños se laven las manos antes de comer.

• Mantenga en buenas condiciones las superficies que llevan pintura, a fin de que las capas más viejas de pintura no se pelen ni se cuarteen. Aunque la pintura a base de plomo está prohibida para uso residencial, las paredes de muchas casas y conjuntos residenciales viejos todavía conservan pintura de este tipo. No permita que los niños coman trozos de pintura. Contrate a un profesional para que retire de todas las superficies la pintura a base de plomo. Así se evitará el envenenamiento con plomo que puede producirse cuando se queman o se raspan capas de pintura a base de este metal.

• Haga analizar el agua de su casa para determinar si el nivel del plomo y otros minerales es seguro. La firma National Testing Labs vende un kit para examinar las impurezas del agua. Para pedir uno de esos kits, llame al 800-H20-TEST. Es posible que el departamento sanitario de su estado también haga análisis para detectar los contaminantes del agua, y a un precio razonable. La compañía Culligan International tiene la línea WaterWatch Hot Line, 800-285-5442 (de lunes a viernes, 8:15 a.m. a 5:00 p.m., Central Standard Time). Ellos lo pondrán en contacto con algún proveedor de Culligan de su localidad, que examinará el agua de su residencia sin costo alguno. Usted también puede obtener un folleto titulado *Water Quality Answers* escribiendo a Water Quality Association, 4151 Naperville Road, Lisle, IL 60532. Adjunte un sobre estampillado con su dirección.

• Por las mañanas, utilice el agua del grifo sólo después de dejarla correr por lo menos durante tres minutos. Mejor aún, para beber y cocinar utilice solamente agua destilada al vapor, filtrada o desionizada. Si no dispone de agua segura para tomar, trate el agua con grapefruit seed extract (se consigue en los health food stores) antes de utilizarla.

Agregue diez gotas de extracto por cada galón de agua y agite la mezcla vigorosamente.

• Nunca hierva el agua más tiempo del necesario: cinco minutos bastan. Durante el proceso se concentran en el agua contaminantes, entre ellos plomo.

• Tenga cuidado cuando compre productos importados de cerámica. La cantidad de plomo que se permite en los productos de cerámina fabricados en Estados Unidos está sujeta a estricta regulación, mientras que otros países no suelen contar con esta clase de normas. Las regulaciones sobre los niveles aceptables de plomo son relativamente estrictas en algunos países donde se fabrican muchas de las vajillas que los estadounidenses utilizamos (por ejemplo, Gran Bretaña y el Japón), pero son más laxas en países como México y China. La FDA no está en capacidad de garantizar la seguridad de todos estos productos.

• Los objetos antiguos y de colección son muy hermosos; sin embargo, es más probable que se desprenda plomo de vajillas antiguas que de vajillas fabricadas recientemente. Si usted compra este tipo de artículos, utilícelos sólo con propósitos decorativos.

• No guarde entre recipientes de vidrio hecho con plomo bebidas alcohólicas, alimentos o bebidas ácidos (como vinagre y jugos de fruta), ni alimentos a base de tomate. El plomo que le otorga al cristal su brillo se desprende y va a dar a los alimentos y a las bebidas. A los bebés y a los niños nunca se les deben servir sus alimentos en platos o vasos de cristal.

• Si usted está embarazada, no tome café caliente ni otras bebidas ácidas calientes, como sopa de tomate, en tazas o jarros de cerámica con plomo.

• La tinta con la que imprimen las etiquetas de muchas bolsas de pan contiene cantidades considerables de plomo. Aunque el plomo de las etiquetas no llega al pan que está dentro de la bolsa plástica, sí puede contaminar los alimentos cuando esas bolsas se voltean y se utilizan para almacenar diversos alimentos.

• Si usted suele tomar vino, acostúmbrese a limpiar siempre muy bien con un paño húmedo la boca de la botella (por dentro y por fuera) antes de servirlo. La envoltura de estaño del corcho de las botellas de vino puede depositar plomo en la boca de la botella y contaminar la bebida. El Bureau of Alcohol, Tobacco, and Firearms analizó más de quinientas muestras de vino y encontró que cuando se servía directamente de la botella, el vino contenía más plomo que cuando se servía con algún instrumento, como un pitillo o paja para beber.

---

los dos años de edad, a fin de determinar el nivel de plomo de su organismo. Cuando el nivel del plomo sanguíneo de los niños pequeños es superior a 10 microgramos por decilitro (mg/dl) — el nivel más alto que los CDC consideran aceptable — su inteligencia sufre menoscabo. Numerosos estudios muestran que el cociente intelectual (IQ) de los niños disminu-

ye en promedio un cuarto de punto por cada mg/dl adicional en el nivel del plomo sanguíneo.

❑ Una manera de saber si su hijo corre riesgo de desarrollar envenenamiento con plomo es hacer que un veterinario examine el nivel del plomo del perro de la familia. Mucho antes de que los niños manifiesten síntomas de envenenamiento con plomo, a los perros les da cólico, luego diarrea y vómito e, incluso, convulsiones. Los perros ingieren plomo del mismo modo que los niños: lamiendo los juguetes, masticando pintura vieja de las paredes y los muebles, o introduciendo en su boca objetos que tienen partículas de pintura vieja a base de plomo.

❑ La chelation con EDTA puede ayudar a prevenir la acumulación de plomo. Los agentes chelating actúan uniéndose al plomo en el torrente sanguíneo y acelerando su eliminación del organismo en la orina (*ver* TERAPIA DE CHELATION en la Tercera Parte).

❑ La estatura promedio de los niños cuya sangre presenta niveles de plomo superiores al promedio es media pulgada inferior a la de los demás niños. De acuerdo con un investigador, el nivel de plomo presente en el organismo de los infantes que mueren de SIDS (sudden infant death syndrome, o síndrome de muerte infantil súbita) es significativamente más alto que el de los infantes que mueren por otras causas.

❑ Un estudio publicado en la revista médica *The New England Journal of Medicine* sugiere que incluso niveles bajos de plomo en los niños pueden conducir a problemas para toda la vida, como problemas severos de lectura, problemas de aprendizaje, mala coordinación ojo-mano, retardo en el crecimiento y reflejos disminuidos. Niveles altos de plomo en el organismo también se han relacionado con hiperactividad, trastornos de conducta y delincuencia juvenil.

❑ Aun cuando la gasolina con plomo ha sido reemplazada casi completamente por combustible sin plomo, se calcula que todavía hay entre cuatro y cinco millones de toneladas métricas de plomo acumuladas en el suelo de Estados Unidos a causa de la gasolina con plomo que se utilizaba antes. Cualquier persona que posea un cultivo cerca de una carretera o de una autopista muy transitadas debe hacer examinar el contenido de plomo del suelo de su propiedad.

❑ Las paredes de las edificaciones que tienen cincuenta años o más deben ser inspeccionadas por un profesional; si su pintura es a base de plomo, debe ser retirada por personas capacitadas utilizando el equipo adecuado. Pintar encima de la vieja pintura a base de plomo puede hacer que se desprendan partículas minúsculas que contienen este metal, las cuales van a dar al aire. Esto representa un peligro.

❑ Una fuente de envenenamiento con plomo que anteriormente no se tenía en cuenta es la tintura para el cabello a base de plomo para los hombres. De acuerdo con The Cosmetic, Toiletry, and Fragrance Association, el 80 por ciento de las tinturas para el cabello especialmente diseñadas para los hombres contienen los llamados agentes de coloración progresiva, que se elaboran con acetato de plomo. Se sabe que el cuero cabelludo absorbe parte de ese plomo, lo que suscita inquietudes en torno al riesgo de envenenamiento con este tóxico metal.

❑ La U.S. Food and Drug Administration (FDA) considera que los niños y las mujeres embarazadas presentan un alto riesgo de envenenamiento con plomo.

❑ Una manera sencilla de comprobar si los platos contienen plomo es utilizar el producto LeadCheck Swabs, de Hybrivet Systems. Esta compañía también produce un kit para examinar el plomo del agua. Para mayor información, comuníquese con Hybrivet Systems, P.O. Box 1210, Framingham, MA 01701; teléfono 800-262-LEAD.

Envenenamiento con productos químicos

Al igual que los metales tóxicos, los químicos venenosos —como cloro, desinfectantes, metales pesados, herbicidas, insecticidas, productos derivados del petróleo y solventes— pueden introducirse en el organismo y afectar al funcionamiento de sus órganos. Éste es el envenenamiento con productos químicos. Algunos químicos se absorben a través de la piel; otros se inhalan o se ingieren. Estos químicos representan una amenaza para el sistema inmunológico, que trata de liberarse de las sustancias venenosas. La consecuencia de la exposición a esa clase de venenos es el deterioro de los órganos internos, especialmente el hígado.

El envenenamiento crónico con productos químicos se presenta con frecuencia entre quienes utilizan o están expuestos a sustancias químicas en su trabajo, así como también entre quienes utilizan cantidades excesivamente altas de esprays químicos. La gente que vive cerca de rellenos sanitarios o de ciertas instalaciones industriales también está expuesta crónicamente a químicos tóxicos. El envenenamiento agudo con productos químicos puede presentarse como resultado de la ingestión accidental de químicos de uso doméstico (esto puede ocurrir cuando hay niños) o del consumo inadecuado o excesivo de medicamentos.

NUTRIENTES

SUPLEMENTOS	DOSIS SUGERIDAS	COMENTARIOS
Muy importantes		
Free-form amino acid complex	Según indicaciones de la etiqueta, 2 veces al día con el estómago vacío.	Ayuda a la función hepática. Administrar en forma sublingual.
Raw liver extract	Según indicaciones médicas o de la etiqueta.	Proporciona hierro y vitaminas B necesarias. Desintoxica el organismo de sustancias químicas. Para el envenenamiento agudo con productos químicos, es más eficaz en inyección (con supervisión médica).
Superoxide dismutase (SOD) o	Según indicaciones de la etiqueta.	Poderoso destructor de los radicales libres.
Cell Guard de Biotec Foods	Según indicaciones de la etiqueta.	Este complejo antioxidante contiene SOD.

Vitamin B complex en inyección	Según prescripción médica.	Protege el hígado y las funciones corporales. Es más eficaz en inyección (con supervisión médica). Si no se consigue en inyección, administrar en forma sublingual.
más choline e inositol	50 mg 3 veces al día con las comidas. 50 mg 3 veces al día con las comidas.	
Vitamin C con bioflavonoids	5.000-20.000 mg al día divididos en varias tomas. *Ver* FLUSH DE ÁCIDO ASCÓRBICO en la Tercera Parte.	Protegen al organismo de los contaminantes y ayudan a eliminar las sustancias tóxicas.

Importantes		
Grape seed extract	Según indicaciones de la etiqueta.	Poderoso antioxidante.
L-Cysteine y L-methionine	500 mg al día de cada uno con el estómago vacío. Tomar con agua o jugo. No tomar con leche. Para mejor absorción, tomar con 50 mg de vitamina B_6 y 100 mg de vitamina C.	Eliminan las toxinas y reconstruyen el organismo. *Ver* AMINOÁCIDOS en la Primera Parte.
Selenium	200 mcg al día.	Actúa con las vitaminas C y E para desintoxicar el organismo.
Vitamin E	400-800 UI al día.	Poderoso antioxidante.

Provechosos		
Coenzyme Q_{10}	30-60 mg al día.	Ayuda a reconstruir el sistema inmunológico y proporciona oxígeno a los tejidos.
Dioxychlor de American Biologics	5 gotas en agua 2 veces al día.	Lleva oxígeno a los tejidos.
Garlic (Kyolic)	2 cápsulas 3 veces al día.	Ayuda a desintoxicar y a limpiar el torrente sanguíneo.
Multivitamin y mineral complex	Según indicaciones de la etiqueta.	Todos los nutrientes son necesarios para fortalecer el sistema inmunológico y para disminuir la toxicidad.

RECOMENDACIONES

❏ Para agilizar la recuperación, haga una dieta bien balanceada y rica en fibra. La fibra ayuda a limpiar el organismo. Entre los alimentos que le convienen están almendras, albaricoque, banano, barley, fríjol, remolacha, nueces de Brasil, brown rice, zanahoria, dátiles, pescado, ajo, uvas, hazelnuts, limón, lenteja, cebolla, espinaca, oatmeal y yogur.

❏ En lo posible, sólo consuma alimentos cultivados orgánicamente.

❏ Tome solamente agua destilada al vapor.

❏ Haga un ayuno de limpieza durante tres días cada mes para ayudarle al organismo a liberarse de las toxinas. *Ver* AYUNOS en la Tercera Parte.

❏ Evite al máximo los productos químicos.

ASPECTOS PARA TENER EN CUENTA

❏ *Ver también* ALERGIA A LOS PRODUCTOS QUÍMICOS y ENVENENAMIENTO en la Segunda Parte.

Epilepsia

La epilepsia es una enfermedad que se caracteriza por convulsiones recurrentes provocadas por alteraciones eléctricas de las células nerviosas de determinada área del cerebro. En el 75 por ciento de los casos, las convulsiones empiezan a presentarse en la infancia y se caracterizan por ausencia mental con mirada fija y vacía durante unos cuantos segundos. En el 25 por ciento restante, las convulsiones aparecen más tarde en la vida. La causa de la mayoría de los casos de epilepsia es desconocida. Se considera que la enfermedad es hereditaria; no obstante, en la mayoría de los casos la predisposición genética al parecer no es la única causa de la enfermedad. Es probable que tros factores, como falta de oxígeno durante el parto o lesión en la cabeza posteriormente, también influyan.

Las convulsiones epilépticas pueden presentarse sin razón aparente, o pueden ser desencadenas por una gran variedad de circunstancias, como exposición a un alergeno, retiro de un medicamento o del alcohol, fiebre, luz intermitente, hambre, hipoglicemia, infección, falta de sueño, desequilibrios metabólicos o nutricionales, o trauma, especialmente en la cabeza. La causa más común de las convulsiones es la epilepsia. Esta enfermedad ataca a una de cada cien personas en Estados Unidos.

Entre las distintas clases de convulsiones están las siguientes:

• *Ausencia (pequeño mal).* Esta clase de convulsiones se presentan con mayor frecuencia en los niños. Su peculiaridad es una mirada inexpresiva que dura alrededor de medio minuto; la persona parece estar soñando despierta. Durante este tipo de convulsiones, el individuo no tiene consciencia de lo que lo rodea.

• *Atónica (con caída).* Estas convulsiones son frecuentes en la infancia. El niño pierde el conocimiento durante unos diez segundos y generalmente se cae porque pierde completamente el tono muscular.

• *Parcial compleja (lóbulo temporal).* Las características de esta clase de convulsiones son una mirada vacía e inexpresiva, actividad sin orden ni concierto y movimientos de masticación. La persona que presenta esta clase de convulsiones se ve atontada y ajena a lo que la rodea, y puede actuar de manera extraña. Posteriormente no recuerda el episodio. No es raro experimentar antes de esta clase de convulsiones una señal característica de advertencia, llamada aura. El aura es, en sí misma, una convulsión parcial con la característica de que el individuo conserva la consciencia. El aura se suele experimentar como un sonido, un olor peculiar o "mariposas" en el estómago. Un hombre que sufría de epilepsia y que era sumamente aficionado a las carreras de caballos contó que inmediatamente antes de perder el conocimiento siempre escuchaba el estrépito de una multitud, seguido del nombre de uno de los caballos favoritos de la carrera.

• *Generalizada tónica-clónica (gran mal).* Las características de esta clase de convulsiones son gritos súbitos, caída, rigidez muscular y sacudidas involuntarias de los músculos, respiración superficial y piel azulada. También es posible perder el control de la vejiga. El episodio suele durar entre dos y cinco minutos, y va seguido de confusión, fatiga y/o pérdida de memoria. Presenciar un episodio de estos es una experiencia aterradora, especialmente la primera vez.

• *Mioclónica.* Se caracteriza por la presencia de contracciones musculares masivas, breves e involuntarias.

• *Parcial simple (jacksoniana).* Las sacudidas o contracciones empiezan en los dedos de las manos y de los pies y van ascendiendo por todo el cuerpo. La persona permanece consciente.

• *Parcial simple (sensorial).* En este tipo de convulsión la persona puede ver, oír o percibir cosas que no existen. En algunas ocasiones es síntoma preliminar de una convulsión generalizada.

La suplementación nutricional es importante para las personas que sufren de epilepsia. A menos que se diga otra cosa, las dosis recomendadas son para adultos. A los jóvenes de doce a diecisiete años se les debe administrar el equivalente a tres cuartas partes de la cantidad recomendada; a los niños de seis a doce años, la mitad y a los niños menores de seis años, la cuarta parte.

NUTRIENTES

SUPLEMENTOS	DOSIS SUGERIDAS	COMENTARIOS
Esenciales		
Vitamin B complex	100 mg 3 veces al día con las comidas.	Sumamente importante para el funcionamiento del sistema nervioso central. Puede ser necesario aplicar este complejo en inyección (con supervisión médica)
más extra vitamin B$_3$ (niacin) y	50 mg al día.	Mejora la circulación. Provechoso para muchos trastornos relacionados con el cerebro.
vitamin B$_6$ (pyridoxine) y	100-600 mg 3 veces al día con supervisión médica profesional.	Necesario para el funcionamiento normal del cerebro.
vitamin B$_{12}$ y	200 mcg 2 veces al día con el estómago vacío.	Mantiene en buen estado las vainas de mielina que cubren y protegen las terminaciones nerviosas.
folic acid y	400 mcg al día.	Alimento cerebral, vital para la salud del sistema nervioso.
pantothenic acid	500 mg al día.	Vitamina antiestrés.
Magnesium	700 mg al día divididos en varias tomas. Tomar entre comidas con el estómago vacío, con apple cider vinegar o betaine HCl.	Necesario para calmar el sistema nervioso y los espasmos musculares. Utilizar magnesium chloride.
L-Tyrosine y taurine	500 mg de cada uno 3 veces al día, con el estómago vacío. Tomar con agua o jugo. No tomar con leche. Para mejor absorción, tomar con 50 mg de vitamina B$_6$ y 100 mg de vitamina C.	Importantes para el correcto funcionamiento del cerebro. *Advertencia:* si está tomando algún inhibidor MAO para la depresión, no debe tomar tirosina.
Taurine Plus de American Biologics	10-20 gotas al día divididas en varias tomas.	Importante antioxidante y regulador inmunológico, necesario para la activación de los glóbulos blancos y para la función neurológica. Administrar en forma sublingual.
Muy importantes		
Calcium	1.500 mg al día.	Importante para la transmisión normal de los impulsos nerviosos.
Zinc	50-80 mg al día. No tomar más de 100 mg al día de todos los suplementos.	Protege las células del cerebro. Para mejor absorción, utilizar lozenges de zinc gluconate u OptiZinc.
Importantes		
Coenzyme Q$_{10}$	30 mg al día.	Mejora la oxigenación del cerebro.
Dimethylglycine (DMG) (Aangamik DMG de FoodScience Labs)	50 mg 2 veces al día, por la mañana y por la noche.	Estimula la respuesta inmunológica y mejora el nivel del oxígeno celular. Administrar en forma sublingual.
Oxy-5000 Forte de American Biologics	Según indicaciones de la etiqueta.	Poderoso antioxidante nutricional, provechoso para la salud y el estrés. Destruye los radicales libres.
Provechosos		
Chromium picolinate	200 mcg al día.	Importante para la estabilidad del metabolismo de la glucosa cerebral.
Kelp o alfalfa	1.000-1.500 mg al día.	Mantiene el equilibrio adecuado de los minerales. *Ver* Hierbas más adelante.
Melatonin	Empezar con 2-3 mg al día, 2 horas o menos antes de acostarse. Si es necesario, aumentar gradualmente la dosis hasta observar resultados.	Provechoso cuando los síntomas incluyen insomnio.
Proteolytic enzymes más multienzyme complex	Según indicaciones de la etiqueta. Tomar entre comidas. Según indicaciones de la etiqueta. Tomar con las comidas.	Ayudan a la curación cuando la causa de las convulsiones es la inflamación. Ayuda a la digestión aumentando la disponibilidad de los nutrientes necesarios.
Raw thymus y thyroid glandulars	Según indicaciones de la etiqueta. Según indicaciones de la etiqueta.	Tanto el timo como la tiroides son importantes para el correcto funcionamiento del cerebro. *Ver* TERAPIA GLANDULAR en la Tercera Parte.
Vitamin A	25.000 UI al día. Si está embarazada, no debe tomar más de 10.000 UI al día.	Este importante antioxidante ayuda a proteger la función del cerebro.
Vitamin C con Bioflavonoids	2.000-7.000 mg al día divididos en varias tomas.	Vitales para el funcionamiento de las glándulas suprarrenales, o glándulas antiestrés. Poderosos antioxidantes.
Vitamin E	Empezar con 400 UI al día y aumentar gradualmente hasta 1.600 UI al día.	Ayuda a la circulación y a la inmunidad. Para dosis altas, la emulsión facilita la asimilación y brinda mayor seguridad.

HIERBAS

❑ La alfalfa es rica fuente de minerales necesarios. Tome 2.000 miligramos diarios en cápsula o en extracto.

❑ Las hierbas black cohosh, hyssop y lobelia son provechosas para las personas que sufren de epilepsia porque ayudan a controlar el sistema nervioso central y producen efectos calmantes. Para obtener mejores resultados se deben alternar.

Advertencia: Durante el embarazo se debe evitar el black cohosh.

❑ *Evite* el sage. Las personas que tienen convulsiones a causa de alguna enfermedad deben evitar esta hierba.

RECOMENDACIONES

❑ Consuma productos lácteos agrios, como yogur y kéfir.

❑ Incluya en su dieta hojas de remolacha, chard, huevos, vegetales hojosos de color verde, raw cheese, leche raw, nueces crudas, semillas y soya.

❑ Por su alta concentración de nutrientes, tome jugos frescos de remolacha, zanahoria, fríjol verde, vegetales hojosos de color verde, guisantes, uva roja y seaweed. *Ver* JUGOS en la Tercera Parte.

❑ Haga comidas pequeñas, tome poco líquido de una sola vez, y tome todos los días dos cucharadas de aceite de oliva.

❑ Evite las bebidas alcohólicas, la proteína de origen animal, los alimentos fritos, los edulcorantes artificiales como el aspartame (NutraSweet), la cafeína y la nicotina. Evite también los alimentos y el azúcar refinados.

❑ Si el intestino no se le mueve todos los días, antes de acostarse hágase un enema de limón con el jugo de dos limones y dos quarts de agua. *Ver* ENEMAS en la Tercera Parte.

❑ Dos veces por semana dése un baño con Epsom salts.

❑ Cuídese mucho. Tome las dosis más bajas que sea posible de todos los medicamentos y haga todo lo que esté a su alcance para liberarse de las drogas y de las convulsiones. Para controlar la epilesia es de suma importancia hacer una dieta correcta y tomar suplementos nutricionales.

❑ Para mejorar la circulación hacia el cerebro, haga ejercicio con regularidad pero con moderación.

❑ En lo posible, evite el estrés y la tensión. Aprenda técnicas de manejo del estrés. *Ver* ESTRÉS en la Segunda Parte.

❑ Manténgase alejado de los pesticidas.

❑ No cocine con utensilios de aluminio. Utilice ollas de vidrio o de acero inoxidable. Durante la cocción, el aluminio puede desprenderse en cantidades ínfimas y llegar a los alimentos. Esto contribuye a las convulsiones.

❑ Le convendría hacerse un examen de cabello para determinar si la causa de las convulsiones es toxicidad por algún metal.

ASPECTOS PARA TENER EN CUENTA

❑ La mayoría de las personas que sufren de epilepsia están conscientes de su condición y toman medicamentos para controlar las convulsiones. Entre los posibles efectos secundarios de los anticonvulsivos están problemas de la sangre, fatiga, trastornos hepáticos, fatiga mental y/o aturdimiento.

❑ Algunas drogas interactúan con los medicamentos anticonvulsivos disminuyendo o, por el contrario, intensificando sus efectos. Se sabe que el alcohol, los anticonceptivos, el antibiótico erythromycin y algunas drogas para el asma, la úlcera y el corazón interactúan con algunas drogas para la epilepsia. Las personas que toman medicamentos para la epilepsia siempre deben consultar con el médico o con el farmacéutico antes de tomar otras drogas (prescritas o no por el médico).

❑ La epilepsia no es la única causa de las convulsiones. Otros factores también pueden producirlas, como alcalosis, abuso del alcohol, arteriosclerosis, trastornos cerebrales (por ejemplo, tumor cerebral, encefalitis, meningitis o accidente cardiovascular), fiebre alta (especialmente en los niños), utilización de drogas, formación de tejido cicatricial como resultado de una lesión ocular o de un ataque cerebral, falta de oxígeno y espasmos de los vasos sanguíneos.

❑ Se han encontrado altos niveles de aluminio en el cerebro de personas que sufren de epilepsia. Estudios con animales han revelado que cantidades ínfimas de aluminio en el cerebro pueden desencadenar la actividad eléctrica desorganizada que produce las convulsiones (*ver* TOXICIDAD POR ALUMINIO en la Segunda Parte).

❑ De acuerdo con investigaciones realizadas por el departamento de bioquímica de la Arizona State University, el consumo del edulcorante artificial aspartame (NutraSweet) se relaciona con convulsiones en algunas personas. Algunos agentes tóxicos, como aluminio y plomo, pueden contribuir al problema.

❑ El ácido fólico en dosis superiores a 400 microgramos diarios puede aumentar la actividad convulsiva en personas que sufren de epilepsia, en particular si están tomando el medicamento anticonvulsivo phenytoin (Dilantin), que comúnmente prescriben los médicos.

❑ La deficiencia de magnesio en las mujeres embarazadas puede hacer que sus hijos nazcan con epilepsia.

❑ Las mujeres que toman medicamentos para la epilepsia durante el embarazo tienen entre el doble y el triple de riesgo de dar a luz bebés con defectos de nacimiento. Sin embargo, por lo menos el 90 por ciento de las mujeres que toman esta clase de drogas durante el embarazo dan a luz bebés sanos y normales. Como convulsionar durante el embarazo es una situación de riesgo, la mayoría de los médicos les aconsejan a sus pacientes epilépticas que están embarazadas continuar tomando el medicamento, a menos que haya una alta probabilidad de que no presenten convulsiones si lo suspenden.

❑ En el tratamiento de la epilepsia, la terapia con oxígeno hiperbárico (a alta presión) ha dado buenos resultados (*Ver* TERAPIA DE OXÍGENO HIPERBÁRICO en la Tercera Parte).

❑ En una investigación que se realizó en el Japón y en la cual participaron veintinueve personas epilépticas, la droga clorazepate dipotassium (Tranxene) les ayudó a veintiuna personas. El único efecto secundario que se observó fue una leve alteración de la memoria.

❑ Cirujanos de la Mayo Clinic de Rochester, Minnesota, han promovido una técnica quirúrgica que permite llegar hasta las áreas más remotas y sensibles del cerebro. Utilizando un computador, el cirujano puede ver y vaporizar los minúsculos tumores que originan algunos tipos de epilepsia. Esta técnica, llamada lesionectomy, no le causa daño al tejido cerebral sano.

❑ Para controlar las convulsiones en los niños se ha utilizado con éxito un programa dietético llamado *dieta cetogénica.* Ésta dieta, rígidamente controlada, es alta en grasas y sumamente baja en carbohidratos y proteínas, lo cual fuerza al organismo a generar energía celular utilizando grasa en vez de los consabidos carbohidratos. Cuando la grasa se quema, se forman subproductos llamados *cetonas.* Por lo general, la cetosis, es decir, la concentración elevada de cetonas en el organismo, se presenta sólo en casos de inanición o de diabetes mellitus incontrolada. Sin embargo, hacer una dieta prácticamente desprovista de carbohidratos puede producir el mismo efecto, además de que ocasiona cambios bioquímicos que llevan a los tejidos a quemar esas cetonas para producir la energía que necesitan. Aunque no se conocen los mecanismos de acción, parece que este proceso controla la actividad convulsiva. Esta dieta ha beneficiado a la mayoría de los niños que la han hecho, y muchos han podido dejar por completo el medicamento anticonvulsivo, o han podido reducir la dosis. Este programa dietético no es fácil para los padres, porque los alimentos, los líquidos, los medicamentos e, incluso, los productos para la higiene personal de su hijo — como el dentífrico — deben ser controlados estrictamente y el programa se debe seguir al pie de la letra (incluso pequeñas desviaciones pueden anular sus efectos). Sólo se debe emprender con la supervisión directa de un médico con experiencia en este campo. Para obtener información sobre la dieta cetogénica, comuníquese con el Pediatric Epilepsy Center del Johns Hopkins Hospital, 600 North Wolfe Street, Baltimore, MD 21287-7247; teléfono 410-955-9100.

Epstein-Barr, virus de

Ver FIBROMIALGIA, MONONUCLEOSIS, SÍNDROME DE FATIGA CRÓNICA.

Eritema solar

Ver QUEMADURAS DE SOL.

Erupciones de la piel

La piel es el órgano más grande del cuerpo. Consta de tres capas: la epidermis (capa externa), la dermis (capa intermedia) y la capa subcutánea (capa interna). La piel actúa como escudo entre el organismo y las millones de sustancias extrañas del medio ambiente. Al igual que los riñones y el intestino, la piel también sirve para excretar toxinas y otras sustancias del organismo. En consecuencia, en la piel no sólo se pueden desarrollar protuberancias y vesículas, sino que se pueden presentar cambios anormales de coloración, agrietamiento, resequedad, escamación, prurito o escozor, enrojecimiento, asperezas, engrosamiento y una multitud de problemas adicionales.

La piel reacciona por muchos motivos. Entre los más comunes están las alergias al moho, a los alimentos, a los productos quimicos, a los cosméticos y a otras sustancias; las picaduras de insecto; algunas plantas, como poison ivy; la pañalitis, el sol y el viento, los medicamentos, el alcohol y los detergentes. Otra causa de reacción cutánea es la fricción, bien de dos partes del cuerpo al rozar o bien por el contacto con un agente externo, como un zapato apretado.

HIERBAS

❑ Las cataplasmas de chaparral, dandelion y raíz de yellow dock son provechosas para muchas clases de erupciones cutáneas. *Ver* UTILIZACIÓN DE CATAPLASMAS en la Tercera Parte.

❑ Caléndula, chamomile, elder flower y aceite de tea tree pueden utilizarse externamente para refrescar y aliviar la erupción.

RECOMENDACIONES

❑ Para rápido alivio de la picazón y la inflamación, moje un paño limpio en agua fría (o, para mayor alivio, en té de comfrey frío), exprímalo y colóqueselo en el área afectada durante diez minutos. Repita este procedimiento cuantas veces sea necesario para aliviarse.

❑ *Ver* Erupciones comunes de la piel en la siguiente página para identificar las posibles causas de la erupción, y seguir las recomendaciones de las secciones correspondientes en la Segunda Parte.

ASPECTOS PARA TENER EN CUENTA

❑ Las erupciones cutáneas en los niños suelen ser producidas por alergias a algunos alimentos, especialmente chocolate, productos lácteos, huevos, maní, leche, wheat, pescado, pollo, cerdo y carne de res. Algunos expertos calculan que hasta el 75 por ciento de todas las erupciones cutáneas en los niños se deben a alergias al huevo, al maní y a la leche.

❑ Muchos médicos recomiendan crema de hydrocortisone para las irritaciones menores, el poison ivy, las picaduras de insectos que producen prurito y la pañalitis.

Erupciones comunes de la piel

La mejor manera de hacer frente a las erupciones cutáneas es ir al fondo del problema. A continuación encontrará varios tipos de erupciones cutáneas, junto con sus causas y sus características. Esta lista no es exhaustiva ni pretende reemplazar el diagnóstico de un profesional idóneo. Si la erupción se mantiene activa durante más de una semana, si empeora o si está acompañada de otros síntomas — como fiebre — debe consultar con el médico.

Causa de la erupción	Características
Alergia a los alimentos o a los medicamentos	Erupción plana de color rosáceo o rojo, posiblemente con hinchazón y/o prurito.
Athlete's Foot (pie de atleta)	Inflamación, escamación, agrietamiento y ampollas en los pies, en especial entre los dedos. El prurito y/o la sensación de ardor pueden ser severos.
Dermatitis (eccema)	Parches descamativos y engrosamiento de la piel en cualquier parte del cuerpo. La piel puede presentar cambios de coloración en el área afectada. Es frecuente el prurito. Un tipo de dermatitis produce lesiones redondeadas en las extremidades.
Enfermedad de Lyme	Lesión roja y redondeada que se expande gradualmente mientras el centro da la sensación de curarse. Esto puede ir seguido de un sarpullido en el torso, con pequeñas vesículas elevadas. La erupción puede o no ir acompañada de síntomas como de influenza: fiebre, escalofrío y náuseas.
Infección por el virus del herpes	Vesículas dolorosas y llenas de fluido que brotan periódicamente en el área de la boca y/o de los genitales.
Infección por hongos (cándida)	Parches rojos, húmedos y pruriginosos en cualquier parte del cuerpo, pero especialmente en áreas donde se presenta roce de superficies cutáneas. En los bebés se presenta pañalitis con inflamación.
Intertrigo	Áreas crónicamente adoloridas, rojas y húmedas, por lo general en la ingle o en las axilas, la cara interna de los muslos y debajo de los senos.
Mononucleosis	Pápulas rojas que suelen presentarse junto con dolor de cabeza, dolor generalizado, fiebre baja, dolor de garganta y fatiga persistente.
Pelagra	Erupción inflamatoria y pruriginosa que suele aparecer en las manos, la cara y/o el cuello. El enrojecimiento de la piel va seguido de la aparición de vesículas (algunas de ellas grandes), costras, desprendimiento y escamación de la piel. La lengua puede presentar inflamación, enrojecimiento y dolor. Así mismo, puede haber diarrea, debilidad e inapetencia.
Poison ivy/Poison oak	Sarpullido intensamente pruriginoso de color rojo, con formación de vesículas que exudan. El sarpullido se puede propagar si el individuo se rasca.
Psoriasis	Parches escamosos de color plateado que aparecen en cualquier parte del cuerpo, pero especialmente en el cuero cabelludo, los oídos, los brazos, las piernas, las rodillas, los codos y la espalda. La psoriasis sigue un patrón en el cual alternan la mejoría y la exacerbación de los síntomas. Puede o no producir prurito.
Ringworm (tiña u hongos)	Manchas rojas, redondeadas y pruriginosas cuyo diámetro alcanza hasta un cuarto de pulgada, con bordes escamosos y ligeramente elevados. Al expandirse, las lesiones tienden a curarse en el centro.
Rosácea	Pápulas y pústulas rojas y pequeñas que suelen afectar a la nariz y al centro de la cara. Se parece al acné, pero es un trastorno crónico que aqueja con más frecuencia a las personas de edad mediana y a la gente muy mayor.
Sarampión	Pápulas rojas y elevadas que suelen aparecer en la frente y en los oídos y que se propagan al resto del cuerpo. La erupción suele ir precedida de varios días de síntomas virales, entre ellos fiebre, tos, estornudos, secreción nasal y, a veces, conjuntivitis. También se pueden presentar en la boca manchas rojas con centro blanco.
Sarna	Erupción persistente y pruriginosa con pápulas pequeñas y rojas que se secan y se escaman. De algunas pápulas pueden salir líneas finas, oscuras y en zigzag. Se suele desarrollar entre los dedos, en las muñecas y/o en los antebrazos, así como también en los senos y/o en los genitales.
Seborrea	Parches escamosos, grasosos y de color amarillento que forman escamas y costras. Puede aparecer en cualquier parte del cuerpo, aunque las áreas más afectadas suelen ser el cuero cabelludo, la cara y/o el pecho. Puede o no producir prurito, o escozor.
Shingles (herpes zoster o culebrilla)	Agrupaciones de vesículas minúsculas sumamente dolorosas y sensibles al tacto, que eventualmente forman costra y se desprenden. Se presentan con más frecuencia en la parte baja de las costillas, pero pueden aparecer en cualquier parte del cuerpo. Esta condición puede ir precedida y/o acompañada de síntomas de influenza, como escalofrío, fiebre y dolor generalizado.
Urticaria	Ronchas de diferentes tamaños que suelen aparecer de manera repentina y que cubren desde áreas pequeñas del cuerpo hasta áreas muy extensas. Por lo general, este problema es de corta duración.
Varicela	Agrupaciones de vesículas redondas y pequeñas que forman costra y luego sanan. Suelen aparecer primero en el torso tras uno o dos días de fiebre y dolor de cabeza, y luego se extienden a la cara y a las extremidades. Es una enfermedad sumamente pruriginosa. Se presenta con más frecuencia en los niños.

❑ Es recomendable hacerse pruebas de alergias, en particular cuando hay erupciones persistentes (*ver* ALERGIAS en la Segunda Parte).

❑ *Ver también* ACNÉ, ALERGIA A LOS PRODUCTOS QUÍMICOS, ALERGIAS, ATHLETE'S FOOT, CANDIDIASIS, DERMATITIS, ENFERMEDAD DE LYME, FIEBRE REUMÁTICA, GANGRENA, INFECCIONES POR EL VIRUS DEL HERPES, INFECCIONES POR HONGOS, LUPUS, MONONUCLEOSIS, PELAGRA, PICADURA DE INSECTO, POISON IVY/POISON OAK, PSORIASIS, ROSÁCEA, SARAMPIÓN, SARNA, SEBORREA, SHINGLES, TOXICIDAD POR AGENTES MEDIOAMBIENTALES, URTICARIA, VARICELA, VERRUGAS y/o VITÍLIGO en la Segunda Parte.

Esclerosis múltiple

La esclerosis múltiple es una enfermedad progresiva y degenerativa del sistema nervioso. Esta enfermedad afecta a diversas partes del sistema nervioso, entre ellas el cerebro, el nervio óptico y la médula espinal, destruyendo la vaina de mielina que cubre los nervios y produciendo tejido cicatricial llamado placa, lo que a la larga conduce a la destrucción de los nervios. Este proceso se conoce como esclerosis.

Dependiendo de la porción o de las porciones del sistema nervioso que estén afectadas, los síntomas varían entre las distintas personas. En las etapas iniciales de la enfermedad, la persona puede presentar vahídos, cambios emocionales y/o depresión, problemas oculares como visión borrosa o visión doble, sensación de hormigueo y/o adormecimiento, especialmente de las manos y los pies, pérdida del equilibrio y/o de la coordinación, rigidez muscular, náuseas y vómito, lenguaje atropellado y confuso, temblor, sensación vaga de debilidad y/o fatiga, y dificultad respiratoria. Los hombres pueden presentar impotencia. A medida que la enfermedad avanza, el paciente empieza a tambalearse y a caminar con dificultad. En las etapas avanzadas de la esclerosis múltiple, los movimientos se vuelven más espásticos y se puede presentar parálisis y dificultad para respirar. En esas etapas se suelen presentar problemas de vejiga e intestino, especialmente incontinencia o urgencia urinaria crónica. Además, el paciente puede experimentar fatiga extrema, uno de los síntomas más incapacitantes de la esclerosis múltiple.

La esclerosis múltiple sigue un patrón en el cual los períodos de exacerbación de los síntomas van seguidos de períodos de disminución o, incluso, de desaparición de los síntomas. El desarrollo de esta enfermedad es variable: puede ser relativamente benigno (pocos ataques de naturaleza leve a lo largo de décadas), o puede ser rápido y totalmente incapacitante. Pero por lo regular su desarrollo es lento, desaparece temporalmente y vuelve a aparecer de modo intermitente. Los ataques suelen ser más severos cada vez.

La causa de la esclerosis múltiple no se conoce, pero una creencia generalizada es que se trata de una enfermedad autoinmune en la cual los glóbulos blancos de la sangre atacan las vainas de mielina de los nervios como si se tratara de sustancias ajenas al organismo. El estrés y la malnutrición, derivada de la mala absorción de los nutrientes o de una dieta inadecuada, suelen preceder el inicio de la enfermedad. Algunos expertos piensan que un virus aún no identificado podría ser el causante de la enfermedad. Posiblemente la herencia también interviene. Según otra teoría, la enfermedad es producida por intolerancia a algunos alimentos, o por alergias alimentarias, en particular a los productos lácteos y al gluten.

El envenenamiento del cerebro con productos químicos, como pesticidas, químicos industriales y metales pesados, también podría explicar en parte el desarrollo de la esclerosis múltiple. Hay toxinas medioambientales capaces de alterar las vías metabólicas normales del organismo, lo que se traduce en deterioro de las vainas de mielina que protegen los nervios. Incluso sustancias que no son necesariamente tóxicas para todo el mundo pueden afectar adversamente a las personas susceptibles. Se sabe que algunas toxinas producidas por las bacterias y los hongos del organismo provocan síntomas parecidos a los de la esclerosis múltiple.

Muchos expertos consideran que el envenenamiento con mercurio es la causa de la esclerosis múltiple en muchos casos. Se ha demostrado que el mercurio se liga al DNA de las células y las membranas celulares, produciendo deformación celular e inhibiendo el funcionamiento de las células. Se sabe que las amalgamas de mercurio que se utilizan en odontología (la principal fuente de exposición al mercurio para la mayoría de los estadounidenses) les producen a algunas personas síntomas idénticos a los de la esclerosis múltiple. Más aún, se ha encontrado que el nivel de mercurio del organismo de los pacientes de esclerosis múltiple es, en promedio, siete veces más alto que el de las personas que no sufren de esta enfermedad.

Por último, el hecho de que esta enfermedad sea bastante común en Estados Unidos, pero prácticamente desconocida en países como el Japón, Corea y China, sugiere que la dieta podría desempeñar un papel clave en el desarrollo de la esclerosis múltiple. El consumo de grasas saturadas, colesterol y alcohol, que está tan generalizado en los países occidentales, redunda en la producción de una sustancia parecida a las hormonas llamada prostaglandin 2 (PG_2), que promueve la respuesta inflamatoria y empeora los síntomas de la esclerosis múltiple. En los países asiáticos, la gente consume mucho menos grasa de la que se consume en América del Norte y en Europa. La dieta de los asiáticos es rica en alimentos de origen marino, semillas y aceites de fruta, que tienen altas concentraciones de ácidos grasos esenciales, entre ellos ácidos grasos esenciales omega-3, los cuales ejercen un efecto inhibidor de la respuesta inflamatoria.

La esclerosis múltiple se suele diagnosticar entre los veinticinco y los cuarenta años. La enfermedad afecta casi dos veces más a las mujeres que a los hombres, y sólo en raras ocasiones se presenta en niños y en personas mayores de sesenta años. Para el diagnóstico se puede utilizar magnetic resonance imaging (MRI). Sin embargo, no existe una prueba única para diagnosticar la esclerosis múltiple, y el diagnóstico debe hacerse descartando otras posibles causas de los síntomas.

Aun cuando no se conoce cura para esta enfermedad, se ha demostrado que los programas nutricionales y suplementarios de esta sección son provechosos para los pacientes de esclerosis múltiple. Las personas que han sufrido durante mucho tiempo de esta enfermedad no se benefician tanto como las personas jóvenes que están empezando a presentar síntomas. Estas personas suelen advertir que los suplementos correctos retardan o, incluso, detienen el avance de su enfermedad.

NUTRIENTES

SUPLEMENTOS	DOSIS SUGERIDAS	COMENTARIOS
Muy importantes		
Coenzyme Q$_{10}$	90 mg al día.	Necesario para mejorar la circulación y la oxigenación de los tejidos. Fortalece el sistema inmunológico.
Gamma-linolenic acid (GLA)	Según indicaciones de la etiqueta, 3 veces al día con las comidas.	Ácido graso esencial, necesario para controlar los síntomas. Su deficiencia es común en personas con esclerosis múltiple.
o flaxseed oil o primrose oil u omega-3 essential fatty acids	Según indicaciones de la etiqueta, 3 veces al día con las comidas.	Si el GLA no se consigue, utilizar uno de estos suplementos en vez de los ácidos grasos esenciales.
Sulfur o garlic (Kyolic)	500 mg 2-3 veces al día. / 2 cápsulas 3 veces al día.	Protege contra las sustancias tóxicas. Excelente fuente de azufre.
Vitamin B complex	100 mg 3 veces al día.	Ayuda al funcionamiento del sistema inmunológico y mantiene la salud de los nervios. Utilizar fórmulas hipoalergénicas para todas las vitaminas B.
más extra vitamin B$_6$ (pyridoxine)	50 mg 3 veces al día.	Promueve la producción de glóbulos rojos y ayuda al sistema nervioso y a la función inmunológica. Su deficiencia puede causar esclerosis múltiple en personas susceptibles.
y vitamin B$_{12}$	1.000 mcg 2 veces al día.	Contribuye a la longevidad de las células. Evita el daño de los nervios impidiendo que se deterioren las vainas protectoras de mielina. Utilizar lozenges o administrar en forma sublingual.
y choline e inositol	Según indicaciones de la etiqueta.	Estimulan el sistema nervioso central y protegen del daño a las vainas de mielina.
Importantes		
Amino-LIV de Carlson Labs	1/4 cucharadita 2 veces al día con el estómago vacío.	Combinación de aminoácidos de cadena ramificada que ayudan a la utilización de los nutrientes por parte de los músculos. Ver AMINOÁCIDOS en la Primera Parte.
más L-glycine	500 mg 2 veces al día con el estómago vacío.	Ayuda a fortalecer las vainas de mielina.
Acidophilus	1 cucharadita 2 veces al día con el estómago vacío.	Ayuda a desintoxicar las sustancias nocivas, aumenta la absorción de los nutrientes y favorece la digestión. Utilizar una variedad en polvo.
Calcium	2.000-3.000 mg al día.	Su deficiencia puede predisponer al desarrollo de la esclerosis múltiple. Para mejor asimilación, utilizar una variedad chelate.
y magnesium	1.000-1.500 mg al día.	Necesario para la absorción del calcio y para la correcta coordinación muscular.
Free-form amino acid complex	Según indicaciones de la etiqueta, 3 veces al día entre comidas.	Ayuda a la correcta absorción de los nutrientes, que es necesaria para el adecuado funcionamiento del cerebro.
Grape seed extract	Según indicaciones de la etiqueta.	Poderoso antioxidante y antiinflamatorio.
Multienzyme complex o Infla-Zyme Forte de American Biologics	Según indicaciones de la etiqueta. Tomar con las comidas. / 3-4 tabletas antes de cada comida, y 2 tabletas entre comidas 2-3 veces al día.	Provechoso para la adecuada descomposición de los alimentos. / Reduce la inflamación.
Multiglandular complex	Según indicaciones de la etiqueta.	Necesario para los sistemas endocrino, hormonal y enzimático. Ver TERAPIA GLANDULAR en la Tercera Parte.
Potassium	300-1.000 mg al día.	Necesario para la función normal de los músculos.
Raw thymus glandular	500 mg 2 veces al día.	Mejora la función inmunológica.
Selenium	150-300 mcg al día.	Antioxidante y estimulante del sistema inmunológico.
Vitamin A	25.000 UI al día. Si está embarazada, no debe tomar más de 10.000 UI al día.	Importantes antioxidantes. Para facilitar la asimilación, utilizar en emulsión.
más natural beta-carotene	15.000 UI al día.	
o carotenoid complex (Betatene)	Según indicaciones de la etiqueta.	
Vitamin C	3.000-5.000 mg al día.	Estimula la producción de la proteína antiviral interferon. Antioxidante y estimulante del sistema inmunológico. Utilizar buffered ascorbic acid o una variedad esterified, como Ester C Plus Bioflavonoids, de Natrol.
Vitamin D	800 UI al día.	Ayuda a la absorción del calcio.
Vitamin E	Empezar con 400 UI al día y aumentar poco a poco hasta 1.800 UI al día.	Importante para la circulación, destruye los radicales libres y protege el sistema nervioso. Para dosis altas, la emulsión facilita la asimilación y brinda mayor seguridad.
Vitamin K o alfalfa	200 mcg 3 veces al día con las comidas.	Ayuda a prevenir las náuseas y el vómito. Ver Hierbas más adelante.

Provechosos		
Brewer´s yeast	Empezar con 1/4 cucharadita al día y aumentar lentamente hasta 2 cucharaditas al día.	Mejora el metabolismo del azúcar sanguíneo cuando se toma con cromo. Ayuda a disminuir el colesterol y a mejorar la proporción entre las HDL y las LDL.
Kyo-Green de Wakunaga	1 cucharadita en líquido 3 veces al día.	Buena fuente de clorofila orgánica, de enzimas, de vitaminas, de minerales y de aminoácidos.
Lecithin granules o capsules	1 cucharada 3 veces al día antes de las comidas. 1.200 mg 3-4 veces al día antes de las comidas.	Protegen las células. Necesarios para el funcionamiento normal del cerebro.
Manganese	5-10 mg al día. No tomar junto con calcio.	Los pacientes de esclerosis múltiple suelen presentar deficiencia de este importante mineral.
Multimineral complex	Según indicaciones de la etiqueta.	Necesario para todos los sistemas enzimáticos del organismo y para proporcionar nutrientes necesarios. Utilizar una fórmula high-potency.
Phosphorus	900 mg al día.	Necesario para la transmisión de energía intracelular.

HIERBAS

❏ La alfalfa es buena fuente de vitamina K. Se puede tomar en líquido o en tableta.

❏ Las siguientes hierbas son eficaces desintoxicantes: burdock, dandelion, echinacea, goldenseal, pau d'arco, red clover, St. Johnswort, sarsaparilla y yarrow.

Advertencia: No tome goldenseal todos los días durante más de una semana seguida, y no lo utilice durante el embarazo. Si es alérgico al ragweed, utilícelo con precaución.

❏ Lobelia, skullcap y raíz de valerian relajan el sistema nervioso. Cuando se toman a la hora de acostarse, ayudan a prevenir el insomnio. La lobelia también es provechosa cuando se toma durante el día.

Advertencia: No se debe tomar lobelia de manera permanente.

RECOMENDACIONES

❏ Aliméntese sólo con productos cultivados orgánicamente y que no hayan sido tratados con sustancias químicas ni aditivos, entre ellos huevos, frutas, granos sin gluten, nueces y semillas crudas, vegetales y aceites vegetales prensados en frío. La mejor dieta para las personas que sufren de esclerosis múltiple es la vegetariana.

❏ Consuma abundante alfalfa y brotes crudos, además de alimentos que contengan ácido láctico, como sauerkraut y dill pickles. También debe consumir "green drinks" por su alto contenido de clorofila.

❏ Consuma muchos vegetales hojosos de color oscuro porque son buenas fuentes de vitamina K.

❏ A fin de prevenir la acumulación de sustancias tóxicas en los músculos, tome todos los días por lo menos ocho vasos de agua de buena calidad, de 8 onzas cada uno.

❏ Evite los siguientes productos: alcohol, barley, chocolate, café, productos lácteos, alimentos fritos, alimentos muy condimentados, alimentos refinados, carne, oats, rye, sal, especias, azúcar, tabaco, wheat, y alimentos procesados, enlatados o congelados.

❏ Tome algún suplemento de fibra. La fibra es importante para prevenir el estreñimiento. Hágase periódicamente enemas de limpieza calientes utilizando el jugo de un limón fresco. Para evitar que los desechos tóxicos interfieran la función muscular, es importante mantener limpio el colon. *Ver* ENEMAS y LIMPIEZA DEL COLON en la Tercera Parte.

❏ Nunca consuma grasas saturadas, aceites procesados, aceites que hayan sido sometidos al calor (durante el procesamiento o la cocción), ni aceites que hayan sido almacenados sin refrigeración.

❏ Hágase exámenes para comprobar si tiene alguna alergia alimentaria. *Ver* ALERGIAS en la Segunda Parte. Nosotros pensamos que las alergias a los alimentos desempeñan un papel importante en el desarrollo y en el avance de la esclerosis múltiple. Infortunadamente, a menudo las alergias sólo se detectan cuando ya han deteriorado irreversiblemente a los nervios. Por tanto, es vital detectarlas oportunamente. Eliminar de la dieta los alimentos perjudiciales puede retardar el avance de la enfermedad y evitar que se produzca más daño.

❏ Evite el estrés y la ansiedad. Los episodios de exacerbación de la esclerosis múltiple suelen ir precedidos de un trauma o de un período de perturbación emocional.

❏ En lo posible, no se exponga al calor. No se bañe con agua caliente, no se asolee y evite el clima cálido. No conviene que su temperatura corporal suba mucho; no deje que su cuerpo se caliente demasiado al trabajar o al hacer ejercicio, y evite fatigarse en exceso. Así mismo, debe evitar las infecciones virales. Todo eso contribuye a empeorar los síntomas o a precipitar un ataque.

❏ Los masajes, el ejercicio practicado con regularidad y la actividad mental son de suma importancia para conservar el funcionamiento de los músculos y lograr la remisión de los síntomas. Sin embargo, cuando el ejercicio eleva la temperatura corporal, puede disminuir la actividad de los nervios implicados y se pueden agravar los síntomas. Nadar es el mejor ejercicio. Conviene practicar otros ejercicios entre agua fría porque la temperatura corporal se mantiene baja y el agua soporta el peso del cuerpo. Los ejercicios de estiramiento sirven para prevenir las contracturas musculares. La terapia física suele ser necesaria.

❏ Cuando los síntomas se empiecen a exacerbar, repose en cama por lo menos dos días. Eso suele bastar para detener los ataques leves.

❏ Junto con los miembros de su familia, instrúyase sobre su enfermedad y busque fuentes de apoyo emocional. Comuníquese con el National Multiple Sclerosis Society, 733 Third

Avenue, New York, NY 10017; teléfono 212-986-3240 ó 800-344-4867.

❏ Si su médico le transmite la idea de que no va a mejorar, cambie de médico. Esa forma de pensar puede tener efectos desastrosos en su salud.

ASPECTOS PARA TENER EN CUENTA

❏ Un sistema inmunológico fuerte puede impedir que se desarrolle la esclerosis múltiple ayudándole al organismo a evitar las infecciones que suelen preceder el inicio de la enfermedad.

❏ Aunque los efectos de la esclerosis múltiple en el embarazo parecen ser mínimos, durante los seis meses posteriores al parto la enfermedad tiende a exacerbarse.

❏ La intolerancia al gluten podría aumentar la susceptibilidad a la esclerosis múltiple.

❏ Los corticosteroides orales, como prednisone (Deltasone, entre otros) se utilizan frecuentemente para acelerar la remisión y para restarles severidad a los ataques. Administrar cortisone por vía intravenosa durante un periódo breve (cinco días) elimina los efectos secundarios que conlleva el uso de los medicamentos orales. Las mismas drogas que actualmente se les administran a los pacientes de trasplante para evitar que su organismo rechace los órganos donados se pueden utilizar para controlar los síntomas de la esclerosis múltiple. Sin embargo, esas drogas inmunosupresoras no carecen de efectos secundarios. Las personas que las utilizan a menudo experimentan náuseas, vómito y caída del cabello; además, aumentan el riesgo de contraer cáncer.

❏ Es posible que el médico le prescriba un antiespasmódico o un tranquilizante, como diazepam (Valium), para relajar la espasticidad muscular y aliviar el dolor; amantadine (Symmetrel) para contrarrestar la fatiga, y/o un antidepresivo para aliviar la depresión asociada con la esclerosis múltiple.

❏ Es probable que el médico también le prescriba inyecciones de interferon beta. Ésta es una forma sintética de la proteína betainterferon, que es producida de manera natural por el sistema inmunológico y reduce la severidad y la frecuencia de los ataques. Un estudio que duró dos años y que fue publicado por la revista médica *Archives of Neurology* encontró que aplicar inyecciones de betainterferon humano en la región espinal puede aliviar la exacerbación de la esclerosis múltiple. La vitamina C estimula la producción de interferon natural en el organismo.

❏ Una minúscula bomba que se implanta en el abdomen se está convirtiendo en una gran esperanza para algunos pacientes de esclerosis múltiple. Ese pequeñísimo aparato libera dosis controladas de una droga llamada baclofen (Lioresal) directamente en la médula espinal para controlar los espasmos propios de esta enfermedad. La bomba contiene droga suficiente para treinta a noventa días, período después del cual se debe volver a llenar con una jeringa. Este novedoso sistema para administrar el medicamento elimina efectos secundarios como debilidad, somnolencia y vahídos, que se pueden presentar cuando se toma en píldora.

❏ Se ha demostrado que una nueva droga llamada 4-aminopyridine, que aumenta la conductividad de los impulsos nerviosos, mejora las habilidades motoras de algunas personas aquejadas por la esclerosis multiple. Esta droga es relativamente poco costosa y sus efectos secundarios son mínimos. Otra droga bastante nueva, copolymer 1 (Copaxone), tiene la capacidad tanto de prevenir la exacerbación de la enfermedad, como de retardar o detener su progreso. Al parecer, no plantea riesgos serios para la salud.

❏ Según el New Jersey College of Medicine, irradiar las glándulas linfáticas y el bazo con rayos X podría detener el avance de la esclerosis múltiple en algunos pacientes. Sin embargo, la exposición a la radiación debilita el sistema inmunológico.

❏ Ayunar durante períodos cortos es una medida provechosa (*ver* AYUNOS en la Tercera Parte).

❏ Investigadores escandinavos han utilizado durante mucho tiempo suplementos de ácidos grasos esenciales para tratar la esclerosis múltiple y para reducir la frecuencia de los ataques.

❏ Aun cuando su utilización en Estados Unidos es motivo de controversia, la terapia con oxígeno hiperbárico se ha usado con éxito en personas que sufren de esclerosis múltiple en otros países (*ver* TERAPIA DE OXÍGENO HIPERBÁRICO en la Tercera Parte).

❏ Algunos pacientes de esclerosis múltiple presentaron mejoría con un tratamiento a base de toxina de abeja. Este procedimiento, llamado *apiterapia,* implica inyectarle al paciente toxina de abeja con aguja hipodérmica, o exponer al paciente directamente a la abeja, a fin de que ésta lo pique y le inocule la toxina. La toxina de abeja, que tiene propiedades antiinflamatorias e inmunoestimulantes, puede ayudar a mitigar la fatiga, los espasmos y la debilidad característicos de la esclerosis múltiple. Si desea más información, comuníquese con la American Apitherapy Society, Box 54, Hartland Four Corners, VT 05049; teléfono 800-823-3460.

❏ Estudios recientes sugieren una posible relación entre la esclerosis múltiple y la infección por cándida. Un número significativo de personas aquejadas por esta enfermedad presentan desequilibrio de la flora intestinal, una condición típica de la candidiasis. Más aún, la fatiga crónica, que es uno de los síntomas de la candidiasis, es también una de las quejas más frecuentes de las personas que tienen esclerosis múltiple. Se ha observado que los tratamientos para reducir la actividad de la cándida disminuyen la fatiga que experimentan muchos pacientes de esta enfermedad (*ver* CANDIDIASIS en la Segunda Parte).

❏ Los síntomas de la enfermedad de Lyme se asemejan a los de la esclerosis múltiple (*ver* ENFERMEDAD DE LYME en la Segunda Parte).

Escotoma

Ver en PROBLEMAS OCULARES.

Espalda, dolor de

Ver DOLOR DE ESPALDA. *Ver también* Dolor de espalda en PROBLEMAS RELACIONADOS CON EL EMBARAZO.

Espolones óseos

Un espolón óseo es un crecimiento puntiagudo en un hueso, usualmente en el talón. Los espolones óseos pueden ser producidos por depósitos de calcio en áreas indeseables del cuerpo. La mayoría de las personas que tienen problemas de talón son de mediana edad o presentan sobrepeso. Los espolones en los talones también son comunes entre personas que sufren de artritis, neuritis, alcalosis y tendinitis. Utilizar zapatos incómodos puede contribuir al dolor que experimentan estas personas.

Los rayos X revelan la presencia de los espolones óseos en el talón. Esta clase de espolones pueden llevar al desarrollo de pequeñísimos tumores en las terminaciones de diversos nervios, lo cual es sumamente doloroso.

NUTRIENTES

SUPLEMENTOS	DOSIS SUGERIDAS	COMENTARIOS
Muy importantes		
Betaine hydrochloride (HCl)	Según indicaciones de la etiqueta.	Necesario para la correcta absorción del calcio. La deficiencia de HCl es más común en personas de edad. *Advertencia:* si ha sufrido de úlcera, no utilice HCl.
Calcium y magnesium	1.500 mg al día. 750 mg al día.	El correcto equilibrio del calcio y el magnesio impide que se formen depósitos anormales de calcio. Utilizar variedades chelate o aspartate.
Importantes		
Proteolytic enzymes o Infla-Zyme Forte de American Biologics o Intenzyme Forte de Biotics Research	Según indicaciones de la etiqueta. Según indicaciones de la etiqueta. Según indicaciones de la etiqueta.	Ayudan a la absorción de los nutrientes y a controlar la inflamación y la irritación. *Advertencia:* estos suplementos no se les deben dar a los niños.
Vitamin C	2.000-4.000 mg al día. Antiinflamatorio.	Importante para el colágeno y el tejido conectivo.
Provechosos		
Bioflavonoids	100 mg al día.	Estos activadores de la vitamina C ayudan a aliviar el dolor.
Vitamin B complex más extra vitamin B$_6$ (pyridoxine)	50-100 mg al día. 50 mg al día.	Las vitaminas B son más eficaces cuando se toman juntas. Necesario para la producción de ácido hidroclórico, que ayuda a prevenir los espolones óseos contribuyendo a la adecuada absorción del calcio.

HIERBAS

❑ Hágase baños en los pies con arnica y chamomile. Envuelva las hierbas en un paño y aplíqueselo directamente en el área afectada a manera de cataplasma. *Ver* UTILIZACIÓN DE CATAPLASMAS en la Tercera Parte.

RECOMENDACIONES

❑ No consuma frutas cítricas, especialmente naranja. Elimine de su dieta el alcohol, el café y el azúcar. Estos productos inhiben el proceso curativo y alteran el equilibrio mineral del organismo.

❑ Beba únicamente agua destilada al vapor.

❑ Opte siempre por zapatos bien fabricados y con tacón de caucho. Los tacones de caucho son mejores para los pies que los de cuero. Compre sus zapatos pensando en la comodidad y no en la moda. Algunos zapatos para hacer jogging son sumamente cómodos. Colocarles a los zapatos cojincillos para los talones ayuda a mitigar el dolor.

❑ Evite caminar sobre superficies duras, como concreto, madera o pisos sin alfombra.

❑ Para aliviar el dolor, utilice compresas calientes de aceite de linseed. Ponga aceite de linseed en una cacerola y caliéntelo sin dejarlo hervir. Introduzca en el aceite un trozo de cheesecloth u otra tela blanca de algodón hasta que se sature. Apliquese la tela sobre el área afectada y cúbrala con un trozo de plástico más grande. Coloque encima del plástico un heating pad para que la compresa se mantenga caliente. Déjese la compresa puesta entre media hora y dos horas, según sus necesidades.

❑ Los masajes con hielo en la planta de los pies son muy provechosos. Alterne los baños calientes y fríos en los pies.

❑ Si usted suele caminar o hacer jogging, reemplace esos deportes por bicicleta o natación.

ASPECTOS PARA TENER EN CUENTA

❑ Hacer durante dos semanas un ayuno de alimentos crudos o un ayuno de limpieza puede ser muy beneficioso para usted. *Ver* AYUNOS en la Tercera Parte.

❑ Aplicar dimethylsulfoxide (DMSO) tópicamente en el área afectada ayuda a aliviar los síntomas agudos.

Nota: Sólo se debe utilizar el DMSO que se compra en los health food stores. El DMSO commercial-grade que se consigue en otra clase de tiendas no sirve para este propósito. Utilizar DMSO puede producir olor corporal a ajo. Sin embargo, esto es transitorio y no debe ser motivo de preocupación.

❑ Es mejor no retirar quirúrgicamente los espolones del talón, a menos que sean sumamente irritantes o dolorosos.

❑ *Ver también* ARTRITIS en la Segunda Parte.

Espondilitis anquilosante

Ver en ARTRITIS.

Esquizofrenia

Muchos profesionales de la salud dividen las enfermedades mentales en dos categorías básicas: trastornos afectivos (es decir, trastornos del estado de ánimo) y trastornos esquizofrénicos. Los trastornos afectivos suelen ser de naturaleza episódica y las personas aquejadas por ellos vuelven a la normalidad entre uno y otro episodio. Sin embargo, esto no es lo que les sucede a las personas que sufren de esquizofrenia.

Los síntomas característicos de la esquizofrenia son desorganización del pensamiento y de la percepción, cambios emocionales como tensión y/o depresión, alteraciones de la conducta que van desde catatonia hasta explosiones de violencia, delirios y pérdida del contacto con la realidad. La persona que sufre de esquizofrenia a menudo se aisla dentro de su propio mundo. No es raro que estas personas experimenten alucinaciones.

El trastorno esquizofrénico más leve es la personalidad esquizotípica y el más severo es la esquizofrenia crónica, pues produce un grave deterioro del paciente. Aun cuando la aparición de la enfermedad se suele relacionar con algún evento estresante, la causa o las causas de la esquizofrenia se desconocen. Sin embargo, se han postulado muchas teorías. Algunos investigadores consideran que la esquizofrenia es hereditaria, y existen bases para creer que algunos casos se originan en un defecto heredado de la química del organismo, que hace que las sustancias químicas del cerebro llamadas neurotransmisores funcionen de modo anormal. Otros investigadores han propuesto que la esquizofrenia es producida por factores externos, como complicaciones durante el parto, lesiones en la cabeza, reacción a ciertos virus o a venenos ambientales que llegan al cerebro y le causan daño. Entre las personas esquizofrénicas se ha encontrado una alta incidencia de complicaciones durante el parto, y de lesiones en la cabeza durante la infancia. Una gran variedad de drogas también podrían relacionarse con los síntomas esquizofrénicos.

Una teoría sobre la causa de la esquizofrenia se centra en los factores nutricionales. Hay algunas indicaciones de que la esquizofrenia se podría relacionar con altos niveles de cobre en los tejidos del organismo. Cuando el nivel del cobre es demasiado alto, los niveles de la vitamina C y del cinc tienden a descender. Esto ha llevado a los científicos a considerar que la deficiencia de cinc podría ser una de las principales causas de esta enfermedad. Algunas investigaciones han vinculado la deficiencia prenatal de cinc con el desarrollo posterior de la esquizofrenia, y los altos niveles de cobre en el organismo de las personas aquejadas por esta enfermedad parece sustentar esta teoría. El cinc es uno de los factores determinantes del peso al nacer. La deficiencia de cinc también puede ocasionarle daño al área pineal del cerebro, que normalmente contiene altos niveles de cinc, lo que a su vez puede hacer al individuo más vulnerable a la esquizofrenia o a otro tipo de sicosis. Algunas pruebas indican que los bebés varones son particularmente susceptibles a la deficiencia de cinc durante la gesta-

ción. Otra clave sobre el origen de la enfermedad radica en que ésta se presenta con más frecuencia durante ciertas épocas del año. Los episodios esquizofrénicos tienden a aumentar durante los meses más fríos, cuando la ingesta de cinc es menor.

La deficiencia de magnesio también podría intervenir en el desarrollo de la esquizofrenia. Investigaciones han demostrado que el nivel sanguíneo de magnesio de personas con esquizofrenia activa es inferior de lo normal, mientras que las personas esquizofrénicas en remisión presentan niveles mas elevados. Se ha formulado la hipótesis de que en esta enfermedad existe un ciclo vicioso: los altos niveles de estrés que experimentan las personas que tienen enfermedades siquiátricas severas llevan a deficiencia de magnesio, lo que a su vez exacerba la ansiedad, el temor, las alucinaciones, la debilidad y otros síntomas físicos y sicológicos.

NUTRIENTES

SUPLEMENTOS	DOSIS SUGERIDAS	COMENTARIOS
Esenciales		
Flaxseed oil	Según indicaciones de la etiqueta.	Proporciona ácidos grasos esenciales, necesarios para el correcto funcionamiento del cerebro y los nervios.
Folic acid	2.000 mcg al día.	Se ha encontrado deficiencia de este suplemento en cerca del 25 por ciento de las personas hospitalizadas por alteraciones siquiátricas.
Gamma-aminobutyric acid (GABA)	Según indicaciones de la etiqueta, con el estómago vacío. Tomar con agua o jugo. No tomar con leche. Para mejor absorción, tomar con 50 mg de vitamina B_6 y 100 mg de vitamina C.	Esencial para el metabolismo del cerebro. Ayuda a la adecuada función cerebral. *Ver* AMINOÁCIDOS en la Primera Parte.
Garlic (Kyolic)	Según indicaciones de la etiqueta.	Mejora el funcionamiento del cerebro.
Ginkgo biloba		*Ver* Hierbas más adelante.
L-Asparagine	Según indicaciones de la etiqueta.	Equilibra la función cerebral.
L-Glutamic acid	Según indicaciones de la etiqueta.	Ayuda a corregir los trastornos de personalidad.
L-Glutathione	Según indicaciones de la etiqueta.	Su deficiencia puede provocar alteraciones mentales.
L-Methionine	Según indicaciones de la etiqueta.	Ayuda a contrarrestar la histamina, que se encuentra en grandes cantidades en personas con esquizofrenia.
Pycnogenol o grape seed extract	Según indicaciones de la etiqueta. Según indicaciones de la etiqueta.	Antioxidantes útiles para la demencia y para otros síndromes cerebrales.

Suplemento	Dosis	Comentarios
Zinc más manganese	Hasta 80 mg al día. No tomar más de 100 mg al día. No tomar al mismo tiempo con calcio.	Equilibra el cobre, que se suele encontrar en grandes concentraciones en personas con este trastorno. Aumenta la actividad de las vitaminas B que son necesarias para la función cerebral.

Muy importantes

Free-form amino acid complex	Según indicaciones de la etiqueta. Tomar con el estómago vacío.	Necesario para la correcta función cerebral. Utilizar una fórmula que contenga todos los aminoácidos esenciales.
Vitamin B$_3$ (niacin) o niacinamide	100 mg 3 veces al día. No sobrepasar esta dosis. 1.000 mg al día.	Su deficiencia se ha asociado con esquizofrenia. Son más eficaces en inyección (con supervisión médica). *Advertencia:* si tiene algún trastorno hepático, gota o presión arterial alta, no debe tomar niacina.
Raw liver extract en inyección más vitamin B complex en inyección más extra vitamin B$_6$ (pyridoxine) y vitamin B$_{12}$ o vitamin B complex más extra vitamin B$_6$ (pyridoxine)	1 cc 3 veces por semana durante 3 semanas. Luego 2 veces por semana durante 3 meses. Después reducir hasta 1 cc por semana. 1 cc 3 veces por semana durante 3 semanas. Luego 2 veces por semana durante 3 meses. Después reducir hasta 1 cc por semana. 1/2 cc 3 veces por semana durante 3 semanas. Luego 2 veces por semana durante 3 meses. Después reducir hasta 1/2 cc por semana. 1 cc 3 veces por semana, o según prescripción médica. 100 mg 3 veces al día. 100 mg 2 veces al día.	Proporcionan vitaminas B y otros nutrientes importantes. La deficiencia de vitaminas B se relaciona con disfunción cerebral. Muchas personas con alteraciones mentales se han beneficiado de este programa nutricional. Todos los inyectables se pueden combinar en una sola jeringa. Si no se consiguen en inyección, administrar en forma sublingual. Necesario para el sistema nervioso y para la función normal del cerebro.
Vitamin E emulsion o capsules	800 UI al día. Empezar con 200 UI al día y aumentar lentamente hasta 1.000 UI al día.	Estos antioxidantes mejoran la circulación del cerebro. Para dosis altas, la emulsión facilita la asimilación y brinda mayor seguridad.

Importantes

Coenzyme Q$_{10}$	100-200 mg al día.	Mejora la circulación del cerebro.
Dimethylglycine (DMG) (Aangamik DMG de FoodScience Labs)	Según indicaciones de la etiqueta.	Aumenta la utilización del oxígeno por parte del cerebro.
Essential fatty acids (primrose oil)	Según indicaciones de la etiqueta, 3 veces al día.	Ayudan a la circulación cerebral.
Lecithin granules o capsules	1 cucharada 3 veces al día antes de las comidas. 1.200 mg 3 veces al día antes de las comidas.	Mejoran el funcionamiento cerebral. Contienen colina e inositol. Actúan bien con la vitamina E.
L-Glutamine	1.000-4.000 mg al día con el estómago vacío. Tomar con agua o jugo. No tomar con leche. Para mejor absorción, tomar con 50 mg de vitamina B$_6$ y 100 mg de vitamina C.	Necesario para la función normal del cerebro. *Ver* AMINOÁCIDOS en la Primera Parte.
Vitamin C	5.000-10.000 mg al día.	Mejora el funcionamiento del cerebro y del sistema inmunológico.

Provechosos

Kelp	1.000-1.500 mg al día.	Contiene un buen equilibrio de minerales esenciales.
Lithium	Según prescripción médica.	Este micromineral ayuda a estabilizar el estado mental. Sólo se consigue con prescripción médica.
Multivitamin y mineral complex	Según indicaciones de la etiqueta.	Todos los nutrientes son necesarios para el funcionamiento normal del cerebro.
Raw thyroid glandular	Según indicaciones de la etiqueta.	La función tiroidea disminuida se traduce en disfunción cerebral. *Ver* HIPOTIROIDISMO en la Segunda parte y TERAPIA GLANDULAR en la Tercera Parte.

HIERBAS

❑ El ginkgo biloba mejora el funcionamiento cerebral y la circulación hacia el cerebro. Además, favorece la memoria.

RECOMENDACIONES

❑ Haga una dieta alta en fibra, con abundantes vegetales frescos y crudos, y proteína de buena calidad. Haga comidas pequeñas y más frecuentes, en vez de tres grandes comidas al día. Esto contribuye a estabilizar el nivel del azúcar sanguíneo, lo que incide en la estabilidad del estado anímico y del comportamiento. Para sugerencias adicionales, *ver* HIPOGLICEMIA en la Segunda Parte.

❑ Incluya en su dieta los siguientes productos: pechuga de pollo o de pavo, brewer's yeast, halibut, guisantes, semilla de sunflower y atún. Consuma también alimentos ricos en niacina, como bróculi, zanahoria, maíz, huevos, pescado, papa, tomate y whole wheat.

❑ No consuma cafeína. La cafeína promueve la liberación de norepinefrina, un neurotransmisor de naturaleza estimulante que no les conviene a las personas que sufren de esquizofrenia.

❑ Evite el alcohol porque agota el cinc del organismo. Se sabe que la deficiencia de cinc agrava muchos trastornos sicológicos.

❏ Mantenga bajo control las presiones de su entorno. Entre los factores que pueden exacerbar los síntomas están la sobreestimulación producida por las emociones fuertes o por una carga laboral excesiva. También se debe evitar la falta de estimulación.

ASPECTOS PARA TENER EN CUENTA

❏ Un estudio publicado el 29 de agosto de 1992 por la revista médica británica *The Lancet* planteó una relación entre los trastornos esquizofrénicos y la vida en la ciudad, el nacimiento durante el invierno y la exposición prenatal a la influenza. Además, estos factores interactúan: personas esquizofrénicas que nacieron en la ciudad tienen una probabilidad más alta de haber nacido durante el invierno que personas esquizofrénicas que no nacieron en la ciudad.

❏ En algunas ocasiones es necesario tomar dosis sumamente elevadas de algunas vitaminas para que la mente se mantenga funcionando adecuadamente.

❏ El análisis del cabello revela desequilibrios minerales que podrían contribuir a los problemas mentales. *Ver* ANÁLISIS DEL CABELLO en la Tercera Parte.

❏ Algunos expertos opinan que muchos suicidios de jóvenes se relacionan con casos no diagnosticados de esquizofrenia.

❏ Algunos siquiatras han relacionado la esquizofrenia con la pelagra (deficiencia de vitamina B$_3$ [niacina]). *Ver* PELAGRA en la Segunda Parte. Tomar varios gramos de niacinamida al día (con supervisión médica) ha dado buenos resultados.

❏ La enfermedad celiaca, cuya causa es la intolerancia al gluten, produce síntomas similares a los de la esquizofrenia. La intolerancia al gluten también puede ser causa de depresión severa (*ver* ENFERMEDAD CELIACA en la Segunda Parte).

❏ El tratamiento usual para la esquizofrenia es la terapia a base de medicamentos. Sin embargo, no existe ningún medicamento que sea eficaz para todos los casos. Puede ser necesario probar varias drogas distintas antes de encontrar la que sirve para mantener los síntomas bajo control. El lithium (Eskalith, entre otras) se utiliza con frecuencia para el tratamiento de la esquizofrenia, y algunas personas han experimentado mejoría con esta droga. Cuando los medicamentos no son totalmente eficaces, la ECT (electroconvulsive therapy, o terapia electroconvulsiva) es recomendable como tratamiento auxiliar porque acelera la reacción al medicamento.

❏ Algunos casos de esquizofrenia se han asociado con alergias alimentarias. Mucha gente descubre que sus síntomas mejoran después de ayunar (*ver* ALERGIAS en la Segunda Parte y AYUNOS en la Tercera Parte).

Estreñimiento

El estreñimiento se produce cuando los excrementos se movilizan muy despacio por el intestino grueso, lo cual da por resultado evacuaciones intestinales poco frecuentes y/o dolorosas. El estreñimiento es la raíz de muchos padecimientos distintos, entre ellos apendicitis, mal aliento, olor corporal, lengua sucia o saburral, depresión, diverticulitis, fatiga, gases, dolores de cabeza, hemorroides (almorranas), hernia, indigestión, insomnio, síndrome de malabsorción, obesidad y várices. El estreñimiento puede intervenir, incluso, en el desarrollo de enfermedades graves, como cáncer intestinal.

Es importante que el intestino funcione todos los días. El colon es el depósito del material de desecho del organismo, que se debe eliminar cada dieciocho a veinticuatro horas. Transcurrido ese lapso, se pueden formar toxinas perjudiciales. Los antígenos y las toxinas de las bacterias intestinales y de las partículas no digeridas de alimentos desempeñan un papel importante en el desarrollo de algunas enfermedades, entre ellas diabetes mellitus, meningitis, miastenia grave, enfermedades tiroideas, candidiasis, gases y sensación de llenura crónicos, migraña, fatiga y colitis ulcerativa.

En la mayoría de los casos, el origen del estreñimiento es el consumo insuficiente de fibra y de fluidos. Otros factores que producen estreñimiento son falta de ejercicio, edad avanzada, trastornos musculares, anomalías estructurales, enfermedades intestinales, trastornos neurógenos y dieta inadecuada, especialmente consumo excesivo de junk food. El estreñimiento puede ser un efecto secundario de los suplementos de hierro y de algunos medicamentos, como analgésicos y antidepresivos. Es muy frecuente durante el embarazo.

Dos alteraciones metabólicas que pueden conducir al estreñimiento son un nivel alto de calcio y un nivel bajo de hormona tiroidea. Las personas que tienen insuficiencia renal o diabetes también tienden a presentar estreñimiento. En personas de edad avanzada el estreñimiento suele ser producido por deshidratación; en personas de cualquier edad, la depresión influye en este trastorno.

En un pequeño porcentaje de personas, como las que han sufrido lesión de la columna vertebral, el origen del estreñimiento es el daño o la destrucción de los nervios que regulan el movimiento intestinal. La enfermedad de Hirschsprung impide que la materia fecal se excrete normalmente, pues faltan los nervios del interior del intestino. El uso habitual y prolongado de laxantes puede deteriorar las células nerviosas de la pared del colon. Cuando esto ocurre, la consecuencia inevitable es el estreñimiento. Las hemorroides trombosadas, las fisuras anales y los sacos anales infectados ocasionan a veces espasmos tan dolorosos que pueden producir contracciones musculares e imposibilitar la evacuación de la materia fecal.

NUTRIENTES

SUPLEMENTOS	DOSIS SUGERIDAS	COMENTARIOS
Importantes		
Aloe vera		*Ver* Hierbas más adelante.
Garlic (Kyolic)	2 cápsulas 2 veces al día con las comidas.	Destruye las bacterias nocivas del colon.

Vitamin C	5.000-20.000 mg al día dividos en varias tomas. *Ver* FLUSH DE ÁCIDO ASCÓRBICO en la Tercera Parte.	Produce efectos purificadores y curativos. Utilizar una variedad buffered.

Provechosos

Acidophilus	1 cucharadita 2 veces al día. Tomar con el estómago vacío.	Permite que las bacterias "amigables" sobrevivan y pasen rápidamente por el estómago al intestino delgado.
Apple pectin	500 mg al día. No tomar junto con otros suplementos o medicamentos.	Esta fuente de fibra ayuda a corregir el estreñimiento.
Bio-Bifidus de American Biologics	Según indicaciones de la etiqueta. Para acelerar los resultados, aplicar en enema.	Mejora la asimilación de los nutrientes reemplazando la flora intestinal.
Chlorophyll liquid o alfalfa	1 cucharada al día antes de las comidas.	Elimina las toxinas y el mal aliento. *Ver* Hierbas más adelante.
Essential fatty acids o flaxseeds recién molidos	Según indicaciones de la etiqueta. 1 cucharada 3 veces al día con las comidas.	Necesarios para la correcta digestión y para la formación de materia fecal. Proporcionan ácidos grasos esenciales, además de muchos suplementos beneficiosos adicionales, como vitaminas B y fibra.
Multienzyme complex	Según indicaciones de la etiqueta. Tomar después de las comidas.	Ayuda a la digestión.
Vitamin E	600 UI al día. Tomar antes de las comidas.	Ayuda a la curación del colon.
Multivitamin y mineral complex con vitamin A y natural beta-carotene	Según indicaciones de la etiqueta. Si está embarazada, no debe tomar más de 10.000 UI al día.	El estreñimiento impide la correcta absorción de los nutrientes, lo que produce deficiencias vitamínicas y minerales.
Vitamin B complex más extra vitamin B$_{12}$ y folic acid	50 mg 3 veces al día antes de las comidas. 1.000 mcg al día. 200 mcg al día.	Ayuda a la correcta digestión de las grasas, los carbohidratos y las proteínas. Utilizar una fórmula high-potency. Es más eficaz en forma sublingual. Ayuda a la digestión y a prevenir la anemia. Su deficiencia puede causar estreñimiento.
Vitamin D más calcium y magnesium	400 mg al día. 1.500 mg al día. 750 mg al día.	Ayuda a prevenir el cáncer de colon. Necesario para la correcta contracción muscular. Puede ayudar también a prevenir el cáncer de colon. Actúa con el calcio para regular el tono muscular.

HIERBAS

❏ El extracto de alfalfa contiene clorofila, que ayuda a desintoxicar el organismo y a purificar el aliento. El té de semilla de fennel también refresca el aliento.

❏ El aloe vera tiene efectos curativos y purificadores del tracto digestivo y ablanda la materia fecal. Tome media taza de jugo de aloe vera por la mañana y por la noche. Un buen producto es George's Aloe Vera Juice, de Warren Laboratories. Si se desea, se puede mezclar con una taza de té de hierbas.

❏ Utilice milk thistle para facilitar la función hepática y para mejorar la produccion de bilis, lo cual sirve para ablandar la materia fecal.

❏ Otras hierbas beneficiosas para el estreñimiento son cáscara sagrada, goldenseal, raíz de rhubarb, hojas de senna y yerba maté. Si usted toma yerba maté, mezcle entre dos y tres cucharaditas en 16 onzas de agua caliente y bébala con el estómago vacío.

Advertencia: No tome goldenseal todos los días durante más de una semana seguida, y no lo utilice durante el embarazo. Si usted tiene antecedentes de enfermedades cardiovasculares, diabetes o glaucoma, tome esta hierba sólo con supervisión médica.

RECOMENDACIONES

❏ Consuma todos los días alimentos ricos en fibra, como frutas frescas, vegetales crudos de color verde y brown rice. Consuma también espárrago, fríjol, col de Bruselas, cabbage, zanahoria, ajo, kale, okra, guisantes, sweet potatoes y granos enteros.

❏ Beba más agua. Esto es importante cuando se le agrega fibra a la dieta. Tome por lo menos ocho vasos de agua de 8 onzas cada uno, tenga o no sed.

❏ Consuma abundantes alimentos ricos en pectina, como manzana, zanahoria, remolacha, banano, cabbage, frutas cítricas, guisantes secos y okra. La pectina también se encuentra en suplemento.

❏ Haga una dieta baja en grasa. No consuma alimentos fritos.

❏ Evite los alimentos que estimulan la secreción de las membranas mucosas, como productos lácteos, grasas y alimentos muy condimentados.

❏ No consuma productos lácteos, bebidas gaseosas, carne, harina blanca, alimentos altamente procesados, sal, café, alcohol ni azúcar. Estos alimentos son difíciles de digerir y tienen muy poca fibra, o ninguna.

❏ Para aliviar rápidamente el estreñimiento, tome un vaso grande de agua de buena calidad cada diez minutos durante media hora. Éste es un excelente remedio para eliminar toxinas y aliviar el estreñimiento.

❏ Consuma prunes o higos, los mejores laxantes naturales.

❏ Consuma porciones pequeñas. No haga comidas pesadas y grandes.

Clases de laxantes

Un laxante es una sustancia que se utiliza para promover el movimiento intestinal. Hay cuatro clases básicas de laxantes: agentes formadores de volumen, ablandadores de la materia fecal, agentes osmóticos y estimulantes. A continuación se explica la manera en que actúan los distintos tipos de laxantes:

• **Agentes formadores de volumen.** Aumentan tanto el volumen de la materia fecal como su contenido hídrico. Son los únicos laxantes seguros para tomar todos los días. Entre ellos están el bran (de los alimentos y en forma de suplemento), el psyllium y la methylcellulose.

• **Ablandadores de la materia fecal.** Estos laxantes, entre los cuales están el aceite mineral y el docusate sodium, ablandan la materia fecal, lo que facilita su movilización por el intestino. No se deben utilizar regularmente porque pueden producir otros efectos en el organismo. Si se inhala, el aceite mineral puede causarles daño a los pulmones y reducir la absorción de las vitaminas solubles en grasa. El docusate sodium (se encuentra en los productos Colace y Dialose) puede aumentar la toxicidad de otros medicamentos que se estén tomando al mismo tiempo, además de ocasionar daño hepático.

• **Agentes osmóticos.** Contienen sales o carbohidratos que promueven la secreción de líquido en el colon, lo cual inicia el movimiento intestinal. Estos laxantes se cuentan entre los más seguros para utilizar ocasionalmente. Cuando se utilizan con mucha frecuencia, se puede generar dependencia. Entre esta clase de laxantes están lactulose (un medicamento que venden sólo con prescripción médica con los nombres comerciales de Cephulac y Chronulac), sorbitol (menos costoso que el lactulose, pero igual de eficaz), milk of magnesia, citrate of magnesia y Epsom salts.

• **Estimulantes.** Al estimular la peristalsis, este tipo de laxantes irritan la pared intestinal. Utilizarlos habitualmente puede causarle daño al intestino y producir dependencia. Entre estos laxantes están bisacodyl (se encuentra en el Dulcolax), casanthranol (Peri-Colace), cáscara sagrada, castor oil, phenolphthalein (Dialose Plus) y senna (Perdiem y Senokot).

❏ Por su aporte de clorofila, tome jugo de barley, Green Magma (de Green Foods Corporation), Kyo-Green (de Wakunaga) o wheatgrass.

❏ Haga ejercicio. La actividad física acelera la movilización de los excrementos por el intestino. Caminar durante veinte minutos suele ser suficiente para aliviar el estreñimiento. Además, hacer ejercicio con regularidad es importante para prevenir este trastorno, en primer lugar.

❏ Vaya al baño a la misma hora todos los días, incluso si no siente la urgencia de evacuar el intestino, y relájese. El estrés comprime los músculos y puede ocasionar estreñimiento. Mucha gente se relaja leyendo. Nunca reprima el deseo de defecar.

❏ Mantenga limpio el colon. Ver LIMPIEZA DEL COLON en la Tercera Parte.

❏ Si el estreñimiento no se soluciona, hágase enemas de limpieza. Ver ENEMAS en la Tercera Parte.

❏ No consuma productos que contengan aceite mineral, pues puede interferir la absorción de las vitaminas solubles en grasa. Evite también las Epsom salts, la milk of magnesia y el citrate of magnesia, pues atraen gran cantidad de fluido hacia los intestinos, lo que promueve la eliminación de minerales del organismo.

❏ Las personas que suelen tomar muchos laxantes deben tomar también acidophilus para reemplazar las bacterias "amigables". El uso prolongado de laxantes expulsa las bacterias intestinales y produce estreñimiento crónico.

ASPECTOS PARA TENER EN CUENTA

❏ Las semillas de psyllium son provechosas para el estreñimiento. Asegúrese de tomarlas con un buen vaso de agua.

❏ El aceite de flaxseed o las flaxseeds recién molidas ayudan a ablandar la materia fecal. Las flaxseeds recién molidas tienen un agradable sabor a nuez, y se pueden esparcir sobre los cereales, las ensaladas y otros alimentos.

❏ Un buen producto para el estreñimiento es Nutralax 2, de Nature's Way Products.

❏ El producto Triphala, de Planetary Formulas, ayuda a formar deposiciones firmes, sanas e inodoras.

❏ Ayunar periódicamente puede ayudarle (ver AYUNOS en la Tercera Parte).

❏ El té de kombucha, que tiene propiedades desintoxicantes e inmunoestimulantes, es beneficioso para aliviar el estreñimiento y otras afecciones digestivas (ver PREPARACIÓN DEL TÉ DE KOMBUCHA en la Tercera Parte).

❏ Si el estreñimiento no mejora agregándole fibra a la dieta y utilizando laxantes a base de hierbas, es posible que exista un problema de coordinación muscular. Normalmente, los músculos superiores del intestino se contraen mientras los músculos inferiores se relajan. Pero cuando los músculos inferiores se contraen y entran en espasmo en lugar de relajarse, se presentan problemas.

❏ Cuando el estreñimiento no es sólo un problema ocasional, no se debe descartar la posibilidad de que exista cáncer o de que esté obstruida la parte inferior del intestino. Para determinar si existen obstrucciones, es necesario hacerse una proctoscopia o un enema de bario. Otros síntomas de cáncer de colon son la presencia de sangre en la deposición, cólicos severos, abdomen adolorido y distensionado y excrementos marcadamente delgados. Sin embargo, puede haber cáncer de colon en ausencia de estos síntomas.

❏ La deposición de olor fétido y la sensación de quemazón en el ano pueden ser señales de acidosis (ver ACIDOSIS en la Segunda Parte).

❑ Cuando el estreñimiento y la diarrea se presentan alternativamente, es posible que la persona sufra de síndrome de intestino irritable. A pesar de que esta enfermedad es crónica y desagradable, no es grave. Otros síntomas frecuentes son cólicos, gases y variaciones en la consistencia de las deposiciones. Se desconoce la causa del síndrome de intestino irritable, pero muchos especialistas piensan que se relaciona con el estrés (ver SÍNDROME DE INTESTINO IRRITABLE en la Segunda Parte).

❑ Ver también COLITIS ULCERATIVA y DIVERTICULITIS en la Segunda Parte.

❑ Ver también en PROBLEMAS RELACIONADOS CON EL EMBARAZO en la Segunda Parte.

Estreptococo, infecciones por

Ver en AMIGDALITIS, DOLOR DE GARGANTA, ENFERMEDADES DE LOS RIÑONES, FIEBRE REUMÁTICA, MENINGITIS.

Estrés

El término "estrés" se refiere a cualquier reacción ante un estímulo físico, mental o emocional que altere el equilibrio natural del organismo. El estrés es un aspecto inevitable de la vida y puede originarse tanto en factores físicos como en factores sicológicos. Fuentes obvias de estrés para la mayoría de la gente son las presiones laborales y los plazos de entrega, los problemas con los seres queridos, el pago de las cuentas y la preparación de las vacaciones. Entre las fuentes menos obvias de estrés están el ruido, el tránsito vehicular, el dolor, las temperaturas extremas e, incluso, acontecimientos tan gratos como un cambio de trabajo o el nacimiento o la adopción de un hijo. Entre los factores físicos que suelen estresar al organismo se cuentan el exceso de trabajo, la falta de sueño, las enfermedades físicas, el abuso del alcohol y el tabaquismo. Algunas personas crean su propio estrés: tengan o no razones objetivas para angustiarse, esas personas encuentran fácilmente motivos de preocupación.

Mientras que algunas personas manejan bien el estrés, a otras las afecta de una manera muy negativa. El estrés puede ocasionar fatiga, dolor de cabeza crónico, irritabilidad, cambios en el apetito, pérdida de la memoria, baja autoestima, aislamiento, rechinamiento de los dientes (bruxismo), frío en las manos, presión arterial alta, respiración superficial, tics nerviosos, disminución del impulso sexual, insomnio u otros cambios en los patrones de sueño, y/o alteraciones gastrointestinales. El estrés es un excelente caldo de cultivo para las enfermedades. Investigadores calculan que el estrés contribuye hasta en un 80 por ciento a todas las enfermedades, entre ellas enfermedades cardiovasculares, cáncer, alteraciones endocrinas y metabólicas, problemas cutáneos y trastornos infecciosos de todo tipo. Muchos siquiatras piensan que la mayoría de los problemas de espalda — una de las dolencias más comunes en Estados Unidos — se relacionan con el estrés. Además, el estrés es uno de los precursores más frecuentes de problemas sicológicos, entre ellos ansiedad y depresión.

Si bien el estrés se suele considerar un problema mental o sicológico, produce efectos físicos reales. El organismo reacciona ante el estrés con una serie de cambios fisiológicos, como aumento de la secreción de adrenalina, elevación de la presión arterial, aceleración de la frecuencia cardíaca y mayor tensión muscular. La digestión se vuelve lenta o se detiene, los depósitos de grasas y azúcares liberan esas sustancias en el organismo, el nivel del colesterol se eleva y la composición de la sangre cambia ligeramente y se vuelve más propensa a coagularse. Prácticamente todos los órganos y todas las funciones del organismo reaccionan ante el estrés. La glándula pituitaria aumenta su producción de ACTH (adrenocorticotropic hormone), lo que a su vez estimula la liberación de las hormonas cortisone y cortisol. Esto inhibe la actividad de los glóbulos blancos de la sangre, los cuales combaten las enfermedades, y suprime la respuesta inmunológica. Este conjunto de cambios físicos, llamado "respuesta de lucha o huida", prepara al individuo para afrontar un peligro inminente. Aunque nuestra integridad física no corre peligro la mayoría de las veces que experimentamos estrés, nuestro organismo responde como si estuviera en una situación de peligro real.

El aumento de la producción de hormonas adrenales es la causa de la mayor parte de los síntomas relacionados con el estrés. También es la razón por la cual el estrés puede conducir a deficiencias nutricionales. El aumento de adrenalina acelera el metabolismo de las proteínas, las grasas y los carbohidratos a fin de que el organismo disponga rápidamente de energía. Esa reacción lleva al organismo a excretar aminoácidos, potasio y fósforo; a agotar el magnesio almacenado en el tejido muscular, y a almacenar menos calcio. Como si esto fuera poco, el organismo no absorbe bien los nutrientes cuando está sometido a estrés. El resultado es que, especialmente cuando se sufre de estrés durante períodos prolongados o de manera recurrente, el organismo no sólo pierde muchos nutrientes, sino también la capacidad de reponerlos adecuadamente. Muchos de los problemas de salud relacionados con el estrés se originan en deficiencias nutricionales, en particular de las vitaminas del complejo B (que revisten suma importancia para el correcto funcionamiento del sistema nervioso) y de algunos electrólitos que se pierden a causa de la reacción de estrés del organismo. El estrés también propicia el desarrollo de radicales libres que se pueden oxidar y afectar a los tejidos del organismo, en particular a las membranas celulares.

Mucha gente les atribuye a los "nervios" sus síntomas de estrés y, de hecho, el estrés suele afectar primero que todo y especialmente a través de los órganos de la digestión a las partes del organismo que se relacionan con el sistema nervioso. Entre las alteraciones digestivas relacionadas con el estrés están la activación de las úlceras y la exacerbación del síndrome de intestino irritable. Cuando el estrés que produce este tipo de síntomas no se maneja adecuadamente, se pueden desarrollar enfermedades mucho más graves.

El estrés puede ser agudo o prolongado. El estrés que dura mucho tiempo es particularmente peligroso pues desgasta poco a poco al organismo. Por sus efectos en la respuesta inmunológica, el estrés aumenta la susceptibilidad a las enfermeddes y retarda la curación.

NUTRIENTES

SUPLEMENTOS	DOSIS SUGERIDAS	COMENTARIOS
Esenciales		
EACES + Zinc de Carlson Labs	2 cápsulas al día.	Contiene betacaroteno, selenio y las vitaminas C y E, que actúan juntos como antioxidantes para debilitar los radicales libres perjudiciales producidos por el estrés.
Gamma-aminobutyric acid (GABA) (GABA Plus de Twinlab)	750 mg 2 veces al día. Para mayor eficacia, tomar con 50 mg de inositol y 500 mg de niacinamida.	Tranquilizante. Importante para la correcta función cerebral (ver AMINOÁCIDOS en la Primera Parte).
Vitamin B complex en inyección más extra vitamin B6 (pyridoxine) y vitamin B12	1 cc por semana, o según prescripción médica. 1/2 cc por semana, o según prescripción médica. 1 cc por semana, o según prescripción médica.	Todas las vitaminas B son necesarias para la salud y para el correcto funcionamiento del sistema nervioso. Para acelerar los resultados, aplicar inyecciones intramusculares (con supervisión médica).
y/o vitamin B complex	100 mg al día.	Junto con las inyecciones, utilizar suplementos en forma sublingual. Si las inyecciones no se consiguen, utilizar de todas maneras suplementos en forma sublingual.
más extra pantothenic acid (vitamin B5)	500 mg al día.	Vitamina antiestrés, necesaria para la glándula del timo.
Vitamin C con bioflavonoids	3.000-10.000 mg al día.	Esenciales para la función de las glándulas suprarrenales. El estrés agota las hormonas antiestrés, que son producidas por estas glándulas.
Muy importantes		
Anti-Stress Enzymes de Biotec Foods	Según indicaciones de la etiqueta.	Estas enzimas eliminan los desechos tóxicos y restauran el equilibrio del organismo.
L-Tyrosine	500 mg 2 veces al día durante el día y a la hora de acostarse. Tomar con agua o jugo, con el estómago vacío. No tomar con leche. Para mejor absorción, tomar con 50 mg de vitamina B6 y 100 mg de vitamina C.	Ayuda a reducir el estrés del organismo. Favorece el sueño. Provechoso también para la depresión. Ver AMINOÁCIDOS en la Primera Parte. Advertencia: si está tomando algún inhibidor MAO para la depresión, no debe tomar este suplemento.
Calcium y magnesium	2.000 mg al día. 1.000 mg al día.	Este mineral se pierde cuando hay estrés. Utilizar calcium chelate. Su deficiencia es común en personas con mucho estrés y puede provocar ansiedad, temor y hasta alucinaciones.
Melatonin	Empezar con 1.5 mg al día, 2 horas o menos antes de acostarse. Si esta dosis no es eficaz, aumentar gradualmente hasta obsrevar resultados (hasta 5 mg al día).	Hormona natural que promueve el sueño profundo. Provechoso cuando el estrés produce insomnio ocasional.
Provechosos		
Fiber (oat bran y psyllium husks son buenas fuentes)	Según indicaciones de la etiqueta. No tomar junto con otros suplementos o medicamentos.	Limpia el intestino y mejora su funcionamiento. El estrés suele causar diarrea y/o estreñimiento.
Free-form amino acid complex	Según indicaciones de la etiqueta.	Suministra proteína que el organismo utiliza rápidamente cuando hay estrés. Utilizar una fórmula que contenga tanto los aminoácidos esenciales como los no esenciales.
Lecithin granules o capsules	1 cucharada 3 veces al día con las comidas. 2.400 mg 3 veces al día con las comidas.	Protegen las células. Beneficiosos para el funcionamiento del cerebro.
L-Lysine	Según indicaciones de la etiqueta. Tomar con 50 mg de vitamina C y con 1 lozenge de 15 mg de zinc gluconate (Ultimate Zinc-C Lozenges de Now Foods).	Provechoso para los fuegos, que suelen ser una señal temprana de estrés. Reduce el estrés. Advertencia: no tomar durante más de seis meses seguidos.
Maitake	Según indicaciones de la etiqueta.	Ayuda al organismo a adaptarse al estrés y normaliza las funciones corporales.
Multivitamin y mineral complex con natural beta-carotene y potassium y selenium	25.000 UI al día. 99 mg al día. 200 mcg al día.	Especialmente necesario cuando hay estrés. Importante antioxidante. Reemplaza el potasio que se pierde a causa del estrés. Este poderoso antioxidante disminuye los ataques de ansiedad.
Raw adrenal y raw thymus glandulars	Según indicaciones de la etiqueta. Según indicaciones de la etiqueta.	Estimulan el timo y las glándulas suprarrenales, importantes para la reacción de estrés del organismo.
Vitamin E	400-600 UI al día.	Tomar con las comidas. Necesario para la función inmunológica. Poderoso antioxidante.
Zinc	50 mg al día. No tomar más de 100 mg al día de todos los suplementos.	Necesario para el funcionamiento inmunológico y para proteger a las células del daño causado por los radicales libres. Para mejor absorción, utilizar lozenges de zinc gluconate u OptiZinc.

HIERBAS

❑ El bilberry previene la destrucción, la mutación y la muerte prematura de las células de todo el organismo.

❑ El ginkgo biloba contribuye al correcto funcionamiento del cerebro y a la buena circulación.

❑ El milk thistle purifica y protege el hígado, además de que tiene propiedades antioxidantes.

❑ Muchas plantas producen sus propios antioxidantes, que utilizan como protección contra las fuentes ambientales de estrés. Hierbas específicas tienden a proteger partes específicas del organismo. Sin embargo, por sus poderosas propiedades antioxidantes, la mayoría de las hierbas también influyen de manera importante en otras partes del cuerpo. Elija tres de las siguientes hierbas y prepare un buen tónico antiestrés mezclando media cucharadita de cada una y poniéndolas en infusión entre dos tazas de agua destilada a punto de hervir. Una alternativa es utilizar extractos sin alcohol mezclados en agua.

• El catnip es una eficaz hierba antiestrés, que también produce somnolencia.

• La chamomile es un relajante suave. También es un buen tónico nervioso, alivia el tracto digestivo y ayuda a dormir bien.

Advertencia: No utilice chamomile de manera permanente y evítela por completo si es alérgico al ragweed.

• Las hierbas dong quai, rehmannia y schizandra fortalecen los riñones, las glándulas adrenales y el sistema nervioso central, que se cuentan entre los órganos más susceptibles a los efectos del estrés.

• El hops mitiga el nerviosismo, el desasosiego y el estrés. También disminuye el deseo de consumir alcohol.

• La kava kava calma la mente y todo el organismo.

• La passionflower produce efectos calmantes y es importante que se cuente entre los ingredientes de las fórmulas antiestrés.

• La raíz de polygala y la semilla de sour jujube son potentes hierbas chinas conocidas por sus efectos calmantes y reconfortantes del estado de ánimo.

• El skullcap es provechoso para los trastornos nerviosos. Además, alivia el dolor de cabeza y ayuda a dormir bien.

• La valerian evita que el sistema nervioso se sobrecargue. También es una excelente ayuda para dormir cuando se toma a la hora de acostarse, y alivia los dolores de cabeza relacionados con el estrés.

RECOMENDACIONES

❑ Entre el 50 y el 75 por ciento de su dieta debe constar de alimentos crudos. Los vegetales y las frutas frescos no sólo aportan valiosas vitaminas y minerales, sino que son ricos en compuestos llamados flavonoides, muchos de los cuales neutralizan a los peligrosos radicales libres.

❑ Evite los alimentos procesados y todo lo que le imponga estrés a su organismo, como edulcorantes artificiales, bebidas carbonatadas, chocolate, huevos, alimentos fritos, junk foods, carne de cerdo, carne roja, azúcar, productos elaborados con harina blanca, alimentos con preservativos o con muchos condimentos, y snacks (por ejemplo, chips).

❑ Elimine de su dieta los productos lácteos durante tres semanas. Luego vuélvalos a introducir poco a poco en su dieta y observe si vuelve a presentarse cualquier síntoma "nervioso".

❑ Limite su ingesta de cafeína. La cafeína contribuye al nerviosismo y altera los patrones de sueño.

❑ Evite el alcohol, el tabaco y los medicamentos que influyen en el estado de ánimo. Aun cuando esas sustancias pueden aliviar temporalmente el estrés, no solucionan el problema de fondo. Además, son nocivas para la salud y, como si esto fuera poco, el estrés no habrá desaparecido al día siguiente.

❑ Ayune todos los meses. *Ver* AYUNOS en la Tercera Parte.

❑ Haga ejercicio con regularidad. La actividad física tiene la ventaja de que despeja la mente y mantiene el estrés bajo control. A algunas personas les gusta correr o caminar solas, mientras que otras prefieren participar en deportes de equipo o en programas de ejercicios con más gente. Siempre y cuando se practique *con regularidad*, cualquier clase de ejercicio es provechoso. Si se trata de reducir el estrés, hacer ejercicio una vez al mes no sirve de nada.

❑ Aprenda a relajarse. A las personas que sufren de estrés por lo general se les dificulta relajarse, pero es necesario que lo logren. La técnica llamada *relajación progresiva* es beneficiosa. Esta técnica implica tensionar y relajar alternativamente los principales grupos musculares, y estar consciente de todas las sensaciones que se experimentan. Comience por los pies y ascienda poco a poco hacia la cabeza. Tense cada grupo muscular mientras cuenta hasta diez; concéntrese en la tensión que experimenta y luego afloje los músculos y respire profundamente a la vez que disfruta de esa sensación de relajación.

❑ Duerma todas las noches un número suficiente de horas. Esto puede ser difícil porque a menudo el estrés impide conciliar el sueño (a menos que usted sea de esas personas que ven en el sueño una manera de escapar de la realidad), pero es de suma importancia dormir lo suficiente. Cuanto menos duerma, tanto más estrés padecerá y tanto más se debilitará su sistema inmunológico. Y recuerde que un sistema inmunológico débil aumenta las probabilidades de enfermarse.

❑ Medite. La meditación les ayuda a muchas personas a relajarse y a manejar el estrés. La meditación no tiene necesariamente una connotación espiritual o religiosa. Por ejemplo, usted puede meditar basándose en una palabre como "paz", "calma" o "cálido". O quizás a usted le convenga meditar sobre una persona, un lugar o un acontecimiento agradable. Es útil tener una reserva de pensamientos agradables de los cuales echar mano durante los momentos de estrés. A pesar de que meditar produce efectos a corto plazo, es mucho más eficaz cuando se practica todos los días. Trate de meditar dos veces al día entre diez y veinte minutos cada vez.

❑ Respire profundamente. Hágalo cuando enfrente situaciones estresantes en el hogar, en el trabajo, en el automóvil o en cualquier parte. Sostener la respiración sirve para aliviar el estrés. Con la boca cerrada, inspire profundamente, sostenga la respiración durante unos cuantos segundos (mientras no se sienta incómodo) y luego espire lentamente por la boca colocando la lengua en el paladar superior en el punto donde se unen la encía y los dientes. Haga esto cuatro o cinco veces, o cuantas veces necesite para sentirse relajado.

❑ Monitoree sus conversaciones internas. Lo que nos decimos a nosotros mismos influye mucho en lo que sentimos acerca de nosotros mismos y de todo lo que nos rodea. Decirnos cosas como, por ejemplo, "¿Por qué siempre hago mal todo?", o "No he debido dejar que ese idiota se me atravesara con su automóvil", o "Nunca lograré manejar este computador", sólo le agrega estrés a la situación y no nos ayuda a resolver el problema. Es muy importante aprender a escuchar — y a detener — esas conversaciones internas, que no sólo son inútiles sino también perjudiciales.

❑ Identifique las fuentes de estrés que hay en su vida. Éste es el primer paso para empezar a manejar el estrés. A fin de comprender qué le está ocasionando problemas, haga periódicamente un inventario de las situaciones que precipitan su reacción de estrés. Para comenzar, utilice la siguiente lista de fuentes comunes de estrés:

• Muerte del cónyuge o de otro miembro de la familia.

• Divorcio.

• Muerte de un amigo cercano.

• Separación conyugal.

• Pérdida del trabajo.

• Lesión o accidente graves.

• Nuevo matrimonio.

• Próxima cirugía.

• Problema de salud grave de algún miembro de la familia.

• Dificultades serias en el trabajo.

• Aumento de responsabilidades en el hogar o en el trabajo.

• Problemas sexuales.

• Cambio de trabajo.

• Salida del hogar de un hijo.

• Cambio de residencia.

• Cambio importante de dieta.

• Vacaciones.

• Alergias.

Tenga en cuenta que esta lista no es exhaustiva y que las diferentes personas reaccionan de manera distinta ante el mismo acontecimiento.

❑ Dése un día de descanso (para eso son los fines de semana). Salga a pasear, escuche música, vaya a la playa o a un lago, o lea; en breve, haga algo que le produzca placer y que lo relaje. Durante esos momentos de descanso, haga todo lo posible por centrar sus pensamientos en el presente a fin de no pensar en lo que le está produciendo estrés.

❑ Adquiera un hobby. Los pasatiempos son magníficos para aliviar el estrés. Dedíquele tiempo a aquello que disfruta. No se sienta culpable por dedicarse tiempo a usted mismo. Su salud merece que se dé algunos gustos.

❑ Evite los conflictos. Identifique lo que le está produciendo estrés y o bien elimínelo de su vida, o bien prepárese para afrontarlo. Si conducir durante las horas de mayor afluencia de tránsito le produce estrés, busque la manera de modificar su horario de trabajo a fin de evitar esa fuente de estrés. Si eso no es posible, participe en un carpool o escuche buena música o la grabación de un buen libro.

❑ Acepte la existencia de sus emociones. No las niegue ni las reprima pues esto agrava el estrés. Reprimir las emociones fuertes conduce a que más adelante se manifiesten como enfermedades. No tema llorar. Llorar es una gran ayuda cuando de manejar el estrés se trata. Además, sirve para aliviar la ansiedad y para liberar las emociones que han estado reprimidas.

❑ Haga todo lo que esté a su alcance para que su hogar se vea libre de estrés. Mantenga el ruido en un nivel bajo; recuerde que el ruido contribuye al estrés. Baje el volumen del radio, del equipo de sonido y de la televisión. Los tapetes y los tapices de colgar en la pared absorben el ruido, además de que son elementos decorativos. El color es otro elemento ambiental cuya importancia no se debe pasar por alto. Algunos colores ejercen efectos más calmantes que otros (*ver* TERAPIA A BASE DE COLOR en la Tercera Parte). Así mismo, aproveche al máximo la luz natural en su hogar. La luz fluorescente suele aumentar el estrés y la irritabilidad en algunas personas.

❑ Estudie acerca de la aromaterapia, el arte de utilizar con propósitos curativos aceites esenciales, es decir, esencias altamente concentradas y destiladas de plantas. Los aceites esenciales influyen en la mente y en el cuerpo mediante la estimulación olfativa en el cerebro. Entre los aceites esenciales particularmente provechosos para aliviar el estrés están los de chamomile, bergamot, sandalwood, lavender y sweet marjoram. Dése un relajante baño caliente y agréguele al agua entre diez y veinte gotas de uno o más de estos aceites. O coloque unos cuantas gotas de aceite en un pañuelo e inhale el aroma varias veces al día. Un libro práctico para explorar este arte curativo es *Aromatherapy for Vibrant Health and Beauty*, de Roberta Wilson (Avery Publishing Group, 1995).

❑ Trate de no tomar la vida con tanta seriedad. Aprenda a reír.

❑ Si los síntomas relacionados con el estrés se vuelven crónicos o recurrentes, consulte con su médico para descartar la existencia de alguna enfermedad.

❑ Si siente que, sencillamente, no puede manejar las fuentes de estrés que hay en su vida, busque ayuda. Vale la pena que consulte con un consejero o con un sicoterapeuta idóneo, quien le ayudará a manejar sus dificultades y le enseñará técnicas eficaces para reducir el estrés. A veces es necesario y enriquecedor hablar con alguien que puede analizar el problema con objetividad, trátese de un amigo confiable o de un consejero profesional.

ASPECTOS PARA TENER EN CUENTA

❑ Un estudio realizado en el University of Washington Medical School calificó diversas situaciones de estrés según sus efectos negativos sobre la salud física y mental. La muerte del cónyuge obtuvo el puntaje más alto. El divorcio obtuvo el siguiente puntaje, y circunstancias como casarse y enfermarse - entre otras - obtuvieron los puntajes siguientes. Ese estudio encontró que cuanto más estresantes son las situaciones que la persona vive, tanto mayor es su riesgo de enfermarse.

❑ Investigaciones han demostrado que la hormona dehydroepiandrosterone (DHEA) ayuda a afrontar el estrés (*ver* TERAPIA A BASE DE DHEA en la Tercera Parte).

❑ Existen razones para creer que el estrés no sólo tiene la capacidad de desencadenar reacciones ante los alergenos, sino también de agravar los síntomas alérgicos.

❑ El estrés agrava algunos trastornos cutáneos, como psoriasis y cáncer de piel, porque deteriora las células inmunológicas de la piel. El daño es producido por un químico que se libera cuando las células nerviosas reaccionan al estrés.

❑ El Dr. Hans Selye, experto en el tema del estrés y autor del libro *Stress Without Distress,* sostiene que lo peligroso no es el estrés sino la zozobra que se experimenta cuando el estrés emocional permanece sin resolver durante períodos largos y el individuo no lo maneja de una manera positiva.

❑ Un grupo de investigadores holandeses estudió ochenta personas durante seis meses. Esos investigadores encontraron que los individuos que experimentaban altos niveles de estrés tenían menos de la mitad de los anticuerpos que los sujetos que no estaban sometidos a estrés.

❑ El té de kombucha es beneficioso para las personas aquejadas por el estrés. Proporciona vitalidad, es desintoxicante y estimulante del sistema inmunológico (*ver* PREPARACIÓN DEL TÉ DE KOMBUCHA en la Tercera Parte).

❑ En un estudio realizado en la University of Pennsylvania, personas que se preocupaban de manera crónica descubrieron que podían reducir su nivel de ansiedad apartando un rato específico del día para preocuparse. Esas personas dedicaron treinta minutos de cada día a preocuparse, y no se permitieron experimentar preocupación en momentos distintos del día.

❑ La intoxicación con metales pesados y las alergias a los alimentos pueden provocar síntomas parecidos a los del estrés. El análisis del cabello sirve para revelar la existencia de envenenamiento con metales pesados (*ver* ANÁLISIS DEL CABELLO en la Tercera Parte; *ver también* ALERGIAS en la Segunda Parte).

❑ Los síntomas de la hipoglicemia se parecen a los del estrés (*ver* HIPOGLICEMIA en la Segunda Parte).

❑ *Ver también* DEPRESIÓN y TRASTORNO DE ANSIEDAD en la Segunda Parte.

Estrías

Ver en PROBLEMAS RELACIONADOS CON EL EMBARAZO.

Falta de peso

Algunas personas son más delgadas que el promedio durante toda su vida y, no obstante, gozan de perfecta salud. Sin embargo, en algunas personas la falta de peso se relaciona con problemas de salud. Esto sucede, especialmente, cuando se ha perdido peso de manera involuntaria y súbita. Entre las causas de la pérdida involuntaria de peso están malabsorción, parásitos intestinales, algunos tipos de cáncer, enfermedades del colon (como enfermedad de Crohn), colitis ulcerativa, diverticulitis, o enfermedades crónicas como diabetes, diarrea crónica o hipertiroidismo. La cirugía, el estrés o el trauma que producen acontecimientos como la muerte de un ser querido también contribuyen a la pérdida súbita de peso.

La pérdida de peso también puede deberse a la quimioterapia y a la radioterapia para el cáncer, entre cuyos efectos secundarios están náuseas, vómito e inapetencia. Una persona que evidentemente está baja de peso, pero que insiste en que está gorda, posiblemente sufre de un trastorno de la alimentación. Los pacientes de AIDS suelen sufrir del llamado "wasting syndrome", o síndrome de pérdida de peso. Este síndrome hace que, a medida que la enfermedad avanza, esas personas se vean cada vez más demacradas.

La falta de peso produce deficiencias nutricionales que deterioran aún más la salud y complican la recuperación. La mala nutrición afecta especialmente a dos grupos de edad: las personas muy jóvenes y las personas muy mayores. La malnutrición en la infancia, especialmente en los primeros años de vida, puede producir efectos permanentes porque afecta al crecimiento y al desarrollo normales. Los niños tienen menos reservas nutricionales en su organismo de las cuales echar mano cuando la ingesta o la absorción de los nutrientes son inadecuadas. En el extremo opuesto está la gente de edad avanzada, que pierde interés en la comida a medida que envejece, una condición que se agrava cuando los recursos económicos son reducidos, pues la persona tiende a omitir comidas. En consecuencia, la gente de edad avanzada tiene un riesgo muy alto de sufrir de malnutrición.

Las sugerencias que brindamos en esta sección van dirigidas a la gente que necesita rehabilitación nutricional. Sin embargo, también pueden beneficiar a quienes tienen requerimientos nutricionales más altos de lo normal, como las personas que tienen hepatitis, las que están en tratamiento para el cáncer, las que se están recuperando de quemaduras o de traumas, y las mujeres que están embarazadas o lactando.

NUTRIENTES

SUPLEMENTOS	DOSIS SUGERIDAS	COMENTARIOS
Esenciales		
Raw liver extract	Según indicaciones de la etiqueta.	Excelente fuente de vitaminas B y minerales. Para facilitar la asimilación, utilizar en forma líquida.
Vitamin A	10.000 UI al día.	Estos antioxidantes aumentan la inmunidad y ayudan a depositar la grasa.
más natural carotenoid complex (Betatene)	Según indicaciones de la etiqueta.	Esencial para la utilización de la proteína.
Vitamin B complex	100 mg al día con las comidas.	Aumenta el apetito y ayuda a la digestión de grasas, carbohidratos y proteínas. Para mejor absorción, administrar en forma sublingual. Puede ser necesario aplicar en inyección (con supervisión médica).
Vitamin C	3.000 mg al día.	Ayuda a prevenir el cáncer, protege contra la infección y aumenta la inmunidad.
Vitamin E	600 UI al día.	Este poderoso antioxidante ayuda a prevenir el cáncer e inhibe la formación de radicales libres.
Zinc	80 mg al día. No sobrepasar esta dosis.	Mejora los sentidos del gusto y el olfato. Para mejor absorción, utilizar lozenges de zinc gluconate u OptiZinc.
Importantes		
Essential fatty acids (Ultimate Oil de Nature´s Secret es buena fuente)	Según indicaciones de la etiqueta.	Elementos de suma importancia para la dieta.
Free-form amino acid complex	Según indicaciones de la etiqueta.	Suministra la proteína necesaria de una manera fácil de metabolizar y de utilizar. Usar una fórmula que contenga todos los aminoácidos esenciales.
Garlic (Kyolic)	2 cápsulas 3 veces al día con las comidas.	Protege contra los radicales libres. Contiene muchos nutrientes esenciales.
Infla-Zyme Forte de American Biologics	4 tabletas 3 veces al día con las comidas.	Mejora la absorción de los alimentos ayudando a la correcta descomposición de las proteínas, las grasas y los carbohidratos.
o Wobenzym N de Marlyn Nutraceuticals	3-6 tabletas, 2-3 veces al día entre comidas.	Destruye los radicales libres y ayuda a la correcta descomposición y absorción de los alimentos.
Quercetin	Según indicaciones de la etiqueta.	Ayuda a prevenir las reacciones a ciertos alimentos, al polen y a otros alergenos. Aumenta la inmunidad.
más bromelain	Según indicaciones de la etiqueta.	Aumenta la eficacia del quercetin.
Provechosos		
Brewer´s yeast	Según indicaciones de la etiqueta.	Estimula el apetito y proporciona vitaminas B.
Floradix Iron + Herbs de Salus Haus	Según indicaciones de la etiqueta.	Aumenta el apetito y ayuda a la digestión.
Multienzyme complex	Según indicaciones de la etiqueta.	Ayuda a la digestión.
Multivitamin y mineral supplement	Según indicaciones de la etiqueta.	Proporciona todas las vitaminas y los minerales necesarios de manera equilibrada. Utilizar una fórmula high-potency.
Spiru-tein de Nature´s Plus	Según indicaciones de la etiqueta. Tomar entre comidas.	Suplemento proteínico seguro.

HIERBAS

❑ Las siguientes hierbas son útiles para estimular el apetito: alfalfa, blessed thistle, caraway, cayenne (capsicum), celery, dill, fennel, hyssop y lady's mantle.

❑ El fenugreek y el ginseng se han utilizado desde hace mucho tiempo para estimular el apetito y ayudar a la digestión, especialmente en las pesonas mayores.

Advertencia: No utilice ginseng si su presión arterial es alta.

RECOMENDACIONES

❑ Si cree que ha perdido peso y, especialmente, si ha sido de manera involuntaria, hágase practicar un examen médico completo para determinar si la causa es alguna enfermedad. Es posible que tenga alguna enfermedad que requiera tratamiento. Preocúpese si un niño pequeño repentinamente deja de ganar peso, como es normal para su edad.

❑ Haga una dieta diaria que incluya por lo menos 300 gramos de carbohidratos complejos, 100 gramos de proteína y entre 2.500 y 3.000 calorías. Incluya en su dieta vegetales ricos en almidón, como papa y fríjol, además de granos, pavo, pollo, pescado, huevo, aguacate, aceite de oliva, aceite de safflower, raw cheese, nueces y semillas. Consuma solamente pan, pasta, crackers y cereales calientes y fríos de grano entero. Para los infantes es provechoso el banano triturado.

❑ Consuma sopas preparadas con leche de soya y no con leche de vaca. La leche de soya se utiliza igual que la leche de vaca. Las sopas a base de leche tienen más proteínas y calorías que los caldos y se deben consumir en la medida en que la persona las tolere.

❑ Tome tés de hierbas, jugos de frutas y vegetales y agua mineral.

❑ Haga comidas pequeñas pero frecuentes (incluidos los snacks), y coma despacio. Si usted sufre de malnutrición, podría perder el apetito si se encuentra con un gran plato de comida. Siempre es posible repetir si se queda con hambre.

❑ No consuma alimentos fritos ni junk food para obtener calorías adicionales. En cambio, consuma los siguientes snacks ricos en calorías entre comidas o antes de acostarse: raw cheese, pudín de soya y banano; sándwiches de pavo, pollo o atún con queso; nueces crudas, crackers de arroz con mantequilla de maní, yogur, batidos de yogur de fruta, carob soymilk, leche de almendra, buttermilk, custard, nueces y aguacate.

❏ Elimine de su dieta el café, el té y todo lo que contenga cafeína (por ejemplo, las bebidas gaseosas).

❏ En lo posible, haga ejercicio con regularidad pero con moderación. Caminar es una excelente opción. El ejercicio moderado ayuda a asimilar los nutrientes y aumenta el apetito. Evite el ejercicio demasiado vigoroso.

❏ Coma en un ambiente de tranquilidad. No trate de comer cuando esté preocupado o nervioso.

❏ Si usted fuma, deje ya ese hábito.

❏ Hágase exámenes para detectar alergias alimentarias (*ver* ALERGIAS en la Segunda Parte). Evite todos los alimentos a los cuales crea que es alérgico.

❏ Si los demás opinan que está muy delgado, pero usted insiste en que le gustaría perder más peso, busque ayuda profesional porque podría tratarse de un trastorno de la alimentación. *Ver* ANOREXIA NERVIOSA y/o BULIMIA en la Segunda Parte.

ASPECTOS PARA TENER EN CUENTA

❏ Al tratar de estimular el apetito, se debe tener en cuenta la apariencia y el olor de los alimentos, así como también el ambiente en el cual se encuentra la persona al comer.

❏ El color rojo estimula las papilas gustativas (*ver* TERAPIA A BASE DE COLOR en la Tercera Parte).

❏ *Ver también* INAPETENCIA en la Segunda Parte.

Fatiga

La fatiga no es una enfermedad; es un síntoma. La mayoría de las enfermedades, desde el resfriado común hasta el cáncer, van acompañadas de fatiga. La fatiga suele ser el primer síntoma de enfermedades como diabetes, candidiasis, anemia, cáncer, hipoglicemia, alergias, síndrome de malabsorción, hipotiroidismo, mala circulación y mononucleosis. La fatiga incapacitante y persistente en extremo es el principal síntoma del síndrome de fatiga crónica. La fatiga que se caracteriza únicamente por falta de energía puede deberse a depresión o aburrimiento. La fatiga persistente cuya causa no es ninguna enfermedad suele ser resultado de hábitos nutricionales inadecuados y, en particular, de la combinación de estrés emocional y una dieta alta en grasas y en carbohidratos refinados. El alcohol, la cafeína, las drogas, el tabaco, el estrés y los hábitos alimentarios inadecuados despojan al organismo de energía.

NUTRIENTES

SUPLEMENTOS	DOSIS SUGERIDAS	COMENTARIOS
Muy importantes		
Bee pollen	Unos pocos gránulos al día durante 3 días. Luego aumentar lentamente hasta 2 cucharaditas al día.	Suele aumentar poderosamente la energía. *Advertencia:* el polen de abeja puede producir reacciones alérgicas en algunos individuos. Si se presenta erupción cutánea, respiración asmática, molestia u otros síntomas, suspenda el uso de este suplemento.
Free-form amino acid complex	Según indicaciones de la etiqueta.	Cuando los aminoácidos están en estado libre, el organismo los absorbe y los asimila rápidamente.
Brewer´s yeast o	Empezar con 1 cucharadita al día y aumentar poco a poco hasta 2 cucharadas al día, por 2 semanas.	Buena fuente de vitaminas B.
Bio-Strath de Bioforce	Según indicaciones de la etiqueta.	Tónico eficaz que contiene vitaminas B y hierbas que aumentan el nivel de energía.
Floradix Iron Herbs de Salus Haus o	Según indicaciones de la etiqueta.	Formas de hierro no tóxico que provienen de fuentes alimentarias naturales.
desiccated liver	Según indicaciones de la etiqueta.	
Multivitamin y mineral complex con		Las deficiencias vitamínicas y minerales se han asociado con falta de energía. Utilizar una fórmula high-potency.
vitamin A	25.000 UI al día. Si está embarazada, no debe tomar más de 10.000 UI al día.	
y chromium	200 mcg al día.	
y potassium	99 mg al día.	
y selenium	100 mcg al día.	
y zinc	50 mg al día.	
Octacosanol	Según indicaciones de la etiqueta.	Ayuda a la oxigenación de los tejidos y aumenta la resistencia.
Vitamin B complex	100 mg 3 veces al día con las comidas.	Su deficiencia puede causar fatiga. Si la fatiga es aguda, se puede administrar en inyección (con supervisión médica).
más extra vitamin B$_{12}$	2.000 mcg al día.	Combate la fatiga y ayuda a prevenir la anemia. Utilizar lozenges o administrar en forma sublingual.
más vitamin B$_1$ (thiamine)	50 mg 3 veces al día con las comidas.	Necesarios para la función normal del cerebro, la producción de hormonas y la transformación de grasas, proteínas y carbohidratos en energía.
y pantothenic acid (vitamin B$_5$)	50-100 mg 3 veces al día con las comidas.	
y choline	100 mg al día.	
Importantes		
Dimethylglycine (DMG) (Aangamik DMG de FoodScience Labs)	Según indicaciones de la etiqueta.	Aumenta los niveles de oxígeno y energía en el organismo.
Vitamin C con bioflavonoids o	3.000-8.000 mg al día.	Aumentan la energía.
E-mergen-C de Alacer	Según indicaciones de la etiqueta.	Aumenta rápidamente el nivel de la energía gracias a su veloz asimilación en el organismo. Utilizar como bebida entre comidas.
Provechosos		
Energy Now de FoodScience Labs o	Según indicaciones de la etiqueta.	Contrarrestan la fatiga.
PEP Formula de Pep Products	Según indicaciones de la etiqueta.	

Calcium	1.500 mg al día.	Proporciona energía. Importante para la estructuración de la proteína. Utilizar calcium chelate o asporotate.
y magnesium	750 mg al día.	Debe tomarse de manera equilibrada con el calcio.
Kyo-Green de Wakunaga	Según indicaciones de la etiqueta.	Suministra energía rápidamente proporcionando nutrientes de manera balanceada.
Pycnogenol o grape seed extract	Según indicaciones de la etiqueta. Según indicaciones de la etiqueta.	Estos poderosos antioxidantes atraviesan la barrera hematoencefálica y, por tanto, protegen las células del cerebro.
L-Aspartic acid y L-citrulline más	500 mg de cada uno 2 veces al día, con el estómago vacío. Tomar con agua o jugo. No tomar con leche. Para mejor absorción, tomar con 50 mg de vitamina B_6 y 100 mg de vitamina C.	Mejoran el ánimo y aumentan la energía y la resistencia. La fatiga puede deberse al bajo nivel de ácido aspártico.
L-phenylalanine	500 mg 2 veces al día con el estómago vacío.	Sube el ánimo y ayuda a superar la depresión. *Advertencia:* si está embarazada o lactando, o si sufre de ataques de pánico, diabetes, presión arterial alta o PKU, no debe tomar fenilalanina.
Royal Jelly de Montana Naturals	2 cápsulas 3 veces al día.	Aumenta el nivel de la energía.
Shiitake o reishi	Según indicaciones de la etiqueta. Según indicaciones de la etiqueta.	Fortalecen el sistema inmunológico y aumentan la energía.

HIERBAS

❑ Hierbas que ayudan a combatir la fatiga son acacia, cayenne (capsicum), extracto de ginkgo biloba, gotu kola, guaraná y Siberian ginseng.

Advertencia: No utilice Siberian ginseng si sufre de hipoglicemia, presión arterial alta o enfermedad cardíaca.

❑ Una fórmula líquida a base de hierbas que intensifica la energía es China Gold, de Aerobic Life Industries.

RECOMENDACIONES

❑ Incluya en su dieta más granos, semillas, nueces, frutas y vegetales frescos. Consuma menos carne roja y más pescado de carne blanca.

❑ Evite los productos que privan al organismo de energía, como azúcar, alcohol, grasas, cafeína, productos con harina blanca y alimentos altamente procesados.

❑ Haga ejercicio con regularidad y descanse lo suficiente. Si usted tiene sobrepeso, tome medidas para perder las libras que le sobran. *Ver* OBESIDAD en la Segunda Parte.

❑ Utilice spirulina, una excelente fuente de proteína. Tome cuatro tabletas de spirulina tres veces al día con polen de abeja, octacosanol, 3.000 miligramos de vitamina C y aminoáci-

dos en estado libre. Se ha demostrado que la combinación de estos nutrientes es eficaz para tratar la fatiga.

❑ *Ver* AYUNOS en la Tercera Parte, y seguir el programa una vez por mes.

❑ Si la fatiga persiste, consulte con su médico para que determine si la causa es alguna enfermedad.

ASPECTOS PARA TENER EN CUENTA

❑ El tratamiento con hormona humana del crecimiento (sólo se consigue con prescripción médica) ayuda a disminuir la fatiga. *Ver* TERAPIA CON HORMONA DEL CRECIMIENTO en la Tercera Parte.

❑ Las alergias son con frecuencia la causa de la fatiga. Es recomendable hacerse exámenes de alergias, especialmente de alergias al moho (*ver* ALERGIAS y DEBILIDAD DEL SISTEMA INMUNOLÓGICO en la Segunda Parte).

❑ El hipotiroidismo puede producir fatiga (*ver* HIPOTIROIDISMO en la Segunda Parte, pues contiene un test de temperatura axilar para determinar si la función tiroidea está disminuida).

❑ Algunos colores tienen efectos energizantes en la mente y en el cuerpo (*ver* TERAPIA A BASE DE COLOR en la Tercera Parte).

❑ Si su fatiga al parecer no tiene ninguna causa física, convendría explorar si se debe a factores sicológicos. También podría ser conveniente introducir cambios en su estilo de vida.

Fatiga crónica, síndrome de

Ver SÍNDROME DE FATIGA CRÓNICA.

Fenómeno de Raynaud

El fenómeno de Raynaud es un trastorno circulatorio que produce hipersensibilidad al frío en las manos y, a veces, también en los pies. Cuando las manos están expuestas a temperaturas bajas, las pequeñas arterias que irrigan los dedos de las manos y de los pies se contraen súbitamente y entran en espasmo. En consecuencia, los dedos de las manos y de los pies quedan desprovistos de la cantidad de sangre oxigenada que necesitan y adquieren una coloración blanca o azulosa. Los síntomas, que se desarrollan rápidamente, también pueden ser desencadenados por estrés emocional. Con el tiempo, esta condición puede producir encogimiento del área afectada y se pueden presentar úlceras que deterioran los tejidos y que ocasionan infecciones crónicas debajo de las uñas de los dedos y de los pies. En casos severos, la contracción prolongada y persistente de las arterias puede conducir a gangrena.

El fenómeno de Raynaud es más frecuente en las mujeres que en los hombres. Puede presentarse solo o puede formar parte del cuadro clínico de otra enfermedad. Entre las enfermedades que pueden llevar al fenómeno de Raynaud están arteriosclerosis y enfermedad de Buerger, una inflamación crónica de los vasos sanguíneos de las extremidades que se presenta con más frecuencia entre las personas que fuman. Se ha observado que algunos medicamentos que afectan a los vasos sanguíneos — como los que bloquean la absorción del calcio, las fórmulas a base de ergot y los bloqueadores adrenérgicos alfa y beta — producen efectos secundarios similares a los síntomas del fenómeno de Raynaud. Investigaciones recientes han asociado el fenómeno de Raynaud con otras enfermedades en las cuales se presenta constricción anormal de los vasos sanguíneos, entre ellas migraña y angina de Prinzmetal (angina causada por espasmos de las arterias coronarias). Cuando los síntomas se presentan solos, es decir, cuando no se relacionan con otra enfermedad, se dice que la persona sufre de *enfermedad de Raynaud.*

NUTRIENTES

SUPLEMENTOS	DOSIS SUGERIDAS	COMENTARIOS
Esenciales		
Coenzyme Q$_{10}$	100-200 mg al día.	Mejora la oxigenación de los tejidos.
Vitamin E	Empezar con 200 UI al día y aumentar lentamente hasta 1.000 UI al día.	Mejora la circulación y actúa como anticoagulante, pues disuelve los coágulos de las piernas, el corazón y los pulmones. Para dosis altas, la emulsión facilita la asimilación y brinda mayor seguridad.
Muy importantes		
Calcium y magnesium y zinc	1.500 mg al día a la hora de acostarse. 750 mg al día. 50 mg al día. No tomar más de 100 mg al día de todos los suplementos.	Protegen a las arterias del estrés causado por los cambios repentinos de presión arterial.
Lecithin granules o capsules	1 cucharada 3 veces al día con las comidas. 1.200 mg 3 veces al día con las comidas.	Reducen el nivel de los lípidos sanguíneos.
Chlorophyll o Kyo-Green de Wakunaga	Según indicaciones de la etiqueta. Según indicaciones de la etiqueta.	Ayuda a combatir la infección y a aumentar el flujo sanguíneo. Este "green drink" fresco, hecho con vegetales de hoja verde, proporciona clorofila y otros nutrientes.
Choline e inositol	Según indicaciones de la etiqueta.	Reducen el colesterol y ayudan a la circulación.
Dimethylglycine (DMG) (Aangamik DMG de FoodScience Labs)	1 tableta 3 veces al día.	Mejora la oxigenación de los tejidos.

Vitamin B complex más extra vitamin B$_6$ (pyridoxine) y folic acid más vitamin B$_3$ (niacin)	100 mg al día. 50 mg al día. 400 mcg al día. 100 mg al día. No sobrepasar esta dosis.	Las vitaminas B son necesarias para el metabolismo de las grasas y el colesterol. Utilizar una fórmula high-potency. Dilata las arterias pequeñas, lo que mejora la circulación. *Advertencia:* si tiene algún trastorno hepático, gota o presión arterial alta, no debe tomar niacina.
Importantes		
Aerobic 07 de Aerobic Life Industries	Según indicaciones de la etiqueta.	Mejora la oxigenación de los tejidos.
Bee propolis o royal jelly	Según indicaciones de la etiqueta. Según indicaciones de la etiqueta.	Fortalecen el sistema cardiovascular. Antibióticos naturales.
Flaxseed oil o primrose oil o salmon oil	1.000 mg al día. 1.000 mg al día. Según indicaciones de la etiqueta.	Proporcionan ácidos grasos esenciales, necesarios para la circulación y para prevenir el endurecimiento de las arterias.

HIERBAS

❏ Las hierbas butcher's broom, cayenne (capsicum), ginkgo biloba y pau d'arco se pueden utilizar individualmente o en combinación para mejorar la circulación y fortalecer los vasos sanguíneos.

RECOMENDACIONES

❏ Haga una dieta que conste de alimentos crudos en un 50 por ciento. *Ver* NUTRICIÓN, DIETA Y SALUD en la Primera Parte, y seguir las pautas dietéticas.

❏ Evite los alimentos grasosos y fritos.

❏ Evite la cafeína. Este estimulante constriñe los vasos sanguíneos.

❏ Mantenga calientes las manos y los pies. El clima caliente es conveniente para usted. Utilice zapatos cómodos y no camine descalzo fuera de su casa. Use siempre guantes cuando el clima esté frío.

❏ En lo posible, evite el estrés.

❏ Evite los medicamentos que constriñen los vasos sanguíneos, como las píldoras anticonceptivas y las drogas para la migraña.

❏ No fume. La nicotina constriñe los vasos sanguíneos.

ASPECTOS PARA TENER EN CUENTA

❏ Para tratar el fenómeno de Raynaud se utiliza el bloqueador de la absorción del calcio nifedipine (Adalat, Procardia). Al igual que todos los medicamentos, éste puede producir efectos secundarios.

❏ *Ver también* PROBLEMAS CIRCULATORIOS en la Segunda Parte.

Fever Blisters

Ver COLD SORES.

Fibromas uterinos

Los fibromas uterinos son crecimientos benignos que se desarrollan tanto en la pared muscular interior del útero como en el exterior de este órgano. Los fibromas no sólo afectan al útero sino, en algunos casos, también al cuello del útero. El término "fibroide" es engañoso porque las células tumorales no son fibrosas. Son células musculares anormales.

Se calcula que entre el 20 y el 30 por ciento de todas las mujeres desarrollan tumores fibroides. Por razones que todavía no se comprenden, esos tumores tienden a formarse a finales de la tercera década de la vida o a comienzos de la cuarta, y usualmente se encogen después de la menopausia. Aunque esto lleva a pensar que el estrógeno interviene en este proceso, se debe tener en cuenta que todas las mujeres producen estrógeno pero no todas desarrollan tumores fibroides. Al parecer, los tumores fibroides se relacionan con la genética pues hay familias en las cuales son más frecuentes.

La mayoría de las mujeres que tienen tumores fibroides sólo se enteran de su presencia mediante exámenes pélvicos de rutina. Aproximadamente en la mitad de los casos los tumores fibroides no producen síntomas de ninguna clase. No obstante, en otros casos esos crecimientos ocasionan períodos menstruales anormalmente abundantes y frecuentes, o incluso producen infertilidad. Otros indicios de la presencia de tumores fibroides son anemia, sangrado entre períodos menstruales, fatiga y debilidad por la pérdida de sangre, aumento del flujo vaginal, y contacto sexual doloroso o posterior sangrado. Dependiendo de su localización, los fibromas pueden producir dolor, ejercer presión sobre el intestino o la vejiga, o incluso obstruir la uretra, lo que produce obstrucción de los riñones.

NUTRIENTES

SUPLEMENTOS	DOSIS SUGERIDAS	COMENTARIOS
Coenzyme Q$_{10}$	30 mg al día.	Promueve la función inmunológica y la oxigenación de los tejidos.
Floradix Iron + Herbs de Salus Haus	Según indicaciones de la etiqueta. No tomar al mismo tiempo con vitamina E. El hierro agota la vitamina E del organismo.	Esta fórmula natural proporciona hierro de fácil asimilación. Las mujeres que tienen fibromas presentan flujo menstrual abundante, lo que suele producir anemia.
L-Arginine y L-lysine	500 mg al día con el estómago vacío. Tomar con agua o jugo. No tomar con leche. Para mejor absorción, tomar con 50 mg de vitamina B$_6$ y 100 mg de vitamina C. 500 mg al día con el estómago vacío.	Mejora el funcionamiento inmunológico y puede retardar el crecimiento de los tumores. *Ver* AMINOÁCIDOS en la Primera Parte. Debe tomarse de manera balanceada con la arginina.
Maitake y/o shiitake	Según indicaciones de la etiqueta. Según indicaciones de la etiqueta.	Fortalecen el organismo y mejoran la salud general. Sus poderosas propiedades estimulantes del sistema inmunológico inhiben el crecimiento de los tumores.
Multivitamin y mineral complex	Según indicaciones de la etiqueta.	Todos los nutrientes se requieren de manera equilibrada.
Vitamin A	25.000 UI al día.	Importante para la función inmunológica y para promover la reparación de los tejidos. Para dosis altas, la emulsión facilita la asimilación y brinda mayor seguridad.
Vitamin C	3.000-10.000 mg al día divididos en varias tomas.	Promueve el funcionamiento inmunológico y actúa como antioxidante.
Zinc	30-80 mg al día. No tomar más de 100 mg al día de todos los suplementos.	Necesario para la salud del sistema inmunológico.

RECOMENDACIONES

❏ Si usted experimenta síntomas desagradables como los que se acaban de mencionar, o si el sangrado menstrual es tan abundante que debe cambiarse de toalla higiénica o de tampón más de una vez por hora, consulte con su médico.

❏ Si se descubre que usted tiene fibromas en el útero, evite los anticonceptivos que tienen una alta concentración de estrógeno. Las píldoras anticonceptivas ricas en estrógeno estimulan el desarrollo de tumores fibroides. Discuta con su médico acerca de otros métodos anticonceptivos, como condones, espumas, diafragma o capuchón cervical.

ASPECTOS PARA TENER EN CUENTA

❏ Los fibromas uterinos casi nunca son malignos, por lo que no suele ser necesario tratarlos mientras su tamaño sea relativamente pequeño y no produzcan síntomas molestos.

❏ Es probable que las mujeres que tienen tumores fibroides también presenten niveles más altos de la hormona del crecimiento humano que las demás mujeres.

❏ Los tumores fibroides del útero son cinco veces más frecuentes entre las mujeres estadounidenses de ascendencia africana que entre las de ascendencia caucásica.

❏ La probabilidad de desarrollar tumores fibroides disminuye cuando se dejan de utilizar anticonceptivos orales.

❑ Anteriormente se acostumbraba extirpar quirúrgicamente los fibromas uterinos cuando crecían hasta el punto de que el útero alcanzaba un tamaño equivalente a un embarazo de doce semanas. Sin embargo, hoy en día los médicos son renuentes a extirpar esos tumores basándose solamente en el "criterio de las doce semanas" y tienen más en cuenta los problemas médicos que le ocasionan a la paciente. Como el tamaño de esos tumores disminuye al empezar la menopausia, con el tiempo el problema se soluciona sin intervención externa.

❑ El propósito de más del 30 por ciento de las histerectomías que se practican en Estados Unidos es extirpar los tumores fibroides. Una alternativa para la histerectomía es un procedimiento llamado miomectomía. Esta operación quirúrgica extirpa los tumores fibroides, pero deja intacto el útero. Ésta es una excelente opción para las mujeres que desean tener hijos en el futuro, aun cuando cualquier mujer se puede someter a ella, sin importar su edad ni sus expectativas en cuanto a la maternidad. La miomectomía es un procedimiento quirúrgico complicado, y la recuperación de la mujer es más lenta y difícil. Así mismo, es más probable que se presenten complicaciones con la miomectomía que con la histerectomía, y los resultados no siempre son permanentes. Se calcula que hay una probabilidad del 50 por ciento de que se vuelvan a desarrollar tumores, aunque quizás no tan grandes como los originales. Cuando los tumores son recurrentes y producen síntomas, se puede volver a practicar una miomectomia.

❑ Las mujeres que estén pensando en someterse a una histerectomía deben analizar a fondo los pros y los contras (*ver* PROBLEMAS RELACIONADOS CON LA HISTERECTOMÍA en la Segunda Parte).

Fibromialgia

La fibromialgia es una enfermedad reumática que se caracteriza por dolor muscular crónico sin una causa física clara. Suele afectar a la parte baja de la espalda, el cuello, los hombros, la parte posterior de la cabeza, la parte superior del pecho y/o los muslos, aunque puede afectar a cualquier parte del cuerpo. Las personas que sufren de fibromialgia dicen que sienten un dolor palpitante, quemante, punzante. El dolor y la rigidez son más pronunciados en horas de la mañana, y pueden ir acompañados de dolor de cabeza crónico, sensaciones extrañas en la piel, insomnio, síndrome de intestino irritable y TMJ (temporomandibular joint syndrome, o síndrome de la articulación temporomandibular). Los pacientes pueden experimentar otros síntomas, como síndrome premenstrual, períodos menstruales dolorosos, ansiedad, palpitaciones, alteración de la memoria, vejiga irritable, sensibilidad cutánea, sequedad de los ojos y la boca, necesidad frecuente de cambiar la fórmula de sus lentes, vahídos y deterioro de la coordinación. Actividades como levantar objetos y subir escaleras se vuelven difíciles y dolorosas. La depresión suele formar parte del cuadro. Sin embargo, el rasgo más característico de la fibromialgia es la presencia de "puntos especialmente sensibles al tacto". Se trata de nueve pares de puntos específicos donde los músculos presentan una sensibilidad anormal al tacto:

- La vértebra inferior del cuello.
- La inserción de la segunda costilla.
- La parte superior del fémur.
- El centro de la articulación de la rodilla.
- Los músculos conectados a la base del cráneo.
- Los músculos del cuello y de la parte superior de la espalda.
- Los músculos del centro de la espalda.
- Los lados del codo.
- Los músculos superiores y exteriores de los glúteos.

La mayoría de las personas que sufren de fibromialgia también tienen un problema de sueño conocido como alpha-EEG anomaly, que consiste en que los períodos de sueño profundo son interrumpidos por lapsos de actividad cerebral similar a la de las horas de vigilia, lo que significa que la persona duerme mal. Algunos pacientes de fibromialgia sufren de otros trastornos del sueño, como apnea del sueño, movimientos involuntarios de las piernas, bruxismo y mioclonía del sueño (contracciones abruptas y rápidas de un músculo o grupo muscular durante el sueño o cuando la persona se está quedando dormida). Por tanto, no debe sorprender que tantas dificultades para dormir hagan que la gente que sufre de fibromialgia también sufra de fatiga crónica, que puede ser desde leve hasta incapacitante.

Este problema de salud es mucho más común en las mujeres que en los hombres, y suele comenzar al principio de la edad adulta. En la mayor parte de los casos, los síntomas se presentan poco a poco y su intensidad va aumentando lentamente. Diversos factores pueden precipitar o empeorar los síntomas, como ejercicio vigoroso o falta de ejercicio, estrés, ansiedad, depresión, falta de sueño, trauma, temperaturas extremas y/o humedad, y enfermedades infecciosas. En la mayoría de los casos, los síntomas son tan severos que interfieren las actividades cotidianas. La fibromialgia incapacita a un número significativo de pacientes. La evolución de la enfermedad es impredecible. Mientras que algunas personas se mejoran sin ayuda, otras sufren crónicamente de la enfermedad o presentan ciclos alternativos de exacerbación y remisión de los síntomas.

La causa o las causas de la fibromialgia no se conocen. Hay motivos para creer que el sistema inmunológico influye en esta enfermedad, pues entre estos pacientes se encuentran a menudo anomalías inmunológicas. Sin embargo, su relación con esta enfermedad no se ha llegado a comprender a cabalidad. Una alteración de la química cerebral también podría incidir; mucha gente que desarrolla fibromialgia tiene antecedentes de depresión clínica. Otras posibles causas pueden ser infección por el virus de Epstein-Barr (EBV), infección por el virus que produce mononucleosis infecciosa o infección por el hongo *Candida albicans*. El envenenamiento crónico con mercurio por las amalgamas dentales, la anemia, los parásitos, la hipoglicemia y el hipotiroidismo también podrían relacionarse con la causa de la fibromialgia. Expertos en el tema consideran que esta enfermedad se relaciona con el síndrome de fatiga crónica, trastorno que produce síntomas similares a los de la fibromialgia, salvo que en esta enfermedad el dolor muscular prevalece sobre la fatiga, mientras que en el síndrome de fatiga crónica la fatiga prevalece sobre el dolor muscular.

Debido a que las personas que sufren de fibromialgia presentan con frecuencia problemas de absorción de los nutrientes, sus requerimientos de todos los suplementos nutricionales son superiores a lo normal. Es preferible tomar las vitaminas y los suplementos en forma sublingual, pues se absorben mejor que en tableta o en cápsula.

NUTRIENTES

SUPLEMENTOS	DOSIS SUGERIDAS	COMENTARIOS
Esenciales		
Coenzyme Q_{10}	75 mg al día.	Mejora la oxigenación de los tejidos, aumenta la eficacia del sistema inmunológico y protege el corazón.
Acidophilus (Kyo-Dophilus de Wakunaga, Bifido Factor de Natren)	Según indicaciones de la etiqueta.	La infección por cándida es común en personas con fibromialgia. Reemplaza las bacterias "amigables" que la cándida destruye. Utilizar una fórmula no láctea.
Lecithin	Según indicaciones de la etiqueta, con las comidas.	Promueve la energía, aumenta la inmunidad, ayuda a la función cerebral y mejora la circulación.
Malic acid y magnesium	Según indicaciones de la etiqueta.	Intervienen en la producción de energía de muchas de las células del organismo, incluyendo las de los músculos. Necesarios para el metabolismo del azúcar.
Manganese	5 mg al día. No tomar al mismo tiempo con calcio.	Influye en el ritmo metabólico por su acción en el eje tiroideo-hipotalámico-pituitario.
Proteolytic enzymes o Infla-Zyme Forte de American Biologics o Wobenzym N de Marlyn Nutraceuticals	Según indicaciones de la etiqueta, 6 veces al día. Tomar con las comidas, entre comidas y a la hora de acostarse.	Reducen la inflamación y mejoran la absorción de los nutrientes, en especial la de la proteína, que es necesaria para la reparación de los tejidos.
Vitamin A y vitamin E o ACES + Zinc de Carlson Labs	25.000 UI al día por 1 mes. Luego reducir poco a poco hasta 10.000 UI al día. 800 UI al día por 1 mes. Luego reducir lentamente hasta 400 UI al día. Según indicaciones de la etiqueta.	Estos poderosos neutralizadores de los radicales libres protegen las células corporales y aumentan la función inmunológica. Para facilitar la asimilación, utilizar en emulsión. Contiene las vitaminas A, C y E, además de los minerales selenio y cinc, que protegen el funcionamiento inmunológico.
Vitamin C con bioflavonoids	5.000-10.000 mg al día.	Tienen poderosos efectos antivirales. Aumentan el nivel de la energía del organismo. Utilizar una variedad buffered.
Muy importantes		
Vitamin B complex en inyección más extra vitamin B_6 (pyridoxine) y vitamin B_{12} más raw liver extract o vitamin B complex	2 cc 2 veces por semana durante 1 mes, o según prescripción médica. 1/4 cc 2 veces por semana durante 1 mes, o según prescripción médica. 1 cc 2 veces por semana durante 1 mes, o según prescripción médica. 2 cc 2 veces por semana durante 1 mes, o según prescripción médica. 100 mg 3 veces al día con las comidas.	Esenciales para aumentar la energía y para el funcionamiento normal del cerebro. Las inyecciones (con supervisión médica) son más eficaces. Todos los inyectables se pueden combinar en una sola jeringa. Si no se consigue en inyección o si ya terminó el ciclo de inyecciones, administrar en forma sublingual.
Dimethylglycine (DMG) (Aangamik DMG de FoodScience Labs)	50 mg 3 veces al día.	Aumenta la utilización del oxígeno por parte de los músculos y destruye los radicales libres, que pueden causar daño a las células.
Free-form amino acid complex	Según indicaciones de la etiqueta.	Suministra proteína, esencial para la reparación y la reconstrucción del tejido muscular, y para la correcta función cerebral. Utilizar una fórmula que contenga todos los aminoácidos esenciales.
Grape seed extract	Según indicaciones de la etiqueta.	Este poderoso antioxidante protege a los músculos del daño causado por los radicales libres y aumenta la inmunidad.
Garlic (Kyolic) más Kyo-Green de Wakunaga	2 cápsulas 3 veces al día con las comidas. Según indicaciones de la etiqueta.	Promueve el funcionamiento inmunológico y aumenta la energía. Destruye también los parásitos comunes. Mejora la digestión y limpia el torrente sanguíneo.
Importantes		
Calcium y magnesium o Bone Support de Synergy Plus más potassium y selenium y zinc	2.000 mg al día. 1.000 mg al día. Según indicaciones de la etiqueta. 99 mg al día. 200 mcg al día. 50 mg al día. No tomar más de 100 mg al día de todos los suplementos.	Debe tomarse de manera equilibrada con el magnesio. Necesario para el correcto funcionamiento de todos los músculos, incluyendo el músculo cardíaco. Alivia los espasmos musculares y el dolor. Su deficiencia es común en personas con este trastorno. Contiene calcio, magnesio y otros minerales que ayudan a la absorción. Participa en la correcta función muscular. Importante antioxidante. Necesario para el adecuado funcionamiento del sistema inmunológico.

Capricin de Probiologic	Según indicaciones de la etiqueta.	Combate la cándida, que se asocia con fibromialgia.
DL-phenylalanine (DLPA)	500 mg al día. Tomar en semanas alternas.	Puede ser muy eficaz para controlar el dolor. Aumenta el estado de alerta. *Advertencia:* si está embarazada o lactando, o si sufre de ataques de pánico, diabetes, presión arterial alta o PKU, no debe tomar este suplemento.
Essential fatty acids (black currant seed oil, flaxseed oil y primrose oil son buenas fuentes)	Según indicaciones de la etiqueta, 3 veces al día. Tomar con las comidas.	Protegen las células. Ayudan a reducir el dolor y la fatiga.
Gamma-aminobutyric acid (GABA) o	Según indicaciones de la etiqueta.	Controla la función cerebral y la ansiedad.
GABA Plus de Twinlab	Según indicaciones de la etiqueta.	Contiene GABA, inositol y niacinamida.
L-Leucine más L-isoleucine y L-valine	500 mg al día de cada uno con el estómago vacío. Tomar con agua o jugo. No tomar con leche. Para mejor absorción, tomar con 50 mg de vitamina B_6 y 100 mg de vitamina C.	Aminoácidos que se encuentran principalmente en el tejido muscular. Se consiguen en fórmulas combinadas. *Ver* AMINOÁCIDOS en la Primera Parte.
L-Tyrosine	500-1.000 mg al día a la hora de acostarse.	Alivia la depresión y relaja los músculos. *Advertencia:* si está tomando algún inhibidor MAO para la depresión, no debe utilizar este suplemento.
Melatonin	Según indicaciones de la etiqueta. Tomar 2 horas o menos antes de acostarse.	Promueve el sueño profundo. Las fórmulas de liberación gradual son más eficaces.
Multivitamin y mineral complex más natural carotenoids (Advanced Carotenoid Complex de Solgar)	Según indicaciones de la etiqueta. 15.000 UI al día.	Todos los nutrientes son necesarios de manera equilibrada. Utilizar una fórmula high-potency hipoalergénica.
Ocu-Care de Nature´s Plus	Según indicaciones de la etiqueta.	Contiene nutrientes esenciales que protegen y nutren los ojos.
Raw thymus y raw spleen glandulars más multiglandular complex	Según indicaciones de la etiqueta. Según indicaciones de la etiqueta. Según indicaciones de la etiqueta.	Estimulan el sistema inmunológico. *Ver* TERAPIA GLANDULAR en la Tercera Parte.
Taurine	500 mg al día con el estómago vacío.	Importante antioxidante y regulador del sistema inmunológico. Necesario para la activación de los glóbulos blancos y para la función neurológica.
Vanadyl sulfate	Según indicaciones de la etiqueta.	Protege los músculos y reduce la fatiga corporal.

HIERBAS

❑ El astragalus y la echinacea mejoran el funcionamiento inmunológico.

❑ El black walnut y el ajo sirven para destruir los parásitos.

❑ Los tés de raíz de burdock, dandelion y red clover promueven la curación purificando el torrente sanguíneo y mejorando la función inmunológica. Combine o alterne estos tés, y tome entre cuatro y seis tazas al día.

❑ La aplicación tópica de cayenne (capsicum) en polvo mezclado con aceite de wintergreen alivia el dolor muscular. El cayenne contiene capsaicin, una sustancia que al parecer inhibe la liberación de los neurotransmisores encargados de transmitir la sensación de dolor. Utilice una parte de cayenne en polvo por tres partes de aceite de wintergreen. El cayenne también se puede tomar en cápsula.

❑ El ginkgo biloba mejora la circulación y la función cerebral.

❑ La raíz de licorice refuerza el sistema glandular.

Advertencia: Cuando se exagera su uso, el licorice eleva la presión arterial. Esta hierba no se debe tomar todos los días durante más de una semana seguida. Evite el licorice si su presión arterial es alta.

❑ El milk thistle protege el hígado.

❑ El pau d'arco, en té o en tableta, es provechoso para tratar las infecciones por cándida.

❑ El skullcap y la raíz de valerian mejoran el sueño.

RECOMENDACIONES

❑ Haga una dieta bien balanceada que conste de alimentos crudos y jugos frescos en un 50 por ciento. La dieta debe consistir más que todo en vegetales, frutas, granos enteros (especialmente millet y brown rice), nueces crudas y semillas, pavo o pollo sin piel, y pescado de aguas profundas. Estos alimentos de alta calidad suministran nutrientes que renuevan la energía y fortalece el sistema inmunológico.

❑ Haga cuatro o cinco comidas pequeñas al día para garantizar un ingreso constante de proteínas y carbohidratos, necesarios para el correcto funcionamiento de los músculos. Cuando el organismo no cuenta con suficiente combustible para producir energía, les roba a los músculos los nutrientes esenciales, lo que se traduce en dolor y en pérdida de masa muscular.

❑ Beba abundantes líquidos para eliminar del organismo las toxinas. Las mejores opciones son agua destilada al vapor y tés de hierbas. Los jugos frescos de vegetales aportan vitaminas y minerales necesarios.

❑ Limite su consumo de green peppers, berenjena, tomate y papa blanca. Estos alimentos contienen solanina, que interfiere la actividad de las enzimas en los músculos y puede ocasionar dolor y malestar.

❑ No consuma carne, productos lácteos ni alimentos ricos en grasas saturadas. Las grasas saturadas elevan el colesterol y afectan a la circulación. Además, promueven la reacción inflamatoria y aumentan el dolor. Evite también los alimentos fritos y procesados, los mariscos y los productos a base de harina blanca, como pan y pasta.

❑ Elimine de su dieta la cafeína, el alcohol y el azúcar. Consumir azúcar en cualquier forma — incluidas la fructosa y la miel — propicia la fatiga, aumenta el dolor y altera el sueño. Si estos productos han formado siempre parte de su dieta, es posible que sus síntomas empeoren durante un lapso breve a causa de la "abstención"; sin embargo, usted experimentará después una notable mejoría.

❑ Evite el wheat y el brewer's yeast mientras sus síntomas no hayan mejorado.

❑ Haga ejercicio con regularidad y con moderación. Caminar todos los días durante un rato y luego hacer unos cuantos ejercicios suaves de estiramiento es beneficioso. Si usted ha llevado una vida sedentaria, empiece lentamente y no exagere, pues sus síntomas podrían empeorar. Tenga en cuenta que lo que usted necesita es un poco de ejercicio todos los días y *no* una rutina extenuante dos o tres veces por semana. Cuando su organismo se acostumbre al ejercicio, es muy probable que sus síntomas mejoren.

❑ Descanse lo suficiente. Trate de dormir por lo menos ocho horas cada noche.

❑ A fin de estimular la circulación y aliviar la rigidez que se experimenta por la mañana, dése un baño o una ducha de agua caliente. Una opción es alternar el agua fría y el agua caliente mientras se baña. Investigaciones recientes han demostrado que las duchas de agua fría ayudan a mitigar el dolor de la fibromialgia.

❑ Tome clorofila en tableta o en "green drinks" como Kyo-Green, de Wakunaga of America. Una buena fuente de proteína para tomar entre comidas y mantener un nivel adecuado de energía es Spiru-tein, de Nature's Plus. Este producto también contribuye a reducir el dolor muscular.

ASPECTOS PARA TENER EN CUENTA

❑ Las personas que sufren de dolor crónico, especialmente las que tienen fibromialgia y síndrome de fatiga crónica, tienden a presentar deficiencia de magnesio.

❑ Los analgésicos comunes, como aspirin, acetaminophen e ibuprofen, no suelen ser eficaces para aliviar el dolor propio de la fibromialgia. Entre las cosas más beneficiosas para usted es cuidar su dieta, hacer ejercicio y utilizar suplementos nutricionales.

❑ Diversas enfermedades causan síntomas parecidos a los de la fibromialgia, entre las cuales están anemia, depresión, hepatitis y enfermedad de Lyme. Cualquier persona que experimente dolores musculares y/o fatiga durante más de una o dos semanas debe consultar con el médico. Es probable que la causa sea una enfermedad que requiera tratamiento.

❑ Investigaciones recientes sugieren que en la fibromialgia, en el síndrome de fatiga crónica y en el dolor asociado con estos problemas de salud podría existir sensibilidad a algunas sustancias químicas y/o a determinados alimentos. Esto no sería de extrañar, pues durante los últimos cincuenta años los seres humanos hemos estado expuestos a más químicos que durante el resto de la historia de la humanidad.

❑ Debido a que la malabsorción es frecuente entre los pacientes de fibromialgia, estas personas necesitan cantidades superiores a lo normal de todos los nutrientes. Además, es esencial hacer una dieta adecuada. Se recomienda mantener limpio el colon para liberar el tracto gastrointestinal de mucosidad y desechos, lo que redunda en una mejor absorción de los nutrientes (*ver* LIMPIEZA DEL COLON en la Tercera Parte).

❑ Muchos médicos recetan dosis bajas de antidepresivos para tratar la fibromialgia. A pesar de que esos medicamentos son beneficiosos en algunos casos, pueden producir diversos efectos secundarios, como somnolencia. Otros tratamientos médicos que ayudan a aliviar el dolor en algunos casos son los relajantes musculares y/o los anestésicos locales en espray o en inyección. Los médicos también prescriben a menudo la droga ansiolítica lorazepam (Ativan). Esta droga puede producir pérdida del equilibrio.

❑ La terapia física, las técnicas de relajación, el ejercicio, los masajes, la terapia a base de calor y la biorretroalimentación son provechosos para muchos pacientes de fibromialgia. La terapia a base de masajes es particularmente beneficiosa para mejorar la función muscular y aliviar el dolor. Si a usted le diagnostican fibromialgia, busque un médico que tenga experiencia en el manejo y el tratamiento de esta enfermedad.

❑ Las alergias a los alimentos pueden exacerbar las molestias producidas por muchas enfermedades (*ver* ALERGIAS en la Segunda Parte).

❑ *Ver también* DEPRESIÓN y SÍNDROME DE FATIGA CRÓNICA en la Segunda Parte.

❑ *Ver también* CONTROL DEL DOLOR en la Tercera Parte.

Fiebre del heno

Ver HAY FEVER.

Fibrosis quística

La fibrosis quística es la enfermedad hereditaria más frecuente entre los estadounidenses de ascendencia europea — en especial, del norte y el occidente de Europa — y afecta aproximadamente a treinta mil personas. Aunque se presenta en personas de todos los grupos étnicos, es muchísimo más común en las personas de origen caucásico (su incidencia se calcula en una de cada dos mil cuatrocientas personas) que en los estadounidenses de origen africano (una de cada diecisiete mil personas). Esta enfermedad afecta prácticamente al mismo número de hombres que de mujeres.

El origen de la fibrosis quística es un defecto en un gen que codifica las instrucciones para una proteína que regula la entrada y la salida de sodio de las células de las glándulas exocrinas. En la mayoría de las personas que tienen fibrosis quística, las instrucciones genéticas omiten sólo uno de los mil cuatrocientos ochenta aminoácidos que constituyen la proteína; es decir, una falla mínima pero devastadora, pues afecta a muchas glándulas del organismo, entre ellas al páncreas, a las glándulas sudoríparas y a las glándulas de los sistemas digestivo y respiratorio.

Los síntomas de la fibrosis quística aparecen temprano en la vida. Las glándulas de los pulmones y de los bronquios producen grandes cantidades de mucosidad espesa y pegajosa que bloquea las vías pulmonares y atrapa bacterias nocivas, lo que da por resultado tos y respiración asmática crónicas, dificultades respiratorias e infecciones pulmonares recurrentes. Esas secreciones espesas obstruyen la liberación de enzimas pancreáticas, lo que deriva tanto en alteraciones digestivas como en malabsorción de los nutrientes y, en especial, en dificultad para metabolizar las grasas. Se puede presentar malnutrición, pues la falta de importantes enzimas digestivas impide que los nutrientes de los alimentos se absorban de manera apropiada. A su vez, esto puede producir dolor después de comer y, en el caso de los niños, impedir que aumenten de peso normalmente.

Las personas que sufren de fibrosis quística también pierden cantidades excesivas de sal a través de las glándulas sudoríparas. Estas personas suelen sudar profusamente y el sudor presenta concentraciones anormalmente altas de sodio, potasio y sales del ácido clorhídrico. Otros signos de fibrosis quística son deformación de los dedos de las manos y de los pies (a causa de la mala circulación), infertilidad; deposiciones voluminosas, grasosas y fétidas, y sabor salado en la piel. La persona puede presentar uno solo de estos síntomas, o todos.

El gen responsable de la fibrosis quística fue identificado en 1989. Todas las células humanas (excepto los glóbulos rojos de la sangre, los óvulos y los espermatozoides) contienen dos copias de este gen, porque de cada uno de los padres se hereda una. La fibrosis quística se presenta cuando las dos copias son anormales. Cuando una sola copia es anormal, pero la otra es normal, se dice que el individuo es portador. Ese individuo no manifiesta señales de fibrosis quística, pero puede transmitirle a su descendencia un gen defectuoso. Cuando los dos padres son portadores, la probabilidad de que el hijo herede la enfermedad es de uno a cuatro; la probabilidad de que se vea completamente libre del gen mutante también es de uno a cuatro, y la probabilidad que que sea portador (como sus padres) es de uno a dos. En Estados Unidos hay alrededor de ocho millones de personas que son portadoras de la enfermedad.

La identificación del gen responsable de la fibrosis quística les ha permitido a los investigadores empezar a desarrollar nuevos tratamientos y técnicas de diagnóstico. Actualmente una prueba permite determinar la presencia de genes defectuosos analizando células extraídas del interior de la mejilla. La presencia tanto de genes normales como de genes mutantes indica que el individuo es portador de la enfermedad. Si sólo presenta genes mutantes, el individuo sufre de fibrosis quística.

La prueba que más se utiliza para detectar la presencia de esta enfermedad es la de electrólitos en el sudor. Esta prueba determina si la piel contiene cantidades excesivas de electrólitos (sales minerales cargadas eléctricamente), lo cual es muy frecuente en los pacientes de fibrosis quística. Cuando un niño que se alimenta adecuadamente no aumenta de peso, o cuando sufre de infecciones respiratorias recurrentes, lo más indicado es hacerle una prueba de sudor. Los exámenes para detectar la fibrosis quística se recomiendan hoy en día sólo para las personas con antecedentes familiares o con síntomas claros de la enfermedad.

A menos que se diga otra cosa, las dosis que se recomiendan a continuación son para adultos. La dosis para los jóvenes de doce a diecisiete años debe equivaler a tres cuartas partes de la cantidad recomendada. La dosis para los niños de seis a doce años debe ser la mitad de la cantidad recomendada y la dosis para los menores de seis años, la cuarta parte.

NUTRIENTES

SUPLEMENTOS	DOSIS SUGERIDAS	COMENTARIOS
Muy importantes		
Pancreatin	Según indicaciones de la etiqueta. Tomar con las comidas.	Necesario para la digestión de la proteína.
Proteolytic enzymes	Según indicaciones de la etiqueta, con el estómago vacío. Tomar entre comidas.	Ayudan a la digestión, controlan la infección y aclaran las secreciones pulmonares.
Vitamin B complex más extra vitamin B$_2$ (riboflavin)	100 mg 3 veces al día con las comidas. 50 mg 3 veces al día.	Ayudan a la digestión, a la curación y a la reparación de los tejidos.
Vitamin B$_{12}$	1.000 mcg 3 veces al día con el estómago vacío.	Necesario para la adecuada digestión y asimilación de los nutrientes, incluyendo el hierro. Utilizar lozenges o administrar en forma sublingual o en espray.
Vitamin C	3.000-6.000 mg al día divididos en varias tomas.	Repara los tejidos. Provechoso para la función inmunológica.
Vitamin K o alfalfa	100 mcg 2 veces al día.	Su deficiencia es común en personas con este trastorno. Necesario para una buena digestión. *Ver* Hierbas más adelante.
Importantes		
Protein supplement	Según indicaciones de la etiqueta.	Necesario para la curación. Utilizar proteína derivada de fuentes vegetales, o un complejo de aminoácidos en estado libre.
Essential fatty acids (primrose oil es buena fuente)	Según indicaciones de la etiqueta.	Alivian la inflamación.

Vitamin A	50.000 UI al día. Si está embarazada, no debe tomar más de 10.000 UI al día.	Repara los tejidos y estimula el sistema inmunológico. Para dosis altas, la emulsión facilita la asimilación y brinda mayor seguridad.
más natural beta-carotene o carotenoid complex (Betatene)	25.000 UI al día. Según indicaciones de la etiqueta.	Precursores de la vitamina A.
Vitamin E emulsion o capsules	400-1.000 UI al día. Empezar con 100-200 UI al día y aumentar lentamente hasta 400-1.000 UI al día.	Antioxidantes necesarios para la reparación de los tejidos. Para dosis altas, la emulsión facilita la asimilación y brinda mayor seguridad.
Zinc	50 mg al día. No tomar más de 100 mg al día de todos los suplementos.	Importante para la función inmunológica y la curación de los tejidos. Para mejor absorción, utilizar lozenges de zinc gluconate u OptiZinc.

Provechosos

Coenzyme Q10	100 mg al día.	Estimulante del sistema inmunológico.
Copper y selenium	3 mg al día. 200 mcg al día.	Niveles bajos de cobre y selenio se han asociado con fibrosis quística.
Kyo-Green de Wakunaga o chlorophyll	Según indicaciones de la etiqueta. Según indicaciones de la etiqueta.	Proporcionan minerales y clorofila, necesarios para controlar la infección.
L-Cysteine y L-methionine	500 mg de cada uno 2 veces al día, con el estómago vacío. Tomar con agua o jugo. No tomar con leche. Para mejor absorción, tomar con 50 mg de vitamina B6 y 100 mg de vitamina C.	Necesarios para la reparación del tejido pulmonar y para proteger el hígado. Ver AMINOÁCIDOS en la Primera Parte.
Raw pancreas y raw spleen y raw thymus glandulars	Según indicaciones de la etiqueta. Según indicaciones de la etiqueta. Según indicaciones de la etiqueta.	Alivian la inflamación. Ver TERAPIA GLANDULAR en la Tercera Parte.
Vitamin D	400 UI al día.	Ayuda a proteger los pulmones.

HIERBAS

❑ Una fórmula china a base de hierbas que se recomienda para la fibrosis quística es ClearLungs, de Natural Alternatives.

❑ Entre las hierbas beneficiosas para esta enfermedad están echinacea, ginger, goldenseal y té de yarrow.

❑ El extracto de alfalfa suministra vitamina K y minerales necesarios, de los cuales suelen presentar deficiencia las personas que sufren de fibrosis quística por sus problemas de absorción. También es una buena fuente de clorofila.

RECOMENDACIONES

❑ El 75 por ciento de su dieta debe constar de frutas y vegetales crudos, nueces crudas y semillas.

❑ Asegúrese de ingerir una cantidad suficiente de calorías, proteínas y demás nutrientes. Los requerimientos nutricionales de la gente que sufre de fibrosis quística son hasta 50 por ciento más altos de lo normal. Tome suplementos por su aporte de enzimas, vitaminas y minerales necesarios.

❑ Incluya en su dieta alimentos ricos en germanio, como ajo, hongos shiitake y cebolla. El germanio mejora la oxigenación de los tejidos a nivel celular.

❑ Durante el verano tome líquidos en abundancia y aumente su consumo de sal.

❑ No consuma alimentos que estimulen las secreciones de las membranas mucosas. Los alimentos cocidos y procesados generan excesiva acumulación de mucosidad y agotan la energía del organismo. Estos alimentos son más difíciles de digerir. No consuma productos de origen animal, productos lácteos, alimentos procesados, azúcar ni productos que contengan harina blanca.

❑ Cuando tenga que tomar antibióticos, tome acidophilus para reemplazar las bacterias "amigables".

ASPECTOS PARA TENER EN CUENTA

❑ Diversas drogas sirven para controlar los síntomas de la fibrosis quística. Los antibióticos se utilizan para controlar las infecciones a las cuales son propensos los pacientes de fibrosis quística, especialmente las infecciones por *Pseudomonas aeruginosa*, un microbio que es atraído a la mucosidad pegajosa de los pulmones. Un medicamento que contiene una combinación de enzimas digestivas y que les suelen prescribir a las personas con fibrosis quística y otras afecciones pancreáticas es pancrelipase (Viokase). Sólo se consigue con receta médica. Muchas personas también toman drogas antiinflamatorias, como ibuprofen (Advil y Nuprin, entre otras), naproxen (Naprosyn) o prednisone (Deltasone, entre otras).

❑ El futuro del tratamiento para la fibrosis quística puede radicar en la terapia genética. En laboratorio, los genes normales de fibrosis quística se han introducidos exitosamente en células de personas que tienen la enfermedad. Experimentos con ratas han demostrado que reemplazar los genes defectuosos por genes normales en apenas el 10 por ciento de las células del recubrimiento de los pulmones mejora la función pulmonar. Sin embargo, como este procedimiento no produce cambios en los genes de las células del sistema reproductivo, el defecto se sigue transmitiendo a la descendencia.

❑ Actualmente se está sometiendo a prueba para el tratamiento de la fibrosis quística el medicamento amiloride (Midamor, Moduretic), que se utiliza para complementar algunos tratamientos con diuréticos. Se cree que aclara las secreciones pulmonares bloqueando la reabsorción del sodio por parte de las células del pulmón. Otra sustancia cuya eficacia para el tratamiento de la fibrosis quística está siendo sometida a prueba en la actualidad es deoxyribonuclease (DNase), una proteína que se administra en aerosol para aclarar las secreciones y despejar los pulmones. Estudios sugieren que su uso podría reducir de manera significativa el riesgo de muerte, así como también el tiempo de hospitalización en pacientes de fibrosis quística.

❑ Bajos niveles de selenio y de vitamina E se han asociado con fibrosis quística y con cáncer.

❑ Para obtener mayor información sobre la fibrosis quística, comuníquese con Cystic Fibrosis Foundation, 6931 Arlington Road, Bethesda, MD 20814; teléfono 800-FIGHT-CF.

Fiebre

La fiebre es el aumento de la temperatura corporal. No es una enfermedad, sino un síntoma de enfermedad.

La temperatura normal del cuerpo es entre 98°F y 99°F. No es preciso preocuparse a menos que la temperatura supere los 102°F en una persona adulta, o los 103°F en un niño. De hecho, la fiebre suele ser provechosa para el organismo, ya que es un mecanismo de defensa que se activa para destruir microbios perjudiciales. Una parte del cerebro llamada hipotálamo regula la temperatura corporal controlando la pérdida de calor, en especial de la piel. Cuando microbios destructivos o células tumorales invaden el organismo, las células del sistema inmunológico que se aprestan a combatirlos liberan proteínas para indicarle al hipotálamo que debe elevar la temperatura.

No obstante, hay situaciones en las cuales la fiebre puede ocasionar problemas. Una fiebre moderadamente alta puede representar un riesgo para las personas que tienen problemas cardíacos, pues se acelera el latido cardíaco y el corazón debe trabajar más, lo que puede conducir a irregularidad del ritmo cardíaco, dolores en el pecho o, incluso, ataque cardíaco. La fiebre demasiado alta durante el primer trimestre de embarazo puede provocar defectos de nacimiento en el feto. La fiebre que pasa de 105°F, especialmente durante períodos prolongados, puede producir deshidratación y lesión cerebral. Además, la fiebre produce malestar.

A menos que se especifique otra cosa, las dosis recomendadas son para personas adultas. A los jóvenes de doce a dieciseise años se les debe administrar el equivalente a tres cuartas partes de la cantidad recomendada. A los niños de seis a doce años se les debe dar la mitad de la dosis recomendada y a los menores de seis, la cuarta parte.

NUTRIENTES

SUPLEMENTOS	DOSIS SUGERIDAS	COMENTARIOS
Muy importantes		
Vitamin A emulsion o capsules	Según indicaciones de la etiqueta. Para adultos: 50.000 UI al día por 1 semana. Luego reducir hasta 25.000 UI al día. Para niños mayores de 2 años: 1.000-10.000 UI al día. Si está embarazada, no debe tomar más de 10.000 UI al día.	Esenciales para el funcionamiento del sistema inmunológico. Necesarios para combatir la infección y fortalecer el sistema inmunológico. Se recomienda en emulsión, pues ésta entra en el organismo más rápidamente.
Dioxychlor de American Biologics	Administrar en forma sublingual, según indicaciones de la etiqueta.	Importante agente antibacteriano, antifúngico y antiviral.
Infla-Zyme Forte de American Biologics	Según indicaciones de la etiqueta.	Este poderoso complejo enzimático balanceado modera la reacción inflamatoria.
Importantes		
Bio-Bifidus de American Biologics	Según indicaciones de la etiqueta.	Reemplaza la flora intestinal, y mejora la eliminación y la asimilación.
Free-form amino acid complex	Según indicaciones de la etiqueta, 3 veces al día. Tomar con el estómago vacío. Para mejor absorción, tomar con 50 mg de vitamina B₆ y 50 mg de vitamina C.	Esta proteína de fácil absorción ayuda a reparar los tejidos que han sufrido daño por la fiebre.
Taurine Plus de American Biologics	Según indicaciones de la etiqueta.	Importante antioxidante y regulador inmunológico, necesario para la activación de los glóbulos blancos y para la función neurológica. Administrar en forma sublingual.
Vitamin C	5.000-20.000 mg al día divididos en varias tomas. *Ver* FLUSH DE ÁCIDO ASCÓRBICO en la Tercera Parte.	Elimina las toxinas y baja la fiebre. El calcium ascorbate es conveniente para los niños, porque no produce diarrea fuerte.
Provechosos		
Garlic (Kyolic)	2 cápsulas 3 veces al día.	Antibiótico natural y poderoso estimulante del sistema inmunológico.
Royal jelly	Según indicaciones de la etiqueta, 3 veces al día.	Tiene propiedades antifúngicas. Mejora la función adrenal.
Spiru-tein de Nature's Plus	Según indicaciones de la etiqueta. Tomar entre comidas.	Esta bebida de proteína contiene todos los aminoácidos, las vitaminas y los minerales necesarios para la nutrición.

HIERBAS

❑ Para bajar la fiebre, hágase enemas de té de catnip dos veces al día. Estos enemas también alivian el estreñimiento y la congestión, que contribuyen a elevar la temperatura del organismo. *Ver* ENEMAS en la Tercera Parte.

❑ Tomar té o extracto de catnip con dandelion y lobelia es provechoso para bajar la fiebre. La lobelia se puede utilizar sola. Para bajar la fiebre es útil tomar media cucharadita de extracto o tintura de lobelia cada cuatro horas. Si se presenta alteración estomacal, se debe reducir la dosis a un cuarto de cucharadita.

Advertencia: No se debe tomar lobelia de manera permanente.

❑ La raíz de echinacea se puede utilizar en cataplasma para

bajar la fiebre (*Ver* UTILIZACIÓN DE CATAPLASMAS en la Tercera Parte).

❑ Combinar hyssop, raíz de licorice, thyme y té de yarrow sirve para bajar la fiebre.

Advertencia: No tome licorice todos los días durante más de una semana seguida. Evite esta hierba por completo si su presión arterial es alta.

❑ Otras hierbas beneficiosas son blackthorn, echinacea, semilla de fenugreek, feverfew, ginger y raíz de poke.

Advertencia: La hierba feverfew no se debe utilizar durante el embarazo.

RECOMENDACIONES

❑ Mientras tenga fiebre, descanse mucho. Evite los cambios bruscos de temperatura. Consuma grandes cantidades de líquidos para evitar la deshidratación y eliminar las toxinas.

❑ Mientras tenga fiebre, tome muchos jugos y agua destilada, pero evite los alimentos sólidos.

❑ Mientras tenga fiebre, no tome suplementos que contengan hierro o cinc. Cuando hay infección, el organismo trata de "ocultar" el hierro en los tejidos en un esfuerzo por impedir que el organismo infeccioso lo aproveche para nutrirse. Por tanto, tomar suplementos que contienen hierro le impone un esfuerzo adicional al organismo, que está dedicado a combatir la infección. Cuando hay fiebre, el cinc no se absorbe correctamente.

❑ Mientras la fiebre no suba mucho (por encima de 102°F), deje que evolucione normalmente. La fiebre ayuda a combatir las infecciones y a eliminar las toxinas.

❑ Cuando la temperatura supere los 102°F (103°F en los niños), tome medidas para reducir la fiebre y consulte con el médico. Podría ser señal de que la infección se está agravando.

❑ Para enfriar el cuerpo, dése baños de agua fría con esponja. No utilice alcohol para friccionar, pues genera emanaciones malsanas.

❑ Busque ayuda médica de inmediato si su fiebre se relaciona con cualquiera de las siguientes condiciones:

- Micción frecuente, sensación de ardor al orinar, o sangre en la orina.
- Dolor concentrado en un área del abdomen.
- Escalofrío, o alternancia de sudor y escalofrío.
- Dolor de cabeza severo y vómito.
- Diarrea acuosa y abundante durante más de veinticuatro horas.
- Inflamación de las glándulas o erupción.

❑ Nunca le dé aspirin a un niño que esté con fiebre (*ver* SÍNDROME DE REYE en la Segunda Parte).

ASPECTOS PARA TENER EN CUENTA

❑ Los síntomas parecidos a los de la influenza que se presentan de manera recurrente o permanente pueden relacionarse con diabetes (especialmente en los niños), hepatitis, enfermedad de Lyme o mononucleosis (especialmente en los adolescentes). *Ver* DIABETES, ENFERMEDAD DE LYME, HEPATITIS, MONONUCLEOSIS y/o SÍNDROME DE FATIGA CRÓNICA en la Segunda Parte.

❑ El ejercicio vigoroso hace que la temperatura se eleve transitoriamente, pues los músculos generan calor más rápido de lo que el organismo puede gastarlo.

Fiebre reumática

La fiebre reumática es una secuela de las infecciones por estreptococos. Se desarrolla de manera característica después de que el individuo ha tenido mal de garganta por estreptococo, amigdalitis, fiebre escarlatina o infección en los oídos. La fiebre reumática afecta especialmente a los niños de tres a dieciocho años. Puede afectar a una sola parte del cuerpo, o a varias, entre ellas el corazón, el cerebro y las articulaciones. Cuando el corazón resulta afectado, una o más válvulas cardíacas pueden sufrir daño permanente.

Los primeros síntomas de la fiebre reumática son dolor, inflamación y rigidez en una articulación grande, como la rodilla, además de fiebre. El dolor y el edema pueden pasar de una articulación a otra y pueden ir acompañados de erupción en la piel. Después de un episodio, la enfermedad tiende a presentarse de nuevo.

A menos que se especifique otra cosa, las dosis recomendadas son para personas mayores de dieciocho años. A los jóvenes de doce a diecisiete años se les debe administrar el equivalente a tres cuartas partes de la cantidad recomendada; a los niños de seis a doce años, la mitad y a los menores de seis años, la cuarta parte.

NUTRIENTES

SUPLEMENTOS	DOSIS SUGERIDAS	COMENTARIOS
Importantes		
Acidophilus	Según indicaciones de la etiqueta. Tomar con el estómago vacío.	Especialmente importante cuando se prescriben antibióticos. Para adultos.
o Bifido Factor de Natren	Según indicaciones de la etiqueta.	
o LifeStart de Natren	Según indicaciones de la etiqueta.	Para niños.
Garlic (Kyolic)	2 cápsulas 3 veces al día.	Antibiótico natural.
L-Carnitine	500 mg 2 veces al día con el estómago vacío.	Protege el corazón.
L-Methionine	500 mg al día con el estómago vacío. Tomar con agua o jugo. No tomar con leche. Para mejor absorción, tomar con 50 mg de vitamina B$_6$ y 100 mg de vitamina C.	Importante combatiente de los radicales libres. *Ver* AMINOÁCIDOS en la Primera Parte.

Vitamin C	5.000-20.000 mg al día divididos en varias tomas. *Ver* FLUSH DE ÁCIDO ASCÓRBICO en la Tercera Parte.	Estimula la función inmunológica y ayuda a reducir el dolor y la inflamación.

Provechosos		
Calcium más magnesium	1.500 mg al día. 1.000 mg al día.	Estos importantes nutrientes actúan juntos. Utilizar variedades chelate.
Coenzyme Q$_{10}$	100 mg al día.	Estimula la función inmunológica.
Concentrace de Trace Minerals Research	Según indicaciones de la etiqueta.	Proporciona microminerales, necesarios para la salud de los huesos y de las articulaciones. Aumenta la energía.
Dimethylsulfoxide (DMSO)	Aplicar tópicamente, según indicaciones de la etiqueta.	Alivia el dolor de las articulaciones. Este suplemento no se les debe dar a los niños. Utilizar únicamente el DMSO que se consigue en los health food stores.
Flaxseed oil	Según indicaciones de la etiqueta.	Reduce el dolor y la inflamación.
Free-form amino acid complex	Según indicaciones de la etiqueta.	Suministra proteína, necesaria para fortalecer el organismo y reparar los tejidos. Utilizar una fórmula que contenga todos los aminoácidos esenciales.
Joint Support de Now Foods	Según indicaciones de la etiqueta.	Contiene vitaminas, minerales y hierbas que nutren y protegen las articulaciones.
Kelp	1.000-1.500 mg al día.	Contiene nutrientes esenciales.
Multivitamin y mineral complex	Según indicaciones de la etiqueta.	Mantiene el equilibrio de todos los nutrientes necesarios.
Proteolytic enzymes	Según indicaciones de la etiqueta. Tomar entre comidas.	Importantes antioxidantes.
Raw thymus glandular	500 mg 2 veces al día.	Estimula la respuesta inmunológica.
Vitamin A más natural beta-carotene o carotenoid complex (Betatene)	10.000 UI al día. 15.000 UI al día. Según indicaciones de la etiqueta.	Importantes antioxidantes. Para facilitar la asimilación, utilizar en emulsión.
Vitamin B complex	50 mg 3 veces al día.	Favorece la curación y mejora la función inmunológica.
Vitamin D o cod liver oil	400 UI o más al día. Según indicaciones de la etiqueta.	Necesario para la curación y la absorción de los minerales, en especial del calcio.
Vitamin E emulsion o capsules	800 UI al día. Empezar con 200 UI al día y aumentar lentamente hasta 800 UI al día.	Aumentan la oxigenación de los tejidos y bajan la fiebre. Para facilitar la asimilación, se recomienda la emulsión.

HIERBAS

❑ Bayberry bark, raíz de burdock, milk thistle, nettle, pau d'arco, sage y yellow dock purifican la sangre, combaten la infección y ayudan a la recuperación después del trauma de la enfermedad.

Advertencia: No utilice sage si sufre de convulsiones de cualquier tipo.

❑ Las hojas de birch y la lobelia mitigan el dolor.

Advertencia: No se debe tomar lobelia de manera permanente.

❑ El té de catnip es un tónico del sistema nervioso. Se puede utilizar en enema para reducir la fiebre. *Ver* ENEMAS en la Tercera Parte.

❑ La echinacea, la hoja de hawthorn, el myrrh gum y el red clover desintoxican la sangre y le restan acidez.

❑ El dandelion ha sido utilizado desde hace muchísimo tiempo para combatir la fiebre.

❑ El goldenseal es un antibiótico natural.

Advertencia: No se debe tomar goldenseal todos los días durante más de una semana seguida, y se debe evitar durante el embarazo. Se debe utilizar con cuidado si se es alérgico al ragweed.

❑ Aplíquese compresas de aceite de wintergreen en el pecho para aliviar el dolor.

RECOMENDACIONES

❑ Tome abundante agua destilada y jugos frescos.

❑ No consuma alimentos sólidos mientras tenga fiebre y dolor en las articulacines. Luego, haga una dieta ligera que incluya frutas y vegetales frescos, yogur, cottage cheese y jugos de fruta.

❑ Mientras se esté recuperando, no consuma cafeína, bebidas gaseosas, alimentos fritos, procesados o refinados, sal ni azúcar en ningúna forma. Estos alimentos retrasan la curación.

❑ Para recuperarse es fundamental que descanse mucho en cama.

❑ Si el médico le prescribe antibióticos, tome acidophilus para reemplazar las bacterias "amigables". Los antibióticos pueden ser necesarios para combatir la infección por estreptococos y para evitar que el corazón sufra daño permanente. Sin embargo, los antibióticos y el acidophilus no se deben tomar al mismo tiempo.

ASPECTOS PARA TENER EN CUENTA

❑ La terapia a base de masajes y el ejercicio suave, como el yoga, ayudan a prevenir la atrofia muscular que se suele presentar cuando hay que permancer en cama durante períodos largos.

❑ *Ver también* ARTRITIS, DOLOR DE GARGANTA y/o FIEBRE en la Segunda Parte.

Flatulencia

Ver Gases en PROBLEMAS RELACIONADOS CON EL EMBARAZO.

Flebitis

Ver TROMBOFLEBITIS.

Flu

La influenza, mejor conocida como "flu", es una infección viral altamente contagiosa del tracto respiratorio superior. Debido a que esta infección se puede propagar fácilmente al toser o al estornudar, las epidemias de flu son muy comunes, especialmente en los meses de invierno. Más de doscientos virus diferentes producen resfriado e influenza. Como las cepas de estos virus cambian permanentemente, la vacunación contra el flu ha tenido un éxito moderado a la hora de prevenir brotes de esta enfermedad.

Los síntomas del flu se parecen mucho a los del resfriado común: dolor de cabeza, fatiga, dolores en el cuerpo y fiebre. Además, no es raro sentir un calor insoportable y, a continuación, escalofrío y temblor. La influenza suele producir resequedad de la garganta y tos; también se pueden presentar náuseas y vómito. La persona que tiene flu se siente tan débil y tan incómoda que pierde el apetito y la energía.

Aunque el flu casi nunca es peligroso para los adultos saludables menores de sesenta años, sí vuelve a la persona más susceptible a la neumonía, a las infecciones de los oídos y a los problemas de los senos nasales. Entre las personas mayores de sesenta y cinco años, las infecciones respiratorias graves, como neumonía e influenza, son la quinta causa de muerte. Por este motivo, es indudable que la influenza es una infección grave para las personas de edad avanzada.

NUTRIENTES

SUPLEMENTOS	DOSIS SUGERIDAS	COMENTARIOS
Esenciales		
ACES + Zinc de Carlson Labs	Según indicaciones de la etiqueta.	Contiene vitaminas A, C y E, además de selenio y cinc. Tomar este suplemento con lozenges de cinc, como se indica más adelante.
Vitamin A	15.000 UI al día. Si está embarazada, no debe tomar más de 10.000 UI al día.	Poderoso antioxidante y estimulante del sistema inmunológico.
más natural beta-carotene o carotenoid complex (Betatene)	15.000 UI al día. Según indicaciones de la etiqueta.	Precursores de la vitamina A.
Vitamin C con bioflavonoids	5.000-20.000 mg al día divididos en varias tomas. *Ver* FLUSH DE ÁCIDO ASCÓRBICO en la Tercera Parte.	Fortalecen el sistema inmunológico aumentando la cantidad y la calidad de los glóbulos blancos. Administrar vitamina C buffered o calcium ascorbate a los niños.
Zinc lozenges (Ultimate Zinc-C Lozenges de Now Foods)	Para adultos y niños mayores de 6 años: tomar 1 lozenge de 15 mg cada 2 horas por 2 días, con los primeros síntomas de flu. Luego reducir la dosis hasta 80 mg o menos al día.	Estos poderosos estimulantes del sistema inmunológico nutren las células. Mantener a la mano y utilizar con los primeros síntomas.
Importantes		
Free-form amino acid complex	Según indicaciones de la etiqueta.	Ayuda a reparar los tejidos y a controlar la fiebre. El organismo absorbe rápidamente los aminoácidos en estado libre.
Garlic (Kyolic)	2 cápsulas 3 veces al día.	Tiene propiedades antivirales y antibacterianas.
L-Lysine	500 mg al día con el estómago vacío. Tomar con agua o jugo. No tomar con leche. Para mejor absorción, tomar con 50 mg de vitamina B$_6$ y 100 mg de vitamina C.	Ayuda a combatir la infección viral. Previene los fuegos en la boca y alrededor de ella, comunes cuando hay enfermedades que estresan al organismo. *Ver* AMINOÁCIDOS en la Primera Parte. *Advertencia:* no se debe tomar lisina durante más de seis meses seguidos.
Provechosos		
Bifido Factor de Natren o LifeStart de Natren	Según indicaciones de la etiqueta. Según indicaciones de la etiqueta.	Para adultos. Reemplaza las bacterias "amigables" y actúa como antibiótico. Para infantes y niños.
ClearLungs de Natural Alternatives		*Ver* Hierbas más adelante.
Dioxychlor de American Biologics	10-20 gotas en forma sublingual, 1-2 veces al día. Agregar también 20 gotas a 1 onza de agua y aplicar el contenido de un cuentagotas en cada fosa nasal todos los días.	Importante agente antibacteriano, antifúngico y antiviral. Especialmente provechoso para las personas de edad avanzada.
Fenu-Thyme de Nature´s Way		*Ver* Hierbas más adelante.
Maitake o shiitake o reishi	Según indicaciones de la etiqueta. Según indicaciones de la etiqueta. Según indicaciones de la etiqueta.	Estimulan el sistema inmunológico y combaten las infecciones virales.
Multivitamin y mineral complex con vitamin B complex y selenium	100 mg al día. 100-200 mcg al día.	Todas las vitaminas son necesarias para la curación. Necesario para todas las funciones celulares y enzimáticas. Reduce el estrés que causa la infección viral. Aumenta la capacidad del organismo de combatir la infección estimulando la respuesta inmunológica.

HIERBAS

❏ Para bajar la fiebre, hágase enemas de té de catnip y tome entre un cuarto y media cucharadita de tintura de lobelia cada tres a cuatro horas mientras tenga fiebre. Este remedio también es provechoso para los niños.

Advertencia: Evite esta mezcla si está embarazada o lactando. Tampoco se le debe dar a los niños menores de un año. La lobelia no se debe tomar de manera permanente.

❏ Entre las hierbas que alivian el flu están echinacea, ginger, goldenseal, pau d'arco, slippery elm y té de yarrow. Para despejar las vías nasales es beneficioso combinar té de peppermit con cualquiera de estos tés de hierbas.

Advertencia: No tome goldenseal todos los días durante más de una semana seguida, y evítelo durante el embarazo. Se debe utilizar con cautela cuando se es alérgico al ragweed.

❏ Para los niños son recomendables la echinacea sin alcohol y el goldenseal combination extract. Déle al niño entre cuatro y seis gotas de goldenseal combination extract en agua o jugo cada cuatro horas durante tres días. La echinacea es muy eficaz para aumentar las defensas naturales del organismo. El goldenseal es una antibiótico natural que ayuda a aliviar la congestión.

❏ El cayenne (capsicum) ayuda a que las secreciones fluyan, lo que previene la congestión y el dolor de cabeza. Agregue una pizca de polvo de cayenne a las sopas y a otros alimentos.

❏ El producto ClearLungs, de Natural Alternatives, es una combinación herbal que reduce la inflamación y protege los pulmones. Tome dos cápsulas tres veces al día.

❏ Al primer signo de tos, introdúzcase y mantenga en la boca durante cinco a diez minutos el contenido de un cuentagotas de echinacea sin alcohol y extracto de goldenseal. Para evitar que el virus se multiplique, haga esto cada hora durante tres o cuatro horas.

❏ La ephedra (ma huang) es beneficiosa para aliviar la congestión y la tos.

Advertencia: No utilice esta hierba si sufre de ansiedad, glaucoma, enfermedad cardíaca, presión arterial alta o insomnio. Evítela también si está tomando algún inhibidor MAO para la depresión.

❏ El aceite de eucalipto es útil para la congestión. Agregue cinco gotas al agua caliente de la bañera, o seis gotas a una taza de agua hirviendo, póngase una toalla en la cabeza e inhale el vapor.

❏ El fenugreek ablanda las flemas y las secreciones, y el slippery elm las elimina del organismo.

❏ El producto Fenu-Thyme, de Nature's Way, acelera la curación pues aclara la mucosidad de los senos nasales, lo que permite que fluya con facilidad.

❏ Para la tos y el dolor de garganta, mezcle una cucharada de polvo de slippery elm bark en una taza de agua hirviendo y media taza de miel. Tome una cucharadita de esta mezcla cada tres a cuatro horas. Se puede tomar caliente o fría.

RECOMENDACIONES

❏ Para prevenir la deshidratación y purificar el organismo de toxinas, tome abundantes líquidos, especialmente jugos frescos, tés de hierbas, sopas y agua de buena calidad.

❏ Tome sopa caliente de pollo o de pavo. Este tradicional remedio de las abuelas sigue dando buenos resultados hoy en día. Agréguele a la sopa una pizca de cayenne pepper para prevenir o aliviar la congestión.

❏ Duerma y descanse lo más que pueda.

❏ Tome té de kombucha. Esta bebida tiene propiedades antivirales e inmunoestimulantes. *Ver* PREPARACIÓN DEL TÉ DE KOMBUCHA en la Tercera Parte.

❏ No utilice aspirin chewing gum ni haga gargarismos de aspirin para tratar el dolor de garganta. Cuando se aplica directamente en las membranas mucosas, la aspirin no reduce el dolor y, en cambio, puede producir irritación.

❏ El cinc no se debe tomar junto con frutas o jugos cítricos, pues disminuye su eficacia. En cambio, conviene consumir muchas frutas de otra clase.

❏ No le dé aspirin a un niño que tenga flu. Tratar una enfermedad viral con aspirin se ha relacionado con el síndrome de Reye, una complicación potencialmente peligrosa (*ver* SÍNDROME DE REYE en la Segunda Parte).

❏ Si usted toma bebidas alcohólicas así sea ocasionalmente, o si tiene alguna enfermedad hepática o renal, tenga cuidado con el analgésico acetaminophen (Tylenol y Datril, entre otros). La combinación de alcohol y acetaminophen se ha asociado con graves problemas hepáticos.

❏ Si usted es mayor de sesenta y cinco años, visite a su médico. El flu puede ocasionar complicaciones graves en las personas de este grupo de edad.

ASPECTOS PARA TENER EN CUENTA

❏ Los antibióticos no son eficaces para curar enfermedades como el flu. La mejor manera de curarse del flu o de otras enfermedades infecciosas es atacarlas directamente fortaleciendo el sistema inmunológico. Las glándulas adrenales y el timo son el centro energético del sistema inmunológico. Cuando un individuo se está enfermando o cuando está enfermo, su organismo se encuentra bajo los efectos del estrés, y el estrés pone a prueba al sistema inmunológico. Investigadores han encontrado una relación entre el estrés sicológico y la vulnerabilidad al resfriado y a la influenza.

❏ Nosotros no somos partidarios de las vacunas para el flu. Su eficacia es cuestionable y sus efectos secundarios pueden ser aún peores que la misma influenza. Es mucho mejor y más seguro fortalecer el sistema inmunológico.

❏ La dislexia, un problema de aprendizaje, al parecer se presenta con más frecuencia entre los bebés que nacen durante el verano que entre los que nacen en otras épocas del año. Algunos investigadores sugieren que esto se podría relacionar con la influenza que es común en los meses de invierno, y de la cual no se escapan las mujeres embarazadas. Las mujeres embarazadas deben procurar minimizar su exposición al virus.

❑ Los niños que contraen influenza a menudo deben someterse a exámenes para determinar si tienen alteraciones tiroideas (ver HIPOTIROIDISMO en la Segunda Parte).

❑ El término "stomach flu" se utiliza comúnmente para referirse a la gastroenteritis, que no es influenza sino la inflamación aguda del recubrimiento del estómago. La gastroenteritis se caracteriza por diarrea, vómito y cólicos abdominales de intensidad variable que pueden ir acompañados de fiebre, escalofrío, tos, dolor de cabeza, dolor en el cuerpo y en el pecho, y fatiga extrema. La gastroenteritis puede ser ocasionada por distintos factores, entre ellos envenenamiento con alimentos, infección viral, intoxicación con alcohol, sensibilidad a los medicamentos y algunas alergias. Esta enfermedad suele evolucionar en el transcurso de uno o dos días.

❑ Ver también NEUMONÍA y RESFRIADO COMÚN en la Segunda Parte.

Forúnculos

Los forúnculos son nódulos redondeados llenos de pus que se forman en la piel a causa de la bacteria *Staphylococcus aureus*. Esta infección comienza en la porción más produnda del folículo piloso, desde donde las bacterias se abren paso hacia las capas más profundas de la piel, lo que facilita la propagación de la inflamación. Entre los factores que inciden en el desarrollo de los forúnculos están mala nutrición, debilidad del sistema inmunológico por enfermedad, diabetes mellitus y medicamentos inmunosupresores.

Los forúnculos son frecuentes entre los niños y los adolescentes. Suelen aparecer en el cuero cabelludo, los glúteos, la cara o las axilas. Se presentan súbitamente, son dolorosos, de consistencia blanda y de color rojo. Entre las señales de que se está formando un forúnculo están prurito, dolor moderado y edema localizado. En el transcurso de veinticuatro horas, el forúnculo adquire un color rojizo y se llena de pus. También se puede presentar fiebre e inflamación de las glándulas linfáticas cercanas al forúnculo.

Los forúnculos son contagiosos. La pus que drena cuando el forúnculo se abre puede contaminar la piel circundante y dar origen a otros forúnculos, o puede entrar al torrente sanguíneo y esparcirse a otras partes del organismo. Un *carbunco* es una agrupación de forúnculos que aparece cuando la infección se propaga y se forman nuevos forúnculos. El desarrollo de un carbunco puede ser señal de debilidad del sistema inmunológico.

Cuando no se tratan, los forúnculos maduran, se abren, drenan y sanan en el transcurso de diez a veinticinco días. Pero cuando se tratan, los síntomas son menos severos y es posible que no aparezcan nuevos forúnculos.

A menos que se diga otra cosa, las siguientes dosis se recomiendan para personas mayores de dieciocho años. La dosis para los jóvenes de doce a diecisiete años debe equivaler a tres cuartas partes de la cantidad recomendada; a los niños de seis a doce años se les debe administrar la mitad de la dosis recomendada y a los menores de seis años, la cuarta parte.

NUTRIENTES

SUPLEMENTOS	DOSIS SUGERIDAS	COMENTARIOS
Esenciales		
Chlorophyll liquid	1 cucharada 3 veces al día.	Limpia el torrente sanguíneo.
Colloidal silver	Aplicar tópicamente, según indicaciones de la etiqueta.	Antibiótico y desinfectante natural. Destruye las bacterias, los virus y los hongos. Promueve la curación.
Garlic (Kyolic)	2 cápsulas 3 veces al día.	Este antibiótico natural refuerza la función inmunológica.
Muy importantes		
Proteolytic enzymes	Según indicaciones de la etiqueta. Tomar con el estómago vacío.	Aceleran el proceso de limpieza en las áreas infectadas.
Vitamin A y vitamin E	75.000 UI al día por 1 mes. Luego reducir hasta 25.000 UI al día. Si está embarazada, no debe tomar más de 10.000 UI al día. 600 UI al día.	Antioxidantes necesarios para el correcto funcionamiento inmunológico. Para dosis altas, la emulsión facilita la asimilación y brinda mayor seguridad.
Vitamin C	3.000-8.000 mg al día divididos en varias tomas.	Poderoso antiinflamatorio y estimulante del sistema inmunológico.
Provechosos		
Coenzyme Q$_{10}$	60 mg al día.	Importante para la utilización del oxígeno y para la función inmunológica.
Kelp más multimineral complex	2.000-3.000 mg al día divididos en varias tomas. Según indicaciones de la etiqueta.	Proporciona minerales de manera balanceada. Utilizar una fórmula high-potency.
Raw thymus glandular	500 mg al día.	Estimula el sistema inmunológico. *Ver* TERAPIA GLANDULAR en la Tercera Parte.
Silica u oat straw	Según indicaciones de la etiqueta.	Proporciona silicio, que disminuye la reacción inflamatoria. *Ver* Hierbas más adelante.

HIERBAS

❑ La raíz de burdock y el pau d'arco son antibióticos naturales que ayudan a liberar al organismo de infecciones y toxinas.

❑ El dandelion y el milk thistle purifican el hígado.

❑ La echinacea y el goldenseal son útiles para limpiar las glándulas linfáticas.

Advertencia: No se debe tomar goldenseal todos los días durante más de una semana seguida, y se debe evitar durante el embarazo. Si usted tiene antecedentes de enfermedad cardiovascular, diabetes o glaucoma, utilice esta hierba con supervisión médica.

❑ El té de oat straw aporta sílice, que tiene efectos antiinflamatorios.

❑ Las cataplasmas de cebolla son provechosas para los forúnculos. Envuelva tajadas de cebolla en un paño y aplíqueselo sobre el área afectada. No se aplique la cebolla directamente. *Ver* UTILIZACIÓN DE CATAPLASMAS en la Tercera Parte.

❑ El red clover actúa como antibiótico y purificador sanguíneo, y es provechoso para las infecciones bacterianas.

❑ La suma fortalece el sistema inmunológico.

RECOMENDACIONES

❑ Haga una ayuno de limpieza para liberar al organismo de toxinas que pueden incidir en la formación de los forúnculos. *Ver* AYUNOS en la Tercera Parte.

❑ Para aliviar el dolor y acelerar la maduración del forúnculo, aplíquese calor húmedo tres o cuatro veces al día. Humedezca una toalla limpia o un trozo de gasa estéril con agua caliente, y aplíqueselo sobre el forúnculo. Coloque encima un heating pad o una botella de agua caliente. Haga esto tres o cuatro veces al día, y déjeselo durante veinte minutos. Utilice cada vez una toalla limpia o un nuevo trozo de gasa para evitar que la infección se extienda. Los baños calientes con Epsom salts también son útiles.

❑ No se cubra el forúnculo con un vendaje adhesivo. Evite que el área afectada se irrite, se lesione o sufra cualquier clase de daño. Para evitar la sudoración, no haga ejercicio ni exagere sus actividades mientras el forúnculo no haya sanado.

❑ Mantenga limpia la piel. Lave el área infectada varias veces al día y aplíquese un antiséptico. También es provechoso aplicarse miel directamente sobre el forúnculo, al igual que emulsión de vitaminas A y E. Las compresas de clay y/o la clorofila son útiles y se encuentran en los health food stores. Aplíqueselas directamente en el forúnculo con una gasa estéril.

❑ Consulte con un médico si tiene un forúnculo demasiado grande, si no sana o si le salen forúnculos con frecuencia. Es posible que requiera incisión quirúrgica y drenaje. Los casos severos pueden requerir reposo en cama.

ASPECTOS PARA TENER EN CUENTA

❑ Es posible que le prescriban algún antibiótico oral. Sin embargo, como los antibióticos producen efectos secundarios, es preferible no utilizar ninguno a menos que todo lo demás resulte ineficaz para curar el forúnculo.

❑ Los ungüentos antibióticos que se consiguen en las farmacias sin receta médica son ineficaces y se deben evitar.

Fotofobia

Ver en PROBLEMAS OCULARES.

Fracturas óseas

Una fractura es el rompimiento o la fisura de un hueso. Cuando la piel que cubre el hueso no sufre daño, se dice que la fractura es *cerrada* o *simple;* cuando el hueso rompe la piel, se dice que la fractura es *abierta* o *complicada.* Las fracturas suelen ocasionar dolor severo y marcada sensibilidad en el área afectada; también producen edema, salida del hueso y acumulación de sangre debajo de la piel. Así mismo, pueden producir adormecimiento, hormigueo o parálisis por debajo de la fractura. Una fractura seria como, por ejemplo, la de un brazo o la de una pierna, puede producir debilidad, pérdida del pulso bajo la fractura e incapacidad para sostener cosas pesadas. Un brazo, un dedo, o una pierna fracturados pueden perder su alineación normal.

A medida que envejecemos aumenta la fragilidad de los huesos y, por tanto, también aumenta la probabilidad de que suframos fracturas. Se calcula que cada año doscientas mil personas mayores de sesenta y cinco años sufren fractura de cadera. La osteoporosis incide de manera importante en este problema.

Una fractura ósea requiere pronta atención médica. Cuando el hueso ya ha sido encajado, los siguientes suplementos y recomendaciones contribuyen a la curación.

NUTRIENTES

SUPLEMENTOS	DOSIS SUGERIDAS	COMENTARIOS
Muy importantes		
Bone Builder With Boron de Metagenics	Según indicaciones de la etiqueta.	Este microcrystalline hydroxyapatite concentrate (MCHC) contiene la matriz de la proteína y el calcio órganicos de los huesos. Se consigue únicamente con autorización médica.
Bone Support de Synergy Plus o Bone Defense de KAL	Según indicaciones de la etiqueta. Tomar con calcio y magnesio, como se indica más adelante. Según indicaciones de la etiqueta.	Proporcionan nutrientes esenciales para la salud de los huesos.
Boron	3 mg al día. No sobrepasar esta dosis.	Importante para la salud de los huesos y para la curación. Estudios han revelado que el boro puede aumentar la absorción del calcio hasta en un 30 por ciento.
Calcium y magnesium	1.000-2.000 mg al día divididos en varias tomas, después de las comidas y a la hora de acostarse. 1.000 mg al día.	Vital para la reparación de los huesos. Debe tomarse de manera equilibrada con el calcio.

345

Glucosamine sulfate	Según indicaciones de la etiqueta.	Importante para la reparación de los huesos y del tejido conectivo. Alivia también el dolor y la inflamación.
Kelp	1.000-1.500 mg al día.	Rico en calcio y minerales que se encuentran en equilibrio natural.
Neonatal Multi-Gland de Biotics Research	Según indicaciones de la etiqueta.	Promueve la curación. *Ver* TERAPIA GLANDULAR en la Tercera Parte para conocer sus beneficios.
Proteolytic enzymes	Según indicaciones de la etiqueta. Tomar entre comidas.	Reducen la inflamación. *Advertencia:* este suplemento no se les debe dar a los niños menores de dieciséis años.
Silica o horsetail	Según indicaciones de la etiqueta.	Proporciona silicio, necesario para la absorción del calcio y para la reparación del tejido conectivo. *Ver* Hierbas más adelante.
Vitamin C con bioflavonoids	3.000-6.000 mg al día divididos en varias tomas.	Importantes para la reparación de los huesos, el tejido conectivo y los músculos.
Vitamin D	400-1.000 UI al día.	Necesario para la absorción del calcio y la reparación de los huesos.
Zinc	80 mg al día. No tomar más de 100 mg al día de todos los suplementos.	Importante para la reparación de los tejidos. Para mejor absorción, utilizar lozenges de zinc gluconate o zinc methionate (OptiZinc).

Provechosos		
Free-form amino acid complex	Según indicaciones de la etiqueta.	Acelera la curación. Administrar en forma sublingual.
Octacosonal	3.000 mg al día.	Mejora la oxigenación de los tejidos.
Pantothenic acid (vitamin B$_5$)	100 mg 3 veces al día.	Vitamina antiestrés. Ayuda a la utilización de las vitaminas.
Potassium	99 mg al día.	Necesario para controlar la inflamación. Debe tomarse de manera equilibrada con el sodio.
Raw liver extract	Según indicaciones de la etiqueta.	Proporciona vitaminas B de manera equilibrada, y otras vitaminas y minerales necesarios. *Ver* TERAPIA GLANDULAR en la Tercera Parte.
Vitamin A	50.000 UI al día por 1 mes. Luego reducir hasta 25.000 UI al día hasta curarse. Si está embarazada, no debe tomar más de 10.000 UI al día.	La vitamina A es necesaria para la utilización de la proteína. Para dosis altas, la emulsión facilita la asimilación y brinda mayor seguridad.

HIERBAS

❏ El extracto de horsetail es buena fuente de sílice, que aumenta la utilización del calcio y promueve la curación y la reparación de los tejidos.

❏ La pasta de turmeric es una buena cataplasma. Combine el turmeric con un poquito de agua caliente y aplíquese la mezcla sobre la lesión con una compresa de gasa. Esto también sirve para las contusiones y reduce el edema. También es provechoso utilizar cataplasmas de hojas frescas de mullein. *Ver* UTILIZACIÓN DE CATAPLASMAS en la Tercer Parte.

RECOMENDACIONES

❏ Consuma todos los días media piña fresca mientras la fractura sana. La piña contiene bromelaína, una enzima que reduce el edema y la inflamación. Consuma solamente piña fresca; evite la piña enlatada o procesada.

❏ Evite la carne roja, las colas y los productos que contienen cafeína. Por su contenido de fósforo, se deben evitar los alimentos que tienen preservativos. El fósforo puede conducir a la pérdida de hueso.

❏ Utilice cataplasmas de clay para las contusiones y la inflamación.

ASPECTOS PARA TENER EN CUENTA

❏ El glucosamine sulfate es una alternativa natural para la aspirin y otros medicamentos antiinflamatorios no esteroideos. La glucosamina, que se encuentra de manera natural en el cartílago de las articulaciones, estimula la producción de las sustancias que se necesitan para la reparación de las articulaciones.

❏ Un estudio realizado con personas de edad avanzada reveló que la fractura de cadera era 70 por ciento más frecuente entre las personas que tomaban tranquilizantes que entre las que no tomaban esta clase de sustancias.

❏ *Ver también* OSTEOPOROSIS y TORCEDURA, DISTENSIÓN Y OTRAS LESIONES DE MÚSCULOS Y ARTICULACIONES en la Segunda Parte.

Frigidez

El término frigidez se refiere a la incapacidad de la mujer de experimentar placer durante el contacto sexual. El origen de la frigidez suele ser sicológico y entre los factores que inciden están el temor, los sentimientos de culpa, la depresión, los conflictos con la pareja y/o los sentimientos de inferioridad. Experiencias desagradables durante la infancia y la adolescencia también se relacionan a menudo con la frigidez.

Sin embargo, en algunas mujeres la frigidez puede deberse a factores fisiológicos. Algunas mujeres sienten dolor durante el contacto sexual por falta de lubricación, estimulación inadecuada, enfermedad, infección o por otras causas físicas. El dolor hace que la mujer tema los encuentros sexuales y los evada. La deficiencia de vitaminas puede producir bajos niveles de estrógeno, lo que se traduce en lubricación insuficiente. El programa de suplementos nutricionales que se presenta a continuación ayuda en estos casos.

NUTRIENTES

SUPLEMENTOS	DOSIS SUGERIDAS	COMENTARIOS
Muy importantes		
Damiana		*Ver* Hierbas más adelante.
Kelp	2.000-2.500 mg al día.	Buena fuente de yodo y otros minerales importantes.
Vitamin B complex	100 mg 2 veces al día.	Calma el sistema nervioso y ayuda a reducir la ansiedad.
Vitamin E	Empezar con 200-400 UI al día y aumentar poco a poco hasta 1.600 UI al día.	Necesario para el funcionamiento de las glándulas y el sistema reproductivo.
Provechosos		
Fish liver oil	Según indicaciones de la etiqueta. Tomar con las comidas.	Proporciona vitaminas A y D.
Lecithin granules o capsules	1 cucharada 3 veces al día con las comidas. 2.400 mg 3 veces al día con las comidas.	Contienen ácidos grasos esenciales y ayudan al correcto funcionamiento de los nervios.
L-Phenylalanine y L-tyrosine	500 mg al día de cada uno con el estómago vacío. Tomar con agua o jugo. No tomar con leche. Para mejor absorción, tomar con 50 mg de vitamina B_6 y 100 mg de vitamina C. No sobrepasar la dosis sugerida.	Aminoácidos necesarios para la síntesis de los neurotransmisores cruciales que participan en el estado de ánimo y en el funcionamiento del sistema nervioso. *Advertencia:* si está embarazada o lactando, o si sufre de ataques de pánico, diabetes, presión arterial alta o PKU, no debe tomar fenilalanina. Si está tomando algún inhibidor MAO para la depresión, no debe utilizar tirosina.
Para-aminobenzoic acid (PABA)	100 mg al día.	Esta vitamina B estimula las funciones vitales para la vida.
Vitamin C con bioflavonoids	3.000-6.000 mg al día divididos en varias tomas.	Importantes para la función glandular y la reacción de estrés.
Zinc	50-80 mg al día. No tomar más de 100 mg al día de todos los suplementos.	Su deficiencia puede causar disfunción sexual. Para mejor absorción, utilizar lozenges de zinc gluconate u OptiZinc.

HIERBAS

❑ La damiama es la "hierba sexual de la mujer". Contiene alcaloides que estimulan directamente los nervios y los órganos y produce efectos parecidos a los de la testosterona. La damiana es excelente para los órganos sexuales y para aumentar el placer sexual. Para mejores resultados, coloque el contenido de un cuentagotas de extracto de damiana debajo de la lengua una hora o dos antes de la relación sexual. Es posible que se requieran varios días para notar la diferencia.

❑ El wild yam contiene un esteroide natural llamado dehydroepiandrosterone (DHEA), que rejuvenece y aumenta el vigor sexual. Tómelo durante dos semanas, luego suspéndalo durante dos semanas, y así sucesivamente.

❑ Otras hierbas que propician la energia y la sexualidad son fo-ti, gotu kola, sarsaparilla, saw palmetto y Siberian ginseng.

Advertencia: No utilice Siberian ginseng si sufre de hipoglicemia, presión arterial alta o problemas cardíacos.

RECOMENDACIONES

❑ No deje de incluir en su dieta los siguientes alimentos: brotes de alfalfa, aguacate, wheat, huevos frescos (no los que permanecen almacenados en los supermercados), aceites de oliva, de soya y de sesame, semillas de pumpkin y otras semillas y nueces.

❑ Tome suplementos de bee pollen para incrementar la energía.

Advertencia: El polen de abeja puede producir reacciones alérgicas en algunas personas. Empiece con una pequeña cantidad y suspéndalo si aparece sarpullido, respiración asmática, malestar u otros síntomas.

❑ Evite las aves de corral, la carne roja y los productos que contengan azúcar.

❑ Evite el smog. El smog es altamente tóxico y peligroso; afecta adversamente a la función inmunológica, a la actividad hormonal y a varias otras funciones corporales.

ASPECTOS PARA TENER EN CUENTA

❑ Existen alternativas médicas para aliviar el dolor que algunas mujeres experimentan durante el contacto sexual. El dolor durante el coito también puede ser manifestación de ciertas enfermedades ginecológicas.

❑ Si la frigidez se debe a conflictos interpersonales o a problemas sicológicos, se recomienda buscar ayuda de un consejero de pareja u otro profesional de la salud mental.

❑ El problema de frigidez en la mujer se puede deber a hipotiroidismo o a depresión (*ver* DEPRESIÓN e HIPOTIROIDISMO en la Segunda Parte).

Fuegos

Ver COLD SORES.

Gangrena

La gangrena es una enfermedad en la cual los tejidos se mueren y se pudren a causa de un inadecuado aporte de oxígeno. Hay dos tipos de gangrena: húmeda y seca.

La gangrena húmeda se origina en una herida o lesión infectada. La infección interfiere el drenaje venoso, lo que priva al área particular de la sangre y el oxígeno que necesita. La interrupción del suministro de oxígeno a su vez propicia la infección. Entre los síntomas de gangrena húmeda están dolor severo que se intensifica rápidamente, edema y sensibilidad extrema al tacto. Al avanzar la infección, el tejido afectado cambia de coloración: usualmente de rosáceo a rojo profundo, y de este color a gris verdoso o púrpura. Cuando no se trata, la gangrena húmeda puede conducir al shock y a la muerte en cuestión de días. Afortunadamente, una higiene cuidadosa por lo regular previene esta clase de gangrena.

En la gangrena seca no se presenta infección bacteriana. La causa de este tipo de gangrena es la interrupción o la reducción del flujo sanguíneo, lo cual priva a los tejidos de oxígeno. Entre las causas de la reducción del flujo sanguíneo están lesión, endurecimiento de las arterias, mala circulación, diabetes u obstrucción de un vaso sanguíneo. Este mal se presenta con más frecuencia en los píes y en los dedos de los pies. Los síntomas de la clase de gangrena seca más frecuente son frío y dolor sordo y constante en el area afectada. Entre los signos iniciales de la enfermedad están dolor y palidez del área afectada.

En algunas ocasiones, la gangrena es producida por congelación. Cuando se presenta congelación, el área privada de oxígeno muere, pero la gangrena no se extiende a otras áreas del cuerpo. A medida que la carne muere, se presenta dolor. Sin embargo, cuando ya ha muerto se entumece y poco a poco se oscurece.

NUTRIENTES

SUPLEMENTOS	DOSIS SUGERIDAS	COMENTARIOS
Esencial		
Dimethylglycine (DMG) (Aangamik DMG de FoodScience Labs)	100 mg 3 veces al día.	Aumenta la utilización del oxígeno por parte de los tejidos afectados.
Muy importantes		
AE Mulsion Forte de American Biologics	Seguir indicaciones de la etiqueta para obtener 50.000 UI de vitamina A y 400-1.600 UI de vitamina E al día. Si está embarazada, no debe tomar más de 10.000 UI al día de vitamina A.	La vitamina A es esencial para la reparación de los tejidos. La vitamina E mejora la circulación. Ambas vitaminas mejoran la función inmunológica. Para dosis altas, la emulsión facilita la asimilación y brinda mayor seguridad.
Chlorophyll	Según indicaciones de la etiqueta, 4 veces al día.	Limpia la sangre.
Coenzyme Q$_{10}$	100 mg 2 veces al día.	Mejora la circulación.
Potassium	99 mg al día.	Ayuda a reducir la inflamación de los tejidos.
Proteolytic enzymes	Según indicaciones de la etiqueta. Tomar con las comidas y entre comidas.	Ayudan a la reparación y a la "limpieza" de los tejidos que han sufrido daño. *Advertencia:* este suplemento no se les debe dar a los niños menores de dieciséis años.
Vitamin C con bioflavonoids	5.000-20.000 mg al día. *Ver* FLUSH DE ÁCIDO ASCÓRBICO en la Tercera Parte.	Reparan los tejidos y mejoran la circulación.
Importante		
Kelp	1.000-1.500 mg al día.	Rica fuente de clorofila y minerales provechosos para la circulación. Limpia la sangre.

Provechosos		
Aerobic 07 de Aerobic Life Industries	Según indicaciones de la etiqueta. Aplicar también unas gotas directamente en el área afectada.	Este producto, que contiene oxígeno estabilizado, destruye las bacterias infecciosas.
Calcium y magnesium	2.000 mg al día. / 1.000 mg al día.	Repara el tejido conectivo. / Debe tomarse de manera equilibrada con el calcio.
Multivitamin y mineral complex	Según indicaciones de la etiqueta.	Todos los nutrientes son necesarios para la curación.
Zinc	50-80 mg al día. No tomar más de 100 mg al día de todos los suplementos.	Acelera la curación. Necesario para la función inmunológica y para la reparación de los tejidos. Para mejor absorción, utilizar lozenges de zinc gluconate o zinc methionate (OptiZinc).

HIERBAS

❏ El butcher's broom es importante para la circulación.

❏ Otras hierbas beneficiosas son bayberry, cayenne (capsicum), echinacea, ginkgo biloba, goldenseal y red seal.

Advertencia: No se debe tomar goldenseal todos los días durante más de una semana seguida, pues podría alterar la flora intestinal. Esta hierba se debe evitar durante el embarazo y se debe utilizar con precaución cuando hay alergia al ragweed.

RECOMENDACIONES

❏ Agréguele a su dieta "green drinks" hechos con vegetales. *Ver* JUGOS en la Tercera Parte.

❏ Incluya en su dieta alimentos ricos en germanio, como ajo, hongos shiitake y cebolla. El germanio mejora la oxigenación de los tejidos.

❏ Si un área que se ha lesionado se enrojece, se inflama, despide olor o duele, visite a su médico sin demora.

ASPECTOS PARA TENER EN CUENTA

❏ La gangrena húmeda se trata generalmente con antibióticos, y suele ser necesario extirpar quirúrgicamente el tejido muerto. En algunos casos se utiliza terapia de oxígeno hiperbárico (*ver* TERPIA DE OXÍGENO HIPERBÁRICO en la Tercera Parte).

❏ La gangrena seca de evolución lenta se puede revertir mediante cirugía arterial. La chelation es una buena alternativa (*ver* TERAPIA DE CHELATION en la Tercera Parte). Cuando la obstrucción arterial es aguda, es preciso operar de urgencia.

❏ *Ver también* ARTERIOSCLEROSIS/ATEROSCLEROSIS y PROBLEMAS CIRCULATORIOS en la Segunda Parte.

Garganta, dolor de

Ver DOLOR DE GARGANTA.

Gases

Ver ACIDEZ ESTOMACAL, INDIGESTIÓN. *Ver también en* PROBLEMAS RELACIONADOS CON EL EMBARAZO.

Gastroenteritis

Ver ENVENENAMIENTO CON ALIMENTOS. *Ver también en* FLU.

German Measles

Ver RUBÉOLA.

Gingivitis

Ver en ENFERMEDAD PERIODONTAL.

Glándulas suprarrenales, trastornos de las

Ver TRASTORNOS DE LAS GLÁNDULAS SUPRARRENALES.

Glaucoma

El glaucoma es una enfermedad grave de los ojos que se caracteriza por una elevación anormal de la presión intraocular, que es la presión que los fluidos del interior del globo ocular ejercen en otras partes del ojo. Cuando la presión no se corrige, se atrofia la retina y, a la larga, también el nervio óptico. Esto conduce a pérdida de visión o, incluso, a la ceguera total. El glaucoma es una de las principales causas de ceguera. Esta enfermedad suele afectar a las personas mayores de cuarenta años, y es más común en las mujeres que en los hombres. Las personas que tienen más riesgo de desarrollar glaucoma son las de ascendencia africana, las diabéticas, las que tienen presión arterial alta, las que tienen miopía severa, las que tienen antecedentes familiares de glaucoma, y las que toman medicamentos corticosteroides. Muchos casos de glaucoma pasan inadvertidos mientras la persona no empieza a perder la vista.

El glaucoma se divide en dos categorías básicas. El más severo (pero, afortunadamente, el menos común) es el llamado *glaucoma de ángulo cerrado*. Los ataques de este tipo de glaucoma se presentan cuando el conducto a través del cual drenan normalmente los fluidos oculares se obstruye o se estrecha. Esto generalmente se debe a que los conductos oculares que permiten la salida de fluidos se constriñen o se endurecen, lo cual produce fuertes dolores, mala visión e, incluso, ceguera. Se considera que este problema es una emergencia médica. Entre las primeras señales de que algo anormal está ocurriendo están dolor o malestar en el ojo (especialmente durante la mañana), visión borrosa, ver halos alrededor de las luces, e incapacidad de las pupilas de adaptarse a la oscuridad. Entre los síntomas del ataque agudo están dolor palpitante en el ojo y pérdida de la visión (especialmente de la visión periférica), pupilas fijas y levemente dilatadas que no reaccionan adecuadamente ante la luz, y un acusado aumento de la presión interna del ojo, en especial en un lado. Estos síntomas se presentan muy rápido y pueden ir acompañados de náuseas y vómito. En el transcurso de apenas tres a cinco días se puede producir daño permanente de la visión, por lo que es imperativo tratar el problema en el curso de las primeras veinticuatro a cuarenta y ocho horas.

La forma más común de glaucoma, responsable del 90 por ciento de todos los casos de esta enfermedad, es el *glaucoma crónico de ángulo abierto*. Aun cuando en esta clase de glaucoma no se presenta obstrucción física y las estructuras del ojo parecen normales, el drenaje de fluidos es inadecuado para mantener el nivel normal de la presión intraocular. A pesar de que el glaucoma agudo es una perspectiva atemorizante en particular para quienes tienen alto riesgo, el glaucoma crónico es mucho más insidioso porque *los síntomas se suelen presentar sólo cuando la enfermedad ya está muy avanzada*. Para entonces, la visión ya puede haber sufrido un daño irreversible. Los síntomas más pronunciados del glaucoma de ángulo abierto son pérdida u "oscurecimiento" de la visión periférica y reducción marcada de la visión nocturna o de la capacidad del ojo de adaptarse a la oscuridad. La visión periférica es la capacidad de ver "por fuera del ángulo del ojo". La pérdida de la visión periférica deja al individuo con "visión en túnel". Otros síntomas son dolores de cabeza leves pero crónicos (se suelen confundir con dolores de cabeza por tensión), necesidad de cambiar frecuentemente la prescripción de los lentes y/o ver halos alrededor de la luz eléctrica.

El glaucoma tiene probablemente muchas causas, pero se relaciona de modo especial con estrés, problemas nutricionales y enfermedades como diabetes y presión arterial alta. Los problemas asociados con el colágeno, la proteína más abundante en el organismo humano, también se han vinculado con el glaucoma. El colágeno aumenta la fortaleza y la elasticidad de los tejidos del organismo, especialmente de los tejidos oculares. Las anomalías del colágeno y de los tejidos de la parte posterior del ojo contribuyen a "bloquear" los tejidos a través de los cuales drena normalmente el fluido intraocular. La consecuencia es la elevación de la presión interna del ojo, lo que conduce al glaucoma y a la pérdida de visión. Los problemas de salud ocasionados por errores del metabolismo del colágeno a menudo se relacionan con trastornos oculares.

NUTRIENTES

SUPLEMENTOS	DOSIS SUGERIDAS	COMENTARIOS
Muy importantes		
Choline e inositol o	1.000-2.000 mg al día.	Vitaminas B importantes para los ojos y el cerebro.
lecithin	Según indicaciones de la etiqueta.	Buena fuente de colina e inositol.
Glutathione	500 mg 2 veces al día con el estómago vacío. Para mejor absorción, tomar con 50 mg de vitamina B$_6$ y 100 mg de vitamina C.	Este poderoso antioxidante protege el cristalino del ojo y preserva la integridad molecular de sus membranas.
Omega-3 essential fatty acids	Según indicaciones de la etiqueta. Tomar con las comidas.	Protegen los tejidos y las células y ayudan a repararlos.
Pantothenic acid (vitamin B$_5$)	100 mg 3 veces al día.	Vitamina antiestrés útil para las glándulas suprarrenales. Componente esencial de la coenzima A, necesaria para muchos procesos metabólicos vitales.
Rutin	50 mg 3 veces al día.	Este importante bioflavonoide actúa con la vitamina C y ayuda a reducir el dolor y la presión intraocular.
Vitamin A más natural beta-carotene o	50.000 UI al día. Si está embarazada, no debe tomar más de 10.000 UI al día. 25.000 UI al día con las comidas.	Necesarios para tener buena visión. Esenciales para la formación de pigmento purpúrico visual, sustancia necesaria para la visión nocturna.
carotenoid complex (Betatene)	Según indicaciones de la etiqueta.	
Vitamin B complex	50 mg 3 veces al día con las comidas.	Administrar en forma sublingual. Puede ser necesario aplicar en inyección (con supervisión médica). Las inyecciones de vitaminas del complejo B son provechosas cuando hay estrés.
Vitamin C con bioflavonoids	10.000-15.000 mg al día divididos en varias tomas. Se puede aumentar la dosis hasta 30.000 mg al día, con supervisión médica.	Reducen la presión intraocular.
Vitamin E	400 UI al día.	Beneficioso para eliminar las partículas del cristalino del ojo. Sus propiedades antioxidantes protegen el cristalino y otros tejidos oculares.
Provechosos		
Taurine Plus de American Biologics	Según indicaciones de la etiqueta.	Este antioxidante protege el cristalino del ojo.
Multivitamin y mineral complex con selenium	Según indicaciones de la etiqueta. 200 mcg al día.	Todos los nutrientes son necesarios para la curación y para reducir la presión intraocular. Este poderoso antioxidante actúa con la vitamina E.
Zinc	50 mg al día. No tomar más de 100 mg al día de todos los suplementos.	Esencial para activar la vitamina A del hígado. Sumamente beneficioso para tratar el glaucoma. Utilizar zinc sulfate.

HIERBAS

❑ El bilberry contiene flavonoides y nutrientes necesarios para evitar que los ojos sufran aún más daño. Las blueberries frescas y las hojas de red raspberry también son útiles.

❑ El chickweed y el eyebright son provechosos para todos los problemas de los ojos.

❑ Los baños oculares de té caliente de fennel, chamomile y eyebright son beneficiosos, en especial cuando se alternan. Otra opción es aplicarse en cada ojo tres gotas tres veces al día, utilizando un gotero. Para uso ocular, las preparaciones a base de hierbas siempre se deben diluir.

Advertencia: No utilice chamomile de manera constante, pues puede producir alergia al ragweed. La chamomile se debe evitar por completo cuando se es alérgico al ragweed.

❑ La combinación de extracto de ginkgo biloba y zinc sulfate (sulfato de cinc) puede ayudar a retardar la pérdida de visión.

❑ La hierba rose hips aporta vitamina C y valiosos flavonoides.

❑ *Evite* las hierbas ephedra (ma huang) y licorice.

RECOMENDACIONES

❑ Siga el programa de suplementos nutricionales que se recomienda en esta sección.

❑ Si su oftalmólogo le recomienda algún medicamento para controlar el glaucoma y usted está satisfecho con los resultados, no lo deje de utilizar. Tome también dosis altas de vitamina C, pero sólo con supervisión médica.

❑ No someta a sus ojos a estrés prolongado, como ver televisión, leer y utilizar el computador durante períodos largos. Si tiene que realizar algún trabajo que le exija forzar la vista, deje descansar los ojos periódicamente. Aproximadamente cada veinte minutos levante los ojos y enfóquelos durante un minuto, más o menos, en algún objeto distante.

❑ Evite el humo del tabaco, el café, el alcohol, la nicotina y todo lo que contenga cafeína.

❑ Cuando tome algún líquido, asegúrese de tomar solamente una cantidad pequeña.

❑ Evite las dosis altas de niacina (más de 200 miligramos diarios en total).

ASPECTOS PARA TENER EN CUENTA

❑ No existe cura para el glaucoma y cualquier daño que

sufra la visión es irreversible. El glaucoma crónico de ángulo abierto se controla con medicamentos que por lo regular vienen en gotas oftálmicas. Se consiguen varias clases de estos medicamentos. Los oftalmólogos a veces deben experimentar un poco antes de encontrar el medicamento más eficaz para cada paciente. Sin embargo, a muchos pacientes de glaucoma las gotas oftálmicas les producen efectos secundarios, como dolores de cabeza severos. Este problema se soluciona generalmente cambiando de prescripción. Si los dolores de cabeza persisten, podría convenir modificar el horario del medicamento para que interfiera lo menos posible las actividades cotidianas.

❑ Cuando las gotas oftálmicas no logran controlar la presión intraocular, los médicos utilizan un procedimiento llamado trabeculoplastia con láser. Esta técnica, que utiliza un rayo láser para hacer perforaciones minúsculas en la red a través de la cual drena normalmente el fluido acuoso, abre los conductos de drenaje que están obstruidos.

❑ La cirugía tiene algunas ventajes sobre los medicamentos, como menos gastos del propio bolsillo. Sin embargo, también tiene desventajas. Alrededor del 40 por ciento de los pacientes que se someten a cirugía para el glaucoma no experimentan mejoría y tienen que someterse a una nueva operación. Además, cerca del 15 por ciento han experimentado un deterioro en su calidad de vida tras la cirugía.

❑ El tratamiento convencional para el glaucoma de ángulo cerrado es reducir inmediatamente la presión ocular utilizando un agente diurético osmótico y operando después al paciente. Esos agentes osmóticos (que se aplican en gotas oftálmicas) casi siempre alivian inmediatamente los síntomas. Sin embargo, la cirugía sigue siendo la opción más recomendable porque sin ella es muy probable que los ataques se repitan. Y se debe tener en cuenta que cada ataque le produce a la visión un daño adicional e irreversible. Utilizar solamente agentes osmóticos puede hacer que el paciente se engañe y crea que se está mejorando, cuando en realidad su condición está empeorando rápidamente.

❑ Se deben evitar a toda costa los agentes dilatadores de la pupila, como la ephedra y la belladonna.

❑ Varios estudios han comprobado que los suplementos de vitamina C disminuyen la presión intraocular. Pacientes que no presentaban mejoría con las terapias convencionales han logrado niveles de tensión intraocular prácticamente normales. Administrar vitamina C por vía intravenosa reduce inicialmente la presión de manera importante, pero se requiere que un médico monitoree al paciente para determinar la dosis que requiere. El secreto de la eficacia de la vitamina C podría radicar en el papel que desempeña en la formación del colágeno.

❑ Los bioflavonoides en suplemento impiden que la vitamina C se descomponga en el organismo antes de ser metabolizada. También mejoran la integridad de los capilares y estabilizan la matriz del colágeno protegiéndola del daño ocasionado por los radicales libres. Se sabe que el bioflavonide rutin disminuye la presión ocular cuando se usa junto con las drogas convencionales. El extracto de bilberry es particularmente rico en este provechoso flavonoide. También sirve para la retinopatía diabética.

❑ Los corticosteroides pueden producir glaucoma porque destruyen las estructuras colágenas del ojo. Si usted necesita tomar corticosteroides, tome la menor cantidad durante el menor tiempo que pueda. Si sufre de glaucoma, evite por completo esta clase de medicamentos.

❑ Las gotas oftálmicas betabloqueadoras, que los oftalmólogos suelen prescribir para las personas que tienen glaucoma, producen varios efectos secundarios indeseables. Esas gotas tienden a producir cambios desfavorables en la grasa sanguínea y reducen la proporción entre las lipoproteínas de alta densidad (el colesterol "bueno") y las lipoproteínas de baja densidad (el colesterol "malo"). Además, la incidencia de fractura de cadera entre quienes utilizan betabloqueadores es aproximadamente tres veces más alta que entre quienes no los utilizan. Esto se puede atribuir a los vahídos y a los desmayos que experimentan algunas de las personas que toman esta clase de medicamentos. La pérdida de visión incrementa el riesgo de sufrir caídas y otros accidentes. La fractura de cadera es una grave amenaza contra la salud de las mujeres posmenopáusicas.

❑ Se ha informado que el forskolin, un extracto del coleo, es eficaz para el glaucoma y no produce efectos secundarios.

Glomerulonefritis

Ver en ENFERMEDADES DE LOS RIÑONES.

Gota

La gota es un tipo de artritis que se presenta cuando hay demasiado ácido úrico en la sangre, en los tejidos y en la orina. El ácido úrico es el producto final del metabolismo de unas sustancias químicas llamadas purinas. El organismo de las personas que sufren de gota no produce suficiente enzima digestiva uricasa, la cual oxida el ácido úrico relativamente insoluble y lo convierte en un compuesto altamente soluble. El resultado es que el ácido úrico se acumula en la sangre y en los tejidos y, por último, se cristaliza.

Al cristalizarse, el ácido úrico adquiere forma de aguja y, como si lo fuera, se hunde de golpe en las articulaciones. Aunque al parecer el ácido úrico prefiere la articulación del dedo gordo del pie, otras articulaciones también son vulnerables, entre ellas el centro del pie, el tobillo, la rodilla, la muñeca e, incluso, los dedos. El primer síntoma suele ser un dolor agudo. Luego las articulaciones afectadas se inflaman y se ven como si estuvieran infectadas: rojas, inflamadas, calientes y sumamente sensibles al tacto.

El ácido úrico es un subproducto de algunos alimentos, por lo que la gota se relaciona evidentemente con la dieta. La obesidad y las dietas inadecuadas aumentan el riesgo contraer gota. La gota se ha llamado la enfermedad de los hombres ricos, pues se asocia con consumo abundante de alcohol y de alimentos suculentos. Sin embargo, la gota afecta a personas de todos los ámbitos, en particular a los hombres de cuarenta a cincuenta años. Esta enfermedad se puede heredar o puede ser precipitada por factores como hacer dietas demasiado restrictivas, beber alcohol, tomar algunos medicamentos y comer en exceso. Otros factores que influyen en el desarrollo de la gota son estrés, cirugía y lesión en las articulaciones. Aproximadamente el 90 por ciento de los pacientes de gota son hombres. Un problema que a menudo se asocia con la gota son los cálculos renales de ácido úrico.

Para obtener un diagnóstico definitivo de gota, el médico inserta una aguja en la articulación afectada y extrae fluido que se manda examinar microscópicamente a fin de determinar si contiene los característicos cristales de ácido úrico.

NUTRIENTES

SUPLEMENTOS	DOSIS SUGERIDAS	COMENTARIOS
Muy importantes		
Essential fatty acids	Según indicaciones de la etiqueta. Tomar con las comidas.	Necesarios para la reparación de los tejidos. Ayudan a la curación y restauran el equilibrio de los ácidos grasos. El exceso de grasas saturadas a menudo influye en este trastorno.
Vitamin B complex	100 mg 2 veces al día.	Necesario para la correcta digestión y para todos los sistemas enzimáticos del organismo.
más extra pantothenic acid (vitamin B$_5$) y	500 mg al día divididos en varias tomas.	Vitamina antiestrés.
folic acid	200 mcg al día.	Importante para el metabolismo de las nucleoproteínas.
Vitamin C con bioflavonoids	3.000-5.000 mg al día divididos en varias tomas.	Reducen el nivel sérico de ácido úrico.
Importantes		
AE Mulsion Forte de American Biologics	Según indicaciones de la etiqueta.	Ayuda a reducir el nivel sanguíneo de ácido úrico. Poderoso antioxidante.
Kelp alfalfa	1.000-1.500 mg al día.	Contiene proteínas completas y minerales vitales que reducen el nivel sérico de ácido úrico. *Ver* Hierbas más adelante.
Potassium	99 mg al día.	Necesario para el correcto equilibrio mineral.
Superoxide dismutase (SOD)	Según indicaciones de la etiqueta, con el estómago vacío (en ayunas es más eficaz). Tomar con un buen vaso de agua.	Antioxidante y poderoso destructor de los radicales libres.
Zinc	50-80 mg al día. No tomar más de 100 mg al día de todos los suplementos.	Importante para el metabolismo de la proteína y para la reparación de los tejidos. Para mejor absorción, utilizar lozenges de zinc gluconate u OptiZinc.

Provechosos		
Calcium y magnesium	1.500 mg al día. 750 mg al día.	Reducen el estrés que produce este trastorno. Actúan bien durante el sueño. Utilizar variedades chelate.
Sea cucumber (bêche-de-mer)	Según indicaciones de la etiqueta.	Estos animales marinos se han utilizado en la China durante miles de años para tratar la artritis.
Joint Support de Now Foods	Según indicaciones de la etiqueta.	Esta combinación de vitaminas, minerales, hierbas y otros nutrientes es excelente para los problemas de las articulaciones.

HIERBAS

❑ La alfalfa es buena fuente de minerales y otros nutrientes que ayudan a reducir el nivel sérico de ácido úrico. Tome cada día entre 2.000 y 3.000 miligramos en tableta o en cápsula.

❑ Para aliviar la inflamación y el dolor, mezcle cayenne (capsicum) con suficiente aceite de wintergreen y aplíquese esa mezcla en las áreas afectadas. Al principio puede producirle una sensación de picazón, pero con el uso el dolor disminuye notablemente. El cayenne también se puede tomar en cápsula.

❑ Otras hierbas beneficiosas para la gota son birch, burdock, tintura de colchicum, hyssop y juniper.

RECOMENDACIONES

❑ Cuando lo ataque la gota, empiece a consumir únicamente frutas y vegetales crudos (es mejor tomarlos en jugo). Mantenga esta dieta durante dos semanas. El jugo de cereza congelado o fresco es excelente. Tome también jugo de apio diluido con agua destilada. Debe utilizarse sólo agua destilada y no agua del grifo. Las cerezas y las strawberries neutralizan el ácido úrico, por lo cual se deben consumir en abundancia. Incluya también en su dieta granos, semillas y nueces.

❑ Mantenga una dieta baja en purinas. Las purinas son compuestos orgánicos que contribuyen a la formación de ácido úrico y se encuentran en alimentos como anchoas, espárragos, consomé, arenque, gravies de carne, hongos, mejillones, sardinas y mollejas.

❑ Bebe abundante agua de buena calidad. Los líquidos favorecen la excreción de ácido úrico.

❑ Evite todas las carnes, incluidas las vísceras. La carne contiene cantidades sumamente altas de ácido úrico.

❑ No consuma alcohol. El alcohol aumenta la producción de ácido úrico y se debe eliminar de la dieta.

❑ No consuma alimentos fritos, nueces asadas ni ningún alimento que haya sido cocido con aceite, o que contenga aceite que haya sido sometido al calor. Los aceites se rancian al calentarlos. Las grasas rancias destruyen rápidamente la vitamina E, lo que promueve la liberación de altas cantidades de ácido úrico.

❑ Evite los alimentos ricos en calorías, como las tortas. Excluya de su dieta los productos que contienen harina blanca y azúcar.

❑ Evite el aminoácido glicina. La glicina se convierte en ácido úrico más rápidamente en la gente que sufre de gota.

❑ Limite su consumo de cafeína, coliflor, fríjol seco, lenteja, pescado, huevos, oatmeal, guisantes, aves de corral, espinaca y productos con levadura.

❑ Si usted está subido de peso, pierda esas libras que le sobran. Bajar de peso ayuda a reducir los niveles séricos de ácido úrico. Sin embargo, evite las dietas demasiado restrictivas para bajar de peso. Reducir abruptamente la ingesta de alimentos o ayunar durante más de tres días puede hacer que se eleve el nivel de ácido úrico.

ASPECTOS PARA TENER EN CUENTA

❑ El dimethylsulfoxide (DMSO) alivia el dolor y reduce la inflamación ocasionados por la gota. Se sabe que este líquido aceitoso, que se aplica tópicamente, es muy eficaz.

Nota: Sólo se debe utilizar el DMSO que venden en los health food stores. El DMSO commercial-grade que se consigue en otra clase de tiendas no sirve para propósitos curativos. Utilizar DMSO puede producir un olor corporal a ajo. Sin embargo, este efecto es transitorio y no debe ser motivo de preocupación.

❑ La *apiterapia,* un tratamiento a base de toxina de abeja, ha resultado eficaz para muchas personas que sufren de gota. La toxina se le inyecta al paciente con aguja hipodérmica, o el paciente se expone directamente a ser picado por la abeja, a fin de que le inyecte su toxina. Al parecer, la toxina de la abeja tiene propiedades antiinflamatorias y estimulantes del sistema inmunológico. Para obtener más información, comuníquese con la American Apitherapy Society, Box 54, Hartland Four Corners, VT 05049; teléfono 802-436-2708.

❑ La deficiencia de algunos nutrientes pueden provocar ataques de gota. La deficiencia de ácido pantoténico (vitamina B_5) produce cantidades excesivamente altas de ácido úrico. Un estudio con animales encontró que la falta de vitamina A en la dieta produce gota. La deficiencia de vitamina E deteriora el núcleo de las células productoras de ácido úrico, lo que se traduce en mayor formación de este ácido.

❑ Las personas que tienen infecciones por cándida, o que han tomado antibióticos de manera intermitente durante largos períodos, suelen presentar altos niveles de ácido úrico en la sangre.

❑ A causa de la destrucción celular que produce la quimioterapia para el cáncer, el organismo de los pacientes de cáncer a menudo libera cantidades sumamente altas de ácido úrico, lo que deriva en artritis gotosa.

❑ En casos excepcionales se produce un tipo secundario de gota, llamado gota saturnina, por sobrecarga de sustancias tóxicas en el organismo.

❑ Los médicos suelen prescribir para la gota allopurinol (Zyloprim), que inhibe la síntesis de ácido úrico. Este medicamento se ha relacionado directamente con erupciones cutáneas, inflamación de los vasos sanguíneos y toxicidad hepática. Cuando hay enfermedad renal, el médico debe supervisar cuidadosamente el tratamiento con esta droga.

❑ Un medicamento derivado del autumn crocus (*Colchicum autumnale*) que se utiliza para aliviar los ataques agudos de gota y para evitar que se repitan es el colchicine. Aun cuando su eficacia suele ser impresionante, esta droga puede producir toxicidad y efectos secundarios graves, especialmente cuando se toma en dosis altas y/o durante períodos largos.

❑ Para los ataques agudos de gota se suele prescribir cortisone. Sin embargo, el cortisone acrecienta el estrés de las glándulas adrenales, ya sometidas a gran tensión a causa de esta dolorosa enfermedad.

❑ *Ver también* ARTRITIS en la Segunda Parte y CONTROL DEL DOLOR en la Tercera Parte.

Graves, enfermedad de

Ver Enfermedad de Graves *en* HIPERTIROIDISMO.

Halitosis (Mal aliento)

La causa típica de la halitosis son los malos hábitos de higiene oral. Sin embargo, otros factores también pueden incidir en este problema, como enfermedad de las encías, caries, acumulación de metales pesados, infecciones de la nariz o de la garganta, dieta inadecuada, estreñimiento, tabaquismo, diabetes, bacterias indeseables en la boca, indigestión, mala digestión de las proteínas, disfunción hepática, secreción posnasal, estrés y exceso de bacterias indeseables en el colon.

NUTRIENTES

SUPLEMENTOS	DOSIS SUGERIDAS	COMENTARIOS
Muy importantes		
Aerobic Bulk Cleanse (ABC) de Aerobic Life Industries u oat bran o psyllium husks o rice bran	1 cucharada en agua o jugo 2 veces al día, con el estómago vacío. No tomar al mismo tiempo con otros suplementos o medicamentos.	Proporcionan la fibra necesaria. La fibra elimina las toxinas del colon que pueden producir mal aliento.
Chlorophyll (alfalfa liquid, wheatgrass y barley juice son buenas fuentes)	1 cucharada en jugo 2 veces al día. Se puede utilizar también como enjuague bucal agregando 1 cucharada a 1/2 vaso de agua.	Una de las mejores maneras de combatir el mal aliento es tomar "green drinks".

Vitamin C	2.000-6.000 mg al día.	Importante para curar las enfermedades de la boca y de las encías, y para prevenir el sangrado de las encías. Elimina también el exceso de mucosidad y las toxinas que pueden causar mal aliento.

Importantes

Acidophilus	Según indicaciones de la etiqueta. Tomar con el estómago vacío.	Necesario para reponer las bacterias "amigables" del colon. La deficiencia de bacterias "amigables" y el exceso de bacterias nocivas puede causar mal aliento.
Alfalfa		*Ver* Hierbas más adelante.
Garlic (Kyolic)	2 cápsulas 4 veces al día. Tomar con las comidas y a la hora de acostarse.	Este antibiótico natural destruye las bacterias extrañas tanto en el colon como en la boca. Utilizar una variedad sin olor.
Zinc	30 mg 3 veces al día. No tomar más de 100 mg al día.	Tiene efectos antibacterianos y neutraliza los compuestos de azufre, causa común de mal aliento.

Provechosos

Bee propolis	Según indicaciones de la etiqueta.	Ayuda a curar las encías y a controlar las infecciones. Tiene efectos antibacterianos.
Vitamin A más natural beta-carotene o carotenoid complex (Betatene)	15.000 UI al día. Si está embarazada, no debe tomar más de 10.000 UI al día. 10.000 UI al día. Según indicaciones de la etiqueta.	Necesarios para controlar la infección y para curar la boca.
Vitamin B complex más extra vitamin B$_3$ (niacin) y vitamin B$_6$ (pyridoxine)	100 mg al día. 50 mg 3 veces al día. No sobrepasar esta dosis. 50 mg al día.	Necesario para la buena digestión. Favorece el flujo de sangre hacia las áreas infectadas dilatando los pequeños capilares. *Advertencia:* si tiene algún trastorno hepático, gota o presión arterial alta, no debe tomar niacina. Necesario para todos los sistemas enzimáticos del organismo.

HIERBAS

❑ La alfalfa proporciona clorofila, que limpia el torrente sanguíneo y el colon, donde se encuentra casi siempre el origen del mal aliento. Tome entre 500 y 1.000 miligramos en tableta, o tome una cucharada de líquido en jugo o en agua tres veces al día.

❑ La enfermedad de las encías es uno de los problemas que más contribuyen a la halitosis. Si hay infección, moje una bolita de algodón con extracto de goldenseal libre de alcohol y aplíquesela en el área infectada o en las úlceras de la boca. Apliquese este remedio durante tres días y cuantas veces sea

necesario para completar dos horas al día. La infección debe curarse rápidamente.

❑ Para cepillarse los dientes y enjuagarse la boca, utilice myrrh, peppermint, rosemary y sage.

Advertencia: No utilice sage si sufre de epilepsia o de cualquier trastorno convulsivo.

❑ Masticar un ramito de perejil después de las comidas combate eficazmente el mal aliento. El perejil es rico en clorofila, el ingrediente activo de muchos enjuagues para el aliento.

RECOMENDACIONES

❑ Haga una dieta de alimentos crudos durante cinco días. Por lo menos el 50 por ciento de sus alimentos diarios se deben consumir crudos.

❑ Evite los alimentos muy condimentados, pues su olor persiste durante horas. Entre los alimentos que dejan en la boca aceites que despiden olor hasta por veinticuatro horas, sin importar cuántas veces se cepille uno los dientes o cuantos gargarismos haga, están anchoas, queso azul, queso Camembert, ajo, cebolla, pastrami, peperoni, queso Roquefort, salami y atún. La cerveza, el café, el whisky y el vino dejan residuos que se adhieren a la placa blanda y pegajosa de la dentadura y, por tanto, entran al sistema digestivo. Cada vez que la persona respira el olor se libera en el aire.

❑ Evite los alimentos que quedan atrapados fácilmente entre los dientes o que producen caries dental, como carne, vegetales fibrosos y golosinas, especialmente golosinas pegajosas.

❑ Para desintoxicar el organismo, haga una dieta de limpieza con jugo de limón fresco y agua. *Ver* AYUNOS en la Tercera Parte.

❑ Cepíllese los dientes *y la lengua* después de cada comida.

❑ A fin de prevenir la acumulación de bacterias, cambie su cepillo de dientes cada mes y después de cualquier enfermedad infecciosa.

❑ Utilice todos los días dental floss y un enjuague bucal de clorofila.

❑ Después de cada comida dése un masaje entre los dientes con los palillos de madera de marca Stim-U-Dent, que se consiguen en la mayoría de las farmacias. Esto es importante para prevenir la enfermedad de las encías.

❑ Mantenga limpio su cepillo de dientes. Cuando no lo esté utilizando, póngalo entre hydrogen peroxide o entre grapefruit seed extract para exterminar los gérmenes (si utiliza hydrogen peroxide, enjuáguelo bien antes de lavarse los dientes). En el comercio se consiguen esterilizadores especiales para los cepillos de dientes, los cuales destruyen las bacterias. Esos aparatos se activan automáticamente a intervalos durante todo el día.

❑ No utilice enjuagues bucales comerciales. La mayoría de esos productos no contienen otra cosa que saborizantes, colorantes y alcohol. Aun cuando es posible que destruyan las bacterias causantes del mal aliento, esas bacterias no demoran en volver a aparecer con más fuerza. Los enjuagues bucales también irritan las encías, la lengua y las membranas mucosas de la boca.

❑ La halitosis puede ser señal de algún problema de salud. Si las sugerencias de esta sección no acaban con su problema de mal aliento, pídale a su médico que le haga un examen completo.

ASPECTOS PARA TENER EN CUENTA

❑ *Ver también* DOLOR DE GARGANTA, ENFERMEDAD PERIODONTAL y/o SINUSITIS en la Segunda Parte.

Hay Fever

Hay fever (rinitis alérgica) es una reacción alérgica al polen que afecta a las membranas mucosas de la nariz, los ojos y las vías respiratorias. Entre sus síntomas están ardor en los ojos, secreción acuosa de la nariz y de los ojos, estornudos e irritabilidad nerviosa. Muchos de los síntomas de este mal son similares a los del resfriado común. No obstante, mientras que las secreciones producidas por las alergias son transparentes y acuosas, las secreciones producidas por el resfriado suelen adquirir una consistencia espesa y un color amarillo verdoso a medida que la enfermedad avanza. Además, mientras que el resfriado se asocia con fiebre baja y suele curarse después de una semana, las personas que sufren de alergia se sienten agotadas y sin energía durante semanas enteras.

Por lo menos veintidós millones de estadounidenses presentan estornudos, secreción nasal y ojos llorosos asociados con hay fever durante ciertas estaciones del año. En realidad, hay tres estaciones en las cuales se presenta esta enfermedad, y se distinguen por el tipo de polen que predomina. Dependiendo del clima de la localidad, entre febrero y mayo aparece el polen de los árboles. Los problemas más serios vienen después, durante la primavera y el verano, cuando la gente está más expuesta tanto al polen de los árboles como al polen del césped y del pasto. El otoño es la estación del polen del ragweed. Dependiendo del tipo de polen al cual sea alérgico el individuo, puede presentar hay fever en una sóla época o en todas las tres.

La gente que sufre de hay fever suele presentar también los llamados trastornos atópicos, como asma y dermatitis. Se dice que las personas que sufren de síntomas de hay fever durante todo el año tienen *rinitis perenne*. Los síntomas pueden ser desencadenados por pelo de animal, polvo, plumas, esporas de hongos o agentes del medio ambiente.

La gente que sufre de alergias por lo general sabe qué época del año y qué condiciones aumentan su sensibilidad. El examen RAST (radioallergosorbent test) da un diagnóstico definitivo, es fácil de hacer y su resultado es confiable.

El siguiente programa nutricional es beneficioso para las personas que sufren de hay fever. Estas personas siempre deben optar por los suplementos hipoalergénicos.

NUTRIENTES

SUPLEMENTOS	DOSIS SUGERIDAS	COMENTARIOS
Muy importantes		
Coenzyme Q$_{10}$	30 mg 2 veces al día.	Mejora la oxigenación y la inmunidad.
Quercetin	400 mg 2 veces al día antes de las comidas.	Este bioflavonoide estabiliza las membranas de las células que liberan histamina, la cual desencadena síntomas alérgicos.
o Activated Quercetin de Source Naturals	Según indicaciones de la etiqueta.	Contiene quercetin, bromelaína y vitamina C, que mejoran la absorción.
o AntiAllergy formula de Freeda Vitamins	Según indicaciones de la etiqueta.	Combinación de quercetin, pantotenato de calcio y ascorbato de calcio.
Raw thymus glandular	500 mg 2 veces al día.	Promueve la función inmunológica. *Advertencia:* este suplemento no se les debe dar a los niños menores de dieciséis años.
Vitamin A	100.000 UI al día por 1 mes. Luego reducir hasta 25.000 UI al día. Si está embarazada, no debe tomar más de 10.000 UI al día.	Poderoso estimulante del sistema inmunológico. Para dosis altas, la emulsión facilita la asimilación y brinda mayor seguridad.
Vitamin B complex más extra pantothenic acid (vitamin B$_5$) y vitamin B$_6$ (pyridoxine)	Según indicaciones de la etiqueta. 100 mg 3 veces al día. 50 mg 2 veces al día.	Todas las vitaminas B son necesarias para el correcto funcionamiento del sistema inmunológico.
Vitamin C con bioflavonoids	3.000-10.000 mg 3 veces al día.	Poderosos antiinflamatorios y estimulantes del sistema inmunológico. Utilizar una variedad esterified o buffered.
Importantes		
Proteolytic enzymes	Según indicaciones de la etiqueta. Tomar con las comidas y entre comidas.	Necesarios para la digestión de los nutrientes esenciales que estimulan la función inmunológica. *Advertencia:* este suplemento no se les debe dar a los niños.
Zinc	50-80 mg al día. No tomar más de 100 mg al día de todos los suplementos.	Estimula la función inmunológica. Para mejor absorción, utilizar lozenges de zinc gluconate u OptiZinc.
Provechosos		
Alfalfa		*Ver* Hierbas más adelante.
Aller Bee-Gone de CC Pollen	Según indicaciones de la etiqueta.	Combinación de hierbas, enzimas y nutrientes que combaten los síntomas agudos.
Bio Rizin de American Biologics		*Ver* Hierbas más adelante.
Calcium y magnesium	1.500 mg al día. 1.000 mg al día.	Estos minerales tienen efectos calmantes en el organismo.

Dioxychlor de American Biologics	5 gotas en agua 2 veces al día. Utilizar también tópicamente: mezclar 30 gotas en 2 onzas de agua y aplicar el contenido de un cuentagotas en cada fosa nasal.	Proporcionan oxígeno estabilizado y combaten las bacterias, los hongos y los virus.
o Aerobic 07 de Aerobic Life Industries	Según indicaciones de la etiqueta.	
Manganese	5-10 mg al día. No tomar al mismo tiempo con calcio.	Ayuda al metabolismo de las vitaminas, los minerales, las enzimas y los carbohidratos.
Pycnogenol	Según indicaciones de la etiqueta.	Este poderoso neutralizador de los radicales libres actúa también como antiinflamatorio y aumenta la eficacia de la vitamina C.
Kelp	Según indicaciones de la etiqueta, 2 veces al día.	Rica fuente de minerales.
Superoxide dismutase (SOD) (Cell Guard de Biotec Foods)	Según indicaciones de la etiqueta.	Poderoso antioxidante.
Vitamin E	400-800 UI al día.	Estimula el sistema inmunológico.

HIERBAS

❏ La alfalfa suministra clorofila y vitamina K. Utilícela en presentación líquida. Tome una cucharada en jugo o en agua, dos veces al día.

❏ El producto Bio Rizin, de American Biologics, contiene extracto de licorice, que aumenta la energía y alivia los síntomas alérgicos. Tome entre diez y veinte gotas dos veces al día, o de acuerdo con sus necesidades.

Advertencia: No utilice licorice durante más de siete días seguidos. Evítelo por completo si su presión arterial es alta.

❏ La ephedra ayuda a mitigar los espasmos bronquiales, la congestión y la tos.

Advertencia: No use esta hierba si sufre de ansiedad, glaucoma, enfermedad cardíaca, presión arterial alta o insomnio, o si está tomando algún inhibidor MAO para la depresión.

❏ Si siente picazón en la garganta o desea toser, utilice extracto de goldenseal sin alcohol. Mantenga entre la boca el contenido de un cuentagotas durante unos pocos minutos y luego páseselo. Esto acaba con el dolor de garganta.

Advertencia: No tome goldenseal todos los días durante más de una semana seguida, pues puede alterar la flora intestinal. Esta hierba no se debe utilizar durante el embarazo, y se debe usar con precaución cuando hay alergia al ragweed.

❏ Las siguientes hierbas sirven para mantener bajo control las reacciones alérgicas agudas: horehound, hoja de mullein, stinging nettle y/o wild cherry bark.

RECOMENDACIONES

❏ Consuma más frutas (especialmente banano), vegetales, granos, semillas y nueces crudas. Haga una dieta alta en fibra.

❏ Tome yogur o algún producto agrio tres veces por semana. El mejor yogur es el que se hace en casa. Sin embargo, tenga cuidado pues podría ser alérgico a la caseína, la principal proteína de la leche.

❏ No consuma tortas ni pies, chocolate, café, productos lácteos (excepto yogur), alimentos empacados o enlatados, bebidas gaseosas, azúcar, tabaco, productos con harina blanca ni junk food.

❏ Cuando llegue la estación en la cual usted sufre de alergia, pase la menor cantidad de tiempo al aire libre. Mantenga cerradas las ventanas durante el día y utilice el aire acondicionado de su automóvil. Debe evitar especialmente salir de su casa durante la tarde. Si le gusta hacer deporte o ejercicio al aire libre, hágalo en horas de la mañana porque la polinización del césped y del pasto se realiza al medio día y el viento transporta el polen hasta que cae al suelo por la noche.

❏ Después de pasar ratos al aire libre, dése una ducha y cámbiese de ropa. El polen se pega al cabello, especialmente cuando hay mucho viento. Lavarse el cabello impide que el polen se introduzca en los ojos.

❏ Haga una dieta de limpieza. *Ver* AYUNOS en la Tercera Parte.

❏ Mantenga a las mascotas ya sea dentro de la casa o por fuera de ella. Los perros y los gatos atrapan polen en su piel y lo introducen en la casa.

❏ Utilice un purificador de aire. El purificador de aire personal Air Supply, de Wein Products, es un aparato minúsculo que se lleva colgado en el cuello. Crea una barrera invisible de aire puro que protege contra los microorganismos (como virus, bacterias y mohos) y las micropartículas (como polvo, polen y agentes contaminantes) que se encuentran en el aire. Además, elimina del aire emanaciones, olores y compuestos volátiles dañinos. Un elemento ionizante que sirve para purificar el aire del hogar y del sitio de trabajo es Living Air XL-15, de Alpine Air of America.

ASPECTOS PARA TENER EN CUENTA

❏ Para controlar las alergias, lo mejor y lo más seguro es hacerlo de manera natural, es decir, evitar los alergenos y tomar medidas para normalizar la función inmunológica y para prevenir o disminuir los síntomas. Es posible controlar las alergias haciendo cambios en el estilo de vida, en la dieta y en la actitud mental.

❏ Un estudio efectuado por la University of California-Davis encontró que tomar yogur todos los días reduce de manera significativa la incidencia de los ataques de hay fever y, en particular, los ataques precipitados por el polen del césped y del pasto.

❏ Investigadores de Giessen University en Alemania encontraron que tres bananos contienen la cantidad de magnesio necesaria (180 miligramos) para controlar los ataques de hay fever. Otros alimentos ricos en magnesio son kidney beans, soya, almendras, lima beans, whole wheat flour (harina integral de trigo), brown rice, molasses y guisantes. El magnesio también se consigue en suplemento.

❑ Los antihistamínicos son el tratamiento convencional más recomendado para combatir la hay fever. Estos medicamentos ayudan a reducir la sensación de picazón en los ojos, los oídos y la garganta; controlan la secreción nasal y reducen los ataques de estornudos. Sin embargo, también pueden producir somnolencia, depresión y otros efectos secundarios. Desde hace poco se consiguen algunos antihistamínicos que no producen somnolencia ni depresión, como terfenadine (Seldane), astemizole (Hismanal) y loratidine (Claritin). Pero son costosos, sólo se pueden comprar con receta médica y no son eficaces para todo el mundo.

❑ Los medicamentos esteroides son mucho más eficaces que los antihistamínicos para suprimir las reacciones alérgicas. Los médicos prescriben a menudo el esteroide beclomethasone en forma de inhalador nasal, el cual se encuentra con los nombres comerciales de Beconase y Vancenase. A pesar de que estos medicamentos alivian eficazmente los síntomas, algunos de los esteroides se introducen en lugares indeseables del organismo. Los esteroides suprimen la función inmunológica.

❑ Algunos médicos recomiendan que las personas que sufren de hay fever se hagan vacunar contra este trastorno. Estas vacunas son costosas, dolorosas y no están exentas de riesgos. Sólo un número decepcionantemente bajo de personas experimentan alivio, incluso después de vacunarse durante años. La persona promedio necesita una vacuna semanal durante por lo menos un año, y luego vacunas mensuales durante cinco años. El costo de este tratamiento puede ascender a miles de dólares.

❑ *Ver también* ALERGIAS en la Segunda Parte y FLUSH DE ÁCIDO ASCÓRBICO en la Tercera Parte.

Hemofilia

En un individuo sano, un golpe de poca importancia puede causarle daño a un vaso sanguíneo y hacer que caiga sangre al tejido circundante, lo que da origen a una contusión. Un proceso llamado hemostasis (coagulación) tapona el orificio del vaso sanguíneo afectado, forma un coágulo que detiene el sangrado y limita el tamaño de la contusión.

En las personas que sufren de hemofilia y problemas relacionados, la sangre no coagula normalmente porque alguna de las proteínas que intervienen en la reparación de los vasos dañados y en la formación de los coágulos no existe, es defectuosa o deficiente.

La noción de que las personas hemofílicas pueden desangrarse hasta morir a causa de una cortada o herida de poca importancia es equivocada. De hecho, el sangrado hacia el exterior no representa un problema grave para las personas que tienen hemofilia. Esas personas quizás sangran durante más tiempo que las demás, pero los episodios de sangrado leve se suelen controlar mediante los procedimientos corrientes de primeros auxilios.

Las lesiones también pueden ocasionar sangrado en el interior del cuerpo; este tipo de sangrado no se ve ni se siente. El sangrado interno que no se controla constituye una amenaza — incluso para la vida — para las personas que sufren de hemofilia. Cuando cae sangre a la articulación de la rodilla, lo cual no es inusual cuando hay sangrado interno, se produce una inflamación muy dolorosa. El sangrado repetido destruye eventualmente el cartílago que le permite a la rodilla funcionar con suavidad y facilidad. A consecuencia de la artritis hemofílica, la articulación se vuelve rígida y duele permanentemente. El sangrado interno también puede afectar a otras articulaciones, como el tobillo, la muñeca o el codo. Así mismo, puede afectar a los músculos y a otros tejidos blandos del organismo. Por último, el sangrado interno puede obstruir las vías respiratorias o causarle daño al cerebro o a otros órganos vitales.

Dependiendo de lo alterada que esté la producción de los factores de coagulación, la hemofilia puede ser leve, moderada o severa. Cuando la hemofilia es severa, la actividad del factor de coagulación es inferior al 1 por ciento de lo normal. Una herida, una cirugía o un trabajo odontológico suelen convertirse en un problema grave para quienes tienen esta clase de hemofilia. El sangrado espontáneo puede requerir infusión de concentrado del factor de coagulación hasta varias veces por semana. Las personas que sufren de hemofilia moderada (el margen de actividad del factor de coagulación es entre el 1 y el 5 por ciento de lo normal) no suelen presentar sangrado espontáneo, pero incluso heridas de poca importancia pueden sangrar durante períodos largos si no se tratan. En la hemofilia leve, el margen de actividad del factor de coagulación es entre el 5 y el 50 por ciento de lo normal. Una cirugía, un trabajo odontológico o un trauma les producen sangrado a estas personas. Sin embargo, no cae sangre en las articulaciones y su enfermedad no suele interferir el desarrollo de su vida normal.

La National Hemophilia Foundation calcula que cada año nacen en Estados Unidos cerca de cuatrocientos cincuenta bebés con hemofilia, es decir, uno de cada cuatro mil cuatrocientos bebés varones nacidos con vida. El número de mujeres hemofílicas no se conoce. La hemofilia es hereditaria; afecta fundamentalmente a los hombres, pero las mujeres la transmiten. La razón es que la enfermedad se relaciona con un defecto en uno de los dos genes que intervienen en la producción de los factores de coagulación. Estos genes se encuentran en el cromosoma X, y mientras que las mujeres poseen dos cromosomas X, los hombres sólo poseen uno. Para que la enfermedad se desarrolle en una mujer, sus dos cromosomas X tendrían que incluir el gen defectuoso, una situación poco probable. Pero como los hombres tienen solamente un cromosoma X, cuando uno de los genes que intervienen en la producción del factor de coagulación es defectuoso, el hombre sufre de hemofilia.

Las mujeres que poseen un gen defectuoso no desarrollan hemofilia, pero se consideran *portadoras* de la enfermedad. Todos los hijos de las mujeres que son portadoras tienen una probabilidad del 50 por ciento de heredar el gen defectuoso. Por tanto, la probabilidad que tienen sus hijos varones de desarrollar la enfermedad es del 50 por ciento, mientras que la probabilidad que tienen sus hijas mujeres de ser portadoras es del 50 por ciento, como la madre. El caso de los hijos de hemofílicos varones es distinto. Mientras que la enfermedad no afecta a los hijos varones (a menos que la madre sea portadora), las hijas mujeres siempre son portadoras. Para que la hemofilia se desarrolle en una mujer, no sólo se requiere que su padre tenga la enfermedad, sino que su madre sea o bien hemofílica, o bien portadora.

Las personas aquejadas por la hemofilia son tratadas generalmente con concentrados de plasma procedentes de mezclas de plasma sanguíneo. En consecuencia, hasta dos terceras partes de todas las personas hemofílicas de Estados Unidos terminaron infectadas con el virus de inmunodeficiencia adquirida (HIV) antes de que el virus fuera identificado y de que existiera una prueba para detectarlo. Hoy en día, los donantes de sangre se someten a exámenes para detectar la presencia del virus, y los productos que contienen factores de coagulación son sometidos rutinariamente a altas temperaturas para minimizar y, si es posible, eliminar el riesgo de transmisión del virus. Sin embargo, es comprensible que el riesgo de infectarse con el virus del HIV siga siendo fuente de preocupación para los pacientes de hemofilia.

NUTRIENTES

SUPLEMENTOS	DOSIS SUGERIDAS	COMENTARIOS
Provechosos		
Calcium y	1.500 mg al día.	Esencial para la coagulación de la sangre.
magnesium	1.000 mg al día.	Debe tomarse de manera equilibrada con el calcio.
Liver extract en inyección o raw liver extract	1 cc por semana, o según prescripción médica. Según indicaciones de la etiqueta.	Contienen nutrientes vitales para la coagulación de la sangre.
Multivitamin y mineral complex	Según indicaciones de la etiqueta.	Proporciona las vitaminas y los minerales necesarios.
Vitamin B complex más extra vitamin B$_3$ (niacin) y niacinamide	Según indicaciones de la etiqueta. Según indicaciones de la etiqueta. Según indicaciones de la etiqueta.	Todas las vitaminas B son esenciales para la producción y la coagulación de la sangre. *Advertencia:* si tiene algún trastorno hepático, gota o presión arterial alta, no debe tomar niacina.
Vitamin C con bioflavonoids	3.000 mg al día.	Importantes para la coagulación normal de la sangre.
Vitamin K o alfalfa	300 mcg al día.	Esencial para el mecanismo responsable de la coagulación de la sangre. *Ver* Hierbas más adelante.

HIERBAS

❏ La alfalfa es buena fuente de vitamina K. Se puede tomar en tableta o se puede obtener en fuentes naturales, como brotes de alfalfa.

RECOMENDACIONES

❏ Haga una dieta rica en vitamina K. Entre los alimentos que contienen esta vitamina están alfalfa, bróculi, coliflor, yema de huevo, kale, hígado, espinaca y todos los vegetales hojosos de color verde.

❏ Los "green drinks" preparados con los vegetales que se acaban de mencionar son muy sanos. Por su aporte de vitamina K y de otros factores de coagulación, es provechoso tomar uno al día.

❏ Esté alerta a cualquier señal de sangrado interno, como sensación de burbujeo, de hormigueo, de calor o de rigidez en el área afectada. Los golpes en la cabeza, la confusión, la somnolencia y los dolores de cabeza, entre otros factores, pueden llevar a pensar que se ha producido una alteración neurológica que podría ocasionar sangrado intracraneal.

❏ Si usted tiene bajo su responsabilidad a un infante o a un niño pequeño con hemofilia, esté atento a signos de dolor articular o muscular causado por sangrado interno. El niño podría llorar sin razón aparente, negarse a caminar o a utilizar un brazo o una pierna, o presentar frecuentes contusiones. Si usted sospecha que hay sangrado interno, busque ayuda médica de inmediato.

ASPECTOS PARA TENER EN CUENTA

❏ El tratamiento para la hemofilia consiste en administrar infusiones intravenosas del factor de coagulación del cual carece el paciente. Este procedimiento se realiza actualmente en el hogar. La severidad de la enfermedad determina cuánto factor antihemofílico necesita el paciente, y cuándo lo necesita.

❏ En la terapia genética podría radicar la clave de la curación de la hemofilia, pero todavía no se ha probado en los seres humanos. Estudios de laboratorio con animales experimentales permiten abrigar esperanzas de que la técnica podría funcionar. Investigaciones actuales con un retrovirus que actúa como "bala genética" para reemplazar el gen defectuoso de la coagulación en individuos hemofílicos permiten abrigar esperanzas para la curación de esta enfermedad.

❏ Para más información sobre el manejo de la hemofilia y para obtener la dirección de los centros de tratamiento, comuníquese con la National Hemophilia Foundation, 110 Greene Street, Suite 303, New York, NY 10012; teléfono 212-219-8180. Para obtener información sobre el manejo del AIDS, comuníquese con Hemophilia and AIDS/HIV Network for Dissemination of Information (HANDI), que maneja la Hemophilia Foundation. El teléfono es 800-42-HANDI ó 212-431-8541.

Hemorragia nasal

Cualquier lesión en los tejidos internos de la nariz puede producir hemorragia. La lesión puede ser resultado de un golpe en la nariz, de la introducción de objetos extraños (incluidos los dedos), de un cambio abrupto de la presión atmosférica o, sencillamente, de sonarse la nariz con demasiada fuerza. La hemorragia nasal es frecuente en el invierno, pues la calefacción tiende a secar el aire. La sequedad excesiva puede hacer que las membranas nasales se cuarteen, formen costra y sangren.

En algunos casos la *epistaxis* — término médico para la hemorragia nasal — se asocia con enfermedades. La arteriosclerosis, la presión arterial alta, la malaria, la fiebre escarlatina, la sinusitis y la fiebre tifoidea ocasionan hemorragia por las fosas nasales que puede llegar a ser grave y producir una pérdida significativa de sangre. Las enfermedades que aumentan la tendencia al sangrado, como hemofilia, leucemia, trombocitopenia (concentración anormalmente baja de plaquetas en la sangre), anemia aplástica o enfermedades hepáticas, también inciden en la hemorragia nasal.

La hemorragia nasal es mucho más frecuente en los niños que en los adultos. Esto se debe en gran parte a que los niños son más dados a introducirse los dedos y otros objetos en la nariz. Además, los tejidos del organismo infantil, incluidas las membranas mucosas que recubren la nariz, son más finos que los de los adultos y, por tanto, más susceptibles a sufrir daño.

Dependiendo del origen del sangrado en el interior de la nariz, las hemorragias nasales corresponden a dos clasificaciones. La *hemorragia nasal posterior* afecta fundamentalmente a las personas de edad avanzada y a las que sufren de presión arterial alta. En esta clase de hemorragia, la sangre proviene de la parte posterior de la nariz y corre por detrás de boca hacia la garganta, sin importar la posición en la cual se encuentre la persona. En este tipo de hemorragia la sangre suele ser de color rojo oscuro, aunque también puede ser de color rojo brilante. Cuando la hemorragia es severa, la sangre también puede fluir por las fosas nasales.

En la *hemorragia nasal anterior* la sangre fluye de la parte frontal de la nariz y es de color rojo brillante. Este tipo de hemorragia, al cual corresponde la gran mayoría de los casos, suele originarse en trauma del tejido nasal. Cuando la persona se para o se sienta, la sangre fluye de una o de ambas fosas nasales. Cuando la persona se acuesta sobre la espalda, la sangre fluye hacia atrás, es decir, hacia la garganta. A pesar de que este tipo de hemorragia nasal es atemorizante porque da la sensación de que brota una cantidad excesiva de sangre, en realidad no suele revestir ninguna gravedad y la sangre que se pierde es poca.

NUTRIENTES

SUPLEMENTOS	DOSIS SUGERIDAS	COMENTARIOS
Provechosos		
Bioflavonoid complex con rutin	Según indicaciones de la etiqueta.	Su deficiencia se ha asociado con hemorragia nasal.
Vitamin C	3.000 mg al comenzar la hemorragia y 1.000 mg cada hora mientras la hemorragia persista.	Promueve la curación.

HIERBAS

❑ Si las fosas nasales le duelen por la sequedad, utilice ungüento de comfrey o gel de aloe vera cuantas veces lo necesite.

❑ Inhalar un poquito de oak bark sirve para aliviar la hemorragia nasal.

❑ Para acelerar la curación, apenas se calme la hemorragia frótese dentro de cada fosa nasal una pequeña cantidad de Natureworks Marigold Ointment, de la compañía Abkit. Repita esta operación cuantas veces sea necesario.

RECOMENDACIONES

❑ Para detener una hemorragia nasal anterior, haga lo siguiente:

1. Con mucha suavidad suénese la nariz para que salgan todos los coágulos de ambas fosas nasales.
2. Siéntese en un asiento e inclínese hacia adelante (*no* incline la cabeza hacia atrás).
3. Con los dedos pulgar e índice, comprima durante diez minutos todas las partes blandas de la nariz. La presión debe ser firme, pero no debe producir dolor.
4. Aplíquese hielo o un paño frío en la nariz, el cuello y las mejillas. Esto se puede hacer mientras se aplica la presión (*ver* punto 3 más arriba), y después de aplicar la presión.
5. Acuéstese mientras la hemorragia se detiene. Absténgase de realizar cualquier actividad física durante unas cuantas horas, y evite el ejercicio vigoroso durante por lo menos dos días.

❑ Si sospecha que se trata de una hemorragia nasal posterior, visite a su médico. Este tipo de hemorragia requiere atención médica.

❑ No se suene durante por lo menos doce horas después de que la hemorragia haya cesado, porque podrían desprenderse los coágulos que detienen el sangrado.

❑ Cuando la hemorragia esté bajo control, aplíquese una pequeña cantidad de vitamina E en los tejidos afectados (abra una cápsula y aplíquese *suavemente* el aceite dentro de la nariz). Si no tiene vitamina E, utilice un poquito de petroleum jelly. Si desea, introdúzcase en la nariz un trocito de gasa para evitar que la sangre salga.

❑ Mientras se mejora, consuma abundantes alimentos ricos en vitamina K, que es esencial para la coagulación normal de la sangre. Buenas fuentes de vitamina K son alfalfa, kale y todos los vegetales hojosos de color verde oscuro.

❑ Evite los alimentos ricos en salicilatos, sustancias parecidas al aspirin que se encuentran en el té y el café, así como también en la mayoría de las frutas y en algunos vegetales. Entre los alimentos que se deben evitar están manzana, albaricoque, almendras, todas las berries, clavos, cerezas, pepinos, currants, uvas, mint, aceite de wintergreen, bell peppers, duraznos, pickles, ciruelas, raisins, tangelos y tomates.

❏ Para contrarrestar la sequedad de los conductos nasales, especialmente durante el invierno, de vez en cuando aplíquese dentro de las fosas nasales agua tibia en aerosol.

❏ A fin de evitar la hemorragia nasal, incremente la humedad del ambiente, en especial durante el invierno. Utilice un humidificador o un vaporizador, o coloque una olla con agua cerca de un radiador.

❏ Cuando estornude, mantenga abierta la boca.

❏ Si presenta hemorragia nasal con mucha frecuencia, consulte con su médico. La hipertensión arterial suele ser la causa de las hemorragias nasales frecuentes, y se debe tratar.

❏ Si usted es propenso a las hemorragias nasales, le conviene tomar un suplemento de hierro para reconstruir la sangre. El hierro es un importante componente de la hemoglobina, un elemento vital de los glóbulos rojos de la sangre.

Advertencia: No tome suplementos de hierro, a menos que le hayan diagnosticado anemia.

ASPECTOS PARA TENER EN CUENTA

❏ Algunos médicos recomiendan humedecer con vinagre blanco el trocito de gasa o de algodón que a veces es necesario introducir en la nariz para detener el sangrado. Esos médicos sostienen que el ácido del vinagre blanco ayuda a detener el sangrado porque cauteriza suavemente los vasos sanguíneos rotos.

❏ El uso de medicamentos que adelgazan la sangre, como los anticoagulantes warfarin (Coumadin) o heparin, puede ocasionar hemorragias nasales. Incluso el aspirin puede actuar como anticoagulante y afectar a la coagulación de la sangre, que es fundamental para detener la hemorragia.

❏ Niveles altos de estrógeno aumentan el flujo de sangre de las membranas mucosas de la nariz. Por este motivo las hemorragias nasales son más frecuentes durante el embarazo. Los anticonceptivos orales también inciden en este problema.

❏ El riesgo de que la hemorragia nasal se convierta en una amenaza para la salud aumenta cuando hay hemofilia, enfermedad de Hodgkin, fiebre reumática, deficiencia de vitamina C o uso prolongado de gotas o esprays nasales.

❏ La hemorragia nasal es común entre las personas alcohólicas porque el alcohol dilata los vasos sanguíneos, incluidos los de las fosas nasales. Abusar del alcohol también puede ocasionar problemas de coagulación por los efectos tóxicos del alcohol en el hígado y en la médula ósea.

❏ La gente que sufre de presión arterial alta, o hipertensión, es particularmente propensa a la hemorragia nasal. Para mantener la presión arterial bajo control, es recomendable hacer una dieta baja en grasas y en colesterol (*ver* PRESIÓN ARTERIAL ALTA en la Segunda Parte).

❏ *Ver también en* PROBLEMAS RELACIONADOS CON EL EMBARAZO en la Segunda Parte.

Hemorragia y congestión nasales

Ver en PROBLEMAS RELACIONADOS CON EL EMBARAZO.

Hemorroides

Las hemorroides son dilataciones venosas en el ano y en el recto (la porción final del colon). Las hemorroides se parecen mucho a las venas várices, pues se dilatan y pierden elasticidad, lo que lleva al desarrollo de protuberancias en el conducto anal. Entre los factores que suelen producir y agravar las hemorroides están permanecer sentado o parado durante períodos largos, levantar objetos pesados (o levantar objetos relativamente livianos, pero de manera inadecuada), hacer mucho esfuerzo para evacuar el intestino (especialmente cuando hay estreñimiento, aun cuando la diarrea acompañada de espasmos involuntarios también puede exacerbar el problema), embarazo, obesidad, falta de ejercicio, mal funcionamiento del hígado, alergias alimentarias y consumo insuficiente de fibra en la dieta.

Entre los síntomas más comunes de las hemorroides están prurito, escozor, dolor, inflamación, irritación, exudación y sangrado. El sangrado rectal puede ser atemorizante, pero aunque indica que algo anda mal en el sistema digestivo, no es necesariamente señal de una enfermedad grave.

Dependiendo de la ubicación, la severidad, el dolor y el malestar que producen, las hemorroides corresponden a las siguientes clasificaciones:

• *Internas.* Las hemorroides internas se localizan dentro del recto y no suelen ser dolorosas, especialmente cuando se encuentran encima de la línea anorrectal. Sin embargo, tienden a sangrar. Cuando lo hacen, la sangre es de color rojo brillante.

• *Externas.* El término que se utilizaba antes para referirse a las hemorroides externas era "almorranas". Esta clase de hemorroides se desarrollan por debajo de la piel en la apertura de la cavidad anal. Cuando las hemorroides externas se inflaman, el tejido del área afectada se vuelve duro y sensible, y adquiere una coloración azulosa o púrpura. Estas hemorroides suelen ser sumamente dolorosas.

• *Prolapsadas.* Este término se refiere a las hemorroides internas que colapsan y salen del ano, junto con mucosidad y sangrado abundantes. Las hemorroides prolapsadas se pueden *trombosar*, es decir, pueden formar coágulos internos que impiden que se contraigan. Las hemorroides trombosadas suelen ser sumamente dolorosas.

Sólo los seres humanos presentan hemorroides. Ninguna otra criatura sufre de este problema. Esto podría indicar que nuestros hábitos dietéticos y nutricionales desempeñan un papel mucho más importante que cualquier otro factor en este trastorno. Entre el 50 y el 75 por ciento de la población de Estados Unidos desarrolla hemorroides en algún momento, aunque mucha gente no se da cuenta de ello. Las hemorroides se pueden presentar a cualquier edad, pero tienden a ser más frecuentes a medida que la persona envejece. Entre las personas jóvenes, las más susceptibles a las hemorroides son las mujeres embarazadas y las que han tenido hijos. En la tendencia a las hemorroides parece que interviene la herencia. Aun cuando pueden ser muy dolorosas, no suelen representar una amenaza seria para la salud.

NUTRIENTES

SUPLEMENTOS	DOSIS SUGERIDAS	COMENTARIOS
Muy importantes		
Aerobic Bulk Cleanse (ABC) de Aerobic Life Industries	Según indicaciones de la etiqueta. Mezclar con 1/2 jugo de fruta y 1/2 jugo de aloe vera. Tomar rápidamente antes de que la fibra se espese. No tomar al mismo tiempo con otros suplementos o medicamentos.	Alivia la presión en el recto manteniendo limpio el colon.
Calcium	1.500 mg al día.	Esencial para la coagulación de la sangre. Ayuda a prevenir el cáncer de colon. Utilizar calcium chelate o asporotate.
y magnesium	750 mg al día.	Debe tomarse de manera equilibrada con el calcio.
Vitamin C más bioflavonoids	3.000-5.000 mg al día. 100 mg al día.	Ayudan a la curación y a la coagulación normal de la sangre.
Vitamin E	600 UI al día.	Promueve la curación y la coagulación de la sangre.
Importantes		
Vitamin B complex más extra vitamin B$_6$ (pyridoxine)	50-100 mg 3 veces al día con las comidas. 50 mg 3 veces al día con las comidas.	Todas las vitaminas B son vitales para la digestión. La buena digestión reduce el estrés del recto.
y vitamin B$_{12}$	1.000 mcg 2 veces al día.	Utilizar lozenges o administrar en forma sublingual.
más choline e inositol	50 mg de cada uno 2 veces al día.	
Provechosos		
Coenzyme Q$_{10}$	100 mg al día.	Aumenta la oxigenación celular y ayuda a la curación.
Dimethylglycine (DMG) (Aangamik DMG de FoodScience Labs)	125 mg 2 veces al día.	Mejora la oxigenación celular.
Key-E suppositories de Carlson Labs	Según indicaciones de la etiqueta.	Contrae el tejido hemorroidal inflamado.
Potassium	99 mg al día.	El estreñimiento, que puede producir hemorroides, es común en personas con deficiencia de potasio.
Shark cartilage (BeneFin)	Tomar 1 gm por cada 15 libras de peso corporal al día, dividido en 3 tomas. Administrar por vía oral o por vía rectal mediante enema de retención.	Provechoso para el dolor y la inflamación.
Vitamin A	15.000 UI al día. Si está embarazada, no debe tomar más de 10.000 UI al día.	Ayuda a la curación de los tejidos y de las membranas mucosas.
más natural beta-carotene o carotenoid complex (Betatene)	15.000 UI al día. Según indicaciones de la etiqueta.	Antioxidantes y precursores de la vitamina A.
Vitamin D	600 UI al día.	Ayuda a la curación de los tejidos y de las membranas mucosas. Necesario también para obtener calcio.

HIERBAS

❏ Para aliviar las hemorroides que sangran, es beneficioso aplicarse a manera de cataplasma una pasta hecha con raíz de comfrey en polvo.

Nota: El comfrey sólo se recomienda para uso externo.

❏ Las cataplasmas de elderberry alivian el dolor asociado con las hemorroides. También son eficaces las cataplasmas de mullein. *Ver* UTILIZACIÓN DE CATAPLASMAS en la Tercera Parte.

❏ Otras hierbas provechosas son buckthorn bark, raíz de collinsonia, perejil, hojas de uva roja y raíz de stone. Estas hierbas se pueden tomar en cápsula o en té.

RECOMENDACIONES

❏ Si decide utilizar algún suplemento de fibra, empiece con una cantidad moderada y auméntela poco a poco. Si empieza con una cantidad demasiado alta, podría presentar gases, sensación de llenura, diarrea y dolor abdominal.

Nota: La fibra en suplemento no se debe tomar junto con otros suplementos o medicamentos, sino por separado.

❏ Consuma alimentos con alto contenido de fibra, como wheat bran, frutas frescas y casi todos los vegetales. Los siguientes alimentos son provechosos: manzana, remolacha, nueces de Brazil, bróculi, alimentos de la familia del cabbage, zanahoria, fríjol verde, guar gum, oat bran, lima beans, pera, guisantes, semilla de psyllium y granos enteros. Para prevenir y tratar las hemorroides, quizás lo más importante es hacer una dieta alta en fibra.

❏ Beba abundantes líquidos, especialmente agua (ojalá destilada al vapor). El agua es la mejor sustancia y la más natural para ablandar la materia fecal. Además, previene el estreñimiento.

❑ Evite las grasas y los productos de origen animal. Las dietas ricas en proteínas y en carne roja son especialmente difíciles para el tracto digestivo.

❑ Tome todos los días una o dos cucharadas de aceite de flaxseed. Este aceite sirve para ablandar los excrementos.

❑ Aprenda a no estresarse cuando vaya a evacuar. Mantenga limpio el intestino y evite el estreñimiento.

❑ Lave frecuentemente el área afectada con agua caliente. Un baño diario de agua caliente durante quince minutos es una gran ayuda. No le agregue al agua aceites ni espumas, pues pueden irritar los tejidos, ya sensibles. Aunque mucha gente le agrega al agua Epsom salts, no se ha comprobado que sean eficaces desde el punto de vista clínico. Lo que reduce la inflamación y alivia el dolor es el agua caliente.

❑ Los baños de asiento calientes son especialmente provechosos. Dése todos los días un baño de asiento con minerales (*ver* BAÑOS DE ASIENTO en la Tercera Parte). Nosotros recomendamos el producto Batherapy, de Para Laboratories/Queen Helene, un polvo que contiene importantes minerales y que se le agrega al agua. Este producto se encuentra en muchos health food stores.

❑ Hágase enemas de cayenne (capsicum) y de ajo para mantener limpio el intestino. Los enemas de agua caliente actúan rápidamente y alivian el malestar. *Ver* ENEMAS en la Tercera Parte.

❑ Haga ejercicio con regularidad, pero con moderación.

❑ Tres veces por semana aplíquese a manera de supositorio un diente de ajo pelado. También puede ponerse supositorios de papa cruda para aliviar el dolor y curar las hemorroides. Pele una papa y córtela en pequeñas tajadas de forma cónica.

❑ Para disminuir el sangrado de las hemorroides, consuma alimentos como alfalfa, blackstrap molasses y vegetales hojosos de color verde oscuro por su alto contenido de vitamina K.

❑ Si las hemorroides le sangran mucho, evite la anemia tomando suplementos de vitaminas y minerales. Para que su sangre se mantenga sana, tome un suplemento de hierro, junto con vitamina C y un complejo de vitaminas B. Para mejor absorción, utilice un complejo de vitaminas B en forma sublingual, como Perfect B, de Pharmaceutical Purveyors of Oklahoma, o Coenzymate B Complex, de Source Naturals.

❑ No utilice laxantes fuertes. La mayor parte de esos productos inducen a pujar innecesariamente y crean condiciones similares a las de la diarrea. Además, los laxantes químicos no le aportan al organismo las sustancias sanas y beneficiosas de los productos naturales. Los laxantes pueden hacer que el intestino se vuelva dependiente de ellos para funcionar normalmente, es decir, se convierten en una especie de adicción. Si sufre de estreñimiento o si necesita hacer mucha fuerza al defecar, no utilice fórmulas químicas sino algún producto que ablande la materia fecal.

❑ Aprenda a levantar correctamente los objetos. No doble la espalda sino las rodillas. No sostenga la respiración mientras levanta el objeto; esto le añade una presión enorme a los vasos sanguíneos hemorroidales. Más bien, tome bastante aire y suéltelo en el momento de levantar el objeto. Haga que los muslos realicen la tarea, no la espalda. En lo posible, no levante objetos pesados.

❑ No permanezca sentado o parado durante períodos largos. Si no puede evitar estar sentado durante ratos prolongados, muévase y cambie de posición con frecuencia (esto también es bueno para la circulación, la espalda y las piernas). Pero, sobre todo, no utilice el cojín inflado en forma de donut que se usaba antes. Usar esos cojines aumenta la presión en los vasos sanguíneos afectados por las hemorroides, lo cual agrava la inflamación y el sangrado.

❑ Si los tratamientos caseros no lo alivian, consulte con su médico, especialmente si el problema es recurrente y el sangrado persiste. Aun cuando la cantidad de sangre que se pierde puede parecer insignificante, perder sangre incluso lentamente produce a la larga anemia y problemas relacionados con esta enfermedad (*ver* ANEMIA en la Segunda Parte). Así mismo, el sangrado rectal persistente puede conducir a infecciones e, incluso, comprometer el sistema inmunológico.

ASPECTOS PARA TENER EN CUENTA

❑ Dependiendo de la ubicación del problema y de su severidad, los médicos se valen actualmente de los siguientes tratamientos para las hemorroides:

• *Medidas conservadoras.* Los suplementos de fibra y los tratamientos caseros ayudan en la mayoría de los casos, excepto cuando las hemorroides están trombosadas.

• *Fotocoagulación con rayos infrarrojos.* Esta técnica implica utilizar calor infrarrojo para tratar las hemorroides internas leves. Esta técnica es menos dolorosa que la ligadura, pero su eficacia no siempre es igual.

• *Escleroterapia.* Esta técnica utiliza inyecciones de soluciones esclerosantes de quinina y urea, o de fenol, para contraer las hemorroides internas y detener el sangrado. Las inyecciones se aplican directamente en las hemorroides.

• *Tratamiento con rayo láser.* Este tratamiento ha ganado popularidad en los últimos años, y se considera el método más fácil y menos doloroso para manejar las hemorroides internas. No obstante, su eficacia es motivo de controversia pues a menudo se requiere repetir el tratamiento. La mayoría de los investigadores creen que antes de que éste se convierta en el tratamiento preferido para las hemorroides, se deben realizar más estudios a fin de aumentar su eficacia.

• *Ligadura.* Éste es el tratamiento más utilizado hoy en día para tratar las hemorroides internas. Se realiza atando un pequeño caucho en la base del vaso sanguíneo. Cuando la circulación se suspende en ese vaso sanguíneo, el vaso se desprende y el caucho se elimina junto con los desechos del organismo. Este tratamiento también debe repetirse en algunas ocasiones y es doloroso.

• *Cirugía.* Hay hemorroides que no mejoran con ninguno de los tratamientos mencionados y, por tanto, requieren cirugía.

Si a usted le duelen mucho las hemorroides o si está perdiendo gran cantidad de sangre, debe hacerse examinar a la mayor brevedad por un médico, preferiblemente por un proctólogo. Las técnicas quirúrgicas que se utilizan actualmente hacen que la operación sea menos dolorosa y que el tiempo de recuperación sea más corto que en el pasado. La cirugía para las hemorroides es completamente eficaz en aproximadamente el 95 por ciento de los casos. Sin embargo, cuando las hemorroides se reproducen, puede ser necesario operar de nuevo al paciente.

❑ Un medicamento libre de sustancias químicas que alivia de manera rápida y duradera el prurito, el ardor y el sangrado de las hemorroides es Anurex. Es un pequeño dispositivo de plástico que contiene una gel sellada que retiene el frío. Cuando se coloca en el área adolorida, enfría de manera controlada el tejido inflamado. Cada uno de estos dispositivos se puede utilizar varias veces y hasta por seis meses. El Anurex se encuentra en muchas farmacias y health food stores, o se puede pedir directamente a Anurex Labs, P.O. Box 414760, Miami, FL 33141; teléfono 305-757-7733.

❑ Los supositorios Key-E, de Carlson Labs, alivian eficazmente el escozor y el dolor.

❑ Por sus propiedades antibacterianas e inmunoestimulantes, el té de kombucha es provechoso para las hemorroides (*ver* PREPARACIÓN DEL TÉ DE KOMBUCHA en la Tercera Parte).

❑ El color rojo de algunos alimentos (especialmente remolacha) enrojece la materia fecal, lo que hace pensar equivocadamente que se trata de sangre.

❑ La causa más común de prurito anal es trauma en los tejidos producido por el uso de papel higiénico áspero. Otras causas de prurito anal son *Candida albicans,* alergias e infecciones por parásitos.

❑ *Ver también en* PROBLEMAS RELACIONADOS CON EL EMBARAZO en la Segunda Parte.

Hepatitis

La hepatitis es la inflamación del hígado, usualmente a causa de una infección viral. El hígado aumenta de tamaño, se vuelve sensible al tacto y deja de funcionar normalmente. En consecuencia, las toxinas que deberían ser eliminadas por el hígado se acumulan en el organismo, y se altera tanto el procesamiento como el almacenamiento de algunos nutrientes. Entre los síntomas de la hepatitis están fiebre, debilidad, náuseas, vómito, dolor de cabeza, inapetencia, dolores en los músculos y en las articulaciones, somnolencia, coloración oscura de la orina, coloración clara de la deposición, malestar abdominal y, con frecuencia, ictericia (coloración amarilla de la piel) y aumento de las enzimas hepáticas de la sangre. También se pueden presentar síntomas parecidos a los del flu, que pueden ser leves o severos.

La hepatitis se clasifica según el virus implicado. En los últimos quince años, los científicos han identificado los virus responsables de tres tipos de hepatitis, llamadas hepatitis A, hepatitis B y hepatitis C. Hay, además, otras clases de hepatitis menos comunes, llamadas hepatitis E, hepatitis no A y hepatitis no B. Todas son contagiosas.

La hepatitis A, también conocida como hepatitis infecciosa, se contagia fácilmente mediante el contacto persona a persona, y a través del contacto con la comida, la ropa, la ropa de cama y otros artículos. Esta clase de hepatitis es contagiosa entre dos y tres semanas antes de que se presente la ictericia, y una semana después. Cuando el individuo ha sufrido un ataque de hepatitis A, se vuelve inmune a esta enfermedad.

La hepatitis B, también llamada hepatitis sérica, se propaga mediante el contacto con sangre infectada (por ejemplo, a través de transfusiones con sangre contaminada, o por el uso de jeringas o agujas contaminadas) y algunas actividades sexuales. Se calcula que el 5 por ciento de todos los estadounidenses y hasta el 85 por ciento de los hombres homosexuales están infectados con hepatitis B. Sin embargo, la mayoría de los casos de hepatitis B pasan inadvertidos. En aproximadamente el 10 por ciento de los casos la enfermedad se vuelve crónica, cicatriza el tejido hepático y vuelve al hígado más vulnerable al cáncer. La hepatitis B es la novena causa de muerte en Estados Unidos.

La hepatitis C representa entre el 20 y el 40 por ciento de todas las hepatitis, y entre el 90 y el 95 por ciento de las hepatitis que se contraen mediante transfusiones sanguíneas. Actualmente existen pruebas para detectar en sangre donada la presencia de anticuerpos contra la hepatitis C, un importante avance para la seguridad de las existencias de sangre. Sin embargo, como los anticuerpos pueden demorar en desarrollarse hasta seis meses en la persona que ha adquirido la infección, por ahora es imposible identificar toda la sangre que está infectada. La hepatitis C también se puede contraer mediante el uso de drogas intravenosas, el contacto sexual, las grietas de la piel y las membranas mucosas.

Aparte de los distintos tipos de hepatitis viral, existe la hepatitis tóxica, que es producida por exposición a sustancias químicas, principalmente mediante inyección, ingestión o absorción de toxinas a través de la piel. Ejemplos de fuertes agentes hepatotóxicos son los hidrocarburos clorinados y el arsénico. En la hepatitis tóxica, el grado de exposición a la toxina determina el daño que sufre el hígado.

NUTRIENTES

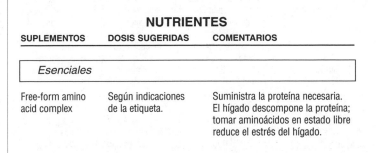

SUPLEMENTOS	DOSIS SUGERIDAS	COMENTARIOS
Esenciales		
Free-form amino acid complex	Según indicaciones de la etiqueta.	Suministra la proteína necesaria. El hígado descompone la proteína; tomar aminoácidos en estado libre reduce el estrés del hígado.

Glutathione más L-cysteine y L-methionine	500 mg 2 veces al día con el estómago vacío. 500 mg de cada uno 2 veces al día con el estómago vacío. Tomar con agua o jugo. No tomar con leche. Para mejor absorción, tomar con 50 mg de vitamina B_6 y 100 mg de vitamina C.	Protege el hígado. Desintoxican el organismo de sustancias hepatotóxicas y conservan el glutatión. Ver AMINOÁCIDOS en la Primera Parte.
Milk thistle		Ver Hierbas más adelante.
Raw liver extract o desiccated liver	Según indicaciones de la etiqueta. Según indicaciones de la etiqueta.	Promueven la función hepática. Ver TERAPIA GLANDULAR en la Tercera Parte. Se puede administrar en inyección (con supervisión médica).

Muy importantes

Coenzyme Q_{10}	60 mg al día.	Contrarresta la supresión del sistema inmunológico y aumenta la oxigenación de los tejidos.
Dimethylglycine (DMG) (Aangamik DMG de FoodScience Labs)	Según indicaciones de la etiqueta.	Mejora la oxigenación celular.
Lecithin granules o capsules	1 cucharada 3 veces al día antes de las comidas. 1.200 mg 3 veces al día antes de las comidas.	Protegen las células del hígado y movilizan la grasa. Ayudan a prevenir el hígado grasoso.
Bifido Factor de Natren o LifeStart de Natren	Según indicaciones de la etiqueta. Según indicaciones de la etiqueta.	Para adultos. Necesario para el funcionamiento normal del hígado y para la correcta digestión. Para infantes y niños.
Superoxide dismutase (SOD) o Cell Guard de Biotec Foods u Oxy-5000 Forte de American Biologics	Según indicaciones de la etiqueta. Según indicaciones de la etiqueta. Según indicaciones de la etiqueta.	Estos poderosos antioxidantes mejoran el funcionamiento hepático neutralizando los nocivos radicales libres superoxide.
Multivitamin complex con vitamin B complex más extra vitamin B_{12} más choline e inositol	50-100 mg 3 veces al día con las comidas. No tomar más de 100 mg de vitamina B_3 (niacina) mientras no esté completamente curado. 1.000 mg 2 veces al día. Según indicaciones de la etiqueta.	Todos los nutrientes son necesarios de manera equilibrada. Todas las vitaminas B son absolutamente esenciales para la función normal del hígado. Se recomienda en forma sublingual. Puede ser necesario aplicar en inyección (con supervisión médica), en especial inyecciones de vitamina B_{12} y de ácido fólico.
Vitamin C con bioflavonoids	5.000-10.000 mg o más al día.	Poderosos agentes antivirales. Estudios han revelado que las dosis altas aceleran la mejoría.
Vitamin E	Empezar con 400 UI al día y aumentar hasta 1.200 UI al día por 1 mes.	Poderoso antioxidante.

Importantes

Calcium y magnesium	1.500 mg al día. 1.000 mg al día.	Esenciales para la coagulación de la sangre, que suele ser deficiente en las personas que tienen enfermedades hepáticas. Utilizar variedades asporotate. No se debe utilizar bone meal.
Essential fatty acids (primrose oil y salmon oil son buenas fuentes) o shark liver oil	Según indicaciones de la etiqueta. Según indicaciones de la etiqueta.	Combaten la inflamación del hígado y reducen el nivel de las grasas séricas. Importante fuente de lípidos esenciales.
Multienzyme complex con betaine hydrochloride (HCI)	Según indicaciones de la etiqueta.	Importantes para la correcta digestión.

Provechosos

Raw pancreas glandular	Según indicaciones de la etiqueta.	Ayuda a la digestión y al funcionamiento del páncreas.
Vitamin A	25.000 UI al día. Si está embarazada, no debe tomar más de 10.000 UI al día.	Necesario para la curación. La emulsión facilita la asimilación y brinda mayor seguridad. Debe evitar el betacaroteno y las cápsulas de vitamina A mientras tenga hepatitis.
Maitake o shiitake o reishi	Según indicaciones de la etiqueta. Según indicaciones de la etiqueta. Según indicaciones de la etiqueta.	Estimulan el sistema inmunológico y combaten la infección viral.

HIERBAS

❑ El burdock y el dandelion son importantes para limpiar el hígado y el torrente sanguíneo.

❑ Por sus propiedades antivirales, el licorice es eficaz para el tratamiento de la hepatitis viral y, en particular, la hepatitis activa crónica.

Advertencia: Esta hierba no se debe utilizar durante más de siete días seguidos, y se debe evitar cuando la presión arterial es alta.

❑ El extracto de milk thistle contiene silymarin, un flavonoide provechosos para la curación y la regeneración del hígado. Se puede tomar en cápsula o en extracto sin alcohol. Tome entre 200 y 400 miligramos tres veces al día.

❑ Otras hierbas beneficiosas para la hepatitis son black radish, goldenseal, té verde, red clover y yellow dock.

Advertencia: No se debe tomar goldenseal todos los días

durante más de una semana seguida, y se debe evitar durante el embarazo. Se debe utilizar con precaución cuando se es alérgico al ragweed.

RECOMENDACIONES

❑ Haga una dieta de frutas y vegetales crudos durante dos a cuatro semanas. Comience esa dieta haciendo un ayuno de limpieza. *Ver* AYUNOS en la Tercera Parte.

❑ Incluya alcachofas en su dieta. La alcachofa protege el hígado. En el comercio se consigue globe artichoke extract.

❑ Tome "green drinks", jugo de zanahoria y jugo de remolacha. *Ver* JUGOS en la Tercera Parte.

❑ Beba únicamente agua destilada al vapor.

❑ No consuma alcohol.

❑ Evite todas las grasas, el azúcar y los alimentos muy procesados.

❑ No consuma pescado ni mariscos crudos. Evite la proteína de origen animal Así mismo, evite los químicos y los aditivos de los alimentos.

❑ Descanse mucho en cama.

❑ Hágase tres veces a la semana un enema de clorofila. Utilice un pint y reténgalo durante quince minutos. *Ver* ENEMAS en la Tercera Parte.

❑ Aplíquese compresas calientes de castor oil en el área del hígado. Ponga castor oil en una cacerola y caliéntelo sin dejarlo hervir. Sumerja en el aceite un trozo de cheesecloth u otra tela de algodón blanco hasta que se sature. Aplíquese la tela en la parte superior derecha del abdomen y cúbrala con un plástico más grande. Coloque sobre el plástico un heating pad para que la compresa permanezca caliente. Mantenga la compresa en ese lugar entre media hora y dos horas, de acuerdo con sus necesidades.

❑ Para evitar que la infección se propague, el paciente de hepatitis A debe permanecer aislado. La persona que cuida al paciente debe lavarse las manos a menudo, al igual que su ropa. La ropa de cama y las prendas de vestir del paciente de hepatitis A no se deben mezclar con la ropa de los demás miembros de la familia; se deben lavar con agua caliente y con cholorine bleach o con un desinfectante. Debido a que los excrementos son infecciosos, el baño debe descontaminarse con frecuencia. Los inodoros y los pisos se deben lavar con un desinfectante.

❑ Al viajar se debe tener especial cuidado con el agua y con los alimentos contaminados con agua.

❑ No tome ningún medicamento que no le haya recetado su médico. Lea detenidamente la información que traen sus medicamentos y revise con especial cuidado lo referente al riesgo de intoxicación hepática.

ASPECTOS PARA TENER EN CUENTA

❑ Aunque se ve muy raras veces en Estados Unidos, la hepatitis E se ha relacionado con grandes epidemias en África y en Asia. La hepatitis E fue identificada en el hemisferio occidental en 1986, cuando se presentaron en México dos brotes. Se han presentado casos esporádicos de hepatitis E entre viajeros, incluidos algunos estadounidenses. Las aguas negras contaminadas son la causa más frecuente de hepatitis E, enfermedad que se contagia de persona a persona. Los síntomas aparecen con más frecuencia en los adultos que en los niños pequeños. El virus de la hepatitis E se identifica mediante un examen de materia fecal. Hasta ahora no existe ninguna prueba sanguínea para identificarlo. La mejor salvaguardia es hervir el agua antes de tomarla o de utilizarla para otros fines.

❑ Tomar cantidades excesivamente altas de vitamina A durante períodos largos puede hacer que se eleve el nivel de las enzimas hepáticas. Todas las personas que hayan tomado más de 50.000 unidades internacionales de vitamina A todos los días durante más de un año deben reducir la dosis o cambiar esta vitamina por betacaroteno natural, que no produce efectos secundarios.

❑ Se ha descubierto que el catechin, un flavonoide que se encuentra en los tés verde y negro de la India, reduce el nivel sérico de bilirrubina en personas que tienen cualquiera de las hepatitis virales agudas.

❑ Según investigadores de la University of California, hasta el 25 por ciento de todos los estadounidenses que reciben transfusiones sanguíneas contraen hepatitis.

❑ Un estudio publicado en la revista médica *The New England Journal of Medicine* indicó que la tercera parte de los sujetos que tenían hepatitis B y que tomaron dosis altas del agente antiviral interferon alfa todos los días durante cuatro meses presentaron remisión de los síntomas. Las personas que más se beneficiaron con este tratamiento fueron las que presentaban un nivel bajo de partículas del virus en el torrente sanguíneo. La Food and Drug Administration aprobó una versión del interferon alfa (interferon alfa-2b) para el tratamiento de la hepatitis C.

❑ Estudios han revelado que la hierba milk thistle tiene la capacidad de curar el cáncer de hígado en ratones de laboratorio.

❑ Los suplementos de hígado contienen una sustancia nutricional que ayuda a regenerar el hígado. Sólo se debe utilizar hígado de reses criadas orgánicamente.

❑ En experimentos de laboratorio, inyecciones de células hepáticas enteras han reparado rápidamente el tejido del hígado en animales experimentales con insuficiencia hepática aguda y letal.

❑ La American Medical Association recomienda que la vacuna contra la hepatitis B se les aplique a todos los recién nacidos, a los hombres homosexuales activos, a las personas que utilizan drogas sicoactivas, a las mujeres embarazadas que inmigran del Asia, a los bebés cuyas madres tienen hepatitis B, y a los médicos y odontólogos que tienen contacto con sangre por su trabajo.

Hernia hiatal

La hernia hiatal es una condición en la cual el estómago presiona, o se hernia, hacia arriba a través de una apertura en el diafragma y se introduce en el tórax. Este problema, que suele deberse a una anomalía congénita, se asocia con reflujo gastroesofágico. El reflujo gastroesofágico es un trastorno en el cual el músculo que rodea la unión del estómago y el esófago deja de funcionar correctamente y, por tanto, los alimentos y los ácidos se devuelven desde el estómago hacia el esófago. Cuando esto ocurre, los tejidos del esófago se irritan, se produce acidez estomacal y, en algunas ocasiones, expectoración de mucosidad sanguinolenta.

Entre los síntomas más frecuentes de la hernia del hiato están acidez estomacal y eructos. Cuando el ácido estomacal asciende hasta la garganta, se puede experimentar sensación de ardor y gran malestar detrás del esternón.

Se calcula que el 50 por ciento de las personas mayores de cuarenta años sufren de hernia hiatal. Sin embargo, muchas ni siquiera lo saben. Las hernias pequeñas prácticamente no ocasionan problemas; el reflujo se relaciona más que todo con las hernias de mayor tamaño. La hernia del hiato suele ir acompañada de úlceras. El reflujo ácido puede producir ulceración del esófago. Las úlceras también se pueden presentar en el duodeno (la parte inicial del intestino delgado) y en el estómago.

NUTRIENTES

SUPLEMENTOS	DOSIS SUGERIDAS	COMENTARIOS
Importantes		
Proteolytic enzymes más pancreatin	Según indicaciones de la etiqueta. Tomar entre comidas. Según indicaciones de la etiqueta. Tomar con las comidas.	Mejoran la digestión. *Advertencia:* estos suplementos no se les deben dar a los niños. *No* utilizar fórmulas que contengan HCl.
Provechosos		
Aloe vera		*Ver* Hierbas más adelante.
Multivitamin y mineral complex	Según indicaciones de la etiqueta.	Todos los nutrientes son necesarios de manera equilibrada. Utilizar una fórmula hipoalergénica.
Papaya enzyme	2 tabletas 3 veces o más al día. Tomar antes de las comidas y/o según la necesidad.	Provechoso para la digestión y la curación. Utilizar tabletas masticables.
Zinc	50 mg al día. No tomar más de 100 mg al día de todos los suplementos.	Necesario para la curación y la reparación de los tejidos. Para mejor absorción, utilizar lozenges de zinc gluconate u OptiZinc.
Vitamin A	50.000 UI al día por 1 mes. Luego reducir hasta 30.000 UI al día por 2 semanas. De nuevo reducir hasta 20.000 UI al día. Si está embarazada, no debe tomar más de 10.000 UI al día.	Ayuda a combatir el exceso de ácido y mejora la función inmunológica. Para dosis altas, la emulsión facilita la asimilación y brinda mayor seguridad.
Vitamin B complex	100 mg 2 veces al día con las comidas.	Necesario para todos los sistemas enzimáticos del organismo y para la correcta absorción de los nutrientes. Utilizar una fórmula hipoalergénica.
más extra vitamin B$_{12}$	200 mcg al día entre comidas.	Utilizar lozenges o administrar en forma sublingual.
Vitamin C	Hasta 1.500 mg al día.	Necesario para la adecuada función inmunológica y para la curación de los tejidos. Utilizar una variedad buffered.

HIERBAS

❑ El aloe vera promueve la curación del recubrimiento del intestino. Tome un cuarto de taza de aloe vera en la mañana y un cuarto de taza en la noche. Si desea, se lo puede agregar a un jugo o a un té de hierbas.

❑ Otras hierbas beneficiosas para la hernia hiatal son fenugreek, goldenseal, raíz de marshmallow, red clover y slippery elm.

Advertencia: No tome goldenseal todos los días durante más de una semana seguida, y no lo utilice durante el embarazo. Se debe utilizar con precaución cuando se es alérgico al ragweed.

RECOMENDACIONES

❑ A la primera señal de acidez estomacal, tome uno o dos vasos de agua grandes. Esto suele aliviar la acidez porque extrae el ácido del esófago.

❑ Tome un vaso grande de agua cada tres horas durante el día, incluso si no tiene sed.

❑ Haga varias comidas pequeñas al día.

❑ Incluya en su dieta fibra adicional.

❑ No consuma alimentos muy condimentados, y no tome suplementos enzimáticos que contenga hydrochloric acid (HCl).

❑ Evite las grasas y los alimentos fritos. Esta clase de alimentos demoran la digestión y hacen que el estómago tarde más en desocuparse. También debe evitar el café, el té, el alcohol, las colas y el cigarrillo.

❑ No levante objetos pesados ni se doble. Déle al estómago por lo menos dos horas para desocuparse antes de levantar algún objeto o de realizar alguna actividad pesada. Para evitar la presión abdominal, doble el cuerpo con las rodillas y no con la cintura.

❑ No utilice prendas apretadas en la cintura.

❑ Evite el estreñimiento y el esfuerzo excesivo durante la evacuación del vientre.

❏ No consuma ningún alimento tres horas antes de acostarse. Si siente indigestión frecuentemente por la noche, levante la cabecera de su cama entre seis y diez pulgadas.

❏ Si experimenta acidez estomacal, no se acueste durante el día. Permanecer sentado o de pie ayuda a mantener los ácidos dentro del estómago.

❏ Consulte con el médico si experimenta acidez estomacal con frecuencia, pues como este trastorno produce síntomas similares a los de algunas enfermedades cardíacas, es preciso descartar la existencia de problemas del corazón.

ASPECTOS PARA TENER EN CUENTA

❏ Los alimentos alergénicos suelen intensificar los síntomas y demorar la recuperación. Los síntomas de la hernia hiatal suelen calmarse cuando se evitan los alimentos alergénicos (*ver* ALERGIAS en la Segunda Parte).

❏ El reflujo gastroesofágico también puede ser causado por factores distintos de la hernia hiatal, como fumar o comer muy poco antes de acostarse. La obesidad también contribuye al problema.

❏ *Ver también* ACIDEZ ESTOMACAL y ÚLCERA PÉPTICA en la Segunda Parte.

Herpes, infecciones por el virus del

Ver INFECCIONES POR EL VIRUS DEL HERPES.

Herpes labial

Ver COLD SORES.

Herpes zoster

Ver SHINGLES. *Ver también* Shingles en PROBLEMAS OCULARES.

Hiato, hernia del

Ver HERNIA HIATAL.

Hiedra venenosa

Ver POISON IVY/POISON OAK/POISON SUMAC.

Hígado, cirrosis del

Ver CIRROSIS DEL HÍGADO.

Hígado, enfermedades del

Ver CIRROSIS DEL HÍGADO, HEPATITIS.

Hinchazón de manos y pies

Ver Edema en PROBLEMAS RELACIONADOS CON EL EMBARAZO.

Hiperactividad

La hiperactividad o *attention deficit hyperactivity desorder* (ADHD), como se denomina médicamente, es un trastorno de algunos mecanismos del sistema nervioso central. La hiperactividad afecta fundamentalmente a los niños y ocasiona diversos problemas de aprendizaje y de conducta. Entre los factores que se relacionan con la hiperactividad están la herencia, el tabaquismo durante el embarazo, la falta de oxígeno durante el parto, los contaminantes medioambientales, los aditivos alimentarios artificiales, el envenenamiento con plomo, las alergias y el trauma prenatal. También contribuyen a la hiperactividad los alimentos que contienen preservativos y salicilatos. Una dieta baja en proteínas también podría incidir en este trastorno. Aun cuando este tema ha sido motivo de candentes debates durante décadas, diversos estudios han demostrado de manera concluyente que los aditivos de los alimentos desempeñan un papel importante en la hiperactividad.

Las características de la hiperactividad, que se pueden presentar solas o en combinación, son las siguientes:

* Golpearse voluntariamente la cabeza.
* Falta de concentración.
* Tendencia a molestar a otros niños.
* Conducta autodestructiva.
* Inestabilidad emocional; cambios anímicos demasiado frecuentes.
* Trastornos del habla y de la audición.
* Pataletas.
* Impaciencia; dificultad para esperar.
* Distractibilidad extrema.
* Falta de memoria.
* Incapacidad para terminar las actividades.

- Dificultad para resolver problemas o para manejar el tiempo.
- Baja tolerancia al estrés y a las dificultades cotidianas.
- Problemas de aprendizaje.
- Tendencia a la frustración.
- Incapacidad de permanecer sentado y tranquilo durante cualquier período de tiempo, incluso durante las comidas.
- Movimientos torpes.
- Alteraciones del sueño.
- Fracaso escolar a pesar de tener una inteligencia promedio, o superior al promedio.

Ningún individuo presenta todos estos síntomas. Aunque este trastorno se presenta básicamente en los niños, los adultos también pueden sufrir de hiperactividad.

A menos que se especifique otra cosa, las dosis recomendadas son para adultos. La dosis para los jóvenes de doce a diecisiete años debe equivaler a tres cuartas partes de la cantidad recomendada; la dosis para los niños de seis a doce años, a la mitad y la dosis para los niños menores de seis años, a la cuarta parte.

NUTRIENTES

SUPLEMENTOS	DOSIS SUGERIDAS	COMENTARIOS
Muy importantes		
Quercetin	Según indicaciones de la etiqueta.	Evita que los síntomas de las alergias se agraven.
Calcium y magnesium	Según indicaciones de la etiqueta, a la hora de acostarse.	Tienen efectos calmantes.
Gamma-aminobutyric acid (GABA)	750 mg al día.	Calma al organismo de manera parecida a algunos tranquilizantes, pero sin efectos secundarios ni riesgo de adicción. *Ver* AMINOÁCIDOS en la Primera Parte.
Vitamin B complex	50 mg 3 veces al día.	Las vitaminas B son necesarias para la correcta función cerebral y para la digestión. Mejora también la función de las glándulas suprarrenales.
más extra vitamin B₃ (niacin)	100 mg al día. No tomar más de 300 mg al día de todos los suplementos.	*Advertencia:* si tiene algún trastorno hepático, gota o presión arterial alta, no debe tomar niacina.
y pantothenic acid (vitamin B₅)	100 mg al día.	Vitamina antiestrés.
y vitamin B₆ (pyridoxine)	50 mg al día.	Importante para la adecuada función cerebral.
Provechosos		
Bio-Strath de Bioforce	Según indicaciones de la etiqueta.	Contiene levadura, hierbas y todas las vitaminas B que tienen efectos calmantes.
Brewer´s yeast	Empezar con 1/4 cucharadita al día y aumentar lentamente hasta la dosis recomendada en la etiqueta.	Fuente natural de vitaminas B.
L-Cysteine	Según indicaciones de la etiqueta, con el estómago vacío. Tomar con agua o jugo. No tomar con leche. Para mejor absorción, tomar con 50 mg de vitamina B₆ y 100 mg de vitamina C.	Este aminoácido se debe tomar cuando el análisis del cabello revela un alto nivel de metales. *Ver* AMINOÁCIDOS en la Primera Parte.
Multivitamin y mineral complex	Según indicaciones de la etiqueta.	Todos los nutrientes son necesarios en grandes cantidades.
Taurine Plus de American Biologics	Según indicaciones de la etiqueta.	El más importante antioxidante y regulador inmunológico, necesario para la activación de los glóbulos blancos de la sangre y para la función neurológica.
Vitamin C	1.000 mg 3 veces al día.	Vitamina antiestrés.

HIERBAS

❑ El extracto de raíz de valerian se ha utilizado para la hiperactividad con excelentes resultados y sin efectos secundarios. Mezcle el extracto con jugo (de acuerdo con las indicaciones de la etiqueta relativas a la edad) y tome esta mezcla dos o tres veces al día.

❑ Otras hierbas que pueden ser de ayuda son catnip, chamomile, hops, lobelia, passionflower, skullcap, thyme y wood betony.

Advertencia: No utilice chamomile ni lobelia de manera permanente. Evite por completo la chamomile si es alérgico al ragweed.

RECOMENDACIONES

❑ Incluya en su dieta todas las frutas y los vegetales (excepto los que contienen salicilatos, los cuales se enumeran más adelante), panes, cereales y crackers que sólo contengan arroz y oats.

❑ Elimine de su dieta el azúcar refinado y los productos que contienen este tipo de azúcar. También debe eliminar todos los alimentos que contengan colorantes, saborizantes o preservativos artificiales, los alimentos procesados y los que contienen salicilatos. Algunos alimentos contienen salicilatos de manera natural, como almendra, manzana, albaricoque, cereza, currants, todas las berries, durazno, ciruela, prunes, tomate, pepino y naranja.

❑ No consuma ninguno de los siguientes productos: apple cider vinegar, bacon, mantequilla, golosinas, ketchup, chocolate, quesos con colorante, salsa chili, maíz, jamón, hot dogs, luncheon meat, margarina, meat loaf, leche, mustard, cerdo, salami, sal, bebidas gaseosas, salsa de soya, salchichas, té y wheat. No utilice tabletas de antiácidos, pastillas contra la tos, perfume, lozenges para la garganta ni dentífrico comercial. Compre dentífrico natural en un health food store.

❑ Evite las bebidas carbonatadas, pues contienen grandes cantidades de fosfatos. Los aditivos a base de fosfatos podrían ser responsables de la hipercinesia (exceso de actividad muscular). Altos niveles de fósforo y muy bajos niveles de calcio y de magnesio (el análisis del cabello determina los niveles de estos minerales) pueden ser señal de que el individuo es propenso a la hiperactividad y a las convulsiones. La carne y la grasa también son ricas en fósforo.

❑ Haga una dieta de eliminación para identificar los alimentos que pueden causar o agravar los síntomas. *Ver* ALERGIAS en la Segunda Parte.

ASPECTOS PARA TENER EN CUENTA

❑ Es importante mandarse hacer un análisis de cabello para descartar la intoxicación con metales pesados. Tanto el plomo como el cobre se han asociado con problemas de conducta (*ver* ANÁLISIS DEL CABELLO en la Tercera Parte).

❑ Se ha encontrado una alta correlación entre los problemas de aprendizaje y la delincuencia juvenil.

❑ Investigadores que les realizaron pruebas orales de tolerancia a la glucosa durante cinco horas a doscientos sesenta y un niños hiperactivos encontraron que el 74 por ciento de los niños presentaban curvas anormales de tolerancia a la glucosa, lo que sugiere una posible relación entre la hiperactividad y el consumo de azúcar.

❑ Algunos estudios indican que administrar gamma-aminobutyric acid (GABA) reduce la hiperactividad, así como también la tendencia a la violencia, la epilepsia, el retardo mental y los problemas de aprendizaje.

❑ Pídale a su médico que le ayude a conseguir un profesional experto en el tratamiento de los trastornos atencionales, o búsquelo a través de las siguientes organizaciones:

Attention Deficit Disorder Association (ADDA)
P.O. Box 972
Mentor, OH 44061
800-487-2282

Children With Attention-Deficit Disorders (CHADD)
499 Northwest 70th Avenue
Suite 101
Plantation, FL 33317
305-587-3700

Learning Disabilities Association of America (LDA)
4156 Library Road
Pittsburg, PA 15234
412-341-1515

Para obtener una lista de los grupos de apoyo en su área que se relacionan con este problema, escriba a la siguiente dirección:

Public Relations Pharmaceuticals Division
CIBA-Geigy Corporation
556 Morris Avenue
Summit, NJ 07901
908-277-7082

Hipertensión

Ver PRESIÓN ARTERIAL ALTA.

Hipertiroidismo

El hipertiroidismo se presenta cuando la glándula tiroides produce una cantidad excesiva de hormona tiroidea, lo que conduce a la aceleración del metabolismo. El hipertiroidismo acelera todos los procesos corporales. Entre los síntomas de este trastorno están nerviosismo, irritabilidad, sensación constante de calor, aumento de la perspiración, insomnio, fatiga, evacuación intestinal más frecuente, menstruación menos frecuente y disminución del flujo menstrual, debilidad, caída del cabello, pérdida de peso, cambio en el espesor de la piel, separación de las uñas de su respectiva matriz, temblor de las manos, intolerancia al calor, aumento de la frecuencia cardíaca, bocio y, algunas veces, ojos saltones. Al hipertiroidismo a veces se le denomina *tirotoxicosis*. La *enfermedad de Graves* es el trastorno más común por hipertiroidismo y afecta aproximadamente a dos y medio millones de estadounidenses.

La glándula tiroides es el termostato interno del organismo. Esta glándula regula la temperatura produciendo dos hormonas que controlan la velocidad a la cual el organismo quema las calorías y utiliza la energía. Cuando la tiroides segrega demasiada hormona, el resultado es hipertiroidismo; cuando segrega muy poca, el resultado es hipotiroidismo. Se piensa que muchos casos de hipotiroidismo e hipertiroidismo son producto de una respuesta inmunológica anormal. Aunque el mecanismo exacto no se conoce, el sistema inmunológico puede producir anticuerpos que invaden la tiroides y la atacan, lo cual altera la producción de hormonas. El hipertiroidismo también puede ser causado por crecimientos o tumores en la glándula tiroides, los cuales afectan a la produccion hormonal. Al igual que algunos medicamentos que sólo se consiguen con prescripción médica, las infecciones y la inflamación de la tiroides pueden ocasionar hipertiroidismo temporalmente.

El hipertiroidismo no es tan común como el hipotiroidismo. Estos dos trastornos de la tiroides afectan más a las mujeres que a los hombres. El mal funcionamiento de la glándula tiroides es la raíz de muchas enfermedades recurrentes.

NUTRIENTES

SUPLEMENTOS	DOSIS SUGERIDAS	COMENTARIOS
Muy importantes		
Multivitamin y mineral complex	Según indicaciones de la etiqueta.	Para combatir este trastorno metabólico se requieren grandes cantidades de vitaminas y minerales. Utilizar una fórmula super-high-potency.
Vitamin B complex	50 mg 3 veces al día con las comidas.	Necesario para la función tiroidea. Puede ser necesario aplicar en inyección (con supervisión médica).
más extra vitamin B$_1$ (thiamine) y	50 mg 2 veces al día.	Necesario para la producción de sangre y para la energía.
vitamin B$_2$ (riboflavin) y	50 mg 2 veces al día.	Necesario para el funcionamiento normal de todas los órganos, las células y las glándulas del organismo.
vitamin B$_6$ (pyridoxine)	50 mg 2 veces al día.	Activa muchas enzimas. Necesario para la función inmunológica y para la producción de anticuerpos.
Provechosos		
Brewer's yeast	1-3 cucharadas o más al día.	Rico en muchos nutrientes básicos, en especial vitaminas B.
Essential fatty acids	Según indicaciones de la etiqueta.	Necesarios para la correcta función glandular.
Lecithin granules o capsules	1 cucharada 3 veces al día antes de las comidas. 1.200 mg 3 veces al día antes de las comidas.	Ayudan a la digestión de las grasas y protegen el recubrimiento de todas las células y todos los órganos.
Vitamin C	3.000-5.000 mg o más al día.	De particular importancia para este trastorno.
Vitamin E	400 UI al día. No sobrepasar esta dosis.	Antioxidante y nutriente necesario. Sin embargo, cantidades excesivas pueden estimular la actividad de la glándula tiroidea.

RECOMENDACIONES

❑ Consuma en abundancia los siguientes alimentos: bróculi, col de Bruselas, cabbage, coliflor, kale, hojas de mustard, duraznos, peras, rutabagas, soya, espinaca y nabo. Estos alimentos ayudan a suprimir la producción tiroidea de hormonas.

❑ Evite los productos lácteos durante tres meses, por lo menos. Evite también los estimulantes, el café, el té, la nicotina y las bebidas gaseosas.

❑ Tenga mucho cuidado con el tratamiento de yodo sódico radiactivo (iodine 131 ó I-1131) que se suele recomendar para el hipertiroidismo, pues se sabe que produce graves efectos secundarios. No se precipite a hacerse operar; haga todo lo necesario por mejorar su dieta primero que todo.

ASPECTOS PARA TENER EN CUENTA

❑ Al igual que otros procesos corporales, la digestión se ace-

lera cuando existe hipertiroidismo. Como en estos casos es frecuente la malabsorción, hacer una dieta adecuada reviste la mayor importancia.

❑ Investigadores de Gran Bretaña estudiaron a diez personas que estaban recibiendo tratamiento para la enfermedad de Parkinson y encontraron que todas tenían hipertiroidismo. Cuando se les corrigió el problema tiroideo, los síntomas de la enfermedad de Parkinson mostraron una mejoría extraordinaria.

❑ Cuando el bocio afecta a la respiración o a la deglución puede ser necesario operar al paciente para extraer toda la glándula tiroides, o parte de ella. Después de la cirugía, casi siempre se debe tomar hormona tiroidea.

❑ La tiroides influye en las glándulas pituitaria, paratiroideas y sexuales, las cuales funcionan al unísono. Cuando hay problemas en alguna de ellas, todas resultan afectadas.

Hipertrofia benigna de la próstata

Ver en PROSTATITIS/HIPERTROFIA DE LA PRÓSTATA.

Hipoglicemia (Bajo nivel de azúcar sanguíneo)

La hipoglicemia se presenta cuando el nivel de glucosa (azúcar) de la sangre es anormalmente bajo. La secreción excesiva de insulina por parte del páncreas suele ser la causa de los bajos niveles de glucosa sanguínea. La insulina facilita el transporte de glucosa del torrente sanguíneo a las células de los músculos y del tejido graso, especialmente, y hace que la glucosa se sintetice en el hígado. Cuando el páncreas no funciona correctamente, el metabolismo de los carbohidratos no se efectúa de manera normal.

Las personas que sufren de hipoglicemia presentan uno de los siguientes síntomas, o todos: fatiga, vahídos, aturdimiento, dolor de cabeza, irritabilidad, desmayos, depresión, ansiedad, antojos incontrolables de dulce, confusión, sudor nocturno, debilidad en las piernas, hinchazón en los pies, sensación de opresión en el pecho, hambre constante, dolor en varias partes del cuerpo (especialmente en los ojos), hábitos nerviosos, perturbaciones mentales e insomnio. Las personas hipoglicémicas se vuelven agresivas y pierden la paciencia fácilmente. Cualquiera de estos síntomas, o todos, se pueden presentar pocas horas después de consumir alimentos dulces o grasas. El comienzo y la severidad de los síntomas se relacionan directamente con el tiempo transcurrido desde la última comida y con el tipo de alimentos que la persona consumió.

Cada vez más estadounidenses presentan hipoglicemia a causa de los malos hábitos dietéticos, entre los cuales están consumir grandes cantidades de carbohidratos simples, azúcares, alcohol, cafeína y bebidas gaseosas, y cantidades insuficientes de carbohidratos complejos. Se cree que los niveles altos de estrés también aumentan la incidencia de la hipoglicemia.

Aunque la hipoglicemia se puede heredar, una dieta inadecuada suele precipitar esta condición. Ésta es la llamada *functional hypoglycemia* (FH), o *hipoglicemia funcional*. Los trastornos hipoglicémicos se pueden deber a muchos problemas de salud como, por ejemplo, insuficiencia adrenal, alteraciones de las glándulas tiroides y pituitaria, enfermedad renal y pancreatitis. La deficiencia inmunológica y la candidiasis se relacionan estrechamente con la hipoglicemia. Las personas con insuficiencia hepática crónica suelen presentar intolerancia a la glucosa e hiperinsulinismo (altos niveles sanguíneos de insulina), dos trastornos que desembocan en hipoglicemia. Otras causas frecuentes de hipoglicemia son fumar y consumir grandes cantidades de cafeína, que se encuentra en las colas, el chocolate y el café. Aun cuando parezca paradójico, el bajo nivel de azúcar en la sangre puede ser una señal temprana de diabetes (alto nivel de azúcar sanguíneo).

La hipoglicemia es difícil de diagnosticar porque sus síntomas se parecen a los de otros problemas de salud, entre ellos alergias, asma, síndrome de fatiga crónica, alteraciones digestivas o intestinales, trastornos de la alimentación, síndrome de malabsorción, alteraciones mentales, problemas neurológicos, deficiencias nutricionales y problemas de peso. Para diagnosticar la hipoglicemia es necesario hacerse un examen llamado glucose tolerance test (GTT), o prueba de tolerancia a la glucosa. Sin embargo, mucha gente presenta síntomas de hipoglicemia a pesar de obtener resultados normales en un GTT de cinco horas de duración. Una prueba diagnóstica útil es observar las recomendaciones nutricionales de esta sección y ver si los síntomas mejoran.

NUTRIENTES

SUPLEMENTOS	DOSIS SUGERIDAS	COMENTARIOS
Muy importantes		
Brewer´s yeast	Según indicaciones de la etiqueta.	Ayuda a estabilizar el nivel del azúcar sanguíneo.
Chromium picolinate	300-600 mcg al día.	Vital para el metabolismo de la glucosa. Esencial para la óptima actividad de la insulina.
Pancreatin	Según indicaciones de la etiqueta. Tomar con las comidas.	Corrige la digestión de la proteína. Utilizar una fórmula high-potency.
Proteolytic enzymes	Según indicaciones de la etiqueta. Tomar entre comidas.	Las personas con este trastorno no suelen digerir la proteína correctamente, lo que produce alergias y "leaky gut syndrome". *Advertencia:* este suplemento no se les debe dar a los niños.
Vitamin B complex	50-100 mg o más al día.	Importante para el metabolismo de los carbohidratos y las proteínas. Provechoso para la correcta digestión y absorción de los alimentos. Aumenta la tolerancia del organismo a los alimentos que bajan el nivel del azúcar sanguíneo. Ayuda también a contrarrestar los efectos de la malabsorción, frecuente en las personas hipoglicémicas. Contribuye a la producción de ácido hidroclórico, necesario para una buena digestión.
más extra vitamin B$_1$ (thiamine) y	100 mg al día.	
vitamin B$_3$ (niacin)	100 mg al día. No sobrepasar esta dosis.	Ayuda al funcionamiento del sistema nervioso y a la digestión. *Advertencia:* si tiene algún trastorno hepático, gota o presión arterial alta, no debe tomar niacina.
y pantothenic acid (vitamin B$_5$)	1.000 mg al día divididos en varias tomas.	Importante para el funcionamiento de las glándulas suprarrenales y para la transformación de glucosa en energía.
y vitamin B$_{12}$	300 mcg 2 veces al día con el estómago vacío.	Crucial para prevenir la anemia, que es frecuente por la malabsorción originada en la deficiencia de vitamina B$_{12}$.
Zinc	50 mg al día. No tomar más de 100 mg al día de todos los suplementos.	Necesario para la correcta liberación de insulina. Las personas con hipoglicemia suelen tener deficiencia de cinc. Para mejor absorción, utilizar lozenges de zinc gluconate u OptiZinc.
Importantes		
Vitamin E	400 UI o más al día.	Aumenta la energía y mejora la circulación.
Magnesium	750 mg al día divididos en varias tomas, después de las comidas y a la hora de acostarse.	Importante para el metabolismo de los carbohidratos (azúcar).
más calcium	1.500 mg al día divididos en varias tomas, después de las comidas y a la hora de acostarse.	Actúa con el magnesio y ayuda a prevenir el cáncer de colon.
L-Carnitine	Según indicaciones de la etiqueta.	Transforma en energía las grasas almacenadas en el organismo.
más L-cysteine	Según indicaciones de la etiqueta.	Interfiere la actividad de la insulina, que reduce el azúcar sanguíneo.
y L-glutamine	1.000 mg al día con el estómago vacío. Tomar con agua o jugo. No tomar con leche. Para mejor absorción, tomar con 50 mg de vitamina B$_6$ y 100 mg de vitamina C.	Reduce los antojos incontrolables de azúcar.
Manganese	Según indicaciones de la etiqueta. No tomar al mismo tiempo con calcio.	Importante para mantener el nivel de la glucosa sanguínea. La mayoría de las personas hipoglicémicas presentan un bajo nivel sanguíneo de este micromineral.
Vitamin C con bioflavonoids	3.000-8.000 mg al día divididos en varias tomas.	Provechoso cuando hay insuficiencia adrenal, común en las personas con hipoglicemia.

Provechosos		
Aerobic Bulk Cleanse (ABC) de Aerobic Life Industries o psyllium husks	Según indicaciones de la etiqueta, con el estómago vacío. Tomar en la mañana con jugo de aloe vera. No tomar al mismo tiempo con otros suplementos o medicamentos.	Ayudan a retardar la reacción del organismo al bajo nivel del azúcar sanguíneo y mantienen limpio el colon.
Liver extract en inyección o desiccated liver	1 cc 2 veces por semana durante 3 meses. Luego 1 vez por semana durante 2 meses o más, o según prescripción médica. Según indicaciones de la etiqueta.	Los glandulares de hígado proporcionan vitaminas B y otros importantes nutrientes.
Multivitamin y mineral complex	Según indicaciones de la etiqueta.	Todos los nutrientes son necesarios para la curación.

HIERBAS

❑ El bilberry y el wild yam ayudan a controlar los niveles de insulina.

❑ La raíz de dandelion es una excelente fuente de calcio y fortalece el páncreas y el hígado.

❑ El licorice nutre las glándulas adrenales.

Advertencia: No utilice esta hierba todos los días durante más de una semana seguida, y evítela si su presión arterial es alta.

❑ El milk thistle rejuvenece el hígado.

RECOMENDACIONES

❑ Elimine por completo de su dieta el alcohol, los alimentos enlatados y empacados, los alimentos refinados y procesados, la sal, el azúcar, las grasas saturadas, las bebidas gaseosas y la harina blanca. Evite también los alimentos que contengan preservativos o colorantes artificiales.

❑ No consuma frutas dulces ni jugos de uva y de prune, entre otros. Si tiene que tomar jugo de frutas dulces, mezcle el jugo con partes iguales de agua.

❑ Haga una dieta rica en fibra, que incluya abundantes vegetales, especialmente bróculi, zanahoria, Jerusalem artichokes, espinaca cruda, squash y string beans. Los vegetales se deben consumir crudos o cocidos al vapor. Incluya también en su dieta fríjol, brown rice, lenteja, papa, productos de soya (tofu) y frutas, en especial manzana, albaricoque, aguacate, banano, melón cantaloupe, toronja, limón y persimmons.

❑ Para obtener proteína, consuma low-fat cottage cheese, pescado, granos, kéfir, raw cheese, nueces crudas, semillas, carne blanca de pavo o pechuga de pollo sin piel, y yogur low-fat.

❑ Consuma con moderación alimentos ricos en almidón, como maíz, hominy (maíz machacado), noodles, pasta, arroz blanco y batata.

❑ No consuma alimentos grasosos como bacon, fiambres variados, alimentos fritos, gravies, jamón, salchicha ni productos lácteos (excepto productos agrios low-fat).

❑ Haga cada día entre seis y ocho comidas pequeñas y no se permita sentir hambre. A algunas personas les ayuda consumir un snack ligero a la hora de acostarse.

❑ Haga una dieta de rotación. Las alergias alimentarias se suelen relacionar con la hipoglicemia y pueden agravar los síntomas. *Ver* ALERGIAS en la Segunda Parte.

❑ Tome todos los días 200 microgramos de chromium picolinate. El chromium picolinate alivia muchos síntomas y eleva el nivel de la glucosa sanguínea cuando los síntomas se presentan después de consumir azúcar o de hacer una comida pesada. Se sabe que el cromo, también conocido como glucose tolerance factor (GTF), o factor de tolerancia a la glucosa, alivia el shock repentino.

❑ Cuando perciba que el nivel del azúcar sanguíneo está bajo, combine fibra (como bran o crackers de arroz) con algún alimento rico en proteína (como raw cheese o mantequilla de almendra).

❑ En lugar de comer salsa de manzana, cómase una manzana entera, pues tiene más fibra. La fibra de la manzana inhibe las fluctuaciones del azúcar sanguíneo. La fibra sola (se encuentra en popcorn, oat bran, rice bran, crackers, flaxseeds molidas y psyllium husks) modera la reacción hipoglicémica. Consuma fibra media hora antes de las comidas. Las tabletas de spirulina entre comidas estabilizan aún más el nivel del azúcar sanguíneo.

❑ Ayune una vez al mes con jugos frescos de vegetales y enemas de jugo de limón. *Ver* AYUNOS y ENEMAS en la Tercera Parte. Para prevenir los episodios hipoglicémicos mientras esté ayunando, utilice suplementos de spirulina o de proteína en polvo. Esto hace que mucha gente empiece a sentirse mejor rápidamente.

ASPECTOS PARA TENER EN CUENTA

❑ Debido a que el aguacate contiene un azúcar de siete carbonos que suprime la producción de insulina, es una magnífica opción para las personas hipoglicémicas.

❑ El funcionamiento de las glándulas adrenales influye en la producción de insulina. Las glándulas adrenales producen epinefrina, la cual "apaga" la producción de insulina, entre otras cosas. Cuando las glándulas adrenales están sobreestresadas y debilitadas, dejan de funcionar adecuadamente. El resultado es una excesiva producción de insulina. Esa abundancia de insulina hace descender el nivel del azúcar sanguíneo por debajo de lo normal, lo que a su vez reduce el nivel de energía del organismo.

❑ Se han obtenido buenos resultados para la hipoglicemia con inyecciones de vitaminas del complejo B más vitamina B_6

(piridoxina) adicional y extracto de hígado. Los suplementos de extracto de hígado contienen una sustancia nutricional que ayuda a regenerar el hígado. Sólo se debe utilizar hígado de reses criadas orgánicamente.

❑ Se calcula que la mitad de las personas hipoglicémicas mayores de cincuenta años presentan hipotiroidismo y una función tiroidea deficiente (ver HIPOTIROIDISMO en la Segunda Parte).

❑ La cafeína, el alcohol y el tabaco producen marcadas oscilaciones en el nivel del azúcar sanguíneo. Cuando se consume cualquier clase de azúcar después de la cena, se puede presentar insomnio. Consumir azúcar en cualquier momento tiende a producir somnolencia y fatiga.

❑ Algunos estudios han revelado que es provechoso reducir la cantidad de proteína proveniente de la carne y agregarle a la dieta alimentos ricos en almidón, como papa.

❑ El té de kombucha sirve para normalizar el nivel del azúcar de la sangre (ver PREPARACIÓN DEL TÉ DE KOMBUCHA en la Tercera Parte).

❑ La alergia a la leche es frecuente al avanzar la hipoglicemia. Se recomienda hacerse pruebas de alergias (ver ALERGIAS en la Segunda Parte).

Hipotiroidismo

La causa del hipotiroidismo es la baja producción de hormona tiroidea. Entre sus síntomas están fatiga, inapetencia, intolerancia al frío, frecuencia cardíaca lenta, aumento de peso, períodos menstruales dolorosos, secreción lechosa de los senos, problemas de fertilidad, debilidad muscular, calambres musculares, sequedad y escamación de la piel, coloración cutánea entre amarilla y anaranjada (especialmente en las palmas de las manos), protuberancias amarillas en los párpados, caída del cabello (incluidas las cejas), infecciones recurrentes, estreñimiento, depresión, dificultad para concentrarse, lentitud al hablar, bocio, babeo y ojos hinchados. Los síntomas más frecuentes son fatiga e intolerancia al frío. Si usted siente frío permanentemente a pesar de que los demás sienten calor, es posible que el funcionamiento de su glándula tiroides esté disminuido.

La tiroides es el termostato interno del organismo y regula la tempertura segregando dos hormonas que controlan la rapidez con la cual el organismo quema las calorías y utiliza la energía. Cuando la glándula tiroides segrega demasiada hormona, se produce hipertiroidismo; cuando segrega muy poca, se produce hipotiroidismo. El hipotiroidismo afecta aproximadamente a cinco millones de personas en Estados Unidos, de las cuales alrededor del 90 por ciento son mujeres. Los problemas de la tiroides causan fatiga y muchas enfermedades recurrentes.

Se cree que la causa más frecuente de la lenta función tiroidea es la *enfermedad de Hashimoto*. En esta enfermedad, el or-

ganismo se vuelve alérgico a la hormona tiroidea. Entre los adultos, la enfermedad de Hashimoto es una de las causas más frecuentes de bocio, es decir, de inflamación de la glándula tiroides.

Cuantificar el nivel de las distintas hormonas sanguíneas ayuda a determinar si la glándula tiroides está funcionando de manera correcta. El médico puede ordenar un examen de sangre para conocer el nivel de la hormona tiroidea o de la thyroid-stimulating hormone (TSH). Esta hormona, que es producida por la glándula pituitaria, regula la producción de hormona tiroidea. Incluso un descenso insignificante de la función tiroidea se traduce en un aumento del nivel de la hormona TSH. La mayoría de los endocrinólogos piensan que el nivel de la hormona TSH se eleva cuando está comenzando a alterarse el funcionamiento de la glándula tiroides.

Otro examen que se suele practicar es el de absorción de yodo. Este examen implica ingerir una pequeña cantidad de yodo radiactivo. Los rayos X muestran cuánto yodo absorbió la tiroides. Una absorción baja de yodo podría ser señal de hipotiroidismo.

SELF-TEST DE FUNCIÓN TIROIDEA
Para determinar si el funcionamiento de su glándula tiroides está disminuido, mantenga un termómetro al lado de su cama. Al despertarse por la mañana, colóquese el termómetro debajo del brazo, déjeselo durante quince minutos, y quédese quieto y tranquilo. Cualquier movimiento podría alterar la temperatura. Una temperatura de 97.6°F o menos puede indicar que la tiroides está funcionando lentamente. Registre su temperatura durante cinco días. Si todas las lecturas son bajas, consulte con su médico.

NUTRIENTES

SUPLEMENTOS	DOSIS SUGERIDAS	COMENTARIOS
Esenciales		
Kelp	2.000-3.000 mg al día.	Contiene yodo, sustancia básica de la hormona tiroidea.
L-Tyrosine	500 mg 2 veces al día con el estómago vacío. Tomar con agua o jugo. No tomar con leche. Para mejor absorción, tomar con 50 mg de vitamina B$_6$ y 100 mg de vitamina C.	Bajos niveles de plasma se ha asociado con hipotiroidismo. *Ver* AMINOÁCIDOS en la Primera Parte.
Muy importante		
Raw thyroid glandular	Según prescripción médica.	Reemplaza la hormona tiroidea cuando hay deficiencia (ver TERAPIA GLANDULAR en la Tercera Parte). El extracto natural de tiroides, como Armour Thyroid Tablets, es más eficaz. Sólo se consigue con prescripción médica.

Importantes		
Vitamin B complex más extra vitamin B₂ (riboflavin)	100 mg 3 veces al día con las comidas. 50 mg 2 veces al día.	Las vitaminas B aumentan la energía y mejoran la oxigenación celular. Además, son necesarias para la correcta digestión, la función inmunológica, la producción de glóbulos rojos y la función tiroidea.
y vitamin B₁₂	15 mg 3 veces al día con el estómago vacío.	Para mejor absorción, utilizar lozenges o administrar en forma sublingual.

Provechosos		
Brewer's yeast	Según indicaciones de la etiqueta.	Rico en nutrientes básicos, en especial vitaminas B.
Essential fatty acids	Según indicaciones de la etiqueta.	Necesarios para el correcto funcionamiento de la glándula tiroides.
Iron	Según indicaciones médicas. Para mejor absorción, tomar con 100 mg de vitamina C.	Esencial para la producción de enzimas y hemoglobina. Utilizar ferrous chelate. *Advertencia:* no tomar hierro, a menos que le hayan diagnosticado anemia.
o Floradix Iron + Herbs de Salus Haus	Según indicaciones de la etiqueta.	Forma natural de hierro no tóxico que proviene de fuentes alimentarias.
Vitamin A	15.000 UI al día. Si está embarazada, no debe tomar más de 10.000 UI al día.	Necesario para el correcto funcionamiento del sistema inmunológico y para la salud de los ojos, la piel y el cabello. Se puede tomar en un complejo multivitamínico.
más natural beta-carotene	15.000 UI al día.	Antioxidante y precursor de la vitamina A.
o carotenoid complex (Betatene)	Según indicaciones de la etiqueta.	*Nota:* si tiene diabetes, absténgase de tomar betacaroteno. El organismo de las personas diabéticas no puede transformar el betacaroteno en vitamina A.
Vitamin C	500 mg 4 veces al día. No sobrepasar esta dosis.	Necesario para la función inmunológica y para la producción de la hormona del estrés. *Advertencia:* no se deben tomar dosis demasiado altas de vitamina C, ya que esto puede afectar a la producción de la hormona tiroidea.
Vitamin E	400 UI al día. No sobrepasar esta dosis.	Este importante antioxidante mejora la circulación y la respuesta inmunológica.
Zinc	50 mg al día. No tomar más de 100 mg al día de todos los suplementos.	Estimulante del sistema inmunológico. Para mejor absorción, utilizar lozenges de zinc gluconate u OptiZinc.

HIERBAS

❑ El bayberry, el black cohosh y el goldenseal sirven para este problema de la glándula tiroides.

Advertencia: No tome goldenseal todos los días durante más de una semana seguida, y evítelo durante el embarazo. Se debe utilizar con precaución cuando se es alérgico al ragweed.

RECOMENDACIONES

❑ Incluya en su dieta molasses, yema de huevo, perejil, albaricoques, dátiles y prunes. Consuma pescado o pollo, leche raw y quesos.

❑ Consuma los siguientes alimentos con moderación: col de Bruselas, duraznos, peras, espinaca, nabo y vegetales crucíferos, como cabbage, bróculi, kale y hojas de mustard. Si sus síntomas son severos, omita estos alimentos por completo pues podrían suprimir aún más la función tiroidea.

❑ Evite los alimentos procesados y refinados, incluidos la harina blanca y el azúcar.

❑ Beba solamente agua destilada al vapor.

❑ No tome sulfas ni antihistamínicos, a menos que el médico se los haya prescrito específicamente.

❑ Evite el fluoride (incluido el del agua del grifo y los dentífricos) y el chlorine (también se encuentra en el agua del grifo). El chlorine, el fluoride y el iodine (yodo) se relacionan desde el punto de vista químico. El chlorine y el fluoride bloquean los receptores de yodo en la glándula tiroides, lo que redunda en una producción menor de hormonas que contienen yodo y, por último, en hipotiroidismo.

ASPECTOS PARA TENER EN CUENTA

❑ Cuando la temperatura matutina habitual es de 96°F, el tratamiento es tomar tres o cuatro grains de Armour Thyroid Tablets todos los días (se consiguen con prescripción médica). Cuando la temperatura matutina habitual es de 97°F, se deben tomar uno o dos grains. Si experimenta efectos secundarios, hable con su médico para que le reduzca la dosis.

❑ Un estudio realizado en la University of Massachusetts reveló que el levothyroxine (Synthroid, entre otros), un medicamento que se utiliza a menudo para los problemas de la tiroides, puede ocasionar la pérdida de hasta el 13 por ciento de la masa ósea. Se calcula que diecinueve millones de personas toman este medicamento en Estados Unidos para tratar el aumento del tamaño de la tiroides o para el cáncer de esta glándula.

❑ El síndrome de Wilson es una enfermedad que se debe a una falla en la conversión de la hormona tiroidea thyroxine (T_4) en otra hormona tiroidea, triiodothyronine (T_3). Esto produce síntomas de disminución de la función tiroidea, los cuales son precipitados especialmente por un gran estrés físico o emocional. Esos síntomas pueden ser debilitantes y persistir incluso después de que el estrés ha pasado. La gente que tiene el síndrome de Wilson presenta muchos de los síntomas del hipotiroidismo, entre ellos baja temperatura corporal, fatiga, dolores de cabeza, disfunción menstrual, pérdida de memoria, pérdida de concentración, pérdida del impulso sexual, ansiedad y ataques de pánico, depresión, uñas poco saludables, piel seca, infecciones frecuentes, alergias, insomnio, intolerancia al frío y falta de energía y de motivación. No obstante, los resultados de sus exámenes de sangre suelen ser normales. Para mayor información acerca del síndrome de Wilson o para conseguir el manual *Wilson's Syndrome Doctor's Manual,* que recomendamos altamente, comuníquese con la Wilson's Syndrome Foundation; teléfono 800-621-7006.

Histerectomía, problemas relacionados con la

Ver PROBLEMAS RELACIONADOS CON LA HISTERECTOMÍA.

HIV (Human Immunodeficiency Virus)

Ver AIDS.

Hives

Ver URTICARIA.

Hongos, infecciones por

Ver INFECCIONES POR HONGOS.

Huesos, espolones en los

Ver ESPOLONES ÓSEOS.

Huesos, fracturas de los

Ver FRACTURAS ÓSEAS.

Human Immunodeficiency Virus (HIV)

Ver AIDS.

Ictericia

Ictericia es la coloración amarillenta de la piel y de los ojos producida por la acumulación de bilirrubina en la sangre. La bilirrubina es una sustancia de color amarillo marrón que se deriva de la descomposición de los glóbulos rojos viejos. Cuando el hígado no elimina del torrente sanguíneo este producto de desecho, como debe ser, la bilirrubina se acumula en la sangre y produce la coloración amarillenta de la piel y de la esclerótica (parte blanca del ojo). Además, la acumulación de bilirrubina hace que la orina adquiera un color más oscuro de lo normal y que la materia fecal adquiera un color más claro.

La ictericia no es una enfermedad, sino una señal de que puede haber una o más enfermedades de la sangre o del hígado. Entre los problemas de salud que pueden producir ictericia están cirrosis del hígado, anemia perniciosa, hepatitis y hemólisis (destrucción anormal de los glóbulos rojos de la sangre). La ictericia también puede indicar que existe una obstrucción en la vía por la cual fluye la bilis, desde el hígado hasta la vesícula biliar a través de los conductos biliares, y luego al tracto intestinal. Cuando el tracto biliar está obstruido, la bilis (que contiene bilirrubina) se devuelve al torrente sanguíneo en vez de dirigirse al sistema digestivo, y se produce ictericia. Hay ocasiones en las cuales la ictericia es producida por infestación de parásitos como tenia o uncinaria, o por la picadura de una pulga o de un mosquito portador de una infección viral, bacteriana o parasitaria. La ictericia también puede deberse a un tumor, a cálculos biliares o a inflamación.

Los bebés recién nacidos y, en particular, los prematuros, suelen presentar cierto grado de ictericia que no reviste niguna gravedad. Esta condición, que casi siempre se soluciona sin ayuda externa, se debe a la limitada capacidad del hígado de los recién nacidos para procesar la bilirrubina.

NUTRIENTES

SUPLEMENTOS	DOSIS SUGERIDAS	COMENTARIOS
Muy importantes		
Burdock root o red clover		*Ver* Hierbas más adelante.
Dandelion extract		*Ver* Hierbas más adelante.
Milk thistle extract o Liv-R-Actin de Nature´s Plus		*Ver* Hierbas más adelante.
L-Glutathione y L-methionine	500 mg al día de cada uno con el estómago vacío. Tomar con agua o jugo. No tomar con leche. Para mejor absorción, tomar con 50 mg de vitamina B_6 y 100 mg de vitamina C.	Estas sustancias protegen el hígado actuando juntas. *Ver* AMINOÁCIDOS en la Primera Parte.

HIERBAS

❑ La raíz de burdock y el red clover ayudan a purificar la sangre.

❑ El extracto de dandelion contribuye al adecuado funcionamiento del hígado.

❑ El silymarin, un flavonoide activo que se extrae de la hierba milk thistle, es conocido por su capacidad para reparar el tejido hepático deteriorado. El producto Liv-R-Actin, de Nature's Plus, es una buena fuente de silymarin.

RECOMENDACIONES

❑ Consuma únicamente frutas y vegetales crudos durante una semana. Luego haga durante un mes una dieta consistente en un 75 por ciento de alimentos crudos. Durante ese período hágase todos los días un enema de jugo de limón fresco. *Ver* ENEMAS en la Tercera Parte.

❑ Consuma los siguientes jugos: de limón y agua, de remolacha y hojas de remolacha, de dandelion o de extracto de black radish. Todos son provechosos para reparar y purificar el hígado.

❑ Nunca consuma aves, pescado o carne crudos o poco cocidos. El pescado crudo siempre conlleva el riesgo de infección por bacterias, parásitos o virus.

❑ *No* consuma alcohol. El alcohol le impone un gran esfuerzo al hígado, lo cual puede complicar aún más la ictericia.

ASPECTOS PARA TENER EN CUENTA

❑ Si la ictericia se ha originado en un tumor o en cálculos biliares, puede necesitarse una intervención quirúrgica para corregir el problema.

❑ Para sugerencias nutricionales y dietéticas, *ver* CIRROSIS DEL HÍGADO y HEPATITIS en la Segunda Parte.

Impotencia

Se dice que un hombre es impotente cuando no logra una erección suficiente para mantener una relación sexual normal. La erección del pene es el resultado de una compleja combinación de estímulos cerebrales, actividad vascular, actividad nerviosa y actividad hormonal. Cualquier cosa que interfiera alguno de estos factores puede producir impotencia. Entre los factores que pueden conducir a la impotencia están las enfermedades vasculares periféricas, algunos medicamentos, el alcohol, el tabaquismo, antecedentes de enfermedad de transmisión sexual y enfermedad crónica, como diabetes o presión arterial alta. Otros factores que pueden causar impotencia son alteraciones hormonales como un nivel bajo de testosterona o una producción alta de prolactina, así como también una producción alta o baja de hormona tiroidea. La diabetes, que a menudo conduce a la aterosclerosis y a problemas circulatorios, es quizás la causa física más frecuente de impotencia.

La impotencia puede ser crónica o recurrente, o puede ser un incidente aislado. Se calcula que en Estados Unidos aproximadamente treinta millones de hombres presentan impotencia ocasionalmente. Aunque la mayor parte de esos hombres tienen cuarenta años o más (uno de cada tres hombres mayores de sesenta años presenta este trastorno), la impotencia puede afectar a hombres menores de cuarenta años.

Anteriormente se suponía que el origen de la impotencia era fundamentalmente sicológico, pero hoy en día muchos terapeutas y médicos creen que hasta en el 85 por ciento de todos los casos existen razones de orden físico. La Association for Male Sexual Dysfunction considera que más de doscientas drogas pueden causar impotencia. Entre las más comunes están alcohol, medicamentos para la hipertensión, antidepresivos, antihistamínicos, diuréticos, narcóticos, nicotina, sedantes, inhibidores de los ácidos estomacales y medicamentos para la úlcera. La aterosclerosis, es decir, el endurecimiento de las arterias, representa un riesgo no sólo para el corazón sino también para el pene. La mayoría de las personas saben que fumar y consumir alimentos grasosos lleva a la producción de placas que taponan las arterias y bloquean el flujo de sangre hacia el corazón. Esas placas también pueden afectar a la capacidad de lograr la erección al bloquear las arterias que irrigan los órganos genitales.

SELF-TEST DE IMPOTENCIA

El tratamiento adecuado para la impotencia depende de si la causa es física o sicológica. Los hombres cuya impotencia tiene un origen sicológico por lo general siguen presentando erecciones durante el sueño, mientras que esto no les ocurre a los hombres cuya impotencia tiene bases físicas. Una manera fácil y poco costosa de determinar si hay erecciones nocturnas es pegar una tira de estampillas alrededor del pene antes de acostarse a dormir. Si en la mañana la tira de estampillas está rota, la causa de la impotencia es probablemente sicológica. Si la tira no está rota, la impotencia es probablemente fisiológica.

Otra opción es comprar un kit llamado Snap Gauge, de UroHealth Corporation. El propósito de esta prueba es detectar y cuantificar la rigidez de las erecciones que se presentan durante el sueño. Para mayor información llame al teléfono 800-328-1103.

NUTRIENTES

SUPLEMENTOS	DOSIS SUGERIDAS	COMENTARIOS
Esenciales		
Prostata de Gero Vita	Según indicaciones de la etiqueta.	Aumenta la libido y la función eréctil.
Vitamin E	Empezar con 200 UI al día y aumentar poco a poco hasta 400-1.000 UI al día.	Aumenta la circulación.
Zinc	80 mg al día. No sobrepasar esta dosis.	Importante para el funcionamiento de la próstata y para el crecimiento del órgano reproductor. Para mejor absorción, utilizar lozenges de zinc gluconate u OptiZinc.

Importantes		
Dimethylglycine (DMG) (Aangamik DMG de FoodScience Labs)	Según indicaciones de la etiqueta.	Aumenta la oxigenación de la sangre que irriga todos los tejidos. Los vasos sanguíneos se deben dilatar para que se pueda presentar la erección. Administrar en forma sublingual.
GH3 de Gero Vita	Según indicaciones de la etiqueta.	Estimula la actividad de las hormonas sexuales. *Advertencia:* si es alérgico a los sulfitos, no debe utilizar GH3.
Octacosanol	1.000-2.000 mcg 3 veces por semana.	Fuente natural de vitamina E. Provechoso para la producción de hormonas.

Provechosos		
L-Tyrosine	500 mg 2 veces al día con el estómago vacío. Tomar con agua o jugo. No tomar con leche. Para mejor absorción, tomar con 50 mg de vitamina B_6 y 100 mg de vitamina C.	Ayuda a estabilizar el ánimo y a aliviar el estrés. *Ver* AMINOÁCIDOS en la Primera Parte. *Advertencia:* si está tomando algún inhibidor MAO para la depresión, no debe tomar tirosina.
Raw orchic glandular	Según indicaciones de la etiqueta.	Extractos glandulares provenientes de los órganos reproductores masculinos, cuya función promueven. *Ver* TERAPIA GLANDULAR en la Tercera Parte.
Vitamin A más natural beta-carotene o carotenoid complex (Betatene)	15.000 UI al día. 15.000 UI al día. Según indicaciones de la etiqueta.	Estos antioxidantes aumentan la inmunidad.
Vitamin B complex más extra vitamin B_6 (pyridoxine)	50 mg 3 veces al día. 50 mg 3 veces al día.	Necesario para la salud del sistema nervioso. Importante para la actividad de todas las células. Necesario para la síntesis de RNA y DNA, los ácidos nucleicos que controlan la reproducción celular.

HIERBAS

❑ Una hierba que mejora el flujo sanguíneo hacia el área genital es la damiana.

❑ La sarsaparrilla contiene una sustancia parecida a la testosterona. Los hombres musculosos tienen mayores niveles de testosterona.

❑ El wild yam contiene esteroides naturales que rejuvenecen y aumentan el vigor sexual. Los esteroides son las sustancias que ayudan a perder peso durante el ejercicio. Esta hormona se encuentra en el organismo humano como dehydroepiandrosterone (DHEA). Tome durante dos semanas el doble de la cantidad recomendada en la etiqueta y luego suspéndala durante dos semanas. Continúe este ciclo tomando la cantidad recomendada.

❑ Otras hierbas beneficiosas son dong quai, gotu kola, raíz de hydrangea, pygeum, saw palmetto y/o Siberian ginseng.

❑ En el comercio se encuentran varios productos a base de hierbas que, según se dice, contribuyen a la potencia sexual:

• Prostata, de Gero Vita International, normaliza el funcionamiento de la próstata, aumenta la libido y favorece la capacidad eréctil.

• Saw Palmeto Supreme, de Gaia Herbs, es una tintura a base de hierbas que ayuda a normalizar el funcionamiento de la próstata.

• SensualiTea, de UniTea Herbs, contiene damiana, sarsaparilla y raíz de licorice. Se encuentra en muchos health food stores.

• Virility Two, de KAL, contiene damiana, gotu kola, Jamaican ginger, polvo de oak grass, sarsaparilla y yohimbe.

RECOMENDACIONES

❑ Haga una dieta sana y bien balanceada. Incluya en su dieta semillas de pumpkin, polen de abeja o jalea real.

Advertencia: El polen de abeja les puede producir reacciones alérgicas a algunas personas. Empiece con una cantidad pequeña y descontinúelo si presenta sarpullido, respiración sibilante o asmática, o alguna otra molestia.

❑ Evite el alcohol, en especial antes de la relación sexual.

❑ No consuma grasas de origen animal, azúcar, alimentos fritos ni junk food.

❑ No fume y evite los ambientes con humo de cigarrillo.

❑ Evite el estrés.

❑ Consulte con un urólogo para que determine si la causa de su impotencia es alguna enfermedad que requiera tratamiento.

❑ Piense si en su problema podrían incidir factores sicológicos, como ira represada o temor a la intimidad. Explorar estos aspectos con un sicoterapeuta idóneo podría ser una gran ayuda para usted.

❑ Si sospecha que la impotencia tiene relación con algún medicamento que está tomando, hable con su médico. Con seguridad hay alternativas satisfactorias que no afectan a este aspecto de su vida. Algunos tranquilizantes y medicamentos para la presión arterial a menudo producen dificultades eréctiles. Las drogas cimetidine (Tagamet) y ranitidine (Zantac), que se utilizan para tratar las úlceras y la acidez estomacal, producen serios efectos secundarios en algunos hombres.

Advertencia: No deje de tomar ninguna droga ni modifique la dosis sin consultarle previamente a su médico.

❑ Un análisis de cabello podría revelar si usted sufre de envenenamiento con metales pesados. *Ver* ANÁLISIS DEL CABELLO en la Tercera Parte.

❑ Tenga en cuenta que el funcionamiento sexual cambia con la edad. A medida que envejecemos necesitamos más estimulación y lograr la erección suele tomar más tiempo.

ASPECTOS PARA TENER EN CUENTA

❑ Un estudio realizado en el Boston University School of Medicine encontró una relación entre la impotencia y el estado general de salud. Los investigadores estudiaron la historia médica de mil trescientos hombres de cuarenta a setenta años y encontraron algún grado de impotencia en el 52 por ciento de los hombres que participaron en el estudio. La probabilidad de quedar completamente impotente más tarde en la vida fue de una y media a cuatro veces más alta entre los hombres que estaban en tratamiento para el corazón, la hipertensión o la diabetes, en comparación con el resto de los participantes en el estudio. La perspectiva era todavía peor para los hombres que, además de sufrir del corazón o de hipertensión, también fumaban.

❑ Consumir alcohol disminuye la capacidad del organismo de producir testosterona. Una investigacón del Chicago Medical School reveló que tomar alcohol puede producir en los hombres un fenómeno hormonal equivalente a la menopausia. El alcohol no sólo afecta a la función sexual, sino que prepara el camino para el ataque cardíaco y otras graves enfermedades.

❑ La arteriosclerosis, enfermedad que restringe el suministro de sangre al pene y a los nervios de los cuales depende la excitación sexual, puede conducir al "fracaso" en el desempeño sexual. Cuando la impotencia se asocia con obstrucción de vasos sanguíneos, una dieta baja en grasas puede ayudar a revertir el problema. *Ver* ARTERIOSCLEROSIS/ATEROSCLEROSIS, ENFERMEDADES CARDIOVASCULARES y/o PROBLEMAS CIRCULATORIOS en la Segunda Parte.

❑ Una investigación de la Boston University demostró que la probabilidad de que las arterias que irrigan el pene se obstruyan — situación que puede conducir a la impotencia — es 15 por ciento más alta en los hombres que fuman un paquete de cigarrillos al día durante cinco años. Además, fumar en exceso deteriora los pequeños vasos sanguíneos del pene, lo que disminuye la capacidad sexual del individuo. La utilización de marihuana y cocaína también deriva en impotencia.

❑ Un método confiable para determinar si la oclusión arterial se relaciona con la impotencia es el llamado duplex ultrasonography. Este método, que no es invasivo, cuantifica el flujo de sangre hacia el pene. Si su médico piensa que el problema de fondo es la aterosclerosis, podría aconsejarle una cirugía vascular para mejorar el flujo sanguíneo hacia el pene.

❑ Según cifras de organizaciones dedicadas al problema de la impotencia, de los treinta millones de hombres aquejados por la impotencia, sólo aproximadamente el 5 por ciento tienen conocimiento de opciones terapéuticas.

❑ Aun cuando los urólogos difieren en cuanto al tratamiento que recomiendan para la impotencia, muchos prefieren empezar con tratamientos no quirúrgicos.

❑ Un método que ha sido eficaz para producir una "erección satisfactoria" en aproximadamente el 80 por ciento de los hombres impotentes que lo han utilizado es aplicar en la base del pene, y antes de la relación sexual, inyecciones de las drogas papaverine (Pavabid) y phentolamine (Regitine), o de prostaglandin E1 (PGE1). La droga alprostadil también se encuentra en un kit de inyección (Caverject). Estas drogas actúan

relajando el músculo liso, lo cual dilata los vasos sanguíneos del pene y produce una erección que puede durar una hora o más. Se calcula que en Estados Unidos cada año trescientos mil hombres recurren a esta técnica. Un posible efecto secundario es el priapismo (erección prolongada y dolorosa); además, aunque las inyecciones se aplican con una aguja muy pequeña y no deben producir dolor cuando se aplican correctamente (es crucial utilizar la técnica apropiada), a la mayoría de los hombres no les llama la atención esta perspectiva. En la actualidad se está perfeccionando una técnica menos invasiva que permite introducir gradualmente alprostadil en la uretra con un pequeñísimo émbolo. Se espera disponer de esta técnica en el futuro cercano.

❑ El producto yohimbine (se consigue con los nombres comerciales de Dayto, Yocon y Yohimex) es un medicamento que se consigue con prescripción médica y cuyo uso fue aprobado por la FDA para el tratamiento de la impotencia. No obstante, su eficacia es cuestionable. Muchos expertos consideran que es, básicamente, un placebo. El yohimbine produce un efecto similar a la adrenalina: acelera la frecuencia cardíaca y eleva la presión arterial. Si su presión arterial es alta, tenga cuidado con el yohimbine.

❑ Cuando la impotencia se relaciona con niveles altos de la hormona prolactina, es posible tratarla con bromocriptine (Parlodel).

❑ Para promover la erección se utilizan diversos dispositivos que funcionan al vacío. Con estos dispositivos se coloca en el pene un cilindro y una bomba manual crea un vacío en el cilindro. Esto hace que fluya sangre hacia el pene y que se produzca una erección. El usuario coloca en ese momento una banda de constricción alrededor de la base del pene para que la erección dure hasta treinta minutos. Estos dispositivos sólo se consiguen con prescripción médica. Aunque no está exento de problemas, alrededor de cien mil hombres optan por este tratamiento en Estados Unidos cada año.

❑ Desde comienzos de los años setenta más de doscientos cincuenta mil hombres estadounidenses han optado por los implantes peneales para producir erecciones de manera mecánica. Estos implantes, que se colocan quirúrgicamente, son de silicona o de poliuretano. Un tipo de implante consta de dos varillas semirígidas pero flexibles; otro tipo de implante consiste en una bomba, un reservorio lleno de fluido y dos cilindros en los cuales se bombea el fluido para producir la erección. Los implantes peneales están siendo motivo de escrutinio por parte de la FDA. Desde 1984, el Center for Devices and Radiological Health de la FDA ha recibido más de seis mil quinientos reportes de problemas con los dispositivos inflables. De acuerdo con la FDA, éste es un número muy alto para un dispositivo médico. Con el desarrollo de métodos más eficaces, ahora los implantes se consideran un último recurso al cual sólo se debe recurrir cuando todo lo demás ha fallado.

❑ El Dr. Robert Frankt, de la Budapest University de Hungría, encontró un gran aumento en la vitalidad y la energía sexuales en hombres que utilizaron una combinación de dos hierbas, green oats (*Avena sativa*) y stinging nettle. De acuerdo con un estudio realizado por el Institute for Advanced Study of Human Sexuality, los green oats beneficiaron a hombres que presentaban disminución del deseo sexual y un desempeño sexual insatisfactorio. El nettle está lleno de minerales vitales y también es provechoso para la hipoglicemia, las alergias, la depresión, las alteraciones de la próstata y del tracto urinario, y para una gran cantidad de problemas de salud adicionales.

❑ *Ver también* HIPERTIROIDISMO e HIPOTIROIDISMO en la Segunda Parte.

Inapetencia

La inapetencia, o falta de apetito, no es una enfermedad sino un síntoma de algún problema de salud. Factores emocionales como depresión, enfermedad, estrés y trauma pueden hacer que el apetito se reduzca considerablemente. Algunos factores que están bajo nuestro control, como el consumo de alcohol, de tabaco o de otras sustancias, también pueden traducirse en pérdida del apetito, al igual que enfermedades no diagnosticadas, envenenamiento con metales pesados y/o deficiencias nutricionales.

NUTRIENTES

SUPLEMENTOS	DOSIS SUGERIDAS	COMENTARIOS
Muy importantes		
Bio-Strath de Bioforce	Según indicaciones de la etiqueta.	Fórmula de levadura y hierbas que ayuda a recobrar la fuerza y la energía.
Floradix Iron + Herbs de Salus Haus	Según indicaciones de la etiqueta.	Favorece la digestión y estimula el apetito.
Multivitamin y mineral complex con		Todos los nutrientes son necesarios en grandes cantidades. Utilizar una fórmula high-potency.
vitamin A	25.000 UI al día. Si está embarazada, no debe tomar más de 10.000 UI al día.	
y calcium	1.500 mg al día.	
y magnesium	750 mg al día.	
Vitamin B complex	100 mg o más al día antes de las comidas.	Aumenta el apetito. Utilizar una fórmula high-stress. Se recomienda en forma sublingual. Puede ser necesario aplicar en inyección (con supervisión médica).
Zinc	80 mg al día. No tomar más de 100 mg al día de todos los suplementos.	Intensifica el sentido del gusto.
más copper	3 mg al día.	Debe tomarse de manera equilibrada con el cinc.

	Provechosos	
Brewer´s yeast	Empezar con 1/2 cucharadita al día y aumentar hasta 1 cucharada al día.	Rico en nutrientes, en especial vitaminas B. Mejora el apetito.
Spiru-tein de Nature´s Plus	Según indicaciones de la etiqueta. Tomar entre comidas.	Suministra proteína, necesaria para construir y reparar los tejidos. Estimula el apetito.

HIERBAS

❑ Para estimular el apetito, las siguientes hierbas son beneficiosas: catnip, semilla de fennel, raíz de ginger, ginseng, gotu kola, hojas de papaya, hojas de peppermint y/o berries de saw palmetto.

Advertencia: No utilice ginseng si su presión arterial es alta.

RECOMENDACIONES

❑ Para obtener las proteínas y las calorías que necesita, tome todos los días tres o más tazas de leche skim, leche de soya, Rice Dream o leche de almendra. Tome bebidas de soy carob y batidos de yogur de frutas. Consuma únicamente pan, macarrones, crackers y cereales calientes y fríos de grano entero. Prepare las sopas con leche de soya, ya que son más ricas en proteína que las que se preparan a base de caldo.

❑ Consuma entre comidas aguacate, budín de soya con sabor a banano, buttermilk, queso, pollo o atún, custard, batidos de fruta, nueces y mantequilla de nuez, cereal y pan de grano entero, pavo y yogur. Además de promover el aumento de peso, estos alimentos son fáciles de digerir, son ricos en proteína y ácidos grasos esenciales, y contienen bacterias "amigables".

❑ No tome líquidos antes ni durante las comidas.

❑ Tome vitaminas B en suplemento, de acuerdo con la sección Nutrientes. Las vitaminas del complejo B aumentan el apetito.

❑ En lugar de hacer dos o tres comidas grandes al día, consuma con frecuencia pequeñas cantidades de alimentos. Ver una gran cantidad de comida puede hacer que se pierda el apetito. Las comidas pequeñas, pero frecuentes, se toleran mejor, y la cantidad de comida se puede aumentar gradualmente.

❑ En lo posible, haga ejercicio. Sin embargo, debe evitar el ejercicio demasiado fuerte. El ejercicio moderado y/o caminar aumentan el apetito. El ejercicio también favorece la asimilación de los nutrientes.

❑ Si usted fuma, deje de hacerlo. Fumar disminuye el apetito y es una de las principales causas de inapetencia.

❑ Al tratar de estimular el apetito, fíjese que la presentación y el aroma de los alimentos sean llamativos, al igual que el ambiente.

❑ Si su pérdida de apetito es demasiado notoria, consulte con su médico para determinar si la causa es algún problema de salud.

ASPECTOS PARA TENER EN CUENTA

❑ Para estimular el apetito, la dieta debe personalizarse de acuerdo con los gustos y las intolerancias que presenta el individuo.

❑ En el comercio hay muchos productos que ayudan cuando hay problemas de apetito y de peso. Estos productos se suelen encontrar en la sección "sports" de los health food stores, pero no están destinados únicamente a los deportistas.

❑ *Ver también* ANOREXIA NERVIOSA y BULIMIA en la Segunda Parte. *Ver también* el self-test de HIPOTIROIDISMO en la Segunda Parte.

Indigestión (Dispepsia)

La indigestión puede ser síntoma de una enfermedad estomacal o intestinal, o puede ser una enfermedad en sí misma. Entre los síntomas de la indigestión están gases, dolor abdominal, ruidos estomacales, sensación de llenura, eructos, náuseas, vomito y sensación de ardor después de comer.

Tragar aire — bien sea por masticar con la boca abierta, por hablar mientras se mastica o por engullir los alimentos — puede producir indigestión. Tomar líquido junto con las comidas también contribuye a este problema porque diluye las enzimas que se necesitan para la digestión. Algunos alimentos y bebidas, entre los cuales están alcohol, vinagre, cafeína y alimentos grasosos, muy condimentados o refinados, causan indigestión porque irritan el tracto digestivo. Otros factores que causan indigestión o que contribuyen a ella son obstrucción intestinal, malabsorción, úlcera péptica y alteraciones del páncreas, el hígado o la vesícula biliar. Las alergias y las intolerancias alimentarias (como la intolerancia a la lactosa) también causan indigestión.

Cuando los alimentos no se digieren adecuadamente se pueden fermentar en el intestino, lo que produce dióxido de hidrógeno y dióxido de carbono. Los alimentos con un alto contenido de carbohidratos complejos, como los granos y las legumbres, son los principales responsables de los gases, pues son difíciles de digerir y, por tanto, dejan partículas sin digerir en las cuales actúan las bacterias intestinales. Factores sicológicos, como estrés, ansiedad y preocupación, pueden alterar los mecanismos nerviosos de los cuales dependen las contracciones de los músculos estomacales e intestinales. La falta de enzimas digestivas también puede producir trastornos intestinales. La indigestión suele ir acompañada de acidez estomacal.

SELF-TEST DE ÁCIDO ESTOMACAL

Algunas glándulas del estómago producen hydrochloric acid (HCl), o ácido hidroclórico, que es necesario para la descomposición y la digestión de muchos alimentos. Una cantidad insuficiente de HCl puede llevar a la indigestión. Los niveles de HCl suelen disminuir con la edad.

Este sencillo test le ayudará a determinar si su organismo necesita más ácido hidroclórico. Tome una cucharada de apple cider vinegar o de jugo de limón. Si con este sencillo remedio le pasa la indigestión, entonces usted necesita más ácido estomacal. Pero si, por el contrario, la molestia empeora, usted tiene demasiado ácido y debe evitar los suplementos que contengan HCl.

NUTRIENTES

SUPLEMENTOS	DOSIS SUGERIDAS	COMENTARIOS
Muy importantes		
Aerobic 07 de Aerobic Life Industries	9 gotas en agua 1 vez al día.	Controla la actividad de las bacterias intestinales encargadas de descomponer los alimentos.
Aloe vera		*Ver* Hierbas más adelante.
Glucomannan o Aerobic Bulk Cleanse (ABC) de Aerobic Life Industries	1 cucharada en líquido al despertarse. No tomar al mismo tiempo con otros suplementos o medicamentos.	Limpian el colon y ayudan a la formación normal de la materia fecal.
Proteolytic enzymes o Infla-Zyme Forte de American Biologics o pancreatin	Según indicaciones de la etiqueta, con cada comida. Tomar la mitad de la dosis sugerida con los snacks.	Ayudan a descomponer la proteína, lo que redunda en una adecuada absorción. Importantes para combatir los gases y la sensación de llenura. *Advertencia:* estos suplementos no se les deben dar a los niños.
Importantes		
Acidophilus o Kyo-Dophilus de Wakunaga	Según indicaciones de la etiqueta, media hora antes de cada comida. Según indicaciones de la etiqueta.	Necesario para normalizar la digestión. Utilizar una fórmula no láctea, como Neo-Flora de New Chapter. Contiene ajo y acidophilus. Resiste el calor y no contiene leche.
Garlic (Kyolic)	2 cápsulas 3 veces al día con las comidas.	Ayuda a la digestión y destruye las bacterias indeseables del intestino.
Vitamin B complex más extra vitamin B$_1$ (thiamine) y vitamin B$_{12}$	100 mg 3 veces al día con las comidas. 50 mg 3 veces al día. 1.000 mcg 2 veces al día.	Esencial para normalizar la digestión. Aumenta la producción de ácido hidroclórico. Importante para la correcta digestión. Utilizar lozenges o administrar en forma sublingual.
Provechosos		
Alfalfa		*Ver* Hierbas más adelante.
L-Carnitine	Según indicaciones de la etiqueta.	Moviliza la grasa hacia las células y la transforma en energía.
Lecithin granules o capsules o lipotropic factors	1 cucharada 3 veces al día antes de las comidas. 1.200 mg 3 veces al día antes de las comidas. Según indicaciones de la etiqueta.	Emulsificantes de la grasa que ayudan a descomponer la grasa.

L-Methionine	Según indicaciones de la etiqueta, con el estómago vacío. Tomar con agua o jugo. No tomar con leche. Para mejor absorción, tomar con 50 mg de vitamina B$_6$ y 100 mg de vitamina C.	Poderoso desintoxicante del hígado. *Ver* AMINOÁCIDOS en la Primera Parte.
Multienzyme complex	Según indicaciones de la etiqueta. Tomar con las comidas.	Mejora la digestión. *No* utilizar fórmulas que contengan HCl.

HIERBAS

❏ Una fórmula a base de hierbas que ayuda a descomponer y a asimilar los alimentos, además de que contiene enzimas de plantas naturales que alivian la acidez estomacal, es Acid-Ease, de Prevail Corporation.

❏ La alfalfa aporta vitamina K y microminerales necesarios. Se puede tomar en líquido o en tableta.

❏ El aloe vera es provechoso para la acidez estomacal y otros síntomas gastrointestinales. Tome un cuarto de taza de jugo de aloe vera con el estómago vacío por la mañana y a la hora de acostarse. El sabor del producto George's Aloe Vera Juice, de Warren Laboratories, es similar al del agua de manantial.

❏ Las semillas de anise sirven para aliviar la acidez estomacal. Mastique las semillas enteras, o muélalas y espolvoréelas sobre los alimentos.

❏ Entre las hierbas beneficiosas para la indigestión están catnip, chamomile, fennel, fenugreek, goldenseal, papaya y peppermint.

Advertencia: No utilice chamomile de manera permanente y evítela por completo si es alérgico al ragweed. No tome goldenseal todos los días durante más de una semana seguida, y evítelo durante el embarazo. Utilice el goldenseal con precaución si es alérgico al ragweed.

❏ El ginger es un remedio tradicional para las náuseas.

❏ Para aliviar la indigestión, mastique unos cuantos ramitos de perejil fresco, o tome un vaso de agua tibia con un cuarto de cucharadita de perejil seco.

❏ El slippery elm es bueno para la inflamación del colon. Para rápido alivio, debe utilizarse en enema. *Ver* ENEMAS en la Tercera Parte.

RECOMENDACIONES

❏ Si usted es propenso a la indigestión, aliméntese de manera bien balanceada y consuma abundantes alimentos ricos en fibra, como granos enteros y frutas y vegetales frescos.

❏ Incluya en su dieta papaya fresca (contiene la enzima papaína) y piña fresca (contiene bromelaína). Estas dos frutas son magníficas fuentes de enzimas digestivas beneficiosas.

❏ Agréguele acidophilus a su dieta. El acidophilus alivia la indigestión, porque a menudo su causa es la falta de bacterias "amigables". Abra diez cápsulas o utilice una cucharada de al-

guna fórmula en polvo. Productos no lácteos que se pueden utilizar cuando hay intolerancia a los productos lácteos son Neo-Flora, de New Chapter, y Kyo-Dophilus, de Wakunaga. Cuando se aplica en enema, el acidophilus puede producir ruidos estomacales y un poco de molestia durante aproximadamente una hora (*ver* ENEMAS en la Tercera Parte).

❏ Para los gases, la sensación de llenura y la acidez estomacal consuma brown rice y/o caldo de barley. Utilice cinco partes de agua por una parte de grano y hierva la mezcla durante diez minutos sin tapar. Luego tape y deje hervir a fuego lento durante cincuenta y cinco minutos. Cuele y deje enfriar. Tome sorbos a lo largo del día.

❏ Disminuya el consumo de lentejas, maní y soya. Estos alimentos contienen un inhibidor enzimático.

❏ Para los gases del tracto gastrointestinal superior, tome pancreatin; para los gases del tracto gastrointestinal inferior, suplementos de microminerales. Si tiene gases, hágase un enema que equilibre el pH de su organismo utilizando el jugo de un limón fresco mezclado con un quart de agua tibia. Si los gases le duran varios días, hágase un enema de bifidus. Esto debe aliviar el problema en cuestión de horas. *Ver* ENEMAS en la Tercera Parte.

❏ Evite los siguientes alimentos: pasteles, fríjoles, cafeína, bebidas carbonatadas, jugos cítricos, alimentos fritos y grasosos, pasta, peppers, potato chips y otros snacks, carne roja, carbohidratos refinados (azúcar), tomate y alimentos salados o muy condimentados.

❏ No consuma productos lácteos, junk foods ni alimentos procesados. Estos alimentos producen excesiva mucosidad, lo que redunda en mala digestión de la proteína.

❏ Para aliviar las molestias digestivas que se presentan ocasionalmente, utilice tabletas de charcoal (se consiguen en los health food stores). Las tabletas de charcoal absorben los gases y las toxinas. Como interfieren la absorción de otros medicamentos y nutrientes, se deben tomar por separado y durante períodos cortos. Su uso ocasional no es perjudicial y no produce efectos secundarios.

❏ Si la deposición tiene un olor fétido y la evacuación del intestino va acompañada de sensación de ardor en el ano, haga un ayuno. Estos síntomas suelen indicar que el colon contiene material tóxico. *Ver* AYUNOS en la Tercera Parte.

❏ Si le han hecho alguna cirugía abdominal (por ejemplo, si le han acortado el intestino), tome pancreatin para facilitar la digestión de los alimentos. Si sufre de hipoglicemia (bajo nivel de azúcar en la sangre), también necesita pancreatin. Si se siente muy lleno después de comer, si tiene gases o si el estómago hace ruidos, use pancreatin.

❏ Si el self-test de ácido estomacal muestra que necesita más ácido hidroclórico, tome una cucharada de apple cider vinegar puro en un vaso de agua con cada comida para facilitar la digestión.

❏ Acostúmbrese a masticar muy bien los alimentos. No se los engulla y coma despacio.

❏ No coma cuando esté preocupado o demasiado cansado.

❏ No tome líquidos con las comidas. Los líquidos diluyen los jugos estomacales e impiden que la digestión se realice correctamente.

❏ Investigue qué alimentos son difíciles de digerir para su organismo y evítelos por completo. *Ver* ALERGIAS en la Segunda Parte.

❏ Si le da acidez estomacal y los síntomas persisten, consulte con su médico. Si el dolor empieza a bajarle por el brazo izquierdo, o si el malestar va acompañado de debilidad, vahídos o falta de aire, busque ayuda médica de urgencia. Como los síntomas iniciales del ataque cardíaco se parecen mucho a los de la indigestión y, en particular, a los de la acidez estomacal, mucha gente hace caso omiso de ellos. *Ver* ATAQUE CARDÍACO en la Segunda Parte.

ASPECTOS PARA TENER EN CUENTA

❏ Tomar el jugo de un limón en una taza de agua al despertarse es un buen remedio para curarse y para purificar la sangre.

❏ Hacer ejercicio, como caminar a buen paso o hacer ejercicios de estiramiento, favorece el proceso digestivo. La fórmula herbal Tum-Ease, de New Chapter, también ayuda a la digestión.

❏ La manera en que se combinan los alimentos tiene importancia. No es bueno combinar proteínas con almidones, ni vegetales con frutas. No se debe tomar leche con las comidas. Los alimentos que contienen azúcar, como las frutas, no se deben consumir con proteínas ni con almidones.

❏ La gente de edad avanzada por lo general carece de suficiente ácido hidroclórico y pancreatin para una correcta digestión.

❏ Mucha gente toma antiácidos para mitigar las molestias de la indigestión y la acidez estomacal. Sin embargo, los antiácidos pueden agravar el problema porque neutralizan el ácido estomacal. Esto inferfiere la absorción de los nutrientes e impide que la digestión se efectúe correctamente, lo que se traduce en permanente indigestión. Los antiácidos no sirven para los gases ni para la sensación de llenura.

❏ La mayoría de los antiácidos que venden en Estados Unidos contienen compuestos de aluminio, carbonato de calcio, compuestos de magnesio o bicarbonato de sodio. Los antiácidos que contienen aluminio pueden ocasionar estreñimiento. El carbonato de calcio puede aumentar la producción estomacal de ácido al pasar el efecto del antiácido. Los compuestos de magnesio suelen producir diarrea; el bicarbonato de sodio, gases y sensación de llenura.

❏ Buenos productos para prevenir los gases son Beano, de AkPharma, Inc., y Be Sure, de Wakunaga of America. Para que sean eficaces, estos productos se deben tomar con el primer bocado.

❏ *Ver también* ALERGIAS en la Segunda Parte y hacer el self-test.

❏ *Ver también* ACIDEZ ESTOMACAL, COLITIS ULCERATIVA, DIVER-

TICULITIS, ENFERMEDADES DE LA VESÍCULA BILIAR, ENVENENAMIENTO CON ALIMENTOS, HERNIA HIATAL, INTOLERANCIA A LA LACTOSA, MAREO, PANCREATITIS, SÍNDROME DE INTESTINO IRRITABLE, y/o ÚLCERA PÉPTICA en la Segunda Parte.

Infarto del miocardio

Ver ATAQUE CARDÍACO.

Infección de la vejiga

Ver CISTITIS.

Infecciones de los oídos

Se calcula que a los seis años de edad, hasta el 95 por ciento de todos los niños han tenido por lo menos una infección en los oídos. Existen varias clases de infecciones de los oídos. La *otitis externa,* o infección del oído externo (también conocida como oído de nadador, o swimmer's ear), es una infección aguda que suele ir precedida de una alergia o de una infección del tracto respiratorio superior. El canal auditivo, que va desde el tímpano hasta el exterior del oído, se inflama. Entre los síntomas están fiebre moderada, secreción y dolor. El dolor suele ser severo y palpitante, y empeora al tocar o al jalar el lóbulo de la oreja. La causa suelen ser tapones de cera que atrapan agua en el canal auditivo.

La infección del oído medio (*otitis media*) es muy común en los infantes y en los niños. Esta infección afecta a la parte posterior del tímpano, donde se encuentran los pequeños huesos del oído. Entre sus síntomas están dolor de oído, que puede ser agudo, sordo o palpitante; sensación de presión en el oído, y fiebre que puede llegar a los 103°F, o más. En un esfuerzo por aliviar la presión que sienten, los niños a menudo se jalan los oídos. La altitud y el frío aumentan la molestia y pueden empeorar la infección.

Cuando la infección del oído medio es severa, se puede presentar perforación del tímpano. Cuando esto ocurre, el dolor se *reduce* abruptamente porque el dolor propio de las infecciones de los oídos se debe a la acumulación de presión en espacios restringidos. Esa presión en las sensibles terminaciones nerviosas produce dolor. La perforación del tímpano da por resultado sordera y secreciones sanguinolentas.

Las infecciones frecuentes del oído medio, u otitis media recurrente, afecta aproximadamente al 30 por ciento de los niños menores de seis años. Éste es el diagnóstico más frecuente en la práctica médica pediátrica. Diversas bacterias y virus producen las infecciones del oído medio. Entre las principales causas de infección de oído en los niños están un bacilo llamado *Branhamella catarrahalis* (B-cat) y las alergias a los alimentos.

A menos que se especifique otra cosa, las dosis recomendadas más adelante son para adultos. La dosis para los jóvenes de doce a diecisiete años debe equivaler a tres cuartas partes de la cantidad recomendada. A los niños de seis a doce años se les debe dar la mitad de la cantidad recomendada y a los niños menores de seis años, la cuarta parte.

NUTRIENTES

SUPLEMENTOS	DOSIS SUGERIDAS	COMENTARIOS
Muy importantes		
AE Mulsion Forte de American Biologics o natural beta-carotene o cod liver oil	Seguir indicaciones de la etiqueta para obtener 50.000 UI de vitamina A y 600 UI de vitamina E al día. 20.000 UI al día. 1 cucharadita al día.	Para adultos. Ayudan a controlar la infección. Para niños. Buena fuente de vitamina A.
Manganese	10 mg al día. No tomar al mismo tiempo con calcio.	Su deficiencia se ha asociado con afecciones de los oídos.
Vitamin C con bioflavonoids	3.000-7.000 mg al día divididos en varias tomas.	Estimulan la inmunidad y combaten la infección. Utilizar una variedad esterified o buffered, como Ester-C, o utilizar calcium o zinc ascorbate.
Zinc	Tomar 1 lozenge de 10 mg 3 veces al día, por 5 días. Luego tomar 50 mg al día en píldora. No sobrepasar esta dosis.	Acelera la respuesta inmunológica. Ayuda a reducir la infección.
Importantes		
Dioxychlor de American Biologics	Agregar 3 gotas a 10 gotas de agua destilada y utilizar como enjuague para los oídos.	Importante agente antibacteriano, antifúngico y antiviral.
Vitamin B complex más extra vitamin B$_6$ (pyridoxine)	50 mg 3 veces al día. 50 mg al día.	Esencial para la curación y la función inmunológica. Se recomienda en forma sublingual. Importante para la función inmunológica.
Primrose oil	1.000 mg al día para adultos y niños mayores de 6 años. 500 mg al día para niños menores de 6 años.	Reduce la infección y la inflamación.
Vitamin E	Empezar con 200 UI al día y aumentar cada semana hasta 800 UI al día.	Mejora el funcionamiento inmunológico.
Provechoso		
ThymuPlex #398 de Enzymatic Therapy	Según indicaciones de la etiqueta.	Utilizar si el problema persiste. Ayuda al sistema inmunológico.

HIERBAS

❑ Tome extracto de echinacea sin alcohol. Por lo general, esto suele acabar con la infección de oído cuando se ataca precozmente.

❑ Para aliviar el dolor, colóquese en el oído unas cuantas gotas de aceite caliente de ajo o de oliva, y luego una o dos gotas de aceite de lobelia o de mullein. Tapónese suavemente el oído con una bolita de algodón. Para aliviar el dolor también es útil aplicarse en la parte exterior del oído compresas de clay o una pasta hecha con polvo de cebolla.

❑ Colóquese entre la boca el contenido de medio cuentagotas de extracto de goldenseal sin alcohol, y agítelo entre la boca durante unos pocos minutos antes de tragárselo. Haga esto cada tres horas durante tres días. Alternar echinacea y goldenseal da excelentes resultados. Para los infantes, mezcle el extracto con leche extraída del pecho, fórmula o yogur de fruta sin azúcar.

Advertencia: No tome goldenseal todos los días durante más de una semana seguida, y evítelo durante el embarazo. Si tiene antecedentes de enfermedad cardiovascular, diabetes o glaucoma, utilice esta hierba con supervisión médica.

❑ Las cataplasmas de cebolla son provechosas para las infecciones de los oídos. *Ver* UTILIZACIÓN DE CATAPLASMAS en la Tercera Parte.

RECOMENDACIONES

❑ Evite los alimentos que suelen producir alergias, entre los cuales están: wheat, productos lácteos, maíz, naranja, mantequilla de maní y todos los carbohidratos simples, entre ellos azúcar, frutas y jugos de fruta.

❑ Para reducir las alergias y prevenir su desarrollo, no consuma los mismos alimentos con demasiada frecuencia. Es útil hacer una dieta de rotación de cuatro días (*ver* ALERGIAS en la Segunda Parte). Los alimentos nuevos se deben introducir en la dieta de los niños pequeños de uno en uno, y se debe observar si se presenta alguna reacción.

❑ Cuando un bebé que toma biberón contrae una infección de oído, es preciso eliminar de su dieta la leche y los productos lácteos durante treinta días y observar si se presenta mejoría. Reemplace esos alimentos con leche de soya, Rice Dream o leche de nuez.

❑ Si la acumulación de toxinas alcanza niveles peligrosos y hace que el organismo reaccione, hágase enemas de ajo. Entre las señales de que las toxinas han alcanzado niveles tóxicos están fiebre, escalofrío y dolor generalizado. *Ver* ENEMAS en la Tercera Parte.

❑ Para los zumbidos de los oídos, mezcle una cucharadita de sal y una cucharadita de glycerine (se consigue en las farmacias) en un pint de agua tibia. Utilice un espray especial para la nariz y pulverice cada fosa nasal con esta solución mientras empieza a drenar hacia la parte posterior de la garganta. Haga lo mismo en la garganta. Repita el procedimiento varias veces al día.

❑ Si usted presenta tos crónica durante más de tres semanas, visite a su médico. La tos crónica puede ser causada por un tapón de cera que al ejercer presión sobre un nervio del canal auditivo activa el reflejo de toser. El médico puede ver fácilmente si usted tiene exceso de cera en el oído. De ser así, lo puede extraer mediante succión o utilizando agua caliente y una cureta delgada, guiándose con un microscopio especial.

❑ No se suene la nariz cuando tenga una infección en el oído. Mantenga seco el canal auditivo. Los residuos de jabón y de agua son perjudiciales. Al bañarse, introdúzcase en el canal auditivo una bolita de algodón y no nade mientras no se haya curado completamente.

❑ Evite los ambientes antihigiénicos y poco salubres. La causa de las infecciones en los oídos suele ser la disminución de la resistencia del organismo a causa de una enfermedad reciente. Las gotas para los oídos que se consiguen sin prescripción médica ayudan a mitigar el dolor. Los esprays nasales ayudan a despejar la trompa de Eustaquio y reducen la presión.

❑ Si se presentan vahídos, zumbidos en los oídos, sangrado o secreción sanguinolenta, dolor repentino (o reducción súbita del dolor) y sordera en uno de los oídos, o en ambos, consulte con su médico inmediatamente. Esos síntomas pueden ser señal de perforación del tímpano.

ASPECTOS PARA TENER EN CUENTA

❑ Para curar las infecciones de los oídos, a veces se requiere drenar quirúrgicamente el área afectada y/o hacer un tratamiento a base de antibióticos. Sin embargo, algunos estudios han demostrado que no hay una diferencia significativa en el tiempo de curación o en la recurrencia de la infección de oído entre los niños tratados con antibióticos y los niños que no reciben este tipo de tratamiento. Más aún, muchos infantes presentan reacciones a los antibióticos que se utilizan para tratar estas infecciones, especialmente cuando se usan con mucha frecuencia.

❑ En la mayoría de los casos, cuando se administra el tratamiento adecuado la perforación del tímpano no sólo se cura de manera natural, sino que no produce pérdida permanente de la audición. El tímpano se puede perforar a causa de una infección o por presión en la parte interna del oído al nadar o al saltar al agua. También se puede perforar por una bofetada, una explosión cercana o, incluso, un beso en el oído.

❑ Los bebés que son amamantados son menos propensos a contraer infecciones de los oídos que los bebés alimentados con biberón.

❑ Los problemas de oído son más comunes en el hogar de las personas que fuman.

❑ El bacilo *Branhamella catarrahalis* (B-cat), causa frecuente de infecciones de los oídos, ha desarrollado cepas resistentes a los antibióticos más utilizados. Afortunadamente, el antibiótico Augmentin (una combinación de amoxicillin y clavulanate sodium) puede destruir este bacilo.

❑ Las infecciones no son la única causa del dolor de oído. Los cambios abruptos de la presión atmosférica, como los que se presentan durante los viajes en avión, suelen provocar dolor de oído que puede llegar incluso a causarle daño al tímpano. La *aerootitis*, o *barotitis media*, es, precisamente, un estado morboso del oído producido por cambios de la presión atmosférica. Cuando hay infección, los efectos de los cambios de presión se intensifican.

❑ A los niños que sufren de frecuentes infecciones de oído se les deben hacer exámenes para determinar si tienen alergias a algún o a algunos alimentos. Actualmente se sabe que las alergias son una de las principales causas de otitis media crónica en los niños (*ver* ALERGIAS en la Segunda Parte).

Infecciones micóticas

Ver INFECCIONES POR HONGOS.

Infecciones por el virus del herpes

Existen más de noventa virus pertenecientes a la familia *herpes virdae* de virus animales. De esta familia de virus, cuatro son importantes para los seres humanos. El varicela-zoster produce varicela y shingles; el Epstein-Barr, mononucleosis infecciosa; el cytomegalovirus (CMV) se suele portar sin que se presenten síntomas, aunque puede tener consecuencias devastadoras en los recién nacidos y en la gente cuyo sistema inmunológico está debil, y el herpes simple, al cual nos referiremos en esta sección, que produce herpes genital y fuegos, o herpes labial (cold sores).

Hay dos clases de herpes simple. El herpes simple tipo I (HSV-1) típicamente produce fuegos y erupciones en la piel. Más tarde en la vida se puede manifestar como shingles. También puede producir *queratitis herpética*, una inflamación de la córnea del ojo. Los episodios repetidos de herpes en el ojo pueden producir cicatrización y pérdida de la visión.

Entre el 20 y el 40 por ciento de la población de Estados Unidos presenta fuegos o herpes labial por HSV-1. Hasta la mitad de ese porcentaje ha sido infectado por el virus, pero nunca presenta fuegos. Esto significa que entre el 40 y el 80 por ciento de la población está infectada con el virus.

El herpes simple tipo II (HSV-2) es la enfermedad de transmisión sexual de mayor prevalencia en Estados Unidos. Más de treinta millones de estadounidenses — una de cada seis personas mayores de quince años — están infectados con este tipo de herpes simple, aunque más de la mitad nunca llegan a presentar síntomas graves. Esta infección viral, que es particularmente peligrosa para los infantes, puede pasar inadvertida o puede inflamar gravemente el hígado y producir fiebre. Un bebé cuya madre esté infectada puede contagiarse en el canal del parto, arriesgándose a presentar daño cerebral, ceguera e, incluso, a morir.

Tanto el herpes oral como el herpes genital producen vesículas dolorosas llenas de fluido que son altamente infecciosas mientras no se han curado por completo, lo que suele demorar hasta tres semanas. En el herpes oral, las úlceras suelen aparecer entre dos y siete días después de la exposición inicial al virus. No es raro que se presenten episodios de manera recurrente. Algunas personas presentan un episodio, o menos, al año; otras presentan hasta un episodio por mes.

La primera señal de herpes genital en las mujeres es una leve sensación de ardor y de picazón en el área vaginal. En el transcurso de pocas horas se desarrollan vesículas alrededor del recto, el clítoris, el cuello del útero y la vagina. Por lo general, se presenta secreción acuosa de la uretra y dolor al orinar. En los hombres, las vesículas aparecen en el pene, la ingle y el escroto, y suele haber secreción uretral y dolor al orinar. En algunas ocasiones el pene y el prepucio se inflaman. El hombre también puede presentar dolor e inflamación de los nódulos linfáticos de la ingle.

El primer ataque de herpes genital se suele presentar entre cuatro y ocho días después de la exposición al virus. Puede ser tan leve que pasa inadvertido, o puede producir escozor y prurito en el sitio por donde penetró el virus, al igual que úlceras dolorosas que pueden durar una semana o más, fiebre, dolor de cabeza y otros síntomas parecidos a los de la influenza. Después de unos pocos días, las vesículas empiezan a exudar pus y se forman úlceras dolorosas. Esas úlceras forman costra y se secan a medida que sanan. No suelen dejar cicatriz.

Cuando el virus del herpes entra en el organismo, nunca sale de él. Estos virus viven en las células nerviosas, donde el sistema inmunológico no los puede encontrar, y se activan cuando el sistema inmunológico está débil. El virus puede permanecer inactivo durante largos períodos, hasta que una enfermedad, la exposición al sol, la fatiga, el estrés u otros factores hacen que se vuelva a manifestar en úlceras abiertas. Afortunadamente, después de un tiempo el virus se consume a sí mismo. Casi nunca se presentan episodios después de los cincuenta años.

Hasta hace poco tiempo se pensaba que el herpes genital sólo se transmitía cuando el virus estaba activo, pero investigaciones recientes refutan esta teoría. La única manera segura de evitar el herpes genital es no tener relaciones sexuales o permanecer en una relación monógama con un compañero que no esté infectado. Así mismo, aunque el HSV-1 produce especialmente fuegos e infecciones en los ojos y el HSV-2, herpes genital, ambos tienen la capacidad de infectar la boca y/o los órganos genitales. El sexo oral puede propagar el virus de un lugar a otro.

NUTRIENTES

SUPLEMENTOS	DOSIS SUGERIDAS	COMENTARIOS
Muy importantes		
L-Lysine	500-1.000 mg al día con el estómago vacío. Tomar con agua o jugo. No tomar con leche. Para mejor absorción, tomar con 50 mg de vitamina B_6 y 100 mg de vitamina C.	El desarrollo del virus del herpes se inhibe cuando la cantidad de lisina excede la cantidad de arginina. Ver AMINOÁCIDOS en la Primera Parte. Advertencia: este suplemento no se debe tomar durante más de seis meses seguidos.
Oxy C-2 Gel de American Biologics	Aplicar en las áreas afectadas, según indicaciones de la etiqueta.	Útil bactericida. Agente antifúngico y antiviral.
Vitamin A	50.000 UI al día. Si está embarazada, no debe tomar más de 10.000 UI al día.	Importante para la curación. Previene la propagación de la infección. Para dosis altas, la emulsión facilita la asimilación y brinda mayor seguridad.
Vitamin B complex	50 mg o más 3 veces al día.	Combate el virus y ayuda a evitar su propagación. Previene los episodios de herpes actuando con la lisina. Utilizar una variedad hipoalergénica.
Vitamin C más bioflavonoids	5.000-10.000 mg al día. 30-60 mg al día divididos en varias tomas.	Necesario para prevenir las úlceras e inhibir el desarrollo del virus. Utilizar una variedad esterified o buffered. Actúan con la vitamina C.
Zinc	50-100 mg al día divididos en varias tomas. No tomar más de 100 mg al día.	Estimula el funcionamiento inmunológico. Para el herpes genital, utilizar en forma chelate. Para el herpes oral, utilizar lozenges de zinc gluconate.
Importantes		
Acidophilus	Según indicaciones de la etiqueta, 3 veces al día. Tomar con el estómago vacío.	Necesario para la producción de las vitaminas B. Previene el desarrollo excesivo de microorganismos nocivos en el intestino.
Dioxychlor de American Biologics	Según indicaciones de la etiqueta.	Importante agente antiviral, antibacteriano y antifúngico.
Egg lecithin	Según indicaciones de la etiqueta.	Ayuda a controlar el virus.
Essential fatty acids (primrose oil y salmon oil son buenas fuentes)	Según indicaciones de la etiqueta.	Necesarios para la protección de las células.
Garlic (Kyolic)	3 tabletas 3 veces al día con las comidas.	Estimulante del sistema inmunológico y antibiótico natural.
Superoxide dismutase (SOD) o Cell Guard de Biotec Foods	Según indicaciones de la etiqueta. Según indicaciones de la etiqueta.	Reduce la infección y acelera la curación. Poderoso destructor de los radicales libres. Este complejo antioxidante contiene SOD.

Vitamin E	600 UI al día.	Importante para la curación. Previene la propagación de la infección. Para facilitar la asimilación, utilizar en emulsión.

Provechosos		
Calcium y magnesium	1.500 mg al día. 750 mg al día.	Alivian el estrés y la ansiedad. Utilizar variedades chelate.
Dimethylglycine (DMG) (Aangamik DMG de FoodScience Labs)	Disolver 2 tabletas en la boca, 2 veces al día.	Aumenta la utilización del oxígeno por parte de los tejidos.
Maitake o shiitake o reishi	Según indicaciones de la etiqueta. Según indicaciones de la etiqueta. Según indicaciones de la etiqueta.	Estos hongos tienen propiedades antivirales y estimulantes del sistema inmunológico.
Multivitamin y mineral supplement	Según indicaciones de la etiqueta.	Necesario para agilizar la curación. Utilizar una variedad hipoalergénica.
Proteolytic enzymes	Según indicaciones de la etiqueta, 2-3 veces al día. Tomar entre comidas.	Protegen contra la infección. Actúan sobre los alimentos no digeridos del colon. *Advertencia:* este suplemento no se les debe dar a los niños.
Raw thymus glandular	500 mg 2 veces al día.	Aumenta la función inmunológica. *Advertencia:* este suplemento no se les debe dar a los niños.

HIERBAS

❑ Es provechoso aplicarse en el área afectada extracto de black walnut o de goldenseal.

❑ El tratamiento del herpes debe incluir cayenne (capsicum), echinacea, myrrh, red clover y St. Johnswort.

❑ El aceite de tea tree es un poderoso antiséptico natural. Durante los episodios de herpes, dése toquecitos ligeros en el área afectada con este aceite varias veces al día. Si el aceite puro le parece muy fuerte, dilúyalo con agua destilada o con aceite vegetal prensado en frío. No se aplique aceite de tea tree cerca de los ojos.

❑ El goldenseal es un antibiótico natural. Se puede tomar en cápsula o en té.

Advertencia: No tome goldenseal todos los días durante más de una semana seguida, y evítelo durante el embarazo. Debe utilizarse con precaución si se es alérgico al ragweed.

❑ La raíz de licorice inhibe tanto el desarrollo del herpes simple como sus efectos nocivos en las células. Si está consumiendo licorice, aumente su consumo de potasio.

Advertencia: No utilice esta hierba todos los días durante más de una semana seguida. Evítela por completo si su presión arterial es alta.

RECOMENDACIONES

❑ Para disminuir la probabilidad de presentar episodios de herpes, evite el alcohol, los alimentos procesados, las colas, los productos con harina blanca, el azúcar, los carbohidratos refinados, el café y las drogas. Los tés de hierbas son beneficiosos (*ver* Hierbas en esta sección), pero todos los demás tés se deben evitar.

❑ Beba agua destilada al vapor.

❑ Durante los ataques consuma con moderación los siguientes alimentos: almendras, barley, cashews, cereales (granos), pollo, chocolate, maíz, productos lácteos, carne, nueces y semillas, oats y maní. Estos alimentos contienen L-arginina, un aminoácido que suprime la L-lisina, el aminoácido que retarda el desarrollo del virus.

❑ No consuma frutas ni jugos cítricos mientras el virus esté activo.

❑ Descanse mucho. Es importante evitar el estrés.

❑ Para aliviar la inflamación y el dolor del área genital, utilice compresas de hielo. Los baños calientes con Epsom salts o baking soda alivian la comezón y el dolor. Después del baño, séquese con golpecitos suaves y mantenga secas las lesiones.

❑ Aplíquese sobre las úlceras vitamina E y vitamina A, alternándolas. O utilice crema de L-lysine , que se consigue en los health food stores.

❑ Use ropa interior de algodón, y mantenga limpia y seca el área genital.

❑ Absténgase de todo contacto sexual mientras sus lesiones no hayan sanado por completo. Evite las relaciones sexuales con personas que presenten cualquier tipo de lesión visible en el área genital.

❑ Si usted está embarazada y sabe que tiene herpes genital, hable honestamente con su médico. Si usted llega a presentar un ataque más tarde durante el embarazo, podría ser necesario practicarle una cesárea para evitar que el bebé se contagie en el momento del parto. Si usted no presenta lesiones, la probabilidad de que el bebé se contagie es baja.

❑ Si se le infecta un ojo, consulte con su médico inmediatamente. El virus puede ocasionar encefalitis, es decir, inflamación del cerebro.

ASPECTOS PARA TENER EN CUENTA

❑ Las infecciones genitales por herpes aumentan el riesgo de cáncer cervical en las mujeres. Las mujeres que presentan herpes deben tomar consciencia de la importancia de hacerse periódicamente un frotis de Papanicolaou (Pap smear).

❑ Aun cuando el exceso de colesterol sérico prepara el camino para la aterosclerosis, en el desarrollo de esta enfermedad también pueden intervenir algunos virus del herpes, entre ellos el HSV-1. Según investigadores del Cornell University Medical Center de la ciudad de Nueva York, el virus produce cambios arteriales que promueven la coagulación de la sangre y la acumulación de colesterol.

❑ En un estudio realizado con conejos, una vacuna destinada a proteger los ojos contra el HSV-1 redujo los brotes de infección activa a la mitad.

❏ Se cree que un virus identificado por el National Cancer Institute como human B cell lymphotropic virus (HBLV) forma parte de la familia de los virus del herpes y contribuye a la fatiga.

❏ Investigaciones sugieren que el capsaicin podría prevenir los episodios de fuegos y de lesiones genitales producidos por virus del herpes.

❏ El dimethylsulfoxide (DMSO), un subproducto del procesamiento de la madera, es un líquido que se aplica tópicamente para mitigar el dolor y promover la curación de los ataques de herpes.

Nota: Sólo se debe utilizar el DMSO que se consigue en los health food stores. El DMSO commercial-grade que se compra en otro tipo de tiendas no sirve para propósitos curativos. Utilizar este producto puede producir olor corporal a ajo; sin embargo, este efecto es transitorio y no debe ser motivo de preocupación.

❏ Se ha demostrado que la droga antiviral acyclovir (Zovirax) alivia los síntomas y disminuye la severidad y la frecuencia de los episodios de herpes. Esta droga sólo se consigue con prescripción médica y viene en cápsula y en loción. Se puede utilizar tanto para el herpes oral como para el herpes genital. Las cápsulas se toman cada cuatro horas durante diez días. Aplicarse la loción a la primera señal suele restarle severidad al ataque. En estudios realizados por los National Institutes of Health, tomar 400 miligramos de acyclovir dos veces al día durante cuatro meses redujo en un 52 por ciento los episodios de fuegos, y cuando se presentaron ataques las úlceras sanaron aproximadamente dos veces más rápido de lo normal. Sin embargo, se debe tener cuidado cuando este medicamento se toma regularmente, porque cuando se suspende suele presentarse un efecto de "rebote" que conduce a un episodio más grave de lo usual.

❏ El isotretinoin, un derivado de la vitamina A, ha demostrado una gran eficacia en el tratamiento de las infecciones por herpes simple.

❏ Algunos médicos utilizan butylated hydroxytoluene (BHT) para tratar el herpes. Este producto puede producir efectos peligrosos (por ejemplo, irritación e, incluso, perforación del estómago), especialmente cuando se toma con el estómago vacío. Nosotros no recomendamos este tratamiento.

❏ *Ver también* COLD SORES, SEXUALLY TRANSMITTED DISEASES y SHINGLES en la Segunda Parte.

Infecciones por hongos

Algunas clases de hongos (especialmente cándida y tinea) pueden infectar la piel y/o las membranas mucosas; de igual modo, pueden desarrollarse debajo de las uñas, entre los dedos de los pies o en superficies internas del colon y de otros órganos.

Las infecciones cutáneas por hongos son más comunes en los lugares donde la piel tiende a ser húmeda y donde superficies cutáneas tienden a tocarse, como el área de la ingle (*"jock itch"*, o *"tiña cruris"*) y entre los dedos de los pies (*"athlete's foot"*). Sin embargo, en cualquier parte del cuerpo se pueden desarrollar parches rojos, húmedos y pruriginosos, lo cual indica que existe infección micótica (por hongos). En los bebés, la infección por hongos se manifiesta como pañalitis. Esta infección le da a la piel de los bebés de tez clara una coloración rojo brillante y a los bebés de tez más oscura, una coloración café oscuro.

Las infecciones fúngicas en la boca se denominan *oral thrush, o candidiasis bucal,* una condición que produce placas blancas y de apariencia cremosa en la lengua y en las membranas mucosas de la boca. Raspar las placas produce sangrado. Este problema es más frecuente en los niños y en las personas con alteraciones del sistema inmunológico.

Las mujeres que están lactando a veces contraen infección por cándida en los pezones, lo que produce un dolor severo al amamantar al bebé. Este problema se puede complicar cuando el bebé desarrolla candidiasis bucal pues se produce un efecto de "ping-pong" en el cual la madre contagia a su hijo y éste contagia a su madre continuamente.

La infección por hongos debajo de las uñas (*paroniquia*) o entre los dedos de los pies produce coloración anormal e inflamación, además de que las uñas se pueden desprender de sus respectivas matrices. La infección de la vagina por hongos (*yeast infection, o vaginitis por hongos*) suele ocasionar prurito intenso y secreción espesa y amarillenta.

Ringworm, también conocido como *tiña u hongos*, es una infección de la piel o del cuero cabelludo producida por hongos, cuya característica es la formación de pequeñas manchas rojas que crecen hasta alcanzar media pulgada de diámetro, aproximadamente. Al expandirse la mancha, su centro tiende a curarse mientras que los bordes se elevan, se enrojecen y se cubren de descamación fina, lo que les da una apariencia de anillo. Al igual que otras infecciones micóticas, el ringworm es muy pruriginoso, es decir, ocasiona un escozor intenso.

Las infecciones micóticas recurrentes indican que el sistema inmunológico está débil. Las personas más propensas a este tipo de infecciones son las que sufren de diabetes y de cáncer, al igual que las que están infectadas con el virus de inmunodeficiencia humana (HIV). Las mujeres que utilizan anticonceptivos orales, las personas que toman antibióticos, las que son obesas y/o las que perspiran profusamente también tienen un alto riesgo de presentar infecciones por hongos.

NUTRIENTES

SUPLEMENTOS	DOSIS SUGERIDAS	COMENTARIOS
Esenciales		
Acidophilus	Según indicaciones de la etiqueta	Proporciona bacterias "amigables". La deficiencia de este tipo de bacterias suele ser común en personas con infecciones por hongos.
Garlic (Kyolic)	2 cápsulas 3 veces al día con las comidas.	Neutraliza a la mayoría de los hongos.

Importantes		
Aerobic 07 de Aerobic Life Industries	9 gotas en 8 onzas de agua, 2 veces al día.	Aumenta la oxigenación de los tejidos. Combate los hongos y destruye las bacterias que pueden causar infecciones secundarias.
Vitamin B complex más extra pantothenic acid (vitamin B$_5$)	50 mg 3 veces al día con las comidas. 50 mg 3 veces al día.	Necesario para el correcto equilibrio de las bacterias "amigables". Participa en la producción de anticuerpos y ayuda a la utilización de los nutrientes.
Vitamin C con bioflavonoids	5.000-20.000 mg al día divididos en varias tomas. Ver FLUSH DE ÁCIDO ASCÓRBICO en la Tercera Parte.	Necesarios para el correcto funcionamiento inmunológico.
Vitamin E	400-800 UI al día.	Necesario para el adecuado funcionamiento inmunológico. Para facilitar la asimilación, utilizar en emulsión.
Zinc	50 mg al día. No tomar más de 100 mg al día de todos los suplementos.	Necesario para el adecuado funcionamiento del sistema inmunológico. Para mejor absorción, utilizar lozenges de zinc gluconate u OptiZinc.

Provechosos		
Essential fatty acids (black currant seed oil, primrose oil y salmon oil son buenas fuentes)	Según indicaciones de la etiqueta.	Alivian el dolor y la inflamación.
Vitamin A	25.000 UI al día. Si está embarazada, no debe tomar más de 10.000 UI al día.	Ayuda a la curación de la piel y de las membranas mucosas. Necesario para la correcta función inmunológica.

HIERBAS

❑ El aceite de tea tree es un agente antifúngico natural para uso externo. Se puede aplicar en el área afectada varias veces al día. Si le parece demasiado fuerte, dilúyalo con agua destilada o con aceite vegetal prensado en frío. También puede utilizar extracto de black walnut.

❑ Tome todos los días tres tazas de té de pau d'arco.

❑ Para los hongos en las uñas de las manos y de los pies, sumerja las uñas en una mezcla de pau d'arco y goldenseal. Prepare té de pau d'arco en un recipiente amplio, utilizando seis bolsas de té y un galón de agua. Llévelo a ebullición y luego déjelo enfriar hasta que quede caliente pero tolerable. Agregue el contenido de cuatro cápsulas de goldenseal. Introduzca los pies o las manos durante quince minutos dos veces al día.

RECOMENDACIONES

❑ Entre el 60 y el 70 por ciento de su dieta debe constar de alimentos crudos. Consuma abundantes vegetales frescos y can-tidades moderadas de pescado y de pollo sin piel, preparados a la parrilla.

❑ No consuma ningún alimento que contenga azúcar o carbohidratos refinados. Los hongos prosperan en presencia del azúcar.

❑ Elimine de su dieta los alimentos que favorecen la producción de mucosidad, especialmente carne y productos lácteos.

❑ Evite las colas, los granos y los alimentos procesados, fritos y grasosos.

❑ Ver AYUNOS en la Tercera Parte y seguir el programa.

❑ Mantenga la piel limpia y seca. Exponga el área afectada al aire lo más que pueda.

❑ Aplíquese en el área afectada miel y ajo machacado, alternándolos.

❑ Si se le han afectado las uñas, aplíquese directamente gotas de Aerobic 07, de Aerobic Life Industries. Sumerja las manos o los pies en una solución de gotas de Aerobic 07 y té de pau d'arco durante quince minutos todos los días. De resto, mantenga las uñas secas y limpias.

❑ Use prendas y ropa interior limpias y de algodón. Utilice cada prenda de vestir y cada toalla solamente una vez, y luego lávelas en agua caliente con chlorine bleach.

❑ Para recuperar las bacterias "amigables" del colon, hágase enemas de retención de L. bifidus. Ver ENEMAS en la Tercera Parte.

❑ Trate de que el área infectada no entre en contacto con la piel sana. Las personas que presentan infección por hongos en una parte del cuerpo suelen presentar infección en otras partes.

❑ Si usted está amamantando y su bebé tiene candidiasis bucal, o si usted experimenta un dolor agudo y punzante durante el amamantamiento, o si ocurren ambas cosas, consulte con su médico y con el pediatra del bebé. Es posible que usted haya contraído una infección por hongos. Para curarse, tanto usted como el bebé deben recibir tratamiento.

❑ Para los hongos (ringworm), colóquese ajo crudo picado sobre el área infectada y cúbrala con un trozo de tela de algodón o de gasa estéril, a fin de que penetre el aire. No se cubra el área con vendas adhesivas ni plásticas. Este tipo de vendas promueven la humedad.

❑ Si usted mismo se ha estado tratando una infección por hongos y nota que los síntomas están empeorando porque tiene fiebre y la inflamación se ha intensificado, consulte con su médico. Es posible que haya contraído una infección bacteriana, además de la infección por hongos.

ASPECTOS PARA TENER EN CUENTA

❑ Hay numerosos remedios antifúngicos de uso tópico que se consiguen en las farmacias. Sin embargo, nosotros pensamos que el ajo es más seguro e igual de eficaz — o más — que esos remedios.

❑ Ver también ATHLETE'S FOOT, CANDIDIASIS y/o VAGINITIS POR HONGOS en la Segunda Parte.

Infecciones virales

Ver AIDS, AMIGDALITIS, BRONQUITIS, CISTITIS, COLD SORES, CRUP, DIARREA, DOLOR DE GARGANTA, FIEBRE, FLU, HEPATITIS, INFECCIONES DE LOS OÍDOS, INFECCIONES POR EL VIRUS DEL HERPES, MENINGITIS, MONONUCLEOSIS, NEUMONÍA, PANCREATITIS, PAPERAS, RESFRIADO COMÚN, RUBÉOLA, SARAMPIÓN, SHINGLES, SÍNDROME DE REYE, VARICELA, VERRUGAS. *Ver también en* PROBLEMAS OCULARES.

Infertilidad

La infertilidad se define como la imposibilidad de concebir tras un año o más de actividad sexual regular durante la época de la ovulación. También se refiere a la imposibilidad de llevar el embarazo a feliz término. Se calcula que una de cada cinco parejas estadounidenses presenta infertilidad, y es difícil establecer la causa exacta de este problema. La ovulación, la fertilización y la movilización del óvulo fertilizado por la trompa de Falopio hasta el útero son procesos sumamente complejos. Para que la mujer quede embarazada es necesario que muchos eventos ocurran de manera perfectamente sincronizada.

En el hombre, la infertilidad suele deberse a un bajo recuento de espermatozoides o a una anomalía anatómica. Diversos factores pueden derivar en un bajo recuento espermático, entre ellos exposición a toxinas, a radiación o a calor excesivo; lesión en los testículos, trastornos endocrinos, consumo de alcohol, enfermedad aguda reciente o fiebre prolongada y paperas. La anomalía anatómica que conduce con más frecuencia a la infertilidad en el hombre es el varicocele, es decir, la dilatación varicosa del cordón espermático.

Las causas más frecuentes de infertilidad femenina son defecto o falla ovulatoria, obstrucción de las trompas de Falopio, endometriosis y fibromas uterinos. Algunas mujeres desarrollan anticuerpos contra el esperma de su compañero, lo que las vuelve alérgicas a su esperma. La clamidia, una enfermedad de transmisión sexual que ataca cada año a cuatro millones de estadounidenses, es la causa de muchos casos de infertilidad. Factores sicológicos, como estrés o temor a ser padres, también pueden contribuir a la infertilidad.

SELF-TEST PARA DETERMINAR EL MOMENTO DE LA OVULACIÓN

Si usted desea quedar embarazada, hay varios tests que se consiguen sin prescripción médica y que muestran cuál es el mejor momento para concebir. Esos tests predicen el momento de la ovulación porque detectan la liberación de la LH (luteinizing hormone, u hormona luteinizante), hormona que estimula la liberación del óvulo.

Un palillo tratado con sustancias químicas detecta la presencia de la LH en la muestra de orina. Si se ha liberado la hormona, el palillo cambia de color. Después de obtener un resultado positivo, la ovulación tiene lugar entre doce y treinta y seis horas más tarde. Entre los tests que venden en las farmacias están First Response, de Hygeia Sciences, y ClearPlan Easy, de Whitehall Laboratories. Recuerde, sin embargo, que ningún test es 100 por ciento seguro.

A menos que se especifique otra cosa, los siguientes nutrientes se recomiendan para uno de los padres, o para ambos.

NUTRIENTES

SUPLEMENTOS	DOSIS SUGERIDAS	COMENTARIOS
Esenciales		
Selenium	200-400 mcg al día.	Su deficiencia produce reducción del recuento espermático y se ha asociado con esterilidad en los hombres e infertilidad en las mujeres.
Vitamin C	2.000-6.000 mg al día divididos en varias tomas.	Importante para la producción de esperma. Evita que el semen se aglutine y aumenta su motilidad.
Vitamin E	Empezar con 200 UI al día y aumentar gradualmente hasta 400-1.000 UI al día.	Necesario para la producción equilibrada de hormonas. Se conoce como "vitamina sexual" y transporta oxígeno a los órganos sexuales.
Zinc	80 mg al día. No tomar más de 100 mg al día de todos los suplementos.	Importante para el funcionamiento de los órganos reproductores. Para mejor absorción, utilizar lozenges de zinc gluconate u OptiZinc.
Importantes		
Dimethylglycine (DMG) (Aangamik DMG de FoodScience Labs)	Según indicaciones de la etiqueta.	Aumenta la oxigenación de la sangre que irriga todos los tejidos. Administrar en forma sublingual.
Liver extract en inyección	Según prescripción médica, 2 veces por semana.	Beneficioso para promover la función de los órganos sexuales.
Octacosanol	Según indicaciones de la etiqueta.	Concentrado natural de aceite de wheat germ. Estimula la producción de hormonas.
Provechosos		
Essential fatty acids	Según indicaciones de la etiqueta.	Esenciales para la actividad normal de las glándulas, en especial las del sistema reproductivo.
L-Arginine más	Según indicaciones de la etiqueta.	Aumenta el recuento espermático e interviene en la motilidad del esperma.
L-cysteine y L-methionine más	Según indicaciones de la etiqueta. Según indicaciones de la etiqueta.	Estos aminoácidos contienen azufre y destruyen eficazmente los radicales libres. También son agentes chelating que protegen las funciones glandular y hormonal.
L-tyrosine	500 mg al día con el estómago vacío. Tomar con agua o jugo. No tomar con leche. Para mejor absorción, tomar con 50 mg de vitamina B_6 y 100 mg de vitamina C.	Alivia el estrés y ayuda a estabilizar el ánimo. *Ver* AMINOÁCIDOS en la Primera Parte. *Advertencia:* si está tomando algún inhibidor MAO para la depresión, no debe utilizar este suplemento.

Manganese	Según indicaciones de la etiqueta. No tomar al mismo tiempo con calcio.	Mantiene la producción de hormonas sexuales.
Proteolytic enzymes	Según indicaciones de la etiqueta. Tomar entre comidas.	Ayudan a descomponer los alimentos. Facilitan la absorción de los nutrientes.
Raw orchic glandular	Según indicaciones de la etiqueta.	Para los hombres. Refuerza la función de los testículos. *Ver* TERAPIA GLANDULAR en la Tercera Parte.
Raw ovarian glandular	Según indicaciones de la etiqueta.	Para las mujeres. Refuerza la función de los ovarios. *Ver* TERAPIA GLANDULAR en la Tercera Parte.
Vitamin A más	15.000 UI al día.	Importantes para la función de las glándulas reproductivas.
natural beta-carotene o	15.000 UI al día.	
carotenoid complex (Betatene)	Según indicaciones de la etiqueta.	
Vitamin B complex más extra	50 mg al día.	Importante para la función de las glándulas reproductivas.
pantothenic acid (vitamin B$_5$) y	Según indicaciones de la etiqueta.	Mantiene la producción de las hormonas sexuales. Provechoso para el estrés.
vitamin B$_6$ (pyridoxine) y	50 mg 3 veces al día.	Necesario para la síntesis del RNA y el DNA.
para-aminobenzoic acid (PABA)	50 mg al día.	Ayuda a restaurar la fertilidad en algunas mujeres.

HIERBAS

❑ Se ha informado que el extracto de astragalus estimula la motilidad del esperma.

Advertencia: No utilice esta hierba si tiene fiebre.

❑ Entre las hierbas que estimulan el funcionamiento sexual en el hombre están damiana, ginseng, sarsaparilla, saw palmeto y yohimbe. Para las mujeres son provechosas las hierbas damiana, dong quai, raíz de false unicorn, ginseng, gotu kola, raíz de licorice y raíz de wild yam.

Advertencia: No utilice ginseng ni licorice si su presión arterial es alta.

RECOMENDACIONES

❑ Evite el ejercicio vigoroso, el sauna y los baños calientes pues pueden inducir cambios en la ovulación y disminuir el recuento espermático.

❑ Evite totalmente el alcohol, ya que en el hombre reduce el recuento de los espermatozoides y en la mujer puede dificultar la implantación del óvulo fertilizado.

❑ No tome medicamentos distintos a los que le haya recetado su médico.

❑ No fume y evite los ambientes con humo de cigarrillo.

❑ Es importante hacer una dieta balanceada. No consuma grasas de origen animal, alimentos fritos, azúcar ni junk foods. Consuma semillas de pumpkin, polen de abeja o jalea real.

Advertencia: El polen de abeja puede provocar reacciones alérgicas en algunas personas. Comience con una pequeña cantidad y suspéndalo si se le desarrolla sarpullido, respiración asmática o alguna molestia.

❑ Hágase un análisis de cabello para determinar si la intoxicación con metales pesados está influyendo en su problema de ovulación. *Ver* ANÁLISIS DEL CABELLO en la Tercera Parte.

❑ A pesar de que la infertilidad genera estrés, haga lo que esté a su alcance para reducir el estrés de su vida. Aprenda técnicas de manejo del estrés para afrontar las situaciones difíciles que son inevitables. *Ver* ESTRÉS en la Segunda Parte.

ASPECTOS PARA TENER EN CUENTA

❑ Debido a que hay tantas causas de infertilidad, conviene consultar con un profesional idóneo.

❑ Los problemas relacionados con el esperma son la causa de aproximadamente el 40 por ciento de todos los casos de infertilidad. Aun cuando algunas de las causas de este tipo de problema (por ejemplo, exposición al calor, enfermedad reciente y trastornos endocrinos, entre otros) son temporales y reversibles, otras no lo son. Salvo la inseminación artificial, la terapia convencional a base de medicamentos no es eficaz para la infertilidad.

❑ Los varicoceles se tratan con cirugía.

❑ Las drogas cimetidine (Tagamet) y ranitidine (Zantac), que se prescriben para la úlcera, pueden reducir el recuento de los espermatozoides e, incluso, producir impotencia.

❑ Hacer estrictamente una dieta libre de gluten les ha permitido convertirse en padres a algunos hombres previamente estériles, y quedar embarazadas a algunas mujeres que no habían podido concebir. *Ver* ENFERMEDAD CELIACA en la Segunda Parte para obtener más información acerca de la dieta libre de gluten.

❑ El uso transdérmico de cremas naturales de progesterona puede ser provechoso para las mujeres infértiles.

❑ Investigadores del Britain's Medical Research Council y de la Edinburgh University han encontrado que defectos genéticos podrían ser la causa de la inadecuada producción de esperma. Localizados en el cromosoma Y, esos genes intervienen en la producción de una proteína que contribuye a la fertilidad. La infertilidad se produce cuando una mutación altera su funcionamiento normal. Nuevas investigaciones arrojarán luz sobre otros tratamientos para la infertilidad, incluida la terapia genética.

❑ La deficiencia de selenio puede conducir a la esterilidad en los hombres y a la infertilidad en las mujeres.

❑ Cuando la mujer ha desarrollado anticuerpos contra el esperma de su compañero, conviene que él utilice condón durante por lo menos treinta días. Después de ese período deben disminuir los anticuerpos, y las relaciones sin condón durante el período ovulatorio deben conducir al embarazo.

❏ Las mujeres que sufren de síntomas premenstruales, como inflamación del estómago y sensibilidad anormal en los senos, probablemente están ovulando; por tanto, si tienen dificultades para concebir, es posible que la causa sea otra.

❏ Cada vez es mayor el número de mujeres que conciben sus hijos cuando ya no son tan jóvenes. Sin embargo, la fertilidad de la mujer empieza a disminuir cuando llega a la tercera década de su vida.

❏ El para-aminobenzoic acid (PABA) estimula la glándula pituitaria y a veces restaura la fertilidad en mujeres que no han podido concebir.

❏ El consumo de cafeína puede impedir que algunas mujeres queden embarazadas.

❏ La canalización selectiva de la trompa de Falopio y el procedimiento TBT (transcervical balloon tuboplasty) han logrado extraer exitosamente las obstrucciones de la trompa de Falopio en el 90 por ciento de los casos, aproximadamente. El TBT es parecido a la angioplastia, una técnica para liberar de obstrucciones las arterias. Un pequeño balón se inserta en la trompa de Falopio por medio de un catéter; cuando el catéter llega a la obstrucción, el balón se infla. Esto permite dilatar y despejar la sección bloqueada de la trompa. Este procedimiento se realiza en quince minutos, más o menos, con anestesia local o general. Como este procedimiento no es invasivo (no se requiere practicar ninguna incisión), prácticamente no conlleva riesgos. Sin embargo, existe la probabilidad de que la trompa de Falopio se vuelva a obstruir. Esto les sucede a aproximadamente el 20 por ciento de las mujeres que se someten a este procedimiento. Los resultados de la canalización de la trompa de Falopio son similares a los del TBT.

❏ Un estudio realizado en la University of Michigan indicó que el ejercicio intenso puede hacer descender la producción de hormonas que intervienen en la potencia, la fertilidad y el impulso sexual.

❏ Un estudio efectuado en la University of Washington de la ciudad de Seattle encontró que el estrés podría contribuir a la infertilidad. Los investigadores descubrieron que las mujeres que tenían problemas hormonales también tenían menos apoyo emocional (miembros de la familia o amigos cercanos). Ese resultado sugiere que el estrés que se origina en la falta de apoyo emocional puede afectar a las hormonas que intervienen en la fertilidad.

❏ Los avances más recientes en el tratamiento de la infertilidad se han centrado en el desarrollo de técnicas menos molestas para los pacientes, y en ampliar el cubrimiento a personas que en el pasado no habrían tenido acceso a ellas. Un nuevo avance es la utilización de óvulos donados para fecundar a las mujeres que no pueden concebir debido a daño de los ovarios, a la edad o a algún otro factor. Se trata de un procedimiento controvertido que sólo se realiza en pocas clínicas de Estados Unidos. Además, es sumamente costoso.

❏ Su médico tiene que contar con su consentimiento para practicarle pruebas diagnósticas que permitan determinar la causa de la infertilidad. Siempre existen riesgos cuando se introducen en el organismo tubos, agujas o instrumentos ópticos, o cuando se expone al organismo a radiación, drogas, anestesia y materiales colorantes utilizados por algunas técnicas de imagenología. El riesgo que conlleva cualquier procedimiento depende de la edad y del estado general de salud del paciente, así como también de la pericia del profesional.

Inflamación

La inflamación es la reacción natural del organismo ante una lesión o una infección. El tejido afectado se hincha, se enrojece, se calienta, se vuelve sumamente sensible al tacto y duele. Cualquier órgano o tejido del organismo, interno o externo, se puede inflamar. La inflamación interna suele ser causada por infección bacteriana; no obstante, problemas de salud como artritis o alergias también pueden causar esta clase de inflamación. Aunque la inflamación externa suele ser resultado de una lesión, las infecciones, las alergias y otros factores pueden producirla o agravarla.

NUTRIENTES

SUPLEMENTOS	DOSIS SUGERIDAS	COMENTARIOS
Esenciales		
Vitamin C con bioflavonoids	3.000-6.000 mg al día divididos en varias tomas.	Esenciales para el proceso de curación y para reducir la inflamación.
Muy importantes		
Proteolytic enzymes o Infla-Zyme Forte de American Biologics	Según indicaciones de la etiqueta, durante 1 mes. Tomar entre comidas y a la hora de acostarse. 2 tabletas 2 veces al día entre comidas.	Ayudan a controlar la inflamación.
Superoxide dismutase (SOD)	Según indicaciones de la etiqueta.	Este poderosísimo neutralizador de los radicales libres disminuye la infección y la inflamación.
Zinc	50 mg al día. No tomar más de 100 mg al día de todos los suplementos.	Ayuda a controlar la inflamación y promueve la curación. Para mejor absorción, utilizar lozenges de zinc gluconate u OptiZinc.
Importantes		
AE Mulsion Forte de American Biologics	Según indicaciones de la etiqueta.	Destruye los radicales libres, estimula el sistema inmunológico y ayuda al organismo a utilizar el oxígeno de manera eficaz proporcionando vitaminas A y E en emulsión. La emulsión facilita la asimilación.
Bromelain	Según indicaciones de la etiqueta. Tomar con el estómago vacío, al tiempo con 100-500 mg de magnesio y 500 mg de L-cisteína. No tomar al mismo tiempo con cobre o hierro.	Agente antiinflamatorio. Acelera la descomposición de la fibrina que se forma alrededor del área inflamada, lo cual bloquea los vasos sanguíneos y linfáticos y produce inflamación.

Garlic (Kyolic)	2 cápsulas 3 veces al día con las comidas.	Tiene propiedades naturales antiinflamatorias.
Multimineral complex	Según indicaciones de la etiqueta.	Proporciona importantes minerales. Necesario para reducir el estrés. Utilizar una fórmula rica en calcio.
Silica o horsetail	Según indicaciones de la etiqueta, 2 veces al día.	Proporciona silicio, que ayuda a la absorción del calcio y a la reparación del tejido conectivo. *Ver* Hierbas más adelante.
Provechosos		
Kelp o alfalfa	1.000-1.500 mg al día.	Contiene un buen equilibrio de minerales esenciales, además de clorofila, que limpia la sangre. *Ver* Hierbas más adelante.
Raw thymus glandular	Según indicaciones de la etiqueta.	Mejora la función del timo, importante para la función inmunológica.
VitaCarte de Phoenix BioLabs	Según indicaciones de la etiqueta.	Contiene cartílago de bovino, suplemento de demostrada eficacia para reducir la inflamación.

HIERBAS

❏ La alfalfa es buena fuente de minerales y clorofila.

❏ El bilberry contiene flavonoides que reducen la inflamación.

❏ Hierbas provechosas para reducir la inflamación son echinacea, goldenseal, pau d'arco, red clover y yucca.

Advertencia: No tome goldenseal todos los días durante más de una semana seguida, y evítelo durante el embarazo. Si es alérgico al ragweed, utilice esta hierba con precaución.

❏ Para aliviar la inflamación, aplíquese directamente en el área afectada una cataplasma que combine fenugreek, flaxseed y slippery elm. Otra opción es aplicarse una cataplasma de goldenseal o de mustard. *Ver* UTILIZACIÓN DE CATAPLASMAS en la Tercera Parte.

❏ El extracto de horsetail es buena fuente de sílice, que es beneficiosa para curar y reparar los huesos y el tejido conectivo.

RECOMENDACIONES

❏ El 75 por ciento de su dieta debe consistir en alimentos crudos. Beba abundantes jugos y tés de hierbas.

❏ Todos los días coma media piña fresca. Éste es uno de los mejores remedios que existen para el edema y la inflamación, y reduce el dolor y la inflamación en un lapso de dos a seis días. Únicamente la piña fresca (no la enlatada) es eficaz.

❏ Evite las colas, el azúcar, los productos elaborados con harina blanca y el junk food.

❏ Para rápidos resultados, *ver* AYUNOS en la Tercera Parte y seguir el programa.

ASPECTOS PARA TENER EN CUENTA

❏ La artritis bacteriana, que produce inflamación dolorosa de las articulaciones, se asocia por lo general con una infección en otra parte del cuerpo, como los pulmones, los riñones o la vesícula biliar.

❏ Los métodos tradicionales para aliviar la inflamación son colocar la parte afectada de manera correcta (entablillándola, si es necesario), aplicar calor y/o hielo (terapias de calor y frío), tomar analgésicos junto con suplementos nutricionales y descansar mucho.

❏ *Ver también* ABSCESOS, ARTRITIS y TORCEDURA, DISTENSIÓN Y OTRAS LESIONES DE MÚSCULOS Y ARTICULACIONES en la Segunda Parte.

❏ *Ver también* CONTROL DEL DOLOR en la Tercera Parte.

Influenza

Ver FLU.

Ingle, espasmos, punzadas o presión en la

Ver Espasmos, punzadas o presión en la ingle *en* PROBLEMAS RELACIONADOS CON EL EMBARAZO.

Insecto, picadura de

Ver PICADURA DE INSECTO.

Insectos, alergia a los

Ver ALERGIA A LOS INSECTOS.

Insomnio

La dificultad para dormir que se repite noche tras noche se denomina insomnio. El insomnio puede manifestarse en incapacidad para conciliar el sueño o en despertarse durante la noche y no poder conciliar nuevamente el sueño. Se calcula que entre el 15 y el 17 pr ciento de la población sufre de insomnio. Aun cuando el insomnio es bastante frustrante, no es peligroso para la salud y suele ser sólo una molestia temporal, aunque en algunos casos los problemas de sueño duran meses o, incluso, años.

El insomnio puede tener diversas causas, entre ellas hipoglicemia, dolores musculares, indigestión, problemas respiratorios, dolor físico, ansiedad, estrés, depresión, jet lag y consumo de cafeína. El insomnio también puede ser producido por la utilización de algunos medicamentos, entre ellos el descongestionante pseudoephedrine (es uno de los ingredientes de muchos remedios para el resfriado y las alergias), la mayoría de los supresores del apetito, muchos antidepresivos, betabloqueadores (medicamentos que se utilizan para la presión arterial alta y las afecciones cardíacas), el medicamento anticonvulsivo phenytoin (Dilantin) y las drogas que sustituyen la hormona tiroidea.

La falta de los minerales calcio y magnesio puede hacer que el individuo se despierte después de haber dormido varias horas y que no pueda volverse a dormir. Las enfermedades sistémicas que comprometen los pulmones, el hígado, el corazón, los riñones, el páncreas, el sistema digestivo, el sistema endodrimo y el cerebro afectan al sueño, al igual que los habitos nutricionales inadecuados y comer poco tiempo antes de dormir. La vida sedentaria es uno de los factores que más contribuyen a los trastornos del sueño.

Mientras que una o dos noches sin dormir pueden ocasionar irritabilidad, somnolencia durante el día y disminución de la capacidad para desempeñar tareas creativas o repetitivas, la mayoría de la gente se adapta a la falta de sueño durante períodos cortos. Sin embargo, después de tres días la falta de sueño empieza a causar un deterioro más grave en todos los aspectos de la vida y puede, incluso, traducirse en cambios leves de personalidad. Dormir mal de manera crónica compromete la productividad, genera problemas en las relaciones interpersonales y contribuye a varios problemas de salud.

No existen reglas acerca de la cantidad de sueño que se necesita porque las necesidades de cada persona son distintas. Algunas personas sólo necesitan cinco horas de sueño para poderse desempeñar de manera apraopiada, mientras que otras necesitan nueve, diez o hasta más horas. La mayoría de los adultos necesitan dormir aproximadamente ocho horas cada noche para sentirse renovados y para poderse desempeñar con máxima eficiencia durante el día. Los niños, especialmente los muy pequeños y los adolescentes, generalmente necesitan dormir más que los adultos para sentirse bien. Por lo general, la gente empieza a dormir menos horas a medida que envejece y, en especial, después de los sesenta años.

Millones de personas tienen dificultades para dormir bien a causa de un trastorno conocido como *restless leg syndrome*. Por razones que se desconocen, cuando esas personas están en su cama sus piernas se sacuden, presentan espasmos y se mueven involuntariamente. Este síndrome se ha relacionado con los dolorosos calambres musculares de las piernas que afligen a muchísima gente durante la noche.

La *apnea del sueño* es un problema potencialmente grave que hace que la persona se despierte repetidas veces durante la noche. Por lo general, este problema se asocia con ronquidos y con respiración sumamente irregular durante la noche. La apnea del sueño hace que la respiración realmente se detenga hasta por dos minutos mientras el individuo está dormido. Cuando la respiración se detiene, el nivel del oxígeno sanguíneo baja. Esto se traduce en falta de oxígeno. En ese momento el individuo se despierta sobresaltado y resollando. Las personas que sufren de apnea del sueño se despiertan hasta doscientas veces durante la noche. Aun cuando quienes tienen este trastorno casi nunca recuerdan esos episodios, es normal alarmarse cuando se presencia un episodio durante el cual la persona afectada por apnea del sueño deja de respirar.

Además de que interrumpe el sueño normal y causa excesiva somnolencia durante el día, la apnea del sueño también se relaciona con problemas de salud más graves. Por razones que aún no se conocen, la presión arterial de la gente que sufre de este problema suele ser más alta de lo normal. Estas personas también tienen un riesgo más elevado de sufrir de presentar enfermedades cardiacas y ataques cerebrales. Al parecer, la incidencia de trastornos emocionales y sicóticos es más alta de lo normal entre las personas que sufren de apnea del sueño. Los expertos atribuyen este fenómeno a lo que llaman "déficit de sueño", es decir, falta de sueño durante la fase REM (rapid eye movement, o movimiento ocular rápido), que es la fase durante la cual el individuo sueña. Las personas que sufren de apnea del sueño tienen dificultad para entrar en la fase REM, que dura apenas entre ocho y doce segundos, que es la duración de un sueño normal y saludable. Aunque es mucho lo que todavía se desconoce acerca del fenómeno del sueño, se sabe que la privación prolongada de sueño REM contribuye a diversos trastornos sicóticos y a problemas emocionales de gravedad.

NUTRIENTES

SUPLEMENTOS	DOSIS SUGERIDAS	COMENTARIOS
Importantes		
Calcium	1.500-2.000 mg al día divididos en varias tomas. Tomar después de las comidas y a la hora de acostarse.	Tiene efectos calmantes. Utilizar calcium lactate o calcium chelate (si es alérgico a los productos lácteos, no utilice calcium lactate).
y magnesium	1.000 mg al día.	Debe tomarse de manera equilibrada con el calcio. Necesario para relajar los músculos.
Melatonin	Empezar con 1.5 mg al día, 2 horas o menos antes de acostarse. Si esto no resulta eficaz, aumentar la dosis gradualmente hasta alcanzar un nivel eficaz (hasta 5 mg al día).	Hormona natural que promueve el sueño profundo.
Provechosos		
Vitamin B complex más extra pantothenic acid (vitamin B$_5$)	Según indicaciones de la etiqueta. 50 mg al día.	Ayuda a descansar y promueve un sueño reparador. Provechoso para aliviar el estrés.
e inositol	100 mg al día a la hora de acostarse.	Mejora el sueño REM.

HIERBAS

❏ Para superar el insomnio son provechosas las hierbas California poppy, hops, kava kava, passionflower, skullcap y raíz de valerian en cápsula o en extracto. No conviene depender de una sóla hierba; es mejor rotar varias. Estas hierbas se deben tomar antes de acostarse.

❏ El catnip y la chamomile tienen suaves propiedades sedantes. En té son seguras incluso para los niños. Para calmar y tonificar el sistema nervioso, lo cual se traduce en un sueño reparador, los adultos deben tomar té de chamomile varias veces al día.

❏ También son beneficiosos los extractos que combinan varias hierbas, como Slumber, de Nature's Answer, o Silent Night, de Nature's Way.

RECOMENDACIONES

❏ Evite el alcohol. Una pequeña cantidad de alcohol induce el sueño al principio, pero invariablemente altera los ciclos de sueño profundo más tarde en la noche.

❏ Evite el tabaco. Aunque fumar parece que tuviera efectos calmantes, la nicotina es, en realidad, un estimulante del sistema nervioso y puede alterar el sueño.

❏ Evite las bebidas que contienen cafeína despúes del almuerzo.

❏ En la noche, consuma pavo, banano, higos, dátiles, yogur, leche, atún y crackers de grano entero o mantequilla de nuez. Estos alimentos son ricos en triptófano, sustancia que favorece el sueño. También ayuda comer media toronja a la hora de acostarse.

❏ Evite los siguientes alimentos a la hora de acostarse: bacon, queso, chocolate, berenjena, jamón, papa, sauerkraut, azúcar, salchicha, espinaca, tomate y vino. Estos alimentos contienen tiramina, que aumenta la liberación de norepinefrina, un estimulante cerebral.

❏ No utilice tarde en el día descongestionantes nasales ni medicamentos para el resfriado. A pesar de que algunos de esos medicamentos contienen ingredientes que producen somnolencia, también pueden producir el efecto contrario en algunas personas, es decir, se pueden comportar como estimulantes.

❏ A fin de establecer un ciclo de sueño saludable, adopte una serie de hábitos y cíñase a ellos rigurosamente. Entre los hábitos que le conviene adoptar están los siguientes:

• Acuéstese sólo cuando sienta sueño.

• No permanezca en la cama si no tiene sueño. Levántese, vaya a otra habitación y lea, mire televisión o haga algo parecido mientras no tenga sueño.

• Utilice su habitación solamente para dormir y para tener relaciones sexuales; no la utilice para leer, trabajar, comer ni mirar televisión.

• Ponga el despertador y levántese todas las mañanas a la misma hora, sin importar cómo durmió la noche anterior. Cuando se vuelven a establecer patrones normales de sueño, la mayoría de la gente descubre que no necesita poner el despertador.

• No haga siesta durante el día si no está acostumbrado.

• Haga ejercicio con regularidad en las últimas horas de la tarde o en las primeras horas de la noche; no lo haga precisamente antes de acostarse. El ejercicio físico es una excelente manera de hacer que el organismo se canse, lo cual induce el sueño más fácilmente.

• Dése un baño (no una ducha) caliente una o dos horas antes de acostarse.

• Su habitación debe ser un lugar cómodo y tranquilo. Pero si el problema es la *excesiva* tranquilidad, instale un ventilador o ponga música a bajo volumen. En el comercio se consiguen dispositivos que producen sonidos de fondo, como el de la lluvia o el de las olas del mar, que les ayudan a conciliar el sueño a las personas sensibles al silencio excesivo.

• Aprenda a alejar de su mente las preocupaciones. Si de vez en cuando tiene dificultad para dormir, concéntrese en recuerdos y en pensamientos placenteros. Recree en su mente algún acontecimiento agradable y revívalo mentalmente. Aprender técnicas de relajación, como meditación o imaginería guiada, ha sido sumamente beneficioso para muchas personas, que de esa manera han logrado volver a normalizar sus patrones de sueño.

❏ Cuando ocasionalmente se experimentan dificultades para dormir, es provechoso tomar melatonina, Calcium Night (de Source Naturals), o alguna de las hierbas que se recomiendan en esta sección. Todos estos productos son eficaces y promueven el sueño sin efectos secundarios desfavorable.

ASPECTOS PARA TENER EN CUENTA

❏ Seguir regularmente un programa de ejercicios mejora la calidad del sueño, siempre y cuando el ejercicio no se haga muy poco antes de la hora de acostarse.

❏ Independientemente del número de horas que usted duerme cada noche, si se levanta por la mañana sin dificultad y, en especial, si casi nunca le hace falta el despertador y durante el día se siente con energía, probablemente usted está durmiendo el número de horas que su organismo necesita.

❏ El sicólogo e investigador Dr. James Penland considera que un gran número de mujeres presentan deficiencias de cobre y de hierro y que esas deficiencias pueden provocar insomnio. Un análisis de cabello puede revelar si usted presenta ese tipo de deficiencias (*ver* ANÁLISIS DEL CABELLO en la Tercera Parte).

❏ Se han probado varios tratamientos para el restless leg syndrome, pero no existe uno solo que le sirva a todo el mundo. Algunos estudios sugieren que la anemia podría relacionarse de modo importante con este molesto problema. Nosotros creemos que la mejor manera de abordar el problema es tomar los suplementos adecuados de vitaminas y minerales. Los suplementos que más ayudan a superar el insomnio son calcio, potasio, magnesio y cinc.

❏ La gente que ronca en exceso debe hacerse examinar para

determinar si sufre de apnea del sueño y si requiere algún tratamiento. Muchos casos de apnea del sueño responden bien a los tratamiento para las alergias, a la reducción de peso o a un sencillo procedimiento quirúrgico con láser para eliminar las obstrucciones de los conductos nasales.

❑ Muchas personas que sufren de insomnio recurren a las píldoras somníferas, bien compradas sin receta médica o bien con prescripción médica. Sin embargo, las píldoras para dormir no sólo son ineficaces para el insomnio sino que pueden interferir el sueño REM. El uso prolongado de ayudas farmacológicas para dormir puede alterar eventualmente las fases de sueño más profundo. Investigadores han encontrado que hasta el 50 por ciento de las personas que toman regularmente píldoras somníferas no experimentan una mejoría sino, por el contrario, un empeoramiento de su problema. El uso permanente de píldoras para dormir también puede producir dependencia sicológica o física. Por tanto, los medicamentos para dormir deben reservarse para las personas cuyo insomnio tiene bases físicas y sólo como solución temporal.

❑ El triazolam (Halcion), uno de los medicamentos para dormir más populares en Estados Unidos (se consigue solamente con prescripción médica), puede causar confusión mental e, incluso, amnesia. Se ha informado que utilizar drogas como temazepam (Restoril), secobarbital (Seconal), flurazepam (Dalmane) y diazepam (Valium) puede producir confusión, pereza, desasosiego, aumento de la ansiedad, sedación prolongada y dependencia de la droga particular.

❑ La probabilidad de morir en un accidente es 50 por ciento más alta entre las personas que toman regularmente píldoras para dormir. La somnolencia causa entre doscientos mil y cuatrocientos mil accidentes automovilísticos cada año. Además, es responsable de dos terceras partes de todos los accidentes industriales, que son más frecuentes en las primeras horas de la mañana entre los trabajadores que hacen turnos. Las píldoras somníferas también son el medio de suicidio más común y están implicadas en la tercera parte de todas las muertes y los intentos de suicidio relacionados con el consumo de drogas.

❑ La dehydroepiandrosterone (DHEA) es una hormona natural que mejora la calidad del sueño (*ver* TERAPIA A BASE DE DHEA en la Tercera Parte).

❑ Actualmente está en investigación una nueva píldora somnífera que podría ayudar a solucionar el problema del insomnio sin los efectos secundarios indeseables que producen otros medicamentos para inducir el sueño. Se supone que esta nueva píldora, llamada zolpidem (Ambien), actúa de manera distinta a las que se consiguen en el comercio. Además, el fabricante afirma que no inhibe ni altera los ciclos de sueño REM, es decir, los ciclos de sueño profundo.

❑ Millones de estadounidenses dejan de dormir el número de horas que necesitan porque creen equivocadamente que dormir menos horas aumenta su productividad. Incluso mucha gente hace alarde de las pocas horas que duerme. Esas personas se están haciendo un grave daño a largo plazo. Más aún, quienes duermen menos a fin de lograr más, en realidad son menos creativas y menos productivas que quienes duermen la

cantidad de horas necesarias. El Dr. Richard Bootzin, profesor de sicología y director de la clínica del insomnio del University of Arizona Sleep Disorders Center, dirigió una investigación longitudinal para estudiar los patrones de sueño normales. Él descubrió que la gente que duerme cada noche entre siete y ocho horas es más longeva, más saludable y vive más contenta que la gente que economiza horas de sueño.

❑ Terapeutas del sueño tienen opiniones distintas respecto de las virtudes de la siesta. Mientras que algunos expertos sostienen que quienes descansan bien no necesitan dormir siesta, otros afirman que dormir siesta es una tendencia humana y que, por tanto, nadie se debe privar de eso. Algunos estudios han demostrado que en los países donde se acostumbra tomar siesta la productividad es mayor y la incidencia de accidentes, menor. Probablemente lo más importante es seguir una rutina. Aun cuando lo más aconsejable es dormir el número de horas necesarias en un solo período, si la persona está acostumbrada a dormir siesta en la tarde y no sufre de ningún trastorno del sueño, entonces privarse de la siesta podría alterar sus hábitos de sueño. Si usted suele dormir siesta, limítela a un período corto — menos de una hora — y asegúrese de que forme parte de su rutina *regular* de todos los días. No conviene dormir siesta sólo de vez en cuando.

❑ Aunque expertos en el tema del sueño aconsejan evitar la cafeína cuando se sufre de insomnio, muchas personas que están habituadas a tomar café en horas de la tarde han experimentado una alteración en sus ciclos de sueño cuando han dejado de tomarlo. Este hecho parece confirmar la noción de que para establecer un patrón sano de sueño lo más importante es mantener una rutina. Desde luego, esto sólo aplica para quienes no tienen dificultades con sus hábitos de sueño. Cualquier persona que empiece a desvelarse y a presentar insomnio debe eliminar el café de su dieta, así como también todas las bebidas que contienen cafeína.

❑ Los remedios para dormir que venden sin receta médica ocasionan muchos efectos secundarios, entre ellos agitación, confusión, depresión, resequedad bucal y empeoramiento de los síntomas relacionados con hipertrofia de la próstata.

❑ *Ver también en* PROBLEMAS RELACIONADOS CON EL EMBARAZO.

Intertrigo

El intertrigo es una clase de dermatitis o inflamación de la piel causada por la fricción continua de la piel contra ella misma. El intertrigo se puede presentar en cualquier sitio donde la piel esté sometida a rozamiento constante con otra superficie cutánea, pero se presenta con más frecuencia en los pliegues de la ingle, en las axilas y en la región submamaria, es decir, entre las costillas y los senos. Este trastorno es más común en climas cálidos y durante el verano.

El intertrigo aparece como un sarpullido rojo que puede ocasionar dolor y prurito. Su desarrollo es lento: empieza como una leve fisura que evoluciona poco a poco hasta que con la exposición continua a la humedad y a la fricción se convierte en una erupción persistente y pruriginosa. De vez en cuando se desarrolla una infección secundaria (por bacterias u hongos) con pústulas que exudan y luego forman costra, y que suele producir dolor y escozor severos. El intertrigo en la ingle o en los muslos puede ser tan severo que obstaculiza la movilidad del individuo.

El intertrigo afecta fundamentalmente a las mujeres obesas que perspiran profusamente. Las personas diabéticas son más propensas que las demás a contraer intertrigo e infecciones secundarias a esta enfermedad. Las personas que sufren de incontinencia urinaria también tienen un riesgo mayor de desarrollar intertrigo en el área inguinal.

NUTRIENTES

SUPLEMENTOS	DOSIS SUGERIDAS	COMENTARIOS
Importantes		
AE Mulsion Forte de American Biologics y	Según indicaciones de la etiqueta.	Ayuda a la reparación y a la curación de los tejidos. Proporciona vitaminas A y E en emulsión. La emulsión facilita la absorción.
natural carotenoid complex (Betatene)	Según indicaciones de la etiqueta.	Contiene neutralizadores de los radicales libres y sustancias que aumentan la inmunidad.
Essential fatty acids (primrose oil y Ultimate Oil de Nature´s Secret son buenas fuentes)	Según indicaciones de la etiqueta.	Necesarios para la curación de los tejidos.
Free-form amino acid complex	Según indicaciones de la etiqueta.	Suministra proteína, necesaria para la reparación de los tejidos. Utilizar una fórmula que contenga todos los aminoácidos esenciales.
Garlic (Kyolic)	2 cápsulas 3 veces al día con las comidas.	Combate las infecciones bacterianas y fúngicas. Intensifica el funcionamiento inmunológico.
Silica gel	Según indicaciones de la etiqueta.	Proporciona silicio, necesario para la reparación de los tejidos cutáneos.
Vitamin B complex	Según indicaciones de la etiqueta.	Necesario para el metabolismo de la proteína, lo cual es esencial para la curación y la reparación del tejido cutáneo.
Vitamin C con bioflavonoids	10.000 mg o más al día.	Necesarios para la curación y la reparación de los tejidos. Disminuye la cicatrización. Utilizar una variedad ascorbate.
Zinc	50 mg al día. No tomar más de 100 mg al día de todos los suplementos.	Estimula el sistema inmunológico y ayuda a la curación de los tejidos.
Provechosos		
Aerobic 07 de Aerobic Life Industries o	9 gotas en agua 3 veces al día.	Oxigenan los tejidos y destruyen las bacterias y los virus nocivos.
Dioxychlor de American Biologics	Según indicaciones de la etiqueta.	

All-Purpose Bactericide Spray de Aerobic Life Industries	Aplicar tópicamente, según indicaciones de la etiqueta.	Disminuye la posibilidad de infección destruyendo las bacterias de la piel.
Aloe vera		*Ver* Hierbas más adelante.
Colloidal silver	Aplicar tópicamente, según indicaciones de la etiqueta.	Este antiséptico previene la infección, controla la inflamación y promueve la curación.
Coenzyme Q$_{10}$	60 mg al día.	Importante neutralizador de los radicales libres que proporciona oxígeno a las células.
Dimethylglycine (DMG) (Aangamik DMG de FoodScience Labs)	Según indicaciones de la etiqueta.	Aumenta la oxigenación de los tejidos.
Harpanacine de Diamond-Herpanacine Associates	Según indicaciones de la etiqueta.	Combinación de vitaminas, minerales y hierbas provechosa para la salud general de la piel.
Kelp	Según indicaciones de la etiqueta.	Proporciona minerales de manera equilibrada, necesarios para la salud de la piel.
Multivitamin y mineral complex	Según indicaciones de la etiqueta.	Todos los nutrientes son necesarios de manera equilibrada.

HIERBAS

❑ Las hierbas alfalfa, barley grass, raíz de dandelion, horsetail y raíz de perejil nutren la piel y ayudan a la curación.

❑ El aloe vera gel tiene excelentes propiedades curativas. Aplíquese aloe vera gel en las áreas afectadas según las indicaciones de la etiqueta, o de acuerdo con sus necesidades.

❑ La caléndula tiene propiedades antiinflamatorias, promueve la formación de las células y estimula el crecimiento de los tejidos.

❑ La chamomile es una hierba antiinflamatoria y antibacteriana que cura la piel seca, manchada e irritada.

❑ El aceite de tea tree es curativo para la piel. Muchos productos para la higiene personal contienen este ingrediente.

RECOMENDACIONES

❑ Agréguele a su dieta ajo, productos agrios y acidophilus.

❑ Mantenga la piel limpia, seca y libre de fricción. Después de perspirar mucho, báñese inmediatamente y no se seque el cuerpo con toalla sino con aire frío utilizando un secador de cabello. Luego apliquese talco para bebé. Haga esto varias veces al día o cuantas veces lo necesite.

❑ Utilice solamente jabones, desodorantes y demás artículos para la higiene personal a base de ingredientes naturales y sin químicos. La mayoría de los health food stores venden esta clase de productos. Evite los productos comerciales pues contienen sustancias que irritan aún más las áreas inflamadas.

❑ No consuma azúcar ni carbohidratos refinados. Tanto las bacterias como los hongos prosperan en presencia del azúcar.

❑ Utilice prendas sueltas para que no le rocen la piel, y 100 por ciento de algodón.

❑ No permanezca sentado en la misma posición durante períodos largos.

ASPECTOS PARA TENER EN CUENTA

❑ Muchas personas que sufren de intertrigo experimentan un gran alivio permaneciendo desvestidas la mayor cantidad de tiempo posible.

❑ Para aliviar las áreas irritadas es provechoso aplicarse calamine lotion.

❑ Por lo regular, el intertrigo responde rápidamente al tratamiento. Sin embargo, cuando no se trata se infecta y duele.

❑ Cuando el intertrigo se complica con alguna infección bacteriana o fúngica se suele prescribir un antibiótico. Si usted tiene que tomar antibióticos, no deje de tomar algún acidophilus para reemplazar las bacterias "amigables".

❑ Cuando el prurito o escozor es severo, los médicos suelen recetar un antihistamínico.

❑ *Ver también* CANDIDIASIS en la Segunda Parte.

Intestino irritable, síndrome de

Ver SÍNDROME DE INTESTINO IRRITABLE.

Intolerancia a la lactosa

La intolerancia a la lactosa es la incapacidad de digerir el azúcar de la leche debido a falta o a deficiencia de lactasa, una enzima que se produce en el intestino delgado y que descompone la lactosa en glucosa y galactosa. Cuando una persona que tiene intolerancia a la lactosa consume leche o cualquier producto lácteo, una parte de la lactosa que contiene el producto, o toda, permanece sin digerir, retiene fluido y se fermenta en el colon. Esto da por resultado diarrea, gases y cólicos abdominales. Los síntomas se suelen presentar entre treinta minutos y dos horas después de consumir el producto lácteo.

El grado de intolerancia a la lactosa difiere entre las personas. La intolerancia a la lactosa es una condición normal para la mayoría de los adultos del mundo entero. Sólo los caucásicos que descienden del norte de Europa suelen conservar la capacidad de digerir la lactosa después de la infancia. La deficiencia de la enzima lactasa puede deberse a trastornos gastrointestinales que afectan al tracto digestivo, como enfermedad celiaca, síndrome de intestino irritable, enteritis regional o colitis ulcerativa. La deficiencia de lactasa también puede presentarse en ausencia de esta clase de trastornos y no se conoce ninguna manera de prevenirla.

Aunque es muy poco común, la intolerancia a la lactosa se puede presentar en los niños. En los infantes, suele presentar-se tras un ataque severo de gastroenteritis, enfermedad que deteriora el recubrimiento intestinal. Entre los síntomas de intolerancia a la lactosa en los infantes están diarrea espumosa con pañalitis, lento aumento de peso, lentitud en el desarrollo y vómito.

La intolerancia a la lactosa produce malestar y alteraciones digestivas; sin embargo, no constituye una amenaza para la salud y es de fácil manejo mediante modificaciones dietéticas.

NUTRIENTES

SUPLEMENTOS	DOSIS SUGERIDAS	COMENTARIOS
Muy importantes		
Charcoal tablets	Para ataques agudos, 4 tabletas con agua cada hora hasta que los síntomas estén bajo control. No tomar al mismo tiempo con otros medicamentos o suplementos.	Absorben las toxinas y alivian la diarrea.
Acidophilus	1 cucharadita en agua destilada, 2 veces al día. Tomar con el estómago vacío.	Reemplaza las bacterias "amigables" perdidas y promueve la digestión saludable. Utilizar solamente una fórmula no láctea.
Provechosos		
Bone Defense de KAL o Bone Support de Synergy Plus	Según indicaciones de la etiqueta. Según indicaciones de la etiqueta.	Proporciona el calcio y los nutrientes necesarios para la absorción del calcio.
LactAid de Lactaid, Inc.	Según indicaciones de la etiqueta.	Proporciona la enzima lactasa, necesaria para digerir el azúcar de la leche.
Magnesium	1.000 mg al día.	Necesario para la absorción del calcio. Promueve el equilibrio del pH.
Multivitamin y mineral complex	Según indicaciones de la etiqueta.	Todos los nutrientes son necesarios para gozar de una salud óptima.
Ultra Clear Sustain de Metagenics	Según indicaciones de la etiqueta.	Promueve el desarrollo de bacterias beneficiosas para el tracto digestivo y le proporciona nutrientes adicionales al sistema digestivo. Se consigue únicamente con autorización de médicos profesionales.
Vitamin D	400 UI al día.	Necesario para la absorción del calcio.
Vitamin E	400-1.000 UI al día.	Protege las membranas celulares que recubren las paredes del colon.
Zinc	30 mg 3 veces al día. No tomar más de 100 mg al día de todos los suplementos.	Mantiene el sistema inmunológico y el correcto equilibrio mineral. Para mejor absorción, utilizar lozenges de zinc gluconate u OptiZinc.

RECOMENDACIONES

❑ Evite la leche y todos los productos lácteos, excepto el yogur. Ésta es la medida más importante para cualquier persona que tenga intolerancia a la lactosa. Consuma leche de soya o Rice Dream en vez de leche, y queso de soya en vez de queso de leche. En especial, no consuma alimentos que contengan lactosa con el estómago vacío.

❑ Incluya yogur en su dieta. El yogur es el único producto lácteo que es beneficioso para las personas que tienen intolerancia a la lactosa. Como los cultivos del yogur digieren la lactosa que éste contiene, la lactosa no plantea ningún problema. Además, esos cultivos favorecen la digestión general. Asegúrese de consumir únicamente yogur que contenga cultivos de bacilos vivos. La mejor opción es el yogur hecho en casa.

❑ Consuma abundantes alimentos ricos en calcio, como albaricoque, blackstrap molasses, bróculi, jugo de naranja fortificado con calcio, higos secos, ruibarbo, espinaca, tofu y yogur. También son provechosos los suplementos de calcio.

❑ Hable con su farmacéutico antes de tomar cualquier medicamento, pues muchas pastillas contienen lactosa.

❑ Durante los ataques agudos, no consuma ningún alimento sólido pero tome mucho agua de buena calidad para reemplazar los minerales perdidos. *Ver* DIARREA en la Segunda Parte por sus sugerencias dietéticas.

❑ Lea cuidadosamente las etiquetas de los productos y evite los que contengan lactose o "milk solids". A muchas clases de alimentos procesados les agregan lactosa, entre ellos panes, sopas enlatadas y en polvo, galletas, mezclas para pancakes, carnes procesadas y mezclas en polvo para bebidas (por ejemplo, cafés con sabores).

❑ Si usted está embarazada y tiene antecedentes familiares de intolerancia a la lactosa, piense seriamente en la posibilidad de amamantar a su bebé. Si eso no es posible, opte por alguna fórmula no láctea para bebé como, por ejemplo, algún producto a base de soya.

ASPECTOS PARA TENER EN CUENTA

❑ Intolerancia a la lactosa no es lo mismo que alergia a la leche. La intolerancia a la lactosa se refiere específicamente a un síndrome causado por la imposibilidad de digerir el azúcar de la leche. En cambio, la persona que es alérgica a la leche la digiere normalmente, pero su sistema inmunológico presenta después una reacción alérgica a uno o más componentes de la leche (*ver* ALERGIAS en la Segunda Parte).

❑ Los quesos duros y maduros, como el parmesano, tienen un contenido relativamente bajo de lactosa. Por esta razón, se toleran mejor que otros productos lácteos.

❑ El ice cream es particularmente difícil de digerir para las personas que tienen intolerancia a la lactosa. No sólo se prepara con leche, sino que muchos fabricantes le agregan cantidades adicionales de lactosa para lograr la textura deseada. Además, el frío puede hacerle daño al sistema digestivo.

❑ Los síntomas de la intolerancia a la lactosa se parecen a los

de la enfermedad celiaca, y ambos males se pueden presentar al mismo tiempo (*ver* ENFERMEDAD CELIACA en la Segunda Parte).

❑ Una fórmula comercial que proporciona la enzima lactasa y que se consigue casi en todas las farmacias es LactAid. A fin de evitar molestias, se toma antes de consumir los productos lácteos.

Jaundice

Ver ICTERICIA.

Jock Itch

Ver en INFECCIONES POR HONGOS.

Kaposi, sarcoma de

Ver Sarcoma de Kaposi **en** AIDS, CÁNCER DE PIEL.

Lactancia, problemas relacionados con la

Ver PROBLEMAS RELACIONADOS CON LA LACTANCIA.

Lactosa, intolerancia a la

Ver INTOLERANCIA A LA LACTOSA.

Legionarios, enfermedad de los

Ver LEGIONNAIRES' DISEASE.

Legionnaires' Disease

Ésta es una grave infección pulmonar y bronquial causada por bacterias del género *Legionella*, especialmente *Legionella pneumophila*. Esta enfermedad fue identificada tras una epidemia que afectó a ciento ochenta y dos personas que habían asistido a la convención de la American Legion en 1976. Estas bacterias viven básicamente en el agua y son transmitidas por el aire mediante gotitas de vapor, aunque algunas veces se encuentran en excavaciones y en terrenos recién arados. El período de incubación es de dos a diez días tras la exposición a la bacteria. La enfermedad no se contagia de una persona a otra.

Los primeros síntomas de la enfermedad de los legionarios se parecen a los del flu: dolor generalizado, fatiga, dolor de cabeza y fiebre moderada. Luego la enfermedad avanza y se presenta fiebre (hasta de 105°F), escalofrío, tos, diarrea, desorientación, náuseas, vómito, dolor severo en el pecho, falta de aire y coloración azulosa de los labios, las uñas y la piel como resultado de la inadecuada oxigenación. La tos comienza sin esputo, pero eventualmente se produce esputo grisoso o con rastros de sangre. Los análisis de sangre y los cultivos de esputo hechos en laboratorio ayudan al diagnóstico de la enfermedad.

El riesgo de contraer la enfermedad de los legionarios aumenta cuando existe alguna enfermedad crónica, como diabetes, enfisema o insuficiencia renal, y cuando se tienen hábitos que debilitan el sistema inmunológico, como fumar y consumir alcohol. Los adultos jóvenes se suelen recuperar por completo de la enfermedad, pero las personas de edad avanzada, particularmente las que no gozan de buena salud, tienen un riesgo más alto de llegar a presentar insuficiencia respiratoria.

NUTRIENTES

SUPLEMENTOS	DOSIS SUGERIDAS	COMENTARIOS
Esenciales		
Garlic (Kyolic)	2 cápsulas 3 veces al día con las comidas.	Ayuda a destruir las bacterias.
Natural beta-carotene o carotenoid complex (Betatene)	25.000 UI al día. Según indicaciones de la etiqueta.	Estos precursores de la vitamina A protegen los pulmones.
Vitamin C con bioflavonoids	3.000 mg 3 veces al día. 100 mg 2 veces al día.	Estos poderosos antioxidantes ayudan a matar las bacterias. El tratamiento intravenoso (con supervisión médica) es recomendable.
Muy importantes		
Coenzyme Q$_{10}$	60 mg al día.	Aumenta y regula la inmunidad. Transporta oxígeno a las células.
Lactobacillus bulgaricus (Digesta-Lac de Natren)	Según indicaciones de la etiqueta.	Ayuda a la digestión y destruye las bacterias.
L-Carnitine más L-cysteine	500 mg al día de cada uno con el estómago vacío. Tomar con agua o jugo. No tomar con leche. Para mejor absorción, tomar con 50 mg de vitamina B$_6$ y 100 mg de vitamina C.	Importantes para el funcionamiento inmunológico. Protegen el tejido pulmonar. Ver AMINOÁCIDOS en la Primera Parte.
Vitamin B complex	100 mg al día.	Complejo de coenzimas vitales, necesario para la protección y el funcionamiento de las células.

Importantes		
Intenzyme de Biotics Research	2 tabletas 3 veces al día con el estómago vacío.	Estimula el sistema inmunológico y reduce la inflamación.
ClearLungs de Natural Alternatives		*Ver* Hierbas más adelante.
Raw thymus y raw lung glandulars	Según indicaciones de la etiqueta. Según indicaciones de la etiqueta.	Estos glandulares refuerzan el timo y la función pulmonar, y mejoran el funcionamiento inmunológico.
Vitamin A	Hasta 100.000 UI al día por 1 semana. Luego reducir hasta 25.000 UI al día. Si está embarazada, no debe tomar más de 10.000 UI al día.	Estimula el sistema inmunológico, y protege y repara el tejido pulmonar. Para dosis altas, la emulsión facilita la asimilación y brinda mayor seguridad.
Vitamin E emulsion o capsules	Hasta 400 UI 2 veces al día. 400 UI al día.	Estos importantes antioxidantes protegen el tejido pulmonar. Para facilitar la asimilación, utilizar en emulsión.
Zinc	80 mg al día. No tomar más de 100 mg al día de todos los suplementos.	Importante para la respuesta inmunológica. El zinc gluconate en lozenge es más eficaz.
Provechoso		
Aerobic 07 de Aerobic Life Industries o Dioxychlor de American Biologics	Según indicaciones de la etiqueta. Según indicaciones de la etiqueta.	Destruyen las bacterias infecciosas, pero no las bacterias "buenas".

HIERBAS

❑ El té de catnip ayuda a bajar la fiebre.

❑ Una fórmula china a base de hierbas que protege los pulmones es ClearLungs, de Natural Alternatives. Tome dos cápsulas tres veces al día.

❑ La echinacea es un poderoso estimulante del sistema inmunológico.

❑ El eucalipto ayuda a despejar las vías respiratorias.

❑ El goldenseal es un antibiótico natural.

Advertencia: No se debe tomar goldenseal todos los días durante más de una semana seguida, y se debe evitar durante el embarazo. Si usted es alérgico al ragweed, tome esta hierba con precaución.

RECOMENDACIONES

❑ El 75 por ciento de su dieta debe constar de alimentos crudos y ligeramente cocidos al vapor.

❑ No consuma alcohol, productos lácteos, alimentos fritos, azúcar ni tabaco.

❑ Para aumentar la humedad del aire y aclarar las secreciones pulmonares, utilice un humidificador.

❏ Manténgase caliente; no se enfríe pues esto empeora la enfermedad.

❏ Haga ejercicios de respiración profunda.

❏ Para aliviar el dolor, colóquese en el pecho un heating pad o una botella de agua caliente.

❏ Recuperarse de esta enfermedad toma tiempo. Tenga paciencia entre dos y cuatro semanas y descanse mucho. No se fuerce a retomar sus actividades normales antes de tiempo.

ASPECTOS PARA TENER EN CUENTA

❏ La enfermedad de los legionarios evoluciona rápidamente y puede ser muy peligrosa. Muchas veces es necesario hospitalizar al paciente y administrarle oxígeno y antibióticos por vía intravenosa.

❏ La bacteria *Legionella* vive en los sistemas de acondicionamiento de aire. Una medida sensata es hacer limpiar y revisar el sistema de su hogar regularmente, y cambiar los filtros con frecuencia.

Leucorrea

La leucorrea es un flujo vaginal blancuzco y espeso. La leucorrea suele ser síntoma de infección vaginal, como la que producen el microorganismo unicelular *Trichomonas vaginalis*, la clamidia o la monilia (hongo levaduriforme, o *Candida albicans)*. La leucorrea también puede deberse a exceso de duchas, a deficiencia de vitamina B, al uso de antibióticos o anticonceptivos orales, o a lombrices intestinales. Es común en las mujeres embarazadas y en las que sufren de diabetes. Cuando el nivel del estrógeno es alto, la cantidad de flujo aumenta.

La leucorrea se puede relacionar con otros síntomas, principalmente con ardor y prurito en la vulva. La secreción vaginal con sangre puede ser señal de un problema más grave.

NUTRIENTES

SUPLEMENTOS	DOSIS SUGERIDAS	COMENTARIOS
Esenciales		
Essential fatty acids o	Según indicaciones de la etiqueta.	Eficaces sustancias antifúngicas.
Caprystatin de Ecological Formulas	Según indicaciones de la etiqueta.	
Garlic (Kyolic)	2 cápsulas 3 veces al día.	Antibiótico natural. Destruye los hongos.
Muy importantes		
Acidophilus	2 cápsulas 3 veces al día con el estómago vacío.	Repone la flora bacteriana normal. Tiene también propiedades antifúngicas. Este suplemento es especialmente necesario cuando se toman antibióticos.
Vitamin B complex	100 mg 3 veces al día.	Su deficiencia es común en personas que tienen este trastorno. Utilizar una fórmula high-potency que no contenga levadura.
más extra vitamin B$_6$ (pyridoxine)	50 mg 3 veces al día.	Necesario para una inmunidad óptima.
Importantes		
Vitamin C con bioflavonoids	3.000-8.000 mg al día.	Vitales para el funcionamiento del sistema inmunológico.
Provechosos		
Multivitamin y mineral complex con vitamin D	400 UI al día.	Proporciona nutrientes de manera equilibrada. Necesario para la absorción del calcio.
Vitamin E	400 UI al día.	Necesario para una óptima inmunidad.
Calcium y magnesium	1.500 mg al día. 750 mg al día.	Alivia el nerviosismo y la irritabilidad. Debe tomarse de manera equilibrada con el calcio. Utilizar magnesium asporotate o magnesium chelate.
Vitamin A más natural beta-carotene o carotenoid complex (Betatene)	20.000 UI al día por 1 mes. Si está embarazada, no debe tomar más de 10.000 UI al día. 15.000 UI al día. Según indicaciones de la etiqueta.	Ayuda a la curación de las membranas mucosas y aumenta la inmunidad. Antioxidantes y precursores de la vitamina A.

HIERBAS

❏ El pau d'arco es un antibiótico natural. Tome tres tazas de té de pau d'arco al día.

❏ Mezclar diez gotas de aceite de tea tree en un quart de agua tibia es una buena ducha y destruye eficazmente las levaduras y las bacterias.

RECOMENDACIONES

❏ *Ver* CANDIDIASIS en la Segunda Parte y seguir las instrucciones dietéticas.

❏ Incluya en su dieta yogur y productos agrios.

❏ Para restaurar la flora vaginal, hágase duchas con seis cápsulas de acidophilus o con yogur sencillo. También puede hacerse duchas con Kyolic, o con jugo de ajo fresco y agua.

❏ Para el escozor, abra una cápsula de vitamina E y aplíquese el aceite en el área afectada. También son provechosas las cremas de vitamina E. Para el prurito severo, aplíquese Natureworks Marigold Ointment, de Abkit.

❏ Utilice ropa interior blanca de algodón para que el aire circule libremente. Mantenga su cuerpo limpio y seco.

❏ Evite las burbujas para el baño, el papel higiénico y los productos sanitarios aromatizados, los esprays para la higiene femenina y todas las sustancias potencialmente irritantes.

❏ Utilice un detergente suave para lavar su ropa.

❏ Si presenta infecciones por hongos con frecuencia, hable con su médico sobre la conveniencia de hacerse exámenes para determinar si la causa es alguna enfermedad, como diabetes, o un defecto del sistema inmunológico.

ASPECTOS PARA TENER EN CUENTA

❏ Cualquier secreción vaginal anormal debe ser evaluada por un médico.

❏ *Ver también* VAGINITIS Y VAGINITIS POR HONGOS en la Segunda Parte.

Lombrices intestinales

Las lombrices son parásitos que viven en el tracto gastrointestinal. Las lombrices más comunes son los nematelmintos (entre los cuales se cuentan la uncinaria, el áscaris y el oxiuro) y la tenia, o solitaria. Los nematelmintos son parásitos intestinales contagiosos con la forma de la lombriz de tierra, pero más pequeños. Se ven sin dificultad a simple vista. Los áscaris son gusanos blancos y filiformes de aproximadamente un tercio de pulgada de longitud. La tenia puede medir desde una pulgada hasta treinta pies, y puede sobrevivir en el cuerpo hasta veinticinco años. En Estados Unidos, la infestación de áscaris en los niños pequeños es indudablemente el problema parasitario por lombrices más frecuente.

Según el tipo de gusano implicado y la gravedad de la infestación, la persona puede experimentar dolor abdominal, inapetencia, pérdida de peso, diarrea, anemia, problemas de colon y/o prurito rectal. Este último síntoma se suele presentar de noche, cuando las lombrices tienden a salir del ano por el calor de la cama. Las larvas no siempre son visibles en la deposición. En algunos casos no se presenta ningún síntoma perceptible.

La infestación de lombrices ocasiona problemas de absorción de los nutrientes esenciales y, algunas veces, sangrado del tracto gastrointestinal. Por tanto, puede llevar a trastornos relacionados con deficiencias, como anemia y problemas de crecimiento. La malabsorción que produce la infección parasitaria vuelve propensa a la persona a contraer enfermedades porque debilita el sistema inmunológico.

Las lombrices se adquieren de muchas formas: manejo inapropiado de desechos humanos o animales, caminar descalzo sobre suelo contaminado, e ingestión de huevos o larvas en carnes mal cocidas o parcialmente cocidas. En algunos casos, los huevos se transmiten en el aire y se inhalan.

Los parásitos son mucho más comunes de lo que se piensa y contribuyen a múltiples enfermedades, entre ellas trastornos del colon. Son más comunes en los niños que en los adultos. Se presentan con más frecuencia en los pacientes de AIDS, síndrome de fatiga crónica, candidiasis y muchos otros problemas de salud. Infortunadamente, los médicos no suelen hacer exámenes para detectar la infestación de lombrices.

NUTRIENTES

SUPLEMENTOS	DOSIS SUGERIDAS	COMENTARIOS
Importantes		
Acidophilus	Según indicaciones de la etiqueta.	Restaura la flora intestinal normal.
Essential fatty acids (Ultimate Oil de Nature´s Secret es buena fuente)	Según indicaciones de la etiqueta.	Ayudan a proteger el tracto gastrointestinal.
Garlic (Kyolic)	2 cápsulas 3 veces al día con las comidas. Se puede colocar también un diente de ajo fresco entre los zapatos para que la piel lo absorba.	Tiene propiedades antiparasitarias.
Black walnut		*Ver* Hierbas más adelante.
Multivitamin y mineral complex	Según indicaciones de la etiqueta.	Promueve la salud general y la adecuada nutrición. Las personas que tienen lombrices intestinales necesitan todos los nutrientes.
Pumpkin		*Ver* Hierbas más adelante.
Vitamin B complex más extra vitamin B$_{12}$	50 mg 3 veces al día con las comidas. 1.000-2.000 mcg 2 veces al día.	Previenen la anemia asociada con infestación parasitaria. Para asegurar la absorción, administrar en forma sublingual.
Vitamin C	3.000 mg al día.	Protege contra la infección y mejora el funcionamiento inmunológico.
Zinc	50 mg al día. No tomar más de 100 mg al día de todos los suplementos.	Promueve la salud del sistema inmunológico y la correcta curación de las heridas.

HIERBAS

❏ Tomar jugo de aloe vera dos veces al día (según las indicaciones de la etiqueta) produce efectos alcalinizantes y antiinflamatorios.

❏ El extracto de black walnut destruye muchos tipos de lombrices. Tome extracto de black walnut tres veces al día con el estómago vacío.

❏ Las siguientes hierbas son provechosas para limpiar el intestino y el colon: butternut bark, semilla de fennel, flaxseed, raíz de licorice y hoja de senna.

Advertencia: Cuando se consume en exceso, el licorice eleva la presión arterial. No utilice esta hierba todos los días durante más de siete días seguidos. Evítela si su presión arterial es alta.

❏ Para aliviar el prurito y la irritación del área anal, utilice ungüento de caléndula o de witch hazel.

❏ Cáscara sagrada, ficus, raíz de gentian, mugwort, raíz de rhubarb, slippery elm, thyme y wormwood son eficaces contra muchos tipos de lombrices intestinales.

Advertencia: No utilice wormwood durante el embarazo. Esta hierba no es recomendable durante períodos largos pues puede generar dependencia.

❏ El cayenne (capsicum), el ajo y el turmeric ayudan a fortalecer el sistema inmunológico.

❏ Tomar grapefruit seed extract es muy eficaz para destruir los parásitos. También es útil para lavar los vegetales antes de consumirlos (mezcle diez gotas de extracto en dos quarts de agua) a fin de retirar las bacterias y los parásitos.

❏ El pinkroot es eficaz contra los nematelmintos.

❏ El extracto de pumpkin contiene cinc y ayuda a expulsar las lombrices.

RECOMENDACIONES

❏ Haga una dieta alta en fibra que consista básicamente en vegetales crudos y granos enteros.

❏ Consuma semillas de pumpkin y de sesame, así como también higos (o jugo de higo) con el estómago vacío tres veces al día. Esto se puede combinar con el extracto de black walnut que se mencionó en la sección Hierbas.

❏ Beba únicamente agua filtrada o agua embotellada destilada al vapor.

❏ Controle su ingesta y su eliminación de líquidos, y reemplace los fluidos cuantas veces sea necesario.

❏ Mientras las lombrices no se hayan erradicado por completo, elimine de su dieta *todo* el azúcar, los carbohidratos refinados, las frutas (excepto los higos y la piña), el cerdo y los productos que contengan cerdo. Las lombrices prosperan en presencia del azúcar.

❏ Para la tenia, o solitaria, haga durante tres días un ayuno a base de piña cruda. *Ver* AYUNOS en la Tercera Parte. La enzima bromelaína de la piña destruye la tenia.

❏ Para los áscaris, consuma bitter melon, un vegetal en forma de pepino que se consigue en los mercados asiáticos. Es eficaz contra los áscaris y fortalece el sistema inmunológico. Durante siete a diez días, consuma uno o dos bitter melons diariamente. Repita este tratamiento dos meses después para garantizar la erradicación de los gusanos.

❏ *Nunca* coma carne, pescado o aves de corral que no estén completamente cocidos o que hayan permanecido durante un rato largo a temperatura ambiente (*ver* ENVENENAMIENTO CON ALIMENTOS en la Segunda Parte).

❏ Sea meticuloso con su higiene personal. No se rasque el área anal, lávese las manos con frecuencia y restriéguese bien debajo de las uñas. Si alguno de sus hijos tiene este problema, enséñele buenos hábitos de higiene.

❏ Lave la ropa interior, la ropa de cama y las toallas después de cada uso con agua muy caliente y, en lo posible, con chlorine bleach. Cambie todos los días las toallas y la ropa de cama.

❏ Para las infestaciones severas, utilice high colonics (también conocidos como colonic irrigation). Este procedimiento se suele hacer en un consultorio profesional. Si no es posible recurrir a este tratamiento, hágase la limpieza del colon que se describe en este libro. *Ver* ENEMAS y LIMPIEZA DEL COLON en la Tercera Parte. También es recomendable el producto 10-Day Colon Cleanse, de Aerobic Life Industries.

ASPECTOS PARA TENER EN CUENTA

❏ La infestación de lombrices puede ser un problema persistente y difícil. Muchas veces se requiere tratar a todas las personas que residen en la casa para lograr erradicar los parásitos. Todos los miembros de la familia se deben examinar para determinar si están infectados. Además, conviene hacer una lista de todas las personas que han estado en estrecho contacto con la persona afectada, y recomendarles que consulten con su médico.

❏ Los médicos tratan la mayoría de las lombrices con medicamentos que sólo se consiguen con receta médica, como mebendazole (Vermox) o thiabendazole (Mintezol), o con pyrantel pamoate (Antiminth), que se consigue sin prescripción médica. Para mitigar el prurito y la irritación anales se suelen recetar cremas y ungüentos.

❏ Se ha descubierto sushi contaminado con un parásito tipo lombriz llamado anisakis que, cuando se ingiere, puede producir una dolencia parecida a la enfermedad de Crohn. Este parásito es un gusano sumamente enroscado y transparente que mide entre media pulgada y tres cuartos de pulgada. Por lo general, se instala en el arenque y en otros pescados. Afortunadamente, como los jefes de cocina expertos detectan el parásito con facilidad, su presencia en el sushi no es común.

❏ El riesgo de contraer una infección parasitaria se incrementa al viajar a lugares donde la higiene personal, la higiene pública y/o la manipulación de los alimentos son inapropiadas.

❏ Debido a la deficiencia nutricional generalizada que se relaciona con este problema de salud, la buena nutrición reviste una importancia vital. De particular importancia son los alimentos ricos en proteína y en hierro.

Lumbago

Ver DOLOR DE ESPALDA.

Lupus

El lupus es una enfermedad inflamatoria crónica que puede afectar a muchos órganos del cuerpo. Ésta es una enfermedad autoinmune, es decir, se presenta cuando los mecanismos del sistema inmunológico crean anticuerpos para combatir los tejidos del propio organismo. Muchos expertos en este tema creen que la causa del lupus es un virus aún no identificado.

Según esta teoría, el sistema inmunológico desarrolla anticuerpos en reacción al virus, y esos anticuerpos después atacan los propios órganos y tejidos del organismo. Esto produce inflamación de la piel, los vasos sanguíneos, las articulaciones y otros tejidos. Otros dos factores que posiblemente inciden en el lupus son la herencia y las hormonas sexuales.

Esta enfermedad se denominó *lupus,* lo cual significa "lobo", porque a muchas personas aquejadas por ella les aparece en las mejillas y en la nariz un sarpullido en forma de mariposa que les da una apariencia de lobo. Por lo menos el 90 por ciento de los pacientes de lupus son mujeres, y las mujeres de ascendencia asiática son las que mayor riesgo tienen de contraer lupus. Esta enfermedad se suele desarrollar entre los quince y los treinta y cinco años, aunque se puede presentar a cualquier edad.

Hay dos clases de lupus: *systemic lupus erythematosus (SLE),* o *lupus eritematoso sistémico,* y *discoid lupus erythematosus (DLE),* o *lupus eritematoso discoide.* Como su nombre implica, el SLE es una enfermedad sistémica que afecta a muchas partes del organismo. Puede ser leve, o puede ser tan severa que represente una amenaza para la vida del paciente. Los primeros síntomas de SLE se parecen a los de la artritis y los dedos y las articulaciones se hinchan y duelen. Esta enfermedad casi siempre aparece de manera súbita y con fiebre alta. El sarpullido rojo característico se suele presentar en las mejillas. Además, en la boca se pueden presentar úlceras y en cualquier parte del cuerpo pueden aparecer lesiones rojas y escamosas. Por lo regular también se afectan los pulmones y los riñones. Alrededor del 50 por ciento de todos los pacientes de SLE desarrollan nefritis, es decir, inflamación de los riñones. En casos graves, también se afectan el cerebro, los pulmones, el bazo y/o el corazón. El lupus eritematoso sistémico puede ocasionar anemia e inflamación de la superficie de las membranas del corazón y de los pulmones. Así mismo, puede producir sangrado excesivo y aumentar la susceptibilidad a las infecciones. Cuando hay compromiso del sistema nervioso central, se pueden presentar convulsiones, amnesia, sicosis y depresión profunda.

El DEL, o lupus eritematoso discoide, es una enfermedad menos grave y afecta fundamentalmente a la piel. El típico sarpullido en forma de mariposa se desarrolla en la nariz y en las mejillas. También pueden presentarse lesiones en otros sitios, especialmente en los oídos y en el cuero cabelludo. Esas lesiones pueden ser recurrentes o pueden persistir durante años. Las lesiones son pequeñas protuberancias blandas y amarillentas. Cuando desaparecen, suelen dejar cicatriz. Las cicatrices en el cuero cabelludo pueden originar áreas de calvicie permanente. Aun cuando la DLE no es necesariamente peligrosa para la salud general, se trata de una enfermedad cutánea crónica que afea al paciente. Algunos expertos piensan que esta enfermedad puede ser una reacción a la infección con el bacilo de la tuberculosis.

Los dos tipos de lupus siguen un patrón en el cual alternan los episodios de exacerbación y los períodos de remisión. La exposición a los rayos ultravioleta del sol pueden exacerbar el lupus eritematoso discoide y hasta precipitar el primer ataque. La fatiga, el embarazo, el parto, las infecciones, algunos medicamentos, el estrés, las infecciones virales no identificadas y los productos químicos también pueden exacerbar la enfermedad. Los casos de DLE inducidos por drogas suelen solucionarse al descontinuar la droga.

De acuerdo con la American Rheumatism Association, para poder diagnosticar la enfermedad es necesario que se presenten cuatro de los ocho síntomas siguientes, bien de manera seriada o bien al mismo tiempo:

1. Células anormales en la orina.
2. Artritis.
3. Sarpullido en forma de mariposa en las mejillas.
4. Sensibilidad al sol.
5. Úlceras en la boca.
6. Convulsiones o sicosis.
7. Bajo recuento de glóbulos blancos, bajo recuento de plaquetas o anemia hemolítica.
8. Presencia en la sangre de un anticuerpo específico que se encuentra en el 50 por ciento de las personas que tienen lupus.

Puede ser necesario practicar una biopsia de riñón para hacer el diagnóstico de nefritis relacionada con el lupus.

NUTRIENTES

SUPLEMENTOS	DOSIS SUGERIDAS	COMENTARIOS
Muy importantes		
Calcium y magnesium	1.500-3.000 mg al día. 750 mg 2 veces al día.	Necesarios para el equilibrio del pH y para prevenir la pérdida de hueso causada por la artritis.
L-Cysteine y L-methionine más L-lysine	500-1.000 mg al día de cada uno con el estómago vacío. Tomar con agua o jugo. No tomar con leche. Para mejor absorción, tomar con 50 mg de vitamina B_6 y 100 mg de vitamina C. 500–1.000 mg al día con el estómago vacío.	Ayudan a proteger y a conservar las células. Importantes para la formación de la piel y para la actividad de los glóbulos blancos de la sangre. Ayuda a prevenir las úlceras bucales y protege contra los virus. *Ver* AMINOÁCIDOS en la Primera Parte.
Proteolytic enzymes	Según indicaciones de la etiqueta. Tomar con las comidas.	Poderosos agentes antiinflamatorios y antivirales.
Importantes		
Essential fatty acids (black currant seed oil, flaxseed oil y primrose oil son buenas fuentes)	Según indicaciones de la etiqueta.	Ayudan a prevenir la artritis, protegen las células cutáneas y son necesarios para la reproducción de todas las células corporales.

Glucosamine sulfate o	Según indicaciones de la etiqueta.	Importante para la salud de la piel, los huesos y el tejido conectivo.
N-Acetilglucosa-mine (N-A-G de Source Naturals)	Según indicaciones de la etiqueta.	Puede ayudar a prevenir el lupus eritematoso.
Garlic (Kyolic)	2 cápsulas 3 veces al día con las comidas.	Este estimulante inmunológico protege los sistemas enzimáticos.
Raw thymus y raw spleen glandulars	Según indicaciones de la etiqueta. Según indicaciones de la etiqueta.	Estos glandulares intensifican el funcionamiento inmunológico del timo y el bazo. Ver TERAPIA GLANDULAR en la Tercera Parte.
Vitamin C	3.000-8.000 mg al día.	Ayuda a normalizar la función inmunológica.
Zinc	50-100 mg al día. No sobrepasar esta dosis.	Ayuda a normalizar la función inmunológica. Protege la piel y los órganos, y promueve la curación. Para mejor absorción, utilizar lozenges de zinc gluconate u OptiZinc.

Provechosos

Acidophilus	Según indicaciones de la etiqueta. Tomar con el estómago vacío.	Protege contra el desequilibrio bacteriano del intestino. Utilizar una fórmula no láctea.
Herpanacine de Diamond-Herpanacine Associates	Según indicaciones de la etiqueta.	Contiene un buen equilibrio de antioxidantes, aminoácidos y hierbas que promueven la salud de la piel.
Kelp o alfalfa	1.000-1.500 mg al día.	Proporciona los minerales de los que suele haber deficiencia. Ver Hierbas más adelante.
Multivitamin y mineral complex con vitamin B complex	50 mg 3 veces al día con las comidas.	Proporciona los nutrientes de los que suele haber deficiencia. Utilizar una fórmula hipoalergénica de alta calidad. Cura las úlceras bucales y protege contra la anemia. Protege el tejido cutáneo. Importante para la función cerebral y para la digestión.
Pycnogenol o grape seed extract	Según indicaciones de la etiqueta. Según indicaciones de la etiqueta.	Estos poderosos antioxidantes y neutralizadores de los radicales libres protegen las células.
Vitamin A más natural beta-carotene o carotenoid complex (Betatene)	25.000 UI al día. Si está embarazada, no debe tomar más de 10.000 UI al día. 15.000 UI al día. Según indicaciones de la etiqueta.	Poderoso antioxidante y neutralizador de los radicales libres, necesario para la curación de los tejidos. Para facilitar la asimilación, utilizar en emulsión. Antioxidantes y precursores de la vitamina A.
Vitamin E	400-800 UI al día.	Este poderoso antioxidante ayuda al organismo a utilizar el oxígeno más eficazmente y promueve la curación.

HIERBAS

❑ La alfalfa es buena fuente de minerales necesarios para la curación.

❑ El extracto de goldenseal sin alcohol es provechoso para combatir las úlceras y la inflamación de la boca. Para rápida curación, aplique unas cuantas gotas en un pequeño trozo de gasa o de algodón y colóqueselo a la hora de acostarse. Déjeselo puesto toda la noche.

Advertencia: No tome goldenseal todos los días durante más de una semana seguida, y evítelo durante el embarazo. Esta hierba se debe utilizar con cautela cuando hay alergia al ragweed.

❑ Otras hierbas beneficiosas para combatir el lupus son echinacea, feverfew, pau d'arco y red clover.

Advertencia: El feverfew se debe evitar durante el embarazo.

❑ El milk thistle limpia y protege el hígado.

❑ La yucca sirve para los síntomas parecidos a los de la artritis.

RECOMENDACIONES

❑ Haga una dieta baja en grasa, en sal y en proteína de origen animal. Esta clase de dieta es suave para los riñones. Utilice solamente aceite de canola o de oliva. Consuma sardinas a menudo pues son buenas fuentes de ácidos grasos esenciales.

❑ Consuma espárragos, huevos, ajo y cebolla. Estos alimentos contienen azufre, que favorece la absorción del calcio y se necesita para reparar y reconstruir los huesos, los cartílagos y el tejido conectivo.

❑ Incluya en su dieta brown rice, pescado, vegetales hojosos de color verde, frutas frescas no ácidas, oatmeal y granos enteros.

❑ Consuma con frecuencia piña fresca (no enlatada). La bromelaína, una enzima de la piña, es excelente para reducir la inflamación.

❑ Consuma diariamente algún tipo de fibra.

❑ No consuma leche, productos lácteos ni carne roja. Evite también la cafeína, las frutas cítricas, la paprika, la sal, el tabaco y todo lo que contenga azúcar.

❑ Evite los vegetales solanáceos (peppers, berenjena, tomate y papa blanca). Estos alimentos contienen una sustancia llamada solanina, que contribuye a la inflamación y al dolor.

❑ Obtenga hierro en los alimentos, no en los suplementos. Tomar hierro en suplemento puede contribuir al dolor, al edema y a la destrucción de las articulaciones.

❑ No consuma brotes de alfalfa. Este alimento contiene canavain, una sustancia tóxica que se incorpora a la proteína en vez de incorporarse a la arginina.

❑ Descanse mucho y haga ejercicio con moderación, pero con regularidad.

❑ No salga al aire libre cuando la luz del sol es más fuerte y utilice protección antisolar. No se exponga al sol sino cuando sea absolutamente necesario.

❑ Evite los grupos grandes de gente y las personas que estén resfriadas o que tengan cualquier otra infección viral. Las enfermedades autoinmunes, como el lupus, vuelven a la gente más susceptible a contraer infecciones virales.

❑ Evite las pastillas anticonceptivas porque pueden exacerbar el lupus.

ASPECTOS PARA TENER EN CUENTA

❑ Las pruebas de alergias a los alimentos suelen ser muy reveladoras cuando hay lupus (*ver* ALERGIAS en la Segunda Parte).

❑ Algunos investigadores opinan que el lupus es causado por genes defectuosos, pero que factores externos precipitan la enfermedad. Entre las sustancias que más contribuyen al lupus están los químicos, los contaminantes ambientales, los aditivos alimentarios y algunos alimentos.

❑ Según un artículo publicado en la revista médica *The New England Journal of Medicine,* es probable que hasta el 10 por ciento de los casos de lupus se deban a reacciones a algunos medicamentos. Parece que algunos medicamentos, como hydralazine (Apresoline), que los médicos prescriben para la presión arterial, y procainamide (Procan), que prescriben para la frecuencia cardíaca irregular, tienen la capacidad de producir lupus en individuos susceptibles. El lupus relacionado con medicamentos no suele afectar a los riñones ni al sistema nervioso, es menos severo y suele ceder cuando se suspende la droga.

❑ Muchos pacientes de lupus también sufren de la enfermedad de Raynaud (*ver* FENÓMENO DE RAYNAUD en la Segunda Parte). Debido a que el lupus a veces hace que los exámenes de sangre arrojen resultados falsos positivo, mucha gente ha recibido tratamiento para la sífilis.

❑ Son muchos los tratamientos que se suelen administrar para el lupus. Al principio lo más común es utilizar medicamentos antiinflamatorios. Las drogas contra la malaria, como hydroxychloroquine (Plaquenil), alivian los problemas cutáneos y la sensibilidad al sol que aflige a las personas que tienen lupus. En casos severos, los médicos utilizan cortisone y agentes inmunosupresores para inducir la remisión de los síntomas. Los corticosteroides, como prednisone (Deltasone, entre otros), son hormonas adrenales importantes para tratar el lupus. Esta enfermedad también se trata con anticonvulsivos, o drogas para controlar las convulsiones, y con warfarin (Coumadin), un anticoagulante que se utiliza para prevenir la coagulación de la sangre y reducir la posibilidad de ataque cardíaco o de accidente cerebral. Todos estos medicamentos y, en especial, los corticosteroides, tienen efectos secundarios potencialmente graves.

❑ La terapia con dehydroepiandrosterone (DHEA) sirve para tratar el lupus (*ver* TERAPIA A BASE DE DHEA en la Tercera Parte).

❑ El tratamiento con radiación para el lupus está en etapa experimental. Este tratamiento implica radiar en dosis bajas los nódulos linfáticos con el propósito de suprimir el sistema inmunológico. Los medicamentos contra el cáncer se utilizan a veces para reducir tanto la reactividad del sistema inmunológico como la necesidad de esteroides. Las drogas contra el cáncer pueden ser tóxicas para la médula ósea y se deben administrar con precaución. Otro tratamiento experimental para el lupus es la plasmaféresis, un procedimiento que implica extraer del plasma sanguíneo complejos antiantígenos nocivos.

❑ Los casos leves de lupus reaccionan bien con suplementos para fortalecer el sistema inmunológico (*ver* DEBILIDAD DEL SISTEMA INMUNOLÓGICO en la Segunda Parte).

❑ Para obtener más información acerca del lupus, comuníquese con la Lupus Foundation of America; teléfono 800-558-0121.

❑ *Ver también* ARTRITIS en la Segunda Parte.

Lyme, enfermedad de

Ver ENFERMEDAD DE LYME.

Mácula, degeneración de la

Ver Degeneración de la mácula **en** PROBLEMAS OCULARES.

Malabsorción, síndrome de

Ver SÍNDROME DE MALABSORCIÓN.

Mal aliento

Ver HALITOSIS.

Malnutrición

Ver FALTA DE PESO, SÍNDROME DE MALABSORCIÓN.

Manchas relacionadas con el envejecimiento

Las manchas relacionadas con el envejecimiento son manchas planas de color marrón que aparecen en cualquier parte del cuerpo a medida que envejecemos. Esas manchas, que también se conocen como manchas del hígado, suelen aparecer en la cara, el cuello y las manos. Aunque esas manchas son inocuas, pueden indicar que existen problemas de salud. La causa de las manchas relacionadas con el envejecimiento es la acumulación de desechos, o *acumulación de lipofuscinas,* un subproducto del daño ocasionado por los radicales libres a las células de la piel (*ver* Radicales libres *en* ANTIOXIDANTES en la Primera Parte). Esas manchas son, en realidad, señal de que las células están llenas de la clase de desechos que gradualmente destruyen las células del organismo, incluidas las del cerebro y las del hígado. En otras palabras, esas manchas son una señal visible de intoxicación a causa de los radicales libres.

Entre los factores que conducen a la formación de manchas relacionadas con la edad están dieta inadecuada, falta de ejercicio, mal funcionamiento hepático, ingestión de aceites oxidados y, más que todo, *exposición excesiva al sol.* La exposición al sol hace que se desarrollen radicales libres que perjudican la piel. La mayoría de la gente que presenta cantidades significativas de esta clase de manchas han vivido en lugares asoleados o se han expuesto demasiado al sol por alguna razón.

NUTRIENTES

SUPLEMENTOS	DOSIS SUGERIDAS	COMENTARIOS
Muy importantes		
ACES + Zinc de Carlson Labs	Según indicaciones de la etiqueta.	Combinación de poderosos antioxidantes. Ayuda a proteger contra el daño causado por los radicales libres.
Ageless Beauty de Biotec Foods	Según indicaciones de la etiqueta.	Destructor de los radicales libres.
Vitamin B complex	100 mg 3 veces al día.	Las personas de edad avanzada necesitan este suplemento para la correcta asimilación de todos los nutrientes.
más extra pantothenic acid (vitamin B5)	50 mg 3 veces al día.	Refuerza la función de las glándulas suprarrenales.
Vitamin C con bioflavonoids	3.000-6.000 mg al día divididos en varias tomas.	Poderosos antioxidantes y neutralizadores de los radicales libres, necesarios para la reparación de los tejidos.
Importante		
Lactobacillus bulgaricus (Digesta-Lac de Natren es buena fuente)	Según indicaciones de la etiqueta.	Ayuda a la digestión y promueve la regeneración del hígado.
Provechosos		
Calcium y magnesium y vitamin D	1.500-2.000 mg al día. 750-1.000 mg al día. 400 UI al día.	Las personas de edad avanzada necesitan estos nutrientes. Las variedades asporotate y chelate son más eficaces.
Herpanacine de Diamond-Herpanacine Associates	Según indicaciones de la etiqueta.	Proporciona antioxidantes, aminoácidos y hierbas que promueven la salud general de la piel.
L-Carnitine	Según indicaciones de la etiqueta. Tomar entre comidas.	Ayuda a descomponer la grasa del torrente sanguíneo, lo que facilita su eliminación del organismo.
Lecithin granules o capsules	1 cucharada 3 veces al día con las comidas. 1.200 mg 3 veces al día con las comidas.	Necesarios para el correcto funcionamiento cerebral y para la salud de las membranas celulares. Actúan bien como antioxidantes cuando se toman con vitamina E.
Superoxide dismutase (SOD) más selenium	Según indicaciones de la etiqueta. Según indicaciones de la etiqueta.	Poderosos antioxidantes. Provechosos para las manchas oscuras de la piel relacionadas con el envejecimiento.
Tretinoin (Retin-A)	Según indicaciones médicas.	Peeling químico de acción gradual. Acelera el desprendimiento de las capas superficiales de la piel. Elimina también las arrugas finas. Sólo se consigue con prescripción médica. Los resultados se ven alrededor de seis meses más tarde.

HIERBAS

❏ El burdock, el milk thistle y el red clover purifican el torrente sanguíneo.

❏ El ginkgo biloba mejora la circulación y es un poderoso antioxidante.

❏ Otras hierbas provechosas para este problema son el ginseng y el licorice.

Advertencia: Tanto el ginseng como el licorice pueden elevar la presión arterial; por tanto, no las utilice si su presión arterial es alta.

RECOMENDACIONES

❏ Haga una dieta rica en proteína de origen vegetal y que consista en un 50 por ciento de frutas y vegetales crudos, además de granos, cereales, semillas y nueces frescos. Tenga en cuenta que las semillas y las nueces se rancian rápidamente cuando se exponen al calor y/o al aire. Compre únicamente nueces y semillas crudas selladas al vacío.

❏ Durante un mes omita de su dieta todas las proteínas de origen animal.

❏ Evite la cafeína, los alimentos fritos, las grasas saturadas, la carne roja, los alimentos procesados, el azúcar y el tabaco.

❏ Haga un ayuno para limpiar el hígado y eliminar del organismo las toxinas. Es importante que el hígado funcione adecuadamente y que el colon permanezca limpio. Ayune tres días del mes con agua destilada y jugos de limón fresco, de frutas y de vegetales. Utilice extracto de black radish o raíz de dandelion y jugo de remolacha cuando esté ayunando. *Ver* AYUNOS en la Tercera Parte. También utilice enemas de limpieza durante el ayuno. *Ver* ENEMAS en la Tercera Parte.

❏ Limite el tiempo de exposición al sol.

❏ No se limpie la piel con cremas limpiadoras y evite, en particular, las cremas hidrogenadas y endurecidas. Límpiese la piel con aceite puro de oliva y un paño húmedo y tibio. Luego enjuáguesela con jugo de limón y agua.

ASPECTOS PARA TENER EN CUENTA

❑ La droga tretinoin (ácido retinoico, o Retin-A), que sólo se consigue con prescripción médica, se está utilizando actualmente con éxito para las manchas relacionadas con el envejecimiento.

❑ *Ver también* ENVEJECIMIENTO en la Segunda Parte.

Manía-depresión

Ver TRASTORNO MANIACO-DEPRESIVO.

Mareo

El mareo se presenta cuando el movimiento hace que los ojos, los nervios sensoriales y el aparato vestibular del oído le envíen al cerebro señales contradictorias. Entre los factores que más influyen en el mareo están ansiedad, herencia, exceso de comida, mala ventilación y viajar inmediatamente después de comer.

Los síntomas del mareo van desde dolor de cabeza severo hasta náuseas y vómito al viajar en avión, en barco, en automóvil o en tren. Otros síntomas son sudor frío, vahídos, exceso de salivación y/o de bostezos, fatiga, inapetencia, palidez, malestar severo, somnolencia y debilidad. Un ataque severo puede hacer que el individuo pierda completamente la coordinación. El mareo afecta más a las mujeres que a los hombres. Las personas de edad avanzada, al igual que los niños menores de dos años, no suelen experimentar mareo.

Aunque los remedios naturales son muy eficaces para tratar el mareo, la prevención es la clave. El mareo es mucho más fácil de prevenir que de curar. Cuando las náuseas y la salivación excesiva se empiezan a presentar, ya suele ser muy tarde para hacer algo distinto de esperar a que el vieje termine para poderse recuperar.

NUTRIENTES

SUPLEMENTOS	DOSIS SUGERIDAS	COMENTARIOS
Importantes		
Charcoal tablets	5 tabletas 1 hora antes de viajar. No tomar al mismo tiempo con otros suplementos o medicamentos.	Desintoxicantes.
Ginger		*Ver* Hierbas más adelante.
Magnesium	500 mg 1 hora antes de viajar.	Tónico para los nervios.
Peppermint		*Ver* Hierbas más adelante.
Vitamin B$_6$ (pyridoxine)	100 mg 1 hora antes de viajar. Luego 100 mg 2 horas más tarde.	Alivia las náuseas.

HIERBAS

❑ El ginger es excelente para prevenir y tratar las náuseas y el malestar estomacal. Tome dos cápsulas de ginger (aproximadamente 1.000 miligramos) cada tres horas, empezando una hora antes de salir de viaje.

❑ El té de peppermint calma el estómago. Colocarse una gota de aceite de peppermint en la lengua alivia las náuseas y el mareo. El peppermint también se puede tomar en lozenge.

RECOMENDACIONES

❑ Cuando vaya a viajar, lleve crackers de grano entero. Las aceitunas ayudan a controlar las náuseas porque disminuyen la salivación.

❑ Préstele especial atención a su dieta. Si un alimento determinado le ha hecho daño en su hogar, es probable que también le haga daño mientras esté de viaje.

❑ Para evitar las náuseas, no consuma junk food, alimentos condimentados, grasosos ni procesados antes de viajar ni durante el viaje. Debe evitar especialmente los alimentos fritos.

❑ Evite el alcohol pues altera los delicados procesos que se desarrollan en el oído interno. Si usted es propenso al mareo, consumir alcohol agravará su problema porque alterará aún más la comunicación entre el cerebro, los ojos y los dos oídos internos.

❑ Evite los olores y los aromas que puedan precipitar las náuseas. Aparte de cosas obvias como humo y gases de escape, debe evitar el olor de algunos alimentos, las emanaciones de las pinturas, el esmalte de uñas y los desechos animales. Cuando se es propenso al mareo, incluso olores agradables, como el de los perfumes y las lociones para después de afeitarse, pueden inducir el mareo.

❑ Cuando esté viajando, siéntese quieto y respire profundamente. Su cerebro ya está bastante confundido como para que usted le agregue más movimiento. Trate, en especial, de mantener quieta la cabeza.

❑ En lo posible, manténgase fresco. El aire fresco ayuda a combatir el mareo. Si está en un automóvil, baje una ventana. Si está en un barco, párese en la cubierta e inspire la brisa del mar. Si está viajando en avión, active el dispensador de aire que le corresponda.

❑ Disminuya o elimine la estimulación visual. Esto disminuye la cantidad de información contradictoria que recibe el cerebro. Viajar de noche les ayuda a muchas personas, sencillamente porque al reducirse la agudeza visual no perciben el movimiento con la misma precisión que durante el día. Cuando el viaje es por mar, es beneficioso recostarse y cerrar los ojos a la primera señal de mareo. Cuando se está viajando en automóvil, es útil fijar la vista en un objeto estacionario y distante, como el horizonte.

ASPECTOS PARA TENER EN CUENTA

❑ Los síntomas de náuseas pueden indicar que hay que prestarle atención al hígado.

❑ Para reducir las náuseas puede servir un remedio homeopático para el hígado.

❑ Las tabletas masticables de papaya son beneficiosas.

❑ Entre los productos que se consiguen sin prescripción médica para prevenir el mareo están cyclizine (Marezine), dimenhydrinate (Dramamine) y meclizine (Bonine). Sin embargo, estas drogas no siempre son eficaces y pueden producir efectos secundarios, especialmente somnolencia.

❑ Cuando el mareo es debilitante y los remedios herbales y homeopáticos han sido ineficaces, al igual que los medicamentos que se compran sin receta médica, es posible que el médico le recete scopolamine, que se consigue en pequeños parches (Transderm-V o Transderm-Scop). Estos parches liberan el medicamento a través de la piel hasta por tres días. Se deben aplicar por lo menos cuatro horas antes de embarcarse. El parche se puede colocar en cualquier parte del cuerpo libre de vello. Entre los posibles efectos secundarios de la scopolamine están sequedad bucal, somnolencia, visión borrosa y dilatación de la pupila del lado en el cual está colocado el parche. Las personas que sufren de glaucoma no deben utilizar estos parches pues elevan la presión intraocular.

❑ El mareo puede tener componentes sicológicos. Decirnos conscientemente a nosotros mismos que *no* nos vamos a sentir enfermos ayuda a prevenir el mareo.

Mareo matutino

Ver en PROBLEMAS RELACIONADOS CON EL EMBARAZO.

Mastitis

Ver en PROBLEMAS RELACIONADOS CON LA LACTANCIA.

Measles

Ver SARAMPIÓN.

Melanoma

Ver en CÁNCER DE PIEL.

Memoria, problemas de

Ver PROBLEMAS DE MEMORIA.

Ménière, enfermedad de

Ver ENFERMEDAD DE MÉNIÈRE.

Meningitis

Meningitis es la infección de las meninges, es decir, las tres membranas ubicadas entre el cráneo y el cerebro. También puede presentarse compromiso de las delgadas membranas que envuelven la médula espinal. Esta enfermedad puede ser causada por diversos agentes infecciosos, entre ellos hongos (como hongos levaduriformes), virus (como los de la poliomielitis y la rubéola) y bacterias, como *Neisseria meningitidis* (meningococo), *Streptococcus pneumoniae* (neumococo), *Hemophilus influenzae* tipo B y *Streptococcus* grupo B. La infección se puede propagar a las meninges desde la nariz o la garganta, o a través del torrente sanguíneo desde cualquier otro lugar del cuerpo. Esta enfermedad es contagiosa.

El tipo más común de meningitis es una infección viral que produce síntomas leves, como dolores de cabeza y malestar, y que suele mejorar sin ayuda en el trascurso de una o dos semanas. La meningitis bacteriana es una infección más grave y requiere un tratamiento médico agresivo e inmediato. Aun cuando la meningitis producida por hongos evoluciona más lentamente, también requiere tratamiento médico.

Entre los primeros síntomas de la meningitis están dolor de garganta, sarpullido cutáneo rojo o púrpura, y señales de un trastorno respiratorio reciente. Otros síntomas típicos son rigidez en el cuello, dolor de cabeza, irritabilidad, fiebre alta, escalofrío, náuseas, vómito, delirio y sensibilidad a la luz. En los infantes, los síntomas son fiebre, vómito, alteración del tono muscular, dificultad para alimentarse, irritabilidad, llanto en tono alto y fontanela abombada. Los cambios de temperatura y la somnolencia extrema indican cambios peligrosos del fluido cerebroespinal, el fluido que envuelve y protege el cerebro.

La meningitis es más frecuente en los niños que en los adultos. Entre los factores que aumentan el riesgo de desarrollar meningitis están alcoholismo, cáncer cerebral, cirugía cerebral, exposición crónica a toxinas químicas, lesión en la cabeza, enfermedad de Lyme, neumonía, sífilis, tuberculosis, y todo lo que afecte al sistema inmunológico, como quimioterapia, radioterapia, HIV, terapia prolongada con esteroides y algunos tipos de cáncer. El diagnóstico de la meningitis exige análisis microscópico y cultivo del fluido cerebroespinal.

Las recomendaciones de esta sección buscan reforzar el tratamiento médico, no reemplazarlo. La meningitis puede evolucionar con mucha rapidez y convertirse en una amenaza para la vida de los adultos en cuestión de veinticuatro horas, y para la vida de los niños en mucho menos tiempo. Cuando no se trata, esta enfermedad puede producir daño cerebral y parálisis permanente, estado de coma e, incluso, la muerte.

A menos que se especifique otra cosa, las dosis recomendadas son para adultos. A los jóvenes de doce a diecisiete años se les debe administrar tres cuartas partes de la cantidad recomendada; a los niños de seis a doce años, la mitad y a los niños menores de seis años, la cuarta parte.

NUTRIENTES

SUPLEMENTOS	DOSIS SUGERIDAS	COMENTARIOS
Provechosos		
Acidophilus	Según indicaciones de la etiqueta. Tomar con el estómago vacío.	Necesario para reponer las bacterias amigables que los antibióticos destruyen.
Dimethylglycine (DMG) (Aangamik DMG de FoodScience Labs)	125 mg 2 veces al día.	Alivia varios síntomas transportando oxígeno a las células. Administrar en forma sublingual.
Free-form amino acid complex	Según indicaciones de la etiqueta.	Necesario para la reparación de los tejidos y para proteger las membranas.
Garlic (Kyolic)	2 cápsulas 3 veces al día con las comidas.	Este estimulante del sistema inmunológico actúa también como antibiótico natural.
Maitake o shiitake o reishi	Según indicaciones de la etiqueta. Según indicaciones de la etiqueta. Según indicaciones de la etiqueta.	Ayudan a reforzar la inmunidad y a combatir las infecciones virales.
Multivitamin y mineral complex	Según indicaciones de la etiqueta.	Necesario para la curación y la protección de los tejidos. Utilizar una fórmula high-potency.
Raw thymus glandular	500 mg 2 veces al día.	Mejora la respuesta inmunológica.
Vitamin A emulsion o capsules	50.000 UI al día. 50.000 UI al día por 5 días. Luego reducir hasta 25.000 UI al día por 7 días. De nuevo reducir hasta 15.000 UI al día. Si está embarazada, no debe tomar más de 10.000 UI al día.	Poderosos antioxidantes y estimulantes del sistema inmunológico. Necesarios para la protección y la curación de todas las membranas. Para dosis altas, la emulsión facilita la absorción y brinda mayor seguridad.
Vitamin C con bioflavonoids	3.000-10.000 mg al día.	Reducen la infección y ayudan a limpiar el torrente sanguíneo.
Zinc lozenges (Ultimate Zinc-C Lozenges de Now Foods)	Tomar 1 lozenge de 15 mg 3 veces al día. No tomar más de 100 mg al día de todos los suplementos.	Estimulantes del sistema inmunológico.

HIERBAS

❑ Para bajar la fiebre utilice enemas de té de catnip. *Ver* ENEMAS en la Tercera Parte. También es provechoso tomar esta hierba en té.

❑ La echinacea fortalece el sistema inmunológico.

❑ El goldenseal es un antibiótico natural.

Advertencia: No tome goldenseal todos los días durante más de una semana seguida pues puede alterar la flora intestinal. Esta hierba no se debe utilizar en grandes cantidades durante el embarazo y se debe consumir con precaución cuando hay alergia al ragweed.

❑ El St. Johnswort es beneficioso para las infecciones virales.

RECOMENDACIONES

❑ Si usted desarrolla síntomas característicos de la meningitis, consulte con un médico o vaya inmediatamente a la sala de emergencias del hospital más cercano.

❑ Evite la aspirin, pues aumenta la tendencia al sangrado.

❑ Cuando la fase aguda de la enfermedad haya pasado y usted se esté empezando a recuperar, haga una dieta bien balanceada que incluya frutas y vegetales frescos (50 por ciento de ellos deben ser crudos), granos, nueces, semillas, yogur y otros productos lácteos agrios.

❑ Coma frecuentemente piña y papaya frescas. La piña reduce la inflamación; la papaya es magnífica para la digestión. Para beneficiarse, sólo debe comerlas frescas.

❑ Evite los siguientes alimentos, que promueven la formación de mucosidad: proteína de origen animal y sus subproductos, cafeína, productos lácteos (excepto yogur), alimentos procesados, sal, azúcar y productos a base de harina blanca.

❑ Descanse en cama en una habitación iluminada tenuemente. Tome abundantes líquidos de alta calidad.

❑ Dése baños de agua fría con esponja.

ASPECTOS PARA TENER EN CUENTA

❑ Cuando no se presentan complicaciones y con ayuda médica, la recuperación de la meningitis suele demorar tres semanas.

❑ Para la meningitis bacteriana se requiere un tratamiento agresivo a base de antibióticos. Para la meningitis viral, los antibióticos son ineficaces y, en consecuencia, inadecuados. Cuando la meningitis es producida por una infección por hongos, se utiliza un tratamiento con una droga antifúngica.

❑ Los médicos recetan corticosteroides para disminuir la inflamación. Muchas veces es necesario tomar medicamentos para controlar las náuseas y el dolor severo.

❑ Siempre se debe buscar ayuda médica sin demora cuando hay infección bacteriana en cualquier parte del cuerpo, como dolor de garganta por estreptococo o infección en los oídos.

❑ A quienes han estado en contacto estrecho con algún individuo con meningitis bacteriana les suelen prescribir antibióticos como medida preventiva.

Menopausia, problemas relacionados con la

Ver PROBLEMAS RELACIONADOS CON LA MENOPAUSIA.

Mercurio, toxicidad por

Ver TOXICIDAD POR MERCURIO.

Mezquinos

Ver VERRUGAS.

Micción frecuente

Ver en PROBLEMAS RELACIONADOS CON EL EMBARAZO.

Micción nocturna

Ver BED-WETTING.

Migraña

La migraña es un dolor de cabeza de origen vascular que se relaciona con la excesiva dilatación o contracción de los vasos sanguíneos del cerebro. Hay dos clases de migraña: común y clásica. La migraña común evoluciona lentamente y produce un dolor palpitante que puede durar entre dos y setenta y dos horas. El dolor es severo y se suele centrar en la sien o detrás de uno de los oídos. La migraña puede comenzar en la parte posterior de la cabeza y extenderse a todo un lado de la cabeza (la palabra "migraña" proviene de la palabra griega *hemikrania,* que significa "medio cráneo"). Usualmente va acompañada de náuseas, vómito, visión borrosa, sensación de hormigueo y entumecimiento de las extremidades, síntomas que pueden durar hasta dieciocho horas.

La migraña clásica es similar a la migraña común, pero va precedida de una serie de síntomas llamados *aura,* que pueden consistir en trastornos del habla, debilidad y alteración de los sentidos de la vista y/o el olfato. El aura también puede consistir en el paso por el campo visual de puntos brillantes, destellos, o simples figuras geométricas. El síntoma más frecuente es la dificultad para ver con claridad. Las alteraciones visuales pueden durar sólo pocos segundos, o pueden persistir durante horas y luego desaparecer.

La migraña es una problema de salud relativamente común y afecta al 10 por ciento de la población, aproximadamente. Se calcula que el 8.7 por ciento de las mujeres y el 2.6 por ciento de los hombres de Estados Unidos sufren de migraña. La migraña, que tiende a presentarse en algunas familias, puede atacar desde una vez por semana hasta una o dos veces por año. Las fluctuaciones de la hormona estrógeno con-

tribuyen a la alta incidencia de migraña entre las mujeres. La migraña suele atacar a las mujeres en la época de la menstruación, cuando el nivel del estrógeno es bajo. Este problema de salud es más frecuente entre los veinte y los treinta y cinco años, y tiende a declinar con la edad. Sin embargo, los niños también pueden sufrir de migraña. En los niños, el dolor tiende a no ser localizado sino difuso. La migraña puede manifestarse en los niños no como dolor de cabeza, sino como cólico, dolores abdominales periódicos, vómito, vahidos y mareo severo. De acuerdo con los U.S. Centers for Disease Control and Prevention (CDC), la incidencia de la migraña ha aumentado en años recientes casi en un 60 por ciento en todos los grupos de edad.

Son muchas las cosas que pueden desencadenar la migraña en las personas susceptibles, entre ellas alergias, estreñimiento, estrés, mal funcionamiento del hígado, mucho o muy poco sueño, cambios emocionales, cambios hormonales, luz brillante, luz intermitente, falta de ejercicio y cambios de la presión barométrica. Los problemas dentales también pueden influir. Los niveles bajos de azúcar sanguíneo se han asociado frecuentemente con la migraña. Estudios han revelado que durante los ataques, los niveles del azúcar sanguíneo son bajos, y cuanto más bajo el nivel del azúcar sanguíneo, tanto más severo es el dolor de cabeza. Fumar puede producir migraña, pues la nicotina y el monóxido de carbono del humo del cigarrillo afectan a los vasos sanguíneos: la nicotina constriñe los vasos mientras que el monóxido de carbono tiende a dilatarlos. Muchos alimentos pueden precipitar ataques de migraña. Entre los alimentos que suelen producir este mal están chocolate, frutas cítricas, alcohol (especialmente vino rojo) y todos los alimentos curados, maduros, conservados en vinagre, agrios, con levadura o fermentados.

NUTRIENTES

SUPLEMENTOS	DOSIS SUGERIDAS	COMENTARIOS
Muy importantes		
Calcium y magnesium	2.000 mg al día. 1.000 mg al día.	Estos minerales ayudan a regular el tono muscular y a transmitir impulsos nerviosos por todo el cuerpo y hacia el cerebro. Utilizar variedades chelate.
Coenzyme Q10	60 mg al día.	Aumenta el flujo sanguíneo hacia el cerebro y mejora la circulación.
Dimethylglycine (DMG) (Aangamik DMG de FoodScience Labs)	125 mg 2 veces al día.	Mejora la oxigenación cerebral.
Essential fatty acids o primrose oil	Según indicaciones de la etiqueta. Según indicaciones de la etiqueta.	Necesarios para las células del cerebro y para el metabolismo de las grasas. Agente antiinflamatorio que evita la constricción de los vasos sanguíneos.
Multivitamin y mineral formula	Según indicaciones de la etiqueta.	Todos los nutrientes son necesarios de manera equilibrada.

Vitamin B₃ (niacin) más niacinamide	200 mg 3 veces al día. No sobrepasar esta dosis. 800 mg al día.	Aumentan el flujo sanguíneo hacia el cerebro. *Advertencia:* si tiene algún trastorno hepático, gota o presión arterial alta, no debe tomar niacina.
Rutin	200 mg al día.	Elimina los metales tóxicos que pueden causar migraña.

Provechosos		
Bio Rizin de American Biologics		*Ver* Hierbas más adelante.
Garlic (Kyolic)	2 cápsulas 3 veces al día con las comidas.	Poderoso desintoxicante.
Pantothenic acid (vitamin B₅) o royal jelly	100 mg 2 veces al día. 1 cucharadita 2 veces al día.	Necesario para las glándulas suprarrenales cuando el organismo está bajo estrés. El royal jelly tiene un alto contenido de ácido pantoténico. Utilizar el que proviene de fuentes naturales.
Quercetin y bromelain o Activated Quercetin de Source Naturals	500 mg al día antes de las comidas. Según indicaciones de la etiqueta.	Ayudan a controlar las alergias alimentarias. Necesarios para diversas funciones enzimáticas. Contiene quercetin, bromelaína y vitamina C, los cuales ayudan a la absorción.
Taurine Plus de American Biologics	10-20 gotas al día.	Importante antioxidante y regulador inmunológico, necesario para la activación de los glóbulos blancos y para la función neurológica. Administrar en forma sublingual.
Vitamin B complex	Según indicaciones de la etiqueta.	Necesario para la salud del sistema nervioso. Utilizar una variedad hipoalergénica. Puede ser necesario aplicar en inyección (con supervisión médica).
Vitamin B₆ (pyridoxine)	50 mg 3 veces al día.	Necesario para el funcionamiento normal del cerebro. Utilizar una variedad hipoalergénica.
Vitamin C	3.000-6.000 mg al día.	Ayuda a producir hormonas adrenales antiestrés y aumenta la inmunidad. Las variedades buffered o esterified son más eficaces.

HIERBAS

❑ Un producto que contiene extracto de licorice y que intensifica el nivel de energía y alivia los síntomas alérgicos que dan origen a la migraña es Bio Rizin, de American Biologics.

Advertencia: No utilice licorice todos los días durante más de siete días seguidos. Evítelo completamente si su presión arterial es alta.

❑ El feverfew ayuda a mitigar el dolor.

Advertencia: El feverfew se debe evitar durante el embarazo.

❑ El extracto de ginkgo biloba mejora la circulación cerebral.

❑ Otras hierbas eficaces para el tratamiento de la migraña son cayenne (capsicum), chamomile, ginger, peppermint, rosemary, valerian, willow bark y wormwood.

Advertencia: No utilice wormwood durante el embarazo. Tampoco se debe utilizar durante períodos largos.

RECOMENDACIONES

❑ Haga una dieta baja en carbohidratos simples y alta en proteínas. *Ver* HIPOGLICEMIA en la Segunda Parte y seguir las pautas dietéticas.

❑ Incluya en su dieta almendras, leche de almendra, berros, perejil, fennel, ajo, cereza y piña fresca.

❑ Elimine de su dieta alimentos que contengan el aminoácido tiramina, como carnes curadas, aguacate, banano, cerveza, cabbage, pescado enlatado, productos lácteos, berenjena, quesos duros, papa, raspberry, ciruela roja, tomate, vino y levadura. También debe evitar las bebidas alcohólicas, la aspirin, el chocolate, el monosodium glutamate (MSG), los nitritos (preservativos que se encuentran en los hot dogs y en las luncheon meats) y los alimentos muy condimentados.

❑ Haga ejercicio con regularidad y con moderación.

❑ Masajéese todos los días el cuello y la parte posterior de la cabeza.

❑ Evite la sal y los alimentos formadores de ácido, como carne, cereal, pan y granos. Evite, así mismo, los alimentos fritos y grasosos.

❑ Haga comidas pequeñas y, si lo necesita, consuma snacks pequeños y nutritivos entre las comidas para estabilizar las fluctuaciones del azúcar sanguíneo que pueden dar origen a la migraña. Es muy importante que no omita ninguna comida.

❑ Tome solamente suplementos hipoalergénicos.

❑ Visite a su dentista cuando tenga cualquier problema odontológico que pueda incidir en las migrañas, como enfermedad de las encías, caries, infección bacteriana, TMJ (temporomandibular joint syndrome, o síndrome de la articulación temporomandibular) o bruxismo.

❑ Intente tratar la migraña con café. A la primera señal de migraña, tome una o dos tazas de café fuerte y luego recuéstese en una habitación oscura y tranquila. Para que este tratamiento resulte eficaz, tome cafeína sólo para tratar el dolor de cabeza. Elimine de su dieta los siguientes alimentos: café (incluso el descafeinado, pues contiene algo de cafeína) y todas las demás fuentes de cafeína, como chocolate, bebidas gaseosas y medicamentos con prescripción médica y sin ella que contienen cafeína (pero no suspenda ningún medicamento ni modifique la dosis sin consultarle previamente a su médico).

❑ No fume y evite los ambientes con humo.

ASPECTOS PARA TENER EN CUENTA

❑ Algunos investigadores consideran que la migraña es causada por desequilibrios químicos del cerebro. Los niveles del químico cerebral serotonina descienden durante los ataques de dolor de cabeza. Esto desencadena un impulso a lo largo del nervio trigémino hacia los vasos sanguíneos de las meninges, la envoltura exterior del cerebro. Los vasos sanguíneos de las meninges se inflaman. La consecuencia de esta serie de eventos es el dolor de cabeza.

❑ Tomar frecuentemente analgésicos que se compran sin prescripción médica aumenta la probabilidad de sufrir de ataques de migraña.

❑ Según un estudio publicado en la revista médica británica *The Lancet*, cuando alimentos alergénicos fueron eliminados de la dieta de personas que sufrían de migraña, hasta el 93 por ciento de esas personas experimentaron alivio.

❑ En las mujeres, la migraña puede deberse a cambios hormonales relacionados con el ciclo menstrual. Después de la menopausia, los dolores de cabeza suelen ser menos frecuentes.

❑ Investigadores franceses identificaron un gen ligado a una clase de migraña severa y poco común llamada *migraña hemipléjica familiar.*

❑ Estudios han demostrado que cuando los pacientes de migraña aprenden técnicas de biorretroalimentación disminuye tanto la frecuencia como la intensidad de sus ataques. De manera característica, la temperatura de las manos desciende hasta 65°F antes del ataque, lo que indica constricción de los vasos sanguíneos. Elevar la temperatura de las manos puede prevenir la constricción de los vasos y, por tanto, el ataque de migraña. Las personas que manejan la biorretroalimentación aprenden a relajarse, lo que les permite elevar su temperatura en cuestión de segundos y prevenir la constricción de los vasos sanguíneos. También ayuda tomar un baño caliente.

❑ La música ejerce efectos calmantes y ayuda a aliviar la migraña (*ver* TERAPIA CON MÚSICA Y SONIDO en la Tercera Parte).

❑ A algunas personas las alivia tomar lecitina (un derivado de la soya). En un estudio, las personas que tomaron entre tres y seis cápsulas de 1.200 miligramos cuando sentían que les iba a dar un ataque de migraña tuvieron menos ataques y de menor severidad.

❑ Muchas personas que sufren de migraña terminan perpetuando su dolor al tratar de alivarlo porque todos los días toman analgésicos que compran sin receta médica. Cuando pasa el efecto del medicamento, el dolor de cabeza no sólo suele volver sino que lo hace con más intensidad, lo que lleva a la persona a tomar más analgésicos. Esto crea un ciclo de dolor, píldoras, más dolor y más píldoras. Las personas que crean que sus dolores de cabeza se relacionan con medicamentos deben consultar con un médico.

❑ Un estudio acerca de los efectos de la hierba feverfew que se realizó en la University of Nottingham, Gran Bretaña, encontró que los participantes que tomaron esa hierba tuvieron en promedio 24 por ciento menos migrañas que los que no la tomaron. Además, experimentaron menos vómito y no presentaron efectos secundarios.

❑ A las mujeres que sufren de migraña les puede servir utilizar alguna crema natural a base de progesterona.

❑ El ergotamine (que se consigue con los nombres comercia-

les de Cafergot, Ergostat y Wigraine) es la droga más recetada para aliviar la migraña. Sin embargo, esta droga puede producir adicción y no se debe tomar durante más de dos días seguidos en una semana. El Cafergot y el Wigraine también contienen cafeína.

❑ Una droga relativamente nueva llamada sumatriptan (Imitrex) alivia los ataques agudos de migraña aumentando la cantidad de serotonina en el cerebro. En estudios clínicos, el 82 por ciento de las personas que sufrían de migraña y que tomaron sumatriptan mejoraron durante las dos horas siguientes al inicio del tratamiento, y el 65 por ciento dejaron de sentir dolor. Esta droga se inyecta (la venden en un kit para usar en el hogar) y puede causar efectos secundarios, como vahídos, somnolencia, ansiedad y malestar. No es adecuada para todas las personas que sufren de migraña y, como puede producir constricción de las arterias coronarias, no debe ser utilizada por quienes sufren de enfermedad isquémica del corazón (angina de pecho o antecedentes de ataque cardíaco). Además, el tratamiento con sumatriptan puede elevar la presión arterial y, por tanto, las personas que tienen hipertensión no controlada deben evitarlo.

❑ Otros medicamentos que los médicos suelen prescribir para la migraña son amitriptyline (Elavil, Endep), diazepam (Valium), methysergide (Sansert) y propranolol (Inderal). Estas drogas sirven para prevenir, más que para curar, los ataques agudos.

❑ Las siguientes organizaciones brindan información sobre la manera de hacer frente a los dolores de cabeza:

National Headache Foundation
5252 North Western Avenue
Chicago, IL 60625
800-843-2256

Envíe una breve nota con sus preguntas entre un sobre tamaño oficio, con dos estampillas de primera clase y su dirección.

American Council for Headache Education (ACHE)
875 Kings Highway Suite 200
Woodbury, NJ 08096
800-255-ACHE

❑ *Ver también* DOLOR DE CABEZA en la Segunda Parte y CONTROL DEL DOLOR en la Tercera Parte.

Mononucleosis

La mononucleosis ("mono") es una enfermedad viral infecciosa. La gran mayoría de los casos son producidos por el virus de Epstein-Barr (EBV), un miembro de la familia de los virus del herpes. Con menos frecuencia, esta enfermedad es producida por citomegalovirus (CMV). Cuando el virus entra al organismo, se multiplica en linfocitos (glóbulos blancos sanguíneos). La mononucleosis afecta al sistema respiratorio, al tejido linfático y a las glándulas del cuello, la ingle, las axilas, los bronquios, el bazo y el hígado. Entre sus síntomas están depresión, fatiga, fiebre, dolor generalizado, dolor de cabeza, ictericia, dolor de garganta, inflamación de las glándulas y, a veces, sarpullido rojo y elevado. Esta enfermedad puede hacer que el bazo aumente de tamaño y que la función hepática se altere.

El virus que produce mononucleosis es contagioso y se puede transmitir mediante el contacto estrecho entre personas. Por ejemplo, se puede transmitir a través de un beso o compartiendo alimentos o utensilios. También se puede transmitir durante la relación sexual o en el aire, como ocurre con el resfriado común. El período de incubación es de aproximadamente diez días en los niños y de treinta a cincuenta días en los adultos. Esta enfermedad es más común entre los niños y los adolescentes.

Debido a que los síntomas son tan parecidos, la mononucleosis a menudo se confunde con la influenza. Sin embargo, los síntomas de la mononucleosis suelen ser más persistentes. Los síntomas agudos suelen durar entre dos y cuatro semanas, y la fatiga puede durar entre tres y ocho semanas después de que los demás síntomas han desaparecido. Algunas personas presentan una forma más crónica de la enfermedad y los síntomas les duran meses o, incluso, años.

El diagnóstico de la mononucleosis se hace con un examen de sangre llamado heterophil antibody test. Este examen detecta la presencia de anticuerpos específicos contra el EBV y confirma la presencia de la mononucleosis. Para reforzar el diagnóstico es útil hacerse un examen de funcionamiento hepático.

NUTRIENTES

SUPLEMENTOS	DOSIS SUGERIDAS	COMENTARIOS
Muy importantes		
Acidophilus	Según indicaciones de la etiqueta.	Las bacterias "amigables" son importantes. Utilizar una fórmula no láctea.
Proteolytic enzymes	Según indicaciones de la etiqueta, 3-4 veces al día. Tomar entre comidas y a la hora de acostarse, con el estómago vacío.	Reducen la inflamación y ayudan a la absorción de los nutrientes.
Vitamin A y vitamin E	50.000 UI al día por 2 semanas. Luego reducir poco a poco hasta 15.000 UI al día. Si está embarazada, no debe tomar más de 10.000 UI al día. 400-800 UI al día por 4 semanas. Luego reducir lentamente hasta 400 UI al día.	Esenciales para el sistema inmunológico. Para dosis altas, la emulsión facilita la asimilación y brinda mayor seguridad.
Vitamin C con bioflavonoids	5.000-10.000 mg al día divididos en varias tomas.	Destruyen los virus que producen esta enfermedad y estimulan el sistema inmunológico. Las variedades esterified o buffered son más eficaces.
Importantes		
Dimethylglycine (DMG) (Aangamik DMG de FoodScience Labs)	125 mg 2 veces al día.	Este estimulante del sistema inmunológico mejora la oxigenación.
Free-form amino acid complex	1/4 cucharadita 2-3 veces al día, con el estómago vacío.	Suministra proteína, que es necesaria para la curación y la reconstrucción de los tejidos. Utilizar una variedad en polvo.
Garlic (Kyolic)	2 cápsulas 3 veces al día con las comidas.	Poderoso estimulante del sistema inmunológico. Antibiótico natural.
Vitamin B complex más extra vitamin B$_{12}$	100 mg 3 veces al día con las comidas. 15 mg 2 veces al día.	Las vitaminas B aumentan la energía y son necesarias para todas las funciones del organismo, incluidas la digestión y el funcionamiento del cerebro. Utilizar una fórmula high-stress hipoalergénica. Se recomienda en forma sublingual. Puede ser necesario aplicar en inyección (con supervisión médica). Necesario para la adecuada digestión y para prevenir la anemia. Utilizar lozenges o administrar en forma sublingual.
Provechosos		
Maitake o shiitake o reishi	Según indicaciones de la etiqueta. Según indicaciones de la etiqueta. Según indicaciones de la etiqueta.	Tienen propiedades antivirales y estimulantes del sistema inmunológico.
Multivitamin y mineral complex con calcium y magnesium y potassium	1.000 mg al día. 75-1.000 mg al día. 99 mg al día.	Necesarios para el funcionamiento y la reparación de las células. Utilizar una fórmula high-potency.
Raw thymus glandular más multiglandular complex	500 mg 3 veces al día. Según indicaciones de la etiqueta.	Mejoran la respuesta inmunológica. Ver TERAPIA GLANDULAR en la Tercera Parte.

HIERBAS

❑ El astragalus y la echinacea fortalecen el sistema inmunológico.

❑ El dandelion y el milk thistle protegen el hígado.

❑ El goldenseal combate la infección. Si le duele la garganta, colóquese entre la boca el contenido de un cuentagotas de extracto de goldenseal sin alcohol y agítelo dentro de la boca durante unos cuantos segundos. Luego páseselo. Haga esto cada cuatro horas entre tres y cinco días.

Advertencia: No tome goldenseal todos los días durante más de una semana seguida y no lo utilice durante el embarazo. Si es alérgico al ragweed, utilice esta hierba con cautela.

❑ El pau d'arco equilibra las bacterias del colon.

RECOMENDACIONES

❑ Haga una dieta que consista por lo menos en un 50 por ciento de alimentos crudos. En lo posible, consuma crudos sus alimentos. Tome muchas sopas nutritivas, vegetales de raíz y granos enteros, incluyendo brown rice.

❑ Tome todos los días ocho vasos de agua destilada de 8 onzas cada uno, además de jugos frescos.

❑ No consuma café, alimentos fritos ni procesados, bebidas gaseosas, estimulantes, azúcar, té ni productos hechos con harina blanca. Estos alimentos disminuyen la actividad funcional del sistema inmunológico.

❑ Haga cada día entre cuatro y seis comidas pequeñas. Evite comer en exceso durante cualquier comida.

❑ Descanse mucho. Durante la fase aguda de la enfermedad le conviene descansar en cama las veinticuatro horas del día.

❑ Utilice algún suplemento proteínico de origen vegetal. Una buena bebida proteínica para tomar entre comidas es Spirutein, de Nature's Plus.

❑ Utilice clorofila en tableta o en líquido, como los "green drinks" de wheatgrass o de vegetales hojosos de color verde. El producto Kyo-Green, de Wakunaga, es una fuente natural y altamente concentrada de aminoácidos, vitaminas, minerales, caroteno, clorofila y enzimas provenientes del barley y del wheatgrass. También se consigue en polvo y contiene chlorella, kelp y brown rice.

❑ No se tensione cuando vaya a evacuar el vientre pues el esfuerzo puede lesionar un bazo ya agrandado.

❑ No les dé aspirin a un niño o a un adolescente que tengan mononucleosis, pues puede conducir a una complicación como el Síndrome de Reye. *Ver* SÍNDROME DE REYE en la Segunda Parte.

❑ Si tiene mononucleosis, evite al máximo el contacto físico con otras personas. Deshágase de todos los pañuelos de papel después de utilizarlos y no comparta alimentos, utensilios de comer ni toallas. Lávese las manos a menudo.

❑ Si tiene más de 102°F de fiebre, si le da un dolor severo en la parte superior izquierda del abdomen y ese dolor le dura cinco minutos o más, o si se le dificulta respirar y/o tragar a causa de la inflamación de la garganta, consulte con un médico sin demora. Esos síntomas pueden indicar que se está desarrollando una enfermedad más grave.

ASPECTOS PARA TENER EN CUENTA

❑ Cuando entran en el organismo, tanto el EBV como el CMV permanecen en el cuerpo de por vida. Sin embargo, la enfermedad aguda suele evolucionar y pasar. Debido a que no hay cura para la mononucleosis, es fundamental hacer una dieta adecuada, tomar suplementos y descansar.

❑ Los antibióticos son ineficaces a menos que haya infección secundaria por estreptococo. Sin embargo, aproximadamente el 20 por ciento de los casos se presentan con infección de garganta por estreptococo y, por tanto, es preciso utilizar antibióticos.

❑ Para disfrutar de una buena salud y prevenir la mononucleosis, es esencial descansar, hacer ejercicio y alimentarse de manera adecuada. La proteína se necesita para promover la formación de anticuerpos que protegen contra complicaciones como hepatitis e ictericia.

❑ *Ver también* SÍNDROME DE FATIGA CRÓNICA en la Segunda Parte.

Mordedura de perro

Una mordedura de perro que rompe la piel implica peligro de infección, especialmente si la mordedura es profunda. Cualquier mordedura conlleva el riesgo de hidrofobia, o rabia. Aunque la mayoría de las mascotas de los hogares se inmunizan contra la rabia, siempre existe el riesgo de infección. Una mordedura de perro también conlleva la posibilidad de contraer tétanos.

NUTRIENTES

SUPLEMENTOS	DOSIS SUGERIDAS	COMENTARIOS
Muy importante		
Vitamin C	4.000-10.000 mg al día por 1 semana. Luego reducir hasta 3.000 mg al día.	Combate la infección. Importante para la reparación del colágeno y el tejido conectivo.
Importantes		
Proteolytic enzymes o Infla-Zyme Forte de American Biologics	Según indicaciones de la etiqueta. Tomar entre comidas.	Agentes antiinflamatorios.
Provechosos		
Garlic (Kyolic)	2 cápsulas 3 veces al día.	Antibiótico natural.
L-Cysteine y L-methionine	500 mg de cada uno al día por 2 semanas. Tomar con agua o jugo, con el estómago vacío. No tomar con leche. Para mejor absorción, tomar con 50 mg de vitamina B_6 y 100 mg de vitamina C.	Poderosos agentes desintoxicantes. *Ver* AMINOÁCIDOS en la Primera Parte.
Vira-Plex 135 de Enzymatic Therapy	Según indicaciones de la etiqueta.	Favorece la curación y combate la infección.
Vitamin A o natural beta-carotene más vitamin E	25.000 UI al día. Si está embarazada, no debe tomar más de 10.000 UI al día. 25.000 UI al día. 400 UI al día.	Estos poderosos antioxidantes favorecen el sistema inmunológico y contribuyen a la curación de la piel.
Vitamin B complex	50 mg 3 veces al día.	Ayuda a la oxigenación de los tejidos y a la producción de anticuerpos.

HIERBAS

❑ Tomar té de las hierbas echinacea, goldenseal, pau d'arco o red clover es provechoso para la mordedura de perro. El extracto de goldenseal se puede aplicar directamente en el área afectada. Éste es un antibiótico natural que ayuda a combatir la infección.

Advertencia: No tome goldenseal todos los días durante más de una semana seguida. Esta hierba se debe evitar durante el embarazo. Utilice esta hierba sólo con supervisión médica si tiene antecedentes de enfermedad cardiovascular, diabetes o glaucoma.

RECOMENDACIONES

❑ Si lo muerde un perro, lo primero que tiene que hacer es retirar de la herida la saliva del animal. Lávese concienzudamente el área afectada con agua tibia, luego agregue jabón y lave la herida durante por lo menos cinco minutos. Enjuague la herida con agua durante unos minutos más y cúbrala con gasa durante veinticuatro horas.

❑ Visite a un médico para determinar si necesita sutura o algún otro tratamiento profesional.

❑ Si usted sabe quién es el dueño del perro, averigüe si está vacunado. Si el perro es desconocido, en lo posible haga que lo confinen para poderlo observar y estudiar su estado de salud.

ASPECTOS PARA TENER EN CUENTA

❑ Para prevenir una infección, es posible que el médico le prescriba un antibiótico oral. En ese caso, tome acidophilus para reemplazar las bacterias "amigables" que son destruidas por el antibiótico. Es probable que el médico también le recomiende volverse a vacunar contra el tétanos si no ha sido vacunado contra esa enfermedad en los últimos seis años, o más.

❑ En la mayor parte de los estados, los casos de mordedura de perro se deben reportar a las autoridades sanitarias locales y el perro debe ponerse bajo observación para determinar si presenta señales de rabia, como fiereza, parálisis, gruñidos, espumarajos en la boca o agitación. Cuando no es posible localizar al perro y descartar la rabia, es necesario hacerse aplicar una serie de inyecciones contra esta enfermedad.

Mordedura de serpiente

En Estados Unidos hay alrededor de dos docenas de especies de serpientes venenosas. La toxicidad del veneno depende de la especie. Una persona que haya sido mordida por una serpiente venenosa puede presentar síntomas moderados o severos, entre los cuales están inflamación, coloración anormal de la piel en el área afectada, aceleración del pulso, debilidad, falta de aire, náuseas y vómito. En casos extremos, el dolor y la inflamación son severos, las pupilas se dilatan y pueden presentarse convulsiones y shock. Así mismo, se pueden pre-

sentar espasmos musculares y el habla puede volverse atropellada y confusa. En los casos más graves el individuo puede paralizarse, perder la consciencia y hasta morir.

Es importante subrayar que la mayor parte de las serpientes *no* son venenosas. Sin embargo, cualquier persona que sea mordida por una serpiente debe ser examinada inmediatamente por un médico porque la severidad de los síntomas iniciales no siempre refleja la gravedad de la mordedura. Después de seguir las recomendaciones del médico, es importante tomar los nutrientes y tener en cuenta las sugerencias que siguen a fin de aliviarse rápidamente y acelerar la curación.

NUTRIENTES

SUPLEMENTOS	DOSIS SUGERIDAS	COMENTARIOS
Provechosos		
A.M./P.M. Ultimate Cleanse de Nature's Secret	Según indicaciones de la etiqueta.	Este programa de limpieza corporal desintoxica los órganos, la sangre y los canales de eliminación.
Calcium y magnesium	500 mg cada 4-6 horas hasta que el dolor disminuya. 1.000 mg con los primeros 500 mg de calcio.	Alivia el dolor y actúa como sedante. Utilizar calcium gluconate. Actúa con el calcio.
L-Serine	Según indicaciones de la etiqueta, con el estómago vacío. Tomar con agua o jugo. No tomar con leche. Para mejor absorción, tomar con 50 mg de vitamina B6 y 100 mg de vitamina C.	Ayuda a producir anticuerpos y a mantener saludable el sistema inmunológico.
Multivitamin y mineral complex	Según indicaciones de la etiqueta.	Todos los nutrientes actúan juntos para promover la salud.
Pantothenic acid (vitamin B5)	500 mg cada 4 horas por 2 días.	Vitamina antiestrés.
Vitamin C con bioflavonoids	2.000 mg cada hora durante 5-6 horas, hasta alcanzar un total de 15.000 mg.	Poderosos desintoxicantes. Alivian el dolor y la molestia, y combaten la infección.
Vitamin A	10.000 UI al día.	Refuerza la inmunidad y promueve la curación de los tejidos.
Vitamin E	600 UI al día.	Promueve la curación y reduce la presión arterial.
Zinc	30 mg al día.	Estimula el funcionamiento inmunológico. Para mejor absorción, utilizar lozenges de zinc gluconate u OptiZinc.

HIERBAS

❑ El black cohosh syrup alivia el dolor. Tome entre media y una cucharada de syrup tres veces al día.

❑ Es provechoso aplicarse cataplasmas de comfrey, slippery elm u hojas de white oak bark. *Ver* UTILIZACIÓN DE CATAPLAS-

MAS en la Tercera Parte. También son provechosos los ungüentos de comfrey y de plantain, y las cataplasmas de plantain.

❑ La echinacea en té y/o en cápsula estimula el sistema inmunológico.

❑ El yellow dock alivia los síntomas. Tome una taza de té de yellow dock o dos cápsulas de yellow dock cada hora mientras los síntomas estén activos.

RECOMENDACIONES

❑ Busque ayuda médica inmediatamente. Permanezca lo más quieto que pueda mientras llega ayuda profesional, y en lo posible coloque el área lesionada un poco por debajo del nivel del corazón. Manténgase caliente. Retírese cualquier prenda o artículo que le pueda apretar en caso de que se le presente edema, como los anillos y el reloj de pulsera.

❑ Si no es posible encontrar ayuda médica, sujétese fuertemente una banda entre dos y cuatro pulgadas por encima de la mordedura. Conserve la calma e inmovilice el área afectada manteniéndola por debajo del nivel del corazón, si es posible. Cuando se presenta rápidamente inflamación o dolor severo, se puede hacer una incisión directamente por debajo de las marcas de los colmillos y succionar. El corte se debe hacer a lo largo del eje de la extremidad con una cuchilla afilada y esterilizada. Asegúrese de cortar sólo la piel (aproximadamente un octavo de pulgada de profundidad) haciendo una incisión de media pulgada de largo. Luego succione por lo menos durante treinta minutos con una ventosa, con un kit especial para mordeduras de serpiente o con la boca (escupa la sangre que haya succionado).

Advertencia: Este procedimiento *sólo* se debe realizar en situaciones extremas y siempre y cuando se cuente con la capacitación necesaria. De lo contrario, puede ocasionar más problemas. *Nunca* haga cortes en la cabeza, el cuello o el tronco.

❑ Para reducir la probabilidad de ser mordido por una serpiente, cuando se encuentre en áreas boscosas permanezca siempre en los caminos y en las trochas para excursionistas. Utilice botas de cuero cuando vaya a caminar entre pastizales altos. Manténgase alerta. Si ve una serpiente, no se le acerque y manténgase a unos seis pies de distancia.

❑ No recurra a ninguna terapia a base de frío ni se aplique compresas de hielo. Esto puede dañar los tejidos.

ASPECTOS PARA TENER EN CUENTA

❑ La mordedura de una serpiente venenosa es una emergencia médica. El tratamiento es un proceso complejo que puede exigir, entre otras cosas, la administración de antídotos, oxígeno, y fluidos y electrólitos de reemplazo.

❑ Si usted acostumbra pasar mucho tiempo al aire libre, le conviene invertir algo de dinero en un kit para mordeduras de serpiente. La compañía Sawyer Products, de Safety Harbor, Florida, vende un kit llamado The Extractor que se consigue en muchas tiendas de artículos para camping y otras actividades al aire libre.

❑ La probabilidad de que una mordedura de serpiente constituya una amenaza para la vida es más alta en los niños y en las personas de edad avanzada.

❑ En situaciones en que la vida corra peligro, dosis masivas de vitamina C pueden salvar la vida de la víctima (*ver* FLUSH DE ÁCIDO ASCÓRBICO en la Tercera Parte).

❑ La mayoría de las mordeduras de serpiente se presentan entre la salida y la puesta del sol. Las serpientes son animales de sangre fría y, por tanto, es más probable que salgan a tomar el sol durante el día.

Mordeduras y picaduras

Ver ALERGIA A LOS INSECTOS, MORDEDURA DE PERRO, MORDEDURA DE SERPIENTE, PICADURA DE ABEJA, PICADURA DE ARAÑA.

Moscas volantes

Ver Floaters en PROBLEMAS OCULARES.

Movimientos repetitivos, lesión causada por

Ver SÍNDROME DEL TÚNEL CARPIANO.

Músculos, calambres en los

Ver CALAMBRES MUSCULARES.

Músculos, lesiones en los

Ver TORCEDURA, DISTENSIÓN Y OTRAS LESIONES DE MÚSCULOS Y ARTICULACIONES.

Narcolepsia

La narcolepsia es un trastorno neurológico poco común que afecta a doscientos cincuenta mil estadounidenses, aproximadamente. Son cuatro los síntomas clásicos que definen este síndrome: ataques de sueño, cataplejía, parálisis del sueño y alucinaciones relacionadas con el sueño. Las personas que sufren de narcolepsia pueden experimentar uno de estos fenómenos, o todos.

El síntoma más conocido de la narcolepsia es el ataque de sueño. La persona aquejada por este trastorno puede quedarse dormida repentinamente y sin ninguna clase de advertencia previa. Estos ataques pueden presentarse en cualquier momento — incluso en medio de una conversación — y hasta diez veces al día (o más veces en algunos casos). Esos períodos de sueño usualmente sólo duran pocos minutos, pero hay casos en los cuales la persona sigue con sueño durante una hora o más. Transcurrido ese lapso, la persona se siente renovada aunque puede volver a quedarse dormida a los pocos minutos.

Aun cuando el sueño de la narcolepsia parece normal, algunos investigadores han descubierto por lo menos una diferencia clave. El sueño normal es un proceso cíclico en el cual alternan períodos de sueño REM (rapid eye movement, o movimiento ocular rápido) y períodos de sueño NREM (non-rapid eye movement, o sueño sin movimientos oculares rápidos). Durante la parte NREM del ciclo, todas las funciones del organismo (por ejemplo, el pulso, la respiración, la presión arterial y la actividad de las ondas cerebrales) se vuelven lentas. Al comenzar el ciclo REM, el organismo sigue dormido, pero el cerebro se activa notoriamente y las ondas cerebrales que registra el EEG (electroencephalogram, o electroencefalograma) se parecen más a las del período de vigilia. La mayoría de los sueños se presentan durante la fase REM del sueño.

En las personas saludables, el sueño empieza con la fase NREM. Después de sesenta minutos, más o menos, de sueño NREM, empieza el sueño REM. Poco después vuelve a comenzar todo el ciclo. En cambio, los investigadores han encontrado que durante los ataques de narcolepsia el sueño REM empieza casi instantáneamente pues no se presenta la fase inicial de sueño NREM. La razón exacta por la cual se presenta este fenómeno no se comprende todavía, pero es una útil herramienta diagnóstica, al igual que una clave para orientar el trabajo de los investigadores en torno a este misterioso trastorno del sueño.

El segundo síntoma clásico de la narcolepsia es la cataplejía. Ésta es una clase de parálisis que se suele presentar como reacción ante una emoción muy fuerte, como ira, temor o excitación. El individuo no pierde el conocimiento sino que experimenta una pérdida súbita y transitoria del tono muscular. Por lo general, sólo se afectan las piernas y/o los brazos. Estos episodios normalmente duran menos de un minuto, y es más probable que se presenten cuando la persona experimenta sorpresa.

El tercer síntoma clásico de la narcolepsia es la parálisis del sueño. En el momento en que la persona se está quedando dormida, o en el momento en que empieza a despertarse, trata de moverse o de decir algo pero no puede aunque está totalmente consciente. Esto sólo dura un segundo o dos, pero es una experiencia aterradora, especialmente la primera vez. Esos episodios suelen pasar sin que la persona haga nada, o cuando alguien le habla o la toca. Muchos médicos opinan que la parálisis del sueño se parece a la cataplejía y al estado que acompaña al sueño REM, en el cual la actividad motriz está inhibida aunque el cerebro está activo. Este fenómeno no se limita estrictamente a la gente que sufre de narcolepsia; mucha gente que nunca ha sufrido de este trastorno lo experimenta ocasionalmente.

Al igual que la parálisis del sueño, las alucinaciones relacionadas con el sueño — experiencia conocida por los médicos como *fenómeno hipnagógico* — suelen presentarse justo antes de que el individuo se queda dormido, aunque a veces se presentan cuando se está despertando. La persona afectada puede escuchar sonidos y/o ver cosas que no existen. Esas ilusiones visuales y auditivas se experimentan de una manera muy vívida. Personas que no sufren de narcolepsia, en particular niños, pueden experimentar este fenómeno.

Debido a que los síntomas de la narcolepsia difieren entre las distintas personas (se calcula que sólo el 10 por ciento de las personas que tienen narcolepsia experimentan los cuatro síntomas clásicos), con frecuencia su diagnóstico es equivocado. Para complicar aún más las cosas, otros trastornos del sueño, como apnea del sueño, también pueden producir ataques de somnolencia durante la vigilia. A menos que se presente un ataque de sueño mientras la persona está manejando un vehículo u operando una máquina, la narcolepsia no reviste peligro. No obstante, puede ser embarazosa y muy inconveniente. La causa o las causas de la narcolepsia son desconocidas, pero en algunos casos podrían relacionarse con traumas en la cabeza y con infecciones o tumores cerebrales. Se sabe que la narcolepsia casi nunca es resultado del insomnio o de la falta de sueño. Como actualmente no existe cura para este problema, lo importante es centrarse en el tratamiento de los síntomas.

NUTRIENTES

SUPLEMENTOS	DOSIS SUGERIDAS	COMENTARIOS
Esenciales		
Calcium y magnesium	2.000 mg al día. Tomar a la hora de acostarse. 400 mg 2 veces al día y a la hora de acostarse.	Necesarios para el sistema nervioso y para la producción de energía.
Choline o lecithin granules o capsules	300 mg al día. 1 cucharada 3 veces al día antes de las comidas. 1.200 mg 3 veces al día antes de las comidas.	Neurotransmisor. Importante para la función cerebral. Buenas fuentes de colina.
Chromium picolinate	100 mcg al día.	Aumenta la energía y regula el metabolismo del azúcar.
Coenzyme Q$_{10}$	Según indicaciones de la etiqueta.	Promueve la circulación hacia el cerebro.
Free-form amino acid complex	Según indicaciones de la etiqueta.	Aumenta el nivel de la energía. Necesario para el adecuado funcionamiento del cerebro. Utilizar una fórmula que contenga todos los aminoácidos esenciales.

L-Glutamine	Según indicaciones de la etiqueta, con el estómago vacío. Tomar con agua o jugo. No tomar con leche. Para mejor absorción, tomar con 50 mg de vitamina B$_6$ y 100 mg de vitamina C.	Promueve la capacidad mental. Se conoce como combustible cerebral, porque puede atravesar fácilmente la barrera hematoencefálica. Ver AMINOÁCIDOS en la Primera Parte.
L-Tyrosine	Según indicaciones de la etiqueta. Tomar a la hora de acostarse.	Importante para la función tiroidea. El bajo nivel de este suplemento se ha asociado con narcolepsia. Advertencia: si está tomando algún inhibidor MAO para la depresión, no debe tomar tirosina.
Multivitamin y mineral complex	Según indicaciones de la etiqueta.	Todos los nutrientes son necesarios para equilibrar el funcionamiento del organismo.
Octocosanol	100 mg al día.	Aumenta la utilización del oxígeno y la resistencia.
Omega-3 essential fatty acids (fish oil y flaxseed oil son buenas fuentes)	Según indicaciones de la etiqueta.	Protegen las membranas celulares.
Vitamin C	2.000-6.000 mg al día divididos en varias tomas.	Protege contra el daño causado por los radicales libres aumentando la energía y estimulando la producción de interferon en el organismo.
Vitamin D	400 UI al día.	Esencial para la absorción del calcio.
Vitamin B complex (Coenzymate B Complex de Source Naturals) más extra vitamin B$_6$ (pyridoxine)	150 mg al día. 200 mg al día.	Las vitaminas B estimulan el metabolismo y son esenciales para aumentar el nivel de la energía y normalizar la función cerebral.
Vitamin E	400-600 UI al día.	Aumenta la circulación. Protege la función cardíaca y las células del cerebro.

HIERBAS

❑ Las hierbas ephedra, gotu kola y St. Johnswort intensifican el nivel de energía y poseen propiedades antioxidantes.

❑ El ginkgo biloba mejora la circulación cerebral y es un poderoso antioxidante que protege las células.

RECOMENDACIONES

❑ Haga una dieta baja en grasas y alta en alimentos que limpian el organismo, como vegetales hojosos de color verde y vegetales marinos. Consuma también alimentos ricos en vitaminas B, como brewer's yeast y brown rice.

❑ Consuma alimentos ricos en proteína (carnes, aves de corral, queso, nueces, semillas y productos de soya) al medio día y deje para la comida de la noche los carbohidratos complejos (frutas y vegetales frescos, legumbres, granos enteros y naturales, y pasta). Los alimentos ricos en proteína intensifi-

can el estado de alerta, mientras que los carbohidratos tienen efectos calmantes y promueven el sueño.

❑ Incluya en su dieta alimentos con alto contenido del aminoácido tirosina. Buenas opciones son huevos, oats, aves de corral y wheat germ.

Advertencia: Si está tomando algún inhibidor MAO para la depresión, evite los alimentos que contengan tirosina, pues la interacción de la droga con determinados alimentos puede ocasionar una elevación súbita y peligrosa de la presión arterial. Hable en detalle con su médico o con su nutricionista acerca de las limitaciones de su dieta y de sus medicamentos.

❑ Evite el alcohol y el azúcar. A pesar de que estas sustancias son estimulantes al principio, producen cansancio más tarde.

❑ Haga ejercicio todos los días para mejorar la circulación y para oxigenar los tejidos.

❑ Dormir siesta tiene efectos rejuvenecedores cuando se ha perdido sueño. Acostúmbrese a dormir cuarenta y cinco minutos en las primeras horas de la tarde.

❑ Asegúrese de que su hogar y su sitio de trabajo estén bien iluminados con luz natural o artificial. La luz suprime la producción de melatonina, la hormona responsable de la somnolencia. Lo mejor es utilizar bombillas full-spectrum.

ASPECTOS PARA TENER EN CUENTA

❑ Al igual que la falta de sueño, los patrones irregulares de sueño aumentan la probabilidad de sufrir de somnolencia. Entre los factores que alteran los ciclos naturales de sueño y vigilia están el jet lag, trabajar por turnos, no tener una hora fija para acostarse y salir de fiesta los fines de semana. Estados Unidos es un país donde no se duerme lo suficiente y donde se libra una batalla diaria contra el sueño. Vivimos en un mundo donde los horarios de trabajo son tan despiadados que no dejan tiempo suficiente para dormir bien.

❑ Se sabe de personas que se curaron de la narcolepsia cuando eliminaron de su dieta alimentos alergénicos. Por ejemplo, una persona era alérgica a la papa. Cuando eliminó la papa de su dieta, sus síntomas desaparecieron (ver ALERGIAS en la Segunda Parte).

❑ Existen razones para creer que el sistema inmunológico de la gente que sufre de narcolepsia reacciona de manera anormal a los procesos químicos del cerebro de los cuales depende el sueño.

❑ Se ha observado que algunos perros, como los Doberman pinschers, duermen cantidades excesivas y sufren un colapso cuando están sobreestimulados. Investigaciones han encontrado axones ("cables de comunicación" que transmiten las señales entre las células nerviosas) degenerados en el cerebro de estos animales, especialmente en tres áreas que se asocian con la inhibición del sueño, el control del movimiento y el procesamiento de las emociones. Si se demuestra que en el cerebro humano se presenta una degeneración similar, los científicos contarán con una clave de gran importancia para llegar a descubrir las causas de la narcolepsia.

❏ *Ver también* INSOMNIO en la Segunda Parte y leer sobre la apnea del sueño.

Náuseas y vómito

Ver ENVENENAMIENTO CON ALIMENTOS, INDIGESTIÓN. **Ver también en** FLU.

Nefritis

Ver en ENFERMEDADES DE LOS RIÑONES.

Nerviosismo

Ver ESTRÉS, TRASTORNO DE ANSIEDAD.

Neumonía

La neumonía es una infección grave de los pulmones que puede ser causada por diversos agentes infecciosos, entre ellos virus, bacterias, hongos, protozoarios y micoplasmas. La infección hace que los minúsculos sacos de aire de los pulmones se inflamen y se llenen de mucosidad y pus. Aunque la intensidad de los síntomas puede variar, entre ellos se cuentan fiebre, escalofrío, tos, esputo con sangre, dolores musculares, fatiga, dolor de garganta, aumento de tamaño de las glándulas linfáticas del cuello, cianosis (piel y uñas azuladas), dolor en el pecho, y respiración rápida y difícil.

La neumonía va precedida de manera característica de una infección del tracto respiratorio superior, como resfriado, influenza o sarampión. Entre los factores que aumentan el riesgo de contraer neumonía están ser menor de un año o mayor de sesenta, debilidad del sistema inmunológico, enfermedad cardiovascular, diabetes, infección con HIV, convulsiones, derrame cerebral, aspiración bajo los efectos de la anestesia, alcoholismo, tabaquismo, insuficiencia renal, drepanocitosis, malnutrición, cuerpos extraños en las vías respiratorias, exposición a irritantes químicos e, incluso, alergias. El diagnóstico exacto de la enfermedad sólo se puede hacer mediante radiografía del tórax.

La neumonía bacteriana es muy peligrosa y se presenta súbitamente, casi siempre como secuela de otra enfermedad. Los síntomas incluyen temblor, escalofrío y fiebre alta. Al principio la tos es seca. Luego se producen flemas de color rojizo, la respiración se vuelve rápida y difícil, y el dolor del pecho empeora al inhalar. También son frecuentes el dolor abdominal y la fatiga. Este tipo de neumonía no suele contagiarse de una persona a otra.

La neumonía viral es más variable en cuanto al curso y a la severidad. Puede aparecer de repente o de manera gradual, y los síntomas pueden ser moderados, severos o de mediana intensidad. Es menos grave que la neumonía bacteriana, pero si el paciente no se cuida adecuadamente, puede contraer una segunda infección, esta vez bacteriana.

La neumonía por hongos es mucho menos común que la neumonía por bacteria o por virus, y se suele relacionar con debilidad o supresión del sistema inmunológico. Las personas más vulnerables son las que están infectadas con HIV, las que tienen AIDS o algunos tipos de cáncer, y las que están tomando drogas inmunosupresoras a causa de un trasplante de órgano.

Cada año se diagnostican en Estados Unidos alrededor de dos millones de casos de neumonía, y entre cuarenta mil y setenta mil pacientes mueren a causa de la enfermedad, lo que convierte a esta enfermedad en la sexta causa de muerte en este país. Independientemente de su causa, la neumonía produce una gran debilidad, que suele durar entre cuatro y ocho semanas después de que la fase aguda de la infección se ha superado.

A menos que se especifique otra cosa, las dosis recomendadas son para personas adultas. A los jóvenes de doce a dieciséis años se les debe administrar una cuarta parte de la cantidad recomendada; a los niños de seis a doce años, la mitad y a los menores de seis años, la cuarta parte.

NUTRIENTES

SUPLEMENTOS	DOSIS SUGERIDAS	COMENTARIOS
Esenciales		
Betatene	15.000 UI al día.	Esta mezcla de betacaroteno y otros carotenoides protege a los pulmones del daño causado por los radicales libres.
Colloidal silver	Según indicaciones de la etiqueta.	Reduce la inflamación y promueve la curación de las lesiones del tejido pulmonar.
Vitamin A	Hasta 100.000 UI al día.	Aumenta la inmunidad y promueve la reparación del tejido pulmonar. Para dosis altas, la emulsión facilita la asimilación y brinda mayor seguridad. No tomar dosis muy altas en cápsula.
Vitamin C	5.000-20.000 mg al día divididos en varias tomas. *Ver* FLUSH DE ÁCIDO ASCÓRBICO en la Tercera Parte.	La vitamina C es muy importante para la respuesta inmunológica y para reducir la inflamación.
con bioflavonoids	100 mg 2 veces al día.	Necesarios para activar la vitamina C.
Muy importantes		
Digesta-Lac de Natren	Según indicaciones de la etiqueta. Tomar con el estómago vacío.	Reemplaza las bacterias "amigables".

L-Carnitine más L-cysteine más glutathione	Según indicaciones de la etiqueta, con el estómago vacío. Tomar con agua o jugo. No tomar con leche. Para mejor absorción, tomar con 50 mg de vitamina B$_6$ y 100 mg de vitamina C.	Protegen a los pulmones del daño ocasionado por los radicales libres y descomponen la mucosa del tracto respiratorio.
Free-form amino acid complex	Según indicaciones de la etiqueta.	Suministra proteína, importante para la reparación de los tejidos.
Pycnogenol y/o grape seed extract	Según indicaciones de la etiqueta. Según indicaciones de la etiqueta.	Estimulan el sistema inmunológico y protegen el tejido pulmonar. Reducen la frecuencia y la severidad de los resfriados y la gripe.
Vitamin B complex	100 mg 3 veces al día.	Necesario para normalizar la digestión, producir anticuerpos y formar glóbulos rojos. Necesario también para la salud de las membranas mucosas. Administrar en forma sublingual.

Importantes

Raw thymus y raw lung glandulars	500 mg de cada uno 2 veces al día.	Estimulan la respuesta inmunológica y promueven la curación del tejido pulmonar. Ver TERAPIA GLANDULAR en la Tercera Parte.
Vitamin E emulsion o capsules	1.500 UI al día. 400 UI 2 veces al día antes de las comidas.	La vitamina E es un poderoso antioxidante que protege el tejido pulmonar y aumenta la utilización del oxígeno. Se recomienda en emulsión.
Zinc	80 mg al día. No tomar más de 100 mg al día de todos los suplementos.	Necesario para la reparación de los tejidos y para la función inmunológica. Los lozenges de zinc gluconate son muy eficaces.

Provechosos

Body Language Super Antioxidant de Oxyfresh	Según indicaciones de la etiqueta.	Protege contra el daño causado por los radicales libres, los contaminantes y el estrés ambiental.
Coenzyme Q$_{10}$	100 mg al día.	Aumenta la utilización del oxígeno celular.
Essential fatty acids (flaxseed oil, primrose oil, salmon oil y Ultimate Oil de Nature's Secret son buenas fuentes)	Según indicaciones de la etiqueta.	Necesarios para generar tejido pulmonar y reducir la inflamación. Aumentan la energía, aceleran la recuperación e intensifican la inmunidad.
Garlic (Kyolic)	Según indicaciones de la etiqueta.	Protege contra las infecciones respiratorias. Destruye las bacterias indeseables del organismo.
Infla-Zyme Forte de American Biologics	Según indicaciones de la etiqueta, 4 veces al día. Tomar entre comidas y a la hora de acostarse.	Ayuda a controlar la infección.

Maitake o shiitake o reishi	Según indicaciones de la etiqueta. Según indicaciones de la etiqueta. Según indicaciones de la etiqueta.	Fortalecen la inmunidad y combaten la infección.
Melatonin	1.5-5 mg al día, 2 horas o menos antes de acostarse.	Mejora la calidad del sueño. La melatonina es una hormona natural producida por la glándula pineal, que controla el ciclo de sueño y vigilia.
Multivitamin y mineral complex	Según indicaciones de la etiqueta.	Mantiene el equilibrio de todos los nutrientes necesarios.
Proteolytic enzymes	Según indicaciones de la etiqueta, 3 veces al día. Tomar con el estómago vacío.	Ayudan a la absorción de los nutrientes y reducen la inflamación.

HIERBAS

❏ El producto ClearLungs, de Natural Alternatives, es una combinación a base de hierbas que alivia la sensación de falta de aire, la opresión en el pecho y la respiración sibilante o asmática por congestión bronquial. Se consigue con ephedra o sin ephedra. Al parecer, las dos fórmulas son igual de eficaces.

❏ La echinacea fortalece el sistema inmunológico.

❏ El ginger es un eficaz agente antimicrobiano y sirve para bajar la fiebre.

❏ El goldenseal y la raíz de licorice son antibióticos naturales.

Advertencia: No utilice goldenseal todos los días durante más de una semana seguida. Esta hierba se debe evitar durante el embarazo y se debe utilizar con cautela cuando hay alergia al ragweed. El licorice no se debe utilizar todos los días durante más de siete días seguidos, y se debe evitar por completo cuando la presión arterial es alta.

RECOMENDACIONES

❏ Visite a su médico si sospecha que tiene neumonía. Ésta es una enfermedad potencialmente peligrosa.

❏ Haga una dieta consistente en frutas y vegetales crudos.

❏ Tome algún suplemento de proteína de origen vegetal, como un complejo de aminoácidos en estado libre (free-form amino acid complex).

❏ Tome abundantes jugos frescos. Los líquidos ayudan a aclarar las secreciones de los pulmones. Haga un ayuno a base de jugos puros, jugo de limón fresco y agua destilada. *Ver* AYUNOS y JUGOS en la Tercera Parte.

❏ Incluya en su dieta "green drinks" o tome clorofila en tableta. Un buen producto es Earthsource Greens & More, de Solgar. Este producto contiene hongos shiitake, reishi y maitake (que reparan el sistema inmunológico), hierbas orgánicas ricas en clorofila y en algas marinas, y fitonutrientes.

❏ Si está tomando antibióticos, tome acidophilus en cápsula o en líquido tres veces al día. El acidophilus y los antibióticos no se deben tomar al mismo tiempo.

❑ Elimine de su dieta los productos lácteos, el azúcar, los productos con harina blanca, el café y todos los tés, excepto los de hierbas.

❑ No fume.

❑ Para que respire sin dificultad, utilice un vaporizador o un humidificador.

❑ Para aliviar el dolor, colóquese en el pecho un heating pad o una botella de agua caliente.

❑ Le convendría utilizar un pequeño aparato llamado Air Supply, de Wein Products. Se trata de un purificador de aire personal que se lleva colgado en el cuello y que destruye los virus, las bacterias, los mohos y las esporas que se transmiten en el aire.

❑ Para que no contagie a otras personas, deshágase de las secreciones de manera adecuada. Estornude y/o tosa protegiéndose con un pañuelo de papel y deshágase de esos pañuelos inmediatamente arrojándolos en el inodoro.

ASPECTOS PARA TENER EN CUENTA

❑ La vitamina A es necesaria para la salud del recubrimiento de las vías respiratorias. La deficiencia de esta vitamina aumenta la susceptibilidad a las infecciones respiratorias, lo que puede conducir a la neumonía.

❑ La vacuna con neumococo protege contra más de veinte cepas diferentes de microorganismos que pueden producir neumonía. Esta vacuna les conviene a las personas que les han extraído el bazo, a las que sufren de alguna enfermedad crónica (especialmente enfermedades que afectan a los pulmones) y a las que tienen más de sesenta y cinco años.

❑ Utilizar antibióticos para las infecciones menores, como resfriado, puede favorecer el desarrollo de bacterias resistentes a los antibióticos en el tracto respiratorio superior, lo que puede ocasionar neumonía.

❑ *Ver también* FLU y RESFRIADO COMÚN en la Segunda Parte.

Neuritis

La neuritis es la inflamación y/o el deterioro de un nervio o de un grupo de nervios. Suele formar parte del cuadro de alguna enfermedad degenerativa, como leucemia. La neuritis puede producir debilidad y atrofia musculares, al igual que pérdida de la sensibilidad y de los reflejos. Los músculos inervados por el nervio afectado suelen ser sumamente sensibles a la presión. La piel que cubre el grupo muscular afectado se ve brillante y el área afectada del cuerpo puede dejar de perspirar normalmente. No es inusual que la debilidad o la parálisis de los músculos del pie y del tobillo produzcan un trastorno llamado footdrop, o pie en extensión, en el cual el individuo arrastra los dedos de los pies al caminar.

Las causas de la neuritis son muy variadas y entre ellas se cuentan deficiencias nutricionales, especialmente falta de vitaminas B; desequilibrios metabólicos, golpe directo o fractura de un hueso cercano al área afectada, infección del nervio

comprometido, enfermedades como diabetes, gota y leucemia, ingestión de alcohol metílico y niveles tóxicos de metales, como plomo y mercurio. La neuritis se puede presentar a cualquier edad y afecta tanto a los hombres como a las mujeres, pese a que la incidencia es mayor en los hombres de treinta a cincuenta años. Esta enfermedad puede empezar de manera rápida, especialmente cuando es producida por infección severa y/o crónica o por intoxicación alcohólica, aunque esto no es lo más frecuente. Los síntomas suelen evolucionar lentamente e incluyen dolor, sensación de hormigueo y pérdida de la sensibilidad en el área del nervio afectado, inflamación y enrojecimiento y, en casos severos, convulsiones. La aparición de la enfermedad no siempre se percibe con claridad y a menudo la persona trata de compensar la debilidad muscular utilizando excesivamente músculos que no están afectados.

La neuritis óptica se presenta cuando la inflamación afecta al nervio óptico, lo que produce visión borrosa o pérdida de la vista de manera gradual o súbita. En casos severos el paciente queda ciego, aunque éste suele ser un efecto temporal cuando se trata de manera inmediata. También se puede presentar dolor en el ojo.

NUTRIENTES

SUPLEMENTOS	DOSIS SUGERIDAS	COMENTARIOS
Esenciales		
Essential fatty acids (flaxseed oil y Ultimate Oil de Nature's Secret son buenas fuentes)	Según indicaciones de la etiqueta.	Reconstruyen los nervios y reparan el daño que han sufrido.
Glutathione	500-1.000 mg al día.	Su deficiencia afecta al cerebro y al sistema nervioso.
L-Asparagine	Según indicaciones de la etiqueta, con el estómago vacío. Tomar con agua o jugo. No tomar con leche. Para mejor absorción, tomar con 50 mg de vitamina B$_6$ y 100 mg de vitamina C.	Ayuda a mantener el equilibrio del sistema nervioso central. *Ver* AMINOÁCIDOS en la Primera Parte.
Lecithin granules o capsules	2 cucharadas 2 veces al día con las comidas. 2.400 mg 2 veces al día con las comidas.	Importantes para la protección y la reparación de los nervios.
Vitamin B complex	100 mg o más al día.	La deficiencia de vitaminas B es frecuente en los pacientes de neuritis. Utilizar una fórmula high-stress. Las inyecciones son más eficaces (con supervisión médica). Si no se consigue en inyección, administrar en forma sublingual.
más extra vitamin B$_1$ (thiamine) y	100 mg 2 veces al día.	Su deficiencia es común en personas con neuritis.
vitamin B$_3$ (niacin)	50 mg 2 veces al día. No sobrepasar esta dosis.	Ayuda a mantener la salud de los nervios. *Advertencia:* si tiene algún trastorno hepático, gota o presión arterial alta, no debe tomar niacina.
y vitamin B$_{12}$	2.000 mcg 2 veces al día.	Utilizar lozenges o administrar en forma sublingual.

Taurine	Según indicaciones de la etiqueta.	Reduce el estrés y la actividad de las neuronas del cerebro.
Multivitamin y mineral complex con	Según indicaciones de la etiqueta.	La neuritis suele ser la primera señal de deficiencias nutricionales.
vitamin A y natural beta-carotene	Si está embarazada, no debe tomar más de 10.000 UI de vitamina A al día.	Utilizar una fórmula high-potency. Si tiene diabetes, no debe utilizar una fórmula que contenga betacaroteno.
Vitamin C con bioflavonoids	3.000-6.000 mg al día divididos en varias tomas.	Tienen propiedades antiinflamatorias y antivirales. Necesarios para la transmisión de los impulsos nerviosos.
Zinc	50-80 mg al día. No tomar más de 100 mg al día de todos los suplementos.	Importante para el correcto funcionamiento inmunológico. Para mejor absorción, utilizar lozenges de zinc gluconate u OptiZinc.

Muy importantes

Calcium y	2.000 mg al día.	Importante para la conducción de los impulsos nerviosos. Utilizar una variedad chelate.
magnesium	400-1.000 mg al día.	Importante para la conducción de los impulsos nerviosos. Utilizar magnesium chloride.
Free-form amino acid complex	Según indicaciones de la etiqueta.	Necesario para la reparación y el funcionamiento de los nervios.

Importantes

Grape seed extract	Según indicaciones de la etiqueta.	Poderoso antioxidante y antiinflamatorio.
Proteolytic enzymes o Infla-Zyme Forte de American Biologics	Según indicaciones de la etiqueta, 3 veces al día. Tomar con el estómago vacío.	Poderosos agentes antiinflamatorios.
Quercetin más bromelain	500 mg 2 veces al día. 100 mg 2 veces al día.	Mejora la digestión y reduce la inflamación. Aumenta la absorción del quercetin.

HIERBAS

❑ Las hierbas bilberry, caléndula, chamomile, raíz de marshmallow, St. Johnswort, yarrow y yucca tienen propiedades antiinflamatorias y sirven para el manejo de la neuritis.

❑ Para relajar los músculos son provechosas las hierbas blue vervain, hops, rosemary, wild lettuce y wood betony.

❑ Por sus propiedades analgésicas y por su capacidad para calmar y tonificar los nervios, los herbolarios llaman "nervines" a las hierbas feverfew, kava kava, lobelia, passionflower, skullcap, valerian y white willow bark. Estas hierbas vienen en cápsula, té o extracto.

RECOMENDACIONES

❑ Haga una dieta que consista en frutas, vegetales, nueces, semillas y granos enteros.

❑ Todos los días haga ejercicio suave para aliviar el trauma del nervio y oxigenar los tejidos.

❑ Evite los estimulantes como el café, las bebidas carbonatadas, la cafeína y el cigarrillo.

❑ Si sospecha que su problema de visión tienen que ver con neuritis óptica, consulte con su médico inmediatamente. Es esencial empezar el tratamiento sin demora.

❑ Aumente su ingesta de fluidos.

ASPECTOS PARA TENER EN CUENTA

❑ El tratamiento para la neuritis incluye descanso, medidas para aliviar el dolor y terapia física, cuando es lo indicado. En casos severos, la electroterapia sirve para estimular los nervios y los músculos. Sin embargo, para que el tratamiento sea eficaz primero se debe identificar y corregir la causa del problema. Retirar los agentes tóxicos y suplementar adecuadamente la nutrición del paciente son aspectos que pueden mejorar su estado de salud y que forman parte del tratamiento.

❑ Cuando el dolor ha pasado, los masajes son provechosos.

❑ Algunos personas que sufren de neuritis se han beneficiado de la osteopatía, una clase de medicina que combina la terapia física, la manipulación de las articulaciones y la educación postural.

❑ Para eliminar las toxinas del organismo es útil ayunar y someterse a una terapia de chelation (*ver* AYUNOS y TERAPIA DE CHELATION en la Tercera Parte).

Neuritis óptica

Ver en NEURITIS.

Níquel, toxicidad por

Ver TOXICIDAD POR NÍQUEL.

Obesidad

La obesidad es, sencillamente, el exceso de grasa corporal. Se considera obesa cualquier persona cuyo peso exceda en 20 por ciento el peso normal para su edad, sexo, constitución y estatura. De acuerdo con la Mayo Clinic de Rochester, Minessota, una persona tiene un peso saludable cuando se encuentra dentro del rango aceptable para su estatura y su edad, cuando el patrón de distribución de la grasa no representa un riesgo de contraer algunas enfermedades y cuando la persona no sufre de ningún problema médico que exija bajar de peso.

Sin embargo, el peso es sólo una parte de la historia. Quizás más importante que el peso es el porcentaje de la grasa corporal. En las mujeres saludables, la grasa puede representar hasta el 25 por ciento del peso corporal; en los hombres, el 17 por ciento es un porcentaje saludable. El cuerpo de la mujer está diseñado para contener una proporción más alta de tejido graso a fin de garantizar un adecuado suministro de combustible para el embarazo y la lactancia, incluso en épocas de escasez de alimentos.

El organismo humano promedio tiene entre treinta y cuarenta billones de células de grasa. La mayoría de las calorías adicionales que consumimos y que nuestro organismo no necesita utilizar como fuente inmediata de energía se almacenan como grasa. Si todavía fuéramos cazadores y recolectores, como nuestros antepasados, la grasa serviría de reserva para épocas de escasez de alimentos. De hecho, algunos investigadores piensan que nuestra afición innata por los alimentos ricos en calorías (especialmente por los alimentos grasosos) puede ser vestigio de una táctica de supervivencia de épocas remotas, cuando necesitábamos almacenar alimento como fuente de energía. Sin embargo, en los tiempos modernos la mayoría de los seres humanos ya no necesitan almacenar energía en forma de grasa. La mayor parte de los estadounidenses no esperan siquiera a que pasen cuatro horas entre una comida y otra, así se trate de snacks. Así pues, la capacidad del organismo de almacenar grasa ha dejado de ser un valioso mecanismo de supervivencia y se ha convertido en un grave problema para la salud. Al acumularse, la grasa llena hasta el tope el espacio que ocupan los órganos internos. La obesidad, incluso el sobrepeso moderado, les impone un estrés excesivo a la espalda, a las piernas y a los órganos internos, lo que con el tiempo exacerba muchos trastornos físicos y compromete la salud. La obesidad aumenta la resistencia del organismo a la insulina y la susceptibilidad a las infecciones, e incrementa el riesgo de desarrollar hipertensión, diabetes, enfermedad de las arterias coronarias, enfermedades de la vesícula biliar y de los riñones, derrame cerebral y otros males que pueden derivar en muerte prematura. El daño hepático y las complicaciones del embarazo son más comunes en personas que presentan sobrepeso. Las personas obesas no sólo sufren desde el punto de vista físico, sino también desde el punto de vista sicológico porque nuestra sociedad tiende a equiparar la belleza, la inteligencia y hasta el éxito con la delgadez.

Las causas más frecuentes de la obesidad son dieta y/o hábitos alimentarios inadecuados, y falta de ejercicio. Otros factores que suelen conducir a la obesidad son trastornos glandulares, diabetes, hipoglicemia, tensión emocional, aburrimiento y el simple gusto por la comida. La obesidad también se ha asociado con intolerancia y/o alergias alimentarias. Los alimentos que representan un veneno para nuestro organismo o que éste no puede utilizar se almacenan en los tejidos y producen retención de líquidos. Irónicamente, la mala nutrición influye en la obesidad. Cuando la ingesta de determinados nutrientes es insuficiente, la grasa no se quema fácil ni correctamente, lo cual se traduce en acumulación de grasa en el organismo.

La obesidad es un grave problema de salud en Estados Unidos y, según los U.S. Centers for Disease Control and Prevention, va en aumento. Por lo menos la tercera parte de los estadounidenses presentan un sobrepeso del 20 por ciento, o más. Aunque en los últimos años se ha presenciado en este país un inmenso interés por cuidar la salud y controlar el peso, en comparación con lo que ocurría hace diez años, los estadounidenses somos hoy en día más gordos, experimentamos más estrés y hacemos menos ejercicio. Y la razón por la cual somos más gordos en la actualidad es porque hemos dejado de esforzarnos por bajar de peso. Encuestas realizadas a nivel nacional calculan que en cualquier momento entre el 25 y el 50 por ciento de los estadounidenses adultos están haciendo algún tipo de dieta, y gastamos más de treinta millardos de dólares al año en ayudas dietéticas y en remedios para perder peso. Infortunadamente, incluso las personas que logran bajar de peso recuperan las libras que perdieron. Se calcula que dos terceras partes de quienes pierden peso recuperan esas libras en el curso de tres a cinco años.

Hay tres maneras básicas de manejar el sobrepeso mediante suplementación nutricional. La primera es utilizar hierbas y nutrientes diuréticos para disminuir la retención de fluidos. La segunda es utilizar vitaminas lipotrópicas, las cuales tienen la capacidad de reducir el colesterol y la grasa. La tercera es utilizar supresores naturales del apetito. No obstante, para bajar de peso de manera permanente se requiere hacer cambios saludables en el estilo de vida y comprometerse a mantenerlos de por vida.

NUTRIENTES

SUPLEMENTOS	DOSIS SUGERIDAS	COMENTARIOS
Muy importantes		
Aerobic Bulk Cleanse (ABC) de Aerobic Life Industries	Según indicaciones de la etiqueta. La fibra suplementaria no se debe tomar nunca al mismo tiempo con otros suplementos o medicamentos.	Especialmente provechosos para los niveles altos y bajos de azúcar sanguíneo. Proporcionan fibra y sensación de llenura, lo que disminuye los retorcijones.
o psyllium husks	1 cucharada media hora antes de las comidas con un vaso grande de líquido. Tomar rápidamente.	
Chromium picolinate	200-600 mcg al día.	Reduce los antojos incontrolables de azúcar estabilizando el metabolismo de los carbohidratos simples (azúcar).
Essential fatty acids (flaxseed oil, primrose oil y salmon oil son buenas fuentes)	Según indicaciones de la etiqueta.	Todas las células del organismo los necesitan. Necesarios para controlar el apetito. Consumir con una dieta baja en grasa.
Kelp	1.000-1.500 mg al día.	Contiene un buen balance de yodo y minerales. Ayuda a perder peso.
Lecithin granules	1 cucharada 3 veces al día antes de las comidas.	Emulsificantes de la grasa. Descomponen la grasa para que el organismo la pueda eliminar.
o capsules	1.200 mg 3 veces al día antes de las comidas.	

Spirulina o Spiru-tein de Nature´s Plus	Según indicaciones de la etiqueta, 3 veces al día. Tomar entre comidas.	Excelentes fuentes de proteína utilizable. Contienen nutrientes necesarios y estabilizan el azúcar sanguíneo. Pueden reemplazar una comida.
Vitamin C con bioflavonoids	3.000-6.000 mg al día.	Necesarios para la función normal de las glándulas. Aceleran el metabolismo cuando es lento, lo que significa que se queman más calorías.

Provechosos

Calcium	1.500 mg al día.	Participa en la activación de la lipasa, enzima que descompone las grasas. Esto facilita la utilización de las grasas por parte del organismo.
Choline e inositol	Según indicaciones de la etiqueta.	Ayudan al organismo a quemar las grasas.
Coenzyme Q_{10}	Según indicaciones de la etiqueta.	Necesario para obtener energía.
Dehydroepian-drosterone (DHEA)	Según indicaciones de la etiqueta.	Inhibe una enzima que interviene en la producción de la grasa.
Gamma-aminobutyric acid (GABA)	Según indicaciones de la etiqueta.	Reduce los antojos incontrolables y tiene propiedades antidepresivas. *Ver* AMINOÁCIDOS en la Primera Parte.
L-Arginine y L-ornithine más L-lysine	500 mg de cada uno, o según indicaciones de la etiqueta. Tomar antes de acostarse con el estómago vacío, con agua o jugo. No tomar con leche. Para mejor absorción, tomar con 50 mg de vitamina B_6 y 100 mg de vitamina C.	Estos aminoácidos disminuyen la grasa corporal. *Ver* AMINOÁCIDOS en la Primera Parte. *Advertencia:* si tiene diabetes, no debe tomar estos suplementos. La arginina y la ornitina se deben tomar al mismo tiempo con la lisina.
L-Carnitine	500 mg al día.	Descompone los depósitos de grasa y ayuda a perder peso.
L-Glutamine	Según indicaciones de la etiqueta.	Disminuye los antojos incontrolables de carbohidratos.
L-Methionine	Según indicaciones de la etiqueta.	Ayuda a descomponer la grasa.
L-Phenylalanine	Según indicaciones de la etiqueta, con el estómago vacío.	Reduce el apetito y le transmite al cerebro señales de que no hay hambre. *Ver* AMINOÁCIDOS en la Primera Parte. *Advertencia:* si está embarazada o lactando, o si sufre de ataques de pánico, diabetes, presión arterial alta o PKU, no debe tomar este suplemento.
L-Tyrosine	Según indicaciones de la etiqueta. Tomar a la hora de acostarse.	Reduce los antojos incontrolables y tiene propiedades antidepresivas. *Ver* AMINOÁCIDOS en la Primera Parte. *Advertencia:* si está tomando algún inhibidor MAO para la depresión, no debe tomar tirosina.
Maitake	Según indicaciones de la etiqueta.	Ayuda a perder peso.
Multivitamin y mineral complex con potassium	Según indicaciones de la etiqueta. 99 mg al día.	La obesidad y las deficiencias nutricionales forman parte del mismo síndrome. Importante para la producción de energía. Los niveles de sodio y de potasio se deben encontrar en equilibrio.
Vitamin B complex más extra vitamin B_2 (riboflavin) y vitamin B_3 (niacin) y vitamin B_6 (pyridoxine) y vitamin B_{12}	50 mg 3 veces al día. 50 mg 3 veces al día. 50 mg 3 veces al día. No sobrepasar esta dosis. 50 mg 3 veces al día. 50 mg 3 veces al día.	Necesario para la correcta digestión. Necesario para quemar las grasas eficazmente. Disminuye los antojos incontrolables de azúcar. *Advertencia:* si tiene algún trastorno hepático, gota o presión arterial alta, no debe tomar niacina. Estimula el metabolismo. Necesario para la adecuada digestión y absorción.
Zinc	80 mg al día. No tomar más de 100 mg al día de todos los suplementos.	Aumenta la eficacia de la insulina y estimula la función inmunológica. Para mejor absorción, utilizar lozenges de zinc gluconate u OptiZinc.

HIERBAS

❏ Por sus propiedades diuréticas, es beneficioso tomar té de las siguientes hierbas: alfalfa, corn silk, dandelion, raíz de gravel, horsetail, hydrangea, hyssop, berries de juniper, oat straw, perejil, seawrack, thyme, uva ursi, white ash y yarrow.

❏ El aloe vera mejora la digestión y purifica el tracto digestivo.

❏ El astragalus intensifica la energía y mejora la absorción de los nutrientes.

Advertencia: No utilice esta hierba cuando tenga fiebre.

❏ Las hierbas butcher's broom, cardamom, cayenne, cinnamon, *Garcinia cambogia,* ginger, té verde y semilla de mostaza son termógenas, mejoran la digestión y ayudan a metabolizar la grasa.

Advertencia: No utilice cinnamon en grandes cantidades durante el embarazo.

❏ Las hierbas bladderwrack, semilla de borage, berry de hawthorn, raíz de licorice y sarsaparilla estimulan la actividad de las glándulas suprarrenales y mejoran la función tiroidea.

Advertencia: Cuando se consume en exceso, el licorice eleva la presión arterial. No utilice esta hierba todos los días durante más de siete días seguidos y evítela por completo si su presión arterial es alta.

❏ Las hierbas ephedra y guaraná, así como también la nuez de la kola, suprimen el apetito.

Advertencia: No utilice ephedra si sufre de ansiedad, glaucoma, enfermedad cardíaca, hipertensión o insomnio, o si está tomando algún inhibidor MAO para la depresión.

❏ El fennel extrae la mucosidad y la grasa del tracto intestinal, y es un supresor natural del apetito.

❑ El fenugreek es provechoso para disolver la grasa del interior del hígado.

❑ El Siberian ginseng ayuda a movilizar los fluidos y los nutrientes por todo el organismo, y reduce el estrés que produce adaptarse a nuevos hábitos alimentarios.

Advertencia: No utilice esta hierba si tiene hipoglicemia, presión arterial alta o algún problema cardíaco.

RECOMENDACIONES

❑ No se preocupe tanto por el número de calorías que consume; preocúpese, más bien, por consumir los alimentos adecuados. Consuma una buena variedad de alimentos y rótelos. Haga comidas que incluyan un buen balance de proteínas, carbohidratos complejos y un poco de grasa. Las proteínas aumentan la tasa metabólica hasta en 30 por ciento y ayudan a equilibrar la liberación de insulina acelerando la secreción de la hormona pancreática glucagón. El glucagón inducido por las proteínas moviliza las grasas desde los tejidos en los cuales está almacenado, lo que ayuda a perder peso. Las comidas bien balanceadas ayudan a estabilizar el nivel del azúcar sanguíneo y vuelven al organismo más apto para quemar grasa corporal almacenada. Esto favorece la pérdida de peso a largo plazo.

❑ Consuma una mayor cantidad de carbohidratos complejos que también contengan proteína, como tofu, lentejas, papa asada sencilla (sin relleno, excepto vegetales), semillas de sesame, fríjol, brown rice, granos enteros, pechuga de pavo o de pollo sin piel, y pescado de carne blanca (no consuma mariscos). Las aves y el pescado se deben asar al horno o a la parrilla y nunca se deben freír.

❑ Consuma frutas frescas y vegetales crudos en abundancia. Una comida del día debe constar por completo de vegetales y frutas. Consuma vegetales bajos en calorías, como brócoli, cabbage, zanahoria, coliflor, apio, pepino, fríjol verde, kale, lechuga, cebolla, rábano, espinaca y nabo. Entre las frutas bajas en calorías y en carbohidratos están manzana, melón cantaloupe, toronja, fresas y watermelon. Los siguientes alimentos son ricos en calorías y se deben consumir con moderación: banano, cereza, maíz, higos, uvas, guisantes, hominy, pera, piña, sweet potato, arroz blanco y batata.

❑ En lo posible, consuma crudos los alimentos. Si desea cocinarlos, áselos al horno o a la parrilla, hiérvalos o prepárelos al vapor. Nunca consuma alimentos fritos ni grasosos.

❑ Tome todos los días entre seis y ocho vasos de líquido. Es bueno tomar tés de hierbas y agua destilada al vapor con microminerales (como el producto Concentrace, de Trace Minerals Research). Los líquidos producen sensación de llenura pero no engordan, y ayudan a diluir las toxinas y a eliminarlas del organismo. Los tés de hierbas mezclados con jugos de fruta sin endulzar contienen pocas calorías, llenan y hacen que uno quede satisfecho. Tome estos jugos entre comidas y cuando sienta la necesidad de consumir algo dulce. Reemplace las sodas por agua con gas mezclada con jugo de fruta.

❑ Préstele especial atención al contenido de grasa de su die-

ta. Un poco de grasa es necesaria, pero debe ser la correcta. Fuentes de grasas "buenas" que contienen ácidos grasos esenciales son los aguacates, las aceitunas, el aceite de oliva, las nueces y las semillas crudas, el wheat germ y el corn germ. Consuma estos alimentos con moderación, es decir, no más de dos veces por semana. Elimine totalmente de su dieta las grasas saturadas. No consuma nunca grasa de origen animal, la cual se encuentra en la mantequilla, la crema, las gravies, el ice cream, la mayonesa, la carne, los aderezos cremosos y la leche whole. No consuma ningún alimento frito.

❑ Consuma con moderación los siguientes alimentos: manzana, brown rice, buckwheat, chestnuts, maíz, uvas, oatmeal, papa blanca y vegetales amarillos. Estos alimentos contienen pequeñas cantidades de ácidos grasos esenciales, pero no se deben consumir en exceso.

❑ Si ocasionalmente tiene que consumir algún snack para distraer el hambre, asegúrese de que sea sano. Buenas alternativas son:

- Palitos de apio y de zanahoria.

- Low-fat cottage cheese con salsa de manzana fresca y walnuts.

- Gelatina sin sabor preparada con jugo de fruta en vez de azúcar y agua.

- Muffins de grano entero sin azúcar.

- Popcorn recién hecho sin sal.

- Panecillos de arroz con mantequilla de nuez (excepto mantequilla de maní).

- Watermelon, fruta fresca o paletas congeladas de fruta.

- Yogur low-fat sin endulzar con granola o nueces y fruta fresca.

❑ No consuma sal, arroz blanco, productos que contengan harina blanca ni alimentos procesados. Evite los restaurantes de fast food y el junk food.

❑ No consuma productos dulces como sodas, pasteles, tortas, donuts o golosinas. Omita de su dieta todas las formas de azúcar refinado (incluidos el azúcar blanco, el azúcar moreno y el edulcorante de maíz). El azúcar promueve la liberación de insulina, lo que activa las enzimas que facilitan el paso de la grasa del torrente sanguíneo al interior de las células de grasa.

❑ Ayune una vez al mes. *Ver* AYUNOS en la Tercera Parte.

❑ Para aumentar rápidamente la energía, tómese una tableta de spirulina.

❑ Para calmar el apetito, consuma wheatgrass. El wheatgrass es un alimento muy nutritivo que actúa como combustible y que ayuda al metabolismo. El kelp también es provechoso.

❑ No consuma alcohol en ninguna forma, incluidos cerveza y vino. El alcohol no sólo agrega calorías, sino que impide que la grasa almacenada se queme. Como el alcohol también afecta a la voluntad, es posible que al consumirlo usted decida comer cosas que usualmente no comería.

❑ En lugar de azúcar, utilice powdered barley malt sweetener (lo venden en los health food stores). Este edulcorante es altamente concentrado, pero no es perjudicial. Contiene solamente tres calorías por gramo (aproximadamente dos cucharaditas) y es beneficioso para las personas diabéticas o hipoglicémicas.

❑ Consuma fibra adicional todos los días. Buenas fuentes de fibra son guar gum y psyllium husks. Tómese la fibra con un buen vaso de líquido media hora antes de las comidas.

Nota: La fibra en suplemento no se debe tomar junto con otros suplementos o medicamentos.

❑ Evacúe el vientre todos los días. Para estabilizar el peso es importante mantener limpio el colon. *Ver* LIMPIEZA DEL COLON en la Tercera Parte.

❑ Manténgase activo. Para quemar grasa, camine a buen paso todos los días antes del desayuno o de la cena. Acostúmbrese a utilizar las escaleras en vez del elevador. En lo posible, evite el automóvil y camine o monte en bicicleta. El ejercicio aumenta la tasa metabólica y quema calorías.

❑ Haga con regularidad ejercicio aeróbico, como caminar, correr, montar en bicicleta o nadar, *y* haga ejercicios para aumentar la fortaleza y la flexibilidad, como yoga o ejercicios de estiramiento. Para conservar la buena salud y controlar el peso, es mejor hacer ejercicio que una dieta excesivamente estricta. El ejercicio es la mejor manera de librar al organismo de la grasa y de mantener un buen tono muscular. Tome agua durante el ejercicio para prevenir la deshidratación y los calambres musculares.

Advertencia: Si usted es mayor de treinta y cinco años y/o ha llevado una vida sedentaria, consulte con su médico antes de empezar cualquier programa de ejercicios.

❑ Si durante algún tiempo usted ha llevado una vida sedentaria, haga ejercicio dentro del agua. Hacer ejercicios aeróbicos en el agua es excelente para las personas con sobrepeso y para aquellas a las cuales se les dificulta correr o caminar. Esto también es provechoso para las personas que sufren de artritis. Los aeróbicos acuáticos tonifican el organismo y fortalecen el corazón sin forzar las articulaciones. Empiece tomando una clase en un centro de acondicionamiento físico de su localidad o en el YMCA. La gente sedentaria debe consultar con su médico antes de empezar cualquier programa de ejercicios.

❑ Modifique sus hábitos de alimentación. Esto es sumamente importante no sólo para bajar de peso, sino para mantenerse en un peso adecuado. Empiece de la siguiente manera:

• Desayúnese siempre. El desayuno hace que el metabolismo empiece a funcionar al principio del día. Durante el día, haga cada tres a cuatro horas una comida pequeña pero muy nutritiva para mantener estable el metabolismo, sentirse satisfecho y evitar las oscilaciones fuertes del nivel del azúcar sanguíneo. Buenas opciones son una porción de 2 onzas de algún alimento proteínico (por ejemplo, fríjoles, un huevo, ave de corral) con media taza de ensalada fresca aderezada con apple cider vinegar, o media taza de vegetal al vapor con algún grano (media taza de brown rice o una tajada de alguna clase de pan integral).

• No omita ninguna comida. Esto sólo intensifica el hambre y la necesidad urgente de comer.

• Su comida principal debe ser el almuerzo, no la cena. Algunas personas obtienen resultados excelentes absteniéndose de consumir alimentos despúes de las tres de la tarde.

• Cuando vaya a comer, sírvase porciones más pequeñas. Mastique despacio. Termine de comer tan pronto como deje de sentir hambre. No espere a sentirse lleno para dejar de comer.

• Consuma una pequeña cantidad (doscientas calorías, más o menos) de carbohidratos complejos antes de hacer una comida rica en proteína. Ésta es una buena medida para suministrarle triptófano al cerebro, lo que disminuye los antojos de comida.

❑ Si siente el impulso de comer, colóquese un cinturón apretado. Esto lo hará sentir incómodo y le recordará que usted quiere perder esa grasa que le sobra.

❑ Aprenda a aguantar el deseo intenso de comer. Esos antojos suben y bajan como las olas del mar. Cuando sienta el impulso de comer, dígase a usted mismo que puede resistir ese antojo si *realmente* lo desea. Luego espere diez minutos. Esto hará que usted coma de manera consciente y no compulsiva. Tenga en cuenta que la mayoría de los antojos intensos de comer sólo duran unos cuantos minutos. Trate de hacer algo para distraerse. Recuerde que la adicción a los alimentos es igual a cualquier otra adicción. El primer bocado desencadena el deseo de comer más. Si, por último, usted decide que verdaderamente quiere consumir ese alimento, entonces decida qué cantidad es conveniente y disfrútelo. Disfrútelo *de verdad*. Tome un bocado y saboréelo. Coma despacio.

❑ Trate de descubrir qué le produce esos antojos incontrolables de comer. Si siente uno de esos antojos cuando está viendo televisión, apague el televisor y lea, tome un vaso grande de algún líquido o salga a caminar. Si sus antojos tienen relación con el sitio donde se encuentra, cambie de lugar. Si está en la cocina, salga, camine o arregle el jardín. Si está en un centro comercial, evite el piso donde venden comida.

❑ Hágase exámenes para detectar posibles alergias a los alimentos. A mucha gente se le ha estabilizado rápidamente el peso tras eliminar de su dieta los alimentos alergénicos.

❑ No mastique chicle. Masticar chicle activa los jugos digestivos, lo que produce sensación de hambre.

❑ No vaya al supermercado cuando tenga hambre, pues se sentirá tentado a comprar alimentos prohibidos y más productos de los que necesita o de los que puede utilizar antes de que pierdan su frescura.

❑ Evite las dietas demasiado estrictas. Una dieta muy baja en calorías hace que el metabolismo se vuelva lento y, por tanto, que se quemen menos calorías. Lo que debe hacer es aumentar su nivel de actividad. La actividad eleva la tasa metabólica, quema grasa y ayuda a prevenir la pérdida de músculo magro.

❑ Para que la pérdida de peso sea duradera, calcule cuántas

calorías necesita diariamente multiplicando su peso por diez. Luego súmele a ese resultado 30 por ciento (aproximadamente una tercera parte). Mantenerse moderadamente activo y consumir menos de ese número de calorías hará que usted pierda peso. Ése es el número de calorías que usted puede consumir diariamente sin recuperar el peso que ha perdido.

ASPECTOS PARA TENER EN CUENTA

❑ Desde el punto de vista de la aritmética, lo que se debe saber acerca del peso es que cada libra de grasa corporal equivale a tres mil quinientas calorías. Así pues, para perder una libra por semana (una meta segura y razonable), usted debe inclinar a su favor en quinientas calorías diarias la proporción entre el consumo y el gasto de calorías. Para lograrlo, usted podría, por ejemplo, perder doscientas cincuenta calorías tomando un vaso de agua aromatizado con limón o con jugo de lima en vez de una lata de soda regular, o prescindiendo del queso de su sándwich del medio día. Y las doscientas cincuenta calorías restantes las podría perder caminando dos millas y media.

❑ La major manera de bajar de peso — y prácticamente la única de manterse en un peso bajo — es adoptar un estilo de vida más saludable y más activo. Un estilo de vida que incluye una dieta natural y saludable, además de ejercicio regular, no sólo contribuye a nuestra salud sino que nos hace sentir más vigorosos y disminuye nuestra probabilidad de contraer cáncer, enfermedades del corazón y derrame cerebral. Y todo esto sin dejar de perder peso. Quienes deciden hacer dietas de moda en vez de adoptar un estilo de vida saludable pueden estar seguros de que recuperarán el peso que han perdido, y aún más. Casi el 95 por ciento de quienes hacen dieta recuperan el peso perdido en el transcurso de un año y tienen que volver a hacer dieta.

❑ Hacer con frecuencia dietas excesivamente estrictas no es sano y aumenta el riesgo de contraer enfermedades cardíacas. Las libras que se bajan rápidamente también tienden a recuperarse rápidamente. Esto suele elevar el nivel del colesterol y puede hacerles daño a órganos vitales. En un estudio se descubrió que la tercera parte de las personas que habían hecho dietas estrictas de quinientas calorías diarias, o menos, habían desarrollado cálculos biliares. El Framingham Heart Study, que duró catorce años, demostró que la tasa de muerte es más alta entre las personas cuyo peso varía mucho o con frecuencia. Esas personas también tienen un riesgo mayor de sufrir de enfermedad cardíaca coronaria. Ese estudio reveló que las fluctuaciones del peso conllevan el mismo riesgo de sufrir de enfermedades cardíacas y de morir prematuramente que el sobrepeso.

❑ Un estudio del U.S. Department of Agriculture indicó que el exceso de peso que presenta uno de cada cuatro adolescentes lo pone en alto riesgo de sufrir ataque cardíaco, derrame cerebral, cáncer de colon, gota y otros problemas de salud más adelante en la vida, sin importar si el individuo se adelgaza en la edad adulta.

❑ La American Cancer Society encontró que la gente que uti-liza regularmente edulcorantes artificiales no tiende a perder, sino a ganar peso. Al parecer, esas sustancias incrementan el apetito y lentifican el proceso digestivo.

❑ Investigadores de la Rockefeller University de Nueva York descubrieron en ratas un gen que cuando es defectuoso conduce a la obesidad. Cuando se activa, ese gen aparentemente produce una proteína parecida a una hormona que es segregada por las células de grasa en el torrente sanguíneo. Se cree que ese gen de las ratas es idéntico en un 85 por ciento a su contraparte humana. Este hallazgo podría conducir eventualmente a desarrollar drogas eficaces para combatir la obesidad, y le aporta credibilidad a la teoría de que algunas personas tienen una verdadera predisposición a ganar más peso que otras.

❑ Las personas con una alta proporción entre músculo y grasa tienen una tasa metabólica más alta que las personas del mismo peso con una proporción menor y, por tanto, requieren más calorías. Esto se debe a que se necesitan más calorías para mantener el tejido muscular que el tejido graso. Por otra parte, la tasa metabólica de las personas obesas tiende a ser inferior a lo normal. Infortunadamente, esto hace aún más frustrante y difícil la batalla por bajar de peso.

❑ Las calorías que se derivan de la grasa se convierten más fácilmente en carne flácida que las calorías de otras fuentes. Sólo el 3 por ciento de las calorías de la grasa se queman durante el proceso digestivo. En cambio, el 25 por ciento de las calorías provenientes de los carbohidratos complejos (frutas, vegetales, granos enteros) se queman durante la digestión.

❑ Mucha gente siente la necesidad de comer algo dulce después de las comidas; sin embargo, éste es un hábito adquirido que *se puede* romper. En muchas culturas, los alimentos dulces se reservan para ocasiones muy especiales (e, incluso, son menos dulces que la mayoría de los alimentos que los estadounidenses consumen todos los días). Es posible que se requiera algún tiempo para romper ese ciclo, pero si usted se mantiene firme llega un momento en que advertirá que ya no desea dulce a menudo. También es posible que los demás alimentos le empiecen a saber mucho mejor. De hecho, cuando sus papilas gustativas se hayan recuperado de años de exposición al azúcar, usted se sorprenderá al descubrir cuán dulces son muchísimos alimentos.

❑ Hacer una dieta baja en grasa y alta en carbohidratos complejos *no* significa que haya que consumir alimentos insípidos. Son muchos los alimentos sanos y deliciosos que se pueden consumir. La meta es reducir la grasa total, la grasa saturada y el colesterol de la dieta, y aumentar la cantidad de carbohidratos complejos. La papa, la pasta, el pan, el maíz, el arroz y otros alimentos con alto contenido de carbohidratos complejos no son la causa de la obesidad, como algunas personas creen. Son, por el contrario, la cura. La excepción a esta regla son las personas adictas a los carbohidratos, las cuales se comportan ante ellos como los alcohólicos ante el alcohol. Cuando estos individuos consumen carbohidratos, su organismo libera una cantidad de insulina mayor de lo necesario, lo que los lleva a sentirse menos satisfechos. Esto, desde luego, desencadena el impulso de volver a comer. Por esta razón, los adictos a los carbohidratos terminan tratando de satisfacer su hambre comiendo más y más carbohidratos. Los individuos adictos a los carbohidratos deben limitar su ingesta de alimentos ricos en carbohidratos complejos y deben evitar *todos* los carbohidratos simples. Deben consumir todos los días dos comidas bajas en carbohidratos y deben reservar sus alimentos ricos en carbohidratos para darse una tercera comida de "recompensa". Una manera sencilla de descubrir si se ha desarrollado adicción a los carbohidratos es registrar en un diario lo que uno come, a qué horas y cómo se siente uno después.

❑ Se ha demostrado que el hydroxycitric acid (HCA), una sustancia que se extrae de la corteza de la fruta del árbol *Garcinia cambogia,* es muy eficaz para manejar los problemas de peso. No sólo suprime el hambre, sino que evita que el organismo convierta en grasa las calorías de los carbohidratos al inhibir la acción de una enzima llamada ATP-citrate lyase. El HCA se consigue en suplemento y es uno de los ingredientes de diversos productos dietéticos.

❑ El gamma-linolenic acid (GLA), el ingrediente activo de los aceites de borage, de semilla de black currant, de flaxseed y de primrose, ayuda a controlar el metabolismo de las grasas. Tomar diariamente por lo menos 250 unidades internacionales de GLA ayuda a controlar el apetito.

❑ Un producto dietético que contiene muchos de los nutrientes recomendados en esta sección, además del extracto herbal HCA, es Diet Esteem Plus, de Esteem. Junto con una buena nutrición y ejercicio regular, este producto le ha ayudado a mucha gente a bajar de peso y a mantenerse.

❑ Un estudio realizado en 1994, que fue patrocinado por el U.S. Department of Agriculture, reveló que el micromineral boro puede hacer que las calorías se quemen más rápidamente. Las raisins y la cebolla son buenas fuentes de boro.

❑ Algunas personas han obtenido buenos resultados tomando todas las mañanas al despertarse una cucharada de apple cider vinegar natural en un vaso de jugo de cranberry puro y sin azúcar. Se ha visto que el té de kombucha también es provechoso y que aumenta la energía (*ver* PREPARACIÓN DEL TÉ DE KOMBUCHA en la Tercera Parte).

❑ En estudios con seres humanos, la hormona dehydroepiandrosterone (DHEA) ha producido pérdida de grasa corporal bloqueando la acción de una enzima conocida por su capacidad para producir tejido graso (*ver* TERAPIA A BASE DE DHEA en la Tercera Parte).

❑ Un centro experimental de Gran Bretaña que se dedica a estudiar las dietas para perder peso informó que hacer masajes con una parte de aceite vegetal por dos partes de apple cider vinegar elimina la grasa corporal. Nosotros recomendamos utilizar pure virgin olive oil porque no necesita refrigeración. Masajee ligera pero firmemente las áreas que presentan grasa por lo menos tres veces por semana. Este tratamiento también es beneficioso para el dolor y la rigidez de las articulaciones.

❑ Investigadores han encontrado que utilizar una combinación de los aminoácidos L-ornitina, L-arginina y L-lisina (*ver* la tabla de Nutrientes de esta sección para conocer las dosis recomendadas) promueve la pérdida de peso. El aminoácido L-ornitina contribuye a liberar la hormona del crecimiento humano (normalmente los adultos carecen de ella), la cual quema grasa y construye músculo. Esta combinación es más eficaz cuando el cuerpo está en reposo.

Nota: Nunca tome aminoácidos que contengan L-arginina pero que carezcan de L-lisina. Una cantidad elevada de L-arginina sin L-lisina puede desequilibrar los aminoácidos y producir un episodio de fuegos (cold sores) o activar el herpes latente.

❑ Numerosos estudios con HGH (human growth hormone, u hormona del crecimiento humano) producida mediante ingeniería genética han logrado que los animales experimentales bajen de peso. Sin embargo, todavía está lejano el día en que los seres humanos puedan aplicarse una inyección o tomarse una cápsula de esta sustancia. Las consecuencias a largo plazo de utilizar HGH no se conocen aún.

❑ Se ha demostrado la eficacia de un antiguo remedio ayurvédico que utiliza extracto del árbol guggulu para normalizar los niveles sanguíneos de colesterol y de triglicéridos. Este remedio también tiene suaves propiedades estimulantes de la glándula tiroides.

❑ El phenylpropanolamine, un ingrediente común de los supresores del apetito que venden sin prescripción médica (y también de muchos remedios para el resfriado), actúa sobre el sistema nervioso central y eleva la presión arterial. Antes de utilizar productos que contengan esta droga, las personas que sufren de diabetes, presión arterial alta, hipertiroidismo o dificultad para orinar deben consultar con un médico.

❑ Como último recurso, la obesidad que representa una amenaza para la vida se puede tratar quirúrgicamente.

❑ La U.S. Food and Drug Administration aprobó el uso de una grasa sintética llamada olestra para los snacks. Este producto es un compuesto sintético de ácidos grasos y azúcar, y no aporta calorías porque el organismo no lo absorbe ni lo digiere. No obstante, por este mismo motivo puede ocasionar indigestión, gases y diarrea. Algunos científicos se muestran preocupados por la seguridad que brinda este producto, pues podría inhibir la absorción de vitaminas solubles en grasa que son necesarias para el organismo.

❑ El libro *Prescription for Dietary Wellness,* de Phyllis A. Balch, C.N.C., y James F. Balch, M.D., ofrece información detallada y sugerencias útiles para bajar de peso, así como también recetas e información nutricional.

Oído de nadador

Ver en INFECCIONES DE LOS OÍDOS.

Oído, pérdida del

Ver SORDERA.

Oídos, infecciones de los

Ver INFECCIONES DE LOS OÍDOS.

Ojos, enrojecimiento de los

Ver Ojos inyectados de sangre en PROBLEMAS OCULARES.

Ojos, problemas de los

Ver PROBLEMAS OCULARES.

Ojos, secreción en los

Ver Secreción ocular en PROBLEMAS OCULARES.

Ojos, sequedad de los

Ver Sequedad ocular en PROBLEMAS OCULARES.

Oral Thrush

Ver en CANDIDIASIS, INFECCIONES POR HONGOS.

Orzuelos

Ver en PROBLEMAS OCULARES.

Osteoartritis

Ver en ARTRITIS.

Osteomalacia

Ver RAQUITISMO/OSTEOMALACIA.

Osteoporosis

La osteoporosis es una enfermedad progresiva en la cual los huesos se vuelvan cada vez más frágiles, lo que produce cambios de postura y vuelve al paciente sumamente susceptible a las fracturas óseas. La palabra *osteoporosis*, que se deriva del latín, significa literalmente "huesos porosos". Debido a las diferencias fisiológicas, nutricionales y hormonales que existen entre los hombres y las mujeres, la osteoporosis afecta primordialmente a las mujeres. De hecho, esta enfermedad debilitante aflige a más mujeres que las enfermedades cardíacas, los accidentes cerebrovasculares, la diabetes, el cáncer de seno o la artritis. Por lo menos la mitad de las mujeres entre los cuarenta y cinco y los setenta y cinco años presentan algún grado de osteoporosis, y los huesos de más de la tercera parte de esas mujeres presentan grave deterioro. El tratamiento para los pacientes de osteoporosis en Estados Unidos cuesta alrededor de 3.8 millardos de dólares anualmente.

La masa ósea — la cantidad de mineral que contienen los huesos — generalmente alcanza su punto máximo cuando la mujer tiene entre treinta y treinta y cinco años. Después, empieza a declinar. Entre los cincuenta y cinco y los setenta años, las mujeres suelen perder de manera característica entre el 30 y el 40 por ciento de hueso. Infortunadamente, la pérdida de hueso no produce síntomas, por lo que suele pasar inadvertida mientras no haya adquirido proporciones significativas. Es muy frecuente que la mujer sólo se entere de que tiene osteoporosis cuando sufre un accidente menor a consecuencia del cual se le fractura un hueso, usualmente una muñeca o la cadera. Cuando la osteoporosis está muy avanzada, incluso un abrazo entusiasta puede dar por resultado una o más costillas rotas. A medida que avanza la pérdida de hueso, las vértebras corren el riesgo de sufrir las llamadas fracturas por compresión, que hacen que los nervios de la columna vertebral y de diversos órganos internos se apiñen, lo que se traduce en pérdida de estatura. Esto suele ser muy doloroso. Esta compresión es la causa de la joroba que muchas mujeres desarrollan al ir envejeciendo. La osteoporosis también incide en la pérdida de la dentadura; el debilitamiento de la estructura del maxilar impide que los dientes se sostengan firmemente en su lugar.

Mucha gente cree que la causa de la osteoporosis es solamente la deficiencia de calcio en la dieta y que, por tanto, se puede remediar tomando suplementos de este mineral. Esta creencia es incorrecta. Aun cuando tomar suplementos de calcio es importante, en el manejo de la osteoporosis intervienen otros factores. Las vitaminas C, D, E y K desempeñan un papel vital en la lucha contra esta enfermedad, al igual que la proteína. Regular la cantidad de algunos minerales, como magnesio, fósforo, silicio, boro, cinc, manganeso y cobre, también es importante para preservar el nivel adecuado de calcio en el organismo. El ejercicio es otro factor de importancia crucial.

Hay dos clases de osteoporosis. Se cree que la osteoporosis

Calcio y osteoporosis

Los habitantes de Estados Unidos consumen per cápita más productos lácteos y otros alimentos ricos en calcio que los habitantes de cualesquiera otras dos naciones combinadas. En Estados Unidos tenemos, incluso, jugo de naranja fortificado con calcio. Sin embargo, en comparación con nuestros abuelos, consumimos menos alimentos que estimulan el desarrollo óseo, ingerimos menos calcio y hacemos menos ejercicio. Al mismo tiempo, consumimos más proteína de origen animal y alimentos que contienen fosfatos, como bebidas gaseosas. Por tanto, no debe sorprender que también tengamos las tasas más altas del mundo de osteoporosis y de fracturas óseas entre la gente mayor. Obviamente, no sólo debemos consumir una cantidad más alta de los alimentos correctos, sino también más suplementos de alta calidad.

Las farmacias y los health food stores venden una cantidad increíble de suplementos de vitaminas y minerales de muchísimas marcas y en muchísimas presentaciones. Aun cuando hoy en día es fácil encontrar suplementos de calcio de alta calidad, no siempre fue así. En 1987, más de la mitad de las ochenta marcas de tabletas de calcio que fueron examinadas por el University of Maryland School of Pharmacy no cumplían los criterios de disolución establecidos por el U.S. Pharmacopeial Convention (USP). Afortunadamente, las fórmulas han cambiado desde entonces. Un estudio dirigido por *Consumer Reports* en 1995 examinó con la prueba de disolución de la USP veintiún suplementos y encontró que todas las marcas y todas las variedades — calcium

carbonate, calcium lactate, calcium citrate y calcium gluconate — se disolvían bien. De hecho, ninguna variedad de calcio se disolvía mejor que otra.

Sin embargo, siguen presentándose diferencias nutricionales significativas entre los diversos suplementos que se consiguen en el comercio. Tratándose de calcio, el número que trae la etiqueta no refleja necesariamente la cantidad de calcio que podemos esperar que nuestro organismo absorba. Por ejemplo, si la etiqueta del producto dice "calcium lactate 600 milligrams", esto puede significar que cada tableta pesa 600 miligramos, pero de los 600 miligramos de calcium lactate, sólo 60 miligramos son en realidad calcio listo para ser absorbido. Esto se debe a que los minerales en estado puro no pueden convertirse en tabletas; deben ser combinados con otra u otras sustancias para formar un compuesto estable. En el caso del calcium lactate, el compuesto consiste en calcio más ácido láctico. La información importante es la cantidad de *elemental calcium* que el suplemento contiene. El calcium carbonate contiene un porcentaje más alto de calcio elemental que las demás formas de calcio.

Si usted tiene dudas sobre sus tabletas de calcio, puede hacer una prueba en su hogar para determinar si el suplemento se disuelve fácilmente en su organismo. Coloque una tableta en una taza de vinagre y remuévala cada cierto múmero de minutos. La tableta debe estar completamente disuelta media hora más tarde. Si no lo está, tampoco se disolverá en su estómago y usted debe cambiar de suplemento.

---

tipo I se debe a cambios hormonales, en particular a la pérdida de estrógeno, factor que acelera la pérdida de minerales de los huesos. La osteoporosis tipo II se asocia con deficiencias dietéticas, en especial con la falta de cantidades adecuadas de calcio y de vitamina D, que es necesaria para la absorción del calcio. Muchas mujeres creen equivocadamente que la osteoporosis es un problema del cual sólo se tienen que ocupar después de la menopausia. Sin embargo, se ha comprobado que la osteoporosis a menudo comienza temprano en la vida y que *no* es estrictamente un problema de la etapa posmenopáusica. Pese a que la pérdida de hueso se acelera después de la menopausia como resultado del descenso del nivel del estrógeno, la pérdida de hueso empieza antes de la menopausia.

Se sabe que varios factores influyen en el riesgo de desarrollar osteoporosis. El primero, y probablemente el más importante, es el nivel máximo de masa ósea alcanzado en la edad adulta. Para comenzar, cuanto más grandes y más densos son los huesos, tanto menor es el impacto de la pérdida de hueso. Esto quiere decir que las mujeres de baja estatura y de huesos delgados tienen más motivos de preocupación que las mujeres de constitución más grande y de huesos más pesados. Al parecer, la raza y la etnia tienen mucho que ver. Las mujeres de ascendencia asiática y europea del norte tienen más probabilidades de desarrollar osteoporosis, mientras que las muje-

res de ascendencia africana tienen menos probabilidades de verse afectadas por esta enfermedad.

Además de lo anterior, también son importantes los hábitos dietéticos y el estilo de vida. Aunque una insuficiente ingesta de calcio influye en la osteoporosis, de igual importancia son otras prácticas dietéticas que afectan al metabolismo del calcio. Las dietas altas en sal, azúcar y proteína de origen animal hacen que el organismo excrete cantidades muy altas de calcio. El organismo, entonces, se ve forzado a "robar" calcio de los huesos a fin de satisfacer sus requerimientos. La cafeína, el alcohol y muchas otras drogas producen un efecto similar. Demasiado magnesio y/o fósforo (se encuentra en las sodas y en muchos productos alimentarios procesados) puede inhibir la capacidad del organismo de absorber adecuadamente el calcio porque esos minerales compiten con éste por ser absorbidos en la sangre y en la médula ósea. La densidad de los huesos también depende del ejercicio. Cuando regularmente hacemos ejercicio que aprovecha el propio peso del cuerpo (como caminar), nuestro organismo reacciona depositando más mineral en los huesos, especialmente en los de las piernas, la cadera y la columna vertebral. En cambio, la falta de ejercicio regular acelera la pérdida de masa ósea. Otros factores que aumentan la probabilidad de desarrollar osteoporosis son fumar, inicio tardío de la pubertad, inicio temprano de la menopausia (natural o inducida artificialmente), antecedentes familiares de la enfermedad, hipertiroidismo, enfermedad hepática o renal crónica y uso prolongado de corticosteroides, anticoagulantes y medicamentos anticonvulsivos.

Aunque la osteoporosis no produce síntomas específicos mientras no se encuentra en una etapa avanzada, existen señales tempranas de que se está presentando pérdida de hueso. Entre esas señales están disminución gradual de la estatura, encorvamiento de los hombros y dolores generalizados. Si usted observa que la ropa le está quedando larga, hable con su médico para que evalúe la posibilidad de que usted sufra de osteoporosis.

NUTRIENTES

SUPLEMENTOS	DOSIS SUGERIDAS	COMENTARIOS
Esenciales		
Bone Builder de Ethical Nutrients	Según indicaciones de la etiqueta.	Este suplemento nutricional de muy fácil absorción contiene minerales y la matriz orgánica que compone los huesos.
o Bone Defense de KAL	Según indicaciones de la etiqueta.	Contiene calcio, magnesio, fósforo y otros importantes nutrientes que fortalecen los huesos.
o Bone Support de Synergy Plus	Según indicaciones de la etiqueta.	Este complejo contiene muchos de los nutrientes mencionados en esta sección.
o Bone Builder con Boron de Metagenics	Según indicaciones de la etiqueta.	Este complejo a base de hueso es eficaz para disminuir el riesgo de osteoporosis. Se consigue únicamente a través de médicos profesionales.
o Joint Support de Now Foods	Según indicaciones de la etiqueta.	Contiene vitaminas, minerales y hierbas que promueven la salud de los huesos y de las articulaciones.
u Osteo-B-plus de Biotics Research	Según indicaciones de la etiqueta.	Contiene calcio, magnesio, cinc y otras vitaminas y minerales.
Boron	3 mg al día. No sobrepasar esta dosis.	Mejora la absorción del calcio. *Nota:* si está tomando algún complejo que contenga boro, abténgase de tomar este suplemento.
Calcium	1.500-2.000 mg al día.	Necesario para la fortaleza de los huesos. Utilizar una variedad chelate. Puede ser necesario aplicar en inyección (con supervisión médica).
Glucosamine Plus de FoodScience Labs	Según indicaciones de la etiqueta.	Contiene glucosamina y otros nutrientes necesarios para el desarrollo de los huesos y del tejido conectivo.
Silica	Según indicaciones de la etiqueta.	Proporciona silicio, provechoso para la utilización del calcio y para la fortaleza de los huesos.
Copper	3 mg al día.	Ayuda a la formación de hueso.
Floradix Iron + Herbs de Salus Haus	Según indicaciones de la etiqueta.	Proporciona hierro orgánico y otros nutrientes necesarios para una salud óptima.
Magnesium	1.000 mg al día.	Importante para la absorción del calcio.
Muy importantes		
L-Lysine y L-arginine	Según indicaciones de la etiqueta, con el estómago vacío. Tomar con agua o jugo. No tomar con leche. Para mejor absorción, tomar con 50 mg de vitamina B_6 y 100 mg de vitamina C.	Ayudan a la absorción del calcio. Provechosos para la fortaleza del tejido conectivo. *Ver* AMINOÁCIDOS en la Primera Parte.
Multienzyme complex con betaine hydrochloride (HCl) más proteolytic enzymes	Según indicaciones de la etiqueta. Tomar con las comidas. Tomar entre comidas.	Necesarios para la correcta absorción del calcio y de todos los nutrientes.
Sulfur	Según indicaciones de la etiqueta.	Necesario para la absorción del calcio. Aumenta la fortaleza de los huesos y del tejido conectivo.
Vitamin A y vitamin E más vitamin D	50.000 UI al día por 1 mes. Luego reducir hasta 25.000 UI al día. 400 UI al día. 400 UI al día.	Importantes para retardar el proceso de envejecimiento. Para facilitar la asimilación, utilizar en emulsión. Participa en la absorción del calcio.
Zinc	50 mg al día. No tomar más de 100 mg al día de todos los suplementos.	Importante para la absorción del calcio y para la función inmunológica. Para mejor absorción, utilizar lozenges de zinc gluconate u OptiZinc.
Provechosos		
Chromium picolinate	400-600 mcg al día.	Aumenta la eficacia de la insulina, lo que favorece la densidad de los huesos.
Cod liver oil	3 cucharaditas 2 veces al día.	Fuente natural de vitaminas A y D.
DL-Phenylalanine	Según indicaciones de la etiqueta, con el estómago vacío. Tomar con agua o jugo. No tomar con leche. Para mejor absorción, tomar con 50 mg de vitamina B_6 y 3.000 mg de vitamina C.	Alivia el dolor de los huesos. *Ver* AMINOÁCIDOS en la Primera parte. *Advertencia:* si sufre de ataques de pánico, diabetes, presión arterial alta o PKU, no debe tomar este suplemento.
Kelp	2.000-3.000 mg al día.	Rica fuente de importantes minerales.
Manganese	Según indicaciones de la etiqueta. No tomar junto con calcio.	Vital para el metabolismo de los minerales.
Multivitamin y mineral complex	Según indicaciones de la etiqueta.	Proporciona minerales esenciales. Utilizar una fórmula high-potency.
Vitamin B_{12}	1.000 mcg al día.	Promueve el crecimiento normal. Utilizar lozenges o administrar en forma sublingual. Se puede administrar en inyección (con supervisión médica).
Vitamin C	3.000 mg o más al día.	Importante para la formación de colágeno y de tejido conectivo.

HIERBAS

❑ El feverfew sirve para aliviar el dolor y es antiinflamatorio.

Advertencia: No utilice esta hierba durante el embarazo.

❑ Para fortalecer los huesos son beneficiosas las hierbas alfalfa, barley grass, black cohosh, boneset, raíz de dandelion, nettle, perejil, raíz de poke, rose hips y yucca.

Advertencia: No utilice boneset todos los días durante más de una semana, porque consumirla durante períodos largos puede causar toxicidad.

❑ El horsetail y el oat straw contienen sílice, que le ayuda al organismo a absorber el calcio.

RECOMENDACIONES

❑ Consuma abundantes alimentos ricos en calcio y en vitamina D. Buenas fuentes de calcio de fácil asimilación son brócoli, chestnuts, almejas, hojas de dandelion, la mayoría de los vegetales hojosos de color verde, flounder, hazelnuts, kale, kelp, molasses, oats, ostras, salmón, sardinas (con los huesos), vegetales marinos, semillas de sesame, langostinos, soya, tahini (mantequilla de sesame), tofu, hojas de nabo y wheat germ.

❑ Consuma los granos enteros y los alimentos ricos en calcio en distintos momentos. Los granos enteros contienen una sustancia que se une al calcio e impide que este mineral se absorba. Tome el calcio a la hora de acostarse, pues se absorbe mejor y ayuda a dormir bien.

❑ Incluya en su dieta ajo, cebolla y huevos (si su colesterol no es demasiado alto). Estos alimentos contienen azufre, que es necesario para tener huesos saludables.

❑ Limite su consumo de almendras, espárragos, hojas de remolacha, cashews, chard, ruibarbo y espinaca. Estos alimentos tienen un alto contenido de ácido oxálico, que inhibe la absorción del calcio.

❑ Evite los alimentos y las bebidas que contienen fosfatos, como las bebidas gaseosas, así como también los alimentos de origen animal ricos en proteína. Evite el alcohol, el cigarrillo, el azúcar y la sal. Disminuya su consumo de frutas cítricas y de tomate, ya que pueden inhibir la absorción del calcio.

❑ Evite los alimentos con levadura. La levadura es rica en fósforo, que compite con el calcio por ser absorbido por el organismo.

❑ Si usted es mayor de cincuenta y cinco años, incluya en su régimen diario algún suplemento de calcium lactate (si no es alérgico a la leche) o de calcium phosphate, así como también algún suplemento de hydrochloric acid (HCI). Para que el calcio se absorba, en el estómago tiene que haber cantidades adecuadas de vitamina D y de HCI. Por lo regular, la gente de edad avanzada no tiene suficiente ácido estomacal.

❑ Si usted está tomando hormona tiroidea o algún medicamento anticoagulante, aumente su ingesta de calcio por lo menos en un 25 a un 50 por ciento.

❑ Si usted está tomando algún diurético, consulte con su médico antes de empezar a tomar suplementos de calcio y de vitamina D. Los diuréticos tipo thiazide aumentan los niveles sanguíneos de calcio, y se pueden presentar complicaciones cuando se toman junto con suplementos de calcio y de vitamina D. Sin embargo, otra clase de diuréticos aumentan los requerimientos de calcio.

❑ Manténgase activo y haga ejercicio con regularidad. La falta de ejercicio puede dar lugar a la pérdida de calcio, pero esto se puede revertir haciendo ejercicio de manera razonable. Caminar es quizás el mejor ejercicio para preservar la masa ósea.

ASPECTOS PARA TENER EN CUENTA

❑ Según un informe presentado en una reunión de la American Chemical Society en Anaheim, California, el manganeso podría ayudar a prevenir la osteoporosis. El biólogo Paul Saltman, de la University of California en San Diego, encontró que ratas cuya dieta era baja en manganeso presentaban porosidad en los huesos.

❑ Tanto los hombres como las mujeres pierden hueso lentamente a medida que envejecen. A lo largo de toda su vida la mujer puede perder entre el 30 y el 50 por ciento del espesor del área cortical de sus huesos.

❑ Un estudio dirigido por *The Journal of Clinical Nutrition* informó que las mujeres vegetarianas pierden una cantidad significativamente menor de hueso que las mujeres que consumen carne.

❑ Un estudio publicado en la revista médica *Journal of the American Medical Association* reveló que las personas de edad avanzada que toman tranquilizantes sufren 70 por ciento más fracturas de cadera que las personas de su misma edad que no toman este tipo de medicamentos.

❑ La cafeína se ha asociado con la pérdida de calcio. En un estudio, adultos que recibieron 300 miligramos de cafeína eliminaron en la orina una cantidad de calcio mayor de lo normal. Otro estudio reveló que, en las mujeres, la cafeína se relaciona con disminución de la concentración mineral de los huesos.

❑ Las bebidas carbonatadas contienen grandes cantidades de fosfatos. Los fosfatos hacen que el organismo elimine calcio junto con ellos, incluso si para lograrlo el calcio se debe extraer de los huesos.

❑ Las personas mayores de cincuenta años con frecuencia presentan desintegración dolorosa de los huesos de la cadera y de la parte baja de la espalda, al igual que fracturas de fémur y de vértebras. La mejor manera de monitorear la pérdida de hueso es hacerse un bone mineral density test, o prueba de densidad mineral ósea. Los rayos X no detectan la pérdida de hueso mientras no se haya perdido 25 por ciento, o más, de masa ósea.

❑ Se ha comprobado que el sodium fluoride, anteriormente considerado provechoso para reconstruir hueso, es ineficaz para tratar la osteoporosis. Aun cuando el sodium fluoride sí aumenta la masa ósea en la columna vertebral, ese hueso no es de buena calidad. En una investigación realizada por la

Mayo Clinic de Rochester, Minnesota, la probabilidad de sufrir fractura de brazo, fémur o cadera fue tres veces más alta en las mujeres que tomaron sodium fluoride que en las que tomaron un placebo. Algunas de las mujeres que participaron en ese estudio también presentaron dolor inusual en la parte inferior de las piernas, quizás a causa de fracturas por esfuerzo.

❑ A las personas que tienen osteoporosis a menudo les prescriben el medicamento calcitonin (se consigue con los nombres comerciales de Calcimar, Cibacalcin y Miacalcin), que sólo se puede comprar con prescripción médica. Se dice que no produce efectos secundarios ni siquiera cuando se toma durante períodos prolongados. Algunos estudios indican que el calcitonin previene la pérdida adicional de masa ósea en el 70 por ciento de las personas que lo toman. Quienes sufren o han sufrido de cálculos renales no deben utilizar esta droga.

❑ Dos hormonas cuya producción declina progresivamente con la edad son dehydroepiandrosterone (DHEA) y human growth hormone (HGH). Investigaciones sugieren que tomar suplementos de cualquiera de estas hormonas podría aumentar la fortaleza de los huesos y serviría para el tratamiento de la osteoporosis (*ver* TERAPIA A BASE DE DHEA y TERAPIA CON HORMONA DEL CRECIMIENTO en la Tercera Parte).

❑ A las mujeres que tienen alto riesgo de sufrir de osteoporosis les suelen recomendar una terapia a base de estrógeno, que suele ser muy eficaz. Sin embargo, por el alto riesgo de cáncer que conlleva, nosotros no somos partidarios de esta terapia en muchos casos.

❑ *Ver también* RAQUITISMO/OSTEOMALACIA en la Segunda Parte.

Paget, enfermedad ósea de

Ver ENFERMEDAD ÓSEA DE PAGET.

Pancreatitis

La pancreatitis es la inflamación del páncreas a causa de la obstrucción del conducto pancreático. Esa obstrucción puede deberse a cálculos biliares, cicatrización (que suele relacionarse con daño por consumo de alcohol) o tumor canceroso. El alcoholismo es, con mucho, la causa principal de la pancreatitis en los hombres. En las mujeres, esta enfermedad se relaciona frecuentemente con problemas de las vías biliares. La pancreatitis también puede originarse en infección viral, lesión abdominal, obesidad, mala nutrición y utilización de algunas drogas.

La pancreatitis puede ser aguda o crónica. La pancreatitis aguda suele producir un dolor intenso que se presenta súbitamente y empieza en el área del ombligo e irradia a la espalda. De manera típica, moverse exacerba el dolor y sentarse lo alivia. El dolor puede ir acompañado de náuseas y vómito, que en algunas ocasiones es severo. Otros síntomas son inflamación y distensión de la parte superior del abdomen, exceso de gases, dolor en la parte superior del abdomen que los pacientes describen como quemante o punzante, fiebre, sudoración, hipertensión, dolores musculares y deposición anormal y grasosa.

La pancreatitis crónica es una enfermedad en la cual la inflamación produce cambios irreversibles en la estructura microscópica del tejido de la vesícula biliar. En este tipo de pancreatitis son frecuentes los episodios de cálculos biliares y las infecciones de la vesícula biliar. Los síntomas de la pancreatitis crónica son difíciles de distinguir de los de la pancreatitis aguda, excepto por el hecho de que el dolor tiende a ser crónico en vez de presentarse de manera repentina. Además, la pancreatitis crónica puede agravarse con episodios agudos que se presentan periódicamente.

Debido a que el páncreas es la glándula que produce las hormonas insulina y glucagón, las cuales regulan los niveles sanguíneos de azúcar y contribuyen a la digestión, la pancreatitis — especialmente cuando es crónica — suele conducir a intolerancia a la glucosa (diabetes) y a trastornos digestivos.

NUTRIENTES

SUPLEMENTOS	DOSIS SUGERIDAS	COMENTARIOS
Esencial		
Chromium picolinate	300 mcg al día.	Importante para mantener la estabilidad del nivel del azúcar sanguíneo.
Muy importantes		
Calcium y magnesium	1.500 mg al día. 1.000 mg al día.	Actúa estrechamente con el magnesio. Contrarresta las alteraciones glandulares. Utilizar variedades chelate.
Pancreatin	Según indicaciones de la etiqueta. Tomar con los alimentos.	La deficiencia de enzimas pancreáticas es común en personas con pancreatitis.
Proteolytic enzymes	Según indicaciones de la etiqueta. Tomar entre comidas y a la hora de acostarse con el estómago vacío.	Ayudan a reducir la inflamación. Ayudan también a reducir el estrés del páncreas contribuyendo a la digestión de la proteína. *Advertencia:* este suplemento no se les debe dar a los niños.
Raw pancreas glandular	Según indicaciones de la etiqueta.	Contiene algunas proteínas necesarias para reparar el páncreas. *Ver* TERAPIA GLANDULAR en la Tercera Parte.
Vitamin B complex más extra vitamin B$_3$ (niacin) y pantothenic acid (vitamin B$_5$)	50 mg 3 veces al día. 50 mg 3 veces al día. No sobrepasar esta dosis. 100 mg 3 veces al día.	Las vitaminas del complejo B combaten el estrés. La niacina y el ácido pantoténico son importantes para el metabolismo de las grasas y de los carbohidratos. *Advertencia:* si tiene algún trastorno hepático, gota o presión arterial alta, no debe tomar niacina.

Importantes		
Vitamin C	1.000 mg 4 veces o más al día.	Poderoso neutralizador de los radicales libres. Utilizar una variedad buffered.
Choline e inositol y/o	Según indicaciones de la etiqueta.	Estos emulsificantes de la grasa ayudan a la digestión de las grasas.
lecithin y/o	Según indicaciones de la etiqueta.	
lipotropic factors	Según indicaciones de la etiqueta.	

Provechosos		
Coenzyme Q$_{10}$	75 mg al día.	Poderoso antioxidante y transportador de oxígeno.
CTR Support de PhysioLogics	Según indicaciones de la etiqueta.	Ayuda a disminuir el daño causado por la inflamación y protege contra futuros daños.
Detoxygen de Nature´s Plus	Según indicaciones de la etiqueta.	Esta fórmula a base de hierbas desintoxica el organismo y oxigena las células.
Digesta-Lac de Natren	Según indicaciones de la etiqueta.	Repone las bacterias "amigables" del intestino.
DL-Phenylalanine	Según indicaciones de la etiqueta.	Alivia el dolor agudo. *Advertencia:* si está embarazada o lactando, o si sufre de ataques de pánico, diabetes, presión arterial alta o PKU, no debe tomar este suplemento.
Grape seed extract	Según indicaciones de la etiqueta.	Poderoso antiinflamatorio.
L-Cysteine	Según indicaciones de la etiqueta.	Protege el hígado.
Vitamin E	Empezar con 200 UI al día y aumentar poco a poco hasta 400-800 UI al día.	Poderoso antioxidante y transportador de oxígeno. Importante para la reparación de los tejidos.
Zinc	50 mg al día. No tomar más de 100 mg al día de todos los suplementos.	Favorece la división, el desarrollo y la reparación de las células facilitando la adecuada actividad de las enzimas. Interviene en la producción de insulina. Para mejor absorción, utilizar lozenges de zinc gluconate u OptiZinc.

HIERBAS

❑ Las berries de cedar, la echinacea, la raíz de gentian y el goldenseal estimulan el páncreas y lo fortalecen.

Advertencia: El goldenseal no se debe tomar todos los días durante más de una semana seguida y se debe evitar durante el embarazo. Si existe alergia al ragweed, se debe utilizar con precaución.

❑ La raíz de dandelion estimula la producción de bilis y mejora la salud del páncreas.

❑ La raíz de licorice refuerza todas las funciones glandulares.

Advertencia: Cuando se consume en gran cantidad, el licorice puede elevar la presión arterial. Esta hierba no se debe utilizar todos los días durante más de una semana seguida y se debe evitar cuando la presión arterial es alta.

RECOMENDACIONES

❑ Si usted presenta síntomas de pancreatitis, hable con su médico. Este problema de salud reviste suma gravedad y requiere atención médica.

❑ Haga una dieta baja en grasa y en azúcar. Esto es muy importante para mejorarse. *Ver* DIABETES en la Segunda Parte y seguir las pautas dietéticas.

❑ No consuma alcohol en ninguna forma.

❑ Si el médico le prescribe antibióticos, no deje de tomar buttermilk, kéfir y yogur. Agréguele a su dieta algún tipo de acidophilus.

❑ Si usted fuma, deje de hacerlo y evite los ambientes donde hay humo. Estudios recientes muestran una clara asociación entre la pancreatitis crónica y el tabaquismo.

❑ *Ver* AYUNOS en la Tercera Parte y seguir el programa. Ayunar sirve para mejorar la salud de todos los órganos, incluido el páncreas.

ASPECTOS PARA TENER EN CUENTA

❑ El cáncer de páncreas es la cuarta causa de muerte por cáncer en Estados Unidos. La pancreatitis puede conducir al desarrollo de este tipo de cáncer. Por otra parte, mejorar la salud del páncreas puede ayudar a prevenirlo.

❑ Un nivel alto de triglicéridos (grasa) en la sangre influye en la pancreatitis.

Pánico, ataques de

Ver Ataques de pánico *en* TRASTORNO DE ANSIEDAD.

Paperas

Las paperas son una enfermedad viral frecuente en la infancia. Ésta es una infección viral aguda y contagiosa de las glándulas parótidas, que son las glándulas salivales ubicadas en los ángulos de la mandíbula por debajo de los oídos. Entre los síntomas de las paperas están inflamación de una u ambas glándulas, además de dolor de cabeza, fiebre, dolor de garganta y dolor al tragar o al masticar. Una de las glándulas parótidas suele inflamarse antes que la otra, y al ir cediendo la inflamación empieza a inflamarse la otra.

Las paperas se contagian de una persona a otra mediante gotitas de saliva infectadas, o mediante el contacto directo con material contaminado. El período de incubación del virus es variable, pero normalmente es de catorce a veinticuatro días (el promedio es dieciocho días). Una persona que tenga paperas puede contagiar a otra en cualquier momento desde cuarenta y ocho horas antes de la aparición de los síntomas hasta seis días después de su aparición. Esta enfermedad no es tan contagiosa como el sarampión o la varicela, y un solo ataque generalmente basta para que el paciente quede inmunizado de por vida. Las paperas son más frecuentes en los niños de tres a dieciséis años. Sin embargo, se puede presentar después de la pubertad y, cuando esto sucede, los ovarios o los testículos pueden afectarse, lo que suele dar por resultado esterilidad. Cuando los testículos se afectan, se inflaman y duelen; cuando los ovarios o el páncreas se afectan, se presenta dolor abdominal.

A menos que se indique otra cosa, las dosis recomendadas son para adultos. A los jóvenes de doce a diecisiete años se les debe administrar tres cuartas partes de la cantidad recomendada; a los niños de seis a doce años, la mitad y a los menores de seis años, la cuarta parte.

NUTRIENTES

SUPLEMENTOS	DOSIS SUGERIDAS	COMENTARIOS
Muy importantes		
Vitamin C	500 mg cada 2 horas mientras presente síntomas (hasta 3.000-10.000 mg al día).	Destruye el virus causante de las paperas y elimina las toxinas. Para reducir la diarrea en los niños, utilizar sodium ascorbate.
Lactobacillus bifidus	Según indicaciones de la etiqueta.	Las bacterias "amigables" contienen sustancias antibióticas que inhiben los organismos patógenos.
Zinc lozenges (Ultimate Zinc-C Lozenges de Now Foods)	Tomar 1 lozenge de 15 mg cada 4-6 horas. No tomar más de 100 mg al día.	Favorecen la curación. Los lozenges actúan rápidamente. No se deben masticar. Se deben dejar disolver lentamente en la boca.
Importantes		
Acidophilus	Según indicaciones de la etiqueta.	Para adultos y niños. Contiene sustancias antibióticas que inhiben los organismos patógenos.
Free-form amino acid complex más	Según indicaciones de la etiqueta.	Importante para la curación y la reparación de los tejidos.
vitamin B complex más	100 mg 3 veces al día.	Necesario para la curación.
potassium	99 mg al día.	Repone los electrólitos que se pierden cuando hay fiebre. La fiebre de más de 101°F baja el nivel del potasio.
Vitamin A y	Para niños menores de 12 años: 15.000 UI al día. Para adultos: 50.000 UI al día. Si está embarazada, no debe tomar más de 10.000 UI al día.	Las vitaminas A y E refuerzan la función inmunológica. Para facilitar la asimilación, utilizar en emulsión.
vitamin E	Para niños: 200 UI al día por 1 semana. Para adultos: 400-800 UI al día por 1 semana.	

Provechoso		
Kelp	1.000-1.500 mg al día.	Contiene minerales, yodo y vitaminas esenciales.

HIERBAS

❑ Los tés de catnip y de chamomile son calmantes e inducen el sueño. Los enemas de té de catnip ayudan a reducir la fiebre. *Ver* ENEMAS en la Tercera Parte.

❑ El té de dandelion limpia el hígado y lo fortalece. Triturar y combinar el dandelion con un poquito de aloe vera gel es una provechosa cataplasma para reducir la inflamación.

❑ La echinacea reduce la inflamación y limpia la sangre y el sistema linfático. Tome té de echinacea mezclado con un poco de jugo, cuatro o más veces al día.

❑ El té de elder flower sirve para bajar la fiebre.

❑ El extracto de lobelia es beneficioso para el dolor. Tome media cucharadita cada tres o cuatro horas.

Advertencia: No tome lobelia de manera permanente.

❑ Las cataplasmas de mullein sirven para mitigar el dolor y la inflamación de las glándulas salivales. *Ver* UTILIZACIÓN DE CATAPLASMAS en la Tercera Parte.

❑ El té de peppermint alivia el malestar estomacal y ayuda a liberar el organismo de la infección.

❑ Una bebida nutritiva y calmante de la garganta y del tracto digestivo es agua de barley mezclada con slippery elm bark en polvo. *Ver* LÍQUIDOS TERAPÉUTICOS en la Tercera Parte.

❑ El yarrow reduce la fiebre y la inflamación y es un buen purificador del sistema linfático.

RECOMENDACIONES

❑ Mientras las glándulas estén inflamadas, consuma más que todo frutas y vegetales crudos en jugo o en puré. Hacer una dieta estricta de alimentos blandos minimiza el dolor que produce la masticación.

❑ Tome abundante agua pura y jugos frescos para mantener el organismo limpio y bien hidratado.

❑ No consuma café, productos lácteos, tabaco, harina blanca ni azúcar. Evite los alimentos ácidos, como pickles, y las frutas o los jugos cítricos, pues ocasionan malestar.

❑ Para desintoxicar el organismo, ayune. *Ver* AYUNOS en la Tercera Parte.

❑ Manténgase caliente y seco. Descanse mucho.

❑ Aplíquese en las glándulas inflamadas frío o calor — lo que lo haga sentir mejor — de manera intermitente. Utilice con cuidado las toallas calientes, las botellas de agua caliente y las compresas de hielo.

❑ Si se presenta dolor e inflamación testicular, sostenga el escroto con una especie de "puente" de cinta adhesiva entre los muslos, y aplíquese compresas frías para aliviar el dolor.

ASPECTOS PARA TENER EN CUENTA

❑ Cuando no se presentan complicaciones, recuperarse completamente de las paperas toma alrededor de diez días.

❑ Debido a que se suelen presentar complicaciones cuando esta enfermedad se contrae en la edad adulta, conviene que las personas adultas que no han tenido paperas se hagan vacunar, al igual que los adultos que nunca fueron inmunizados contra esta enfermedad.

❑ El virus de las paperas generalmente es contagioso durante el período de incubación. Cualquier persona que haya estado en contacto con un enfermo de paperas debe estar alerta a posibles síntomas durante un período de catorce a veintiocho días después de la exposición. Así mismo, durante ese período debe evitar al máximo el contacto con personas susceptibles a contraer la enfermedad.

❑ Los médicos pueden recomendar corticosteroides para disminuir el dolor y la inflamación de los testículos. Los corticosteroides son medicamentos poderosos y se deben administrar con precaución.

❑ Cuando las náuseas y/o el dolor al tragar son tan severos que el paciente de paperas no puede comer, es posible que le tengan que administrar dextrose y fluidos por vía intravenosa.

❑ La inflamación de las glándulas parótidas y/o de las glándulas salivales puede ser producida por diversos factores, entre ellos cirrosis del hígado, infección bacteriana (como mal de garganta por estreptococo), mala higiene oral, tumor en las glándulas salivales o cálculo de calcio en alguno de los conductos salivales. Otra posible causa es el síndrome de Mikulicz, que se presenta en pacientes de diversas enfermedades (como leucemia, lupus, linfoma distinto del de Hodgkin y tuberculosis) y que se caracteriza por la inflamación (por lo regular, indolora) de las glándulas parótidas y, algunas veces, de las glándulas lacrimales. La inflamación de las glándulas salivales también se puede relacionar con algunos medicamentos. En consecuencia, un caso aislado de paperas (es decir, un caso que no tiene relación con un brote de la enfermedad) amerita un diagnóstico sumamente cuidadoso.

Parkinson, enfermedad de

Ver ENFERMEDAD DE PARKINSON.

Párpados, ulceración de los

Ver Ulceración de los párpados *en* PROBLEMAS OCULARES.

Pelagra

La pelagra es una enfermedad causada por deficiencia prolongada de vitaminas B y, en particular, de vitamina B$_3$ (niacina).

Esta enfermedad es muy frecuente en pueblos cuya dieta se basa en el maíz, cereal que carece de niacina. Gracias a que la dieta de Estados Unidos es tan variada, la pelagra es una enfermedad muy poco común en este país. Cuando se presenta suele ser producida por enfermedades que agotan las reservas de niacina, riboflavina y tiamina del organismo, como trastornos gastrointestinales crónicos o alcoholismo. Por lo general, la pelagra requiere tratamiento prolongado con el antibiótico isoniazid (INH, Laniazid, Nydrazid, Tubizid), que se utiliza para tratar la tuberculosis. Debido a la mala nutrición, el riesgo de contraer pelagra es más alto entre la gente pobre o desamparada, entre los nuevos inmigrantes y entre los individuos que se hallan en condiciones excepcionales, como los prisioneros de guerra repatriados.

Entre los síntomas de la pelagra se cuentan ansiedad, depresión, demencia, diarrea, vahídos, dolores de cabeza, inflamación, enrojecimiento y dolor en la lengua, pérdida del apetito, debilidad y pérdida de peso. Una importante característica de la enfermedad es la dermatitis pruriginosa en las manos y en el cuello. Los síntomas de la pelagra subclínica a menudo se interpretan equivocadamente como enfermedad mental. En los niños, los problemas de conducta y la hiperactividad pueden ser señal de deficiencia de niacina y de otras vitaminas B.

Lo único que se necesita para prevenir la pelagra es incluir en la dieta cantidades adecuadas de niacina, tiamina, riboflavina, ácido fólico y vitamina B$_{12}$.

NUTRIENTES

SUPLEMENTOS	DOSIS SUGERIDAS	COMENTARIOS
Esenciales		
Vitamin B complex más extra	100 mg al día.	Todas las vitaminas B son necesarias para corregir las deficiencias. Son más eficaces cuando se toman juntas. El complejo se recomienda en forma sublingual. Puede ser necesario aplicar en inyección (con supervisión médica). *Advertencia:* si tiene algún trastorno hepático, gota o presión arterial alta, no debe tomar niacina. Utilizar lozenges o administrar en forma sublingual.
vitamin B$_1$ (thiamine) y	50 mg 3 veces al día con las comidas.	
vitamin B$_2$ (riboflavin) y	50 mg 3 veces al día con las comidas.	
vitamin B$_3$ (niacin) y	100 mg al día. No sobrepasar esta dosis.	
vitamin B$_{12}$ más	1.000 mcg 2 veces al día con el estómago vacío.	
folic acid o	400 mcg al día.	
brewer´s yeast o	Según indicaciones de la etiqueta.	Buena fuente de vitaminas B. Fuente natural de las vitaminas del complejo B.
Bio-Strath de Bioforce	Según indicaciones de la etiqueta.	

RECOMENDACIONES

❑ Consuma en abundancia alimentos ricos en vitaminas B, como aguacate, banano, bróculi, collard, higos, legumbres, nueces y semillas, mantequilla de maní, papa, prunes, tomate y granos enteros, o pan y cereal enriquecidos.

❑ Incluya en su dieta halibut, salmón, semillas de sunflower, swordfish, atún, y pechuga de pollo y de pavo sin piel. Estos alimentos son buenas fuentes del aminoácido triptófano, que se convierte en niacina en el organismo.

ASPECTOS PARA TENER EN CUENTA

❑ Las personas diabéticas deben ser cuidadosas al tomar niacina en suplemento, pues puede elevar el nivel del azúcar sanguíneo. La terapia prolongada con niacina también puede aumentar el riesgo de desarrollar gota. Por lo menos una investigación ha señalado el peligro de tomar demasiada niacina, especialmente para la gente de edad avanzada. Entre los efectos secundarios que se pueden presentar a corto plazo por tomar dosis excesivamente altas de niacina están enrojecimiento, escozor y trastornos cutáneos. A largo plazo, las dosis altas de niacina pueden representar un peligro. Tomar apenas 500 miligramos de niacina al día durante varios meses puede dar por resultado daño hepático.

Pérdida del oído

Ver SORDERA.

Periodontal, enfermedad

Ver ENFERMEDAD PERIODONTAL.

Perro, mordedura de

Ver MORDEDURA DE PERRO.

Peso, falta de

Ver FALTA DE PESO.

Peso, problemas de

Ver ANOREXIA NERVIOSA, BULIMIA, FALTA DE PESO, INAPETENCIA, OBESIDAD.

Pestañas, adelgazamiento de las

Ver Adelgazamiento de las pestañas *en* PROBLEMAS OCULARES.

Pezón, enfermedad de Paget del

Ver en CÁNCER DE SENO.

Pezones, irritación de los

Ver Irritación de los pezones *en* PROBLEMAS RELACIONADOS CON LA LACTANCIA.

Picadura de abeja

En Estados Unidos hay varios insectos que pican. Aunque no todos son abejas — algunos avispones, yellow jackets, avispas, arañas y hormigas también pueden inyectar su ponzoña - las picaduras de insecto se suelen asociar con las abejas.

Cuando un insecto pica, le inyecta el veneno a su víctima a través del aguijón. Mientras que las abejas generalmente dejan el aguijón en el sitio de la picadura, las avispas no suelen hacer esto. Los insectos que pican suelen atacar cuando se tratan de proteger del peligro o cuando perciben que su territorio corre peligro de ser invadido. Ésta es la razón por la cual las personas que se tropiezan accidentalmente con una colmena terminan sufriendo múltiples picaduras.

La mayoría de las picaduras producen inflamación localizada, enrojecimiento y dolor quemante y/o palpitante agudo, que es la reacción del organismo al veneno del insecto. Sin embargo, algunas personas son altamente alérgicas al veneno de los insectos y una picadura puede desencadenarles una reacción sumamente severa. Entre los síntomas de este tipo de reacción están dificultad para tragar, carraspera, dificultad para respirar, debilidad, confusión, edema severo y sensación de desastre inminente. Cuando la reacción es aún más aguda, se pueden cerrar las vías respiratorias y/o se puede presentar shock.

A menos que se indique otra cosa, las siguientes dosis se recomiendan para personas mayores de dieciocho años. Para los jóvenes de doce a diecisiete años, la dosis se debe reducir a tres cuartas partes; para los niños de seis a doce años, a la mitad y para los menores de seis años, a la cuarta parte.

NUTRIENTES

SUPLEMENTOS	DOSIS SUGERIDAS	COMENTARIOS
Provechosos		
Calcium	1.500 mg al día.	Alivia el dolor. Utilizar calcium gluconate.
Pantothenic acid (vitamin B₅)	500 mg al día.	Inhibe las reacciones alérgicas.

Vitamin C con bioflavonoids	10.000 mg durante la primera hora. Luego 5.000-25.000 mg al día divididos en varias tomas. *Ver* FLUSH DE ÁCIDO ASCÓRBICO en la Tercera Parte.	Protegen al organismo contra los alergenos y moderan la reacción inflamatoria.
Vitamin E	Aplicar tópicamente el aceite de vitamina E o el contenido de una cápsula en el área afectada.	Ayuda a la curación.

HIERBAS

❑ Las cataplasmas de comfrey, slippery elm y corteza y hojas de white oak alivian el dolor y promueven la curación. También son provechosas las cataplasmas de lobelia, de plantain y de salve.

Nota: El comfrey sólo se recomienda para uso externo.

❑ Tome echinacea y/o goldenseal en té o en cápsula para estimular el sistema inmunológico. El goldenseal es un antibiótico natural.

❑ Tome tanto té de yellow dock como pueda, o tome dos cápsulas de yellow dock cada hora mientras los síntomas estén activos.

RECOMENDACIONES

❑ Si lo pica una abeja, *inmediata y cuidadosamente* extraiga el aguijón, o la parte de aguijón, que le haya quedado en la piel. No lo jale con los dedos ni con pinzas. Lo que se debe hacer en estos casos es raspar el aguijón suavemente con una cuchilla esterilizada hasta que salga. Sin embargo, si no tiene a mano una cuchilla, puede hacerlo con una uña o con la punta de una tarjeta de crédito. Tenga mucho cuidado de no apretar el aguijón o el saco de veneno que viene con él, a fin de que no se inyecte más veneno en la piel. Después lávese muy bien. Si en el pasado usted tuvo alguna reacción alérgica ante una picadura, busque atención médica de emergencia y *de inmediato*. Como las reacciones alérgicas que hacen peligrar la vida se presentan a veces de manera súbita y avanzan tan deprisa, usted no debe perder ni un minuto. Si usted no tiene antecedentes de alergia a los insectos, no necesita tratamiento médico, aunque debe permanecer alerta por si se le desarrollan síntomas de reacción alérgica. Las reacciones se pueden desarrollar en cuestión de minutos o de horas, y pueden presentarse la primera o la milésima vez que la persona sufre una picadura de abeja. Si advierte síntomas alérgicos, o si no está seguro de lo que está experimentando, busque ayuda médica.

❑ Cuando se haya retirado el aguijón y se haya lavado el área afectada, pruebe alguno de los siguientes remedios caseros para mitigar el dolor y la inflamación:

• Aplíquese en el área afectada una pasta hecha con una pequeña cantidad de baking soda, un poquito de agua fría y una aspirin triturada o una tableta de papaya enzyme triturada. En caso de que no consiga ninguno de estos productos, aplíquese un poquito de meat tenderizer que contenga la enzyma papain.

• Abra una cápsula de charcoal o triture una tableta y colóquela en una bolita de algodón. Colóquese el algodón en el área afectada y cúbralo con un vendaje adhesivo.

• Aplíquese directamente en la picadura una compresa fría o un cubo de hielo.

• Colóquese en el área afectada una gota de amoníaco puro.

ASPECTOS PARA TENER EN CUENTA

❑ Cualquier persona que haya presentado una reacción alérgica a la picadura de un insecto debe tener siempre al alcance de la mano un kit de emergencia para picaduras de insecto, que contenga epinephrine, como EpiPen. Estos kits solamente se consiguen con prescripción médica.

❑ Un extractor de veneno llamado Lil Sucker cabe dentro de un bolsillo o en el bolso. Este producto genera una vacío que succiona el veneno en el transcurso de dos minutos. El extremo del extractor sirve para retirar el aguijón de la abeja. Para mayor información sobre este producto, comuníquese con International Reforestation Suppliers; teléfono 800-321-1037.

❑ Se sabe que tomar dosis altas de vitamina C reduce la severidad de la picadura de abeja.

❑ Para evitar que lo pique una abeja, utilice ropa sencilla y de colores claros. Evite las prendas floreadas, los colores oscuros, el perfume, la loción antisolar, el espray para el cabello y todos los productos con aroma. Así mismo, debe evitar los adornos brillantes, las sandalias y la ropa muy suelta.

❑ Al aplastar un yellow jacket, su cuerpo libera una sustancia química que induce al ataque a los yellow jackets que se encuentran en esa área. Es mejor irse de ese sitio que aplastar este tipo de insectos.

❑ *Ver también* ALERGIA A LOS INSECTOS y PICADURA DE INSECTO en la Segunda Parte.

Picadura de araña

Las picaduras de araña pueden ser venenosas y dolorosas. No obstante, la mayor parte de las arañas no son suficientemente grandes para ocasionar un daño grave. La picadura de araña puede producir entumecimiento, enrojecimiento e inflamación del área afectada, así como también escozor generalizado, calambres musculares, sudoración, dolor de cabeza, vahídos, náuseas, vómito y debilidad. La picadura de una viuda negra (black widow) puede ocasionar dolor abdominal severo que con frecuencia se confunde con apendicitis.

Si sospecha que lo picó una araña venenosa, busque atención médica inmediatamente. Cuando ya lo hayan atendido, tomar los siguientes nutrientes le ayudará a mitigar el dolor y a acelerar la curación.

NUTRIENTES

SUPLEMENTOS	DOSIS SUGERIDAS	COMENTARIOS
Provechosos		
A.M./P.M. Ultimate Cleanse de Nature's Secret	Según indicaciones de la etiqueta.	Estimula y desintoxica los órganos, la sangre y los canales de eliminación.
Colloidal silver	Aplicar tópicamente, según indicaciones de la etiqueta.	Este antiséptico reduce la inflamación y promueve la curación de las lesiones cutáneas.
Calcium	Según indicaciones de la etiqueta.	Ayuda a aliviar el dolor. Utilizar calcium gluconate.
Dimethylglycine (DMG) (Aangamik DMG de FoodScience Labs)	Según indicaciones de la etiqueta.	Aumenta la inmunidad y desintoxica el organismo.
Flaxseed oil	Según indicaciones de la etiqueta.	Reduce el dolor y la inflamación, y ayuda a la recuperación.
Herpanacine de Diamond-Herpanacine Associates	Según indicaciones de la etiqueta.	Promueve la salud de la piel y desintoxica el organismo.
Multivitamin y mineral complex	Según indicaciones de la etiqueta.	Mantiene un buen balance de todos los nutrientes esenciales.
Pycnogenol o grape seed extract	Según indicaciones de la etiqueta. Según indicaciones de la etiqueta.	Protegen la piel, reducen la inflamación y aumentan la inmunidad.
Vitamin A más natural carotenoid complex (Betatene)	10.000 UI al día. Según indicaciones de la etiqueta.	Intensifica la inmunidad y protege al organismo contra las bacterias. Estos poderosos antioxidantes estimulan el sistema inmunológico.
Vitamin B complex más extra pantothenic acid (vitamin B_5)	Según indicaciones de la etiqueta. 500 mg al día.	Mantiene la salud de los nervios y de la piel. Se recomienda en forma sublingual. Tiene propiedades antialergénicas y combate el estrés.
Vitamin C	1.000 mg cada hora mientras persistan el dolor y la inflamación.	Ayuda a desintoxicar el organismo del veneno y a eliminarlo. Muy importante cuando la alergia es severa.
Vitamin E oil	Aplicar tópicamente, 3-4 veces al día.	Ayuda a la curación y alivia las molestias. Comprar en aceite o utilizar el aceite de una cápsula.
Zinc	60-90 mg al día. No tomar más de 100 mg al día de todos los suplementos.	Estimula la respuesta inmunológica. Repelente natural de insectos. Para mejor absorción, utilizar lozenges de zinc gluconate u OptiZinc.

HIERBAS

❏ Para las picaduras y otras lesiones "superficiales" es útil tener a mano una tintura preparada con brotes de caléndula y alcohol. También es beneficioso aplicarse cataplasmas de cabezuelas de flores frescas, es decir, de flores a las cuales se les han retirado los pétalos. *Ver* UTILIZACIÓN DE CATAPLASMAS en la Tercera Parte.

❏ Cualquiera de las siguientes cataplasmas es útil:

• Una combinación de dandelion y de yellow dock alivia la picazón de la piel.

• Fenugreek y flaxseed mezclados con slippery elm bark sirve para tratar la inflamación.

• El goldenseal es provechoso para todo tipo de inflamaciones.

• Mezclar lobelia y tabletas trituradas de charcoal es beneficioso para las picaduras de insecto y para la mayoría de las heridas.

❏ Una crema que contenga 5 por ciento de aceite de tea tree ayuda a sanar las picaduras de insecto, las quemaduras de sol, las cortadas, el sarpullido y otras irritaciones cutáneas.

❏ En té o en cápsula, la echinacea fortalece el sistema inmunológico.

❏ El ginkgo biloba alivia los calambres musculares.

❏ El yellow dock purifica la sangre y es provechoso para muchos problemas de la piel. Tome la máxima cantidad que pueda de té de yellow dock, o tome dos cápsulas de yellow dock cada hora mientras los síntomas persistan.

RECOMENDACIONES

❏ Si sospecha que lo ha picado una araña venenosa, busque ayuda médica de inmediato. Mientras llega ayuda, guarde la calma. Si hay inflamación o dolor, aplíquese una banda de constricción entre dos y cuatro pulgadas *arriba* de la picadura. Inmovilice el área afectada y, en lo posible, manténgala por debajo del nivel del corazón. Recuéstese y maténgase caliente. Colóquese hielo alrededor de la lesión para aliviar el dolor y retardar la propagación del veneno.

❏ Si no es posible conseguir ayuda médica, induzca el sangrado para tratar de extraer del organismo la mayor cantidad posible de veneno. Esto se puede hacer mediante succión. *Ver* MORDEDURA DE SERPIENTE en la Segunda Parte.

❏ Por sus propiedades antitóxicas y antivenenosas, utilice essential oils de basil, cinnamon, lemon, lavender, sage, savory o thyme. Aplíquese una gota de alguno de estos aceites en la picadura.

ASPECTOS PARA TENER EN CUENTA

❏ Cuando una picadura de araña pone en peligro la vida, un remedio invaluable son las inyecciones de vitamina C y ácido pantoténico (vitamina B_5) aplicadas por un profesional.

❏ Las viudas negras y las brown recluse son arañas más venenosas que la mayoría y pueden producir reacciones graves. La picadura de una viuda negra puede ocasionar contracciones espásticas y muerte tisular localizada. El cuerpo de esta araña es negro, y en el segmento principal de su cuerpo tiene una figura de color rojo parecida a un reloj de arena. El veneno de la araña brown recluse suele producir una ampolla rodeada de anillos rojos y blancos. Esta apariencia de "ojo de buey" sirve para diferenciarla de otras picaduras de araña.

❑ Las picaduras de escorpión, especialmente de los que se encuentran en el suroeste de Estados Unidos, requieren atención médica de emergencia. Los escorpiones se distinguen por su cuerpo alargado y su cola enroscada.

❑ El veneno de la serpiente de cascabel (rattlesnake) y el de la viuda negra se parecen en muchos aspectos. Por este motivo, los tratamientos son muy parecidos.

❑ *Ver también* ALERGIA A LOS INSECTOS, MORDEDURA DE SERPIENTE y/o PICADURA DE ABEJA en la Segunda Parte.

Picadura de insecto

Entre los diversos insectos que pican están el mosquito, la hormiga, la pulga, el zancudo (o jején) y la garrapata. Las arañas, que no son insectos en el sentido estricto de la palabra, también pican. La mayoría de las picaduras de insecto son molestas y producen escozor y enrojecimiento locales, pero son relativamente inocuas. Sin embargo, hay algunos insectos cuya picadura puede revestir gravedad. La picadura de garrapata puede propagar enfermedades como babesiasis, enfermedad de Lyme o fiebre manchada de las Montañas Rocosas. En algunos lugares (principalmente en los países en vía de desarrollo), la picadura de mosquito puede transmitir malaria, fiebre amarilla y virus productores de encefalitis (inflamación del cerebro).

NUTRIENTES

SUPLEMENTOS	DOSIS SUGERIDAS	COMENTARIOS
Esenciales		
Quercetin (Activated Quercetin de Source Naturals)	Según indicaciones de la etiqueta.	Este extraordinario bioflavonoide diminuye las reacciones alérgicas.
Vitamin C con bioflavonoids	5.000-20.000 mg al día divididos en varias tomas. *Ver* FLUSH DE ÁCIDO ASCÓRBICO en la Tercera Parte.	Estos antiinflamatorios ayudan a aliviar la toxicidad de las picaduras. Para los niños, utilizar vitamina C buffered o calcium ascorbate.

HIERBAS

❑ El ungüento de caléndula es un excelente repelente de insectos y combate la irritación.

❑ Para repeler los insectos son muy útiles las velas de citronella.

❑ El goldenseal y el aceite de tea tree son insecticidas naturales y ayudan a mantener los insectos a raya.

❑ Las cataplasmas de lobelia y charcoal alivian las picaduras de insecto. *Ver* UTILIZACIÓN DE CATAPLASMAS en la Tercera Parte.

❑ El aceite de pennyroyal ayuda a repeler los insectos.

Advertencia: Esta hierba no se debe utilizar durante el embarazo ni durante períodos largos. Además, se debe consumir en cantidades moderadas.

RECOMENDACIONES

❑ Para las picaduras de hormiga, mosquito y nigua, lávese muy bien el área afectada con agua y jabón. Para las picaduras de nigua, utilice un cepillo y refriéguese. Luego aplíquese una pasta de baking soda y agua. Si se presenta inflamación, aplíquese compresas de hielo.

❑ Para las picaduras de garrapata, retire el insecto lo más rápido que pueda. Cuanto más pronto lo retire, tanto menos riesgo corre de contraer cualquiera de las enfermedades que puede transmitir. Utilizando unas pinzas, agarre la cabeza de la garrapata firmemente y lo más cerca posible de su piel. Luego jale hacia usted con las pinzas. Trate de no dejar dentro de la piel la cabeza ni ninguna otra parte del insecto. No toque la garrapata con las manos. Cuando se la haya estraído, lávese la picadura con agua y jabón. *No* trate de sacar la garrapata quemándola, ni utilice remedios caseros como queroseno, trementina o petroleum jelly.

❑ Haga una pasta con una cápsula de charcoal y unas cuantas gotas de extracto de goldenseal y colóquela en un trozo de gasa. Luego aplíquese la gasa en la picadura y cúbrala con un vendaje. Esto extrae el veneno y proporciona rápido alivio. En lo posible, haga esto tan pronto como el insecto lo pique.

❑ Para evitar que lo piquen los mosquitos, antes de salir al aire libre consuma brown rice, brewer's yeast, wheat germ, blackstrap molasses o pescado. Estos alimentos son ricos en vitamina B_1 (tiamina). A los mosquitos los atraen el dióxido de carbono, el estrógeno, la humedad, el sudor y el calor. En cambio, los repelen las vitaminas B, especialmente la tiamina, que son excretadas por la piel. Una opción es tomar suplementos de tiamina.

❑ Para aliviar la picazón, aplíquese calamine lotion.

❑ Para evitar que lo piquen distintos insectos, dése un baño de chlorine bleach antes de salir. Agréguele al agua de la bañera una taza de bleach. Como a los insectos les disgusta ese olor, nadar en una piscina tratada con chlorine también sirve para este propósito. Otra manera de evitar que lo piquen los insectos es frotarse en la piel brewer's yeast o ajo.

❑ Evite todos los productos que contengan azúcar refinado, pues le dan a la piel un sabor dulce que atrae a los mosquito.

❑ Evite las bebidas alcohólicas. El alcohol hace que la piel se sonroje y que los vasos sanguíneos se dilaten, lo que atrae a los mosquitos y a los tábanos.

❑ No utilice perfume, espray para el cabello ni otros cosméticos. Estos productos atraen los insectos.

ASPECTOS PARA TENER EN CUENTA

❑ El diethyl toluamide (deet), que repele las niguas, las garrapatas y los mosquitos, es probablemente el repelente de insectos más eficaz que se conoce. Sin embargo, es potencialmente muy tóxico y puede destruir sustancias como plástico y telas sintéticas. Por esta razón se debe utilizar con mucho cuidado y se deben seguir las instrucciones que trae.

❑ Si usted pasa mucho tiempo al aire libre, quizás le convenga comprar una bomba que funciona al vacío llamada Lil Sucker, para extraer el veneno de las picaduras de los insectos. Utilizar esta bomba no produce ningún dolor. En un estudio, el 94 por ciento de los participantes que la utilizaron no presentaron ninguna reacción tras ser picados por un insecto, o su reacción fue insignificante. La compañía International Reforestation Suppliers vende el producto Lil Sucker. Usted se puede comunicar con esa compañía llamando al teléfono 800-321-1037.

❑ *Ver también* ALERGIA A LOS INSECTOS, ENFERMEDAD DE LYME, PICADURA DE ABEJA y/o PICADURA DE ARAÑA en la Segunda Parte.

Picaduras y mordeduras

Ver ALERGIA A LOS INSECTOS, MORDEDURA DE PERRO, MORDEDURA DE SERPIENTE, PICADURA DE ABEJA, PICADURA DE ARAÑA.

Pie de atleta

Ver ATHLETE'S FOOT.

Piel, arrugas en la

Ver ARRUGAS EN LA PIEL.

Piel, cáncer de

Ver CÁNCER DE PIEL.

Piel grasosa

Cuando las glándulas sebáceas producen más grasa de la que se requiere para la adecuada lubricación de la piel se dice que ésta es grasosa. Ese exceso de grasa obstruye los poros y genera imperfecciones cutáneas. Aun cuando la herencia desempeña un papel importante en la piel grasosa, se sabe que la dieta y los niveles hormonales, entre otros factores, contribuyen a este problema cutáneo. La humedad y el calor también estimulan la producción de mayor cantidad de grasa por parte de las glándulas sebáceas. Debido a los cambios hormonales propios de la adolescencia y a que la piel tiende a volver-

se más seca con la edad, la piel grasosa es frecuente en la adolescencia, aunque se puede presentar a cualquier edad. Muchas personas tienen piel grasosa solamente en algunas áreas y piel seca o normal en otras. Esta condición se llama piel mixta. En general, la frente, la nariz, el mentón y la parte superior de la espalda tienden a ser más grasosos que otras áreas.

La piel grasosa tiene aspectos positivos. En este tipo de piel se desarrollan con más lentitud los cambios de coloración y las manchas relacionadas con la edad, las líneas finas y las arrugas. Esta piel no desarrolla pecas ni se enrojece en presencia del sol; por el contrario, adquiere un bronceado parejo y hermoso. En cuanto a los aspectos negativos, la piel grasosa es propensa a brotarse pasada la adolescencia, casi siempre se ve brillante, se siente grasosa y los poros tienden a ser grandes.

NUTRIENTES

SUPLEMENTOS	DOSIS SUGERIDAS	COMENTARIOS
Muy importantes		
Flaxseed oil capsules o	1.000 mg al día.	Proporcionan los ácidos grasos esenciales necesarios.
liquid o	1 cucharadita al día.	
primrose oil	Hasta 500 mg al día.	Cura eficazmente la mayoría de los trastornos cutáneos. Contiene ácido linoleico, necesario para la piel.
Vitamin A	25.000 UI al día por 3 meses. Luego reducir hasta 15.000 UI al día. Si está embarazada, no debe tomar más de 10.000 UI al día.	Necesario para la curación y la formación de nuevo tejido cutáneo.
Vitamin B complex más extra vitamin B$_{12}$	Según indicaciones de la etiqueta. 100 mcg 3 veces al día.	Las vitaminas B son importantes para tener un tono de piel saludable.
Importantes		
Kelp	1.000-1.500 mg al día.	Proporciona de manera equilibrada minerales necesarios para un buen tono de piel.
Vitamin E	Empezar con 400 UI al día y aumentar poco a poco hasta 800 UI al día.	Protege contra los radicales libres.
Zinc	50 mg al día. No tomar más de 100 mg al día de todos los suplementos.	Repara los tejidos. Mejora la repuesta inmunológica. Para mejor absorción, utilizar lozenges de zinc gluconate u OptiZinc.
Provechosos		
Aloe vera		*Ver* Hierbas más adelante.
GH3 cream de Gero Vita	Aplicar tópicamente, según indicaciones de la etiqueta.	Provechoso para combatir el acné y cualquier coloración anormal de la piel.

Grape seed extract	Según indicaciones de la etiqueta.	Este poderoso antioxidante protege las células cutáneas.
Herpanacine de Diamond-Herpanacine Associates	Según indicaciones de la etiqueta.	Contiene antioxidantes, aminoácidos y hierbas que promueven la salud general de la piel.
L-Cysteine	500 mg al día con el estómago vacío. Tomar con agua o jugo. No tomar con leche. Para mejor absorción, tomar con 50 mg de vitamina B_6 y 100 mg de vitamina C.	Contiene azufre, necesario para la salud de la piel. *Ver* AMINOÁCIDOS en la Primera Parte.
Lecithin granules o capsules	1 cucharada 3 veces al día antes de las comidas. 1.200 mg 3 veces al día antes de las comidas.	Necesarios para mejorar la absorción de los ácidos grasos esenciales.
Superoxide dismutase (SOD)	Según indicaciones de la etiqueta.	Destructor de los radicales libres.
Tretinoin (Retin-A)	Según prescripción médica.	Peeling químico de acción gradual. Destapa los poros y acelera el desprendimiento de las capas superficiales de la piel. Sólo se consigue con prescripción médica.

HIERBAS

❏ El aloe vera tiene magníficas propiedades curativas. Apliquese aloe vera gel tópicamente cuantas veces lo necesite, siguiendo las instrucciones de la etiqueta del producto.

❏ La raíz de burdock, la chamomile, el horsetail, el oat straw y el thyme nutren la piel.

❏ La lavender es muy provechosa para la piel grasosa. Humedézcase la piel con agua de lavender varias veces al día.

❏ Para la piel grasosa es beneficioso hacerse un sauna facial utilizando lemongrass, raíz de licorice y rosebuds. Dos o tres veces por semana ponga a hervir entre dos y cuatro cucharadas de hierbas secas o frescas en dos quarts de agua. Cuando la olla esté soltando vapor, colóquela sobre una mesa (no olvide proteger la mesa del calor) y siéntese a una distancia que le permita recibir cómodamente el vapor durante quince minutos en la cara. Si desea, utilice una toalla para atrapar el vapor. Después de quince minutos, salpíquese la cara con agua fría y séquesela al aire o dándose golpecitos suaves con una toalla. Después del sauna facial, deje enfriar el agua de hierbas y guárdela para aplicársela con una bolita de algodón como loción tonificante después de lavarse la cara.

RECOMENDACIONES

❏ Tome abundante agua de buena calidad para mantener hidratada la piel y eliminar las toxinas.

❏ Consuma menos grasa. No consuma alimentos fritos, grasas de origen animal ni aceites vegetales procesados con calor, como los que venden en los supermercados. No cocine con aceite ni consuma ningún aceite que haya sido sometido al calor, bien durante el procesamiento o bien durante la cocción. Si necesita utilizar un poquito de aceite, como por ejemplo para un aderezo de ensalada, use solamente aceite de oliva o de canola prensados en frío.

❏ Elimine de su dieta las bebidas gaseosas y el alcohol. Evite el azúcar, el chocolate y el junk food.

❏ Mantenga su piel muy limpia. Lávese la cara dos o tres veces al día, pero sin utilizar jabones ni limpiadores ásperos o fuertes. Utilice un jabón puro que no contenga aditivos artificiales, como E•Gem Skin Care Soap, de Carlson Laboratories. No utilice limpiadores ni lociones que contengan alcohol. Después de la limpieza, apliquese un humectante natural *oil free* para preservar la suavidad de la piel.

❏ Los alpha-hydroxy acids son un grupo de ácidos naturales (se encuentran más que todo en las frutas) que propician la renovación celular y le ayudan a la piel a retener el agua, dándole una apariencia más suave y menos grasosa. A la piel grasosa le convienen los productos que contienen alpha-hydroxy acids porque ayudan a desprender la capa superficial de células muertas de la piel, lo que estimula el crecimiento de piel sana y contribuye a cerrar los poros. Para este propósito quizás el mejor de los alpha-hydroxy acids es el glycolic acid. Si usted decide utilizar algún producto que tenga un alpha-hydroxy acid, empiece con uno que no contenga más de 5 por ciento de este ácido y aplíqueselo únicamente por la noche. Primero debe lavarse la cara y debe esperar cinco minutos antes de aplicarse una pequeña cantidad del producto. Después de dos o tres semanas de aplicarse el producto por la noche, empiece a aplicárselo también durante el día. A medida que su piel se vaya acostumbrando a los efectos de los alpha-hydroxy acids, quizás usted quiera empiezar a utilizar productos más concentrados.

❏ Dos o tres veces por semana utilice un loofah sponge para la cara (se consigue en los health food stores) y agua tibia para estimular la circulación y eliminar las células muertas y las impurezas que se encuentran en la piel grasosa. No utilice el loofah en el área de los ojos ni en áreas donde tenga lesiones.

❏ Para aliminar el exceso de grasa, apliquese una mascarilla de clay. Mezcle bien una cucharadita de green clay powder (lo venden en los health food stores) y una cucharadita de miel pura. Apliquese la mezcla en la cara evitando el área de los ojos. Déjela actuar durante quince minutos y luego retíresela con agua tibia. Haga esto por lo menos tres veces por semana, o con la frecuencia que requiera.

❏ Una o dos veces al día mezcle partes iguales de jugo de limón y agua. Apliquese la mezcla en la cara y déjesela secar. Luego retíresela con agua caliente. A continuación apliquese agua fría.

❏ Para la piel mixta, sencillamente trate las áreas grasosas como piel grasosa y las áreas secas, como piel seca. *Ver* PIEL SECA en la Segunda Parte.

❏ No fume. Fumar aumenta el tamaño de los poros y afecta adversamente a la salud de la piel.

ASPECTOS PARA TENER EN CUENTA

❏ Cuidar la piel grasosa *no* significa tratar de que se vuelva seca. A pesar del exceso de grasa, es posible que la piel carezca de humedad suficiente. La humedad se refiere a la cantidad de agua que hay en el interior de las células cutáneas, y no a la cantidad de grasa que hay en la superficie de la piel. Pese a que los niveles de grasa y de humedad se relacionan (la grasa ayuda a prevenir la pérdida de humedad mediante la evaporación), son dos cosas distintas. Hay productos que aportan humedad y que preservan la que existe sin agregar grasa. Un buen producto humectante que no es grasoso es Vitamin A Moisturizing Gel, de Derma-E Products. Utilizar este humectante a largo plazo ayuda a prevenir las arrugas.

❏ *Ver también* ACNÉ en la Segunda Parte.

Pielonefritis

Ver en ENFERMEDADES DE LOS RIÑONES.

Piel, problemas de

Ver ACNÉ, ARRUGAS EN LA PIEL, ATHLETE'S FOOT, BEDSORES, CALLOS Y CALLOSIDADES, CÁNCER DE PIEL, CANKER SORES, CASPA, COLD SORES, CONTUSIONES, DERMATITIS, ERUPCIONES DE LA PIEL, FORÚNCULOS, INFECCIONES POR HONGOS, INTERTRIGO, MANCHAS RELACIONADAS CON EL ENVEJECIMIENTO, PICADURA DE INSECTO, PIEL GRASOSA, PIEL SECA, PSORIASIS, QUEMADURAS, QUEMADURAS DE SOL, QUISTES SEBÁCEOS, ROSÁCEA, SARNA, SEBORREA, ÚLCERAS EN LAS PIERNAS, URTICARIA, VERRUGAS, VITÍLIGO. *Ver también en* PROBLEMAS RELACIONADOS CON EL EMBARAZO.

Piel seca

Para que la piel sea saludable y atractiva es fundamental que la grasa y la humedad se encuentren en equilibrio. Las glándulas sebáceas producen grasa que lubrica la superficie de la piel. La humedad es el agua presente en el interior de las células cutáneas y les llega a las células por medio del torrente sanguíneo. El agua que contienen las células es lo que las mantiene saludables y con una apariencia juvenil. La grasa y la humedad actúan juntas: en las células cutáneas tiene que haber suficiente humedad, pero también tiene que haber suficiente grasa que actúe de escudo protector y prevenga la evaporación excesiva de humedad de las capas superficiales de la piel.

Hay dos clases de piel seca: simple y compleja. La piel seca simple se origina en falta de grasas naturales, lo que puede tener diversas causas. Esta clase de piel seca a menudo afecta a las mujeres menores de treinta y cinco años. La piel seca

compleja carece tanto de grasa como de humedad, y se caracteriza por la presencia de líneas finas, manchas de color marrón y cambios anormales de coloración, poros grandes y piel flácida. Se suele asociar con el proceso de envejecimiento.

La piel seca se ve opaca e, incluso, escamosa, y tiende a desarrollar fácilmente arrugas y líneas finas. Se suele sentir "tirante" después del baño, condición que se corrige aplicando algún humectante o crema para la piel. El agrietamiento es señal de que la piel adolece de excesiva sequedad y deshidratación.

La piel seca es más común en áreas del cuerpo que se exponen a los elementos, como la cara y las manos, pero también puede ser un problema de todo el cuerpo, en especial durante el invierno. Es probable que se trate básicamente de una condición genética, pero puede ser causada (o agravada) por dieta inadecuada o por factores ambientales, como exposición al sol, al viento, al frío, a agentes químicos, a cosméticos y a uso excesivo de jabones fuertes. También contribuyen a la piel seca las deficiencias nutricionales, en particular de vitamina A y de vitaminas B. Las personas de piel clara son más propensas a la piel seca, especialmente a medida que envejecen. Sin embargo, la piel de la mayoría de la gente tiende a volverse más delgada y más seca con la edad. Mucha gente tiene piel seca en algunas áreas y piel grasosa en otras. En el caso clásico de "piel mixta", la piel de la frente, la nariz y el mentón suele ser grasosa, mientras que la del resto de la cara tiende a ser seca.

NUTRIENTES

SUPLEMENTOS	DOSIS SUGERIDAS	COMENTARIOS
Muy importantes		
Primrose oil	Hasta 500 mg al día.	Contiene ácido linoleico, un ácido graso esencial necesario para la piel.
Vitamin A	25.000 UI al día por 3 meses. Luego reducir hasta 15.000 UI al día. Si está embarazada, no debe tomar más de 10.000 UI al día.	Fortalece y protege el tejido cutáneo.
o ACES + Zinc de Carlson Labs	Según indicaciones de la etiqueta.	Contiene antioxidantes que protegen la piel neutralizando a los radicales libres.
Vitamin B complex más extra vitamin B12	Según indicaciones de la etiqueta. 100 mg 3 veces al día.	Vitaminas antiestrés. Combaten el envejecimiento.
Importantes		
Kelp	1.000-1.500 mg al día.	Proporciona minerales de manera equilibrada. Necesario para un buen tono de piel.
Vitamin E	Empezar con 400 UI al día y aumentar lentamente hasta 800 UI al día.	Protege contra los radicales libres. Cuando se aplica tópicamente, puede reducir la tendencia a las arrugas.

Zinc	50 mg al día. No tomar más de 100 mg al día de todos los suplementos.	Necesario para el correcto funcionamiento de las glándulas sebáceas. Para mejor absorción, utilizar lozenges de zinc gluconate u OptiZinc.

Provechosos

Ageless Beauty de Biotec Foods	Según indicaciones de la etiqueta.	Protege la piel del daño causado por los radicales libres.
Aloe vera		*Ver* Hierbas más adelante.
Collagen	Aplicar tópicamente, según indicaciones de la etiqueta.	Provechoso para la piel muy seca. Esta crema nutritiva puede restaurar el tono saludable de la piel que ha sufrido daño.
Elastin	Aplicar tópicamente, según indicaciones de la etiqueta.	Ayuda a prevenir y a suavizar las arrugas.
GH3 cream de Gero Vita International	Aplicar tópicamente, según indicaciones de la etiqueta.	Excelente para prevenir las arrugas. Beneficioso para combatir cualquier coloración anormal de la piel.
Glucosamine sulfate o N-Acetylgluco-samine (N-A-G de Source Naturals)	Según indicaciones de la etiqueta.	Importantes para la salud de la piel y del tejido conectivo.
Herpanacine de Diamond-Herpanacine Associates	Según indicaciones de la etiqueta.	Contiene antioxidantes, aminoácidos y hierbas que promueven la salud de la piel.
L-Cysteine	500 mg al día con el estómago vacío. Tomar con agua o jugo. No tomar con leche. Para mejor absorción, tomar con 50 mg de vitamina B_6 y 100 mg de vitamina C.	Contiene azufre, necesario para la salud de la piel. *Ver* AMINOÁCIDOS en la Primera Parte.
Lecithin granules o capsules	1 cucharada 3 veces al día antes de las comidas. 1.200 mg 3 veces al día antes de las comidas.	Necesarios para mejorar la absorción de los ácidos grasos esenciales.
Pycnogenol o grape seed extract	Según indicaciones de la etiqueta. Según indicaciones de la etiqueta.	Estos neutralizadores de los radicales libres refuerzan la acción del colágeno.
Selenium	200 mcg al día.	Poderoso antioxidante que aumenta la elasticidad de los tejidos. Protege contra el daño ocasionado por los rayos ultravioleta.
Superoxide dismutase (SOD)	Según indicaciones de la etiqueta.	Destructor de los radicales libres. Provechoso para combatir las manchas oscuras relacionadas con el envejecimiento.

Tretinoin (Retin-A)	Según prescripción médica.	Elimina las arrugas finas. Excelente para combatir las manchas relacionadas con el envejecimiento, para tratar las lesiones precancerosas y para la piel que ha sufrido daño por el sol. Sólo se consigue con prescripción médica. Los resultados se ven alrededor de seis meses más tarde.
Vitamin C con bioflavonoids	3.000-5.000 mg al día divididos en varias tomas.	Necesarios para la producción de colágeno. Fortalecen los capilares que nutren la piel.

HIERBAS

❑ Aplicado tópicamente, el aloe vera tiene excelentes propiedades curativas y humectantes. También ayuda a desprender las células muertas de la piel. Aplíquese aloe vera gel en las áreas afectadas, de acuerdo con las indicaciones de la etiqueta del producto.

❑ La caléndula y el comfrey suavizan la piel. Se pueden utilizar para saunas faciales o para preparar aguas herbales o florales (ver más adelante). El comfrey también reduce el enrojecimiento y alivia la irritación. El allantoin, un ingrediente de muchos productos para el cuidado de la piel, se deriva del comfrey.

Nota: El comfrey sólo se recomienda para uso externo.

❑ Para recuperar la humedad perdida, varias veces al día aplíquese en la piel agua a base de hierbas o flores utilizando un vaporizador. Prácticamente todos los tipos de piel se benefician con la lavender, aunque sus efectos son aún más visibles en la piel seca. Usted puede comprar lavender water ya preparada, o la puede preparar agregando unas cuantas gotas de essential oil a 4 onzas de agua destilada. Otra alternativa es hacer una infusión con hojas y flores de lavender fresco.

❑ Para la piel seca es provechoso un sauna facial a la semana utilizando las hierbas chamomile, lavender y peppermint. En una olla de vidrio o de esmalte, ponga a hervir a fuego lento entre dos y cuatro cucharadas de hierbas secas o frescas en dos quarts de agua. Cuando esté saliendo vapor, coloque la olla sobre una mesa (no olvide proteger la mesa) y siéntese a una distancia cómoda que le permita recibir el vapor en la cara durante quince minutos. Si desea, utilice una toalla para atrapar el vapor. Cuando hayan transcurrido quince minutos, salpíquese la cara con agua fría y déjesela secar al aire o dándose golpecitos suaves con una toalla. A continuación aplíquese un buen humectante natural, un aceite facial o una mascarilla de clay (*ver en* Recomendaciones en esta sección). Después del sauna facial, deje enfriar el agua de hierbas y guárdela para tonificar la piel aplicándosela con una bolita de algodón después de lavarse la cara.

RECOMENDACIONES

❑ Haga una dieta bien balanceada que incluya vegetales, frutas, granos, semillas y nueces. Consuma proteína de origen vegetal. Aumente su ingesta de alimentos crudos.

❑ Consuma alimentos ricos en azufre, pues ayudan a mantener la lozanía y la juventud de la piel. Buenas opciones son ajo, cebolla, huevos y espárragos. El azufre también está presente en el aminoácido L-cisteína, que se puede comprar en píldora.

❑ Consuma abundantes vegetales de color amarillo y anaranjado. Son ricos en betacaroteno, un precursor de la vitamina A.

❑ Para mantener la piel bien hidratada, tome por lo menos dos quarts de agua de buena calidad al día.

❑ Evite los alimentos fritos, las grasas de origen animal y los aceites vegetales procesados con calor, como los que venden en los supermercados. Utilice solamente aceites prensados en frío. Desconfíe de todos los aceites que hayan sido sometidos al calor, bien durante el procesamiento o bien durante la cocción. Calentar el aceite conduce a la formación de radicales libres, lo que ejerce efectos destructivos en la piel. *Tome* ácidos grasos esenciales en suplemento (*ver en* Nutrientes en esta sección). Éste es el mejor suplemento que existe para la piel seca, pero hay que tener paciencia pues ver los resultados puede tomar un mes, o más.

❑ No tome bebidas gaseosas ni consuma azúcar, chocolate, potato chips ni otro tipo de junk food.

❑ Evite el alcohol y la cafeína. Estas sustancias tienen efectos diuréticos, lo que hace que el cuerpo — incluyendo las células cutáneas — pierdan fluidos y minerales esenciales.

❑ No fume y evite los ambientes con humo. Fumar afecta negativamente a la piel por varias razones. Primero, la nicotina constriñe los vasos sanguíneos, entre ellos los pequeñísimos capilares que irrigan la piel. Esto priva a la piel del oxígeno y los nutrientes que necesita para gozar de buena salud. Segundo, fumar implica repetir con mucha frecuencia ciertos gestos faciales, lo que a la larga se traduce en arrugas. La típica "cara de fumador" presenta arrugas que forman círculos a partir de la boca. Fumar también seca y curte la piel.

❑ No utilice jabones ásperos o fuertes, cold cream ni cremas limpiadoras en la piel. Las cremas limpiadoras son elaboradas con aceites hidrogenados, los cuales deterioran la piel a causa de los radicales libres. Este daño se manifiesta en resequedad y en arrugas. Más bien, límpiese la piel con aceite puro de oliva, de aguacate o de almendra. Apliquese el aceite con palmaditas suaves y retíreselo con agua tibia y un paño suave.

❑ Para estimular la circulación y retirar las células muertas de la piel, dos veces por semana utilice un loofah sponge para la cara y agua tibia. No utilice el loofah en el área de los ojos.

❑ Apliquese siempre un producto humectante después de lavarse la piel y, si lo necesita, también en otros momentos del día para evitar que se reseque. Utilice un producto humectante líquido o un aceite facial que contengan nutrientes y otros ingredientes naturales. No utilice cremas humectantes sólidas y cerosas. Dos productos de la compañía Derma-E Products que recomendamos para las líneas causadas por el sol y el proceso natural de envejecimiento de la piel son Wrinkle Treatment Oil y Vitamin A Moisturizing Gel. El producto Wrinkle Treatment Oil también es un buen limpiador de la piel; la Vitamin A Moisturizing Gel no es grasosa y se absorbe rápidamente.

❑ Compre productos para la piel que contengan humectante. Los humectantes son sustancias que atraen agua hacia la piel y conservan la humedad. Entre los humectantes naturales están glicerina vegetal, vitamina E y panthenol, una forma de ácido pantotétino (vitamina B$_5$).

❑ Utilice un humidificador (o una olla con agua colocada cerca de un radiador) para suministrarle humedad al ambiente, especialmente durante el invierno. Esto reduce la cantidad de humedad que la piel pierde a través de la evaporación.

❑ Una vez a la semana hágase una mascarilla facial para aclarar la piel y retirar las células muertas de la superficie (esto se puede hacer inmediatamente después del sauna facial que se describió en la sección Hierbas). Mezcle bien una cucharadita de green clay powder (se compra en los health food stores) y una cucharadita de miel pura. Apliquese la mezcla en la cara, evitando el área de los ojos. Déjese la mascarilla durante quince minutos y luego retíresela con agua tibia. Mientras la piel todavía esté húmeda, apliquese un aceite natural o un humectante líquido.

❑ Si su piel está cuarteada, aumente su consumo de agua y de ácidos grasos esenciales. Mantenga bien lubricadas y protegidas contra los elementos las áreas de la piel que estén cuarteadas.

❑ Para el agrietamiento de los dedos, utilice crema o aceite de caléndula con comfrey, aceite de vitamina E y aloe vera. Apliquese la mezcla en las manos a la hora de acostarse y duerma con guantes de plástico. El aceite puro de vitamina E se encuentra en los health food stores.

❑ En lo posible, evite el sol. El sol es la causa fundamental del daño cutáneo. El sol produce resequedad, arrugas e, incluso, sarpullido y ampollas. Cada vez que vaya a salir al aire libre, apliquese un buen sunscreen en todas las áreas expuestas de la piel.

❑ El tratamiento para la piel mixta implica tratar las áreas secas como piel seca y las áreas grasosas, como piel grasosa. *Ver* PIEL GRASOSA en la Segunda Parte.

ASPECTOS PARA TENER EN CUENTA

❑ La piel seca puede ser señal de que la glándula tiroides está funcionando lentamente (*ver* HIPOTIROIDISMO en la Segunda Parte).

❑ Algunas drogas, entre ellas diuréticos, antiespasmódicos y antihistamínicos, pueden contribuir a la sequedad de la piel.

❑ Una buena crema para la piel que, además, no es costosa, es cocoa butter. También ayuda a reducir las arrugas de la piel. Después de abrirla se debe mantener refrigerada.

❑ El equilibrio de la piel depende de la producción de factores humectantes naturales que ayudan a atraer y a retener la humedad. Un grupo de ácidos conocidos como alpha-hydroxy acids estimulan la producción de esas sustancias naturales cuando se aplican tópicamente. Los alpha-hydroxy acids también propician la formación de nuevas células cutáneas. Estos ácidos existen de manera natural en la manzana, la leche, la caña de azúcar, las frutas cítricas, el tomate, las uvas y las blackberries. Al parecer, el ácido láctico es el que más humedad le aporta a la piel, mientras que el ácido glicólico es muy eficaz para ayudar a desprender las células cutáneas muertas y promover la renovación celular.

Piernas, calambres en las

Ver CALAMBRES MUSCULARES. *Ver también* Calambres en las piernas *en* PROBLEMAS RELACIONADOS CON EL EMBARAZO.

Piernas, úlceras en las

Ver ÚLCERAS EN LAS PIERNAS.

Pinkeye

Ver Conjuntivitis *en* PROBLEMAS OCULARES.

Piorrea

Ver en ENFERMEDAD PERIODONTAL.

Plomo, envenenamiento con

Ver ENVENENAMIENTO CON PLOMO.

PMS

Ver PREMENSTRUAL SYNDROME.

Poison Ivy/Poison Oak/Poison Sumac

Poison ivy, poison oak y poison sumac son probablemente las plantas alergénicas más comunes de Estados Unidos. Excepto en Alaska, estas plantas crecen en todos los estados del país y son muy comunes a lo largo de las carreteras y de los arroyos, en los bosques, en los pastizales y, en el caso del poison ivy, incluso en los patios de las viviendas suburbanas.

El poison ivy y el poison oak son miembros de la misma familia botánica. El poison ivy es más frecuente al oriente de las Montañas Rocosas y el poison oak, al oeste y al suroeste. El poison sumac es común en las ciénagas del sur y en las tierras pantanosas del norte. Como estas tres plantas producen síntomas similares, la gente ha dado en llamarlas a todas, sencillamente, poison ivy.

Se calcula que el 65 por ciento de los estadounidenses son sensibles a estas plantas y que cada año alrededor de dos millones de personas presentan algún tipo de reacción por el contacto con ellas. La sensibilidad al poison ivy se adquiere durante la infancia, época en la cual también es más intensa. La gente sensible a la luz del sol suele ser la más susceptible. La sustancia irritante del poison ivy es el urushiol, que se encuentra en la savia aceitosa de las hojas, las flores, los frutos, los tallos, las cortezas y las raíces. El urushiol es una de las toxinas más potentes que existen; menos de 1 onza basta para afectar a cualquier persona. Las vesículas, la inflamación y el escozor se deben a la reacción del sistema inmunológico ante el veneno de la savia. La planta conserva su naturaleza venenosa incluso mucho después de secarse, pero es particularmente irritante durante la primavera y a principios del verano, cuando está llena de savia. Sin excepción, todas las partes de estas plantas son tóxicas.

El primer síntoma del poison ivy es una sensación de quemazón y escozor. Este síntoma va seguido de un sarpullido rojo intensamente pruriginoso, que suele producir hinchazón y vesículas que exudan y luego forman costra. Mientras que en los casos moderados se pueden desarrollar unas pocas vesículas pequeñas, en los casos severos se desarrollan muchas ampollas grandes, inflamación aguda, fiebre y/o inflamación de la cara o de los genitales. Los síntomas pueden aparecer desde pocas horas después del contacto con la planta hasta siete días más tarde, y tienden a ser peores entre el cuarto y el séptimo días. El sarpullido suele seguir un patrón lineal. Las partes del cuerpo más vulnerables son las que están expuestas, como las manos, los brazos y la cara. Rascarse puede propagar la inflamación a otras partes del cuerpo. El escozor, el enrojecimiento y la inflamación empiezan a sanar dos días después de aparecer el sarpullido, y la mayoría de la gente se cura completamente entre siete y catorce días después.

El contacto directo con la planta es la manera más frecuente en que se desarrolla el poison ivy, aunque el veneno se puede transmitir a la piel de otras formas. Algunas personas han contraído poison ivy acariciando un animal que ha estado en contacto con la planta. También se puede transmitir mediante prendas de vestir u objetos que han estado en contacto con ella. Las personas altamente sensibles al poison ivy pueden presentar una reacción al inhalar el humo cuando se quema la planta. Se han visto casos de envenenamiento bucal severo en niños que han comido hojas o bayas de poison ivy.

A menos que se diga otra cosa, las dosis recomendadas son para adultos. A los jóvenes de doce a diecisiete años se les debe administrar tres cuartas partes de la cantidad recomendada; a los niños de seis a doce años, la mitad y a los menores de seis años, la cuarta parte.

NUTRIENTES

SUPLEMENTOS	DOSIS SUGERIDAS	COMENTARIOS
Importante		
Vitamin C	3.000-8.000 mg al día.	Previene la infección e impide que se propague el sarpullido. Este antihistamínico natural reduce la inflamación.
Provechosos		
All-Purpose Bactericide Spray de Aerobic Life Industries	Aplicar tópicamente, según indicaciones de la etiqueta.	Destruye las bacterias. Previene la propagación del sarpullido.
Calamine lotion	Aplicar tópicamente, según indicaciones de la etiqueta.	Contiene calamina, fenol y óxido de cinc. Acelera la curación.
Natureworks Marigold Ointment de Abkit o	Aplicar tópicamente, según indicaciones de la etiqueta.	Ayudan a aliviar el prurito.
aloe vera		*Ver* Hierbas más adelante.
Rhus toxicodendron o	Según indicaciones de la etiqueta.	Este clásico remedio homeopático combate el poison ivy. Alivia la picazón y promueve la curación.
Poison Ivy/Oak Tablets de Hylands	Según indicaciones de la etiqueta.	Esta fórmula homeopática combate el poison ivy.
Shark cartilage (BeneFin)	Tomar 1 gm por cada 15 libras de peso corporal al día, dividido en 3 tomas.	Reduce la inflamación.
Vitamin A	25.000 UI al día. Si está embarazada, no debe tomar más de 10.000 UI al día.	Necesario para la curación del tejido cutáneo. Estimula el sistema inmunológico.
Vitamin E oil o cream	Aplicar tópicamente, según indicaciones de la etiqueta. Aplicar tópicamente, según indicaciones de la etiqueta.	Favorecen la curación y previenen la formación de cicatrices.
Zinc	80 mg al día. No tomar más de 100 mg al día de todos los suplementos.	Necesario para la reparación del tejido cutáneo. Para mejor absorción, utilizar lozenges de zinc gluconate u OptiZinc.

HIERBAS

❑ El aloe vera ayuda a aliviar el escozor y la sensación de quemazón. Aplíquese aloe vera gel pura de acuerdo con las indicaciones de la etiqueta y cuantas veces sea necesario.

❑ Un té fuerte preparado con partes iguales de agua de lima y white oak bark es muy provechoso para tratar el poison ivy, el poison oak y el poison sumac. Aplíquese una compresa humedecida con esta solución. Cada vez que se seque, vuélvala a humedecer.

❑ Las siguientes hierbas se pueden utilizar tópicamente para aliviar el poison ivy, el poison oak o el poison sumac: extracto de black walnut, bloodroot, echinacea, goldenseal y myrrh. El black walnut tiene propiedades antisépticas y ayuda a combatir la infección, el bloodroot reduce la inflamación, la echinacea promueve la curación de las heridas cutáneas, el goldenseal sirve para la inflamación de la piel, y el myrrh es un poderoso antiséptico. La echinacea también se puede tomar para estimular el sistema inmunológico.

Advertencia: La hierba bloodroot no se debe utilizar durante el embarazo. Si es alérgico al ragweed, utilice el goldenseal con precaución.

RECOMENDACIONES

❑ Para los casos leves de poison ivy, ponga en práctica una o varias de las siguientes sugerencias:

• Aplíquese a intervalos cortos compresas de agua muy caliente.

• Aplíquese compresas remojadas en Burrow's solution diluida (utilice entre un pint y quince pints de agua fría). Este producto se encuentra en la mayoría de las farmacias.

• Sumerja el área afectada en agua fría con colloidal oatmeal (Aveeno), que se consigue en la mayoría de las farmacias.

• Para aliviar la picazón, aplíquese una pasta preparada con agua y cornstarch, baking soda, oatmeal o Epsom salts. Utilice una cucharadita de agua por cada tres cucharaditas de ingrediente seco.

• Para aliviar la sensación de calor, aplíquese jugo de aloe vera, tofu o cáscara de watermelon. Otro buen remedio es mezclar un pint de buttermilk con una cucharada de sal marina.

• Utilice una preparación a base de hierbas de las que se recomiendan en la sección Hierbas.

❑ Para un caso grave de poison ivy, consulte con el médico. Entre los síntomas que ameritan atención médica están sarpullido extenso que cubre más de medio cuerpo, inflamación y enrojecimiento extremos, y fiebre. También se debe consultar con un médico si se contrae poison ivy cerca de los ojos, en la boca o en los genitales.

❑ Manténgase fresco. El sudor y el calor empeoran el escozor.

ASPECTOS PARA TENER EN CUENTA

❑ Para aliviar el escozor y reducir la inflamación se suele prescribir prednisone oral. Sin embargo, este tratamiento se debe limitar a los casos muy severos que incluyen fiebre, dificultad para orinar, inflamación facial o genital, u otros síntomas de enfermedad aguda. Los esteroides orales son medicamentos sumamente poderosos y pueden producir efectos secundarios graves.

❑ Aplicar esteroides tópicamente es ineficaz para el poison ivy y se deben evitar.

❑ La sustancia tóxica urushiol no afecta a los perros ni a los gatos, pero estos animales la pueden llevar en el pelaje a su hogar y transmitírsela a usted. Si sospecha que su mascota estuvo en contacto con poison ivy o con poison oak, bañe al animal concienzudamente (utilice guantes de caucho y prendas protectoras).

❏ Tratándose de poison ivy, poison oak y poison sumac, prevenir es mucho mejor que curar.

• Las telas ligeras no protegen adecuadamente contra el poison ivy y el poison oak porque la savia puede penetrarlas fácilmente. Utilice guantes y ropa pesada cuando vaya a estar en áreas donde estas plantas son comunes.

• Todo el mundo, incluso los niños, deben aprender a reconocer y a evitar estas nocivas plantas. El poison ivy usualmente crece como enredadera; sin embargo, también puede crecer como arbusto con una altura de dos a siete pies. Sus hojas siempre crecen en grupos de tres: una en el extremo del tallo y las otras dos enfrentadas. El poison oak únicamente crece como arbusto y sus hojas son lobuladas, como las del roble. Al igual que las hojas del poison ivy, las del poison oak crecen en grupos de tres. El poison sumac crece como arbusto o pequeño árbol con múltiples y pequeñas hojas a ambos lados del tallo. El número de hojas puede ir de siete hasta trece, y siempre se presentan en número impar.

• Utilice prendas protectoras siempre que sus actividades lo lleven a áreas boscosas o con maleza: pantalones largos, camisa de mangas largas, zapatos, medias y guantes. Estos artículos se deben lavar después de cada uso; si entran en contacto con poison ivy, no se deben volver a utilizar mientras no se laven en la casa o en seco.

• Si usted sabe o sospecha que estuvo en contacto con poison ivy, retírese los zapatos y toda la ropa e *inmediatamente* refriéguese la piel con agua o con alcohol y un jabón marrón o amarillo de lavar ropa (como Fels Naptha) para retirar el aceite irritante de la planta. Enjabónese varias veces y enjuáguese con agua corriente cada vez. Este procedimiento es ineficaz después de que han pasado diez minutos; después de ese lapso, el aceite habrá penetrado la piel y es imposible retirarlo. Lave la ropa, los pertrechos y el equipo con abundante agua caliente y jabonosa que, en lo posible, contenga chlorine bleach. Los casos de poison ivy que no responden al tratamiento adecuado suelen deberse al contacto repetido con prendas de vestir contaminadas.

Poison Oak

Ver POISON IVY/POISON OAK/POISON SUMAC.

Poison Sumac

Ver POISON IVY/POISON OAK/POISON SUMAC.

Pólipos

Los pólipos son crecimientos benignos (no cancerosos) de diversos tamaños que se forman en el recubrimiento epitelial del intestino grueso, el cuello del útero, la vejiga, la nariz y otras estructuras a las cuales se sujetan por medio de pedúnculos. Son más comunes en el recto y en el colon sigmoide y suelen aparecer en grupos.

La mayor parte de los pólipos del colon y/o del recto no producen síntomas y sólo se descubren durante exámenes físicos de rutina que incluyen examen de colon, o durante los exámenes y el tratamiento de otras enfermedades. Sin embargo, cuando los pólipos son muy grandes pueden ocasionar sangrado rectal, cólicos y dolor abdominal. La relación entre los pólipos y el cáncer aún no se comprende del todo. Algunos médicos creen que la mayoría de los casos de cáncer de colon empiezan como pólipos. No obstante, la mayoría de los pólipos no se convierten en cáncer. Por otra parte, es verdad que mucha gente que tiene un crecimiento canceroso en el colon también presenta múltiples pólipos cerca del crecimiento, y parece que cuanto más crece el pólipo, tanto mayor es el riesgo de que se vuelva maligno.

La *poliposis familiar* es una enfermedad hereditaria que produce un gran número de crecimientos (cien o, incluso, más) en el colon. Cuando se extirpan, vuelven a desarrollarse. Síntomas frecuentes de esta enfermedad son sangrado rectal y secreción mucosa. Este problema de salud se relaciona más estrechamente con el cáncer que los pólipos corrientes y, a menos que se trate, casi siempre conduce a cáncer de colon.

Los pólipos cervicales se desarrollan en el interior del cuello uterino, el conducto que lleva de la vagina al útero. Entre los síntomas de los pólipos cervicales están flujo vaginal abundante, acuoso y sanguinolento. El sangrado se puede presentar después de las relaciones sexuales, entre períodos menstruales y después de la menopausia. El desarrollo de los pólipos cervicales puede deberse a alguna infección, a lesión del cuello uterino o a cambios hormonales durante el embarazo. Los pólipos se presentan con más frecuencia en las mujeres que no han tenido hijos. Las mujeres diabéticas también tienen un riesgo más alto de lo normal de desarrollar pólipos. El frotis de Papanicolaou (Pap smear) no siempre detecta los pólipos cervicales. Después de que se extirpan, estos pólipos casi nunca se vuelven a desarrollar.

Los pólipos de la vegiga producen sangre en la orina. A menos que se extirpen, estos pólipos suelen ser precursores de cáncer de vejiga.

Los pólipos nasales se suelen presentar en la parte posterior de la nariz, cerca de las aperturas que llevan a los senos nasales. Estos pólipos también pueden sangrar y, además, pueden dificultar la respiración. Las personas que sufren de fiebre del heno y de otras alergias nasales son las más propensas a estos pólipos, al igual que quienes abusan de las gotas y de los esprays para la nariz.

Por otra parte, los pólipos de las cuerdas vocales suelen deberse a uso excesivo (por ejemplo, cuando el individuo acostumbra gritar o, en el caso de los cantantes, cuando no utilizan una técnica vocal adecuada), habitualmente en presencia de una infección. La gente que fuma y que sufre de alergias es la más susceptible a esta clase de pólipos, que suelen producir ronquera, pero no dolor.

NUTRIENTES

SUPLEMENTOS	DOSIS SUGERIDAS	COMENTARIOS
Esenciales		
Betatene	Según indicaciones de la etiqueta.	Esta mezcla de betacaroteno y otros carotenoides protege el recubrimiento epitelial (membranas mucosas) de las cavidades del organismo.
Multivitamin y mineral complex más extra	Según indicaciones de la etiqueta.	Proporciona los nutrientes necesarios de manera equilibrada.
calcium	1.000-1.500 mg al día.	Protege contra los pólipos colorrectales y contra el cáncer de colon.
y magnesium	750 mg al día.	Favorece la absorción del calcio.
Vitamin A	25.000 UI al día. Si está embarazada, no debe tomar más de 10.000 UI al día.	Protege el recubrimiento membranoso. Para facilitar la asimilación, utilizar en emulsión.
Vitamin C	5.000-10.000 mg al día divididos en varias tomas.	Puede reducir el número de pólipos y eliminarlos del todo.
Muy importantes		
Digesta-Lac de Natren	Según indicaciones de la etiqueta.	Repone las bacterias "amigables" del intestino.
Vitamin E	Empezar con 400 UI al día y aumentar poco a poco hasta 800 UI al día.	Poderoso antioxidante. Protege contra los efectos de la lipid peroxidation. Cuando hay deficiencia de vitamina E, las células son más vulnerables a sufrir daño.
Importante		
Aerobic Bulk Cleanse (ABC) de Aerobic Life Industries	Según indicaciones de la etiqueta. Tomar con jugo de aloe vera.	Contribuye a la formación normal de la materia fecal, lo que permite eliminar las toxinas nocivas y mantener limpio el colon.
Provechosos		
Coenzyme Q$_{10}$	60 mg al día.	Importante antioxidante. Aumenta el nivel del oxígeno celular.
Concentrace trace mineral drops de Trace Minerals Research	Según indicaciones de la etiqueta.	Normaliza los electrólitos después de limpiar el colon.
Garlic (Kyolic)	2 cápsulas 3 veces al día entre comidas.	Antibiótico natural. Intensifica el funcionamiento inmunológico.
Homozon de Aerobic Life Industries	Según indicaciones de la etiqueta.	Le proporciona oxígeno al intestino, lo que contribuye a la limpieza del colon.
Superoxide dismutase (SOD) o	Según indicaciones de la etiqueta.	Importante antioxidante y destructor de los radicales libres.
Cell Guard de Biotec Foods	Según indicaciones de la etiqueta.	Este complejo antioxidante contiene SOD.

HIERBAS

❑ El jugo de aloe vera mejora la digestión y limpia el tracto digestivo.

❑ Hierbas terapéuticas que mejoran la digestión son butcher's broom, cardamom, cayenne, cinnamon, *Garcinia cambogia*, ginger, té verde y semilla de mustard.

Advertencia: Durante el embarazo no se debe tomar cinnamon en grandes cantidades.

❑ El producto coloklysis-7, de PhysioLogics, contiene hierbas y una mezcla de fibras solubles e insolubles que favorecen la buena digestión.

RECOMENDACIONES

❑ Es importante hacer una dieta alta en fibra y que no contenga grasas de origen animal. Incluya en su dieta albaricoque, bróculi, brown rice, cabbage, melón cantaloupe, zanahoria, coliflor, ajo, oatmeal, cebolla, green peppers, sweet potatoes, semillas de sesame, espinaca, semillas de sunflower y granos enteros. Las frutas que tienen semillas comestibles, como los higos, las raspberries, las strawberries y los bananos, contienen gran cantidad de fibra. *Ver* CÁNCER en la Segunda Parte y seguir las recomendaciones dietéticas.

❑ Tome todos los días algún suplemento de fibra. Buenas fuentes de fibra son barley, legumbres, oat bran, psyllium husks (se encuentran en el producto Aerobic Bulk Cleanse) y rice bran.

Nota: La fibra en suplemento nunca se debe tomar junto con otros suplementos o medicamentos.

❑ Cuando aumente el consumo de fibra, asegúrese de aumentar también la ingesta de agua. De no hacerlo, se le pueden presentar gases, sensación de llenura, dolor y estreñimiento.

❑ Excluya de su dieta los alimentos fritos y altamente procesados, la cafeína y el alcohol. No fume.

❑ Es importante que se haga exámenes físicos con regularidad, especialmente después de los cuarenta años. El tacto rectal es un examen que su médico le puede practicar fácilmente en el consultorio y que sirve para determinar rápidamente si existe alguna anomalía en la pared del colon.

❑ Si presenta sangrado rectal, o si la deposición contiene sangre, consulte con su médico. Para identificar el origen del sangrado es preciso hacerse un fecal occult blood test (FOBT), o prueba de sangre oculta en la materia fecal. El sangrado puede ser síntoma de pólipos, aunque también puede ser señal de cáncer.

ASPECTOS PARA TENER EN CUENTA

❑ Independientemente de su localización, el tratamiento que más conviene para los pólipos es la extirpación quirúrgica. En la mayoría de los casos este procedimiento es ambulatorio y no es particularmente difícil.

❑ Los pólipos de las cuerdas vocales se pueden tratar con

humectación, terapia del lenguaje y descanso. Puede ser necesario extirparlo quirúrgicamente.

❑ Para la poliposis familiar puede requerirse una colectomía que extirpe totalmente el colon. En algunos casos se deja el recto y se conecta con el intestino delgado para permitir la evacuación intestinal. Sin embargo, en la mayoría de los casos se vuelven a presentar pólipos en el recto.

❑ Jerome J. DeCosse, M.D, Ph.D., y sus colegas del University of Wisconsin's Department of Surgery and Pathology observaron que al agregar vitamina C al tratamiento se redujo el número de pólipos, o éstos desaparecieron por completo, en cinco de ocho personas.

❑ Investigaciones han encontrado que, en comparación con los hombres que restringen su consumo de grasa, los que consumen la mayor cantidad de grasas saturadas tienen el doble de probabilidad de desarrollar pólipos potencialmente malignos.

Premenstrual Syndrome

El premenstrual syndrome (PMS), o síndrome premenstrual, es un trastorno que aflige a muchas mujeres durante una o dos semanas antes del comienzo de la menstruación. Entre los síntomas que puede experimentar la mujer están los siguientes: abdomen inflamado, acné, ansiedad, dolor de espalda, hinchazón y sensibilidad anormal en los senos, cólicos, depresión, antojos alimentarios, desmayos, fatiga, dolor de cabeza, insomnio, dolor en las articulaciones, nerviosismo, erupciones cutáneas, retención de líquido y cambios de personalidad, como oscilaciones drásticas del estado de ánimo, explosiones de ira y de violencia, y pensamientos suicidas.

Aunque no hay estadísticas confiables, se calcula que entre el 70 y el 75 por ciento de las mujeres experimentan síntomas premenstruales en algún momento. Aproximadamente el 5 por ciento de las mujeres presentan síntomas que por su severidad son incapacitantes, y entre el 30 y el 40 por ciento informan que sus síntomas son tan severos que interfieren el desempeño de sus actividades cotidianas.

Durante muchos años se consideró que el PMS era un problema estrictamente sicológico e, incluso, a algunas mujeres les diagnosticaron enfermedades mentales. Pero ahora se sabe, sin lugar a dudas, que el origen del problema es físico. Una de las causas del síndrome premenstrual es el desequilibrio hormonal: por una parte, niveles excesivamente altos de estrógeno y, por otra parte, niveles muy bajos de progesterona. Las fluctuaciones hormonales conducen a retención de líquido, lo cual afecta a la circulación y reduce la cantidad de oxígeno que le llega al útero, a los ovarios y al cerebro. Consumir carne roja y productos lácteos puede causar o contribuir a esos desequilibrios hormonales. Otro factor importante en este problema es un nivel inestable de azúcar sanguíneo. El síndrome premenstrual también se ha relacionado con alergias alimentarias, cambios en el metabolismo de los carbohi-

dratos, hipoglicemia y problemas de absorción de los nutrientes. La dieta es uno de los factores que más influyen en este trastorno. Otras posibles causas del PMS son niveles erráticos de las betaendorfinas (sustancias parecidas a los narcóticos que produce el organismo), deficiencia de vitaminas y/o de minerales, y depresión clínica. Cuando se comprenda mejor el funcionamiento de las hormonas del cerebro entenderemos por qué razón el síndrome premenstrual produce tal cantidad de síntomas.

NUTRIENTES

SUPLEMENTOS	DOSIS SUGERIDAS	COMENTARIOS
Muy importantes		
A.M./P.M. Ultimate Cleanse de Nature´s Secret	Según indicaciones de la etiqueta.	Este programa de limpieza aumenta la capacidad que tiene el hígado de metabolizar el estrógeno.
Black currant seed oil o flaxseed oil o primrose oil	Según indicaciones de la etiqueta, 3 veces al día. Según indicaciones de la etiqueta, 3 veces al día. 1.000 mg 3 veces al día.	Proporcionan gamma-linolenic acid (GLA), un ácido graso esencial que contribuye al correcto funcionamiento de las glándulas y que es importante para aliviar los síntomas.
Calcium y magnesium	1.500 mg al día. 1.000 mg al día.	Alivia los cólicos, el dolor de espalda y el nerviosismo. Utilizar calcium chelate. Su deficiencia se puede asociar con este trastorno. Utilizar magnesium chloride o magnesium chelate.
Vitamin B complex más extra pantothenic acid (vitamin B$_5$) y vitamin B$_6$ (pyridoxine) y vitamin B$_{12}$	100 mg 3 veces al día. 100-200 mg al día. 50 mg 3 veces al día. 200 mcg 2 veces al día.	Las vitaminas B con más eficaces cuando se toman juntas. Reduce el estrés y es necesario para las glándulas suprarrenales. Reduce la retención de líquidos y aumenta el flujo del oxígeno hacia los órganos femeninos. Ayuda a normalizar el nivel del estrógeno. Reduce el estrés y previene la anemia. Necesario para todas las funciones corporales. Utilizar lozenges o administrar en forma sublingual.
Vitamin E	Empezar con 400 UI al día y aumentar lentamente hasta 800 UI al día.	Combate el dolor de los senos y otros síntomas premenstruales. Mejora la utilización del oxígeno y limita el daño que producen los radicales libres. Ayuda también a aliviar la tensión nerviosa, la irritabilidad y la depresión.
Provechosos		
Choline e inositol o lecithin	1.000 mg al día de cada uno. Según indicaciones de la etiqueta.	Favorecen la transmisión de los impulsos nerviosos y ayudan a prevenir cualquier tipo de cáncer relacionado con el estrógeno.

Chromium picolinate	200 mcg al día.	Estabiliza el nivel del azúcar sanguíneo.
DL-Phenylalanine (DLPA)	375 mg 3-4 veces al día.	Beneficioso para aliviar el dolor de cabeza y el dolor generalizado. *Advertencia:* si sufre de ataques de pánico, diabetes, presión arterial alta o PKU, no debe tomar este suplemento.
Floradix Iron + Herbs de Salus Haus	Según indicaciones de la etiqueta. No tomar junto con vitamina E; el hierro agota la vitamina E del organismo.	Proporciona hierro en una fórmula natural, fácil de asimilar. Las mujeres que presentan períodos menstruales abundantes suelen ser anémicas.
Gamma-aminobutyric acid (GABA)	750 mg al día.	Ayuda a controlar la ansiedad y el desasosiego.
Kelp	1.000-1.500 mg al día.	Buena fuente de minerales necesarios. Contribuye al buen funcionamiento de la glándula tiroides.
L-Tyrosine	500 mg 2 veces al día con el estómago vacío. Tomar con agua o jugo. No tomar con leche. Para mejor absorción, tomar con 50 mg de vitamina B_6 y 100 mg de vitamina C.	Reduce la ansiedad, la depresión y el dolor de cabeza. *Advertencia:* si está tomando algún inhibidor MAO para la depresión, no debe tomar este suplemento.
Melatonin	2-3 mg al día, 2 horas o menos antes de acostarse.	Ayuda a aliviar los síntomas y favorece el sueño.
Multivitamin y mineral complex	Según indicaciones de la etiqueta.	Todos los nutrientes son necesarios para aliviar los síntomas.
Vitamin A más natural beta-carotene	10.000 UI al día. 15.000 UI al día.	Su deficiencia se ha asociado con PMS. Antioxidante y precursor de la vitamina A.
Vitamin C con bioflavonoids	3.000-6.000 mg al día divididos en varias tomas.	Ayudan a aliviar la molestia y la inflamación de los senos. Estimulan el sistema inmunológico.
Vitamin D	Según indicaciones de la etiqueta.	Necesario para la absorción del calcio y el magnesio.
Zinc	50 mg al día. No tomar más de 100 mg al día de todos los suplementos.	Necesario para el correcto funcionamiento del sistema inmunológico. Los diuréticos agotan el cinc. Para mejor absorción, utilizar lozenges de zinc gluconate u OptiZinc.

HIERBAS

❏ Las hierbas kava kava, cramp bark, red raspberry y raíz de angélica tienen propiedades antiespasmódicas y ayudan a aliviar los cólicos.

❏ El black haw y la rosemary son provechosos para los cólicos y calman el sistema nervioso.

❏ Las hierbas black cohosh y peppermint, la hoja de straw-berry y la raíz de valerian ayudan a estabilizar el estado de ánimo y tonifican el sistema nervioso.

Advertencia: No utilice black cohosh si está embarazada o si tiene alguna enfermedad crónica.

❏ Blessed thistle, dong quai, raíz de false unicorn, semilla de fennel, raíz de sarsaparilla y squawvine equilibran los niveles hormonales y son eficaces para tratar el síndrome premenstrual.

❏ El corn silk o una combinación herbal, como SP-6 Cornsilk Blend, de Solaray, promueven la eliminación del exceso de líquido de los tejidos y alivian los síntomas premenstruales. El dandelion y el hawthorn también actúan como diuréticos naturales.

❏ El feverfew es beneficioso para la migraña.

❏ El milk thistle purifica el hígado y mejora la función hepática, lo que aumenta la capacidad del hígado de metabolizar el estrógeno. Para mejores resultados, esta hierba se debe tomar todos los días durante tres meses.

❏ El té de pau d'arco protege contra la candidiasis (infección por hongos).

❏ El extracto de wild yam contiene progesterona natural y se ha comprobado su eficacia para aliviar muchos síntomas del PMS, entre ellos cólicos, dolor de cabeza, oscilaciones anímicas, depresión, irritabilidad e insomnio.

RECOMENDACIONES

❏ Consuma abundantes frutas y vegetales frescos, cereal y pan de grano entero, fríjol, guisantes, lentejas, nueces y semillas, así como también pollo, pavo y pescado asados a la parrilla. Consuma entre comidas snacks ricos en proteína.

❏ Comenzando una semana antes del período menstrual y terminando una semana después, tome todos los días un quart de agua destilada.

❏ No consuma sal, carnes rojas, alimentos procesados, junk food ni fast foods. Elimine de su dieta estos alimentos durante por lo menos una semana antes de la fecha en la que deben empezar a presentarse los síntomas. Eliminar el sodio (especialmente la sal y los alimentos que contienen sal) es particularmente importante para prevenir la inflamación abdominal y la retención de líquido.

❏ Consuma menos productos lácteos. Estos productos bloquean la absorción del magnesio y aumentan su eliminación en la orina. Los azúcares refinados también aumentan la eliminación del magnesio.

❏ Evite la cafeína. La cafeína se relaciona con la sensibilidad anormal de los senos y es un estimulante del sistema nervioso central que puede producir ansiedad y nerviosismo. También actúa como diurético y puede agotar las reservas del organismo de importantes nutrientes.

❏ No consuma alcohol ni azúcar en ninguna forma, especialmente durante la semana anterior a la aparición de los síntomas. Estos alimentos conducen a la pérdida en la orina de valiosos electrólitos, en particular magnesio.

❑ Para minimizar los síntomas, haga un ayuno a base de jugos frescos y spirulina durante varios días antes de la fecha en que espera que empiece la menstruación. *Ver* AYUNOS en la Tercera Parte.

❑ Haga ejercicio con regularidad. Caminar aunque sea menos de una milla al día es muy provechoso. El ejercicio aumenta el nivel del oxígeno de la sangre, lo que favorece la absorción de los nutrientes y la eliminación de las toxinas. También contribuye a estabilizar los niveles hormonales.

❑ Para aliviar los cólicos, recurra a los baños de asiento tibios, o utilice un heating pad o una botella de agua caliente. El calor incrementa el flujo sanguíneo hacia la región pélvica y relaja los músculos. *Ver* BAÑOS DE ASIENTO en la Tercera Parte.

❑ Consulte con un médico para determinar si la causa de sus síntomas es algún trastorno de salud, como alteración de la función tiroidea, endometriosis o un problema sicológico, como depresión clínica. También es recomendable descartar la intoxicacón por metales pesados haciéndose una prueba de alergias alimentarias y un análisis de cabello.

❑ No fume.

ASPECTOS PARA TENER EN CUENTA

❑ La depresión premenstrual puede deberse a un error del reloj biológico, lo que redunda en niveles inferiores a lo normal de algunos químicos cerebrales. Investigaciones de la University of California en San Diego sugieren que algunas mujeres que sufren de PMS podrían presentar deficiencia de melatonina, hormona que la glándula pineal segrega por la noche.

❑ Se sabe que la probabilidad de presentar síntomas severos del síndrome premenstrual es cuatro veces más alta entre las mujeres que consumen cafeína con regularidad.

❑ Algunos médicos les prescriben anticonceptivos orales a las mujeres que sufren de PMS, especialmente cuando también están interesadas en un método confiable de control de la natalidad. Si usted está tomando anticonceptivos orales, tenga en cuenta que su eficacia para prevenir el embarazo se puede reducir drásticamente si también está tomando antibióticos. Los anticonceptivos orales y otros medicamentos que contienen sustancias parecidas al estrógeno *no* se deben utilizar durante el embarazo o cuando hay cáncer de seno, sangrado vaginal anormal o flebitis (inflamación de las venas de las piernas).

❑ Seguir una dieta adecuada es sumamente importante para tratar el PMS. Se ha encontrado que las comidas con un alto contenido de carbohidratos complejos ayudan a manejar el estrés. Investigadores especulan que una dieta de estas características aumenta la producción de serotonina, un químico cerebral con propiedades antidepresivas. Por otra parte, consumir carne roja y productos lácteos promueve el tipo de desequilibrio hormonal que conduce al síndrome premenstrual, es decir, a niveles excesivamente altos de estrógeno e insuficientes de progesterona.

❑ A muchas mujeres les ayuda utilizar crema de wild yam, que contiene una forma natural de la hormona progesterona.

Para que la piel absorba el ingrediente activo de este producto, la crema se debe frotar en el pecho, en la cara interna de los brazos, en los muslos y en el abdomen justo después de la ovulación.

❑ El aminoácido L-glutamina, solo o combinado con DL-fenilalanina (DLPA) podría ayudar a reducir los antojos incontrolables de consumir algunos alimentos.

❑ Estudios han descubierto que muchas mujeres que sufren de PMS también presentan algún tipo de trastorno del sistema inmunológico o sufren con frecuencia de alguna clase de infección por hongos (*ver* CANDIDIASIS en la Segunda Parte).

❑ Un número significativo de mujeres que sufren de PMS también presentan algún tipo de disfunción tiroidea (*ver* HIPOTIROIDISMO en la Segunda Parte).

❑ Se sabe que el té de kombucha, una bebida vigorizante y estimulante del sistema inmunológico, es muy provechoso para algunas mujeres que sufren de síndrome premenstrual (*ver* PREPARACIÓN DEL TÉ DE KOMBUCHA en la Tercera Parte).

❑ En Estados Unidos están brotando por doquier clínicas especializadas en el tratamiento del PMS. Sin embargo, no todas brindan el mismo nivel de experiencia y conocimiento. Pídale a su médico que le recomiende una buena clínica, o busque alguna que esté afiliada a un hospital importante. Cuídese de las clínicas que promueven una sola clase de tratamiento y de las que prometen una cura prácticamente milagrosa para este complejo problema.

❑ *Ver también* ALERGIAS en la Segunda Parte y ANÁLISIS DEL CABELLO en la Tercera Parte.

Presión arterial alta (Hipertensión)

Cuando el corazón bombea la sangre a través de las arterias, la sangre ejerce presión contra las paredes de los vasos sanguíneos. En las personas que sufren de hipertensión, esta presión es anormalmente alta.

Son varios los factores de los cuales depende que la presión arterial sea alta, baja o normal: el volumen de la sangre, la resistencia de los vasos sanguíneos al flujo sanguíneo y la distribución de la sangre hacia los distintos órganos. A su vez, todos estos factores pueden verse afectados tanto por la actividad del sistema nervioso como por la actividad de algunas hormonas.

Cuando la presión arterial es alta, el corazón tiene que trabajar más duro para bombear la cantidad de sangre que todos los tejidos del organismo necesitan. Con el tiempo, este problema suele conducir a insuficiencia renal, insuficiencia cardíaca y accidentes cerebrovasculares. Además, la presión arterial alta frecuentemente se asocia con enfermedad cardíaca coronaria, arteriosclerosis, trastornos renales, obesidad, diabetes, hipertiroidismo y tumores adrenales.

Se calcula que cincuenta millones de estadounidenses sufren de presión arterial alta. De acuerdo con el U.S. Public Health Service, la hipertensión afecta a más de la mitad de todos los estadounidenses mayores de sesenta y cinco años. El porcentaje de las personas afroamericanas afectadas por la hipertensión arterial equivale, aproximadamente, a la tercera parte de las personas de raza blanca que presentan este trastorno. La probabilidad de desarrollar insuficiencia renal a causa de la hipertensión arterial es dieciocho veces más alta entre los afroamericanos de veinticuatro a cuarenta y cuatro años. Los hombres tienden a presentar hipertensión con más frecuencia que las mujeres, pero el riesgo de las mujeres aumenta tras la menopausia y alcanza el mismo nivel que el de los hombres. El riesgo que tienen las mujeres de presentar hipertensión también aumenta con el embarazo y con los anticonceptivos orales.

Debido a que la presión arterial alta no suele producir síntomas mientras no se presentan complicaciones, se conoce como "asesino silencioso". Entre los síntomas de que la hipertensión está en una etapa avanzada se cuentan dolores de cabeza, sudoración, aceleración del pulso, falta de aire, vahídos y alteraciones visuales. En 1990, cerca de treinta y tres mil estadounidenses murieron de enfermedades relacionadas con hipertensión, distintas de ataque cardíaco y derrame cerebral.

La presión arterial se divide en dos categorías: *primaria* y *secundaria.* La hipertensión primaria es la presión arterial alta que no es consecuencia de ninguna enfermedad. Aun cuando su causa exacta se desconoce, se han identificado varios factores de riesgo, entre ellos tabaquismo, estrés, obesidad, uso excesivo de estimulantes (como café o té), abuso de drogas, alta ingesta de sodio y uso de anticonceptivos orales. Como la excesiva retención de agua puede ejercer presión contra los vasos sanguíneos, las personas que consumen alimentos ricos en sodio tienen un riesgo mayor de presentar hipertensión. La hipertensión también es frecuente en las personas que tienen sobrepeso. El estrés también puede hacer que la presión arterial se eleve, porque hace que las paredes de las arterias se constriñan. Las personas con antecedentes familiares de hipertensión también tienen más probabilidades de presentar este trastorno.

Cuando la presión arterial es persistentemente alta a causa de algún problema de salud, como, por ejemplo, alteración hormonal o estrechamiento hereditario de la aorta, se habla de hipertensión secundaria. También es posible sufrir de hipertensión secundaria por constricción crónica o por pérdida de elasticidad de los vasos sanguíneos a causa de la acumulación de placas de grasa en el interior de las paredes del vaso. Esta condición se conoce como aterosclerosis. La arteriosclerosis y la aterosclerosis son precursores frecuentes de la hipertensión. El estrechamiento y/o el endurecimiento de las arterias dificulta la circulación de la sangre a través de los vasos sanguíneos. En consecuencia, la presión arterial se eleva. La hipertensión secundaria también puede deberse a mal funcionamiento de los riñones, lo que produce retención excesiva de sodio y de fluidos en el organismo. Este aumento del volumen sanguíneo dentro de los vasos eleva la presión arterial. Los riñones también pueden elevar la presión arterial segregando sustancias que constriñen los vasos sanguíneos.

Para poder diagnosticar hipertensión arterial, el médico utiliza un aparato llamado *tensiómetro* (también conocido como esfigmomanómetro). La presión arterial está representada por un par de números. El primer número es la presión *sistólica*, que es la presión que la sangre ejerce cuando el corazón late e impulsa la sangre hacia el interior de los vasos sanguíneos. Esta lectura muestra la presión arterial en su punto más alto. La segunda lectura es la presión *diastólica*, que se registra cuando el corazón está en reposo entre un latido y otro y, por tanto, cuando la presión arterial está en su punto más bajo. Las dos cifras representan la altura (en milímetros, o mm) que alcanza una columna de mercurio (Hg) sometida a la presión de la sangre. La lectura de la presión arterial combinada se expresa luego como una proporción entre la presión arterial sistólica y la presión arterial diastólica. Así pues, en una persona cuya presión arterial sea normal, la presión sistólica es de 120 mm Hg y la presión diastólica, de 80 mm Hg; combinadas, estas dos presiones se expresan como 120 sobre 80, es decir, 120/80. Tanto la lectura sistólica como la lectura diastólica son importantes y ninguna de las dos debe ser alta. La presión arterial normal de las personas adultas puede ir desde 110/70 hasta 140/90, mientras que lecturas de 140/90 hasta 160/90 ó hasta 160/95 indican que el individuo está al borde de la hipertensión. Se considera que una presión arterial superior a 180/115 es excesivamente alta.

Para el médico es imposible hacer un diagnóstico correcto de hipertensión arterial con una sola lectura. Para que el resultado sea confiable, el examen se debe repetir varias veces en el transcurso del día. Es mejor hacerse el examen en el hogar, pues esto facilita el monitoreo periódico. Tomarse regularmente la presión arterial en el hogar sirve para:

- Determinar si la presión arterial solamente se eleva durante las consultas médicas.

- Colaborar con el médico controlándose uno mismo la hipertensión arterial.

- Reducir la frecuencia de las citas médicas para monitorear la presión arterial.

Los aparatos para medir la presión arterial corresponden a dos categorías básicas: mecánicos y electrónicos. Los mecánicos son los que más utilizan los médicos en sus consultorios. Consisten en un instrumento que mide la presión, un brazalete inflable y una pera que tiene una válvula para inflar el brazalete. El brazalete estándar se adapta a brazos hasta de trece pulgadas de circunferencia (si su brazo mide más, tendrá que conseguir uno más grande). La mayor parte de estos aparatos muestran la presión arterial en un indicador llamado manómetro.

Los tensiómetros mecánicos son mucho menos costosos que los electrónicos, y muchos médicos consideran que son más confiables, por lo menos en manos expertas. Sin embargo, si usted decide tomarse su propia presión arterial con un aparato de estos, deberá inflar el brazalete con una mano y simultáneamente leer el manómetro y escuchar el fonendosco-

Cómo se toma la presión arterial

La presión arterial indica cuánta presión se requiere para detener el flujo de la sangre que circula a través de las arterias. Se supone que esta medida equivale a la presión en la bomba final, que es el corazón.

La presión arterial se evalúa en dos puntos del ritmo de bombeo del corazón: la *presión sistólica* se toma en el momento en que el corazón late; la *presión diastólica*, en el momento en que el corazón está en reposo entre un latido y otro. Para tomar la presión arterial, el brazalete inflable del tensiómetro se coloca alrededor del brazo y se infla. La presión sistólica se toma cuando ya no se percibe pulso en el brazo. Luego el brazalete se desinfla y la presión diastólica se toma en el momento en que la sangre vuelve a fluir libremente. La presión combinada se suele expresar como una fracción; por ejemplo, 120/80.

Lo ideal es tomarse la presión arterial con el brazo desnudo. Una manga apretada puede constreñir el brazo o impedir que el brazalete quede bien colocado. El brazalete se debe colocar alrededor del brazo, aproximadamente una pulgada por encima del pliegue antecubital (cara interna del codo). Antes de empezar a tomarse la presión arterial, revise los siguientes puntos:

1. Asegúrese de que el manómetro esté en cero (0) cuando no haya presión en el sistema.

2. Asegúrese de que la aguja permanezca en el sitio correcto cuando la válvula esté cerrada.

3. Revise la válvula para comprobar que esté funcionando suavemente.

4. Revise el fonendoscopio para comprobar que los auriculares y el disco (también llamado campana o diafragma) estén en perfecto estado.

Lo primero que debe hacer es palpar la presión arterial en la muñeca, del lado del dedo pulgar. Luego infle el brazalete 30 mm Hg por encima del punto en el cual el pulso desaparece. Abra la válvula entre 2 y 3 mm Hg por segundo. La presión sistólica se presenta cuando las pulsaciones del pulso radial vuelven a sentirse. La presión diastólica se presenta cuando cesan las vibraciones de la arteria. Esta presión arterial es mucho más difícil de obtener.

A continuación, utilice el fonendoscopio para tomar la presión arterial. Siga este procedimiento:

1. El disco del fonendoscopio debe quedar muy bien colocado contra la piel en el punto donde dobla el codo (un poquito hacia la izquierda del centro en el brazo derecho y un poquito hacia la derecha del centro en el brazo izquierdo). No debe quedar espacio entre el disco y la piel, y no se debe aplicar más presión de la necesaria. Asegúrese de que el fonendoscopio no toque el brazalete en ninguna parte.

2. Dirija los auriculares un poquito hacia delante y luego colóqueselos en los oídos.

3. Con una mano sostenga el disco del fonendoscopio en su sitio mientras bombea la pera del brazalete con la otra mano.

4. Bombee el brazalete hasta que la aguja registre aproximadamente 30 mm Hg por encima del punto donde usted sintió antes que el pulso desaparecía, es decir, alrededor de 200 mm Hg.

5. Afloje ligeramente la válvula y deje que la presión baje lentamente. Escuche con atención para que oiga el primer sonido de un latido; el número que muestre la escala del manómetro en el momento en que usted oiga el primer latido es la presión sistólica (si cree que no escuchó el primer latido o si no está seguro, ajuste de nuevo la válvula, bombee la pera y repita el procedimiento escuchando atentamente).

6. Siga desinflando poco a poco el brazalete hasta que escuche el último sonido del bombeo de la sangre en los vasos sanguíneos. El número que indique el manómetro en el momento en que no escuche fluir más sangre es la presión diastólica.

Cuando usted mismo se vaya a tomar la presión arterial, observe las siguientes pautas para obtener un resultado confiable:

• No coma, no fume y no haga ejercicio durante por lo menos media hora antes de tomarse la presión arterial.

• Tómese la presión aproximadamente a la misma hora todos los días. Organícese con anticipación para que tenga tiempo de calmarse en caso de que esté enfadado o ansioso.

• Siéntese con toda tranquilidad y trate de eliminar todos los ruidos externos.

• Siga las instrucciones del fabricante.

• Coloque el brazo al nivel del corazón, con la palma de la mano hacia arriba. Si va a utilizar un tensiómetro de brazalete, súbase la manga de la camisa lo más que pueda y luego colóquese el brazalete justo por encima del codo. Asegúrese de que no le quede demasiado apretado.

• Fíjese que las mangueras del brazalete no estén enredadas ni perforadas.

• Tenga cuidado de no mover las mangueras durante el procedimiento.

• Espere por lo menos cinco minutos entre una lectura y otra, manteniendo el brazalete completamente desinflado.

• Una vez al año (o más) lleve su tensiómetro a una cita médica para comparar el resultado obtenido por usted con el del médico, y comprobar de ese modo si está funcionando correctamente.

pio (*ver* Cómo se toma la presión arterial en la página 454). En otras palabras, utilizar correctamente estos aparatos requiere destreza, buena vista, buen oído y un poco de capacitación y experiencia.

Una alternativa para el tensiómetro mecánico es utilizar un tensiómetro digital. Este tipo de aparato mide automáticamente la presión arterial al inflarse el brazalete y muestra el resultado en un formato digital. Estos aparatos son más costosos que los mecánicos, pero debido a que es más fácil obtener resultados confiables con ellos, suelen ser los preferidos para el hogar.

En el comercio también se consiguen monitores electrónicos para la presión arterial que se colocan en la muñeca o en los dedos. A pesar de que son fáciles de manejar, la mayoría de los médicos no los recomiendan porque tienden a ser menos precisos y más sensibles a la temperatura y a la mala circulación sanguínea.

NUTRIENTES

SUPLEMENTOS	DOSIS SUGERIDAS	COMENTARIOS
Esenciales		
Calcium y magnesium	1.500-3.000 mg al día. 750-1.000 mg al día.	Su deficiencia se ha asociado con presión arterial alta.
Garlic (Kyolic)	2 cápsulas 3 veces al día.	Reduce eficazmente la presión arterial.
L-Carnitine más	500 mg 2 veces al día con el estómago vacío.	Transporta cadenas largas de ácidos grasos. Cuando se toma junto con L-glutamic acid y L-glutamina, ayuda a prevenir las enfermedades cardíacas.
L-glutamic acid y L-glutamine	500 mg al día de cada uno con el estómago vacío. Tomar con agua o jugo. No tomar con leche. Para mejor absorción, tomar con 50 mg de vitamina B_6 y 100 mg de vitamina C.	Desintoxican el organismo de amoníaco y ayudan a prevenir las enfermedades del corazón. *Ver* AMINOÁCIDOS en la Primera Parte.
Selenium	200 mcg al día.	Su deficiencia se ha relacionado con enfermedades cardíacas.
Muy importantes		
Coenzyme Q_{10}	100 mg al día.	Mejora la función cardíaca y reduce la presión arterial.
Essential fatty acids (black currant seed oil, flaxseed oil, olive oil y primrose oil son buenas fuentes)	Según indicaciones de la etiqueta. Tomar antes de las comidas.	Importantes para la circulación y para reducir la presión arterial.
Vitamin C	3.000-6.000 mg al día divididos en varias tomas.	Mejora el funcionamiento adrenal. Reduce la tendencia de la sangre a coagularse.
Importantes		
Lecithin granules o capsules o lipotropic factors	1 cucharada 3 veces al día antes de las comidas. 1.200 mg 3 veces al día antes de las comidas. Según indicaciones de la etiqueta.	Mejoran el funcionamiento del hígado y disminuyen la presión arterial emulsificando la grasa.
Vitamin E y/o octacosanol	Empezar con 100 UI al día y agregar 100 UI al día cada mes hasta 400 UI al día. Según indicaciones de la etiqueta.	Mejoran la función cardíaca. Para dosis altas, la emulsión facilita la asimilación y brinda mayor seguridad.
Provechosos		
Bromelain	Según indicaciones de la etiqueta.	Esta enzima ayuda a la digestión de las grasas.
Kelp	1.000-1.500 mg al día.	Buena fuente de minerales y de yodo natural.
Kyo-Green de Wakunaga	Según indicaciones de la etiqueta, 2 veces al día.	Este jugo concentrado de barley y wheatgrass contiene importantes nutrientes.
Maitake o shiitake o reishi	Según indicaciones de la etiqueta. Según indicaciones de la etiqueta. Según indicaciones de la etiqueta.	Ayudan a bajar la presión arterial y previenen las enfermedades del corazón.
Multivitamin y mineral complex con vitamin A y zinc más extra potassium	15.000 UI al día. Si está embarazada, no debe tomar más de 10.000 UI al día. 50 mg al día. 99 mg al día.	Todos los nutrientes son necesarios de manera equilibrada. Si está tomando cortisone o algún medicamento para la presión arterial alta, debe tomar potasio adicional para contrarrestar la falta de este mineral.
Proteolytic enzymes	Según indicaciones de la etiqueta. Tomar con las comidas y entre comidas.	Ayudan a limpiar el sistema circulatorio. Culminan la digestión de la proteína.
Raw heart glandular más	Según indicaciones de la etiqueta.	Fortalece el corazón.
Bio-Cardiozyme Forte de Biotics Research o	Según indicaciones de la etiqueta.	Este complejo fortalece el músculo cardíaco.
Heart Science de Source Naturals.	Según indicaciones de la etiqueta.	Contiene antioxidantes, hierbas, vitaminas y agentes que combaten el colesterol, los cuales trabajan juntos para promover el funcionamiento cardiovascular.

Vitamin B complex	100 mg 2 veces al día con las comidas.	Importante para el funcionamiento del sistema circulatorio y para reducir la presión arterial.
más extra vitamin B₃ (niacin) y	50 mg 2 veces al día.	La niacina sólo se debe tomar con supervisión médica.
choline	50 mg 2 veces al día.	
inositol	50 mg 2 veces al día.	
Vitamin B₆	50 mg 3 veces al día.	Disminuye el contenido hídrico de los tejidos, lo que alivia la presión del sistema cardiovascular.

HIERBAS

❑ Para la presión arterial alta son provechosas las hierbas cayenne (capsicum), chamomile, fennel, berries de hawthorn, perejil y rosemary.

Advertencia: No se debe utilizar chamomile de manera permanente, pues puede producir alergia al ragweed. Evite esta hierba por completo si es alérgico al ragweed.

❑ El hops y la raíz de valerian calman los nervios.

❑ Tome todos los días tres tazas de té de suma.

❑ *Evite* las hierbas ephedra (ma huang) y licorice porque pueden elevar la presión arterial.

RECOMENDACIONES

❑ Haga estrictamente una dieta que no contenga sal. Esto es fundamental para bajar la presión arterial. Sin embargo, disminuir el consumo de sal no es suficiente; la sal se debe eliminar por completo de la dieta. Lea atentamente las etiquetas de los productos y evite aquellos cuya etiqueta diga "salt", "soda", "sodium" o el símbolo "Na". Algunos alimentos y aditivos que se deben evitar en una dieta libre de sal son monosodium glutamate (Accent, MSG), baking soda, vegetales enlatados (excepto si en la etiqueta dice sodium-free o salt-free), alimentos preparados comercialmente, dentífricos que contengan saccharin o baking soda, medicamentos sin prescripción médica que contengan ibuprofen (como Advil o Nuprin), bebidas gaseosas dietéticas; alimentos que contengan inhibidores de moho, preservativos y sustitutivos del azúcar; ablandadores de carnes, agua ablandada y salsa de soya.

❑ Haga una dieta alta en fibra y tome fibra en suplemento. El oat bran es una buena fuente de fibra.

Nota: La fibra en suplemento no se debe tomar junto con otros suplementos o medicamentos, sino por separado.

❑ Consuma muchas frutas y vegetales, como manzana, espárrago, banano, bróculi, cabbage, melón cantaloupe, berenjena, ajo, toronja, vegetales hojosos de color verde, melón, guisantes, prunes, raisins, squash y sweet potato.

❑ Incluya en su dieta jugos frescos. Los jugos de remolacha, zanahoria, apio, currant, cranberry, fruta cítrica, perejil, espinaca y watermelon son muy saludables.

❑ Consuma granos, como brown rice, buckwheat, millet y oats.

❑ Tome únicamente agua destilada al vapor.

❑ Tome todos los días dos cucharadas de aceite de flaxseed.

❑ Evite todas las grasas de origen animal. Los siguientes alimentos son prohibidos: bacon, carne de res, consomés (bouillons), hígado de pollo, corned beef, productos lácteos, gravies, cerdo, salchichas y carnes ahumadas o procesadas. Los únicos alimentos de origen animal que puede consumir — pero con moderación — son pescado de piel blanca, y pavo o pollo sin piel y asados a la parrilla. Obtenga su proteína en fuentes vegetales, en los granos y en las legumbres.

❑ Evite alimentos como queso maduro, carne curada, anchoas, aguacate, chocolate, fava beans, arenque conservado en vinagre, sour cream, sherry, vino y yogur.

❑ Evite por completo el alcohol, la cafeína y el tabaco.

❑ Si está tomando algún inhibidor MAO para la depresión (drogas que los médicos prescriben para bajar la presión arterial y para tratar la depresión, las infecciones y el cáncer), evite el químico tiramina y su precursor, tirosina. Combinar los inhibidores MAO con tiramina hace que la presión arterial se dispare y puede precipitar un accidente cerebrovascular. Entre los alimentos que contienen tiramina están almendras, aguacate, banano, hígado de res y de pollo, cerveza, queso (incluido el cottage cheese), chocolate, café, fava beans, arenque, ablandadores de carne, maní, pickles, piña, semillas de pumpkin y de sesame, raisins, salchichas, sour cream, salsa de soya, vino, extractos de levadura (incluido el brewer's yeast) y yogur. En general, se deben evitar todos los alimentos ricos en proteína que hayan sido conservados en vinagre o que hayan sido sometidos a un proceso de maduración o de fermentación, entre otros. También se deben evitar todos los medicamentos para el resfriado y las alergias que se compran sin prescripción médica.

❑ Manténgase en un peso bajo. Si tiene sobrepeso, tome medidas para perder las libras que le sobran. *Ver* OBESIDAD en la Segunda Parte.

❑ Ayune todos los meses entre tres y cinco días. Hacer periódicamente ayunos de limpieza es provechosos para desintoxicar el organismo. *Ver* AYUNOS en la Tercera Parte.

❑ Haga con regularidad ejercicio moderado. No se exceda, especialmente si está en clima cálido o húmedo.

Advertencia: Consulte con su médico antes de emprender cualquier programa de ejercicios, especialmente si ha llevado una vida sedentaria durante algún tiempo.

❑ Duerma el número de horas que necesite.

❑ Hágase chequear la presión arterial cada cuatro a seis meses, por lo menos. Como los síntomas de la hipertensión a menudo no son perceptibles, es importante hacerse examinar periódicamente la presión arterial por un profesional, en particular cuando se pertenece a la categoría de alto riesgo.

❑ Si usted está embarazada, haga que su médico le monitoree la presión arterial frecuentemente. Cuando no se trata, la hipertensión arterial durante el embarazo es muy peligrosa, pues puede avanzar repentinamente y convertirse en un peligro tanto para la madre como para su hijo.

❑ No tome antihistamínicos, excepto con supervisión médica.

❏ No tome suplementos que contengan los aminoácidos fenilalanina o tirosina. También debe evitar el edulcorante artificial aspartame (Equal y NutraSweet), pues contiene fenilalanina.

❏ Haga todo lo posible por evitar el estrés.

ASPECTOS PARA TENER EN CUENTA

❏ Como tomar medicamentos diuréticos aumenta la eliminación de magnesio en la orina, las personas de edad avanzada pueden desarrollar hipomagnesemia. El magnesio se necesita junto con el calcio para prevenir el deterioro de los huesos y para preservar la normalidad del ritmo cardíaco y de las contracciones del corazón. La pérdida de magnesio inducida por los diuréticos es peligrosa y ocasiona disfunción cardíaca. Es mucho mejor tomar diuréticos a base de hierbas. Consúltele a su médico antes de utilizar diuréticos.

❏ La gente que sufre de hipertensión a menudo presenta apnea del sueño, un trastorno del sueño en el cual el individuo deja de respirar durante diez segundos o más durante la noche. La apnea se relaciona con el ronquido fuerte y con el sueño intranquilo y puede hacer que el individuo experimente excesiva somnolencia durante el día. La evaluación y el tratamiento de la apnea del sueño pueden ayudar a reducir la presión arterial.

❏ Algunos factores de riesgo de hipertensión arterial no se pueden evitar; por ejemplo, antecedentes familiares de la enfermedad. No obstante, muchos factores de riesgo sí se pueden evitar introduciendo cambios en la dieta y en el estilo de vida.

❏ De acuerdo con la National Stroke Association, entre todos los factores de riesgo de derrame cerebral, la hipertensión es el más importante y, a la vez, el más controlable. La hipertensión aumenta siete veces la probabilidad de sufrir un derrame cerebral.

❏ Aproximadamente ochenta millones de estadounidenses son hipersensibles al sodio de la dieta. En particular, los afroamericanos son propensos a desarrollar hipertensión relacionada con sensibilidad a la sal.

❏ Investigaciones han revelado que las personas que presentan variaciones en dos genes específicos tienen el doble de probabilidades de desarrollar hipertensión arterial por el consumo de sal. Este hallazgo podría ayudar a identificar a los niños propensos a la presión arterial alta. Si esas personas se pueden identificar en la infancia, sería posible modificar su dieta para evitar que más tarde en la vida desarrollen hipertensión arterial.

❏ En comparación con las personas que no roncan, las que roncan mucho tienen más probabilidades de sufrir de presión arterial alta y de angina de pecho. Estudios sugieren que la parte del cerebro de la cual depende la fluidez de la respiración podría funcionar mal en las personas que roncan, y la escasez de oxígeno que esta circunstancia conlleva les impondría tanto al corazón como a los pulmones un esfuerzo excesivo.

❏ Investigadores de la State University de Nueva York encontraron que cuanto menor es el nivel de magnesio del organismo, tanto más alta es la presión arterial. Este estudio doble ciego, con grupos experimental y de control, reveló que tomar magnesio en suplemento puede reducir significativamente la necesidad de tomar droga para controlar los niveles de la presión sistólica y de la presión diastólica.

❏ El apple pectin ayuda a reducir la presion arterial.

❏ Una hormona cardíaca sintética que, al parecer, es muy eficaz para bajar la presión arterial, está actualmente en experimentación en cerca de veinticinco centros médicos.

❏ Hay algunos colores que son beneficiosos para la presión arterial (*ver* TERAPIA A BASE DE COLOR en la Tercera Parte). La música también puede servir para reducir el estrés y, por tanto, para bajar la presión arterial (*ver* TERAPIA CON MÚSICA Y SONIDO en la Tercera Parte).

❏ *Ver también* ARTERIOSCLEROSIS/ATEROSCLEROSIS y ENFERMEDADES CARDIOVASCULARES en la Segunda Parte.

Problemas circulatorios

Hay muchas enfermedades que se relacionan con problemas circulatorios. Cuando en las paredes de las arterias se forman depósitos grasos, o placa, las arterias se endurecen y se estrechan. La *hipertensión,* o presión arterial alta, se debe a que la sangre ejerce una presión más alta de lo normal contra las paredes de los vasos sanguíneos que por diversos motivos se han estrechado y/o endurecido. La hipertensión puede conducir a accidente cerebrovascular, angina de pecho (dolor en el pecho), daño renal y ataque cardíaco.

La *tromboangeítis obliterante (Enfermedad de Buerger)* es una enfermedad circulatoria producida por la inflamación crónica de los vasos sanguíneos de las extremidades. Esta enfermedad es más frecuente entre las personas que fuman. Usualmente afecta a los pies o a la parte inferior de la pierna, pero también puede afectar a las manos, a los brazos y a los muslos. Entre los síntomas precoces de la enfermedad de Buerger están sensación de hormigueo (sensación conocida popularmente como "pins and needles") y una sensación de quemazón en los dedos de las manos y de los pies. Esta condición puede producir úlceras y gangrena; en casos severos puede ser necesario recurrir a la amputación.

Otra enfermedad circulatoria grave es el *fenómeno de Raynaud,* que se caracteriza por constricción y espasmos de los vasos sanguíneos de las extremidades, como los dedos de las manos y de los pies, y la punta de la nariz. El resfriado, el estrés y el tabaquismo se cuentan entre los factores que contribuyen al entumecimiento de los dedos de las manos y de los pies; las extremidades se vuelven incoloras o azulosas por la falta de sangre y el espasmo arterial. Esta enfermedad afecta especialmente a las mujeres, y en algunos casos puede derivar en gangrena. La mala circulación también puede deberse a las *várices,* que se desarrollan por falta de elasticidad de las paredes de las venas.

NUTRIENTES

SUPLEMENTOS	DOSIS SUGERIDAS	COMENTARIOS
Esencial		
L-Carnitine	500 mg 2 veces al día.	Fortalece el músculo cardíaco y promueve la circulación transportando cadenas largas de ácidos grasos.
Muy importantes		
Garlic (Kyolic)	2 cápsulas 3 veces al día con las comidas.	Reduce la presión arterial y ayuda a fortalecer el músculo cardíaco. Adelgaza la sangre.
Chlorophyll	Según indicaciones de la etiqueta.	Mejora la circulación y ayuda a formar células saludables. Utilizar variedades líquidas o administrar en tableta. Preparar también "green drinks" frescos con vegetales hojosos de color verde.
Coenzyme Q_{10}	100 mg al día.	Mejora la oxigenación de los tejidos.
Lecithin granules o capsules	1 cucharada 3 veces al día antes de las comidas. 2.400 mg 3 veces al día antes de las comidas.	Emulsificantes de la grasa (descomponen la grasa).
Multienzyme complex	Según indicaciones de la etiqueta. Tomar con las comidas.	Ayuda a la digestión y a la circulación. Aumenta la utilización del oxígeno por parte de todos los tejidos del organismo.
Vitamin B complex	50-100 mg 3 veces al día.	Necesario para el metabolismo de las grasas y del colesterol. Se puede aplicar en inyección (con supervisión médica). Si no se consigue en inyección, administrar en forma sublingual. Mejora la circulación y la función cerebral.
más extra vitamin B_1 (thiamine) y	50 mg al día.	
vitamin B_6 (pyridoxine) y	50 mg al día.	Este diurético natural protege el corazón.
vitamin B_{12} y	300 mcg al día.	Previene la anemia y aumenta de manera natural la energía.
folic acid	400 mcg al día.	Necesario para la formación de los glóbulos rojos que transportan oxígeno.
y para-aminobenzoic acid (PABA)	25 mg al día.	Ayuda a la formación de los glóbulos rojos de la sangre.
Vitamin C con bioflavonoids	5.000-10.000 mg al día divididos en varias tomas.	Previenen la coagulación de la sangre.
Importantes		
Calcium	1.500-2.000 mg al día divididos en varias tomas. Tomar después de las comidas y a la hora de acostarse.	Esencial para la viscosidad normal de la sangre.
y magnesium	750-1.000 mg al día divididos en varias tomas. Tomar después de las comidas y a la hora de acostarse.	Fortalece el latido cardíaco. El calcio y el magnesio actúan juntos.
Dimethylglycine (DMG) (Aangamik DMG de FoodScience Labs)	50 mg 2 veces al día.	Aumenta la oxigenación de los tejidos.
Multivitamin y mineral complex	Según indicaciones de la etiqueta.	Proporciona nutrientes de manera equilibrada, lo cual es básico para el adecuado funcionamiento del sistema circulatorio.
Vitamin A	50.000 UI al día. Si está embarazada, no debe tomar más de 10.000 UI al día.	Ayuda a almacenar las grasas y actúa como antioxidante. Para dosis altas, la emulsión facilita la asimilación y brinda mayor seguridad.
y vitamin E	Empezar con 200 UI al día y aumentar poco a poco hasta 1.000 UI al día.	Inhibe la formación de radicales libres. Utilizar en emulsión.
Provechosos		
Choline e inositol	100 mg de cada uno 3 veces al día con las comidas.	Ayudan a eliminar los depósitos de grasa. Mejoran la circulación y contribuyen a reducir el colesterol.
más vitamin B_3 (niacin)	50 mg 3 veces al día. No tomar más de 300 mg al día de todos los suplementos.	Ayuda a reducir el nivel del colesterol. *Advertencia:* si tiene algún trastorno hepático, gota o presión arterial alta, no debe tomar niacina.
Pycnogenol o grape seed extract	Según indicaciones de la etiqueta. Según indicaciones de la etiqueta.	Neutralizan a los radicales libres, aumentan la eficacia de la vitamina C y fortalecen el tejido conectivo, incluido el del sistema cardiovascular.
L-Cysteine y L-methionine	500 mg al día de cada uno con el estómago vacío. Tomar con agua o jugo. No tomar con leche. Para mejor absorción, tomar con 50 mg de vitamina B_6 y 100 mg de vitamina C.	Protegen y preservan las células desintoxicando el organismo de toxinas nocivas. Previenen la acumulación de grasa en el hígado y en las arterias y, por tanto, evitan obstrucciones del flujo sanguíneo. *Ver* AMINOÁCIDOS en la Primera Parte.
Proteolytic enzymes	Según indicaciones de la etiqueta. Tomar entre comidas.	Combaten el "leaky gut syndrome".
Selenium	200 mcg al día.	Su deficiencia se ha asociado con enfermedades del corazón.
Shiitake o reishi	Según indicaciones de la etiqueta. Según indicaciones de la etiqueta.	Ayudan a evitar que la presión arterial aumente y previenen las enfermedades del corazón. Reducen el nivel del colesterol.
Zinc	50 mg al día. No tomar más de 100 mg al día de todos los suplementos.	Necesario para el funcionamiento inmunológico. Utilizar zinc chelate.
más copper	3 mg al día.	Debe tomarse de manera equilibrada con el cinc.

HIERBAS

❑ Las siguientes hierbas fortalecen el corazón y el sistema circulatorio: black cohosh, butcher's broom, cayenne (capsicum), chickweed, raíz de gentian, ginkgo biloba, goldenseal, berries de hawthorn, horseradish, horsetail, hyssop, raíz de licorice, raíz de pleurisy, rose hips y wormwood. El cayenne acelera el pulso, mientras que el black cohosh lo vuelve más lento. En muchas clínicas están utilizando ginkgo para los trastornos circulatorios.

Advertencia: La hierba black cohosh no se debe utilizar durante el embarazo ni cuando hay enfermedad crónica de cualquier clase. La hierba licorice no se debe utilizar todos los días durante más de una semana seguida y se debe evitar totalmente cuando la presión arterial es alta. La hierba wormwood también se debe evitar durante el embarazo y no se recomienda para uso prolongado pues puede formar hábito.

❏ Una fórmula herbal provechosa cuando hay problemas circulatorios es Sanhelio's Circu Caps, de Health From the Sun.

RECOMENDACIONES

❏ Incluya en su dieta una buena cantidad de fibra. El oat bran ayuda a reducir el nivel del colesterol.

❏ Incluya los siguientes alimentos en su dieta: banano, brown rice, endibia, ajo, lima beans, cebolla, pera, guisantes y espinaca.

❏ Tome solamente agua destilada al vapor.

❏ Elimine de su dieta la proteína de origen animal, los alimentos grasosos (como las carnes rojas), los alimentos muy condimentados, el azúcar y la harina blanca. No consuma estimulantes como café, colas ni tabaco.

❏ Haga ejercicio regularmente para promover el flujo sanguíneo y mantener las arterias flexibles y libres de obstrucciones.

Advertencia: Si usted es mayor de treinta y cinco años y/o ha llevado una vida sedentaria durante algún tiempo, consulte con su médico antes de comenzar cualquier programa de ejercicios.

❏ Manténgase en un peso bajo.

❏ Para estimular la circulación, dése un masaje en seco en todo el cuerpo utilizando un loofah sponge o un cepillo de cerdas naturales para el baño. Moje una toalla en agua fría y frótesela vigorosamente en el cuerpo.

❏ Si usted tiene problemas de circulación, *no* tome ningún remedio que contenga cartílago de tiburón, excepto por recomendación de su médico. El cartílago de tiburón inhibe la formación de nuevos vasos sanguíneos, el mecanismo que le permite al organismo aumentar su capacidad circulatoria.

ASPECTOS PARA TENER EN CUENTA

❏ Como la mala circulación puede tener diversas causas, usted debe visitar a su médico si éste es un problema persistente en su caso.

❏ La terapia de chelation es útil para mejorar la circulación (*ver* TERAPIA DE CHELATION en la Tercera Parte).

❏ *Ver también* ARTERIOSCLEROSIS/ATEROSCLEROSIS, COLESTEROL ALTO, ENFERMEDADES CARDIOVASCULARES, FENÓMENO DE RAYNAUD, HIPOTIROIDISMO, PRESIÓN ARTERIAL ALTA y VÁRICES en la Segunda Parte.

Problemas de crecimiento

Los problemas de crecimiento habitualmente se presentan cuando la glándula pituitaria no funciona como debería hacerlo. Esta glándula distribuye las hormonas, incluida la hormona del crecimiento *somatotropina*, a diversas partes del organismo. La somatotropina estimula el crecimiento de los músculos y de los huesos en los niños que están en pleno proceso de crecimiento.

Tanto la producción excesiva como la producción insuficiente de esta hormona ocasionan defectos de crecimiento. Mientras que una secreción muy escasa de la hormona del crecimiento por parte de la glándula pituitaria produce enanismo, la secreción de demasiada hormona hace que el cuerpo crezca de manera exagerada, lo que se manifiesta en manos, pies y mandíbulas anormalmente grandes. Algunos casos de disfunción pituitaria se deben al desarrollo de un tumor en esa glándula.

Hay problemas de crecimiento cuya causa es el mal funcionamiento de la glándula tiroides. El timo — otra glándula — también puede intervenir en este tipo de problemas. Cuando el timo no funciona adecuadamente en un niño pequeño, el desarrollo se retrasa y el niño se vuelve más susceptible de lo normal a contraer infecciones. La nutrición también desempeña un papel importante en el crecimiento y en el desarrollo de los niños.

A menos que se especifique otra cosa, las dosis que se recomiendan a continuación son para personas mayores de diecisiete años. La dosis para los jóvenes de doce a diecisiete años debe equivaler a tres cuartas partes de la cantidad recomendada; la de los niños de seis a doce años, a la mitad y la de los menores de seis años, a la cuarta parte.

NUTRIENTES

SUPLEMENTOS	DOSIS SUGERIDAS	COMENTARIOS
Muy importantes		
Alfalfa		*Ver* Hierbas más adelante.
Cod liver oil	Según indicaciones de la etiqueta.	Contiene vitaminas A y D, necesarias para el adecuado crecimiento y para la fortaleza de los huesos y los tejidos.
Essential fatty acids o primrose oil	Según indicaciones de la etiqueta. Según indicaciones de la etiqueta.	Necesarios para el crecimiento normal.
Kelp	Según indicaciones de la etiqueta.	Contiene yodo natural. La deficiencia de yodo puede causar problemas de crecimiento.

L-Lysine	Según indicaciones de la etiqueta, con el estómago vacío. Tomar con agua o jugo. No tomar con leche. Para mejor absorción, tomar con 50 mg de vitamina B₆ y 100 mg de vitamina C.	Necesario para el crecimiento normal y para el desarrollo de los huesos. *Ver* AMINOÁCIDOS en la Primera Parte. *Advertencia:* este suplemento no se debe tomar durante más de seis meses seguidos.
Zinc	Según indicaciones de la etiqueta. No tomar más de 100 mg al día de todos los suplementos.	Su deficiencia se ha relacionado con problemas de crecimiento. Para mejor absorción, utilizar lozenges de zinc gluconate u OptiZinc.

Importantes

Calcium y magnesium	Según indicaciones de la etiqueta. Según indicaciones de la etiqueta.	Necesarios para el crecimiento normal de los huesos.
Free-form amino acid complex	Según indicaciones de la etiqueta.	Su deficiencia se ha asociado con problemas de crecimiento.
Raw pituitary glandular	Según indicaciones de la etiqueta.	Para niños. Estimula el crecimiento.

Provechosos

L-Ornithine	Según indicaciones médicas.	Promueve la liberación de la hormona del crecimiento. Utilizar únicamente con supervisión médica.
Multiglandular complex	Según indicaciones de la etiqueta.	Provechoso para los sistemas enzimático, endocrino y hormonal.
Bio-Bifidus de American Biologics	Según indicaciones de la etiqueta.	Mejora la asimilación y la eliminación reemplazando la flora intestinal.
Vitamin B complex más extra vitamin B₆ (pyridoxine)	50 mg al día. 50 mg 3 veces al día con las comidas.	Las vitaminas B son más eficaces cuando se toman juntas. Necesario para la absorción de los aminoácidos y para el correcto crecimiento.

HIERBAS

❑ La alfalfa es una valiosa fuente de vitaminas, minerales y otros nutrientes que promueven el correcto funcionamiento de la glándula pituitaria. Se puede tomar en tableta o en cápsula, o se puede consumir en forma natural, como brotes de alfalfa.

RECOMENDACIONES

❑ Haga una dieta bien balanceada y rica en fuentes sanas de proteína. La proteína se requiere para el crecimiento.

❑ Incluya en su dieta alimentos con alto contenido del aminoácido arginina. El organismo utiliza arginina para sintetizar ornitina, otro aminoácido, que promueve la liberación de la hormona del crecimiento. Buenas fuentes de arginina son carob, coco, productos lácteos, gelatina, oats, maní, soya, walnuts, wheat y wheat germ.

ASPECTOS PARA TENER EN CUENTA

❑ Al evaluar el crecimiento de los niños, lo importante no es sólo la estatura sino el patrón general de crecimiento. Si un niño cuyo crecimiento venía mostrando una curva constante de repente deja de crecer, se debe contemplar la posibilidad de que adolezca de deficiencias nutricionales y otros problemas de salud.

❑ Si el retraso en el crecimiento se debe a una producción insuficiente de hormona del crecimiento, es probable que el médico le recete al niño una terapia a base de esta hormona.

❑ Cuando los problemas de crecimiento son causados por un tumor en la glándula pituitaria, puede ser recomendable extirpar el tumor por medios quirúrgicos o tratarlo con medicamentos.

❑ Una enfermedad por carencia de proteínas y calorías que hace que los niños crezcan lentamente y sean muy poco resistentes a las enfermedades es *kwashiorkor*. Esta enfermedad se presenta con más frecuencia entre personas muy pobres de países en vías de desarrollo. Sin embargo, se puede presentar en cualquier parte del mundo cuando los requerimientos proteínicos y/o calóricos del niño no se satisfacen durante un tiempo. Cuando se detecta en sus inicios, es una enfermedad tratable. Los síndromes de malabsorción, como el que se relaciona con la enfermedad celiaca, pueden ocasionar problemas similares aun cuando la ingesta nutricional al parecer es adecuada.

❑ Niveles altos de plomo, un metal tóxico, pueden conducir a problemas de crecimiento. Un análisis de cabello ayuda a descartar toxicidad por este metal (*ver* ENVENENAMIENTO CON PLOMO en la Segunda Parte y ANÁLISIS DEL CABELLO en la Tercera Parte).

❑ *Ver también* HIPERTIROIDISMO e HIPOTIROIDISMO en la Segunda Parte.

Problemas de las uñas

Las uñas protegen contra las lesiones a las puntas de los dedos de las manos y de los pies, que son muy ricas en nervios. Las uñas son una subestructura de la epidermis (la capa exterior de la piel) y se componen principalmente de queratina, una clase de proteína. La matriz de la uña, o lecho ungueal, es la piel sobre la cual crece la uña. Las uñas crecen semanalmente entre 0.05 y 1.2 milímetros (aproximadamente 1/500 a 1/20 de pulgada). Cuando por cualquier motivo se pierde una uña, tarda alrededor de siete meses en volver a crecer totalmente.

Un lecho ungueal sano es de color rosado, lo que indica que cuenta con una buena irrigación sanguínea. Los cambios o anomalías de las uñas suelen ser resultado de deficiencias nutricionales y otros problemas. Las uñas revelan mucho acerca de la salud interna del organismo.

Los siguientes son algunos de los cambios que las deficiencias nutricionales pueden producir:

- La falta de proteína, ácido fólico y vitamina C causa desgarramientos de la cutícula y padrastros. Otra señal de deficiencia proteínica son las bandas blancas a lo largo de la uña.

- La falta de vitamina A y de calcio vuelve a las uñas secas y quebradizas.

- La deficiencia de vitaminas B produce fragilidad y crestas horizontales y verticales.

- Una ingesta inadecuada de vitamina B_{12} produce excesiva resequedad, bordes muy redondeados y curvados, y coloración oscura.

- La deficiencia de hierro puede hacer que las uñas adquieran forma de "cuchara" (es decir, que crezcan en forma cóncava) y/o que desarrollen crestas verticales.

- La deficiencia de cinc puede generar manchas blancas en las uñas.

- Una cantidad insuficiente de bacterias "amigables" (lactobacilos) en el organismo puede favorecer el desarrollo de hongos en las uñas y debajo de ellas.

- La falta de hydrochloric acid (HCI), o ácido hidroclórico, contribuye al agrietamiento de las uñas.

La siguiente tabla presenta una lista de suplementos que promueven el sano crecimiento de las uñas.

NUTRIENTES

SUPLEMENTOS	DOSIS SUGERIDAS	COMENTARIOS
Muy importantes		
Free-form amino acid complex más extra L-cysteine y L-methionine	Según indicaciones de la etiqueta, con el estómago vacío. Tomar con agua o jugo. No tomar con leche. Para mejor absorción, tomar con 50 mg de vitamina B_6 y 100 mg de vitamina C.	Estos suplementos son los elementos que construyen uñas nuevas. También proporcionan azufre, necesario para el crecimiento de las uñas y la formación de la piel. *Ver* AMINOÁCIDOS en la Primera Parte.
Silica o horsetail u oat straw	Según indicaciones de la etiqueta.	Proporcionan silicio, necesario para el cabello y los huesos, y para la fortaleza de las uñas. *Ver* Hierbas más adelante.
Vitamin A emulsion o capsules	50.000 UI al día. Si está embarazada, no debe tomar más de 10.000 UI al día. 25.000 UI al día. Si está embarazada, no debe tomar más de 10.000 UI al día.	Sin vitamina A el organismo no puede hacer uso de la proteína. Para dosis altas, la emulsión facilita la asimilación y brinda mayor seguridad.
Provechosos		
Black currant seed oil	500 mg 2 veces al día.	Provechoso para las uñas frágiles y quebradizas.
Calcium y magnesium y vitamin D	Según indicaciones de la etiqueta. Según indicaciones de la etiqueta. Según indicaciones de la etiqueta.	Necesario para el crecimiento de las uñas. Debe tomarse de manera equilibrada con el calcio. Aumenta la absorción del calcio.
Iron (ferrous fumarate de Freeda Vitamins) o Floradix Iron + Herbs de Salus Haus	Según indicaciones médicas. Para mejor absorción, tomar con 100 mg de vitamina C. *No* tomar junto con vitamina E. Según indicaciones de la etiqueta.	Su deficiencia produce uñas en forma de cuchara y/o crestas verticales. *Advertencia:* no tomar hierro, a menos que le hayan diagnosticado anemia. Fuente natural de hierro.
Ultimate Oil de Nature's Secret	Según indicaciones de la etiqueta.	Combinación de ácidos grasos esenciales necesarios para la salud del cabello, la piel y las uñas.
Ultra Nails de Nature's Plus	Según indicaciones de la etiqueta.	Contiene calcio, gelatina, aminoácidos, magnesio, hierro y otros nutrientes importantes para la salud de las uñas.
Vitamin B complex más extra vitamin B_2 (riboflavin) y vitamin B_{12} y biotin y folic acid	Según indicaciones de la etiqueta. 50 mg 3 veces al día. 100 mcg 3 veces al día. 2.5 mg al día por 9 meses. 50 mg 3 veces al día.	Su deficiencia ocasiona fragilidad en las uñas. Útiles para tratar las uñas quebradizas. Evitan que las uñas se rompan y previenen algunas irregularidades.
Vitamin C	3.000-6.000 mg al día.	La deficiencia de vitamina C se puede relacionar con padrastros y con la inflamación del paronoquia (el tejido que rodea las uñas).
Zinc	50 mg al día. No tomar más de 100 mg al día de todos los suplementos.	Afecta a la absorción y a la acción de las vitaminas y las enzimas. Para mejor absorción, utilizar lozenges de zinc gluconate u OptiZinc.

HIERBAS

❏ Alfalfa, black cohosh, raíz de burdock, dandelion, gotu kola y yellow dock son hierbas ricas en minerales (entre ellos sílice, cinc y vitaminas B) que fortalecen las uñas. Otras buenas fuentes de sílice son las hierbas horsetail y oat straw.

❏ Buenas fuentes de ácidos grasos esenciales, los cuales nutren las uñas, son semilla de borage, flaxseed, lemongrass, perejil, primrose, semilla de pumpkin y sage.

Advertencia: No utilice sage si sufre de algún trastorno convulsivo.

❏ Las hierbas butcher's broom, chamomile, gonkgo biloba, rosemary, sassafras y turmeric con provechosas para la circulación y, por tanto, nutren las uñas.

RECOMENDACIONES

❏ Para tener uñas sanas, tome suplementos de proteína y consuma abundante proteína de alta calidad. Consuma también granos, legumbres, oatmeal, nueces y semillas. Consumir huevo también aporta proteína, siempre y cuando su colesterol sanguíneo no sea muy alto.

Problemas de salud que se reflejan en las uñas

Los cambios de las uñas pueden ser señal de diversos trastornos en otras partes del cuerpo, incluso antes de que se presenten otros síntomas. Consulte con su médico si presenta alguno de los siguientes síntomas:

- Especie de astillas negras debajo de las uñas. Pueden indicar endocarditis infecciosa (una infección grave del corazón), otra enfermedad cardíaca o un problema de sangrado.

- Uñas quebradizas. Pueden indicar deficiencia de hierro, problemas tiroideos, disfunción renal y problemas circulatorios.

- Uñas quebradizas, blandas, brillantes y sin lúnula ("luna"). Pueden ser señal de excesiva actividad tiroidea.

- Uñas oscuras y/o delgadas, planas o en forma de cuchara. Suelen ser señal de anemia o de deficiencia de vitamina B_{12}. Las uñas también pueden adquirir una coloración oscura o grisácea cuando las manos se introducen entre sustancias químicas, como algunos productos para la limpieza (generalmente bleach), o entre sustancias a las cuales se es alérgico.

- Matriz de color azul oscuro. Suele indicar enfermedad pulmonar obstructiva, como asma o enfisema.

- Bordes curvados hacia abajo. Pueden denotar problemas cardíacos, hepáticos o respiratorios.

- Uñas planas. Con frecuencia son manifestación de la enfermedad de Raynaud.

- Uñas verdosas. Cuando este problema no se debe a infección localizada por hongos, puede ser señal de una infección bacteriana interna.

- Media uña de color blanco con puntos oscuros en la punta. Puede ser señal de enfermedad de los riñones.

- Una banda de color azul oscuro en la matriz de la uña. Especialmente en las personas de piel clara, puede ser signo de cáncer de piel.

- Protuberancias en la superficie de la uña. Pueden ser síntoma de artritis reumatoidea.

- Uñas gruesas en la punta y curvadas hacia abajo. Suelen ser señal de un problema pulmonar, como enfisema, o de exposición al asbesto.

- Uñas que se astillan, se cuartean o se quiebran con facilidad. Denotan deficiencia nutricional general e insuficiente ingesta de proteína y de ácido hidroclórico. También pueden indicar deficiencia de minerales.

- Uñas levantadas en la base con puntas pequeñas y blancas. Revelan alteración respiratoria, como enfisema o bronquitis crónica. Este tipo de problema también puede ser hereditario.

- Uñas separadas de la matriz. Pueden significar que hay alteración tiroidea o alguna infección local.

- Depresiones puntiformes en la superficie de la uña, que le dan la apariencia de un dedal. Indican tendencia a la caída parcial o total de cabello.

- Manchas de color rojizo marrón con depresiones, y puntas desgastadas y rajadas. Pueden ser señal de psoriasis y de deficiencia de vitamina C, ácido fólico y proteína.

- Enrojecimiento del área adyacente a la cutícula. Indica mal metabolismo de los ácidos grasos esenciales o un trastorno del tejido conectivo, como lupus.

- Crestas. Pueden ser verticales u horizontales. Las crestas verticales de las uñas indican mala salud general, mala absorción de los nutrientes y/o deficiencia de hierro. También pueden indicar que existe un trastorno renal. Las crestas horizontales pueden ser resultado de estrés sicológico o físico severo, como cuando hay infección y/o enfermedad. Las crestas longitudinales también pueden ser señal de una tendencia a desarrollar artritis.

- Uñas gruesas. Pueden ser síntoma de que el sistema vascular se está debilitando y de que la sangre no está circulando correctamente. También pueden ser señal de enfermedad tiroidea.

- Uñas delgadas. A veces son manifestación de liquen plano, una enfermedad de la piel que produce mucho escozor.

- Dos bandas horizontales blancas que no se mueven al crecer las uñas. Podrían indicar hipoalbuminemia, una deficiencia de proteínas en la sangre.

- Uñas anormalmente anchas y cuadradas. Pueden hacer pensar en problemas hormonales.

- Líneas blancas. Muestran posible enfermedad cardíaca, fiebre alta o envenenamiento con arsénico.

- Líneas blancas horizontales. Pueden indicar enfermedad del hígado.

- Enrojecimiento del área de la lúnula ("luna"). Puede reflejar problemas cardíacos. Si se vuelve azul, puede indicar o bien envenenamiento con metales pesados (por ejemplo, con plata), o bien problemas pulmonares.

- Uñas blancas. Pueden ser señal de anemia y/o de trastornos hepáticos o renales.

- Uñas blancas, pero rosadas hacia las puntas. Son señal de cirrosis.

- Uñas amarillas o puntas elevadas. Pueden indicar males internos mucho antes de que hagan su aparición otros síntomas. Algunos de ellos son problemas del sistema linfático, afecciones respiratorias, diabetes y enfermedades del hígado.

❏ Haga una dieta que conste en un 50 por ciento de frutas frescas y vegetales crudos para obtener vitaminas, minerales y enzimas que su organismo necesita. Consuma alimentos ricos en azufre y silicio, como brócoli, pescado, cebolla y vegetales marinos. Incluya también en su dieta muchos alimentos ricos en biotina, como brewer's yeast, harina de soya y granos enteros.

❏ Beba mucha agua de buena calidad, al igual que otros líquidos. Las grietas y las fisuras de las uñas a menudo indican que el organismo requiere un mayor aporte de líquidos.

❏ Tome todos los días jugo de zanahoria fresca. La zanahoria es rica en calcio y en fósforo, y es excelente para fortalecer las uñas.

❏ Consuma, pero con moderación, frutas cítricas, sal y vinagre. El consumo excesivo de estos alimentos puede ocasionar un desequilibrio entre la proteína y el calcio, que afecta negativamente a la salud de las uñas.

❏ Suplemente su dieta con jalea real (buena fuente de ácidos grasos esenciales) y spirulina o kelp, que son ricos en sílice, cinc y vitaminas B y, además, ayudan a fortalecer las uñas.

❏ Para las uñas frágiles y/o para los padrastros, tome todos los días dos cucharadas de brewer's yeast o de aceite de wheat germ.

❏ Para restaurar el color y la textura de las uñas quebradizas y amarillentas, haga una mezcla de partes iguales de miel, aceite de aguacate y yema de huevo, y agregue una pizca de sal. Frótese la mezcla entre las uñas y en las cutículas. Déjesela durante media hora y luego lávese las manos. Repita todos los días este tratamiento. Usted empezará a ver los resultados aproximadamente dos semanas después.

❏ Para fortalecer las uñas, sumérjalas en aceite de oliva o en cider vinegar calientes durante diez a veinte minutos todos los días.

❏ Trate sus uñas con suavidad. Utilizarlas para arrancar cosas, raspar objetos o sacar grapas puede dañarlas.

❏ Mantenga las uñas relativamente cortas. Las uñas que sobresalen de la punta de los dedos más de un cuarto de pulgada se quiebran y se doblan fácilmente.

❏ No se corte las cutículas. Hacerlo puede ocasionar irritación e infecciones. Utilice aceite o crema para bebé y empújese hacia atrás las cutículas con suavidad.

❏ Remójese las uñas antes de arreglárselas. Las uñas son más propensas a quebrarse y a descascararse cuando están secas. Aplíquese crema de manos por la mañana y por la noche para evitar la resequedad de las uñas.

❏ No introduzca con frecuencia las manos en agua que contenga detergentes o productos químicos, como bleach o jabón para vajilla; esto hace que las uñas se quiebren. Utilice guantes de caucho con interior de algodón para hacer oficios caseros, como lavar platos, lavar ropa o aplicar líquido de muebles. Esto protege las manos y las uñas contra los químicos fuertes. Utilizar guantes es especialmente importante para las personas cuyo trabajo exige poner las manos en contacto con sustancias químicas. Esto no sólo daña las uñas, sino que reseca y cuartea la piel de la matriz de las uñas, lo que puede producir sangrado y mucho dolor.

❏ No se arranque los padrastros. Córteselos con tijeritas especiales o con un cortauñas bien afilado. Mantenga humectadas las manos para evitar que le salgan padrastros.

❏ Si usted es diabético y tiene inflamadas las cutículas, visite a su médico para evitar que la infección se propague.

❏ Si usted utiliza esmalte de uñas, aplíquese debajo del esmalte una base para evitar que las uñas adquieran un color amarillento.

❏ Utilice la menor cantidad posible de removedor de esmalte. Estos productos contienen solventes que extraen lípidos de las uñas y las vuelven débiles y quebradizas. Esos solventes también son potencialmente muy tóxicos y la piel los pueden absorber.

❏ Nunca se coloque uñas artificiales sobre sus propias uñas. Es posible que se vean bien durante un tiempo, pero destruyen la uña natural. Los químicos y los pegantes que se utilizan para colocarlas son perjudiciales para el organismo, y tanto la propia uña como la respectiva matriz los absorben fácilmente. Se sabe que el uso de uñas artificiales contribuye al desarrollo de infecciones por hongos en las uñas de las manos.

ASPECTOS PARA TENER EN CUENTA

❏ Cuando las manos se exponen demasiado al agua y al jabón, es posible que una o más uñas se desprendan de sus respectivas matrices. El agua hace que las uñas se hinchen. Después se encogen al secarse, lo que las afloja y las vuelve quebradizas.

❏ Las enfermedades prolongadas, el estrés, la nicotina, las alergias y la diabetes, entre otros factores, pueden producir cambios anormales de coloración. Si sus uñas son verdes, es posible que tenga una infección bacteriana o una infección por hongos entre la uña y la matriz respectiva. Si usted ha contraído una infección fúngica o bacteriana, y especialmente si está tomando antibióticos, debe tomar acidophilus.

❏ Los médicos suelen prescribir un régimen de 250 miligramos de griseofulvin (Fulvicin) cuatro veces al día para las infecciones de las uñas por hongos. Durante este tratamiento se debe monitorear el recuento de los glóbulos blancos de la sangre. Otro agente antifúngico que suelen prescribir los médicos es ketoconazole (Nizoral), que se consigue en crema, en champú y en tableta.

❏ Los medicamentos para el cáncer pueden hacer que en las uñas aparezcan bandas y rayas de color, que desaparecen tan pronto como el medicamento se suspende.

❏ El mal funcionamiento de la glándula tiroides se puede reflejar en las uñas (ver HIPOTIROIDISMO en la Segunda Parte).

Problemas de memoria

Recordar las cosas es tan natural para todos nosotros como respirar. Es una facultad que todos tenemos y sobre la cual casi nunca pensamos, a menos que percibamos que la estamos perdiendo. Aunque los lapsos de memoria son una molestia, la ansiedad que producen es aún peor. La persona se empieza a preguntar si son síntoma de otro problema como, por ejemplo, arteriosclerosis o depresión de la mediana edad. Quizás el mayor temor que suscitan esos lapsos de memoria es que se relacionen con la enfermedad de Alzheimer, una enfermedad progresiva y debilitante que suele empezar en la mediana edad con leves problemas de memoria y de comportamiento. Aun cuando ésta es una enfermedad bastante común entre las personas de edad avanzada, es importante saber que la mayoría de los lapsos de memoria no tienen ninguna relación con la enfermedad de Alzheimer.

La gente suele creer que la memoria, es decir, la capacidad de recordar, se deteriora con el paso de los años. Sin embargo, esto no es necesariamente cierto. El envejecimiento tiene muy poca relación — si es que tiene alguna — con la capacidad de recordar información. Aunque los lapsos ocasionales de la memoria son normales prácticamente a cualquier edad, con una nutrición adecuada es posible disfrutar de una buena memoria hasta una edad muy avanzada (noventa años o, incluso, más).

Una de las razones por las cuales tanta gente sufre de pérdida de memoria es que no le suministran a su cerebro los nutrientes que necesita. La vida del organismo está en la sangre. La sangre alimenta y nutre, literalmente, cada una de las células de nuestro organismo. El cerebro está rodeado por una capa protectora conocida como barrera hematoencefálica, que sólo permite que algunas sustancias pasen del torrente sanguíneo al cerebro. Cuando la sangre se vuelve "gruesa" por el colesterol y los triglicéridos, la cantidad de sangre rica en nutrientes que puede traspasar la barrera es menor. Con el tiempo, esto repercute en mala nutrición cerebral.

Además de lo anterior, el funcionamiento del cerebro depende de sustancias llamadas neurotransmisores. Los neurotransmisores son químicos cerebrales que actúan como interruptores eléctricos en el cerebro. Mediante el funcionamiento del sistema nervioso, los neurotransmisores son, en última instancia, los responsables de todas las funciones del organismo. Cuando el cerebro carece de suficientes neurotransmisores o de los nutrientes necesarios para fabricarlos, empieza a desarrollar el equivalente bioquímico de una falla eléctrica, o cortocircuito. Si su mente queda en blanco cuando está tratando de recordar un dato específico, o si empieza a conectarse a algún recuerdo irrelevante, es probable que se le haya presentado un "cortocircuito" de los que venimos hablando.

En el deterioro de la memoria intervienen muchos otros factores. Uno de los más importantes es, probablemente, la exposición a los radicales libres, que pueden ocasionarle un enorme daño a la memoria si no se controlan. En algunas personas, la pérdida de memoria se asocia con deficiencias nutricionales, especialmente falta de vitaminas B y de aminoácidos. Los alcohólicos y los drogadictos suelen presentar graves problemas de memoria. Son bien conocidas las "lagunas mentales" de los alcohólicos: grandes vacíos de memoria incluso estando conscientes. Entre los factores que pueden contribuir a esas grandes fallas de memoria están las alergias, la candidiasis, el estrés, los trastornos tiroideos y la mala circulación hacia el cerebro. La hipoglicemia (bajo nivel de azúcar en la sangre) también puede relacionarse con la pérdida de memoria, porque para funcionar adecuadamente el cerebro necesita que el nivel de la glucosa sanguínea se encuentre dentro de un rango específico. Las grandes oscilaciones del azúcar sanguíneo afectan a la memoria y al funcionamiento del cerebro.

NUTRIENTES

SUPLEMENTOS	DOSIS SUGERIDAS	COMENTARIOS
Muy importantes		
Acetylcholine	Según indicaciones de la etiqueta.	El neurotransmisor más importante. Agudiza la capacidad mental y previene la pérdida de memoria en los adultos.
Choline	100 mg 3 veces al día.	Aumenta el nivel de la acetilcolina.
Manganese	Según indicaciones de la etiqueta. No tomar junto con calcio.	Ayuda a nutrir el cerebro y los nervios. Contribuye a la utilización de la colina.
Superoxide dismutase (SOD)	Según indicaciones de la etiqueta.	Se conoce por su capacidad para eliminar los radicales libres.
Vitamin B complex	100 mg al día.	Necesario para mejorar la memoria. Puede ser necesario aplicar en inyección (con supervisión médica).
más extra pantothenic acid (vitamin B5) y	50 mg 3 veces al día.	Ayuda a transformar el aminoácido colina en el neurotransmisor acetilcolina.
vitamin B6 (pyridoxine)	50 mg 3 veces al día.	Necesario para el adecuado funcionamiento del cerebro.
Vitamin B3 (niacin) y niacinamida	Según indicaciones de la etiqueta. Según indicaciones de la etiqueta.	Promueven la correcta circulación hacia el cerebro y ayudan al funcionamiento cerebral. *Advertencia:* si tiene algún trastorno hepático, gota o presión arterial alta, no debe tomar niacina.
Vitamin C	3.000-10.000 mg al día.	Este poderoso antioxidante mejora la circulación.
Vitamin E	Empezar con 400 UI al día y aumentar poco a poco hasta 1.200 UI al día.	Mejora el flujo sanguíneo hacia el cerebro dilatando los vasos sanguíneos.
Zinc	50-80 mg al día. No tomar más de 100 mg al día.	Importante para ligar las sustancias tóxicas y para eliminarlas del cerebro. Para mejor absorción, utilizar lozenges de zinc gluconate u OptiZinc.

Lecithin granules o capsules	1 cucharada 3 veces al día antes de las comidas. 1.200 mg 3 veces al día antes de las comidas.	Mejoran el funcionamiento del cerebro. La lecitina tiene un alto contenido de inositol y colina, importantes vitaminas B.
L-Glutamine y L-phenylalanine más L-aspartic acid	Según indicaciones de la etiqueta, con el estómago vacío. Tomar con agua o jugo. No tomar con leche. Para mejor absorción, tomar con 50 mg de vitamina B_6 y 100 mg de vitamina C.	Estos aminoácidos son necesarios para el funcionamiento normal del cerebro. Actúan como combustible cerebral y previenen el daño que el amoníaco le ocasiona al cerebro. *Advertencia:* si está embarazada o lactando, o si sufre de ataques de pánico, diabetes, presión arterial alta o PKU, no debe tomar fenilalanina.
L-Tyrosine	Hasta 100 mg al día por cada libra de peso corporal. Tomar con el estómago vacío con 1.000 mg de vitamina C y 50 mg de vitamina B_6.	Agudiza la capacidad de aprendizaje, la memoria y el estado de consciencia. Mejora el ánimo y aumenta la motivación. Ayuda a prevenir la depresión. *Advertencia:* si está tomando algún inhibidor MAO para la depresión, no debe tomar este suplemento.

Coenzyme Q_{10}	100 mg al día.	Mejora la oxigenación del cerebro.
Dimethylglycine (DMG) (Aangamik DMG de FoodScience Labs)	Según indicaciones de la etiqueta.	Mejora la oxigenación cerebral.
Melatonin	2-3 mg al día, 2 horas o menos antes de acostarse.	Este poderoso antioxidante puede prevenir la pérdida de la memoria.
RNA y DNA	Según indicaciones de la etiqueta.	Aumentan la producción de energía para la transferencia de información relacionada con la memoria en el cerebro. *Advertencia:* si tiene gota, no debe tomar este suplemento.

HIERBAS

❏ El ginkgo biloba ha atraído la atención de los investigadores por su capacidad para aumentar el flujo sanguíneo hacia el cerebro. Esta hierba se consigue en cápsula o en extracto en la mayoría de los health food stores. Los productos varían, dependiendo de la marca. Para mejorar la memoria, tome ginkgo biloba en cápsula, de acuerdo con las indicaciones de la etiqueta del producto, o colóquese debajo de la lengua seis gotas de algún extracto libre de alcohol y manténgalo ahí durante unos cuantos minutos. Luego páseselo. Haga esto dos veces al día.

❏ Otras hierbas beneficiosas para la memoria son anise, blue cohosh, ginseng y rosemary.

Advertencia: No utilice ginseng si su presión arterial es alta.

RECOMENDACIONES

❏ Haga una dieta rica en alimentos crudos. Consuma los si-

guientes alimentos con frecuencia: brewer's yeast, brown rice, huevos de granja, pescado, legumbres, millet, nueces, soya, tofu, wheat germ y granos enteros.

❏ Combine carbohidratos complejos con alimentos que contengan 10 por ciento de proteína y 10 por ciento de grasas esenciales. Todas las comidas a base de carbohidratos tienen efectos desfavorables en la memoria.

❏ Durante un mes evite los productos lácteos y los alimentos que contienen trigo (excepto wheat germ). Si la memoria no mejora, vuélvalos a incorporar lentamente en su dieta.

❏ Evite los azúcares refinados pues "apagan" el cerebro.

❏ Un buen ejercicio para mejorar la agudeza mental es sostener la respiración durante treinta segundos cada hora durante treinta días.

❏ Hágase un análisis de cabello para descartar la intoxicación por metales pesados, como aluminio y plomo. Este tipo de intoxicación puede deteriorar el funcionamiento mental. *Ver* ANÁLISIS DEL CABELLO en la Tercera Parte.

❏ Si ya está tomando algún suplemento multivitamínico y mineral, quizás desee probar los productos Cognitex, de Prolongevity, o Fuel for Thought, de Nature's Plus. El polen de abeja también es provechoso.

Advertencia: El polen de abeja les produce reacciones alérgicas a algunas personas. Comience con una cantidad pequeña y descontinúelo si se le presenta sarpullido, respiración sibilante o algún tipo de molestia.

❏ Concentre su atención en cosas que quiere recordar. A menudo culpamos a la memoria de nuestra dificultad para recordar cosas, cuando el problema radica, en primer lugar, en que no prestamos atención.

ASPECTOS PARA TENER EN CUENTA

❏ Tomar hormona dehydroepiandrosterone (DHEA) en suplemento ayuda a mejorar la memoria (*ver* TERAPIA A BASE DE DHEA en la Tercera Parte). También se ha observado que la HGH (human growth hormone) mejora la función cerebral (*ver* TERAPIA CON HORMONA DEL CRECIMIENTO en la Tercera Parte).

❏ La clave para tener una buena memoria es la actitud. Al ir envejeciendo, nuestras actitudes cambian. Nuestra capacidad de recordar no cambia tanto como creemos; lo que más cambia es nuestra motivación para recordar los acontecimientos.

❏ *Ver también* ARTERIOSCLEROSIS/ATEROSCLEROSIS, ENFERMEDAD DE ALZHEIMER, ENVEJECIMIENTO, HIPOGLICEMIA y/o SENILIDAD en la Segunda Parte.

Problemas oculares

Todos hemos tenido en algún momento una molestia ocular: fatiga ocular, ojos inyectados de sangre, ardor, sequedad, infección, irritación, escozor, sensibilidad a la luz, ulceración o lagrimeo, para mencionar sólo unos pocos. Mientras que algunos de los problemas oculares – por ejemplo, miopía o cataratas – son localizados, las afecciones de los ojos a menudo indican que en alguna otra parte del cuerpo existe una enfermedad. El lagrimeo es uno de los síntomas del resfriado común; la dificultad para leer y los ojos saltones pueden indicar que hay trastornos tiroideos; los círculos oscuros debajo de los ojos, al igual que los ojos rojos, inflamados y/o llorosos pueden ser señal de alergia; los ojos amarillentos a causa de la ictericia pueden indicar que hay hepatitis, enfermedad de la vesícula biliar o bloqueo por cálculo biliar; los ojos caídos suelen ser uno de los primeros síntomas de *miastenia grave,* una enfermedad en la cual los músculos del ojo se debilitan. Una diferencia notoria en el tamaño de las pupilas puede indicar que existe un tumor en algún lugar del cuerpo, mientras que ver borroso casi constantemente puede ser señal de hipertensión arterial o de diabetes.

El globo ocular es una esfera de aproximadamente una pulgada de diámetro que está cubierta por una capa exterior y dura llamada *esclerótica,* que es la parte blanca del ojo. Debajo de la esclerótica se encuentra la capa intermedia del ojo, llamada *coroides,* que contiene los vasos sanguíneos que irrigan el ojo. La parte anterior del ojo está cubierta por una membrana transparente llamada *córnea.* Detrás de la córnea se encuentra una cámara llena de fluido, llamada *cámara anterior;* detrás de ella – en el centro de la esclerótica y en la parte anterior del globo ocular – está el *iris,* una membrana circular altamente pigmentada, y en el centro del iris se encuentra la *pupila.* Detrás del iris está el *cristalino,* que es transparente. Por dentro del ojo y hacia la parte posterior se halla la *retina,* una membrana delicada y sensible a la luz que se conecta con el cerebro por medio del *nervio óptico.*

El ojo también contiene dos importantes fluidos. El *cuerpo ciliar,* cuyos músculos son responsables de enfocar el cristalino del ojo, produce una sustancia acuosa llamada *humor acuoso,* que llena el espacio entre la córnea y el cristalino. El humor acuoso contiene todos los elementos constitutivos de la sangre, excepto glóbulos rojos. El otro fluido es el *humor vítreo,* una sustancia gelatinosa que llena la parte posterior del globo ocular, es decir, el espacio entre el cristalino y la retina.

En la parte exterior del globo ocular hay seis músculos cuya labor es mover los ojos. Debajo de los párpados superiores están las glándulas lacrimales, que segregan lágrimas. En los extremos interiores de los párpados se hallan los conductos lacrimales, pequeñas aperturas a través de las cuales las lágrimas pasan a la nariz y a la parte posterior de la garganta. En los bordes de los párpados, donde se encuentran las pestañas, hay glándulas productoras de grasa, sudor y otras secreciones.

Aunque no solemos pensar en lo que significa el hecho de ver, éste es, en realidad, un proceso complejo que se desarrolla continuamente y a una velocidad pasmosa. La luz entra al ojo a través de la pupila, que cambia de tamaño dependiendo de la cantidad de luz que recibe. Cuando hay muy poca luz, la pupila se dilata; cuando la luz es muy brillante, la pupila se contrae. Al entrar la luz en el ojo, el cristalino la enfoca y ajusta su forma por medio de los músculos y los ligamentos del cuerpo ciliar. El cristalino aumenta de grosor o se aplana de acuerdo con la distancia a la cual se encuentra el objeto que está enfocando. El cristalino proyecta luz en la retina, donde un pigmento especial la absorbe y forma la imagen correspondiente. Por último, el nervio óptico transmite esa imagen al cerebro, órgano encargado de interpretarla. Cualquier obstáculo que se interponga entre un eslabón y otro de esta cadena de eventos puede dar por resultado alteraciones de la visión.

Muchos casos de pérdida de visión y de daño ocular se relacionan con distintas clases de enfermedades. La diabetes con frecuencia ocasiona hemorragias en la retina y en el vítreo, lo que a la larga puede producir ceguera. Las cataratas prematuras también se suelen relacionar con diabetes. La alta presión arterial lleva al engrosamiento gradual de los vasos sanguíneos del interior del ojo, y esto puede producir deterioro visual e, incluso, ceguera.

Uno de los factores que más contribuyen a los problemas oculares son las dietas mal balanceadas, especialmente las que son ricas en alimentos desnaturalizados y sobrecargados de químicos y preservativos, como los que consumen todos los días la mayoría de los estadounidenses. La deficiencia de una sola vitamina puede derivar en diversos problemas oculares. Suplementar la dieta con las vitaminas y los minerales correctos puede ayudar a prevenir o a corregir este tipo de problemas. Algunos de esos suplementos también protegen contra la formación de radicales libres, que perjudican a los ojos. En esta sección del libro se revisan problemas oculares específicos que pueden mejorar cuando la dieta se suplementa con vitaminas y otros nutrientes sobre los cuales también trata esta sección.

ADELAGAZAMIENTO DE LAS PESTAÑAS

Son muchos los problemas de salud que pueden llevar al adelgazamiento o, incluso, a la pérdida total de las pestañas. Entre ellos están las alergias, especialmente las alergias de contacto producidas por maquillaje; el uso de algunos medicamentos, la exposición a toxinas medioambientales, el hipotiroidismo, la cirugía ocular, los traumas, la dieta inadecuada y/o las deficiencias nutricionales.

NUTRIENTES

SUPLEMENTOS	DOSIS SUGERIDAS	COMENTARIOS
Vitamin A	50.000 UI al día. Si está embarazada, no debe tomar más de 10.000 UI al día.	Promueve la salud de la piel y el cabello. Necesario para combatir todos los trastornos oculares.
Vitamin B complex más extra	50-100 mg al día.	Las vitaminas B ayudan a prevenir la pérdida de las pestañas.
vitamin B$_2$ (riboflavin) y	Según indicaciones de la etiqueta.	
vitamin B$_3$ (niacin) más	Según indicaciones de la etiqueta.	
brewer's yeast	2 cucharadas al día.	Buena fuente de vitaminas B.

Hacia una buena salud ocular

Como todas las demás partes del cuerpo, los ojos necesitan una nutrición adecuada. El cuidado de los ojos implica hacer una dieta sana que contenga una cantidad suficiente de vitaminas y minerales, además de no esforzarlos demasiado al trabajar ni realizar actividades con mala iluminación.

Para promover la buena visión, usted debe asegurarse de que su dieta contenga una cantidad adecuada de vitaminas B, de vitaminas A, C y E, y de los minerales selenio y cinc. Las frutas y los vegetales frescos son buenas fuentes de estas vitaminas y minerales; incluya muchos en su dieta, especialmente alimentos de color amarillo y amarillo anaranjado, como zanahoria, batata y melón cantaloupe. Una dieta bien balanceada y que contenga abundantes frutas y vegetales frescos contribuye a la salud de los ojos.

NUTRIENTES

SUPLEMENTOS	DOSIS SUGERIDAS	COMENTARIOS
Bilberry extract		*Ver* Hierbas más adelante.
Dessicated liver	Según indicaciones de la etiqueta.	Buena fuente de muchas vitaminas y minerales importantes. Utilizar únicamente hígado derivado de res criada orgánicamente.
Free-form amino acid complex más	Según indicaciones de la etiqueta.	Suministra la proteína necesaria. Los aminoácidos en estado libre se asimilan más eficazmente.
glutathione o	500 mg al día con el estómago vacío.	Estos poderosos antioxidantes protegen el cristalino del ojo.
N-acetylcysteine	500 mg al día con el estómago vacío. Tomar con agua o jugo. No tomar con leche. Para mejor absorción, tomar con 50 mg de vitamina B_6 y 100 mg de vitamina C.	
Multivitamin y mineral complex con		Todos los nutrientes son necesarios de manera equilibrada.
selenium	200 mcg al día.	Destruye los radicales libres que les pueden ocasionar daño a los ojos.
Ocu-Care de Nature´s Plus u	Según indicaciones de la etiqueta.	Estas fórmulas proporcionan muchos nutrientes que fortalecen los ojos. Así mismo, aportan sustancias protectoras y antioxidantes que refuerzan la función ocular y nutren los ojos.
OcuGuard de Twinlab o	Según indicaciones de la etiqueta.	
Vital Eyes de Source Naturals	Según indicaciones de la etiqueta.	
Vitamin A emulsion	75.000 UI al día. Si está embarazada, no debe tomar más de 10.000 UI al día.	Esta vitamina es absolutamente necesaria para el correcto funcionamiento de los ojos. Además, protege a los ojos contra los radicales libres. Para dosis altas, la emulsión facilita la asimilación y brinda mayor seguridad.
o capsules	15.000 UI al día. Si está embarazada, no debe tomar más de 10.000 UI al día.	
más natural betacarotene o	15.000 UI al día.	Precursores de la vitamina A.
carotenoid complex (Betatene)	Según indicaciones de la etiqueta.	

SUPLEMENTOS	DOSIS SUGERIDAS	COMENTARIOS
Vitamin B complex	100 mg 2 veces al día.	Necesario para el metabolismo intracelular de los ojos.
Vitamin C	2.000 mg 3 veces al día.	Este antioxidante reduce la presión intraocular.
Vitamin E	400 UI al día.	Importante para la curación y la inmunidad.
Zinc	50 mg al día. No tomar más de 100 mg al día de todos los suplementos.	Su deficiencia se ha asociado con desprendimiento de la retina. Para mejor absorción, utilizar lozenges de zinc gluconate u OptiZinc.

HIERBAS

❑ Es provechoso tomar por vía oral las hierbas bayberry bark, cayenne (capsicum) y hojas de red raspberry.

❑ El extracto de bilberry mejora tanto la visión normal como la visión nocturna.

❑ El eyebright es bueno para los ojos. Se puede tomar en cápsula o en té. El té de eyebright también se puede utilizar como enjuague para los ojos.

❑ El producto SP-23 Eyebright Blend, de Solaray, contiene la mayor parte de las hierbas que se acaban de mencionar.

RECOMENDACIONES

❑ Incluya en su dieta los siguientes alimentos: bróculi, cabbage crudo, zanahoria, coliflor, vegetales verdes, squash, semillas de sunflowr y berros.

❑ Tome jugo de zanahoria fresca. Este jugo ayuda a prevenir o a aliviar algunos de los problemas de los ojos. Tomar dos cucharadas de aceite de hígado de bacalao al día también es beneficioso.

❑ Elimine de su dieta el azúcar y la harina blanca.

❑ Si usted utiliza gafas, hágales colocar a los lentes — que deben ser claros — un filtro contra los rayos ultravioleta. Estos filtros protegen a los ojos contra estos nocivos rayos. No utilice gafas oscuras para este propósito, en especial de manera permanente. Los anteojos oscuros impiden que los ojos reciban la luz que necesitan. El funcionamiento de la glándula pineal, que desempeña un importante papel en la regulación del metabolismo, el comportamiento y las funciones fisiológicas, depende en gran medida de la luz del sol.

❑ Nunca se aplique en las pestañas ni en las cejas tinturas para el cabello que contengan alquitrán de hulla. Hacerlo puede causar lesiones e, incluso, ceguera. Aun cuando vender tinturas con alquitrán de huella es legal, venderlas para ser utilizadas en las cejas y en las pestañas no lo es.

❑ Sea muy cuidadoso al tomar medicamentos, trátese de los que requieren prescripción médica o de los que venden libremente. Algunos medicamentos pueden ocasionar problemas oculares. Entre los que tienen la capacidas de perjudicar el nervio óptico, la retina u otras partes vitales del ojo están los siguientes:

• Adrenocorticotropic hormone, o ACTH (Acthar, Cortrosyn).

• Allopurinol (también lo venden con el nombre comercial de Zyloprim), que se usa para la gota.

- Anticoagulantes como heparin y warfarin (Coumadin).
- Aspirin.
- Corticosteroides, como dexamethasone (Decadron), hydrocortisone (Cortenema, Hydrocortone, Solu-Cortef, VoSol HC), prednisolone (Blephamide, Hydeltra-T.B.A.), y prednisone (Deltasone).
- Chlorpropamide (Diabinese), que se utiliza para la diabetes no dependiente de la insulina.
- Diuréticos, antihistamínicos y fórmulas a base de digitalis. Todos estos productos pueden alterar la percepción de los colores.
- Indomethacin (Indocin), un medicamento para la artritis.
- Marihuana.
- Ácido nicotínico (niacina), cuando se utiliza durante períodos prolongados.
- Streptomycin.
- Sulfas.
- Tetracycline.

❏ Consulte con su médico si advierte cualquiera de los siguientes síntomas: cambio en el tamaño de una o ambas pupilas, dolor en uno o ambos ojos, dolor al mover los ojos, visión defectuosa, intolerancia a la luz, o edema, sensibilidad anormal o enrojecimiento en el área de los ojos. También debe hablar con su médico si ha estado expuesto a gonorrea o a clamidia.

❏ Si su bebé o su niño pequeño presenta signos de infección en uno o ambos ojos, haga que lo examine un profesional.

ASPECTOS PARA TENER EN CUENTA

❏ Hay tres tipos de especialistas de los ojos:

1. Oftalmólogos. Son médicos especializados en los ojos. Ellos diagnostican y tratan las enfermedades oculares, operan los ojos, hacen exámenes oculares y prescriben lentes correctivos.

2. Optómetras. No son médicos, pero en algunos estados del país tienen licencia para hacer exámenes oculares y tratar problemas que no impliquen cirugía. Pueden formular lentes correctivos y en algunos estados también se les permite prescribir medicamentos.

3. Ópticos. Los ópticos formulan anteojos y lentes de contacto. Solamente veintiséis estados requieren que los ópticos tengan licencia.

❏ Como el pigmento de la retina que absorbe la luz se compone de vitamina A y proteínas que se gastan continuamente al formarse las imágenes, es vital tomar cantidades adecuadas de estos nutrientes para que los ojos funcionen adecuadamente.

❏ La combinación de nicotina, azúcar y cafeína puede afectar temporalmente a la visión.

❏ El oftalmólogo y autor Gary Price Todd, M.D., dice que consumir margarina y shortening vegetal es nocivo para las personas que sufren de algunos trastornos oculares. Como sustitutivos sirven la mantequilla y los aceites vegetales. A las personas que se van a someter a cirugía ocular él les sugiere que tomen algún suplemento multivitamínico y mineral la noche anterior a la operación, de preferencia una fórmula que incluya 10.000 unidades internacionales de vitamina A, 1.000 miligramos de vitamina C y 1.200 unidades internacionales de vitamina E. También recomienda utilizar estos nutrientes de manera permanente, además de 2 miligramos de cobre y 20 miligramos de cinc al día, después de la cirugía.

❏ El sea mussel es una fuente de proteína que ayuda al funcionamiento del tejido ocular y a la secreción de fluidos oculares.

❏ Al parecer, el cinc ayuda a reducir la pérdida de visión porque interviene en el metabolismo de varias enzimas del complejo coriorretiniano (el recubrimiento vascular del ojo). Sin embargo, nunca se debe tomar más de 100 miligramos al día.

❏ Según un informe publicado en la revista médica *Ocular Diagnosis and Therapy,* los agentes antiinfecciosos, el diazepam (Valium), el haloperidol (Haldol), algunos antidepresivos, la quinina y las sulfas pueden precipitar el desarrollo de algunas anomalías oculares.

❏ Las personas que todos los días trabajan ante un computador tienen alto riesgo de presentar fatiga ocular, dolor de cabeza, visión borrosa, sequedad y/o irritación de los ojos, sensibilidad a la luz, visión doble e imagen consecutiva.

❏ Las personas que utilizan lentes de contacto deben cuidar mucho sus ojos por el riesgo que conllevan de lesión e infección.

❏ Dos estudios recientes han demostrado que utilizar lentes de contacto durante más de veinticuatro horas seguidas puede producir queratitis ulcerativa, una afección ocular que produce desgaste de las células de la córnea, lo cual conduce a infección y cicatrización. Cuando este problema no se trata de la manera apropiada, se puede presentar ceguera. De acuerdo con la revista médica *The New England Journal of Medicine,* las personas que utilizan lentes de contacto de uso prolongado tienen una probabilidad entre diez y quince veces mayor de desarrollar queratitis ulcerativa que las demás personas. Cuando los lentes de contacto corrientes se dejan puestos durante la noche, el riesgo asciende al mismo nivel.

❏ El procedimiento llamado excise laser, que rompe las uniones químicas en vez de producir calor, se utiliza para corregir cicatrices densas y superficiales de la córnea a fin de que los pacientes vuelvan a ver. La profundidad de las cicatrices no debe ser superior a la tercera parte del grosor de la córnea.

❏ La queratotomía radiada es un procedimiento quirúrgico en el cual se practica una serie de incisiones en la córnea para alterar su forma con el objeto de mejorar la visión. Sin embargo, este método de tratar la miopía suscita mucha controversia.

❏ Las anomalías en uno o más de los seis músculos que controlan el movimiento de los ojos, o la falta de coordinación entre esos músculos, puede dar origen a estrabismo convergente o estrabismo divergente. Para mejorar el funcionamiento de esos músculos, es posible ejercitarlos y relajarlos. De igual manera, los músculos internos se pueden ejercitar a fin de mejorar la capacidad de enfocar que tienen los ojos, tanto de cerca como de lejos.

Recomendación

❑ Frótese suavemente castor oil, aceite de linseed o aceite de vitamina E en las pestañas y en los párpados a la hora de acostarse. Esto ayuda a aumentar el grosor de las pestañas y promueve su normal crecimiento.

ARDOR O CANSANCIO OCULAR

En el ardor y el cansancio de los ojos inciden muchos factores, entre ellos alergias, fatiga, infecciones (conjuntivitis) y un aporte inadecuado de oxígeno a la córnea y al tejido externo del ojo.

NUTRIENTES

SUPLEMENTOS	DOSIS SUGERIDAS	COMENTARIOS
Vitamin A	50.000 UI al día. Si está embarazada, no debe tomar más de 10.000 UI al día.	Necesario para combatir todos los trastornos oculares.
Vitamin B complex más extra vitamin B₂ (riboflavin)	50-100 mg al día. 50 mg al día.	Mejora el metabolismo celular intraocular. Mejora la oxigenación del tejido ocular.

Recomendación

❑ Para rápido alivio del ardor y el cansacio ocasionales de los ojos, cierre los ojos y aplíquese una compresa fría. Déjese la compresa colocada durante diez minutos. Las compresas se pueden utilizar cuantas veces se desee.

Aspectos para tener en cuenta

❑ Cuando este problema es recurrente, la causa probable es una alergia (ver ALERGIAS en la Segunda Parte).

❑ Si el ardor y el dolor se presentan junto con secreción espesa y de color rosado brillante o rojo, es posible que tenga conjuntivitis (ver Conjuntivitis en esta sección).

❑ Si el ardor y el cansancio de los ojos persisten durante un período prolongado, es posible que haya una causa de carácter nutricional. Suplemente su dieta con las vitaminas B que se describieron en la tabla anterior.

BLEFARITIS

La blefaritis es la inflamación de los bordes exteriores de los párpados. Este trastorno ocular produce enrojecimiento, escozor, sensación de quemazón y, a menudo, sensación de que hay un objeto extraño dentro del ojo. Otros síntomas de blefaritis pueden ser inflamación de los párpados, pérdida de pestañas, excesiva producción de lágrimas y sensibilidad a la luz. Las secreciones pueden formar costras que hacen que los ojos se "peguen" durante el sueño.

La blefaritis puede ser causada por una infección de los folículos de las pestañas o de las glándulas de los bordes exteriores de los párpados. Entre los factores que suelen contribuir a este problema se cuentan cansancio ocular, mala higiene, hábitos de vida y de sueño inadecuados, mala nutrición y enfermedad sistémica que debilita el sistema inmunológico. La blefaritis también se puede asociar con seborrea de la cara o del cuero cabelludo.

NUTRIENTES

SUPLEMENTOS	DOSIS SUGERIDAS	COMENTARIOS
Infla-Zyme Forte de American Biologics	Según indicaciones de la etiqueta.	Ayuda a reducir la inflamación.
Vitamin A más natural beta-carotene o carotenoid complex (Betatene)	25.000 UI al día. Si está embarazada, no debe tomar más de 10.000 UI al día. Según indicaciones de la etiqueta. Según indicaciones de la etiqueta.	Importante para combatir todos los trastornos oculares. Importantes antioxidantes y precursores de la vitamina A.
Vitamin C con bioflavonoids	6.000 mg al día divididos en varias tomas.	Estos poderosos antioxidantes protegen los ojos y reducen la inflamación.
Zinc	50 mg al día. No tomar más de 100 mg al día de todos los suplementos.	Necesario para el correcto funcionamiento del sistema inmunológico. Para mejor absorción, utilizar lozenges de zinc gluconate u OptiZinc.

Hierbas

❑ Para reducir la inflamación es útil aplicarse compresas calientes de eyebright, goldenseal o mullein. Prepare un té con cualquiera de estas hierbas, déjelo enfriar hasta que la temperatura sea caliente pero cómoda, e introduzca en él un paño limpio o un trozo de algodón estéril para hacer la compresa. Aplíquesela y relájese entre diez y quince minutos. Luego prepare una nueva compresa y enjuáguese suavemente el borde de los párpados y las pestañas para retirar los desechos escamosos o parecidos a la caspa que pueda haber. Haga esto dos veces al día, o cuantas veces sea necesario. Utilice cada compresa sólo una vez.

Recomendaciones

❑ Haga una dieta bien balanceada que sea rica, especialmente, en vegetales frescos y crudos, además de granos, legumbres y frutas frescas.

❑ Mantenga limpios los párpados, especialmente a lo largo de los bordes (ver el procedimiento que se acaba de describir en Hierbas), pero no se los toque ni se los restriegue cuando no sea estrictamente necesario. Lávese siempre las manos antes de tocarse los ojos.

❑ Duerma lo suficiente y evite que sus ojos se cansen. Todo lo que aumenta la fatiga ocular empeora las molestias que ocasiona la blefaritis.

Aspecto para tener en cuenta

❑ Ver también SEBORREA en la Segunda Parte.

BOLSAS DEBAJO DE LOS OJOS

La piel pierde parte de su elasticidad con la edad, y los músculos de los párpados pierden tonicidad, lo que se traduce en la aparición de bolsas debajo de los ojos. Además, en los párpados se acumula grasa, al igual que fluidos que ocasionan hinchazón, o edema. La hinchazón de los ojos también puede deberse a alergias y a excesivo consumo de sal. Fumar suele agravar el problema.

Recomendaciones

❏ No tome líquidos antes de acostarse.

❏ Evite la sal.

❏ No fume y evite los ambientes donde hay humo.

❏ Duerma todo lo que necesite.

❏ Colóquese sobre los ojos una toallita humedecida en agua helada durante quince minutos, una o dos veces al día. También le puede dar buenos resultados aplicarse una bolsa de té húmeda o tajadas de pepino frío.

❏ Ver ALERGIAS en la Segunda Parte y hacer el self-test para determinar qué alergenos podrían ser los causantes del problema.

CATARATAS

Cuando el cristalino del ojo se engruesa y pierde transparencia, le es imposible enfocar o recibir la luz de manera correcta. Éste es el problema ocular que se conoce como cataratas. Algunas causas de las cataratas son envejecimiento, diabetes, envenenamiento con metales pesados, exposición a la radiación, lesión ocular y uso de algunos medicamentos, como esteroides.

El síntoma principal de que se están desarrollando cataratas es la pérdida gradual e indolora de la visión. Las cataratas son la principal causa de ceguera en todo el mundo. De vez en cuando, las cataratas se hinchan y producen glaucoma secundario.

Las cataratas más comunes son las seniles, que afectan a la gente mayor de sesenta y cinco años. Este tipo de catarata suele deberse al daño que ocasionan los radicales libres. La exposicion a los rayos ultravioleta y a los rayos X lleva a la formación de fragmentos químicos reactivos en el ojo. Estos radicales libres atacan las proteínas, las enzimas y las membranas de las células del cristalino. Es probable que los radicales libres presentes en los alimentos, el agua y el ambiente sean una de las causas principales del aumento de los casos de cataratas entre la población de Estados Unidos.

NUTRIENTES

SUPLEMENTOS	DOSIS SUGERIDAS	COMENTARIOS
Copper y manganese	3 mg al día. 10 mg al día. No tomar al mismo tiempo con calcio.	Estos minerales son importantes para la curación y para retardar el desarrollo de las cataratas.
Grape seed extract	Según indicaciones de la etiqueta.	Poderoso antioxidante.
Glutathione	Según indicaciones de la etiqueta.	Este poderoso antioxidante ayuda a preservar la salud del cristalino del ojo y protege contra las toxinas. Se ha demostrado que retarda el avance de las cataratas.
L-Lysine	Según indicaciones de la etiqueta, con el estómago vacío. Tomar con agua o jugo. No tomar con leche. Para mejor absorción, tomar con 50 mg de vitamina B$_6$ y 100 mg de vitamina C.	Importante para la formación del colágeno, necesario para la reparación del cristalino. Neutraliza a los virus implicados en el daño del cristalino. *Advertencia:* no tomar lisina por más de seis meses seguidos.
Pantothenic acid (vitamin B$_5$)	500 mg al día.	Vitamina antiestrés.
Selenium	400 mcg al día.	Este importante destructor de los radicales libres actúa sinérgicamente con la vitamina E.
Vitamin A más natural beta-carotene o carotenoid complex (Betatene)	25.000-50.000 UI al día. Si está embarazada, no debe tomar más de 10.000 UI al día. Según indicaciones de la etiqueta. Según indicaciones de la etiqueta.	Vital para el funcionamiento normal de los ojos. Precursores de la vitamina A.
Vitamin B complex más extra vitamin B$_1$ (thiamine) y vitamin B$_2$ (riboflavin)	Según indicaciones de la etiqueta. 50 mg al día. 50 mg al día.	Las vitaminas B son más eficaces cuando se toman juntas. Importante para el metabolismo intracelular de los ojos. Su deficiencia se ha asociado con cataratas.
Vitamin C con bioflavonoids	3.000 mg 4 veces al día.	Estos destructores de los radicales libres son necesarios y reducen la presión intraocular.
Vitamin E	400 UI al día.	Importante destructor de los radicales libres. Se ha demostrado que detiene y revierte la formación de las cataratas en algunos casos.
Zinc	50 mg al día. No tomar más de 100 mg al día de todos los suplementos.	Protege contra el daño producido por la luz. Para mejor absorción, utilizar lozenges de zinc gluconate u OptiZinc.

Hierbas

❏ Tomar extracto de bilberry proporciona bioflavonoides que ayudan a expulsar los químicos tóxicos de la retina del ojo.

Recomendaciones

❏ Tome agua de buena calidad, de preferencia agua destilada al vapor. Esto es absolutamente necesario para prevenir las cataratas. Evite el agua tratada con fluoride o con cloro.

Debido a que muchos acuíferos (fuentes de agua subterránea) — especialmente los que se encuentran cerca o debajo de tierras de cultivo — están contaminados con residuos tóxicos de escurrimientos agrícolas, incluso el agua proveniente de fuentes subterráneas no siempre es segura.

❑ Evite los productos lácteos, las grasas saturadas y todas las grasas o los aceites que hayan sido sometidos al calor durante la cocción o el procesamiento. Estos alimentos propician la formación de radicales libres, que pueden hacerle daño al cristalino. Utilice solamente aceites vegetales prensados en frío.

❑ Si usted tiene cataratas, evite los antihistamínicos.

Aspectos para tener en cuenta

❑ Tomar vitamina C en suplemento durante diez años, por lo menos, y seguir una dieta rica en antioxidantes puede disminuir el riesgo de sufrir de cataratas, según investigadores del Harvard Medical School.

❑ En un estudio publicado por la revista médica *British Medical Journal,* el consumo de caroteno y de vitamina A se relacionó inversamente con la existencia de cataratas. Al parecer, sólo la espinaca — no la zanahoria — protege contra las cataratas. Los investigadores han formulado la teoría de que el efecto protector se debe a un carotenoide distinto del beta-caroteno.

❑ La concentración de diversos metales pesados en el cristalino de los ojos es mayor en las personas de edad avanzada y en las personas que sufren de cataratas. Por ejemplo, la concentración de cadmio en cristalinos con cataratas es dos o tres veces más alta de lo normal. La concentración de otros metales, como cobalto, níquel, iridio y bromuro, también es alta.

❑ Según un artículo publicado en la revista *Science,* la principal causa de las cataratas es la incapacidad del organismo de manejar los azúcares de los alimentos. La lactosa (azúcar de la leche) fue la sustancia más perjudicial, seguida por el azúcar blanco refinado. Muchos especialistas en problemas oculares han señado que la dieta de la mayoría de la gente que sufre de cataratas es rica en productos lácteos y en azúcar blanco refinado. Las cataratas también se pueden desarrollar cuando la dieta es inadecuada y el individuo ha estado sometido a estrés durante un período prolongado.

❑ En comparación con el resto de la población, las cataratas se desarrollan más precozmente en las personas que presentan deficiencia de la enzima que convierte la galactosa en glucosa (azúcar sanguíneo corriente).

❑ Fumar es un factor de riesgo para las cataratas, quizás porque los radicales libres que genera aumentan la tendencia a la oxidación. Un estudio sobre el tabaquismo y el riesgo de desarrollar cataratas que fue publicado por la revista médica *Journal of the American Medical Association* encontró una relación significativa entre fumar y la incidencia de cataratas.

❑ El tratamiento convencional para las cataratas es la cirugía. En esta clase de cirugía el cristalino disfuncional se retira y se reemplaza por un cristalino protésico. El cristalino se puede retirar por completo, o el cirujano puede utilizar una técnica quirúrgica llamada facoemulsificación (usualmente llamada "phaco" por su nombre en inglés, phacoemulsification). Esta operación implica hacer una incisión minúscula e insertar en la catarata la punta de un instrumento vibratorio que funciona con ultrasonido. Este procedimiento desintegra la catarata en partículas pequeñísimas que luego se aspiran. A continuación se implanta un nuevo cristalino. La incisión que se practica con este método es de apenas una décima de pulgada de longitud, mientras que la incisión del procedimiento convencional es de un tercio de pulgada o, incluso, de media pulgada.

❑ De acuerdo con el National Eye Institute de Bethesda, Maryland, alrededor de un millón y medio de estadounidenses fueron operados de cataratas en 1990, en comparación con doscientos cincuenta mil en 1980. La cirugía de cataratas es una de las operaciones más comunes en Estados Unidos. Sin embargo, una encuesta realizada en 1991 concluyó que la mitad de las personas que se sometieron a esta cirugía no quedaron satisfechas con los resultados. En algunas personas, la cápsula que sostiene el cristalino implantado se vuelve opaca, lo que disminuye la vision. Un oftalmólogo puede corregir este problema abriendo con rayo láser un agujero minúsculo en la cápsula a fin de despejar el paso de luz hacia la retina. De acuerdo con investigadores de la facultad de medicina de Georgetown University y del Johns Hopkins School of Medicine, en 1991 esta cirugía se les practicó a más de seiscientos cuarenta mil afiliados a Medicare. Sin embargo, el *Wall Street Journal* informó que la probabilidad de presentar desprendimiento de retina u otros problemas oculares – incluida la pérdida de la visión - es cuatro veces más alta entre los pacientes de cataratas que se someten a este procedimiento. Nosotros consideramos que sólo se debe recurrir a la cirugía cuando es absolutamente necesario, es decir, cuando el cristalino natural se ha vuelto tan opaco que impide leer o conducir automóvil.

CONJUNTIVITIS

La conjuntivitis es la inflamación de la conjuntiva, la membrana que recubre el interior del párpado y que envuelve prácticamente toda la parte anterior del globo ocular, es decir, la parte blanca del ojo. Cuando hay conjuntivitis los ojos arden y se irritan, además de que se hinchan y se inyectan de sangre. Debido a que la membrana infectada suele llenarse de pus, los párpados se pegan cuando han permanecido cerrados durante un período más o menos largo.

Entre los factores que contribuyen a la conjuntivitis están infecciones bacterianas, lesiones oculares, alergias y exposición a sustancias irritantes, como emanaciones, humo, soluciones para lentes de contacto, cloro de piscinas, químicos, maquillaje o cualquier otra sustancia extraña que entre en contacto con los ojos. La conjuntivitis es altamente contagiosa cuando es producida por infección viral.

NUTRIENTES

SUPLEMENTOS	DOSIS SUGERIDAS	COMENTARIOS
Vitamin A	100.000 UI al día por 1 mes. Luego reducir hasta 25.000 UI al día. Si está embarazada, no debe tomar más de 10.000 UI al día.	El cinc y las vitaminas A y C promueven la inmunidad, que es particularmente importante para la conjuntivitis viral común. Para dosis altas, la emulsión facilita la asimilación y brinda mayor seguridad.
Vitamin C	2.000-6.000 mg al día divididos en varias tomas.	Impide que la inflamación aumente. Favorece la curación.
Zinc	50 mg al día. No tomar más de 100 mg al día de todos los suplementos.	Mejora la respuesta inmunológica. Para mejor absorción, utilizar lozenges de zinc gluconate u OptiZinc.

Hierbas

❏ Los tés de chamomile, fennel y/o eyebright sirven para hacer compresas calientes. El eyebright también se puede tomar en cápsula o en té, y es una hierba provechosa para cualquier irritación o inflamación de los ojos. El té también se puede utilizar como enjuague ocular.

❏ El goldenseal, que se puede utilizar como alternativa, o junto con el eyebright, es muy útil cuando la conjuntivitis es de origen infeccioso.

Advertencia: No se debe tomar goldenseal todos los días durante más de una semana seguida y se debe evitar durante el embarazo.

Recomendaciones

❏ Aplíquese compresas calientes varias veces al día. Muchos de los microorganismos que producen conjuntivitis no toleran el calor. Para obtener mejores resultados, utilice alguno de los tés de hierbas que se recomendaron antes para hacer compresas.

❏ Si se le presenta dolor o visión borrosa, busque ayuda médica sin demora. Podría tratarse de un problema más serio.

❏ Si tiene hinchados los párpados, pele y ralle una papa fresca, envuélvala en una gasa y colóquesela sobre los ojos. Éste es un remedio astringente y curativo.

Aspectos para tener en cuenta

❏ La conjuntivitis (pinkeye) que se relaciona con fiebre del heno (hay fever) se puede tratar con gotas oftálmicas que contengan esteroides. Estas gotas sólo se consiguen con receta médica.

❏ Cuando los ojos no mejoran después de utilizar compresas y de tomar suplementos durante cuatro días, la infección bacteriana se suele tratar con antibióticos.

DALTONISMO

El daltonismo es la incapacidad de percibir, o distinguir, los colores de la misma manera que la mayoría de la gente. La causa de este defecto puede ser la falta completa o parcial de los conos, o el mal funcionamiento de estas células retinianas especializadas en transformar las ondas lumínicas en percepción de color. Hay varias clases de daltonismo y diversos grados de severidad. La mayoría de las personas daltónicas confunden algunos colores (por ejemplo, el rojo con el verde) y hay casos excepcionales en los cuales el individuo no ve ningún color. Algunas personas daltónicas sólo distinguen los colores en presencia de ciertos tipos de luz.

Algunas enfermedades, como anemia perniciosa y drepanocitosis, así como también algunos medicamentos, pueden producir alteraciones en la percepción de los colores.

Como la percepción de los colores no se suele examinar profesionalmente, es probable que haya muchísimos más casos de daltonismo de lo que se cree, especialmente entre las mujeres. En la mayoría de los casos este problema es congénito, aunque la opacidad o pérdida de transparencia que ocasionan las cataratas puede disminuir la capacidad de distinguir los colores más tarde en la vida.

NUTRIENTES

SUPLEMENTOS	DOSIS SUGERIDAS	COMENTARIOS
Vitamin A	50.000 UI al día. Si está embarazada, no debe tomar más de 10.000 UI al día.	Esencial para el correcto funcionamiento de los conos de la retina. Mejora la ceguera nocturna. Para dosis altas, la emulsión brinda mayor seguridad que las cápsulas.
Vitamin B_{12}	2.000 mcg al día.	Su deficiencia puede conducir a daltonismo asociado con los colores amarillo y azul.

DEGENERACIÓN DE LA MÁCULA

Un defecto que lleva a la pérdida progresiva de la visión es la degeneración de la mácula, la porción de la retina responsable de la máxima agudeza visual. La degeneración de la mácula es la causa principal de pérdida de visión severa en Estados Unidos y en Europa entre las personas mayores de cincuenta y cinco años. Esta pérdida de visión se puede presentar de manera repentina, o puede avanzar lentamente. Usualmente este problema no afecta ni a la visión periférica ni a la percepción de los colores.

Hay dos clases de degeneración de la mácula: atrófica (o "seca") y exudativa (o "húmeda"). En la exudativa, la degeneración de la mácula va acompañada de hemorragia o salida gradual de fluido de una red de minúsculos vasos sanguíneos que se desarrollan debajo del centro de la retina. Esto conduce a cicatrización y a pérdida de visión.

La degeneración de la mácula probablemente se debe al daño que ocasionan los radicales libres, y que es similar al daño que conduce a las cataratas. Entre los factores que predisponen a la degeneración de la mácula están el envejecimiento, la aterosclerosis, la hipertensión y las toxinas del medio ambiente. Es posible que la herencia también intervenga.

NUTRIENTES

SUPLEMENTOS	DOSIS SUGERIDAS	COMENTARIOS
Natural beta-carotene o carotenoid complex (Betatene)	2.000 UI al día. Según indicaciones de la etiqueta.	Provechosos para combatir todos los trastornos oculares.
Bilberry		*Ver* Hierbas más adelante.
Grape seed extract	Según indicaciones de la etiqueta.	Este poderoso antioxidante protege contra el daño causado por los radicales libres.
Selenium	400 mcg al día.	Importante antioxidante.
Shark cartilage (BeneFin)	Tomar 1 gm por cada 15 libras de peso corporal al día, dividido en 3 tomas. Si no lo tolera por vía oral, administrar por vía rectal en enema de retención.	Previene y posiblemente detiene el avance de la degeneración exudativa de la mácula inhibiendo el desarrollo de diminutos vasos sanguíneos en los ojos, lo que contribuye a la pérdida de visión.
Vitamin A	50.000-100.000 UI al día.	Este poderoso antioxidante es importante para la función ocular. Para dosis altas, la emulsión facilita la asimilación y brinda mayor seguridad.
Vitamin C con bioflavonoids	1.000-2.500 mg 4 veces al día.	Importantes antioxidantes. Necesarios para destruir los radicales libres. Previenen el daño de los ojos y alivian la presión ocasionada por las cataratas.
Vitamin E	600-800 UI al día.	Importante antioxidante y destructor de los radicales libres.
Zinc	45-80 mg al día. No tomar más de 100 mg al día de todos los suplementos.	Su deficiencia se ha asociado con trastornos oculares. Utilizar zinc picolinate.

Hierbas

❑ Estudios clínicos han demostrado que tomar extracto de bilberry (160 miligramos o más al día) y consumir blueberries frescas (entre 8 y 10 onzas al día), además de cinc y extracto de ginkgo biloba, puede detener la pérdida de visión. Las blueberries son ricas en valiosos bioflavonoides. El tratamiento es más eficaz cuando se inicia precozmente.

Recomendaciones

❑ Aumente su consumo de legumbres, vegetales amarillos, berries ricas en flavonoides (como blueberries, blackberries y cerezas) y alimentos ricos en vitaminas E y C, como frutas y vegetales crudos.

❑ Evite el alcohol, el humo de cigarrillo, todos los azúcares, las grasas saturadas y los alimentos que contengan grasas y aceites que hayan sido sometidos al calor y/o al aire, como alimentos fritos, hamburguesas, luncheon meats y nueces asadas.

Aspectos para tener en cuenta

❑ En un estudio publicado en *Archives of Ophthalmology*, oftalmólogos del Louisiana State University Medical School analizaron los efectos de los suplementos de cinc en personas que sufrían de degeneración de la mácula. La mitad de los miembros del grupo tomaron una tableta de cinc de 100 miligramos dos veces al día; el resto recibió un placebo. Después de doce a veinticuatro meses, el grupo que tomó cinc mostró un deterioro significativamente menor que el grupo que tomó placebo.

EDEMA RETINIANO

Ver Retinopatía vascular en esta sección.

ESCOTOMA

Un escotoma es un área ciega en el campo visual. A menos que el escotoma sea de gran tamaño o esté ubicado en el centro del campo visual, puede pasar inadvertido. Sin embargo, los profesionales detectan los escotomas por medio de un examen llamado visual field test, o test de campo visual.

Se considera que los escotomas son síntoma de una enfermedad y no una enfermedad en sí mismos. Pueden indicar problemas de retina o daño del nervio óptico, como el que ocasiona el glaucoma.

NUTRIENTES

SUPLEMENTOS	DOSIS SUGERIDAS	COMENTARIOS
Vitamin A emulsion o capsules	100.000 UI al día por 2 meses. Si está embarazada, no debe tomar más de 10.000 UI al día. 25.000 UI al día por 2 meses. Si está embarazada, no debe tomar más de 10.000 UI al día.	Esenciales para la salud de los ojos. Para dosis altas, la emulsión facilita la asimilación y brinda mayor seguridad.

FATIGA OCULAR

La fatiga ocular produce una sensación sorda y dolorosa detrás de los ojos y en el área circundante, que puede convertirse en dolor de cabeza generalizado. Enfocar los ojos puede resultar doloroso y hasta agotador. La fatiga ocular se debe, por lo general, al uso excesivo de los ojos en actividades que requieren enfocarlos de manera muy precisa y cercana, como leer o trabajar con un computador. Las personas que desempeñan cierto tipo de trabajos, como los joyeros, son particularmente propensos a la fatiga ocular. Utilizar lentes inadecuados (por prescripción equivocada o por gafas mal hechas) también puede producir fatiga ocular.

El glaucoma agudo de ángulo cerrado también puede producir un dolor agudo y punzante en el área de los ojos, que va acompañado de otros síntomas. La mayoría de los demás problemas oculares, incluidos los graves, producen muy poca molestia, o ninguna.

NUTRIENTES

SUPLEMENTOS	DOSIS SUGERIDAS	COMENTARIOS
Vitamin A	50.000 UI al día. Si está embarazada, no debe tomar más de 10.000 UI al día.	Necesario para combatir todos los trastornos oculares.
Vitamin B complex más extra	50-100 mg al día.	Mejora el metabolismo celular intraocular.
vitamin B₂ (rivoflavin)	25 mg 3 veces al día.	Ayuda a aliviar la fatiga de los ojos.

Hierbas

❏ Es beneficioso tomar eyebright en cápsula o en té. El té de eyebright también sirve para enjuagar los ojos.

❏ El goldenseal se puede utilizar como alternativa, o en combinación con el eyebright.

Advertencia: No se debe tomar goldenseal todos los días durante más de una semana seguida, y se debe evitar durante el embarazo. Se debe utilizar con precaución cuando hay alergia al ragweed.

Recomendaciones

❏ Acuéstese, cierre los ojos y colóquese compresas frías en los ojos. Relájese durante diez minutos, o más, y repita el tratamiento cada vez que lo necesite cambiando de compresa. Esto suele mitigar las molestias oculares.

❏ Tome medidas para evitar que sus ojos se fatiguen. En lo posible, cambie de actividad cada cierto tiempo para que sus ojos se enfoquen en diferentes distancias periódicamente. Cuando tenga que realizar alguna actividad que exija fijar de cerca la mirada durante lapsos largos, descanse periódicamente los ojos: cada veinte minutos, más o menos, retire la mirada del trabajo que esté realizando y enfoque los ojos en algún objeto distante durante uno o dos minutos.

❏ Duerma lo suficiente. El cansancio propicia la fatiga ocular.

❏ Si experimenta un dolor severo y repentino y, especialmente si se altera la visión o el dolor va acompañado de náuseas y vómito, busque ayuda profesional inmediatamente. Podría tratarse de un ataque agudo de glaucoma. *Ver* GLAUCOMA en la Segunda Parte.

FLOATERS

Los floaters, o moscas volantes, son desechos celulares minúsculos que se encuentran en el interior del ojo. Debido a que proyectan sombras en la retina, el individuo ve pequeñas manchas que se mueven con lentitud ante sus ojos, especialmente en presencia de algunos tipos de luz y ante determinados fondos. Las personas de edad avanzada y las que sufren de miopía son las más propensas a los floaters, los cuales con el tiempo se vuelven menos perceptibles y se consideran benignos.

NUTRIENTES

SUPLEMENTOS	DOSIS SUGERIDAS	COMENTARIOS
Apple pectin	Según indicaciones de la etiqueta.	Chelates los metales pesados que se movilizan a través de los ojos.
L-Methionine	Según indicaciones de la etiqueta, con el estómago vacío. Tomar con agua o jugo. No tomar con leche. Para mejor absorción, tomar con 50 mg de vitamina B₆ y 100 mg de vitamina C.	Chelates los metales pesados. *Ver* AMINOÁCIDOS en la Primera Parte.
Oxy-5000 Forte de American Biologics	Según indicaciones de la etiqueta.	Este poderoso antioxidante nutricional combate el estrés producido por los radicales libres y es provechoso para la salud.
Vitamin A	50.000 UI al día. Si está embarazada, no debe tomar más de 10.000 UI al día.	Necesario para combatir todos los trastornos oculares.

Recomendación

❏ Es normal ver moscas volantes de vez en cuando; sin embargo, si usted ve repentinamente una gran cantidad, debe consultar con un oftalmólogo pues puede ser señal de que la retina se está desprendiendo. Cuando este problema no se trata a tiempo se puede presentar desprendimiento de la retina, un problema que requiere una cirugía prolongada.

FOTOFOBIA

La fotofobia es la intoleracia visual anormal a la luz. La exposición a la luz les causa dolor a los ojos. Es más común en las personas de ojos claros y no suele ser un problema grave. No obstante, en algunos casos se asocia con irritación o daño de la córnea, glaucoma agudo o uveítis. También puede ser síntoma de que se está desarrollando sarampión.

NUTRIENTES

SUPLEMENTOS	DOSIS SUGERIDAS	COMENTARIOS
Vitamin A	50.000 UI al día. Si está embarazada, no debe tomar más de 10.000 UI al día.	Necesario para combatir todos los trastornos oculares.

Aspectos para tener en cuenta

❏ *Ver también* GLAUCOMA y/o SARAMPIÓN en la Segunda Parte.

❏ *Ver también* Uveítis en Visión reducida o pérdida de visión en esta sección.

GLAUCOMA

El glaucoma es una enfermedad ocular grave que se caracteriza por el aumento de presión que los líquidos del interior del globo ocular ejercen sobre otras estructuras del ojo. Cuando no se trata, esta presión puede hacerle daño a la retina y, eventualmente, puede lesionar el nervio óptico, lo que redunda en pérdida de visión e, incluso, ceguera. El glaucoma es más frecuente después de los treinta y cinco años, en las personas miopes y en las que tienen presión arterial alta. *Ver* GLAUCOMA en la Segunda Parte para mayores detalles.

HEMORRAGIA RETINIANA

Ver Retinopatía vascular en esta sección.

MANCHAS DE BITOT

Las manchas de Bitot son parches blancos y elevados en la conjuntiva, la membrana que cubre la mayor parte del área visible del ojo. Pueden indicar que existe una deficiencia severa de vitamina A.

NUTRIENTES

SUPLEMENTOS	DOSIS SUGERIDAS	COMENTARIOS
Vitamin A	100.000 UI al día por 2 semanas. Luego reducir hasta 50.000 UI al día por 1 mes. De nuevo reducir hasta 25.000 UI al día. Si está embarazada, no debe tomar más de 10.000 UI al día.	Ayuda a disolver las manchas de Bitot, que pueden deberse a deficiencia de vitamina A. Para dosis altas, la emulsión facilita la asimilación y brinda mayor seguridad.

Recomendaciones

❑ Aumente su ingesta de vitamina A.

❑ No fatigue sus ojos innecesariamente y evite los ambientes con humo.

OJOS INYECTADOS DE SANGRE

Los ojos se inyectan de sangre cuando los pequeños vasos sanguíneos de la superficie de los ojos se inflaman y se congestionan de sangre. Esto se debe, por lo general, a falta de oxígeno en la córnea o en los tejidos que cubren el ojo. Los ojos se enrojecen como resultado del cansancio ocular y de la fatiga. De igual manera, una dieta inadecuada, especialmente el consumo de alcohol, contribuye a este problema.

La deficiencia de las vitaminas B_2 (riboflavina) y B_6 (piridoxina), así como también de los aminoácidos histidina, lisina o fenilalanina también contribuye a que los ojos se inyecten de sangre. Cuando el organismo recibe los nutrientes que necesita, los vasos sanguíneos suelen descongestionarse.

NUTRIENTES

SUPLEMENTOS	DOSIS SUGERIDAS	COMENTARIOS
Vitamin A	50.000 UI al día. Si está embarazada, no debe tomar más de 10.000 UI al día.	Necesario para combatir todos los trastornos oculares.
Vitamin B complex más	100 mg 3 veces al día.	Su deficiencia se ha asociado con los ojos inyectados de sangre.
free-form amino acid complex	Según indicaciones de la etiqueta.	Utilizar una fórmula que contenga tanto los aminoácidos esenciales como los no esenciales.

Hierbas

❑ Las hojas de raspberry alivian el enrojecimiento y la irritación. Prepare un té con hojas de raspberry, déjelo enfriar y humedezca un trozo de algodón estéril para hacer una compresa. Aplíquese la compresa en los ojos con los párpados cerrados durante diez minutos, o más, si es necesario.

ORZUELOS

Un orzuelo es una infección bacteriana dentro de una glándula sebácea del borde del párpado. Debido a que los tejidos del ojo se inflaman por la infección, el orzuelo adquiere la apariencia de un pequeño grano como de acné. Ese grano madura poco a poco, se revienta y drena. Tratar los orzuelos desde el principio acelera la curación y evita mayores complicaciones.

Hierbas

❑ Prepare té con hojas de raspberry y enjuáguese los ojos con él para aliviar los orzuelos.

Recomendaciones

❑ Para mitigar la molestia y acelerar la maduración del orzuelo a fin de que drene y se inicie la curación, aplíquese una compresa caliente sobre el área afectada durante diez minutos, entre cuatro y seis veces al día.

❑ Si le salen orzuelos con frecuencia, suplemente su dieta con vitamina A. Los orzuelos frecuentes suelen ser señal de deficiencia de vitamina A.

Aspectos para tener en cuenta

❑ Cuando un orzuelo no sana rápidamente, puede ser necesario drenarlo. Este procedimiento debe ser realizado por un profesional. *No* se moleste el grano ni trate de reventárselo. Hacerlo podría propagar la infección al torrente sanguíneo y, por ende, conducir a alguna enfermedad sistémica.

❑ En casos severos y/o particularmente difíciles de tratar, puede ser necesario tomar antibióticos.

PINKEYE

Ver Conjuntivitis en esta sección.

RETINITIS PIGMENTARIA

La retinitis pigmentaria es una enfermedad hereditaria que afecta aproximadamente a una de cada tres mil setecientas personas. En esta enfermedad, defectos metabólicos destruyen lenta pero progresivamente las células de la retina. El primer síntoma suele ser la pérdida de la visión nocturna, que se inicia en la adolescencia o a principios de la edad adulta. Esta alteración va seguida de pérdida de la visión periférica y, por último, de ceguera, que suele presentarse en algún momento entre los treinta y los ochenta años.

NUTRIENTES

SUPLEMENTOS	DOSIS SUGERIDAS	COMENTARIOS
Vitamin A	75.000 UI al día. Si está embarazada, no debe tomar más de 10.000 UI al día.	Provechoso para combatir todos los trastornos oculares. Para dosis altas, la emulsión facilita la asimilación y brinda mayor seguridad.

Aspectos para tener en cuenta

❑ Según el Dr. Eliot Berson, profesor de oftalmología del Harvard Medical School, tomar dosis altas de vitamina A puede retardar la pérdida de la visión restante en un 20 por ciento anual, aproximadamente.

❑ Para obtener más información sobre esta enfermedad de los ojos, comuníquese con la Retinitis Pigmentosa Foundation, teléfono 800-683-5555.

RETINOPATÍA DIABÉTICA

La diabetes puede producir retinopatía, una enfermedad en la cual algunos de los pequeñísimos capilares que nutren la retina exudan fluido o sangre, lo que deteriora los bastoncillos y los conos, células de la retina sensibles a la luz. Cuando esto ocurre, nuevos capilares se empiezan a formar en el área afectada, lo que también altera la visión. La retinopatía diabética afecta a cerca de siete millones de estadounidenses y deja ciegos a aproximadamente siete mil cada año. Infortunadamente, hay muy pocas señales de advertencia; este problema usualmente no produce síntomas mientras no está muy avanzado.

NUTRIENTES

SUPLEMENTOS	DOSIS SUGERIDAS	COMENTARIOS
Vitamin A	50.000 UI al día. Si está embarazada, no debe tomar más de 10.000 UI al día.	Necesario para combatir todos los trastornos oculares.
Shark cartilage (BeneFin)	Tomar 1 gm por cada 15 libras de peso corporal, dividido en 3 tomas. Si no lo tolera por vía oral, administrar por vía rectal en enema de retención.	Previene y posiblemente detiene el avance de este trastorno inhibiendo el desarrollo de diminutos vasos sanguíneos en los ojos, lo que contribuye a la pérdida de visión.

Recomendaciones

❑ Ver DIABETES en la Segunda Parte y seguir las recomendaciones dietéticas.

❑ Si usted sufre de diabetes, no deje de hacerse examinar los ojos una vez al año para detectar oportunamente el comienzo de la retinopatía. Cuando esta enfermedad se detecta a tiempo, la cirugía con láser para suspender la exudación de los vasos sanguíneos ayuda a detener la pérdida de visión.

Aspectos para tener en cuenta

❑ Un estudio informó que el avance de la retinopatía disminuyó en aproximadamente el 60 por ciento de las personas con diabetes dependiente de la insulina (tipo I) que controlaron estrictamente sus niveles de azúcar sanguíneo.

❑ Investigadores del National Eye Institute indujeron en perros una condición parecida a la retinopatía diabética y luego trataron a los animales con la droga experimental sorbinil. Esta droga suprime la acción de una enzima que convierte el exceso de azúcar sanguíneo en un alcohol que, al parecer, deteriora los vasos sanguíneos de la retina. Es ese estudio, el tratamiento a base de sorbinil detuvo completamente el avance de la retinopatía.

RETINOPATÍA VASCULAR

Retinopatía vascular es un término genérico para referirse a cualquiera de las enfermedades de la retina que se originan en problemas de los vasos sanguíneos locales (dentro del ojo) o de otras partes del cuerpo. Esos problemas pueden ocasionar hemorragia retiniana (exudación de los vasos que transmiten los fluidos oculares), microaneurismas (agrandamiento anormal de los vasos sanguíneos del ojo), edema retiniano (acumulación de fluido en el ojo) y, por último, pérdida de visión. La mayoría de los casos se relacionan con diabetes, hipertensión arterial, o con ambos trastornos. La retinopatía diabética se considera una forma de retinopatía vascular.

NUTRIENTES

SUPLEMENTOS	DOSIS SUGERIDAS	COMENTARIOS
Calcium y magnesium	1.000 mg al día. 500 mg al día.	Tomar calcio y magnesio en una propoción de 2 a 1 ayuda a la microcirculación de los ojos.
Selenium y superoxide dismutase (SOD)	100-200 mcg al día. Según indicaciones de la etiqueta.	Poderosos neutralizadores de los radicales libres. Los radicales libres han sido implicados en el daño tanto de la retina como de la microcirculación ocular.
más vitamin A y vitamin C y vitamin E	75.000 UI al día. Si está embarazada, no debe tomar más de 10.000 UI al día. 2.000 mg 3 veces al día. 400 UI al día.	Para dosis altas, la emulsión facilita la asimilación y brinda mayor seguridad.
Vitamin B complex	100 mg al día.	Mejora el metabolismo celular intraocular.

SECRECIÓN OCULAR

Entre los diversos factores que pueden conducir a la acumulación de secreción en los ojos están alergia, resfriado e infección (conjuntivitis).

Hierbas

❑ Lávese cuidadosamente cada ojo con extracto diluido de goldenseal sin alcohol, o con té frío de goldenseal.

Advertencia: La hierba goldenseal no se debe utilizar durante el embarazo y se debe utilizar con precaución cuando hay alergia al ragweed.

SEQUEDAD OCULAR

Los ojos se resecan cuando los conductos lacrimales no producen suficiente fluido (lágrimas) para mantener húmedos los ojos, lo que produce ardor e irritación. Este problema se presenta con más frecuencia en las mujeres que en los hombres, y la susceptibilidad de las mujeres aumenta después de la menopausia. Las personas que utilizan lentes de contacto son particularmente propensas a experimentar sequedad en los ojos. Por lo regular, la causa de este trastorno ocular es la falta de vitamina A. Este problema suele presentarse con la edad, pero también pueden producirlo algunos medicamentos, entre ellos el antidepresivo imipramine (Tofranil), los betabloqueadores (utilizados para tratar la hipertensión arterial y los problemas cardíacos) y la marihuana.

NUTRIENTES

SUPLEMENTOS	DOSIS SUGERIDAS	COMENTARIOS
Primrose oil	1.000 mg 2-3 veces al día.	Fuente de ácidos grasos esenciales.
Vitamin A ointment y/o vitamin A	Según indicaciones de la etiqueta. 25.000 UI al día. Si está embarazada, no debe tomar más de 10.000 UI al día.	Beneficiosos para combatir la sequedad y el ardor de los ojos. Las lágrimas contienen vitamina A.

Recomendaciones

❑ Si sus ojos son secos, consulte con su médico. La sequedad ocular puede ser síntoma de un problema más serio, como artritis reumatoidea o lupus. Además, la sequedad produce una irritación constante que puede hacerles daño a los ojos y lesionarlos.

❑ Si tiene hinchados los conductos lacrimales, aumente el contenido de calcio de su dieta y evite los alimentos procesados.

❑ Utilice un humidificador para agregarle humedad al aire.

❑ Utilice gafas enterizas cuando haga mucho viento.

❑ Evite el humo de cigarrillo y los ambientes donde haya cualquier tipo de humo.

❑ Evite los productos que aseguran "acabar con el enrojecimiento".

❑ Utilice el secador del cabello sólo cuando sea estrictamente necesario. Deje que su cabello se seque al natural.

Aspecto para tener en cuenta

❑ A fin de conservar las lágrimas y mantener húmedos los ojos, hay casos que ameritan que el oftalmólogo cierre los conductos lacrimales internos, a través de los cuales algunas lágrimas drenan de los ojos a la nariz.

SHINGLES (HERPES ZOSTER)

Shingles es una infección causada por el virus zoster-varicela, un miembro de la familia del herpes que también produce varicela. El síntoma característico es una erupción de vesículas sumamente dolorosas. El shingles puede aparecer en cualquier parte del cuerpo. Cuando se presenta en la frente cerca de los ojos, o en la punta de la nariz, los ojos corren peligro de afectarse y la córnea puede resultar lesionada. Tomar los suplementos apropiados en el momento en que empiezan a aparecer las vesículas puede hacer que éstas se sequen rápidamente y que el dolor ceda.

NUTRIENTES

SUPLEMENTOS	DOSIS SUGERIDAS	COMENTARIOS
Vitamin C con bioflavonoids	2.000-6.000 mg o más al día.	Agentes antivirales y estimulantes del sistema inmunológico.
Vitamin A	50.000 UI al día.	Necesario para combatir todos los trastornos oculares.
Vitamin B_{12}	2.000 mcg 3 veces al día con el estómago vacío.	Previene el daño de los nervios oculares. Utilizar lozenges o administrar en forma sublingual.
Vitamin E	1.000 UI al día. Si tiene presión arterial alta y no ha tomado vitamina E previamente, debe empezar con 400 UI al día y aumentar la dosis poco a poco hasta 800 UI al día.	Ayuda a prevenir la cicatrización y el daño de los tejidos.
L-Lysine	1.000 mg al día con el estómago vacío. Tomar con agua o jugo. No tomar con leche. Para mejor absorción, tomar con 50 mg de vitamina B_6 y 100 mg de vitamina C.	Combate el virus del herpes. *Ver* AMINOÁCIDOS en la Primera Parte. *Advertencia:* no tomar lisina durante más de seis meses seguidos.

Recomendaciones

❑ Cuando aparece shingles en la frente cerca de los ojos, o en la punta de la nariz, se debe consultar con un oftalmólogo.

❑ Aplíquese crema de zinc oxide en las vesículas y en el área afectada. Cuando las vesículas se hayan curado, aplíquese gel de aloe vera y vitamina E.

Aspectos para tener en cuenta

❑ Si en el transcurso de tres días las vesículas no sanan con el zinc oxide, la gel de aloe vera y/o la vitamina E, inyectar 25 gramos de vitamina C por vía intravenosa debe aliviar este problema inmediatamente.

❑ *Ver también* SHINGLES en la Segunda Parte.

ULCERACIÓN DE LA CÓRNEA

Cuando la córnea – la membrana que cubre la parte anterior del ojo – sufre daño, el ojo se inflama y se vuelve susceptible a contraer una infección que puede convertirse en una úlcera. El daño corneal puede ser resultado de una lesión, de un cuerpo extraño dentro del ojo, o de uso excesivo o inapropiado de lentes de contacto. Las infecciones que pueden dar lugar a ulceración de la córnea pueden ser producidas por virus, bacterias u hongos.

NUTRIENTES

SUPLEMENTOS	DOSIS SUGERIDAS	COMENTARIOS
Vitamin A	50.000 UI al día. Si está embarazada, no debe tomar más de 10.000 UI al día.	Necesario para combatir todos los trastornos oculares.
Vitamin C	6.000 mg al día divididos en varias tomas.	Sustancia antiviral y curativa.

Recomendación

❑ Si sospecha que se le está desarrollando una úlcera en la córnea, consulte inmediatamente con un médico.

ULCERACIÓN DE LOS PÁRPADOS

Cuando un párpado que está rasguñado se infecta, se puede desarrollar una úlcera. La blefaritis crónica también puede producir ulceración de los párpados.

NUTRIENTES

SUPLEMENTOS	DOSIS SUGERIDAS	COMENTARIOS
Vitamin A	50.000 UI al día. Si está embarazada, no debe tomar más de 10.000 UI al día.	Promueve la curación de la piel.
Vitamin C con bioflavonoids	5.000-10.000 mg al día divididos en varias tomas.	Mejoran la circulación y favorecen la curación. Ayudan también a combatir la infección.
Vitamin E	400 UI al día.	Ayuda al organismo a utilizar el oxígeno eficazmente. Acelera la curación.
Zinc	50 mg al día. No tomar más de 100 mg al día de todos los suplementos.	Promueve la curación de los tejidos. Para mejor absorción, utilizar lozenges de zinc gluconate u OptiZinc.

Hierbas

❑ Si un ojo se le inflama a causa de una ulceración en el párpado, tome té de yellow dock. El té de yellow dock también sirve como compresa. Introduzca en el té un trozo de tela de algodón limpio, o un trozo de algodón estéril, y aplíqueselo sobre el párpado inflamado. Déjese la compresa entre diez y quince minutos. Repita este procedimiento varias veces al día, de acuerdo a sus necesidades.

Aspecto para tener en cuenta

❑ *Ver también* Blefaritis en esta sección.

VISIÓN BORROSA

La visión se puede nublar por diversas razones. Un *error refractivo*, o *vicio de refracción* (miopía, hipermetropía y/o astigmatismo), puede derivar en visión borrosa o nublada de manera crónica, lo que normalmente se soluciona con lentes correctivos. La fatiga ocular, el cansancio y el exceso de lágrimas pueden hacer que la visión se nuble temporalmente. Las alternaciones del equilibrio de los fluidos del organismo también ocasionan visión borrosa.

La tendencia de la vista a nublarse de manera recurrente puede deberse a una cantidad inadecuada de rodopsina, o púrpura visual, un pigmento ocular sensible a la luz que se compone de vitamina A y proteína. La luz que entra al ojo descompone parte de la púrpura visual, y este proceso desencadena impulsos nerviosos que le informan al cerebro lo que están viendo los ojos. Cuando no hay suficiente pigmento, se presenta una demora entre el momento en que los ojos enfocan un determinado objeto y el momento en que el cerebro se forma una imagen de ese objeto. Esto se traduce en visión nublada o borrosa.

NUTRIENTES

SUPLEMENTOS	DOSIS SUGERIDAS	COMENTARIOS
Potassium	99 mg al día.	Necesario para mantener el adecuado equilibrio de los fluidos.
Vitamin A	25.000-50.000 UI al día. Si está embarazada, no debe tomar más de 10.000 UI al día.	Necesario para la formación de pigmentos y para el adecuado equilibrio de los fluidos intraoculares.

VISIÓN REDUCIDA O PÉRDIDA DE VISIÓN

Son muchos los factores que hacen que la visión se reduzca o se pierda. Entre los más comunes están cataratas, glaucoma y retinopatía diabética. La degeneración de la mácula y la retinitis pigmentaria son causas menos frecuentes, pero se presentan con cierta frecuencia. Hay, además, otras causas. El *desprendimiento de la retina* ocasiona una pérdida de visión que los pacientes comparan con la presencia de una cortina frente al campo visual. La pérdida de visión puede ir precedida de una lluvia de "estrellas" o destellos de luz, o de un aumento impresionante de floaters negros en el campo visual. La *uveítis* es la inflamación de la capa intermedia del ojo, que consiste en el iris, el cuerpo ciliar y la coroides. Muchas veces la causa de la uveítis es una enfermedad sistémica, como artritis reumatoidea, o una infección. La uveítis puede producir dolor y enrojecimiento, aunque los síntomas básicos son visión reducida u opaca. Otro trastorno que puede llevar a perder la visión es el *bloqueo de un vaso sanguíneo que irriga la retina,* lo que suele deberse a un coágulo sanguíneo. Cuando el vaso sanguíneo afectado es una arteria, la pérdida de la visión generalmente se presenta de manera súbita; cuando se trata de una vena, la pérdida de la visión es menos rápida. Usualmente sólo se afecta un ojo.

La *inflamación del nervio óptico* es otra posible causa de pérdida de la visión. El nervio óptico se puede inflamar a consecuencia de una infección o de una enfermedad sistémica, pero muchas veces la causa no se puede establecer. Este problema habitualmente afecta sólo a un ojo, pero también puede afectar a los dos, y produce diversos grados de pérdida de visión en el transcurso de pocos días. La *ambliopía tóxica* es un trastorno en el cual una reacción tóxica deteriora el nervio óptico y crea un "hueco" en el campo visual que se agranda con el tiempo y que puede, incluso, conducir a la ceguera. En la mayoría de los casos se afectan los dos ojos. Este problema es más común entre los fumadores; de hecho, se le llama *ambliopía por tabaquismo*, y se ve con más frecuencia entre los fumadores de pipa. Este mal también aqueja a las personas que consumen cantidades excesivas de alcohol y a las que están en contacto con plomo, metanol, cloranfenicol, digitalis, etambutol y otros químicos.

Recomendaciones

❑ Si advierte cualquiera de los síntomas anteriores, consulte con un médico. Para cualquiera de estos trastornos, empezar el tratamiento con prontitud puede ayudar a preservar la visión o, por lo menos, a retardar su pérdida.

❑ No fume y evite la compañía de personas que fuman. Incluso personas que ya han contraído ambliopía tóxica como resultado del tabaquismo pueden experimentar mejoría cuando dejan de fumar.

Aspectos para tener en cuenta

❑ Los síndromes que se han revisado suelen ser indoloros. El malestar físico no es un indicador confiable de la salud visual. Es recomendable que todas las personas mayores de treinta y cinco años se hagan regularmente un examen oftalmológico.

❑ *Ver también* Cataratas, Degeneración de la mácula, Glaucoma, Retinopatía diabética y Retinitis pigmentaria en esta sección.

XEROFTALMIA

La xeroftalmia es una inflamación de la córnea que se relaciona con deficiencia nutricional, especialmente de vitamina A. La córnea se reseca y es posible que se ulcere y/o que se desarrolle una infección. Así mismo, se pueden desarrollar manchas de Bitot o ceguera nocturna.

NUTRIENTES

SUPLEMENTOS	DOSIS SUGERIDAS	COMENTARIOS
Vitamin A	25.000-50.000 UI al día. Si está embarazada, no debe tomar más de 10.000 UI al día.	Específicamente recomendado para combatir la sequedad de los ojos.
Vitamin B₆ (pyridoxine) y	50 mg al día.	Nutrientes que, en conjunto, corrigen la sequedad ocular.
vitamin C y	2.000-14.000 mg al día divididos en varias tomas.	
zinc	50 mg al día. No tomar más de 100 mg al día de todos los suplementos.	Para mejor absorción, utilizar lozenges de zinc gluconate u OptiZinc.

❑ *Ver también* Manchas de Bitot en esta sección.

Problemas relacionados con el embarazo

Durante el embarazo, período que transcurre entre la concepción y el parto, el feto crece y madura durante cuarenta semanas (aproximadamente nueve meses) dentro del útero de la madre. Durante el embarazo se pueden presentar muchos problemas; algunos, como las estrías y los gases, son, sencillamente, molestos. Otros, como el aborto espontáneo, son bastante graves.

La mayoría de los problemas que se presentan durante el embarazo son resultado de cambios hormonales, deficiencias nutricionales o cambio en la distribución del peso de la mujer por el súbito aumento de peso. Esta sección trata sobre algunos de los problemas más comunes del embarazo y ofrece remedios naturales y sugerencias para gozar de una salud óptima durante este período. Para que el embarazo y el parto se desarrollen sin complicaciones, es preciso consultar y trabajar con un profesional de la salud bien calificado, trátese de un médico, de una enfermera o de una partera.

SELF-TEST DE EMBARAZO

La mayoría de las farmacias venden sin prescripción médica kits para determinar si la mujer está o no embarazada. Estudios han revelado que las pruebas de embarazo que se realizan en el hogar son correctas solamente en el 77.1 por ciento de los casos. Siempre conviene que el profesional confirme un resultado positivo.

ABORTO ESPONTÁNEO

Algunos embarazos no llegan a feliz término y acaban en un aborto espontáneo. Hay muchas razones por las cuales se presenta un aborto espontáneo, entre ellas desprendimiento de la placenta (separación de la placenta de la pared del útero), inadecuación cervical, embarazo ectópico (implantación del óvulo fertilizado por fuera de la cavidad uterina, generalmente en una de las trompas de Falopio), estrés emocional, indisposición generalizada, infección, trastornos glandulares, malnutrición, placenta previa (desarrollo de la placenta sobre la apertura cervical) e hipertensión inducida por el embarazo. En muchos casos, el aborto espontáneo se debe a alguna anormalidad del feto.

Recomendación

❑ Si presenta sangrado o cólicos durante el embarazo, consulte con su médico de inmediato y siga sus indicaciones.

Aspectos para tener en cuenta

❑ Gracias a un nuevo procedimiento de inmunización, la probabilidad de que un nuevo embarazo llegue a feliz térmi-

Exámenes que se practican durante el embarazo

Durante el embarazo se pueden practicar varios exámenes para evaluar la salud y el desarrollo del feto. Sin embargo, muchos de esos exámenes implican un riesgo tanto para la madre como para su hijo. Por tanto, sólo se deben realizar cuando son necesarios desde el punto de vista médico, y no de manera rutinaria o por capricho del médico o de la madre. Si le ordenan algún examen, antes de hacérselo entérese de la razón por la cual se lo pidieron y de los riesgos que conlleva.

AMNIOCENTESIS

Este procedimiento médico se realiza durante el embarazo para determinar el estado de salud del feto. A la madre se le administra un anestésico local y luego se le inserta en el abdomen una aguja larga y hueca que extrae del útero líquido amniótico para ser analizado. Aun cuando este procedimiento se realiza con mucha frecuencia, es arriesgado tanto para la mujer embarazada como para el feto. Entre los problemas que puede acarrear están intercambio de sangre entre la madre y el feto, infección del líquido amniótico, peritonitis, coágulos sanguíneos, hemorragia placentaria, lesión fetal causada por la aguja y trabajo de parto prematuro. En consecuencia, la amniocentesis sólo se debe recomendar cuando es estrictamente necesaria y el procedimiento se debe efectuar con el mayor cuidado.

La amniocentesis permite determinar el sexo del feto. Sin embargo, este examen *no* se debe practicar con este único objetivo. Se debe practicar solamente si se piensa dar por terminado el embarazo en caso de que se encuentre alguna anomalía, o si es necesario saber si existe algún tipo de problema que requiera manejo prenatal.

CHORIONIC VILLUS SAMPLING (CVS)

La vellosidad coriónica son proyecciones digitiformes del saco embrionario que contienen células con la misma composición genética del embrión. Con este examen se toma una pequeña muestra del tejido coriónico y se analiza para determinar posibles anormalidades genéticas del feto. Este examen se puede realizar antes que la amniocentesis, por lo regular entre la octava y la décima semanas de embarazo, y sólo demora media hora, aproximadamente.

Este examen conlleva riesgo de infección, de sangrado de la madre o del feto, de aborto espontáneo, de immunización de Rh, de defectos congénitos y de perforacion de la membrana que cubre al embrión. El CVS se suele considerar un poco más arriesgado que la amniocentesis. Su principal ventaja, no obstante, es que se puede practicar al comienzo del embarazo, cuando darlo por terminado — en caso de ser necesario — es menos complicado y peligroso. Al igual que ocurre con todas las pruebas, la mujer debe evaluar detenidamente los pros y los contras antes de tomar su decisión.

ULTRASONIDO

El ultrasonido es un procedimiento en el cual ondas sonoras de alta frecuencia se hacen rebotar contra objetos para crear imágenes de esos mismos objetos. Esta tecnología fue desarrollada originalmente para el programa espacial, pero posteriormente se vio su utilidad en el campo del diagnóstico médico, incluida la atención prenatal.

El sonograma o B-scan, que es una forma de ultrasonido, dirige ondas sonoras intermitentes al abdomen de la mujer embarazada. Un perfil del feto, de la placenta y de otras estructuras que intervienen en el embarazo se transmite a una pantalla de video. De este modo, el médico puede determinar el tamaño, la posición y la madurez del feto; así mismo, puede confirmar si el embarazo es múltiple, ubicar exactamente la placenta, examinar la frecuencia cardíaca del feto y calcular la fecha del parto.

La tecnología de ultrasonido es eficaz y mucho más segura para el feto que los rayos X. Al igual que todos los exámenes médicos, se debe realizar únicamente cuando se justifica desde el punto de vista médico.

ESTUDIO DE LOS NIVELES DE ESTRADIOL (ESTRIOL EXCRETION STUDIES), PRUEBA DE NO ESTRÉS (NONSTRESS TEST), TEST DE OXITOCINA (OXYTOCIN CHALLENGE TEST)

Estos exámenes se utilizan para determinar el estado de salud del feto. El estudio de los niveles de estradiol indica cuál es el mejor momento para que el bebé nazca, cuando la madre sufre de diabetes o presenta alguna complicación relacionada con el embarazo. La prueba de no estrés determina cómo se encuentra en general el bebé, y el test de oxitocina ayuda a predecir cómo le irá al bebé durante el trabajo de parto.

Si se decide que usted necesita alguno de estos exámenes, su médico o profesional de la salud debe discutir el tema a fondo con usted. Cuando esté en juego cualquier clase de examen prenatal, no olvide que se trata de su cuerpo y de su hijo. Usted tiene derecho a pedir toda la información que necesite y a conocer las ventajas y los riesgos de cualquier procedimiento antes de someterse a él.

no puede aumentar en mujeres que han tenido varios abortos. Médicos de la University of Michigan han descubierto que inyectarle a la madre dos vacunas con glóbulos blancos del padre puede evitar que el sistema inmunológico de la madre reaccione anormalmente rechazando al feto en desarrollo como si se tratara de un "trasplante extraño".

❏ El trabajo de parto prematuro es el comienzo de las contracciones uterinas antes de que el feto haya llegado a la madurez. Se presenta por lo general entre la vigésimo primera y la trigésimo séptima semanas de gestación. Entre el 5 y el 10 por ciento de todos los embarazos terminan prematuramente; entre el 75 y el 85 por ciento de las muertes infantiles y de muchos defectos congénitos se relacionan con nacimiento prematuro.

❏ El embarazo ectópico es un problema potencialmente peligroso que puede ocasionar cólicos y sangrado leve, aunque en algunos casos no produce síntomas distintos de un dolor abdominal moderado, lo que dificulta el diagnóstico. Si una de las trompas de Falopio se perfora a causa del embarazo ectópico, pueden presentarse hemorragias e infecciones que ponen en peligro la vida de la mujer. Esta situación requiere intervención quirúrgica de urgencia.

ACIDEZ ESTOMACAL

La acidez estomacal es más frecuente de lo normal durante el embarazo. Esto se debe a que el aumento de tamaño del útero propicia el reingreso de los fluidos estomacales al esófago.

Recomendaciones

❏ Para evitar la acidez estomacal, no consuma alimentos condimentados ni grasosos, y evite el alcohol, el café, el baking soda y los antiácidos que contienen sodium bicarbonate (como Alka-Seltzer).

❏ Manténgase activa.

❏ Después de comer evite durante varias horas doblar el cuerpo y acostarse horizontalmente.

❏ Para aliviar la molestia, utilice el producto Acid-Ease, de Prevail Corporation. Este producto, que se encuentra en los health food stores, contiene enzimas vegetales naturales y se puede tomar con las comidas y/o entre comidas, de acuerdo con la necesidad. Éste es un producto seguro y eficaz para combatir la acidez estomacal.

❏ *Ver también* ACIDEZ ESTOMACAL en la Segunda Parte.

CALAMBRES EN LAS PIERNAS

Los calambres en las piernas suelen originarse en deficiencias nutricionales y/o en desequilibrios electrolíticos. Además, la tensión que soportan las piernas por el peso adicional puede contribuir a este problema.

Recomendaciones

❏ Para prevenir los calambres en las piernas, aumente su ingesta de calcio y de potasio consumiendo alimentos como almendras, banano, toronja, low-fat cottage cheese, naranja, salmón, sardinas, semillas de sesame, productos a base de soya (como tofu) y yogur low-fat. Una cantidad adecuada de calcio también se necesita para el adecuado desarrollo del feto y para prevenir la hipertensión arterial, que no es inusual al final del embarazo.

❏ Cuando vaya a dormir o a estar sentada, eleve las piernas por encima del nivel del corazón.

❏ No permanezca de pie en el mismo sitio durante períodos largos. Traslade el peso de su cuerpo de una pierna a la otra cada cierto número de minutos.

❏ No estire los pies con las puntas hacia abajo.

❏ Camine por lo menos una milla todos los días para estimular la circulación sanguínea de las piernas.

❏ Para aliviar los calambres, flexione los pies con las puntas de los dedos hacia arriba.

❏ Cuando la ataque un calambre, colóquese sobre el área afectada una botella de agua caliente o un heating pad y haga presión con las manos.

❏ *Ver también* CALAMBRES MUSCULARES en la Segunda Parte.

CAMBIOS ANÍMICOS

Los cambios anímicos son bastante frecuentes durante el embarazo. Se cree que esas oscilaciones del estado de ánimo se deben a cambios hormonales, a deficiencia de vitaminas B, y al estrés físico y sicológico que no sólo se origina en los cambios corporales sino en la inminencia de la maternidad.

Recomendaciones

❏ Incremente su consumo de alimentos ricos en vitaminas B y en hierro, como alfalfa, blackstrap molasses, brown rice, huevos, cereales integrales enriquecidos, pescado, vegetales hojosos de color verde, kidney beans, oats, aves de corral, productos de soya y wheat germ. Una ingesta insuficiente de hierro produce anemia, que se traduce en cansancio, irritabilidad e infelicidad.

❏ Si los cambios anímicos son muy marcados y/o interfieren el desarrollo normal de su vida, considere la posibilidad de consultar con un experto. Explorar y comprender las emociones es una gran ayuda para poder afrontarlas.

❏ Tenga en cuenta que es normal experimentar cambios anímicos durante el embarazo, y que éste suele ser un problema temporal.

CIÁTICA

El nervio ciático es el más largo del cuerpo. Nace en el plexo sacral, en la parte baja de la espalda, se abre paso hacia la pélvis a través de una apertura llamada foramen ciático mayor, y sigue su curso por la articulación de la cadera y la parte posterior del muslo. La irritación de este nervio es frecuente durante el embarazo y suele desaparecer tan pronto como nace el bebé.

Recomendación

❏ Pídale a su médico que le recomiende un fisioterapeuta registrado o un quiropráctico con experiencia en el manejo de problemas relacionados con el embarazo.

DOLOR DE ESPALDA

El dolor de espalda, que es frecuente durante el embarazo, se suele deber a mala postura. El aumento de peso, la relajación muscular que produce la hormona progesterona y el cambio del centro de gravedad contribuyen al dolor de espalda en las mujeres embarazadas.

Recomendaciones

❏ Para minimizar el dolor de espalda durante el embarazo, no permanezca en la misma posición durante períodos largos.

❏ Préstele atención a su postura. Mantenga siempre los hombros relajados y la espalda lo más derecha que pueda.

❏ Incluya en su rutina diaria dos o tres minutos de ejercicios suaves de estiramiento. Pero no haga ejercicios que impliquen doblarse hacia delante o estirarse hacia arriba con fuerza.

❏ No utilice zapatos de tacón alto. Los tacones altos desequilibran el cuerpo y le agregan tensión a la espalda. Utilice, más bien, zapatos planos o de tacón bajo que sean acolchonados por dentro y en los cuales sus pies queden cómodos, especialmente los dedos. Tenga en cuenta que quizás necesite una talla más grande de zapatos durante el embarazo.

❏ Cuando le duela la espalda, empape una toalla en cider vinegar. Exprima la toalla y acuéstese de lado en la cama. Extienda la toalla directamente sobre la espalda. Relájese entre quince y veinte minutos.

❏ *Ver también* DOLOR DE ESPALDA en la Segunda Parte.

DOLOR EN LAS COSTILLAS

Este dolor se origina en la presión que ejerce el útero en crecimiento.

Recomendaciones

❏ Cambie frecuentemente de posición.

❏ No olvide que esta molestia es temporal y que suele desaparecer durante las últimas seis semanas de embarazo, cuando el bebé se acomoda en la posición de parto.

EDEMA (HINCHAZÓN DE MANOS Y PIES)

Durante el embarazo aumenta la retención de fluidos debido a que el nivel del estrógeno del organismo se eleva. Esto puede hacer que las manos y los pies se hinchen, lo cual es normal durante este período.

Recomendaciones

❏ Retírese los anillos que acostumbra utilizar. Si olvida hacerlo, podría ser necesario cortarlos para podérselos retirar.

❏ Apenas advierta que las manos, las piernas o los pies se están hinchando, comuníqueselo a su médico o profesional de la salud. A pesar de que un poco de hinchazón se considera aceptable, esta situación debe ser evaluada profesionalmente pues a veces el edema es el primer síntoma de toxemia, una complicación potencialmente grave del embarazo.

❏ Evite la sal y los alimentos muy procesados, y mantenga una dieta bien balanceada y rica en proteína. *No* tome diuréticos.

❏ Vista prendas sueltas y zapatos cómodos. Es posible que durante el embarazo necesite usar zapatos más grandes de lo que es normal para usted. Cuando nazca el bebé, sus pies volverán al tamaño normal.

❏ No coloque nada en su regazo cuando esté sentada (por ejemplo, no cargue a un niño), pues se afecta la circulación.

❏ Camine todos los días una milla. Caminar ayuda a controlar el edema.

❏ *Ver también* EDEMA en la Segunda Parte.

ENCÍAS SANGRANTES

El aumento del estrógeno durante el embarazo hace que las encías se hinchen, se vuelvan más blandas de lo normal y aumente su irrigación sanguínea. Estos factores vuelven a las encías más propensas al sangrado y a la infección, especialmente cuando la higiene oral no es óptima.

Recomendaciones

❏ Asegúrese de incluir en su dieta suficiente calcio y proteínas completas de alta calidad.

❏ Aumente su consumo de alimentos ricos en vitamina C, pues la deficiencia de esta vitamina puede contribuir al sangrado de las encías.

❏ Si usted fuma, deje ese hábito ojalá *antes* de quedar embarazada. Fumar reduce el suministro de oxígeno al feto en desarrollo y agota las existencias de vitamina C del organismo.

❏ Cepíllese los dientes tres o cuatro veces al día, y masajéese las encías con los dedos muy limpios cuando sea necesario. Utilice dental floss todos los días.

❏ Visite a su dentista por lo menos una vez durante el embarazo, pero *no* se haga tomar radiografías.

ESPASMOS, PUNZADAS O PRESIÓN EN LA INGLE

Cuando los ligamentos redondeados que conectan el útero con el área púbica se retuercen y entran en espasmo, se siente una especie de "punzada" en el lado derecho. Durante los últimos meses de embarazo puede haber presión en la parte baja de la ingle.

Recomendaciones

❏ Haga todos los días ejercicios recomendados por su médico o profesional de la salud. Hacer ejercicio suele aliviar estos problemas.

❏ Cuando tenga un espasmo, respire profundamente y dóblese hacia el punto donde experimenta el dolor para que el ligamento se relaje. Recuéstese de medio lado en su cama mientras tenga el espasmo.

ESTREÑIMIENTO

Los cambios hormonales característicos del embarazo ejercen un efecto relajante de los músculos, incluidos los del tracto digestivo. El aumento de la progesterona disminuye la eficacia del intestino. Las contracciones rítmicas normales del intestino tienden a volverse lentas y el resultado suele ser el estreñimiento.

Recomendaciones

❏ Consuma frutas frescas y secas, como prunes, raisins e higos.

❏ Consuma todos los días vegetales frescos y ensaladas que contengan una buena variedad de vegetales crudos de todos los colores.

❏ Aumente la cantidad de fibra de su dieta. Buenas opciones

son bran, cereales y panes de grano entero. Empiece tomando dos cucharaditas de bran en un vaso de jugo de manzana dos veces al día. Es posible que el bran le produzca gases mientras su organismo se acostumbra, pero después no experimentará ninguna molestia.

❏ Tome todos los días entre seis y ocho vasos de líquido de 8 onzas cada uno, incluyendo agua.

❏ Camine por lo menos una milla al día y establezca una hora fija para evacuar el intestino todos los días. Esto es muy útil para la digestión y la eliminación. Eleve los pies y las piernas durante el proceso de eliminación para relajar los músculos del ano.

❏ Si nada le resulta eficaz, hágase de vez en cuando un enema de agua a temperatura corporal.

❏ *No* utilice laxantes de los que venden sin receta médica, a menos que se lo ordene su médico o profesional de la salud.

❏ *Ver también* ESTREÑIMIENTO en la Segunda Parte.

ESTRÍAS

Las estrías son líneas o surcos que aparecen en el abdomen, los glúteos, los senos y los muslos. Al principio son de color rojizo y poco a poco se vuelven blancas. La causa de las estrías es el rápido aumento de peso que es típico del embarazo, y aparecen cuando la piel sufre un estiramiento excesivo y las fibras de las capas profundas se desgarran. Aunque las estrías nunca desaparecen, con el tiempo se vuelven menos visibles.

Recomendaciones

❏ Pruebe la siguiente receta para evitar que le salgan estrías:

1/2 taza de aceite de oliva virgen

1/4 taza de gel de aloe vera

El contenido de 6 cápsulas de vitamina E

El contenido de 4 cápsulas de vitamina A

1. Mezcle todos los ingredientes en un blender.

2. Vierta la mezcla en un frasco y guárdelo en el refrigerador.

Una vez al día aplíquese el aceite en el abdomen, las caderas y los muslos, es decir, en los sitios donde las estrías suelen hacer su aparición. Si usted es diligente y hace esto todos los días, es posible que logre evitar que le salgan estrías.

❏ Aplíquese tópicamente cocoa butter y/o crema de elastina, según las indicaciones de la etiqueta del producto. Estas sustancias son muy eficaces para combatir las estrías.

GASES (FLATULENCIA)

Como todas las molestias digestivas, los gases son frecuentes durante el embarazo. Incluso alimentos que no ocasionan malestar en otros momentos, durante el embarazo pueden causar dificultades.

Recomendaciones

❏ Lleve un diario de alimentos para determinar cuáles, o qué combinación de alimentos, le producen gases. Evite los alimentos de los cuales sospecha.

❏ En lugar de hacer tres comidas grandes al día, haga cuatro o cinco pequeñas comidas. Mastique bien y lentamente sus alimentos.

❏ Consuma todos los días cuatro o más porciones de frutas y vegetales frescos.

❏ No hierba los vegetales durante un rato largo; más bien, cocínelos ligeramente al vapor utilizando un steamer perforado.

❏ Para reducir los compuestos de azufre de los fríjoles (garbanzo, pinto y navy, entre otros), que son los causantes de los gases, haga hervir durante un minuto una taza de fríjoles con cinco tazas de agua. Luego cuele los fríjoles y agregue cinco tazas de agua fresca. Vuélvalos a poner al fuego, deje que suelte el hervor y continúe la cocción de acuerdo con las instrucciones.

HEMORRAGIA Y CONGESTIÓN NASALES

El aumento del volumen sanguíneo que se presenta durante el embarazo a menudo produce perforaciones en los pequeñísimos capilares de los conductos nasales, lo que ocasiona hemorragias. Por lo general, los conductos nasales internos también se hinchan. La deficiencia de vitamina C y de bioflavonoides es otro de los factores que contribuye a estos problemas, que suelen desaparecer cuando el bebé nace.

Recomendaciones

❏ Aumente su ingesta de alimentos ricos en vitamina C, como brócoli, cabbage, toronja, limón, naranja, peppers y strawberries.

❏ Si experimenta con frecuencia congestión nasal, consuma menos productos lácteos y suplemente su dieta con calcio y magnesio. Los productos lácteos tienden a estimular la secreción de mucosidad.

❏ Utilice un humidificador para preservar la humedad del tejido nasal.

❏ No utilice gotas ni esprays nasales. En cambio, llene un atomizador con agua caliente para vaporizarse las fosas nasales. Esto ayuda a humedecer la nariz y a contraer las membranas.

❏ *Ver también* HEMORRAGIA NASAL en la Segunda Parte.

HEMORROIDES

Las hemorroides son muy comunes durante el embarazo. Entre los diversos factores que contribuyen a este problema se cuentan el estreñimiento y la presión que ejerce el útero a medida que el feto aumenta de tamaño y de peso.

Recomendaciones

❏ Aumente su consumo de roughage (alimentos poco digeribles). Consuma abundantes vegetales crudos, frutas, frutas secas, bran y panes integrales. Estos alimentos ayudan a ablandar la materia fecal, lo que facilita la evacuación. El paso de la materia fecal dura es muy doloroso y puede ocasionar sangrado. Además, tome todos los días entre seis y ocho vasos de líquido de 8 onzas cada uno, incluyendo agua, jugos y tés de hierbas.

❑ Mantenga elevados los pies y las piernas sobre un escabel alto cuando esté evacuando el intestino. Esto favorece el movimiento intestinal pues relaja los músculos del ano. No puje en exceso y no permanezca en el inodoro durante mucho tiempo.

❑ Para contraer las hemorroides, utilice compresas frías de witch hazel.

❑ Camine todos los días una milla para contribuir a la buena digestión y a la eliminación.

❑ *Ver también* HEMORROIDES en la Segunda Parte.

INSOMNIO

El insomnio es muy frecuente durante las últimas semanas del embarazo, porque es difícil encontrar una posición cómoda para dormir. El insomnio también puede deberse a deficiencia de vitaminas B. Los cambios emocionales que acompañan el embarazo también intervienen en la dificultad para dormir que experimentan casi todas las mujeres embarazadas.

Recomendaciones

❑ Aumente su consumo de alimentos ricos en vitaminas B (*ver* VITAMINAS en la Primera Parte).

❑ No se fuerce a dormir si no se siente realmente cansada. Lea o haga alguna actividad suave mientras le da sueño.

❑ Tome una taza de té de hierbas caliente con miel o limón antes de acostarse o en medio de la noche. Los tés de hierbas, por ejemplo de chamomile, marjoram, lemon balm y passionflower, son conocidos por su capacidad para inducir el sueño.

Advertencia: No utilice chamomile de manera permanente, pues puede producir alergia al ragweed. Evite por completo esta hierba si es alérgica al ragweed.

❑ Para aliviar la dificultad respiratoria, colóquese cómodamente con ayuda de almohadones.

❑ *Ver también* INSOMNIO en la Segunda Parte.

MAREO MATUTINO

Aproximadamente el 50 por ciento de todas las mujeres embarazadas experimentan algún grado de náuseas y vómito entre la sexta y la doceava semanas de embarazo. Estos malestares son normales y, aunque se conocen como mareo matutino, se pueden presentar en cualquier momento del día.

El vómito y las náuseas severos que no ceden después de la doceava semana se presentan aproximadamente en uno de cada doscientos embarazos. Este problema puede derivar en deshidratación, acidosis, malnutrición y pérdida importante de peso. Entre las posibles causas del vómito anormal están enfermedad de los conductos biliares, toxicidad por drogas, pancreatitis, trastornos inflamatorios del intestino, deficiencias vitamínicas (en particular, falta de vitamina B_6) y alta producción de la hormona gonadotropina coriónica humana.

Esto puede ser causado por la presencia de quistes en el útero o por embarazo múltiple.

NUTRIENTES

SUPLEMENTOS	DOSIS SUGERIDAS	COMENTARIOS
L-Methionine	1.000 mg al día.	Eficaz para prevenir las náuseas. Se utiliza para evitar la toxemia durante el embarazo.
Vitamin B_6 (pyridoxine) más magnesium	50 mg cada 4 horas. 400 mg diarios al despertarse.	Esta combinación de nutrientes previene y alivia las náuseas. *Advertencia:* tomar esta combinación únicamente durante el tiempo necesario. No tomar durante más de seis semanas.

Hierbas

❑ El ginger en cápsula o en té es provechoso para aliviar las náuseas. Otras hierbas provechosas son catnip, dandelion, peppermint y hoja de red raspberry.

Recomendaciones

❑ Mantenga junto a su cama crackers o tostadas de whole wheat y coma algunas antes de levantarse.

❑ Haga comidas pequeñas y frecuentes, y consuma snacks integrales con mantequilla de nuez (excepto mantequilla de maní) o queso. Esto ayuda a que el estómago no esté vacío en ningún momento.

❑ No deje de consumir alimentos ni de tomar líquidos a causa de las náuseas.

❑ Tenga en cuenta que el mareo matutino no suele presentarse después de la treceava semana de embarazo. Si las náuseas o el vómito siguen mortificándola más adelante, consulte con su médico o profesional de la salud. Con el tratamiento adecuado, el pronóstico es favorable.

MICCIÓN FRECUENTE

La micción frecuente es normal tanto en los primeros meses de embarazo como en los últimos. Los cambios en el funcionamiento de los riñones y la presión que ejerce el útero al expandirse son las causas fundamentales. La mayoría de las mujeres embarazadas encuentran que la micción es aún más frecuente durante la noche.

Recomendación

❑ Aun cuando parezca que tomar líquidos agrava el problema, *no* disminuya su consumo de fluidos para tratar de minimizarlo. Tome entre seis y ocho vasos de líquido al día.

PROBLEMAS DE PIEL

Entre los problemas cutáneos más frecuentes durante el embarazo están las espinillas, el acné, las marcas rojas y el cloasma, o máscara del embarazo (manchas oscuras en la piel de la cara). Estos cambios cutáneos suelen desaparecer tan pronto como el bebé nace.

NUTRIENTES

SUPLEMENTOS	DOSIS SUGERIDAS	COMENTARIOS
Folic acid	5 mg antes de cada comida.	Contribuye a la desaparición de la máscara del embarazo.

Recomendaciones

❑ Mantenga limpia la piel. Si la tiene brotada o si tiene barros, no utilice maquillaje.

❑ *Ver también* ACNÉ y PIEL GRASOSA en la Segunda Parte.

SUDORACIÓN

Mientras la mujer está embarazada, su organismo se encarga de garantizar que su temperatura sea la ideal para el desarrollo del bebé. Además, al ir engordando también aumenta la cantidad de esfuerzo que se requiere para caminar, subir escaleras y realizar muchas actividades diarias. En consecuencia, es posible que durante el embarazo la mujer sude más que antes.

Recomendaciones

❑ Utilice prendas de vestir sueltas, livianas y cómodas. Elija prendas fabricadas con fibras naturales que "respiren".

❑ Mientras esté embarazada no se dé baños calientes de bañera. Esto aumenta la temperatura corporal y puede afectar al feto. Por la misma razón, absténgase de hacer ejercicio intenso, especialmente durante los meses calurosos.

VAHÍDOS

Durante el embarazo, pero especialmente durante el segundo trimestre, la presión arterial suele bajar debido a que el útero en crecimiento presiona los vasos sanguíneos principales. Esto puede producir vahídos.

Recomendación

❑ No cambie de posición rápidamente. Cuando esté acostada y vaya a sentarse o a pararse, hágalo muy despacio. Tómese su tiempo y concéntrese en lo que está haciendo.

VÁRICES

Las várices son venas dilatadas cerca de la superficie de la piel. En muchos casos el problema se corrige apenas nace el bebé.

Recomendaciones

❑ Cada vez que pueda, siéntese y levante los pies por encima del nivel del corazón.

❑ Cambie a menudo de posición. No permanezca de pie durante ratos largos ni cruce las piernas cuando esté sentada.

❑ Si su médico le recomienda utilizar medias de compresión (support hose), no deje de hacerlo. Manténgalas cerca de su cama y póngaselas antes de levantarse.

❑ Camine una milla todos los días para promover la circulación.

❑ No utilice medias elásticas o apretadas en la rodilla, ligas, cinturones ni zapatos de tacón alto.

❑ *Ver también* VÁRICES en la Segunda Parte.

NUTRICIÓN Y EMBARAZO

Durante el embarazo es más importante que nunca hacer una dieta balanceada que sea rica en nutrientes y en fibra y baja en colesterol y en grasas nocivas. La siguiente table le servirá de guía para gozar de buena salud durante el embarazo.

NUTRIENTES

SUPLEMENTOS	DOSIS SUGERIDAS	COMENTARIOS
Muy importantes		
Vitamin B complex más extra	Según indicaciones de la etiqueta.	Previene las deficiencias.
folic acid	800 mcg al día.	Un adecuado nivel de ácido fólico reduce el riesgo de defectos de nacimiento, como espina bífida.
Iron	30 mg al día, o según indicaciones médicas. Para mejor absorción, tomar con 100 mg de vitamina C.	Durante el embarazo se requieren cantidades adicionales de hierro.
o		
Floradix Iron + Herbs de Salus Haus	Según indicaciones de la etiqueta.	Fuente natural y no tóxica de hierro.
Protein supplement	Según indicaciones de la etiqueta.	La falta de proteína se ha asociado con defectos de nacimiento. Utilizar proteína proveniente de fuentes vegetales, como soya.
Quercetin	500 mg al día.	Este importante bioflavonoide promueve la correcta circulación.
Vitamin C	2.000-4.000 mg al día divididos en varias tomas.	Tomar dosis altas puede mitigar el dolor que produce el trabajo de parto.
Zinc	15-25 mg al día. No tomar más de 75 mg al día.	El consumo insuficiente de cinc puede ser una de las causas del bajo peso al nacer. Para mejor absorción, utilizar lozenges de zinc gluconate u OptiZinc.
Provechosos		
Acidophilus	Según indicaciones de la etiqueta. Tomar con el estómago vacío.	Proporciona las bacterias "amigables" necesarias para prevenir la candidiasis (infección por hongos), para proteger al bebé en el momento del parto y para asegurar la correcta asimilación de los nutrientes.
Body Language Essential Green Foods de OxyFresh	Según indicaciones de la etiqueta.	Favorece la salud y protege el tracto intestinal y las células sanguíneas.
Calcium	1.500 mg al día.	Necesario para la formación de huesos y dientes sanos. Puede prevenir la hipertensión y el nacimiento prematuro.
y magnesium	750 mg al día.	Debe tomarse de manera equilibrada con el calcio.

Coenzyme Q$_{10}$	Según indicaciones de la etiqueta.	Ayuda al organismo a transformar los alimentos en energía. Mejora la circulación y protege el corazón.
Kelp	Según indicaciones de la etiqueta.	Rico en minerales necesarios.
Multimineral y trace mineral complex con	Según indicaciones de la etiqueta.	Provechoso para gozar de una salud óptima y para proporcionar un buen equilibrio de los nutrientes necesarios, lo que contribuye al desarrollo del feto.
selenium	3 mcg al día por cada libra de peso corporal.	Interviene en la protección del tejido pulmonar después del nacimiento.
Natural beta-carotene	25.000 UI al día.	Precursor de la vitamina A. *Advertencia:* no debe reemplazar el betacaroteno por vitamina A. El consumo excesivo de vitamina A durante el embarazo se ha relacionado con defectos de nacimiento.
Vitamin D	1.000 UI al día.	Necesario para la absorción del calcio y la formación de hueso.
Vitamin E	400 UI al día.	Los bebés prematuros y con bajo peso al nacer suelen presentar deficiencia de esta vitamina.
Vitamin K o alfalfa	Según indicaciones de la etiqueta.	Tomar en caso de sangrado excesivo. *Ver* Hierbas más adelante.

Hierbas

❑ La alfalfa es buena fuente de vitaminas y minerales, especialmente de vitamina K, que es esencial para la coagulación normal de la sangre.

❑ Durante las últimas cuatro semanas de embarazo es provechoso tomar blessed thistle, blue cohosh, raíz de false unicorn y squawvine. Estas hierbas preparan al organismo para que el nacimiento sea más fácil y favorecen las contracciones. Sin embargo, *no* se deben tomar durante los dos primeros trimestres del embarazo.

❑ La raíz de burdock, el dandelion, el ginger y el nettle enriquecen la leche materna.

❑ El té de hojas de red raspberry favorece la contracción del útero. También enriquece la leche materna. Tome solamente una taza al día mientras falten cuatro semanas para el parto. Después tome un quart al día.

❑ Las hierbas St. Johnswort y shepherd's purse favorecen las contracciones del útero en el momento del parto.

❑ Evite las siguientes hierbas durante el embarazo: angélica, barberry, black cohosh, bloodroot, cat's claw, celandine, cottonwood bark, dong quai, feverfew, goldenseal, lobelia, uva de Oregon, pennyroyal, rue y tansy.

Recomendaciones

❑ Haga una dieta nutritiva y bien equilibrada. Haga ejercicio con moderación, tome aire fresco y descanse mucho.

❑ No consuma junk food, café ni alimentos muy condimentados o fritos.

❑ No consuma carne, aves de corral ni pescado que no estén muy bien cocidos. No consuma carnes asadas a la parrilla. Se ha demostrado que cocinar carne a la parrilla produce agentes carcinógenos.

❑ No fume, no consuma alcohol en ninguna forma y no utilice drogas, excepto las que le prescriba su médico o el profesional de la salud que la esté atendiendo durante el embarazo.

❑ No tome suplementos que contengan el aminoácido fenilalanina. Este aminoácido puede alterar el desarrollo del cerebro del feto. También debe evitar los productos alimentarios que contengan el edulcorante aspartame (Equal, NutraSweet), pues contiene cantidades elevadas de fenilalanina (*ver* ¿Es el aspartame un sustitutivo seguro del azúcar? en la página 9).

❑ Tome menos de 10.000 unidades internacionales de vitamina A al día.

❑ Evite los siguientes medicamentos, pues pueden alterar el desarrollo del feto: acetaminophen (Tylenol y Datril, entre otros), antiácidos (Alka-Seltzer, Di-Gel, Gelusil, Maalox, Pepto-Bismol, Rolaids, Tums), antihistamínicos, aspirin, píldoras para el resfriado, remedios para la tos, descongestionantes y estrógenos. No tome aceite mineral porque bloquea la absorción de las vitaminas solubles en grasa. Consulte con su médico acerca de la conveniencia de tomar suplementos o medicamentos que se consiguen sin prescripción médica.

❑ Evite todas las actividades que le puedan hacer daño al abdomen o que exijan sacudirse, brincar o torcer el cuerpo. Así mismo, debe evitar las actividades que implican arrancar y parar rápidamente, porque durante el embarazo cambia el centro de gravedad del cuerpo y es fácil perder el equilibrio. Después del cuarto mes no haga ejercicios estando acostada, pues el flujo sanguíneo hacia el útero se puede interrumpir y la frecuencia cardíaca del feto se puede volver más lenta.

❑ *No* tome ningún producto que contenga cartílago de tiburón durante el embarazo. El cartílago de tiburón inhibe la formación de nuevos vasos sanguíneos, lo que resulta sumamente grave durante el embarazo.

❑ No utilice cobija eléctrica. Algunos expertos han advertido que el campo electromagnético invisible que emana de las cobijas eléctricas puede aumentar el riesgo de aborto y de problemas de desarrollo.

Aspectos para tener en cuenta

❑ Investigadores de la University of Washington encontraron que la probabilidad de dar a luz bebés con defectos del tracto urinario era cinco veces más alta entre las mujeres embarazadas que utilizaban cobijas eléctricas y que previamente habían tenido problemas de salud, en particular durante los tres primeros meses de embarazo.

❑ Se calcula que entre el 3 y el 5 por ciento de todas las mujeres embarazadas desarrollan diabetes gestacional durante la segunda mitad del embarazo. Por tanto, es necesario practicarse un examen entre el sexto y el séptimo mes para detectar la presencia de este tipo de diabetes.

❑ La falta de cinc, manganeso y ácido fólico, al igual que el desequilibrio de los aminoácidos, se han vinculado con deformidades y retardo mental.

❑ La aspirin se ha asociado con deformidades del feto, hemorragia y complicaciones durante el parto.

❑ Los medicamentos isotretinoin (Accutane), que los dermatólogos prescriben en algunas ocasiones para tratar el acné, puede producir defectos de nacimiento, al igual que el etretinate (Tegison), que se utiliza para el tratamiento de la psoriasis.

❑ Todas las mujeres en edad de concebir deben tomar diariamente un suplemento de 400 microgramos de ácido fólico. La deficiencia de ácido fólico se ha relacionado con defectos neurológicos al nacer, como espina bífida y anencefalia. A fin de prevenir estos defectos, el organismo debe contar con esta vitamina B durante las seis semanas posteriores a la concepción, una fase crucial del desarrollo neurológico del feto. Como muchas mujeres sólo se enteran de que han quedado embarazadas varias semanas después de la concepción, la mejor manera de prevenir estos defectos congénitos es que las mujeres que tienen alguna probabilidad de quedar embarazadas tomen siempre una cantidad adecuada de este nutriente. Es recomendable tomar ácido fólico en suplemento, ya que muchas mujeres no obtienen una cantidad suficiente en la dieta. El ácido fólico no sólo mitiga el sangrado menstrual cuando es abundante, sino también la hemorragia durante el parto. Así mismo, favorece la lactancia.

❑ Tomar phenytoin (Dilantin) o phenobarbital, medicamentos que se utilizan para controlar las convulsiones epilépticas, cuadruplica el riesgo de tener un hijo con defectos cardíacos. Además, los antibióticos ampicillin (Omnipen, Polycillin) y tetracycline pueden producir deformación del corazón.

❑ Tomar grandes cantidades de cafeína puede conducir a defectos congénitos.

❑ El consumo excesivo de vitamina A se ha relacionado con paladar hendido, defectos cardíacos y otros problemas congénitos. Los alimentos ricos en vitamina A también pueden ser problemáticos. No obstante, los alimentos que contienen betacaroteno natural no son perjudiciales porque el organismo convierte el betacaroteno en vitamina A de acuerdo con sus necesidades y no en cantidades que podrían resultar tóxicas.

❑ Una de las mejores cosas que usted puede hacer por su hijo es amamantarlo durante los tres primeros meses de vida, por lo menos. La leche materna no es sólo el alimento más nutritivo para el bebé, sino que le proporciona agentes fundamentales para combatir las enfermedades. Durante la lactancia, la madre debe consumir diariamente quinientas calorías más de las que consumía durante el embarazo. Su dieta debe incluir una cantidad importante de líquidos y porciones adicionales de alimentos ricos en calcio. Si no le es posible amamantar a su bebé y tiene que alimentarlo con biberón, utilice un producto bien balanceado a base de soya. La leche de vaca no les aporta a los bebés humanos suficiente hierro, ácido linoleico ni vitamina E, y los bebés alimentados con leche de vaca tienen una probabilidad mayor de desarrollar alergias a la leche y a los productos lácteos más adelante en la vida.

Problemas relacionados con la histerectomía

La histerectomía es la extirpación quirúrgica del útero. Esta operación se realiza por diversos motivos. Una de las razones más frecuentes es la presencia de fibromas, crecimientos benignos en el útero que pueden ocasionar problemas. Más del 30 por ciento de las histerectomías que se realizan en Estados Unidos tienen por objeto extirpar fibromas uterinos. Otros motivos por los cuales se extirpa quirúrgicamente el útero son endometriosis (20 por ciento) y prolapso del útero (16 a 18 por ciento).

Los síntomas que llevan a contemplar la posibilidad de someterse a la histerectomía son muchos, pero entre ellos están sensación constante de pesadez e hinchazón, problemas del tracto urinario o incontinencia, períodos menstruales inusualmente largos y abundantes, hinchazón inusual de la región abdominal (a causa de los fibromas), infertilidad (a causa de los fibromas o de la endometriosis), e intolerancia a la terapia con medicamentos que se suele prescribir para la endometriosis.

La histerectomía se puede realizar de tres maneras:

• *Histerectomía total.* Este procedimiento implica extirpar el cuellos del útero junto con el útero.

• *Histerectomía parcial.* En la histerectomía parcial se extirpa el útero, pero el cuello del útero y otros órganos reproductivos de la mujer se dejan intactos.

• *Panisterectomía.* Éste es el procedimiento más extenso, pues no sólo se extirpa el útero, sino también los ovarios y las trompas de Falopio.

Muchas mujeres experimentan serios problemas después de someterse a la histerectomía. El más obvio se presenta cuando junto con el útero se extraen los ovarios. La menopausia — con sus incomodidades — empieza de manera abrupta, porque el organismo se ve privado de estrógeno. Esta pérdida hormonal a su vez puede aumentar el riesgo de perder masa ósea, lo que suele preceder a la osteoporosis, y a una mayor probabilidad de contraer alguna enfermedad del corazón, depresión, problemas del tracto urinario, dolores articulares, dolores de cabeza, vahídos, insomnio y fatiga.

Incluso en las mujeres que conservan los ovarios se presenta a menudo una reducción drástica en la producción de estrógeno, y la menopausia llega, a veces, muchos años antes de lo normal. Parece que la causa es la interrupción y la reducción del suministro de sangre a los ovarios debido a la extirpación del útero. La menopausia se adelanta en más de la mitad de las mujeres a las cuales les han dejado los ovarios.

Otro problema frecuente entre las mujeres que se someten a la histerectomía es que tras la operación disminuye su interés y su deseo sexuales. Investigaciones indican que el deseo sexual y la capacidad de disfrutar la sexualidad disminuyen considerablemente en la tercera parte de todas las mujeres que se someten a la histerectomía. La extirpación de los ovarios puede dar por resultado pérdida de la sexualidad porque ellos producen aproximadamente la mitad de los andrógenos, hormonas femeninas responsables del impulso sexual tanto en los hombres como en las mujeres. Sin embargo, la sexualidad puede afectarse independientemente de que se extirpen los ovarios. Estudios efectuados en Finlandia revelaron que extirpar el cuello del útero también disminuía la capacidad de alcanzar el orgasmo.

No todos los problemas que se derivan de la histerectomía se relacionan directamente con las hormonas. Algunas mujeres se deprimen porque saben que cuando el útero se pierde ya es muy tarde para decidir tener hijos. Así mismo, ningún procedimiento quirúrgico es 100 por ciento seguro ni garantizado. La probabilidad de que se presente por lo menos una complicación postoperatoria de menor importancia (por lo general, fiebre, sangrado o algún problema en la herida) es del 50 por ciento. Se calcula que de cada mil mujeres que se someten a la histerectomía una muere a causa de las complicaciones de la operación; también se calcula que el 10 por ciento requiere transfusión de sangre, una perspectiva inquietante en esta época de AIDS.

Mucha gente se pregunta por qué en Estados Unidos se realizan más de seiscientas mil histerectomías cada año. Muy pocas de esas intervenciones obedecen a problemas que amenazan la vida de la paciente, y es probable que muchas se realizan innecesariamente. En comparación con Estados Unidos, en Gran Bretaña se realiza per cápita la mitad de las histerectomías, y entre las mujeres estadounidenses no se perciben beneficios para la salud derivados de la mayor frecuencia con que se practica esta operación. Fuera de Estados Unidos son muy pocas las histerectomías que se realizan por razones que los médicos llaman de "calidad de vida". La histerectomía produce esterilidad definitiva y ésta puede ser la razón (consciente o inconsciente) por la cual algunas mujeres y/o sus médicos optan por ella. El aspecto financiero no se puede pasar por alto. Estadísticas del U.S. Department of Health and Human Services indican que el número de histerectomías que se practican por medio de planes en los cuales los médicos son remunerados con una suma fija anual es muchísimo menor que el número de histerectomías que se realizan cuando los cirujanos son remunerados directamente cada vez que practican la operación.

Los siguientes suplementos pueden ayudar a contrarrestar los efectos secundarios desfavorables de la histerectomía.

NUTRIENTES

SUPLEMENTOS	DOSIS SUGERIDAS	COMENTARIOS
Muy importantes		
Boron	3 mg al día. No sobrepasar esta dosis.	Ayuda a la absorción del calcio y a evitar la pérdida de hueso, que se puede presentar después de la histerectomía.
Calcium y magnesium	2.000 mg al día a la hora de acostarse. 1.000 mg al día a la hora de acostarse.	La falta de estrógeno dificulta la absorción del calcio. Necesario para el sistema nervioso central. Aumenta la absorción del calcio.
Essential fatty acids (primrose oil es buena fuente)	1.000 mg 3 veces al día.	Ayudan al organismo a producir estrógenos.
Potassium	99 mg al día.	Necesario para reemplazar los electrólitos perdidos a través del sudor cuando hay oleadas de calor.
Raw thymus glandular	Según indicaciones de la etiqueta.	Refuerza el funcionamiento del sistema inmunológico.
Vitamin B complex	100 mg 2 veces al día con las comidas.	Necesario para el sistema nervioso y para reducir el estrés. Utilizar una fórmula high-stress. Puede ser necesario aplicar en inyección (con supervisión médica).
Vitamin C	3.000-6.000 mg o más al día, divididos en varias tomas.	Esta vitamina antiestrés es necesaria para la reparación de los tejidos.
Vitamin E	Empezar con 400 UI al día y aumentar poco a poco hasta 1.200 UI al día. Para las oleadas de calor, tomar la dosis que proporcione alivio.	Importante para la producción de estrógenos. *Advertencia:* no tomar este suplemento 2 semanas *antes* de someterse a cirugía.
Importantes		
Vitamin A más zinc	50.000 UI al día. 50 mg al día. No tomar más de 100 mg al día de todos los suplementos.	Importante para el funcionamiento inmunológico y para promover la reparación de los tejidos. Para dosis altas, la emulsión facilita la asimilación y brinda mayor seguridad. Estimula el sistema inmunológico. Para mejor absorción, utilizar lozenges de zinc gluconate o zinc methionate (OptiZinc).
L-Arginine y L-lysine	500 mg al día de cada uno, con el estómago vacío. Tomar con agua o jugo. No tomar con leche. Para mejor absorción, tomar con 50 mg de vitamina B_6 y 100 mg de vitamina C.	Estos aminoácidos esenciales son importantes para la recuperación después de la cirugía. Necesarios para evitar el desequilibrio de los aminoácidos. *Ver* AMINOÁCIDOS en la Primera Parte.
Provechosos		
Multiglandular complex (Cytozyme-F de Biotics Research)	Según indicaciones de la etiqueta.	Favorece el funcionamiento glandular.
Multivitamin y mineral complex	Según indicaciones de la etiqueta.	Restaura el equilibrio de las vitaminas y los minerales esenciales.

HIERBAS

❑ Entre las hierbas que favorecen de manera natural la producción de estrógeno se cuentan anise, dong quai, fennel, fenugreek, ginseng, licorice, red clover, sage, suma y wild yam.

Advertencia: No utilice sage si sufre de algún trastorno convulsivo.

RECOMENDACIONES

❑ Adopte una dieta hipoglicémica; consuma abundantes alimentos ricos en fibra, como vegetales, granos enteros y frutas con alto contenido de fibra. Además, es importante que consuma pescado, pechuga de pavo o de pollo sin piel, productos de soya y yogur, kéfir y cottage cheese low-fat por su aporte de proteína. Consuma con moderación productos ricos en almidón. No consuma azúcar refinado, harina blanca, alcohol, alimentos procesados, grasas saturadas ni alimentos que contengan colorantes artificiales, preservativos u otra clase de aditivos. En vez de dos o tres comidas grandes al día, haga entre seis y ocho comidas pequeñas y espaciadas con regularidad. *Ver* HIPOGLICEMIA en la Segunda Parte por las sugerencias que brinda.

❑ Evite la cafeína, las colas, los productos lácteos (excepto productos agrios low-fat), los alimentos procesados, la carne roja y el azúcar.

❑ Utilice vitamina E para evitar que la incisión cicatrice mal y para mitigar el escozor y la molestia en el área de la sutura. Abra una cápsula de vitamina E y aplíquese el aceite a lo largo de la incisión (no sobre los puntos).

❑ Si usted está considerando someterse a una histerectomía, analice el asunto con mucho detenimiento. Pida consejo y la opinión de otras personas. Averigüe qué alternativas hay. Y recuerde que si los problemas posteriores a la operación le parecen insoportables o inadmisibles, es imposible revertir la situación, pues el útero se pierde de manera definitiva. Los resultados de la histerectomía son irreversibles.

ASPECTOS PARA TENER EN CUENTA

❑ A las mujeres mayores de cuarenta años que les practican la histerectomía a menudo también les extirpan los ovarios, supuestamente para evitar que más tarde en la vida se desarrolle cáncer de ovario. Sin embargo, muchos médicos dudan de la conveniencia de hacer esto, pues el cáncer de ovario es relativamente poco común.

❑ La terapia de reemplazo de estrógeno se suele recomendar tras la histerectomía. Infortunadamente, algunas mujeres tienen que someterse a ella debido a los síntomas severos que experimentan tras la operación. No todas las mujeres toleran este tipo de terapia. Nosotros opinamos que los estrógenos sintéticos son potencialmente peligrosos porque se relacionan estrechamente con cáncer de seno y enfermedades cardiovasculares (*ver* Terapia de reemplazo hormonal en la página 494). Por otra parte, los estrógenos naturales son seguros y eficaces. Entre las hierbas que promueven de manera natural la producción de estrógeno están anise, dong quai, fennel, fenugreek, ginseng, licorice, aceite de primrose, red clover sage, suma y wild yam.

❑ La histerectomía por lo general requiere cuatro o cinco días de hospitalización y la convalecencia dura aproximadamente seis semanas. La recuperación es más dolorosa cuando la incisión es vertical en lugar de horizontal. Además, la incisión vertical es un recuerdo permanente de la cirugía (la incisión horizontal se oculta por lo general bajo el vello púbico).

❑ Cada vez hay más pruebas de que la incidencia de enfermedades cardiovasculares es mayor entre las mujeres que se han sometido a la histerectomía.

❑ Algunos médicos son partidarios de la histerectomía cuando hay fibromas uterinos porque, según afirman, los fibromas bloquean el acceso a los ovarios durante los exámenes pélvicos, lo cual puede retrasar el diagnóstico de cáncer de ovario, si éste fuera el caso. Sin embargo, este punto de vista ya no se considera válido porque la tecnología de ultrasonido revela si existe alguna anomalía en los ovarios. Cuando hay necesidad de extirpar fibromas uterinos, se debe contemplar la posibilidad de recurrir a una miomectomía (*ver* FIBROMAS UTERINOS en la Segunda Parte).

❑ Hay casos en los cuales la histerectomía es ventajosa. Algunas mujeres logran evitar los principales cambios hormonales que son frecuentes después de la cirugía y, además de que cesan las molestias propias de la menstruación, se sienten liberadas porque ya no temen quedar embarazadas, lo que se traduce muchas veces en una vida sexual más satisfactoria. Sin embargo, estas mujeres son, quizás, la minoría.

❑ Aunque más de la mitad de las mujeres cuyos ovarios quedan intactos de todos modos experimentan una pérdida drástica de estrógeno, esto no siempre es permanente. Un régimen de vitaminas y minerales en suplemento puede disminuir el riesgo de perder cantidades significativas de estrógeno. No olvide utilizar los productos que estimulan de manera natural la producción de estrógeno.

❑ Si usted necesita terapia de reemplazo hormonal para controlar los síntomas posteriores a la histerectomía, tome las dosis más bajas posibles. A fin de disminuir el riesgo de desarrollar cáncer, pídale a su médico que le prescriba una hormona que combine estrógeno y progesterona.

❑ La Dra. Betty Kamen, experta en problemas de salud de la mujer, dice que la terapia de reemplazo hormonal se debe hacer a base de progesterona, y no de estrógeno.

❑ *Ver también* PROBLEMAS RELACIONADOS CON LA MENOPAUSIA en la Segunda Parte.

❑ *Ver también* PREPARACIÓN PARA LA CIRUGÍA Y RECUPERACIÓN en la Tercera Parte.

Problemas relacionados con la lactancia

La lactancia materna, o amamantamiento, es la manera natural en que la madre de un recién nacido puede alimentar a su hijo, sin tener que depender de fórmulas artificiales ni de la leche de vaca. Además de que los senos femeninos están perfectamente diseñados para amamantar a los hijos, la lactancia materna les brinda tanto a la madre como al hijo una serie de ventajas de las cuales carecen el biberón y las fórmulas. Por ejemplo, la leche materna es mucho más fácil de digerir, evita el estreñimiento, disminuye la incidencia de alergias alimentarias y protege al recién nacido contra muchas enfermedades infecciosas. La lactancia materna también promueve el sano desarrollo oral, satisface la necesidad de succionar, fortalece el vínculo emocional entre madre e hijo y fomenta el contacto íntimo entre los dos. La lactancia es beneficiosa para la madre porque disminuye el riesgo de hemorragia, le da la oportunidad de descansar y ayuda a que el útero recupere su tamaño normal.

Al igual que con todo lo que es nuevo y desconocido, la lactancia materna puede tener problemas. Esta sección brinda explicaciones y soluciones para los problemas relacionados con la lactancia que se presentan con más frecuencia.

CONGESTIÓN

Éste es un problema temporal que se presenta comúnmente entre el segundo y el quinto día después del parto. La congestión se origina en la combinación de dos factores: un flujo mayor de sangre a los senos y la presión que ejerce la leche, lo que produce hinchazón del tejido de los senos. La congestión puede presentarse con fiebre moderada; los senos se sienten llenos, duros, adoloridos y tirantes, y la piel se siente caliente y se ve brillante y distendida. El amamantamiento no produce necesariamente congestión de los senos.

Recomendaciones

❑ Alimente a su bebé con frecuencia y durante períodos cortos. Mientras sus senos estén congestionados, alimente a su hijo día y noche cada hora y media a cada dos horas.

❑ Para aliviar la presión, extráigase leche entre una lactación y otra.

❑ Aplíquese calor húmedo durante treinta minutos antes de amamantar a su bebé, y masajéese los senos durante la lactación para facilitar el flujo de la leche.

❑ No utilice pezoneras porque pueden alterar el patrón de succión del bebé, lesionar los pezones, reducir la estimulación del seno y disminuir la producción de leche.

❑ Para evitar la congestión, alimente sin demora a su bebé cada vez que pida, y déjelo succionar todo el tiempo que quiera. No deje de alimentar a su bebé ni una sola vez durante el día o la noche, y nunca se demore en hacerlo. No le dé a su bebé fórmula ni agua de azúcar, y deje que desocupe cada seno completamente cada vez que lo amamante. Esto debe demorar alrededor de siete minutos en cada lado.

IRRITACIÓN DE LOS PEZONES

Las causas de la irritación de los pezones suelen ser succión incorrecta por parte del bebé, o posiciones u horarios inadecuados para amamantarlo. Esta clase de irritación también puede deberse a infección, generalmente con el hongo *Candida albicans*.

Recomendaciones

❑ Amamante primero a su hijo con el seno menos adolorido. Sin embargo, cuando ambos están adoloridos, se deben masajear mientras la leche empieza a bajar y está lista para que el bebé se alimente.

❑ Asegúrese de que las mandíbulas del bebé ejerzan presión sobre los puntos menos adoloridos. Cuando el bebé esté a punto de empezar a succionar, no lo aparte. Aprenda a relajarse.

❑ Después de cada lactación, y durante diez a quince minutos, haga que los senos reciban calor seco. Por ejemplo, coloque una bombilla eléctrica de bajo vatiaje a una distancia del seno de entre doce y dieciocho pulgadas.

❑ Si además de adoloridos los pezones están agrietados, apliquese en ellos gel de aloe vera para aliviar el dolor y promover la curación.

❑ Para prevenir el dolor en los pezones, alimente a su bebé frecuentemente. Esto evita que el bebé se sienta tan hambreado que succione con demasiada fuerza y muerda los pezones. Mientras esté amamantando al bebé, cambie de posición con frecuencia para rotar la presión que su boca ejerce en los senos. Es importante que usted aprenda a interrumpir correctamente la succión del bebé. Entre una lactación y otra, mantenga secos los pezones y expóngalos al aire y al sol cada vez que pueda. No se lave los pezones con jabón, alcohol ni productos a base de petróleo, pues pueden despojarlos de su protección natural.

❑ Si a pesar de tomar todas estas medidas el dolor sigue siendo severo y persistente, podría tratarse de una infección por cándida (*ver* INFECCIONES POR HONGOS en la Segunda Parte). Consulte con su médico.

MASTITIS (INFECCIÓN DE LAS GLÁNDULAS MAMARIAS)

La mastitis se puede presentar cuando no se trata la obstrucción de un ducto. Entre los síntomas de este problema están dolor, enrojecimiento del seno, fiebre y síntomas parecidos a los del flu. De hecho, a menos que se compruebe lo contrario, en las mujeres que están lactando todos los síntomas de flu se deben considerar infecciones de las glándulas mamarias.

Recomendaciones

❑ Tome líquidos en abundancia.

❑ Descanse bastante.

❑ Aplíquese calor con una botella de agua caliente o con un heating pad.

❑ No deje de amamantar al bebé; si lo hace, los ductos permanecerán llenos y el problema se agravará.

Aspectos para tener en cuenta

❑ Es posible que su médico o profesional de la salud le recete algún antibiótico seguro para las madres lactantes.

❑ En casos excepcionales, la infección del seno puede originar un absceso, lo que significa que el seno se llena de pus. Para que el absceso drene, es posible que el médico tenga que hacer una incisión en su consultorio. Cuando se desarrolla un absceso, la leche del seno infectado se debe extraer mediante masaje manual y se debe desechar. La madre debe seguir amamantando al bebé con el seno que no está infectado mientras el absceso se cura.

OBSTRUCCIÓN DE LOS DUCTOS

Los ductos se pueden obstruir cuando el bebé no los desocupa completamente al mamar o cuando la madre utiliza un brasier apretado. Entre los síntomas de que se ha obstruido un ducto están dolor y una protuberancia en el seno.

Recomendaciones

❑ Revísese atentamente los pezones para detectar minúsculos residuos de leche seca, y retíreselos lavándose el seno con mucha suavidad. Junto con la lactación frecuente en el seno afectado, la limpieza cuidadosa debe permitir que el ducto sane en un lapso de veinticuatro horas.

❑ Para estimular la salida de la leche, masajéese los senos presionando firmemente desde la pared torácica hacia los pezones.

❑ Cambie al bebé de posición cuando está mamando para que todos los ductos se vacíen.

❑ Como al comenzar a alimentarse el bebé succiona con más fuerza, póngalo primero en el seno afectado.

NUTRICIÓN DURANTE LA LACTANCIA

Los siguientes suplementos son provechosos para las madres lactantes. Después de consultar con su médico, es posible que usted decida suplementar su dieta con estas vitaminas y minerales.

NUTRIENTES

SUPLEMENTOS	DOSIS SUGERIDAS	COMENTARIOS
Esencial		
Free-form amino acid complex	Según indicaciones de la etiqueta.	Suministra la proteína necesaria. La proteína de soya y los aminoácidos en estado libre son mejores fuentes que la proteína animal.
Provechosos		
Calcium y	1.000-1.500 mg al día.	Tanto la madre como el bebé necesitan estos suplementos. Utilizar variedades chelate. No utilizar bone meal o dolomite, porque pueden contener plomo.
magnesium	500-750 mg al día.	
Bifido Factor de Natren	1/2 cucharadita al día. Tomar entre comidas.	Para la madre. Estimula el sistema inmunológico y proporciona las bacterias "amigables" necesarias. Utilizar únicamente agua que no haya sido enfriada.
y LifeStart de Natren	1/4 cucharadita al día en agua o jugo.	Para el infante. Utilizar únicamente agua que no haya sido enfriada.
Multivitamin y mineral complex con vitamin B complex más extra	Según indicaciones de la etiqueta.	La madre y el bebé necesitan todos los nutrientes. Utilizar una fórmula high-potency.
folic acid y	400 mcg al día.	
vitamin C y	3.000 mg al día.	
vitamin D e	400 UI al día.	
iron y	Según indicaciones médicas.	
manganese	2 mg al día. *Nota:* no tomar calcio y magnesio al mismo tiempo, pues compiten por ser absorbidos.	
Vitamin B complex o	50 mg 2 veces al día.	Necesarios para la producción de la leche y para aliviar el estrés.
brewer´s yeast	Empezar con 1 cucharadita y aumentar lentamente hasta 1 cucharada 3 veces al día. Tomar en jugo.	

Hierbas

❑ Cualquiera de las siguientes hierbas es beneficiosa para las madres que están alimentando a sus bebés: alfalfa, blessed thistle, dandelion, fennel, horsetail y raspberry.

❑ La hoja de nettle tiene un efecto tonificante y contiene hierro, además de muchos otros nutrientes.

❑ Las hierbas black walnut, sage y yarrow *disminuyen* la producción de leche y se deben evitar mientras la madre esté amamantando a su hijo.

Recomendaciones

❑ Consuma una buena cantidad de brewer's yeast, huevos, nueces, semillas y granos enteros. En su dieta deben abundar los alimentos crudos.

❑ Hable con su médico acerca de la conveniencia de darle suplementos nutricionales a su bebé. A pesar de que la leche materna es un alimento casi perfecto, es baja en hierro y en vitaminas C y D.

❑ Si es necesario suplementarle al bebé la leche materna, utilice leche de almendra, Rice Dream (hecho con brown rice) o una fórmula de leche de soya con una pequeña cantidad de papaya licuada en el blender. Estos productos se parecen a la leche materna, y cuando el bebé ya tiene varios meses de vida se les puede agregar una cantidad pequeña de blackstrap molasses o de brewer's yeast. Consulte siempre con su médico o profesional de la salud antes de introducir cambios en la dieta de su bebé.

Aspectos para tener en cuenta

❑ El UCLA Medical School informó que la leche materna destruye un pequeñísimo parásito (*Giardia lamblia*) que puede producir enfermedades intestinales en los niños.

❑ Estudios recientes mostraron que cuando la madre consumía ajo aumentaba no sólo el deseo del bebé de tomar leche, sino el tiempo de lactación. El ajo es provechoso tanto para la madre como para su hijo. El producto Kyolic, de Wakunaga, es una manera ideal de consumir ajo pues no tiene olor y, por tanto, es más "sociable".

❑ Se ha descubierto que prácticamente todos los medicamentos logran entrar en la leche materna, incluidos acetaminophen (Tylenol y otros), alcohol, anfetaminas, antibióticos, antihistamínicos, aspirin, barbitúricos, cafeína, cimetidine (Tagamet), cocaína, descongestionantes, diazepam (Valium), ergotamine, chlordiazepoxide (Librium), marihuana, nicotina y opiáceos (codeine, meperidine [Demerol], morphine). Entre los efectos que estas drogas pueden producir en los niños están diarrea, aceleración de la frecuencia cardíaca, desasosiego, irritabilidad, llanto, problemas de sueño, vómito y convulsiones. Además, algunas de estas drogas se acumulan en el organismo infantil y causan adicción.

❑ Un estudio con madres primerizas reveló que las que amamantaron durante más tiempo a sus hijos fueron las que recibieron entrenamiento en el hospital y un sacaleches (breast pump) para llevar a su hogar, en comparación con las madres que recibieron fórmula pero no sacaleches.

❑ El riesgo de desarrollar meningitis o infecciones severas de la sangre es muy bajo en los bebés que son amamantados. Estos bebés también tienen un riesgo entre 500 y 600 por ciento más bajo de desarrollar linfoma infantil, y en comparación con los bebés alimentados con biberón sufren de infección del oído interno sólo la mitad de las veces.

❑ La leche materna es muy rica en inositol, una vitamina B que desempeña un papel crucial en la supervivencia y en el desarrollo infantil.

❑ Las mujeres que se someten a mamoplastia de reducción (reducción de los senos por medios quirúrgicos) y posteriormente quedan embarazadas, conservan la capacidad de amamantar a sus hijos. Sin embargo, en un estudio sólo el 35 por ciento de las mujeres que se habían sometido a esta cirugía pudieron amamantar exitosamente a sus hijos, mientras que el 65 por ciento restante no los amamantó o dejó de hacerlo por diversas razones. No se reveló, sin embargo, si esto se debió a que las mujeres no producían la leche necesaria para amamantar a sus hijos. Las mujeres que están pensando en hacerse esta cirugía deben tener esto presente si más adelante desean tener hijos y amamantarlos.

❑ Hoy en día hay asesoras especializadas y certificadas que les enseñan a las mujeres a amamantar a sus hijos y ponen a su disposición diversos recuros para ayudarles a superar los problemas que se pueden presentar. Su médico o la clínica donde dio a luz le pueden recomendar a quién acudir. La Leche League es un valioso recurso para las madres lactantes, pues es una organización que no sólo les brinda educación, sino que les sirve de grupo de apoyo. Busque en su directorio telefónico la que le quede más cerca o comuníquese con La Leche League International, 1400 North Meacham Road, Schaumburg, IL 60173; teléfono 708-455-7730.

Problemas relacionados con la menopausia

La menopausia, conocida como "cambio de vida", es el momento de en el cual la ovulación y la menstruación cesan, lo que marca el final de la fertilidad. Cuando la mujer deja de ovular, sus ovarios dejan en gran medida de producir las hormonas estrógeno y progesterona. Aunque el estrógeno se considera una hormona sexual estrictamente ligada a la reproducción, también interviene en el funcionamiento de diversos órganos del cuerpo. Las células de la vagina, la vejiga, los senos, la piel, los huesos, las arterias, el corazón, el hígado y el cerebro contienen receptores de estrógeno y requieren que esta hormona estimule esos receptores para poder funcionar normalmente. El estrógeno se necesita, por ejemplo, para que la piel se mantenga suave y húmeda, para que el termostato interno del organismo funcione correctamente y para que las arterias permanezcan libres de obstrucciones. También es necesario para la formación normal de los huesos.

Aunque el nivel del estrógeno desciende notoriamente después de la menopausia, esta hormona no desaparece por completo del organismo femenino. Otros órganos asumen la responsabilidad de los ovarios y siguen produciendo una pequeña cantidad de estrógeno y otras hormonas. Los órganos conocidos como glándulas endocrinas producen hormonas cuya función es garantizar que las distintas funciones del organismo se desarrollen adecuadamente.

Cada mujer vive de una manera distinta la menopausia. En algunas mujeres se presenta antes que en otras, aunque se inicia a los cincuenta años, en promedio. La transición suele durar hasta cinco años. La mujer que se somete a la histerectomía deja de menstruar después de la operación, y aunque conserve uno de sus ovarios de todos modos pasa por la menopausia. Cuando la histerectomía incluye extirpación de los ovarios, la menopausia se presenta súbitamente y los síntomas suelen ser más severos.

Algunas mujeres pasan por el período menopáusico con muy pocos síntomas, o ninguno. Sin embargo, muchas experimentan síntomas agudos o de corta duración, como oleadas de calor, sudor nocturno, cambios anímicos, fatiga, vahídos, dolores de cabeza, ansiedad, depresión, disminución de la libido, problemas de vejiga, sequedad y escozor vaginales, ardor e incomodidad durante las relaciones sexuales, sensibilidad anormal en los senos, sequedad y envejecimiento de la piel, falta de aire, palpitaciones e insomnio. Todos estos síntomas se deben a la deficiencia de estrógeno y progesterona. Con el paso del tiempo, la baja producción de estrógeno aumenta la probabilidad de padecer enfermedades cardiovasculares, osteoporosis y atrofia vaginal. En particular, la osteoporosis representa un problema para las mujeres tras la menopausia. Se calcula que el 80 por ciento de las doscientas cincuenta mil fracturas de cadera que se presentan cada año en Estados Unidos se deben a la osteoporosis.

Es importante recordar que la menopausia *no* es una enfermedad. La menopausia es un proceso natural de la vida de la mujer. Lo que la mujer piensa sobre esta época de su vida, es decir, la manera en que la conceptualiza, tiene mucho que ver con la frecuencia y la severidad de los síntomas que experimenta. Si la mujer piensa que la menopausia marca el final de su juventud y de su sexualidad, esa época será para ella mucho más difícil que si la considera con toda naturalidad como la siguiente etapa de su vida. Con una dieta apropiada, suplementos nutricionales y ejercicio es posible minimizar e, incluso, eliminar, la mayoría de los efectos secundarios desagradables de la menopausia.

NUTRIENTES

SUPLEMENTOS	DOSIS SUGERIDAS	COMENTARIOS
Muy importantes		
Lecithin granules o capsules	1 cucharada 3 veces al día antes de las comidas. 1.200 mg 3 veces al día antes de las comidas.	Importantes emulsificantes de la vitamina E, que reduce las oleadas de calor y los síntomas relacionados.
Multienzyme complex con hydrochloric acid (HCl)	Según indicaciones de la etiqueta. Tomar con las comidas.	Ayuda a la digestión. La producción de HCl disminuye con la edad. *Advertencia:* si ha sufrido de úlcera, no debe utilizar HCl.
Primrose oil o black currant seed oil	Según indicaciones de la etiqueta. Según indicaciones de la etiqueta.	Sedantes y diuréticos. Provechosos para las oleadas de calor. Importantes para la producción de estrógeno.
Vitamin B complex más extra pantothenic acid (vitamin B$_5$) y vitamin B$_6$ (pyridoxine)	Según indicaciones de la etiqueta. 100 mg 3 veces al día. 50 mg 3 veces al día.	Mejora la circulación y la función celular. Para mejor absorción, administrar en forma sublingual. Se puede aplicar en inyección (con supervisión médica). Esta poderosa vitamina antiestrés es necesaria para la función adrenal. Disminuye la retención de líquidos y alivia los síntomas.
Vitamin E	Empezar con 400 UI al día y aumentar poco a poco la dosis mientras las oleadas de calor persistan (hasta 1.600 UI al día).	Reduce las oleadas de calor y muchos otros síntomas. Para dosis altas, la emulsión facilita la asimilación y brinda mayor seguridad.
Importantes		
Boron	3 mg al día. No sobrepasar esta dosis.	Aumenta la absorción del calcio.
Calcium y magnesium	2.000 mg al día. 1.000 mg al día.	Alivian el nerviosismo y la irritabilidad, y protegen contra la pérdida de hueso. Utilizar variedades chelate.
Silica	Según indicaciones de la etiqueta.	Proporciona silicio, necesario para el tejido conectivo y para la absorción del calcio.
Zinc	50 mg al día. No tomar más de 100 mg al día de todos los suplementos.	Protege contra la pérdida de hueso y reduce los síntomas. Para mejor absorción, utilizar lozenges de zinc gluconate u OptiZinc.
Provechosos		
L-Arginine y L-lysine	500 mg 2 veces al día. 500 mg al día, con el estómago vacío. Tomar con agua o jugo. No tomar con leche. Para mejor absorción, tomar con 50 mg de vitamina B$_6$ y 100 mg de vitamina C.	Disintoxica el hígado y elimina el amoníaco de la sangre. Ayuda al funcionamiento hepático. *Ver* AMINOÁCIDOS en la Primera Parte.
Meno-Fem de Prevail	Según indicaciones de la etiqueta.	Contiene gamma-oryzanol, componente del aceite de rice bran que controla eficazmente los síntomas molestos de la menopausia.
Multiglandular complex	Según indicaciones de la etiqueta.	Estabiliza el nivel de las hormonas. *Ver* TERAPIA GLANDULAR en la Tercera Parte.
Multivitamin y mineral complex con potassium y selenium	Según indicaciones de la etiqueta. Tomar con las comidas. 99 mg al día. 200 mcg al día.	Todos los nutrientes son necesarios tanto para la producción de las hormonas como para su normal funcionamiento. Reemplaza el potasio perdido a través del sudor cuando hay oleadas de calor. Importante micromineral que influye en el equilibrio normal de las hormonas.
Vitamin C	3.000-10.000 mg al día.	Provechoso para combatir las oleadas de calor.

HIERBAS

❑ Para aliviar la sequedad vaginal, haga una pasta con gel de aloe vera y polvo de slippery elm que tenga la consistencia de la pasta dental e introdúzcala en la vagina durante la noche.

❑ La damiana aumenta el deseo y el placer sexual.

❑ Amaranth, chickweed, hojas de dandelion, nettle, seaweed y berros son ricos en calcio y pueden ayudar a prevenir la osteoporosis.

❑ Las hierbas anise, black cohosh, fennel, licorice, raspberry, sage, sarsaparilla, squawvine, raíz de unicorn y raíz de wild yam estimulan de manera natural la producción de estrógeno.

Advertencia: No utilice licorice todos los días durante más de siete días seguidos y evítelo por completo si su presión arterial es alta. No utilice sage si sufre de algún trastorno convulsivo.

❑ La chamomile y la raíz de valerian ayudan a calmar el organismo y promueven un sueño reparador.

Advertencia: No utilice chamomile de manera permanente y evítela por completo si es alérgica al ragweed.

❑ Las hierbas gotu kola y dong quai mitigan las oleadas de calor, la sequedad vaginal y la depresión.

Terapia de reemplazo hormonal

A pesar de la controversia que suscita, la HRT (hormone replacement therapy, o terapia de reemplazo hormonal) es una opción que muchas mujeres contemplan para sentirse mejor en medio de los síntomas que produce la menopausia. No obstante, cada mujer debe evaluar cuidadosamente tanto los beneficios como los riesgos que entraña este tipo de terapia.

El objetivo de la terapia de reemplazo hormonal es hacer que el organismo de la mujer recupere, en lo posible, el equilibrio hormonal que tenía antes de la menopausia y, en particular, el nivel del estrógeno. Además de aliviar los síntomas transitorios propios de la premenopausia y de la menopausia, sustituir el estrógeno es una medida preventiva eficaz contra algunos de los efectos que la deficiencia de estrógeno produce a largo plazo, entre ellos osteoporosis y enfermedades cardíacas. Sin embargo, la HRT también tiene un lado negativo, cual es la posible relación con diversas formas de cáncer. Un estudio publicado en 1995 por la revista médica *The New England Journal of Medicine* reiteró que existe una correlación entre la terapia de reemplazo de estrógeno y el cáncer de seno, mientras que otro inquietante informe sugirió que el uso prolongado de estrógenos puede incrementar el riesgo de contraer cáncer de ovario. Así mismo, un estudio reciente que fue analizado por médicos del Robert Breck Brigham Multipurpose Arthritis and Muskuloskeletal Disease Center de Boston, Massachusetts, indica que puede existir una asociación entre el uso prolongado de estrógenos y el lupus, una grave enfermedad autoinmune.

En última instancia, la decisión de recurrir a la terapia de reemplazo hormonal le corresponde a cada mujer. Si usted está contemplando someterse a un tratamiento a base de estrógeno, es fundamental que analice los pros y los contras teniendo en cuenta su historia médica. No es aconsejable que tome estrógenos si tiene antecedentes personales o familiares de cáncer de seno, cáncer uterino o fibromas. Tampoco le conviene someterse a este tipo de terapia si le han diagnosticado "hiperplasia atípica" por quistes en los senos, o si sufre de alguna enfermedad del hígado o de la vesícula biliar.

También es importante entender la diferencia entre el estrógeno natural y el estrógeno sintético. Los *estrógenos sintéticos* son fabricados en laboratorio y las enzimas naturales del organismo no los descomponen fácilmente. Por esta razón tienden a acumularse en el organismo. Los estrógenos sintéticos también pueden producir cambios metabólicos en el hígado, lo que se traduce en una mayor incidencia de efectos secundarios, como hipertensión arterial, retención de líquido y coágulos sanguíneos. Por otra parte, aunque también son producidos en laboratorio, la mayoría de los *estrógenos naturales* son idénticos desde el punto de vista quimoco a los que producen los ovarios. Un estrógeno natural muy conocido, el estrógeno equino (que se consigue con los nombres comerciales de Estratab y Premarin), se extrae de la orina de yeguas preñadas y, por lo general, reemplaza eficazmente el estrógeno en las mujeres menopáusicas. Sin embargo, es sumamente potente y puede ocasionar cambios metabólicos en el hígado. Es preferible que eviten el estrógeno equino las mujeres que sufren de obesidad, hipertensión arterial, colesterol alto o venas várices, así como también las que fuman. Los estrógenos verdaderamente naturales que se utilizan con más frecuencia son estropipate (Ogen) y estradiol (Emcyt, Estrace, Estraderm). Estos estrógenos naturales se metabolizan fácilmente. Cualquier mujer que opte por la terapia de reemplazo hormonal debe utilizar los estrógenos naturales más seguros. Si usted decide tomar estrógeno por via oral, le recomendamos que tome la dosis más baja posible, y que no lo tome todos los días sino cada tercer día.

Investigaciones recientes sugieren que reemplazar la progesterona podría ser más importante que reemplazar el estrógeno. Una manera segura de reemplazar la progesterona es utilizar una crema natural de esta hormona. Este tipo de tratamiento alivia eficazmente los síntomas de la menopausia y estimula la producción y la regulación del estrógeno y de otras hormonas por parte del organismo.

❑ El Siberian ginseng ayuda a aliviar la depresión y favorece la producción de estrógeno.

Advertencia: No use esta hierba si tiene hipoglicemia, hipertensión arterial o algún problema cardíaco.

RECOMENDACIONES

❑ El 50 por ciento de su dieta debe consistir en alimentos crudos. Tome un suplemento proteínico para estabilizar el azúcar sanguíneo. Agréguele a su dieta blackstrap molasses, bróculi, hojas de dandelion, kelp, salmón con huesos, sardinas y pescado de carne blanca.

❑ No consuma ningún producto de origen animal, excepto los que se recomiendan en esta sección. Evite los productos lácteos y limite su consumo a pequeñas cantidades de yogur o buttermilk low-fat. Los productos lácteos y la carne propician las oleadas de calor y contribuyen a que los huesos pierdan calcio.

❑ Evite el alcohol, la cafeína, el azúcar, los alimentos condimentados y las sopas y bebidas calientes, pues pueden desencadenar oleadas de calor, agravar la incontinencia urinaria e intensificar los cambios anímicos. Así mismo, acidifican más la sangre, lo que promueve la liberación de calcio de los huesos para servir de amortiguación. Ésta es una importante causa de pérdida de hueso.

❑ Haga ejercicio moderado pero con regularidad.

❑ En lo posible, evite el estrés.

❑ Cuando cocine, reemplace la sal por ajo o cebolla en polvo. Consumir sal aumenta la excreción de calcio en la orina.

❑ Tome todos los días dos quarts de agua de buena calidad para prevenir la sequedad de la piel y de las membranas mucosas.

❑ Para el ardor del área vaginal, utilice crema de vitamina E (sin fragancia), o abra una cápsula de vitamina E y aplíquese el aceite. El producto Natureworks Marigold Ointment, de Abkit, detiene el escozor casi de inmediato.

❑ Si las relaciones sexuales le ocasionan dolor, lubrique la vagina con aceite de vitamina E o con gel de aloe vera.

ASPECTOS PARA TENER EN CUENTA

❑ Cuando la mujer tiene hipoglicemia, sus síntomas empeoran durante la menopausia. El estrés hace que las glándulas suprarrenales tengan que trabajar más de lo normal. Por tanto, estas glándulas producen menos cantidad de las hormonas que son necesarias para contrarrestar los efectos de la disminución del estrógeno en el organismso.

❑ Las mujeres japonesas experimentan muchos menos síntomas menopáusicos que las mujeres occidentales. Un artículo publicado por la revista médica británica *The Lancet* informó que la razón puede radicar en que las japonesas consumen más fitoestrógenos (estrógenos vegetales). Estos compuestos similares al estrógeno se encuentran en alimentos como soya, tofu, miso, flaxseeds, pomegranite y dátiles. Al consumir estas sustancias, se comportan de una manera muy parecida a los estrógenos que produce el organismo.

❑ Se ha demostrado que el gamma-oryzanol, un nutriente derivado del rice bran, es eficaz para tratar los síntomas de la menopausia. Una dosis diaria de 20 miligramos redujo en 50 por ciento los síntomas del 67 por ciento de las mujeres que participaron en el estudio.

❑ El té de kombucha tiene propiedades desintoxicantes, energizantes e inmunoestimulantes. Muchas mujeres han advertido que tomarlo regularmente aumenta la vitalidad y disminuye los síntomas desagradables de la menopausia (*ver* PREPARACIÓN DEL TÉ DE KOMBUCHA en la Tercera Parte).

❑ Fumar se relaciona con el comienzo prematuro de la menopausia.

❑ Tener relaciones sexuales con frecuencia ayuda a aliviar la sequedad vaginal.

❑ Muchos médicos recomiendan la terapia de reemplazo hormonal (HRT) para controlar los síntomas severos que ocasiona la deficiencia de estrógeno en las mujeres menopáusicas y posmenopáusicas. Aun cuando parece qùe esta terapia es eficaz, conlleva serios riesgos que se deben analizar con mucha atención. *Ver* Terapia de reemplazo hormonal en la página anterior.

❑ La menor cantidad de estrógeno que produce el organismo después de la menopausia puede hacer que las membranas de la uretra y de la vagina se contraigan, lo que propicia la incontinencia. Es posible que se presente goteo continuo de orina. La dilatación de la uretra ayuda a expandirla.

❑ Es posible que reemplazar la progesterona sea más importante que reemplazar el estrógeno. Una buena manera de obtener progesterona es aplicarse crema de esta hormona.

❑ Una buena fuente de información sobre estrategias para afrontar y manejar adecuadamente la menopausia es el libro *Smart Medicine for Menopause*, de la Dra. Sandra Cabot (Avery Publishing Group, 1995).

❑ El hipotiroidismo es frecuente en las mujeres menopáusicas. Muchos de los síntomas que se le atribuyen a la menopausia se pueden deber a disfunción tiroidea (*ver* HIPOTIROIDISMO en la Segunda Parte).

❑ *Ver también* HIPOGLICEMIA y PROBLEMAS RELACIONADOS CON LA HISTERECTOMÍA en la Segunda Parte.

Productos químicos, alergia a los

Ver ALERGIA A LOS PRODUCTOS QUÍMICOS.

Productos químicos, envenenamiento con

Ver ENVENENAMIENTO CON PRODUCTOS QUÍMICOS.

Prolapso del útero

El prolapso del útero se presenta cuando se pierde el soporte muscular del útero, o matriz. El útero permanece normalmente en su lugar gracias a los músculos y a los ligamentos pélvicos. Cuando estas estructuras de debilitan o sufren algún daño, se puede presentar prolapso uterino. En casos leves, una porción del útero desciende hacia la parte alta de la vagina. Pero en casos más graves el útero se hernia a través de la apertura vaginal, junto con cistocele (herniación de la vejiga en la pared anterior de la vagina) o uretrocele (prolapso de la uretra en la vagina). Hay casos en los cuales el recto se hernia en la pared posterior de la vagina, una condición conocida como rectocele.

Entre los síntomas del prolapso uterino están dolor de espalda, malestar abdominal, sensación de pesadez e incontinencia urinaria, especialmente incontinencia por estrés (paso involuntario de orina al hacer algún esfuerzo, al estornudar o al ejercer presión en el abdomen). Otros síntomas son excesivo sangrado menstrual, flujo o sangrado vaginal anormal, relaciones sexuales dolorosas y estreñimiento. Sin embargo, algunas mujeres que sufren de prolapso del útero no experimentan ningún síntoma.

Las mujeres más propensas al prolapso uterino son las que han dado a luz varios hijos y/o aquellas cuyo trabajo de parto ha sido particularmente prolongado o difícil. Otros factores que aumentan la probabilidad de presentar este problema son obesidad, cáncer del útero, diabetes, bronquitis crónica, asma, esfuerzo físico excesivo o levantar objetos muy pesados (en especial cuando los músculos de la pelvis ya están débiles) y útero inclinado hacia atrás. Dos terceras partes de las mujeres que presentan prolapso uterino son menores de cincuenta y cinco años.

NUTRIENTES

SUPLEMENTOS	DOSIS SUGERIDAS	COMENTARIOS
Importantes		
Calcium y magnesium	1.500 mg al día. 1.000 mg al día.	Minerales esenciales, necesarios para el tono muscular y el metabolismo.
o Bone Defense de KAL	Según indicaciones de la etiqueta.	Buena fuente de minerales y otros nutrientes necesarios.
L-Carnitine más L-glycine	500 mg 2 veces al día, con el estómago vacío. 500 mg 2 veces al día, con el estómago vacío. Tomar con agua o jugo. No tomar con leche. Para mejor absorción, tomar con 50 mg de vitamina B$_6$ y 100 mg de vitamina C.	Fortalece los músculos del útero. Retarda la degeneración muscular.
más branched-chain amino acid complex	Según indicaciones de la etiqueta.	Promueve la curación del tejido muscular.
Cranberry		*Ver* Hierbas más adelante.
Multivitamin y mineral complex con natural beta-carotene y vitamin B complex	Según indicaciones de la etiqueta.	Todos los nutrientes actúan juntos, lo que promueve la curación y la reparación de los tejidos.
Vitamin C	3.000-5.000 mg al día divididos en varias tomas.	Importante para controlar las infecciones de la vejiga y para mejorar el funcionamiento inmunológico. Para mejor absorción, utilizar una variedad esterified.
Zinc	50 mg al día. No tomar más de 100 mg al día de todos los suplementos.	Necesario para el adecuado funcionamiento del sistema inmunológico, para la fortaleza de los huesos y para todos los sistemas enzimáticos del organismo. Para mejor absorción, utilizar lozenges de zinc gluconate u OptiZinc.

HIERBAS

❑ El cranberry favorece el funcionamiento de la vejiga y ayuda a prevenir la incontinencia urinaria. Se puede tomar en cápsula, o puro y sin endulzar.

RECOMENDACIONES

❑ Su dieta debe constar en un 75 por ciento de frutas y vegetales crudos, además de granos integrales como brown rice y millet.

❑ Para evitar el estreñimiento, utilice diariamente algún suplemento de fibra.

❑ No utilice fajas, cinturones ni pantalones apretados.

❑ No puje cuando vaya a evacuar el vientre o durante la micción.

❑ Tome todos los días entre ocho y diez vasos grandes de agua de buena calidad.

ASPECTOS PARA TENER EN CUENTA

❑ Hacer los ejercicios de Kegel para tonificar los músculos pélvicos y vaginales cuando el prolapso está comenzando puede evitar que el problema empeore. Estos ejercicios se pueden hacer de dos maneras:

1. Contraiga la vagina y el recto llevando los músculos hacia adentro y arriba. Mantenga esta posición entre cinco y diez segundos, luego relájese. Repita este ejercicio cuantas veces pueda, pero de preferencia cien veces al día como mínimo.

2. Al orinar, suelte y detenga el flujo cuantas veces le sea posible. Este ejercicio es particularmente provechoso para la incontinencia por estrés.

❑ Cuando el prolapso no ocasiona síntomas no se requiere ningún tratamiento distinto de seguir un programa de ejercicios diseñado para el problema y la situación individuales.

❑ La terapia de reemplazo de estrógeno para las mujeres posmenopáusicas ayuda a fortalecer los músculos del área genital y a retardar el avance del prolapso. Sin embargo, nosotros no somos partidarios de la terapia hormonal porque conlleva un alto riesgo de desarrollar algunos tipos de cáncer.

❑ Reemplazar la progesterona natural podría ser más importante que reemplazar el estrógeno.

❑ A fin de mantener el útero en su sitio, se puede insertar un pesario (dispositivo vaginal en forma de anillo). No obstante, esto puede acarrear consecuencias desfavorables. Puede afectar a las relaciones sexuales y también puede producir infección y un flujo irritante con mal olor.

❑ El útero se puede volver a colocar en su posición normal mediante un procedimiento quirúrgico. Este procedimiento se les suele hacer a las mujeres que desean tener hijos en el futuro. Una opción más adecuada para las mujeres que ya tuvieron sus hijos o para aquellas que no desean tenerlos es la histerectomía vaginal. Las mujeres que están pensando en hacerse una histerectomía deben analizar el asunto con mucho cuidado. *Ver* PROBLEMAS RELACIONADOS CON LA HISTERECTOMÍA en la Segunda Parte.

Próstata, cáncer de

Ver CÁNCER DE PRÓSTATA.

Próstata, hipertrofia benigna de la

Ver PROSTATITIS/HIPERTROFIA DE LA PRÓSTATA.

Prostatitis/Hipertrofia de la próstata

La próstata es una glándula sexual masculina en forma de donut que se encuentra debajo de la vejiga. La próstata rodea la uretra, el conducto por el que se expulsa la orina. Durante la eyaculación, las contracciones musculares de la próstata hacen que salga fluido de esta glándula al tracto uretral. El líquido que segrega la próstata constituye la mayor parte del semen.

La mayor parte de los problemas del aparato genitourinario masculino se presentan en la próstata. Dos de los problemas más frecuentes de esta glándula son prostatitis e hipertrofia benigna.

La prostatitis, que se presenta en hombres de todas las edades, es la inflamación de la glándula prostática. La causa suele ser la invasión de la glándula por parte de bacterias infecciosas provenientes de otras partes del organismo. Los cambios hormonales propios de la edad también pueden contribuir a la prostatitis. La inflamación puede derivar en retención de orina, una situación que no sólo produce distensión y debilitamiento de la vejiga, sino sensibilidad anormal y susceptibilidad a la infección. La infección de la vejiga a su vez se transmite fácilmente desde los uréteres hacia los riñones.

La prostatitis puede ser aguda o crónica. Entre los síntomas de la prostatitis aguda están dolor entre el escroto y el recto, fiebre, micción frecuente con ardor, sensación de llenura en la vejiga, y orina con sangre o pus. Los síntomas de la prostatitis crónica son micción frecuente con sangre y ardor, dolor en la parte baja de la espalda e impotencia. Al avanzar la prostatitis, la micción se dificulta cada vez más.

La hipertrofia benigna de la próstata es el aumento gradual del tamaño de la glándula. Se presenta en aproximadamente la mitad de todos los hombres mayores de cincuenta años y en el 75 por ciento de los hombres mayores de setenta años — para un total aproximado de diez millones de estadounidenses — y es atribuible, en gran parte, a los cambios hormonales característicos del envejecimiento. Después de los cincuenta años, más o menos, los niveles de testosterona y de testosterona libre disminuyen, mientras que los niveles de

otras hormonas, como prolactina y estradiol, aumentan. Esto redunda en una mayor concentración en la próstata de dihidrotestosterona, una forma sumamente potente de testosterona. Lo anterior ocasiona hiperplasia (sobreproducción) de células prostáticas, lo que al fin y al cabo se manifiesta en aumento del tamaño de la próstata.

A pesar de no ser una condición cancerosa, el aumento de tamaño de la próstata ocasiona problemas. Si se agranda demasiado, obstruye el conducto uretral y obstaculiza la micción y la capacidad de vaciar por completo la vejiga. Al no desocuparse completamente la vejiga, los riñones tampoco se desocupan como deberían, lo cual les impone una presión peligrosa. En casos graves, los riñones sufren daño tanto por la presión como por las sustancias que contiene la orina. Las infecciones de la vejiga se asocian con prostatitis y con hipertrofia de la próstata.

El síntoma más evidente de la hipertrofia de la próstata es la necesidad de orinar frecuentemente, y a medida que pasa el tiempo la frecuencia aumenta cada vez más. Los hombres que sufren de este problema se tienen que levantar varias veces durante la noche para orinar. También pueden experimentar dolor, ardor y dificultad para empezar a expulsar la orina y para detener el flujo. No es rara la presencia de sangre en la orina.

Para determinar si existe prostatitis y si la próstata ha aumentado de tamaño, el tacto rectal se practica junto con un examen de sangre que detecta los niveles de PSA (prostate-specific antigen), una proteína que segrega la próstata.

NUTRIENTES

SUPLEMENTOS	DOSIS SUGERIDAS	COMENTARIOS
Esenciales		
Prostata de Gero Vita	1 cápsula 4 veces al día.	Contiene todos los nutrientes esenciales que favorecen el funcionamiento normal de la próstata, además de las hierbas saw palmetto y pygeum.
Vitamin B complex	50 mg 3 veces al día.	Necesario para todas las funciones celulares. Las vitaminas del complejo B combaten el estrés.
más extra vitamin B$_6$ (pyridoxine)	50 mg 2 veces al día.	Tiene propiedades anticancerígenas.
Zinc	80 mg al día. No tomar más de 100 mg al día de todos los suplementos.	Su deficiencia se ha asociado con hipertrofia benigna de la próstata, con prostatitis e, incluso, con cáncer de próstata. Para mejor absorción, utilizar lozenges de zinc gluconate u OptiZinc.
Muy importantes		
Essential fatty acids (fish oil)	Según indicaciones de la etiqueta, 3 veces al día.	Importantes para el funcionamiento de la próstata.
Garlic (Kyolic)	2 cápsulas 3 veces al día.	Antibiótico natural.

L-Alanine y L-glutamic acid y L-glycine	Según indicaciones de la etiqueta, con el estómago vacío. Tomar con agua o jugo. No tomar con leche. Para mejor absorción, tomar con 50 mg de vitamina B$_6$ y 100 mg de vitamina C.	Estos aminoácidos son necesarios para preservar el funcionamiento normal de la próstata. *Ver* AMINOÁCIDOS en la Primera Parte.
Pumpkin seeds		*Ver* Recomendaciones más adelante.
Raw prostate glandular	Según indicaciones de la etiqueta.	Normaliza el funcionamiento de la próstata.
Vitamin A más natural carotenoid complex	5.000-10.000 UI al día. Según indicaciones de la etiqueta.	Poderosos antioxidantes y estimulantes del sistema inmunológico.
Vitamin E	600 UI al día.	Poderoso antioxidante y estimulante del sistema inmunológico.

Provechosos

Kelp	1.000-1.500 mg al día.	Proporciona los minerales necesarios para mejorar el funcionamiento de la próstata.
Lecithin granules o capsules	1 cucharada 3 veces al día antes de las comidas. 1.200 mg 3 veces al día antes de las comidas.	Protegen las células.
Magnesium más calcium	Según indicaciones de la etiqueta. Según indicaciones de la etiqueta.	Minerales necesarios para mejorar el funcionamiento de la próstata.
Vitamin C	1.000-5.000 mg al día.	Promueve el funcionamiento inmunológico y ayuda a la curación.

HIERBAS

❑ El Chinese ginseng es beneficioso para la salud de la próstata y para la vitalidad sexual.

❑ Los tés preparados con las hierbas diuréticas buchu y corn silk son provechosos. También son diuréticos naturales y tónicos del tracto urinario las berries de juniper, el perejil, el slippery elm bark y la uva ursi.

❑ La raíz de goldenseal tiene propiedades diuréticas y antisépticas.

Advertencia: No utilice goldenseal todos los días durante más de una semana seguida, y utilícelo con precaución si es alérgico al ragweed.

❑ Para aliviar la inflamación y mitigar la molestia al orinar, prepare una decocción con cantidades iguales de raíz de gravel, raíz de hydrangea y sea holly. Tome tres o cuatro cucharaditas tres veces al día. Si la sensación de ardor no cede, agréguele a la mezcla hojas de marshmallow. Estas hojas tienen propiedades calmantes.

❑ El horsetail es astringente y es beneficioso cuando la orina contiene pequeñas cantidades de sangre. También es provechoso para la micción frecuente durante la noche. Para mayor eficacia, combine el horsetail con hydrangea.

❑ Investigaciones realizadas en muchas partes del mundo han comprobado la eficacia del pygeum (*Pygeum africanum*) para el tratamiento y la prevención de la prostatitis y la hipertrofia benigna de la próstata, y se ha convertido en la terapia preferida en Europa para estos problemas.

❑ El saw palmetto se ha utilizado para tratar la hipertrofia y la inflamación de la próstata, la eyaculación dolorosa, la micción difícil y la enuresis (incapacidad de controlar la expulsión de orina). Esta hierba reduce el tamaño de la próstata disminuyendo la estimulación hormonal de esta glándula.

❑ El Siberian ginseng tonifica los órganos reproductivos masculinos.

Advertencia: No utilice esta hierba si tiene hipoglicemia, presión arterial alta o alguna afección cardíaca.

❑ Otras hierbas beneficiosas para la próstata son cayenne (capsicum) y raíz de false unicorn.

RECOMENDACIONES

❑ *Ver* Hierbas en esta sección y probar una o más de las combinaciones recomendadas. Algunos tés de hierbas mitigan la inflamación aguda de la próstata y son provechosos cuando esta glándula presenta hipertrofia. Si no se presenta mejoría o si los síntomas son recurrentes, se debe consultar con un urólogo.

❑ Tome medidas para reducir el nivel del colesterol sanguíneo. *Ver* COLESTEROL ALTO en la Segunda Parte. Estudios han revelado una asociación entre el colesterol alto y los problemas de la próstata. Se ha observado que el colesterol se acumula en la próstata humana que ha aumentado de tamaño o que presenta cáncer.

❑ Para aumentar la circulación del área de la próstata, utilice hidroterapia. Un método consiste en sentarse en la bañera con el agua más caliente que se soporte entre quince y treinta minutos, una o dos veces al día. Otra forma de hidroterapia consiste en mojar la parte baja del abdomen y el área pélvica con agua caliente durante tres minutos, y con agua fría durante un minuto. Una tercera técnica implica sentarse durante tres minutos en agua caliente con los pies sumergidos entre agua fría, y luego sentarse en agua fría durante un minuto con los pies sumergidos entre agua caliente.

❑ Consuma todos los días entre 1 y 4 onzas de semillas crudas de pumpkin. Por su alto contenido de cinc, estas semillas son provechosas prácticamente para todos los trastornos de la próstata. Una alternativa es tomar aceite de semilla de pumpkin en cápsula.

❑ Elimine de su vida el tabaco, las bebidas alcohólicas (especialmente la cerveza y el vino), la cafeína (especialmente el café y el té), el agua fluorinada o tratada con cloro, los alimentos condimentados y el junk food. Expóngase lo menos posible a los pesticidas y a otros contaminantes medioambientales.

❑ Si usted tiene prostatitis, aumente su ingesta de líquidos. Para estimular el flujo de la orina, tome todos los días entre dos y tres quarts de agua destilada o de manantial. Esto sirve para prevenir la cistitis, las infecciones de los riñones y la deshidratación.

❑ Haga ejercicio regularmente. Sin embargo, no monte en bicicleta pues este ejercicio le impone presión a la próstata. Caminar es una buena opción.

❑ Si su próstata ha aumentado de tamaño, tenga cuidado con los remedios para el resfriado y las alergias que se compran sin prescripción médica. Muchos de esos productos contienen ingredientes que pueden empeorar la situación y producir retención de orina.

❑ En lo posible, no se exponga al frío intenso.

ASPECTOS PARA TENER EN CUENTA

❑ Si la próstata está infectada, puede ser necesario seguir un tratamiento con antibióticos y analgésicos.

❑ La hipertrofia de la próstata se puede corregir quirúrgicamente mediante un procedimiento llamado TURP (transurethral resection of the prostate, o resección transuretral de la próstata). En 1990 se practicaron alrededor de trescientos cincuenta mil intervenciones de este tipo en Estados Unidos. En comparación con los medicamentos y otros tratamientos, este procedimiento brinda el doble de probabilidades de obtener alivio a largo plazo. Entre los efectos secundarios están eyaculación retrógrada (el semen es impulsado de regreso a la vejiga) y, en algunos casos, impotencia o incontinencia. Aproximadamente el 15 por ciento de los hombres que se someten a este procedimiento deben volverse a operar en el transcurso de ocho años. Aunque hoy en día hay técnicas quirúrgicas novedosas, incluida una con rayo láser, la resección transuretral de la próstata (TURP) sigue siendo el tratamiento preferido. Este procedimiento no se utiliza para la prostatitis.

❑ El medicamento finasteride (Proscar) se puede utilizar para la hipertrofia moderada de la próstata. Este medicamento bloquea la acción de una enzima que convierte la hormona masculina testosterona en dihidrotestosterona, la cual promueve el desarrollo de tejido prostático. Se ha visto que esta droga aumenta en 30 por ciento el flujo de la orina en los casos estudiados, y que reduce en un 20 por ciento el tamaño de la próstata en más de la mitad de esos casos. Sin embargo, en muchos casos también produce impotencia y reduce la libido. Además, debido a la disminución del tejido prostático puede arrojar resultados falsos en exámenes de sangre para detectar cáncer de próstata.

❑ Tener relaciones sexuales cuando la próstata está infectada e irritada puede aumentar aún más la irritación de la próstata y demorar la recuperación.

❑ La vasectomía, operación que se practica para esterilizar a los hombres, se ha vinculado con trastornos de la próstata e, incluso, con cáncer.

❑ Pese a que los antibióticos se suelen utilizar para tratar la prostatitis, su utilización a largo plazo puede llevar a desarrollar resistencia bacteriana, lo que a su vez exige tomar antibióticos cada vez más potentes y más costosos. Así mismo, esta situación puede aumentar las complicaciones médicas del paciente.

❑ La deficiencia de cinc se ha asociado con hipertrofia de la próstata. El suelo de cultivo generalmente es pobre en cinc, y a menos que los hombres consuman cascarilla de cereales o brewer's yeast, es difícil que obtengan una cantidad adecuada de cinc en la dieta. Entre otras graves deficiencias nutricionales, el alcohol produce deficiencia de cinc. Sin embargo, demasiado cinc (más de 100 miligramos al día) deprime el funcionamiento inmunológico.

❑ La droga inyectable leuprolide (Lupron) tiene la capacidad de reducir el tamaño de la próstata. Entre los efectos secundarios que puede producir esta droga están impotencia, disminución de la libido e, incluso, oleadas de calor. Tome únicamente esta droga si su potencia sexual no le preocupa. Sólo se consigue con prescripción médica.

❑ A partir de los cuarenta años, todos los hombres se deben hacer cada año un examen rectal para detectar posibles problemas de la próstata.

Psoriasis

La psoriasis se manifiesta en forma de parches de escamas plateadas o áreas rojas en las piernas, las rodillas, los brazos, los codos, el cuero cabelludo, los oídos y la espalda. Las uñas de las manos y de los pies pueden perder el brillo y desarrollar crestas y hoyuelos. Este trastorno cutáneo, que suele tener bases genéticas, se asocia con la rápida duplicación de las células de las capas externas de la piel. Estos crecimientos de la epidermis nunca maduran. Mientras que las células cutáneas normales maduran y pasan de las capas basales (inferiores) de la piel a la epidermis en un lapso aproximado de veintiocho días, en la psoriasis este proceso demora aproximadamente ocho días y conduce al desarrollo de parches escamosos que se extienden y cubren áreas cada vez más grandes. La psoriasis no es contagiosa.

Este trastorno de la piel usualmente sigue un patrón en el cual alternan los períodos de exacerbación de los síntomas con los períodos de remisión, y suele comenzar entre los quince y los veinticinco años de edad. Entre otros factores, los ataques pueden ser precipitados por tensión nerviosa, estrés, enfermedades, lesiones, cirugías, cortadas, poison ivy, infecciones virales o bacterianas, quemaduras de sol, uso excesivo de drogas o de alcohol, uso de medicamentos antiinflamatorios no esteroideos, lithium (Eskalith, entre otros), chloroquine (Aralen) y betabloqueadores (una clase de medicamentos que los médicos recetan para las enfermedades cardíacas y la hipertensión arterial). Algunas personas presentan un tipo de artritis similar a la artritis reumatoidea que es difícil de tratar.

La causa de la psoriasis no se conoce, pero puede ser producto de la utilización inadecuada de las grasas por parte del organismo. Este trastorno no es común en países donde la dieta es baja en grasa. Estudios recientes apuntan al posible compromiso del sistema inmunológico. La gente que tiene HIV o AIDS suele sufrir de psoriasis. La acumulación de toxinas en un colon enfermizo también se ha relacionado con la psoriasis.

NUTRIENTES

SUPLEMENTOS	DOSIS SUGERIDAS	COMENTARIOS

Esenciales

Flaxseed oil	Según indicaciones de la etiqueta, 3 veces al día.	Proporciona ácidos grasos esenciales, importantes para combatir todos los trastornos cutáneos.
o		
primrose oil	Según indicaciones de la etiqueta, 3 veces al día.	Ayudan a prevenir la resequedad de la piel.
o		
Ultimate Oil de Nature's Secret	Según indicaciones de la etiqueta.	
Milk thistle		Ver Hierbas más adelante.
Natural beta-carotene	25.000 UI al día.	Protegen el tejido cutáneo. Nota: si tiene diabetes, no utilice estos suplementos. El organismo de las personas diabéticas no puede utilizar el betacaroteno.
o		
carotenoid complex	Según indicaciones de la etiqueta.	
Zinc	50-100 mg al día. No sobrepasar esta dosis.	El metabolismo de la proteína depende del cinc. La proteína es necesaria para la curación. Para mejor absorción, utilizar lozenges de zinc gluconate u OptiZinc.

Muy importantes

Proteolytic enzymes	Según indicaciones de la etiqueta. Tomar entre comidas.	Estimulan la reparación y la síntesis de la proteína.
Selenium	200 mcg al día.	Tiene poderosas propiedades antioxidantes.
Shark cartilage (BeneFin)	Tomar 1 gm al día por cada 15 libras de peso corporal, dividido en 3 tomas. Si no lo tolera por vía oral, administrar por vía rectal en enema de retención.	Inhibe el desarrollo de vasos sanguíneos, lo que detiene la propagación de la psoriasis. El prurito y la escamación desaparecen primero. Luego desaparece el enrojecimiento de manera gradual. Los resultados se empiezan a ver dos o tres meses más tarde.
Vitamin A	Según indicaciones de la etiqueta. Si está embarazada, no debe tomar más de 10.000 UI al día.	Esencial para la salud de la piel y las uñas. Para dosis altas, la emulsión facilita la asimilación y brinda mayor seguridad.
Vitamin B complex	50 mg 3 veces al día.	Necesario para todas las funciones celulares. Las vitaminas del complejo B combaten el estrés y ayudan a preservar la salud de la piel.
más extra vitamin B₁ (thiamine)	50 mg 3 veces al día.	Necesario para la reparación y la curación del tejido cutáneo.
y pantothenic acid (vitamin B₅)	100 mg 3 veces al día.	Favorece el correcto funcionamiento de las glándulas adrenales aliviando el estrés de estas glándulas.
y vitamin B₆ (pyridoxine)	50 mg 3 veces al día.	Ayuda a reducir la retención de líquidos, lo que mantiene controlada la infección.
y vitamin B₁₂	2.000 mcg al día.	Utilizar lozenges o administrar en forma sublingual.
y folic acid	400 mcg al día.	
Vitamin C	2.000-10.000 mg al día.	Importante para la formación de colágeno y de tejido cutáneo. Estimula el sistema inmunológico.
Vitamin D	Según indicaciones de la etiqueta.	Necesario para la curación de la piel y para la absorción del calcio.
Vitamin E	400-1.200 UI al día.	Neutraliza a los radicales libres que le causan daño a la piel. Para facilitar la asimilación, utilizar en emulsión.

Importantes

Kelp	1.000-1.500 mg al día.	Proporciona minerales de manera equilibrada. Buena fuente de yodo.

Provechosos

Herpanacine de Diamond-Herpanacine Associates	Según indicaciones de la etiqueta.	Contiene antioxidantes, aminoácidos y hierbas que promueven la salud general de la piel.
Glutathione	500 mg 2 veces al día con el estómago vacío.	Este poderoso antioxidante inhibe el crecimiento de las células implicadas en la psoriasis.
Lecithin granules	1 cucharada 3 veces al día con las comidas.	Emulsificantes de la grasa. La lecitina también protege las células.
o capsules	1.200 mg 3 veces al día con las comidas.	
o lipotropic factors	200-500 mg al día.	
Multivitamin y mineral complex con	Según indicaciones de la etiqueta.	Necesario para obtener las vitaminas y los minerales básicos.
calcium	1.500 mg al día.	Utilizar una variedad chelate.
y magnesium	750 mg al día.	
VitaCarte de Phoenix Biolabs	Según indicaciones de la etiqueta.	Contiene cartílago puro de bovino, suplemento de demostrada eficacia para mejorar la psoriasis.

HIERBAS

❏ La raíz de burdock, la sarsaparilla y el yellow dock son buenos desintoxicantes.

❏ Las cataplasmas de chaparral, dandelion y yellow dock pueden servir en caso de psoriasis. Ver UTILIZACIÓN DE CATAPLASMAS en la Tercera Parte.

❏ Agréguele al agua de la bañera dos cucharaditas de ginger.

❏ Para reducir el enrojecimiento y la hinchazón, retírese suavemente las escamas con un loofah y aplíquese extracto de goldenseal sin alcohol.

❏ Es útil utilizar lavender en el sauna o en el baño de vapor. Esta hierba combate la inflamación, mitiga la irritación y ayuda a curar la piel.

❑ El silymarin (extracto de milk thistle) aumenta el flujo de bilis y protege el hígado, lo cual es importante para que la sangre permanezca limpia. Tome 300 miligramos tres veces al día.

RECOMENDACIONES

❑ Haga una dieta que consista en un 50 por ciento en alimentos crudos y que incluya abundantes frutas, granos y vegetales. Agréguele también pescado a su dieta.

❑ Incluya abundante fibra en su dieta. La fibra es fundamental para mantener sano el colon. Muchos alimentos que tienen fibra, como apple pectin y psyllium husks, se ligan a las toxinas del intestino y promueven su expulsión en la materia fecal. Siga el programa de limpieza del colon. Mantener limpio el colon reviste la mayor importancia. *Ver* LIMPIEZA DEL COLON en la Tercera Parte.

❑ Utilice suplementos de aceites de pescado, de flaxseed y de primrose. Estos suplementos contienen ingredientes que interfieren la producción y el almacenamiento del arachidonic acid (AA), una sustancia natural que propicia tanto la reacción inflamatoria como el enrojecimiento y la hinchazón de las lesiones de la psoriasis. La carne roja y los productos lácteos contienen AA; por tanto, se deben evitar.

❑ Aplíquese varias veces al día agua de mar en el área afectada, utilizando una bolita de algodón.

❑ Utilice aceites de flaxeed, sesame o soya prensados en frío.

❑ No consuma frutas cítricas, alimentos fritos ni procesados, grasas saturadas (se encuentran en la carne y en los productos lácteos), azúcar ni harina blanca.

ASPECTOS PARA TENER EN CUENTA

❑ No existe cura conocida para la psoriasis. El tratamiento busca reducir los síntomas e implica utilizar ungüentos y cremas para ablandar las escamas, y en retirarlas con suavidad. La terapia con luz ultravioleta a veces retarda la producción de nuevas células cutáneas. Esta terapia se combina en algunas ocasiones con terapia a base de alquitrán; se aplica alquitrán en las placas escamosas, las cuales posteriormente se exponen a la luz ultravioleta. Un tratamiento similar implica utilizar una droga llamada anthralin (Drithocreme, Dritho-Scalp) en lugar de alquitrán, junto con luz ultravioleta para retirar únicamente las escamas y los residuos cutáneos, que pueden ser intensamente pruriginosos.

❑ Los brotes de psoriasis al parecer disminuyen durante los meses de verano. La psoriasis puede desaparecer incluso sin tratamiento, pero cuando la persona ha sufrido de este trastorno, siempre existe la posibilidad de que lo vuelva a presentar.

❑ Estudios recientes llevan a pensar que la rápida formación de las células que es característica de la psoriasis se podría atribuir tanto a problemas de regulación de las prostaglandinas, como a deficiencia de azufre y de ácidos grasos. En un estudio efectuado en el Marselisborg Hospital de Dinamarca, el Dr. Knud Kragballe utilizó una mezcla de ácidos grasos omega-3 y omega-6 para tratar pacientes de psoriasis. Al terminar el período de prueba de doce semanas se observó una mejoría

moderada en las condiciones cutáneas de la mayoría de los casos. Hay investigadores que no están de acuerdo, pero nosotros hemos encontrado que la suplementación con ácidos grasos es beneficiosa para las afecciones cutáneas.

❑ La droga methotrexate (que venden con el nombre comercial de Rheumatrex) es eficaz para la psoriasis severa. No obstante, esta droga puede causarle daño al hígado, especialmente cuando se utiliza durante períodos prolongados. La droga hydroxyurea (Hydrea) y los medicamentos llamados retinoids (retinoides) están bajo estudio en la actualidad. La terapia con cyclosporine (Sandimmune) ha sido probada con buenos resultados. Una investigación realizada en la Boston University sobre la droga calcitriol (Rocaltrol) reveló que brinda mejoría cuando se aplica directamente en la piel. Todas estas drogas tienen efectos secundarios potencialmente graves.

❑ El congelamiento con nitrógeno líquido de lesiones de tamaño moderado se ha probado con éxito en pacientes de psoriasis.

❑ Los médicos suelen prescribir para la psoriasis cremas de cortisone, que evitan la multiplicación de las células cutáneas. Sin embargo, su utilización a largo plazo vuelve la piel delgada y delicada.

❑ Un parche cutáneo llamado Actiderm, que produce la compañía ConvaTec/Squibb, se puede aplicar sobre la mayoría de los medicamentos tópicos para la psoriasis, especialmente sobre ungüentos esteroides (cortisone), para aumentar su eficacia. El parche permite obtener mejores resultados con esteroides más suaves y con dosis menores.

❑ El ungüento activado de vitamina D_3 (Dovonex), que requiere prescripción médica, ha producido buenos resultados en personas con formas severas de psoriasis.

❑ El medicamento etretinate (Tegison), un retinoide que se utiliza para casos difíciles de psoriasis, puede provocar espolones óseos en las rodillas y en los tobillos. Un estudio encontró que el 84 por ciento de las personas que utilizaron esta droga durante cinco años presentaban crecimientos óseos que les ocasionaban regidez y restricción del movimiento.

❑ La terapia con luz ultravioleta de onda larga se ha utilizado eficazmente para tratar la psoriasis, pero puede aumentar la probabilidad de cáncer de piel. Exponerse al sol entre quince minutos y media hora (no más) puede reducir la escamación y el enrojecimiento. Una droga líquida llamada methoxsalen (Oxsoralen-Ultra) también se utiliza ampliamente.

❑ Algunos investigadores consideran que el cartílago de tiburón es eficaz para el tratamiento de la psoriasis, sin el riesgo de toxicidad que conllevan los medicamentos corrientes. No obstante, es necesario estudiar más a fondo los efectos que produce el cartílago de tiburón.

❑ Para mayor información sobre la psoriasis, comuníquese con la National Psoriasis Foundation, 6600 SW 92nd Avenue, Suite 300, Portland, OR 97223; teléfonos 800-723-9166 ó 503-244-7404.

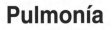

Pulmonía

Ver NEUMONÍA.

Quemaduras

Dependiendo de su severidad, las quemaduras se clasifican en tres grupos. Las quemaduras de primer grado afectan únicamente a la capa externa de la piel y causan enrojecimiento y sensibilidad al tacto. Las quemaduras de sol generalmente son de primer grado. Las quemaduras de segundo grado comprometen parte de las capas internas de la piel y se caracterizan por enrojecimiento, aparición de vesículas y dolor agudo. Las quemaduras de tercer grado destruyen todo el grosor de la piel y pueden afectar, incluso, al músculo. La piel se puede enrojecer, o puede adquirir una coloración blancuzca o amarillenta. Otra posibilidad es que la piel se vea curtida y negra. Usualmente este tipo de quemadura produce muy poco dolor, o ninguno, porque los nervios de la piel resultan gravemente afectados.

Cuando se ha administrado el tratamiento local apropiado, los siguientes nutrientes son importantes para acelerar la curación.

NUTRIENTES

SUPLEMENTOS	DOSIS SUGERIDAS	COMENTARIOS
Muy importantes		
Colloidal silver	Aplicar tópicamente, según indicaciones de la etiqueta.	Antibiótico y desinfectante natural. Promueve la curación.
Free-form amino acid complex	Según indicaciones de la etiqueta.	Importante para la curación de los tejidos.
Potassium	99 mg al día.	Necesario para reemplazar el potasio perdido a causa de las quemaduras.
Vitamin A	100.000 UI al día por 1 mes. Luego reducir hasta 50.000 UI al día. Si está embarazada, no debe tomar más de 10.000 UI al día.	Necesario para la reparación de los tejidos. Para dosis altas, la emulsión facilita la asimilación y brinda mayor seguridad.
más natural beta-carotene o	25.000 UI al día.	Antioxidantes y precursores de la vitamina A.
carotenoid complex (Betatene)	Según indicaciones de la etiqueta.	
Vitamin B complex	100 mg al día con las comidas.	Importante para la curación del tejido cutáneo.
más extra vitamin B$_{12}$	1.000 mcg 2 veces al día.	Necesario para la síntesis de la proteína y para la formación de las células. Utilizar lozenges o administrar en forma sublingual.
Vitamin C con bioflavonoids	10.000 mg inmediatamente después de la quemadura; luego 2.000 mg 3 veces al día mientras se cura.	Estos antioxidantes son esenciales para la formación del colágeno y promueven la curación de las quemaduras.
Vitamin E	Empezar con 600 UI al día y aumentar poco a poco hasta 1.600 UI al día. Cuando la quemadura empiece a sanar, aplicar también el aceite de una cápsula directamente en la cicatriz.	Necesario para la curación y para prevenir la cicatrización.
Zinc	30 mg 3 veces al día. No tomar más de 100 mg al día de todos los suplementos.	Necesario para la curación de los tejidos.
Importantes		
Essential fatty acids (flaxseed oil y primrose oil son buenas fuentes)	Según indicaciones de la etiqueta.	Aceleran la curación.
Selenium	200 mcg al día.	Necesario para la elasticidad de los tejidos. Brinda protección antioxidante a nivel celular.
Provechosos		
Calcium y	1.500 mg al día.	Favorece la salud de la piel.
magnesium y	750 mg al día.	La pérdida de fluidos corporales aumenta los requerimientos de magnesio.
vitamin D	400 UI al día.	Necesario para la absorción del calcio.
All-Purpose Bactericide Spray de Aerobic Life Industries	Aplicar tópicamente, según indicaciones de la etiqueta.	Destruye las bacterias y previene la infección.
Coenzyme Q$_{10}$	100 mg al día.	Favorece la circulación y la curación de los tejidos.
Germanium	200 mg al día.	Favorece la circulación y la curación de los tejidos.
Infla-Zyme Forte de American Biologics	Según indicaciones de la etiqueta. Tomar entre comidas.	Reduce la inflamación.

HIERBAS

❑ Para aliviar el dolor y acelerar la curación, se puede aplicar aloe vera en pulpa, en gel o en líquido.

❑ El goldenseal es un antibiótico natural que ayuda a prevenir la infección.

Advertencia: No se debe tomar goldenseal todos los días durante más de una semana seguida, y se debe evitar durante el embarazo. Si tiene antecedentes de enfermedad cardiovascular, diabetes o glaucoma, use esta hierba sólo con supervisión médica.

❑ Las hierbas bayberry, sweet gum y white oak bark, así como también el té negro o verde, las hojas de blackberry y las hojas de sumac contienen ácido tánico, que se utiliza en algunas clínicas para quemaduras superficiales que han empezado a sanar. Estas hierbas se pueden consumir en té o se pueden utilizar para hacer compresas.

❑ El horsetail y el slippery elm contribuyen a la curación del tejido cutáneo.

RECOMENDACIONES

❑ Si sospecha que ha sufrido una quemadura de tercer grado, visite inmediatamente a su médico o vaya a la sala de emergencias del hospital más cercano. No haga ningún esfuerzo por tratarse usted mismo la quemadura, no se retire ropa que esté pegada en el área afectada y no se coloque hielo ni agua en la quemadura. Las quemaduras de tercer grado requieren tratamiento profesional.

❑ Para reducir el dolor y la hinchazón, enfríe de inmediato cualquier quemadura de primer grado o de segundo grado. Sumerja el área afectada en agua fría del grifo, o aplíquese compresas frías durante diez minutos como mínimo. *No* utilice agua helada y no suspenda este primer tratamiento de manera prematura. Mientras se enfría la quemadura, quítese los anillos, las pulseras, el reloj de pulsera, el cinturón y todo lo que pudiera constreñir el área lesionada apenas empiece a hincharse.

❑ Para retirar de la piel alquitrán o cera calientes, la sustancia se debe endurecer utilizando agua helada. Este procedimiento también sirve cuando se trata de plástico derretido.

❑ Después de enfriar la quemadura, para mitigar el dolor y promover la curación aplíquese gel de aloe vera o un producto como Burn Gel, de Aerobic Life Industries, que contiene aloe vera. No se aplique en la quemadura aceites, ungüentos grasosos ni mantequilla. No se reviente las ampollas.

❑ Mientras su organismo se esté recobrando de una quemadura — especialmente de una quemadura de segundo o de tercer grado — modifique su dieta para suministrarle una buena cantidad de proteína y un total de cinco mil a seis mil calorías por día. Esto es necesario para la reparación y la curación de los tejidos.

❑ Esté atento a las señales de infección y a la presencia de olor, pus o enrojecimiento excesivo en el área afectada por la quemadura. Protéjase la lesión de la exposición al sol.

❑ Tome abundantes líquidos durante todo el proceso de curación.

❑ Para minimizar la inflamación y promover la curación, mantenga elevada el área quemada. Esto reviste particular importancia cuando se trata de las manos, los pies o las piernas.

❑ Mantenga la quemadura cubierta *ligeramente* para minimizar la probabilidad de contraer una infección bacteriana.

❑ Agréguele a un quart de agua fría una cucharada de vitamina C en polvo y aplíquesela en el sitio de la quemadura con un atomizador. Se ha observado que esto agiliza la curación. O aplíquese cataplasmas frías de clay. *Ver* UTILIZACIÓN DE CATAPLASMAS en la Tercera Parte.

❑ Si el área de la quemadura empieza a infectarse, aplíquese miel tres veces al día después de lavársela suavemente con hydrogen peroxide.

ASPECTOS PARA TENER EN CUENTA

❑ Para una quemadura de tercer grado es posible que el médico le formule crema de silver sulfadiazine (Silvadene). Aunque es raro que ocurra, se pueden presentar reacciones al silver sulfadiazine.

❑ Para quemaduras muy severas o en sitios muy sensibles, el tratamiento médico puede incluir antibióticos, debridamiento para retirar el tejido muerto e hidroterapia para ablandar la piel muerta. Además, puede requerir terapia física o entablillar el área afectada para evitar contracturas.

❑ En caso de quemaduras severas, la terapia con oxígeno hiperbárico se usa para reducir el edema, la cicatrización y las contracturas. Este tratamiento también ayuda a que el injerto de piel pegue (*ver* TERAPIA DE OXÍGENO HIPERBÁRICO en la Tercera Parte).

❑ Un estudio publicado por la revista médica *Journal of Burn Care and Rehabilitation* sobre los efectos de la terapia con dosis altas de vitamina C para las quemaduras de tercer grado llegó a la conclusión de que tras sufrir una quemadura grave se debe empezar a tomar vitamina C de inmediato (*ver en* Nutrientes en esta sección).

❑ Se ha informado que aplicar dimethylsulfoxide (DMSO) — un subproducto del procesamento de la madera — en el área quemada reduce notablemente el dolor y promueve la curación.

Nota: Sólo se debe utilizar el DMSO que se consigue en los health food stores. El DMSO commercial-grado que venden en otro tipo de tiendas no sirve para fines curativos. Utilizar DMSO puede producir un olor corporal a ajo; no obstante, este efecto es transitorio y no debe ser motivo de preocupación.

❑ *Ver tambén* QUEMADURAS DE SOL en la Segunda Parte.

❑ *Ver también* CONTROL DEL DOLOR en la Tercera Parte.

Quemaduras de sol

Las quemaduras de sol, o eritema solar, se producen por la excesiva exposición a los rayos ultravioleta (UV) del sol. La cantidad de exposición al sol que se requiere para que se produzca una quemadura depende de cada individuo, de la ubicación geográfica y de las condiciones atmosféricas, entre otros factores.

La mayor parte de las quemaduras de sol son de primer grado. Este tipo de quemadura enrojece la piel, la calienta y la vuelve anormalmente sensible al tacto. Dependiendo de la severidad de la quemadura y del tipo de piel, la quemadura puede evolucionar y convertirse en un bronceado, o el individuo puede quemarse y descamarse. Una quemadura de sol más severa puede ser de segundo grado y causar enrojecimiento extremo, hinchazón, dolor e, incluso, ampollas. Las ampollas indican que la quemadura no se limita a la capa superficial de la piel sino que es más profunda, y que ha ocasionado daño y exudación de fluidos de las células de las capas inferiores de la piel. Esto da por resultado erupciones y grietas cutáneas que permiten la entrada de bacterias y otros organismos infecciosos. En los casos más graves, la quemadura se presenta junto con escalofrío, fiebre, náuseas y/o delirio.

Las personas de piel clara son más propensas a las quemaduras de sol que las personas de piel más oscura; no obstante, sin importar el color de la piel el individuo se quema si se expone lo suficiente al sol. Los síntomas no aparecen necesariamente mientras la persona está expuesta al sol; pueden presentarse entre una y veinticuatro horas más tarde y suelen alcanzar su punto máximo entre dos y tres días después.

Debido al desgaste de la capa de ozono de la tierra, hoy en día existe gran preocupación en torno a los efectos de la exposición al sol. La capa de ozono actúa de escudo protector contra los rayos ultravioleta más perjudiciales; sin embargo, cada vez está más delgada y en muchos sitios presenta agujeros de diversos tamaños. Esta situación aumenta la probabilidad de sufrir quemaduras de sol, así como cáncer de piel.

NUTRIENTES

SUPLEMENTOS	DOSIS SUGERIDAS	COMENTARIOS
Importantes		
Cell Guard de Biotec Foods	Según indicaciones de la etiqueta.	Proporciona gran cantidad de antioxidantes que protegen y nutren las células.
Coenzyme Q$_{10}$	60 mg al día.	Este neutralizador de los radicales libres aumenta el aporte de oxígeno a las células.
Colloidal silver	Aplicar tópicamente, según indicaciones de la etiqueta.	Este antiséptico previene la infección, controla la inflamación y promueve la curación.
Concentrace de Trace Minerals Research	Según indicaciones de la etiqueta.	Nutre la piel proporcionándole los microminerales necesarios.
Dimethylglycine (DMG) (Aangamik DMG de FoodScience Labs)	Según indicaciones de la etiqueta.	Aumenta la oxigenación de los tejidos.
Free-form amino acid complex	Según indicaciones de la etiqueta.	Suministra proteína, necesaria para la reparación de los tejidos.
Herpanacine de Diamond-Herpanacine Associates	Según indicaciones de la etiqueta.	Promueve la salud de la piel, desintoxica el organismo y aumenta la inmunidad.
L-Cysteine	500 mg al día con el estómago vacío. Tomar con agua o jugo. No tomar con leche. Para mejor absorción, tomar con 50 mg de vitamina B$_6$ y 1.500 mg de vitamina C.	Promueve la curación de las quemaduras.
Multivitamin y mineral complex	Según indicaciones de la etiqueta.	Todos los nutrientes son necesarios de manera equilibrada.
Potassium	99 mg al día.	Se debe reemplazar el potasio perdido por las quemaduras del sol.
Vitamin C con bioflavonoids	10.000 mg o más al día.	Necesario para la curación y la reparación de los tejidos. Reduce la cicatrización. Utilizar calcium ascorbate.
Vitamin A y vitamin E	100.000 UI al día por 2 semanas. Luego reducir hasta 50.000 UI al día mientras se cura. Si está embarazada, no debe tomar más de 10.000 UI al día. Empezar con 100 UI al día y aumentar poco a poco hasta 1.600 UI al día hasta curarse.	Destruyen los radicales libres que se liberan con la exposición al sol. Favorecen la curación y la reparación de los tejidos.
o AE Mulsion Forte de American Biologics	Según indicaciones de la etiqueta.	Contiene vitaminas A y E en emulsión, una presentación que agiliza el ingreso al organismo. Para dosis altas, la emulsión facilita la asimilación y brinda mayor seguridad.
más natural carotenoid complex (Betatene)	Según indicaciones de la etiqueta.	Neutraliza a los radicales libres. Aumenta la inmunidad.
Provechosos		
All-Purpose Bactericide Spray de Aerobic Life Industries	Aplicar tópicamente, según indicaciones de la etiqueta.	Disminuye el riesgo de infección destruyendo las bacterias de la piel.
Aloe vera		*Ver* Hierbas más adelante.
Calcium y magnesium	2.000 mg al día. 1.000 mg al día.	Necesarios para el correcto equilibrio del pH y para la utilización del potasio. Reducen el estrés de los tejidos.
Essential fatty acids (primrose oil y Ultimate Oil de Nature´s Secret son buenas fuentes)	Según indicaciones de la etiqueta.	Necesarios para la curación de los tejidos.
Silica o horsetail	Según indicaciones de la etiqueta.	Proporciona silicio, necesario para la reparación del tejido cutáneo. *Ver* Hierbas más adelante.
Vitamin B complex	100 mg al día con las comidas.	Importante para la curación de los tejidos, en especial los que han sufrido quemaduras serias. Es más eficaz en forma sublingual. Necesario para el metabolismo de la proteína.
más extra vitamin B$_6$ (pyridoxine) y para-aminobenzoic acid (PABA)	50 mg 3 veces al día con las comidas. 25 mg al día con las comidas.	Beneficioso para proteger la piel.
Vitamin E oil u ointment	Cuando la quemadura haya empezado a curar, aplicar tópicamente en el área afectada 3-4 veces al día.	Promueven la curación y ayudan a prevenir las cicatrices. Comprar aceite o ungüento de vitamina E, o aplicar el aceite de una cápsula.

Zinc	100 mg al día por 1 mes. Luego reducir hasta 50 mg al día. No tomar más de 100 mg al día.	Estimula el sistema inmunológico y favorece la curación de los tejidos. Para mejor absorción, utilizar lozenges de zinc gluconate u OptiZinc.

HIERBAS

❑ El aloe vera es un tratamiento extraordinariamente eficaz para cualquier clase de quemadura. Incluso algunos hospitales utilizan esta hierba en su sección de quemados. El aloe vera mitiga el malestar, acelera la curación y alivia la sequedad porque humedece la piel. Aplíquese suavemente una capa delgada de gel de aloe vera en el área afectada por la quemadura de sol. Repita el procedimiento cada hora mientras el dolor persista. Un remedio aún más eficaz es sacar la pulpa de la planta y aplicarla directamente en el área afectada. Si decide utilizar algún producto comercial de aloe vera, asegúrese de que no contenga aceite mineral, ceras de parafina, alcohol ni colorantes.

❑ Aplíquese un emplasto de flores de caléndula y St. Johswort sobre las áreas quemadas. Estas dos hierbas tienen propiedadesd antisépticas, calman el dolor de las quemaduras y promueven la curación de las heridas cutáneas.

❑ Los baños de hierbas minimizan el dolor y el ardor. Prepare una bañera con agua tibia y agréguele seis tazas de té de chamomile o seis gotas de aceite de chamomile. Permanezca en la bañera durante treinta minutos, o más. El aceite de lavender también es provechoso y se puede utilizar en lugar del aceite de chamomile.

❑ Prepare una buena cantidad de té fuerte de comfrey o de gotu kola y déjelo enfriar. Sature un trozo de algodón estéril en el té y haga una compresa. Aplíquese la compresa en el área afectada y déjesela durante treinta minutos.

Nota: El comfrey sólo se recomienda para uso externo.

❑ El horsetail es buena fuente de sílice, un compuesto de silicio y oxígeno que es provechoso para la reparación de los tejidos.

❑ Para curar las quemaduras de sol y otras irritaciones cutáneas es bueno aplicarse una crema que contenga por lo menos 5 por ciento de aceite de tea tree.

RECOMENDACIONES

❑ Consuma alimentos ricos en proteínas para promover la reparación de los tejidos, y frutas y vegetales crudos por su aporte de vitaminas y minerales necesarios.

❑ Tome muchos líquidos; las quemaduras de sol deshidratan el organismo.

❑ Para aliviar rápidamente el dolor que ocasionan las quemaduras de sol, aplíquese compresas de agua fría o cataplasmas frías de clay. *Ver* UTILIZACIÓN DE CATAPLASMAS en la Tercera Parte. Otra opción es disolver una libra de baking soda en una bañera de agua fría y permanecer en la bañera durante treinta minutos. Los tratamientos a base de hierbas que se acaban de describir también son excelentes para aliviar el dolor y el ardor.

❑ Evite estrictamente exponerse al sol mientras la quemadura no haya curado por completo.

❑ Cuando de quemaduras de sol se trata, prevenir es mucho mejor que curar. Aun cuando la mayoría de las quemaduras de sol son leves y sanan sin ayuda, algunos estudios han revelado que la exposición excesiva al sol se relaciona estrechamente con el cáncer de piel. Tome medidas para evitar quemarse:

• No salga al aire libre entre las 10:00 de la mañana y las 3:00 de la tarde.

• Cuando vaya a salir al aire libre, protéjase del sol utilizando sombrero, ropa que cubra al máximo el cuerpo y gafas con protección contra los rayos UV. La ropa más adecuada es la liviana, de colores claros y de materiales tupidos para impedir el paso de los rayos solares.

• Aplíquese siempre filtro antisolar, o sunscreen, en todas las áreas de la piel que vayan a estar expuestas al sol. El filtro antisolar debe tener un SPF (sun protection factor, o factor de protección solar) de 15, o más. Repita este procedimiento cada tres o cuatro horas, o más a menudo si perspira o si va a nadar.

• Para evitar que los radicales libres le deterioren la piel, agréguele a su filtro antisolar vitamina A, vitamina C, vitamina E y selenio (el contenido de una cápsula de cada uno). Para prevenir las arrugas, después de exponerse al sol agréguele estos antioxidantes a cualquier crema que vaya a utilizar.

• No olvide sus labios, ya que también son susceptibles a las quemaduras de sol. Utilice un producto antisolar especial para los labios, y otro especial para la cara y el cuerpo. Elija siempre productos que contengan ingredientes naturales, como aloe vera y vitamina E. Sin duda, su health food store vende estos productos en cómodas barras.

• No juzgue la intensidad de los rayos solares con base en el clima. En días nublados se requiere la misma protección antisolar, pues aproximadamente el 80 por ciento de los rayos ultravioleta del sol atraviesan las nubes. La reverberación de los rayos del sol en el agua, en el metal, en la arena o en la nieve aumenta — o, incluso, duplica — la cantidad de rayos ultravioleta que se absorben. En días oscuros o nublados es necesario protegerse de la misma manera que en días soleados.

• Para prevenir la deshidratación, tome mucha agua cuando esté al aire libre.

• Si quiere broncearse, empiece exponiéndose al sol solamente durante quince minutos y aumente el tiempo de exposición poco a poco sin aumentar más de quince minutos cada vez. De esta manera se evitan las quemaduras de sol y el bronceado dura más.

• Si usted está tomando algún medicamento, pregúntele a su médico o a su farmacéutico si aumenta la sensibilidad al sol.

ASPECTOS PARA TENER EN CUENTA

❑ Los médicos suelen recetar tretinoin (ácido de vitamina A), el ingrediente activo del medicamento Retin-A, para reparar la piel que ha sufrido daño a causa de la exposición al sol. Este producto requiere prescripción médica. Sin embargo, utilizar tretinoin aumenta significativamente la susceptibilidad de la piel a sufrir daño adicional a causa del sol. Si usted utiliza este medicamento, apliquese *siempre* un filtro antisolar con un SPF alto y evite en lo posible exponerse al sol. Este producto no se debe utilizar durante el embarazo pues puede producir defectos congénitos.

❏ Para una quemadura severa es posible que el médico formule crema de silver sulfadizine (Silvadene) y/o antibióticos para prevenir la infección, debridamiento para retirar el tejido muerto y/o hidroterapia para ablandar la piel muerta. Dependiendo de la ubicación y de la extensión de la quemadura, el médico también podría prescribir terapia física para preservar la flexibilidad de los músculos, pues las contracturas musculares son frecuentes cuando la piel sufre daño y se contrae.

❏ La dermatitis de Berlock es una reacción excesiva al sol producida por el aceite de bergamot, un ingrediente muy común de los perfumes, las pomadas y las colonias.

Quistes sebáceos

Los quistes sebáceos son crecimientos cutáneos que contienen una mezcla de sebo (grasa) y proteínas de la piel. Por lo general aparecen como protuberancias pequeñas y de lento crecimiento en la cara, el cuero cabelludo o la espalda. Las espinillas son, en realidad, quistes sebáceos.

Aunque estos nódulos se sienten firmes al tacto, se mueven y no duelen, excepto cuando se infectan. Cuando esto ocurre, se presenta enrojecimiento e hinchazón, y el área afectada se vuelve sumamente sensible al tacto. Los quistes sebáceos son benignos, pero pueden convertirse en focos de infección crónica, especialmente de origen bacteriano. La infección crónica puede dar lugar al desarrollo de abscesos.

NUTRIENTES

SUPLEMENTOS	DOSIS SUGERIDAS	COMENTARIOS
Muy importantes		
Primrose oil	1.000 mg 3 veces al día.	Provechoso para curar la mayoría de las afecciones cutáneas.
Vitamin B complex más extra vitamin B$_{12}$	Según indicaciones de la etiqueta. 100 mg 3 veces al día.	Estas vitaminas combaten el estrés y el envejecimiento. Necesarias para la salud de la piel.
Vitamin A más natural beta-carotene	25.000 UI al día por 3 meses. Luego reducir hasta 15.000 UI al día. Si está embarazada, no debe tomar más de 10.000 UI al día. Según indicaciones de la etiqueta.	Necesario para la curación y para la formacion de nuevo tejido cutáneo. El organismo utiliza este suplemento para producir vitamina A según la necesidad.

Importantes		
Garlic (Kyolic)	2 cápsulas 3 veces al día con las comidas.	Combate la infección.
Kelp	1.000-1.500 mg al día.	Proporciona un buen equilibrio de minerales necesarios para el buen tono de la piel.
Zinc	50 mg al día. No tomar más de 100 mg al día de todos los suplementos.	Repara los tejidos y mejora la respuesta inmunológica. Para mejor absorción, utilizar lozenges de zinc gluconate u OptiZinc.

Provechosos		
Aloe vera		*Ver* Hierbas más adelante.
Superoxide dismutase (SOD)	Según indicaciones de la etiqueta.	Destruye los radicales libres.

HIERBAS

❏ El aloe vera es una hierba calmante y curativa. Apliquese gel de aloe vera puro en el área afectada de acuerdo con las indicaciones de la etiqueta.

❏ La raíz de burdock y el red clover son poderosos purificadores de la sangre.

❏ El milk thistle le ayuda al hígado a limpiar la sangre.

❏ Para combatir la infección, apliquese tópicamente extracto de goldenseal o aceite de tea tree.

RECOMENDACIONES

❏ Evite las grasas, especialmente las saturadas, y todos los alimentos fritos. También debe evitar el alcohol, los productos lácteos, la cafeína, el queso, el chocolate, la cocoa, los huevos, el pescado, la carne, la sal y el azúcar.

❏ Ayune. *Ver* AYUNOS en la Tercera Parte.

❏ Si el quiste se agranda o se infecta, hable con su médico sobre la conveniencia de extirparlo. Por lo regular, éste es un procedimiento sencillo que se realiza en el consultorio del médico con anestesia local.

❏ Si el médico le formula algún antibiótico para una infección severa y/o extensa, no deje de tomar algún suplemento de acidophilus para reemplazar las bacterias "amigables" que se pierden al tomar antibióticos.

ASPECTO PARA TENER EN CUENTA

❏ *Ver también* PIEL GRASOSA en la Segunda Parte.

Radiación, trastornos producidos por la

Ver TRASTORNOS PRODUCIDOS POR LA RADIACIÓN.

Raquitismo/Osteomalacia

El raquitismo y la osteomalacia son los términos con los cuales se designa la enfermedad causada por deficiencia de vitamina D. En los niños, la enfermedad se llama raquitismo y se origina bien en una ingesta insuficiente de vitamina D, o bien en muy poca exposición a la luz solar (la luz del sol permite que la vitamine D se sintetice en la piel). A su vez, la falta de vitamina D afecta a la capacidad del organismo de absorber el calcio y el fósforo. Entre los primeros síntomas están nerviosismo, espasmos musculares dolorosos, calambres en las piernas y adormecimiento de las extremidades. Con el tiempo se producen deformaciones óseas debido al reblandecimiento de los huesos: las piernas se arquean, las rodillas se juntan, se desarrolla escoliosis (desviación notoria de la columna vertebral), la caja torácica se estrecha, el esternón se vuelve protuberante y/o se desarrolla rosario raquítico. Otras consecuencias del raquitismo son demora en caminar, caries, irritabilidad, inquietud y sudoración profusa.

En los adultos, la enfermedad producida por deficiencia de vitamina D se llama osteomalacia y se suele relacionar con la incapacidad del organismo de absorber adecuadamente la vitamina D. Se presenta con más frecuencia en las mujeres embarazadas y lactantes, cuyos requerimientos nutricionales son superiores a lo normal, o en personas con problemas de absorción de los nutrientes. También puede afectar a los individuos que no se exponen lo suficiente al sol, o cuyas dietas son tan bajas en grasa que su organismo no puede elaborar la cantidad necesaria de bilis ni aborber la vitamina D. El diagnóstico de la osteomalacia es difícil y a menudo se confunde con la osteoporosis.

A menos que se especifique otra cosa, las dosis recomendadas en esta sección son para adultos. A los jóvenes de doce a diecisiete años se les debe administrar el equivalente a tres cuartas partes de la cantidad recomendada; a los niños de seis a doce años, la mitad y a los menores de seis años, la cuarta parte.

NUTRIENTES

SUPLEMENTOS	DOSIS SUGERIDAS	COMENTARIOS
Esenciales		
Boron	3 mg al día. No sobrepasar esta dosis.	Aumenta la absorción del calcio.
Calcium	1.500 mg al día.	Necesario para restaurar los minerales de los huesos. No utilizar bone meal o dolomite como fuentes de calcio, porque pueden contener plomo.
Phosphorus	Según indicaciones de la etiqueta.	Necesario para la formación de huesos y dientes.
Silica	500 mg al día.	Proporciona silicio, que fortalece los huesos y el tejido conectivo. Ayuda a la absorción del calcio.
Vitamin D	400-600 UI al día. No sobrepasar esta dosis.	Necesario para la utilización del calcio y del fósforo.
Importantes		
Betaine hydrochloride (HCl)	Según indicaciones de la etiqueta.	Necesario para una correcta digestión.
Cod liver oil	Según indicaciones de la etiqueta.	Buena fuente de vitaminas A y D.
Multivitamin y mineral complex más extra vitamin B₁₂	Según indicaciones de la etiqueta. 300 mcg al día.	Si tiene problemas de absorción, utilice cantidades más altas de todas las vitaminas y minerales.
Proteolytic enzymes	Según indicaciones de la etiqueta. Tomar entre comidas.	Importantes para la digestión.
Vitamin A	10.000 UI al día.	Necesario para el crecimiento.
Zinc	30 mg al día.	Necesario para la absorción del calcio. Para mejor absorción, utilizar lozenges de zinc gluconate u OptiZinc.

HIERBAS

❑ La raíz de dandelion, el horsetail, el nettle y el oat straw promueven el fortalecimiento de los huesos y son buenas fuentes de calcio y de magnesio.

RECOMENDACIONES

❑ Cambie de dieta. Consuma más frutas y vegetales crudos, nueces y semillas crudas, yogur y cottage cheese. Es esencial que su dieta sea rica en calcio.

❑ No consuma azúcar, junk foods ni bebidas carbonatadas.

❑ Hágase practicar un análisis de cabello para comprobar si tiene deficiencias minerales. *Ver* ANÁLISIS DEL CABELLO en la Tercera Parte.

❑ Esté alerta en caso de que un hijo suyo presente alguna alergia severa, enfermedad celíaca, ásma, bronquitis o problemas de colon, ya que pueden llevar a problemas de absorción. Al principio es difícil detectar los problemas de absorción, porque el crecimiento y el peso del niño no se ven afectados.

ASPECTOS PARA TENER EN CUENTA

❑ Es importante hacerse pruebas para detectar posibles alergias a los alimentos.

❑ En el comercio se consiguen varios suplementos que contienen muchos de los nutrientes que se recomendaron en la tabla anterior. Productos eficaces para promover el desarrollo sano de los huesos son Bone Builder, de Ethical Nutrients, Bone Defense, de KAL, Bone Support, de Synergy Plus, Cal Apatite, de Metagenics y Joint Support, de Now Foods.

❑ *Ver también* OSTEOPOROSIS en la Segunda Parte.

Rash

Ver ERUPCIONES DE LA PIEL.

Raynaud, fenómeno de

Ver FENÓMENO DE RAYNAUD.

Rechinamiento de los dientes

Ver BRUXISMO.

Resfriado común

Existen más de doscientos virus que pueden producir resfriado común, una infección del tracto respiratorio superior. Entre los conocidos síntomas del resfriado común están congestión, dolor de garganta, tos, dolor de cabeza, fiebre, agitación, estornudos, lagrimeo y dolores en el cuerpo. La mayor parte de los resfriados desaparecen por sí solos en un lapso de siete a diez días, pero en algunas ocasiones el resfriado conduce a enfermedades más graves, como bronquitis, neumonía o influenza.

Se calcula que a los adultos saludables les dan, en promedio, dos resfriados por año. A los niños por lo regular les dan más, porque su sistema inmunológico no está maduro y no han desarrollado inmunidad contra muchos virus productores de este mal. Los resfriados frecuentes en las personas adultas pueden ser señal de que su sistema inmunológico no está funcionando correctamente.

NUTRIENTES

SUPLEMENTOS	DOSIS SUGERIDAS	COMENTARIOS
Esenciales		
ACES + Zinc de Carlson Labs	Según indicaciones de la etiqueta.	Contiene vitaminas A, C y E, además de los minerales selenio y cinc.
Echinacea y goldenseal		*Ver* Hierbas más adelante.
Vitamin A	15.000 UI al día. Si está embarazada, no debe tomar más de 10.000 UI al día.	Favorece la curación de las membranas mucosas inflamadas y fortalece el sistema inmunológico.
más natural beta-carotene o	15.000 UI al día.	Antioxidantes y precursores de la vitamina A.
carotenoid complex (Betatene)	Según indicaciones de la etiqueta.	
Vitamin C	5.000-20.000 mg al día divididos en varias tomas. *Ver* FLUSH DE ÁCIDO ASCÓRBICO en la Tercera Parte.	Combate los virus que producen resfriado. A los niños se les debe dar vitamina C buffered o calcium ascorbate.
Zinc lozenges (Ultimate Zinc-C Lozenges de Now Foods)	Para adultos y niños, tomar durante 3 días 1 lozenge de 15 mg cada 3 horas durante la vigilia. Luego 1 lozenge cada 4 horas por 1 semana. No tomar más de 100 mg al día de todos los suplementos.	Estimulan el sistema inmunológico. Mantener a la mano y utilizar cuando se presenten los primeros síntomas de resfriado.
Importantes		
Free-form amino acid complex	Según indicaciones de la etiqueta.	Suministra la proteína necesaria.
Garlic (Kyolic)	2 cápsulas 3 veces al día.	Antibiótico natural y estimulante del sistema inmunológico.
L-Lysine	500 mg al día con el estómago vacío. Tomar con agua o jugo. No tomar con leche. Para mejor absorción, tomar con 50 mg de vitamina B_6 y 100 mg de vitamina C.	Ayuda a destruir los virus y a prevenir los fuegos en el área de la boca. *Ver* AMINOÁCIDOS en la Primera Parte. *Advertencia:* no se debe tomar lisina por más de seis meses seguidos.
Provechosos		
Acidophilus o	Según indicaciones de la etiqueta. Tomar con el estómago vacío.	Reemplaza las bacterias "amigables".
Bifido Factor de Natren o	Según indicaciones de la etiqueta.	Para adultos.
LifeStart de Natren	Según indicaciones de la etiqueta.	Para niños.
Fenu-Thyme de Nature´s Way		*Ver* Hierbas más adelante.
Maitake o shiitake o reishi	Según indicaciones de la etiqueta. Según indicaciones de la etiqueta. Según indicaciones de la etiqueta.	Estos hongos tienen propiedades antivirales y estimulantes del sistema inmunológico.
Multimineral complex o kelp	Según indicaciones de la etiqueta. 1.800-3.600 mg al día.	Minerales necesarios para la curación y para la respuesta inmunológica. Rica fuente de minerales necesarios.
Multivitamin complex con vitamin B complex	50-100 mg 3 veces al día.	Favorecen la curación y reducen el estrés.

HIERBAS

❑ Para bajar la fiebre, hágase enemas de té de catnip y tome entre un cuarto y media cucharadita de tintura de lobelia cada tres a cuatro horas mientras tenga fiebre. Esta dosis también es adecuada para los niños.

Remedios para el resfriado común

Los estadounidenses gastan más de un millardo de dólares cada año en tratamientos para la tos y el resfriado que no requieren fórmula médica. En el mejor de los casos, esos productos brindan sólo alivio temporal. La siguiente lista contiene algunos de los remedios más comunes para el resfriado, junto con lo que se puede esperar de ellos:

- **Analgésicos.** Los analgésicos como acetaminophen, aspirin e ibuprofen ayudan a aliviar el dolor y a reducir la fiebre. El resfriado no suele producir fiebre alta. Dejar que la fiebre moderada evolucione puede ser, incluso, beneficioso para el organismo. Una de las maneras en que el organismo combate las infecciones es elevando la temperatura del cuerpo. Si usted tiene 102°F de fiebre, o más, es muy probable que la causa no sea el resfriado. Esa fiebre puede ser señal de que en algún lugar de su organismo se está desarrollando una infección bacteriana que requiere tratamiento. Al bajar la fiebre, los analgésicos pueden enmascarar este síntoma.

- **Antihistamínicos.** Los antihistamínicos disminuyen la secreción nasal bloqueando la acción de la histamina, un químico del organismo que produce tumefacción de los pequeños vasos sanguíneos, lo que ocasiona estornudos y moqueo. Estos remedios pueden producir somnolencia. Además, es mucho mejor que las secreciones que contienen el virus salgan del organismo, en vez de impedir su salida.

- **Medicamentos para la tos.** Estos medicamentos son de dos clases: expectorantes y antitusígenos. Los expectorantes vuelven más productiva la tos porque aumentan la cantidad de flema y disminuyen su espesor. Esto ayuda a eliminar los agentes irritantes de las vías respiratorias. Muchos remedios populares para la tos que no requieren fórmula médica contienen un expectorante llamado guaifenesin, que suele ser eficaz. No obstante, la eficacia de otros expectorantes que se compran sin receta médica es cuestionable. Por su parte, los antitusígenos reducen la frecuencia de la tos. Un antitusígeno razonablemente seguro y eficaz es el dextromethorphan, que aparece en las etiquetas de los productos como "DM". Sin embargo, como la tos es el mecanismo del cual se vale el organismo para ablandar las secreciones pulmonares, es mejor no suprimir la tos a menos que sea inusualmente severa o persistente, o que impida dormir.

- **Descongestionantes.** Los descongestionantes contraen los vasos sanguíneos de la nariz, lo que reduce la tumefacción y la congestión. Estos medicamentos pueden provocar efectos secundarios como nerviosismo, insomnio y fatiga.

La mayoría de los remedios para el resfriado que no requieren prescripción médica contienen alguna combinación de acetaminophen y diversos descongestionantes, antihistamínicos y supresores de la tos. Algunos expertos creen que estos ingredientes pueden presentar interacciones medicamentosas. Por ejemplo, el acetaminophen puede aumentar la congestión nasal, mientras que el descongestionante puede reducirla. Si el resfriado lo está haciendo sentir demasiado mal y cree que debe tomar algo, opte por algún producto de un solo ingrediente que combata el síntoma particular que desee tratar.

Advertencia: No tome lobelia de manera permanente.

❏ La ephedra (ma huang) es provechosa para aliviar la congestión y la tos.

Advertencia: No utilice esta hierba si sufre de ansiedad, glaucoma, enfermedad cardíaca, hipertensión arterial o insomnio, o si está tomando algún inhibidor MAO para la depresión.

❏ El ginger, el pau d'arco, el slippery elm y el té de yarrow ayudan en caso de resfriado.

❏ El aceite de eucalipto alivia la congestión. Prepare un baño caliente y agréguele cinco gotas al agua, o ponga seis gotas entre una taza de agua hirviendo e inhale el vapor.

❏ Una fórmula herbal que libera de mucosidad los conductos nasales es Fenu-Thyme, de Nature's Way. Tome dos cápsulas tres veces al día.

❏ Para el dolor de garganta, agregue entre tres y seis gotas de aceite de tea tree puro a un poco de agua tibia y haga gargarismos. Repita este procedimiento hasta tres veces por día.

Deje disolver lentamente en la boca dos lozenges de aceite de tea tree. Repita esto cuantas veces sea necesario alternando con extracto de goldenseal. Estos productos se encuentran en la mayoría de los health food stores.

❏ Para fortalecer el sistema inmunológico e impedir que el virus se multiplique, a la primera señal de resfriado utilice un extracto sin alcohol que combine echinacea y goldenseal. Los adultos deben mantener durante cinco minutos entre la boca el contenido de un cuentagotas, y luego se lo deben pasar. Hágase este remedio cada tres horas durante tres días. Los niños deben utilizar entre ocho y diez gotas, manteniéndolas dentro de la boca durante unos pocos minutos (o el tiempo que puedan) y luego se las deben pasar. Los niños deben hacer esto cada dos horas durante tres días. Luego deben tomar todos los días de ocho a diez gotas entre algún líquido mientras tengan síntomas. Además de combatir el resfriado, el flu, la bronquitis y otras infecciones del tracto respiratorio superior, la echinacea es provechosa para combatir el dolor de garganta por estreptococos.

Advertencia: No tome goldenseal todos los días durante más de una semana seguida. Esta hierba se debe evitar durante el embarazo y se debe utilizar con supervisión médica cuando hay antecedentes de enfermedad cardiovascular, diabetes o glaucoma.

RECOMENDACIONES

❏ Tome sorbos de líquidos calientes, como caldo de pavo o de pollo.

❏ Tome Potato Peeling Broth dos veces al día, asegurándose de prepararlo fresco todos los días. *Ver* LÍQUIDOS TERAPÉUTICOS en la Tercera Parte para obtener la receta. Puede agregarle al caldo una zanahoria o un palito de apio.

❏ Permanezca lo más activo que pueda. No sólo es innecesario permanecer en cama cuando se tiene un resfriado corriente, sino que puede hacerlo sentir a uno peor. La actividad ayuda a aflojar la mucosidad acumulada. A menos que tenga fiebre, una caminata a buen paso o hacer cualquier otro ejercicio con moderación le ayudará a sentirse mejor.

❏ Deshágase de los pañuelos de papel después de utilizarlos. Como albergan el virus, los pañuelos de papel pueden contagiar el virus o hacer que la persona se vuelva a infectar a sí misma.

❏ Lávese las manos con frecuencia. Los virus del resfriado sobreviven varias horas en las manos, en los pañuelos de papel y en las superficies duras. Una persona que goce de buena salud puede contraer el virus tocándose la boca o la nariz después de haber tocado una superficie contaminada.

❏ Trate de no contagiarles el resfriado a sus familiares y a sus colegas. No se acerque mucho a sus seres queridos. Incluso darse la mano está prohibido pues puede propagar el virus.

❏ No le dé aspirin, ni ningún producto que contenga aspirin, a un niño que tenga síntomas de infección viral, incluido el resfriado (*ver* SÍNDROME DE REYE en la Segunda Parte).

ASPECTOS PARA TENER EN CUENTA

❏ Como no existe cura para el resfriado común, lo mejor es prevenirlo. Cuando el resfriado ha hecho de las suyas, es difícil detener su evolución.

❏ En el comercio se consiguen muchas drogas sin prescripción médica. Ninguna cura el resfriado, aunque algunas ayudan a aliviar los síntomas (*ver* Remedios para el resfriado común en la página 509).

❏ Es improbable que se llegue a desarrollar una vacuna para prevenir el resfriado, pues los virus que lo producen no sólo tienen la capacidad de cambiar de tamaño y de forma, sino que tienen centenares de formas diferentes.

❏ La posibilidad de curarse verdaderamente del resfriado radica en sustancias como los interferones, proteínas naturales que el organismo produce en reacción a la infección viral. Al parecer, los interferones mejoran la capacidad del tracto respiratorio de mantener los virus bajo control. La vitamina C promueve la producción de interferon.

❏ Aunque los antibióticos no son eficaces para combatir las infecciones virales, muchas personas les piden a sus médicos que se los receten. Es importante entender que la penicillin y la mayoría de los antibióticos sólo combaten las infecciones bacterianas, como el mal de garganta por estreptococo, y no las infecciones virales. Los virus y las bacterias pueden producir síntomas parecidos, pero son microbios muy distintos y no responden al mismo tratamiento. De hecho, como los antibióticos destruyen las bacterias "buenas" junto con las malas, estas drogas inhiben los esfuerzos del organismo por defenderse contra las invasiones virales.

❏ En cierto sentido, uno mismo puede contagiarse el resfriado. Cuando el sistema inmunológico está débil por factores como estrés y/o dieta inadecuada, los virus asumen el control.

❏ Una investigación que duró cinco semanas y cuyo objeto fue estudiar a setenta y nueve adultos jóvenes que se habían infectado deliberadamente con virus del resfriado reveló que, en comparación con los participantes que recibieron placebos, los que tomaron la droga naproxen (Naprosyn) — que los médicos suelen prescribir para la artritis — presentaron casi la tercera parte de los síntomas, como dolor de cabeza y tos.

❏ Investigadores médicos del Dartmouth College les administraron lozenges de cinc a treinta y cinco personas que tenían resfriado, y les indicaron que tomaran un lozenge cada dos horas. A otras treinta y cinco personas que también tenían resfriado les dieron un placebo. Las que tomaron cinc se mejoraron en un lapso de cuatro días, en promedio, mientras que los miembros del grupo control tuvieron que soportar el resfriado durante nueve días más.

❏ En condiciones experimentales, se ha comprobado que los polisacáridos de la hierba echinacea fortalecen la respuesta inmunológica.

❏ Las alergias pueden ocasionar síntomas parecidos a los del resfriado y la influenza. Por tanto, se recomienda hacerse exámenes para determinar si hay alergias (*ver* ALERGIAS en la Segunda Parte).

❏ Cuando un niño presenta resfriado o ataques frecuentes de influenza, se debe someter a exámenes para determinar si la tiroides está funcionando bien. Cuando el niño esté bien de salud, hágale el self-test de función tiroidea (*ver en* HIPOTIROIDISMO en la Segunda Parte). Si la temperatura del niño está baja, consulte con el médico.

❏ La congestión, la tos y/o el dolor de garganta son síntomas de resfriado, pero cuando estos síntomas se presentan con fiebre o fatiga, es posible que se trate de influenza (*ver* FLU en la Segunda Parte).

❏ Si se presenta congestión en el pecho, es mejor consultar con el médico pues una infección en los pulmones es un problema serio. Además, se debe consultar con el médico si hay fiebre superior a 102°F durante más de tres días, si aparecen en la garganta placas amarillentas o blancuzcas, si se agrandan los nódulos linfáticos ubicados debajo de la mandíbula y en el cuello, y/o si se presenta escalofrío y sensación de falta de aire.

Retina, desprendimiento de la

Ver Visión reducida o pérdida de la visión *en* PROBLEMAS OCULARES.

Retinitis pigmentaria

Ver en PROBLEMAS OCULARES.

Retinopatía diabética

Ver en PROBLEMAS OCULARES.

Reye, síndrome de

Ver SÍNDROME DE REYE.

Ringworm

Ver en INFECCIONES POR HONGOS.

Rinitis alérgica

Ver HAY FEVER.

Riñones, enfermedades de los

Ver ENFERMEDADES DE LOS RIÑONES.

Rosácea

Rosácea es una enfermedad crónica de la piel que suele afectar a la frente, la nariz, los pómulos y el mentón. Grupos de capilares cercanos a la superficie de la piel se dilatan, lo que produce eritema facial, es decir, áreas enrojecidas, con pápulas y, a veces, pústulas que simulan acné. Aunque el enrojecimiento de la piel se presenta de manera intermitente, puede volverse permanente. El tejido cutáneo se hincha, se engruesa y puede volverse anormalmente sensible al tacto.

La inflamación característica de la rosácea se asemeja mucho al acné, pero tiende a ser más crónica y casi nunca hay co-

medones, o espinillas. La rosácea empieza casi siempre en la mediana edad, o posteriormente. Es una enfermedad bastante común — aproximadamente uno de cada veinte estadounidenses sufre de ella — aunque mucha gente nunca se percata de que la tiene. La rosácea suele iniciarse con enrojecimiento en la cara, particularmente en la nariz y en los pómulos. La causa del enrojecimiento es la hinchazón de los vasos sanguíneos que se encuentran debajo de la piel. Esta "máscara roja" debe servir de advertencia. La rosácea también produce un ardor persistente y una sensación como de cuerpo extraño en los ojos. Además, puede producir inflamación de los párpados. En casos severos, la visión puede deteriorarse.

La causa o las causas de la rosácea no se comprenden, pero se sabe que algunos factores la agravan, entre ellos el consumo de alcohol, el consumo de líquidos calientes y/o de alimentos condimentados, la exposición al sol, las temperaturas extremas y el uso de cosméticos y productos para la piel que contienen alcohol. El estrés, las deficiencias vitamínicas y las infecciones también pueden incidir en esta enfermedad. Lo que agrava la enfermedad en una persona determinada puede no producirle ningún efecto a otra.

La rosácea es más frecuente en las mujeres blancas de treinta a cincuenta años. Sin embargo, en los hombres tiende a ser más severa y a presentarse con rinofima, es decir, con engrosamiento y enrojecimiento crónicos de la nariz. Los individuos de tez clara son más susceptibles a la rosácea que los de piel más oscura. Las personas que se ruborizan con facilidad son las más propensas a desarrollar rosácea.

En casos excepcionales, además de afectar a la cara la rosácea afecta a la piel de otras partes del cuerpo. Esta enfermedad no es peligrosa, pero cuando es crónica se vuelve sumamente molesta por motivos estéticos. Cuando no se trata adecuadamente, la rosácea puede llegar a desfigurar el rostro.

NUTRIENTES

SUPLEMENTOS	DOSIS SUGERIDAS	COMENTARIOS
Muy importantes		
Primrose oil	500 mg 3 veces al día.	Beneficioso para curar muchos trastornos cutáneos. Contiene ácido linoleico, que es necesario para la piel.
Vitamin A	25.000 UI al día por 3 meses. Luego reducir hasta 15.000 UI al día. Si está embarazada, no debe tomar más de 10.000 UI al día.	Necesario para la curación y para la formación de nuevo tejido cutáneo.
Vitamin B complex más extra vitamin B$_{12}$	Según indicaciones de la etiqueta. 100 mcg 3 veces al día.	Estas vitaminas antiestrés son necesarias para todas las funciones celulares y para conservar la salud de la piel.
Importantes		
Kelp	1.000-1.500 mg al día.	Proporciona de manera equilibrada minerales necesarios para un buen tono de piel.

Multivitamin y mineral complex	Según indicaciones de la etiqueta.	Garantiza una excelente nutrición y previene las deficiencias.
Vitamin E	Empezar con 400 UI al día y aumentar lentamente hasta 800 UI al día.	Protege contra los radicales libres.
Zinc	50 mg al día. No tomar más de 100 mg al día de todos los suplementos.	Repara los tejidos y mejora la respuesta inmunológica. Para mejor absorción, utilizar lozenges de zinc gluconate u OptiZinc.

Provechosos

Ageless Beauty de Biotec Foods	Según indicaciones de la etiqueta.	Protege a la piel contra el daño causado por los radicales libres.
Aloe vera		*Ver* Hierbas más adelante.
Chlorophyll o alfalfa	Según indicaciones de la etiqueta.	Previene las infecciones purificando la sangre. Proporciona los minerales necesarios de manera equilibrada. *Ver* Hierbas más adelante.
Flaxseed oil capsules o liquid	1.000 mg al día. 1 cucharadita al día.	Proporcionan los ácidos grasos esenciales que se necesitan.
GH3 cream de Gero Vita	Aplicar tópicamente, según indicaciones de la etiqueta.	Provechoso para combatir cualquier coloración anormal de la piel. Ayuda a prevenir las arrugas.
Herpanacine de Diamond-Herpanacine Associates	Según indicaciones de la etiqueta.	Contiene antioxidantes, aminoácidos y hierbas que promueven la salud de la piel.
L-Cysteine	500 mg al día, con el estómago vacío. Tomar con agua o jugo. No tomar con leche. Para mejor absorción, tomar con 50 mg de vitamina B_6 y 100 mg de vitamina C.	Contiene azufre, un mineral necesario para la salud de la piel. *Ver* AMINOÁCIDOS en la Primera Parte.
Lecithin granules o capsules	1 cucharada 3 veces al día antes de las comidas. 1.200 mg 3 veces al día antes de las comidas.	Ayudan a la absorción de los ácidos grasos esenciales.
Proteolytic enzymes	Según indicaciones de la etiqueta. Tomar entre comidas.	Ayudan a reducir la inflamación.
Selenium	200 mcg al día.	Este poderoso antioxidante contribuye a la elasticidad de los tejidos.
Superoxide dismutase (SOD)	Según indicaciones de la etiqueta.	Destruye los radicales libres.
Vitamin C con bioflavonoids	3.000-5.000 mg al día divididos en varias tomas.	Promueven el funcionamiento del sistema inmunológico, fortalecen los capilares y son antiinflamtorios.

HIERBAS

❑ La alfalfa es una buena fuente de clorofila, que tiene propiedades desintoxicantes. La alfalfa también proporciona muchas vitaminas y minerales necesarios cuando hay rosácea.

❑ El aloe vera tiene excelentes propiedades curativas. Apliquese gel de aloe vera sobre la piel seca, de acuerdo con las indicaciones de la etiqueta.

Nota: Algunos pacientes de rosácea pueden experimentar irritación a causa del aloe vera. Si esto le sucede, descontinúe su uso.

❑ Las semillas de borage, la raíz de dandelion, el dong quai, el perejil, la sarsaparilla y la raíz de yellow dock mejoran el tono de la piel.

❑ La raíz de burdock y el red clover son poderosos purificadores de la sangre. El burdock también ayuda a mejorar el tono de la piel.

❑ Para nutrir la piel y favorecer la curación son provechosas las hierbas caléndula, cayenne (capsicum), semilla de fennel, ginger, raíz de marshmallow, sage y slippery elm.

Advertencia: No utilice sage si sufre de cualquier tipo de trastorno convulsivo.

❑ El milk thistle le ayuda al hígado a purificar la sangre.

❑ Las hierbas nettle y rosemary mejoran el tono de la piel, la nutren y promueven la curación.

RECOMENDACIONES

❑ Haga una dieta en la cual predominen los vegetales crudos y los granos.

❑ Evite las grasas, especialmente las saturadas, y todos los productos de origen animal. Las grasas saturadas promueven la inflamación. Evite, además, el alcohol, los productos lácteos, la cafeína, el queso, el chocolate, la cocoa, los huevos, el pescado, la sal, el azúcar y los alimentos condimentados.

❑ No tome bebidas calientes, como café o té. Antes de consumir sus alimentos, déjelos enfriar a temperatura ambiente.

❑ Investigue si tiene alergias alimentarias. Haga un diario de alimentos durante un mes para determinar cuáles le agravan la rosácea. Después, evite esos alimentos. *Ver* ALERGIAS en la Segunda Parte.

❑ Ayune una vez al mes. *Ver* AYUNOS en la Tercera Parte.

❑ Mantenga la piel escrupulosamente limpia, pero trátela con suavidad. Para lavarse la cara, use un jabón suave y natural, y agua tibia (nunca fría ni caliente). Después de lavarse la cara, séquesela dándose golpecitos suaves; nunca se la restriegue. No se toque la piel, excepto para limpiarla.

❑ Evite las temperaturas extremas, en especial el calor. Tome baños y duchas cortos y báñese con el agua más fría que pueda soportar. Evite las saunas (incluidas las saunas faciales y las inhalaciones de vapor), los baños de vapor y los baños con agua caliente. Si tiene que aumentar la humedad de su hogar, utilice únicamente un humidificador frío.

❑ En lo posible, no utilice maquillaje. Si tiene que usar cosméticos, elija productos naturales y a base de agua.

❑ *No* utilice cremas esteroides de uso tópico. Esas cremas empeoran la rosácea.

❑ Como la fricción es sumamente irritante, se deben evitar las prendas de vestir que rocen la piel, como los cuellos de tortuga. Tenga mucho cuidado con todo lo que entre en contacto con su cara. Incluso sostener el receptor del teléfono contra la cara durante un rato puede elevar la temperatura e irritar la piel.

❑ En casos severos se puede utilizar un aparato eléctrico o de rayos láser para retirar el exceso de tejido. La dermabrasión les ha ayudado a algunas personas que sufren de rosácea.

ASPECTOS PARA TENER EN CUENTA

❑ No se conoce cura para la rosácea. Para mantener la inflamación bajo control se suelen prescribir antibióticos de uso tópico y/u oral, usualmente tetracycline. Como ocurre con todos los medicamentos, éstos pueden producir efectos secundarios, especialmente cuando se utilizan durante períodos largos. Más aún, al dejar de tomar los antibióticos puede presentarse un efecto de rebote, es decir, la rosácea puede volver a presentarse pero con mayor severidad.

❑ Algunos hallazgos científicos indican que en el desarrollo de la rosácea podrían intervenir problemas vasculares. Primero, los pequeños vasos sanguíneos de la piel del rostro de gente que tiene rosácea presenta anomalías estructurales. Segundo, la condición se exacerba con la utilización de medicamentos vasodilatadores, como theophylline y nitroglycerin. Por último, la gente que tienen rosácea es más propensa a sufrir de migraña, un tipo de dolor de cabeza que se relaciona con disfunción vascular.

❑ El *demodex folliculorum,* un ácaro microscópico que vive en células cutáneas desprendidas y que por lo general se encuentra en la piel humana, se ha encontrado en cantidades muy superiores a lo normal en muestras cutáneas de pacientes de rosácea. Los investigadores suponen que este organismo, o alguna clase de reacción a él, interviene en el desarrollo de la rosácea.

Rubéola

La rubéola, también conocida como "sarampión de tres días", es una infección viral contagiosa que no reviste gravedad y que afecta más que todo a los niños. La rubéola afecta a las glándulas linfáticas del cuello y de la parte posterior de los oídos. Entre los primeros síntomas están tos, fatiga, dolor de cabeza, fiebre moderada, dolores musculares y rigidez, especialmente del cuello. Entre uno y cinco días más tarde aparece generalmente en la cara y en el cuello una erupción rosada que se extiende al resto del cuerpo. La evolución de la enfermedad tarda entre cinco y siete días.

La rubéola es una enfermedad benigna que no produce síntomas distintos de un malestar leve. Muy pocas veces se presentan complicaciones. Sin embargo, contraer la enfermedad durante el primer trimestre de embarazo, es decir, antes de que los órganos del feto estén formados, produce graves defectos de nacimiento. El período contagioso de la enfermedad probablemente empieza entre dos y cuatro días antes de que aparezca la erupción, y el virus suele desaparecer de la nariz y de la garganta al mismo tiempo que la erupción desaparece del cuerpo, es decir, entre uno y tres días después de la aparición de los síntomas. No obstante, por el peligro que entraña para las mujeres embarazadas, la rubéola debe considerarse contagiosa desde una semana antes de aparecer la erupción hasta una semana después de que ésta desaparece.

A menos que se especifique otra cosa, las dosis recomendadas son para personas adultas. A los jóvenes de doce a diecisiete años se les debe administrar el equivalente a tres cuartas partes de la cantidad recomendada; a los niños de seis a doce años, la mitad y a los menores de seis años, la cuarta parte.

NUTRIENTES

SUPLEMENTOS	DOSIS SUGERIDAS	COMENTARIOS
Provechosos		
AE Mulsion Forte de American Biologics	Según indicaciones de la etiqueta.	Proporciona vitaminas A y E, necesarias para reducir la infección y reparar los tejidos. Para niños menores de diez años, reemplazar por cod liver oil.
Bio-Strath de Bioforce	Según indicaciones de la etiqueta.	Actúa como tónico. Contiene las vitaminas del complejo B. Utilizar en forma líquida.
Calcium y magnesium	Según indicaciones de la etiqueta. Según indicaciones de la etiqueta.	Necesarios para la reparación de los tejidos.
Proteolytic enzymes	Según indicaciones de la etiqueta, con el estómago vacío. Tomar entre comidas.	Reducen la infección y ayudan a la digestión. *Advertencia:* este suplemento no se les debe dar a los niños.
Raw thymus glandular	500 mg 2 veces al día.	Estimula el sistema inmunológico. *Advertencia:* este suplemento no se les debe dar a los niños.
Vitamin C con bioflavonoids	5.000-20.000 mg al día divididos en varias tomas. *Ver* FLUSH DE ÁCIDO ASCÓRBICO en la Tercera Parte.	Suplementos de gran importancia para el funcionamiento del sistema inmunológico. Controlan la fiebre y la infección. Tienen propiedades antivirales. Utilizar variedades esterified o ascorbate.
Zinc lozenges (Ultimate Zinc-C Lozenges de Now Foods)	Tomar 1 lozenge de 15 mg 3 veces al día, por 4 días. Luego reducir hasta 1 lozenge al día. Estos suplementos no se les deben dar a los niños menores de 5 años.	Provechosos para el sistema inmunológico y para la reparación de los tejidos.

HIERBAS

❑ Si es necesario, hágase enemas de ajo o de té de catnip para bajar la fiebre. *Ver* ENEMAS en la Tercera Parte.

❑ Los tés de clove y de peppermint ayudan a aliviar los síntomas.

❑ Colocar debajo de la lengua extracto de goldenseal sin alcohol contribuye a destruir las bacterias y los virus, además de que alivia la tos. Para los niños de tres a diez años se deben utilizar tres gotas; para los niños mayores de diez años y para los adultos, el contenido de un cuentagotas. Mantenga el extracto debajo de la lengua durante unos cuantos minutos y luego páseselo. Repita este procedimiento tres veces al día durante tres días. Otra opción es utilizar un extracto que combine echinacea y goldenseal, que se consigue en los health food stores. La echinacea es provechosa para la respuesta inmunológica.

❑ Para mitigar el dolor, tome media cucharadita de extracto de lobelia cada cuatro a cinco horas.

Advertencia: No se debe tomar lobelia de manera permanente.

RECOMENDACIONES

❑ Tome abundantes líquidos, como agua, jugos y caldos de vegetales.

❑ Evite los alimentos procesados.

❑ Descanse mientras la erupción y la fiebre estén activas.

❑ Evite el contacto con personas sanas, especialmente mujeres en edad de concebir y sus hijos, mientras no haya transcurrido una semana desde la desaparición de la erupción.

❑ *No* le dé aspirin a un niño que tenga rubéola. *Ver* SÍNDROME DE REYE en la Segunda Parte.

ASPECTOS PARA TENER EN CUENTA

❑ Los antibióticos son ineficaces contra los virus; en consecuencia, no tienen cabida en el tratamiento de la rubéola.

❑ Las personas que han tenido rubéola quedan inmunizadas contra la enfermedad de por vida.

❑ Las mujeres que han tenido rubéola les transmiten la inmunidad a sus hijos durante su primer año de vida.

❑ La inmunidad contra la rubéola se puede determinar mediante un examen de sangre. Cuando una mujer desea quedar embarazada pero no está segura de que está inmunizada contra la enfermedad, debe hacerse el examen y, si es necesario, debe vacunarse. El embarazo se debe evitar durante, por lo menos, los tres meses siguientes a la inmunización.

❑ Es prudente que las mujeres embarazadas (y las que sospechan que lo están) eviten el contacto con personas que tengan rubéola, así como también con quienes hayan estado recientemente en contacto con enfermos de esta infección viral. La mujer embarazada que sospeche que estuvo expuesta a la rubéola y que sepa que no está inmunizada (por no haber tenido la enfermedad o por no haber sido vacunada) debe consultar inmediatamente con su médico para que le aplique una inyección de gamaglobulina. Cuando se aplica poco después de la exposición, la gamaglobulina puede reducir la severidad de la enfermedad o, incluso, impedir que se desarrolle.

❑ Muchos médicos consideran que los niños deben ser vacunados contra la rubéola más a menos a los quince meses de edad, y nuevamente unos años después. Es aconsejable que las mujeres que no están embarazadas o que están en edad de concebir también se vacunen. Entre las personas que *no* se deben vacunar están las mujeres que podrían estar embarazadas, las personas con compromiso inmunológico (como las que tienen AIDS o cáncer), las que están tomando cortisone o medicamentos contra el cáncer, y las que están en radioterapia. Las personas con enfermedades que producen fiebre no deben vacunarse mientras no se hayan mejorado.

SAD (Seasonal Affective Disorder)

Ver en DEPRESIÓN.

Sarampión

El sarampión es una infección viral que ataca el tracto respiratorio, los ojos y la piel. Pese a que el sarampión es una enfermedad típica de la infancia, los adultos también son susceptibles a ella. El sarampión es muy contagioso y se propaga fácilmente por medio de la tos y de los estornudos.

El sarampión suele desarrollarse entre siete y catorce días después de la exposición al virus. Entre los primeros síntomas están fiebre, tos, estornudos, secreción nasal y enrojecimiento de los ojos, casi siempre con sensibilidad a la luz. Varios días más tarde aparecen las manchas de Koplik (pequeñas manchas rojas con centro blanco) en la garganta y en la boca, la garganta duele y brotan pápulas rojas en la frente y en los oídos. Las pápulas se extienden a todo el cuerpo en el transcurso de cinco a siete días.

En los niños previamente sanos, la evolución del sarampión suele demorar alrededor de diez días. Sin embargo, puede ir seguido de diversas complicaciones, algunas de ellas potencialmente graves. Entre esas complicaciones están infección del oído interno (especialmente en niños que han presentado repetidamente infecciones de los oídos), bronquitis, crup, neumonía, mal de garganta por estreptococo e, incluso en raras ocasiones, encefalitis o meningitis. El sarampión reviste más gravedad en los adultos que en los niños.

A menos que se especifique otra cosa, las dosis recomendadas son para adultos. A los jóvenes de doce a diecisiete años se les debe administrar el equivalente a tres cuartas partes de la cantidad recomendada; a los niños de seis a doce años, la mitad y a los menores de seis años, la cuarta parte.

NUTRIENTES

SUPLEMENTOS	DOSIS SUGERIDAS	COMENTARIOS
Provechosos		
AE Mulsion Forte de American Biologics o	Según indicaciones de la etiqueta.	Para adultos. Necesario para reducir la infección y reparar los tejidos.
vitamin A	10.000 UI 2 veces al día por 1 semana. Luego reducir hasta 10.000 UI al día. No sobrepasar esta dosis. Si está embarazada, no debe tomar más de 10.000 UI al día.	Para niños.
o cod liver oil	Según indicaciones de la etiqueta.	Para los niños que no pueden tragar las cápsulas.
Bio-Strath de Bioforce	Según indicaciones de la etiqueta.	Actúa como tónico. Contiene las vitaminas del complejo B. Utilizar una variedad líquida.
Calcium y magnesium	Según indicaciones de la etiqueta. Según indicaciones de la etiqueta.	Necesarios para la reparación de los tejidos.
Proteolytic enzymes	Según indicaciones de la etiqueta, 2-3 veces al día. Tomar entre comidas.	Reducen la infección y favorecen la digestión.
Raw thymus glandular	500 mg 2 veces al día.	Estimula el sistema inmunológico.
Vitamin C	Para adultos: 3.000-10.000 mg al día divididos en varias tomas. Para niños: 1.000-3.000 mg al día divididos en varias tomas.	Suplemento muy importante para el funcionamiento del sistema inmunológico. Controla la fiebre y la infección. Tiene propiedades antivirales. Utilizar una variedad esterified o ascorbate.
Vitamin B complex	100 mg 3 veces al día, o según indicaciones de la etiqueta.	Importante para todas las funciones corporales, incluidas la respuesta inmunológica y la curación. Para niños menores de ocho años, utilizar fórmulas especiales para niños.
Vitamin E	Para niños mayores de 6 años, 200-800 UI al día.	Neutraliza a los radicales libres, que pueden destruir las membranas celulares.
Zinc lozenges (Ultimate Zinc-C Lozenges de Now Foods)	Tomar 1 lozenge de 15 mg 3 veces al día, por 4 días. Luego reducir hasta 1 lozenge al día.	Provechosos para la respuesta inmunológica y para la reparación de los tejidos. Reducen los síntomas y aceleran la curación. Alivian también la tos y la picazón en la garganta.

HIERBAS

❑ El té de catnip o los enemas de ajo son provechosos para bajar la fiebre. *Ver* ENEMAS en la Tercera Parte.

❑ El extracto de lobelia ayuda a mitigar el dolor. Tome media cucharadita de extracto de lobelia cada cuatro a cinco horas.

Advertencia: La lobelia no se debe tomar de manera permanente.

RECOMENDACIONES

❑ Si sospecha que usted o algún miembro de su familia tiene sarampión, visite al médico. Esto es importante para diagnosticar correctamente la enfermedad y para prevenir complicaciones serias.

❑ Tome abundantes líquidos, como agua, jugos y caldos de vegetales.

❑ Evite los alimentos procesados.

❑ Descanse mientras tenga sarpullido y fiebre.

❑ Mantenga baja la intensidad de la luz. No lea ni vea televisión mientras sus ojos estén sensibles a la luz.

❑ No mande a la escuela a un niño que haya tenido sarampión mientras no haya pasado entre siete y nueve días sin fiebre ni erupción.

ASPECTOS PARA TENER EN CUENTA

❑ Generalmente, los médicos recomiendan que los niños se vacunen dos veces contra el sarampión: la primera vez a los quince meses, aproximadamente, y la segunda vez antes de entrar a la escuela o alrededor de los doce años. La segunda vacuna actualmente se considera necesaria porque se han presentado brotes de sarampión entre estudiantes universitarios que sólo fueron vacunados una vez en la infancia. Sin embargo, algunas personas no se deben inmunizar contra el sarampión, entre ellas las que tienen cáncer o compromiso del sistema inmunológico, las que están tomando cortisone o drogas anticancerígenas, las que están en radioterapia y las que tienen alguna enfermedad que produzca fiebre. Las personas que ya tuvieron sarampión y se recuperaron no necesitan vacunarse porque un solo ataque de esta enfermedad basta para inmunizar a la persona de por vida.

❑ Los antibióticos son inútiles contra los virus, por lo que no tienen cabida a menos que se presenten complicaciones.

Sarcoma de Kaposi

Ver en AIDS, CÁNCER DE PIEL.

Sarna

La sarna es una infección parasitaria que produce un sarpullido pequeño, persistente e intensamente pruriginoso. La sarna es causada por un ácaro minúsculo que labra túneles en la capa superior de la piel, o epidermis, para poner sus huevos. Lo anterior produce grupos de vesículas pequeñas y rojas. Al aparecer el sarpullido, si se observa cuidadosamente es posible ver líneas delgadas y en zigzag que salen de algunas vesículas. La piel entonces se reseca y se escama, y el prurito se intensifica, especialmente durante la noche. Rascarse aumenta la probabilidad de que se presente infección bacteriana.

La sarna es un problema frecuente en ambientes institucionales, como ancianatos y guarderías. Esta enfermedad se propaga básicamente por contacto directo de persona a persona y es altamente contagiosa. Las partes del cuerpo que se afectan con más frecuencia son los glúteos, los genitales, las muñecas, las axilas y la piel interdigital de las manos y los pies.

Para hacer el diagnóstico, el médico toma una muestra de piel del área afectada y la examina bajo el microscopio. Cuando un miembro de la familia contrae sarna, todas las personas que viven en la casa se deben hacer chequear (y, posiblemente, tratar). La mayor incidencia de sarna se presenta entre los niños menores de quince años, que casi siempre son los primeros miembros de la familia en contraer la enfermedad.

NUTRIENTES

SUPLEMENTOS	DOSIS SUGERIDAS	COMENTARIOS
Muy importantes		
Garlic (Kyolic)	2 cápsulas 3 veces al día con las comidas.	Tiene propiedades antiparasitarias y antibióticas.
Primrose oil	1.000 mg 3 veces al día.	Provechoso para curar la mayoría de los trastornos cutáneos.
Vitamin A	25.000 UI al día por 3 meses. Luego reducir hasta 15.000 UI al día. Si está embarazada, no debe tomar más de 10.000 UI la día.	Necesario para la curación y la formación de nuevo tejido cutáneo.
Importantes		
Kelp	1.000-1.500 mg al día.	Proporciona minerales de manera equilibrada.
Zinc	50 mg al día. No tomar más de 100 mg al día de todos los suplementos.	Repara los tejidos y mejora la respuesta inmunológica. Para mejor absorción, utilizar lozenges de zinc gluconate o zinc methionate (OptiZinc).
Provechosos		
Aloe vera		*Ver* Hierbas más adelante.
Colloidal silver	Aplicar tópicamente, según indicaciones de la etiqueta.	Previene las infecciones secundarias.
Vitamin E	600 UI al día.	Promueve la curación.

HIERBAS

❑ El aloe vera tiene excelentes propiedades curativas. Apliquese gel de aloe vera en el área afectada siguiendo las instrucciones de la etiqueta.

❑ El bálsamo de Perú, el goldenseal y/o el aceite de tea tree se pueden aplicar tópicamente para combatir la infección. El goldenseal también se puede tomar por vía oral para fortalecer el sistema inmunológico.

Advertencia: No se debe tomar goldenseal todos los días durante más de una semana seguida, pues puede alterar la flora intestinal. Tampoco se debe utilizar durante el embarazo, y se debe utilizar con cautela cuando se es alérgico al ragweed.

❑ Para aliviar el prurito y la irritación, apliquese ungüentos de comfrey y/o de caléndula.

RECOMENDACIONES

❑ La dieta por sí sola no puede curar la sarna. Para liberarse de los ácaros, apliquese en todo el cuerpo — desde el cuello hasta los pies — crema de permethrin (Elemite) o benzylbenzoate al 25 por ciento, de acuerdo con las indicaciones de la etiqueta o del médico.

❑ Lave concienzudamente con agua caliente la ropa de cama que haya utilizado las persona infectada. Para tratar las prendas de vestir y la ropa de cama infestadas es útil un producto llamado Rid spray, pues contiene permethrin, entre otros ingredientes.

❑ Asegúrese de que su higiene personal sea óptima. Evite el contacto con las personas infestadas y con su ropa.

❑ Para propiciar la curación, consuma abundantes alimentos ricos en cinc, como soya, semillas de sunflower, wheat bran, productos de grano entero, levadura y blackstrap molasses.

❑ No tome bebidas gaseosas ni alcohólicas. No consuma azúcar, chocolate ni junk foods.

❑ Evite los alimentos fritos y todos los productos de origen animal. Utilice solamente aceites vegetales prensados en frío.

ASPECTOS PARA TENER EN CUENTA

❑ Anteriormente, el tratamiento estándar para la sarna era un escabicida de uso tópico llamado lindane (gamma benzene hexachloride, que se encuentra en Kwell). Sin embargo, ha sido reemplazado en gran medida por el permethrin, que al parecer es más seguro y produce menos efectos secundarios.

❑ Los escabicidas no son recomendables para los niños menores de seis años y las mujeres embarazadas. Estas personas pueden utilizar una solución de azufre más suave.

❑ El prurito se calma en un lapso de una a dos semanas, incluso después de haber terminado el tratamiento. Para proporcionar alivio se recomiendan cremas antihistamínicas o de cortisone. Los ungüentos de caléndula, las compresas frías y los baños fríos de oatmeal son remedios naturales que se pueden utilizar en lugar de las cremas mencionadas.

❑ Al contagio de la sarna contribuyen la falta de salubridad y el hacinamiento.

Sarpullido

Ver ERUPCIONES DE LA PIEL.

Seasonal Affective Disorder (SAD)

Ver en DEPRESIÓN.

Seborrea

La seborrea, o dermatitis seborreica, se caracteriza por la presencia de placas escamosas de piel originadas en un trastorno de las glándulas sebáceas (productoras de grasa). La seborrea se presenta especialmente en el cuero cabelludo, en la cara y en el pecho, pero también puede aparecer en otras partes del cuerpo. Puede o no ocasionar prurito.

La piel seborreica se ve amarillenta y/o grasosa, o seca y escamosa. Las pápulas escamosas se aglutinan y forman grandes placas o parches. La dermatitis seborreica puede desarrollarse a cualquier edad, pero es más común en la infancia (costra láctea, o "cradle cap") y en la edad mediana. La causa de este trastorno se desconoce, pero es posible que se relacione con deficiencias nutricionales (especialmente falta de biotina y de vitamina A) o con los efectos del organismo levaduriforme *Pityrosporum ovale,* que normalmente vive en los folículos pilosos. Otros factores que posiblemente intervienen en la seborrea son la herencia y el clima. En los adultos, la dermatitis seborreica por lo general se asocia con estrés y ansiedad, y suele afectar al cuero cabelludo y a la cara. Otros factores que aumentan la probabilidad de desarrollar seborrea son lavado del cabello poco frecuente, piel grasosa, obesidad, enfermedad de Parkinson, AIDS, y otras afecciones cutáneas, como acné, rosácea y psoriasis.

A menos que se especifique otra cosa, las dosis que se recomiendan más adelante son para adultos. A los jóvenes de doce a diecisiete años se les debe administrar el equivalente a tres cuartas partes de la cantidad recomendada; a los niños de seis a doce años, la mitad y a los menores de seis años, la cuarta parte.

NUTRIENTES

SUPLEMENTOS	DOSIS SUGERIDAS	COMENTARIOS
Esenciales		
Essential fatty acids (primrose oil y Ultimate Oil de Nature's Secret son buenas fuentes)	Según indicaciones de la etiqueta.	Importantes para muchos trastornos cutáneos. Contienen ácido linoleico, que es necesario en estos casos.
Tea tree oil		*Ver* Hierbas más adelante.
Vitamin B complex más extra vitamin B$_6$ (pyridoxine)	Según indicaciones de la etiqueta. 50 mg 3 veces al día.	Las vitaminas B, en especial la vitamina B$_6$, son necesarias para el metabolismo de la proteína, la cual es esencial para la curación. Utilizar una fórmula super-high-potency. Para mejor absorción, se recomienda en forma sublingual. Se puede aplicar en inyección (con supervisión médica).
y biotin	50 mcg 3 veces al día.	Su deficiencia se ha asociado con seborrea.
Zinc	50 mg al día. No tomar más de 100 mg al día de todos los suplementos.	Importante para la curación. Aumenta la inmunidad. Para mejor absorción, utilizar lozenges de zinc gluconate u OptiZinc.
Importantes		
Concentrace de Trace Minerals Research	Según indicaciones de la etiqueta.	Contiene microminerales esenciales que nutren la piel.
Herpanacine de Diamond-Herpanacine Associates	Según indicaciones de la etiqueta.	Contiene aminoácidos, hierbas y vitaminas que promueven la salud de la piel y eliminan las toxinas.
Pycnogenol o grape seed extract	Según indicaciones de la etiqueta. Según indicaciones de la etiqueta.	Estos poderosos antioxidantes fortalecen la piel y la vuelven resistente a las enfermedades.
Vitamin A	Hasta 50.000 UI al día. Si está embarazada, no debe tomar más de 10.000 UI al día.	Su deficiencia puede causar seborrea o contribuir a ella.
y vitamin E o	400-800 UI al día.	Acelera la curación y aumenta la absorción del oxígeno.
AE Mulsion Forte de American Biologics	Según indicaciones de la etiqueta.	Proporciona vitaminas A y E en emulsión. Para dosis altas, la emulsión facilita la asimilación y brinda mayor seguridad.
Provechosos		
Acidophilus	Según indicaciones de la etiqueta. Tomar con el estómago vacío.	Reemplaza las bacterias "amigables". Especialmente importante cuando se prescriben antibióticos.
Coenzyme Q$_{10}$	60 mg al día.	Este importante neutralizador de los radicales libres les proporciona oxígeno a las células.
Dimethylglycine (DMG) (Aangamik DMG de FoodScience Labs)	Según indicaciones de la etiqueta.	Aumenta la oxigenación de los tejidos.
Free-form amino acid complex	Según indicaciones de la etiqueta.	Favorece la curación y la reparación de los tejidos.
Kelp	1.000-1.500 mg al día.	Contiene minerales de manera balanceada. Buena fuente de yodo.
Lecithin granules o capsules	1 cucharada 3 veces al día con las comidas. 1.200 mg 3 veces al día con las comidas.	Protegen las células.
Multivitamin y mineral complex	Según indicaciones de la etiqueta.	Todos los nutrientes son necesarios de manera equilibrada.

HIERBAS

❏ Para la mayoría de los trastornos cutáneos es muy provechoso tomar dandelion, goldenseal y red clover.

Advertencia: No tome goldenseal todos los días durante más de una semana seguida. Esta hierba se debe evitar durante el embarazo y se debe utilizar con precaución cuando hay alergia al ragweed.

❏ El aceite de tea tree es un antiséptico y antifúngico natural que se puede aplicar directamente en el área afectada. Si le parece demasiado fuerte, dilúyalo con una cantidad igual de aceite de jojoba (se consigue en los health food stores) o con agua destilada.

RECOMENDACIONES

❏ Entre el 50 y el 75 por ciento de su dieta debe constar de alimentos crudos y de productos agrios, como yogur low-fat.

❏ Evite el chocolate, los productos lácteos, la harina, los alimentos fritos, los mariscos y pescados de mar, las nueces y todo lo que contenga azúcar.

❏ No consuma ningún alimento que contenga huevo crudo. La clara del huevo es muy rica en avidina, una proteína que se liga a la biotina e impide que se absorba. La biotina se requiere para la salud de la piel y del cabello. Consumir huevos sin cocinar también representa un riesgo de envenenamiento con *Salmonella* (*ver* ENVENENAMIENTO CON ALIMENTOS en la Segunda Parte).

❏ Si el médico le receta antibióticos, tome más vitaminas del complejo B y algún suplemento de acidophilus para reemplazar las bacterias "amigables" que destruyen los antibióticos.

❏ Cambie de productos para el cabello y compre productos que no contengan químicos. Esta medida suele dar buenos resultados.

❏ Para minimizar la frecuencia y la severidad de los episodios, séquese la piel concienzudamente después de bañarse y utilice prendas de vestir sueltas y elaboradas con fibras que "respiren".

❏ No se trate la seborrea con ungüentos que se compran sin fórmula médica. Esto puede sobrecargar la piel.

❏ No se moleste la piel afectada por la seborrea.

❏ Evite el uso de jabones irritantes, pero asegúrese de mantener limpias las áreas afectadas. Evite las cremas y los ungüentos grasosos. Mantenga limpio el cabello y utilice únicamente champús no grasosos.

❏ Si los cambios dietéticos y los suplementos nutricionales no le producen mejoría, consulte con un profesional idóneo.

❏ Ayune una vez al mes. *Ver* AYUNOS en la Tercera Parte.

ASPECTOS PARA TENER EN CUENTA

❏ Los dermatólogos suelen prescribir lociones limpiadoras que contienen un agente secante con azufre y resorcinol, y/o la crema Diprosone, de Schering.

❏ La costra láctea, o cradle cap, se ha relacionado con alergias alimentarias. Una medida eficaz es controlarles a los infantes las alergias a los alimentos, además de darles biotina en suplemento (cuando presentan deficiencia). Una buena manera de administrarles biotina a los niños mayores de seis meses es agregarle al jugo complejo de vitamina B en líquido.

❏ En los infantes, la deficiencia de biotina se puede deber a la falta de flora intestinal. Estudios han demostrado que tratar con biotina tanto a la madre lactante como a su bebé puede corregir el problema de la costra láctea. En los adultos, tratar el problema únicamente con biotina no es eficaz; en cambio, utilizar suplementos de biotina combinados con todas las vitaminas del complejo B y con ácidos grasos esenciales da excelentes resultados en muchos casos.

❏ Consumir clara de huevo crudo ha producido dermatitis seborreica en ratas experimentales.

❏ Algunos hallazgos de investigación sugieren que muchos trastornos cutáneos, entre ellos eccema y psoriasis, se podrían relacionar con alergia al gluten. Eliminar el gluten de la dieta puede ser beneficioso. *Ver* ENFERMEDAD CELIACA en la Segunda Parte a fin de conocer las sugerencias dietéticas.

❏ Se ha demostrado que en muchos casos el tratamiento más eficaz consiste en tomar complejo de vitaminas B en suplemento.

❏ *Ver también* CASPA y DERMATITIS en la Segunda Parte.

Senilidad (Demencia senil)

Antes se pensaba que la senilidad era consecuencia inevitable del proceso de envejecimiento. Sin embargo, hoy en día se sabe que la senilidad es una enfermedad con bases físicas y, de hecho, no es demasiado común. Se trata de un trastorno en el cual el funcionamiento cerebral, o algunos aspectos de su funcionamiento, declinan tanto que se produce incapacidad mental. Entre las consecuencias de la senilidad están falta de memoria, apocamiento, depresión, agitación, dificultad para asimilar información nueva y pérdida de las reacciones emocionales normales. Este trastorno suele agravarse progresivamente. Entre las complicaciones que se pueden presentar están lesiones (fundamentalmente por caídas), nutrición inadecuada, estreñimiento y diversas infecciones.

La demencia puede originarse en diversas enfermedades que afectan al funcionamiento del cerebro. También se puede deber a deficiencias nutricionales, en especial cuando el individuo ha consumido alcohol o ha utilizado drogas de manera crónica o durante períodos muy largos.

Muchas personas que sufren de demencia senil, según el diagnóstico que han recibido, en realidad tienen *seudodemencia*. Los síntomas de la seudodemencia se parecen mucho a los de la demencia, pero son causados por depresión, sordera, tumor cerebral, problemas tiroideos, trastornos hepáticos o renales, uso de algunas drogas u otros problemas. Para que el diagnóstico sea acertado es preciso que un profesional idóneo, de preferencia un especialista en este campo, le realice al paciente un examen físico y sicológico completo.

La demencia se considera incurable. No obstante, puede ayudar hacer una dieta adecuada y tomar suplementos nutricionales. Los siguientes suplementos son provechosos para mejorar la función cerebral. Cuando compre suplementos, evite los que tienen recubrimiento grueso y los de liberación gradual porque al organismo se le dificulta decomponerlos. Elija, en cambio, productos líquidos, en polvo o en presentación sublingual.

NUTRIENTES

SUPLEMENTOS	DOSIS SUGERIDAS	COMENTARIOS
Esenciales		
Dimethylglycine (DMG) (Aangamik DMG de FoodScience Labs)	Según indicaciones de la etiqueta.	Ayuda a conservar la agudeza mental y mejora el funcionamiento del sistema inmunológico.
Essential fatty acids (flaxseed oil y primrose oil son buenas fuentes)	Según indicaciones de la etiqueta.	Promueven la salud del sistema inmunológico y el funcionamiento del cerebro y de los nervios.
Free-form amino acid complex	Según indicaciones de la etiqueta.	Suministra proteína, necesaria para el funcionamiento normal del cerebro. La deficiencia de proteína es común en las personas de edad avanzada.
Gamma-aminobutyric acid (GABA)	Según indicaciones de la etiqueta, con el estómago vacío. Tomar con agua o jugo. No tomar con leche. Para mejor absorción, tomar con 50 mg de vitamina B_6 y 100 mg de vitamina C.	Esencial para el funcionamiento y el metabolismo del cerebro. Tiene efectos calmantes. *Ver* AMINOÁCIDOS en la Primera Parte.
Garlic (Kyolic)	Según indicaciones de la etiqueta.	Mejora el funcionamiento del cerebro. Ayuda a reducir el estrés y la ansiedad.
Ginkgo biloba		*Ver* Hierbas más adelante.
L-Asparagine	Según indicaciones de la etiqueta. Tomar con el estómago vacío.	Mantiene el equilibrio del cerebro y del sistema nervioso central.
L-Phenylalanine	Según indicaciones de la etiqueta. Tomar con el estómago vacío.	Promueve el estado de alerta. Favorece la memoria y ayuda a superar la depresión. *Advertencia:* si está tomando algún inhibidor MAO para la depresión, o si sufre de ataques de pánico, diabetes, presión arterial alta o PKU, no debe tomar este suplemento.
L-Tyrosine	Según indicaciones de la etiqueta. Tomar con el estómago vacío.	Promueve el funcionamiento del cerebro y ayuda a combatir la depresión. *Advertencia:* si está tomando algún inhibidor MAO para la depresión, no debe tomar tirosina.
Melatonin	2-3 mg al día, 2 horas o menos antes de acostarse.	Favorece el sueño, ayuda a mantener el equilibrio y fortalece el sistema inmunológico.
Vitamin B complex en inyección	1 cc por semana, o según prescripción médica.	Todas las vitaminas B son necesarias para la salud del cerebro y de los nervios. Las personas de edad avanzada suelen presentar deficiencia de estas vitaminas, porque la capacidad de absorberlas se altera con la edad. Es más eficaz en inyección (con supervisión médica).
más extra vitamin B_6 (pyridoxine) más	1/2 cc por semana, o según prescripción médica.	Vital para la salud mental y para el adecuado equilibrio electrolítico del organismo.
liver extract o	1 cc por semana, o según prescripción médica.	Buena fuente de vitaminas B y otros importantes nutrientes.
vitamin B complex más extra	100 mg 3 veces al día.	Si no se consiguen en inyección, administrar en forma sublingual.
vitamin B_6 (pyridoxine) y	50 mg al día.	
vitamin B_{12}	2.000 mcg al día.	Necesario para prevenir la anemia. Evita que los nervios sufran daño y favorece la memoria y al aprendizaje. Utilizar lozenges o administrar en forma sublingual.
Muy importantes		
Choline	500 mg 2 veces al día.	Importante para la función cerebral. Mejora la memoria y la capacidad mental.
Vitamin B_3 (niacin)	100 mg al día. No sobrepasar esta dosis. Para reducir el enrojecimiento, tomar con 100 mg de niacinamida.	Mejora la circulación del cerebro y reduce el nivel del colesterol. *Advertencia:* si tiene algún trastorno hepático, gota o presión arterial alta, no debe tomar niacina.
Vitamin C	3.000-10.000 mg al día.	Mejora la circulación cerebral reduciendo la tendencia a formar coágulos sanguíneos.
Vitamin E	Empezar con 200 UI al día y aumentar poco a poco hasta 600-1.000 UI al día.	Mejora la circulación del cerebro y estimula el funcionamiento inmunológico, que se altera con la edad.
Importante		
GH3 de Gero Vita	Según indicaciones de la etiqueta.	Promueve el funcionamiento del cerebro. Se puede aplicar en inyección (con supervisión médica). *Advertencia:* si es alérgico a los sulfitos, no debe utilizar GH3.
Provechosos		
Multivitamin complex	Según indicaciones de la etiqueta.	Proporciona las vitaminas necesarias. Utilizar una fórmula high-potency.
Coenzyme Q_{10}	100-200 mg al día.	Neutralizador de los radicales libres y estimulante del sistema inmunológico. Aumenta la oxigenación celular.

L-Glutamine	Según indicaciones de la etiqueta, con el estómago vacío. Tomar con agua o jugo. No tomar con leche. Para mejor absorción, tomar con 50 mg de vitamina B$_6$ y 100 mg de vitamina C.	Necesario para la función normal del cerebro. *Ver* AMINOÁCIDOS en la Primera Parte.
Lecithin granules o capsules	1 cucharada 3 veces al día antes de las comidas. 1.200 mg 3 veces al día antes de las comidas.	Protegen las células cerebrales y favorecen su funcionamiento.
Zinc	50-80 mg al día. No tomar más de 100 mg al día de todos los suplementos.	Ayuda a desintoxicar el organismo de los metales pesados e intensifica la función inmunológica. Para mejor absorción, utilizar lozenges de zinc gluconate u OptiZinc.

HIERBAS

❏ El anise y el black cohosh al parecer agudizan las facultades cerebrales.

❏ El ginkgo biloba mejora la memoria, así como también la circulación cerebral y el funcionamiento del cerebro. Esta hierba protege las células cerebrales destruyendo los radicales libres. Tres veces al día colóquese debajo de la lengua el contenido de medio cuentagotas de extracto sin alcohol y manténgalo ahí durante unos pocos minutos antes de pasárselo. O tome 400 miligramos en cápsula tres veces al día.

RECOMENDACIONES

❏ Entre el 50 y el 75 por ciento de su dieta debe consistir en alimentos crudos, junto con semillas, cereales y panes de grano entero, nueces crudas, yogur low-fat y productos agrios. Consuma todos los días Swiss cheese, brown rice y abundante fibra.

❏ Tome muchos liquidos, incluso si no tiene sed. Al ir envejeciendo, nuestro "sistema de sed" deja de funcionar como debiera.

❏ Evacúe el intestino todos los días. Es importante que haga una dieta rica en fiebra y que consuma oat bran y rice bran. El limpiador del colon Aerobic Bulk Cleanse (ABC), de Aerobic Life Industries, es un producto muy provechoso. También puede ser necesario que se aplique enemas. *Ver* ENEMAS en la Tercera Parte.

❏ Manténgase activo. Es importante hacer ejercicio, caminar, ocupar la mente y adquirir algún pasatiempo. Busque la compañía de otras personas y nuevas experiencias. Al ir envejeciendo, muchas personas se aíslan y se alejan de los demás porque esto las hace sentir más seguras y/o menos tensas. Sin embargo, esto puede conducir a la soledad y a la depresión. Si para usted es difícil salir y desenvolverse, piense en la posibilidad de aprender a manejar un computador. Hay muchos servicios en línea dirigidos a las personas mayores, que son fuente de compañía y de información.

❏ Protéjase la cabeza contra posibles lesiones utilizando cinturón de seguridad cuando viaje en automóvil, y casco cuando se dedique a ciertas actividades, como montar en bicicleta.

❏ Hágase un examen físico completo para determinar si la causa de sus síntomas es alguna enfermedad.

ASPECTOS PARA TENER EN CUENTA

❏ Los resultados de una investigación sobre la demencia, en la cual participaron alrededor de quinientas personas de ochenta y cinco años, indicaron que hasta el 50 por ciento de los problemas de demencia se habían originado en problemas vasculares que se habrían podido prevenir. Por tanto, parece lógico pensar que muchos casos de demencia se pueden prevenir tomando medidas para disminuir el riesgo de que se presenten accidentes cerebrovasculares, como abstenerse de fumar, controlar la hipertensión arterial, utilizar terapia de chelation para eliminar del organismo los metales tóxicos, hacer una dieta balanceada y tomar los suplementos nutricionales adecuados.

❏ Estudios realizados en el Welsh National School of Medicine y en Surrey University de Gran Bretaña encontraron que a la demencia senil podrían contribuir deficiencias nutricionales, especialmente de vitamina B$_1$ (tiamina), vitamina B$_2$ (riboflavina), vitamina B$_6$ (piridoxina), ácido fólico, vitamina C y vitamina D.

❏ Las personas que tienen aterosclerosis y presión arterial alta tienen un riesgo mayor de sufrir de senilidad (*ver* ARTERIOSCLEROSIS/ATEROSCLEROSIS y PRESIÓN ARTERIAL ALTA en la Segunda Parte).

❏ Las alergias alimentarias pueden provocar síntomas mentales, al igual que síntomas físicos (*ver* ALERGIAS en la Segunda Parte).

❏ Los síntomas que producen los metales tóxicos en el organismo son similares a los de la senilidad. El análisis del cabello revela si el organismo está sufriendo daño a causa de la presencia de niveles tóxicos de metales como aluminio y plomo (*ver* ANÁLISIS DEL CABELLO en la Tercera Parte).

❏ *Ver también* ENFERMEDAD DE ALZHEIMER, ENFERMEDAD DE PARKINSON y TOXICIDAD POR ALUMINIO en la Segunda Parte.

Seno, cáncer de

Ver CÁNCER DE SENO.

Senos, enfermedad fibroquística de los

Ver ENFERMEDAD FIBROQUÍSTICA DE LOS SENOS.

Serpiente, mordedura de

Ver MORDEDURA DE SERPIENTE.

Sexually Transmitted Diseases (STD)

Hay diversas enfermedades que se contagian exclusiva o fundamentalmente por medio del contacto sexual. Entre esas enfermedades están AIDS (síndrome de inmunodeficiencia adquirida, o sida), chancroide, clamidia, gonorrea, LGV (lymphogranuloma venereum, o linfogranuloma venéreo), granuloma inguinal, herpes genital, sífilis y tricomoniasis. La candidiasis genital también se puede transmitir por medio del contacto sexual. Esta sección trata sobre dos de las enfermedades de transmisión sexual más comunes: gonorrea y sífilis.

La gonorrea es producida por un microorganismo llamado *Neisseria gonorrhoeae*, que se conoce comúnmente como gonococo. En las mujeres, la gonorrea a veces no produce síntomas. Pero entre los síntomas que puede producir están micción frecuente y dolorosa, flujo vaginal, sangrado menstrual anormal, inflamación aguda del área pélvica y escozor en el recto. En los hombres, la gonorrea suele producir síntomas como secreción uretral amarillenta y purulenta, y dificultad para orinar o micción lenta y dolorosa. En los hombres, los síntomas suelen aparecer entre dos y catorce días después del contacto sexual; en las mujeres, entre siete y veintiún días más tarde.

Cuando no se trata, la infección puede desplazarse por el torrente sanguíneo hacia los huesos, las articulaciones, los tendones y otros tejidos, y producir alguna enfermedad sistémica con fiebre moderada, dolor generalizado, inflamación de las articulaciones y, en algunas ocasiones, lesiones cutáneas. En este punto es difícil detectar el organismo y con frecuencia la enfermedad se diagnostica erróneamente como artritis. En los hombres, la gonorrea puede llevar a complicaciones como esterilidad y constricción de la uretra.

La sífilis es causada por un tipo de bacteria llamada *Treponema pallidum*. Esta enfermedad se contrae ocasionalmente mediante el contacto físico estrecho, como besarse, así como también a través de la relación sexual. Cuando no se trata, la enfermedad evoluciona a lo largo de muchos años y pasa por tres etapas básicas. En la primera etapa aparece un chancro, es decir, una úlcera roja e indolora, en el punto por el cual la bacteria entró en el organismo. En la segunda etapa aparece una erupción y parches de tejido descamativo en la boca o en el área genital. Además, pueden presentarse síntomas sistémicos que suelen ser leves: dolores de cabeza, náuseas y malestar generalizado. Cuando la enfermedad avanza hasta la tercera etapa (lo cual no es frecuente en Estados Unidos), puede presentarse daño cerebral, sordera, enfermedad cardíaca y/o ceguera.

NUTRIENTES

SUPLEMENTOS	DOSIS SUGERIDAS	COMENTARIOS
Muy importantes		
Acidophilus	Según indicaciones de la etiqueta, 3 veces al día. Tomar con el estómago vacío.	Repone las bacterias "amigables". Importante cuando hay que tomar antibióticos, que se suelen prescribir para tratar las enfermedades de transmisión sexual.
Garlic (Kyolic)	2 cápsulas 3 veces al día.	Antibiótico natural y estimulante del sistema inmunológico.
Free-form amino acid complex	Según indicaciones de la etiqueta.	Necesario para la reparación de los tejidos. Los aminoácidos en estado libre aceleran la absorción y la asimilación.
Vitamin C	750-2.500 mg 4 veces al día.	Estimula la función inmunológica. Agente antiviral.
Zinc	100 mg al día. No sobrepasar esta dosis.	Importante para la salud de los órganos reproductores. Promueve la curación de las lesiones y combate una gran variedad de microbios porque estimula el sistema inmunológico. Para mejor absorción, utilizar lozenges de zinc gluconate u OptiZinc.
Importantes		
Colloidal silver	Administrar en forma sublingual, o aplicar tópicamente según indicaciones de la etiqueta.	Este antiséptico mitiga rápidamente la inflamación y promueve la curación de las lesiones.
Kelp	1.000-1.500 mg al día.	Proporciona vitaminas y minerales de manera equilibrada.
Vitamin B complex	50 mg 3 veces al día.	Necesario para el funcionamiento de todos los sistemas enzimáticos de las células.
Provechosos		
Coenzyme Q$_{10}$	30-60 mg al día.	Poderoso neutralizador de los radicales libres.
Multivitamin y mineral complex	Según indicaciones de la etiqueta.	Todos los nutrientes son necesarios de manera equilibrada. Utilizar una fórmula high-potency.
Raw glandular complex más raw thymus glandular	Según indicaciones de la etiqueta. Según indicaciones de la etiqueta.	Promueven el funcionamiento del sistema inmunológico.
Vitamin K o alfalfa	100 mcg al día.	Los antibióticos destruyen las bacterias intestinales que producen vitamina K, la cual es necesaria para la coagulación de la sangre. *Ver* Hierbas más adelante.

Síntomas iniciales de las STD
(Sexually Transmitted Diseases)

Es importante detectar las enfermedades de transmisión sexual en sus etapas iniciales para poder comenzar el tratamiento a tiempo y evitar que algunas de ellas produzcan daños irreparables. El siguiente cuadro le ayudará a familiarizarse con las primeras etapas de varias enfermedades de transmisión sexual.

Enfermedad	Síntomas iniciales
AIDS (sida, o síndrome de inmunodeficiencia adquirida)	Dolor de cabeza, sudor nocturno, pérdida de peso sin razón aparente, fatiga, inflamación de las glándulas linfáticas, fiebre persistente, candidiasis bucal (recubrimiento espeso y blanquecino de la lengua y las mucosas bucales), infecciones vaginales recurrentes por hongos, diarrea persistente, infecciones pulmonares.
Candidiasis	Escozor en el área genital, dolor al orinar, flujo vaginal espeso e inodoro.
Clamidia	En las mujeres: flujo vaginal blancuzco con la consistencia del cottage cheese, ardor al orinar, escozor, relaciones sexuales dolorosas. En los hombres: secreción uretral transparente y acuosa. Sin embargo, muchas veces no se presentan síntomas.
Enfermedad inflamatoria de la pelvis (PID, o Pelvic Inflammatory Disease)	Secreción purulenta de la vagina que se presenta con fiebre y dolor en la parte baja del abdomen.
Gonorrea	En las mujeres: miccion frecuente y dolorosa, flujo vaginal turbio, escozor vaginal, inflamación del área pélvica, secreción rectal, sangrado uterino anormal. En los hombres: secreción uretral amarillenta y llena de pus. Sin embargo, con frecuencia las mujeres no presentan síntomas.
Herpes genital	Prurito, ardor en el área genital, molestia al orinar, secreción vaginal o uretral acuosa, erupciones vaginales o peneales que exudan fluido.
Sífilis	Úlceras en los genitales, erupción, parches de tejido descamativo, fiebre, dolor de garganta, llagas en la boca o en el ano.
Tricomoniasis	En las mujeres: escozor y dolor vaginal, y secreción de consistencia espumosa, verdosa o amarillenta y de olor fétido. En los hombres: secreción uretral transparente.
Verrugas genitales	Pápulas o masas blandas con aspecto de coliflor que aparecen individualmente o en racimos en la vagina, el ano, el pene, la ingle y/o el escroto.

HIERBAS

❑ La alfalfa es buena fuente de vitamina K, que es necesaria para la coagulación de la sangre y para la curación. Los antibióticos acaban con las reservas de esta vitamina.

❑ La echinacea, el goldenseal, el pau d'arco y la suma ayudan a aliviar los síntomas. Alterne entre dos o más de estas hierbas. Tome tres tazas de té de hierbas todos los días, o tome las hierbas en cápsula o en extracto, de acuerdo con las indicaciones de la etiqueta.

Advertencia: No tome goldenseal todos los días durante más de una semana seguida. Esta hierba se debe evitar durante el embarazo y se debe utilizar con precaución cuando hay alergia al ragweed.

❑ La hierba hops contribuye a mitigar el dolor y el estrés.

RECOMENDACIONES

❑ Mientras la infección esté activa, utilice condón de látex (no de piel de oveja) para cualquier actividad sexual. Estas enfermedades son altamente contagiosas. Sin embargo, tenga en cuenta que usar condón no garantiza una protección total contra las enfermedades de transmisión sexual. La única manera de evitar el riesgo de transmitir la infección es abstenerse de tener relaciones sexuales.

❑ Si usted está tomando penicillin u otro antibiótico para alguna enfermedad de transmisión sexual, no deje de incluir en su dieta diaria algún tipo de acidophilus para reemplazar las bacterias "amigables".

ASPECTOS PARA TENER EN CUENTA

❑ Los antibióticos son el tratamiento usual para la sífilis y para la gonorrea. Aunque la persona se sienta mucho mejor y sus síntomas se hayan mitigado, es importante no suspender el antibiótico prescrito por el médico antes de terminar el tratamiento. No suspenda el medicamento antes de tiempo.

❑ Desde que fue identificada en 1985, una cepa de gonococos resistentes no sólo al penicillin sino también al tetracycline se ha diseminado a gran velocidad. Esta cepa, sin embargo, es curable con otros antibióticos.

❑ Muchos profesionales de la salud consideran que la displasia cervical (una enfermedad precancerosa que se caracteriza por el desarrollo de tejido anormal en el cuello del útero) es una enfermedad de transmisión sexual. Ellos creen que es producida por papilomavirus, el mismo virus que causa las verrugas venéreas.

❑ Muchas enfermedades de transmisión sexual cuya incidencia había disminuido ahora se presentan con mayor frecuencia. Muchos expertos encuentran una relación entre este fenómeno y la epidemia de AIDS; el AIDS aumenta la susceptibilidad a todo tipo de enfermedades.

❑ *Ver también* AIDS, CANDIDIASIS, CLAMIDIA, INFECCIONES POR EL VIRUS DEL HERPES, VERRUGAS y/o VAGINITIS POR HONGOS en la Segunda Parte.

Shingles (Herpes Zoster)

El shingles, o herpes zoster, conocido popularmente como culebrilla, es una infección causada por el virus zoster-varicela, el mismo virus que produce varicela. Esta enfermedad afecta a las terminaciones nerviosas de la piel. Aun cuando puede atacar cualquier parte del cuerpo, afecta con más frecuencia a la región abdominal por debajo las costillas y hacia el ombligo.

La mayoría de las personas adultas han tenido varicela. Esta enfermedad tan común en la niñez produce fiebre y una erupción desesperantemente pruriginosa que, sin embargo, no causa daño permanente. No obstante, cuando el virus zoster-varicela ha entrado al organismo y ha producido varicela, nunca sale de él. Es posible que permanezca latente durante años en la médula espinal y en los ganglios de los nervios hasta que no se activa a causa del debilitamiento (temporal o permanente) del sistema inmunológico. Entonces la infección por el virus zoster-varicela se propaga hacia las terminaciones de los nervios, las cuales envían impulsos nerviosos al cerebro que son interpretados como dolor severo, prurito o ardor. Este proceso vuelve a la piel mucho más sensible de lo normal.

Los ataques de shingles suelen ir precedidos de tres o cuatro días de escalofrío, fiebre y malestar generalizado. También puede presentarse dolor en el área afectada. Luego aparecen agrupaciones de pequeñas vesículas. El dolor se vuelve intensísimo y el área afectada se sensibiliza anormalmente al tacto. Otros síntomas que se pueden presentar son entumecimiento,

depresión, hormigueo, dolor punzante, fiebre y dolor de cabeza. Esta fase de la enfermedad dura entre siete y catorce días. Eventualmente, las vesículas forman costra y se caen.

Entre los factores que aumentan La probabilidad de que se desencadene un ataque de shingles están el estrés, el cáncer, los medicamentos anticancerígenos y las deficiencias inmunológicas. Sin embargo, no se requiere que haya una enfermedad grave para que se active el virus. Cualquier clase de estrés físico o emocional aumenta la susceptibilidad. A veces algo tan inocuo como una lesión sin importancia o un resfriado leve conducen a un ataque cuando, por otra parte, la persona goza de perfecta salud. En la mayoría de los casos nunca se llega a saber cuál fue el factor desencadenante.

El herpes zoster, o shingles, afecta aproximadamente a ochocientos cincuenta mil estadounidenses cada año. Puede atacar a cualquier edad, pero es más frecuente después de los cincuenta años, cuando la función inmunológica empieza a declinar de manera natural como resultado de la edad. La mayoría de los casos de shingles evolucionan en el transcurso de pocas semanas. Los casos más severos pueden durar más tiempo y requieren un tratamiento agresivo. Hay casos en los cuales el dolor persiste durante meses o, incluso, años, después de que las vesículas han desaparecido. Este síndrome, llamado neuralgia postherpética, es más frecuente en las personas de edad avanzada. Cuando el shingles se desarrolla cerca de los ojos, la córnea puede resultar afectada y el paciente puede quedar ciego. Alrededor del 20 por ciento de las pesonas que han sufrido de shingles, o culebrilla, vuelven a presentar la enfermedad.

El shingles y sus secuelas pueden ser devastadores para la gente cuyo sistema inmunológico está débil. La enfermedad puede afectar a los órganos internos y atacar, incluso, a los pulmones y a los riñones. Cuando se propaga y no se controla, esta enfermedad puede ocasionar daño permanente, como ceguera, sordera o parálisis, dependiendo del área del cuerpo sobre la cual actúan los nervios comprometidos. Las infecciones bacterianas secundarias o la neumonía viral causadas por el shingles pueden producirle la muerte al paciente.

NUTRIENTES

SUPLEMENTOS	DOSIS SUGERIDAS	COMENTARIOS
Esenciales		
L-Lysine	500 mg 2 veces al día con el estómago vacío. Tomar con agua o jugo. No tomar con leche. Para mejor absorción, tomar con 50 mg de vitamina B$_6$ y 100 mg de vitamina C.	Importante para la curación y para combatir el virus del herpes. *Ver* AMINOÁCIDOS en la Primera Parte. *Advertencia:* no se debe tomar este suplemento durante más de seis meses seguidos.
Vitamin C con bioflavonoids	2.000 mg 4 veces al día.	Ayudan a combatir el virus del herpes y a estimular el sistema inmunológico.
Muy importantes		
Cayenne (capsicum)		*Ver* Hierbas más adelante.

Vitamin B complex	100 mg 3 veces al día.	Necesario para la salud de los nervios y para contrarrestar las deficiencias. Puede ser necesario aplicar en inyección (con supervisión médica).
más extra vitamin B₁₂	1.000 mcg 2 veces al día.	Utilizar lozenges o administrar en forma sublingual.
Zinc	80 mg al día por 1 semana. Luego reducir hasta 50 mg al día. No tomar más de 100 mg al día de todos los suplementos.	Aumenta la inmunidad y protege contra las infecciones. Para acelerar la absorción, utilizar lozenges de zinc chelate.

Importantes

Calcium más magnesium	1.500 mg al día. 750 mg al día.	Favorecen la curación y la función de los nervios. Combaten el estrés. Utilizar variedades chelate.
Garlic (Kyolic)	2 cápsulas 3 veces al día con las comidas.	Excelente para reconstruir el sistema inmunológico.
Vitamin A emulsion o capsules más natural carotenoid complex (Betatene)	50.000 UI al día por 2 semanas. Luego reducir hasta 25.000 UI al día. Si está embarazada, no debe tomar más de 10.000 UI al día. 10.000 UI al día. Según indicaciones de la etiqueta.	Estimulan el sistema inmunológico y protegen contra las infecciones. Para dosis altas, la emulsión facilita la asimilación y brinda mayor seguridad. Protege el sistema inmunológico y estimula la curación.
Vitamin D	1.000 UI 2 veces al día por 1 semana. Luego reducir hasta 400 UI al día.	Ayuda a la curación de los tejidos. Necesario para la absorción del calcio.
Vitamin E	400-800 UI al día. Se puede aplicar también el aceite de una cápsula directamente en el área afectada.	Ayuda a prevenir la formación de tejido cicatricial.

Provechosos

Coenzyme Q₁₀	60 mg al día.	Este neutralizador de los radicales libres estimula el funcionamiento del sistema inmunológico.
Essential fatty acids (flaxseed oil y primrose oil son buenas fuentes)	Según indicaciones de la etiqueta.	Promueven la curación de los tejidos cutáneo y nervioso.
Grape seed extract	Según indicaciones de la etiqueta.	Este poderoso antioxidante protege las células cutáneas y reduce los episodios de ampollas.
Infla-Zyme Forte de American Biologics	4 tabletas 3 veces al día con las comidas.	Tiene propiedades antioxidantes. Ayuda a la correcta descomposición de las proteínas, las grasas y los carbohidratos.
Maitake o shiitake o reishi	Según indicaciones de la etiqueta. Según indicaciones de la etiqueta. Según indicaciones de la etiqueta.	Tienen propiedades antivirales y estimulantes del sistema inmunológico.

Multivitamin y mineral complex	Según indicaciones de la etiqueta.	Todos los nutrientes son necesarios de manera equilibrada.
Wobenzym N de Marlyn Nutraceuticals	3-6 tabletas, 2-3 veces al día entre comidas.	Destruye los radicales libres. Ayuda a la correcta descomposición y absorción de los alimentos. Provechoso para combatir la inflamación.

HIERBAS

❑ Las hierbas alfalfa, chamomile y dandelion promueven la curación al restaurar el equilibrio acidobásico normal del organismo. El dandelion también ayuda a fortalecer y a desintoxicar el hígado.

Advertencia: No utilice chamomile de manera permanente y evítela por completo si es alérgico al ragweed.

❑ La raíz de astragalus y la echinacea intensifican el funcionamiento del sistema inmunológico.

Advertencia: No utilice astragalus cuando tenga fiebre.

❑ El cayenne (capsicum) contiene una sustancia llamada capsaicin, que mitiga el dolor y contribuye a la curación. También actúa como desintoxicante. El cayenne se consigue en tableta y en cápsula. El capsaicin también es el ingrediente activo de una crema de uso tópico llamada Zostrix, que ayuda en caso de neuralgia postherpética. Sin embargo, el capsaicin no se debe aplicar tópicamente mientras las lesiones producidas por el shingles no hayan sanando por completo, ya que podría presentarse un dolor intenso y quemante.

❑ El goldenseal tiene poderosas propiedades antibióticas y reduce la infección.

Advertencia: El goldenseal no se debe tomar todos los días durante más de una semana seguida; se debe evitar durante el embarazo y se debe utilizar con precaución cuando hay alergia al ragweed.

❑ Combinar oat straw, St. Johnswort y skullcap ayuda a reducir el estrés y el escozor. Mezcle cantidades iguales de tintura de oat straw, St. Johnswort y skullcap y tome una cuchardadita de esta mezcla cuatro veces al día.

❑ El milk thistle protege el hígado y promueve el sano funcionamiento hepático.

❑ La hierba rose hips es rica en vitamina C y previene las infecciones cutáneas.

❑ La raíz de valerian calma el sistema nervioso. Cuando se toma a la hora de acostarse, ayuda a dormir bien.

RECOMENDACIONES

❑ Incluya en su dieta brewer's yeast, brown rice, ajo, frutas y vegetales crudos, al igual que granos enteros.

❑ Haga un ayuno de limpieza. *Ver* AYUNOS en la Tercera Parte.

❑ Utilice propóleos o polen de abeja, clorofila y/o kelp para combatir el virus y acelerar la curación.

Advertencia: El polen de abeja les produce reacciones alérgicas a algunas personas. Comience con una cantidad peque-ña y descontinúe su uso si se le presenta sarpullido, respira-ción sibilante, malestar o cualquier otro síntoma.

❑ Mantenga el estrés bajo control. El estrés disminuye la ca-pacidad del sistema inmunológico de combatir las infeccio-nes. Estudios han encontrado que, en comparación con las demás personas, las que tienen shingles han pasado reciente-mente por épocas de mayor estrés.

❑ Evite los cambios bruscos de temperatura. Exponga el área afectada al sol durante quince minutos todos los días. Al ba-ñarse, lávese las vesículas con suavidad y no se las vuelva a tocar. Por ningún motivo debe rascarse.

❑ Evite el uso de medicamentos que contengan acetaminop-hen (Tylenol y Datril, entre otros), pues pueden prolongar la enfermedad.

❑ Consulte con un oftalmólogo si le aparece shingles en la frente, cerca de los ojos o en la punta de la nariz. Cuando el herpes zoster oftálmico no se trata, el paciente puede perder la vista.

❑ Utilice aceites esenciales. Los aceites de bergamot, de ca-lophyllum (relacionado con el St. Johnswort), de eucalipto, de geranio, de goldenseal y de limón se pueden utilizar de ma-nera individual o en combinación. Estas esencias altamente concentradas tienen importantes propiedades antivirales. La mejor manera de utilizarlas es agregar unas cuantas gotas de aceite esencial a una cucharada de otro aceite, como aceite de almendra, de maní o de oliva, y aplicar la mezcla directamen-te sobre las lesiones a la primera señal de recrudecimiento del problema. Casi siempre las lesiones se secan y desaparecen completamente entre tres y cinco días después de empezar este tratamiento. Este tratamiento también es provechoso pa-ra el herpes simple.

ASPECTOS PARA TENER EN CUENTA

❑ No se conoce cura para el shingles. El tratamiento se basa en acortar la fase aguda de dolor y erupción, reducir al máxi-mo el dolor y el malestar, y tratar de prevenir o, por lo menos, minimizar, las complicaciones. Los médicos suelen prescribir una droga antiviral llamada acyclovir (Zovirax), que también se usa para el herpes. El acyclovir ayuda a reducir el dolor y previene algunas complicaciones, particularmente en las per-sonas con compromiso inmunológico. Sin embargo, para que sea eficaz, el tratamiento con acyclovir debe iniciarse a los po-cos días de empezar el shingles. Esto representa casi siempre un problema, porque hacer un diagnóstico precoz suele ser di-fícil. Además, el acyclovir es un medicamento relativamente costoso. Para mitigar el malestar puede ser necesario tomar un medicamento para el dolor, posiblemente un narcótico.

❑ El capsaicin es motivo de mucho interés por su capacidad para aliviar el dolor en individuos que sufren de neuralgia postherpética. Éste no es un producto de la ingeniería quími-ca, sino un componente de las plantas de la familia a la cual pertenecen los red peppers. Investigadores de Toronto encon-traron que el 56 por ciento de los pacientes de neuralgia post-

herpética que fueron tratados con crema de capsaicin (Zostrix) durante cuatro semanas experimentaron un alivio significati-vo del dolor, y que el 78 por ciento experimentó por lo menos algún grado de alivio. Estudios clínicos sugieren que el capsaicin reduce la cantidad de sustancia P, un neurotransmi-sor responsable de la transmisión de los impulsos dolorosos. Cuando hay deficiencia de sustancia P, los nervios no logran transmitir la sensación de dolor. El capsaicin se administra fá-cilmente: se aplica tópicamente en el área afectada tres o cua-tro veces al día. Además, no interactúa con otros medicamen-tos, una condición que lo hace especialmente atractivo para las personas de edad avanzada, que por lo general tienen que tomar una o más drogas de manera regular. La crema de capsaicin no requiere prescripción médica y se consigue en la mayoría de las farmacias y de los health food stores. Sin em-bargo, sólo se debe aplicar cuando las vesículas producidas por el shingles hayan sanado completamente; de lo contrario, se puede presentar un dolor intensamente quemante.

❑ Para que su sistema inmunológico se vuelva resistente al virus, las personas con deficiencia inmunológica pueden reci-bir suero u otros productos biológicos provenientes de sangre donada por personas que se han recuperado recientemente de shingles. No obstante, en esta época de AIDS este trata-miento conlleva riesgos y se ha vuelto más costoso debido a las pruebas que se requieren para garantizar la seguridad de los pacientes. En la actualidad, los médicos tienden a adminis-trar dosis muy altas de drogas antivirales en un intento por destruir o debilitar el virus.

❑ Los médicos ortomoleculares frecuentemente administran inyecciones de vitamina B_{12} combinada con AMP (adenosine monophosphate) para tratar el shingles. Junto con dos o tres aplicaciones diarias de zinc oxide (óxido de cinc) y de yogur sin dulce a lo largo del trayecto del nervio afectado, este tra-tamiento suele dar buenos resultados.

❑ El dimethylsulfoxide (DMSO) se ha utilizado con éxito pa-ra aliviar el dolor que produce el shingles, así como también para propiciar la curación de las lesiones.

❑ Aun cuando el shingles no es contagioso, la persona que tiene la enfermedad puede contagiarles varicela a personas que no han tenido la infección anteriormente, en particular, a niños.

❑ Cuando las medidas convencionales no surten efecto, es posible que el médico prescriba un antidepresivo como, por ejemplo, amitriptyline (Elavil, Endep). Estos medicamentos no sólo reducen el impacto emocional de experimentar dolor constantemente, sino que alivian el dolor. Al parecer, la razón estriba en que aumentan la producción de endorfinas, los analgésicos naturales del organismo.

❑ En un esfuerzo por prevenir el shingles, o herpes zoster, actualmente se están llevando a cabo experimentos en los cua-les se administra por vía intravenosa la vacuna viva de la va-ricela. En vista de que no es posible contraer shingles cuando no se ha tenido varicela, los investigadores consideran que una vacuna con la capacidad de prevenir la varicela también tendría la capacidad de prevenir el shingles. Los detractores de esta idea argumentan que aun cuando hacer esto inmunizaría a quienes nunca han tenido varicela, el virus de la vacuna se refugiaría en el sistema nervioso central y podría producir shingles años o, incluso, decenios más tarde.

❏ Uno de los mayores obstáculos que enfrentan los investigadores del virus zoster-varicela es que no hay animales en los cuales lo puedan estudiar. La varicela y el shingles son enfermedades exclusivamente humanas, y el virus se desarrolla inadecuadamente en condiciones de laboratorio. Sin embargo, las investigaciones en torno a la biología del virus continúan, con la esperanza no sólo de llegar a comprender la manera en que el sistema inmunológico lo controla, sino de encontrar formas de mitigar el sufrimiento que ocasionan tanto el shingles como la neuralgia postherpética.

❏ *Ver también* CONTROL DEL DOLOR en la Tercera Parte.

Sida

Ver AIDS.

Síndrome de Cushing

Ver en TRASTORNOS DE LAS GLÁNDULAS SUPRARRENALES.

Síndrome de Down

El síndrome de Down, también conocido como *trisomía 21,* no es una alteración hereditaria sino congénita, es decir, se presenta durante el desarrollo del feto. El nombre de este síndrome se debe al médico británico John Langdon Haydon Down, quien lo describió en 1866. En 1959, el médico francés Dr. Jerome LeJeune descubrió que el síndrome de Down se debe a una anomalía cromosómica, específicamente a la presencia de un cromosoma adicional en el par veintiuno. Aproximadamente uno de cada setecientos niños nacidos vivos presenta síndrome de Down. Las madres de casi la mitad de los niños que nacen con síndrome de Down tienen más de treinta y cinco años en el momento del nacimiento.

El síndrome de Down se caracteriza por retraso del desarrollo físico, retardo mental entre moderado y severo, y rostro y cráneo algo aplanados. Otras características físicas de esta alteración son ojos rasgados, tabique nasal aplanado, orejas de implantación baja, lengua grande y con surcos, manos cortas y anchas, y palmas con un solo pliegue (conocido como pliegue simiesco). Otras anomalías físicas propias del síndrome de Down son enfermedad cardíaca congénita, problemas de visión y susceptibilidad a la leucemia aguda. Mientras que las mujeres que tienen síndrome de Down menstruan y son fértiles, los hombres son estériles.

Pese a que el grado de retardo mental varía mucho entre las personas que sufren de síndrome de Down, su IQ (intelligence quotient, o cociente de inteligencia) suele ser de cincuenta a sesenta. Por lo general, los niños que tienen síndrome de Down aprenden tareas útiles para la vida cotidiana y se pueden educar en el hogar. La educación especial permite que muchos individuos con este síndrome lleven vidas felices, útiles y llenas de amor. Estas personas generalmente viven hasta la edad mediana o hasta una edad avanzada; no obstante, de adultos son propensos a la neumonía y a otras enfermedades pulmonares.

Los nutrientes que se enumeran a continuación son para personas con síndrome de Down mayores de doce años. Las personas que tienen problemas de absorción de los nutrientes deben consultar con el médico antes de empezar cualquier programa nutricional.

NUTRIENTES

SUPLEMENTOS	DOSIS SUGERIDAS	COMENTARIOS
Aangamik DMG de FoodScience Labs	50 mg 4 veces al día.	Promueve la utilización del oxígeno.
Coenzyme Q$_{10}$	10 mg al día.	Previene el daño del corazón mejorando la oxigenación de las células.
Essential fatty acids	Según indicaciones de la etiqueta.	Necesarios para la correcta función cerebral y cardiovascular.
Free-form amino acid complex	Según indicaciones de la etiqueta.	Suministra la proteína necesaria y fortalece el sistema inmunológico.
Garlic (Kyolic)	Según indicaciones de la etiqueta.	Este antibiótico natural ayuda al organismo a eliminar las toxinas y fortalece el sistema cardiovascular.
Kelp	Según indicaciones de la etiqueta.	Proporciona minerales beneficiosos para el equilibrio de la tiroides.
Lecithin granules o capsules	1 cucharadita 3 veces al día. 2.400 mg 3 veces al día.	Ayudan al funcionamiento del cerebro.
Taurine Plus de American Biologics	500 mg al día, con el estómago vacío. Tomar con agua o jugo. No tomar con leche. Para mejor absorción, tomar con 50 mg de vitamina B$_6$ y 100 mg de vitamina C.	Reduce el estrés y regula el sistema nervioso.
Multivitamin y mineral complex con vitamin A y natural carotenoids y selenium	Según indicaciones de la etiqueta. 10.000 UI al día. 15.000 UI al día. 200 mcg al día.	Todos los nutrientes son necesarios para el correcto funcionamiento del sistema inmunológico.
Potassium	200 mg al día.	Ayuda a transmitir los impulsos nerviosos.

Tratamientos alternativos para el síndrome de Down

Varios tratamientos novedosos encaminados a maximizar el potencial de aprendizaje y las destrezas físicas de las personas aquejadas por el síndrome de Down han tenido éxito y han sido objeto de interés científico en los últimos años.

TRATAMIENTO NUTRICIONAL

En los años cincuenta, el Dr. Henry Turkel, un médico estadounidense, fue quien primero utilizó suplementos nutricionales para estimular el metabolismo de las personas con síndrome de Down. Teniendo en cuenta la bioquímica particular de las personas con este síndrome, el Dr. Turkel empezó a tratar niños afectados con una combinación de vitaminas, minerales y hormonas. Aun cuando su programa tuvo relativo éxito, su trabajo fue rechazado o pasado por alto por los científicos de las corrientes tradicionales.

Sin embargo, un número creciente de padres de niños con el síndrome de Down siguieron utilizando el programa nutricional del Dr. Turkel. En un momento dado, Kent MacLeod, un bioquímico farmacéutico y propietario de los laboratorios Nutri-Chem Labs de Ottawa, Canadá, conoció la fórmula del Dr. Turkel cuando varios padres le pidieron que evaluara el protocolo. MacLeod y el equipo de bioquímicos de Nutri-Chem se unieron al Dr. Turkel y a otros investigadores para perfeccionar el suplemento original. El resultado fue la fórmula nutricional conocida como MSBPlus.

El producto MSBPlus es una fórmula de vitaminas, minerales, aminoácidos, antioxidantes y enzimas que proporciona los nutrientes esenciales de los cuales carece la organización bioquímica del individuo que sufre del síndrome de Down. Este suplemento, cuya receta se puede personalizar a fin de satisfacer las necesidades metabólicas y de edad del individuo, ha tenido una gran acogida. Las investigaciones en torno a este tema continúan. El University of Miami School of Medicine actualmente está colaborando con Nutri-Chem en el desarrollo de pruebas clínicas y estudios sobre el síndrome de Down. Un estudio doble ciego y a largo plazo examinará el desarrollo cognoscitivo y las habilidades verbales de niños con el síndrome de Down que están tomando MSBPlus.

El Dr. Marie-Peeters, pediatra y antiguo miembro del Institut de Progenese de París, también está trabajando con Nutri-Chem. El Dr. Peeters fue socio del Dr. Jerome LeJeune, el científico que descubrió la causa del síndrome de Down. A fin de estudiar más profundamente los efectos de los suplementos nutricionales (en particular, los de los aminoácidos) en las personas que tienen este síndrome, el Dr. Peeters está dedicado a los experimentos clínicos.

Para obtener información adicional sobre la fórmula MSBPlus, o para solicitar información sobre la relación que existe entre la nutrición y el síndrome de Down, escriba a Nutri-Chem Labs, 1303 Richmond Road, Ottawa, Ontario K2B 7Y4, Canadá, o llame a los teléfonos 613-820-9065 ó 613-829-2226.

El trabajo del Dr. Turkel también influyó en Jack Warner, M.D., F.A.A.P., el fundador de Warner House, Inc., un centro sin ánimo de lucro para el estudio clínico y el tratamiento del síndrome de Down. Junto con colegas médicos, bioquímicos y otros profesionales del campo médico, el Dr. Warner desarrolló un tratamiento metabólico para los niños que tienen el síndrome de Down, llamado HAP CAPS. Esta fórmula es una parte esencial de un tratamiento multidisciplinario que, por recomendación de un pediatra general, debe incluir evaluaciones de un terapeuta físico, de un optómetra del desarrollo, de un sicólogo clínico, de un especialista en trastornos del lenguaje y de un nutricionista. Además, periódicamente los distintos profesionales deben practicarles pruebas a los pacientes y presentar informes. El personal de Warner House no se limita a ver pacientes en la clínica de Fullerton, California; también viaja por Estados Unidos para atender pacientes en muchas ciudades.

El Dr. Warner ha informado que los datos recogidos a lo largo de más de doce años de investigación y tratamiento indican que el protocolo de tratamiento de Warner House se ha traducido en cambios en los rasgos físicos de niños con el síndrome de Down, en reducción de la frecuencia de las infecciones que típicamente aquejan a estos niños, y en mejoría de su capacidad cognoscitiva.

Para obtener mayor información acerca de Warner House, escriba a The Warner House, 1023 East Chapman Avenue, Fullerton, CA 92631, o llame al teléfono 714-441-2600.

TRATAMIENTO BASADO EN LA ESTIMULACIÓN Y EL DESARROLLO

Los Institutes for the Achievement of Human Potential de Philadelphia, Pennsylvania, les brindan a los padres de niños que tienen el síndrome de Down un programa especializado para ayudarles a sus hijos a desarrollar y maximizar su potencial. En este programa, los padres son factor clave de un enfoque terapéutico que consiste en proporcionarle al niño en su hogar estimulación neurológica sencilla y, sin embargo, intensiva. Otro aspecto esencial del programa es un régimen nutricional cuidadosamente diseñado.

Antes de iniciar el programa, los padres asisten durante cinco días a una serie de conferencias y demostraciones en el instituto. Los padres aprenden acerca del Perfil de desarrollo (Developmental Profile), un instrumento cuantitativo que muestra claramente las habilidades visuales, auditivas, táctiles, motoras, verbales y manuales que el niño debe lograr a determinadas edades. Así mismo, aprenden técnicas específicas para trabajar con sus hijos en el desarrollo de diversas habilidades. Ya en su hogar, los padres ponen en práctica un programa individualizado de desarrollo cerebral, es decir, un programa que responde a las necesidades de su hijo. Cuando se han utilizado de manera adecuada, estas técnicas han dado resultados verdaderamente alentadores e, incluso, han permitido que niños con el síndrome de Down muestren un desempeño superior al de la mayoría de los niños promedio.

Para obtener más información sobre este programa escriba a The Registrar, The Institutes for the Achievement of Human Potential, 8801 Stenton Avenue, Philadelphia, PA 19118, o llame al teléfono 800-736-4663.

Vitamin B complex con choline	Según indicaciones de la etiqueta. 100 mg al día.	Previenen y/o combaten la pérdida de memoria. Aumentan la capacidad de aprendizaje. Protegen contra las enfermedades cardiovasculares.
Vitamin C	3.000 mg al día.	Mejora la función inmunológica y reduce el nivel del colesterol.
Vitamin E	400 UI al día.	Estimula el sistema inmunológico y facilita la absorción de la lecitina.
Zinc	50 mg al día.	Necesario para la adecuada función cerebral y para la salud del sistema inmunológico.

RECOMENDACIONES

❑ Tenga paciencia cuando alimente a un niño que tiene el síndrome de Down y asegúrese de suministrarle una dieta balanceada. Las personas que tienen este síndrome deben consumir alimentos frescos y ricos en proteína vegetal, al igual que alimentos ricos en magnesio, como vegetales verdes frescos, higos, carne, pescado y mariscos, nueces y semillas, tofu, blackstrap molasses, manzana, kelp, soya, cornmeal, arroz, albaricoque y brewer's yeast. Además, deben reducir el consumo de alimentos ricos en gluten, como wheat, rye, barley y oats, y deben evitar los alimentos refinados, los azúcares, los producots lácteos y el alcohol.

❑ Abrace y acaricie a su hijo lo más que pueda.

❑ Es importante hacer ejercicio diariamente, sin olvidar los ejercicios de respiración profunda. Esto ayuda a oxigenar el cerebro.

❑ Al niño con síndrome de Down se le debe proporcionar un medio ambiente estimulante. Por ejemplo, ponga música en su hogar (estudios han revelado que la música clásica es la mejor en estos casos). Déle al niño objetos y juguetes que no sólo sean seguros, sino que él pueda manipular y que lo motiven a explorarlos. Háblele al niño e interactúe con él. Haga que participe al máximo en la actividad que usted esté desarrollando (si tiene más hijos, aliéntelos a que hagan lo mismo).

❑ Establezca metas realistas para su hijo, y no olvide que sus otros hijos también tienen necesidades emocionales.

❑ A los niños que tienen síndrome de Down se les deben dar suplementos en líquido o en espray.

ASPECTOS PARA TENER EN CUENTA

❑ El cuidado del niño con síndrome de Down depende del grado de incapacidad mental y física. Es importante que el niño participe en programas que promuevan su desarrollo motor y sus habilidades mentales. Como la capacidad de aprender es mayor durante la infancia, es importante que el niño participe *desde muy pequeño* en algún programa de ejercicios de estimulación para que adquiera habilidades de motricidad gruesa. Estos programas se deben diseñar con base en las aptitudes de cada niño.

❑ El riesgo de dar a luz un hijo con el síndrome de Down

aumenta notablemente después de los treinta y cuatro años. Es recomendable que las mujeres que han quedado embarazadas después de esa edad se hagan una amniocentesis (*ver en* PROBLEMAS RELACIONADOS CON EL EMBARAZO en la Segunda Parte para obtener información adicional sobre la amniocentesis y otros exámenes prenatales).

❑ Para obtener información adicional sobre el síndrome de Down, comuníquese con la National Down Syndrome Society, 666 Broadway, New York, NY 10012; teléfonos 800-221-4602 ó 212-460-9330. Esta organización cuenta con grupos de apoyo para los padres y con programas de intervención precoz para los niños que sufren del síndrome de Down.

Síndrome de fatiga crónica

El síndrome de fatiga crónica es un tratorno muy frecuente en Estados Unidos. Los síntomas de este síndrome son dolores musculares y articulares, ansiedad, depresión, problemas de concentración, fiebre, dolores de cabeza, trastornos intestinales, irritabilidad, ictericia, pérdida del apetito, cambios anímicos, espasmos musculares, infecciones recurrentes del tracto respiratorio superior, sensibilidad a la luz y al calor, alteraciones del sueño, dolor de garganta, inflamación de las glándulas (nódulos linfáticos), pérdida temporal de la memoria y, sobre todo, fatiga extrema que a menudo se vuelve incapacitante.

Los síntomas del síndrome de fatiga crónica se parecen a los de la influenza y otras infecciones virales, por lo cual a menudo se confunde con otros problemas de salud. Este síndrome se suele diagnosticar erróneamente como hipocondría, enfermedad sicosomática o depresión, porque los exámenes médicos de rutina no detectan ningún problema. Este síndrome es tres veces más frecuente en las mujeres que en los hombres y afecta fundamentalmente a los adultos jóvenes de veinte a cuarenta años.

Para poder hacer un diagnóstico correcto del síndrome de fatiga crónica existen dos criterios básicos:

1. Que la fatiga persista durante por lo menos seis meses y no ceda con el reposo en cama; además, que su severidad reduzca en un 50 por ciento las actividades diarias del paciente.

2. Que se descarte la presencia de otros problemas clínicos crónicos, incluidos trastornos siquiátricos.

La causa o las causas del síndrome de fatiga crónica aún no se conocen. Algunos expertos creen que se relaciona con infección por el virus de Epstein-Barr (EBV), un miembro de la familia del virus del herpes que también produce mononucleosis. En gran parte, esta creencia se basa en el hecho de que mucha gente que sufre del síndrome de fatiga crónica presenta niveles elevados de anticuerpos contra el EBV en la sangre, y de que muchas personas relacionan el inicio de sus síntomas con una infección viral de larga duración. Sin embargo, nunca se ha comprobado definitivamente que exista una relacion entre el EBV y la fatiga crónica. Más aún, ahora se sabe, por una parte, que mucha gente tiene altos niveles de anticuerpos contra el EBV que, aparentemente, no les ocasionan problemas de salud, y, por otra parte, que muchos casos de fatiga crónica se presentan en ausencia de infección previa. Esto ha llevado a los investigadores a buscar otras causas. Algunos piensan que podría tratarse de un problema inmunológico aún no identificado, o de un defecto de los mecanismos que regulan la presión arterial. Otras causas del síndrome de fatiga crónica podrían ser anemia, envenenamiento crónico con mercurio por las amalgamas dentales, hipoglicemia, hipotiroidismo, infección con el hongo *Candida albicans* y trastornos del sueño. Muchos pacientes del síndrome de fatiga crónica también sufren de fibromialgia, una afección muscular que produce fatiga y debilidad muscular. Los parásitos intestinales también son comunes en quienes presentan este síndrome. Es probable que distintas combinaciones de factores conduzcan al síndrome de fatiga crónica en las personas susceptibles.

Pese a que el síndrome de fatiga crónica no representa una amenaza para la vida, no tiene cura y puede deteriorar gravemente el sistema inmunológico. Al parecer, algunas personas se recuperan espontáneamente; sin embargo, cuando se ha sufrido de fatiga crónica, el síndrome se puede volver a presentar en cualquier momento, por lo general tras un episodio de otra enfermedad o en épocas de estrés.

NUTRIENTES

SUPLEMENTOS	DOSIS SUGERIDAS	COMENTARIOS
Esenciales		
Acidophilus o	Según indicaciones de la etiqueta.	Reemplazan las bacterias "amigables". Combaten la infección por cándida. La fatiga crónica y la candidiasis se suelen presentar al mismo tiempo. Utilizar una fórmula no láctea.
Bifido Factor de Natren	Según indicaciones de la etiqueta.	
Coenzyme Q$_{10}$	75 mg al día.	Aumenta la eficacia del sistema inmunológico y protege el corazón.
Lecithin granules o	1 cucharada 3 veces al día con las comidas.	Promueven la energía y aumentan la inmunidad.
capsules	1.200 mg 3 veces al día con las comidas.	
Malic acid	Según indicaciones de la etiqueta.	Interviene en la producción de energía de muchas de las células del organismo, incluidas las de los músculos. Necesario para el metabolismo del azúcar. Su deficiencia se ha relacionado con síndrome de fatiga crónica.
y magnesium	500-1.000 mg al día.	
Manganese	5 mg al día.	Influye en la tasa metabólica porque interviene en la función endocrina.
Proteolytic enzymes o Infla-Zyme Forte de American Biologics o Wobenzym N de Marlyn Nutraceuticals	Según indicaciones de la etiqueta, 6 veces al día. Tomar con el estómago vacío, con las comidas, entre comidas y a la hora de acostarse.	Reducen la inflamación y mejoran la absorción de los nutrientes, en especial de la proteína, que es necesaria para la reparación de los tejidos.
Vitamin A y vitamin E	25.000 UI al día por 1 mes. Luego reducir poco a poco hasta 10.000 UI al día. Si está embarazada, no debe tomar más de 10.000 UI al día. 800 UI al día por 1 mes. Luego reducir lentamente hasta 400 UI al día.	Estos poderosos neutralizadores de los radicales libres protegen las células y combaten los virus mejorando la función inmunológica. Para dosis altas, la emulsión facilita la asimilación y brinda mayor seguridad.
Vitamin C con bioflavonoids	5.000-10.000 mg al día.	Tienen poderosos efectos antivirales. Aumentan el nivel de la energía. Utilizar una variedad buffered.
Muy importantes		
Dimethylglycine (DMG) (Aangamik DMG de FoodScience Labs)	50 mg 3 veces al día.	Aumenta la utilización del oxígeno y destruye los radicales libres.
Garlic (Kyolic) más	2 cápsulas 3 veces al día con las comidas.	Promueve la función inmunológica y aumenta la energía. Destruye los parásitos comunes.
Kyo-Green de Wakunaga	Según indicaciones de la etiqueta.	Mejora la digestión y limpia el torrente sanguíneo.
Free-form amino acid complex	Según indicaciones de la etiqueta.	Repara los tejidos y los órganos. Utilizar una fórmula que contenga todos los aminoácidos esenciales.
Vitamin B complex en inyección	2 cc 2 veces por semana, o según prescripción médica.	Las vitaminas B son esenciales para aumentar el nivel de la energía y normalizar la función cerebral. El complejo es más eficaz en inyección (con supervisión médica). Todos los inyectables se pueden combinar en una sola inyección.
más extra vitamin B$_6$ (pyridoxine) y	1/2 cc 2 veces por semana, o según prescripción médica.	Ayuda a la absorción de la vitamina B$_{12}$.
vitamin B$_{12}$ más	1 cc 2 veces por semana, o según prescripción médica.	Este estimulante natural de la energía es necesario para prevenir la anemia.
liver extract en inyección o	2 cc 2 veces por semana, o según prescripción médica.	Buena fuente de vitaminas B y de otros importantes nutrientes.
vitamin B complex más	100 mg 3 veces al día.	Si no se consigue en inyección, se recomienda en forma sublingual.
extra vitamin B$_{12}$	2.000 mcg al día.	Utilizar lozenges o administrar en forma sublingual.
Importantes		
Black currant seed oil o primrose oil	Según indicaciones de la etiqueta. Tomar con las comidas.	Proporcionan gamma-linolenic acid (GLA) y otros ácidos grasos esenciales.
Gamma-aminobutyric acid (GABA)	Según indicaciones de la etiqueta, con el estómago vacío. Tomar con agua o jugo. No tomar con leche. Para mejor absorción, tomar con 50 mg de vitamina B$_6$ y 100 mg de vitamina C.	Mantiene un adecuado control de la actividad cerebral. Controla la ansiedad. *Ver* AMINOÁCIDOS en la Primera Parte.

Maitake	Según indicaciones de la etiqueta.	Normaliza la función inmunológica y ayuda al organismo a adaptarse al estrés.
Multivitamin y mineral complex con natural beta-carotene	15.000 UI al día.	Todos los nutrientes son necesarios de manera equilibrada. Utilizar un producto hipoalergénico high-potency.
y calcium	1.500 mg al día.	
y magnesium	1.000 mg al día.	
y potassium	99 mg al día.	
y selenium	200 mcg al día.	
y zinc	50 mg al día.	
Raw thymus y spleen glandulars más raw glandular complex	Según indicaciones de la etiqueta. Según indicaciones de la etiqueta. Según indicaciones de la etiqueta.	Estimulan el sistema inmunológico. Ver TERAPIA GLANDULAR en la Tercera Parte.
Shiitake o reishi	Según indicaciones de la etiqueta. Según indicaciones de la etiqueta.	Ayudan a combatir la fatiga y las infecciones virales. Estimulan el sistema inmunológico.

HIERBAS

❑ El astragalus y la echinacea fortalecen el sistema inmunológico y alivian los síntomas del resfriado y del flu.

Advertencia: No se debe utilizar astragalus cuando hay fiebre.

❑ El ginkgo biloba mejora la circulación y la función cerebral.

❑ Los tés de raíz de burdock, dandelion y red clover promueven la curación porque limpian la sangre y favorecen la función inmunológica. Combine o alterne estos tés de hierbas y tome de cuatro a seis tazas al día.

❑ El producto China Gold, de Aerobic Life Industries, es una fórmula herbal que contiene extractos de treinta y seis hierbas diferentes, entre ellas diez variedades de ginseng. Este producto coadyuva en la función adrenal y ayuda a superar la fatiga.

❑ Para controlar la infección, utilice goldenseal. Cuando le empiece a doler la garganta, introdúzcase en la boca unas cuantas gotas de extracto de goldenseal sin alcohol, manténgalas dentro de la boca durante un momento y luego pásese el extracto.

Advertencia: No utilice goldenseal todos los días durante más de una semana seguida. Esta hierba se debe evitar durante el embarazo. Cuando hay antecedentes de enfermedad cardiovascular, diabetes o glaucoma sólo se debe utilizar con supervisión médica.

❑ La raíz de licorice fortalece el sistema endocrino.

Advertencia: No utilice esta hierba todos los días durante más de siete días seguidos, y evítela por completo si su presión arterial es alta.

❑ El milk thistle protege el hígado.

❑ El pau d'arco en cápsula o en té es provechoso para tratar las infecciones por cándida.

❑ La hierba St. Johnswort tiene propiedades antivirales.

❑ El skullcap y la raíz de valerian mejoran la calidad del sueño.

RECOMENDACIONES

❑ Haga una dieta bien balanceada y que conste en un 50 por ciento de alimentos crudos y jugos frescos. La dieta debe consistir principalmente en frutas, vegetales y granos enteros, además de nueces crudas, semillas, pavo sin piel y algunos pescados de aguas profundas. Estos alimentos de alta calidad suministran nutrientes que renuevan la energía y fortalecen el sistema inmunológico.

❑ Agréguele a su dieta algún tipo de acidophilus y consuma regularmente productos agrios, como yogur y kéfir. Muchas personas que tienen síndrome de fatiga crónica también están infectadas con cándida. El acidophilus ayuda a mantener la cándida bajo control.

❑ Consuma mucha agua; tome todos los días por lo menos ocho vasos de 8 onzas cada uno. Además de agua, es importante que tome todos los días jugos de vegetales frescos. Tome un vaso de agua cada dos a tres horas durante las horas de vigilia. El agua elimina las toxinas y ayuda a reducir el dolor muscular.

❑ No consuma mariscos, alimentos fritos, junk foods, alimentos procesados, estimulantes como café, té y bebidas gaseosas, azúcar ni productos elaborados con harina blanca, como pan y pasta.

❑ Asegúrese de que el intestino le funcione todos los días e incluya fibra en su dieta. De vez en cuando aplíquese enemas de limpieza. *Ver* ENEMAS en la Tercera Parte.

❑ Tome clorofila en tableta, u obténgala en "green drinks" de wheatgrass y de vegetales hojosos, o en el producto Kyo-Green, de Wakunaga. Tome algún suplemento proteínico de origen vegetal; el producto Spiru-tein, de Nature's Plus, es una buena bebida proteínica para tomar entre las comidas.

❑ Descanse mucho y no haga esfuerzos excesivos. La melatonina promueve el sueño profundo y reparador. Esta hormona natural y reguladora del sueño se consigue en suplemento. No se debe tomar durante el día pues puede producir somnolencia, sino dos horas, o menos, antes de acostarse.

❑ Tome té de kombucha, pues se sabe que proporciona energía y bienestar. *Ver* PREPARACIÓN DEL TÉ DE KOMBUCHA en la Tercera Parte.

❑ No tome aspirin. Si ha contraído una infección viral, tomar aspirin podría causarle síndrome de Reye.

ASPECTOS PARA TENER EN CUENTA

❑ Hay otros problemas de salud que pueden causar síntomas de fatiga crónica, entre ellos anemia, depresión, fibromialgia, enfermedades cardiovasculares (especialmente en las mujeres), hepatitis y enfermedad de Lyme. Cualquier persona que sienta fatiga excesiva durante más de una semana o dos debe consultar con un médico. Es posible que tenga alguna enfermedad que requiera tratamiento.

❑ Si le diagnostican síndrome de fatiga crónica, lo más sensato es que busque un médico con experiencia en el manejo y el tratamiento de este complejo problema de salud.

❑ Ducharse regularmente con agua fría puede mejorar los síntomas del síndrome de fatiga crónica. Sin embargo, la gente que tiene dolencias cardíacas o circulatorias, u otros problemas graves de salud, no debe recurrir al tratamiento de agua fría sin consultar previamente con su médico o profesional de la salud.

❑ Algunos aminoácidos son beneficiosos para los pacientes de fatiga crónica. Entre ellos están isoleucina, leucina, lisina, taurina, tirosina y valina (ver AMINOÁCIDOS en la Primera Parte).

❑ Un estudio realizado hace poco tiempo en el Johns Hopkins University Hospital de Baltimore encontró un nexo entre la fatiga crónica y una alteración en los mecanismos reguladores de la presión arterial. Ese estudio encontró que tanto la frecuencia cardíaca como la presión arterial de veintidós de los veintitrés sujetos con fatiga crónica habían disminuido tras permanecer de pie durante períodos largos. Además, esa reacción inadecuada del organismo les produjo aturdimiento, sensación de debilidad y agotamiento durante varios días. Un porcentaje significativo de los sujetos de estudio experimentaron mejoría cuando recibieron tratamiento para el problema de la presión arterial.

❑ Hay investigaciones que apuntan hacia alguna clase de sensibilidad química y/o alimentaria como posible causa del síndrome de fatiga crónica. La gente que ha vivido durante los últimos cincuenta años ha estado expuesta a más químicos diferentes que todo el resto de la humanidad combinada. No debe sorprender, pues, que algunas personas hayan desarrollado sensibilidad a los químicos (ver ALERGIA A LOS PRODUCTOS QUÍMICOS en la Segunda Parte).

❑ Los parásitos son comunes entre quienes sufren de fatiga crónica.

❑ Es importante que los familiares, los amigos y los compañeros de trabajo entiendan la naturaleza de este problema y capten que la persona que tiene síndrome de fatiga crónica no está exagerando ni fingiendo sus síntomas.

❑ El National Institute of Allergy and Infectious Diseases (NIAID), que forma parte de los National Institutes of Health, proporciona información actualizada sobre el síndrome de fatiga crónica. Su dirección es Building 31, Room 7A50, 9000 Rockville Pike, Bethesda, MD 20892. También puede llamar al teléfono 301-496-5717.

❑ Ver también CANDIDIASIS, FIBROMIALGIA, HIPOTIROIDISMO y MONONUCLEOSIS en la Segunda Parte.

Síndrome de inmunodeficiencia adquirida

Ver AIDS.

Síndrome de intestino irritable

El síndrome de intestino irritable es el trastorno digestivo que los médicos atienden con más frecuencia. Se calcula que uno de cada cinco adultos estadounidenses presenta síntomas; sin embargo, menos de la mitad de las personas aquejadas por este síndrome buscan ayuda médica. Este trastorno se presenta dos veces más en las mujeres que en los hombres, y también se conoce como neurosis intestinal, colitis mucosa, colitis espástica o colon espástico.

En el síndrome de intestino irritable, las contracciones musculares del tracto digestivo pierden regularidad y coordinación. Esta situación afecta a la movilización normal de los alimentos y del material de desecho, y conduce a la acumulación de mucosidad y toxinas en el intestino. Esta acumulación de material obstruye parcialmente el tracto digestivo. Lo anterior dificulta la salida de los gases y la materia fecal, y ocasiona llenura, distensión y estreñimiento. El síndrome de intestino irritable puede afectar a todo el tracto gastrointestinal, desde la boca hasta el colon.

Entre los síntomas de este trastorno digestivo están estreñimiento y/o diarrea (suelen alternar), dolor abdominal, deposición con mucosidad, náuseas, flatulencia, sensación de llenura, anorexia e intolerancia a algunos alimentos. Comer suele precipitar el dolor, que cede al evacuar el intestino. A causa del dolor, la diarrea, las náuseas e, incluso, los dolores de cabeza severos y el vómito, la persona que sufre de síndrome de intestino irritable a menudo es reacia a comer. Aun cuando se alimente de manera normal, la persona que sufre de intestino irritable puede presentar malnutrición, pues los nutrientes no se absorben adecuadamente. En consecuencia, estas personas deben consumir por lo menos 30 por ciento más proteína de lo normal, así como también una mayor cantidad de minerales y de microelementos, los cuales se pierden fácilmente a causa de la diarrea.

Esta enfermedad no produce signos físicos en el tejido intestinal y su causa, o sus causas, se desconocen. Algunos científicos consideran que podría tratarse de un virus o de una bacteria. Es probable que algunos aspectos del estilo de vida, como el estrés y la dieta, influyan de manera importante en el desarrollo de este síndrome. El uso excesivo de antibióticos, antiácidos y/o laxantes, los cuales alteran la microflora bacteriana del intestino, también puede ser uno de los factores causales.

Entre las muchas enfermedades que se relacionan con el síndrome de intestino irritable están candidiasis, cáncer de colon, diabetes mellitus, enfermedad de la vesícula biliar, problemas de absorción de los nutrientes, insuficiencia pancreática, úlceras, y las infecciones parasitarias amebiasis y giardiasis. Más de cien enfermedades distintas se asocian con los efectos sistémicos del síndrome de intestino irritable. Una de las enfermedades que se relacionan con el 25 por ciento, aproximadamente, de todos los casos de este síndrome en los adultos es la artritis, usualmente la artritis periférica, que afecta los tobillos, las rodillas y las muñecas. La columna vertebral se afecta con menos frecuencia. El síndrome de intestino irritable también se puede relacionar con enfermedades cutáneas, aunque esto no es usual. Algunos pacientes presentan niveles anormales de enzimas hepáticas en la sangre.

El diagnóstico del síndrome de intestino irritable exige que se descarten problemas de salud que producen síntomas similares, como enfermedad de Crohn, diverticulitis, intolerancia a la lactosa y colitis ulcerativa. Los médicos suelen recomendar uno o más procedimientos para poder diagnosticar la enfermedad, entre ellos enema de bario, colonoscopia, biopsia rectal, sigmoidoscopia y examen de materia fecal para determinar si hay bacterias, sangre y/o parásitos.

El síndrome de intestino irritable es doloroso, pero no es grave, y quienes sufren de este trastorno pueden llevar una vida activa y productiva modificando su dieta, haciendo ejercicio con regularidad y consumiendo cantidades adicionales de los nutrientes de los cuales presentan deficiencia.

NUTRIENTES

SUPLEMENTOS	DOSIS SUGERIDAS	COMENTARIOS
Muy importantes		
Alfalfa		*Ver* Hierbas más adelante.
Vitamin B complex	50-100 mg 3 veces al día con las comidas.	Necesario para el adecuado tono muscular del tracto gastrointestinal.
más extra vitamin B$_{12}$	200 mcg 2 veces al día.	Necesario para la correcta absorción de los alimentos, para la síntesis de la proteína, para prevenir la anemia y para el metabolismo de los carbohidratos y las grasas. Utilizar lozenges o administrar en forma sublingual.
Importantes		
Acidophilus o Bio-Bifidus de American Biologics o Kyo-Dophilus de Wakunaga	Según indicaciones de la etiqueta. Según indicaciones de la etiqueta. Según indicaciones de la etiqueta.	Reponen las bacterias "amigables". Necesarios para la digestión y para la producción de las vitaminas B. Utilizar una fórmula no láctea.
Aloe vera		*Ver* Hierbas más adelante.
Garlic (Kyolic)	Según indicaciones de la etiqueta.	Favorece la digestión y la destrucción de las toxinas del colon. Es más eficaz en forma líquida.
Fiber (oat bran, flaxseeds, psyllium seeds y Aerobic Bulk Cleanse [ABC] de Aerobic Life Industries son buenas fuentes)	Según indicaciones de la etiqueta. No tomar al mismo tiempo con otros suplementos o medicamentos.	Tiene efectos curativos. Limpia el organismo. Se debe evitar el wheat bran, porque puede ser muy irritante.
Free-form amino acid complex	Según indicaciones de la etiqueta.	Necesario para la reparación de las membranas mucosas del intestino.
L-Glutamine	500 mg 2 veces al día con el estómago vacío. Tomar con agua o jugo. No tomar con leche. Para mejor absorción, tomar con 50 mg de vitamina B$_6$ y 100 mg de vitamina C.	Combustible de suma importancia para el metabolismo de las células intestinales. Preserva la buena condición de la vellosidad, que constituye la superficie de absorción del intestino. *Ver* AMINOÁCIDOS en la Primera Parte.
Multivitamin y mineral complex	Según indicaciones de la etiqueta.	Proporciona tanto los nutrientes perdidos como los que el organismo no ha podido absorber. Utilizar una fórmula hipoalergénica.
N-Acetylglucosamine (N-A-G de Source Naturals)	Según indicaciones de la etiqueta.	Importante componente del revestimiento intestinal y de la barrera que protege este revestimiento de las enzimas digestivas y otras sustancias intestinales potencialmente dañinas.
Primrose oil o flaxseed oil	Según indicaciones de la etiqueta. Según indicaciones de la etiqueta.	Proporcionan los ácidos grasos esenciales que son necesarios para proteger el recubrimiento intestinal.
Proteolytic enzymes con pancreatin	Según indicaciones de la etiqueta.	Favorecen la digestión de la proteína y previenen el "leaky gut syndrome". Ayudan también a reducir la inflamación. Utilizar una fórmula baja en HCl y alta en pancreatina.
Ultra Clear Sustain de Metagenics	Según indicaciones de la etiqueta.	Este complejo le brinda apoyo nutricional a la mucosidad gastrointestinal. Sólo se consigue con prescripción médica.
Provechosos		
Calcium y magnesium	2.000 mg al día. 1.000 mg al día.	Ayuda a aliviar el "estómago nervioso" y el sistema nervioso central. Contribuye a prevenir el cáncer de colon. Utilizar variedades chelate.
Dioxychlor de American Biologics	Según indicaciones de la etiqueta.	Destruye las bacterias extrañas del tracto digestivo y transporta oxígeno a los tejidos.
Shark cartilage (BeneFin)	Según indicaciones de la etiqueta. Si no lo tolera por vía oral, administrar por vía rectal en enema de retención.	Combate el crecimiento y la metástasis de tumores cancerosos. Esta enfermedad se asocia con un alto riesgo de contraer cáncer de colon.

HIERBAS

❏ Si usted sufre de síndrome de intestino irritable, es importante que se preocupe no sólo por el tracto digestivo sino también por el hígado. La hierba silymarin (extracto de milk thistle) es una de las más eficaces. El licorice también es provechoso. Otras hierbas útiles son raíz de burdock y red clover, pues al purificar el torrente sanguíneo también limpian el hígado.

Advertencia: Cuando se utiliza en cantidades demasiado altas, el licorice puede elevar la presión arterial. Esta hierba no se debe utilizar todos los días durante más de una semana seguida y se debe evitar cuando la presión arterial es alta.

❑ La alfalfa contiene vitamina K, que ayuda a reconstruir la flora intestinal necesaria para una buena digestión. Además, contiene clorofila, que es provechosa para la curación y la limpieza del torrente sanguíneo. Se puede tomar en líquido o en tableta.

❑ El aloe vera cura el tracto digestivo. En combinación con el producto Aerobic Bulk Cleanse (ABC), de Aerobic Life Industries, ayuda a mantener las paredes del colon libres de exceso de mucosidad y a controlar algunas reacciones alimentarias. Tome media taza de jugo de aloe vera tres veces al día con el estómago vacío.

❑ El peppermint ayuda a la curación y a la digestión, y alivia el malestar estomacal y la sensación de llenura que producen los gases. Se debe tomar en cápsula con recubrimiento entérico para evitar que el aceite se libere antes de llegar al colon. No tomar en ninguna otra presentación pues podría producir acidez estomacal.

❑ El skullcap y la raíz de valerian son beneficiosos para los nervios que regulan el funcionamiento de los músculos intestinales. Estas hierbas son beneficiosas a la hora de acostarse o cuando se presenta el malestar.

❑ Otras hierbas que alivian el síndrome de intestino irritable son balm, chamomile, fenugreek, ginger, goldenseal, lobelia, marshmallow, pau d'arco, rose hips y slippery elm.

Advertencia: No tome chamomile ni lobelia de modo permanente. Evite por completo la chamomile si es alérgico al ragweed. No tome goldenseal todos los días durante más de una semana seguida, y no lo utilice en gran cantidad durante el embarazo. Debe utilizarse con precaución cuando hay alergia al ragweed.

RECOMENDACIONES

❑ Haga una dieta alta en fibra y abundante en frutas y vegetales, además de granos enteros (especialmente brown rice) y legumbres.

❑ Consuma fibra en suplemento. Es importante que tome todos los días psyllium en polvo, pues regula el movimiento intestinal. También debe consumir todos los días oat bran y flaxseeds trituradas, alternándolos.

❑ Evite las grasas de origen animal, la mantequilla, todas las bebidas carbonatadas, el café y todas las bebidas que contengan cafeína, los dulces, el chocolate, los productos lácteos, los alimentos fritos, el ice cream, todo el junk food, los aditivos manitol y sorbitol, la margarina, las nueces, los jugos de naranja y de toronja, los pasteles, todos los alimentos procesados, las semillas, los alimentos condimentados, el azúcar, la goma de mascar sin azúcar, el wheat bran y los productos a base de wheat. Estos alimentos favorecen la secreción de mucosidad por parte de la membranas e interfieren la absorción de los nutrientes.

❑ Evite el alcohol y el tabaco porque irritan el recubrimiento del estómago y del colon.

❑ Cuando se le presente malestar intestinal, empiece a hacer una dieta blanda. Pase los vegetales y las frutas no ácidas por el procesador de alimentos o por el blender. En esos momentos le conviene consumir alimentos orgánicos para bebé. Cuando esté haciendo dieta blanda, consuma algún tipo de fibra y un suplemento de proteína.

❑ Para aliviar los gases y la sensación de llenura ocasionales, utilice tabletas de charcoal (se consiguen en los health food stores). Tome cinco tabletas apenas se le presente el problema. Sin embargo, no tome charcoal todos los días porque también absorbe nutrientes necesarios. las tabletas de charcoal no se deben tomar al tiempo con otros suplementos o medicamentos.

❑ Para los gases y la llenura excesivos y persistentes, lea la sección sobre ENEMAS en la Tercera Parte y siga las instrucciones del enema de retención de *L. bifidus*. Este enema reemplaza rápidamente las bacterias "amigables" y resuelve el problema. También es importante hacer ejercicios, especialmente de estiramiento, y nadar o caminar.

❑ Hágase examinar para comprobar si tiene alergias alimentarias. Las alergias a los alimentos suelen relacionarse con el síndrome de intestino irritable. Eliminar de la dieta los alimentos alergénicos alivia los síntomas en muchos casos. *Ver* ALERGIAS en la Segunda Parte.

❑ Mastique bien los alimentos. No coma en exceso ni cuando esté de afán.

❑ Haga ejercicios de respiración profunda. La respiración superficial disminuye la disponibilidad de oxígeno para la adecuada función intestinal.

❑ Utilice prendas de vestir sueltas. No utilice nada apretado en la cintura.

❑ No se acueste inmediatamente después de comer; espere entre una y dos horas.

❑ *Ver* ACIDOSIS en la Segunda Parte y hacer el self-test. La acidez severa es frecuente cuando hay síndrome de intestino irritable.

ASPECTOS PARA TENER EN CUENTA

❑ Hacer una dieta correcta, utilizar fibra en suplemento y tomar abundante agua de buena calidad son medidas de la mayor importancia para controlar el síndrome de intestino irritable. Identificar precozmente la enfermedad, alimentarse adecuadamente y tener una actitud mental positiva son factores que ayudan a minimizar las complicaciones.

❑ En Europa se utilizan con éxito las cápsulas de peppermint con recubrimiento entérico para tratar el síndrome de intestino irritable.

❑ Hay algunos alimentos que irritan la pared del tracto intestinal. Entre ellos se cuentan la lactosa (azúcar de la leche) y todos los productos lácteos.

❑ El síndrome de intestino irritable no se debe confundir con alteraciones intestinales más graves, como enfermedad de Crohn y colitis ulcerativa. Éstas también son enfermedades inflamatorias del intestino pero, a diferencia del síndrome de intestino irritable, producen lesiones evidentes en el tracto digestivo. La enfermedad de Crohn afecta a la totalidad de las paredes de los intestinos grueso y delgado; la colitis ulcerativa, al recubrimiento del intestino grueso, es decir, a los últimos cinco a siete pies del tracto digestivo (ver COLITIS ULCERATIVA y/o ENFERMEDAD DE CROHN en la Segunda Parte).

❑ La gente que sufre de síndrome de intestino irritable debe hacerse exámenes físicos con regularidad. Esta enfermedad se ha relacionado con una incidencia superior a lo normal tanto de cáncer de colon como de diverticulitis.

❑ Si este síndrome ocasiona diarrea crónica, es probable que se produzca deficiencia de electrólitos y de microminerales. *Ver* DIARREA en la Segunda Parte, en especial los suplementos minerales recomendados. *Ver también* SÍNDROME DE MALABSORCIÓN en la Segunda Parte.

❑ Algunos medicamentos agravan los problemas de absorción que suelen presentarse junto con el síndrome de intestino irritable. Entre ellos están los antibióticos, los corticosteroides, el cholestyramine (Questran) y el sulfasalazine (Azulfidine). Estos medicamentos aumentan los requerimientos de suplementos nutricionales.

❑ Investigaciones y pruebas científicas han encontrado que los ejercicios de respiración sirven para controlar este problema de salud, y que la gente que practica técnicas de manejo del estrés presenta menos ataques y de menor intensidad. Manejar adecuadamente el estrés también alivia los síntomas (*ver* ESTRÉS en la Segunda Parte).

❑ Los síntomas del síndrome de intestino irritable son parecidos a los de muchas otras enfermedades, entre ellas cáncer. Si las modificaciones dietéticas y los remedios naturales no lo hacen sentir mejor, conviene que consulte con un médico para descartar la presencia de otra enfermedad. Sin embargo, nosotros recomendamos probar ante todo los remedios naturales y acudir al médico sólo en caso de que no surtan efecto.

❑ *Ver también* ACIDEZ ESTOMACAL, DIVERTICULITIS y/o INDIGESTIÓN en la Segunda Parte.

Síndrome de la articulación temporomandibular

Ver TMJ Syndrome.

Síndrome de malabsorción

La incapacidad del organismo de absorber adecuadamente las vitaminas, los minerales y los demás nutrientes de los alimentos se conoce como malabsorción. Aun cuando su dieta sea adecuada, la persona que sufre de malabsorción desarrolla diversas deficiencias nutricionales. Este problema puede

originarse en alteraciones digestivas, en absorción defectuosa de los nutrientes desde el tracto digestivo (en particular, el intestino delgado) hacia el torrente sanguíneo, o en ambos factores.

Entre los síntomas más frecuentes del síndrome de malabsorción están estreñimiento o diarrea, sequedad de la piel, fatiga, gases, dificultades mentales como depresión y falta de concentración, calambres musculares y/o debilidad muscular, síndrome premenstrual, esteatorrea (deposición grasosa, descolorida y voluminosa), tendencia a las magulladuras o contusiones, adelgazamiento del cabello, pérdida inexplicable de peso y trastornos visuales, especialmente alteración de la visión nocturna. También puede presentarse malestar abdominal. La combinación de anemia, diarrea y pérdida de peso es típica de este síndrome. Sin embargo, paradójicamente algunos pacientes pueden presentar sobrepeso cuando la grasa se deposita en los tejidos en lugar de ser utilizada adecuadamente por el organismo. Así mismo, en un esfuerzo por obtener los nutrientes que necesita pero que no está absorbiendo, el organismo puede empezar a pedir más y más comida, lo que a menudo lleva a consumir muchas calorías sin valor nutritivo o provenientes de las grasas.

En la actualidad, los trastornos digestivos se cuentan entre los problemas de salud más frecuentes en Estados Unidos. La mala digestión produce malabsorción, porque cuando los alimentos no se descomponen correctamente, los nutrientes que contienen no pueden ser absorbidos a través del recubrimiento de los intestinos. En la absorción de los nutrientes intervienen el tracto intestinal, el páncreas, el hígado y la vesícula biliar. Por tanto, cualquier problema que atente contra el adecuado funcionamiento de alguna de estas partes del organismo puede conducir a problemas digestivos. Algunos factores que contribuyen a la mala digestión son niveles insuficientes de enzimas digestivas, alergias alimentarias, dieta deficiente en nutrientes necesarios para la producción de enzimas digestivas (como vitaminas del complejo B), y enfermedades del páncreas, de la vesícula biliar, del hígado y de los conductos biliares que se traducen en falta de bilis y de enzimas esenciales. Aunque la mala digestión puede afectar a cualquier clase de nutriente, los lípidos (grasas) son los que resultan más afectados. Además de causar deficiencias nutricionales, la imposibilidad de digerir adecuadamente los alimentos ocasiona problemas gastrointestinales. El alimento sin digerir se fermenta en el tracto intestinal, produce gases, sensación de llenura, dolor abdominal y malestar.

Incluso cuando la digestión es adecuada, algunos problemas pueden impedir que el torrente sanguíneo absorba los nutrientes y que el organismo los utilice para nutrir los tejidos. Uno de esos problemas es el deterioro de las paredes intestinales, a través de las cuales se absorben los nutrientes. Entre los problemas de salud que pueden producir deterioro intestinal están colitis, diverticulitis, enfermedad celiaca, enfermedad de Crohn, síndrome de intestino irritable, infestación de parásitos e intolerancia a la lactosa. Otro factor que se puede traducir en deterioro intestinal es el consumo excesivo de alcohol, de antiácidos o de laxantes. El estreñimiento y/o la diarrea crónicos pueden producir el mismo resultado. Un problema adicional es la movilización intestinal excesivamente rápida, pues hace que los nutrientes sean eliminados del organismo como desecho antes de que se puedan absorber. La radioterapia, los tratamientos con digitalis y la cirugía para acortar el tracto intestinal reducen el área de absorción y, en consecuencia, la capacidad de absorción del intestino delgado.

Otros factores que pueden redundar en fallas de los mecanismos de absorción del organismo son dieta mal balanceada, exceso de mucosidad en el recubrimiento intestinal (suele deberse a consumo excesivo de alimentos procesados y de alimentos que promueven la formación de mucosidad) y desequilibrio de la flora bacteriana intestinal (como ocurre en la candidiasis). La utilización de algunos medicamentos (como neomycin, un antibiótico; colchicine, una droga para la gota, y cholestyramine, una droga para bajar el colesterol), las alergias alimentarias, y enfermedades como AIDS y cáncer también inciden en los problemas de absorción de los nutrientes. Los pacientes de AIDS son particularmente susceptibles a los problemas de absorción por la diarrea crónica, la inapetencia y la proliferación de *Candida albicans* en el tracto digestivo. Las obstrucciones del sistema linfático también pueden interferir la absorción de los nutrientes.

Independientemente de la calidad de su dieta o de la cantidad de suplementos que tome, si usted sufre de síndrome de malabsorción presentará deficiencias nutricionales. Estas deficiencias, a su vez, conducen a otros problemas. La absorción defectuosa de la proteína puede producir edema (hinchazón de los tejidos a causa de la retención de fluido). La falta de potasio puede traducirse en debilidad muscular y en problemas cardiovasculares. La deficiencia de hierro y de ácido fólico puede llevar a la anemia y la deficiencia de vitamina D y de calcio, a la pérdida de hueso y a la tetania, un síndrome que se caracteriza por contracciones y espasmos musculares dolorosos. La carencia de vitamina K facilita el desarrollo de contusiones y la falta de vitamina A puede conducir a la ceguera nocturna. La malabsorción se perpetúa a sí misma: la incapacidad de absorber las vitaminas B y de movilizar los aminoácidos a través del recubrimiento de los intestinos interfiere la producción de enzimas digestivas importantes y aumenta los problemas de absorción, pues estos nutrientes son esenciales para este mismo proceso. Es evidente que se genera un círculo vicioso.

Además de ser un grave problema de salud, la malabsorción influye en otros trastornos médicos y físicos. Como los nutrientes actúan coordinadamente, el organismo los necesita de manera equilibrada. Cuando hay deficiencia de un solo nutriente, el organismo no puede funcionar como debería y muchos procesos se pueden alterar. La consecuencia suele ser una enfermedad. La malabsorción interviene en una gran variedad de enfermedades, entre ellas cáncer, enfermedades cardíacas, osteoporosis y toda clase de infecciones, porque la falta de nutrientes necesarios altera el funcionamiento del sistema inmunológico.

La malabsorción también desempeña un papel importante en el proceso de envejecimiento, y podría relacionarse con el hecho de que algunas personas envejecen más pronto que otras. Al ir envejeciendo, el tracto intestinal va perdiendo sus buenas condiciones y su revestimiento interior se cubre de excrementos y de mucosidad endurecidos, lo que dificulta aún más la absorción de los nutrientes. Ésta es una de las razones por las cuales las personas de edad avanzada deben consumir mayores cantidades de nutrientes. También explica por qué es tan importante mantener limpio el colon. Los depósitos de materia fecal irritan las terminaciones nerviosas del colon, lo que produce colon espástico o inflamación del colon. Estos dos trastornos afectan al funcionamiento del intestino y a la absorción de los nutrientes. Como si esto fuera poco, esos depósitos se pudren después de un tiempo y liberan toxinas que pueden ir a dar al torrente sanguíneo y envenenar los órganos y los tejidos.

A fin de compensar su problema y tratar de corregirlo, las personas que tienen problemas de absorción necesitan muchos más nutrientes que las que no sufren de este problema. En lo posible, esos nutrientes deben evitar el tracto intestinal. Se deben evitar los suplementos de liberación gradual y los que vienen en tabletas grandes y duras. El organismo de mucha gente con problemas de absorción no puede descomponer las píldoras duras; incluso muchas veces se eliminan enteras en la materia fecal. Los nutrientes que se consiguen en inyección, en polvo, en líquido y en lozenge son de más fácil asimilación y, por tanto, son más recomendables.

NUTRIENTES

SUPLEMENTOS	DOSIS SUGERIDAS	COMENTARIOS
Muy importantes		
Acidophilus	1 cucharadita 3 veces al día con el estómago vacío.	Necesario para la absorción y la producción de muchos nutrientes. Utilizar una fórmula no láctea.
Dioxychlor de American Biologics	Según indicaciones de la etiqueta.	Destruye las bacterias nocivas del tracto intestinal y limpia el torrente sanguíneo.
Vitamin B complex en inyección	2 cc 2 veces por semana, o según prescripción médica.	Corrige las deficiencias. Las vitaminas B se deben reponer todos los días. Este suplemento es más eficaz en inyección (con supervisión médica). Si no se consigue en inyección, administrar en forma sublingual.
más extra vitamin B$_{12}$	1 cc 2 veces por semana, o según prescripción médica.	Necesario para normalizar la digestión y prevenir la anemia.
y liver extract	1 cc 2 veces por semana, o según prescripción médica.	Buena fuente de vitaminas B y de otros importantes nutrientes.
más vitamin B$_{12}$	1.000 mcg 3 veces al día con el estómago vacío.	Utilizar lozenges o administrar en forma sublingual o en espray.
Importantes		
Free-form amino acid complex	Según indicaciones de la etiqueta, 3 veces al día. Tomar con el estómago vacío.	Este suplemento es necesario porque la proteína no se descompone adecuadamente en aminoácidos, los cuales se requieren para prácticamente todas las funciones vitales.

Garlic (Kyolic)	Según indicaciones de la etiqueta. Tomar con las comidas.	Ayuda a la digestión y promueve la curación del tracto digestivo. Utilizar una variedad líquida.
Infla-Zyme Forte de American Biologics	2 tabletas con cada comida.	Necesario para curar el colon y para la absorción de la proteína.
Vitamin C	2.000-8.000 mg al día divididos en varias tomas. Tomar con jugo.	Necesario para estimular el funcionamiento inmunológico y para ayudar a la absorción de los nutrientes. Utilizar una variedad buffered en polvo.

Provechosos		
Essential Fatty Acid Complex de Ecological Formulas	Según indicaciones de la etiqueta.	Ayuda a la adecuada utilización de las grasas y a la reparación de las células de la pared intestinal.
Liquid Liver Extract #521 de Enzymatic Therapy	Según indicaciones de la etiqueta.	Previene la anemia y proporciona de manera natural las vitaminas B necesarias.
Multivitamin y mineral complex	Según indicaciones de la etiqueta.	Reemplaza los nutrientes perdidos. Los minerales son la clave de la utilización de las proteínas y las vitaminas. Utilizar una variedad en polvo que no contenga levaduras ni alergenos.
Proteolytic enzymes	Según indicaciones de la etiqueta, 3-6 veces al día. Tomar con las comidas y entre comidas.	Necesarios para la digestión de la proteína y para la descomposición de los carbohidratos y las grasas.
o multienzyme complex con pancreatic enzymes	Según indicaciones de la etiqueta, 3 veces al día. Tomar con las comidas.	
Zinc lozenges (Ultimate Zinc-C Lozenges de Now Foods)	Tomar 1 lozenge de 15 mg 3 veces al día por 1 mes. No tomar más de 100 mg al día de todos los suplementos.	Ayudan a la producción de enzimas digestivas y a la absorción de la proteína.

HIERBAS

❑ La alfalfa, la raíz de dandelion, la semilla de fennel, el ginger y el nettle son ricos en minerales y le ayudan al organismo a absorber los nutrientes.

❑ El aloe vera y el peppermint contribuyen a la buena digestión.

❑ El buchu disminuye la inflamación del colon y de las membranas mucosas.

❑ El goldenseal estimula el funcionamiento del colon, del hígado y del páncreas.

❑ El Irish moss y el ruibarbo son provechosos para las afecciones del colon.

❑ El yellow dock mejora el funcionamiento del colon y del hígado.

RECOMENDACIONES

❑ Observe las recomendaciones dietéticas de esta sección durante por lo menos treinta días para darle al colon la oportunidad de curarse y para eliminar de sus paredes la mucosidad y el material endurecido. Después de treinta días, incorpore gradualmente en su dieta esos alimentos. Es importante que los vuelva a introducir en su dieta lentamente, de uno en uno, y en pequeñas cantidades.

❑ Haga una dieta rica en carbohidratos complejos y pobre en grasas. Incluya en su dieta brown rice bien cocido, millet, oatmeal y vegetales al vapor.

❑ Consuma abundantes frutas (excepto frutas cítricas).

❑ Consuma con frecuencia papaya y piña frescas. Después de cada comida mastique entre cuatro y seis semillas de papaya.

❑ Consuma tres veces a la semana pescado de carne blanca asado a la parrilla o al horno, o cocido al vapor.

❑ Tome todos los días entre seis y ocho vasos de líquido, incluyendo jugos, agua de buena calidad y tés de hierbas (*ver* Hierbas en esta sección para que tome ideas). Para endulzar utilice barley malt, una pequeña cantidad de miel, o leche de nuez o de soya.

❑ No consuma productos a base de wheat mientras se sienta enfermo.

❑ Evite todos los productos que contengan cafeína, pues la cafeína afecta a la absorción del hierro. Entre esos productos están té, café, colas, chocolate, muchos alimentos procesados y algunos medicamentos que no requieren fórmula médica (lea las etiquetas).

❑ Mantenga su consumo de grasas y de aceites al mínimo. No consuma ningún producto de origen animal (incluida mantequilla), alimentos fritos o grasosos ni margarina. Las grasas de estos alimentos exacerban la malabsorción porque recubren el estómago y el intestino delgado y, por tanto, bloquean el paso de los nutrientes. Por la misma razón se deben evitar todos los productos lácteos y los productos procesados, los cuales, además, promueven la secreción de mucosidad.

❑ Elimine de su dieta las frutas cítricas, los mariscos y el arroz blanco.

❑ No consuma carne ni productos con carne. La carne es difícil de digerir y aumenta la acidez.

❑ Evite estrictamente todo el junk food, como potato chips y golosinas, y los productos con azúcar, sal, monosodium glutamate (MSG) y preservativos.

❑ *Ver* LIMPIEZA DEL COLON en la Tercera Parte y seguir el programa.

❑ Ayune una vez al mes. *Ver* AYUNOS en la Tercera Parte.

❑ No utilice aceite mineral u otros laxantes. Evítelos especialmente durante períodos largos, pues pueden hacerle daño al colon y producir dependencia.

❑ Si presenta diarrea u otros síntomas de alteración digestiva durante más de tres días, consulte con su médico. También es importante que consulte si sus deposiciones son de color rojo brillante, o negras y alquitranadas. Cuando los trastornos digestivos van acompañados de dolor abdominal severo o de fiebre superior a 101°F también se debe consultar con un profesional.

❏ Si su estado de salud no mejora después de cambiar de dieta y de tomar los suplementos correctos durante unos pocos meses, consulte con su médico. Es posible que su problema de absorción requiera atención médica.

ASPECTOS PARA TENER EN CUENTA

❏ La insuficiencia pancreática crónica es un problema de salud en el cual el páncreas no produce suficientes enzimas para una correcta digestión. Las enfermedades graves del páncreas pueden conducir a problemas de absorción tan severos que llegan a perjudicar el sistema nervioso. Las afecciones de la vesícula biliar y/o del hígado pueden alterar la digestión y la absorción de los ácidos grasos esenciales, que son necesarios para gozar de una buena salud. A su vez, la absorción defectuosa de las grasas puede ocasionar deficiencia de nutrientes solubles en grasa, como betacaroteno y vitaminas A, D, E y K.

❏ El tratamiento del síndrome de malabsorción requiere descubrir la causa del problema y, en lo posible, corregirla. Además, el paciente debe seguir un régimen dietético sano que incluya suplementos nutricionales. Es preciso consultar con el médico cuando el paciente de síndrome de malabsorción está tomando drogas para el cáncer, cuando existe insuficiencia pancreática, y cuando hay problemas especiales relacionados con cirugía gástrica o intestinal.

❏ Algunas drogas interfieren la absorción de los nutrientes. Entre ellas están los corticosteroides, el cholestyramine (Questran), el sulfasalazine (Azulfidine) y, especialmente, los antibióticos. Los corticosteroides disminuyen la síntesis de las proteínas, inhiben la absorción normal del calcio y aumentan la pérdida de vitamina C en las excreciones. El cholestyramine interfiere la absorción de las vitaminas A, D, E y K, que son solubles en grasa. El sulfasalazine inhibe el transporte del folato y del hierro, lo que ocasiona anemia. Los antibióticos alteran la flora bacteriana esencial del intestino. Todos estos medicamentos aumentan los requerimientos de suplementos nutricionales.

Síndrome de Reye

El síndrome de Reye es una enfermedad grave que afecta a muchos órganos internos pero, en particular, al cerebro y al hígado. Esta enfermedad ataca fundamentalmente a los niños de cuatro a quince años. La mayoría de los casos se presentan después de una infección viral, como influenza o varicela. El síndrome de Reye también se relaciona con el virus de Epstein-Barr, con influenza B y con enterovirus (un virus que infecta básicamente el tracto gastrointestinal).

Entre cuatro y seis días después del comienzo de la enfermedad viral, el niño desarrolla súbitamente fiebre y vómito severo. Otros síntomas son cambios mentales y de personalidad que se pueden manifestar como confusión, somnolencia, aletargamiento, fallas de memoria y/o irritabilidad inusual. Además, el niño puede experimentar debilidad y parálisis en los brazos o en las piernas, visión doble, palpitaciones, alteraciones del habla, alteraciones de la integridad cutánea y/o sordera. A consecuencia del edema cerebral o de la insuficiencia respiratoria el paciente puede presentar daño cerebral, convulsiones, estado de coma e, incluso, puede morir. Afortunadamente, gracias a que en la actualidad hay más consciencia de esta enfermedad y a que se comprende la importancia de detectarla y de tratarla precozmente, el índice de mortalidad del síndrome de Reye ha disminuido y hoy en día es de aproximadamente 5 por ciento.

La causa exacta del síndrome de Reye no se conoce, pero como resultado de investigaciones efectuadas a principios de los años ochenta se sabe que la combinación de aspirin y enfermedad viral aumenta dramáticamente el riesgo de contraer esta peligrosa enfermedad. Por este motivo ya no se recomienda darles a los niños aspirin para aliviar el dolor.

Los siguientes suplementos sólo se deben utilizar cuando ya se hayan tomado las medidas médicas apropiadas, como hospitalización, y el paciente se esté recuperando. Antes de empezar a tomar cualquier suplemento, consulte con su médico. A menos que se especifique otra cosa, las dosis que se recomiendan a continuación son para mayores de dieciocho años. A los jóvenes de doce a diecisiete años se les debe administrar el equivalente a tres cuartas partes de la cantidad recomendada; a los niños de seis a doce años, la mitad y a los menores de seis años, la cuarta parte.

NUTRIENTES

SUPLEMENTOS	DOSIS SUGERIDAS	COMENTARIOS
Importantes		
Branched-chain amino acid complex	Según indicaciones de la etiqueta.	Previene la pérdida de masa muscular. *Ver* AMINOÁCIDOS en la Primera Parte.
Flaxseed oil	Según indicaciones de la etiqueta.	Proporciona ácidos grasos esenciales, vitales para mantener y restaurar la suavidad y la humedad de la piel.
Garlic (Kyolic)	Según indicaciones de la etiqueta.	Aumenta la energía y mejora el funcionamiento inmunológico.
Lecithin granules o capsules o phosphatidyl choline	1 cucharada 3 veces al día. 1.200 mg 3 veces al día. Según indicaciones de la etiqueta.	Proporcionan colina, importante para la transmisión de los impulsos nerviosos y para la producción de energía.
L-Methionine más glutathione	Según indicaciones de la etiqueta. Según indicaciones de la etiqueta.	Estos poderosos antioxidantes protegen y desintoxican el hígado.
Raw brain glandular	Según indicaciones de la etiqueta.	Mejora la función cerebral.

Vitamin A más	5.000 UI al día.	Ayuda a la formación de células cutáneas saludables.
natural beta- carotene	15.000 UI al día.	El organismo lo utiliza para producir vitamina A según sus necesidades.
Vitamin B complex	50-100 mg al día.	Necesario para todos los sistemas enzimáticos. Contribuye a la curación.
Vitamin E	400 UI al día.	Protege contra el daño causado por los radicales libres.

HIERBAS

❑ Los siguientes remedios a base de hierbas son provechosos cuando la fase aguda de la enfermedad ha pasado y el paciente se ha empezado a recuperar:

• Alfalfa, berry de hawthorn, hyssop, milk thistle, pau d'arco, Siberian ginseng y wild yam ayudan a regenerar y a fortalecer el hígado.

Advertencia: No utilice Siberian ginseng si tiene hipoglicemia, presión arterial alta o enfermedad cardíaca.

• Para nutrir y curar la piel se puede utilizar una loción que contenga aloe vera, caléndula y/o chamomile.

• Los tés de catnip y de chamomile contribuyen a disminuir la ansiedad.

Advertencia: No utilice chamomile de manera permanente y evítela por completo si es alérgico al ragweed.

• Dos hierbas beneficiosas para aliviar las náuseas son ginger y peppermint.

• La raíz de gravel, la hydrangea, el oat straw, la raíz de perejil y la uva ursi tienen propiedades diuréticas.

• El Korean ginseng, o Chinese ginseng, (*Panax ginseng*) reduce la fatiga.

Advertencia: No utilice esta hierba si sufre de hipertensión arterial.

Antes de utilizar cualquier remedio a base de hierbas, hable con su médico acerca de su conveniencia.

❑ *No* les dé a los niños white willow bark. Esta hierba contiene un químico parecido a la aspirin.

RECOMENDACIONES

❑ Cuando su hijo se esté recobrando de alguna infección viral, como resfriado, influenza, infección del oído o varicela, esté atento a las siguientes señales de alerta:

• Vómito abundante o prolongado, seguido de somnolencia.

• Agitación, desorientación y delirio.

• Fatiga, aletargamiento y lapsos de memoria.

Si *sospecha, así sea levemente,* que usted (o su hijo) está desarrollando la enfermedad, busque ayuda médica inmediatamente. El síndrome de Reye avanza con mucha rapidez y es sumamente peligroso. Si el médico pasa por alto sus inquietudes y le ordena tomar aspirin (o acetaminophen) y llamar por teléfono en caso de que no presente mejoría, *no* siga sus instrucciones. Diríjase inmediatamente a la sala de emergencia del hospital más cercano, donde deberá explicar la situación.

❑ Si le diagnostican síndrome de Reye, siga las recomendaciones de su médico en cuanto al tratamiento y a los cuidados que debe tener, tanto durante el período de hospitalización como posteriormente en su hogar.

❑ *Nunca* le dé aspirin a un niño que tenga fiebre u otros síntomas de enfermedad viral. Muchos expertos recomiendan no darles aspirin a los niños por ningún motivo. Utilice, en cambio, acetaminophen (Tylenol y Datril, entre otros) o ibuprofen (como Advil o Nuprin).

ASPECTOS PARA TENER EN CUENTA

❑ El tratamiento para el síndrome de Reye depende de la etapa en que se encuentre la enfermedad, pero siempre exige hospitalización. En el hospital le administran al paciente por vía intravenosa fluidos para restablecer los niveles sanguíneos de electrólitos y de glucosa, y a veces también un diurético para reducir la inflamación y promover la eliminación de los desechos y del exceso de fluidos. En algunos casos es necesario operar al paciente para reducir el edema y la presión en el cerebro.

❑ Cuando el paciente de síndrome de Reye recibe por vía intravenosa una solución de glucosa (azúcar) y electrólitos (sales minerales) antes de que pasen veinticuatro horas de haber comenzado el vómito severo, sus probabilidades de recuperarse son excelentes. Este tratamiento no reviste peligro.

❑ La industria británica que producía aspirin retiró del mercado hace varios años todos los productos con aspirin para niños cuando se descubrió la relación de este medicamento con el síndrome de Reye.

❑ Un estudio realizado por los U.S. Centers for Disease Control and Prevention encontró que el 96 por ciento de los niños con síndrome de Reye habían tomado aspirin en presencia de una enfermedad viral. Ese estudio también mostró una correlación directa entre la cantidad de aspirin que tomaron los niños y la severidad de su enfermedad. Actualmente, los fabricantes de aspirin están obligados a alertar a los consumidores sobre el vínculo que hay entre el aspirin y el síndrome de Reye, que constituye una amenaza potencial para la vida.

❑ Se están llevando a cabo investigaciones para determinar si existe alguna relación entre el síndrome de Reye y la droga trimethobenzamide (Tigan), que se utiliza en supositorio para controlar las náuseas y el vómito.

❑ *Ver también* FLU, RESFRIADO COMÚN y VARICELA en la Segunda Parte.

Síndrome del túnel carpiano

El síndrome del túnel carpiano, un problema desconocido hace apenas una generación, ha llegado a convertirse en un tormento en la actualidad. El síndrome del túnel carpiano se refiere a un conjunto de síntomas que se presentan cuando el nervio mediano de la muñeca se comprime o sufre daño. El nervio mediano controla los músculos del dedo pulgar y la sensibilidad tanto de ese dedo como de la palma y de los tres primeros dedos de la mano. El túnel carpiano, ubicado aproximadamente un cuarto de pulgada bajo la superficie de la muñeca, es una apertura muy pequeña a través de la cual pasa el nervio mediano. Este nervio es propenso a la compresión y a sufrir lesiones por diversas causas; por ejemplo, hinchazón a causa del embarazo o de la retención de líquido, presión ocasionada por espolones óseos, artritis inflamatoria o, incluso, tendinitis.

El síndrome del túnel carpiano se relaciona con lesiones producidas por movimientos repetitivos de la muñeca, los cuales se asocian con movimiento rápido y continuo de los dedos. Considerado anteriormente un riesgo laboral que afectaba sólo a los cajeros de los supermercados y a los contadores, este síndrome se volvió ampliamente conocido en los años ochenta, cuando el computador personal empezó a dominar el ámbito laboral. Hoy en día, el síndrome del túnel carpiano es común entre las personas que se ganan la vida manejando procesadores de palabra y otro tipo de teclados de computador. Esta enfermedad también puede ser producida por vibraciones fuertes y constantes que sacuden la muñeca durante períodos largos (como cuando se utiliza martillo neumático o sierra de cadena). Otros trabajadores cuya ocupación se ha vinculado con el síndrome del túnel carpiano son los operarios de línea de ensamble, los atletas, los conductores, los peinadores, los músicos, los camareros de restaurantes y los escritores. Aunque el síndrome del túnel carpiano afecta tanto a los hombres como a las mujeres, al parecer las mujeres de veintinueve a sesenta y dos años son las personas más afectadas de toda la población. Entre los factores que aumentan el riesgo de contraer este síndrome se cuentan la menopausia, la enfermedad de Raynaud, el embarazo, el hipotiroidismo y la diabetes mellitus.

El síndrome del túnel carpiano produce síntomas que van desde hormigueo y entumecimiento leves, hasta dolor agudísimo acompañado de atrofia incapacitante de los músculos del dedo pulgar. El síntoma más frecuente es una sensación de quemazón, hormigueo o entumecimiento en el dedo pulgar y en los tres primeros dedos de la mano (el dedo meñique se salva porque recibe los impulsos nerviosos desde el exterior del túnel carpiano). El hormigueo se parece a lo que se experimenta cuando una extremidad se está "durmiendo" y produce debilitamiento gradual del dedo pulgar. Al principio los síntomas suelen ser intermitentes, pero se vuelven persistentes a medida que el problema empeora. El síndrome del túnel carpiano puede afectar a una sola mano, o a ambas. Los síntomas suelen empeorar por la noche o por la mañana, cuando la circulación es más lenta. El dolor puede irradiar al antebrazo y, en casos severos, al hombro.

No todos los problemas de compresión de los nervios se ubican en el área del túnel carpiano. Aun cuando es menos común, la compresión del nervio ulnar, ubicado en el codo, produce síntomas casi idénticos a los del síndrome del túnel carpiano. Este problema de salud puede ser sumamente doloroso e incapacitante.

SELF-TEST PARA DETECTAR EL SÍNDROME DEL TÚNEL CARPIANO

Los síntomas de esta alteración se parecen a los de otros problemas de salud, en particular a los de la artritis del cuello. Un sencillo autoexamen puede ayudarle a determinar si usted sufre del síndrome del túnel carpiano.

Junte el dorso de sus dos manos, con los dedos apuntando hacia abajo y las muñecas en un ángulo de noventa grados, de modo que los codos apunten rectos hacia los lados. Si sostener esta posición durante más de un minuto precipita algún o algunos síntomas, es probable que usted sufra del síndrome del túnel carpiano. Si su trabajo o su pasatiempo favorito le producen sensación de quemazón, entumecimiento o torpeza en los tres primeros dedos de una mano, o de ambas, es muy probable que el culpable sea el síndrome del túnel carpiano.

Sin embargo, este autoexamen no es infalible. El único examen verdaderamente confiable para este problema es la *electromiografía* (EMG, o *electromyography*), que implica transmitir impulsos eléctricos por el brazo. Los impulsos nerviosos que dirigen el movimiento no son otra cosa que corriente de voltaje muy bajo. La transmisión normal de los impulsos nerviosos se efectúa a una velocidad aproximada de ciento treinta y seis metros por segundo, es decir, con suficiente rapidez para que nos parezca que se lleva a cabo instantáneamente. Sin embargo, si los nervios están lesionados o comprimidos a causa del tejido inflamado, no pueden transmitir los impulsos eléctricos a la velocidad normal. Si la velocidad de la transmisión nerviosa es, en su caso, de sólo noventa a noventa y cinco metros por segundo, es muy probable que tenga lesionado o comprimido un nervio.

NUTRIENTES

SUPLEMENTOS	DOSIS SUGERIDAS	COMENTARIOS
Esenciales		
Coenzyme Q_{10}	30-90 mg al día.	Mejora la oxigenación de los tejidos.
Lecithin granules o capsules	1 cucharada 3 veces al día antes de las comidas. 1.200 mg 3 veces al día antes de las comidas.	Proporcionan colina e inositol, provechosos para el funcionamiento de los nervios. Emulsificantes de la grasa.
Vitamin B complex más extra vitamin B_1 (thiamine) y vitamin B_6 (pyridoxine)	100 mg 3 veces al día. 50 mg 3 veces al día por 12 semanas. 100 mg 2 veces al día por 12 semanas. Sobrepasar esta dosis puede causarles daño a los nervios.	Las vitaminas B son esenciales para el funcionamiento de los nervios. Aumenta la absorción de la vitamina B_6 y mejora la oxigenación de los tejidos. Poderoso diurético.

Zinc	50 mg al día. No tomar más de 100 mg al día de todos los suplementos.	Estimula la curación. Para mejor absorción, utilizar lozenges de zinc gluconate u OptiZinc.

Provechosos

Grape seed extract	Según indicaciones de la etiqueta.	Poderoso antioxidante y antiinflamatorio.
Kelp	Según indicaciones de la etiqueta.	Beneficioso para los nervios.
Manganese	Según indicaciones de la etiqueta. No tomar al mismo tiempo con calcio.	Provechoso para tratar los problemas de los nervios.
Multivitamin y mineral complex	Según indicaciones de la etiqueta.	Este suplemento proporciona múltiples nutrientes.
Primrose oil	Según indicaciones de la etiqueta.	Contiene ácidos grasos esenciales que son necesarios para el funcionamiento de los nervios.
Vitamin A	25.000 UI al día. Si está embarazada, no debe tomar más de 10.000 UI al día.	Importante antioxidante.
Vitamin C	1.000 mg 4 veces al día.	Importante para la curación. Poderoso antioxidante.
Vitamin E	400 UI al día.	Importante antioxidante.

HIERBAS

❑ El aloe vera, el devil's claw, el yarrow y la yucca son provechosos para restablecer la flexibilidad y reducir la inflamación.

❑ El butcher's broom mitiga la inflamación.

❑ El capsicum alivia el dolor y sirve de catalizador de otras hierbas.

❑ El corn silk y el perejil son diuréticos naturales.

❑ Tomar ginkgo biloba en té o en cápsula es provechoso para la circulación y para el funcionamiento de los nervios.

❑ La raíz de gravel cura los tejidos y es antiséptico.

❑ La raíz de marshmallow suaviza y calma los tejidos, además de que promueve la curación.

❑ La hierba St. Johnswort estimula la circulación y ayuda a restaurar la transmisión de los impulsos nerviosos locales.

❑ El skullcap alivia los espasmos musculares y el dolor.

❑ El aceite de wintergreen contribuye a mitigar el dolor y favorece la circulación hacia los músculos.

RECOMENDACIONES

❑ Consuma con moderación alimentos que contengan ácido oxálico o que promuevan su producción. Entre esos alimentos están espárrago, remolacha, hojas de remolacha, huevos, pescado, perejil, ruibarbo, sorrel, espinaca, Swiss chard y vegeta-

les de la familia del cabbage. Consumir cantidades elevadas de ácido oxálico conduce a problemas de las articulaciones.

❑ Consuma todos los días media piña fresca mientras los síntomas estén activos (entre una y tres semanas). La piña contiene bromelaína, una enzima que reduce el dolor y el edema. Sólo es eficaz la piña fresca.

❑ Evite la sal y todos los alimentos que contengan sodio porque promueven la retención de líquido y agravan el síndrome del túnel carpiano. Esos alimentos también neutralizan el efecto de los diuréticos que quizás le haya formulado su médico.

❑ Si tiene que desempeñar actividades mecánicas y repetitivas, trate de reducir el impacto que sufren sus muñecas y sus manos. *Ver* Cómo minimizar el riesgo de desarrollar el síndrome del túnel carpiano en la página 541.

❑ Si es posible, suspenda todos los movimientos repetitivos de los dedos durante varios días y observe si presenta mejoría. Si se mejora, trate de modificar su forma de vida para que pase menos tiempo en actividades que promueven el síndrome del túnel carpiano. En lo posible, cambie de tareas en lugar de dedicarse a la misma durante períodos largos. Afortunadamente, los patronos han tomado consciencia del riesgo de lesión que conllevan los movimientos repetitivos y están dispuestos a tomar medidas para evitar al máximo que sus empleados presenten este tipo de problema.

❑ Manténgase en un peso ideal, o baje de peso si es necesario. El exceso de peso le impone al túnel carpiano una presión adicional. Perder peso ha aliviado los síntomas de muchas personas que sufrían de este síndrome.

❑ Para aliviar el dolor y el edema agudos, utilice el producto homeopático *Rhus toxicodendron*. El poderoso linimento chino Zhen Gu Shi, que se utiliza para la inflamación de las articulaciones, también es eficaz y se consigue en muchos mercados asiáticos.

❑ Utilice una férula para evitar la exacerbación de los síntomas. Una férula es un aparato de metal o de plástico, forrado en paño, que sirve para inmovilizar un miembro del cuerpo y que, en estos casos, se coloca en el antebrazo con un vendaje elástico (un vendaje Ace, o el equivalente) o con un sujetador de velcro. Las férulas se consiguen en muchas farmacias y en distribuidoras de suministros médicos. Si no encuentra una férula que le quede cómoda, mande hacer una. Asegúrese de colocársela correctamente; de no hacerlo, su eficacia se reduce e, incluso, se puede agravar el problema. Levante un poco la muñeca para que el dedo pulgar quede paralelo al antebrazo. Su mano debe quedar más o menos en la misma posición que si tuviera en ella un lápiz. Esta posición mantiene abierto el túnel carpiano al máximo. Utilice la férula durante varios días todo el tiempo que pueda para ver si los síntomas se reducen. Utilizar férula, o entablillar, es muy útil para quienes han sufrido lesiones por movimientos repetitivos, como los que producen síndrome del túnel carpiano.

❑ Mantenga su sitio de trabajo seco y a una temperatura agradable. El frío y la humedad tienden a agravar este problema de salud.

Cómo minimizar el riesgo de desarrollar el síndrome del túnel carpiano

El síndrome del túnel carpiano es un riesgo que corren las personas cuyo trabajo implica hacer movimientos repetitivos con las manos y/o con los dedos. En esta época de computadores, esto significa un riesgo prácticamente para cualquier persona que trabaje en una oficina, al igual que para quienes trabajan en las líneas de ensamble, para los contadores, los cajeros, los operarios de martillo neumático y los músicos, entre otras personas. La gente que pasa mucho tiempo tejiendo o bordando también tiene un riesgo alto de desarrollar este problema. No importa cuál sea su ocupación, las siguientes medidas le ayudarán a reducir el riesgo de padecer de este doloroso e incapacitante trastorno:

• Agarre los objetos utilizando toda la mano y todos los dedos.

• En lo posible, utilice alguna herramienta en vez de flexionar y forzar las muñecas.

• Mantenga siempre una posición correcta. Para los trabajos que se realizan con teclado, siéntese derecho en su silla con el cuerpo ligeramente inclinado hacia atrás. Suba o baje la silla para que las rodillas le queden en ángulo recto y los pies, planos en el suelo. Las muñecas y las manos deben quedar rectas y los antebrazos, paralelos al piso. La posición permanente de las muñecas y de las manos debe ser una línea recta.

• Mantenga doblados los codos. Esto disminuye la cantidad de fuerza que exige realizar su trabajo. Déles a los codos suficiente espacio a fin de que pueda utilizar al máximo los brazos sin dejar de mantener rectas las muñecas. Con el objeto de minimizar la tensión en los codos, utilice todo el brazo (o los brazos) al realizar sus tareas.

• El monitor de su computador debe estar alejado de usted aproximadamente dos pies y un poco por debajo de su línea de visión.

• Adáptele a su silla un apoyabrazos para evitar que las muñecas se flexionen demasiado.

• Si la posición del escritorio, de la silla y del teclado no le permiten mantener rectas las muñecas mientras teclea, es recomendable que coloque un "wrist rest pad" frente al teclado para aliviar la presión en el túnel carpiano.

• Al cambiar los movimientos de las muñecas y de las manos, disminuya el ritmo.

• Déles a sus manos un descanso de unos pocos minutos cada hora.

• Sacuda las manos periódicamente a lo largo del día.

• Para mejorar la circulación general y calentar los músculos, haga ejercicios sencillos de estiramiento antes de comenzar su trabajo diario. La American Physical Therapy Association recomienda los siguientes ejercicios:

1. Con el antebrazo colocado sobre una mesa, tome las puntas de los dedos de esa mano y llévalas suavemente hacia atrás. Sostenga esta posición durante cinco segundos y repita el ejercicio con la otra mano.

2. Presione las palmas de las manos contra la superficie de una mesa, como si estuviera haciendo push-ups. Inclínese hacia adelante para estirar los músculos del antebrazo y las muñecas.

• Otro ejercicio suave que conviene hacer es rotar las muñecas. Durante dos minutos, trace círculos con las manos estirando lo más que pueda los músculos. Este ejercicio restaura la circulación y mejora la posición de las muñecas.

• Colóquese una banda elástica alrededor de los dedos para incrementar la resistencia, y haga ejercicios de estiramiento abriendo y cerrando los dedos. Haga diez veces este ejercicio con cada mano. Repita tres veces al día.

❏ No tome suplementos que contengan hierro porque, según parece, agravan el dolor y la hinchazón de las articulaciones.

ASPECTOS PARA TENER EN CUENTA

❏ El síndrome del túnel carpiano que se presenta a consecuencia del edema del embarazo se soluciona cuando nace el bebé y desaparece el exceso de líquido.

❏ Los médicos tratan de muchas maneras el síndrome del túnel carpiano. Por lo general prescriben drogas antiinflamatorias y férulas, y recomiendan evitar las actividades que puedan agravar la situación. En algunas ocasiones prescriben inyecciones de corticosteroides en la muñeca. Sin embargo, este tratamiento es bastante controvertido y sólo se debe recurrir a él cuando el dolor es incapacitante, pues las inyecciones son sumamente molestas.

❏ Experimentar debilidad en el dedo pulgar suele indicar

que el nervio mediano ha sufrido daño. En este caso es recomendable el tratamiento quirúrgico. Esta operación implica cortar el ligamento transverso del carpo, una banda gruesa y fibrosa que cubre parte del túnel carpiano. La incisión puede ser pequeña o relativamente grande. Una incisión pequeña deja una cicatriz mínima, pero le proporciona una visibilidad muy limitada al cirujano. Esto puede aumentar el riesgo de afectar a otras importantes estructuras de la muñeca. Una incisión más grande disminuye el riesgo de daño periférico, pero suele dejar una cicatriz más grande, que muchas veces es fuente de dolor y deja al individuo incapacitado para algunas actividades. La férula o el yeso se deben utilizar entre dos y cuatro semanas después de la cirugía.

❏ Muchos médicos sostienen que la cirugía para el síndrome del túnel carpiano se suele realizar innecesariamente. Siempre se debe buscar una segunda opinión antes de tomar la decisión de operarse. Sin embargo, si la opinión de un segundo médico confirma que la operación es inevitable, es mejor no posponerla demasiado tiempo porque una demora puede producir daño permanente del nervio.

❑ El adormecimiento, el hormigueo y el dolor propios del síndrome del túnel carpiano suelen ceder pocos días después de la cirugía. Sin embargo, en algunos pacientes los síntomas tardan hasta dos años en desaparecer. Esto se puede deber a que el nervio mediano sufrió algún daño y su regeneración exige bastante tiempo. Cuando el paciente requiere cirugía, pero la pospone mucho tiempo, el dedo pulgar puede debilitarse de manera permanente y la movilidad de la mano afectada puede disminuir.

❑ Un nuevo tratamiento para el síndrome del túnel carpiano utiliza rayos láser de baja energía ("fríos") que penetran en los tejidos, estimulan los nervios y aumentan la microcirculación del área afectada.

❑ Ver también CONTROL DEL DOLOR en la Tercera Parte.

Síndrome premenstrual

Ver PREMENSTRUAL SYNDROME.

Sinusitis

La sinusitis es la inflamación de los senos paranasales, cuatro pares de cavidades en los huesos del cráneo que forman parte del sistema de "desagüe" de la cabeza. Hay senos encima de los ojos (senos frontales), a cada lado de la nariz, por dentro de los pómulos (senos maxilares), detrás del tabique nasal (senos esfenoidales) y en la parte superior de la nariz (senos etmoidales). A pesar de que todos los senos pueden resultar afectados, en la mayoría de los casos la sinusitis afecta a los senos frontales y/o a los senos maxilares. Sin embargo, cada individuo tiende a presentar problemas en un par particular. Cuando los senos son demasiado pequeños o por su ubicación no alcanzan a manejar el volumen de moco que se produce, se pueden obstruir. La presión en los senos aumenta y ocasiona dolor. La obstrucción de los senos durante un período largo favorece la infección.

La sinusitis puede ser aguda o crónica. La causa de la sinusitis aguda suele ser una infección bacteriana o viral en la nariz, la garganta o el tracto respiratorio superior, como ocurre en el resfriado común. Más del 50 por ciento de todos los casos de sinusitis son producidos por bacterias. La sinusitis crónica, por su parte, puede deberse a pequeños crecimientos en la nariz, a lesión en los huesos nasales, a tabaquismo y a exposición a olores y a emanaciones irritantes. La sinusitis alérgica puede ser provocada por fiebre del heno (hay fever) o por alergias alimentarias, especialmente a la leche y a los productos lácteos. La gente cuyo sistema inmunológico está débil es

susceptible a la sinusitis producidas por hongos, una condición potencialmente peligrosa que requiere tratamiento intensivo.

Entre los síntomas de la sinusitis están fiebre (habitualmente baja, aunque en algunos casos puede ser alta), tos, dolor de cabeza, dolor de oído, dolor de muelas, dolor en la cara, presión en el cráneo, dificultad para respirar por la nariz, pérdida del sentido del olfato y sensibilidad anormal en la frente y en los pómulos. Si darse golpecitos ligeros en la frente (justo por encima de los ojos), en los pómulos o en el área del tabique nasal le causa dolor, es posible que tenga infectados los senos paranasales. En algunas ocasiones la sinusitis produce hinchazón en la cara, congestión nasal y secreción espesa. Los síntomas de la sinusitis pueden producir otros efectos desagradables. El goteo posnasal ocasiona dolor de garganta, náuseas y mal aliento; la dificultad respiratoria puede propiciar los ronquidos y la pérdida del sueño.

NUTRIENTES

SUPLEMENTOS	DOSIS SUGERIDAS	COMENTARIOS
Muy importantes		
Acidophilus	Según indicaciones de la etiqueta.	Reemplaza las bacterias buenas del colon. Importante cuando es necesario tomar antibióticos. Utilizar una fórmula no láctea.
Quercetin más bromelain o AntiAllergy formula de Freeda Vitamins	Según indicaciones de la etiqueta. Según indicaciones de la etiqueta. Según indicaciones de la etiqueta.	Protege contra los alergenos y aumenta la inmunidad. Aumenta la eficacia del quercetin. Contiene quercetin, pantotenato de calcio y ascorbato de calcio, los cuales proporcionan apoyo nutricional y reducen las reacciones alérgicas.
Bee pollen	Empezar con 1/2 cucharadita al día y aumentar lentamente hasta 1 cucharada al día. Mezclar con jugo.	Aumenta la inmunidad y acelera la curación. *Advertencia:* el bee pollen puede causar reacciones alérgicas en algunos individuos. Si se presenta erupción en la piel, respiración asmática, molestia u otros síntomas, suspenda su uso.
Fenu-Thyme de Nature's Way o PSI de Terra Maxa o Sinus Check de Enzymatic Therapy	2 cápsulas 4 veces al día.	*Ver* Hierbas más adelante. *Ver* Hierbas más adelante. Este descongestionante natural ayuda a despejar los conductos nasales obstruidos a causa del resfriado y la sinusitis.
Flaxseed oil	Según indicaciones de la etiqueta.	Reduce el dolor y la inflamación. Mejora todas las funciones del organismo.
Raw thymus glandular	500 mg 2 veces al día.	Protege el sistema inmunológico y preserva la salud de las células de las membranas mucosas.

Multivitamin y mineral complex	Según indicaciones de la etiqueta.	Mejora la salud general y asegura una adecuada nutrición.
Vitamin A	10.000 UI al día.	Fortalece el sistema inmunológico. Protege contra el resfriado y otras infecciones. Ayuda a mantener la salud de las membranas mucosas. Precursores de la vitamina A.
más natural beta-carotene o	15.000 UI la día.	
carotenoid complex (Betatene)	Según indicaciones de la etiqueta.	
Vitamin B complex	75-100 mg 3 veces al día con las comidas.	Ayuda a mantener la salud de los nervios y a reducir el estrés. Es más eficaz en forma sublingual. Favorece la producción de anticuerpos.
más extra pantothenic acid (vitamin B$_5$) y	100 mg 3 veces al día con las comidas.	
vitamin B$_6$ (pyridoxine)	50 mg 3 veces al día con las comidas.	Ayuda al funcionamiento del sistema inmunológico.
Vitamin C con bioflavonoids	3.000-10.000 mg al día divididos en varias tomas.	Estimulan el funcionamiento del sistema inmunológico. Ayudan a prevenir la infección y disminuyen la secreción.
Vitamin E	400-1.000 UI al día.	Mejora la circulación y acelera la curación.

Provechosos		
Coenzyme Q$_{10}$	60 mg al día.	Importante estimulante del sistema inmunológico. Aumenta la oxigenación celular.
Dimethylsulfoxide (DMSO)	Según indicaciones de la etiqueta.	Alivia el dolor y fortalece el sistema inmunológico. Utilizar únicamente el DMSO que se consigue en los health food stores.
Garlic (Kyolic)	2 cápsulas 3 veces al día.	Este estimulante del sistema inmunológico ayuda a controlar la infección.
Proteolytic enzymes	Según indicaciones de la etiqueta. Tomar con las comidas y entre comidas.	Destruyen los radicales libres y ayudan a la digestión de los alimentos.
Pycnogenol o grape seed extract	Según indicaciones de la etiqueta. Según indicaciones de la etiqueta.	Poderosos antioxidantes. Reducen la inflamación y la frecuencia del resfriado y del flu. Neutralizan las reacciones alérgicas.
Sea mussel	Según indicaciones de la etiqueta.	Proporciona los aminoácidos necesarios y ayuda al funcionamiento de las membranas mucosas. Reduce la inflamación.
Zinc lozenges (Ultimate Zinc-C Lozenges de Now Foods)	Tomar 1 lozenge de 15 mg cada 2-4 horas durante la vigilia, por 1 semana. No sobrepasar esta dosis.	Agentes antivirales y estimulantes inmunológicos.

HIERBAS

❏ Las hierbas anise, fenugreek, marshmallow y red clover aflojan las flemas y alivian la congestión.

❏ Para aliviar el malestar, hágase lavados de aceite de naranja agria en los conductos nasales.

❏ El producto Cat's Claw Defense Complex, de Source Naturals, contiene una combinación de hierbas que fortalecen el organismo y le ayudan a hacer frente a los elementos externos.

Advertencia: El cat's claw no se debe utilizar durante el embarazo.

❏ El producto ClearLungs, de Natural Alternatives, contiene ingredientes herbales de China que mejoran la respiración, disminuyen la acumulación de secreción y propician la reparación de los tejidos.

❏ La echinacea fortalece el sistema inmunológico y combate la infección viral.

❏ La ephedra (ma huang) alivia la congestión.

Advertencia: No utilice esta hierba si sufre de ansiedad, glaucoma, enfermedad cardíaca, hipertensión arteria o insomnio. También debe evitarla si está tomando algún inhibidor MAO para la depresión.

❏ Un producto que contribuye a aliviar la congestión nasal y la sinusitis es Fenu-Thyme, de Nature's Way Products. Tome dos cápsulas tres veces al día. El producto PSI, de Terra Maxa, también es provechoso.

❏ La raíz de ginger se puede triturar y aplicar como cataplasma en la frente y en la nariz para estimular la circulación y el drenaje.

❏ El goldenseal es eficaz contra la sinusitis. Sus beneficios son aún mayores cuando se combina con 250 a 500 miligramos de bromelaína, una enzima presente en la piña fresca. El goldenseal se puede tomar en té, o el té se puede usar como ducha intranasal. Otra alternativa es colocarse entre la boca el contenido de un cuentagotas de extracto de goldenseal libre de alcohol, agitarlo dentro de la boca durante unos cuantos minutos y luego pasárselo. Haga esto tres veces al día.

Advertencia: No tome goldenseal todos los días durante más de una semana seguida. Esta hierba se debe evitar durante el embarazo y se debe utilizar con precaución cuando hay alergia al ragweed.

❏ La hierba horehound ayuda a mitigar los síntomas.

❏ El mullein reduce la inflamación y alivia la irritación.

❏ Una buena fuente de vitamina C es la hierba rose hips.

RECOMENDACIONES

❏ Haga una dieta que consista en un 75 por ciento de alimentos crudos.

❏ Tome agua destilada y jugos de frutas y vegetales frescos en abundancia. Consuma también muchos líquidos calientes, como sopas y tés de hierbas. Estos líquidos ayudan a que la mucosidad fluya, lo cual alivia la congestión y la presión en los senos. Agregar cayenne pepper y cebolla cruda acelera aún más la curación.

❏ Elimine el azúcar de su dieta. Reduzca su consumo de sal.

❏ No consuma productos lácteos, excepto productos low-fat

y agrios, como yogur y cottage cheese. Los productos lácteos aumentan la formación de mucosidad.

❑ Haga un ayuno de limpieza. *Ver* AYUNOS en la Tercera Parte.

❑ Mezcle una taza de agua caliente con media cucharadita de sal de mar y una pizca de bicarbonato de soda. Utilice un frasco que se pueda comprimir (se consigue en las farmacias) o un cuentagotas para introducirse la solución en la nariz (primero en una fosa nasal y después en la otra). Repita este procedimiento tres o cuatro veces al día, según lo congestionada que esté la nariz.

❑ Colóquese una compresa de menthol o de eucalipto sobre los senos de la cara para aliviar el edema y el dolor. Si la compresa le causa irritación, descontinúe su uso.

❑ Use un vaporizador para facilitar la respiración y aflojar las secreciones.

❑ Haga inhalaciones de vapor para promover el drenaje y aliviar la presión. Ponga a hervir una olla de agua y agregue unas cuantas gotas de aceite de eucalipto o de rosemary. Retire la olla del fuego y coloque la cara a unas seis pulgadas de distancia para inhalar el vapor (no se acerque más pues podría quemarse o desarrollar irritación). Colóquese una toalla en la cabeza para atrapar al máximo el vapor y respire profundamente. Haga esto varias veces al día entre cinco y diez minutos cada vez. Otra opción es darse una ducha caliente para aliviar el dolor y la presión de la sinusitis.

❑ Utilice compresas calientes o compresas de hielo parda aliviar el dolor (pruebe ambas alternativas y fíjese cuál le da mejores resultados).

❑ Si está tomando antibióticos para la infección, no deje de tomar algún suplemento de acidophilus. No se tome el acidophilus al mismo tiempo que el antibiótico.

❑ Si está utilizando algún descongestionante, siga las instrucciones y no sobrepase el tiempo que le haya recomendado el médico. En lo posible, evite las gotas y los esprays nasales porque pueden producir adicción y alterar el funcionamiento normal de los senos paranasales. Además, las gotas y los esprays, al igual que los inhaladores, constriñen los vasos sanguíneos de la nariz, lo que eventualmente los debilita. Más aún, descontinuar los descongestionantes puede causar un efecto de rebote, es decir, el edema puede empeorar al dejar de utilizarlos. Los descongestionantes también pueden elevar peligrosamente la presión arterial. No utilice estos medicamentos si su presión arterial es alta o si tiene algún problema cardíaco.

❑ Si la sinusitis le produce lagrimeo o hinchazón, enrojecimiento y/o ardor en los ojos, utilice un producto llamado OcuDyne. Fabricado por Nutricology, éste es un complejo de vitaminas, minerales, antioxidantes, aminoácidos importantes, bioflavonoides activos y las hierbas bilberry y ginkgo biloba que protege los ojos y estimula el sistema inmunológico.

❑ No se suene con fuerza, pues el moco se podría devolver a los senos paranasales. En cambio, es conveniente sorber para que la mucosidad nasal pase al fondo de la garganta y pueda ser expulsada.

❑ No fume y evite los ambientes donde hay humo. Si usted vive en un área con smog, compre un purificador de aire o trasládese a un área menos contaminada. El producto Living Air XL-15, de Alpine Industries, es un purificador de aire para el hogar. El product AirSupply, de Wein Products, es un purificador de aire personal que se lleva en el cuello y forma un escudo que protege al usuario contra los microorganismos y las micropartículas del aire dondequiera que esté.

❑ Si sus ojos presentan hinchazón, consulte con su médico porque podría tratarse de un problema serio.

❑ Hágase examinar la dentadura periódicamente. Las infecciones de la boca se propagan fácilmente a los senos paranasales.

ASPECTOS PARA TENER EN CUENTA

❑ Si después de una semana la secreción nasal se vuelve transparente, es probable que usted no tenga ninguna infección; en cambio, si es verdosa o amarillenta, probablemente sí tiene una infección. Si la mucosidad es transparente y usted no presenta otros síntomas de resfriado, quizás se trata de alguna alergia.

❑ Los antibióticos pueden ser necesarios para combatir la infección bacteriana. Los antibióticos nunca se deben suspender antes de tiempo, ni siquiera si los síntomas han mejorado. Suspenderlos prematuramente puede hacer que las bacterias se vuelvan resistentes a ellos y que la infección empeore.

❑ A veces los médicos recetan antibióticos sin confirmar que se trata de una infección bacteriana. Suelen hacer esto por lo difícil que es comprobar si la causa de la sinusitis es bacteriana, y porque consideran que vale la pena prevenir una infección bacteriana posterior. Al igual que con todos los medicamentos, es importante conocer los beneficios, los riesgos y los costos de utilizar o no antibióticos.

❑ Si la sinusitis es crónica y severa, y si las drogas no lo alivian, es posible que usted requiera un drenaje quirúrgico de los senos paranasales tanto para aliviar el malestar como para evitar complicaciones serias en el futuro.

❑ La cirugía endoscópica, un tratamiento bastante novedoso para la sinusitis crónica y severa, despeja los conductos nasales sin hacer incisiones externas ni dejar cicatrices. Este procedimiento, que prácticamente no duele, produce una hinchazón mínima y se puede hacer con anestesia local.

❑ Aun cuando esto es poco frecuente, en los grandes senos maxilares o frontales se pueden desarrollar pólipos y quistes benignos que retienen mucosidad. Los crecimientos invasivos o malignos deben ser extirpados quirúrgicamente.

❑ Cualquier persona que sufra constantemente de sinusitis debe hacerse examinar por un médico para descartar posibles alteraciones inmunológicas. Un estudio realizado por la University of Miami encontró que el 50 por ciento de los pacientes de sinusitis crónica presentaban alteraciones inmunológicas.

Sistema inmunológico, debilidad del

Ver DEBILIDAD DEL SISTEMA INMUNOLÓGICO.

Skin Rash

Ver ERUPCIONES DE LA PIEL.

Sol, quemaduras de

Ver QUEMADURAS DE SOL.

Sordera

La sordera se presenta cuando el paso de las ondas sonoras hacia el cerebro está alterado. Dependiendo de la causa, la pérdida de audición puede ser parcial o total, temporal o permanente. La sordera afecta a más de veintitrés millones de estadounidenses. Casi el 30 por ciento de los adultos mayores de sesenta y cinco años experimentan algún grado de incapacidad auditiva. El diagnóstico y la evaluación del grado de pérdida auditiva es un proceso complejo que requiere diversos exámenes.

Los médicos dividen la sordera en dos categorías básicas: conductiva y neurológica. La primera se presenta cuando el paso de las ondas sonoras se bloquea en el oído externo o en el oído medio; la segunda, cuando las estructuras o los conductos del oído interno han sufrido daño. La pérdida de audición conductiva puede deberse a factores como acumulación de cerumen, infección e inflamación del oído medio, o rigidez excesiva de los pequeñísimos huesos del oído medio que transmiten las vibraciones del tímpano a las estructuras del oído interno. La pérdida de audición neurológica puede originarse en daño del nervio acústico (el octavo nervio craneal, también conocido como nervio auditivo), que lleva información del oído interno hacia el cerebro, o en daño de las minúsculas células ciliares del oído interno. Las células ciliares son las encargadas de convertir las ondas sonoras en impulsos nerviosos para ser transmitidos al cerebro. Cuando mueren, las células ciliares no se reconstruyen y, por tanto, la pérdida de audición es permanente. La sordera neurológica puede ser congénita o puede ser producida por algunos medicamentos, enfermedades (especialmente por fiebre alta), exposición a ruidos fuertes, tabaquismo o trauma. También puede ser resultado del proceso de envejecimiento. Este tipo de sordera afecta tanto a a la agudeza como a la claridad de la audición. Al principio se percibe con los tonos altos y después, al ir avanzando, con los tonos más bajos, como el que es característico del habla. También es posible experimentar una pérdida de audición combinada, es decir, tanto conductiva como neurológica.

La sordera se puede presentar de manera abrupta o gradual, y su evolución puede durar días, semanas o años. Las infecciones, los traumas, los cambios de presión atmosférica y la acumulación o los tapones de cerumen pueden conducir a la pérdida súbita del oído. Las infecciones del tracto respiratorio superior y los traumas del oído - como cuando se abusa de los tapones de algodón o cuando se utilizan de manera incorrecta - suelen ir seguidos de infección e inflamación. Bañarse en piscinas con un contenido excesivo de cloro o con altos niveles de bacterias y/u hongos también puede provocar infecciones de los oídos. Las infecciones persistentes y recurrentes de los oídos suelen relacionarse con infección por hongos (candidiasis) y son frecuentes en las personas que sufren de alergias, cáncer, diabetes u otras enfermedades crónicas.

Cuando la evolución de la sordera es gradual, puede pasar inadvertida mientras no alcance niveles avanzados. De hecho, no es raro que los amigos y los familiares adviertan signos de sordera antes de que la persona afectada tome consciencia de su problema. Entre las señales de que hay un problema auditivo están aparente falta de atención, hablar en voz inusualmente alta, hacer comentarios irrelevantes, responder inadecuadamente a las preguntas, reaccionar de manera inapropiada a los sonidos ambientales, pedirles a los demás que repitan sus comentarios, tendencia a acercar un oído hacia la fuente del sonido y cambios en la calidad de la voz.

La sordera asociada con dolor de oído puede originarse en daño, tensión o perforación del tímpano; en un quiste infectado en el tímpano o en el oído medio; en mastoiditis (inflamación del mastoides, el hueso ubicado detrás de las orejas); en trastornos metabólicos, como hipotiroidismo; en alteraciones vasculares, como hipertensión; en problemas neurológicos, como esclerosis múltiple; en enfermedades de la sangre, como leucemia e, incluso, en problemas dentales y/o bucales. La pérdida de audición sin dolor de oído puede deberse a neuroma acústico (tumor benigno en las células que cubren el nervio acústico), a infección del oído interno, a osteosclerosis (crecimiento óseo anormal en el oído medio), a disfunción renal, a enfermedad ósea de Paget o a enfermedad de Ménière. La sordera también puede presentarse cuando los huesos del cráneo no están bien alineados entre sí.

Dos de las enfermedades auditivas más frecuentes en los adultos son *presbiacusia* y *tinnitus*. La presbiacusia es la pérdida gradual del oído a causa de la edad. Es muy frecuente en las personas mayores de cincuenta años. El tinnitus son zumbidos o pitidos permanentes en los oídos en ausencia de una causa obvia. Puede ser un problema independiente, o puede ser síntoma de otro trastorno, como infección, obstrucción del canal auditivo, trauma en la cabeza, pérdida de audición inducida por el ruido o enfermedad de Ménière.

Cuando sospeche que un niño pequeño tiene una deficiencia auditiva, busque ayuda médica de inmediato. Cuando no se diagnostican, las alteraciones auditivas suelen producir de mora en la adquisición del lenguaje y/o lenguaje incompleto, además de dificultades de aprendizaje. Entre los factores que aumentan el riesgo de sufrir de pérdida de audición en la infancia están antecedentes familiares de sordera, trastornos hereditarios conocidos, anomalías congénitas de los oídos, la nariz o la garganta, y exposición de la madre a la rubéola o a la sífilis. El uso de drogas ototóxicas, es decir, con efectos tóxicos sobre el nervio auditivo, también aumenta la probabilidad de sordera. Entre esas drogas están tobramycin (Nebcin), streptomycin, gentamicin (Garamycin), quinine (Quinamm), furosemide (Lasix) o ethacrynic acid (Edecrin). El nacimiento prematuro, el trauma y/o la falta de oxígeno durante el parto, y el bajo peso al nacer también son factores de riesgo, al igual que la ictericia.

La otitis media (infección del oído medio) es la causa más frecuente de pérdida de audición en los niños. La otitis media suele ser un problema temporal, pero cuando la infección es crónica o recurrente se puede presentar sordera permanente debido a la inflamación y a la infección del oído medio. La pérdida de audición neurológica en los niños también puede ser resultado de enfermedades infantiles, como meningitis, paperas y rubéola.

Entre las señales de sordera en los infantes están no reaccionar ante los ruidos fuertes, no voltear la cabeza ante sonidos que le son familiares al niño, no despertarse a pesar del alto nivel de ruido, reaccionar más ante los ruidos fuertes que ante las voces, ausencia de balbuceos y de chillidos, y balbuceo monótono. En los toddlers, las señales de advertencia incluyen no hablar con claridad a los dos años, no mostrar interés en que les lean cuentos o en jugar a las palabras, gritar para comunicarse o para jugar, mayor reactividad ante las expresiones faciales que ante las palabras de los demás, timidez o aislamiento (que se suelen confundir con falta de atención, languidez y/o terquedad), y confusión y perplejidad frecuentes. En los niños más grandes, las señales de sordera se parecen a las de los adultos: no responder las peticiones que se les hacen verbalmente, respuestas inapropiadas a preguntas o a otro tipo de sonidos y aparente falta de atención.

La sordera inducida por el ruido fuerte constituye un problema cada vez mayor en la sociedad actual. Cuando un ruido fuerte agrede los delicados mecanismos del oído interno, se presenta un fenómeno llamado *cambio temporal de umbral*. Si alguna vez usted ha salido de un concierto o de un sitio en construcción sintiendo un pitido en los oídos o algo parecido a lo que se siente debajo del agua, entonces usted ha experimentado un cambio temporal de umbral. Aun cuando descansar por la noche suele restablecer la audición normal, este fenómeno indica que las células ciliares del oído interno han sufrido daño. Cuando este tipo de daño se presenta repetidamente, llega un momento en que la sordera se vuelve permanente. La mayoría de las personas que pierden audición a causa del ruido afirman que su problema les pasó inadvertido mientras no presentaron tinnitus o mientras su lenguaje no se volvió inaudible. Sin embargo, el daño empieza mucho antes de esto y el cambio temporal de umbral es una clara señal.

La sordera asociada con ruido es muy común entre los ingenieros ferroviarios, el personal militar, los trabajadores de industrias que producen ruido permanentemente, los cazadores y los músicos, especialmente de rock. Estadísticas recientes de los National Institutes of Health (NIH) indican que hasta la tercera parte de todos los casos de pérdida de audición tienen que ver con el alto nivel de ruido, y aunque no cuentan con datos concluyentes, muchos investigadores opinan que más jóvenes pierden el oído hoy en día que en años anteriores. Datos del National Center for Health Statistics indican que la tercera parte de los casos de pérdida de audición corresponden a gente joven, y que la mayoría de los casos se habrían podido prevenir.

NUTRIENTES

SUPLEMENTOS	DOSIS SUGERIDAS	COMENTARIOS
Importantes		
Coenzyme Q$_{10}$	30 mg al día.	Poderoso antioxidante. Crucial para el buen funcionamiento del sistema inmunológico y para la circulación hacia los oídos.
Manganese	10 mg al día.	Su deficiencia se ha asociado con enfermedades de los oídos.
Multivitamin y mineral complex	Según indicaciones de la etiqueta.	Proporciona todos los nutrientes de manera equilibrada.
Potassium	99 mg al día.	Importante para la salud del sistema nervioso y para la transmisión de los impulsos nerviosos.
Ultimate Oil de Nature's Secret	Según indicaciones de la etiqueta.	Combinación de ácidos grasos esenciales. Reduce la tendencia a producir cantidades excesivas de cera en los oídos.
Vitamin A más natural beta-carotene	15.000 UI al día. Si está embarazada, no debe tomar más de 10.000 UI al día. 15.000 UI al día.	Estimulan la inmunidad, aumentan la resistencia a las infecciones y fortalecen las membranas mucosas.
Vitamin B complex en inyección	Según prescripción médica.	Esencial para la curación. Reduce la presión en los oídos. Es más eficaz en inyección (con supervisión médica). Si no se consigue en inyección, administrar en forma sublingual.
Vitamin C con bioflavonoids más N-acetylcysteine	3.000-6.000 mg al día. Según indicaciones de la etiqueta.	Necesarios para el correcto funcionamiento del sistema inmunológico y para prevenir las infecciones en los oídos. Elimina el exceso de fluidos del canal auditivo.
Vitamin D	400 UI al día.	Aumenta la inmunidad.
Vitamin E	600 UI al día.	Este poderoso antioxidante favorece la circulación.
Zinc lozenges (Ultimate Zinc-C Lozenges de Now Foods)	50 mg al día. No tomar más de 100 mg al día de todos los suplementos.	Aceleran la respuesta inmunológica. Ayudan a reducir la infección.

HIERBAS

❑ El bayberry bark, la raíz de burdock, el goldenseal, el myrrh gum y las hojas y las flores de hawthorn purifican la sangre y contrarrestan la infección.

Advertencia: No tome goldenseal todos los días durante más de una semana seguida pues podría alterar la flora intestinal. Esta hierba no se debe utilizar durante el embarazo y se debe utilizar con precaución cuando hay alergia al ragweed.

❑ La echinacea es provechosa cuando hay problemas de equilibrio y reduce la frecuencia de los vahídos. También combate la infección y ayuda a mitigar la congestión. Se puede tomar en té o en cápsula.

❑ Las propiedades descongestionantes de la ephedra, el eucalipto, el hyssop, el mullein y el thyme ayudan a aliviar los zumbidos en los oídos.

❑ El ginkgo biloba sirve para disminuir los vahídos y para mejorar la pérdida de oído asociada con deficiencia del flujo sanguíneo. Otras hierbas que contribuyen a la buena circulación hacia los oídos son butcher's broom, cayenne, chamomile, raíz de ginger, turmeric y yarrow.

❑ Aplicarse en los oídos gotas de aceite de mullein alivia la inflamación y combate la infección. Si no consigue mullein, utilice extracto líquido de ajo o aceite de ajo.

RECOMENDACIONES

❑ Consuma piña fresca con frecuencia para reducir la inflamación. También incluya en su dieta abundante ajo, kelp y vegetales de mar.

❑ Reduzca su consumo de alcohol y de azúcar, pues promueven el desarrollo de hongos. Esto es de mucha importancia si usted presenta infecciones recurrentes de los oídos y si ha sido tratado con antibióticos. Elimine de su dieta la cafeína, el chocolate y el sodio, o consúmalos en cantidades mínimas.

❑ Evite las grasas saturadas, ya que contribuyen a la sobreproducción de cerumen en los oídos.

❑ Elimine de su dieta todos los alimentos a los cuales sea especialmente sensible. Entre los alimentos que suelen producir intolerancia están el wheat y los productos lácteos (*ver* ALERGIAS en la Segunda Parte).

❑ Para la acumulación de cera, lávese los oídos o irríguelos bien con una solución de una parte de vinagre por una parte de agua caliente, o bien con unas cuantas gotas de hydrogen peroxide. Utilizando un cuentagotas, colóquese en el oído unas cuantas gotas, deje que se asienten durante un minuto y luego drene. Repita el procedimiento con el otro oído. Haga esto dos o tres veces al día. No utilice bolas de algodón para lavarse el conducto auditivo, pues podría empujar el cerumen aún más hacia el interior del canal y exacerbar el problema. Si la cera está dura y seca, aplíquese aceite de ajo uno o dos días para ablandarla. Luego lávese el oído con un chorro de agua caliente. Tenga paciencia, siga irrigando el conducto auditivo y lavándoselo con agua caliente. La mayor parte de los tapones de cerumen son tratables con este procedimiento. Otro método para retirar el exceso de cera de los oídos es el "ear candling", que se realiza con velas especiales que se consiguen en los health food stores. Las instrucciones vienen con las velas. Este procedimiento requiere ayuda; no trate de hacerlo solo.

❑ Para la infección de oído, colóquese en el oído afectado entre dos y cuatro gotas tibias (no calientes) de extracto líquido de ajo. En caso de que tenga infectados ambos oídos, utilice un cuentagotas para cada oído a fin de evitar que la infección se propague. Este tratamiento es muy provechoso para los niños.

❑ Si le duele un oído, jálese el lóbulo. Si esto le produce dolor, es probable que tenga una infección, caso en el cual debe hacerse examinar por el médico. Si jalarse el lóbulo no le ocasiona dolor, es probable que el dolor se deba a algún problema dental.

❑ Cuando viaje en avión, mastique chicle durante el descenso para evitar molestias en los oídos y pérdida de audición relacionada con cambios de la presión atmosférica. O destápese los oídos tapándose la nariz y soplando *suavemente* a través de la boca cerrada. Esto despeja las trompas de Eustaquio. También sirve utilizar un descongestionante como pseudoephedrine (se encuentra en el Sudafed y en otros productos), pero se debe tener en cuenta que estos medicamentos producen deshidratación (al igual que la falta de humedad de las cabinas de los aviones). Si utiliza uno de esos medicamentos, tome mucha agua y jugo durante el viaje, y evite el café y los cócteles, pues tanto la cafeína como el alcohol contribuyen a la deshidratación.

❑ Cuando vaya a utilizar una herramienta de motor o una cortadora de césped, protéjase siempre los oídos con tapones. Protéjase los oídos también cuando sepa que va a estar expuesto a ruidos fuertes como, por ejemplo, si va a disparar un arma. La U.S. Occupational Safety and Health Administration (OSHA) recomienda colocarse en los oídos tapones para el doble de decibeles, por lo menos, de los que se requieren para garantizar una buena protección.

❑ Protéjase los oídos cuando escuche música. Una pauta general es poner la música a un volumen que permita escuchar el teléfono y otros sonidos. Si utiliza equipo de sonido personal con audífonos, sólo usted debe poder escuchar la música. Si alguien que esté cerca de usted la puede escuchar, entonces el volumen está muy alto.

❑ Tome medidas para reducir el nivel del colesterol. Algunos estudios sugieren que las personas con un alto nivel de colesterol al ir envejeciendo pierden más audición que aquellas cuyo nivel de colesterol es normal. *Ver* COLESTEROL ALTO en la Segunda Parte.

❑ Si usted es propenso a las infecciones de los oídos, utilice tapones para nadar.

❑ Si usted está planeando quedar embarazada, asegúrese de que está inmunizada contra la rubéola, bien por haber tenido la enfermedad o bien por haber sido vacunada. Un médico le puede hacer un examen de sangre para determinar si está o no inmunizada. Si tiene que vacunarse, evite quedar embarazada durante por lo menos tres meses para no correr el riesgo de que su hijo nazca con defectos graves, como sordera.

❏ Si se enferma durante el embarazo y tiene que tomar medicamentos, averigüe con su médico o con su farmacéutico qué efectos podrían tener en el feto en desarrollo e investigue por su cuenta. Esto le ayudará a disminuir el riesgo de dar a luz un niño con problemas de audición.

❏ Si usted tiene un hijo pequeño, présteles atención a sus reacciones ante los sonidos. Si la audición de su hijo le produce alguna inquietud, hágalo examinar. Sin embargo, tenga en cuenta que muchos médicos no son expertos en detectar la pérdida de audición. Si su médico les resta importancia a sus inquietudes, consulte con otro. Detectar precozmente este trastorno es de suma importancia; detectarlo antes de que el niño cumpla un año reduce inmensamente la probabilidad de que en el futuro quede en situación desventajosa a causa de la sordera.

❏ Si usted ha sufrido pérdida permanente de la audición, pídales a sus familiares, amigos y compañeros de trabajo que le hablen despacio, claramente y sin gritar. Dependiendo de la naturaleza de su sordera, podría ayudarle utilizar algún aparato especial. Consulte con su médico o con un audiólogo profesional.

ASPECTOS PARA TENER EN CUENTA

❏ El tratamiento adecuado para la sordera depende de la causa.

❏ Las alergias alimentarias, especialmente al wheat y a los productos lácteos, suelen ser las culpables de las infecciones recurrentes del oído medio (*ver* ALERGIAS en la Segunda Parte).

❏ Reducir la exposición a los ruidos fuertes en los primeros años de vida ayuda a minimizar la pérdida de audición más tarde. La audición puede mejorar haciendo una dieta apropiada y tomando los suplementos necesarios.

❏ Una señal de que el medio ambiente es demasiado ruidoso es tener que alzar la voz para ser escuchado. Es importante evitar los sitios muy ruidosos. Si no puede evitarlos, utilice en los oídos algún tipo de protección.

❏ La mayoría de los casos de déficit auditivo en la infancia no los detectan los profesionales de la salud, sino los padres.

❏ Los conciertos típicos de rock y los audífonos estereofónicos a todo volumen (alrededor de cien decibeles) pueden deteriorar la audición en apenas media hora. El mismo daño se puede producir tras permanecer dos horas en un local de juegos de vídeo.

❏ Toda pérdida de audición que no se solucione en el transcurso de dos semanas debe ser evaluada por un profesional. Algunos de los síntomas de la sordera también pueden indicar que existe un problema de salud grave que requiere tratamiento.

❏ *Ver también* ENFERMEDAD DE MÉNIÈRE e INFECCIONES DE LOS OÍDOS en la Segunda Parte.

STD
Ver SEXUALLY TRANSMITTED DISEASES.

Stomach Flu
Ver en FLU.

Sudoración
Ver en PROBLEMAS RELACIONADOS CON EL EMBARAZO.

Sueño, problemas de
Ver FATIGA, INSOMNIO, NARCOLEPSIA.

Sustancias, abuso de
Ver ALCOHOLISMO, DEPENDENCIA DEL TABACO, DROGADICCIÓN.

Swimmer's Ear
Ver en INFECCIONES DE LOS OÍDOS.

Tabaco, dependencia del
Ver DEPENDENCIA DEL TABACO.

Temporomandibular, síndrome de la articulación
Ver TMJ SYNDROME.

Tendinitis
Ver BURSITIS.

Tic Douloureux

Ver en DOLOR DE CABEZA.

Tinnitus

Ver en SORDERA.

Tiña

Ver en INFECCIONES POR HONGOS.

Tiña cruris

Ver en INFECCIONES POR HONGOS.

Tiroides, problemas de la glándula

Ver HIPERTIROIDISMO, HIPOTIROIDISMO.

TMJ Syndrome

Se calcula que diez millones de estadounidenses sufren de síndrome de la articulación temporomandibular (TMJ, o temporomandibular joint syndrome), una alteración del funcionamiento de la articulación temporomandibular. Esta articulación conecta el hueso temporal (el que forma los lados del cráneo) con la mandíbula (el hueso maxilar inferior). Este problema ocasiona dolor en los músculos y en las articulaciones de la mandíbula que puede irradiar a la cara, el cuello y el hombro. También puede presentarse dificultad para abrir completamente la boca, y al masticar o al mover la articulación no es inusual que se produzcan ruidos parecidos a chasquidos y crujidos. Otros síntomas son dolor de cabeza, dolor de muelas, vahídos, dolor y presión detrás de los ojos, dolor y zumbidos en los oídos, y dificultad para abrir y cerrar normalmente la mandíbula.

La articulación de la mandíbula se encuentra en medio de una intrincada red de nervios y músculos. La fuerza que se ejerce al masticar (a veces hacemos mucha), al rechinar los dientes o al apretarlos somete a esa parte de la cara a una enorme tensión. El disco del cartílago que protege la articulación se puede desplazar o desgastar. Esto hace que los huesos de la articulación temporomandibular se rocen unos contra otros, en lugar de deslizarse suavemente unos sobre otros. Hay casos en los cuales la desalineación del maxilar inferior y los dientes impide que la articulación funcione correctamente.

Las causas más frecuentes del síndrome de la articulación temporomandibular son el estrés y la mala mordida, junto con el rechinamiento de los dientes (bruxismo), en particular durante la noche. Otras causas son mala postura, algunos hábitos inadecuados (como sostener el teléfono entre el hombro y la mandíbula), golpearse la mandíbula o el mentón repetida o fuertemente, o recibir un latigazo. Entre los factores que agravan el problema se cuentan los trabajos dentales o de ortodoncia mal hechos, al igual que hábitos como masticar chicle, succionar el dedo pulgar y masticar solamente en un lado de la boca. Un factor que contribuye al desarrollo de este trastorno es la hipoglicemia; la gente tiende más a apretar y a rechinar los dientes cuando su nivel de azúcar sanguíneo es bajo.

Para diagnosticar este síndrome, el médico puede utilizar rayos X y una técnica llamada artrografía, en la cual se inyecta en la articulación un medio de contraste opaco y luego se hace una fluoroscopia.

Para corregir el problema se debe hacer una dieta balanceada, tomar los suplementos adecuados y, posiblemente, someterse a otro tratamiento.

SELF-TEST PARA DETECTAR PROBLEMAS TEMPOROMANDIBULARES

Introdúzcase los dedos meñiques en los oídos, de manera que no oiga nada. Luego abra y cierre lentamente la mandíbula varias veces seguidas. Si en cualquier momento oye una especie de chasquido, es posible que sus articulaciones mandibulares estén desalineadas. En este caso es aconsejable que se haga evaluar por un profesional con experiencia en el diagnóstico y el tratamiento del síndrome de la articulación temporomandibular.

NUTRIENTES

SUPLEMENTOS	DOSIS SUGERIDAS	COMENTARIOS
Esenciales		
Calcium y magnesium	2.000 mg al día. 1.500 mg al día divididos en varias tomas. Tomar después de las comidas y a la hora de acostarse.	Tienen efectos calmantes y son esenciales para el adecuado funcionamiento de los músculos. Previenen el reblandecimiento de los huesos y alivian el estrés. Utilizar variedades chelate.
Vitamin B complex más extra pantothenic acid (vitamin B_5)	100 mg 3 veces al día. 100 mg 2 veces al día.	Vitaminas antiestrés. Para mejor absorción, se recomiendan en forma sublingual.
Provechosos		
Coenzyme Q_{10}	60 mg al día.	Mejora la oxigenación de los tejidos afectados.

L-Tyrosine	500 mg al día. Tomar a la hora de acostarse con el estómago vacío. Tomar con agua o jugo. No tomar con leche. Para mejor absorción, tomar con 50 mg de vitamina B$_6$ y 500 mg de vitamina C.	Mejora la calidad del sueño y alivia la ansiedad y la depresión. *Ver* AMINOÁCIDOS en la Primera Parte. *Advertencia:* si está tomand o algún inhibidor MAO para la depresión, no debe tomar tirosina.
Multivitamin y mineral complex	Según indicaciones de la etiqueta.	Proporciona nutrientes de manera equilibrada. Los productos hipoalergénicos son más eficaces.
Vitamin C	4.000-8.000 mg al día.	Combate el estrés y es necesario para el funcionamiento de las glándulas suprarrenales. Se requiere para la curación y la reparación del tejido conectivo.

HIERBAS

❑ Las siguientes hierbas tienen propiedades calmantes y antiestresantes: blue violet, catnip, chamomile, hops, lobelia, skullcap, kava, thyme, red raspberry, passionflower, raíz de valerian y wild lettuce.

Advertencia: No utilice chamomile regularmente, pues puede ocasionar alergia al ragweed. Evite la chamomile por completo si es alérgico al ragweed. No tome lobelia de manera permanente.

❑ El producto SP-14 Valerian Blend, de Solaray Products, combate el estrés y es provechoso para este problema.

RECOMENDACIONES

❑ Incluya en su dieta vegetales ligeramente cocidos al vapor, frutas frescas, productos de grano entero, pescado de carne blanca, pollo y pavo sin piel, brown rice, y sopas y panes hechos en casa.

❑ Evite el azúcar en todas sus formas, todos los productos a base de harina blanca, todo el junk food, las golosinas, las colas, los potato chips, las tortas y el fast food.

❑ No consuma alimentos ni bebidas que contengan cafeína. Como estimulante que es, la cafeína aumenta la tensión, lo que suele agravar el problema. Evite, además, los medicamentos que contienen descongestionantes y que se compran sin fórmula médica, pues pueden producir efectos similares.

❑ No consuma bebidas alcohólicas porque suelen contribuir al bruxismo (rechinamiento de los dientes). El bruxismo puede producir o agravar el síndrome de la articulación temporomandibular.

❑ Si su trabajo es de escritorio, revise su postura periódicamente a lo largo del día. No se incline sobre el escritorio; mantenga la espalda recta y cómoda, y trate de que los oídos no le queden demasiado adelante de los hombros.

❑ Duerma sobre la espalda para que los músculos de la espalda, de los hombros y del cuello descansen de verdad. No duerma de lado ni se acueste boca abajo con la cabeza ladeada. Cuando vea televisión en la cama, no baje la cabeza ni la incline; manténgala de frente al televisor.

❑ Ayune por lo menos una vez al mes para que su organismo y sus mandíbulas descansen. *Ver* AYUNOS en la Tercera Parte.

❑ No mastique chicle. Evite los alimentos que requieren mucha masticación, como la carne roja y los bagels.

❑ Pruebe la terapia de calor y frío, y utilice compresas calientes o frías (la que le dé mejor resultado) para aliviar el dolor, especialmente el del cuello y los hombros.

❑ Sospeche de la idoneidad del profesional que se ciña rígidamente a un solo enfoque para tratar el síndrome de la articulación temporomandibular. La mejor alternativa es un equipo multidisciplinario. En lo posible, busque ayuda de profesionales vinculados a la facultad de odontología o de medicina de alguna universidad.

ASPECTOS PARA TENER EN CUENTA

❑ Este síndrome se suele tratar con un paladar especial que se coloca de noche y evita que el paciente rechine los dientes. Este paladar también previene la compresión de la articulación y corrige la mordida.

❑ Para aliviar los síntomas de la articulación temporomandibular es importante aprender a manejar el estrés y utilizar calor y relajantes musculares.

❑ La terapia física, que se está utilizando ampliamente para el tratamiento de este síndrome, incluye ejercicios con los maxilares y la lengua para reentrenar los músculos que han estado sometidos a estrés. Además, esta terapia utiliza una unidad de estimulación nerviosa transcutánea (TENS, o transcutaneous nerve stimulation unit), ultrasonido para promover la curación de los tejidos y estimulación electrogalvánica para relajar los músculos. Es conveniente combinar este tipo de terapia con un programa de ejercicios reductores del estrés.

❑ A algunas personas aquejadas por el síndrome de la articulación temporomandibular les ha ayudado la biorretroalimentación centrada en el músculo masetero (el músculo que abre y cierra la mandíbula). Combinar este tratamiento con técnicas de relajación — como respiración controlada — ha sido eficaz para muchos pacientes.

❑ El síndrome de la articulación temporomandibular se ha convertido en un trastorno mal diagnosticado y excesivamente tratado. A muchas personas con dolores ambiguos en diversas partes del cuerpo (como, por ejemplo, cólicos menstruales) les han diagnosticado este síndrome. Algunos profesionales de la salud han expresado la preocupación de que este trastorno pueda estarles dando la oportunidad de sacar provecho de sus pacientes a muchos profesionales que se han desacreditado y/o que carecen de la capacitación adecuada. Según un artículo publicado por la revista médica *New York State Journal of Medicine* en febrero de 1993, el síndrome de la articulación temporomandibular es un área en la cual abunda la charlatanería.

❑ Los ortodoncistas, los dentistas, los terapeutas físicos y muchos otros "especialistas" ofrecen actualmente tratamientos para este síndrome. Sin embargo, se calcula que el 90 por ciento de todos los casos responden bien a tratamientos sencillos y poco costosos, como los que se recomiendan en esta sección. Por tanto, conviene ensayar estas medidas *antes* de invertir grandes sumas en costosos tratamientos médicos u odontológicos.

❏ El síndrome de la articulación temporomandibular no es el único problema que puede ocasionar dolor en la mandíbula. Otra causa posible es la artritis reumatoidea. En esta enfermedad, los síntomas son más severos por la mañana y su intensidad tiende a disminuir a medida que avanza el día (*ver* ARTRITIS en la Segunda Parte). Esto no es lo que suele ocurrir con el síndrome que nos ocupa. Un disco desplazado también puede producir dolor en la mandíbula. El tratamiento para este problema implica realinear los ligamentos con una férula de plástico.

❏ *Ver también* BRUXISMO y ESTRÉS en la Segunda Parte.

Torcedura, distensión y otras lesiones de músculos y articulaciones

Cuando un músculo se somete a un esfuerzo superior a su capacidad, se distiende, es decir, sufre un tirón. Someter los músculos a un peso excesivo o utilizarlos durante períodos prolongados puede producir distensión muscular. Un músculo distendido puede contraerse espasmódicamente en lugar de relajarse normalmente, lo que puede dar por resultado dolor localizado (durante el movimiento), hinchazón y pérdida de la movilidad.

Cuando un ligamento (tejido que une los huesos y los músculos) se tuerce o se estira en exceso, se puede desgarrar, lo que ocasiona una torcedura. En este caso es probable que se presente un dolor breve pero agudo, que rápidamente va seguido de hinchazón. El tejido blando del área de la articulación se lastima y se forma una contusión. Las torceduras pueden producirse por movimientos o giros imprevistos del área afectada, así como también por caídas fuertes. Las articulaciones que sufren torceduras con más frecuencia son las de los tobillos, la espalda, los dedos, las rodillas y las muñecas.

Esta clase de lesión es frecuente en los atletas. En la mayoría de los casos, se cura sin tratamiento especial. Los siguientes suplementos favorecen la curación de estas lesiones.

NUTRIENTES

SUPLEMENTOS	DOSIS SUGERIDAS	COMENTARIOS
Muy importantes		
Infla-Zyme Forte de American Biologics o	Según indicaciones de la etiqueta. Tomar con las comidas.	Destruyen los radicales libres liberados cuando hay lesión.
Wobenzym N de Marlyn Nutraceuticals	Según indicaciones de la etiqueta. Tomar entre comidas.	
Provechosos		
Calcium y magnesium	1.500-2.000 mg al día. 750-1.000 mg al día.	Necesario para la reparación del tejido conectivo. Para asegurar la asimilación, utilizar *tanto* calcium chelate *como* calcium gluconate. Suplemento de gran importancia para el sistema esquelético.
Dessicated liver	Según indicaciones de la etiqueta.	Ayuda a la formación de células sanguíneas saludables.
Dimethylglycine (DMG) (Aangamik DMG de FoodScience Labs)	Según indicaciones de la etiqueta.	Aumenta la oxigenación de los tejidos.
Essential fatty acids (flaxseed oil y Ultimate Oil de Nature´s Secret son buenas fuentes)	Según indicaciones de la etiqueta.	Promueven la salud de los sistemas celular y cardiovascular. Intensifican la energía y aceleran la recuperación.
Free-form amino acid complex	Según indicaciones de la etiqueta. Tomar con el estómago vacío.	Ayuda a reparar y a fortalecer el tejido conectivo. Reduce el nivel de grasa del organismo y aumenta la energía.
Ginkgo biloba		*Ver* Hierbas más adelante.
Grape seed extract	Según indicaciones de la etiqueta.	Poderoso antiinflamatorio.
L-Leucine más L-isoleucine y L-valine	Según indicaciones de la etiqueta, con el estómago vacío. Tomar con agua o jugo. No tomar con leche. Para mejor absorción, tomar con 50 mg de vitamina B_6 y 100 mg de vitamina C.	Estos aminoácidos de cadena ramificada promueven la curación de los huesos, la piel y el tejido muscular. *Ver* AMINOÁCIDOS en la Primera Parte.
Neonatal Multi-Gland de Biotics Research o B Cell Formula de Ecological Formulas	Según indicaciones de la etiqueta. Según indicaciones de la etiqueta.	Estimulan la curación del tejido conectivo.
Multivitamin y mineral complex	Según indicaciones de la etiqueta.	Promueve el equilibrio nutricional, la reparación de los tejidos y el buen estado de salud.
Potassium	99 mg al día.	Vital para la reparación de los tejidos.
Silica	500 mg al día.	Proporciona silicio, necesario para la reparación del tejido conectivo y para la absorción del calcio.
Vitamin A más natural carotenoid complex (Betatene)	10.000 UI al día. Según indicaciones de la etiqueta.	Aumenta la inmunidad y ayuda a la utilización de la proteína. Poderosos antioxidantes que estimulan el sistema inmunológico.
Vitamin B complex más extra pantothenic acid (vitamin B_5)	100 mg al día. 500 mg al día.	Todas las vitaminas B son importantes durante las situaciones estresantes. Utilizar una fórmula high-potency. La vitamina antiestrés más importante.

Vitamin C	5.000-20.000 mg al día divididos en varias tomas. *Ver* FLUSH DE ÁCIDO ASCÓRBICO en la Tercera Parte.	Este antioxidante se requiere para la formación y la reparación de los tejidos. La variedad más eficaz para tratar estas lesiones es el calcium ascorbate.
Vitamin E	400-1.000 UI al día.	Neutralizador de los radicales libres.
Zinc	50 mg al día. No tomar más de 100 mg al día de todos los suplementos.	Importante para la reparación de los tejidos. Para mejor absorción, utilizar lozenges de zinc gluconate u OptiZinc.

HIERBAS

❑ Para combatir la inflamación, haga una cataplasma combinando fenugreek y flaxseeds en polvo con slippery elm bark. *Ver* UTILIZACIÓN DE CATAPLASMAS en la Tercera Parte.

❑ Las cataplasmas de goldenseal son provechosas para reducir la inflamación.

❑ Las cataplasmas de mustard ayudan a mitigar el edema y relajan los músculos tensionados.

❑ Cuando empiece a alternar los tratamientos calientes y los fríos (*ver en* Recomendaciones más adelante), haga una pasta mezclando turmeric y un poquito de agua caliente. Aplíquese esa mezcla en el área lesionada y cúbrasela con gasa. Este tratamiento reduce la hinchazón y es beneficioso para las contusiones.

RECOMENDACIONES

❑ Después de la terapia fría inicial, cada veinte minutos alterne entre un tratamiento con calor y uno con frío para aliviar el dolor. *No* se aplique calor inmediatamente después de sufrir la lesión.

❑ Consuma abundantes jugos de vegetales crudos y frescos, entre ellos remolacha, ajo y rábano. Los vegetales crudos son ricos en valiosas vitaminas y enzimas.

❑ Apenas sufra la lesión, aplíquese compresas frías en el área

Deportes y nutrición

La glucosa es el principal combustible del organismo. La glucosa se almacena en los músculos y en el hígado en forma de glicógeno, un compuesto que se convierte en glucosa de acuerdo con las necesidades del organismo. La cantidad de glicógeno de la cual disponen los músculos es un factor clave en la mucha o poca actividad que podemos realizar sin cansarnos; en otras palabras, en la fortaleza y el buen estado físicos. Una rutina intensa de ejercicios sólo es posible cuando el organismo dispone de una cantidad suficiente de glicógeno.

La principal fuente de energía dietética son los carbohidratos, porque estos compuestos se convierten rápidamente en glucosa. Una dieta alta en carbohidratos complejos es, por tanto, la más beneficiosa para formar los depósitos de glicógeno que exige una actividad física intensa. Ésta es la razón por la cual muchos atletas se dedican a consumir carbohidratos varios días antes de las competencias deportivas.

La segunda fuente de energía muscular es la grasa corporal. Después de hacer ejercicio durante veinte minutos, aproximadamente, el organismo empieza a liberar ácidos grasos almacenados y a utilizarlos como combustible. Para este propósito el organismo no utiliza grasa proveniente de la dieta, sino, fundamentalmente, grasa corporal.

Pese a que las grasas suministran energía para la actividad muscular, no es recomendable hacer una dieta rica en grasa. Cuando se consumen en exceso, tanto las grasas como los carbohidratos se convierten en grasa corporal; no obstante, la grasa dietética se convierte más fácilmente en grasa corporal que los carbohidratos. Más aún, la relación entre el consumo de grasa y las enfermedades cardiovasculares es bien conocida, y

aunque hacer ejercicio con regularidad disminuye la probabilidad de contraer enfermedades cardíacas, no inmuniza contra ellas.

Las proteínas se necesitan para la formación de músculo y para la reparación de los tejidos, pero no son una fuente importante de energía celular. El organismo sólo utiliza la proteína como fuente de energía cuando no dispone de cantidades suficientes de carbohidratos y grasas. Cuando esto ocurre, se presenta pérdida de músculo y de tejido magro. Además, si el organismo se ve forzado a descomponer la proteína para producir energía, se pueden acumular niveles tóxicos de amoníaco, un subproducto del metabolismo de la proteína. Los requerimientos de proteína *no* aumentan con el ejercicio; mientras que nuestro organismo quema más carbohidratos y grasas cuando estamos haciendo ejercicio que cuando estamos sentados, normalmente no quema más proteína. También es importante señalar que el consumo excesivo de proteína aumenta la eliminación de orina. Esto puede producir deshidratación y afectar al desempeño y a la resistencia. La deshidratación puede producir desmayos. Como el organismo no almacena el exceso de proteína, ésta sobrecarga al hígado y a los riñones. Consumir cantidades muy elevadas de proteína puede deteriorar los riñones e interferir el metabolismo del calcio.

Los siguientes suplementos y pautas tienen por objeto ayudarle a mejorar su desempeño atlético y promover la buena salud de las personas interesadas en mantener un buen estado físico. La mayor parte de los suplementos a los cuales nos referiremos se encuentran solos o combinados con otros productos. Lea siempre las etiquetas de los productos para que no sobrepase las cantidades recomendadas.

NUTRIENTES

SUPLEMENTOS	DOSIS SUGERIDAS	COMENTARIOS
Esenciales		
Dimethylglycine (DMG) (Aangamik DMG de FoodScience Labs)	Según indicaciones de la etiqueta.	Utilizar antes y durante la sesión de ejercicios para aumentar la oxigenación de las células.
Gamma-aminobutyric acid (GABA)	Según indicaciones de la etiqueta, con el estómago vacío. Tomar con agua o jugo. No tomar con leche. Para mejor absorción, tomar con 50 mg de vitamina B_6 y 50 mg de vitamina C.	Aumenta la potencia de la hormona del crecimiento. Produce efectos analgésicos. *Ver* AMINOÁCIDOS en la Primera Parte.
L-Glutamine	Según indicaciones de la etiqueta, con el estómago vacío.	Promueve la formación de tejido magro y previene la pérdida de masa muscular. *Ver* AMINOÁCIDOS en la Primera Parte.
L-Leucine más L-isoleucine y L-valine	Según indicaciones de la etiqueta, con el estómago vacío.	Estos aminoácidos de cadena ramificada protegen los músculos y actúan como combustible (*Ver* AMINOÁCIDOS en la Primera Parte). Se suelen encontrar juntos en un solo suplemento.
L-Proline	Según indicaciones de la etiqueta, con el estómago vacío.	Necesario para la formación y la preservación de los tejidos muscular y conectivo.
Multivitamin y mineral complex o Wellness Formula de Source Naturals	Según indicaciones de la etiqueta.	Estos suplementos aseguran una salud óptima y proporcionan todos los nutrientes necesarios.
Importantes		
Body Language Super Antioxidant de OxyFresh	Según indicaciones de la etiqueta.	Protege al organismo contra el daño causado por los radicales libres.
Calcium y magnesium	1.000 mg al día. 500 mg al día.	Favorece la salud del corazón y de los huesos. Elimina el ácido láctico del organismo. Utilizar calcium lactate. Promueve el adecuado tono muscular. Utilizar magnesium oxide.
Chromium picolinate	200 mcg al día.	Estabiliza el azúcar sanguíneo y aumenta el nivel de la energía.
Coenzyme Q_{10}	60-100 mg al día.	Aumenta la oxigenación de los tejidos.
Infla-Zyme Forte de American Biologics	Según indicaciones de la etiqueta.	Beneficioso para aliviar el dolor muscular, la inflamación y el estrés causado por el esfuerzo físico excesivo.
Potassium	99 mg al día.	Necesario para reemplazar el potasio perdido a causa del sudor.
Vitamin C con bioflavonoids y rutin	3.000 mg al día.	Aumentan la energía. Estos poderosos antioxidantes son cruciales para la reparación de los tejidos.
Vitamin E más selenium	400-1.000 UI al día. Si está tomando octacosanol, no debe tomar más de 600 UI al día. 200 mcg al día.	Proporciona oxígeno a las células y aumenta el nivel de la energía. Actúa sinérgicamente con la vitamina E.
Provechosos		
Bee pollen	1.000 mg al día.	Aumenta la energía y la resistencia. *Advertencia:* el bee polen puede causar reacciones alérgicas en algunos individuos. Si se presenta erupción en la piel, respiración asmática, molestia u otros síntomas, descontinúe su uso.
Boron	3 mg al día. No sobrepasar esta dosis.	Necesario para la adecuada absorción del calcio.
Creatine	Según indicaciones de la etiqueta.	Aumenta de manera segura la resistencia de los músculos y, por tanto, la masa muscular.
Dessicated liver	Según indicaciones de la etiqueta.	Aumenta la energía. Utilizar hígado proveniente de reses criadas orgánicamente.
Garlic (Kyolic)	2 cápsulas 3 veces al día.	Proporciona energía y desintoxica el organismo.
Glucose polymers	Según indicaciones de la etiqueta.	Esta fórmula a base de carbohidratos complejos aumenta la energía.
Inosine	Según indicaciones de la etiqueta.	Estimula la producción de ATP, la fuente principal de energía a nivel celular.
Iron o Floradix Iron + Herbs de Salus Haus	Según indicaciones médicas. Para mejor absorción, tomar con 100 mg de vitamina C. Según indicaciones de la etiqueta.	Favorece la producción de hemoglobina. *Advertencia:* no tome hierro a menos que le hayan diagnosticado anemia. Esta fuente natural y no tóxica de hierro es vital para la resistencia. Su deficiencia es común en los atletas.
Kelp	150 mg al día.	Tiene un alto contenido de yodo.
L-Arginine y L-ornithine más L-lysine	250 mg al día de cada uno. Tomar con el estómago vacío, con agua o jugo. No tomar con leche. Para mejor absorción, tomar con 50 mg de vitamina B_6 y 100 mg de vitamina C. 250 mg al día, con el estómago vacío.	Utilizar estos aminoácidos en lugar de esteroides. Estos aminoácidos promueven la liberación de la hormona del crecimiento, que ayuda a quemar grasa y a generar tejido muscular. *Ver* AMINOÁCIDOS en la Primera Parte. Conserva el adecuado equilibrio de los aminoácidos.
Multienzyme complex con amylase y betaine hydrochloride (HCl) y lipase y papain y trypsin	Según indicaciones de la etiqueta 3 veces al día. Tomar con las comidas.	Promueven la completa digestión y absorción de los nutrientes.

Muscle Octane de Anabol Naturals o Whey to Go de Solgar	Según indicaciones de la etiqueta. Según indicaciones de la etiqueta.	Esta mezcla de aminoácidos y vitaminas protege los músculos y proporciona combustible. Mezcla de proteínas del suero de la leche y aminoácidos en estado libre que favorece el metabolismo y el buen estado de los músculos.
L-Carnitine	500 mg al día.	Transporta grasa a los músculos, lo que les proporciona energía.
Manganese	10 mg al día. No tomar junto con calcio.	Le ayuda al organismo a incorporar calcio en el esqueleto.
Octacosanol	1.000 mg al día.	Mejora la resistencia aumentando la utilización del oxígeno durante el ejercicio.
Omega-3 essential fatty acids	Según indicaciones de la etiqueta.	Reducen el nivel del colesterol y de los triglicéridos.
RNA complex	Según indicaciones de la etiqueta.	Repara los tejidos y los órganos.
Silica	25-100 mg al día.	Necesario para el crecimiento y la reparación de los huesos.
Vanadyl sulfate	Según indicaciones de la etiqueta.	Regula el metabolismo de la insulina y de los carbohidratos.
Vitamin A más natural beta-carotene o carotenoid complex (Betatene)	10.000 mg al día. 15.000 mg al día. Según indicaciones de la etiqueta.	Destruyen los radicales libres que se producen durante el ejercicio.
Vitamin B complex más extra vitamin B_3 (niacin) y pantothenic acid (vitamin B_5) y	50 mg 3 veces al día. Tomar con las comidas. 100 mg al día. No sobrepasar esta dosis. 100 mg al día.	Aumenta la energía y alivia el estrés que se produce durante el ejercicio. Aumenta el aporte de oxígeno al tejido muscular. *Advertencia:* si tiene algún trastorno hepático, gota o presión arterial alta, no debe tomar niacina. Reduce el estrés del organismo.
vitamin B_6 (pyridoxine) y vitamin B_{12} y folic acid	50 mg 3 veces al día. 1.000-2.000 mcg al día. 800 mcg al día.	Aumenta el metabolismo muscular de las grasas y los carbohidratos. Aumentan la energía. Utilizar lozenges o administrar en forma sublingual.
Vitamin D	1.000 UI al día.	Importante para el metabolismo del calcio.
Zinc	50 mg al día. No tomar más de 100 mg al día de todos los suplementos.	Alivia el estrés y repara los tejidos. Reemplaza el cinc perdido a causa del ejercicio. Su deficiencia lleva a la fatiga, reduce el estado de alerta y puede ocasionar lesiones. Utilizar zinc gluconate.

HIERBAS

❑ Hierbas eficaces para intensificar la energía son dong quai, ephedra, ginseng, gotu kola, pau d'arco y suma. Se pueden tomar en té o en píldora. El ginseng también ayuda al buen estado físico.

Advertencia: No utilice ephedra si sufre de ansiedad, glaucoma, enfermedad cardíaca, hipertensión arterial o insomnio. Evítela, también, si está tomando algún inhibidor MAO para la depresión. No utilice ginseng si su presión arterial es alta.

❑ El té de fenugreek ayuda a regular el nivel del azúcar sanguíneo y la producción de insulina.

❑ El horsetail ayuda a tener un buen estado físico.

❑ La hierba St. Johnswort se puede utilizar tópicamente para aliviar los espasmos musculares y el dolor articular.

❑ La sarsaparilla y el saw palmetto se pueden utilizar para elevar de manera natural los niveles de testosterona.

❑ El white willow es un analgésico natural que mitiga los dolores ocasionados por el exceso de ejercicio.

RECOMENDACIONES

❑ Los suplementos de creatine y de chromium picolinate ayudan a aumentar la masa muscular y coadyuvan en el metabolismo de las grasas.

❑ No consuma alimentos sólidos cuatro horas antes de la competencia deportiva o de hacer ejercicio vigoroso.

❑ Tome líquidos antes, durante y después de hacer ejercicio, tenga o no sed. Esto evita la deshidratación y los calambres musculares. Incluso durante el invierno, se pierde humedad al inspirar y al espirar vigorosamente durante el ejercicio. De hecho, a causa del frío es posible perder 25 por ciento más fluidos durante el invierno. Es provechoso mezclar partes iguales de agua y jugo sin endulzar.

❑ Restrinja su consumo de roughage (alimentos poco digeribles) antes de hacer ejercicio, pues su digestión requiere energía y usted se sentirá lleno y amodorrado.

❑ Evite los siguientes alimentos antes de hacer ejercicio: banano, apio, uva, durazno y langostinos. Algunas personas presentan reacciones severas a estos alimentos después de hacer ejercicio.

❑ Después de hacer ejercicio, deje siempre que la temperatura de su cuerpo baje y se normalice antes de bañarse. Esto no sólo ayuda a evitar calambres y contracturas musculares sino, incluso, un ataque cardíaco.

❑ Para evitar las lesiones, haga algunos ejercicios de calentamiento y de estiramiento antes de hacer ejercicio. Antes de trabajarlos, los músculos tienen una temperatura aproximada de 98°F y están entumecidos. Después de un calentamiento de cinco minutos, su temperatura asciende varios grados y se desentumecen.

❑ Si usted tiene más de treinta y cinco años, si tiene algún problema de salud crónico, si tiene alguna inquietud sobre su condición física o si ha llevado una vida sedentaria durante algún tiempo, consulte con su médico antes de embarcarse en un programa de ejercicio físico.

❑ Si tiene algún problema cardíaco, no levante pesas. Al levantar pesas, uno deja de respirar durante un momento y aprieta los músculos del pecho y del abdomen, lo que ejerce una gran presión en los pulmones y en el corazón. En ese momento disminuye la circulación hacia el cerebro y el corazón.

❑ No utilice esteroides para tratar de mejorar su desempeño atlético. En los hombres, el uso prolongado de estas drogas puede conducir a la osteoporosis, al encogimiento de los testículos, al cáncer, a la esterilidad y al aumento de tamaño de las mamas. En las mujeres, los esteroides pueden llevar al encogimiento de los senos, a exceso de vello facial y corporal, a cáncer de seno y a profundización de la voz. Los esteroides anabólicos también pueden provocar ataques cardíacos. Utilice, más bien, sarsaparilla y saw palmetto (*ver en* Hierbas, unos pocos párrafos más atrás).

❏ Si usted tiene glaucoma, algún problema cardíaco, hernia, enfermedad circulatoria o inestabilidad espinal, o si toma anticoagulantes o aspirin con regularidad, no utilice gravity boots.

ASPECTOS PARA TENER EN CUENTA

❏ El dimethylsulfoxide (DMSO), un subproducto del procesamiento de la madera, es un líquido que se aplica tópicamente para aliviar el dolor, reducir la hinchazón y promover la curación de las lesiones.

Nota: Sólo se debe utilizar el DMSO que se compra en los health food stores. El DMSO commercial-grade que se consigue en otra clase de tiendas no sirve para fines curativos. Utilizar DMSO puede producir olor corporal a ajo, un efecto que es temporal y que no debe ser motivo de preocupación.

❏ Si usted tiene alguna alergia alimentaria, el ejercicio puede hacer que el organismo absorba aún más el alimento alergénico, lo que puede agravar la reacción.

❏ Ayunar mejora el estado general de salud porque le proporciona al organismo la oportunidad de repararse y de limpiarse. Entrenar regularmente durante el ayuno estimula las vías anabólicas y la síntesis de proteína en las células musculares, además de que previene la pérdida de tejido magro. *Ver* AYUNOS en la Tercera Parte.

---

afectada, especialmente si sufrió una torcedura. El frío reduce el edema y la inflamación. En lo posible, eleve el área lesionada. Aplíquese la compresa fría durante diez minutos y retíresela durante diez minutos. Repita este ciclo durante los primeros sesenta a noventa minutos después de sufrir la lesión. De ahí en adelante, aplíquese frío de manera intermitente durante las siguientes veinticuatro a treinta y seis horas y, en lo posible, mantenga elevada el área lesionada.

❏ Si el área lesionada está muy hinchada, llame inmediatamente a su médico o vaya a la sala de emergencias del hospital más cercano para que lo examinen. Especialmente cuando la lesión es en las muñecas o en los tobillos, es importante hacerse tomar radiografías para determinar si hubo fracturas óseas.

❏ Para sostener el área que sufrió la torcedura, manténgala envuelta con un vendaje elástico durante cuatro semanas. Asegúrese de que el vendaje no obstruya la circulación. No someta el área afectada a ningún peso mientras no haya cedido el dolor y la hinchazón no haya desaparecido.

❏ Para mitigar el dolor, sumerja el área lesionada en agua tibia o caliente; sin embargo, no haga esto mientras haya hinchazón, es decir, por lo menos durante los dos primeros días después de sufrir la lesión.

❏ Para prevenir la torcedura y la distensión de los músculos y las articulaciones, haga ejercicios de estiramiento antes y después de cualquier rutina de ejercicios u otro tipo de actividad física.

ASPECTOS PARA TENER EN CUENTA

❏ La aromaterapia es útil en estos casos. Las compresas frías de aceite esencial de camphor, chamomile, eucalipto, lavender y/o rosemary son provechosas. Agregue diez gotas, más o menos, de aceite esencial a un quart de agua fría y haga compresas con esta mezcla.

❏ Las cataplasmas de clay sirven para tratar las torceduras y las fracturas (*ver* UTILIZACIÓN DE CATAPLASMAS en la Tercera Parte).

❏ En comparación con otra clase de actividades, los deportes de contacto suponen un riesgo mayor de sufrir lesiones musculares y articulares.

❏ *Ver también* CONTUSIONES y FRACTURAS ÓSEAS en la Segunda Parte.

❏ *Ver también* CONTROL DEL DOLOR en la Tercera Parte.

Toxicidad

Ver ENVENENAMIENTO CON ALIMENTOS, ENVENENAMIENTO CON ARSÉNICO, ENVENENAMIENTO CON PLOMO, ENVENENAMIENTO CON PRODUCTOS QUÍMICOS, TOXICIDAD POR AGENTES MEDIOAMBIENTALES, TOXICIDAD POR ALUMINIO, TOXICIDAD POR CADMIO, TOXICIDAD POR COBRE, TOXICIDAD POR MERCURIO, TOXICIDAD POR NÍQUEL.

Toxicidad por agentes medioambientales

Hoy en día existen razones de sobra para preocuparnos tanto por la calidad del agua y de los alimentos que consumimos, como por los efectos de la exposición a la radiación y a los metales tóxicos, especialmente en nuestro sistema inmunológico. El sistema inmunológico nos protege contra los agentes infecciosos (virus y bacterias, entre otros microorganismos), los alergenos (sustancias que inducen reacciones alérgicas) y otros patógenos (sustancias que causan enfermedades). Cuando alguna sustancia extraña amenaza al organismo, éste reacciona formando anticuerpos y produciendo más glóbulos blancos para combatir al intruso. Los riñones y el hígado trabajan para librar al organismo de las toxinas. El correcto funcionamiento del sistema inmunológico es, pues, vital para tener una buena salud.

Hay minerales necesarios para sostener la vida, como el calcio y el cinc. Otros minerales, como el cobre, son esenciales en pequeñas cantidades, pero se vuelven tóxicos en mayor cantidad. Hay algunos minerales que no sólo carecen de valor nutritivo, sino que son tóxicos en cualquier cantidad. Esos metales tóxicos — plomo, aluminio, cadmio y mercurio — han invadido nuestro medio ambiente, constituyen una amenaza para nuestra salud y afectan al funcionamiento de nuestros órganos. Los pesticidas, los herbicidas, los insecticidas, los fungicidas, los fumigantes y los fertilizantes que contienen esos metales y otras sustancias tóxicas van a dar al suelo y, en consecuencia, a los alimentos que consumimos. Los aditivos, los preservativos y los colorantes artificiales saturan los productos de nuestros supermercados. Las frutas y los vegetales se rocían y se tratan con agentes que aceleran el proceso de maduración; además, se enceran para su apariencia sea más atractiva. El aire y el agua están contaminados con químicos tóxicos y con desechos peligrosos.

Entre los productos de uso corriente y los factores ambientales que pueden afectar a la salud están desinfectantes, esprays para el cabello, pinturas, solventes, artículos para la cama, pelo de animal, productos de limpieza para el hogar, polvo y moho. Algunos productos de uso doméstico emiten compuestos volátiles que van a dar al aire, como el estireno del plástico, el benceno de los solventes, y el formaldehído de los productos fabricados con madera (por ejemplo, muebles de madera prensada y gabinetes de cocina). Las prendas de planchado permanente y los plásticos emiten trazas de vapores tóxicos. El humo de cigarrillo, de cigarro y de pipa eleva el nivel de las sustancias tóxicas no sólo en el fumador sino, también, en los no fumadores que se exponen a ambientes con humo.

Cuando éstos y otros agentes contaminantes del ambiente invaden nuestro organismo, pueden producir reacciones como lagrimeo, diarrea, náuseas, malestar estomacal y zumbidos en los oídos. Los síntomas de toxicidad por agentes medioambientales son tan variados que también pueden incluir asma, bronquitis, congestion nasal, artritis, fatiga, dolor de cabeza, eccema y depresión. Si usted presenta crónicamente síntomas como de influenza, es probable que el culpable no sea un virus. Quizás usted está reaccionando a algún material o a algún artículo de su casa o de su lugar de trabajo. La exposición a toxinas medioambientales se ha asociado con deficiencia inmunológica y con cáncer.

Aun cuando los síntomas de la toxicidad por agentes medioambientales y los de las alergias ambientales se parecen mucho, sus causas son muy diferentes. Por una parte, las alergias son el resultado de una reacción excesiva del sistema inmunológico a alguna sustancia del entorno. Por otra parte, la toxicidad medioambiental no es causada por una reacción del sistema inmunológico, sino por el envenenamiento directo de los tejidos o de las células, por lo cual dejan de funcionar correctamente. Mientras que las reacciones alérgicas por lo regular empiezan a ceder cuando cesa el contacto con el alergeno, los problemas de toxicidad pueden persistir mucho tiempo después, dependiendo del tipo y del alcance del daño que las toxinas han ocasionado.

NUTRIENTES

SUPLEMENTOS	DOSIS SUGERIDAS	COMENTARIOS
Esenciales		
Coenzyme Q_{10}	30 mg 4 veces al día.	Importante para la función inmunológica.
Vitamin C con bioflavonoids y quercetin	3.000-10.000 mg al día divididos en varias tomas.	Ayudan a eliminar del organismo las toxinas y los metales pesados.
Muy importantes		
Superoxide dismutase (SOD) (Cell Guard de Biotec Foods)	Según indicaciones de la etiqueta.	Este poderoso antioxidante protege contra la radiación y la formación de radicales libres.
Garlic (Kyolic)	2 cápsulas 3 veces al día.	Poderoso estimulante del sistema inmunológico.
L-Cysteine y L-methionine más L-carnitine y glutathione	500 mg de cada uno 3 veces al día. Tomar con el estómago vacío con agua o jugo. No tomar con leche. Para mejor absorción, tomar con 50 mg de vitamina B_6 y 100 mg de vitamina C.	Protegen los pulmones, el corazón y el hígado destruyendo los radicales libres.
Proteolytic enzymes más pancreatic enzymes	Según indicaciones de la etiqueta. Tomar entre comidas. Según indicaciones de la etiqueta. Tomar con las comidas.	Importantes para la digestión y la desintoxicación del organismo.
Taurine Plus de American Biologics	Según indicaciones de la etiqueta.	Importante antioxidante y regulador inmunológico. Necesario para la activación de los glóbulos blancos de la sangre y para la función neurológica. Administrar en forma sublingual.
Importantes		
Apple pectin	Según indicaciones de la etiqueta.	Elimina del organismo las toxinas y los metales pesados ligándose a ellos.
Grape seed extract	Según indicaciones de la etiqueta.	Poderoso antioxidante.
Vitamin A	100.000 UI al día por 1 mes. Luego reducir hasta 15.000 UI al día. Si está embarazada, no debe tomar más de 10.000 UI al día.	Las vitaminas A y E son poderosos antioxidantes y desintoxicantes. Para dosis altas, la emulsión facilita al asimilación y brinda mayor seguridad.
más natural beta-carotene o carotenoid complex (Betatene)	Según indicaciones de la etiqueta. Según indicaciones de la etiqueta.	Antioxidantes y precursores de la vitamina A.
más vitamin E	400-800 UI al día.	

Vitamin B complex más extra	100 mg 3 veces al día con las comidas.	Todas las vitaminas B son vitales para el funcionamiento y la reparación de las células. También son necesarias para la digestión y para proteger el recubrimiento del tracto digestivo.
pantothenic acid (vitamin B$_5$) y	100 mg 3 veces al día.	
vitamin B$_6$ (pyridoxine) y	50 mg 3 veces al día.	Utilizar una fórmula high-stress. Para mejor absorción, se recomiendan en forma sublingual.
niacinamide	Hasta 500 mg al día.	

Provechosos		
Calcium más	50 mg al día.	Estos minerales ayudan al sistema inmunológico.
copper y	3 mg al día.	Utilizar calcium pantothenate.
zinc	80 mg al día. No tomar más de 100 mg al día de todos los suplementos.	Para mejor absorción, utilizar lozenges de zinc gluconate u OptiZinc.
Manganese	50 mg al día. No tomar al mismo tiempo con calcio.	Favorece el sistema inmunológico actuando con otros microminerales. Utilizar una variedad chelate.
Raw thymus glandular	500 mg al día.	Mejora la producción de las células T. *Ver* TERAPIA GLANDULAR en la Tercera Parte para conocer sus beneficios.

RECOMENDACIONES

❏ Incluya en su dieta fuentes de fibra, como el producto Aerobic Bulk Cleanse (ABC), de Aerobic Life Industries, oat bran y wheat bran. El apple pectin también es provechoso.

Nota: Nunca tome fibra en suplemento junto con otros suplementos o medicamentos.

❏ Tome solamente agua destilada al vapor.

❏ En lo posible, utilice sólo productos no tóxicos para la limpieza.

❏ Para aliviar los síntomas, utilice un purificador de aire o un ionizador. Estos aparatos eliminan del aire el olor de los animales, las bacterias, el polvo, el polen, el smog y el humo. El aparato ionizante Living Air XL-15, de Alpine Industries, purifica el aire del hogar y del sitio de trabajo.

❏ Para reducir su exposición al gas natural, a los pesticidas, al radón, al humo y a otros químicos domésticos, ventile muy bien su hogar. Reemplace el aglomerado de los pisos (particleboard subflooring) por triplex (exterior-grade plywood) que no contenga formaldehído. La madera se debe sellar con un sellante no tóxico.

❏ Utilizando las herramientas apropiadas, retire tanto del interior como del exterior de su hogar la pintura que esté descascarada. La pintura que se utilizaba antes contenía residuos tóxicos de plomo (*ver* ENVENENAMIENTO CON PLOMO en la Segunda Parte).

❏ Cambie con frecuencia las bolsas de su aspiradora. La mayoría de esas bolsas filtran mal el polvo, el polen, los ácaros del polvo y otras partículas potencialmente nocivas. Cuando vaya a comprar una nueva aspiradora, elija un modelo en el cual la bolsa quede aislada dentro de un compartimiento muy bien sellado.

❏ No fume y no deje que otras personas fumen en su hogar o en su automóvil.

❏ No utilice insecticidas en espray ni bug bombs. Si requiere los servicios de un fumigador, contrate a alguien que tenga la licencia correspondiente.

ASPECTOS PARA TENER EN CUENTA

❏ Si usted experimenta alguno de los síntomas que se han enumerado, consulte con un alergista que le ordene un RAST (radioallergosorbent test) para determinar si el problema es de origen alérgico. También le conviene hacerse un análisis de cabello para determinar el nivel de sustancias tóxicas de su organismo.

❏ Las inyecciones de extracto de hígado han sido eficaces para algunas personas.

❏ El radón es un gas radiactivo natural que puede penetrar en las construcciones desde el suelo. Es bastante común en algunas áreas del país y se encuentra en mayor concentración en hogares modernos que cuentan con buenos sistemas de aislamiento. Se cree que la exposición al radón es la segunda causa de cáncer de pulmón en Estados Unidos. En la mayoría de las ferreterías se consiguen kits para detectar el nivel de radón del hogar. Si descubre que en su hogar hay radón, es posible corregir el problema sellando todas las grietas y mejorando la ventilación del sótano. Usted obtendrá más información comunicándose con alguna de las oficinas regionales de la Environmental Protection Agency (EPA).

❏ Uno de los artículos hogareños que más problemas ocasiona es la alfombra. Se ha demostrado que algunos de los químicos que se utilizan en las alfombras afectan adversamente a la salud. Uno de esos químicos es el 4-phenylcyclohexene (4-PC), un residuo de la producción del estireno-butadieno. Esta sustancia se emplea en el reverso de muchas alfombras. Los productos que resultan de la descomposición del estireno-butadieno también son potencialmente tóxicos. Lavar las alfombras con champú es particularmente nocivo para la salud. Al lavar la alfombra con champú, el reverso permanece húmedo mucho después de que la superficie principal se ha secado. Esa humedad se convierte en caldo de cultivo de miles de microorganismos que pueden causarle estragos a nuestro organismo. La humedad también se puede colar al piso sobre el cual está colocada la alfombra, que en muchas casas y edificios es de aglomerado de madera procesada y pegantes a base de formaldehído. Cuando el aglomerado se humedece, el formaldehído se libera en el aire.

❏ *Ver también* ENVENENAMIENTO CON ALIMENTOS, ENVENENAMIENTO CON ARSÉNICO, ENVENENAMIENTO CON PLOMO, ENVENENAMIENTO CON PRODUCTOS QUÍMICOS, TOXICIDAD POR ALUMINIO, TOXICIDAD POR CADMIO, TOXICIDAD POR COBRE, TOXICIDAD POR MERCURIO y TOXICIDAD POR NÍQUEL en la Segunda Parte.

Toxicidad por aluminio

El aluminio no es un metal pesado, pero puede ser tóxico en cantidades excesivamente altas e, incluso, en pequeñas cantidades cuando se deposita en el cerebro. Muchos síntomas de toxicidad por aluminio se parecen tanto a los síntomas de la enfermedad de Alzheimer como a los de la osteoporosis. La toxicidad por aluminio puede ocasionar cólicos, raquitismo, trastornos gastrointestinales, mal metabolismo del calcio, nerviosismo extremo, anemia, dolores de cabeza, deficiencia hepática y renal, pérdida de memoria, trastornos del lenguaje, reblandecimiento de los huesos, y debilidad y dolor musculares.

Debido a que el aluminio se excreta a través de los riñones, cantidades tóxicas de aluminio pueden alterar la función renal. La acumulación de sales de aluminio en el cerebro se ha relacionado con convulsiones y con deterioro de las facultades mentales. Para poder llegar al cerebro, el aluminio debe atravesar la barrera hematoencefálica, una compleja estructura que filtra la sangre antes de que llegue a ese órgano vital. El aluminio elemental no atraviesa fácilmente esta barrera, pero algunos compuestos del aluminio, como fluoruro de aluminio, sí la atraviesan sin dificultad. Muchos sistemas municipales de abastecimiento de agua tratan el agua con alumbre (sulfato de aluminio) y con fluoride (fluoruros), y estos dos químicos se combinan en la sangre con mucha facilidad. Más aún, cuando ya se ha formado fluoruro de aluminio, su excreción en la orina es deficiente.

La absorción intestinal de altos niveles de aluminio y de silicio puede llevar a la formación de compuestos que se acumulan en la corteza cerebral e impiden que los impulsos nerviosos lleguen al cerebro y salgan de él, como ocurre normalmente. La deficiencia crónica de calcio puede agravar la situación. Se sabe que personas que han trabajado largo tiempo en plantas de fundición de aluminio experimentan vahídos, problemas de coordinación y pérdida del equilibrio y de la energía. Expertos han planteado como posible causa de estos síntomas la acumulación de aluminio en el cerebro. Quizás lo más alarmante es que existen razones para pensar que la acumulación de aluminio en el cerebro podría contribuir al desarrollo de la enfermedad de Alzheimer (ver Relación entre la enfermedad de Alzheimer y el aluminio en la página 257).

Se calcula que la persona promedio ingiere diariamente entre 3 y 10 miligramos de aluminio. El aluminio es el elemento metálico que más abunda en la corteza terrestre. Entra al organismo básicamente a través del tracto digestivo, pero también puede hacerlo a través de los pulmones y de la piel para luego ser absorbido por los tejidos, donde se acumula. Como el aluminio ha invadido el aire, el agua y el suelo, se encuentra de manera natural y en cantidades variables prácticamente en todos los alimentos y en toda el agua. El aluminio también se utiliza para fabricar ollas, untensilios de cocina y foil. Muchos productos de uso cotidiano también contienen aluminio, entre ellos analgésicos y antiinflamatorios que no requieren fórmula médica, así como algunas duchas. El aluminio es un aditivo de muchos baking powders, se utiliza en el procesamiento de los alimentos y está presente en muchos productos, entre ellos antiperspirantes, dentífricos, amalgamas dentales, harina blanqueada, queso rallado, sal de mesa y cerveza (especialmente la que venden en envases de aluminio). Los sistemas municipales de abstecimiento de agua son una importante fuente de aluminio.

El uso excesivo de antiácidos es, quizás, la causa más común de toxicidad por aluminio en este país, particularmente entre la gente que tiene problemas renales. Muchos antiácidos que se consiguen sin prescripción médica contienen cantidades de hidróxido de aluminio superiores a las que los riñones pueden excretar eficazmente. Incluso antiácidos que contienen una mezcla de aluminio y otros ingredientes pueden representar un problema. Esos productos les producen a algunas personas la misma reacción que productos elaborados totalmente con compuestos de aluminio.

NUTRIENTES

SUPLEMENTOS	DOSIS SUGERIDAS	COMENTARIOS
Provechosos		
Apple pectin	2 cucharadas 2 veces al día.	Se liga con los metales del colon y los elimina del organismo.
Calcium y magnesium	1.500 mg al día. 750 mg al día.	Estos minerales se unen al aluminio y lo eliminan del organismo. Utilizar variedades chelate.
Garlic (Kyolic)	2 cápsulas 3 veces al día.	Desintoxicante.
Kelp	2.000-3.000 mg al día.	Contiene minerales de manera equilibrada. Desintoxica el organismo del exceso de metales.
Lecithin granules o capsules	1 cucharada 3 veces al día antes de las comidas. 1.200 mg 3 veces al día antes de las comidas.	Ayudan a curar el cerebro y las membranas mucosas.
Multivitamin y mineral complex	Según indicaciones de la etiqueta.	Suplemento básico para restaurar el equilibrio de las vitaminas y los minerales, que se ve afectado cuando hay toxicidad. Utilizar una variedad hipoalergénica high-potency.
Vitamin B complex más extra vitamin B_6 y vitamin B_{12}	100 mg 3 veces al día. 50 mg 3 veces al día. 300 mcg 3 veces al día.	Las vitaminas B, en especial la vitamina B_6, son importantes para eliminar el exceso de metales del tracto intestinal y expulsarlos del organismo. Para mejor absorción, se recomiendan en forma sublingual. Puede ser necesario administrar en inyección (con supervisión médica).

RECOMENDACIONES

❑ Haga una dieta alta en fibra y que incluya apple pectin.

❑ Utilice solamente ollas de acero inoxidable, vidrio o hierro. El mejor material es el acero inoxidable.

❑ Cuídese de los productos que contienen aluminio. Lea las etiquetas y evite los que contienen aluminio o dihydroxyaluminum. *Ver* Relación entre la enfermedad de Alzheimer y el aluminio en la página 257 por las sugerencias que brinda.

ASPECTOS PARA TENER EN CUENTA

❑ El análisis del cabello sirve para conocer el nivel de aluminio del organismo (*ver* ANÁLISIS DEL CABELLO en la Tercera Parte).

❑ Si usted va a hacer la terapia de chelation, utilice únicamente agentes orales (*ver* TERAPIA DE CHELATION en la Tercera Parte). Muchos investigadores consideran que, a diferencia de lo que ocurre con otros metales, el aluminio no se puede eliminar del organismo, aunque sí se puede desplazar o movilizar.

❑ Investigaciones indican que la corrosión que sufren las ollas de aluminio aumenta con el tiempo de cocción. Cuanto mayor es el desgaste de las ollas, tanto mayor es la cantidad de compuestos de aluminio que pasan a los alimentos y que el organismo absorbe. El aluminio se disuelve más fácilmente cuando entra en contacto con alimentos formadores de ácido, como café, quesos, carnes, té negro y verde, cabbage, pepino, tomate, nabo, espinaca y rábano.

❑ La lluvia ácida hace que el aluminio pase del suelo al agua potable.

❑ *Ver también* ENFERMEDAD DE ALZHEIMER en la Segunda Parte.

Toxicidad por cadmio

El cadmio, un metal tóxico que se encuentra en cantidades pequeñísimas en el organismo, puede ser nocivo para la salud. Al igual que el plomo, el cadmio se acumula en el organismo y produce diversos grados de toxicidad. El cadmio reemplaza las reservas del mineral esencial cinc cuando el hígado y los riñones presentan deficiencia. Por tanto, no debe sorprender que quienes presentan deficiencia de cinc también presenten niveles elevados de cadmio.

Niveles altos de cadmio pueden desembocar en hipertensión (presión arterial alta), embotamiento del sentido del olfato, anemia, dolor en las articulaciones, caída del cabello, piel seca y escamosa, e inapetencia. La toxicidad por cadmio amenaza la salud porque debilita el sistema inmunológico. Además, disminuye la producción de linfocitos T (células T), glóbulos blancos clave para la protección del organismo porque destruyen las células cancerígenas y los invasores extraños. Debido a que el cadmio se almacena en los riñones y en el hígado, la exposición excesiva a este metal puede producir enfermedad renal y daño hepático. Entre los efectos que puede ocasionar la exposición excesiva al cadmio están enfisema, cáncer y menor expectativa de vida.

El humo del tabaco (trátese de cigarrillo, de cigarro o de pipa) contiene cadmio, y algunos estudios han revelado que los fumadores presentan niveles más altos de cadmio que los no fumadores. La exposición al humo ajeno también puede llevar a la acumulación de cadmio en el organismo de las personas que no fuman. El cadmio se utiliza en los plásticos y en la producción de baterías de níquel y cadmio. Además del humo del cigarrillo y de los plásticos, otras fuentes corrientes de exposición a este metal son el agua potable, los fertilizantes, los fungicidas, los pesticidas, el suelo, la contaminación del aire, los granos refinados, el arroz, el café, el té y las bebidas gaseosas.

NUTRIENTES

SUPLEMENTOS	DOSIS SUGERIDAS	COMENTARIOS
Importantes		
Alfalfa		*Ver* Hierbas más adelante.
Calcium y magnesium	2.000 mg al día. 1.000 mg al día.	Estos minerales ayudan a eliminar el cadmio del organismo.
Garlic (Kyolic)	2 cápsulas 3 veces al día.	Poderoso desintoxicante que ayuda a eliminar el cadmio del organismo.
Lecithin granules o capsules	2 cucharadas 3 veces al día con las comidas. 2.400 mg 3 veces al día con las comidas. Para mejor asimilación, tomar con vitamina E (ver más adelante).	Protegen las células.
L-cysteine y L-lysine y L-methionine	500 mg de cada uno al día. Tomar con el estómago vacío con agua o jugo. No tomar con leche. Para mejor absorción, tomar con 50 mg de vitamina B_6 y 100 mg de vitamina C.	Estos aminoácidos actúan como antioxidantes y protegen los órganos, en especial el hígado. *Ver* AMINOÁCIDOS en la Primera Parte.
Rutin	200 mg 3 veces al día. Tomar con 100 mg de vitamina C.	Ayuda a eliminar del organismo grandes cantidades de metales.
Vitamin E	600-1.000 UI al día.	Antioxidante. Para facilitar la asimilación, utilizar en emulsión.
Zinc	50-80 mg al día. No tomar más de 100 mg al día de todos los suplementos.	Necesario para restaurar el cinc desplazado por el cadmio. Evita que aumente el nivel del cadmio.
Provechosos		
Copper	3 mg al día.	Actúa con el cinc para eliminar los depósitos de cadmio.
Iron o Floradix Iron + Herbs de Salus Haus	Según indicaciones médicas. Para mejor absorción, tomar con 100 mg de vitamina C. Según indicaciones de la etiqueta.	Corrige las deficiencias. Utilizar ferrous fumarate. *Advertencia:* no tome hierro a menos que le hayan diagnosticado anemia. Contiene hierro natural no tóxico que proviene de fuentes alimentarias y que se asimila fácilmente.

HIERBAS

❑ La alfalfa contiene clorofila y vitamina K, y ayuda a eliminar el cadmio del organismo. Tome diariamente entre 2.000 y 3.000 miligramos de cadmio en tableta.

RECOMENDACIONES

❑ Si sospecha que está intoxicado con cadmio, hágase un análisis de cabello para determinar el nivel de metales tóxicos que contiene su organismo. *Ver* ANÁLISIS DEL CABELLO en la Tercera Parte.

❑ Incluya en su dieta abundante fibra y apple pectin. Consuma, también, semillas de pumpkin y otros alimentos ricos en cinc.

ASPECTOS PARA TENER EN CUENTA

❑ La terapia de chelation sirve para eliminar del organismo los metales tóxicos (*ver* TERAPIA DE CHELATION en la Tercera Parte).

❑ *Ver también* TOXICIDAD POR AGENTES MEDIOAMBIENTALES en la Segunda Parte.

Toxicidad por cobre

En pequeñas cantidades, el cobre es esencial para la vida. Sin embargo, como sucede con todos los microminerales, el exceso de cobre en el organismo suele ser tóxico. El hígado y el cerebro contienen las cantidades más altas de cobre; otros órganos contienen cantidades más pequeñas. Demasiado cobre en el organismo puede ocasionar diarrea, eccema, anemia hemolítica, hipertensión arterial, enfermedades renales, náuseas, síndrome premenstrual, anemia de células falciformes (o drepanocitemia), dolor estomacal, debilidad y daño severo del sistema nervioso central. Como ocurre con el mercurio y con el plomo, niveles altos de cobre también se asocian con trastornos mentales y emocionales, entre ellos autismo, problemas de conducta, hiperactividad infantil, depresión clínica, esquizofrenia alucinatoria y paranoica, insomnio, oscilaciones anímicas, tartamudez y demencia senil (senilidad).

Entre las fuentes de cobre están cerveza, ollas de cobre, tuberías de cobre, insecticidas, leche pasteurizada, agua del grifo (tap water) y diversos alimentos, asi como también químicos para piscina y productos para el ondulado permanente del cabello.

El nivel del cobre en el organismo se puede determinar mediante exámenes de sangre, exámenes de orina y análisis del cabello. Las muestras normales de orina que se recogen en el transcurso de veinticuatro horas contienen entre 15 y 40 microgramos de cobre. En las personas que tienen problemas de salud como artritis, enfermedad cardíaca, hipertensión arterial, esquizofrenia o cáncer, los niveles séricos de cobre tienden a ser altos. Durante la enfermedad, los tejidos liberan cobre en la sangre para promover la reparación de los tejidos.

Un nivel alto de cobre en la sangre durante la enfermedad no significa que éste sea la causa de la enfermedad; más bien, indica que se han activado los procesos naturales de reparación del organismo.

Los anticonceptivos orales y/o el tabaco pueden elevar la cantidad de cobre del organismo. El exceso de cobre en la sangre también es característico de la anemia, la cirrosis del hígado, la leucemia, la hipoproteinemia y la deficiencia de vitamina B_3 (niacina). Durante el embarazo, los niveles de cobre sérico también suelen ser más altos de lo normal. La enfermedad de Wilson es un mal hereditario muy poco común que afecta a la capacidad del organismo de metabolizar correctamente el cobre, lo que se traduce en su acumulación en el organismo.

Conociendo la manera en que los minerales interactúan en el organismo, es posible disminuir la cantidad de cobre y mantener un adecuado equilibrio mineral.

NUTRIENTES

SUPLEMENTOS	DOSIS SUGERIDAS	COMENTARIOS
Importantes		
Vitamin C con bioflavonoids más	1.000 mg 4 veces al día.	Chelate el cobre. Utilizar la vitamina C en forma de ascorbic acid.
rutin	60 mg al día.	Este bioflavonoide es uno de los subproductos del buckwheat. Reduce los niveles séricos de cobre.
Zinc	50-80 mg al día. No tomar más de 100 mg al día de todos los suplementos.	La deficiencia de cinc predispone a los altos niveles de cobre. Utilizar zinc chelate.
Provechosos		
Calcium chelate o calcium disodium edetate	1.500 mg al día. Según prescripción médica.	Se liga a los iones metálicos del organismo. Los médicos utilizan este suplemento para tratar el envenenamiento con metales pesados. Sólo se consigue con prescripción médica.
más magnesium	750 mg al día a la hora de acostarse.	Actúa con el calcio.
L-Cysteine y L-cystine y L-methionine	Según indicaciones de la etiqueta, con el estómago vacío. Tomar con agua o jugo. No tomar con leche. Para mejor absorción, tomar con 50 mg de vitamina B_6 y 100 mg de vitamina C.	Ayudan a eliminar el cobre del organismo y protegen el hígado. *Ver* AMINOÁCIDOS en la Primera Parte.
Manganese	2-4 mg al día. No tomar junto con calcio.	Ayuda a eliminar el exceso de cobre.
Molybdenum	30 mcg al día.	Impide que en el organismo se acumulen cantidades excesivas de cobre.

RECOMENDACIONES

❑ Haga analizar el agua de su hogar. El agua potable puede contener cobre. Hay laboratorios especializados en analizar el contenido de cobre y otros minerales del agua de uso doméstico. Si el agua contiene más de una parte por millón de cobre, es recomendable que suspenda su consumo y la reemplace, por ejemplo, por agua destilada al vapor y embotellada. Si esto no es posible, deje correr el agua del grifo durante, por lo menos, dos minutos antes de usarla para que salgan las impurezas.

❑ Aumente su ingesta de azufre, que se encuentra en alimentos como huevo, cebolla y ajo. Estos alimentos ayudan a eliminar el cobre del organismo. Además de lo anterior, complemente su dieta con pectina, que se encuentra en la manzana.

❑ No tome suplementos minerales y/o multivitamínicos que contengan cobre.

❑ No utilice ollas ni utensilios de cocina de cobre.

ASPECTOS PARA TENER EN CUENTA

❑ El análisis del cabello es una prueba confiable para determinar el nivel del cobre en los tejidos del organismo (*ver* ANÁLISIS DEL CABELLO en la Tercera Parte).

❑ Si su organismo tiene un nivel excesivamente alto de cobre, es posible que usted requiera un tratamiento médico que incluya chelation para eliminar el exceso. La terapia de chelation elimina los metales tóxicos del organismo (*ver* TERAPIA DE CHELATION en la Tercera Parte). Si su nivel de cobre es más alto de lo normal, pero no excesivamente alto, tomar los suplementos adecuados puede ayudarle a corregir el problema.

❑ Los microminerales manganeso, molibdeno y cinc ayudan a evitar la acumulación excesiva de cobre en el organismo.

❑ Se ha descubierto que muchos pacientes de esquizofrenia presentan altos niveles de cobre y de hierro, junto con deficiencia de cinc y de manganeso. Esto se debe, probablemente, a que su organismo elimina el cobre en cantidades inferiores a lo normal. Aumentar el consumo de cinc y de manganeso, bien a través de la dieta o bien tomando suplementos, incrementa la eliminación del cobre. De esta manera el cinc y el manganeso contribuyen a normalizar el nivel del cobre en el organismo.

❑ *Ver también* ENFERMEDAD DE WILSON y TOXICIDAD POR AGENTES MEDIOAMBIENTALES en la Segunda Parte.

Toxicidad por mercurio

El mercurio es uno de los metales más tóxicos que exiten; es, incluso, más tóxico que el plomo. Este veneno se encuentra en el suelo, en el agua y en los alimentos. También está presente en las aguas negras, en los fungicidas y en los pesticidas. Algunos granos y semillas son tratados con chlorine bleaches de mercurio metílico, que van a dar a los alimentos. Como el mercurio metílico contamina nuestras aguas, se ha encontrado en gran cantidad en el pescado, especialmente en pescados de gran tamaño que ocupan niveles altos en la cadena alimentaria. El mercurio también está presente en muchos productos de la vida cotidiana, entre ellos cosméticos, calzas dentales, ablandadores de telas, tintas para impresora y tatuajes, látex, algunos medicamentos, algunas pinturas, plásticos, ceras y betunes, solventes y preservativos para madera.

El mercurio es un veneno acumulativo. No existe ninguna barrera capaz de detener la entrada del mercurio a las células cerebrales, y se deposita en el centro cerebral del dolor y en el sistema nervioso. Su presencia allí puede impedir no sólo que los nutrientes entren normalmente a las células, sino que los desechos salgan de ellas. El mercurio se puede ligar a las células inmunológicas, alterarlas e interferir las reacciones normales del sistema inmunológico. Éste podría ser uno de los factores causales de las enfermedades autoinmunes. Cantidades significativamente altas de mercurio en el organismo pueden producir artritis, depresión, dermatitis, vahídos, fatiga, enfermedad de las encías, caída del cabello, insomnio, pérdida de la memoria, debilidad muscular y exceso de salivación. Altos niveles de mercurio también pueden influir adversamente en la actividad de las enzimas y producir ceguera y parálisis. Los síntomas del envenenamiento con mercurio se parecen a los de la esclerosis múltiple y a los de la esclerosis lateral amiotrófica (ALS, o amyotrophic lateral sclerosis, también conocida como enfermedad de Lou Gehrig). Muchas alergias a alimentos y a sustancias del medio ambiente se pueden atribuir directamente al envenenamiento con mercurio. La U.S. Environmental Protection Agency también ha encontrado una relación entre la exposición a vapores de mercurio, por una parte, y trastornos menstruales y aborto espontáneo, por otra parte.

Entre las señales de que existen niveles tóxicos de mercurio se cuentan cambios conductuales, depresión, irritabilidad e hiperactividad. Las personas que presentan este tipo de toxicidad también pueden sufrir de reacciones alérgicas o de asma. No es inusual que estas personas perciban un sabor metálico en la boca y que su dentadura se afloje.

Según la World Health Organization, las amalgamas dentales son una de las principales fuentes de exposición al mercurio. Más de ciento ochenta millones de estadounidenses tienen amalgamas dentales de mercurio. Cuando los odontólogos hablan de calzas de "plata", en realidad se refieren a las amalgamas. Aun cuando las amalgamas son de color plateado, en realidad contienen más o menos 50 por ciento de mercurio, 25 por ciento de plata y 25 por ciento de otros materiales, como cobre, estaño y níquel. A pesar de que todos los metales que se utilizan en las calzas, o emplastes dentales, son potencialmente tóxicos, ninguno es tan peligroso como el mercurio. Una amalgama puede liberar entre 3 y 17 microgramos de mercurio por día. El vapor de mercurio que liberan las amalgamas dentales se combina con químicos de la boca y produce cantidades minúsculas del tóxico mercurio metílico. Esta tóxica sustancia se absorbe a través del tejido bucal y de las vías respiratorias y llega al cerebro y a otros tejidos del organismo a través de la sangre. Muchas personas que sufren durante años de diversos trastornos de salud — entre ellos candidiasis, espasmos musculares, fatiga crónica e infecciones recurrentes — experimentan una impresionante mejoría después de que les retiran las amalgamas dentales.

NUTRIENTES

SUPLEMENTOS	DOSIS SUGERIDAS	COMENTARIOS
Esenciales		
Glutathione más L-methionine y L-cysteine	Según indicaciones de la etiqueta, con el estómago vacío. Tomar con agua o jugo. No tomar con leche. Para mejor absorción, tomar con 50 mg de vitamina B_6 y 100 mg de vitamina C.	Necesarios por su aporte de azufre. Ayudan a desintoxicar el organismo de toxinas y metales nocivos. *Ver* AMINOÁCIDOS en la Primera Parte.
Selenium	200 mcg al día divididos en varias tomas.	Neutraliza los efectos del mercurio.
Vitamin E	400-800 UI al día.	Neutraliza al mercurio actuando con el selenio.
Muy importantes		
Apple pectin	Según indicaciones de la etiqueta.	Ayuda a eliminar del organismo los metales tóxicos.
Garlic (Kyolic)	2 cápsulas 3 veces al día.	Desintoxicante.
Kelp o alfalfa	1.000-1.500 mg al día.	Ayuda al organismo a eliminar las toxinas. *Ver* Hierbas más adelante.
Vitamin A	50.000 UI al día por 1 mes. Luego reducir hasta 25.000 UI al día. Si está embarazada, no debe tomar más de 10.000 UI al día.	Poderoso antioxidante. Destruye los radicales libres.
más natural beta-carotene o carotenoid complex (Betatene)	15.000 UI al día. Según indicaciones de la etiqueta.	Poderosos neutralizadores de los radicales libres.
Vitamin C con rutin	4.000-10.000 mg al día.	Ayudan a eliminar los metales y fortalecen el sistema inmunológico.
Importante		
Vitamin B complex	100 mg 2 veces al día.	Importante para el funcionamiento del cerebro y para su protección.
Provechosos		
Brewer's yeast	Según indicaciones de la etiqueta.	Buena fuente de vitaminas B.
Hydrochloric acid (HCl)	Según indicaciones de la etiqueta.	Ayuda a la digestión. Si presenta deficiencia de HCl y es mayor de cuarenta años, utilice este suplemento (*Ver* INDIGESTIÓN en la Segunda Parte).
Lecithin granules o capsules	1 cucharada 3 veces al día antes de las comidas. 1.200 mg 3 veces al día antes de las comidas.	Protegen a las células cerebrales del envenenamiento con mercurio.

HIERBAS

❑ La alfalfa contiene valiosos nutrientes que le ayudan al organismo a eliminar las toxinas.

RECOMENDACIONES

❑ Consuma alimentos cultivados orgánicamente, en especial fríjol, cebolla y ajo. Estos alimentos protegen al organismo contra las sustancias tóxicas gracias a su alto contenido de azufre.

❑ Tome solamente agua destilada al vapor. Tome también abundantes jugos de frutas y vegetales frescos.

❑ Suplemente su dieta con mucha fibra (el oat bran es buena fuente) y con pectina (se encuentra en la manzana).

Nota: La fibra en suplemento no se debe consumir junto con otros suplementos y medicamentos.

❑ Consuma pescado con moderación y áselo siempre. No lo cocine en sus jugos. Aunque algunos pescados contienen mercurio, el pescado también contiene compuestos llamados alkylglycerols, que ayudan a eliminar el mercurio del organismo. Cuando el pescado tiene mercurio, se almacena fundamentalmente en la grasa. Al asar el pescado y desechar los jugos, se elimina buena parte de la grasa y se conservan los provechosos alkylglycerols.

❑ Si sospecha que está intoxicado con mercurio, hágase un análisis del cabello. Los exámenes de orina y de sangre no revelan la presencia de mercurio. *Ver* ANÁLISIS DEL CABELLO en la Tercera Parte.

❑ No se haga extraer las amalgamas dentales mientras no se haya hecho exámenes que revelen la existencia de niveles altos de mercurio. Las calzas dentales, o emplastes, sólo se debe extraer después de probar otras medidas, como el programa que se expone en esta sección.

ASPECTOS PARA TENER EN CUENTA

❑ La terapia de chelation elimina los metales tóxicos del organismo (*ver* TERAPIA DE CHELATION en la Tercera Parte).

❑ Hal A. Huggins, D.D.S., ha investigado a fondo los efectos tóxicos del mercurio de las amalgamas dentales, y sus resultados indican que existe una relación entre la toxicidad por mercurio y muchas enfermedades debilitantes y degenerativas, como esclerosis múltiple, enfermedad de Alzheimer, enfermedad de Parkinson, artritis y lupus. El Dr. Huggins es el autor del libro *It's All in Your Head* (Avery Publishing Group, 1993), que versa sobre los peligros de las amalgamas dentales.

❏ Por la preocupación en torno al peligro que las amalgamas de mercurio representan para la salud, el gobierno de Suecia ha tomado medidas para prohibir su utilización.

❏ Se ha encontrado una relación entre altos niveles de mercurio y candidiasis (*ver* CANDIDIASIS en la Segunda Parte).

❏ *Ver también* ALERGIA A LOS PRODUCTOS QUÍMICOS y TOXICIDAD POR AGENTES MEDIOAMBIENTALES en la Segunda Parte.

Toxicidad por níquel

En pequeñas cantidades, el níquel es útil para algunas funciones corporales. Por ejemplo, cantidades ínfimas de níquel son importantes para la estabilidad del DNA y del RNA. El níquel también ayuda a activar algunas enzimas importantes, como tripsina y arginasa. La deficiencia de níquel puede afectar al metabolismo del hierro y del cinc.

Sin embargo, en cantidades muy elevadas el níquel puede provocar toxicidad. Aunque no se ha establecido el nivel tóxico del níquel, se sabe que cantidades excesivas pueden ocasionar dermatitis (erupciones e inflamación de la piel) y enfermedades respiratorias, además de que pueden interferir el ciclo de Krebs, una serie de reacciones enzimáticas necesarias para la producción de energía celular. Al parecer, cantidades significativas de níquel también intervienen en el ataque cardíaco, o infarto del miocardio.

Muchos alimentos contienen de manera natural pequeñas cantidades de níquel, entre los cuales están buckwheat, legumbres, oats y cabbage. También se puede encontrar níquel en las grasas y los aceites hidrogenados, en los alimentos refinados y procesados, en las ollas y los utensilios de acero inoxidable, en los fertilizantes a base de superfosfato y en el humo del tabaco. Cocinar con utensilios que contienen níquel aumenta innecesariamente la ingesta dietética de este metal.

NUTRIENTES

SUPLEMENTOS	DOSIS SUGERIDAS	COMENTARIOS
Importantes		
Apple pectin	Según indicaciones de la etiqueta.	Se une a los metales tóxicos y los elimina del organismo.
Garlic (Kyolic)	Según indicaciones de la etiqueta.	Este desintoxicante ayuda a eliminar los metales nocivos del organismo.
Kelp	1.000-1.500 mg al día.	Ayuda a eliminar los metales tóxicos gracias a su aporte de minerales y yodo.
Vitamin A más natural beta-carotene	25.000 UI al día. Si está embarazada, no debe tomar más de 10.000 UI al día. 15.000 UI al día.	Este poderoso antioxidante destruye los radicales libres. Neutralizador de los radicales libres.
Vitamin C con rutin	4.000-10.000 mg al día.	Ayudan a eliminar los metales del organismo y fortalecen la inmunidad.
Vitamin E	400 UI al día.	Este poderoso neutralizador de los radicales libres mejora la circulación.
L-Cysteine y L-methionine	Según indicaciones de la etiqueta, con el estómago vacío. Tomar con agua o jugo. No tomar con leche. Para mejor absorción, tomar con 50 mg de vitamina B_6 y 100 mg de vitamina C.	Ayudan a desintoxicar el organismo de los metales nocivos. También desintoxican el hígado. *Ver* AMINOÁCIDOS en la Primera Parte.
Selenium	200 mcg al día.	Poderoso destructor de los radicales libres.

RECOMENDACIONES

❏ Si sospecha que sus síntomas son de toxicidad por algún metal, hágase un análisis de cabello para detectar si hay niveles tóxicos de níquel u otros minerales en su organismo. *Ver* ANÁLISIS DEL CABELLO en la Tercera Parte.

❏ Evite los alimentos procesados y todos los productos que contengas grasas o aceites hidrogenados.

❏ No fume y evite la compañía de personas que fuman.

❏ Tenga mucho cuidado con las ollas de metal, especialmente cuando prepare alimentos ácidos, como salsa de tomate. En este caso es preferible utilizar ollas de vidrio. También debe evitar los utensilios de cocina de metal. Opte por utensilios de plástico o de madera (la madera es mejor).

❏ Pídale a su odontólogo que le informe cuál es el contenido de metal de los materiales que utiliza en su trabajo profesional. El níquel de las aleaciones del instrumental que se utiliza en cirugía odontológica y, en general, en el trabajo dental, puede producir toxicidad.

❏ Si su trabajo o su pasatiempo favorito implican niquelar metales, utilice siempre una máscara protectora en la cara. Inhalar níquel puede causar edema pulmonar (acumulación de fluido en los pulmones).

ASPECTOS PARA TENER EN CUENTA

❏ La terapia de chelation sirve para eliminar del organismo los metales tóxicos (*ver* TERAPIA DE CHELATION en la Tercera Parte).

❏ Además de ser potencialmente tóxico, el níquel suele ser alergénico. El níquel que se utiliza en las pulseras de los relojes, en las cremalleras, en los cierres de algunas prendas íntimas, en los aretes de perno y en muchos otros artículos de uso cotidiano se ha asociado con diversas reacciones alérgicas. Entre los niños se ha encontrado una alta incidencia de reacciones alérgicas al níquel de los aretes de perno. Muchos aretes y pernos contienen níquel. El metal más seguro para esta clase de aretes es el oro de 14 quilates, o más (*ver* ALERGIA A LOS PRODCUTOS QUÍMICOS en la Segunda Parte).

Tracto urinario, infecciones del

Ver CISTITIS, ENFERMEDADES DE LOS RIÑONES, VAGINITIS.

Transmisión sexual, enfermedades de

Ver SEXUALLY TRANSMITTED DISEASES.

Trastorno afectivo estacional

Ver Seasonal Affective Disorder (SAD) *en* DEPRESIÓN.

Trastorno de ansiedad

El trastorno de ansiedad es un problema mucho más común de lo que se creía antes, y afecta tanto a los adolescentes como a personas de edad mediana e, incluso, de edad avanzada. Aunque se afirma que el trastorno de ansiedad afecta al doble de mujeres que de hombres, algunos expertos consideran que esa gran diferencia no es real. La explicación es que los hombres son menos dados que las mujeres a hablar acerca de sus propios problemas y a reconocer que tienen dificultades de esta naturaleza.

El trastorno de ansiedad puede ser agudo o crónico. El trastorno agudo se manifiesta en episodios conocidos comúnmente como ataques de pánico. Un ataque de pánico es un episodio en el cual la reacción natural de "lucha o huida" del organismo se presenta en un momento inoportuno. La respuesta de "lucha o huida" es una reacción física compleja e involuntaria que prepara al organismo para afrontar una situación de emergencia. El estrés aumenta la producción de hormonas adrenales, especialmente adrenalina. El aumento de adrenalina acelera el metabolismo de las proteínas, las grasas y los carbohidratos para producir energía de rápida disponibilidad. Además, produce tensión muscular y aceleración tanto de la frecuencia cardíaca como de la frecuencia respiratoria. Incluso la composición de la sangre cambia un poco y se vuelve más propensa a la coagulación.

Ante una amenaza como la que supone un asalto, un accidente o un desastre natural, una reacción de esta naturaleza es perfectamente normal y necesaria para la supervivencia. Sin embargo, en otras ocasiones los síntomas producidos por el aumento de adrenalina son atemorizantes. La persona que sufre un ataque de pánico generalmente se siente agobiada por una sensación de desastre o de muerte inminente, lo que le impide pensar con claridad. El ataque de pánico también puede ir acompañado de otras alteraciones, como sensación de falta de aire, sensación de claustrofobia o de asfixia, palpitaciones,

dolor en el pecho, vértigo, oleadas de calor y/o escalofrío, temblor, hormigueo o adormecimiento de las extremidades, sudoración, náuseas, sentido de irrealidad y percepción alterada del paso del tiempo. El ataque de pánico puede producir efectos acumulativos, como dolor generalizado, contracciones y rigidez musculares, depresión, insomnio, pesadillas, trastornos del sueño, reducción de la libido y sensación anormal de tensión con incapacidad para descansar. Las mujeres suelen experimentar cambios en el ciclo menstrual y aumento de los síntomas premenstruales.

Los ataques de pánico se suelen presentar de manera inesperada y con gran intensidad. Pueden presentarse en cualquier momento del día o de la noche, y pueden durar desde pocos segundos hasta media hora. Sin embargo, la persona que vive un ataque de pánico cree que es mucho más largo, y piensa que está sufriendo un ataque cardíaco o un accidente cerebrovascular. Los ataques de pánico son impredecibles; algunas personas tienen uno al mes, mientras que otras experimentan varios al día. Los factores desencadenantes suelen ser el estrés (consciente o inconsciente) o algunas emociones, aunque hay alimentos, drogas y enfermedades que pueden incidir en su ocurrencia. Las personas que presentan trastorno de ansiedad suelen sufrir de alergias alimentarias y de hipoglicemia, las cuales, a su vez, promueven los ataques de pánico. A veces los ataques se presentas después de consumir estimulantes a base de cafeína (como té o café), o tras haberse excedido en su consumo. En algunas oportunidades los ataques se presentan sin causa aparente. La imposibilidad de predecir su ocurrencia hace que los ataques de pánico sean aún más inquietantes.

Mucha gente que sufre de trastorno agudo de ansiedad siente temor de estar sola y de visitar lugares públicos porque teme que se le presente un ataque de pánico. Desde luego, esto aumenta su ansiedad y restringe inmensamente su vida. Muchos sicólogos piensan que, por lo menos en algunos casos, los ataques de pánico son autoinducidos; es decir, consideran que el miedo a presentar un ataque precipita su ocurrencia.

Durante mucho tiempo se creyó que los ataques de pánico eran un fenómeno sicosomático. Sin embargo, numerosos estudios han demostrado que este trastorno tiene bases físicas reales. Muchos expertos opinan que los ataques de pánico son producidos, fundamentalmente, por una alteración de la química cerebral que hace que el cerebro envíe y reciba "señales de emergencia" falsas. La hiperactividad en determinadas áreas del cerebro propicia la liberación de norepinefrina, lo que se traduce en aceleración del pulso, de la presión arterial y de la respiración, es decir, los síntomas clásicos del ataque de pánico.

La ansiedad crónica es una forma más leve y más generalizada de este trastorno. Muchas personas experimentan gran parte del tiempo una vaga sensación de ansiedad cuya intensidad no alcanza el nivel de un ataque de pánico. Estas personas se sienten inquietas y desasosegadas de manera crónica, especialmente en presencia de otros, y tienden a tartamudear. El dolor de cabeza y la fatiga son frecuentes entre quienes presentan este tipo de ansiedad. El trastorno de ansiedad generalizada puede empezar a cualquier edad, pero casi siempre se inicia en la segunda o en la tercera décadas de la vida. Algunas personas que sufren de trastorno crónico de ansiedad también presentan ocasionalmente ataques de pánico.

El trastorno de ansiedad puede ser hereditario hasta cierto punto, y se observa más en algunas familias. Algunos casos podrían relacionarse con una anomalía relativamente inocua del funcionamiento cardíaco, llamada prolapso de la válvula mitral. El trastorno de ansiedad se manifiesta de muchas maneras, pero los médicos coinciden en que los conflictos, bien sean internos o interpersonales, promueven el estado de ansiedad.

NUTRIENTES

SUPLEMENTOS	DOSIS SUGERIDAS	COMENTARIOS
Muy importantes		
Calcium y	2.000 mg al día.	Tranquilizante natural.
magnesium	600-1.000 mg al día.	Ayuda a aliviar la ansiedad, la tensión, el nerviosismo, los espasmos musculares y los tics. Es más eficaz combinado con calcio.
Floradix Iron + Herbs de Salus Haus	Según indicaciones de la etiqueta.	Compruebe si tiene deficiencia de hierro. Esta deficiencia puede aumentar el riesgo de sufrir ataques de pánico. Este producto es una fuente natural de hierro.
Multivitamin y mineral complex con potassium	99 mg al día.	Proporciona todos los nutrientes necesarios de manera equilibrada. Esencial para el adecuado funcionamiento de las glándulas suprarrenales.
Vitamin B complex más extra	Según indicaciones de la etiqueta.	Ayuda al normal funcionamiento del sistema nervioso.
vitamin B_1 (thiamine) y	50 mg 3 veces al día con las comidas.	Contribuye a reducir la ansiedad y calma los nervios.
vitamin B_6 (pyridoxine) y	50 mg 3 veces al día con las comidas.	Esta vitamina, que aumenta la energía, tiene efectos calmantes. Importante para la producción de algunos químicos cerebrales.
niacinamide	1.000 mg al día.	Cuando se toman dosis altas, este suplemento tiene efectos calmantes. *Advertencia:* no se debe reemplazar la niacinamida por niacina. En dosis altas, la niacina puede ser tóxica.
Vitamin C	5.000-10.000 mg al día divididos en varias tomas.	Necesario para el correcto funcionamiento de la química cerebral y de las glándulas suprarrenales. En dosis altas, la vitamina C tiene poderosos efectos tranquilizantes y reduce la ansiedad. Vital para el manejo del estrés.
Zinc	50-80 mg al día. No tomar más de 100 mg al día de todos los suplementos.	Tiene efectos calmantes en el sistema nervioso central.

Importantes		
Chromium picolinate	200 mcg al día.	La deficiencia de cromo puede ocasionar síntomas de ansiedad.
DL-Phenylalanine (DLPA)	600-1.200 mg al día. Si no observa mejoría en 1 semana, suspenda su uso.	Provechoso para la ansiedad crónica. Aumenta la producción cerebral de endorfinas, las cuales ayudan a aliviar la ansiedad y el estrés. *Advertencia:* si está embarazada o lactando, o si sufre de ataques de pánico, diabetes, presión arterial alta o PKU, no debe tomar este suplemento.
L-Glutamine y	500 mg 3 veces al día con el estómago vacío. Tomar con agua o jugo. No tomar con leche. Para mejor absorción, tomar con 50 mg de vitamina B_6 y 100 mg de vitamina C.	Tiene suaves efectos tranquilizantes. *Ver* AMINOÁCIDOS en la Primera Parte.
L-tyrosine más	500 mg 3 veces al día con el estómago vacío.	Importante para combatir la ansiedad y la depresión. *Advertencia:* si está tomando algún inhibidor MAO para la depresión, no debe tomar este suplemento.
L-glycine	500 mg 3 veces al día con el estómago vacío.	Necesario para el funcionamiento del sistema nervioso central.
Provechosos		
Gamma-aminobutyric acid (GABA) más	750 mg 2 veces al día.	Necesario para el correcto funcionamiento del cerebro. *Ver* AMINOÁCIDOS en la Primera Parte. Cuando se combina con inositol, tiene efectos tranquilizantes.
inositol	Según indicaciones de la etiqueta.	
Melatonin	Empezar con 2-3 mg al día, 2 horas o menos antes de acostarse. Si es necesario, aumentar gradualmente la dosis hasta sentirse mejor.	Favorece el sueño de manera natural. Provechoso cuando los síntomas incluyen insomnio.

HIERBAS

❑ Cuando el organismo está sometido a estrés, es más vulnerable al daño ocasionado por los radicales libres. Las hierbas bilberry, ginkgo biloba y milk thistle son ricas en flavonoides que neutralizan a los radicales libres.

❑ Las siguientes hierbas inducen la relajación y ayudan a prevenir los ataques de pánico: catnip, chamomile, cramp bark, kava kava, hops, linden flower, motherwort y passionflower.

Advertencia: No utilice chamomile de manera permanente porque puede producir alergia al ragweed. Evite completamente la chamomile si es alérgico al ragweed. La kava kava puede producir somnolencia. Si esto le sucede, descontinúe su uso o reduzca la dosis.

❑ Las hierbas skullcap y raíz de valerian se pueden tomar a la hora de acostarse para favorecer el sueño y prevenir los ataques de pánico durante la noche.

❑ *Evite* la ephedra (ma huang), pues podría agravar la ansiedad.

RECOMENDACIONES

❑ Incluya en su dieta albaricoque, espárrago, aguacate, banano, bróculi, blackstrap molasses, brewer's yeast, brown rice, frutas secas, dulse, higo, pescado (especialmente salmón), ajo, vegetales hojosos de color verde, legumbres, nueces y semillas crudas, productos de soya, granos enteros y yogur. Estos alimentos proporcionan valiosos minerales, como calcio, magnesio, fósforo y potasio, cuyas reservas en el organismo se agotan a causa del estrés.

❑ En lugar de las tres comidas diarias tradicionales, haga comidas pequeñas pero frecuentes.

❑ Reduzca su consumo de proteína de origen animal. Su dieta debe centrarse en alimentos ricos en carbohidratos complejos y en proteína de origen vegetal.

❑ Evite los alimentos que contienen azúcar refinado u otros carbohidratos simples. Para que el programa nutricional produzca máximo beneficio, la dieta *no* debe incluir azúcares simples, bebidas carbonatadas ni alcohol.

❑ No consuma café, té negro, colas, chocolate ni productos con cafeína.

❑ Haga un diario de alimentos que le ayude a detectar si sus ataques de pánico se relacionan con el consumo de ciertos alimentos. Las alergias y la sensibilidad a determinados alimentos podrían ser el detonante de sus ataques de ansiedad.

❑ Aprenda técnicas de relajación. La biorretroalimentación y la meditación son sumamente beneficiosas.

❑ Haga ejercicio regularmente. Cualquier clase de ejercicio es útil; por ejemplo, una caminata vigorosa, montar en bicicleta, nadar, hacer ejercicios aeróbicos o cualquier cosa que se adapte a su estilo de vida. Después de hacer ejercicio regularmente durante unas cuantas semanas, mucha gente advierte mejoría en los síntomas de la ansiedad.

❑ Tome las medidas necesarias para dormir bien. Si tiene problemas de sueño, consulte la sección sobre INSOMNIO en la Segunda Parte.

❑ Para manejar los ataques agudos de ansiedad, ponga en práctica técnicas de respiración. Inspire lentamente mientras cuenta hasta cuatro, sostenga la respiración mientras cuenta hasta cuatro y espire lentamente mientras cuenta hasta cuatro. Luego no haga nada mientras vuelve a contar hasta cuatro. Repita esta secuencia hasta que el ataque ceda. Recuérdese a usted mismo que los ataques de pánico tienen una duración limitada y que el ataque *pasará*.

❑ Llame a un amigo de confianza o a un familiar. Hablar acerca del problema ayuda a que el ataque pierda intensidad y desaparezca.

❑ Si las recomendaciones de esta sección no le ayudan y, especialmente, si el pánico o la ansiedad están afectando a su vida, consulte con su médico. Si se descubre que la causa no es una enfermedad física, es posible que deba consultar con un profesional de la salud mental para que le haga una evaluación y, posiblemente, un tratamiento.

ASPECTOS PARA TENER EN CUENTA

❑ Las personas aquejadas por la ansiedad, especialmente las que experimentan ataques agudos, suelen buscar ayuda médica en las salas de emergencia de los hospitales. Sin embargo, la respuesta que suelen obtener es que están bajo los efectos del estrés y que deben irse a su casa a descansar. Un estudio mostró que hasta el 70 por ciento de las personas que tenían ataques de pánico habían consultado con diez o más médicos distintos antes de recibir un diagnóstico correcto.

❑ El riesgo de desarrollar ansiedad y nerviosismo aumenta cuando el nivel sanguíneo de hierro es bajo y el individuo está tomando antidepresivos tricíclicos, como imipramine hydrochloride (Janimine, Tofranil) o imipramine pamoate (Tofranil-PM).

❑ La deficiencia de cromo puede provocar nerviosismo, temblor y otros síntomas de ansiedad. La deficiencia de cromo es frecuente en los alcohólicos y en quienes consumen grandes cantidades de azúcares refinados. El brewer's yeast es una buena fuente de este microelemento esencial.

❑ Son muchos los informes que se refieren a los beneficios del DL-phenylalanine (DLPA) para el tratamiento de la ansiedad y la depresión. El DLPA es un suplemento que contiene tanto D-fenilalanina como L-fenilalanina, y el efecto de estos dos aminoácidos combinados es mucho más potente que el de cada uno de ellos por separado. Este suplemento se debe tomar bajo la supervisión de un médico de orientación nutricional.

❑ Se ha comprobado que el selenio mejora el estado de ánimo y reduce la ansiedad. Estos efectos fueron más notorios en personas cuya dieta era pobre en selenio.

❑ La biorretroalimentación sirve para manejar los síntomas de la ansiedad. *Ver en* CONTROL DEL DOLOR en la Tercera Parte.

❑ La música es eficaz para reducir la ansiedad (*ver* TERAPIA CON MÚSICA Y SONIDO en la Tercera Parte). El color también propicia la relajación y la calma (*ver* TERAPIA A BASE DE COLOR en la Tercera Parte).

❑ Se han utilizado numerosos medicamentos para bloquear los ataques de pánico. El uso de estos medicamentos debe ser controlado cuidadosamente por un médico. La eficacia de una droga determinada no es igual en todos los individuos, y todas las drogas que se prescriben para este trastorno producen efectos secundarios desagradables. La droga alprazolam (Xanax), una de las que más se utilizan para este problema, no es eficaz para todos los pacientes, puede ocasionar somnolencia y aturdimiento, y además puede ser muy adictiva. El riesgo de dependencia y la severidad de sus efectos secundarios parecen aumentar cuando se toma en dosis relativamente altas (más de 4 miligramos al día) y durante más de ocho semanas.

❑ Hacer una dieta sana y tomar los suplementos nutricionales adecuados son medidas sumamente beneficiosas que ayudan a reducir la ansiedad e, incluso, la frecuencia y la intensidad de los ataques de pánico. Si usted está tomando algún ansiolítico (medicamento para calmar la ansiedad), no deje de seguir las pautas que brinda esta sección. Es probable que en un momento dado pueda dejar de tomar la droga o, por lo menos, reducir la dosis. Consulte siempre con su médico antes de hacer cambios relacionados con los medicamentos.

❑ *Ver también* ESTRÉS en la Segunda Parte.

Trastorno maniaco-depresivo

El trastorno maniaco-depresivo, conocido por la comunidad médica como *trastorno afectivo bipolar,* es una variante de la depresión clásica. Empieza de manera característica como depresión; sin embargo, a medida que el trastorno evoluciona el individuo presenta alternativamente períodos de depresión y de manía. La persona que sufre de trastorno maniaco-depresivo severo puede pasar de una gran excitación emocional y de sentirse irreal (y peligrosamente) invencible, a sentirse agobiada por la desesperación y a abrigar, incluso, intenciones suicidas. Entre los síntomas del trastorno maniaco-depresivo están cambios en los patrones de sueño, aislamiento social, pesimismo extremo, pérdida súbita de interés en proyectos que fueron emprendidos con entusiasmo, irritabilidad crónica, arranque de ira ante cualquier desafío, pérdida de la inhibición y cambios en el comportamiento sexual que pueden ir desde la pérdida total del impulso sexual hasta los excesos en este campo. Se calcula que el 3 por ciento de la población de Estados Unidos sufre algún grado de trastorno maniaco-depresivo.

La evolución del trastorno maniaco-depresivo es sumamente variable. La manía y la depresión se presentan con diversos grados de severidad, y la duración de los ciclos (el paso de la depresión a la manía, y de ésta nuevamente a la depresión) puede ser de pocos días o de muchos meses. Incluso puede ser de varios años. La fase depresiva se caracteriza por sentimientos de desesperanza y de baja autoestima. La persona deprimida carece de motivación para hacer cosas, incluso para levantarse de la cama. Algunas llegan a dormir durante semanas enteras, evitan las actividades y las relaciones sociales y quedan incapacitadas para trabajar. Otras al parecer siguen llevando vidas normales — van a su trabajo e interactúan con las demás personas — pero en su interior experimentan sentimientos de profunda tristeza y no logran sentir verdadero placer.

Los períodos maniacos suelen iniciarse súbitamente y sin advertencia alguna. Algunas personas experimentan *hipomanía,* un estado de euforia que los demás no toman como síntoma de enfermedad mental, sino como gran entusiasmo y energía. Otras personas experimentan *sicosis maniaca florida,* es decir, episodios durante los cuales la persona exhibe una energía desbordante y una actividad ilimitada, aunque se distrae con facilidad. Durante esos episodios de exacerbación de los síntomas usualmente la persona no descansa ni duerme durante veinticuatro horas, o más. La actividad mental se acelera intensamente y no son infrecuentes los delirios de grandeza, de persecución o de invencibilidad. Mientras que la mayoría de las personas muestran una gran excitación emocional en ausencia de una razón clara, otras se vuelven irritables y hostiles sin razón aparente. Incluso pueden experimentar alucinaciones. A pesar de todo esto, la persona que vive un episodio de exacerbación maniaca suele creer que está funcionando con un máximo de eficiencia.

La causa de este trastorno no se comprende del todo, pero hay varias teorías acerca de su origen. Según una teoría, niveles sumamente altos de estrés podría precipitarlo. La herencia parece desempeñar un papel importante en algunos casos. Algunos investigadores piensan que experiencias tempranas, como la pérdida de uno de los padres u otros traumas de la infancia, influyen de modo importante. Otros opinan que la fase maniaca es un mecanismo sicológico inconsciente para compensar la depresión en la que, de otra manera, se sumiría el individuo. También es posible que intervengan factores biológicos. Existe evidencia de que la concentración intracelular de sodio aumenta durante los cambios anímicos que son característicos del trastorno maniaco-depresivo, y de que se normaliza cuando el individuo se recupera. También se sabe que en el organismo de las personas deprimidas se agotan los químicos cerebrales llamados monoaminas.

NUTRIENTES

SUPLEMENTOS	DOSIS SUGERIDAS	COMENTARIOS
Muy importantes		
Free-form amino acid complex	Según indicaciones de la etiqueta, 2 veces al día. Tomar con el estómago vacío.	Suministra proteína, necesaria para la adecuada función cerebral y para combatir la depresión.
L-Tyrosine	500 mg 2 veces al día y 500 mg a la hora de acostarse. Tomar con agua o jugo con el estómago vacío. No tomar con leche. Para mejor absorción, tomar con 50 mg de vitamina B$_6$ y 100 mg de vitamina C.	Importante para tratar la depresión. Estabiliza los cambios anímicos. *Ver* AMINOÁCIDOS en la Primera Parte. *Advertencia:* si está tomando algún inhibidor MAO para la depresión, no debe utilizar este suplemento.
Taurine	500 mg 3 veces al día con el estómago vacío.	Su deficiencia puede producir hiperactividad, ansiedad y disfunción cerebral.
Vitamin B complex o liver extract en inyección más extra vitamin B$_6$ (pyridoxine) y vitamin B$_{12}$	2 cc 2 veces por semana, o según prescripción médica. 1/2 cc 2 veces por semana, o según prescripción médica. 1 cc 2 veces por semana, o según prescripción médica.	Proporcionan las vitaminas B esenciales para el correcto funcionamiento del cerebro y para la salud del sistema nervioso. Todos los inyectables se pueden combinar en una sola inyección.
o vitamin B complex	100 mg 3 veces al día.	Utilizar una fórmula hipoalergénica. Es más eficaz en forma sublingual.
más vitamin B$_{12}$	15 mg 2 veces al día con el estómago vacío.	Importante para la producción de mielina. Las vainas que cubren los nervios se componen de mielina. Utilizar lozenges o administrar en forma sublingual.

Zinc	50 mg al día. No tomar más de 100 mg al día de todos los suplementos.	Protege las células cerebrales. Para mejor absorción, utilizar lozenges de zinc gluconate u OptiZinc.

Importante		
Lithium	Según prescripción médica.	Este micromineral altera los ciclos maniaco-depresivos, lo que ayuda a estabilizar el estado de ánimo. Sólo se consigue con prescripción médica.

Provechosos		
Essential fatty acids	Según indicaciones de la etiqueta.	Importantes para la estabilidad de la presión arterial y para mejorar la circulación cerebral.
Multivitamin y mineral complex con		El desequilibrio mineral puede causar depresión. Utilizar una fórmula high-potency.
calcium	1.500 mg al día.	Tienen efectos calmantes y mejoran el sueño cuando
y magnesium	750 mg al día.	se toman a la hora de acostarse.
Vitamin C	3.000-6.000 mg al día.	Ayuda al funcionamiento del cerebro y protege los sistemas inmunológico y nervioso.

RECOMENDACIONES

❑ Haga una dieta que conste de vegetales, frutas, nueces, semillas, fríjoles y legumbres. Los granos enteros y los productos a base de granos enteros son recomendables, excepto los que contienen gluten, que sólo se deben consumir con moderación (*ver* ENFERMEDAD CELIACA en la Segunda Parte para obtener información adicional sobre la dieta con restricción de gluten). Consuma pavo y pescado de carne blanca dos veces a la semana.

❑ Elimine de su dieta el azúcar y los derivados del azúcar (lea cuidadosamente las etiquetas de los productos). También debe evitar el alcohol, los productos lácteos, la cafeína, las bebidas carbonatadas y todos los alimentos que tengan colorantes, saborizantes, preservativos y otro tipo de aditivos.

❑ Tenga en cuenta que las alergias a los alimentos pueden agravar los altibajos anímicos. Haga una dieta de eliminación para detectar qué alimentos podrían estar causando el problema y luego elimínelos de su dieta. *Ver* ALERGIAS en la Segunda Parte.

❑ Tome dosis altas de vitaminas del complejo B, aproximadamente 100 miligramos de cada una tres veces al día. Las vitaminas del complejo B son muy importantes para combatir todos los trastornos afectivos. Para mejor absorción, se deben administrar en inyección (con supervisión médica) o en forma sublingual. Las personas que sufren del trastorno maniaco-depresivo no absorben fácilmente las vitaminas del complejo B y por esta razón suelen presentar deficiencia de estas vitaminas.

❑ Evite la colina y los aminoácidos ornitina y arginina. Estas sustancias pueden empeorar los síntomas.

ASPECTOS PARA TENER EN CUENTA

❑ Las inyecciones de vitamina B_{12} y las dosis muy altas de vitaminas B suelen producir mejoría. El efecto de las vitaminas B en el cerebro es parecido al del litio.

❑ Los aminoácidos, especialmente taurina y tirosina, son importantes para el tratamiento de este mal.

❑ El micromineral litio influye en el ritmo de los ciclos cerebrales y ayuda a nivelar el estado de ánimo de las personas aquejadas por el trastorno maniaco-depresivo. Sin embargo, las altas dosis de litio que se utilizan para tratar este problema pueden ocasionar efectos secundarios, entre ellos náuseas, vómito, temblor, disfunción renal y aumento del tamaño de la glándula tiroides.

❑ Según un artículo publicado en la revista *The New England Journal of Medicine,* las personas que sufren de depresión y de trastorno maniaco-depresivo al parecer son hipersensibles al neurotransmisor acetilcolina. Por tanto, la dosis de colina no debe exceder la cantidad que se encuentra en una vitamina múltiple.

❑ La proliferación de levaduras en el tracto intestinal y las deficiencias nutricionales pueden agravar el trastorno maniaco-depresivo. Las alergias alimentarias como, por ejemplo, a los productos de wheat, y el consumo de gran cantidad de cafeína y/o de azúcar refinado pueden empeorar los síntomas.

❑ De acuerdo con el experto en medicina ambiental Richard S. Wilkinson, M.D., de Yakima, Washington, el trastorno maniaco-depresivo podría ser causado por alergia o intolerancia a agentes medioambientales.

❑ Algunas afecciones sistémicas pueden producir depresión, entre ellas la enfermedad de Alzheimer, la diabetes mellitus, la encefalitis, el hipertiroidismo, el hipotiroidismo, la esclerosis múltiple y la enfermedad de Parkinson. El diagnóstico de depresión sólo se puede hacer después de someter al paciente a un concienzudo examen físico que permita descartar la existencia de alguna enfermedad.

❑ *Ver también* DEPRESIÓN en la Segunda Parte.

Trastornos de la alimentación

Ver ANOREXIA NERVIOSA, BULIMIA, FALTA DE PESO, INAPETENCIA, OBESIDAD.

Trastornos de las glándulas suprarrenales

Las glándulas suprarrenales son dos órganos con forma triangular que se encuentran encima de los riñones. Cada glándula pesa normalmente alrededor de 5 gramos (un poco menos que la quinta parte de una onza) y consta de dos partes: corteza, o sección externa, que es responsable de la producción de cortisona, y médula, o sección central, que segrega adrenalina.

La corteza adrenal ayuda a preservar el equilibrio del sodio y del agua en el organismo. También interviene en el metabolismo de los carbohidratos y en la regulación del azúcar sanguíneo. Así mismo, la corteza adrenal produce una hormona sexual parecida a la que producen los testículos.

La médula adrenal produce la hormona epinefrina, también llamada adrenalina, cuando el organismo está sometido a estrés. Esta hormona acelera la tasa metabólica e induce otros cambios fisiológicos destinados a ayudarle al organismo a afrontar el peligro.

Cuando la función de las glándulas suprarrenales es deficiente se pueden presentar los siguientes síntomas: debilidad, aletargamiento, vahídos, dolores de cabeza, problemas de memoria, antojos alimentarios, alergias y problemas de azúcar sanguíneo. Cuando el funcionamiento de la corteza adrenal está seriamente disminuido se puede desarrollar una alteración muy poco común llamada *enfermedad de Addison*. Entre los síntomas de esta enfermedad están fatiga, pérdida del apetito, vahídos o desmayos, náuseas, irritabilidad, pérdida de vello corporal e incapacidad para afrontar el estrés. Otro síntoma común es sensación permanente de frío. El cambio anormal de coloración y el oscurecimiento de la piel también son frecuentes entre los pacientes de la enfermedad de Addison. El cambio anormal de coloración en las rodillas, los codos, las cicatrices, y los pliegues de la piel y de las manos es más notorio cuando estas partes del cuerpo se exponen al sol. La boca, la vagina y las pecas se pueden ver más oscuras. Esta enfermedad también se caracteriza por el desarrollo de bandas pigmentadas a lo largo de las uñas y por oscurecimiento del cabello. La enfermedad de Addison es una alteración crónica que requiere tratamiento de por vida.

El *síndrome de Cushing* es una enfermedad muy poco frecuente cuya causa es el exceso de actividad de la corteza adrenal. Las personas que padecen de este síndrome adquieren una apariencia característica. Suelen tener estómago y glúteos grandes y pesados, extremidades muy delgadas y rostro bastante redondeado. Otras características del síndrome de Cushing son debilidad en los músculos, pérdida de masa muscular, párpados hinchados y marcas rojas y redondeadas parecidas a acné en la cara. Es común el aumento de vello corporal, y a las mujeres les puede salir bigote y barba. Los pacientes del síndrome de Cushing suelen ser más susceptibles a las enfermedades y se curan con dificultad. El adelgazamiento de la piel que produce este trastorno suele facilitar el desarrollo de estrías y de contusiones.

Las terapias prolongadas con cortisone para enfermedades no endocrinas, como artritis y asma, suelen alterar el funcionamiento de las glándulas suprarrenales. El uso prolongado de medicamentos con cortisone hace que las glándulas suprarrenales se achiquen, lo que puede producir la apariencia física que es característica del síndrome de Cushing. La insuficiencia adrenocortical también puede originarse en enfermedad pituitaria y en tuberculosis. Los malos hábitos nutricionales, el tabaquismo y el abuso del alcohol y de otras drogas pueden contribuir a la insuficiencia adrenal.

SELF-TEST DE FUNCIONAMIENTO ADRENAL

La presión sanguínea sistólica (el primer número que se obtiene al medir la presión sanguínea; por ejemplo, *120/80*) suele ser alrededor de diez puntos más alta cuando la persona está de pie que cuando está acostada. Sin embargo, cuando las glándulas suprarrenales no funcionan adecuadamente esto podría no ser así.

Tómese la presión arterial dos veces: la primera vez estando acostado y la segunda estando parado. Luego compare las lecturas. Primero, acuéstese y repose durante cinco minutos. Luego tómese la presión arterial. A continuación párese y vuélvase a tomar inmediatamente la presión arterial. Si la lectura es más baja después de pararse, es válido sospechar que hay alguna deficiencia en el funcionamiento de las glándulas suprarrenales. El descenso de la presión arterial al pararse suele ser proporcional al grado de insuficiencia adrenal.

NUTRIENTES

SUPLEMENTOS	DOSIS SUGERIDAS	COMENTARIOS
Esenciales		
Vitamin B complex más extra	100 mg 2 veces al día.	Todas las vitaminas B son necesarias para la función adrenal.
pantothenic acid (vitamin B$_5$)	100 mg 3 veces al día.	Las glándulas suprarrenales no funcionan adecuadamente en ausencia de ácido pantoténico.
Vitamin C con bioflavonoids	4.000-10.000 mg al día divididos en varias tomas.	Vitales para el correcto funcionamiento de las glándulas suprarrenales.
Muy importante		
L-Tyrosine	500 mg al día con el estómago vacío. Tomar con agua o jugo. No tomar con leche. Para mejor absorción, tomar con 50 mg de vitamina B$_6$ y 100 mg de vitamina C.	Ayuda al funcionamiento de las glándulas suprarrenales y alivia el exceso de estrés de estas glándulas. *Ver* AMINOÁCIDOS en la Primera Parte. *Advertencia:* si está tomando algún inhibidor MAO para la depresión, no debe tomar tirosina.
Importantes		
Raw adrenal y raw adrenal cortex glandulars	Según indicaciones de la etiqueta. Según indicaciones de la etiqueta.	Las proteínas derivadas de estas sustancias adrenales favorecen la regeneración de las glándulas suprarrenales. *Ver* TERAPIA GLANDULAR en la Tercera Parte.
Provechosos		
Chlorophyll	Según indicaciones de la etiqueta.	Limpia el torrente sanguíneo.
Coenzyme Q$_{10}$	60 mg al día.	Transporta oxígeno a todas las glándulas.
Germanium	100 mg al día.	Mejora la función inmunológica.

Multivitamin y mineral complex		Todos los nutrientes son necesarios para reforzar la función de las glándulas suprarrenales. Utilizar una fórmula high-potency. Si tiene diabetes, utilice una fórmula sin betacaroteno.
con natural beta-carotene	15.000 UI al día.	
y copper más	3 mg al día.	
potassium	99 mg al día.	Debe tomarse de manera equilibrada con el sodio. El potasio se pierde con este trastorno.
y zinc	50 mg al día. No tomar más de 100 mg al día de todos los suplementos.	Estimula el funcionamiento del sistema inmunológico.
Raw liver extract	Según indicaciones de la etiqueta.	Proporciona vitaminas B, hierro y enzimas.
Raw spleen y raw pituitary glandulars	Según indicaciones de la etiqueta.	Estimulan la función inmunológica y favorecen la curación. *Ver* TERAPIA GLANDULAR en la Tercera Parte.

HIERBAS

❏ La hierba astragalus mejora el funcionamiento de las glándulas suprarrenales y sirve para reducir el estrés.

Advertencia: No tome esta hierba cuando tenga fiebre.

❏ El producto China Gold, de Aerobic Life Industries, es una fórmula líquida de diversas hierbas que estimula la función adrenal y combate la fatiga. Contiene diez variedades de ginseng y otras veintiséis importantes hierbas.

❏ Utilizar echinacea puede aumentar la producción de los glóbulos blancos de la sangre y proteger a los tejidos contra las invasiones bacterianas.

❏ El extracto de milk thistle ayuda a la función hepática, lo que a su vez contribuye al buen funcionamiento de las glándulas suprarrenales.

❏ La hierba Siberian ginseng les ayuda a las glándulas suprarrenales a preparar al organismo para afrontar situaciones de estrés.

Advertencia: No utilice esta hierba si sufre de hipoglicemia, hipertensión arterial o algún problema cardíaco.

RECOMENDACIONES

❏ Consuma abundantes frutas y vegetales frescos, en particular vegetales hojosos de color verde. Otros alimentos sanos que debe incluir en su dieta son brewer's yeast, brown rice, legumbres, nueces, aceites de oliva y de safflower, semillas, wheat germ y granos enteros.

❏ Consuma pescado de aguas oceánicas profundas, salmón o atún por lo menos tres veces a la semana.

❏ Incluya en su dieta ajo, cebolla, hongos shiitake y pearl barley. Estos alimentos contienen germanio, un poderoso estimulante del sistema inmunológico.

❏ Evite el alcohol, la cafeína y el tabaco. Estas sustancias son altamente tóxicas para varias glándulas, entre ellas las suprarrenales.

❏ Aléjese de las grasas, los alimentos fritos, el jamón, el cerdo, los alimentos altamente procesados, las carnes rojas, las sodas, el azúcar y la harina blanca. Estos alimentos les imponen un gran esfuerzo a las glándulas suprarrenales.

❏ Haga ejercicio con regularidad y con moderación. El ejercicio estimula las glándulas suprarrenales y ayuda a aliviar el estrés.

❏ En lo posible, evite el estrés. El estrés continuo y prolongado, como el que producen las relaciones conflictivas de pareja, los problemas laborales, las enfermedades, la baja autoestima y la soledad, es perjudicial para las glándulas suprarrenales. Tome medidas tendientes a solucionar los problemas que le ocasionan estrés. *Ver* ESTRÉS en la Segunda Parte.

ASPECTOS PARA TENER EN CUENTA

❏ Los pacientes de la enfermedad de Addison debe tomar drogas prescritas por un médico y deben prestarle especial atención a su dieta. Es conveniente que tomen suplementos nutricionales.

❏ La hormona adrenocorticotrópica (ACTH), que la glándula pituitaria libera en situaciones de estrés, desencadena una secuencia de reacciones bioquímicas que se traducen en la activación de sustancias que elevan la presión arterial. La presencia de esta hormona propicia la retención de sodio y la excreción de potasio. Como consecuencia de este proceso, el estrés no sólo les exige un gran esfuerzo a las glándulas suprarrenales, sino que también puede hacer que el organismo retenga líquido. Esto puede conducir a la hipertensión.

❏ El estrés sostenido es el factor más importante en la "extenuación adrenal", entre cuyas manifestaciones están deficiencia inmunológica y enfermedades degenerativas.

Trastornos producidos por la radiación

La exposición a sustancias radiactivas produce diversos trastornos. Las sustancia radiactivas son elementos constituidos por átomos inestables que liberan energía como resultado de la descomposición espontánea de sus núcleos. Cuando la energía liberada por un elemento radiactivo es suficientemente fuerte para desalojar electrones de otros átomos o moléculas que encuentra en su camino, puede causarle daño al tejido vivo o, incluso, destruirlo. Este tipo de radiación se llama radiación ionizante. Aunque una sola célula se exponga a la radiación, ésta puede destruir, dañar o alterar la composición de esa célula. La alteración de la estructura celular a causa de las partículas radiactivas puede conducir al cáncer. Cuando el DNA de la célula sufre daño, se pueden producir mutaciones genéticas que se transmiten a los hijos.

La clase y la magnitud del daño provocado por la exposición a la radiación dependen de la dosis total de radiación recibida, de la duración de la exposición, y del tamaño y la localización del área afectada. Desde luego, cuanto mayor es el grado de exposición, tanto peor es el daño. Sin embargo, el tiempo de exposición puede atenuar este efecto. Administrar una dosis relativamente alta de radiación en el lapso de unos pocos minutos puede ser fatal, mientras que administrar la misma dosis a lo largo de varias semanas o meses es considerablemente menos perjudicial. De igual manera, la radiación se tolera mejor cuando afecta sólo a un porcentaje pequeño del tejido corporal y/o cuando no afecta a ciertos órganos clave. Algunos tejidos son más susceptibles que otros al daño producido por la radiación. En general, las células que son reemplazadas con relativa rapidez son más sensibles que las que se demoran más tiempo en reproducirse.

Desde el punto de vista estructural, los elementos radiactivos son similares a sus contrapartes no radiactivos y solamente difieren en el número de neutrones que contienen los átomos. Ésta es la razón por la cual la nutrición es tan importante para prevenir o bloquear el daño ocasionado por la exposición a elementos radiactivos. Si usted no obtiene en su dieta cantidades suficientes de calcio, potasio y otros minerales, es posible que su organismo absorba elementos radiactivos cuya estructura se parece a la de estos nutrientes. Por ejemplo, si usted no ingiere suficiente calcio, su organismo absorberá estroncio radiactivo 90 u otros elementos similares estructuralmente al calcio, si están disponibles. De igual manera, si usted obtiene suficiente potasio en su dieta, es menos probable que su organismo retenga el cesio radiactivo 137 que encuentre, pues este elemento es parecido al potasio. Cuando las células obtienen en la dieta todos los nutrientes que requieren, es mucho menos probable que absorban sustitutivos radiactivos, los cuales, en este caso, se eliminan del organismo más fácilmente.

Los efectos de la exposición a la radiación pueden ser agudos y presentarse tras una sola exposición de intensidad relativamente alta, o pueden ser demorados y crónicos. Las reacciones agudas a la radiación son sumamente peligrosas. Pueden ocasionar síntomas como desgano, náuseas, vómito, debilidad y pérdida de la coordinación. El paciente puede deshidratarse y presentar convulsiones, shock e, incluso, morir. Afortunadamente, no es común exponer a los pacientes a la cantidad y al tipo de radiación que podría provocar tan graves reacciones. Mucho más frecuente es la exposición crónica y/o de bajo nivel. Entre los síntomas asociados con esta clase de radiación se cuentan cataratas, vahídos, fatiga, dolores de cabeza y náuseaas. Entre las fuentes más comunes de exposición a radiación de bajo nivel están los rayos X que utilizan tanto los médicos como los odontólogos (*ver* Radiación con rayos X en esta sección), y otros procedimientos diagnósticos y terapéuticos que incluyen el uso de material radiactivo. A mucha gente le inyectan elementos radiactivos para examinar el área problema y poder hacer un diagnóstico acertado. Otras fuentes de exposición a la radiación son el radón o el uranio del suelo o de los materiales de construcción, el humo del tabaco y aparatos como teléfonos celulares, computadores con terminales de video, juegos electrónicos, hornos de microondas, aparatos de radar, platos satelitales y detectores de humo.

Los trabajadores de ciertas industrias, como las que generan energía nuclear y producen material radiactivo para aplicaciones médicas e industriales, tienen una probabilidad más alta que la mayoría de la gente de exponerse a niveles perjudiciales de radiación.

La radioterapia para el cáncer implica someter las células cancerosas a la acción de dosis bastante altas de radiación. Este tratamiento busca, por una parte, destruir las células cancerosas a base de radiación y, por otra parte, afectar al mínimo al tejido sano. Los pacientes que se someten a radioterapia experimentan síntomas característicos: náuseas, vómito, dolor de cabeza, debilidad, inapetencia y caída del cabello.

Las modificaciones nutricionales y dietéticas para minimizar los efectos de la radiación dependen del tipo de radiación implicado.

ESTRONCIO 90

El estroncio 90 (Sr-90) es un elemento radiactivo de estructura similar a la del calcio. A causa de las pruebas nucleares, el Sr-90 ha contaminado la tierra y ha pasado a los seres humanos a través del agua y de los alimentos, especialmente leche y productos lácteos. El forraje para el ganado proviene, generalmente, de cultivos regados con agua contaminada con estroncio 90. Este elemento radiactivo se acumula en los huesos y en los dientes.

Una dieta suficientemente rica en calcio protege al organismo contra el Sr-90. Algunos estudios indican que el organismo solamente retiene este elemento cuando no dispone de cantidades suficientes de calcio. La contaminación con Sr-90 se relaciona con anemia y con cáncer de hueso (osteosarcoma), leucemia y muchas otras formas de cáncer. Para protegerse contra el estroncio 90, incluya en su programa los siguientes suplementos.

NUTRIENTES

SUPLEMENTOS	DOSIS SUGERIDAS	COMENTARIOS
Provechosos		
Apple pectin	Según indicaciones de la etiqueta.	Se liga al estroncio 90 y lo elimina del organismo.
Calcium y magnesium	2.000 mg al día. 1.000 mg al día.	Contrarrestan el estroncio 90. El calcio y el magnesio de deben tomar en una relación de dos a uno. Utilizar variedades chelate.
Coenzyme Q10	60 mg al día.	Importante neutralizador de los radicales libres.
Garlic (Kyolic)	2 cápsulas 3 veces al día.	Poderoso estimulante del sistema inmunológico.
Grape seed extract	Según indicaciones de la etiqueta.	Poderoso antioxidante.
Kelp	1.000-1.500 mg al día.	Contiene minerales necesarios, en especial yodo, que protege contra la acumulación del estroncio 90.

L-Cysteine y L-methionine	Según indicaciones de la etiqueta, con el estómago vacío. Tomar con agua o jugo. No tomar con leche. Para mejor absorción, tomar con 50 mg de vitamina B$_6$ y 100 mg de vitamina C.	Protegen contra los efectos nocivos de la radiactividad y de la contaminación. Ver AMINOÁCIDOS en la Primera Parte.
Lecithin granules o capsules	1 cucharada 3 veces al día con las comidas. 1.200 mg 3 veces al día con las comidas.	Protegen las membranas celulares.
Multivitamin y mineral complex	Según indicaciones de la etiqueta.	Protección básica contra la radiación. Utilizar una fórmula high-potency.
Selenium	200 mcg al día.	Importante antioxidante.
Superoxide dismutase (SOD)	Según indicaciones de la etiqueta.	Poderoso neutralizador de los radicales libres.
Vitamin B complex	100 mg al día.	Provechoso para los sistemas enzimáticos de las células. Utilizar una fórmula high-stress.
Vitamin C	2.000-10.000 mg al día divididos en varias tomas.	La vitamina C, en combinación con la vitamina E, neutraliza y destruye a los radicales libres que se forman por efecto de la radiación.
Vitamin E	Empezar con 200 UI al día y aumentar lentamente hasta 800 UI al día.	La vitamina E, en combinación con la vitamina C, neutraliza y destruye a los radicales libres que se forman por efecto de la radiación.

Recomendaciones

❑ Elimine de su dieta todos los productos lácteos, excepto yogur y productos agrios. La leche y los productos lácteos son importantes fuentes de Sr-90 en Estados Unidos.

❑ Suplemente su dieta con pectina (se encuentra en la manzana), seaweed y semillas de sunflower. La pectina se liga con el Sr-90.

RAYOS X

Actualmente, los chequeos odontológicos casi siempre incluyen rayos X para detectar caries. Los médicos toman rayos X para determinar si hay fracturas óseas, para comprobar el estado general de los sistemas cardiovascular y respiratorio y para localizar tumores y áreas disfuncionales. A las mujeres se les urge a hacerse mamografías regularmente para detectar el cáncer de seno en sus inicios. A pesar de que los rayos X se emplean de manera tan amplia, los dentistas, los médicos, los quiroprácticos y los hospitales suelen pasar por alto el peligro potencial que entrañan incluso cantidades pequeñas de radiación y sus efectos a largo plazo. Entre los riesgos que corren quienes se exponen a niveles bajos de radiación con rayos X están esterilidad, daño tisular y cáncer. Las mujeres que se exponen a los rayos X estando embarazadas tienen un riesgo más alto de sufrir un aborto o de dar a luz un hijo con defectos de nacimiento.

La investigación sobre el cáncer indica que un porcentaje significativo de las mujeres estadounidenses han heredado un gen sensible a la exposición a los rayos X, llamado *oncogén AC*. La exposición a los rayos X, incluso durante períodos breves, puede llevar a que estas mujeres contraigan cáncer.

La cantidad de radiación procedente de los rayos X se cuantifica en unidades llamadas roentgens. La National Academy of Science informó que la exposición (única o acumulativa) a 10 miliroentgens de radiación de los rayos X aumenta el riesgo de desarrollar cáncer. Ésta es la misma cantidad de radiación a la cual se expone el tórax cuando se toman radiografías para la tuberculosis. En la mamografía se utiliza una dosis mucho más baja. Sin embargo, cada vez hay más evidencias de que posiblemente *no* existen niveles seguros de radiación. La exposición prolongada a la radiación también destruye el sistema inmunológico del organismo.

Para protegerse contra los efectos nocivos de la radiación con rayos X, siga el programa de suplementos que se presenta a continuación.

NUTRIENTES

SUPLEMENTOS	DOSIS SUGERIDAS	COMENTARIOS
Muy importantes		
Coenzyme Q$_{10}$	100 mg al día.	Protege al organismo contra los efectos perjudiciales de la radiación.
Glutathione más L-cysteine y L-methionine	500 mg al día de cada uno. Tomar con el estómago vacío, con agua o jugo. No tomar con leche. Para mejor absorción, tomar con 50 mg de vitamina B$_6$ y 100 mg de vitamina C.	Desintoxican al organismo de las sustancias nocivas y protegen contra los efectos de la radiación.
Kelp	1.000-1.500 mg al día.	Protege contra la radiación. Administrar en tableta o consumir vegetales de mar.
Importantes		
Garlic (Kyolic)	2 cápsulas 3 veces al día.	Estimula y protege el sistema inmunológico.
Grape seed extract	Según indicaciones de la etiqueta.	Poderoso antioxidante.
Oxy-5000 Forte de American Biologics	Según indicaciones de la etiqueta.	Este poderoso antioxidante tiene un alto contenido de superoxide dismutase (SOD).
Pantothenic acid (vitamin B$_5$)	200 mg antes y después de los rayos X. En adelante, 50 mg al día.	Protege contra los efectos nocivos de la radiación.
Selenium	200 mcg al día.	Este neutralizador de los radicales libres protege contra el cáncer.
Vitamin C con bioflavonoids	3.000-10.000 mg al día.	Protegen el sistema inmunológico. El complejo de vitamina C que contiene 200 mg de rutina por cápsula es más eficaz.

Provechosos		
Brewer´s yeast	Según indicaciones de la etiqueta.	Fuente natural de ácido pantoténico y de las demás vitaminas B.
Lecithin granules o capsules	1 cucharada 3 veces al día. Tomar con las comidas. 1.200 mg 3 veces al día. Tomar con las comidas.	Protegen a las membranas celulares contra la radiación.
Vitamin A	25.000 UI al día. Si está embarazada, no debe tomar más de 10.000 UI al día.	Protege y fortalece el sistema inmunológico, en especial cuando se combina con vitamina E.
Vitamin B complex más extra inositol	50 mg 3 veces al día. 100 mg al día.	Ayudan a proteger contra los efectos dañinos de la radiación.
Vitamin E	400-1.000 UI al día.	Protege y fortalece el sistema inmunológico, en especial cuando se combina con vitamina A.
Zinc	50-80 mg al día. No tomar más de 100 mg al día de todos los suplementos.	Ayuda a aumentar la inmunidad. Para mejor absorción, utilizar lozenges de zinc gluconate u OptiZinc.

Hierbas

❏ La hierba chaparral ayuda a proteger contra la radiación nociva.

Advertencia: No utilice esta hierba regularmente y no la utilice todos los días durante más de una semana. A largo plazo, esta hierba puede ser perjudicial para el hígado.

Recomendaciones

❏ Incluya manzana en su dieta. La manzana es buena fuente de pectina, que se liga a las partículas radiactivas.

❏ Consuma buckwheat por su alto contenido de rutina, un bioflavonoide que protege contra la radiación.

❏ Consuma aguacate, limón y aceites de oliva y de safflower prensados en frío. Estos aceites suministran ácidos grasos esenciales.

❏ Tome mucho agua destilada al vapor.

❏ A menos que sean absolutamente necesarios, evite los rayos X.

Aspectos para tener en cuenta

❏ Un estudio realizado en la University of Medicine and Dentistry de New Jersey, en Newark, mostró que las ratas que recibieron jugo de naranja antes de ser expuestas a radiación de bajo nivel (entre 1 y 50 rads) sufrieron la mitad del daño que las ratas que recibieron agua antes de la exposición.

❏ *Ver también* DEBILIDAD DEL SISTEMA INMUNOLÓGICO en la Segunda Parte.

YODO RADIACTIVO

La glándula tiroides necesita yodo para producir hormonas que ayudan a regular los procesos del organismo. Cuando la dieta no aporta la cantidad necesaria de yodo, el organismo tiene que proporcionarle a la tiroides yodo radiactivo 131 (I-131), que abunda bastante en el medio ambiente a causa de la contaminación atmosférica del agua y de los alimentos. Por ejemplo, el I-131 abunda en la leche por la exposición de las vacas y las cabras a la lluvia radiactiva (y ácida) en los campos. La presencia en la tiroides de I-131 radiactivo puede deteriorar las células y reducir la capacidad de funcionamiento de esta glándula, lo que posiblemente lleva al cáncer.

Como resultado del desastre nuclear de Chernobyl, Ucrania, en 1986, mucha gente estuvo expuesta a la precipitación de yodo radiactivo en la atmósfera. En un esfuerzo por proteger a la gente, las autoridades sanitarias soviéticas les dieron grandes cantidades de yodo no radiactivo a las personas que con mayor probabilidad estuvieron expuestas a este peligroso elemento radiactivo. Esto se hizo para prevenir la absorción de por lo menos algunas de las sales de yodo radiactivo; cuando el organismo se satura de yodo, es más probable que elimine el elemento radiactivo y menos probable que lo absorba.

El poder destructivo del yodo radiactivo se puede utilizar en tratamientos médicos como, por ejemplo, en el del cáncer de tiroides. El I-131 se puede utilizar para destruir el tejido tiroideo maligno que haya quedado tras la cirugía para extirpar el tumor canceroso. Si el cáncer de la tiroides es inoperable, se puede utilizar I-131 junto con tratamiento de radiación externa.

NUTRIENTES

SUPLEMENTOS	DOSIS SUGERIDAS	COMENTARIOS
Muy importantes		
Calcium y magnesium	1.500 mg al día. 750 mg al día.	Protegen contra la radiación.
Coenzyme Q₁₀	60 mg al día.	Protege contra muchos químicos y contra la radiación.
Kelp	2.000-3.000 mg al día.	Contiene minerales esenciales, en especial yodo, que protege contra los trastornos producidos por la radiación.
Vitamin C con citrus bioflavonoids y rutin	5.000–20.000 mg al día divididos en varias tomas. *Ver* FLUSH DE ÁCIDO ASCÓRBICO en la Tercera Parte.	Poderosos neutralizadores de los radicales libres. Este bioflavonoide no cítrico neutraliza los desechos ácidos.
Vitamin E	Empezar con 400 UI al día y aumentar poco a poco hasta 800 UI al día.	Neutraliza a los nocivos radicales libres.
Importantes		
Garlic (Kyolic)	2 cápsulas 3 veces al día.	Poderoso estimulante y protector del sistema inmunológico.

Grape seed extract	Según indicaciones de la etiqueta.	Poderoso antioxidante. Protege contra los radicales libres.
L-Cysteine y L-methionine	500 mg al día de cada uno. Tomar con el estómago vacío con agua o jugo. No tomar con leche. Para mejor absorción, tomar con 50 mg de vitamina B$_6$ y 100 mg de vitamina C.	Estos poderosos desintoxicantes protegen el hígado. Importantes para proteger contra la radiación y la contaminación. *Ver* AMINOÁCIDOS en la Primera Parte.
Lecithin granules o capsules	1 cucharada 3 veces al día antes de las comidas. 1.200 mg 3 veces al día antes de las comidas.	Necesarios para la protección de las células.
Raw thyroid glandular	Según indicaciones de la etiqueta.	Protege y refuerza la glándula tiroides. *Ver* TERAPIA GLANDULAR en la Tercera Parte.
Vitamin B complex	100 mg 2 veces al día con las comidas.	Beneficioso para la protección y el funcionamiento de las células.
Provechoso		
Multivitamin y mineral complex	Según indicaciones de la etiqueta.	Protege las células.

Recomendaciones

❑ Consuma abundantes vegetales crucíferos, como bróculi, col de Bruselas, cabbage y coliflor.

❑ Incluya en su dieta productos de leche agria, como yogur, buttermilk y kéfir. Estos productos contienen bacterias *Lactobacillus*, que protegen el tracto gastrointestinal. También se ha descubierto que protegen contra la radiación.

❑ Suplemente su dieta con pectina, que se encuentra en la manzana y en el kelp. El kelp es un alimento rico en yodo. El elemento sodium alginate, que también se encuentra en el seaweed, actúa como agente chelating. Además, protege al organismo contra los efectos perjudiciales de la radiación porque se une a los elementos radiactivos y los elimina del organismo.

Tromboflebitis

Flebitis significa inflamación de una vena. Esta alteración se presenta habitualmente en las extremidades y, en particular, en las piernas. Cuando la inflamación se relaciona con la formación de un trombo (coágulo sanguíneo) en la vena, se denomina *tromboflebitis*.

La tromboflebitis puede ser superficial o profunda. Se considera superficial cuando afecta a una vena subcutánea, es decir, a una de las venas que se encuentran cerca de la superficie de la piel. En la tromboflebitis superficial la vena afectada se siente al tacto más dura de lo normal, y por lo regular se ve como una línea rojiza bajo la piel. Además, se hincha y duele.

Cuando el compromiso venoso está muy extendido, los vasos linfáticos (vasos de paredes delgadas que transportan fluido de los tejidos hacia el torrente sanguíneo) se pueden inflamar. La trombosis superficial es una dolencia relativamente común. Entre los factores que promueven el desarrollo de coágulos superficiales se cuentan los traumas, las infecciones, permanecer de pie durante períodos largos, la falta de ejercicio y la administración intravenosa de medicamentos. El embarazo, las venas várices, la obesidad y el hábito de fumar aumentan el riesgo de desarrollar tromboflebitis superficial. La tromboflebitis también se puede asociar con intolerancia o alergia a ciertos agentes del medio ambiente. El diagnóstico se basa, por lo regular, en hallazgos físicos y/o en una historia médica que revele la existencia de factores importantes de riesgo.

La tromboflebitis profunda (conocida también como trombosis venosa profunda) afecta a las venas intermusculares o intramusculares que se encuentran bastante debajo de la superficie de la piel. Esta alteración es mucho más grave que la tromboflebitis superficial, porque las venas afectadas son más grandes y se ubican profundamente dentro de la musculatura de la pierna. Estas venas son responsables de movilizar el 90 por ciento de la sangre que fluye de regreso al corazón desde las piernas. Entre los síntomas de la tromboflebitis profunda están dolor, sensación de calor, edema y/o coloración azulosa de la piel de la extremidad afectada. En algunas ocasiones (pero no con frecuencia), estos síntomas se presentan acompañados de fiebre y escalofrío. El dolor, que es profundo, empeora al estar de pie o al caminar, y mejora con el descanso, especialmente cuando se eleva la pierna. Las venas que se encuentran directamente por debajo de la piel se dilatan y se vuelven más visibles.

El peligro principal de la tromboflebitis profunda estriba en que el flujo sanguíneo a través de las venas se restringe marcadamente, lo que puede llevar a insuficiencia venosa crónica, un trastrono que se caracteriza por hinchazón, aumento de la pigmentación, dermatitis y ulceración de la pierna afectada. La tromboflebitis profunda puede, incluso, poner en peligro la vida cuando el coágulo sanguíneo se desprende del recubrimiento de la vena y se moviliza por el torrente sanguíneo hacia el corazón, un pulmón o el cerebro, alojándose en un vaso sanguíneo e interrumpiendo la circulación hacia esos órganos vitales. Sin embargo, a pesar de su gravedad potencial la tromboflebitis profunda muchas veces no produce síntomas. De hecho, casi la mitad de los pacientes de esta enfermedad no presentan síntomas. Para poder hacer un diagnóstico definitivo, el médico debe descartar otros trastornos, como celulitis y enfermedad oclusiva de las arterias. El diagnóstico se basa en los resultados de exámenes médicos, entre ellos ultrasonografía de Doppler (ultrasonido) y pletismografía, una prueba que detecta la reducción o la restricción del flujo sanguíneo en el área afectada.

La causa por la cual se forman coágulos en las venas no se conoce. Es probable que en la mayoría de los casos los coágulos se originen en lesiones menores del revestimiento interior de los vasos sanguíneos. Por ejemplo, cuando el revestimiento del vaso sufre una rasgadura microscópica, se inicia el proceso de coagulación, una parte normal del proceso de reparación del organismo. Las plaquetas se agrupan para proteger el área lesionada y se inicia una serie de procesos bioquimicos que conducen a la transformación del fibrinógeno (una proteína sanguínea circulante) en filamentos de fibrina insoluble que se depositan y forman una red que atrapa células sanguíneas, plasma y más plaquetas. El resultado es un coágulo sanguíneo. Otras posibles causas de la formación de trombos profundos son tendencia a coagular anormalmente, mala circulación, algunos tipos de cáncer y síndrome de Behçet, un mal que afecta a los vasos sanguíneos pequeños y predispone al individuo a la formación de coágulos. Entre los factores que aumentan el riesgo de sufrir de tromboflebitis profunda se cuentan parto reciente, cirugía, trauma, utilización de píldoras anticonceptivas y permanencia prolongada en cama (algunos estudios indican que hasta el 35 por ciento de los pacientes hospitalizados desarrollan esta enfermedad).

Cualquier persona puede sufrir de tromboflebitis, aunque es más frecuente en las mujeres que en los hombres. El riesgo de presentar esta enfermedad aumenta de manera impresionante después de los cuarenta años y se triplica cada veinte años.

NUTRIENTES

SUPLEMENTOS	DOSIS SUGERIDAS	COMENTARIOS
Importantes		
Acetyl-L-carnitine	500 mg al día.	Protege al cerebro y a los vasos sanguíneos contra la acumulación de grasa.
Coenzyme Q10	100-200 mg al día.	Mejora la circulación y protege el corazón.
Flaxseed oil o Ultimate Oil de Nature´s Secret	2 cucharaditas al día. Según indicaciones de la etiqueta.	Proporcionan ácidos grasos esenciales que minimizan la formación de coágulos sanguíneos y preservan la flexibilidad de las arterias y las venas. Esto promueve la salud celular y cardiovascular.
Garlic (Kyolic)	2 cápsulas 3 veces al día con las comidas.	Mejora la circulación y adelgaza la sangre.
Heart Science de Source Naturals	Según indicaciones de la etiqueta.	Contiene poderosos antioxidantes y sustancias que protegen el recubrimiento de las arterias.
Magnesium más calcium	1.000 mg al día. 1.500 mg al día.	Adelgazante natural de la sangre que reduce la tendencia a coagular de manera anormal. Actúa con el magnesio.
L-Cysteine y L-methionine	500 mg al día de cada uno con el estómago vacío. Tomar con agua o jugo. No tomar con leche. Para mejor absorción, tomar con 50 mg de vitamina B6 y 100 mg de vitamina C.	Protegen las células y previenen la acumulación de grasa en los vasos sanguíneos. Ver AMINOÁCIDOS en la Primera Parte.
Lecithin granules o capsules	1 cucharada 3 veces al día antes de las comidas. 1.200 mg 3 veces al día antes de las comidas.	Emulsificantes de la grasa. Aumentan la circulación.
L-Histidine	500 mg al día.	Importante vasodilatador.
Pycnogenol o grape seed extract	50 mg 3 veces al día. Según indicaciones de la etiqueta.	Estos antioxidantes restauran la flexibilidad de las paredes arteriales y disminuyen el riesgo de contraer tromboflebitis y enfermedades de los vasos sanguíneos.
Vitamin C con bioflavonoids	4.000-8.000 mg al día.	Ayuda a la circulación y reduce la tendencia a la formación de coágulos. Los bioflavonoides previenen las contusiones y promueven la curación.
Vitamin E	Empezar con 400 UI al día y aumentar poco a poco hasta 1.600 UI al día. Si tiene problemas de coagulación o hipertensión, debe empezar con 100 UI al día y aumentar lentamente hasta 400 UI al día.	Adelgaza la sangre y reduce la "pegajosidad" de las plaquetas. Para dosis altas, la emulsión facilita la asimilación y brinda mayor seguridad.
Zinc	50 mg al día. No tomar más de 100 mg al día de todos los suplementos.	Ayuda a la curación de las úlceras y estimula el funcionamiento inmunológico. Necesario para mantener una adecuada concentración de vitamina E en el organismo. Para mejor absorción, utilizar lozenges de zinc gluconate u OptiZinc.
Provechosos		
Advanced Carotenoid Complex de Solgar	Según indicaciones de la etiqueta.	Contiene antioxidantes y neutralizadores de los radicales libres. Además, contiene agentes que fortalecen la inmunidad y que protegen contra el cáncer y las enfermedades cardíacas.
Body Language Super Antioxidant de OxyFresh	Según indicaciones de la etiqueta.	Protege al organismo contra el daño causado por los radicales libres, el estrés ambiental y la contaminación.

HIERBAS

❑ Alfalfa, pau d'arco, red raspberry, rosemary y yarrow son hierbas antioxidantes que mejoran la oxigenación de la sangre.

❑ El butcher's broom mejora la circulación.

❑ El cayenne (capsicum) adelgaza la sangre, mitiga la presión sanguínea y mejora la circulación. Haga una cataplasma combinando esta hierba con ginger, plantain y witch hazel, y apliquesela sobre el área afectada.

❑ La hoja y la berry de hawthorn protegen el corazón.

❏ El ginger, el skullcap y la raíz de valerian dilatan los vasos sanguíneos y favorecen la circulación.

❏ El ginkgo biloba mejora la circulación y la función cerebral, y es un poderoso antioxidante.

❏ Las úlceras de las piernas se pueden tratar con extracto de goldenseal sin alcohol. Humedezca un trozo de gasa estéril con el contenido de un cuentagotas de extracto y colóquese la gasa sobre el área afectada.

RECOMENDACIONES

❏ Consuma abundantes frutas y vegetales frescos, nueces y semillas crudas, productos de soya y granos enteros.

❏ Reduzca su consumo de carne roja. Mejor aún, elimine la carne roja de su dieta.

❏ No consuma productos lácteos, alimentos fritos o salados, ni aceites vegetales procesados o parcialmente hidrogenados.

❏ Haga ejercicio con regularidad y moderación. Caminar y nadar, entre otros ejercicios, mejoran la circulación y previenen la inactividad de las venas, lo que disminuye la tendencia a la formación de coágulos.

❏ Tome baños de asiento alternando agua caliente y agua fría, o aplíquese alternativamente compresas frías y calientes utilizando las hierbas que se acaban de recomendar. *Ver* BAÑOS DE ASIENTO en la Tercera Parte.

❏ Todos los días acuéstese durante quince minutos con los pies más elevados que la cabeza. Esto es particularmente provechoso para las personas que tienen que permanecer de pie durante mucho tiempo.

❏ Hable con su farmacéutico acerca de la conveniencia de utilizar medias elásticas de compresión (antiembolism stockings) para mejorar la circulación.

❏ Si usted fuma, *deje* ese hábito. Fumar constriñe los vasos sanguíneos, lo que se traduce en mala circulación y en debilitamiento del flujo sanguíneo. Esto reviste la mayor importancia para las mujeres que toman píldoras anticonceptivas. *Ver* DEPENDENCIA DEL TABACO en la Segunda Parte.

❏ No utilice prendas apretadas que puedan afectar a la circulación, como faja y medias hasta la rodilla con banda elástica apretada.

❏ Si tiene una vena hinchada y adolorida y el problema no se soluciona después de dos semanas, consulte con un médico.

❏ Si tiene que permanecer en cama, mueva las piernas lo más que pueda para contrarrestar el estancamiento de la sangre en las venas. Lávese las piernas todos los días para retirar los gérmenes causantes de infecciones. Evite los productos que resecan la piel. Comuníquese con su médico si nota enrojecimiento o hinchazón en las piernas, pues podrían ser señales de infección.

❏ Si se le desarrollan úlceras en las piernas, manténgalas limpias y libres de gérmenes para evitar que se infecten. Siga las recomendaciones del médico en cuanto al cuidado de las úlceras, y tenga en cuenta que su curación puede demorar entre tres meses y un año. *Ver* ÚLCERAS EN LAS PIERNAS en la Segunda Parte.

ASPECTOS PARA TENER EN CUENTA

❏ El tratamiento habitual para la tromboflebitis superficial implica elevar la extremidad afectada, utilizar compresas húmedas y tibias, y descansar en cama. Es posible que el médico también prescriba medicamentos antiinflamatorios.

❏ Algunos estudios han revelado que tomar dosis bajas de aspirin (menos de una tableta regular al día) es igual de eficaz para la tromboflebitis profunda que los anticoagulantes más fuertes.

❏ La tromboflebitis profunda es un problema de salud potencialmente grave y puede requerir hospitalización. Casi siempre se les administra a los pacientes un anticoagulante, como heparin o warfarin (Coumadin), tanto por vía intravenosa como por vía oral. En algunos casos la cirugía es recomendable para inactivar la vena afectada y evitar que el coágulo se desplace a los pulmones, una situación conocida como embolia pulmonar. El tiempo de recuperación varía porque depende de la severidad de la enfermedad.

❏ El síndrome de Behçet es una enfermedad crónica y multisistémica que se caracteriza por tromboflebitis, además de artritis, iritis, uveítis y ulceración de la boca y de los genitales. Esta enfermedad se encuentra en el mundo entero, pero es más frecuente en hombres jóvenes de ascendencia mediterránea oriental y asiática oriental. Las personas que sufren de síndrome de Behçet deben evitar pincharse con agujas, pues pueden producirse lesiones inflamatorias en la piel.

❏ *Ver también* PROBLEMAS CIRCULATORIOS y ÚLCERAS EN LAS PIERNAS en la Segunda Parte.

Tuberculosis

La tuberculosis es una enfermedad altamente contagiosa producida por la bacteria *Mycobacterium tuberculosis*. Aunque la tuberculosis es, fundamentalmente, una enfermedad de los pulmones, puede afectar a cualquier órgano, incluidos los riñones, los intestinos, el bazo, el hígado y los huesos. La tuberculosis es una de las enfermedades infecciosas más letales que existen y se encuentra en el mundo entero. Aunque su historia es antigua, los conocimientos médicos modernos sobre esta enfermedad sólo se adquirieron a finales del siglo XIX. La literatura médica más antigua la describía como *tisis*, o "consunción".

La tuberculosis se propaga usualmente mediante gotitas infectadas procedentes de la tos de individuos que tienen activa la enfermedad. Esas gotitas viajan por el aire y son inhaladas por personas susceptibles. Una vez inhaladas, las bacterias se alojan en los pulmones. En este punto el organismo tiene la posibilidad de combatir exitosamente la infección. No obstante, si el sistema inmunológico no está funcionando de manera óptima o si se presenta un nuevo ataque bacteriano contra los pulmones, hay una alta probabilidad de que las bacterias se multipliquen y destruyan el tejido pulmonar. La tuberculosis también se puede contraer por medio de alimentos contaminados o de leche sin pasteurizar. En esos casos, la infección se centra básicamente en el tracto digestivo. Este tipo de tuberculosis es más frecuente en los países en vía de desarrollo y es muy poco común en el mundo occidental.

Los síntomas de la tuberculosis evolucionan lentamente y al principio se parecen a los de la influenza: malestar generalizado, tos, pérdida del apetito, sudor nocturno, dolor en el pecho y fiebre baja. Al principío la tos no es productiva, pero al ir avanzando la enfermedad se produce una cantidad cada vez mayor de esputo. A medida que la enfermedad empeora se presenta fiebre, sudor nocturno, fatiga crónica, pérdida de peso, dolor en el pecho y falta de aire. Además, el esputo puede contener sangre. En casos avanzados se puede presentar tuberculosis de la laringe, que afecta a la voz y la convierte en un susurro. Para diagnosticar la enfermedad se utilizan radiografías de tórax, cultivos de esputo y pruebas cutáneas de tuberculina.

Hasta hace poco tiempo, la comunidad médica aspiraba a que la tuberculosis se convirtiera más en una rareza que en un problema grave de salud pública. No sólo se habían desarrollado antibióticos para combatir exitosamente la enfermedad, sino que las condiciones de vida habían mejorado. Ya habían sido superados los hábitos inadecuados de higiene y la mala nutrición que habían permitido que la tuberculosis prosperara y se propagara. Sin embargo, tras un descenso en los índices de tuberculosis que duró varios decenios, los U.S. Centers for Disease Control and Prevention informaron que entre 1985 y 1991 se presentó un *incremento* del 18 por ciento en los casos de infección activa por tuberculosis en Estados Unidos. Otras autoridades también han informado que los casos de tuberculosis están aumentando nuevamente. Lo peor de todo es que han aparecido nuevas cepas resistentes al tratamiento con los antibióticos convencionales.

Al parecer, en la actualidad la tuberculosis es más perniciosa y virulenta que nunca. Varios factores han contribuido a la reaparición de esta enfermedad. Primero, para combatir eficazmente la tuberculosis, los antibióticos se deben tomar todos los días durante aproximadamente un año después del diagnóstico. Sin embargo, los síntomas mejoran mucho antes. Datos de investigación indican que miles de enfermos de tuberculosis descontinúan el tratamiento cuando los síntomas desaparecen, es decir, antes de que la infección esté completamente controlada. Esto conduce a la destrucción de las bacterias más susceptibles; sin embargo, las bacterias más resistentes a los antibióticos siguen vivas y producen nuevas generaciones resistentes al tratamiento convencional. Otros factores que han influido en la reaparición de la tuberculosis son la epidemia de AIDS (la infección con el HIV, o virus de inmunodeficiencia humana, aumenta la susceptibilidad a todo tipo de enfermedades infecciosas) y el creciente número de personas que viven en condiciones que favorecen la propagación de la enfermedad, como prisiones y albergues para los desamparados. La miseria y el hacinamiento de las zonas más

pobres de nuestras ciudades también favorecen la propagación de la tuberculosis. Otros factores que influyen en este problema son el creciente número de inmigrantes que llegan a Estados Unidos desde los países más pobres del mundo y las facilidades que hay actualmente para viajar.

A diferencia de muchas enfermedades infecciosas, la tuberculosis es una enfermedad crónica, y no hay acuerdo en torno a la posibilidad de poder curarla algún día. Parece que en muchos casos, si no en todos, algunos bacilos de la tuberculosis permanecen en los pulmones en estado latente incluso después de que la enfermedad ha sido tratada y su evolución, detenida. Por tanto, se pueden presentar recaídas en cualquier momento, generalmente cuando el sistema inmunológico está débil. El sistema inmunológico puede debilitarse a causa del estrés, el envejecimiento, la mala nutrición, las terapias con esteroides, las infecciones y las enfermedades crónicas, como diabetes. Las personas que tienen un riesgo más alto de contraer tuberculosis son los hombres afroamericanos e hispánicos de veinticinco a cuarenta y cuatro años, las personas que ya han sufrido de tuberculosis, las que tienen múltiples compañeros sexuales, las que han inmigrado recientemente desde México y países de África, Asia y Sur América, y las que utilizan drogas y alcohol. También son especialmente vulnerables a la tuberculosis los residentes de algunas instituciones (como centros para enfermos mentales y ancianatos), las personas que se han sometido a una gastrectomía (extirpación quirúrgica de todo el estómago, o de una parte) y aquellas cuyo sistema inmunológico está débil, en particular las que tienen HIV o AIDS.

NUTRIENTES

SUPLEMENTOS	DOSIS SUGERIDAS	COMENTARIOS
Muy importantes		
Garlic (Kyolic)	2 cápsulas 3 veces al día con las comidas.	Antibiótico natural. Controla la infección y estimula la función inmunológica.
AE Mulsion Forte de American Biologics	Seguir indicaciones de la etiqueta para obtener 200.000 UI al día de vitamina A. Si está embarazada, no debe tomar más de 10.000 UI al día.	Proporcionan vitaminas A y E, vitales para la curación del tejido pulmonar y para proteger contra los radicales libres. Para dosis altas, la emulsión facilita la asimilación y brinda mayor seguridad.
o vitamin A	25.000 UI al día. Si está embarazada, no debe tomar más de 10.000 UI al día.	
más natural carotenoid complex (Betatene)	25.000 UI al día.	
más vitamin E	400-800 UI al día.	
Coenzyme Q$_{10}$	75 mg al día.	Ayuda a transportar oxígeno a los tejidos, lo que favorece la curación.
Colloidal silver	Según indicaciones de la etiqueta.	Este antiséptico controla la inflamación y cura las lesiones.

Free-form amino acid complex	Según indicaciones de la etiqueta.	Necesario para la reparación de los tejidos. El organismo absorbe y asimila rápidamente los aminoácidos en estado libre.
Grape seed extract	Según indicaciones de la etiqueta.	Este poderoso antioxidante aumenta la inmunidad.
L-Cysteine y L-methionine	500 mg de cada uno 2 veces al día. Tomar con el estómago vacío con agua o jugo. No tomar con leche. Para mejor absorción y para prevenir la formación de cálculos renales de cisteína, tomar con 50 mg de vitamina B_6 y 1.500 mg de vitamina C.	Protegen los pulmones y el hígado eliminando las toxinas del organismo. Ver AMINOÁCIDOS en la Primera Parte.
Selenium	200 mcg al día.	Protege contra los radicales libres y promueve la salud del sistema inmunológico.
Vitamin B complex	100 mg 3 veces al día.	Necesario para la producción de anticuerpos y glóbulos rojos. Ayuda a la utilización del oxígeno. Utilizar una fórmula high-stress. Puede ser necesario aplicar en inyección (con supervisión médica). Si no se consigue en inyección, administra en forma sublingual.
más extra pantothenic acid (vitamin B_5) y	100 mg 3 veces al día.	Vitamina antiestrés.
vitamin B_6 (pyridoxine) más	50 mg 3 veces al día.	Algunos medicamentos que se utilizan para combatir la tuberculosis pueden producir deficiencia de esta vitamina. Reduce la inflamación y estimula la inmunidad.
brewer's yeast	1-2 cucharaditas al día. Tomar con agua o jugo.	
Vitamin C	5.000-20.000 mg al día divididos en varias tomas. Ver FLUSH DE ÁCIDO ASCÓRBICO en la Tercera Parte.	Fortalece la repuesta inmunológica y promueve la curación.
Vitamin D	Empezar con 1.000 UI al día y reducir poco a poco la dosis durante 1 mes hasta llegar a 400 UI al día.	Esencial para la utilización del calcio y el fósforo. Las personas que sufren de tuberculosis necesitan luz solar todos los días y/o vitamina D para curarse.
Vitamin E	Empezar con 400 UI al día y aumentar poco a poco la dosis durante 1 mes hasta llegar a 1.600 UI al día.	Poderoso neutralizador de los radicales libres. Protege el tejido pulmonar y aporta oxígeno a las células. Para dosis altas, la emulsión facilita la asimilación y brinda mayor seguridad.

Importantes

ACES + Zinc de Carlson Labs	Según indicaciones de la etiqueta. No tomar más de 100 mg de cinc al día de todas las fuentes.	Esta fórmula combate los radicales libres con enzimas y antioxidantes.

ClearLungs de Natural Alternatives		Ver Hierbas más adelante.
CTR Support de PhysioLogics	Según indicaciones de la etiqueta.	Reduce el daño ocasionado por la inflamación.
Essential fatty acids (Ultimate Oil de Nature's Secret es buena fuente)	Según indicaciones de la etiqueta.	Importantes para la formación de todas las células, incluidas las del tejido pulmonar.
Glutathione	500 mg al día con el estómago vacío.	Protege a los pulmones y a las células del daño causado por la oxidación.
Kelp	2.000-3.000 mg al día.	Proporciona minerales de manera natural. Rico en yodo.
L-Serine	500 mg al día con el estómago vacío. Tomar con agua o jugo. No tomar con leche. Para mejor absorción, tomar con 50 mg de vitamina B_6 y 100 mg de vitamina C.	Contribuye al buen funcionamiento del sistema inmunológico. Ver AMINOÁCIDOS en la Primera Parte.
Multienzyme complex más proteolytic enzymes	Según indicaciones de la etiqueta. Tomar con las comidas. Según indicaciones de la etiqueta. Tomar entre comidas.	Necesarios para controlar la inflamación, para la digestión de los nutrientes esenciales y para mejorar la absorción.
Multimineral complex con boron y calcium y magnesium y silica	3 mg al día. No sobrepasar esta dosis. 1.000 mg al día. 750 mg al día. 25-100 mg al día.	Todos los nutrientes son necesarios para la fortaleza y la curación. Tomar con las comidas. Utilizar una fórmula high-potency. No se deben utilizar fórmulas de liberación gradual.
Multivitamin complex	Según indicaciones de la etiqueta.	Proporciona nutrientes necesarios de manera equilibrada.
Oxy-5000 Forte de American Biologics	Según indicaciones de la etiqueta.	Este antioxidante contiene superoxide dismutase (SOD).
Zinc	50-80 mg al día. No tomar más de 100 mg al día de todos los suplementos.	Promueve la curación y el funcionamiento inmunológico. Para mejor absorción, utilizar lozenges de zinc gluconate u OptiZinc.

HIERBAS

❑ Las hierbas butcher's broom, caléndula, cayenne (capsicum), chamomile, peppermint y yarrow tienen propiedades antiinflamatorias.

❑ Las siguientes hierbas son descongestionantes y expectorantes: elecampane, ephedra, raíz de goldenseal, horehound, licorice, lobelia, raíz de marshmallow, mullein, myrrh gum y thyme.

❑ El té de echinacea combinada con pau d'arco es beneficioso. La echinacea es un potente antioxidante que estimula el sistema inmunológico. El pau d'arco es provechoso para el organismo porque purifica la sangre y actúa como agente antibacteriano y antitumoral. Tome tres tazas de este té todos los días. Otra alternativa es combinar tintura de echinacea con partes iguales de tinturas de elecampane y de mullein, y tomar una cucharadita de esta mezcla tres veces al día.

❑ El producto ClearLungs, de Natural Alternatives, es una fórmula herbal china que alivia la congestión de los bronquios y los pulmones.

RECOMENDACIONES

❑ Si usted sospecha que tiene tuberculosis, o que estuvo expuesto a la enfermedad, visite a su médico. Es crucial iniciar rápidamente el tratamiento.

❑ Siga exactamente el tratamiento que le prescriba el médico. Hable con él si algún medicamento le produce efectos secundarios. *No* descontinúe ningún medicamento sin consultar previamente con el médico.

❑ Para promover la curación, haga una dieta que conste en un 50 por ciento, por lo menos, de frutas y vegetales crudos. Consuma todos los días dos huevos fertilizados. También debe consumir brotes de alfalfa, pescado, aves, pomegranate, raw cheese, semillas y nueces crudas, granos enteros y ajo.

❑ Tome todos los días jugo de piña fresca y de zanahoria, al igual que "green drinks". Tome jugo de papa cruda; este jugo contiene unos compuestos llamados inhibidores de la proteasa, que bloquean la acción de los carcinógenos y previenen la mutación de las células. *Ver* JUGOS en la Tercera Parte.

❑ Utilizando el blender, prepare un puré de espárragos cocidos al vapor. Refrigere y consuma cuatro cucharadas dos veces al día con las comidas. El espárrago estimula el funcionamiento inmunológico y es anticancerígeno.

❑ Incluya en su dieta diaria kéfir, buttermilk y yogur fresco y sin endulzar. Mientras esté tomando antibiótico, acostúmbrese a tomar algún suplemento de acidophilus para mitigar el estrés del tracto gastrointestinal y aumentar la absorción de los nutrientes. El acidophilus y el antibiótico no se deben tomar al mismo tiempo.

❑ No fume ni consuma alcohol o drogas recreativas. Todas estas sustancias afectan a la capacidad del sistema inmunológico de combatir la infección. Fumar es aún más nocivo cuando hay infección pulmonar.

❑ Evite el estrés. Es importante descansar y tomar el sol y el aire fresco. El clima seco es el que más conviene.

ASPECTOS PARA TENER EN CUENTA

❑ Las personas infectadas con tuberculosis no deben utilizar fórmulas con cortisone. El cortisone suprime la función inmunológica y dificulta aún más el tratamiento de la infección.

❑ Las vacunas y los medicamentos no pueden controlar la tuberculosis si los hábitos de vida del paciente no son adecuados. El aseo, la buena nutrición y la buena higiene personal son esenciales para combatir esta enfermedad.

❑ Expertos calculan que hasta el 90 por ciento de la población se topa con el bacilo de la tuberculosis alguna vez en su vida, pero que, en la mayoría de los casos, el sistema inmunológico logra repeler la infección. Cuando la infección no se derrota por completo, el germen suele permanecer en el organismo en estado latente incluso durante decenios antes de que el sistema inmunológico se debilite y las bacterias empiecen a multiplicarse y a infectar al huésped.

❑ El purificador de aire personal Air Supply, de Wein Products, es un aparato minúsculo que se lleva colgado en el cuello. Crea una barrera invisible de aire puro que protege contra los microorganismos (como virus, bacterias y mohos) y las micropartículas (como polvo, polen y agentes contaminantes) que se encuentran en el aire. Además, elimina del aire emanaciones, olores y compuestos volátiles dañinos. Un elemento ionizante que sirve para purificar el aire del hogar y del sitio de trabajo es Living Air XL-15, de Alpine Air of America.

❑ El bacilo de la tuberculosis tiene una extraordinaria capacidad reproductiva. Un solo organismo puede producir millardos de descendientes en apenas un mes.

❑ La American Lung Association calcula que la tuberculosis afecta aproximadamente a catorce de cada cien mil estadounidenses. La World Health Organization ha manifestado que la tuberculosis representa un problema de salud pública a nivel mundial.

❑ Las personas que tienen el HIV, o virus de inmunodeficiencia humana, tienen una alta probabilidad de contraer tuberculosis en algún momento. Una investigación realizada por el Florida Department of Health and Rehabilitative Services encontró que el 83.2 por ciento de los pacientes de AIDS del estado de Florida habían tenido tuberculosis.

❑ La vacuna contra el bacilo de Calmette-Guérin (BCG), que es una forma más débil del bacilo de la tuberculosis, se puede utilizar para vacunar contra esta enfermedad. Mientras que muchas autoridades médicas consideran que el BCG es una medida preventiva eficaz contra la tuberculosis, otras han expresado serias preocupaciones en torno a su seguridad. Se utiliza ampliamente en algunos países, pero no en Estados Unidos.

Tumores

Un tumor es una protuberancia o crecimiento anormal de tejido que no tiene una función útil para el organismo. Los tumores pueden ser benignos o malignos (cancerosos). Los tumores benignos son crecimientos aislados que se pueden desarrollar en cualquier parte del cuerpo. Estos tumores no suelen representar un peligro para la salud, no se propagan a otras partes del cuerpo y no se reproducen después de ser extirpados. Los pólipos y los fibromas uterinos son ejemplos de tumores benignos.

Pero a diferencia de los tumores benignos, los tumores malignos usualmente constituyen un problema de salud grave e, incluso, una amenaza para la vida. Tienden a crecer de manera descontrolada, alteran el metabolismo y el funcionamiento de los órganos, y se reproducen en otras partes del cuerpo. Así mismo, después de su extirpación quirúrgica muchas veces vuelven a aparecer.

Al parecer, los factores ambientales y la dieta desempeñan un papel importante en el desarrollo de toda clase de tumores. Se sabe de tumores cuyo tamaño ha disminuido o, incluso, que han desaparecido gracias a modificaciones dietéticas y a suplementación vitamínica y mineral. Las sugerencias de esta sección tienen por objeto mejorar el funcionamiento inmunológico y suprimir el desarrollo de tumores tanto benignos como malignos.

NUTRIENTES

SUPLEMENTOS	DOSIS SUGERIDAS	COMENTARIOS
Importantes		
Coenzyme Q$_{10}$	100 mg al día.	Promueve la función inmunológica. Transporta oxígeno a las células.
Garlic (Kyolic)	2 cápsulas 3 veces al día con las comidas.	Puede ayudar a reducir el tamaño de los tumores.
Maitake	Según indicaciones de la etiqueta.	Fortalece el organismo y mejora la salud general. Sus propiedades estimulantes del sistema inmunológico inhiben el crecimiento de los tumores.
y/o shiitake	Según indicaciones de la etiqueta.	Tiene poderosas propiedades antitumorales; revierte la supresión de las células T provocada por los tumores.
Proteolytic enzymes o Infla-Zyme Forte de American Biologics o Wobenzym N de Marlyn Nutraceuticals	Según indicaciones de la etiqueta. Según indicaciones de la etiqueta. Según indicaciones de la etiqueta.	Ayudan al sistema inmunlógico y a la descomposición de los alimentos no digeridos.
Shark cartilage (BeneFin)	Tomar 1 gm por cada 2 libras de peso corporal al día, dividido en 3 tomas. Si no lo tolera por vía oral, administrar en enema de retención.	Se ha demostrado que inhibe e, incluso, que revierte el crecimiento de algunos tipos de tumores. Además, estimula el sistema inmunológico.
Vitamin C	3.000-10.000 mg al día divididos en varias tomas.	Promueve la función inmunológica.
Zinc	30-80 mg al día. No tomar más de 100 mg al día de todos los suplementos.	Promueve la salud del sistema inmunológico y la curación de las heridas. Mantiene una adecuada concentración de vitamina E en la sangre. Para mejor absorción, utilizar lozenges de zinc gluconate u OptiZinc.
Provechosos		
Kelp	1.000-1.500 mg al día.	Promueve la función inmunológica. Proporciona minerales de manera balanceada.
L-Arginine	500 mg al día con el estómago vacío. Tomar con agua o jugo. No tomar con leche. Para mejor absorción, tomar con 50 mg de vitamina B$_6$ y 100 mg de vitamina C.	Retarda el crecimiento de los tumores porque mejora el funcionamiento del sistema inmunológico. *Ver* AMINOÁCIDOS en la Primera Parte.
y L-cysteine	500 mg al día con el estómago vacío. Para prevenir los cálculos renales de cisteína, tomar con 1.500 mg de vitamina C.	Desintoxica el organismo de toxinas y lo protege contra la radicación. Combate los agentes cancerígenos.
más glutathione	500 mg al día con el estómago vacío.	Reduce los efectos secundarios de la quimioterapia y protege el hígado.
más taurine	500 mg al día con el estómago vacío.	Se utiliza en algunas clínicas para tratar el cáncer de seno.
Lecithin granules o capsules	1 cucharada 3 veces al día con las comidas. 1.200 mg 3 veces al día con las comidas.	La lecitina es un importante componente de las membranas celulares saludables.
Multivitamin y mineral complex	Según indicaciones de la etiqueta. Tomar con las comidas.	Proporciona los minerales y las vitaminas necesarios. Utilizar una fórmula high-potency.
Primrose oil o flaxseed oil o salmon oil	1.000 mg 3 veces al día antes de las comidas. Según indicaciones de la etiqueta. Según indicaciones de la etiqueta.	Suministran ácidos grasos esenciales, especialmente útiles para combatir los tumores de los senos.
Raw thymus glandular	Según indicaciones de la etiqueta.	Estimula la glándula del timo, importante para la función inmunológica. *Ver* TERAPIA GLANDULAR en la Tercera Parte.
Vitamin A más natural carotenoid complex (Betatene) más vitamin E o ACES + Selenium de Carlson Labs	25.000 UI al día. Si está embarazada, no debe tomar más de 10.000 UI al día. 25.000 UI al día. Empezar con 400 UI al día y aumentar lentamente hasta 800 UI al día. Según indicaciones de la etiqueta.	Poderosos antioxidantes y estimulantes del sistema inmunológico. Para dosis altas, la emulsión facilita la asimilación y brinda mayor seguridad. Proporciona vitaminas A, C y E, además de selenio.
Vitamin B complex más brewer's yeast	Según indicaciones de la etiqueta. Según indicaciones de la etiqueta.	Vital para el metabolismo intracelular y para la multiplicación normal de las células. Es más eficaz en forma sublingual. Buena fuente de vitaminas B.
Vitamin B$_6$ (pyridoxine) más pantothenic acid (vitamin B$_5$)	50 mg 3 veces al día. 100 mg al día.	Necesario para el desarrollo normal de las células y para el funcionamiento del cerebro y del sistema nervioso. Aumenta la inmunidad. Se puede aplicar en inyección (con supervisión médica). Esta vitamina antiestrés interviene en la producción de anticuerpos, hormonas y vitaminas. Además, aumenta la energía y combate la depresión y la ansiedad.

HIERBAS

❑ El cat's claw estimula el sistema inmunológico y tiene propiedades antitumorales. El producto Cat's Claw Defense Complex, de Source Naturals, es una combinación de cat's claw y otras hierbas, además de nutrientes antioxidantes, como betacaroteno, N-acetilcisteína, vitamina C y cinc.

Advertencia: No se debe utilizar cat's claw durante el embarazo.

❑ Mucha gente con tumores externos ha reaccionado favorablemente a las cataplasmas de comfrey, pau d'arco, ragwort y wood sage. *Ver* UTILIZACIÓN DE CATAPLASMAS en la Tercera Parte.

❑ Para las protuberancias de los senos, aplíquese cataplasmas de raíz de poke, que combate eficazmente la hinchazón de las glándulas. *Ver* UTILIZACIÓN DE CATAPLASMAS en la Tercera Parte.

Nota: La raíz de poke sólo se recomienda para uso externo.

❑ Otras hierbas provechosas son barberry, dandelion, pau d'arco y red clover. El té Essiac y el té Jason Winters también son beneficiosos pues purifican la sangre, estimulan la actividad hepática, actúan como antibióticos naturales y ayudan a la curación.

Advertencia: La hierba barberry no se debe utilizar durante el embarazo.

RECOMENDACIONES

❑ Haga una dieta que consista en un 50 por ciento de vegetales y frutas crudos. También debe consumir nueces, semillas, granos enteros, yogur low-fat y productos que contienen yogur. No consuma proteína de origen animal, productos lácteos (excepto yogur), alimentos procesados y empacados, sal, azúcar, harina blanca ni productos con harina blanca. *Ver* CÁNCER en la Segunda Parte y seguir las recomendaciones dietéticas.

❑ *Ver* AYUNOS en la Tercera Parte y seguir el programa.

ASPECTOS PARA TENER EN CUENTA

❑ Aun cuando el tamaño de los tumores benignos suele ser limitado, generalmente se deben extirpar. Un pequeño porcentaje de esos tumores se vuelven malignos con el tiempo.

❑ Los tumores malignos se deben empezar a tratar lo más pronto que sea posible. Dependiendo del lugar y del tamaño del tumor, puede ser aconsejable que el paciente se someta a una operación quirúrgica, a quimioterapia y/o a radioterapia. *Ver* CÁNCER en la Segunda Parte.

❑ La deficiencia de hierro se ha asociado con el desarrollo de tumores. Sin embargo, sólo se deben utilizar suplementos de hierro cuando se haya comprobado que existe una deficiencia de este mineral. Las personas que tienen cáncer *no* deben tomar suplementos de hierro.

❑ Científicos del University of California-Los Angeles School of Medicine encontraron que el linoleato de sodio, que contiene ácido linoleico (un ácido graso esencial), tiene la capacidad de combatir las células cancerosas en el laboratorio.

❑ Estudios realizados en el Japón indican que tomar suplementos de ajo podría reducir el tamaño de los tumores.

❑ *Ver también* CÁNCER, CÁNCER DE PIEL, CÁNCER DE PRÓSTATA, CÁNCER DE SENO, ENFERMEDAD FIBROQUÍSTICA DE LOS SENOS, FIBROMAS UTERINOS, PÓLIPOS y/o VERRUGAS en la Segunda Parte.

Túnel carpiano, síndrome del

Ver SÍNDROME DEL TÚNEL CARPIANO.

Úlcera péptica

Una úlcera péptica es una zona en la cual el revestimiento del estómago y el tejido subyacente — y, a veces, parte del músculo estomacal — se han erosionado dejando una herida abierta dentro del estómago. El tejido circundante suele hincharse e irritarse. Las úlceras se pueden presentar en cualquier parte del tracto gastrointestinal, pero son más frecuentes en el estómago (úlceras gástricas) y en el duodeno (úlceras duodenales). Las úlceras afectan aproximadamente al 10 por ciento de la población de Estados Unidos.

Entre los síntomas de la úlcera péptica están dolor estomacal quemante o punzante que suele aparecer por la noche, o entre cuarenta y cinco y sesenta minutos después de comer. Este dolor, que puede ser leve o severo, se calma comiendo, tomando antiácidos, vomitando o tomando un vaso grande de agua. El dolor puede despertar al individuo en medio de la noche. Otros síntomas que se pueden presentar son dolor en la parte baja de la espalda, dolores de cabeza, sensación de asfixia, escozor y, algunas veces, náuseas y vómito.

Cuando el revestimiento del estómago no protege adecuadamente contra los efectos de los ácidos digestivos, éstos empiezan a digerir el mismo estómago, lo que da lugar a la aparición de las úlceras. Esta situación puede deberse a exceso de ácido estomacal, a producción insuficiente de mucosidad protectora, o a las dos cosas.

Son muchos los factores que influyen en la secreción de ácido estomacal. El estrés y la ansiedad tienen la capacidad de incrementar la producción de ácido. Ésta es la razón por la cual las úlceras se relacionan tan estrechamente con el estrés. Algunos medicamentos y suplementos también aumentan la producción de ácido. Tomar aspirin o medicamentos antiinflamatorios no esteroideos durante períodos largos puede aumentar la acidez estomacal y conducir al desarrollo de úlceras. Los esteroides, como los que se recomiendan para el tratamiento de la artritis, e incluso los suplementos de vitamina C pueden contribuir a las úlceras. Los fumadores empedernidos son más propensos a las úlceras y su curación es más complicada.

Aunque desde hace mucho tiempo se sabe que las úlceras se relacionan estrechamente con el estrés, estudios recientes indican que en este problema también interviene una bacteria bastante común llamada *Helicobacter pylori*. Esta bacteria casi siempre se encuentra en el organismo de las personas que tienen úlcera, y raras veces en el de las personas que no presentan este problema. Más aún, la erradicación de esta bacteria suele conducir a la curación de las úlceras. La *H. pylori* también puede representar un factor de riesgo para el cáncer de estómago. Su presencia se puede determinar a través de una biopsia directa del revestimiento del estómago, un examen de sangre o un "breath test".

SELF-TEST DE ACIDEZ ESTOMACAL

Si usted sufre de dolor abdominal, este sencillo examen le ayudará a determinar si el exceso de ácido estomacal es la causa de su problema. Cuando tenga dolor, tómese una cucharada de apple cider vinegar o de jugo de limón. Si el dolor desaparece, es probable que usted tenga muy poco, y no mucho, ácido estomacal. Si, por el contrario, el dolor empeora, entonces es probable que tenga demasiado ácido estomacal. Las sugerencias que brinda esta sección le ayudarán a corregir el problema.

NUTRIENTES

SUPLEMENTOS	DOSIS SUGERIDAS	COMENTARIOS
Importantes		
Acid-Ease de Prevail	Según indicaciones de la etiqueta.	Equilibra la acidez del organismo, lo que reduce los síntomas. En algunas personas, este suplemento puede reemplazar medicamentos para las úlceras, como ranitidine (Zantac).
Pectin	Según indicaciones de la etiqueta.	Ayuda a sanar las úlceras duodenales creando un recubrimiento protector en el intestino.
L-glutamine	500 mg al día con el estómago vacío. Tomar con agua o jugo. No tomar con leche. Para mejor absorción, tomar con 50 mg de vitamina B$_6$ y 100 mg de vitamina C.	Importante para la curación de las úlceras pépticas. *Ver* AMINOÁCIDOS en la Primera Parte.
Vitamin E	400-800 UI al día.	Este poderoso antioxidante ayuda a reducir el ácido estomacal y a aliviar el dolor. Promueve la curación.
Provechosos		
Aloe vera juice		*Ver* Hierbas más adelante.
Kyo-Dophilus de Wakunaga	2-3 cápsulas, 1-3 veces al día.	Flora cultivada por el hombre para provecho del intestino delgado. Mejora la asimilación de los nutrientes.
Bromelain	250 mg 3 veces al día.	Enzima de la piña con propiedades antiinflamatorias y antisépticas. Acelera la curación. Se consigue en tabletas.
Curcumin	250-500 mg, 2-3 veces al día entre comidas.	Promueve la curación.
Essential fatty acids (MaxEPA, primrose oil y salmon oil son buenas fuentes)	Según indicaciones de la etiqueta.	Protegen al estómago y al tracto intestinal contra las úlceras.
Iron	Según indicaciones médicas. Para mejor absorción, tomar con 100 mg de vitamina C buffered o esterified.	Ayuda a prevenir la anemia, que se puede presentar cuando las úlceras sangran. Utilizar ferrous chelate o ferrous fumarate. *Advertencia:* no tomar hierro, a menos que le hayan diagnosticado anemia.
o Floradix Iron + Herbs de Salus Haus	Según indicaciones de la etiqueta.	Forma de hierro no tóxico que proviene de fuentes alimentarias.
Licorice		*Ver* Hierbas más adelante.
Multivitamin y mineral complex	Según indicaciones de la etiqueta.	Proporciona nutrientes esenciales de manera balanceada.
Proteolytic enzymes o Infla-Zyme Forte de American Biologics o Wobenzym N de Marlyn Nutraceuticals	Según indicaciones de la etiqueta. Tomar entre comidas. Según indicaciones de la etiqueta. Según indicaciones de la etiqueta.	Actúan sobre los alimentos no digeridos que permanecen en el colon y ayudan a reducir la inflamación. *Advertencia:* no se deben utilizar fórmulas que contengan HCl.
Pycnogenol o grape seed extract	Según indicaciones de la etiqueta. Según indicaciones de la etiqueta.	Estos poderosos neutralizadores de los radicales libres actúan como antiinflamatorios y fortalecen los tejidos.
Vitamin A emulsion o capsules	100.000 UI al día por 1 mes. Luego reducir hasta 50.000 UI al día por 1 mes. De nuevo reducir hasta 25.000 UI al día, y después hasta 10.000 UI al día. 25.000 UI al día. Si está embarazada, no debe tomar más de 10.000 UI al día.	Necesarios para la curación. Protegen las membranas mucosas del estómago y del intestino.
Vitamin B complex más extra vitamin B$_6$ (pyridoxine)	50 mg 3 veces al día. No sobrepasar 25 mg de vitamina B$_3$ (niacin) al día, incluidas todas las fuentes de esta vitamina. 50 mg 3 veces al día.	Necesario para la correcta digestión. Es más eficaz en forma sublingual. Necesario para la producción de enzimas y la curación de las heridas.
Vitamin C	3.000 mg al día.	Promueve la curación de las heridas y protege contra la infección. Utilizar variedades buffered o esterified.

Vitamin K	100 mcg al día.	Se requiere para la curación y para prevenir el sangrado. Promueve la absorción de los nutrientes y neutraliza el tracto intestinal. Su deficiencia es frecuente en personas con trastornos digestivos.
Zinc	50-80 mg al día. No tomar más de 100 mg al día de todos los suplementos.	Promueve la curación. Para mejor absorción, utilizar lozenges de zinc gluconate u OptiZinc.

HIERBAS

❑ La alfalfa es buena fuente de vitamina K.

❑ El aloe vera ayuda a aliviar el dolor y a acelerar la curación. Tome todos los días 4 onzas de jugo o de gel de aloe vera. Compre únicamente un producto food-grade, como George's Aloe Vera Juice, de Warren Laboratories.

❑ La hierba cat's claw limpia y cura el tracto digestivo. El producto Cat's Claw Defense Complex, de Source Naturals, combina cat's claw y otras hierbas. Incluye, además, nutrientes antioxidantes, como betacaroteno, N-acetilcisteína, vitamina C y cinc.

Advertencia: La hierba cat's claw no se debe utilizar durante el embarazo.

❑ El licorice promueve la curación de las úlceras gástricas y duodenales. Tome entre 750 y 1.500 miligramos de deglycyrrhizinated licorice dos o tres veces al día, entre comidas. Haga este tratamiento durante ocho a dieciséis semanas.

Advertencia: No reemplace el licorice deglycyrrhizinated por raíz de licorice corriente. El licorice corriente puede elevar la presión arterial cuando se utiliza durante más de siete días seguidos; por tanto, deben evitar esta hierba todas las personas que tengan hipertensión arterial. Al deglycyrrhizinated licorice le han extraído un componente conocido como glycyrrhizinic acid, lo cual elimina este efecto secundario.

❑ La raíz de marshmallow y el slippery elm calman la irritación de las membranas mucosas.

❑ Otras hierbas beneficiosas son bayberry, catnip, chamomile, goldenseal, hops, myrrh, passionflower, sage y valerian. Todas estas hierbas se pueden tomar en té.

Advertencia: No conviene tomar chamomile de manera permanente pues puede producir alergia al ragweed. Esta hierba se debe evitar completamente cuado se es alérgico al ragweed. No se debe tomar goldenseal todos los días durante más de una semana seguida pues puede alterar la flora intestinal. Tampoco se debe utilizar durante el embarazo, y se debe utilizar con precaución cuando hay alergia al ragweed. No utilice sage si sufre de algún tipo de trastorno convulsivo.

RECOMENDACIONES

❑ Consuma abundantes vegetales hojosos de color verde oscuro. Estos vegetales contienen vitamina K, una vitamina necesaria para la curación y de la cual probablemente carecen las personas que tienen problemas digestivos.

❑ No consuma café (ni siquiera descafeinado) ni bebidas alcohólicas.

❑ Tome todos los días jugo de cabbage recién preparado. Tómeselo inmediatamente después de prepararlo. *Ver* JUGOS en la Tercera Parte.

❑ Si sus síntomas son severos, consuma alimentos blandos, como aguacate, banano, papa, squash y batata. Pase los vegetales por el blender. Consuma vegetales como brócoli y zanahoria sólo de vez en cuando y cocidos al vapor durante un rato largo.

❑ Haga comidas pequeñas y frecuentes. Incluya en su dieta millet bien cocido, arroz blanco cocido, leche de cabra cruda y productos lácteos agrios, como yogur, cottage cheese y kéfir.

❑ Tome jugos de barley, wheat y alfalfa pues, por su contenido de clorofila, son potentes tratamientos contra la úlcera.

❑ Si tiene una úlcera sangrante, consuma alimentos orgánicos para bebé y agrégueles fibra no irritante, como guar gum y/o semillas de psyllium. Estos alimentos son nutritivos y fáciles de digerir; además, no contienen químicos.

❑ Para aliviar rápidamente el dolor, tómese un buen vaso de agua. El agua diluye los ácidos estomacales y los elimina a través del estómago y el duodeno.

❑ Evite los alimentos fritos, el té, la cafeína, la sal, el chocolate, las especias fuertes, la grasa animal de cualquier clase y las bebidas carbonatadas. En lugar de tomar sodas, tome sorbos de agua destilada con un poquito de jugo de limón.

❑ No tome leche de vaca. Aun cuando la leche de vaca neutraliza el ácido estomacal, el calcio y la proteína que contiene en realidad aumentan aún más la producción de ácido. La leche de almendra es un buen sustitutivo.

❑ Deje enfriar los tés y otras bebidas calientes antes de tomárselos. Las bebidas calientes pueden precipitar el malestar gástrico.

❑ Mantenga limpio el colon. Asegúrese de que el intestino le funcione todos los días y hágase enemas de limpieza periódicamente. *Ver* ENEMAS y LIMPIEZA DEL COLON en la Tercera Parte.

❑ No fume. Fumar puede demorar e, incluso, prevenir la curación. Además, aumenta la probabilidad de que se presenten recaídas.

❑ Evite los analgésicos, como el aspirin. Muchos remedios que no requieren prescripción médica contienen aspirin. Lea las etiquetas detenidamente. Evite, también, el ibuprofen (se encuentra en el Advil y en el Nuprin, entre otros productos).

❑ Trate de evitar las situaciones estresantes. Aprenda técnicas de manejo del estrés (*ver* ESTRÉS en la Segunda Parte). La terapia con música también es provechosa (*ver* TERAPIA CON MÚSICA Y SONIDO en la Tercera Parte).

ASPECTOS PARA TENER EN CUENTA

❑ A pesar de que tanto los medicamentos recetados como los que se compran sin prescripción médica alivian los síntomas de las úlceras, no atacan la raíz del problema, que es el daño en los tejidos. Esos medicamentos brindan alivio a corto plazo porque disminuyen temporalmente el ácido estomacal. Sin embargo, con el tiempo pueden agravar el problema porque dan la sensación de que la úlcera se curó. Además, interrumpen los procesos digestivos normales y alteran la estructura y el funcionamiento de los tejidos que recubren el tracto digestivo.

❑ Con tratamiento, la mayoría de las úlceras pépticas se curan. No obstante, la curación total puede demorar ocho semanas, o aún más.

❑ A las personas que sufren de úlcera les suelen recomendar antiácidos. Si usted tiene que tomar algún antiácido, evite los productos que contienen aluminio, pues este metal se ha asociado con la enfermedad de Alzheimer (ver ENFERMEDAD DEALZHEIMER en la Segunda Parte).

❑ Los individuos que toman cimetidine (Tagamet) o ranitidine (Zantac) para la úlcera deben tener mucho cuidado con el consumo de alcohol. Estas drogas intensifican los efectos del alcohol en el cerebro.

❑ El Cabrini Medical Center de la ciudad de Nueva York desarrolló un sencillo procedimiento para detectar la presencia de úlceras estomacales utilizando Kool-Aid. La persona debe tomar dos vasos de Kool-Aid preparado con una cantidad adicional de azúcar. Tras un corto período, se debe hacer un examen de orina. En las personas que tienen úlcera, el azúcar rezuma a través de la pared estomacal y se manifiesta en la orina como azúcar sin digerir. Cuando no hay úlcera, el organismo descompone normalmente el azúcar.

❑ Investigadores europeos encontraron que un tratamiento a base de dos drogas, el antibiótico clarithromycin (Biaxin) y la droga para la úlcera omeprazole (Prilosec), eliminó la bacteria *H. pylori* en el 83 por ciento de los pacientes de úlcera que participaron en el estudio, y previno la reaparición de las úlceras en el 96 por ciento de ellos.

❑ Muchos expertos consideran que las alergias alimentarias son una de las principales causas de las úlceras. *Ver* ALERGIAS en la Segunda Parte y hacer el self-test de alergias a los alimentos para identificar cuáles podrían estarle ocasionando problemas.

Úlceras

Ver BEDSORES, CANKER SORES, ÚLCERA PÉPTICA, ÚLCERAS EN LAS PIERNAS. *Ver también en* PROBLEMAS OCULARES.

Úlceras aftosas

Ver CANKER SORES.

Úlceras en las piernas

Una úlcera es una llaga abierta que se desarrolla en zonas deterioradas de la piel. Cuando la mala circulación de las piernas restringe el flujo sanguíneo, el tejido cutáneo empieza a erosionarse, lo que propicia el desarrollo de úlceras abiertas. La piel afectada suele curarse muy lentamente. Las personas que tienen mala circulación, tromboflebitis y/o venas várices son más propensas a presentar úlceras en las piernas.

NUTRIENTES

SUPLEMENTOS	DOSIS SUGERIDAS	COMENTARIOS
Importantes		
Coenzyme Q₁₀	60 mg al día.	Aumenta la resistencia a las úlceras en las piernas incrementando la oxigenación de los tejidos.
Dimethylglycine (DMG) (Aangamik DMG de FoodScience Labs)	Según indicaciones de la etiqueta.	Aumenta la utilización del oxígeno, lo cual mejora el flujo sanguíneo hacia las piernas.
Garlic (Kyolic)	2 cápsulas 3 veces al día.	Mejora la circulación y favorece la curación.
Grape seed extract	Según indicaciones de la etiqueta.	Este poderoso antioxidante impide que los radicales libres causen daño.
Vitamin C con bioflavonoids	5.000-10.000 mg al día divididos en varias tomas.	Mejoran la circulación y favorecen la curación. Controlan la infección.
Vitamin E emulsion o capsules	800 UI al día. / Empezar con 400 UI al día y aumentar lentamente hasta 1.600 UI al día.	Ayudan al organismo a utilizar eficazmente el oxígeno y aceleran la curación. Para dosis altas, la emulsión es preferible, pues facilita la asimilación y brinda mayor seguridad.
Provechosos		
Colloidal silver	Administrar por vía oral o aplicar tópicamente en las áreas afectadas, según indicaciones de la etiqueta.	Este antiséptico de amplio espectro promueve la rápida curación y controla la inflamación.
Flaxseed oil o Ultimate Oil de Nature´s Secret	2 cucharaditas al día. / Según indicaciones de la etiqueta.	Minimizan la formación de coágulos y preservan la flexibilidad de las venas.
Free-form amino acid complex	Según indicaciones de la etiqueta. Tomar con el estómago vacío.	Promueve la curación y la reparación de los tejidos.
Iron o Floradix Iron + Herbs de Salus Haus	Según indicaciones médicas. Para mejor absorción, tomar con 100 mg de vitamina C. / Según indicaciones de la etiqueta.	Importante para el desarrollo y la curación de las células. *Advertencia:* no tomar hierro, a menos que le hayan diagnosticado anemia. Fuente natural y no tóxica de hierro.

Multivitamin y mineral complex	Según indicaciones de la etiqueta. Tomar con las comidas.	Necesario para la curación y para remediar y/o prevenir las deficiencias nutricionales.
Vitamin A emulsion	25.000 UI al día por 1 mes. Si está embarazada, no debe tomar más de 10.000 UI al día.	Necesario para la curación y la protección de los tejidos. Utilizar en emulsión para que su asimilación sea más rápida y completa.
Vitamin B complex más extra vitamin B$_{12}$	Según indicaciones de la etiqueta. 1.000 mcg 2 veces al día.	Las vitaminas B son más eficaces cuando se toman al mismo tiempo. Utilizar una fórmula high-potency. Contribuye al adecuado funcionamiento de las enzimas tisulares, lo que favorece la curación. Ayuda a prevenir la anemia. Utilizar lozenges o administrar en forma sublingual. Vital para la correcta utilización de la proteína durante el proceso de la curación.
y folic acid	Tomar 1 tableta de 10 mg 3 veces al día. Aplicar también en inyección (con supervisión médica) 2 veces por semana, o según prescripción médica.	
Vitamin K	Según indicaciones de la etiqueta.	Necesario para la coagulación de la sangre y para la curación.
Zinc	50 mg al día. No tomar más de 100 mg al día de todos los suplementos.	Favorece la curación de las úlceras y estimula el funcionamiento del sistema inmunológico. Para mejor absorción, utilizar lozenges de zinc gluconate u OptiZinc.

HIERBAS

❑ La alfalfa es buena fuente de vitamina K y se puede tomar en cápsula o en tableta. El red clover en té o en cápsula también es provechoso.

❑ La echinacea mejora la función inmunológica y coadyuva en la curación.

❑ El goldenseal es un antibiótico natural que promueve la curación. Se puede tomar en té o en cápsula. También se puede utilizar para hacer cataplasmas. Humedezca un trozo de gasa estéril con extracto de goldenseal sin alcohol y aplíqueselo sobre la úlcera.

❑ Haga té de comfrey y utilícelo como compresa. Cuando las úlceras de las piernas le duelan y estén inflamadas, sumerja un trozo de tela limpia en el té y aplíquesela sobre las úlceras.

Nota: El comfrey sólo se recomienda para uso externo.

RECOMENDACIONES

❑ Para agilizar el proceso de curación, haga durante un mes una dieta a base de alimentos crudos y vegetales cocidos ligeramente al vapor.

❑ Para obtener vitamina K, consuma vegetales hojosos de color verde oscuro.

❑ Incluya en su dieta mucho ajo y cebolla frescos. Estos alimentos favorecen la circulación y la curación. Además, contie-

nen el microelemento germanio, que estimula el sistema inmunológico y mejora la oxigenación de los tejidos.

❑ *Ver* AYUNOS en la Tercera Parte y seguir el programa.

❑ Para acelerar la curación, aplíquese aceite de vitamina E en la úlcera y cúbrasela suavemente con una venda de gasa estéril. Cámbiese la venda todos los días mientras la úlcera sana.

❑ Mantenga la úlcera limpia y libre de gérmenes para evitar que se infecte.

❑ Si tiene este problema, visite a su médico. Algunas veces es necesario tomar antibióticos para que las úlceras se curen.

❑ Si el médico le receta antibióticos, no deje de tomar acidophilus en líquido o en tableta. También puede obtener acidophilus en el yogur y, en general, en los productos lácteos agrios.

ASPECTOS PARA TENER EN CUENTA

❑ Para aliviar el dolor y promover la curación, aplíquese sobre las úlceras dimethylsulfoxide (DMSO).

Nota: Utilice únicamente el DMSO que se consigue en los health food stores. El DMSO commercial-grade que se compra en otra clase de tiendas no sirve para fines curativos. Utilizar DMSO puede producir olor corporal a ajo; sin embargo, este efecto es pasajero y no debe ser motivo de preocupación.

❑ *Ver también* PROBLEMAS CIRCULATORIOS y VÁRICES en la Segunda Parte, y TERAPIA DE CHELATION en la Tercera Parte.

Úlceras por decúbito

Ver BEDSORES.

Uñas, problemas de las

Ver PROBLEMAS DE LAS UÑAS.

Urticaria

La urticaria es una afección cutánea que se caracteriza por la aparición repentina de ronchas, o habones, rojos y pruriginosos en la piel. La urticaria puede afectar a cualquier área del cuerpo. El tamaño de las ronchas es muy variable: desde puntitos pequeñísimos hasta erupciones elevadas que cubren grandes áreas del cuerpo.

Muchos casos de urticaria son causados por reacciones alérgicas y coinciden con la liberación de histamina en el organismo. La liberación de histamina en la piel genera una reacción inflamatoria que produce escozor, hinchazón y enrojecimiento. Aunque la urticaria suele ser sumamente molesta, no lesiona ni deteriora ningún órgano vital.

La piel es el órgano más grande del cuerpo y es una parte importante del sistema de excreción del organismo. La piel actúa junto con otros sistemas de nuestro organismo para elimianr las toxinas y los desechos. La urticaria podría ser una reacción natural a la presencia de sustancias extrañas en el organismo. Sin embargo, no es necesario que esas sustancias entren en el cuerpo para que se produzca un episodio de urticaria. El solo hecho de entrar en contacto con diversas sustancias — como pesticidas, jabones, champús, esprays para el cabello, residuos de productos para el lavado de la ropa o residuos químicos de lavado en seco que han quedado en la ropa, entre muchísimas otras sustancias aparentemente inocuas que se utilizan en los hogares — puede provocar un ataque exasperante de urticaria.

La severidad de la urticaria varía de un caso a otro. Mientras que algunas personas se brotan sólo con tocar algunas plantas o arbustos, otras desarrollan urticaria después de exponerse bastante a la sustancia perjudial; por ejemplo, tras consumir una gran cantidad de un alimento determinado. Una de las principales causas de urticaria para muchas personas son las sustancias químicas. Cualquier cosa les desencadena el brote, desde perfumes hasta productos para la limpieza del hogar, al igual que el nerviosismo, el estrés, el alcohol y algunos alimentos.

Los virus también pueden producir urticaria. Entre los que producen esta alteración con más frecuencia están el de la hepatitis B y el de Epstein-Barr, es decir, el que causa mononucleosis infecciosa. Algunas infecciones bacterianas también provocan episodios de urticaria tanto crónicos como agudos. Diversos estudios clínicos realizados durante los últimos veinte años han encontrado una relación entre la *Candida albicans* y la urticaria crónica.

Algunos antibióticos, como la penicillin y compuestos relacionados, se cuentan entre los causantes más frecuentes de urticaria inducida por drogas. Se calcula que por lo menos el 10 por ciento de la población de Estados Unidos es alérgica a la penicillin. Aproximadamente la cuarta parte de esas personas desarrollarán urticaria, angioedema (una alteración similar a la urticaria, pero que afecta capas más profundas de la piel y produce ronchas más grandes) o anafilaxia (reacción alérgica sistémica que produce dificultad respiratoria y prurito generalizado) si utilizan penicillin.

A continuación se enumeran algunos de los medicamentos y otras sustancias que producen urticaria con más frecuencia en las personas susceptibles. Esta lista no es exhaustiva y las sustancias que menciona no provocan, necesariamente, ataques de urticaria. Sencillamente, contribuyen al desarrollo de este problema en algunas personas:

- *Allopurinol* (Zyloprim), un medicamento para la gota.
- *Antimony*, un elemento metálico que se encuentra en diversas aleaciones de metales.
- *Antipyrine*, un agente que se utiliza para aliviar el dolor y la inflamación.
- *Aspirin.*
- *Barbiturates.*
- *BHA* y *BHT*, preservativos utilizados en muchos productos alimentarios.
- *Bismuth*, otro elemento metálico que se encuentra en algunas aleaciones de metales.
- *Chloral hydrate*, un sedante que se utiliza para el tratamiento de la tetania.
- *Chlorpromazine* (Thorazine), un tranquilizante y antiemético.
- *Colorantes alimentarios (food colorings).*
- *Corticotropin* (también conocido como hormona adrenocorticotrópica, o ACTH, que se consigue con fines medicinales con los nombres comerciales de Acthar y Cortrosyn).
- *Eucalyptus*, un árbol cuyas hojas sueltan un aceite aromático que se utiliza en remedios para la tos y en otro tipo de medicinas.
- *Extracto de hígado (liver extract).*
- *Fluorides*, que se encuentran en algunos productos para el cuidado dental, así como también en el agua potable fluorinada.
- *Griseofulvin* (Fulvicin y Grisactin, entre otros), un medicamento antifúngico.
- *Insulin.*
- *Iodines*, que se utilizan en algunos antisépticos y tinturas.
- *Menthol*, un extracto de aceite de peppermint que se utiliza en perfumería, como anestésico suave, y como saborizante de golosinas y cigarrillos con sabor a menta.
- *Meprobamate* (Miltown, Equanil, Meprospan), un tranquilizante.
- *Mercury*, un elemento metálico tóxico que se encuentra, entre otras cosas, en las calzas dentales, en algunos antiácidos y en algunas fórmulas de primeros auxilios.
- *Morphine.*
- *Opium.*
- *Oro (gold).*
- *Para-aminosalicylic acid*, una droga antiinflamatoria.
- *Penicillin.*
- *Phenacetin*, un ingrediente de algunos medicamentos para el dolor.
- *Phenobarbital*, un sedante y anticonvulsivo.
- *Pilocarpine*, un medicamento para el glaucoma.
- *Potassium sulfocyanate*, un preservativo.
- *Preservatives (preservativos).*
- *Procaine* (Novocain), un anestésico.
- *Promethazine* (Phenergan), un antihistamínico, sedante y antiemético.
- *Quinine*, que se utiliza en el agua de quinine y en drogas para el tratamiento de la malaria.
- *Reserpine*, un medicamento para el corazón.
- *Saccharin*, un edulcorante artificial que se encuentra en el producto Sweet'n Low, en muchos dentífricos y en muchos productos dietéticos que, supuestamente, no contienen azúcar.
- *Salicylates*, químicos que se utilizan como saborizantes y preservativos de los alimentos.
- *Sulfites*, químicos que se utilizan como preservativos alimentarios y en la producción de frutas secas, como raisins.

- *Tartrazine,* un colorante alimentario y uno de los ingredientes del Alka-Seltzer.

- *Thiamine hydrochloride,* un ingrediente de algunos medicamentos que combaten la tos.

- *Vacuna de la poliomielitis (poliomyelitis vaccine).*

Con mucha frecuencia se identifican sustancias que producen urticaria. La carne, los productos lácteos y las aves de corral, especialmente los que se compran congelados o listos para consumir, cada vez se asocian más con la urticaria. La explicación puede radicar en que muchos agricultores y granjeros les administran rutinariamente a sus animales antibióticos para prevenir las enfermedades y las infecciones. El congelamiento, el procesamiento y la cocción posteriores no surten ningún efecto en esos antibióticos. Se ha encontrado que muchas reacciones alérgicas se relacionan con antibióticos de la leche, de las bebidas gaseosas e, incluso, de las comidas congeladas.

NUTRIENTES

SUPLEMENTOS	DOSIS SUGERIDAS	COMENTARIOS
Provechosos		
Acidophilus	Según indicaciones de la etiqueta. Tomar con el estómago vacío.	Reduce las reacciones alérgicas y ayuda a reponer las bacterias "amigables". Utilizar una fórmula no láctea.
Garlic (Kyolic)	10 gotas de aceite en agua, 3 veces al día.	Ayuda a destruir las bacterias.
Herpanacine de Diamond-Herpanacine Associates	Según indicaciones de la etiqueta.	Esta combinación de nutrientes y hierbas refuerza la salud general de la piel.
Multivitamin y mineral complex	Según indicaciones de la etiqueta.	Corrige todas las deficiencias nutricionales y minerales que pueden favorecer los episodios de urticaria.
Quercetin o	Según indicaciones de la etiqueta.	Reduce la inflamación y las reacciones a sustancias que pueden causar urticaria.
AntiAllergy formula de Freeda Vitamins	Según indicaciones de la etiqueta.	Combinación de quercetin, pantotenato de calcio y ascorbato de calcio.
Vitamin B complex más extra vitamin B$_{12}$	Según indicaciones de la etiqueta. Tomar con las comidas. 2.000 mcg al día.	Necesario para el funcionamiento del sistema nervioso y para la salud de la piel. Previene el deterioro de los nervios y promueve la formación normal de la piel. Utilizar lozenges o administrar en forma sublingual.
Vitamin C	1.000 mg 3 veces al día.	Mejora la respuesta inmunológica y tiene propiedades antiinflamatorias.
Vitamin D	400 UI al día.	Disminuye los episodios de urticaria.
Vitamin E y	600 UI al día.	Este poderoso antioxidante mejora la circulación hacia los tejidos cutáneos.
zinc	50 mg al día. No tomar más de 100 mg al día de todos los suplementos.	Promueve la salud del sistema inmunológico y la curación del tejido cutáneo. Necesario para la adecuada concentración de la vitamina E en la sangre. Para mejor absorción, utilizar lozenges de zinc gluconate u OptiZinc.

HIERBAS

❏ Las siguientes hierbas son beneficiosas para las personas que sufren de urticaria: alfalfa, cat's claw, chamomile, echinacea, ginseng, licorice, nettle, sarsaparilla y yellow dock. La alfalfa también sirve como tónico sanguíneo. Esta hierba purifica la sangre y mantiene el organismo libre de toxinas.

Advertencia: No tome chamomile de manera permanente y evítela por completo si es alérgico al ragweed. No utilice ginseng ni licorice si su presión arterial es alta.

❏ Un buen remedio es aplicar gel de aloe vera en el área afectada.

❏ Las hojas de black nightshade pueden ayudar en caso de urticaria. Lave y ponga a hervir las hojas en agua, luego colóquelas en un paño y aplíqueselo como cataplasma en el área afectada. *Ver* UTILIZACIÓN DE CATAPLASMAS en la Tercera Parte.

Advertencia: Esta hierba no se debe tomar. Se debe evitar que entre en contacto con los ojos.

❏ Para aliviar el malestar, haga un té fuerte con hojas y corteza del árbol red alder y aplíqueselo en el área afectada. Tome, además, unas cuantas cucharadas de este té. Repita el procedimiento varias veces al día mientras la urticaria esté activa. El red alder contiene tanino, que es astringente.

RECOMENDACIONES

❏ Evite el alcohol y todos los alimentos procesados porque agotan los nutrientes, lo que le impone al organismo un gran esfuerzo adicional. Evite, también, los productos lácteos, los huevos, el pollo y las nueces. En especial, elimine de su dieta los alimentos ricos en grasas saturadas, colesterol y azúcar.

❏ Trate de identificar el artículo o la sustancia que le causa urticaria. Evite todo lo que crea que le desencadena este problema.

❏ Para los casos típicos de urticaria, evite el prednisone y otros esteroides. En cambio, utilice los nutrientes y las hierbas que se mencionan en esta sección. Primero que todo, pruebe el nettle.

❏ Para el tratamiento tópico, agréguele al agua del baño cornstarch o colloidal oatmeal. Un buen producto a base de avena es Aveeno Bath Treatment, que se consigue en las farmacias. Bañarse en agua fría con baking soda también alivia los síntomas.

❏ Consulte con su médico si ha tenido urticaria durante más

de seis semanas, o si la urticaria se le está convirtiendo en un caso agudo.

❏ Diríjase sin demora a la sala de emergencia del hospital más cercano si se le desarrolla urticaria en la boca o en la garganta y, especialmente, si se le hincha la garganta o si la urticaria le dificulta la deglución o la respiración *en cualquier grado*. A veces se presenta urticaria al principio de la anafilaxia, una reacción alérgica peligrosa porque puede obstruir las vías respiratorias. La posibilidad de que se desarrolle anafilaxia es la razón por la cual las alergias a las picaduras de insectos (como abejas) son potencialmente graves. Si alguna vez usted ha presentado este tipo de reacción, debe ponerse en manos de un médico y disponer siempre de un kit que contenga una inyección de epinephrine. Aprenda a utilizar la inyección y mantenga el kit siempre a mano.

ASPECTOS PARA TENER EN CUENTA

❏ Muchas personas que sufren de ataques agudos de urticaria encuentran alivio temporal de los síntomas tomando antihistamínicos. Este tratamiento no es tan eficaz para la urticaria crónica, pues los antihistamínicos son agentes supresores y pueden contribuir a la persistencia del problema.

❏ Si algún alimento o medicamento le desencadena un ataque de urticaria, desde luego que no querrá volver a introducir esa sustancia en su organismo. Si no logra determinar qué alimento o droga le provocó la urticaria, su única alternativa — aunque es un poco costosa — es consultar con un médico para que le ordene los exámenes de sangre necesarios para detectar el o los alergenos.

❏ De vez en cuando la urticaria persiste durante semanas e, incluso, durante meses, y no mejora con ningún tratamiento. Por esta razón es tan importante encontrar la causa y evitarla en el futuro. Si usted sufre de urticaria crónica y no ha podido identificar la causa, es posible que el único recurso que le quede sea eliminar de su hogar todos los posibles alergenos. Sin embargo, éste es un proceso demorado y difícil (*ver* ALERGIAS en la Segunda Parte).

❏ La urticaria crónica suele relacionarse con la *Candida albicans*. Si sospecha que ésta es la causa de su problema, puede serle útil hacer una dieta libre de levaduras (*ver* CANDIDIASIS en la Segunda Parte).

❏ Es importante que haga una dieta de eliminación (*ver* ALERGIAS en la Segunda Parte).

Útero, prolapso del

Ver PROLAPSO DEL ÚTERO.

Uveítis

Ver Visión reducida o pérdida de visión *en* PROBLEMAS OCULARES.

Vaginitis

Entre los síntomas de la vaginitis, una inflamación de las membranas mucosas que recubren la vagina, están sensación de ardor y/o escozor y flujo vaginal anormal. La vaginitis puede ser causada por infección bacteriana o fúngica, por deficiencia de vitaminas B, por parásitos intestinales, o por irritación causada por exceso de duchas o utilización de productos como esprays desodorantes. La vaginitis infecciosa suele ser causada por tricomonas, gonococos u otros organismos que se transmiten por vía sexual. Otros factores que pueden contribuir a este problema son higiene deficiente y uso de prendas no porosas y apretadas. El embarazo, la diabetes y los antibióticos alteran el equilibrio natural del organismo y crean un medio favorable para el desarrollo de organismos infecciosos. Los anticonceptivos orales también pueden causar inflamación vaginal.

La *vaginitis atrófica* es una alteración que se encuentra, fundamentalmente, en las mujeres posmenopáusicas y en las mujeres a las cuales les han extirpado los ovarios quirúrgicamente. Este trastorno puede llevar a la formación de adherencias y a una alta susceptibilidad a las infecciones. Entre los síntomas más frecuentes de la vaginitis atrófica están ardor, relaciones sexuales dolorosas y secreción acuosa que suele ir mezclada con sangre.

NUTRIENTES

SUPLEMENTOS	DOSIS SUGERIDAS	COMENTARIOS
Muy importantes		
Acidophilus	Según indicaciones de la etiqueta, 3 veces al día. Tomar con las comidas.	Repone las bacterias "amigables".
Biotin	300 mcg 3 veces al día.	Inhibe el desarrollo de los hongos.
Essential fatty acids	Según indicaciones de la etiqueta.	Favorecen la curación.
Garlic (Kyolic)	1 cápsula 3 veces al día con las comidas.	Tiene propiedades antifúngicas.
Vitamin B complex	50-100 mg 3 veces al día con las comidas.	Las mujeres que tienen vaginitis suelen presentar deficiencia de las vitaminas B. Utilizar una fórmula high-potency.
Yeast•Gard de Lake Consumer Products	Según indicaciones de la etiqueta.	Excelente agente antifúngico. Mitiga el dolor.
Provechosos		
Colloidal silver	Según indicaciones de la etiqueta.	Este antibiótico de amplio espectro controla la inflamación y promueve la curación.
Kyo-Dophilus de Wakunaga	Disolver el contenido de 3 cápsulas en 1 qt de agua tibia con 6 gotas de tea tree oil. Utilizar como ducha.	Repone las bacterias "amigables".

L-Isoleucine y L-leucine y L-lysine	Según indicaciones de la etiqueta, con el estómago vacío. Tomar con agua o jugo. No tomar con leche. Para mejor absorción, tomar con 50 mg de vitamina B$_6$ y 100 mg de vitamina C.	Provechosos para combatir el herpes, para la reparación de los tejidos y para la curación de las lesiones cutáneas. *Ver* AMINOÁCIDOS en la Primera Parte.
N-A-G de Source Naturals	Según indicaciones de la etiqueta.	Compuesto de aminoácidos. Forma la base de las complejas estructuras moleculares que son parte clave del tejido de las membranas mucosas.
Oxy C-2 Gel de American Biologics	Según indicaciones de la etiqueta.	Útil agente antibacteriano, antifúngico y antiviral.
Vitamin A y vitamin E	50.000 UI al día. Si está embarazada, no debe tomar más de 10.000 UI al día. 400 UI al día.	Estos poderosos antioxidantes favorecen la curación.
Vitamin B complex	Según indicaciones de la etiqueta.	Regula el metabolismo y promueve el buen estado de salud.
Vitamin B$_6$ (pyridoxine)	50 mg 3 veces al día.	Especialmente importante cuando se utilizan cremas a base de estrógeno para tratar la vaginitis atrófica.
Vitamin C	2.000-5.000 mg al día.	Importante estimulante del sistema inmunológico. Necesario para la curación de los tejidos.
Vitamin D con calcium y magnesium	1.000 mg al día. 1.500 mg al día. 1.000 mg al día.	Alivian el estrés. Las mujeres necesitan suplementos adicionales de estos nutrientes cuando tienen vaginitis.
Zinc	30 mg al día. No tomar más de 100 mg al día de todos los suplementos.	Aumenta la inmunidad y promueve la adecuada utilización de la vitamina A. Reduce también la severidad de los episodios de herpes. Para mejor absorción, utilizar lozenges de zinc gluconate u OptiZinc.

HIERBAS

❑ Para aliviar la irritación, hágase duchas con infusiones de hierbas antisépticas. Entre estas hierbas están caléndula, echinacea, ajo, goldenseal, plantain fresco, St. Johnswort o aceite de tea tree. Mézclas con otras hierbas, como hojas de comfrey, para calmar la irritación. La echinacea y el goldenseal también se pueden tomar por vía oral.

Nota: El comfrey sólo se recomienda para uso externo. El goldenseal no se debe tomar por vía oral todos los días durante más de una semana y se debe evitar durante el embarazo. Además, se debe utilizar con precaución cuando hay alergia al ragweed.

❑ Los supositorios vaginales de caléndula y vitamina A calman y curan el tejido irritado. Los supositorios de goldenseal son provechosos para toda clase de infecciones.

❑ El producto Meno-Fem, de Prevail Corporation, es una combinación de hierbas tradicionales y nutrientes que combate los síntomas de la menopausia. Este producto es beneficioso para la vaginitis relacionada con desequilibrio hormonal.

❑ El aceite de tea tree es útil para la vaginitis. Aplicar tópicamente crema de aceite de tea tree ayuda a combatir las infecciones por hongos, las ampollas causadas por el virus del herpes, las verrugas y otro tipo de infecciones. Los supositorios de aceite de tea tree se han utilizado con éxito para combatir la vaginitis por hongos.

RECOMENDACIONES

❑ Para combatir la infección y aliviar la inflamación, consuma yogur plain que contenga cultivos de bacilos vivos, o apliquese yogur directamente en la vagina. Consuma, también, brown rice, millet y acidophilus.

❑ Consuma fibra todos los días. El oat bran es una buena fuente.

❑ Excluya de su dieta las frutas, el azúcar y las levaduras. Evite el queso maduro, el alcohol, el chocolate, las frutas secas, los alimentos fermentados, todos los granos que contengan gluten (wheat, oats, rye y barley), el jamón, la miel, las mantequillas de nuez, los pickles, los hongos crudos, la salsa de soya, los brotes, el azúcar en todas sus formas, el vinagre y todos los productos que contienen levadura. Elimine de su dieta las frutas cítricas y ácidas (naranja, toronja, limón, tomate, piña y lima) hasta que la inflamación no haya cedido. Luego vuélvalas a incorporar poco a poco en su dieta.

❑ Manténgase limpia y seca. Utilice ropa interior de algodón blanco, pues absorbe la humedad y permite que el aire circule. Evite las prendas apretadas y los materiales sintéticos. Después de nadar, póngase ropa seca lo más pronto posible. No permanezca con el traje de baño húmedo durante ratos largos.

❑ Para aliviar el escozor, o prurito, abra una cápsula de vitamina E y apliquese el aceite en el área inflamada. Otra alternativa es utilizar crema de vitamina E.

❑ Para tratar la vaginitis, agréguele al agua del baño tres tazas de pure apple cider vinegar. Permanezca en la bañera durante veinte minutos y deje que el agua entre en la vagina.

❑ No utilice corticosteroides ni anticonceptivos orales mientras no esté mejor. Los anticonceptivos orales pueden alterar el equilibrio de los microorganismos del cuerpo.

❑ No utilice duchas con aroma dulce. Si las duchas la alivian, tiene varias opciones: utilizar solamente agua tibia, utilizar agua mezclada con dos cápsulas de acidophilus, o utilizar yogur plain. También puede agregarle al agua una cucharadita de jugo de ajo fresco.

❑ No tome suplementos de hierro mientras la inflamación persista. Las bacterias infecciosas necesitan hierro para poderse desarrollar. Cuando hay infección bacteriana, el organismo "esconde" el hierro almacenándolo en el hígado, el bazo y la médula ósea a fin de inhibir el desarrollo de las bacterias.

❑ Tome únicamente agua destilada al vapor.

ASPECTOS PARA TENER EN CUENTA

❑ Los médicos a menudo prescriben la droga ketoconazole (Nizoral) para la vaginitis. Al parecer, esta droga no produce efectos secundarios. También recetan clotrimazole (Gyne-Lotrimin y Mycelex, entre otras), que no requiere prescripción médica.

❑ La vaginitis atrófica se suele tratar con ungüentos de estrógeno formulados por el médico. Utilizar estos productos aumenta los requerimientos de vitamina B$_6$ del organismo. La absorción vaginal de estrógenos sintéticos puede ser perjudicial.

❑ Para tratar la vaginitis atrófica es beneficioso aplicarse en la vagina crema de progesterona natural.

❑ *Ver también* CANDIDIASIS, CISTITIS, ENFERMEDADES DE LOS RIÑONES y/o VAGINITIS POR HONGOS en la Segunda Parte.

Vaginitis por hongos

Cuando un hongo como *Candida albicans* se propaga e infecta la vagina, el resultado es un tipo de vaginitis conocido como vaginitis por hongos. Como la cándida es parte de la flora normal del organismo, prácticamente todas las mujeres presentan infección por hongos en algún momento de su vida. Entre los síntomas más frecuentes de vaginitis por hongos están irritación local, abundante secreción viscosa y blancuzca, y escozor intenso. La piel del área vaginal se enrojece y duele.

Las infecciones por hongos son frecuentes durante el embarazo, pues la acidez y el contenido de glucosa de las secreciones vaginales se alteran. Los anticonceptivos orales, que producen un efecto similar en el organismo, también pueden provocar vaginitis por hongos. Los IUDs, (intrauterine devices, o dispositivos intrauterinos), crean un medio favorable para el desarrollo de los hongos porque disminuyen las secreciones vaginales normales. Debido a que hongos como *C. albicans* prosperan en medios ricos en glucosa, las mujeres diabéticas son más propensas a la vaginitis por hongos. Tomar antibióticos a menudo conduce a infecciones por hongos, porque los antibióticos no sólo destruyen las bacterias infecciosas sino también las bacterias "buenas" que normalmente evitan la proliferación de organismos como la cándida. La vaginitis por hongos también se puede transmitir sexualmente. Ésta sería la razón por la cual algunas mujeres sufren de infecciones por hongos de manera crónica y/o recurrente. Algunas mujeres son particularmente vulnerables a este tipo de infección después del período menstrual. Esto se debe a que el flujo menstrual y los ciclos hormonales provocan una serie de cambios en el medio vaginal. Otros factores que pueden contribuir a las infecciones por hongos son las alergias, las deficiencias nutricionales, la mala higiene y el consumo de carbohidratos refinados.

NUTRIENTES

SUPLEMENTOS	DOSIS SUGERIDAS	COMENTARIOS
Esenciales		
Biotin	300 mcg 3 veces al día.	Inhibe el desarrollo de los hongos.
Bovine colostrum	Según indicaciones de la etiqueta.	Estimula el sistema inmunológico y normaliza la flora intestinal.
Essential fatty acids (Ultimate Oil de Nature´s Secret es buena fuente)	Según indicaciones de la etiqueta.	Aumentan la inmunidad, aceleran la recuperación y mitigan el dolor.
Garlic (Kyolic)	2 cápsulas 3 veces al día con las comidas.	Combate el microorganismo causante de la infección.
Vitamin C	2.000–5.000 mg al día.	Mejora la inmunidad.
Yeast•Gard de Lake Consumer Products	Según indicaciones de la etiqueta.	Destruye los hongos y alivia los tejidos irritados.
Muy importantes		
Multivitamin y mineral complex	Según indicaciones de la etiqueta.	Conserva el equilibrio de todos los nutrientes necesarios para el organismo.
Vitamin A más natural carotenoid complex (Betatene) más vitamin E o	50.000 UI al día. Si está embarazada, no debe tomar más de 10.000 UI al día. Según indicaciones de la etiqueta. 400 UI al día.	Estos poderosos neutralizadores de los radicales libres favorecen la curación de la vagina.
AE Mulsion Forte de American Biologics	Según indicaciones de la etiqueta.	Proporciona vitaminas A y E en emulsión, que facilita la asimilación.
Zinc	30 mg al día. No tomar más de 100 mg al día de todos los suplementos.	Aumenta la inmunidad y promueve la curación. Para mejor absorción, utilizar lozenges de zinc gluconate u OptiZinc.
Provechosos		
Acidophilus	Según indicaciones de la etiqueta. Tomar con el estómago vacío.	Restaura el equilibrio de las bacterias vaginales normales. Si es alérgica a la leche, utilizar una fórmula no láctea.
Dioxychlor de American Biologics	5 gotas en agua 2 veces al día.	Ayuda a prevenir las infecciones por hongos. Si la infección es recurrente, utilizar este producto.
Free-form amino acid complex	Según indicaciones de la etiqueta.	Necesario para la reparación de los tejidos. Utilizar una fórmula que contenga todos los aminoácidos esenciales.
Vitamin B complex más extra vitamin B$_6$ (pyridoxine)	100 mg al día. 50 mg 3 veces al día.	La infección por hongos puede llevar a deficiencia de las vitaminas B. Utilizar una fórmula yeast-free. Es más eficaz en forma sublingual. Favorece la producción de anticuerpos y promueve el funcionamiento del sistema inmunológico.

Vitamin D más	400 UI al día.	Las mujeres requieren cantidades adicionales de estos nutrientes
calcium y	1.500 mg al día.	cuando su organismo está combatiendo la infección.
magnesium	750 mg al día.	

HIERBAS

❑ El aloe vera, una hierba conocida por sus efectos curativos, es provechosa para las infecciones. La gel de aloe vera se aplica tópicamente para aliviar el prurito. El jugo de aloe vera se puede tomar o utilizar como ducha.

❑ El barberry combate eficazmente las infecciones.

❑ La caléndula, el goldenseal, la raíz de marshmallow, la usnea y el yarrow se pueden utilizar en duchas para combatir las infecciones por hongos. Prepare un té fuerte con una o más de estas hierbas, y hágase una ducha dos veces al día durante una semana.

❑ El aceite de tea tree combate eficazmente la vaginitis por hongos y el herpes, y produce efectos curativos. Es particularmente beneficioso cuando se utiliza como ducha. Otro remedio eficaz es utilizar supositorios de aceite de tea tree alternándolos con baños de asiento calientes y fríos. *Ver* BAÑOS DE ASIENTO en la Tercera Parte.

❑ La chamomile destruye los hongos.

❑ El cinnamon y el dandelion inhiben la proliferación del hongo *Candida albicans*.

Advertencia: El cinnamon no se debe utilizar en grandes cantidades durante el embarazo.

❑ La echinacea tiene propiedades antifúngicas e intensifica el funcionamiento del sistema inmunológico. Se puede tomar por vía oral, o se puede utilizar como ducha.

❑ El pau d'arco contiene un agente antibacteriano natural y tiene efectos curativos. Se puede tomar en cápsula, o se puede preparar en té para utilizar como ducha.

RECOMENDACIONES

❑ Incluya en su dieta yogur low-fat y productos agrios, como kéfir y buttermilk. El yogur y los productos agrios contienen microorganismos llamados *lactobacilos*, que destruyen los hongos y se encuentran normalmente en el intestino y en la vagina. Para que sea eficaz, el yogur debe contener cultivos de bacilos vivos. El mejor yogur es el que se prepara en el hogar. Las yogurteras son fáciles de utilizar y su precio es relativamente bajo.

❑ No consuma azúcar, fruta, carbohidratos refinados ni dulces o golosinas de ninguna clase mientras la infección esté activa. Los hongos proliferan en medios ricos en glucosa. También debe evitar el alcohol, los quesos maduros, los alimentos fermentados, los hongos, las levaduras y los productos con levadura.

❑ Evite todos los productos lácteos, excepto yogur low-fat y demás productos agrios.

❑ Cuide la salud de su sistema inmunológico. Descanse lo suficiente, haga una dieta sana y haga ejercicio con regularidad y moderación. Evite el estrés y los antibióticos.

❑ Hágase duchas mezclando dos cápsulas de garlic o jugo de ajo fresco en un quart de agua tibia. Alterne este tratamiento con duchas de acidophilus. Abra dos cápsulas de acidophilus y agréguelas a un quart de agua tibia, o a yogur plain. Mientras que el ajo combate la infección, el acidophilus ayuda a restablecer tanto la flora como la acidez normales del organismo.

❑ Utilice supositorios de ajo. Pele un diente de ajo y envuélvalo en un trocito de gasa estéril. Lubrique el supositorio con pure organic vegetable oil e introdúzcalo en la vagina, asegurándose de que por fuera quede una "colita" de gasa. Cámbiese el supositorio cada doce horas y hágase este tratamiento durante tres días.

❑ Mantenga limpia y seca el área vaginal. Después de bañarse, séquese utilizando un secador de cabello (en una temperatura baja) a una distancia de seis a ocho pulgadas del área vaginal. Utilice prendas de vestir sueltas y de algodón, y ropa interior de algodón blanco para que el aire pueda circular libremente.

❑ Para reemplazar las bacterias "amigables" y restablecer la flora intestinal normal, hágase un enema de retención de *L. bifidus*. *Ver* ENEMAS en la Tercera Parte.

❑ Lave su ropa con un detergente sin aroma y evite los ablandadores de telas. Usted puede colocar su ropa interior en el horno de microondas para destruir los hongos. Humedezca la prenda, exprímale bien el agua y colóquela en el horno de microondas en alto durante treinta segundos.

❑ Evite el contacto con cualquier químico potencialmente irritante. Esto significa que debe evitar el papel higiénico de colores y/o aromatizado, los perfumes, los desodorantes, la ropa interior de color, los esprays para la higiene femenina y los lubricantes sexuales que se consiguen en el comercio.

ASPECTOS PARA TENER EN CUENTA

❑ Muchos profesionales de la salud recomiendan clotrimazole (Gyne-Lotrimin y Mycelex, entre otros productos) o miconazole (Monistat y otros) para la vaginitis por hongos. Aunque durante mucho tiempo se requirió prescripción médica para comprar estos medicamentos, en la actualidad son de venta libre y se consiguen en las farmacias en forma de cremas y de supositorios vaginales. Al igual que todos los medicamentos de uso tópico, éstos pueden ocasionar irritación y/o reacciones alérgicas en las personas susceptibles.

❑ Algunos médicos formulan ketoconazole (Nizoral), un antifúngico más fuerte, en especial para las infecciones resistentes al tratamiento. Esta droga se administra por vía oral. El ketoconazole oral se ha relacionado con algunos casos de toxicidad hepática y sólo se debe utilizar bajo estrecha supervisión médica.

❑ Un tratamiento más novedoso para la vaginitis por hongos es terconazole (Terazol), pues es específico para las infecciones por cándida. Al parecer, es altamente eficaz y produce pocos efectos secundarios.

❑ Una buena higiene personal no implica utilizar duchas de manera rutinaria. Es mejor reservar las duchas para propósitos terapéuticos, pues su uso excesivo promueve las infecciones. Si usted se hace duchas de vez en cuando, no utilice productos comerciales; utilice, más bien, una solución de dos cucharadas de apple cider vinegar en un quart de agua.

❑ En un estudio realizado en Cornell University, las cápsulas de boric acid powder combatieron eficazmente la vaginitis por hongos en el 98 por ciento de los casos.

Nota: Las cápsulas de boric acid (boric acid capsules) *no* se deben confundir con los cristales de boric acid (boric acid crystals).

❑ Las mujeres que sufren de candidiasis vaginal de manera crónica o inusualmente persistente deben hacerse exámenes para determinar si son diabéticas o si tienen alguna disfunción inmunológica, como la que produce el cáncer o la infección por el HIV (virus de inmunodeficiencia humana).

❑ *Ver también* CANDIDIASIS, INFECCIONES POR HONGOS y VAGINITIS en la Segunda Parte.

Vahídos

Ver ENFERMEDAD DE MÉNIÈRE, VÉRTIGO. *Ver también en* PROBLEMAS RELACIONADOS CON EL EMBARAZO.

Varicela

La mayoría de los niños contraen esta enfermedad infantil antes de los nueve años de edad. La causa de la varicela es un virus que se manifiesta con fiebre y dolor de cabeza. Estos síntomas se suelen presentar entre siete y veintiún días después de la exposición al virus. Entre veinticuatro y treinta y seis horas después aparecen en la cara y en el cuerpo pequeños "granos". En realidad, se trata de vesículas (lesiones que contienen líquido). El fluido exuda y forma costra. Esta erupción continúa en ciclos y dura entre tres días y una semana. Las vesículas y las costras son contagiosas y producen escozor. Rascarse puede producir infección y cicatrización. Cuando las costras desaparecen, también desaparece el riesgo de que el enfermo contagie a los demás. La evolución de la varicela dura aproximadamente dos semanas, aunque la infección puede revestir gravedad en los recién nacidos. La varicela es mucho más severa en la edad adulta que en la infancia.

Un ataque de varicela por lo general inmuniza contra la enfermedad de por vida. Aunque puede presentarse un segundo ataque, no es frecuente. Sin embargo, el virus causante de la varicela, el *Varicella-zoster,* es el mismo que causa shingles, o herpes zoster, en los adultos. Este virus puede permanecer en estado latente durante años y reaparecer en forma de shin-

gles en la edad adulta. Se puede contraer varicela (pero no shingles) por medio del contacto directo con una persona que tenga shingles.

A menos que se especifique otra cosa, las dosis que se recomiendan a continuación son para adultos. A los jóvenes de doce a diecisiete años se les debe administrar el equivalente a tres cuartas partes de la cantidad recomendada; a los niños de seis a doce años, la mitad y a los menores de seis años, la cuarta parte.

NUTRIENTES

SUPLEMENTOS	DOSIS SUGERIDAS	COMENTARIOS
Esenciales		
Natural beta-carotene o carotenoid complex	15.000 UI al día. Según indicaciones de la etiqueta.	Estimulan el sistema inmunológico y curan los tejidos.
Vitamin A capsules o emulsion	20.000 UI al día por 1 mes. Luego 15.000 UI al día por 1 semana. 100.000 UI al día por 1 semana. Luego 75.000 UI al día por 1 semana. Si está embarazada, no debe tomar más de 10.000 UI al día.	Estos estimulantes del sistema inmunológico ayudan a la curación de los tejidos. Para dosis altas, la emulsión facilita la asimilación y brinda mayor seguridad.
Vitamin C	1.000 mg 4 veces al día.	Este poderoso estimulante inmunológico ayuda a controlar la fiebre.
Muy importantes		
Potassium y	99 mg al día.	Ayuda a reducir la fiebre y a acelerar la curación.
zinc	80 mg al día. No tomar más de 100 mg al día de todos los suplementos.	Mejora el funcionamiento del sistema inmunológico. Para mejor absorción, utilizar lozenges de zinc gluconate u OptiZinc.
Vitamin E	400-600 UI al día.	Este poderoso neutralizador de los radicales libres aumenta la oxigenación y promueve la curación.
Provechosos		
Maitake o shiitake o reishi	Según indicaciones de la etiqueta. Según indicaciones de la etiqueta. Según indicaciones de la etiqueta.	Estos hongos tienen propiedades antivirales y estimulantes del sistema inmunológico.
Multivitamin y mineral complex	Según indicaciones de la etiqueta.	Todos los nutrientes ayudan a acelerar el proceso de curación.
Raw thymus glandular	Según indicaciones de la etiqueta.	Estimula la producción de linfocitos T por parte de la glándula del timo. Necesario para la función inmunológica. *Ver* TERAPIA GLANDULAR en la Tercera Parte.

HIERBAS

❑ Entre las hierbas beneficiosas están raíz de burdock, echinacea, ginger, goldenseal, pau d'arco y St. Johnswort.

❑ El té de catnip endulzado con molasses ayuda a bajar la fiebre y se les puede dar a los infantes y a los niños, así como también a los adultos. Los enemas de té de catnip les bajan la fiebre a los niños mayores de dos años.

RECOMENDACIONES

❑ Tome jugos frescos mezclados con polvos proteínicos y brewer's yeast. Tome también caldos de vegetales frescos.

❑ Cuando le haya bajado la fiebre y esté recuperando el apetito, poco a poco normalice su dieta. Empiece consumiendo únicamente purés de banano y de aguacate, salsa de manzana fresca y/o yogur. No consuma alimentos cocidos ni procesados.

❑ A los niños que tienen fiebre no se les debe dar leche de vaca ni fórmulas. Deben tomar jugos recién hechos, pero diluidos (4 onzas de jugo se deben mezclar con 4 onzas de agua destilada al vapor, y entre 100 y 1.000 miligramos de vitamina C). A los infantes de seis meses o más se les puede dar leche de almendra o de soya, que se encuentra en los health food stores. Es importante que el niño tome mucha agua para que no se deshidrate.

❑ Las vesículas no se deben rascar por ningún motivo. Mantenga cortas y limpias las uñas de su hijo y báñelo con frecuencia. Si es necesario, colóquele guantes. Prepare baños calientes con tés de las hierbas antes recomendadas, o baños de ginger con agua fría, y utilice una esponja para lavar el área afectada. Como las compresas húmedas ayudan a controlar la picazón, se deben utilizar a menudo.

❑ Mantenga separados del resto de la familia a los niños que estén infectados y, desde luego, alejados de las personas de edad avanzada, de los recién nacidos y de las mujeres embarazadas que no hayan tenido varicela.

❑ Nunca le dé aspirin a un niño que tenga fiebre. Algunos estudios han revelado que darles aspirin a los niños que están con fiebre aumenta el riesgo de que contraigan el síndrome de Reye, una enfermedad poco común pero potencialmente fatal (ver SÍNDROME DE REYE en la Segunda Parte).

❑ Si usted tiene la mala suerte de contraer varicela en la edad adulta, póngase en contacto con su médico. Para acelerar la curación, haga un ayuno. Ver AYUNOS en la Tercera Parte.

ASPECTOS PARA TENER EN CUENTA

❑ La exposición del feto a la varicela se ha asociado con un riesgo mayor de defectos congénitos.

❑ Cuando las lesiones se infectan, los médicos generalmente recetan un ungüento antibiótico.

❑ Ver también SHINGLES en la Segunda Parte.

Várices

Impulsada por los latidos del corazón, la sangre circula por las arterias, les suministra nutrientes y oxígeno a los tejidos del organismo y regresa al corazón a través de las venas. Al igual que las arterias, las venas son vasos tubulares de diversos tamaños. Pero a diferencia de las arterias, las venas tienen en sus paredes internas unas válvulas pequeñísimas que impiden que la sangre se devuelva hacia las arterias. Cuando esas válvulas no funcionan correctamente, la circulación se altera y la sangre se acumula en las venas y las dilata. El resultado son las várices: venas anormalmente dilatadas, abultadas y, a menudo, azulosas y nudosas. Estas venas protuberantes suelen ir acompañadas de un dolor sordo y constante. Entre las características de las várices están hinchazón, escozor, calambres, sensación de pesadez y úlceras en las piernas.

Como la falta de circulación contribuye al desarrollo de las venas várices, las personas más propensas a este trastorno son las que permanecen sentadas o de pie en la misma posición durante períodos prolongados, las que acostumbran sentarse con las piernas cruzadas y las que no hacen ejercicio con regularidad. El exceso de peso, el embarazo y levantar objetos pesados aumentan la presión en las piernas, lo que a su vez incrementa la probabilidad de desarrollar várices. El estreñimiento, la flebitis, la insuficiencia cardíaca, las enfermedades del hígado y los tumores abdominales también contribuyen a la formación de venas várices. La deficiencia de vitamina C y de bioflavonoides (especialmente rutina) puede debilitar la estructura colágena de las paredes de las venas y ocasionar várices. La herencia parece desempeñar un papel importante en la tendencia a las várices.

La mayoría de los casos de várices no representan un problema grave y se pueden manejar con medidas sencillas en el hogar. Sin embargo, hay casos que se complican cuando no se tratan adecuadamente. Entre las complicaciones que pueden surgir están hemorragia subcutánea, coágulos sanguíneos profundos, problemas parecidos al eccema en el área cercana a las venas afectadas, o ulceración en el área de los tobillos.

NUTRIENTES

SUPLEMENTOS	DOSIS SUGERIDAS	COMENTARIOS
Muy importantes		
Coenzyme Q$_{10}$	100 mg al día.	Mejora la oxigenación de los tejidos y aumenta la circulación y la inmunidad.
Dimethylglycine (DMG) (Aangamik DMG de FoodScience Labs)	50 mg 3 veces al día.	Mejora la utilización del oxígeno por parte de los tejidos.
Essential fatty acids (Ultimate Oil de Nature's Secret es buena fuente)	Según indicaciones de la etiqueta.	Mitigan el dolor y ayudan a preservar la flexibilidad de los vasos sanguíneos.

Glutathione	Según indicaciones de la etiqueta.	Protege al corazón, a las venas y a las arterias del daño causado por la oxidación.
Pycnogenol o grape seed extract	Según indicaciones de la etiqueta. Según indicaciones de la etiqueta.	Estimulan el sistema inmunológico y la circulación sanguínea. Neutralizan a los radicales libres y fortalecen el tejido conectivo, incluido el del sistema cardiovascular.
Vitamin C más bioflavonoid complex más extra rutin	3.000-6.000 mg al día. 100 mg al día. 50 mg 3 veces al día. Favorece la circulación	reduciendo la tendencia a la coagulación. Promueve la curación y previene las contusiones. Este poderoso bioflavonoide no cítrico ayuda a conservar la fortaleza de los vasos sanguíneos.

Importante

Vitamin E	Empezar con 400 UI al día y aumentar poco a poco hasta 1.000 UI al día.	Mejora la circulación y ayuda a prevenir la sensación de pesadez en las piernas.

Provechosos

Aerobic Bulk Cleanse (ABC) de Aerobic Life Industries	Según indicaciones de la etiqueta. No tomar al mismo tiempo con otros suplementos o medicamentos.	Es importante mantener limpio el colon.
Brewer's yeast	Según indicaciones de la etiqueta.	Contiene proteínas y vitaminas B que se necesitan en estos casos.
Lecithin granules o capsules	1 cucharada 3 veces al día con las comidas. 1.200 mg 3 veces al día con las comidas.	Estos emulsificantes de la grasa favorecen la circulación.
Multivitamin y mineral complex	Según indicaciones de la etiqueta.	Conserva el equilibrio de todos los nutrientes necesarios.
Vitamin A más natural carotenoid complex (Betatene)	10.000 UI al día. Según indicaciones de la etiqueta.	Aumentan la inmunidad, protegen las células y retardan el envejecimiento.
Vitamin B complex más extra vitamin B6 (pyridoxine) y vitamin B12	50-100 mg 3 veces al día con las comidas. 50 mg al día. 300-1.000 mcg al día.	Las vitaminas B son necesarias para la digestión de los alimentos. Son más eficaces en forma sublingual.
Vitamin D más calcium y magnesium	1.000 mg al día a la hora de acostarse. 1.500 mg al día a la hora de acostarse. 750 mg al día a la hora de acostarse.	Esta combinación ayuda a aliviar los calambres en las piernas. Utilizar calcium chelate.
Zinc	80 mg al día.	Favorece la curación.

HIERBAS

❑ El butcher's broom, el ginkgo biloba, la gotu kola y las berries de hawthorn mejoran la circulación de las piernas.

❑ El horse chestnut es un buen tratamiento para el malestar que ocasionan las venas várices. Mezcle media cucharadita de horse chestnut en polvo con dos tazas de agua, humedezca un trozo de gasa de algodón estéril con esta mezcla y fricciónese suavemente el área afectada. Este remedio mitiga la inflamación. El witch hazel también alivia el malestar.

❑ Para estimular la irrigación sanguínea, báñese las piernas o el área afectada con té de white oak bark tres veces al día. Haga un té fuerte (sin dejarlo hervir) y utilícelo para hacer compresas. Aplíquese las compresas en el área afectada.

RECOMENDACIONES

❑ Haga una dieta baja en grasa y en carbohidratos refinados. Incluya en su dieta abundante pescado, así como también frutas y vegetales frescos.

❑ Asegúrese de que su dieta contenga mucha fibra para evitar el estreñimiento y mantener limpio el intestino.

❑ Evite la proteína de origen animal, los alimentos procesados y refinados, el azúcar, el ice cream, los alimentos fritos, los quesos, el maní, el junk food, el tabaco, el alcohol y la sal.

❑ Manténgase en un peso saludable y haga ejercicio con regularidad y moderación. Caminar, nadar y montar en bicicleta son deportes que promueven la buena circulación. Cambie su rutina diaria y dedique más tiempo a hacer ejercicio y a mover las piernas.

❑ Utilice prendas de vestir sueltas para que no restrinjan el flujo sanguíneo. Una buena medida es utilizar medias elásticas de compresión porque sostienen las venas várices e impiden que se hinchen aún más.

❑ Evite permanecer de pie o sentado durante períodos largos. Interrumpa su actividad varias veces al día para elevar las piernas por encima del nivel del corazón. No cruce las piernas, no levante objetos pesados y no les imponga a sus piernas esfuerzos innecesarios.

❑ Después de bañarse, aplíquese castor oil en las venas afectadas y masajéese el aceite en dirección ascendente comenzando en los pies.

❑ Para mejorar la circulación y aliviar el dolor, llene la bañera con agua fría. Párese entre el agua y simule que camina.

❑ No se rasque la piel del área varicosa porque puede ulcerarse y sangrar.

ASPECTOS PARA TENER EN CUENTA

❑ Algunos médicos tratan las várices inyectando en las venas afectadas una solución salina de sodium tetradecyl sulfate y aplicando vendajes de compresión durante períodos largos. La solución fusiona las paredes de las venas de manera permanente, lo que inactiva las venas defectuosas. El organismo compensa la pérdida de esos vasos buscando rutas alternativas para que la sangre fluya.

❑ Las "venas araña" (telangiectasias) son capilares crónicamente dilatados que se encuentran cerca de la superficie de la piel. Aunque son molestas desde el punto de vista estético, son inocuas y muy pocas veces ocasionan problemas.

❏ Las hemorroides son, en realidad, venas várices en el ano o en el recto. Entre los síntomas de las hemorroides están escozor rectal, dolor y sangre en la materia fecal (*Ver* HEMORROIDES en la Segunda Parte).

❏ El dimethylsulfoxide (DMSO) se utiliza para mitigar el dolor que producen las venas várices que revisten gravedad. Este líquido, un subproducto del procesamiento de la madera, se aplica tópicamente en el área afectada de acuerdo con las necesidades del paciente. Para fines terapéuticos, sólo se debe utilizar el DMSO que se consigue en los health food stores.

❏ Los síntomas de las várices se parecen a los de la tromboflebitis. Más aún, la probabilidad de desarrollar venas várices aumenta de modo importante cuando se sufre de tromboflebitis (*ver* TROMBOFLEBITIS en la Segunda Parte).

❏ *Ver también* PROBLEMAS CIRCULATORIOS en la Segunda Parte.

❏ *Ver también en* PROBLEMAS RELACIONADOS CON EL EMBARAZO en la Segunda Parte.

Vejiga, infección de la

Ver CISTITIS.

Verrugas

Las verrugas son pequeños crecimientos en la piel producidos por el papilomavirus humano (HPV, o human papillomavirus). Se conocen, por lo menos, sesenta clases de HPV. Las verrugas pueden aparecer solas o en grupos, y aunque la mayoría son benignas, algunos tipos de verrugas se han relacionado con una probabilidad mayor de cáncer. Esta sección trata sobre tres clases de verrugas: comunes, plantares y genitales.

Las verrugas comunes pueden aparecer en cualquier parte del cuerpo, pero son más frecuentes en las manos, los dedos, los codos, los antebrazos, las rodillas, la cara y la piel que rodea las uñas. Suelen aparecer en la piel que continuamente está expuesta a la fricción, al trauma o a la abrasión. También pueden presentarse en la laringe (voice box) y producir ronquera. Las verrugas comunes pueden ser aplanadas o elevadas, y secas o húmedas. Su superficie, rugosa y con hoyuelos, puede ser del mismo color de la piel circundante o un poco más oscura. Las verrugas pueden ser tan pequeñas como la cabeza de un alfiler, o pueden tener el tamaño de un fríjol pequeño. El virus que produce las verrugas comunes, que es altamente contagioso, se adquiere a través de fisuras en la piel. Se puede contraer caminando sin zapatos en sitios públicos, como vestuarios, o utilizando el peine de otra persona. Molestar las verrugas comunes, recortarlas, morderlas o tocarlas fa-

vorece su propagación. Las verrugas de la cara se pueden propagar a consecuencia de la afeitada. Las verrugas comunes no suelen producir dolor ni picazón.

Las verrugas plantares se presentan en las plantas de los pies y en la superficie inferior de los dedos de los pies. Son protuberancias blancas que parecen callos, excepto por el hecho de que duelen al tacto y sangran con facilidad al recortar su superficie. Además, su centro es duro. Las verrugas plantares no tienden a propagarse a otras partes del cuerpo.

Las verrugas genitales son masas blandas y húmedas que se encuentran en la vagina, el ano, el pene, la ingle y/o el escroto, o en las áreas circundantes. En los hombres se pueden presentar también en la uretra. Su color suele ser rosado o rojo y tienen aspecto de coliflor. Las verrugas genitales a menudo se presentan en grupo, aunque también pueden aparecer de manera individual. Se transmiten por vía sexual y son altamente contagiosas. Como suelen aparecer tres meses (o más) después de que el individuo se ha infectado con el HPV que las produce, el virus se propaga antes de que la persona siquiera se dé cuenta de que tiene el problema. Dos cepas que producen verrugas genitales se han asociado con cáncer del cuello uterino, y cinco cepas se observan prácticamente en todos los cánceres superficiales del cuello uterino, la vagina, la vulva, el ano, el pene y el área perianal. Los infantes pueden contraer verrugas cuando son expuestos a las verrugas genitales durante el parto.

NUTRIENTES

SUPLEMENTOS	DOSIS SUGERIDAS	COMENTARIOS
Muy importantes		
Vitamin B complex	50 mg 3 veces al día.	Importante para la multiplicación normal de las células.
Vitamin C	4.000-10.000 mg al día.	Tiene poderosas propiedades antivirales.
Importantes		
L-Cysteine	500 mg 2 veces al día con el estómago vacío. Tomar con agua o jugo. No tomar con leche. Para mejor absorción, tomar con 50 mg de vitamina B$_6$ y 100 mg de vitamina C.	Proporciona azufre, mineral necesario para prevenir y combatir las verrugas. *Ver* AMINOÁCIDOS en la Primera Parte.
Vitamin A	100.000 UI al día por 1 mes. Luego 50.000 UI al día por 1 mes. Después reducir hasta 25.000 UI al día por 1 mes o durante el tiempo necesario para que las verrugas desaparezcan. Si está embarazada, no debe tomar más de 10.000 UI al día.	Necesario para normalizar las membranas epiteliales y cutáneas. Para dosis altas, la emulsión facilita la asimilación y brinda mayor seguridad.

Vitamin E	400-800 UI al día. Se puede utilizar tópicamente aplicando el aceite de una cápsula en la verruga todos los días.	Mejora la circulación y promueve la reparación y la curación de los tejidos.
Zinc	50-80 mg al día. No tomar más de 100 mg al día de todos los suplementos.	Aumenta la inmunidad contra los virus. Para mejor absorción, utilizar lozenges de zinc gluconate u OptiZinc.

Provechosos		
Multivitamin y mineral complex	Según indicaciones de la etiqueta.	Necesario para la división normal de las células.
Shiitake o reishi	Según indicaciones de la etiqueta. Según indicaciones de la etiqueta.	Estos hongos tienen propiedades antivirales.

HIERBAS

❏ Para tratar las verrugas se utiliza externamente gel de aloe vera, myrr, aceites de clove, tea tree o wintergreen, y tinturas de black walnut, chickweed, goldenseal y pau d'arco. Dése un toquecito en la verruga con alguna de estas sustancias dos o tres veces al día hasta que la verruga no desaparezca. Si se presenta irritación, diluya el aceite o el extracto en agua destilada o en aceite vegetal prensado en frío.

RECOMENDACIONES

❏ Para extirpar las verrugas comunes, pruebe alguno o algunos de los siguientes remedios:

• Triture un diente de ajo y aplíqueselo directamente sobre la verruga. Cúbrase la verruga con un vendaje y déjeselo durante veinticuatro horas. Después se deben formar ampollas y la verruga debe caerse alrededor de una semana más tarde.

• Aplíquese en la verruga una pasta hecha con castor oil y baking soda. Aplíquese la pasta todas las noches y cúbrasela con un vendaje. Este remedio hará que la verruga se caiga entre tres y seis semanas después.

❏ Aumente su ingesta de aminoácidos ricos en azufre consumiendo más espárragos, frutas cítricas, huevos, ajo y cebolla. También son provechosas las tabletas de desiccated liver.

❏ Si sospecha que tiene verrugas genitales, consulte con el médico sin demora. Esto es particularmente importante para las mujeres, porque se ha encontrado una relación entre las verrugas genitales y el cáncer cervical. Es aconsejable hacerse inmediatamente un prueba de Papanicolaou (Pap test).

❏ Mantenga secas las verrugas genitales. Después del baño, utilice un secador de cabello (en una temperatura baja) para secarse el área afectada. No se restriegue las verrugas porque se pueden irritar. Utilice solamente ropa interior de algodón. No tenga relaciones sexuales mientras las verrugas no estén completamente curadas.

❏ No se recorte ni se queme usted mismo las verrugas. Estos procedimientos sólo los debe practicar un profesional idóneo.

ASPECTOS PARA TENER EN CUENTA

❏ Por lo regular, las verrugas plantares no requieren tratamiento. No obstante, cuando duelen y molestan al caminar vale la pena tratarlas. A pesar de que el tratamiento puede requerir varias sesiones, los médicos terminan por erradicar incluso las verrugas plantares más resistentes al tratamiento.

❏ Tomar todos los días una cantidad adecuada de vitamina C es muy importante para inmunizarse contra los virus que producen las verrugas.

❏ Las personas que toman inmunosupresores son más propensas a las verrugas. Entre estas personas están las que se han sometido a trasplante de órgano y las que tienen ciertas enfermedades autoinmunes.

❏ La mayor parte de las verrugas comunes desaparecen en el transcurso de uno o dos años, incluso sin tratamiento. A menos que una verruga común se vuelva incómoda, no es preciso hacer nada al respecto.

❏ Entre los procedimientos médicos que más se utilizan para extirpar las verrugas comunes y plantares están la fulguración (destrucción de las verrugas utilizando corriente eléctrica), la congelación con nitrógeno líquido y las aplicaciones tópicas de distintos ácidos. Algunos médicos han obtenido buenos resultados con la droga bleomycin (Blenoxane), que se puede inyectar o aplicar localmente.

❏ Las verrugas comunes se pueden tratar con una solución suave de ácido, como ácido salicílico. Se cree que el ácido debilita las paredes de la verruga hasta el punto de permitir que el virus se introduzca en el torrente sanguíneo, lo que conduce a la producción de anticuerpos que eventualmente atacan y destruyen las verrugas. Extirpar las verrugas no inmuniza al organismo contra el virus.

❏ Existen diversos tratamientos para las verrugas genitales, pero ninguno representa una verdadera cura y todos producen efectos secundarios. El tratamiento tiene tres categorías: remedios de aplicación tópica que requieren prescripción médica y cuyo objetivo es destruir el tejido de las verrugas, métodos quirúrgicos para extirpar las verrugas, y enfoques biológicos para combatir directamente el virus.

❏ Se ha observado que el tratamiento con rayo láser es más eficaz que los químicos e, incluso, que la cirugía convencional, para tratar las verrugas genitales. El tratamiento con láser extirpa las verrugas por completo (otros tratamientos sólo reducen su tamaño). Este tratamiento, que no requiere hospitalización, por lo general previene la reaparición de las verrugas y su transmisión durante el contacto sexual.

❏ Una investigación sobre la eficacia de inyectar interferon alfa directamente en las verrugas genitales encontró que este tratamiento fue exitoso en aproximadamente el 36 por ciento de los casos. El interferon alfa es una poderosa sustancia antiviral. Sin embargo, cuando hay demasiadas verrugas este tratamiento puede resultar sumamente molesto y costoso.

❏ Las mujeres que han tenido verrugas genitales se deben hacer cada seis meses un frotis vaginal y uterino de Papanicolau (vaginal and uterine Pap smear), pues estas verrugas se asocian con un mayor riesgo de desarrollar cáncer cervical.

Vértigo

El vértigo es una sensación de desvanecimiento, debilidad, mareo y aturdimiento que se debe a una alteración del sentido del equilibrio. La palabra vértigo procede del latín *vertere*, que significa "dar vueltas". Esta sensación se debe casi siempre a problemas del oído interno. La persona que sufre de vértigo siente que se está hundiendo o que se está cayendo. Así mismo, siente que la habitación y los objetos dan vueltas y, en algunos casos, también siente que ella da vueltas. El vértigo va acompañado con frecuencia de náuseas y de pérdida del oído.

El vértigo se presenta cuando el sistema nervioso central recibe mensajes contradictorios del oído interno, los ojos, los músculos y los receptores cutáneos de la sensación de presión. Esto puede tener varias causas, entre ellas tumor cerebral, presión arterial alta o baja, alergias, lesión en la cabeza y abastecimiento insuficiente o interrumpido de oxígeno al cerebro. Otras causas de vértigo son anemia, infección viral, fiebre, uso de algunos medicamentos, deficiencias nutricionales, enfermedad neurológica, estrés sicológico, cambios de presión atmosférica, bloqueo del canal auditivo o de la trompa de Eustaquio, infección del oído medio o exceso de cerumen en el oído. La mala circulación cerebral también puede provocar vahídos y problemas de equilibrio. La causa de la mala circulación cerebral puede ser el estrechamiento de los vasos sanguíneos que irrigan el cerebro (arteriosclerosis), la compresión de uno o más vasos sanguíneos del cuello (osteoartritis cervical) y una enfermedad como diabetes o anemia.

Las personas de edad avanzada son más propensas a experimentar vértigo debido a los efectos del envejecimiento en el organismo. El cuerpo mantiene el sentido del equilibrio gracias a un mecanismo complejo en el que intervienen tanto los oídos internos como la información visual. El canal del oído interno posee unas estructuras llamadas *otolitos*, que son minúsculos cristales de carbonato de calcio que presionan contra las celulas ciliares que recubren las membranas internas. La fuerza de gravedad actúa sobre los otolitos y los hace cambiar de posición en respuesta a los movimientos de la cabeza. Esto hace que se doblen los filamentos de las células ciliares, lo que, a su vez, da lugar a la transmisión de señales hacia el cerebro. El cerebro utiliza, entonces, esas señales para calcular la posición de la cabeza. A medida que envejecemos, partículas pequeñísimas de desechos se acumulan en el oído interno y presionan contra las células ciliares, lo que hace que el cerebro reciba señales falsas. Esto puede afectar al sentido del equilibrio y producir vértigo. Además, la transmisión de los impulsos nerviosos desde los ojos hasta el cerebro y la médula espinal se vuelve más lenta con la edad. Esto puede provocar vahídos y pérdida del equilibrio al hacer cualquier movimiento brusco.

Vahído no es sinónimo de vértigo. Todo el mundo experimenta de vez en cuando aturdimiento, desvanecimiento o inestabilidad. Las personas cuya presión arterial es baja pueden experimentar estas sensaciones al levantarse rápidamente después de estar acostadas o sentadas. En algunos casos, los vahídos son una señal de advertencia de que hay peligro de ataque cardíaco, apoplejía, conmoción cerebral o daño cerebral.

NUTRIENTES

SUPLEMENTOS	DOSIS SUGERIDAS	COMENTARIOS
Muy importantes		
Dimethylglycine (DMG) (Aangamik DMG de FoodScience Labs)	Según indicaciones de la etiqueta.	Aumenta el aporte de oxígeno al cerebro.
Vitamin B$_3$ (niacin)	100 mg 3 veces al día. No sobrepasar esta dosis.	Mejora la circulación del cerebro y reduce el colesterol. *Advertencia:* si tiene algún trastorno hepático, gota o presión arterial alta, no debe tomar niacina.
Vitamin B complex más extra vitamin B$_6$ (pyridoxine) y vitamin B$_{12}$	100 mg 3 veces al día con las comidas. 50 mg al día. 300-1.000 mcg al día.	Las vitaminas B son necesarias para el funcionamiento normal del cerebro y el sistema nervioso central. Para mejor absorción, se pueden aplicar en inyección (con supervisión médica). Si no se consiguen en inyección, administrar en forma sublingual.
Vitamin C	3.000-10.000 mg al día divididos en varias tomas.	Este antioxidante mejora la circulación.
Vitamin E	Empezar con 200 UI al día y aumentar poco a poco hasta 400-800 UI al día.	Mejora la circulación.
Importantes		
Choline e inositol y/o lecithin	Según indicaciones de la etiqueta, 3 veces al día. Según indicaciones de la etiqueta.	Necesarios para el funcionamiento de los nervios. Ayuda a prevenir el endurecimiento de las arterias y mejora la función cerebral.
Coenzyme Q$_{10}$	100-200 mg al día.	Mejora la circulación hacia el cerebro.
Ginkgo biloba		*Ver* Hierbas más adelante.
Vitamin A	10.000 UI al día.	Intensifica la inmunidad y actúa como antioxidante.
Zinc	30 mg al día. No tomar más de 100 mg al día de todos los suplementos.	Promueve la salud del sistema inmunológico y ayuda a conservar el nivel de la vitamina E. Para mejor absorción, utilizar lozenges de zinc gluconate u OptiZinc.

Provechosos		
Brewer´s yeast	1/2 cucharadita al día por 3 días. Luego aumentar hasta 1 cucharada al día.	Contiene vitaminas B de manera equilibrada.
Calcium y magnesium	1.500 mg al día. 750 mg al día.	Importante para mantener la regularidad de los impulsos nerviosos. Ayuda a prevenir los vahídos.
Kelp	1.000-1.500 mg al día.	Proporciona minerales y vitaminas necesarios de manera balanceada.
Melatonin	1.5-5 mg al día, 2 horas o menos antes de acostarse.	Ayuda a mantener el equilibrio.
Multivitamin y mineral complex	Según indicaciones de la etiqueta.	Suministra vitaminas y minerales necesarios de manera equilibrada.

HIERBAS

❑ Butcher's broom y cayenne (capsicum) ayudan a mejorar la circulación.

❑ El dandelion en té o en extracto es muy provechoso para la hipertensión arterial.

❑ El ginger alivia los vahídos y las náuseas.

❑ El ginkgo biloba mejora la circulación y la función cerebral porque aumenta el suministro de oxígeno al cerebro. Tome todos los días 120 miligramos de extracto de ginkgo biloba.

RECOMENDACIONES

❑ Evite hacer movimientos rápidos y exagerados. No cambie bruscamente de posición.

❑ Reduzca su ingesta total de sodio a menos de 2.000 miligramos diarios. Consumir mucho sodio puede alterar el funcionamiento del oído interno.

❑ Evite el alcohol, la cafeína, la nicotina y todos los alimentos fritos.

❑ Para controlar los vahídos, siéntese en un asiento con los pies apoyados en el suelo y mire un objeto fijo durante unos cuantos minutos.

❑ Si empieza a sentir vahídos al poco tiempo de comenzar a tomar un nuevo medicamento, es posible que el problema se relacione con el medicamento. Hable con su médico o con su farmacéutico acerca del problema.

❑ Si experimenta vértigo de manera recurrente, consulte con el médico. Podría ser síntoma de alguna enfermedad que requiere tratamiento.

ASPECTOS PARA TENER EN CUENTA

❑ Las personas que sufren de vértigo a veces experimentan un fenómeno conocido como nistagmo, que son movimientos involuntarios, rápidos y espasmódicos de los ojos. Este fenómeno se puede presentar espontáneamente, o puede ser producido por cambios de posición.

❑ El aire contiene menos oxígeno cuanto mayor es la altura sobre el nivel del mar. Niveles bajos de oxígeno pueden provocar vahídos o aturdimiento leves y temporales.

❑ Hay actividades que pueden precipitar el vértigo o los vahídos. Entre ellas están las atracciones de los parques de diversión, ver películas de acción, navegar y algunos juegos de realidad virtual. En esos casos, los síntomas disminuyen tan pronto como cesa la acción.

Vesícula biliar, enfermedades de la

Ver ENFERMEDADES DE LA VESÍCULA BILIAR.

VIH (Virus de inmunodeficiencia humana)

Ver AIDS.

Virus de Epstein-Barr

Ver FIBROMIALGIA, MONONUCLEOSIS, SÍNDROME DE FATIGA CRÓNICA.

Virus de inmunodeficiencia humana (VIH)

Ver AIDS.

Visión, pérdida de

Ver Visión reducida o pérdida de visión *en* PROBLEMAS OCULARES.

Vitíligo

El vitíligo, conocido también como leucodermia, es una enfermedad cutánea que se caracteriza por la presencia de parches hipopigmentados y rodeados por un borde oscuro. Los parches pueden ser muchos o pocos, y pueden ser pequeñísimos o cubrir áreas extensas del cuerpo. Suelen aparecen en ambos lados del cuerpo y de forma bastante simétrica. No duelen ni producen escozor. La aparición de estos parches se debe a que, por alguna razón, el organismo carece de las células que normalmente producen el pigmento cutáneo melanina. Cuando el área afectada se encuentra en el cuero cabelludo, el cabello que sale de esa área también es blanco.

La causa del vitíligo no se conoce, pero parece que tiene un componente genético, pues hay familias donde se observa con más frecuencia. Al parecer, el vitíligo también se relaciona con problemas autoinmunes. Alguna alteración tiroidea también podría intervenir en esta enfermedad. El vitíligo también se puede desarrollar tras un trauma físico de la piel. Los parches que carecen de pigmentación producen malestar fundamentalmente por motivos estéticos y son muy vulnerables a las quemaduras de sol.

NUTRIENTES

SUPLEMENTOS	DOSIS SUGERIDAS	COMENTARIOS
Muy importantes		
Vitamin B complex	50 mg o más, 3 veces al día.	Necesario para la textura y el tono adecuados de la piel. Ayuda a combatir el estrés. Se recomienda en forma sublingual.
más extra pantothenic acid (vitamin B$_5$)	300 mg al día divididos en varias tomas.	Vitamina antiestrés. Importante para la pigmentación de la piel. Es más eficaz en forma sublingual.
y para-aminobenzoic acid (PABA)	100 mg o más, 3 veces al día.	Ayuda a que la coloración anormal del cabello se detenga. Se puede aplicar en inyección (con supervisión médica).
Importantes		
Essential fatty acids (primrose oil y Ultimate Oil de Nature's Secret son buenas fuentes)	Según indicaciones de la etiqueta.	Estimulan la producción de hormonas y contienen todos los ácidos grasos esenciales necesarios.
Provechosos		
Ageless Beauty de Biotec Foods	Según indicaciones de la etiqueta.	Protege a la piel del daño causado por los radicales libres.
Calcium y magnesium	1.000 mg al día. 500 mg al día.	Su deficiencia contribuye a la fragilidad de la piel. Debe tomarse de manera equilibrada con el calcio.
Multivitamin y mineral complex	Según indicaciones de la etiqueta.	Conserva el equilibrio de todos los nutrientes esenciales.
Silica	Según indicaciones de la etiqueta.	Importante para el desarrollo de la fuerza y la elasticidad de la piel. Estimula la producción de colágeno.
Vitamin A más natural carotenoid complex (Betatene)	10.000 UI al día. Según indicaciones de la etiqueta.	Promueven la curación y la formación de nuevo tejido cutáneo.
Vitamin C con bioflavonoids	3.000-5.000 mg al día divididos en varias tomas.	Necesarios para la producción de colágeno, una proteína que le proporciona flexibilidad a la piel. Combaten los radicales libres y fortalecen los capilares que nutren la piel.
Vitamin E	Empezar con 400 UI al día y aumentar lentamente hasta 800 UI al día.	Protege contra los radicales libres que pueden ocasionarle daño a la piel.
Zinc más copper	50 mg al día. No tomar más de 100 mg al día de todos los suplementos. 3 mg al día.	Favorece la reparación y la fortaleza de los tejidos. Para mejor absorción, utilizar lozenges de zinc gluconate u OptiZinc. Necesario para la producción de colágeno y para la salud de la piel. Debe tomarse de manera equilibrada con el cinc.

HIERBAS

❑ Se ha demostrado que la picorrhiza (una hierba de la India que es utilizada por la medicina ayurvédica) reduce el número y el tamaño de los parches cutáneos que carecen de pigmentación.

RECOMENDACIONES

❑ Consulte con un médico de orientación nutricional acerca de la conveniencia de inyectarse vitaminas del complejo B más PABA (*ver en* Nutrientes en esta sección). Este tratamiento suele ser eficaz.

❑ Aplíquese siempre sobre las áreas hipopigmentadas un filtro antisolar (sunscreen) con un factor de protección solar (SPF) de 15 ó más. Las áreas que carecen de pigmentación normal no cuentan con protección natural contra los rayos ultravioleta del sol.

ASPECTOS PARA TENER EN CUENTA

❑ El vitíligo suele responder al PABA y al magnesio. Gradualmente van apareciendo pequeñas áreas pigmentadas parecidas a pecas. Esas áreas se fusionan poco a poco con el resto de la piel hasta que se restablece la coloración normal. Algunas personas que tienen vitíligo también presentan canas prematuramente. Un pequeño porcentaje de quienes han sido tratados con PABA y magnesio ha recuperado el color original de la piel y el cabello.

❑ Las lesiones causadas por el vitíligo se pueden disimular cubriendo las áreas afectadas con cosméticos sin brillo a prueba de agua. Un producto muy utilizado es DermaBlend.

❑ Para estimular la repigmentación de la piel, los médicos a menudo prescriben cremas que contienen fluorinated steroids.

❑ A las personas con vitíligo muy extendido les suelen recomendar hydroquinone (un agente suave que despigmenta la piel sin causar daño) para despigmentar la piel no afectada. Este tratamiento minimiza la diferencia de color entre las áreas pigmentadas y las que carecen de pigmentación normal.

❑ Un artículo publicado por la revista *Let's Live* informó sobre un nuevo tratamiento en el cual células sanas productoras de pigmento se trasplantaron a áreas afectadas por el vitíligo. Esos trasplantes fueron exitosos en todos los casos, menos en uno, y el organismo de ningún receptor rechazó el trasplante.

❑ La crema GH3, de Gero Vita International, ha dado buenos resultados en el tratamiento de muchos problemas de piel. Esta crema facial sólo es recomendable para adultos.

Vómito y náuseas

Ver ENVENENAMIENTO CON ALIMENTOS, INDIGESTIÓN. *Ver también en* FLU.

Wilson, enfermedad de

Ver ENFERMEDAD DE WILSON.

Wilson, síndrome de

Ver Síndrome de Wilson en HIPOTIROIDISMO.

Xeroftalmia

Ver en PROBLEMAS OCULARES.

Zumaque venenoso

Ver POISON IVY/POISON OAK/POISON SUMAC.

TERCERA PARTE

REMEDIOS Y TERAPIAS

INTRODUCCIÓN

La Segunda Parte del libro trató sobre diversos problemas de salud y recomendó programas de tratamiento para cada uno de ellos. La Tercera Parte explica la manera de poner en práctica esos remedios y terapias. También explica las condiciones bajo las cuales es beneficioso cada tratamiento y, cuando es necesario, brinda instrucciones para ponerlos en práctica eficazmente. Usted puede elegir remedios populares, como jugos, ayunos y cataplasmas, o tratamientos más convencionales, como terapia de oxígeno hiperbárico. Estos remedios se pueden utilizar junto con una dieta sana y un programa de suplementación nutricional. Después de que conozca los tratamientos que existen, usted podrá elegir los que mejor se adapten a su manera de ser y a su estilo de vida.

Acupuntura

Ver en CONTROL DEL DOLOR.

Análisis del cabello

El análisis del cabello evalúa con exactitud la concentración de minerales en el organismo: los minerales tóxicos que se encuentran en cualquier cantidad, los minerales esenciales y los minerales que se requieren en pequeñas cantidades pero que son tóxicos cuando se encuentran en grandes cantidades. Al detectar precozmente la presencia de sustancias tóxicas en el organismo, como mercurio, plomo, cadmio y aluminio, el análisis del cabello permite identificar y tratar la toxicidad antes de que los síntomas se manifiesten. Cuando revela niveles de minerales, como calcio, el análisis permite identificar y tratar una gran variedad de deficiencias nutricionales mucho antes de que los problemas de salud se agraven.

Antes del desarrollo de la técnica del análisis del cabello, los profesionales de la salud que se interesaban por la concentración de los microminerales en el organismo dependían de muestras de orina y de sangre. Infortunadamente, se ha demostrado que estas pruebas no son exactas. En vez de reflejar la concentración mineral de las células y de los órganos, lo que reflejan estas pruebas es el nivel de los minerales *circulantes*. Se ha encontrado que la correlación entre la concentración mineral de los órganos internos del organismo y la concentración mineral del cabello es más confiable. De hecho, el análisis del cabello es una medida tan exacta de la exposición a sustancias, que se suele utilizar para detectar el consumo de drogas.

A fin de realizar un análisis del cabello se debe extraer una pequeña cantidad de cabello, por lo general de la nuca. Debido a que los tratamientos para el cabello a base de sustancias químicas fuertes, como colorantes, decolorantes y permanentes, pueden conducir a error, es mejor tomar una muestra de vello púbico. Primero, la muestra se lava con productos químicos y se despoja de todas las sustancias que se encuentran en ella. Luego se disuelve una cantidad específica (por peso) de la muestra en un volumen conocido de ácido y, por último, cada mineral se aísla y se mide en partes por millón (ppm) aplicando un método de análisis químico llamado fotoespectrometría de absorción atómica (atomic absorption photospectrometry).

El análisis del cabello también evalúa de manera relativamente estable la concentración mineral, la cual se puede analizar por computador para determinar la correlación entre varios elementos del cabello. Antes de que el problema se vuelva irreversible, se pueden desarrollar y aplicar tratamientos para los problemas ya identificados utilizando terapias de chelation y/u otros programas (*Ver* TERAPIA DE CHELATION en la Tercera Parte). Más tarde, se pueden comparar análisis del cabello posteriores con el inicial para evaluar la eficacia del tratamiento.

En la tabla de esta sección se enumeran los minerales cuya concentración detecta el análisis del cabello. Junto a cada elemento se encuentra el símbolo respectivo. Además, la tabla indica la manera en que cada mineral interactúa con otros elementos. Tratándose del plomo, por ejemplo, observe que su presencia no promueve la actividad de ningún otro mineral (segunda columna). Por otra parte, el plomo sí inhibe la actividad del calcio, el hierro y el potasio (tercera columna), tres importantes nutrientes. Finalmente, el selenio y el cinc inhiben la actividad del plomo (cuarta columna).

Hable con su médico o profesional de la salud para que le informe quién puede practicarle un análisis del cabello. Asegúrese de que el laboratorio al que acuda tenga experiencia. Entre las preguntas que se debe hacer acerca del laboratorio están las siguientes: ¿Cumple el laboratorio con los requisitos establecidos por la American Society of Elemental Testing Laboratories o por el Hair Analysis Standardization Board? ¿Cuál es la trayectoria del laboratorio? ¿Durante cuánto tiempo ha estado en uso el equipo? ¿Qué experiencia tiene el personal?

INTERACCIÓN ENTRE LOS MINERALES

Nombre del mineral	Elementos que el mineral promueve	Elementos que el mineral inhibe	Elementos que inhiben al mineral
Aluminio (Al)	P	F	
Arsénico (As)	Co, I	Se	
Berilio (Be)		Mg	
Cadmio (Cd)		Cu	Zn
Calcio (Ca)	Fe, Mg, P	Cu, F, Li, Mn, Zn	Cr, Pb, S
Cloro(Cl)*			
Cromo (Cr)		Ca	
Cobalto(Co)	As, F	Fe, I	
Cobre (Cu)	Fe, Mo, Zn	P	Ag, Ca, Cd, Mn, S
Flúor (F)		Mg	Al, Ca
Yodo (I)	As, Co, G		
Hierro (Fe)	Ca, Cu, K, Mn, P		Co, Mg, Pb, Zn
Plomo (Pb)		Ca, Fe, K	Se, Zn
Litio (Li)		Na	Ca
Magnesio (Mg)	Ca, K, P	Fe	Mn
Manganeso (Mn)	Cu, Fe, K, P	Mg	Ca
Mercurio (Hg)*			
Molibdeno (Mo)	Cu, S	P	N
Níquel (Ni)*			
Nitrógeno (N)		Mo	
Fósforo (P)	Al, Be, Ca, Fe, Mg, Mn, Zn	Na	Cu, Mo
Potasio (K)	Fe, Mg, Mn, Na		Pb
Selenio (Se)		Cd, Pb	As, S
Plata (Ag)		Cu	
Sodio (Na)	K		Li, P
Azufre (S)	Mo	Ca, Cu, Se	Zn
Cinc (Zn)	Cu, P	Cd, Fe, Pb, S	Ca

* Las interacciones de los minerales no se han confirmado.

Ayunos

A lo largo del tiempo en el organismo se acumulan muchas toxinas a causa, entre otros factores, de los contaminantes que se encuentran en el aire que respiramos, de los químicos del agua que bebemos y de los alimentos que consumimos. Periódicamente el organismo trata de deshacerse de esas toxinas y libera a los tejidos de ellas. Las toxinas se introducen entonces en el torrente sanguíneo, lo que hace que el organismo entre en un ciclo de "baja energía". Durante este ciclo, la persona puede experimentar dolores de cabeza, depresión o diarrea. Ayunar es un método eficaz y seguro para ayudarle al organismo a desintoxicarse y a atravesar ese ciclo de debilidad y falta de energía más rápidamente y con menos síntomas. De hecho, ayunar es recomendable para cualquier enfermedad, pues le proporciona al organismo el descanso que necesita para recuperarse. Las enfermedades agudas, los trastornos del colon, las alergias y las enfermedades respiratorias responden sumamente bien a los ayunos, mientras que las enfermedades degenerativas crónicas son las que menos bien responden. Al ahorrarle al organismo el trabajo de digerir los alimentos, ayunar no sólo contribuye a que el organismo se deshaga de las toxinas, sino que facilita la curación.

Sin embargo, ayunar no sólo es provechoso cuando hay problemas de salud o cuando el organismo se encuentra falto de vigor y energía. Ayunar con regularidad permite que los órganos descansen y, por tanto, ayuda a revertir el proceso de envejecimiento y a disfrutar de una vida más larga y saludable. Durante el ayuno:

• El proceso natural de expulsión de toxinas continúa y la entrada de nuevas toxinas disminuye, lo que reduce la cantidad total de toxinas del organismo.

• La energía que el organismo utiliza para la digestión se invierte en el funcionamiento del sistema inmunológico, en el desarrollo de las células y en los procesos de eliminación.

• La carga de trabajo del sistema inmunológico disminuye enormemente, y desaparece el riesgo de inflamación del tracto digestivo a causa de reacciones alérgicas a los alimentos.

• La sangre se adelgaza al disminuir la grasa sérica, lo que aumenta la oxigenación de los tejidos y mejora la movilización de los glóbulos blancos de la sangre.

• Se liberan químicos como pesticidas y drogas, que se almacenan como parte de la grasa.

• Se adquiere sensibilidad hacia la dieta y todo lo que la rodea.

Gracias a los efectos mencionados, ayunar acelera la curación, purifica la sangre y limpia el hígado, los riñones y el colon. Ayunar contribuye también a perder el exceso de peso y de agua, a eliminar las toxinas, a aclarar los ojos, a limpiar la lengua y a refrescar el aliento. Es recomendable ayunar, por lo menos, tres días cada mes y hacer un ayuno de diez días por lo menos dos veces al año.

Dependiendo de la duración, el ayuno tiene distintos objetivos. Un ayuno de tres días limpia la sangre y le ayuda al organismo a eliminar las toxinas. Un ayuno de cinco días inicia el proceso de curación y fortalece el sistema inmunológico. Un ayuno de diez días sirve para tratar diversos trastornos antes de que surjan, y puede ayudar a combatir problemas de salud, entre ellos las enfermedades degenerativas que son tan comunes hoy en día a causa de la contaminación química de nuestro medio ambiente.

Hay ciertas precauciones que se deben tener en cuenta cuando se hace un ayuno. Primero, *no se debe* ayunar con agua únicamente. Un ayuno a base de agua elimina las toxinas con demasiada rapidez, lo que produce dolor de cabeza y peores problemas. En cambio, hacer la dieta a base de jugos frescos que se expone más adelante favorece la eliminación de las toxinas y promueve la curación, ya que le aporta al organismo vitaminas, minerales y enzimas. Hacer esta clase de ayuno aumenta la probabilidad de seguir haciendo una dieta saludable, pues acostumbra al individuo al sabor de los vegetales crudos y a la vitalidad que proporcionan. Segundo, los ayunos de más de tres días sólo se deben hacer con supervisión de un profesional de la salud calificado. Incluso los ayunos de corta duración deben ser supervisados por un médico cuando hay diabetes, hipoglicemia u otros problemas crónicos de salud. Las mujeres embarazadas y las que están lactando no deber ayunar *nunca*.

Por último, es importante que tenga en cuenta que así como dañar su salud fue un proceso de muchos años, fortalecer su organismo y volver a disfrutar de una excelente salud puede tomar algún tiempo. Sin embargo, usted puede lograrlo. Por tanto, cuando no se sienta bien, ¡ayune y mejórese!

PROCEDIMIENTO

A fin de prepararse para ayunar, consuma únicamente vegetales y frutas crudos durante dos días. Esto disminuye el impacto que el ayuno le puede ocasionar al organismo.

Durante el ayuno, tome diariamente por lo menos ocho vasos de 8 onzas de agua destilada al vapor, además de jugos puros y hasta dos tazas de té de hierbas. Diluya todos los jugos en el agua agregando aproximadamente una parte de agua por cada tres partes de jugo. No debe tomar jugo de naranja ni de tomate, y debe evitar todos los jugos que contienen edulcorantes u otros aditivos.

El jugo más eficaz para tomar durante el ayuno es el de limón fresco. Agregue el jugo de un limón a un vaso de agua tibia. Los jugos frescos de manzana, remolacha, cabbage, zanahoria, apio y uva también son provechosos, al igual que los "green drinks", que son hechos con vegetales hojosos de color verde. Los "green drinks" son excelentes desintoxicantes. El jugo de cabbage crudo es particularmente beneficioso para tratar las úlceras, el cáncer y todos los problemas del colon. Asegúrese de tomarlo tan pronto como lo prepare, porque al dejarlo reposar pierde su riqueza vitamínica.

Haga al mismo tiempo un ayuno que consista en jugos, tés y agua, y una dieta de dos días a base de frutas y vegetales crudos. Consumir alimentos cocidos inmediatamente después de ayunar puede arruinar los efectos positivos del ayuno. Las primeras comidas después de ayunar deben ser frecuentes y pequeñas, ya que durante el ayuno disminuye tanto el tamaño del estómago como la secreción de jugos gástricos.

HIERBAS

❑ Durante el ayuno, tome té de hierbas una o dos veces al día. Pruebe los siguientes:

• Para vigorizar el hígado y limpiar el torrente sanguíneo, tome té de alfalfa, burdock, chamomile, dandelion, milk thistle, red clover y rose hips.

Advertencia: No utilice chamomile de manera permanente, pues puede producir alergia al ragweed. Evítela por completo si es alérgico al ragweed.

• Mezcle una parte de jugo de cranberry sin dulce con dos partes de té de pau d´arco y de echinacea. Tome esta bebida cuatro veces al día para reforzar el sistema inmunológico, ayudar al funcionamiento de la vejiga y eliminar las bacterias indeseables del colon.

• El té de peppermint es provechoso por sus efectos calmantes y porque fortalece los nervios. También es beneficioso para tratar la indigestión, las náuseas y la flatulencia.

• Tome té de slippery elm para mitigar la inflamación del colon. Este té produce buenos resultados cuando se utiliza como solución para enema.

❑ Tome dos cápsulas de ajo dos veces al día. Si prefiere un suplemento líquido, agregue el aceite del ajo a un vaso de agua. Los suplementos de ajo se pueden tomar todos los días antes, durante y después del ayuno para promover la salud general, favorecer la curación y eliminar del colon muchas clases de parásitos.

RECOMENDACIONES

❑ Si siente la necesidad de comer algo durante el ayuno, consuma una tajada de watermelon. No acompañe el watermelon con ningún otro alimento. También puede consumir salsa de manzana fresca (no enlatada) hecha en el blender o en el procesador de alimentos. No les retire la cáscara a las manzanas y no las cocine.

❑ Tome suplementos de fibra todos los días antes y después del ayuno, pero no durante el ayuno. A fin de promover la limpieza del colon antes y después de ayunar, asegúrese de utilizar fibra adicional en su dieta diaria. El bran, en especial el oat bran, es una excelente fuente de fibra. Trate de evitar los suplementos que contengan wheat bran, pues pueden irritar la pared del colon. Otra buena fuente de fibra es el producto Aerobic Bulk Cleanse (ABC), de Aerobic Life Industries. Mézclelo con medio jugo de George´s Aloe Vera Juice, de Warren Laboratories, y con medio jugo natural de cranberry. Esta mezcla proporciona fibra, limpia el colon y tiene efectos curativos. Otros productos de fibra de buena calidad son psyllium seed husks y flaxseeds molidas. Las cápsulas de fibra se deben tomar siempre con un vaso grande de agua, porque se expanden y absorben una gran cantidad de agua.

❑ No mastique chicle durante el ayuno. El proceso digestivo empieza cuando la masticación estimula la liberación de enzimas en el tracto gastrointestinal. Cuando las enzimas no disponen de ningún alimento para digerir en el estómago, pueden surgir problemas.

❑ Si desea, utilice spirulina durante el ayuno. La spirulina tiene un alto contenido de proteína y una gran variedad de vitaminas y minerales, además de clorofila, que limpian el organismo. Si está tomando spirulina en tabletas, tome cinco, tres veces al día. Si está utilizando una variedad en polvo, tome una cucharadita tres veces al día mezclada en un vaso de jugo.

❑ Si tiene hipoglicemia, nunca deje de consumir algún suplemento proteínico cuando esté ayunando. La spirulina, que se describió anteriormente, es una buena opción. Asegúrese de que sea de buena calidad, de que haya sido examinada en laboratorio y de que haya sido depurada antes de su procesamiento. El producto Kyo-Green, de Wakunaga, también es provechoso. Antes de empezar cualquier ayuno, consulte con un profesional de la salud idóneo.

❑ Si usted tiene más de sesenta y cinco años o si requiere suplementos todos los días por alguna otra razón, no suspenda el uso de los suplementos vitamínicos y minerales durante el ayuno. Las personas de edad avanzada necesitan tomar diariamente ciertas vitaminas y minerales. Cuando tome jugos, reduzca la dosis de los suplementos que esté tomando.

❑ Se recomienda utilizar los productos Kyo-Green, de Wakunaga of America, y ProGreens, de Nutricology, antes, durante y después del ayuno, pues contienen todos los nutrientes necesarios para contribuir a la curación. Si los utiliza durante el ayuno, estos productos deben reemplazar un vaso de "green drink".

❑ Debido a que el organismo libera toxinas durante el ayuno, se puede presentar fatiga, irritabilidad, ansiedad, confusión, vahídos e insomnio. También se puede presentar olor corporal, resequedad y escamación de la piel, erupciones cutáneas, dolor de cabeza, náuseas, tos, diarrea, orina de color oscuro, deposición oscura y de muy mal olor, dolores en el cuerpo, secreciones bronquiales, secreciones paranasales, y/o problemas visuales o auditivos. Estos síntomas no revisten gravedad alguna y se pueden aliviar rápidamente. Para aliviar los síntomas, hágase todos los días un enema de jugo de limón (para limpiar el colon) y un enema de café (para purificar el hígado de impurezas). *Ver* ENEMAS en la Tercera Parte.

❑ Durante el ayuno, descanse lo suficiente. Si es necesario, haga siestas durante el día para recargar sus baterías.

❑ Si desea, consuma antes, durante y después del ayuno Desert Delight, de Aerobic Life Industries. Este producto, que contiene cranapple, papaya y jugo de aloe vera, ayuda a mantener limpio el colon y refuerza el funcionamiento de los riñones y de la vejiga. También favorece la digestión y la curación de las úlceras. Si lo utiliza durante el ayuno, este producto debe reemplazar un vaso de jugo.

❑ Pase por el exprimidor los siguientes vegetales y obtendrá un magnífico jugo que ayuda a curar muchas enfermedades:

3 zanahorias, 3 hojas de kale, 2 palitos de apio, 2 remolachas, 1 nabo, 1/4 de libra de espinaca, 1/2 cabbage, 1/4 de racimo de perejil, 1/4 de cebolla y 1/2 diente de ajo. Si no tiene exprimidor, prepare un caldo. Deje hervir estos vegetales a fuego lento sin agregar ningún condimento. Reemplace cualquier jugo con este caldo y guarde los vegetales para después del ayuno. Recuerde que no debe consumir ningún alimento sólido mientras esté ayunando.

❑ Debido a que durante el ayuno el organismo libera toxinas, es posible sentir sucia la lengua y un sabor desagradable en la boca. A fin de aliviar esta molestia, enjuáguese la boca con jugo de limón.

❑ El producto Daily Detox Tea, de Houston International, se puede utilizar antes, durante y después del ayuno. Cuando se utiliza durante el ayuno, debe reemplazar una taza de té de hierbas. Este producto les ayuda al torrente sanguíneo y a los órganos a eliminar toxinas.

❑ Si usted usa dentadura postiza, utilícela durante el ayuno para evitar que las encías se encojan.

❑ Continúe durante el ayuno su rutina diaria, incluido el ejercicio moderado. Evite el ejercicio físico vigoroso.

❑ Tenga en cuenta que ayunar durante una fase "baja" le ayuda al organismo a entrar en una fase "alta", es decir, en un período durante el cual uno se siente muy bien y lleno de energía. Esto ocurre porque se han eliminado las impurezas del organismo. Sin embargo, al empezar a contaminar nuevamente el organismo, las toxinas se vuelven a acumular y, con el tiempo, se experimenta otra vez una fase baja. Si esto sucede, se debe repetir el ayuno.

❑ Antes, durante y después del ayuno, hágase masajes en seco con un cepillo de cerdas *naturales.* El cepillo debe tener un mango largo para que se pueda cepillar la espalda. Esto ayuda a liberar la piel de toxinas y células muertas. Cepíllese siempre en dirección al corazón: de la muñeca hacia el codo, del codo hacia el hombro, de los tobillos hacia las rodillas, de las rodillas hacia la cadera, y así sucesivamente. Este masaje, que mejora enormemente la circulación, desprende grandes cantidades de piel muerta, lo cual ayuda a limpiar los poros y a expulsar sustancias tóxicas de la piel. *No* se deben masajear las áreas con acné, eccema o psoriasis. También se deben evitar las áreas que tengan heridas o cicatrices recientes, y las que presenten várices protuberantes.

Baños de asiento

Al igual que para la hidroterapia, para los baños de asiento se utiliza agua caliente y fría, vapor y hielo. El objetivo de esta terapia es recobrar la salud y conservarla. Los baños de asiento aumentan la irrigación sanguínea hacia las áreas pélvica y abdominal y, por tanto, pueden ayudar a reducir la inflamación y a aliviar diversos problemas. Los baños de asiento se pueden hacer con agua caliente o fría. También se pueden hacer alternando el agua caliente y el agua fría. Los baños de asiento calientes son particularmente provechosos para tratar las hemorroides, los trastornos musculares, el dolor en los ovarios y en los testículos, los problemas de próstata y los cólicos uterinos. Los baños de asiento fríos son beneficiosos para combatir el estreñimiento, la impotencia, la inflamación, los trastornos musculares y las secreciones vaginales. Alternar los baños calientes y fríos puede ayudar a aliviar la congestión, los trastornos musculares y abdominales, el envenenamiento de la sangre, las infecciones de los pies, el dolor de cabeza, la neuralgia y la inflamación de los tobillos.

PROCEDIMIENTO
Para tomar un baño de asiento, llene la bañera de modo que el agua le llegue a la cadera y le cubra hasta la parte media del abdomen. Si no va a utilizar bañera, use un recipiente que le permita introducir las regiones pélvica y abdominal. En este caso, llene otro recipiente con agua un poco más caliente y, al mismo tiempo, introduzca en él los pies. Para que se sienta más cómodo, cúbrase con una sábana o con una cobija.

Como se mencionó anteriormente, la temperatura del agua debe variar de acuerdo con la clase de enfermedad o trastorno que se esté tratando de combatir. Cuando tome un baño de asiento caliente, la temperatura del agua debe ser, más o menos, de 110ºF (asegúrese de que no sobrepase los 120ºF). Inicie el baño utilizando agua entre 90ºF y 100ºF, y aumente poco a poco la temperatura hasta alcanzar 110ºF. Si desea, sumerja los pies en agua un poco más caliente y colóquese una compresa fría en la frente, pues le ayudará a soportar el calor del agua (asegúrese de preparar el baño de asiento, el baño para los pies y la compresa fría con anterioridad).

El baño de asiento debe durar entre veinte y cuarenta minutos. Cuando el calor húmedo del baño le haya aliviado el área afectada, usted puede estimular aún más el organismo tomando una ducha corta de agua fría, o simplemente salpicándose el cuerpo con agua fría. Luego séquese con una toalla.

Cuando tome un baño de asiento frío, llene la bañera o el recipiente con agua helada. Permanezca en el agua entre treinta y sesenta segundos únicamente. El baño no debe durar, por ningún motivo, más de sesenta segundos. En vez de ser beneficioso, cualquier tiempo adicional podría resultar perjudicial. Cuando haya terminado el baño, séquese con una toalla.

Para los baños de asiento que alternan frío y calor, llene un recipiente con agua helada, y otro con agua a una temperatura aproximada de 110ºF. Primero sumerja el área afectada en el agua caliente durante tres a cuatro minutos. Luego haga lo mismo en el agua fría durante treinta a sesenta segundos. Repita este procedimiento entre dos y cuatro veces, y luego séquese con una toalla.

Es importante advertir que las personas que tienen algún problema de salud deben consultar con su médico o profesional de la salud antes de decidirse a tomar baños de asiento.

Biorretroalimentación

Ver en CONTROL DEL DOLOR.

Control del dolor

El dolor es un mensaje que el organismo le envía al cerebro indicándole que alguna enfermedad, lesión o actividad ha causado daño en alguna parte. El dolor nos hace percatar de muchos problemas (desde un sencillo desgarramiento muscular hasta apendicitis) antes de que revistan gravedad. Un dolor leve motiva al individuo a poner en reposo el área lesionada, lo que ayuda a reparar los tejidos y a prevenir daños adicionales. Un dolor severo no sólo motiva al individuo a poner en reposo el área afectada, sino también a buscar tratamiento.

Sin embargo, no todo dolor tiene una función útil. Mientras que el *dolor agudo* es una advertencia de que el problema requiere atención inmediata, en algunos casos el dolor persiste durante mucho tiempo después de que el área afectada se ha curado. En otros casos, el dolor puede deberse a dolor de espalda recurrente, a migraña y otras clases de dolor de cabeza, o a artritis y otras enfermedades. El *dolor crónico*, es decir, el dolor que se presenta de manera continua o intermitente durante más de seis meses, puede ser señal de un problema de salud permanente e imposible de solucionar mediante tratamiento. En este caso, la meta es controlar el dolor.

En algunas personas, el dolor es cíclico: el dolor produce ansiedad y esta ansiedad intensifica el dolor. Sentir temor y anticiparse al problema físico también puede intensificar el dolor, lo que conduce a experimentar depresión y sentimientos de impotencia. Desde luego, un dolor de esta naturaleza limita las actividades del individuo y genera un "ciclo de dolor crónico" que puede afectar adversamente a su seguridad y a su autoestima.

Para evitar los ciclos de dolor crónico, es importante estar consciente de ellos y entender los efectos que produce desde el punto de vista sicológico:

1. Por lo general, el ciclo empieza con períodos prolongados de descanso e inactividad, lo que reduce la fortaleza física, la resistencia y la flexibilidad. Como resultado, el individuo empieza a sentirse inseguro en cuanto a su capacidad de desarrollar actividades, lo que afecta a sus metas personales.

2. La incapacidad de desarrollar las actividades normales del hogar y del trabajo puede llevar a sentimientos de frustración y a que el individuo se vea como una persona inútil e incapaz, lo que afecta a su autoestima. Esta situación genera aún más depresión.

3. En épocas durante las cuales el dolor disminuye o es más tolerable de lo normal, la persona corre el riesgo de esforzarse demasiado para demostrarse a sí mismo y a los demás que todavía puede hacer las cosas que hacía antes de que apareciera el dolor crónico.

4. Como consecuencia del esfuerzo excesivo, el dolor a menudo reaparece con mayor severidad que antes. Esto impide que la persona termine sus tareas y logre sus metas. Debi-

do a la desmotivación y al dolor, la persona vuelve a limitar sus actividades y el ciclo comienza de nuevo.

El manejo del dolor es un medio para evitar convertirse en víctima del ciclo del dolor crónico. Por lo general, reducir el dolor físico evita que se vuelva a presentar el ciclo.

Existen muchos tratamientos para aliviar el dolor. Algunos funcionan a un nivel exclusivamente físico, interrumpiendo el proceso doloroso o insensibilizando las terminaciones nerviosas. Otros tratamientos abordan el control del dolor a nivel sicológico, influyendo en la percepción mental del dolor. Sin embargo, en el dolor suelen coexistir sin una separación clara los aspectos físico y sicológico. Así como reducir la intensidad del dolor físico disminuye la ansiedad del paciente y mejora su actitud, la mente se puede utilizar para relajar los músculos y lograr otros cambios físicos que se traducen en disminución de los síntomas.

El objetivo de las siguientes secciones es darle a conocer algunas de las muchas técnicas que se utilizan hoy en día para controlar el dolor. Dependiendo de la causa y de la severidad del dolor, así como también de sus propias preferencias, tal vez usted quiera ensayar una o más de estas técnicas. Aunque usted mismo puede poner en práctica algunas de ellas sin ayuda, como aplicarse compresas calientes y frías, otras técnicas, como la biorretroalimentación, requieren capacitación previa con un profesional idóneo. Algunas técnicas, como la quiropráctica, sólo deben ser realizadas por un profesional. En lo posible, pídales recomendaciones a sus amigos o a su médico. Un recurso excelente son las clínicas del dolor que cuentan con profesionales experimentados en el manejo de distintas técnicas para controlar el dolor. Asegúrese de que el profesional al que consulte haya obtenido buenos resultados en casos parecidos al suyo. Trate de conseguir el nombre de pacientes que hayan sido tratados por el mismo profesional y hable con ellos acerca de sus terapias.

ACUPUNTURA

La acupuntura es una antigua técnica china que se basa en la creencia de que el *chi*, la energía vital fundamental que fluye en todas los organismos vivos, determina la salud. Se cree que esta energía se moviliza por el organismo a lo largo de vías llamadas meridianos, cada uno de los cuales se une a un órgano específico. Cuando el flujo de la energía se encuentra en equilibrio, el individuo goza de buena salud. Sin embargo, cuando algo interrumpe el flujo energético, se pueden presentar problemas, entre ellos dolor. La acupuntura se utiliza para normalizar el flujo de la energía y, como consecuencia, para mejorar la salud.

Durante el tratamiento de la acupuntura, el acupuntor introduce agujas delgadas en puntos específicos del cuerpo. Aunque en algunas ocasiones la introducción de las agujas provoca una leve molestia, el tratamiento es prácticamente indoloro. Las agujas se pueden dejar colocadas desde pocos minutos hasta media hora. A fin de reforzar la terapia, el acupuntor puede recomendar tomar hierbas en té o en cápsula, y también puede sugerir ejercicios y cambios particulares en el estilo de vida. En muchos casos, la acupuntura es tan eficaz que produce alivio después de una sola sesión; en otros casos, después de varias sesiones.

Aunque la acupuntura se utiliza para tratar problemas de salud tan diversos como adicciones y trastornos mentales, en Estados Unidos se utiliza más que todo para aliviar el dolor, como las migrañas y el dolor de espalda. Estudios han indicado que la acupuntura puede estimular la producción de endorfinas, sustancias propias del organismo que eliminan el dolor. La acupuntura es una terapia completamente inocua y no produce efectos secundarios conocidos.

Para obtener más información acerca de la acupuntura y de los profesionales de la salud que la practican en su localidad, comuníquese con las siguientes organizaciones:

American Association of Oriental Medicine
433 Front Street
Catasauqua, PA 18032
610-433-2448
Sitike Counseling Center
1211 Old Mission Road
San Francisco, CA 94080
415-589-9305

BIORRETROALIMENTACIÓN

La biorretroalimentación combina una variedad de métodos de relajación, como imaginería guiada y meditación, con el uso de instrumentos que controlan las reacciones del individuo. Con el tiempo, el individuo aprende a regular conscientemente diversas *funciones autónomas*, entre ellas la frecuencia cardíaca, la presión arterial y otros procesos que anteriormente se consideraban involuntarios. Al regular estas funciones de manera consciente, es posible controlar una cantidad de problemas, incluido el dolor.

Durante la sesión de biorretroalimentación, los electrodos que van conectados a la unidad de monitoreo se adhieren a la piel sin producir dolor. El aparato puede medir la temperatura de la piel, el pulso, la presión arterial, la tensión muscular y la actividad de las ondas cerebrales, entre otras cosas. Cuando se utilizan técnicas como, por ejemplo, relajación, para producir un cambio (bajar la presión arterial, por ejemplo), el aparato proporciona continuamente a través de sonidos o imágenes retroalimentación sobre el progreso del individuo. Con el tiempo y con la ayuda del profesional, la persona logra la reacción deseada sin utilizar el aparato.

Aunque la biorretroalimentación se ha utilizado con éxito para controlar una gran variedad de problemas de salud, es más conocida por su eficacia para tratar el dolor de cabeza. En muchos casos, la biorretroalimentación ha logrado prevenir el desarrollo de migrañas. También se ha utilizado para tratar lesiones y para aliviar el dolor producido por el síndrome de la articulación temporomandibular.

Se debe tener en cuenta que la biorretroalimentación no cura el problema de salud de fondo. Las sesiones se deben llevar a cabo junto con otras terapias y bajo la estricta supervisión de un médico o profesional de la salud idóneo.

Si usted está interesado en aprender a utilizar la biorretroalimentación, comuníquese con las siguientes organizaciones para obtener una lista de los profesionales certificados de su localidad:

Association for Applied Psychophysiology and Biofeedback
10200 West 44th Avenue, Suite 304
Wheat Ridge, CO 80033
303-422-8436
Center for Applied Psychophysiology
Menninger Clinic
P.O. Box 829
Topeka, KS 66601-08829
913-273-7500

DIGITOPUNTURA

La digitopuntura, que se basa en las mismas creencias que constituyen el fundamento de la acupuntura (ver más atrás) y que se conoce también como "curación por contacto" es, en realidad, el más antiguo de los dos métodos. La digitopuntura y el arte curativo shiatsu (una técnica para hacer masajes) se suelen llamar "acupuntura sin agujas". Al igual que la acupuntura, el objetivo de la digitopuntura es restaurar la salud normalizando el flujo del *chi*, la energía vital que fluye por el organismo a lo largo de vías llamadas meridianos. Mientras que la acupuntura utiliza agujas para promover el flujo energético, la digitopuntura se basa en la presión con los dedos y las manos. La presión hace que se liberen neurotransmisores, que ayudan a inhibir la recepción y la transmisión del dolor.

La digitopuntura es un tratamiento seguro y sencillo. Además, no es costoso. Por su naturaleza no invasiva, este tipo de terapia puede ser realizada tanto por un profesional calificado como por el mismo paciente para obtener alivio inmediato del dolor. De hecho, varias técnicas de digitopuntura no requieren la intervención de ningún profesional. Por ejemplo, las técnicas Acu-Yoga, *Do-In* y *TuiNa* ayudan a controlar el dolor mediante masajes, posturas corporales y presión con los dedos.

Para obtener más información sobre la digitopuntura, comuníquese con el Acupressure Institute, 1533 Shattuck Avenue, Berkeley, CA 94709; teléfono 510-845-1059.

HIERBAS

Por su capacidad para aliviar el dolor, durante siglos se ha utilizado una gran variedad de hierbas. Algunas de las más eficaces son:

• Angélica, black haw, cramp bark, kava kava, rosemary y raíz de valerian son provechosas para aliviar el dolor asociado con calambres y espasmos musculares.

• Los tés hechos con blue violet, catnip, chamomile, gotu cola, licorice, rosemary, white willow y wood betony son eficaces para aliviar la tensión y el dolor de los nervios. El complejo DLPA, de Nature's Plus, que contiene white willow bark, bromelaína y DL-fenilalanina, alivia el dolor eficazmente y de manera natural.

Advertencia: No utilice chamomile de manera permanente y evítela por completo si es alérgico al ragweed. No consuma licorice todos los días durante más de siete días seguidos y evítelo por completo si su presión arterial es alta. No utilice productos que contengan fenilalanina si está embarazada o lactando, si está tomando algún inhibidor MAO para la depresión o si sufre de ataques de pánico, diabetes o fenilcetonuria (PKU). Si tiene hipertensión, empiece utilizando la dosis mínima y haga un seguimiento de su presión arterial antes de aumentar la dosis.

• El capsaicin, un ingrediente del cayenne (capsicum), puede aliviar el dolor cuando se aplica con regularidad en el área afectada. Este ingrediente se encuentra ahora en el producto Zostrix, una crema de aplicación tópica que se consigue sin receta médica. Se cree que el capsaicin alivia el dolor porque limita la producción de un neurotransmisor del dolor llamado sustancia P. Aunque el capsaicin puede producir ardor al principio, usarlo repetidamente impide que los nervios se vuelvan a abastecer de sustancia P, lo que evita que el dolor se transmita al cerebro. Diversas investigaciones han utilizado capsaicin para controlar el dolor asociado con varios problemas de salud, como neuralgia postherpética, neuropatía diabética, artritis reumatoidea, osteoartritis y dolores de cabeza en cluster. Cuando se administra por vía oral, el cayenne también es beneficioso para ayudar a aliviar el dolor.

• Las hierbas hops, kava kava, passion flower, raíz de valerian, wild letuce y wood betony relajan los músculos y pueden ayudar a aliviar el dolor de la parte baja de la espalda.

• Los aceites esenciales de jasmine, juniper, lavender, peppermint, rose, rosemary y thyme han demostrado ser eficaces para mitigar múltiples dolores.

• El producto Migraine Pain Reliever, de Natural Care, es una eficaz combinación de hierbas que alivia las migrañas.

• Los jugos de papaya y/o de piña frescas se recomiendan altamente para combatir la inflamación, la acidez estomacal, las úlceras, el dolor de espalda y los trastornos digestivos.

• Se ha encontrado que el saffron es excelente para reducir el dolor abdominal que se presenta después del parto.

HIPNOTERAPIA

Al igual que la meditación y la visualización, la hipnoterapia es un método a través del cual un médico calificado o un terapeuta inducen un estado mental positivo en el individuo. El terapeuta procura calmar la mente consciente del individuo para que la mente inconsciente sea más accesible. El objetivo de la hipnosis es generar un estado de profunda relajación para aumentar la receptividad a la sugestión mediante la repetición tranquila de palabras y frases. Cuando el individuo llega a este estado, mediante sencillas indicaciones verbales el profesional le ayuda a la mente a bloquear la consciencia del dolor y a reemplazarla por un sentimiento más positivo, como el de calor. Cuando el dolor es resultado de una lesión, el profesional también puede ayudarle a la persona a recordar el incidente con más claridad. Esto suele contribuir a aliviar la ansiedad y, por tanto, a reducir el dolor.

La hipnoterapia estimula la generación de imágenes positivas, ayuda a reducir la ansiedad e induce un estado de profunda relajación. Durante el estado hipnótico, la mente se encuentra altamente centrada y completamente consciente de la situación, lo que le permite al individuo concentrarse sin distraerse. Cuando el individuo se encuentra hipnotizado, la respiración se vuelva más lenta, el número de pulsaciones disminuye y la presión arterial puede bajar.

A nadie se le puede obligar a someterse a una sesión de hipnosis. El individuo debe estar dispuesto a someterse al proceso. Es importante que exista una buena relación entre el terapeuta y el cliente.

La hipnosis se ha utilizado con éxito para manejar la migraña y otros tipos de dolor de cabeza. También se ha comprobado su eficacia para aliviar el dolor de espalda y de las articulaciones, al igual que el dolor producido por las quemaduras. Esta técnica puede convertirse en una valiosa herramienta, pues permite que uno mismo se hipnotice cuando lo necesite. Sin embargo, antes de ponerla en práctica es preciso recibir capacitación de un sicólogo, un terapeuta certificado u otro profesional con experiencia en hipnoterapia.

IMAGINERÍA GUIADA

Un gran número de investigaciones han indicado que las funciones del organismo que anteriormente se consideraban ajenas a la voluntad consciente se pueden modificar aplicando técnicas sicológicas. En los últimos años, la imaginería guiada ha empezado a gozar de una popularidad cada vez mayor. Esta técnica, basada en la conexión que existe entre la mente y el cuerpo, ayuda a sobrellevar varios trastornos, incluido el dolor.

Investigadores han encontrado un vínculo entre las emociones negativas y las deficiencias del sistema inmunológico y, a la inversa, entre las emociones positivas y el buen funcionamiento inmunológico. La imaginería guiada, o pensar con imágenes, es una herramienta eficaz para eliminar los pensamientos negativos y reemplazarlos por pensamientos positivos.

A través de la imaginería guiada, la mente evoca imágenes o escenas a fin de optimizar la utilización de la energía del organismo. Por ejemplo, usted puede cerrar los ojos y visualizar el dolor como un cuchillo afilado, enterrado en el área afectada. Luego puede imaginarse que está retirando el cuchillo y que se está aplicando una crema refrescante y calmante. Por medio de las imágenes, las personas que tienen cáncer comúnmente visualizan las células cancerosas del organismo como elementos débiles y los glóbulos blancos "luchadores" como elementos fuertes y destructores. En otros casos, se ha encontrado que en lugar de visualizar el dolor, concentrarse en una escena agradable como, por ejemplo, un día hermoso en la playa, promueve la relajación y controla el dolor considerablemente.

La imaginería guiada se ha utilizado con éxito para tratar la artritis reumatoidea y el cáncer, entre otras enfermedades. Se ha demostrado también que esta técnica reduce el estrés, lentifica el ritmo cardíaco y estimula el funcionamiento del sistema inmunológico. Aunque puede ser un medio eficaz para lograr el bienestar personal cuando se aprende correctamente, esta técnica no debe reemplazar al médico ni a los medicamentos que él prescriba. Más bien, se debe utilizar como complemento del tratamiento.

Para obtener más información acerca de esta técnica curativa de la mente y el organismo, comuníquese con The Academy of Guided Imagery, P.O. Box 2070, Mill Valley, CA 94942; teléfono 800-726-2070.

MASAJE

Los masajes, que forman parte de la categoría del ejercicio físico, implican la manipulación de los músculos y otros tejidos blandos. Esta terapia es beneficiosa para una gran variedad de trastornos, incluidos los dolores y los espasmos musculares, el dolor producido por lesiones y los dolores de cabeza. Los masajes alivian el dolor de varias maneras: promueven la relajación muscular, estimulan el flujo sanguíneo a través de los músculos, favorecen el drenaje del fluido de los senos paranasales y reducen la inflamación aumentando la circulación linfática. Además, los masajes alivian el dolor porque deshacen parcialmente el tejido cicatricial y las adherencias.

Los masajes no son recomendables para todo el mundo. Las personas con antecedentes de flebitis, de hipertensión arterial u otros trastornos vasculares no deben recibir masajes fuertes — como los que trabajan la musculatura profunda — sin la autorización de un médico. Nunca se deben masajear las áreas inflamadas. Las personas que tienen trastornos malignos o infecciosos deben evitar los masajes.

En la actualidad, una gran cantidad de terapias se basan en los masajes. Cada una se fundamenta en una teoría distinta y utiliza técnicas específicas. Los siguientes métodos de ejercicio físico representan algunas de las terapias que más se practican:

• *Masaje profundo*. A diferencia del clásico masaje suizo, este tipo de masaje trabaja músculos más profundos y ejerce mayor presión a fin de liberar la tensión muscular crónica. Por lo general, se concentra en un área problema específica.

• *Masaje Esalen*. El objetivo de esta clase de masaje es proporcionar una sensación de bienestar a través de estados de consciencia profundos y beneficiosos. El masaje Esalen se centra en la mente y en el cuerpo como un todo. Es un método de hipnosis que utiliza movimientos rítmicos lentos para inducir un estado general de relajación.

• *Método Feldenkrais*. El concepto de "autoimagen" es el núcleo de la teoría y de la técnica de este método. Mediante el ejercicio y el "tacto", el terapeuta ayuda a eliminar los patrones musculares negativos y los sentimientos y pensamientos asociados con ellos. Este método utiliza dos enfoques: *Estado de consciencia mediante el movimiento* e *Integración funcional*. El primero emplea una orientación grupal en la que los participantes son guiados a través de una secuencia lenta y suave, cuyo objetivo es reemplazar los patrones previos de movimiento por patrones nuevos. El segundo es un enfoque individualizado que se basa en movimientos y tacto manual. El

método Feldenkrais se diferencia de la mayoría de los demás métodos de masaje en que no hace ningún esfuerzo por modificar la estructura corporal. Más bien, a través del tacto el profesional intenta mejorar los movimientos y la autoimagen del individuo.

• *Masaje neuromuscular*. Esta clase de masaje, que trabaja el tejido profundo, se concentra en un músculo específico. Concentrando la presión de los dedos se liberan los "puntos dolorosos" y aumenta el flujo sanguíneo.

• *Rolfing, o Integración estructural*. Este método se basa en la noción de que el organismo funciona mejor cuando las partes del cuerpo se encuentran debidamente alineadas. A través de la manipulación del tejido conectivo que une los músculos a los huesos, el terapeuta procura ampliar el rango de movimiento, lo que da por resultado un organismo más equilibrado.

• *Shiatsu*. Este masaje japonés, que significa literalmente "presión con los dedos", se concentra en algunos de los puntos que trabaja la acupuntura a fin de restaurar la salud y preservarla. Aplicando presión fuerte y rítmicamente en puntos específicos durante tres a diez segundos, el terapeuta de Shiatsu desbloquea la energía que fluye a través de los meridianos de la acupuntura.

• *Masaje deportivo*. Esta técnica, que combina masajes, estiramiento pasivo y un amplio rango de movimientos del tejido profundo, busca aliviar el cansancio muscular y promover la flexibilidad. Este tipo de masaje es más eficaz cuando se hace antes o después del ejercicio.

• *Masaje suizo*. Esta técnica, desarrollada por Peter Hendricks Ling a principios del siglo XIX, utiliza masajes, palmadas y golpes suaves para inducir la relajación. El masaje suizo también puede aliviar el dolor y la inflamación, al igual que promover la rehabilitación después de sufrir una lesión.

Existen tantas alternativas de masaje que antes de tomar una decisión quizás usted quiera visitar la biblioteca de su localidad. Allí usted se enterará de lo hay en la actualidad, y podrá aprender técnicas de automasaje o escoger la clase de terapeuta que más le convenga a su caso particular.

Para mayor información acerca de las terapias a base de masajes, comuníquese con las siguientes organizaciones:

The American Massage Therapy Association
820 Davis Street, Suite 100
Evanston, IL 60201
312-761-2682
Esalen Institute
Big Sur, CA 93920
408-667-3000
Feldenkrais Guild
P.O. Box 489
Albany Trail, OR 97321
503-926-0981
International Rolf Institute
P.O. Box 1868
Boulder, CO 80306
303-449-5903

MEDICAMENTOS

Existen muchos medicamentos para controlar el dolor que no requieren prescripción médica. Dos de los analgésicos más sencillos - y no narcóticos - son ácido acetilsalicílico (aspirin) y acetaminophen (que se encuentra, entre muchos otros productos, en el Tylenol y el Datril). Estos dos medicamentos ayudan a aliviar el dolor leve o moderado, y el aspirin reduce también el edema y la inflamación. Cuando tome aspirin para mitigar el dolor, utilícelo junto con suplementos de vitamina C, pues se ha demostrado que este nutriente prolonga los efectos del analgésico.

Los medicamentos antiinflamatorios no esteroideos, otra clase de analgésicos no narcóticos, sirven para aliviar el dolor. Estos productos incluyen ibuprofen (Advil y Nuprin, entre otros), ketoprofen (Orudis) y naproxen sodium (Aleve).

Aunque los analgésicos que se consiguen sin prescripción médica se suelen considerar seguros, se deben utilizar con precaución. Cuando tome acetaminophen no consuma alcohol, ya que puede disminuir la eficacia del medicamento y causarle daño al hígado. Cuando tome aspirin, tenga en cuenta que puede afectar al estómago. Es de suma importancia que *nunca* le dé aspirin a un niño, en especial si tiene síntomas parecidos a los del resfriado. Independientemente del medicamento que esté utilizando, nunca debe sobrepasar la dosis recomendada en la etiqueta sin consultarle primero a su médico. Cuando no se utilizan de manera apropiada, prácticamente todos los medicamentos pueden ocasionar problemas.

MEDITACIÓN

La meditación, que se ha practicado durante miles de años, es un medio eficaz para combatir el estrés y controlar el dolor. La meditación es una actividad que calma la mente y la mantiene centrada en el presente. Durante la meditación, la mente no está atestada con pensamientos ni con recuerdos; tampoco se preocupa por los acontecimientos futuros.

Existen cientos de técnicas de meditación, la mayoría de las cuales se clasifican en dos categorías: *de concentración* y *consciente*. En la meditación basada en la concentración, la atención del individuo se centra en un único sonido, en un objeto o en la respiración, lo que conduce a un estado mental de tranquilidad y de calma. Una técnica sencilla es sentarse o acostarse cómodamente en un lugar silencioso, cerrar los ojos y concentrar la atención en la respiración mientras se inspira (por la nariz durante tres segundos) y se espira (por la boca durante cinco segundos). Concentrarse en el ritmo de la respiración — respirar lenta, regular y profundamente — permite que la mente se tranquilice y se vuelva receptiva.

En la meditación consciente la mente se vuelve receptiva, pero no reacciona a la gran variedad de sensaciones, sentimientos e imágenes asociados con la actividad que se está desarrollando en el momento. Sentarse en silencio y permitir que las imágenes del entorno pasen por la mente sin reaccionar y sin involucrarse ayuda a lograr un estado mental de tranquilidad.

Se han realizado muchas investigaciones en torno a la meditación trascendental (TM, o transcendental meditation). Esta clase de meditación induce un estado profundo de relajación en el que el organismo goza de un descanso total, pero la mente se encuentra altamente alerta. Estudios revelan que la meditación, en especial la TM, es un medio eficaz para controlar la ansiedad, estimular el funcionamiento inmunológico y aliviar algunos trastornos, como la hipertensión arterial. La meditación también se ha utilizado con éxito para tratar el dolor crónico y para controlar el abuso de sustancias.

La meditación es una técnica eficaz para cuidar de uno mismo y puede llegar a ser un aspecto provechoso de su programa para recuperar la salud. Sin embargo, no debe reemplazar el tratamiento médico.

QUIROPRÁCTICA

La quiropráctica es un tratamiento que busca eliminar el dolor — y, en algunos casos, otros problemas — a través de la manipulación de la columna vertebral. Las personas que practican esta técnica creen que el organismo goza de buena salud cuando la alineación de la columna vertebral es adecuada, porque los impulsos nerviosos avanzan libremente desde el cerebro, y a lo largo de la médula espinal, hasta los distintos órganos. Sin embargo, cuando la columna no está bien alineada, la transmisión normal de los impulsos se interrumpe, lo que produce dolor y otros trastornos físicos. El objetivo de la quiropráctica es alinear la columna vertebral para que recupere su estado normal y saludable. Esto permite que el sistema nervioso recupere su funcionamiento normal, lo que le ayuda al organismo a curarse y a eliminar el dolor.

Cuando ubica los puntos mal alineados, el quiropráctico interviene para corregirlos y restablecer el funcionamiento normal. Esta intervención se hace a través del tacto, del movimiento activo (el paciente se dobla y se estira de distintas maneras) y del movimiento pasivo (el médico le ayuda al paciente a realizar los movimientos). Es provechoso manipular suavemente las vértebras con un instrumento puntiagudo de caucho. Algunos quiroprácticos refuerzan la terapia con calor y frío, estimulación eléctrica, nutrición y otras terapias naturales. La quiropráctica no utiliza medicamentos ni cirugía.

El U.S. Department of Health and Human Services ha señalado que la manipulación de la columna vertebral es un "tratamiento comprobado" para aliviar el dolor de la parte baja de la espalda. La quiropráctica también se utiliza para combatir la artritis y la bursitis, además de una variedad de trastornos entre los cuales se incluyen muchos que no producen dolor.

TÉCNICAS DE RELAJACIÓN

La reacción sicológica al dolor, bien sea causado por una lesión o por cualquier otro motivo, puede tener efectos profundos en la duración y en la intensidad del dolor. En algunas personas, el dolor es cíclico: produce ansiedad y tensión, lo que a su vez intensifica el dolor. En el caso de trastornos como migrañas, la tensión puede ser una causa importante del dolor inicial. Al liberar la tensión, las técnicas de relajación pueden reducir considerablemente ciertas clases de dolor y, de hecho, pueden prevenir que se presenten algunos tipos de dolor.

Hoy en día se practican diversas técnicas de relajación, como biorretroalimentación, respiración profunda, imaginería guiada, meditación, relajación progresiva y yoga. Estas técnicas promueven la relajación profunda y reducen el estrés. La ventaja de la terapia de relajación es que es fácil llegar a dominar los distintos métodos y aplicarlos cuando es necesario, con o sin la ayuda de un profesional.

TERAPIA CON CALOR Y FRÍO

Las compresas frías y calientes son herramientas fáciles de utilizar, y se han empleado durante mucho tiempo y en muchos lugares para controlar el dolor. Cuando se aplican juntas o por separado, las compresas suelen aliviar el dolor y, en algunos casos, mitigan la inflamación que acompaña el dolor.

Calor
El dolor de espalda y el que producen la artritis y otros trastornos similares suelen responder bien a la terapia con calor. Al aumentar la temperatura en las áreas específicas del organismo, este tratamiento mejora la circulación de la sangre y ayuda a relajar los músculos, lo que disminuye la rigidez y aumenta la movilidad.

El calor se puede aplicar en el área afectada utilizando, por ejemplo, botellas de agua caliente y heating pads. Por lo general, el calor húmedo es más eficaz que el calor seco. Algunos heating pads generan calor húmedo, al igual que algunas compresas de gel. Los baños de agua caliente y el uso de toallas húmedas también ayudan a concentrar el calor húmedo en las áreas adoloridas. Las cataplasmas también son eficaces y, en algunos casos, los baños de asiento también ayudan (Ver BAÑOS DE ASIENTO y UTILIZACIÓN DE CATAPLASMAS en la Tercera Parte).

Sea cauteloso cuando utilice terapias a base de calor. Controle la intensidad del calor y la duración y frecuencia del tratamiento. No se quede dormido mientras esté utilizando un heating pad. Sin importar de dónde proviene el calor, un consejo importante es aplicarse el calor durante veinte minutos y retirarlo durante otros veinte minutos. Después de retirarlo, hágase un masaje fuerte o frótese el área afectada. Esto disipa el calor y ayuda a aliviar la tensión. No se haga masajes en las áreas inflamadas o en las que hayan sufrido recientemente una lesión seria. Si tiene flebitis u otros problemas vasculares, nunca se haga masajes.

Contrairritantes
Una variedad de productos tópicos que se consiguen sin receta médica, como crema de capsaicin, Ben-Gay y Icy Hot, se pueden utilizar en lugar de las compresas de calor para mitigar el dolor localizado. Los contrairritantes, que actúan de manera parecida al calor, son productos que estimulan el flujo sanguíneo hacia el área afectada. Aunque estos productos son relativamente convenientes y fáciles de utilizar, se deben aplicar con precaución. Utilice solamente prendas sencillas sobre las áreas tratadas con contrairritantes. Colocar heating pads sobre las áreas tratadas puede acelerar la absorción cutánea del medicamento y producir graves daños.

Frío
Gracias a su capacidad para prevenir la inflamación, las compresas frías suelen ser el tratamiento preferido para aplicar inmediatamente después de sufrir distensiones, desgarramientos u otras lesiones. En estos casos, sólo se deben utilizar compresas frías durante las primeras veinticuatro a treinta y seis horas. Las compresas frías también sirven para aliviar algunos tipos de dolor crónico.

Las compresas de hielo se utilizan con mucha frecuencia. Estas compresas se colocan en el área adolorida o se frotan con movimientos circulares durante cinco a siete minutos. El dolor en la parte inferior de la espalda parece ser el que más responde a la aplicación de hielo. Las compresas de gel frío, que se deben mantener en el congelador cuando no se están utilizando, también son eficaces, y suelen ser más cómodas que las de hielo gracias a su consistencia flexible.

Al igual que la terapia a base de calor, la terapia a base de frío se debe realizar con precaución. Envuelva las compresas de hielo o de gel en un toalla antes de colocárselas en el área afectada y no las utilice durante más de veinte minutos seguidos.

Calor y frío
En algunos casos, alternar el frío y el calor es la medida más eficaz. Para combatir el dolor y la rigidez del cuello, por ejemplo, una ducha con agua tibia alivia la tensión. Después de la ducha, hágase un masaje con hielo durante cinco a siete minutos a fin de reducir la inflamación y aliviar aún más el dolor.

La mejor manera de descubrir la terapia que le brinda más alivio, sea con calor, frío, o ambos, es experimentar. Si no siente alivio después de hacerse varias veces el mismo tratamiento, intente con el tratamiento opuesto. Si el dolor persiste y, especialmente, si no está seguro de su causa, consulte con un médico.

TERAPIA DE TENS
La estimulación transcutánea eléctrica de los nervios (TENS, o transcutaneous electric nerve stimulation) suele ser beneficiosa para tratar el dolor localizado, y se utiliza ampliamente en clínicas de fisioterapia y en consultorios médicos. Este tipo de terapia se puede utilizar en el hogar.

Con esta técnica se colocan electrodos en la piel y se conectan a la unidad de TENS. Las señales eléctricas se transmiten hasta las terminaciones nerviosas, lo que bloquea las señales dolorosas antes de que lleguen al cerebro. Se cree que estas señales estimulan la producción de endorfinas, sustancias propias del organismo que eliminan el dolor. La terapia TENS no se considera dolorosa, aunque algunas personas han sentido leves molestias.

El alivio del dolor que brinda esta terapia puede ser de corta duración, o de larga duración. Debido a que el tratamiento es seguro y no produce ningún efecto secundario conocido, se puede repetir según la necesidad.

Cromoterapia

Ver TERAPIA A BASE DE COLOR.

Digitopuntura

Ver en CONTROL DEL DOLOR.

Ejercicio

La clave para conservar la juventud y gozar de una salud óptima es lograr un buen balance entre el ejercicio y una nutrición adecuada. El organismo entero se beneficia de esta fórmula, tanto física como sicológicamente.

Hacer ejercicio con regularidad mejora la digestión y la eliminación, aumenta la resistencia y el nivel de la energía, estimula la producción de masa corporal magra al quemar grasa, y reduce el nivel total del colesterol sanguíneo al aumentar la proporción entre el colesterol "bueno" (HDL) y el colesterol "malo" (LDL) (*ver* ¿Qué es el colesterol? en la página 207). El ejercicio también disminuye el estrés y la ansiedad, factores que contribuyen a muchas enfermedades y trastornos. Además de los beneficios físicos, estudios han revelado que hacer ejercicio con regularidad mejora el estado de ánimo, aumenta la sensación de bienestar y reduce la ansiedad y la depresión.

El Aerobics Center Longitudinal Study, que en la actualidad se sigue realizando y cuyo objetivo es examinar el efecto de distintos niveles de estado físico en la salud, recalcó la importancia del ejercicio para preservar la salud. De acuerdo con su informe de 1996, que fue publicado por el *Journal of the American Medical Association,* el mal estado físico representa un riesgo tan alto para la salud como fumar, y puede ser un riesgo aún mayor que el colesterol alto, la hipertensión y la obesidad. Se informó que los fumadores cuyo estado físico es moderadamente bueno, pero cuyos niveles de colesterol y de presión arterial son altos, viven más tiempo que las personas que no fuman y que son saludables, pero que llevan una vida sedentaria. Se afirmó que es posible lograr un estado físico moderadamente bueno en el lapso de diez semanas haciendo ejercicio todos los días como, por ejemplo, caminar, montar en bicicleta o, incluso, trabajar en el jardín.

El ejercicio incluye una gran variedad de movimientos y de actividades. El *ejercicio recreativo* busca divertir y relajar, mientras que la intención del *ejercicio terapéutico* es aliviar o prevenir algún problema particular. A menudo, el ejercicio es tanto recreativo como terapéutico. Por ejemplo, cuando se les presta atención a los movimientos de los brazos y de los hombros, la natación puede satisfacer las necesidades recreativas y terapéuticas del individuo que tiene artritis en los hombros.

Existen distintas clases de ejercicio, cada una con un objetivo específico:

- *Ejercicios aeróbicos o de resistencia.* Estos ejercicios, como nadar, montar en bicicleta, trotar y caminar a buen paso, mejoran la capacidad del organismo de utilizar el combustible y el oxígeno. El sistema cardiovascular se beneficia cuando aumenta tanto el aporte de sangre a los músculos como la distribución de oxígeno a través del organismo. Tan sólo veinte minutos al día de actividad aeróbica continua puede disminuir la presión arterial y contribuir al buen funcionamiento del corazón.

- *Ejercicios de máximo movimiento.* Esta clase de ejercicios ayudan a conservar el movimiento completo de las articulaciones llevando a la parte del organismo que se está ejercitando a su máxima capacidad de movimiento. Un ejemplo es extender los brazos y trazar círculos amplios. Antes de hacer este tipo de ejercicios, que requieren algo de flexibilidad, se recomienda hacer ejercicios de estiramiento.

- *Ejercicios de fortalecimiento.* Este clase de ejercicios favorecen la actividad muscular y la capacidad de los músculos de contraerse. Por ejemplo, los ejercicios abdominales (sit-ups) ayudan a fortalecer los músculos del abdomen.

Por lo general, un solo tipo de ejercicio no logra dos metas. Por ejemplo, un ejercicio de fortalecimiento no influye de manera importante en la resistencia, y un ejercicio de máximo movimiento no aumenta necesariamente la fuerza. Al diseñar un programa de ejercicios, es indispensable tener en cuenta las metas del individuo e incluir las actividades que permitan alcanzarlas.

El ejercicio no se debe tomar como un deber. Escoja actividades que disfrute. Empiece despacio, escuche a su cuerpo y aumente poco a poco la intensidad y la duración de su rutina de ejercicios.

Las personas mayores de treinta y cinco años y/o que han llevado una vida sedentaria por algún tiempo deben consultar con un médico antes de comenzar cualquier nuevo programa de ejercicios.

Enemas

Con el tiempo, en el colon y en el hígado se acumulan desechos tóxicos que posteriormente circulan por el organismo a través del torrente sanguíneo. La salud y la limpieza del colon y del hígado son, por tanto, esenciales para la salud de todos los órganos y tejidos del organismo.

Existen dos clases de enemas: los enemas de retención y los enemas de limpieza. La función principal de los enemas de retención, que permanecen en el cuerpo durante aproximadamente quince minutos, es ayudar a eliminar las impurezas del hígado. Los enemas de limpieza, que sólo permanecen en el cuerpo durante unos pocos minutos, se utilizan para limpiar el colon. Si presenta sangrado rectal, no se aplique enemas. En tal caso, consulte con un médico de inmediato.

Si presenta tensión o espasmos intestinales al aplicarse un enema, utilice agua más caliente — 99°F es una temperatura adecuada — para relajar el intestino. Si tiene el intestino débil o flácido, utilice agua menos caliente — entre 75°F y 80°F — para ayudar a fortalecerlo.

Después de aplicarse un enema, asegúrese de lavar y esterilizar el aplicador de la bolsa.

ENEMA DE RETENCIÓN DE CAFÉ

Cuando se utiliza como enema de retención (esta clase de enema permanece en el organismo durante un período específico), el café no pasa por el sistema digestivo ni afecta al organismo como lo hace beber café. Más bien, la solución de café estimula la liberación de toxinas del hígado y de la vesícula biliar, que luego son eliminadas del organismo.

Los enemas de retención de café son muy provechosos cuando hay alguna enfermedad seria, después de una hospitalización y tras la exposición a químicos tóxicos. Debido a que los ayunos suelen producir dolor de cabeza porque favorecen la liberación de toxinas, hacerse enemas de retención de café cuando se está ayunando es una medida provechosa para aliviar el dolor de cabeza.

Procedimiento

La solución para el enema de café se hace colocando 2 quarts de agua destilada al vapor en una olla y agregando 6 cucharadas colmadas de café molido (no utilice café instantáneo ni descafeinado). Hierba la mezcla durante quince minutos, permita que se enfríe hasta alcanzar una temperatura cómoda y luego cuélela. Para cada enema, utilice solamente 1 pint de café colado y refrigere el café restante en un tarro sellado.

Coloque 1 pint de la solución entre una bolsa de enema. No utilice petroleum jelly para lubricar el aplicador de la bolsa. Utilice, más bien, vitamina E en aceite o el contenido de una cápsula de vitamina E. Este aceite facilita la introducción del enema y tiene efectos curativos cuando el ano y el recubrimiento del colon están inflamados. El aloe vera también sirve para este propósito.

La mejor posición para aplicarse cualquier enema es "cabeza abajo y cola arriba". Cuando haya introducido el líquido, acuéstese con cuidado sobre su lado derecho y permanezca en esa posición durante quince minutos antes de permitir que el fluido salga de su organismo. No se mueva ni cambie de lado.

Si el líquido no sale después de quince minutos, no se preocupe. Sencillamente, póngase de pie y camine normalmente hasta que sienta la necesidad de expulsarlo.

Recomendaciones

❏ Para maximizar los beneficios de cualquier enema de retención, utilice antes un enema de limpieza.

❏ No se aplique enemas de café con mucha frecuencia. A menos que tenga cáncer, aplíquese un solo enema de café al día durante el tratamiento al cual esté sometido. Las personas que tienen cáncer pueden necesitar hasta tres enemas al día. Los enemas de café también se pueden utilizar de vez en cuando, según la necesidad.

❏ Recuerde que el uso excesivo de enemas de café durante seis meses, o más, puede agotar las existencias de hierro y de otros minerales y vitaminas, y producir anemia. No utilice los enemas de café durante más de cuatro a seis semanas seguidas. Si presenta anemia durante el tratamiento — o si utiliza este tipo de enemas todos los días durante mucho tiempo — asegúrese de tomar tabletas de desiccated liver, según las indicaciones de la etiqueta.

❏ Si usted tiene cáncer, AIDS, síndrome de malabsorción u otras enfermedades serias, agréguele a la solución del enema 1 cc de vitaminas del complejo B ó 2 cc de liver extract inyectable, además del contenido de un cuentagotas de kelp líquido o de concentrado de sea water (se consiguen en los health food stores). Si no logra conseguir una variedad inyectable de estos suplementos, agréguele a la solución del enema el contenido de dos cápsulas de algún suplemento de las vitaminas del complejo B. Disuélvalo muy bien antes de aplicárselo. Cuando se utilizan todos los días, estos suplementos reemplazan las vitaminas B perdidas, ayudan a regenerar el hígado y aumentan la energía.

❏ A fin de destruir las bacterias indeseables del colon — o de combatir cualquier tipo de trastorno del colon, incluidos el estreñimiento y la diarrea — agréguele a la solución del enema cinco gotas del producto Aerobic 07, de Aerobic Life Industries, o del producto Dioxychlor, de American Biologics.

ENEMA DE RETENCIÓN DE *L. BIFIDUS*

Este enema de retención, que sólo se debe utilizar entre tres y seis veces al año, es provechoso para tratar la candidiasis y otras infecciones por hongos, al igual que los casos severos de sensación de llenura y gases. Tratándose de gases, los enemas de *L. bifidus* proporcionan alivio en pocos minutos. Este remedio también es beneficioso cuando se han utilizado high colonics o antibióticos durante largos períodos (los antibióticos y los high colonics destruyen las bacterias "amigables" del organismo). Los enemas de *L. bifidus* reemplazan esta flora, lo que ayuda al organismo a combatir las infecciones por hongos y a mejorar la digestión. De hecho, estos enemas son útiles durante cualquier enfermedad severa.

Procedimiento

La solución para el enema de *L. bifidus* se hace colocando 6 onzas del producto Digesta-Lac, de Natren (se consigue en los health food stores), en 1 quart de agua tibia destilada al vapor (evite el agua muy caliente o muy fría). Aunque el producto Digesta-Lac es muy eficaz, también es provechoso el producto Kyo-Dophilus, de Wakunaga (utilice el contenido de seis a ocho cápsulas y disuélvalas en el agua). Mezcle hasta disolver la fórmula y utilice solamente 1 pint de la solución en cada enema. Refrigere lo que sobre en un tarro.

Para obtener mejores resultados, hágase un enema de sólo agua antes de hacerse el enema de *L. bifidus*. Esto le facilita al organismo retener la solución de *L. bifidus* durante el tiempo necesario. Después de expulsar el enema de agua, coloque 1 pint de la solución de *L. bifidus* en una bolsa para enema. No lubrique el aplicador de la bolsa con petroleum jelly. Utilice, más bien, aceite de vitamina E o el contenido de una cápsula de vitamina E. Este aceite facilita la introducción del enema y tiene efectos curativos cuando el ano y el recubrimiento del colon están inflamados. El aloe vera también sirve para este propósito.

La mejor posición para aplicarse un enema es "cabeza abajo y cola arriba". Después de introducir el líquido, acuéstese con cuidado sobre su lado derecho y permanezca en esa posición durante quince minutos antes de permitir que el fluido salga de su organismo. No se mueva ni cambie de lado.

Si el líquido no sale después de quince minutos, no se preocupe. Sencillamente, póngase de pie y camine normalmente hasta que sienta la necesidad de expulsar el fluido del organismo.

ENEMA DE LIMPIEZA DE JUGO DE LIMÓN

Los enemas de jugo de limón son excelentes para eliminar del colon la materia fecal y otras impurezas, así como también para desintoxicar el organismo. Estos enemas también equilibran el pH del colon, limpian esta parte del intestino y son provechosos para combatir trastornos del colon, como estreñimiento.

Procedimiento

La solución para el enema de jugo de limón se hace agregando el jugo de tres limones a 2 quarts de agua tibia destilada al vapor (evite el agua muy fría o muy caliente). Si desea aumentar el contenido mineral de la solución, agregue dos cuentagotas de kelp líquido.

Coloque toda la solución en una bolsa de enema. No lubrique el aplicador de la bolsa con petroleum jelly. Utilice, más bien, aceite de vitamina E o el contenido de una cápsula de vitamina E. Este aceite facilita la introducción del enema y tiene efectos curativos cuando el ano y el recubrimiento del colon están inflamados. El aloe vera también sirve para este propósito.

La mejor posición para aplicarse un enema es "cabeza abajo y cola arriba". Después de introducir el líquido, acuéstese con cuidado sobre su lado izquierdo. Para ayudar a aflojar la materia fecal, masajéese el colon con movimientos circulares empezando en el lado derecho del abdomen.

Tenga en cuenta que 2 quarts equivalen a una gran cantidad de líquido. Si siente dolor mientras introduce el líquido, detenga el flujo de la bolsa del enema y, conservando la misma posición, respire profundamente hasta que el dolor no desaparezca. Luego continué el procedimiento. Si expulsa el líquido antes de que todo el contenido de la bolsa haya terminado de entrar, sencillamente empiece otra vez. Si el dolor persiste, descontinúe el procedimiento.

Retenga la solución en su organismo durante tres o cuatro minutos antes de expulsarla. Después de dos o tres sesiones como ésta, le será más fácil introducir el líquido y retenerlo.

Recomendaciones

❑ Si tiene problemas de estreñimiento, utilice una vez por semana un enema de jugo de limón y uno de retención de café.

Pronto, el intestino funcionará por sí solo, el colon estará limpio y la materia fecal no tendrá mal olor.

❑ Si sufre de colitis, hágase un enema de jugo de limón una vez por semana. Este enema alivia rápidamente el dolor que produce la colitis.

❑ Si es alérgico al limón, reemplácelo con 1 a 2 onzas de jugo de wheatgrass o de ajo. Otra opción es utilizar solamente agua destilada al vapor.

ENEMA DE TÉ DE CATNIP

Los enemas de té de catnip son provechosos para bajar la fiebre rápidamente y para mantenerla bajo control. También alivian el estreñimiento y la congestión, que suben la fiebre. Cuando la temperatura corporal sea superior a 102°F (103°F en niños mayores de dos años), hágase un enema de limpieza de té de catnip. Repita el procedimiento cada cuatro a seis horas y, en adelante, aplíquese el enema dos veces al día mientras la fiebre no haya desaparecido. Los enemas de té de catnip *no* se les deben aplicar a los niños menores de dos años.

Procedimiento

La solución para el enema de té de catnip se hace colocando alrededor de 8 cucharadas de hoja de catnip seco o fresco en un vaso u olla esmaltada (si utiliza té de catnip en bolsa, use la cantidad recomendada en el paquete para hacer 1 quart de té). En otra olla, hierva 1 quart de agua destilada al vapor y viértala sobre las hojas. Cubra la olla y deje el té en infusión durante cinco a diez minutos. Luego cuele el té y déjelo enfriar hasta que alcance una temperatura caliente pero cómoda.

Coloque toda la solución en una bolsa de enema. No utilice petroleum jelly para lubricar el aplicador de la bolsa. Utilice, más bien, aceite de vitamina E o el contenido de una cápsula de vitamina E. Este aceite facilita la introducción del enema y tiene efectos curativos cuando el ano y el recubrimiento del colon están inflamados. El aloe vera también sirve para este propósito.

La mejor posición para aplicarse un enema es "cabeza abajo y cola arriba". Si siente dolor mientras introduce el líquido, detenga el flujo de la bolsa del enema y, sin cambiar de posición, respire profundamente hasta que el dolor no desaparezca. Luego continúe introduciendo el fluido. Si expulsa el líquido antes de que todo el contenido de la bolsa haya terminado de entrar, sencillamente empiece otra vez. Si el dolor persiste, descontinúe el procedimiento.

Después de introducir el líquido, acuéstese con cuidado sobre su lado izquierdo. Para aflojar la materia fecal, masajéese el colon con movimientos circulares empezando en el lado derecho del abdomen. Retenga la solución en el organismo durante tres a cuatro minutos antes de expulsarla.

Flush de ácido ascórbico

La vitamina C, o ácido ascórbico, protege al organismo contra las infecciones bacterianas, los alergenos y otros contaminantes, y promueve la curación de las heridas. Por tanto, es muy beneficioso limpiar el organismo con ácido ascórbico. Esta terapia puede ayudar a tratar las torceduras, la influenza y enfermedades como cáncer y AIDS. También sirve para combatir el envenenamiento con arsénico, el envenenamiento y las alergias a los productos químicos, y los trastornos producidos por la radiación.

PROCEDIMIENTO PARA ADULTOS

Coloque 1.000 mg de ácido ascórbico en polvo entre una vaso de agua o de jugo. Utilice una variedad buffered de ácido ascórbico, como calcium ascorbate, o vitamina C esterified, como Ester-C. Comience tomando 1.000 miligramos. Tome esta mezcla cada media hora aumentando cada vez 1.000 miligramos. Siga este tratamiento mientras se presenta diarrea. Cuente el número de cucharaditas que fue necesario tomar para que se presentara la diarrea. Reste 1 de esa cantidad, y tome la cantidad restante de bebida de ácido ascórbico cada cuatro horas, durante uno o dos días. Durante la terapia, asegúrese de que la consistencia de las deposiciones sea parecida a la de la tapioca. Si la deposición se vuelve acuosa, reduzca la dosis. Repita esta terapia una vez al mes.

PROCEDIMIENTO PARA INFANTES Y NIÑOS

Coloque 250 mg de ácido ascórbico en una vaso de agua o de jugo. Utilice un producto de vitamina C esterified, como Ester-C, o un producto buffered, como calcium ascorbate. Adminístrelo a los niños cada hora hasta que la materia fecal tenga una consistencia parecida a la de la tapioca. Si la materia fecal no adquiere esa consistencia durante las primeras veinticuatro horas, aumente la dosis hasta 500 mg cada hora, durante uno o dos días. *No debe sobrepasar 500 mg por hora.* Los niños sólo se deben tratar con supervisión médica.

NUTRIENTES

SUPLEMENTOS	DOSIS SUGERIDAS	COMENTARIOS
Muy importante		
Multivitamin y mineral complex	Según indicaciones de la etiqueta.	Reemplaza las vitaminas y los minerales perdidos durante la terapia.

HBOT (Hyperbaric Oxygen Therapy)

Ver TERAPIA DE OXÍGENO HIPERBÁRICO.

Hidroterapia

La hidroterapia, es decir, la utilización del agua, el vapor y el hielo con fines terapéuticos, se ha empleado con éxito durante siglos para tratar lesiones y una gran variedad de enfermedades. Entre las técnicas de este tratamiento se encuentran las siguientes: baños (del cuerpo entero y de las partes afectadas), compresas, duchas, baños de asiento, baños de vapor y piscinas de hidromasaje (whirlpools). Muchos hospitales, clínicas y spas alrededor del mundo utilizan estos eficaces y seguros métodos para tratar enfermedades como AIDS, cáncer, artritis reumatoidea y bronquitis, además de otros problemas respiratorios. También los utilizan para problemas de salud como hipertensión, inflamación, dolor muscular y dolor de espalda. Igualmente, la hidroterapia es útil para aliviar los traumas de la columna vertebral.

Hay tres categorías de hidroterapia externa: con agua caliente, con agua fría, y con agua caliente y fría. El *agua caliente* intensifica el funcionamiento del sistema inmunológico y aumenta la circulación, lo que ayuda a eliminar las toxinas del organismo. Al calmar los nervios, el agua caliente alivia y relaja el cuerpo. Por otra parte, el *agua fría*, que constriñe los vasos sanguíneos, reduce la inflamación y la fiebre. Se ha encontrado que *alternar agua caliente y agua fría* alivia la congestión del tracto respiratorio superior y estimula el funcionamiento de los órganos, pues mejora la circulación.

Hay varias técnicas de hidroterapia que se pueden poner en práctica en el hogar para aliviar diversos trastornos. Por ejemplo, el dolor y la inflamación que producen las torceduras y las distensiones musculares responden favorablemente a la aplicación inmediata de frío. Para reducir la inflamación y proporcionar alivio después de sufrir un trauma, colóquese una bolsa de hielo durante veinte minutos sobre el área afectada y luego retírela durante otros veinte minutos. Haga esto durante las primeras veinticuatro horas después de haber sufrido el trauma.

Los baños de asiento, en los que se sumerge la pelvis en agua, aumentan la irrigación sanguínea hacia el área pélvica y ayudan a aliviar las molestias. Los baños de asiento calientes se utilizan comúnmente para tratar las hemorroides inflamadas, los cólicos uterinos, el dolor en los ovarios y en los testículos, los trastornos musculares y los problemas de la próstata. Los baños de asiento fríos se utilizan a fin de combatir el estreñimiento, la impotencia, la inflamación, el dolor de los músculos y las secreciones vaginales. Alternar baños de asiento calientes y fríos es provechoso para aliviar los trastornos abdominales, el envenenamiento de la sangre, la congestión, las infecciones de los pies, los dolores de cabeza, los trastornos musculares, la neuralgia y la hinchazón de los tobillos (*ver* BAÑOS DE ASIENTO en la Tercera Parte).

Otros eficaces métodos de hidroterapia incluyen baños y duchas sencillos, baños de pies y manos, inhalación de vapor y compresas frías y/o calientes.

A pesar de que varios de los métodos de hidroterapia se

pueden practicar en casa, otros, como la hipertermia, los neutral baths y los whirlpools (piscinas de hidromasaje), sólo los debe poner en práctica un terapeuta certificado o algún otro profesional de la salud en una clínica o en un hospital.

• *Hipertermia.* Cuando hay fiebre, el sistema inmunológico se ve forzado a producir los anticuerpos necesarios para combatir algunas enfermedades. La hipertermia es un baño de inmersión en agua caliente que produce fiebre cuando ésta no se presenta de manera natural. Este método de hidroterapia se ha utilizado con éxito en el tratamiento del AIDS, el cáncer y las infecciones del tracto respiratorio superior.

• *Neutral bath.* Esta terapia, en la que se sumerge el cuerpo en agua caliente (entre 92°F y 98°F) hasta el cuello, ayuda a aliviar el organismo. Estos baños son eficaces para calmar el nerviosismo y los trastornos emocionales, para reducir la inflamación de las articulaciones y para ayudarle al organismo a eliminar las toxinas.

• *Whirlpools (piscinas de hidromasaje).* Las piscinas de hidromasaje, que han dado buenos resultados para el tratamiento de las lesiones musculares y articulares, también se utilizan para aliviar las quemaduras y estimular la circulación en las personas que sufren de parálisis.

Si le interesa encontrar un centro de hidroterapia en su área, averigüe en el hospital de su localidad. O busque en "Health Resorts" o en "Physical Therapists" en las páginas amarillas del directorio telefónico de su localidad.

Es importante advertir que las personas que tienen algún problema de salud deben consultarle a su médico o profesional de la salud antes de someterse a *cualquier* tratamiento de hidroterapia. Todos los tratamientos que se exponen en esta sección se recomiendan para las personas que, generalmente, gozan de una buena salud.

Hipnoterapia

Ver en CONTROL DEL DOLOR.

Imaginería guiada

Ver en CONTROL DEL DOLOR.

Inhalación de vapor

Inhalar vapor es provechoso para aliviar la congestión propia de la bronquitis, el resfriado común y diversos trastornos respiratorios y de los senos panasales. Inhalar vapor descongestiona los senos paranasales y los conductos pulmonares, lo que permite eliminar la mucosidad, respirar con mayor facilidad y curarse más rápidamente. Para producir vapor, utilice agua únicamente, o agréguele aceites de hierbas o hierbas

frescas o secas al agua para intensificar los efectos del tratamiento.

PROCEDIMIENTO

Coloque agua caliente en un lavamanos o en una olla. En la mayoría de los casos, usted puede escoger el método que le parezca más conveniente. Sin embargo, si está utilizando hierbas secas o frescas, coloque el agua en una olla esmaltada o de vidrio en lugar de colocarla en el lavamanos.

Inhalación en el lavamanos

Llene el lavamanos con agua muy caliente. Si desea, agregue entre dos y cinco gotas de aceite de hierbas. A fin de evitar que el agua se enfríe y deje de producir vapor, abra el grifo y deje que salga un chorro pequeño pero continuo de agua caliente durante el tratamiento. Si es necesario, no dude en agregar más gotas del aceite de hierbas.

Coloque la cabeza encima del lavamanos, a una distancia segura para evitar quemarse o irritar la piel, e inhale el vapor. Por lo general, entre cinco y diez minutos bastan para aliviar la congestión aunque, en algunos casos, la sesión se puede prolongar. Cuando se trata de un niño, se debe prestar especial atención para evitar que se queme, pues la piel de los niños es más sensible al calor.

Inhalación con olla

Cuando vaya a utilizar hierbas secas o frescas, use solamente una olla esmaltada o de vidrio. Esto es importante, porque las ollas de metal les roban a las hierbas algunas de sus propiedades medicinales. Si va a utilizar solamente agua, cualquier clase de olla le sirve.

Llene una olla grande con agua y hiérvala. Luego retire la olla del fuego y colóquela sobre una superficie a prueba de calor y a una altura conveniente para hacer las inhalaciones.

Cuando el agua deje de burbujear, si desea puede agregarle hierbas frescas o secas, o unas cuantas gotas de aceite esencial. Luego deje que el agua se enfríe un poco y coloque la cabeza sobre la olla e inhale el vapor. Colóquese una toalla alrededor de la cabeza para atrapar el vapor (como si se tratara de una carpa). Por lo general, entre cinco y diez minutos bastan para aliviar la congestión aunque, si desea, puede prolongar la sesión. Coloque la cara a una distancia segura para evitar quemarse o irritar la piel. Esto es particularmente importante cuando se trata de un niño, ya que su piel es más sensible al calor.

Independientemente del método que elija, después de cada tratamiento de inhalación de vapor respire profundamente varias veces para descongestionar los pulmones. Repita la terapia según la necesidad.

HIERBAS

❑ Las hierbas coltsfoot, comfrey, elecampane, ephedra, eucalipto, fennel, fenugreek, horseradish, licorice, lobelia, lungwort, mullein, raíz de pleurisy, thyme, vervain y yerba santa son expectorantes que facilitan la eliminación de mucosa de la garganta, los pulmones y los senos paranasales. Estas hierbas se pueden utilizar solas, combinadas entre sí o combinadas con las hierbas emolientes que se enumeran más adelante.

❑ Las hierbas burdock, chickweed, coltsfoot, Irish moss, lungwort, marshmallow, mullein, peach bark y slippery elm son emolientes, es decir, suavizan y alivian la irritación de las membranas mucosas. Estas hierbas se pueden utilizar solas, combinadas entre sí o combinadas con las hierbas expectorantes que se enumeraron en esta sección.

Jugos

Las frutas y los vegetales son excelentes fuentes de una gran variedad de vitaminas, minerales y otros nutrientes, incluidos fitoquímicos (compuestos de demostrada eficacia para combatir el cáncer). Debido a que constantemente se descubren más sustancias saludables en las frutas y en los vegetales, ningún suplemento en píldora puede contener todos estos compuestos. Además, puesto que, al parecer, cada planta produce fitoquímicos particulares que combaten el cáncer de diversas maneras, se recomienda incluir en la dieta una gran variedad de frutas y vegetales. También es recomendable consumir dos vasos de jugo fresco todos los días a fin de preservar la salud. Para acelerar la curación y recuperarse de una enfermedad, se recomienda tomar cuatro vasos al día.

Los jugos son una excelente manera de agregarle frutas y vegetales a la dieta. Debido a que los jugos contienen la fruta o el vegetal entero, pero no la fibra, que es la parte no digerible de la planta, cuentan prácticamente con todos los componentes de la planta que promueven la salud. Como los jugos se hacen con frutas y vegetales *crudos*, todos los componentes permanecen intactos. La vitamina C y otras vitaminas solubles en agua se pueden ver afectadas por el procesamiento o la cocción excesivos. Las enzimas, proteínas necesarias para la digestión y otras importantes funciones, también se pueden ver afectadas por la cocción. Sin embargo, los jugos frescos proporcionan todos los ingredientes saludables de la planta en una forma fácil de digerir y de absorber. De hecho, se calcula que la asimilación de los jugos de frutas y de vegetales demora entre veinte y treinta minutos.

Lo ideal es que los jugos que recomienda este libro se preparen en casa y se consuman de inmediato. Muchos de los jugos comerciales son sometidos a calor con el propósito de preservarlos durante más tiempo. Como se acaba de mencionar, este proceso puede destruir importantes nutrientes. Más aún, a esos jugos les suelen agregar preservativos. Incluso los jugos puros y recién hechos pueden perder algunos nutrientes cuando se toman un buen tiempo después de haberlos preparado. Las bebidas más saludables y nutritivas se hacen comprando los productos más frescos del mercado y preparando el jugo en un exprimidor.

La Segunda y la Tercera Partes recomiendan jugos específicos para el tratamiento de diveros problemas de salud. Sin embargo, es provechoso familiarizarse con las tres categorías de los jugos: jugos verdes, jugos de vegetales y jugos de frutas.

JUGOS VERDES O "GREEN DRINKS"

Los jugos verdes eliminan del organismo los contaminantes y tienen efectos rejuvenecedores. Cuando se preparan con una variedad de vegetales verdes, estos jugos tienen un alto contenido de clorofila. La clorofila purifica la sangre y contribuye a formar glóbulos rojos. Además, desintoxica el organismo y ayuda a curarlo. Así mismo, la clorofila le proporciona al organismo energía de disponibilidad inmediata.

Los jugos verdes se pueden hacer con brotes de alfalfa, cabbage, kale, hojas de dandelion, espinaca y otros vegetales verdes, incluido el wheatgrass. El jugo de wheatgrass es de suma importancia para el tratamiento del cáncer, en especial cuando el paciente recibe radioterapia.

Para endulzar y diluir los jugos, agrégueles jugos frescos de zanahoria y de manzana (no debe agregar ningún otro jugo de fruta). Otra buena opción es agregarles agua destilada al vapor.

A pesar de que los jugos verdes son muy beneficiosos para la salud, se deben consumir con moderación. Tome alrededor de 8 a 10 onzas al día. El siguiente jugo es un excelente "green drink":

Cóctel de la eterna juventud

4-5 zanahorias
3 ramitos de perejil fresco
1 manojo grande de espinaca
1 manojo grande de kale
1 remolacha, incluidas las hojas
1 diente de ajo pelado

---

1. Lave muy bien todos los vegetales. Si las zanahorias y la remolacha no fueron cultivadas orgánicamente, pélelas. Corte los vegetales en trozos pequeños para que quepan en el exprimidor.

2. Pase los vegetales por el exprimidor y tome la bebida inmediatamente.

JUGOS DE VEGETALES

Los jugos de vegetales frescos restauran y regeneran el organismo. Igualmente, estimulan el sistema inmunológico, eliminan los desechos ácidos y equilibran el metabolismo. También ayudan a controlar la obesidad porque eliminan el exceso de grasa corporal.

Entre los jugos de vegetales más sanos y agradables están los de remolacha, cabbage, zanahoria, apio, pepino, kale, perejil, nabo, espinaca, berros y wheatgrass. El jugo de zanahoria es, quizás, el más común de los jugos y tiene un contenido muy alto de betacaroteno, el precursor de la vitamina A que ayuda a combatir el cáncer. Puesto que la zanahoria es el vegetal más dulce, los jugos hechos con esta planta no sólo tienen un agradable sabor, sino que son excelentes para mezclar con otros jugos, lo cual los hace aún más apetecibles. Por otra parte, los vegetales de sabor fuerte, como el bróculi, el

Preparación de los productos para hacer jugo

Los jugos son una manera fácil de conservar la salud y de ayudarle al organismo a combatir diversas dolencias. Las siguientes pautas le servirán para preparar jugos puros, nutritivos y apetitosos.

- En lo posible, utilice sólo productos cultivados orgánicamente, es decir, productos que hayan sido cultivados sin pesticidas ni químicos perjudiciales. Así evitará que a sus jugos vayan a dar residuos químicos.

- Si no le es posible conseguir frutas y vegetales cultivados orgánicamente, con ayuda de un cepillo especial pele o lave muy bien los productos para retirarles la cera y los residuos químicos. La mayoría de los health food stores venden productos para lavar los vegetales que ayudan a eliminar los residuos.

- Cuando compre papas para hacer jugo, evite las que tienen una coloración verdosa, y asegúrese de quitarles los brotes y los ojos. El químico solanina, que le da a la papa su coloración verdosa, puede causar diarrea, vómito y dolor de estómago.

- Por lo general, a los productos cultivados orgánicamente se les puede dejar la cáscara. Sin embargo, quíteles la cáscara a los albaricoques, la toronja,

el kiwi, la naranja, la papaya, los duraznos y la piña. La cáscara de la naranja y de la toronja es muy amarga y, además, contiene una sustancia tóxica que no se debe consumir en grandes cantidades. Debido a que el kiwi y la papaya son frutas tropicales, su cáscara puede contener residuos de los esprays dañinos que se suelen utilizar en algunos países extranjeros. En esos países todavía puede ser legal el uso de algunos químicos que son prohibidos en Estados Unidos. La cáscara de la piña es demasiado gruesa y, por tanto, es difícil de procesar en la mayoría de los exprimidores.

- Cuando utilice frutas para hacer jugos, no les quite las semillas pequeñas, excepto a las manzanas. Las semillas de la manzana contienen cianuro, una sustancia tóxica. Debido a su tamaño y a su dureza, todos los huesos, o pepas, *se deben* retirar.

- Cuando prepare jugos, utilice los tallos y las hojas. Sin embargo, retíreles las hojas a las zanahorias y al ruibarbo, pues contienen sustancias tóxicas.

- Las frutas blandas que contienen muy poca agua, como el aguacate, el banano y la papaya, se deben triturar en el blender en vez de pasarlas por el exprimidor. Después se deben mezclar con los jugos.

---

apio, la cebolla, el perejil, la rutabaga y el nabo, sólo se deben utilizar en pequeñas cantidades.

El ajo es un excelente acompañante de los jugos de vegetales. Antes de hacer el jugo, coloque el ajo en vinagre durante un minuto para destruir las bacterias y el moho que suelen encontrarse en su superficie. Para evitar que el recubrimiento del tracto intestinal se irrite, utilice sólo un diente de ajo fresco para dos vasos de jugo.

A fin de obtener los mayores beneficios para la salud, utilice muchos vegetales distintos al preparar los jugos. De esta manera, le proporcionará a su organismo una variedad de importantes nutrientes. Las siguientes son dos recetas de jugos saludables a base de vegetales que quizás usted quiera probar:

Jugo de papa cruda/potasio

1 libra de papa
1 zanahoria ó 1 palito de apio (opcional)
6-8 onzas de agua destilada al vapor

1. Lave bien las papas y quíteles los ojos.

2. Divida cada papa por la mitad. Retírele la cáscara a la papa, pero déjandole alrededor de $^1/_2$ pulgada de papa. Utilice la cáscara y guarde la papa para otra ocasión.

3. Corte las cáscaras en trozos pequeños para que quepan en el exprimidor. Si va a utilizar zanahoria o apio, lávelos y

córtelos en pedazos. Pele la zanahoria si no fue cultivada orgánicamente.

4. Pase los vegetales por el exprimidor. Agregue agua y tome la bebida de inmediato. No la deje reposar.

Jugo de cabbage para las úlceras

1/4 – 1/2 cabbage
1 manzana ó 2 zanahorias
1/4 de taza de agua destilada al vapor

1. Lave muy bien los vegetales y la fruta. Pele la manzana o las zanahorias si no fueron cultivadas orgánicamente. Corte los ingredientes en trozos pequeños para que quepan en el exprimidor.

2. Pase los vegetales y la fruta por el exprimidor. Agregue el agua y tome la bebida de inmediato. No la deje reposar.

JUGOS DE FRUTA

Los jugos de fruta ayudan a limpiar el organismo y le suministran importantes nutrientes, entre ellos los antioxidantes que combaten el cáncer.

Aunque se puede hacer jugo con todas las frutas, algunos son especialmente saludables y apetitosos. El jugo de watermelon es uno de los favoritos para limpiar el organismo. Prepare este refrescante jugo colocando en el exprimidor dos tajadas de watermelon, incluida la cáscara. Otros jugos deliciosos son los de manzana, albaricoque, banano, berries, frutas cítricas, kiwi, melón o pera. Prácticamente todas las frutas se pueden utilizar.

Los jugos de frutas se pueden consumir en cualquier momento del día. La cantidad recomendada es entre 10 y 12 onzas de jugo al día. El siguiente es uno de los jugos más sabrosos que se pueden preparar:

Kiwi Deluxe

1 kiwi duro, pelado
1 racimo pequeño de uvas rojas
1 manzana verde

1. Lave muy bien todas las frutas. Si la manzana no fue cultivada orgánicamente, pélela. Corte las frutas en trozos pequeños para que quepan en el exprimidor.
2. Pase las frutas por el exprimidor. Sirva el jugo, agréguele hielo y tómelo.

Limpieza del colon

Los residuos que permanecen en el colon conducen a la absorción de toxinas. Esto, a su vez, produce intoxicación sistémica (envenenamiento). Los síntomas de esta condición pueden incluir confusión mental, depresión, irritabilidad, fatiga, irregularidades gastrointestinales e, incluso, reacciones alérgicas, como urticaria, estornudos y tos. Muchos investigadores y expertos en nutrición creen que este tipo de intoxicación eventualmente puede llevar a trastornos más graves. La limpieza del colon elimina los residuos y ayuda a prevenir y a tratar diversos problemas de salud.

PROCEDIMIENTO

La mejor manera de eliminar las toxinas y los desechos del organismo es ayunar. Ayunar debe ser el primer paso de cualquier programa de limpieza para el colon (ver AYUNOS en la Tercera Parte). Además de ayunar, es necesario hacerse enemas de wheatgrass, de jugo de limón fresco, de café o de ajo (ver ENEMAS en la Tercera Parte). Para los síntomas intestinales crónicos, este programa se debe poner en práctica una vez al mes.

Los siguientes suplementos ayudan a limpiar el colon.

NUTRIENTES

SUPLEMENTOS	DOSIS SUGERIDAS	COMENTARIOS
Muy importante		
Fibra (flaxseeds molidos, oat bran y psyllium seed husks son buenas fuentes)	1 cápsula o 1 cucharadita 4 veces al día. No tomar al mismo tiempo con otros suplementos o medicamentos.	Esencial para limpiar el colon. No crea dependencia.

Importantes		
Acidophilus o Kyo-Dophilus de Wakunaga	Según indicaciones de la etiqueta. Tomar con el estómago vacío. Según indicaciones de la etiqueta. Tomar con el estómago vacío.	Restauran las bacterias "amigables" del colon. Si es alérgico a los productos lácteos, utilice una fórmula no láctea.
Aloe vera juice	1/2 taza 3 veces al día.	Cura la inflamación del colon. Utilizar una variedad pura.
Bio-Bifidus de American Biologics	Según indicaciones de la etiqueta. Para rápidos resultados, aplicar también en enema (sólo una vez).	Reemplaza la flora intestinal.

Provechosos		
A.M/P.M. Ultimate Cleanse de Nature´s Secret	Según indicaciones de la etiqueta.	Excelente programa de desintoxicación.
Apple pectin	Según indicaciones de la etiqueta.	Fuente de fibra de alta calidad. Ayuda a desintoxicar el organismo de metales pesados.
Kyo-Green de Wakunaga o ProGreens de Nutricology o Wheatgrass juice o capsules	Según indicaciones de la etiqueta. Según indicaciones de la etiqueta. Según indicaciones de la etiqueta. Según indicaciones de la etiqueta.	Ayudan a curar la inflamación del colon y a conservarlo limpio de residuos tóxicos.
Sonne´s #7 de Sonne Organic Foods	Según indicaciones de la etiqueta.	Limpia el intestino. Contiene bentonita líquida, que absorbe las toxinas y las elimina.
Vitamin C	6.000-20.000 mg al día divididos en varias tomas. *Ver* FLUSH DE ÁCIDO ASCÓRBICO en la Tercera Parte.	Protege al organismo contra los contaminantes. Utilizar una variedad buffered o esterified.

HIERBAS

❑ Las hierbas aloe vera, caléndula y peppermint ayudan a restaurar el equilibrio acidobásico del colon y promueven la curación.

❑ El burdock, la echinacea, el horsetail y el licorice desintoxican el organismo. El licorice también refuerza el funcionamiento de los órganos.

Advertencia: Cuando se consume en exceso, el licorice puede elevar la presión arterial. No utilice esta hierba todos los días durante más de siete días seguidos y evítela por completo si tiene hipertensión arterial.

❑ Las siguientes hierbas se pueden utilizar para limpiar el colon y eliminar los desechos: barberry, butternut bark, cáscara sagrada, flaxseed, red raspberry, ruibarbo y senna.

Advertencia: No utilice barberry durante el embarazo.

❑ El boneset, el elecampane, el fenugreek, la lobelia y el yarrow ablandan la mucosa del intestino y la eliminan.

Advertencia: No utilice lobelia de manera permanente.

❑ El fennel restaura el equilibrio acidobásico del colon y limpia esta parte del intestino, promueve la curación y elimina los desechos.

❑ El ajo elimina los parásitos.

❑ El marshmallow restaura el equilibrio acidobásico del colon y promueve la curación. También afloja la mucosa del intestino y la elimina.

❑ El pau d´arco restaura el equilibrio acidobásico del colon, promueve la curación y desintoxica el organismo.

❑ La hierba slippery elm mitiga la inflamación y elimina el exceso de desechos del colon. Para obtener alivio rápidamente, hágase un enema de té de slippery elm.

RECOMENDACIONES

❑ Consuma durante dos semanas únicamente alimentos crudos. Luego haga una dieta que consista en un 50 por ciento en vegetales crudos y brotes de distintas clases.

❑ Tome todos los días por lo menos ocho vasos de agua de 8 onzas cada uno, incluso si no tiene sed. Ingerir poco líquido redunda en materia fecal dura, que puede permanecer en el colon durante semanas o, incluso, meses. Esto puede producir dolor de cabeza, fatiga y depresión; además, puede intoxicar el torrente sanguíneo.

❑ Evite las grasas saturadas, el azúcar y los alimentos altamente procesados. También debe evitar los aceites y los alimentos fritos mientras el colon esté afectado y la materia fecal no se hayan normalizado. Durante el período de limpieza, consuma con moderación aceite de oliva, aceite de canola o ácidos grasos esenciales. No consuma productos lácteos, pues generan excesiva mucosidad en el colon. Esta dieta ayuda a conservar limpio el colon.

❑ Si tiene problemas de azúcar sanguíneo, no consuma frutas dulces.

❑ Para purificar el torrente sanguíneo, desintoxicar el organismo y neutralizarlo, al levantarse y a la hora de acostarse tome el jugo de un limón fresco en una taza de agua caliente.

❑ Camine a paso vivo todas las mañanas y tome "green drinks", jugo fresco de manzana y zanahoria, o jugo fresco de piña y papaya.

❑ Haga una bebida para limpiar el colon mezclando 1 cucharada de bentonite con 1 cucharadita de semillas de psyllium, 1/2 vaso de jugo de manzana, 1/2 vaso de jugo de aloe vera y 1/2vaso de agua destilada al vapor. Tome esta bebida una vez al día mientras el colon esté sucio y tenga mal olor.

❑ Utilice todos los días un suplemento de fibra, como semillas de psyllium. Mezcle el suplemento en agua o jugo y tómelo de inmediato, pues se espesa rápidamente. Evite los suplementos de fibra que se consiguen en cápsula o en píldora.

Líquidos terapéuticos

A lo largo de este libro se exponen los beneficios que proporcionan los vegetales y los granos. Esta sección ofrece dos recetas de caldos que tienen propiedades curativas y que brindan estos beneficios.

El primer caldo deriva sus propiedades saludables — incluido su alto contenido de potasio — de las papas y de algunos vegetales. Cuando compre papa, escoja las que no estén verdosas. El químico solanina, que le da a la papa la coloración verdosa, puede interferir los impulsos nerviosos y provocar diarrea, vómito y dolor de estómago. Cuando ayune, utilice el Caldo de cáscara de papa por sus propiedades nutritivas. Este caldo también es provechoso para las personas que sufren de alguna enfermedad cardíaca.

El segundo caldo, Agua de barley, tiene propiedades curativas y fortificantes, y es útil durante la convalecencia de diversas enfermedades. Para obtener una bebida que no sólo es nutritiva, sino que alivia la garganta y el tracto digestivo, agréguele a este caldo slippery elm en polvo.

Es posible preparar muchos otros líquidos terapéuticos con vegetales, granos y frutas. Para aprender acerca de jugos nutritivos, *ver* JUGOS en la Tercera Parte.

Caldo de cáscara de papa

3 papas
1 zanahoria tajada
1 palito de apio tajado
2 quarts de agua destilada al vapor
1 cebolla tajada, y/ó 3 dientes de ajo pelados

1. Lave bien las papas y retíreles los ojos.

2. Corte las papas por la mitad y pélalas. Asegúrese de que a la cáscara le quede alrededor de 1/2 de pulgada de papa. Utilice las cáscaras y guarde la papa para otra ocasión.

3. Coloque las cáscaras de la papa, la zanahoria y el apio en una olla grande y agregue agua hasta cubrirlos. Agregue cebolla y/o ajo al gusto, y hierva durante aproximadamente treinta minutos.

4. Deje enfriar el caldo y luego cuélelo. Deseche los vegetales y sirva el caldo.

Agua de barley

1 taza de barley
3 quarts de agua destilada al vapor

1. Coloque el barley y el agua en una olla grande y hierva durante tres horas, aproximadamente.

2. Deje enfriar el caldo y luego cuélelo. Deseche el barley y sirva el caldo. Tómelo cuando desee.

Masaje

Ver en CONTROL DEL DOLOR.

Meditación

Ver en CONTROL DEL DOLOR.

Preparación del té de kombucha

El té de kombucha se hace con el "champiñón" del té de kombucha, un organismo grande, plano, en forma de pancake y con apariencia de hongo. Desde el punto de vista técnico, el kombucha *no* es un champiñón, ni tampoco un verdadero hongo. Es, en realidad, en parte líquen, en parte bacterium xylinum y, en parte, un cultivo natural de levadura. Cuando se coloca entre una mezcla de té y de azúcar corriente durante siete a diez días, el kombucha produce un té con sabor a vino que restaura la salud, y un nuevo kombucha "hijo".

El té de kombucha se ha utilizado durante dos mil años en China, Japón, Rusia y Corea, y a lo largo del tiempo se ha usado con propósitos curativos en muchas regiones, principalmente Manchuria y Rusia. Científicos rusos estudiaron este hongo durante las décadas de los cincuenta, los sesenta y los setenta. De acuerdo con el Moscow Central Bacteriological Institute, el té de kombucha correctamente preparado contiene varias sustancias importantes para la salud, como ácido glucónico, que interfiere el desarrollo de infecciones virales y que puede disolver los cálculos biliares; ácido hialurónico, un componente del tejido conectivo; sulfato de condroitina, un componente de los cartílagos, y mucoitin-sulfuric acid, un componente del recubrimiento del estómago y del humor vítreo de los ojos. Esta bebida también contiene las vitaminas B_1 (tiamina), B_2 (riboflavina), B_3 (niacina), B_6 (piridoxina) y B_{12}; ácido fólico, ácido láctico, dextrogyral, y usnic acid, una sustancia con poderosos efectos antibacterianos y antivirales.

Según investigadores y evidencias anecdóticas, el té de kombucha es un poderoso estimulante del sistema inmunológico y es importante en el tratamiento de enfermedades como AIDS, arteriosclerosis (endurecimiento de las arterias), artritis, asma, cáncer, candidiasis, diabetes, esclerosis múltiple y psoriasis. Este té también es provechoso para combatir dolencias como bronquitis, fatiga crónica, estreñimiento, caída del cabello, hemorroides, colesterol alto, hipoglicemia, acné, síndrome premenstrual, envejecimiento de la piel y diarrea, además de otros trastornos digestivos. Así mismo, es beneficioso para tratar la incontinencia tanto en los hombres como en las mujeres, los cálculos renales y biliares, y los problemas relacionados con la menopausia, la próstata y el peso. Se afirma que el té de kombucha aumenta enormemente el nivel de la energía y que promueve una sensación general de bienestar.

Muchas personas preparan el té de kombucha en su casa, pues es fácil de hacer y no es costoso. Sin embargo, en todos los health food stores se consiguen bebidas de té de kombucha tan eficaces y nutritivas como las que se preparan en casa. El único inconveniente de los productos comerciales es que algunos tienen un sabor agrio debido a que el proceso de fermentación es más largo. A pesar de este largo proceso, el producto no pierde su potencia. En el comercio también se consiguen extractos y tinturas hechas con hongos prensados. Estos productos son útiles durante los viajes, y son particularmente eficaces para aliviar el mareo.

En la actualidad no hay acuerdo acerca del mejor momento para consumir el té de kombucha. Algunas personas opinan que se debe verter después de cuatro a seis días, y que luego se debe dejar reposar entre un recipiente durante otros tres días antes de consumirlo. Investigadores rusos han llegado a la conclusión de que las propiedades antibióticas del té se encuentran en su punto máximo durante el séptimo y el octavo días. Se debe tener en cuenta que cuando el té se deja en infusión durante mucho tiempo — más de un mes — se avinagra. Puesto que no debe de ser agradable tomar el té en esas condiciones, se puede utilizar como vinagre.

PROCEDIMIENTO

Preparar el té de kombucha es un proceso sencillo que requiere pocos utensilios e ingredientes. Antes de prepararlo, retírese los anillos pues el "hongo" nunca debe entrar en contacto con metal. Para evitar la contaminación, mantenga muy limpios los utensilios y el área donde vaya a preparar el té. Tenga en cuenta que *nunca* se debe reemplazar un ingrediente por otro. Por ejemplo, reducir la cantidad de azúcar, o sustituir el azúcar blanco por azúcar moreno puede tener efectos adversos en la salud del hongo. El azúcar blanco es esencial para su supervivencia.

Conviene saber que el humo del tabaco puede destruir el kombucha. Si va a fumar, hágalo afuera o, mejor aún, deje de fumar.

Después de utilizar el mismo "hongo" de kombucha durante un tiempo, algunas fuentes ambientales de estrés pueden afectarlo y hacer que el té se vuelva insípido. Si esto ocurre, prepare el medio de cultivo con té verde en lugar de té negro, y utilice el té de un hongo "más vivo" mientras el anterior se restablece.

Para hacer el té se necesitan los siguientes ingredientes:

3 quarts de agua destilada
1 taza de azúcar blanco refinado
4 bolsas de té (únicamente de té verde o negro)
4 onzas de té de kombucha recién cosechado, ó 4 onzas
de apple cider vinegar
1 "hongo" kombucha grande
1 olla esmaltada o de vidrio de 6 quarts
1 recipiente de vidrio de 4 quarts
1 trozo de cheesecloth
1 banda elástica de 6 pulgadas
1 cuchara de madera o de plástico

1. Coloque el agua en una olla esmaltada o de vidrio a fuego alto (no utilice olla de aluminio). Agregue el azúcar y deje hervir durante cinco minutos.

2. Retire la olla del fuego. Introduzca en la olla las bolsas de té y deje reposar durante diez minutos. Lávese las manos y deseche las bolsas de té.

3. Vierta el té en el recipiente de vidrio (no utilice cristal, metal, cerámica ni plástico). Cuando se haya enfriado y esté a temperatura ambiente, agréguele el vinagre o el té de kombucha cosechado.

4. Coloque el hongo entre la mezcla que está en proceso de expandirse, con el lado suave hacia arriba. Cubra el recipiente con el cheesecloth y asegúrelo con la banda elástica.

5. Coloque el recipiente en un lugar oscuro, apartado y ventilado que tenga una temperatura de 70°F a 90°F (las repisas de la cocina son ideales para esto). Mantenga el recipiente en la repisa durante siete a diez días y no lo refrigere.

6. Después de siete a diez días, retire los "hongos" con la cuchara de madera o de plástico. Observará que encima del kombucha original está creciendo un nuevo kombucha "hijo". Sepárelos suavemente con las manos limpias.

7. Vierta el nuevo té en una botella de vidrio colándolo con el cheesecloth. No llene la botella hasta el tope ni utilice botellas de plástico, pues los químicos del plástico pueden contaminar el té. Guarde la botella en el refrigerador y tome 4 onzas tres veces al día, antes o después de cada comida (no se debe tomar más de la dosis recomendada). Utilice los dos "hongos" y una parte del té recién cosechado para preparar más té.

Si ningún amigo suyo le puede proporcionar un "hongo" de té de kombucha, solicítelo junto con un kit de cultivo a Laurel Farms, de Studio City, California. También se consiguen cápsulas, extractos y bebidas ya preparadas de té de kombucha en Pronatura Inc., de Niles, Illinois (*ver* FABRICANTES Y DISTRIBUIDORES en el Apéndice).

Preparación para la cirugía y recuperación

Aunque la perspectiva de someterse a una operación quirúrgica no es muy halagüeña, en algunas ocasiones es la medida que más conviene para mejorar la calidad de vida del paciente o para prolongar su vida. Después de adquirir información acerca de las opciones existentes y de decidir que la cirugía es la única alternativa viable, es importante prepararse para la cirugía siguiendo las pautas nutricionales de la siguiente tabla (para mayor información, ver en esta sección Cómo tomar la decisión de someterse a una cirugía). Tomar estos nutrientes antes y después de la cirugía refuerza el proceso de curación y disminuye las molestias y el dolor postoperatorios. Asegúrese de que su dieta sea saludable y bien balanceada. Tenga en cuenta que el estado general de salud *anterior* a la cirugía determina en parte el estado general de salud *posterior* a la cirugía.

NUTRIENTES

SUPLEMENTOS	DOSIS SUGERIDAS	COMENTARIOS
Acidophilus	Según indicaciones de la etiqueta. Tomar 3 veces al día.	Estabiliza la flora bacteriana del intestino cuando se toman antibióticos. Utilizar una variedad high-potency en polvo.
Coenzyme Q_{10}	60 mg al día.	Este destructor de los radicales libres mejora la oxigenación de los tejidos.
Essential fatty acids (salmon oil y Ultimate Oil de Nature´s Secret son buenas fuentes)	Según indicaciones de la etiqueta.	Importantes para el adecuado desarrollo de las células y para la curación de todos los tejidos.
Free-form amino acid complex	Según indicaciones de la etiqueta.	Favorece la síntesis del colágeno y la curación de las heridas. Suministra proteína de fácil disponibilidad que el organismo absorbe sin dificultad.
Garlic (Kyolic)	2 cápsulas 3 veces al día.	Este antibiótico natural mejora el funcionamiento del sistema inmunológico.
L-Cystine	500 mg 2 veces al día.	Acelera la curación de las heridas.
L-Glutamine	500 mg 3 veces al día, y 500 mg a la hora de acostarse.	Acelera la curación de las heridas.
L-Lysine	500 mg al día.	Acelera la curación de las heridas y ayuda a la formación del colágeno. *Advertencia:* no se debe tomar lisina durante más de seis meses seguidos.
Multivitamin y mineral complex con vitamin A y natural beta-carotene	Según indicaciones de la etiqueta.	Proporcionan los minerales y las vitaminas necesarios. La vitamina A se requiere para la utilización de la proteína y la reparación de los tejidos. Además, neutraliza a los radicales libres.
Vitamin K	Según indicaciones de la etiqueta.	Esta importante vitamina es necesaria para la coagulación de la sangre.
Vitamin C	6.000-10.000 mg al día divididos en varias tomas.	Ayuda a la reparación de los tejidos y a la curación de las heridas. Vital para el funcionamiento del sistema inmunológico. Utilizar una variedad buffered.
Vitamin E	A partir del día siguiente a la operación, tomar 600 UI al día. La vitamina E *no* se debe tomar durante las dos semanas anteriores a la cirugía, porque adelgaza la sangre.	Mejora la circulación y repara los tejidos.

Vitamin E oil	Después de retirados los puntos y cuando la curación haya comenzado, aplicar en el área de la incisión 3 veces al día.	Promueve la curación y reduce la formación de cicatrices. Comprar en aceite o utilizar el aceite de una cápsula.
Zinc más	50 mg al día.	Importantes para la reparación de los tejidos. Conseguir un suplemento que contenga todos estos nutrientes.
calcium y	1.500 mg al día.	
magnesium y	Según indicaciones de la etiqueta.	
silica y	Según indicaciones de la etiqueta.	
vitamin D	400 UI al día.	

HIERBAS

❏ Es provechoso tomar tés de hierbas antes y después de la cirugía:

• La echinacea mejora el funcionamiento del sistema inmunológico.

• El goldenseal es un antibiótico natural que ayuda a prevenir las infecciones.

Advertencia: Esta hierba no se debe tomar todos los días durante más de una semana seguida porque puede alterar la flora intestinal. Tampoco se debe utilizar durante el embarazo y se debe usar con precaución cuando hay alergia al ragweed.

• El milk thistle protege al hígado contra la acumulación tóxica de medicamentos y químicos que se produce a raíz de las intervenciones quirúrgicas.

• El pau d´arco es un agente antibacteriano natural que estimula la curación, purifica la sangre y ayuda a prevenir la candidiasis.

• La hierba rose hips es una buena fuente de vitamina C y estimula la curación.

RECOMENDACIONES

❏ Consulte con su médico acerca de la laparoscopia, un tipo de intervención que prácticamente no es invasiva y que también se conoce como cirugía "keyhole" o "bandaid". Esta clase de procedimiento, que implica practicar una o varias incisiones pequeñas en lugar de una grande, le ocasiona menos daño a la piel, a los músculos y a los nervios que la cirugía "abierta" convencional. Este procedimiento no requiere una larga hospitalización y la recuperación toma menos tiempo. Tenga en cuenta que este procedimiento no siempre se puede poner en práctica.

❏ Si tiene sobrepeso y cuenta con suficiente tiempo para hacer dieta antes de la cirugía, intente perder el exceso de peso de manera gradual. Estudios han revelado que el exceso de peso puede dificultar la cirugía y demorar la recuperación. El exceso de peso también se ha asociado con una probabilidad mayor de infección después de la cirugía.

❏ Si fuma, deje el cigarrillo. Fumar retarda la curación e interfiere la actividad de algunos medicamentos.

❏ Asegúrese de que su médico y las personas que lo vayan a cuidar estén enteradas de cualquier alergia que usted tenga a los medicamentos, a los alimentos o a los productos quimicos.

❏ Pregúntele a su cirujano si hay algo que usted pueda hacer para prepararse para la cirugía. Además de las recomendaciones del cirujano, absténgase de tomar durante dos semanas antes de la cirugía suplementos de vitamina E, aspirin y todos los compuestos que contengan aspirin. Estas sustancias adelgazan la sangre.

❏ Asegúrese de que su médico y las personas que lo vayan a cuidar estén enteradas de los suplementos y los medicamentos que usted toma con regularidad, incluidos los medicamentos naturales.

❏ Debido a que generalmente se requieren transfusiones de sangre durante las cirugías, hable con su médico acerca de la posibilidad de almacenar su propia sangre para utilizarla durante la operación. Al utilizar su propia sangre, evitará el riesgo de contraer hepatitis o de infectarse con el virus del AIDS. Recuerde que incluso la sangre que no está contaminada con ninguna enfermedad puede causar reacciones — como erupciones cutáneas — cuando no es compatible con la propia sangre. Su médico le informará si debe tomar suplementos de hierro una semana antes de que le extraigan sangre la primera vez. Prográmese para que la última vez que le saquen sangre sea, por lo menos, cuatro días antes de la cirugía (la sangre completa se puede almacenar durante treinta y cinco días).

❏ Muchas operaciones requieren que el paciente esté afeitado. Si éste es su caso, pídale a su cirujano que lo afeiten el día de la cirugía. Estudios han revelado que el índice de infección es más bajo cuando los pacientes son afeitados el día de la cirugía que cuando son afeitados la noche anterior.

❏ Agréguele fibra a su dieta. La fibra garantiza un mejor funcionamiento del tracto intestinal.

❏ Antes de someterse en su hogar a cualquier tratamiento previo a la operación, consulte con su cirujano. Si el cirujano está de acuerdo, hágase dos enemas de limpieza de jugo de limón fresco antes de ingresar al hospital. Es importante limpiar el colon antes de la cirugía. Tomar medio vaso de George´s Aloe Vera Juice (de Warren Laboratories) en la mañana y antes de acostarse ayuda a conservar limpio el colon. Este jugo, que sabe a agua de manantial, no requiere refrigeración. Lleve una botella de este producto al hospital.

❏ En muchos hospitales les hacen masajes a los pacientes con aceites esenciales terapéuticos para promover la relajación y mitigar el estrés que inevitablemente se experimenta antes de cualquier cirugía. Si el hospital donde lo van a operar no ofrece esta clase de terapia, busque un masajista terapéutico con experiencia en aromaterapia para que le haga un masaje antes de la cirugía.

❏ Si se va a someter a una cirugía, mantenga una actitud positiva y espere con entusiasmo el momento de levantarse y de retomar su vida normal. Cuanto más pronto se levante de la cama, tanto menos riesgo tendrá de contraer alguna infección postoperatoria.

Cómo tomar la decisión de someterse a una cirugía

Cada año se practican millones de operaciones en Estados Unidos. Muchas de esas operaciones son innecesarias. Antes de decidir someterse a una cirugía, explore todas las alternativas de tratamiento para su problema. Para que usted se sienta tranquilo acerca de la idoneidad del cirujano que lo va a operar, asegúrese de que sea certificado (board-certified). Si le es posible, obtenga una o dos opiniones más. Si está bien informado, podrá decidir cuál es el mejor tratamiento para usted. No dude en hacerle a su médico las preguntas que quiera. Su médico debe poder responderle las siguientes inquietudes:

• ¿Cómo va a mejorar la calidad de mi vida esta cirugía, y/o cuáles son mis probabilidades de sobrevivir?

• ¿Existen tratamientos distintos de la cirugía para mi caso particular?

• ¿Qué riesgos conlleva esta cirugía?

• ¿Qué porcentaje de las operaciones de este tipo tienen éxito?

• ¿Qué cambios físicos se producirán como resultado de la operación, y qué mejorías puedo esperar?

• ¿Cuánto tiempo demora la recuperación?

• ¿Cuál es el costo de la operación?

También conviene que averigüe con su agente de seguros cuál es el cubrimiento para su cirugía.

❑ Después de la cirugía, no le imponga demasiado trabajo a su organismo consumiendo alimentos altamente procesados. Tome, por lo menos, ocho vasos de líquido todos los días, como agua destilada, tés de hierbas, jugos y bebidas de proteína. El apetito suele disminuir después de una cirugía y las comidas grandes pueden ser perjudiciales. Intente consumir cada día entre cinco y siete comidas pequeñas, ligeras y nutritivas.

❑ Después de la cirugía, tenga cuidado con algunas actividades que implican hacer fuerza, como levantar objetos. La mayoría de los médicos recomiendan no levantar objetos de más de diez libras de peso durante las dos semanas siguientes a la cirugía. Pregúntele a su médico cuándo puede empezar a hacer ejercicio suave, que se ha demostrado favorece la circulación y acelera la recuperación física. Pregunte también si existen ejercicios específicos que le puedan ayudar a recuperarse.

ASPECTOS PARA TENER EN CUENTA

❑ Después de una cirugía mayor, los pacientes suelen experimentar un rápido deterioro de la musculatura esquelética, lo cual aumenta la debilidad. Estudios en los cuales se agregó el aminoácido glutamina a soluciones intravenosas durante el período postoperatorio revelaron que el índice de deterioro muscular disminuyó considerablemente.

❑ El doctor Nicholas Cavarocchi, M.D., de Temple University, les recomienda a sus pacientes que tomen 2.000 unidades internacionales de vitamina E doce horas antes de una cirugía del corazón (con supervisión médica). Esta dosis reduce el nivel de los radicales libres de la sangre.

❑ Algunos alimentos interfieren la acción de ciertos medicamentos. La leche, los productos lácteos y los suplementos de hierro pueden afectar a la actividad de algunos antibióticos. Las frutas ácidas, como la naranja, la piña y la toronja, pueden inhibir la acción del penicillin y del aspirin. Para conocer la lista de los nutrientes que se pierden al tomar algunos medica-

mentos, *ver* Sustancias que despojan al organismo de nutrientes en la página 247.

❑ La depresión postoperatoria no es un fenómeno aislado. Un programa dietético saludable puede ayudar a combatir la depresión.

❑ Tenga en cuenta que el organismo se demora unas cuantas semanas en recuperarse del trauma ocasionado por la cirugía. Durante el período de recuperación, los desequilibrios hormonales se corrigen y el metabolismo vuelve a la normalidad. La mayoría de las incisiones se cierran durante los primeros dos días, pero se requiere más o menos una semana para que la incisión quede tan bien cerrada que no la afecte el estrés ni los movimientos corporales. Sin embargo, la aprobación del médico es necesaria antes de hacer cualquier clase de ejercicio o de levantar objetos que pesen más de diez libras.

Purificación de la sangre

La sangre tiene varias funciones que sustentan la vida mediante los cuatro elementos que la componen: glóbulos rojos, glóbulos blancos, plaquetas y plasma, un líquido acuoso e incoloro en el que flotan los otros tres elementos. Los glóbulos rojos transportan el oxígeno a las células; los glóbulos blancos destruyen las bacterias y otros microorganismos que producen enfermedades, y las plaquetas son necesarias para la coagulación de la sangre. Además, la sangre lleva nutrientes a las células y elimina los desechos, transporta hormonas de las glándulas endocrinas a otras partes del organismo, y ayuda a regular tanto la temperatura corporal como la cantidad de ácidos, bases, sales y agua de las células. Cualquier alteración en estas funciones puede tener consecuencias graves para la salud.

Las funciones de la sangre se pueden afectar de varias maneras. Primero, cientos de químicos — desde gases, como monóxido de carbono, hasta metales tóxicos, como plomo, pasando por sustancias naturales, como grasa — pueden ir a dar a la sangre a través del aire que respiramos, del agua que tomamos, de los alimentos que consumimos y de las superficies con las cuales la piel entra en contacto. Los efectos dañinos de estas sustancias varían mucho, pues cada una actúa en la sangre de manera distinta.

Segundo, la falta de nutrientes específicos puede afectar al funcionamiento de la sangre. Un ejemplo clásico es la anemia producida por deficiencia de hierro. Sin embargo, la sangre requiere diariamente muchos nutrientes para poder funcionar de manera normal.

Por último, la genética interviene en los problemas de la sangre. Dos ejemplos bastante conocidos son la anemia falciforme y la hemofilia.

Las técnicas de purificación de la sangre pueden actuar de dos maneras. Algunas ayudan a eliminar las sustancias extrañas del organismo, mientras que otras proporcionan importantes nutrientes que ayudan a restaurar la estructura normal de la sangre y a reforzar su función.

PROCEDIMIENTO

La sangre se purifica a través de un ayuno especial. Cuando decida hacer un programa de purificación, es vital que escoja un momento adecuado. Tenga en cuenta que para ayunar se necesita una reserva de energía. Por tanto, no programe su ayuno para la semana en que tenga que mudar su oficina a otro lugar, o en que tenga una competencia deportiva. Los meses fríos no son la época ideal para ayunar, porque parte del calor que se necesita para soportar el frío se genera durante la digestión. Para hacer un ayuno, lo más importante es estar mentalmente preparado. Por tanto, ayune cuando esté "mentalizado".

Cuando haya escogido el momento adecuado para hacer el ayuno y se haya preparado mentalmente, empiece a prepararse físicamente. Una semana antes del ayuno haga una dieta a base de vegetales crudos que incluya muchos "green drinks". La clorofila, que se obtiene en tabletas o en jugos frescos, "prepurifica" al organismo. Esto disminuye el impacto que el ayuno puede ocasionar.

Durante el ayuno tome únicamente jugos, agua destilada al vapor y tés o extractos de dandelion, milk thistle, raíz de licorice, raíz de yellow dock, raíz de burdock o red clover. Tome entre ocho y diez vasos de agua destilada al día para limpiar el organismo y eliminar las toxinas. Los jugos más provechosos para purificar la sangre son los de limón, remolacha, zanahoria, y los que se preparan con todos los vegetales hojosos. Estos últimos son especialmente importantes, porque proporcionan clorofila, aspecto esencial de todas las terapias de purificación de la sangre. La clorofila no sólo elimina las impurezas sino que fortifica la sangre con importantes nutrientes, promueve la regularidad e impide que la radiación les ocasione daño a las células. Por estas razones la clorofila es beneficiosa en el tratamiento de muchos problemas de salud. Los

jugos de wheatgrass, barley y alfalfa tienen un alto contenido de clorofila.

Haga el ayuno durante tres días o según las indicaciones de algún profesional de la salud. Cuando haya terminado de ayunar, absténgase de consumir harina blanca y todos los azúcares, ya que son sustancias altamente refinadas y difíciles de digerir. El estrés que estos alimentos le imponen al organismo podría echar a perder los beneficios obtenidos con el ayuno. Lo ideal es evitarlos por completo o, por lo menos, durante un mes después del ayuno. Elimine también las grasas y los aceites calentados.

NUTRIENTES

SUPLEMENTOS	DOSIS SUGERIDAS	COMENTARIOS
Muy importantes		
Chlorophyll tablets o	Según indicaciones de la etiqueta.	Purifican y restauran los glóbulos rojos de la sangre. Ayudan al funcionamiento
liquid	Según indicaciones de la etiqueta. Tomar con jugo.	del sistema inmunológico.
Importante		
Cell Guard de Biotec Foods	Según indicaciones de la etiqueta.	Buena fórmula antioxidante.
Provechosos		
A.M./P.M. Ultimate Cleanse de Nature´s Secret	Según indicaciones de la etiqueta.	Este suplemento ayuda a estimular y a desintoxicar los órganos, la sangre y los canales de eliminación.
Kyo-Green de Wakunaga	Según indicaciones de la etiqueta.	Provechoso para el hígado y el colon. Contiene wheatgrass y barley grass.

HIERBAS

❑ La echinacea limpia las glándulas linfáticas.

❑ Barberry, black radish, eyebright, lobelia, milk thistle, uva de Oregon, pau d´arco, wild yam y yellow dock limpian y desintoxican el hígado y el sistema endocrino. Estas hierbas se pueden utilizar de manera independiente o en cualquier combinación.

Advertencia: No tome lobelia de manera permanente. Si está embarazada, no utilice uva de Oregon.

❑ Las hierbas chamomile, dandelion, ginkgo biloba, sarsaparilla y semilla de borage ayudan a restaurar el equilibrio acidobásico de la sangre. La hierba ginkgo biloba es también un poderoso antioxidante.

Advertencia: No utilice chamomile de manera permanente, ya que puede producir alergia al ragweed. Si es alérgico al ragweed, evítela por completo.

❑ Burdock, dandelion, hawthorn, licorice, pau d´arco, red

clover, ruibarbo, sage, hongo shiitake, Siberian ginseng y otros ginsengs desintoxican y purifican la sangre. Estas hierbas se pueden utilizar independientemente o en cualquier combinación.

Advertencia: No utilice licorice todos los días durante más de siete días seguidos. Si su presión arterial es alta, evite por completo esta hierba, además de todas las clases de ginseng. Si sufre de ataques o de convulsiones, no utilice sage. Si tiene hipoglicemia o trastornos cardíacos, no utilice Siberian ginseng.

❑ El goldenseal limpia las membranas mucosas.

Advertencia: No tome esta hierba durante más de siete días seguidos, pues altera la flora intestinal. Esta hierba se debe evitar durante el embarazo y se debe consumir con precaución cuando hay alergia al ragweed.

ASPECTOS PARA TENER EN CUENTA

❑ *Ver también* AYUNOS en la Tercera Parte.

Quiropráctica

Ver en CONTROL DEL DOLOR.

Terapia a base de color (Cromoterapia)

Durante años, los científicos han estudiado los efectos que produce el color en el ánimo, en la salud y en la manera de pensar. Incluso la preferencia hacia algún color particular se puede relacionar con la forma en que ese color hace que el individuo se sienta.

El color se puede describir como luz — energía radiante y visible — de ciertas longitudes de onda. Los fotorreceptores de la retina, llamados conos, convierten esta energía en colores. La retina contiene tres clases de conos: una clase de conos para el color azul, otra para el color verde y la tercera para el rojo. La combinación de estos tres colores es lo que permite percibir los demás colores.

De acuerdo con el doctor Alexander Schauss, director del American Institute for Biosocial Research, de Tacoma, Washington, la energía del color entra en el organismo y estimula las glándulas pituitaria y pineal. Esto redunda en la producción de algunas hormonas, lo que, a su vez, influye en varios procesos fisiológicos. Ésta es la razón por la cual el color influye de manera tan directa en nuestros pensamientos, en nuestro estado de ánimo y en nuestro comportamiento — una influencia que, según muchos expertos, no tiene nada que ver con factores sicológicos o culturales. Sorprendentemente, parece que el color produce efectos incluso en las personas ciegas, quienes percibirían el color como resultado de las vibraciones energéticas que se producen en el organismo.

No hay duda de que los colores que se escogen para la ropa, el hogar, la oficina y el automóvil, entre otros, pueden producir efectos profundos en el individuo. Durante mucho tiempo se ha sabido que los colores alivian el estrés, llenan a la persona de energía e, incluso, alivian el dolor y otros problemas físicos. De hecho, el concepto de "ponerle color a la vida" forma parte del *Feng Shui,* una antigua técnica china de diseño.

Cuando se desea producir un cambio en el estado de ánimo o aliviar alguna molestia, es vital escoger el color apropiado para lograr el objetivo particular. Por ejemplo, el azul produce efectos relajantes y calmantes. Este color reduce la presión arterial y la frecuencia cardíaca y respiratoria. En un estudio, los niños propensos a la agresividad se calmaron cuando los hicieron permanecer en un salón azul. Se ha encontrado también que el azul proporciona una sensación refrescante cuando el clima es caliente y húmedo. Para ayudar a aliviar los problemas de espalda, el reumatismo, las dolencias inflamatorias y el dolor de las úlceras, rodéese de azul y concéntrese en la parte del organismo que quiere curar mientras mira este color. Un lugar apropiado es el campo, donde el azul del cielo y del agua proporcionan una tranquilizante sensación de "unidad" con el universo.

Otro color que abunda en la naturaleza es el verde. Este color produce efectos calmantes en el organismo y en la mente. A las personas deprimidas o ansiosas las beneficia un entorno verde. El verde también ayuda a combatir los trastornos nerviosos, el agotamiento, los problemas cardíacos y el cáncer. Si está enfermo, siéntese en un jardín o en un pastizal y concéntrese en la parte del organismo que desea curar. El verde también es provechoso para las personas que están haciendo dieta.

Al igual que el azul y el verde, el violeta crea un ambiente pacífico. Este color reduce el apetito y es beneficioso para combatir los problemas del cuero cabelludo, los trastornos renales y las migrañas.

El color rojo estimula y calienta al organismo. Este color acelera la respiración, y aumenta la frecuencia cardíaca y la actividad de las ondas cerebrales. El rojo, color de pasión y de energía, sirve para combatir la impotencia y la frigidez, la anemia, las infecciones de la vejiga y los problemas cutáneos. Las personas que tienen mala coordinación deben evitar el rojo en sus prendas de vestir, y las que sufren de hipertensión arterial deben evitar las habitaciones decoradas con este color, pues puede hacer que se eleve la presión arterial. A la inversa, el rojo produce buenos efectos en las personas que tienen hipotensión (presión arterial baja).

El color rosado tiene efectos calmantes en el organismo, porque relaja los músculos. Puesto que se ha encontrado que el rosado produce efectos tranquilizantes en personas agresivas y violentas, se suele utilizar en prisiones, hospitales y centros de rehabilitación para jóvenes y drogadictos. Este color también es beneficioso para las personas que sufren de ansiedad o de síntomas de abstención. Además, es un color adecuado para el dormitorio, pues tiene la capacidad de promover sentimientos románticos.

El anaranjado es el color que más estimula el apetito y reduce la fatiga. Utilice individuales y manteles anaranjados, por ejemplo, para estimular a una persona exigente con la comida o para abrirle el apetito a alguien que esté enfermo. Las personas que estén intentando bajar de peso deben evitar este color. Cuando se sienta muy cansado, utilice alguna prenda de vestir anaranjada a fin elevar su nivel de energía. Este color también puede combatir la debilidad generalizada, las alergias y el estreñimiento.

El amarillo es el más llamativo de todos los colores. Cuando quiera recordar algo, anótelo en un papel amarillo. Este color también eleva la presión arterial y aumenta el número de pulsaciones, aunque en menor grado que el rojo. El amarillo, color del sol, proporciona energía y puede ayudar a aliviar la depresión. Los expertos en cromoterapia a menudo utilizan este color para tratar los calambres musculares, la hipoglicemia, los cálculos biliares y la hiperactividad de la glándula tiroides.

El color negro se equipara con el poder. Utilice ropa negra si desea sentirse fuerte y seguro. El negro también reduce el apetito. Si quiere bajar de peso, colóquele a la mesa del comedor un mantel negro.

Terapia a base de DHEA

Las glándulas suprarrenales, ubicadas encima de los riñones, producen la hormona dehydroepiandrosterone (DHEA), que es la más abundante del torrente sanguíneo. De manera parecida a la hormona del crecimiento humano (HGH, o human growth hormone) y a la melatonina - dos hormonas de las cuales se sabe actualmente que combaten el envejecimiento - la hormona DHEA se produce en abundancia durante la juventud y su producción llega al punto máximo aproximadamente a los veinticinco años. Sin embargo, después de esta edad su producción declina. Se cree que a los ochenta años sólo se tiene entre el 10 y el 20 por ciento de la cantidad que se tenía a los veinte años.

Investigaciones han demostrado que la hormona DHEA desempeña muchas funciones relacionadas con la salud y la longevidad. Algunas de esas funciones son ayudar a generar las hormonas sexuales estrógeno y testosterona, aumentar el porcentaje de masa muscular, reducir el porcentaje de grasa corporal y aumentar la densidad ósea, lo que ayuda a prevenir la osteoporosis. Debido a que la producción de la hormona DHEA declina con la edad, las estructuras y los sistemas del organismo parecen declinar junto con ella. Por tanto, el organismo se vuelve vulnerable a presentar aterosclerosis, presión arterial alta, enfermedad de Parkinson, diabetes, degeneración de los nervios, distintas clases de cáncer (como cáncer de seno, de próstata y de vejiga) y otros trastornos relacionados con el envejecimiento.

Investigaciones sugieren que la terapia con la hormona DHEA puede ser sumamente beneficiosa. Un estudio realizado en 1986 que se basó en doce años de investigación y que contó con la participación de doscientas cuarenta y dos personas de edad mediana y avanzada, encontró una posible relación entre dosis bajas de DHEA y una reducción del 48 por ciento en el número de muertes por enfermedades cardíacas, y del 36 por ciento en el número de muertes por otras causas. En un estudio de veintiocho días, la terapia a base de DHEA les permitió a algunos hombres perder el 31 por ciento de la grasa corporal sin cambiar de peso. Se cree que la hormona DHEA ocasionó esta pérdida de grasa bloqueando una enzima que produce tejido graso y que promueve el desarrollo de células cancerosas. En otro estudio, hombres de edad mediana y avanzada que tomaron DHEA durante un año experimentaron una notable sensación de bienestar que incluía una capacidad mayor de sobrellevar el estrés, aumento de la movilidad, reducción del dolor y mejor calidad del sueño. Investigaciones también indican que tomar suplementos de DHEA podría ayudar a prevenir el cáncer, las enfermedades arteriales, la esclerosis múltiple y la enfermedad de Alzheimer. Además, podría ser provechoso para tratar el lupus y la osteoporosis, para intensificar la actividad del sistema inmunológico y para mejorar la memoria. Estudios de laboratorio con animales han indicado que la hormona DHEA puede prolongar la vida hasta en un 50 por ciento.

La hormona DHEA se consigue en píldoras y en cápsulas que no requieren prescripción médica o, en dosis más altas, en píldoras y en cápsulas que sí requieren prescripción médica. La mayoría de los suplementos de esta hormona que se consiguen en el comercio son fabricados en laboratorios a partir de sustancias extraídas del wild yam, principalmente del *diosgenin*, que es la sustancia más común. También se consiguen extractos de wild yam que *no* han sido convertidos en DHEA, pero que el organismo puede transformar en esta hormona.

La terapia a base de DHEA se debe utilizar con precaución. Algunos médicos consideran que dosis altas reducen la capacidad normal del organismo de sintetizar la hormona. Estudios realizados con animales han indicado que las dosis altas también pueden producir daño hepático. Por esto, al hacer la terapia con la hormona DHEA es importante tomar suplementos de vitaminas antioxidantes (como vitaminas C y E), además de selenio, que previenen el daño ocasionado por la oxidación en el hígado.

Terapia con calor y frío

Ver en CONTROL DEL DOLOR.

Terapia con hormona del crecimiento

La hormona del crecimiento humano (HGH, o human growth hormone) es segregada en el cerebro por la glándula pituitaria. Al igual que todas las hormonas, la del crecimiento regula la actividad de órganos vitales y, por tanto, ayuda a conservar la salud de todo el organismo. La HGH se conoce como hormona del crecimiento porque se produce en mayor cantidad durante la adolescencia, período durante el cual el crecimiento es más rápido. De hecho, esta hormona ayuda a controlar el crecimiento. Debido a la relación que existe entre esta hormona y el proceso de crecimiento, la terapia con HGH se utilizó inicialmente para tratar niños que presentaban problemas de crecimiento a causa de su deficiencia. Gracias a la terapia esos niños crecieron normalmente y se conjuró el riesgo de que se convirtieran en enanos.

Sin embargo, se ha encontrado que la hormona del crecimiento no sólo regula el proceso del crecimiento. La reparación de los tejidos, la curación, el reemplazo celular, la salud de los órganos, la fortaleza de los huesos, el funcionamiento del cerebro, la producción de enzimas, y la salud de las uñas, el cabello y la piel requieren cantidades adecuadas de esta hormona. Además, esta hormona fortalece el sistema inmunológico y le ayuda al organismo a resistir el daño que produce la oxidación.

Infortunadamente, después de la adolescencia el nivel de la hormona del crecimiento disminuye, en promedio, 14 por ciento cada diez años. A medida que la producción de la hormona declina, el funcionamiento de todos los órganos vitales va perdiendo eficacia. La relación que existe entre la disminución de la HGH y el envejecimiento ha conducido al desarrollo de una novedosa aplicación para esta terapia: utilizar la hormona del crecimiento humano para revertir o retardar la aparición de los síntomas de deterioro físico y mental que se asocian con el envejecimiento, y combatir algunos trastornos que no se relacionan con la edad avanzada. Lo que nos interesa en esta sección es, precisamente, esta nueva aplicación de la terapia con la hormona del crecimiento.

De acuerdo con publicaciones científicas, la terapia con la hormona del crecimiento revierte el deterioro del funcionamiento pulmonar, reduce la grasa corporal, aumenta la capacidad de hacer ejercicio, aumenta la masa ósea en personas con osteoporosis, y mejora o revierte muchos otros síntomas y trastornos relacionados con el envejecimiento. También se ha demostrado que la hormona del crecimiento fortalece el sistema inmunológico y mejora la calidad de vida de los pacientes de AIDS, porque combate la pérdida excesiva de peso y de masa muscular. La salud de las personas que actualmente están sometidas a esta terapia ha presentado una gran mejoría. Así mismo, el nivel de bienestar general de estos pacientes ha aumentado, y su actitud mental es mucho más positiva.

Aunque el mismo paciente se puede aplicar las inyecciones de la hormona del crecimiento, un médico debe prescribir y supervisar la terapia. Esto es de gran importancia porque como la terapia promueve la reparación de los tejidos y estimula otros procesos, el requerimiento de muchos nutrientes aumenta. Por tanto, el tratamiento debe incluir la administración de diversas vitaminas, minerales y, en algunos casos, otras hormonas.

Mientras la dosis es baja, es decir, entre 4 y 8 unidades internacionales por semana, la terapia con hormona del crecimiento aparentemente no produce efectos secundarios graves. Los efectos secundarios que se pueden presentar suelen desaparecer a medida que el organismo se adapta a la terapia.

RECOMENDACIONES

❑ Evite los alimentos demasiado dulces porque elevan el nivel de la glucosa sanguínea, lo que a su vez afecta a la liberación y a la utilización de la hormona del crecimiento. Los alimentos ricos en azúcar se deben evitar, especialmente, antes de acostarse, pues la mayor liberación de hormona se produce durante el sueño.

❑ Evite consumir alimentos inmediatamente antes de hacer ejercicio. A pesar de que el ejercicio vigoroso estimula la producción de la hormona del crecimiento, el nivel del azúcar sanguíneo debe permanecer estable durante el ejercicio para que la liberación de la hormona se pueda llevar a cabo.

❑ A fin de estimular la producción de la hormona del crecimiento por parte del organismo, se debe tomar el aminoácido arginina. Se ha demostrado que la arginina promueve la producción de la hormona. Este aminoácido es más eficaz en suplemento (500 mg al día), ya que los alimentos ricos en arginina también contienen otros aminoácidos que inhiben la capacidad de la arginina de llegar a la glándula pituitaria, la glándula que produce la hormona del crecimiento.

ASPECTOS PARA TENER EN CUENTA

❑ La utilización de algunas marcas comerciales de HGH ha llevado a la producción de anticuerpos contra la misma hormona.

❑ Para obtener información acerca de otras hormonas que combaten el envejecimiento, *ver* Melatonina en SUPLEMENTOS ALIMENTARIOS NATURALES en la Primera Parte, y TERAPIA A BASE DE DHEA en la Tercera Parte.

Terapia con luz

La glándula pineal regula el ritmo circadiano del organismo, es decir, el reloj interno del organismo. La ausencia o la presencia de luz hacen que la glándula pineal controle algunas funciones del organismo, como la producción de hormonas, la temperatura corporal y el horario del sueño. Alteraciones del ritmo circadiano pueden llevar a depresión y a insomnio, además de otros trastornos del sueño. La luz natural del sol y diversas terapias a base de luz han restaurado eficazmente el ritmo natural del organismo.

La luz del sol contiene todo el espectro de longitud de onda que se requiere para conservar la salud. Este espectro desencadena los impulsos que regulan la mayoría de las funciones corporales. La luz artificial, como la incandescente y la fluorescente, carece del espectro completo y balanceado que se encuentra en la luz del sol. El organismo no puede absorber algunos nutrientes en ausencia de ciertas longitudes de onda. La exposición insuficiente a la luz natural puede contribuir a las alteraciones inmunológicas y al desarrollo o empeoramiento de trastornos de salud como fatiga, depresión, accidentes cerebrovasculares, caída del cabello, cáncer, hiperactividad, osteoporosis y enfermedad de Alzheimer.

Una variedad de terapias con luz se han utilizado exitosamente para tratar muchas dolencias. Algunas de las terapias más comunes son:

• *Terapia con luz brillante.* Esta terapia implica el uso de luz blanca y brillante cuya intensidad oscila entre 2.000 y 5.000 lux (un lux equivale a la luz de una vela; el promedio de la luz interior oscila entre 50 y 500 lux). Se ha comprobado que la terapia con luz brillante es provechosa para tratar la bulimia, el sleep phase syndrome (un trastorno que no permite conciliar el sueño sino a altas horas de la noche) y los ciclos menstruales irregulares.

• *Terapia con rayos láser fríos.* Mediante la utilización de rayos láser de baja intensidad que estimulan el proceso curativo natural a nivel de las células, se ha demostrado que esta terapia es eficaz para combatir el dolor, el trauma y el orthopedic myofascial syndrome. También se ha utilizado en odontología, dermatología y neurología.

• *Terapia con luz de espectro completo.* La exposición a la luz solar y a otras fuentes de luz de espectro completo alivia eficazmente una variedad de trastornos, incluida la depresión, la hiperactividad, la hipertensión arterial, el insomnio, las migrañas y el síndrome premenstrual. La luz del sol se ha utilizado durante mucho tiempo para tratar a los bebés que sufren de ictericia. La luz de espectro completo, al igual que la luz blanca y brillante, es eficaz para combatir el trastorno afectivo estacional (SAD, o seasonal affective disorder). Entre los síntomas más frecuentes de este trastorno, que también se denomina "winter blues", están depresión, fatiga, comer en exceso y reducción de la libido.

• *Terapia con luz fotodinámica.* Esta terapia implica inyectarles tintura absorbente de luz a tumores malignos específicos que luego son expuestos a distintas clases de luz. La tintura absorbe la luz y esto, por su parte, produce una reacción química que destruye las células cancerosas.

• *Optometría sintónica.* Este tratamiento proyecta luz de colores directamente en los ojos a fin de intensificar el funcionamiento de los centros cerebrales que regulan diversas funciones corporales. La optometría sintónica se ha utilizado exitosamente para tratar el dolor, la inflamación, el dolor de cabeza y las lesiones traumáticas del cerebro.

• *Terapia luz ultravioleta.* La terapia con luz ultravioleta se utiliza para combatir enfermedades como asma y cáncer, al igual que para tratar problemas como colesterol alto y síndrome premenstrual. Se considera que los rayos solares menos nocivos son los UVA, cuya longitud de onda es más larga que la de los rayos UVB y UVC. Existen diversas terapias con luz ultravioleta. La *terapia UVA-1* aísla una parte de la longitud de onda de los rayos UVA y se utiliza para tratar el lupus eritematoso sistémico. La *terapia de hemoirradiación* implica extraer sangre del organismo (hasta un pint). La sangre entonces se irradia con luz ultravioleta y se vuelve a inyectar en el organismo. Esta terapia se ha utilizado con éxito para tratar el asma, el envenenamiento de la sangre, el cáncer, las infecciones, la artritis reumatoidea y los síntomas del AIDS. Las personas que sufren de vitíligo y psoriasis se pueden beneficiar de la *terapia con luz PUVA* (psoralen UV-A). Primero, a los pacientes se les inyecta psoralen, un medicamento sensible a la luz, y luego se exponen a la luz ultravioleta.

Para obtener más información acerca de las terapias a base de luz, consulte con el Environmental Health & Light Research Institute, 16057 Tampa Palms Boulevard, Suite 227, Tampa, FL 33647; teléfono 800-544-4878.

Terapia con música y sonido

La terapia con música es el uso controlado de música para tratar problemas físicos, mentales o emocionales. En la actualidad, la música se utiliza en el tratamiento de diversos problemas, como depresión, presión arterial alta, asma, migrañas y úlceras, entre otros. Por lo general, de la naturaleza del problema depende el tipo de terapia que se debe emplear. Para algunos problemas de salud se utilizan piezas musicales específicas. Para otros problemas, los pacientes participan activamente en bandas musicales, cantan en grupo, asisten a clases de música individuales o grupales, o realizan actividades físicas acompañadas de música.

Se ha demostrado que la música tiene diversas propiedades terapéuticas. La música puede reducir la ansiedad y la irritabilidad en individuos perturbados mental o emocionalmente, y en personas con problemas de salud relacionados con el estrés. La música también ha mejorado la percepción auditiva en personas ciegas. Como parte de la terapia física, la música se ha empleado para estimular y/o regular el movimiento. También como parte de la terapia física, tocar instrumentos musicales se ha utilizado tanto por sus beneficios sicológicos (por ejemplo, mejorar la autoestima) como por sus beneficios físicos (por ejemplo, fortalecer los músculos de la boca y de los labios cuando son débiles).

Se ha encontrado que la música no es la única clase de sonido que tiene propiedades terapéuticas. Durante muchos años, terapeutas y sicólogos han tratado a sus pacientes utilizando sonidos del medio ambiente, como el que producen los arroyos, las cascadas y el canto de las aves. Al parecer, estos sonidos alivian el estrés y reducen la depresión.

Con orientación profesional o sin ella, cualquier persona puede aprovechar la capacidad que tienen la música y otros sonidos de inducir un estado de relajación. La música suave y los sonidos relajantes, acompañados o no de técnicas de relajación, pueden aliviar el estrés, relajar los músculos y promover un estado de ánimo positivo. Investigadores sugieren que estos sonidos ayudan a controlar el dolor porque estimulan la producción de endorfinas, sustancias propias del organismo que eliminan el dolor. Desde luego, en algunos casos se debe consultar con un profesional idóneo antes de utilizar música como parte del programa de terapia física.

Terapia con TENS

Ver en CONTROL DEL DOLOR.

Terapia de chelation

La terapia de chelation es un tratamiento seguro que no requiere intervención quirúrgica. Esta terapia se utiliza para eliminar del organismo el exceso de toxinas y, en particular, metales. Los agentes chelating que se emplean en esta terapia se consiguen en fórmulas sin prescripción médica que se pueden administrar por vía oral en el hogar. También se consiguen en soluciones intravenosas que se deben administrar con supervisión médica. Estos agentes hacen que los metales tóxicos y otras sustancias nocivas para el funcionamiento del organismo se eliminen a través de los riñones. A menudo, los agentes chelating orales previenen algunos trastornos, pues restauran la circulación hacia los tejidos corporales. Cuando ya existen graves problemas de salud, suele ser necesario recurrir a terapias intravenosas.

La terapia de chelation sirve para diversos problemas de salud. Los agentes chelating se unen con los metales pesados tóxicos, como cadmio, plomo y mercurio (sustancias que entran en el organismo a través de los alimentos y del agua, entre otros medios) y los expulsan del organismo. Cuando se acumulan en el organismo, los minerales interactúan entre sí facilitando o inhibiendo la acción de otros minerales. Se ha demostrado que el plomo, por ejemplo, inhibe la actividad del calcio, el hierro y el potasio, tres importantes nutrientes. Cuando se utilizan agentes chelating para eliminar del organismo metales tóxicos, como plomo, los nutrientes esenciales empiezan a desempeñar su función más eficazmente.

La terapia de chelation también se utiliza en el tratamiento de la aterosclerosis y de otros problemas circulatorios. Igualmente, esta terapia se utiliza para tratar la gangrena, que suele originarse en mala circulación. En la aterosclerosis se acumulan depósitos de colesterol, grasa y otras sustancias en las paredes de las arterias grandes y medianas, y forman una placa dura llamada placa de ateromas. Se ha encontrado que el calcio actúa como "pegante" que mantiene unidas esas placas. Los agentes chelating se ligan al calcio y lo eliminan del organismo, lo que deshace los depósitos de placa, desobstruye las arterias y permite que el flujo sanguíneo se normalice.

TERAPIA DE CHELATION ORAL

Los agentes chelating orales son una alternativa segura y conveniente para las personas propensas a los problemas circula-

torios o a los problemas causados por la acumulación de metales tóxicos. Algunas de las enfermedades que esta terapia ayuda a tratar son esclerosis múltiple, artritis, enfermedad de Parkinson y enfermedad de Alzheimer. A pesar de las reservas expresadas por muchos miembros de la comunidad médica, la circulación arterial de un gran número de personas gravemente discapacitadas y con serios factores de riesgo presentó una notable mejoría después de la terapia de chelation.

Procedimiento

Los siguientes agentes chelating, que alivian síntomas de problemas ya existentes, se utilizan para prevenir muchas enfermedades degenerativas. Estos agentes se consiguen en los health food stores y en las farmacias en las combinaciones que se mencionan a continuación. Siga las indicaciones de la etiqueta con respecto a las dosis.

- Alfalfa, fiber, rutin y selenium.
- El calcium y el magnesium se chelate con el potassium.
- Chromium, garlic, pectin y potassium.
- Coenzime Q_{10}.
- Copper chelate, iron, sea kelp y zinc chelate.

Además, los siguientes suplementos actúan como agentes chelating orales que eliminan del organismo el exceso de minerales.

NUTRIENTES

SUPLEMENTOS	DOSIS SUGERIDAS	COMENTARIOS
Aangamik DMG de FoodScience Labs	200 mg al día.	Aumenta el aporte de oxígeno y previene la oxidación de los tejidos y de las células.
Alfalfa liquid o tablets	El doble de la dosis recomendada en la etiqueta.	Desintoxican el hígado y alcalinizan el organismo. Chelates las sustancias tóxicas del organismo.
Apple pectin y rutin	Según indicaciones de la etiqueta. Según indicaciones de la etiqueta.	Estos suplementos se unen con los metales tóxicos indeseables y los eliminan del organismo a través del tracto intestinal.
Calcium más magnesium	1.500 mg al día. 700-1.000 mg al día.	Reemplaza el calcio perdido por la utilización de sustancias chelating. Utilizar calcium citrate. Saca el calcio del interior de las células de las paredes arteriales.
Coenzyme Q_{10}	60-90 mg al día.	Mejora la circulación, reduce la presión arterial y actúa como agente chelating.
Garlic (Kyolic)	2 cápsulas 2 veces al día. Tomar con las comidas.	Buen desintoxicante y agente chelating.
L-Cysteine y L-methionine	500 mg de cada uno 2 veces al día. Tomar con el estómago vacío. Tomar con agua o jugo. No tomar con leche. Para mejor absorción, tomar con 50 mg de vitamina B_6 y 100 mg de vitamina C.	Estos suplementos son dos de los más importantes agentes chelating naturales de la dieta.

L-Lysine más glutathione	500 mg al día de cada uno.	Ayudan a desintoxicar el organismo de metales y toxinas nocivos. Estos poderosos neutralizadores de los radicales libres son antioxidantes que eliminan las sustancias indeseables del organismo. *Advertencia:* no se debe tomar lisina durante más de seis meses seguidos.
Selenium	200 mcg al día.	Poderoso neutralizador de los radicales libres.
Vitamin A más natural beta-carotene o carotenoid complex	25.000 UI al día. Si está embarazada, no debe tomar más de 10.000 UI al día. 25.000 UI al día. Según indicaciones de la etiqueta.	Ayudan a expulsar del organismo las sustancias tóxicas. Para facilitar la asimilación, utilizar en emulsión.
Vitamin B complex más extra vitamin B$_3$ (niacin) y pantothenic acid (vitamin B$_5$) y vitamin B$_{12}$	100 mg 3 veces al día. 50 mg 3 veces al día. 50 mg 3 veces al día. 200 mcg 3 veces al día.	Las vitaminas B protegen al organismo contra las sustancias nocivas y son necesarias para todas las funciones celulares. *Advertencia:* si tiene algún trastorno hepático, gota o presión arterial alta, no debe tomar niacina.
Vitamin C con bioflavonoids	5.000-15.000 mg al día divididos en varias tomas.	Poderosos agentes chelating y estimulantes del sistema inmunológico.
Vitamin E	Empezar con 600 UI al día y aumentar poco a poco hasta 1.000 UI al día.	Elimina del organismo las sustancias tóxicas y destruye los radicales libres. Para dosis altas, la emulsión facilita la asimilación y brinda mayor seguridad.

Recomendaciones

❑ Haga una dieta especial para el tratamiento de las enfermedades del corazón y/o del colesterol alto. Evite los alimentos fritos, los productos lácteos, la mayonesa, los aceites y otras grasas, la carne roja, los alimentos procesados, las comidas rápidas, la sal y los gravies. Tome únicamente agua destilada al vapor. Consuma tantos alimentos ricos en fibra como le sea posible. Buenas fuentes de fibra son oats, brown rice y wheat bran. *Ver* COLESTEROL ALTO y ENFERMEDADES CARDIOVASCULARES en la Segunda Parte para obtener más información.

❑ Agréguele a su dieta alguna bebida rica en proteína o utilice los aminoácidos esenciales en suplemento. La deficiencia de cualquiera de los aminoácidos esenciales reduce la eficacia de todos los demás aminoácidos.

❑ Aumente su ingesta de manganeso consumiendo nueces de Brasil, pecans, barley, buckwheat, whole wheat y arveja seca. El manganeso es un importante agente chelating cuando se consume en alimentos ricos en este mineral. Además, el manganeso es muy importante porque bloquea la entrada del calcio a las células del recubrimiento de las arterias.

❑ Agréguele cebolla a todas sus comidas. La cebolla produce efectos chelating naturales en el organismo y disminuye la tendencia de la sangre a coagularse.

❑ Cuando haga la terapia de chelation, asegúrese de reemplazar los minerales esenciales que los agentes chelating hayan eliminado del organismo. El hierro, la alfalfa, el kelp y el cinc son suplementos recomendables. Utilice una fuente natural de hierro, como blackstrap molasses, o el producto Floradix Iron + Herbs, de Salus Haus.

❑ Si está tomando algún suplemento de cinc, consuma alimentos ricos en azufre, como ajo, cebolla y legumbres. El cinc inhibe la acción del azufre.

TERAPIA DE CHELATION INTRAVENOSA

La terapia de chelation intravenosa se suele utilizar para eliminar la placa calcificada y endurecida de las paredes arteriales, lo que redunda en mejor circulación. Cuando se practica con supervisión médica, este procedimiento puede ser una alternativa segura para la cirugía vascular. Esta terapia también se puede emplear para eliminar del organismo metales pesados, como plomo. La mayoría de las enfermedades graves requieren la administración repetida de estos agentes.

El agente chelating que más se utiliza en la actualidad en terapias intravenosas es ethylenediaminetetraacetic acid (EDTA). El EDTA es una sustancia fuerte que atrae el plomo, el estroncio y muchos otros metales, incluido el calcio. A pesar de que existe controversia en torno al uso de este agente, no se ha demostrado que produzca efectos tóxicos cuando se utiliza correctamente.

Antes de comenzar la terapia de chelation a base de EDTA, es preciso someterse a un examen físico completo. Un examen físico de esta naturaleza debe incluir una serie de pruebas de laboratorio, como nivel del colesterol, examen de sangre, evaluación del funcionamiento renal y hepático, y niveles de glucosa y de electrólitos. Además, un examen físico completo debe incluir electrocardiograma y radiografía de tórax. Algunos médicos también piden exámenes para detectar el nivel de los minerales y de la vitamina B$_{12}$. A menudo es necesario repetir varias veces durante la terapia de chelation los exámenes de funcionamiento renal. Dependiendo de los resultados iniciales, es posible que haya que repetir también los exámenes de sangre.

La terapia de chelation no es igual para todo el mundo. Sin embargo, un programa normal incluye dos tratamientos por semana, cada uno de tres horas. Dependiendo del problema de salud particular y de los resultados de los exámenes de laboratorio, además del agente chelating EDTA, los médicos les suelen administrar por vía intravenosa a sus pacientes suplementos adicionales, como vitamina C, magnesio y microminerales.

Recomendaciones

❑ Cuando se someta a una terapia de chelation a base de EDTA, no deje de tomar vitaminas y minerales en suplemento, en especial cinc, cromo y las vitaminas del complejo B.

Esto es importante pues se sabe que los agentes chelating se ligan a ciertas vitaminas y minerales, y las expulsan del organismo. Durante la terapia, tome estos suplementos de acuerdo con las pautas de la sección NUTRICIÓN, DIETA Y SALUD, que se encuentra en la Primera Parte.

Aspectos para tener en cuenta

❏ Supervisada por un médico calificado, la terapia intravenosa de chelation a base de EDTA es un tratamiento seguro, que produce pocos efectos secundarios.

❏ En un estudio realizado en 1989, que fue publicado por la revista médica *Journal of Advancement in Medicine,* a tres mil personas con enfermedades de las arterias coronarias u otros problemas vasculares se les administró EDTA. Alrededor del 90 por ciento de esas personas experimentaron una gran mejoría.

❏ El análisis del cabello es un excelente medio para determinar la concentración de minerales del organismo (*ver* ANÁLISIS DEL CABELLO en la Tercera Parte).

❏ El American Board of Chelation Therapy ha acreditado a más de ciento cincuenta médicos de Estados Unidos como terapeutas de chelation. Para obtener información acerca de los médicos acreditados de su localidad, comuníquese con las siguientes entidades:

The American College of Advancement in Medicine (ACAM)
P.O. Box 3427
Laguna Hills, CA 92654
800-532-3688 ó 714-583-7666
Perlmutter Health Center
800 Goodlette Road, Suite 270
Naples, FL 33940
941-649-7400

Terapia de oxígeno hiperbárico

Para poder funcionar, todos los tejidos y los órganos del cuerpo humano requieren oxígeno. La terapia de oxígeno hiperbárico es la administración de oxígeno con una presión atmosférica alta. Esto satura al organismo de oxígeno, lo que aumenta la cantidad total de oxígeno disponible. La terapia de oxígeno hiperbárico es provechosa para el tratamiento de diversas dolencias relacionadas con insuficiencia de oxígeno en algunas partes del organismo o en todo el organismo.

Esta terapia se practica colocando al individuo en una cámara especial que le proporciona oxígeno puro con una presión tres veces mayor que la presión atmosférica normal. En la mayoría de los casos, toda la cámara se presuriza para el tratamiento y, antes de que el individuo salga de la cámara, se despresuriza. En otros casos, el oxígeno se administra mediante una máscara, lo que hace que la presurización y la despresurización sean innecesarias.

En Estados Unidos, la terapia de oxígeno hiperbárico se utiliza frecuentemente para los traumas, entre ellos quemadu-

ras, heridas, lesiones producidas por accidentes de tránsito, envenenamiento con monóxido de carbono, envenenamiento agudo con cianuro, inhalación de humo y muerte de tejido a causa de la radioterapia. Esta terapia también se utiliza para tratar la gangrena, la enfermedad por descompresión, los injertos que no prenden, y algunos casos de pérdida de sangre y de anemia. Se ha demostrado que, en la mayoría de los casos, la terapia de oxígeno hiperbárico acelera la curación tras la cirugía. Igualmente, esta terapia ha salvado personas que estaban al borde de morir asfixiadas. Por otra parte, se ha comprobado que es un importante tratamiento complementario para las personas con infecciones oportunistas causadas por supresión inmunológica, como pacientes de AIDS y portadores del HIV (virus de inmunodeficiencia humana).

En otros países, la terapia de oxígeno hiperbárico se ha utilizado ampliamente en el tratamiento de accidentes cerebrovasculares, alcoholismo, drogadicción, esclerosis múltiple y enfermedades arteriales y vasculares. A pesar de que en Estados Unidos esta terapia se ha utilizado en algunas ocasiones para tratar estos males, en la actualidad muchas de sus aplicaciones siguen generando controversia entre los profesionales de la salud de este país. Sin embargo, hoy en día tanto los médicos convencionales como los alternativos utilizan esta terapia, para la cual se siguen encontrando aplicaciones.

Aunque la seguridad de la terapia de oxígeno hiperbárico se controla rigurosamente, es posible que esta terapia no sea apropiada para todo el mundo. Las personas con antecedentes de enfisema, infección del oído medio o neumotórax espontáneo (acumulación de aire en la cavidad torácica) pueden presentar problemas si se les practica esta terapia.

Terapia glandular

El sistema glandular es importante y complejo. Prácticamente todas las funciones del organismo — desde la digestión hasta la reproducción y el crecimiento — dependen de la salud del sistema glandular.

En la mayoría de los casos, la salud de las glándulas, al igual que la de cualquier órgano del cuerpo, puede mejorar enormemente mediante la ingesta de suplementos vitamínicos y minerales. La terapia glandular, es decir, la utilización de glándulas de animales en forma pura, pero concentrada, también puede mejorar la salud de glándulas específicas.

Endocrinólogos de principios de este siglo formularon la hipótesis de que los glandulars son eficaces porque le proporcionan al organismo los nutrientes que le hacen falta. De acuerdo con esta hipótesis, cuando el organismo obtiene los nutrientes que le faltan, el órgano cuyo funcionamiento es deficiente se repara y empieza a funcionar correctamente.

Durante los años treinta, el Dr. Royal Lee, un pionero de la investigación en bioquímica, empezó a trabajar con glandulars y explicó de manera diferente la eficacia de esas sustancias. Su explicación ha sido respaldada por investigaciones recientes. El Dr. Lee planteó que la disfunción de los órganos no

Cómo conservar la salud del sistema glandular

Una glándula es un órgano que produce y libera fluidos y otras sustancias en el organismo para que éste las utilice. La función de esos fluidos es tan variada que prácticamente todos los procesos corporales dependen de la salud del sistema glandular. El desequilibrio o la disfunción de cualquier glándula o de cualquiera de las sustancias glandulares puede ocasionar graves problemas en el organismo.

Las glándulas tienen dos categorías: exocrinas y endocrinas. Las glándulas exocrinas segregan sustancias específicas que llegan a los órganos u otras estructuras a través de conductos. Ejemplos de este tipo de glándulas son las salivales, las sudoríparas y las sebáceas de la piel. Otras glándulas exocrinas se encuentran en los riñones, en las glándulas mamarias y en el tracto digestivo. Estas glándulas ejercen varias funciones; por ejemplo, las salivales segregan saliva, que contribuye a la digestión de los alimentos. Por su parte, las glándulas sudoríparas le ayudan al organismo a eliminar los desechos.

A diferencia de las glándulas exocrinas, las endocrinas carecen de conductos excretores y, por tanto, las sustancias que segregan (específicamente hormonas) se incorporan directamente al torrente sanguíneo. Entre las glándulas endocrinas están las suprarrenales, que se encuentran encima de los riñones; las gónadas, presentes en los órganos reproductores; el páncreas, ubicado detrás del estómago; la glándula pituitaria, que se encuentra en la base del cerebro; las glándulas tiroides y paratiroides, localizadas en el cuello, y la glándula del timo, ubicada debajo de la tiroides. Se cree que la glándula pineal, que se encuentra en al cerebro, es una glándula endocrina.

Las glándulas endocrinas ayudan a regular casi todas las funciones del organismo porque producen hormonas, es decir, sustancias químicas que inician o controlan la actividad de un órgano o de un grupo de células. Por ejemplo, el páncreas segrega insulina, un importante regulador del metabolismo del azúcar. Las gónadas femeninas, también llamadas ovarios, producen hormonas, como estrógeno. El estrógeno contribuye al desarrollo de las características sexuales secundarias, prepara la pared del útero para recibir el huevo fecundado y desempeña otras importantes funciones. El timo segrega thymosin, una hormona decisiva para el correcto funcionamiento del sistema inmunológico. La glándula pituitaria, que se conoce como "glándula maestra", regula el funcionamiento de otras glándulas y produce una hormona que estimula el crecimiento corporal. Se debe tener en cuenta que la glándula pituitaria, al igual que muchas de las demás glándulas endocrinas, produce más de una hormona. Así mismo, distintas glándulas pueden segregar la misma hormona, como en el caso del estrógeno.

Al igual que todos los órganos, las glándulas necesitan apoyo nutricional, en especial cuando el estrés agota las existencias de nutrientes del organismo. Los glandulars, es decir, glándulas de animales en forma pura y concentrada, son provechosos para mejorar la salud de las glándulas. Además, los suplementos nutricionales ayudan a preservar la salud de estas glándulas y, por tanto, aseguran el buen funcionamiento del sistema glandular.

NUTRIENTES

SUPLEMENTOS	DOSIS SUGERIDAS	COMENTARIOS
Muy importantes		
Kelp	Hasta 200 mg al día.	Rico en minerales y en yodo, necesario para el funcionamiento de la tiroides.
L-Arginine	500 mg al día.	Aumenta el tamaño del timo e intensifica el funcionamiento de esta glándula.
L-Glycine	500 mg al día.	Esencial para la salud de la glándula del timo, el bazo y la médula ósea.
L-Tyrosine	500 mg al día.	Importante para la salud y el funcionamiento de la tiroides, la pituitaria y las glándulas suprarrenales.
Manganese	Según indicaciones de la etiqueta. No tomar junto con calcio.	Esencial para la producción de tiroxina, la hormona que regula el proceso metabólico. El hígado, los riñones, el páncreas, los pulmones, la próstata y el cerebro almacenan y utilizan este nutriente.
Vitamin A más natural beta-carotene y otros carotenoids	Según indicaciones de la etiqueta. Según indicaciones de la etiqueta.	Estos nutrientes sustentan la glándula del timo y aumentan la producción de anticuerpos. Todos los órganos que poseen sistemas de conductos requieren estos nutrientes.
Vitamin B complex	100 mg 2 veces al día.	Las vitaminas B son más eficaces cuando se toman juntas. Este complejo reviste particular importancia cuando se está sometido al estrés.
más extra vitamin B₂ (riboflavin)	50 mg 3 veces al día.	Vital para la salud de todo el sistema glandular, pero en especial para las glándulas suprarrenales.
y pantothenic acid (vitamin B₅)	50 mg 3 veces al día.	*La* vitamina antiestrés.
Vitamin C	1.500 mg al día.	Importante para el funcionamiento adrenal. Se debe tomar cuando se utiliza L-cisteína, pues evita la formación de cálculos renales de cisteína.
Zinc	50 mg al día. No tomar más de 100 mg al día de todos los suplementos.	Necesario para el sistema inmunológico y para la salud del timo y del páncreas. Especialmente importante para las glándulas sexuales (gónadas).

<table>
<tr><td colspan="3">Importantes</td></tr>
</table>

Lecithin granules o capsules	1 cucharadita 3 veces al día. Tomar antes de las comidas. 1.200 mg 3 veces al día. Tomar antes de las comidas.	Todas las células y los órganos tienen lecitina a su alrededor para protegerlos. La lecitina también ayuda a limpiar el hígado.
Raw thymus glandular más multiglandular complex	Según indicaciones de la etiqueta. Según indicaciones de la etiqueta.	Estimulan el funcionamiento inmunológico y ayudan al funcionamiento de las glándulas. Son más eficaces en forma sublingual.

Provechosos

Selenium	Según indicaciones de la etiqueta.	Nutre el hígado y el páncreas.
Essential fatty acids (flaxseed oil, primrose oil y salmon oil son buenas fuentes)	Según indicaciones de la etiqueta.	Necesarios para nutrir las glándulas.
L-Cysteine y L-methionine más glutathione	500 mg al día de cada uno. Tomar con el estómago vacío, con agua o jugo. No tomar con leche. Para mejor absorción, tomar con 50 mg de vitamina B_6 y 100 mg de vitamina C.	Ayudan a desintoxicar las glándulas de contaminantes nocivos. Necesarios para la producción de insulina. Poderosos antioxidantes.
Silica o horsetail u oat straw	500 mg 2 veces al día.	Proporciona silicio, un micromineral que favorece la curación de las glándulas y de los tejidos. Ver Hierbas más adelante. Ver Hierbas más adelante.
Superoxide dismutase (SOD) o Cell Guard de Biotec Foods	Según indicaciones de la etiqueta. Tomar con el estómago vacío, con un vaso grande de agua. Según indicaciones de la etiqueta.	Este poderoso desintoxicante transporta oxígeno para la curación del sistema glandular. Este complejo antioxidante contiene SOD.
Vitamin E	400-800 UI al día.	Cuando se combina con vitamina C y selenio, la vitamina E elimina del organismo las sustancias tóxicas.

HIERBAS

• Al igual que el extracto de black radish, los tés de black cohosh, goldenseal, licorice, lobelia, mullein y red clover ayudan a fortalecer y a regenerar el hígado. También restauran el equilibrio glandular.

Advertencia: No tome goldenseal todos los días durante más de siete días seguidos y no lo utilice durante el embarazo. Si es alérgico al ragweed, utilice esta hierba con precaución. No utilice licorice todos los días durante más de siete días seguidos y evítelo por completo si su presión arterial es alta. No tome lobelia de manera permanente y no la utilice en cápsula.

❑ El burdock ayuda a eliminar las toxinas del organismo.
❑ El cedar estimula el funcionamiento del páncreas.

❑ Las semillas de apio y la hydrangea son diuréticos que estimulan los riñones.

❑ El chicory, el milk thistle y la raíz de stillingia estimulan y limpian el hígado.

❑ El dandelion estimula y purifica el hígado. También promueve la producción de bilis, lo que beneficia al bazo y mejora la salud del páncreas.

❑ La echinacea limpia y fortalece los riñones, el hígado, el páncreas y el bazo.

❑ El horsetail y el oat straw son buenas fuentes de silicio, el cual favorece la curación. Estas hierbas tienen un alto contenido de calcio. Se pueden tomar en té o en cápsula.

❑ El perejil es un diurético que estimula el funcionamiento de los riñones. También ayuda a fortalecer y a regenerar el hígado, y a conservar el equilibrio de las glándulas.

❑ Las flores de safflower estimulan la producción de insulina por parte del páncreas.

❑ La uva ursi es un diurético que estimula el funcionamiento de los riñones. Produce efectos germicidas y, en consecuencia, destruye las bacterias presentes. Actúa como tónico para la debilidad del hígado, los riñones y otros órganos.

❑ El gentian contiene elementos que normalizan las funciones de la glándula tiroides.

RECOMENDACIONES

❑ *Ver* PURIFICACIÓN DE LA SANGRE en la Tercera Parte y seguir las instrucciones.

❑ Tome jugo de alfalfa, remolacha, black radish y dandelion para limpiar el hígado, la glándula más grande del cuerpo. *Ver* JUGOS en la Tercera Parte.

❑ Para estimular el funcionamiento de la vesícula biliar, ayudar a excretar bilis e, incluso, expulsar del organismo pequeños cálculos biliares, tome 3 cucharadas de aceite de oliva mezcladas con el jugo de un limón fresco, además de grandes cantidades de jugo de manzana puro. *Ver* ENFERMEDADES DE LA VESÍCULA BILIAR en la Segunda parte.

❑ Para que las glándulas tengan tiempo de curarse y descansar, *ver* AYUNOS en la Tercera Parte y hacer el programa una vez al mes.

❑ *Ver* HIPOTIROIDISMO en la Segunda Parte y hacerse el Selftest de función tiroidea para determinar si la glándula tiroides está funcionando adecuadamente.

ASPECTOS PARA TENER EN CUENTA

❑ Cuando en el torrente sanguíneo circulan sustancias tóxicas debido a malos hábitos alimentarios, al uso de drogas o a otros factores, la presencia de estas sustancias se refleja en el sistema linfático. Las glándulas linfáticas actúan como filtro, porque eliminan el veneno del organismo.

se debe a falta de nutrientes, sino a que el organismo ataca a sus propios órganos. Este ataque — que, aunque más leve, es comparable al del sistema inmunológico contra un órgano que ha sido trasplantado - altera el funcionamiento de los órganos y ocasiona problemas crónicos de salud. El doctor Lee afirmó que los glandulars neutralizan esos ataques y permiten que los órganos se curen.

Entre los glandulars más importantes están los siguientes:

- Raw adrenal gland.
- Raw brain.
- Raw heart.
- Raw kidney.
- Raw liver.
- Raw lung.
- Raw mamary gland.

- Raw ovary.
- Raw pancreas.
- Raw pituitary gland.
- Raw spleen.
- Raw thymus.
- Raw thyroid gland.

Al comprar glandulars, conviene ser precavido. Muchos son subproductos de la industria del procesamiento de la carne, y provienen de animales adultos que presentan efectos del envejecimiento y de la exposición a toxinas, lo que altera la calidad del producto. Para mejores resultados, compre glandulars provenientes de animales jóvenes criados orgánicamente en granja, y que no hayan sido tratados con hormonas.

Utilización de cataplasmas

Las cataplasmas se hacen mezclando sustancias húmedas y suaves hasta que adquieren la consistencia de una pasta, que luego se esparce sobre un paño o sobre varios paños que se colocan en el área afectada. Las cataplasmas aumentan la irrigación sanguínea, relajan la tensión muscular, mitigan la inflamación de los tejidos y eliminan las toxinas del área afectada. Por tanto, las cataplasmas se pueden utilizar para aliviar el dolor y la inflamación que se asocian con abscesos, forúnculos, contusiones y carbuncos. Además, alivian el dolor y la inflamación de la enfermedad fibroquística, las fracturas, la hipertrofia de las glándulas del cuello, de los senos y de la próstata, las úlceras de las piernas, las torceduras, las quemaduras de sol, los tumores y la ulceración de los párpados. Las cataplasmas también se utilizan para aliviar la congestión, sacar la pus y extraer las partículas incrustadas en la piel.

PROCEDIMIENTO

Las cataplasmas de hierbas se pueden hacer con hierbas secas o frescas, y su preparación es un poco distinta (*ver* Clases de cataplasmas en esta sección para aprender a escoger la mejor cataplasma de hierbas para cada caso particular, y por las recomendaciones que brinda).

Cómo preparar una cataplasma de hierbas secas
Para las cataplasmas de hierbas secas, utilice un mortero (recipiente para machacar semillas, especias u otras sustancias)

y pulverice las hierbas. Coloque las hierbas pulverizadas en un recipiente y agregue la cantidad de agua caliente necesaria para hacer una pasta gruesa que se pueda aplicar con facilidad. Prepare suficiente pasta para cubrir toda el área afectada. La proporción entre las hierbas pulverizadas y el agua varía dependiendo de las hierbas que se utilicen. Agregue el agua poco a poco hasta que la mezcla adquiera una consistencia gruesa pero sin endurecerse.

Coloque sobre una superficie plana y limpia un trozo de sábana de algodón blanco, o un trozo limpio de gasa, muselina o lino. La tela debe ser lo suficientemente grande como para cubrir toda el área afectada. Esparza la pasta de hierbas sobre la tela. Límpiese el área afectada con hydrogen peroxide y colóquese la cataplasma. Cúbrala con una toalla o con un plástico para evitar que la ropa o las sábanas se manchen. Utilice un alfiler o un gancho para mantener la cataplasma en su lugar.

Cómo preparar una cataplasma de hierbas frescas
Cuando utilice hierbas frescas para hacer una cataplasma, coloque en una olla 2 onzas de la hierba entera — alrededor de 1/2 taza — y 1 vaso de agua. Hierva a fuego lento durante dos minutos. No cuele la mezcla.

Coloque sobre una superficie plana y limpia un trozo de sábana de algodón blanco, o un trozo limpio de gasa, muselina o lino. La tela debe ser lo suficientemente grande como para cubrir toda el área afectada. Esparza la pasta de hierbas sobre la tela. Límpiese el área afectada con hydrogen peroxide y colóquese la cataplasma. Cúbrala con una toalla o con un plástico para evitar que la ropa o las sábanas se manchen. Utilice un alfiler o un gancho para mantener la cataplasma en su lugar.

Duración del tratamiento
Las cataplasmas de hierbas deben permanecer en el área afectada entre una y veinticuatro horas, según la necesidad. Durante este período es posible sentir un dolor punzante, pues la cataplasma saca la infección y neutraliza las toxinas. La cataplasma se debe retirar cuando el dolor disminuye, pues eso significa que el tratamiento ha logrado su objetivo. Aplíquese cataplasmas frescas según la necesidad mientras no se haya curado, y lávese muy bien la piel después de retirar cada cataplasma.

CLASES DE CATAPLASMAS
Hacer las cataplasmas con las hierbas u otras sustancias apropiadas contribuye a la eficacia del tratamiento. Las hierbas que se utilizan comúnmente para hacer cataplasmas se enumeran más adelante, junto con el trastorno que pueden combatir exitosamente. Tenga en cuenta que cuando la mezcla contiene irritantes, como mustard, no debe entrar en contacto con la piel. Si éste es el caso, la mezcla se debe colocar entre varios trozos de tela.

- El chaparral, el dandelion y el yellow dock combaten trastornos cutáneos como acné, eccema, resequedad, prurito, psoriasis y erupciones. Utilice una sola de estas hierbas o combine dos de ellas. Sin embargo, para obtener mejores resultados utilice las tres hierbas. Utilice chaparral únicamente si usted lo cultivó, o si proviene de un buen cultivo orgánico.

- El elderberry alivia el dolor que producen las hemorroides.

- El fenugreek, el slippery elm y las flaxseeds se pueden combinar para mitigar la inflamación. El slippery elm alivia las úlceras de las piernas y, además, es provechoso para la inflamación de las úlceras relacionadas con la diabetes. Las cataplasmas de slippery elm ayudan a prevenir la gangrena cuando se empiezan a aplicar tan pronto como aparecen las úlceras. El slippery elm también se puede combinar con lobelia para tratar los abscesos, el envenenamiento de la sangre y el reumatismo.

- El goldenseal es provechoso para combatir toda clase de inflamaciones.

- La lobelia y el charcoal (se consiguen en los health food stores) se pueden combinar para tratar la picadura de insecto y de abeja, y para la mayoría de las heridas. La lobelia se puede combinar con slippery elm para combatir los abscesos, el envenenamiento de la sangre y el reumatismo.

- El mullein es beneficioso para tratar las hemorroides inflamadas, los trastornos pulmonares, las paperas, la amigdalitis y el dolor de garganta. Haga la cataplasma mezclando 4 partes de mullein por 1 parte de vinagre caliente y 1 parte de agua.

- El mustard es beneficioso para aliviar la inflamación, la congestión pulmonar y el edema. Además, relaja la tensión muscular. Debido a que el mustard es irritante, coloque la mezcla entre dos trozos de tela y no directamente sobre la piel.

- La cebolla es provechosa para combatir la infección de los oídos, y para los forúnculos y las úlceras que no curan fácilmente. Cuando utilice esta cataplasma, coloque la cebolla finamente picada entre dos trozos de tela y no directamente sobre la piel.

- El pau d'arco, el ragwort y el wood sage se pueden combinar para tratar tumores y distintos tipos de cáncer externo.

- La raíz de poke es provechosa para mitigar la inflamación y el dolor de los senos.

- El sage, al igual que la raíz de poke, ayuda a aliviar la inflamación y el dolor de los senos.

APÉNDICE

Glosario

absorción. Desde el punto de vista nutricional, proceso mediante el cual el tracto intestinal absorbe los nutrientes, que luego pasan al torrente sanguíneo y son utilizados por el organismo. Cuando los nutrientes no se absorben adecuadamente, se pueden presentar deficiencias nutricionales.

abstención. Proceso de adaptación que se presenta cuando se descontinúa el uso de alguna sustancia que crea hábito y a la cual el organismo se había acostumbrado.

accidente cerebrovascular. Hay tres clases de accidentes cerebrovasculares: embolia, hemorragia y trombosis. La embolia cerebral es la obstrucción de una arteria cerebral generalmente a causa de la migración de un coágulo sanguíneo. La hemorragia cerebral se suele originar en la ruptura de un vaso cerebral. La trombosis es la formación de un coágulo en una arteria cerebral, lo que conduce a su obstrucción. A pesar de que la mayoría de la gente no hace ninguna distinción entre los tres tipos de accidente cerebrovascular y los engloba a todos en el término "derrame cerebral" ("stroke"), se trata de tres problemas diferentes, con causas distintas, aunque con resultados parecidos desde el punto de vista neurológico.

ácido. Cualquiera de una clase de compuestos que comparten determinadas características químicas básicas. Los ácidos tienen un pH bajo, su sabor es agrio y en su forma pura casi siempre son corrosivos. Los ácidos pueden ser compuestos orgánicos o inorgánicos. Los ácidos de los tejidos vegetales (especialmente de las frutas) tienden a evitar la secreción de fluidos y a contraer los tejidos.

ácido acético. Este ácido inorgánico débil es el ingrediente activo del vinagre, que se elabora con una solución del 4 al 5 por ciento de ácido acético en agua.

ácido ascórbico. Es el ácido orgánico que se conoce comúnmente como vitamina C.

ácido cítrico. Ácido orgánico que se encuentra en las frutas cítricas. Se utiliza a menudo para bajar el pH de los productos cosméticos a fin de que se asemeje al máximo al pH natural de la piel.

ácido graso. Cualquiera de los muchos ácidos orgánicos que sirven para elaborar grasas y aceites.

ácido hialurónico. Ácido orgánico conocido como el humectante natural más eficaz para la piel. Se encuentra en la piel humana y puede contener quinientas veces su peso en agua.

ácido hidroclórico. Ácido inorgánico, corrosivo y fuerte que se produce en el estómago y ayuda a la digestión.

ácido láctico. Ácido generado por el metabolismo anaeróbico de la glucosa. Se encuentra en algunos alimentos, entre ellos algunas frutas y leche agria (la leche se agria porque parte de la lactosa — azúcar de la leche — que contiene se convierte en ácido láctico). El ácido láctico también se produce en los músculos durante el ejercicio anaeróbico. El cansancio muscular que se presenta durante la actividad física intensa se debe a la acumulación de ácido láctico. El ácido láctico sintético se utiliza como saborizante y preservativo en algunos alimentos.

ácido nucleico. Cualquiera de una clase de compuestos químicos que se encuentran en todos los virus y en todas las células animales y vegetales. Los ácidos desoxirribonucleico (DNA) y ribonucleico (RNA), que contienen las instrucciones genéticas de todas las células vivas, son dos de los principales ácidos nucleicos.

ácido retinoico. Ácido de la vitamina A. El ingrediente activo del medicamento Retin-A es una forma del ácido retinoico.

ácido sórbico. Ácido orgánico que se utiliza como preservativo de los alimentos.

adaptógeno. Término utilizado para sustancias — generalmente hierbas — que tienden a normalizar las funciones del organismo y que, al concluir su labor, se eliminan o se incorporan en el organismo sin ocasionar efectos secundarios. Entre los adaptógenos más beneficiosos están ajo, ginseng, echinacea, ginkgo, goldenseal y pau d'arco.

AIDS. Acquired immune deficiency syndrome, o síndrome de inmunodeficiencia adquirida.

alergeno. Sustancia que produce una reaccion alérgica.

alergia. Reacción inapropiada del sistema inmunológico frente a una sustancia que normalmente es inocua. Las alergias pueden afectar a cualquiera de los tejidos del organismo. La fiebre del heno (hay fever) es una alergia bastante común.

aminoácido. Cualquiera de los veintidós ácidos orgánicos que contienen nitrógeno, de los cuales se componen las proteínas.

analgésico. Que tiende a suprimir el dolor, o sustancia que alivia el dolor.

análisis del cabello. Método que permite conocer el nivel de los minerales del organismo (incluyendo los minerales esenciales y los metales tóxicos) evaluando la concentración de estos minerales en el cabello. A diferencia del nivel de los minerales de la sangre, el nivel de los minerales del cabello permite comparar la condición actual del individuo con la de los meses anteriores.

anemia. Disminución de la capacidad de la sangre de transportar oxígeno a los tejidos del organismo.

anestésico. Que produce pérdida de la sensibilidad, o sustancia que lleva a la pérdida de la sensibilidad, especialmente del dolor.

angina. Angina de pecho, o angina pectoris. Síndrome de dolor en el pecho con sensación de asfixia, que suele ser precipitado por el ejercicio físico vigoroso y que cede con el descanso.

antiácido. Sustancia que neutraliza el ácido del estómago, del esófago, o de la primera porción del duodeno.

antibiótico. Que tiende a destruir o a inhibir el desarrollo de microorganismos, especialmente bacterias y/u hongos, o sustancia que tiene esta propiedad.

anticonceptivo. Tendiente a prevenir la concepción, o dispositivo, sustancia o método utilizado para evitar el embarazo.

anticuerpo. Molécula proteínica generada por el sistema inmunológico, cuya función es interceptar y neutralizar organismos invasores específicos u otras sustancias extrañas al organismo.

antígeno. Sustancia que al ser introducida en el organismo hace que éste reaccione produciendo otra sustancia llamada anticuerpo.

antihistamínico. Sustancia que interfiere la acción de las histaminas uniéndose a los receptores de este compuesto orgánico en varios tejidos del organismo (*ver* histamina).

antioxidante. Sustancia que bloquea o inhibe el destructivo proceso de oxidación. Ejemplos de antioxidantes son las vitaminas C y E, los minerales selenio y germanio, las enzimas catalasa y superoxide dismutase (SOD), la coenzima Q_{10} y algunos aminoácidos.

arritmia. *Ver* arritmia cardíaca.

arritmia cardíaca. Falta de ritmo o de regularidad en la frecuencia cardíaca.

arteria. Vaso sanguíneo a través del cual la sangre es bombeada desde el corazón hacia todos los órganos, glándulas y tejidos del organismo.

arteriosclerosis. Trastorno circulatorio que se caracteriza por engrosamiento y endurecimiento de las paredes de las arterias grandes y medianas, lo cual obstruye la circulación.

ascorbato. Sal mineral de la vitamina C. En forma de suplemento nutricional, los ascorbatos son menos ácidos (y, por tanto, menos irritantes) que el ácido ascórbico puro, y facilitan la absorción tanto de la vitamina C como del mineral.

ataque. Episodio breve y súbito que se caracteriza por cambios en la percepción, el movimiento muscular, el estado de consciencia y/o el comportamiento. Las convulsiones son una clase de ataque.

aterosclerosis. Es la clase más común de arteriosclerosis y se produce por la acumulación de depósitos de grasa en el revestimiento interior de las arterias.

bacteria. Microorganismo unicelular. Algunas bacterias causan enfermedades; otras ("amigables") se encuentran en el organismo de manera natural y desempeñan funciones útiles, como ayudar a la digestión y proteger contra organismos invasores nocivos.

barrera hematoencefálica. Mecanismo en el cual intervienen los capilares y otras células del cerebro, que impide que el tejido cerebral absorba ciertas sustancias, especialmente sustancias a base de agua.

benigno. Literalmente, "inocuo". Término utilizado más que todo para referirse a las células que se desarrollan en lugares inapropiados, pero que no tienen carácter maligno (canceroso).

betacaroteno. Sustancia que el organismo utiliza para elaborar vitamina A.

bilis. Sustancia amarillenta y amarga que el hígado libera en el intestino, y que interviene en la digestión de las grasas.

bioflavonoide. Cualquiera de un grupo de flavonoides biológicamente activos. Son esenciales para la estabilidad y la absorción de la vitamina C. Aunque técnicamente no son vitaminas, se les conoce como vitamina P.

biopsia. Extracción de tejido de un ser vivo con fines diagnósticos.

biorretroalimentación. Técnica para aprender a tomar consciencia de procesos corporales inconscientes, como el latido cardíaco o la temperatura corporal. Aprender esta técnica permite adquirir cierto grado de control sobre esos procesos y, por tanto, es un valioso recurso para manejar los efectos de diversos problemas de salud, como dolor de espalda agudo, migraña y enfermedad de Raynaud.

bronquios. Los dos conductos principales de la tráquea que conducen a los pulmones.

candidiasis bucal. Infección causada por el hongo levaduriforme *Candida albicans*, que se caracteriza por la aparición de pequeñas placas blanquecinas en la lengua y en el interior de las mejillas. Se presenta con mayor frecuencia en los niños pequeños y en las personas con deficiencia inmunológica.

capilares. Vasos sanguíneos muy finos (el grosor de sus paredes equivale, aproximadamente, a una célula) que permiten el intercambio de nutrientes y desechos entre el torrente sanguíneo y las células del organismo.

carbohidrato. Una de muchas sustancias orgánicas, casi todas de origen vegetal, que se componen de carbono, hidrógeno y oxígeno. Son la principal fuente de energía proveniente de la dieta.

carbohidrato complejo. Clase de carbohidrato que, por su estructura química, libera su azúcar en el organismo con relativa lentitud y, además, suministra fibra. Los carbohidratos de los almidones y de la fibra son complejos. También se conocen como *polisacáridos*.

carbohidrato simple. Clase de carbohidrato que, por su estructura química, se digiere y se absorbe rápidamente en el torrente sanguíneo. La glucosa, la lactosa y la fructosa son ejemplos de carbohidratos simples.

carcinógeno. Agente capaz de inducir cambios cancerosos en las células y/o en los tejidos del organismo.

cardíaco. Del corazón o relacionado con este órgano.

caroteno. Pigmento de color amarillo o anaranjado que se convierte en vitamina A en el organismo. Hay varias formas de caroteno: alfa, beta y gammacaroteno.

CAT scan. Computerized axial tomography scan. Procedimiento computarizado que utiliza rayos X para crear una imagen tridimensional del cuerpo, o de una zona del cuerpo, a fin de detectar anomalías.

cauterización. Técnica utilizada para detener el sangrado mediante la aplicación directa en el vaso sanguíneo de corriente eléctrica, rayo láser o una sustancia química, como nitrato de plata.

célula. Unidad orgánica compleja, y de tamaño minúsculo, que consta de núcleo, citoplasma y membrana. Todos los tejidos vivos se componen de células.

célula T. Un tipo de linfocito crucial para el sistema inmunológico.

celulosa. Carbohidrato indigerible que se encuentra en las capas externas de las frutas y de los vegetales.

cerebral. Del cerebro o relacionado con esta parte del encéfalo.

chelation. Proceso químico mediante el cual los minerales se ligan a moléculas de proteína que los transportan al torrente sanguíneo y facilitan su absorción.

cistoscopio. Instrumento que se utiliza para examinar la vejiga.

clorofila. Pigmento que le da al tejido vegetal el color verde. Por su aporte de magnesio y de microminerales conviene tomarlo en suplemento.

cobalto 60. Forma radiactiva del elemento cobalto que se utiliza ampliamente en la radioterapia, o terapia de radiación.

cocarcinógeno. Agente que, junto con otro, produce cáncer.

coenzima. Molécula que actúa con una enzima para facilitar la función de ésta en el organismo. Las coenzimas son necesarias para la utilización de las vitaminas y de los minerales.

colesterol. Sustancia cristalina soluble en grasa que todos los vertebrados producen. Es un componente necesario de todas las membranas celulares, y facilita el transporte y la absorción de los ácidos grasos. Sin embargo, el exceso de colesterol constituye una amenaza potencial para la salud.

cólico. Dolor abdominal agudo causado por espasmo u obstrucción de algún órgano o estructura, especialmente el intestino, el útero o los conductos biliares.

colonoscopio. Instrumento para examinar el colon.

complicación. Reacción o infección secundaria que hace que la recuperación tras la enfermedad sea más difícil y/o más lenta.

compuesto anabólico. Sustancia que permite que un material nutritivo simple se convierta en un material complejo que forma parte del tejido vivo durante la fase constructiva del metabolismo.

congénito. Presente desde el nacimiento, pero no necesariamente heredado.

contusión. Magulladura; lesión que no ocasiona herida.

convulsión. Ataque caracterizado por contracciones intensas e incontrolables de los músculos voluntarios, que se debe a estimulación anormal del cerebro.

coriza. Síntomas nasales del resfriado común.

crucífero. Literalmente, "en forma de cruz". Este término se refiere a un grupo de vegetales — entre ellos bróculi, col de Bruselas, cabbage, coliflor, nabo y rutabaga — que contie-

nen sustancias que podrían ayudar a prevenir el cáncer de colon, y cuyas flores tienen la característica forma de cruz.

demencia. Alteración adquirida y permanente de las funciones intelectuales, que se refleja en marcado deterioro de la memoria, el lenguaje, la personalidad, las habilidades visoespaciales y/o la cognición (orientación, percepción, razonamiento, pensamiento abstracto y cálculo). La demencia puede ser estática o permanente, y sus causas son muy variadas.

dermis. Capa de la piel situada debajo de la epidermis. Los vasos sanguíneos y linfáticos, al igual que las glándulas productoras de sudor y de sebo, se encuentran en la dermis.

derrame cerebral. *Ver* accidente cerebrovascular.

desintoxicación. Proceso mediante el cual se reduce la acumulación de sustancias venenosas del organismo.

desorientación. Pérdida de la orientación, es decir, de la relación que normalmente existe entre el individuo y todo aquello que lo rodea; incapacidad para ubicarse en el tiempo y en el espacio; dificultad para entender a la gente.

diurético. Que tiende a aumentar la eliminación de orina, o sustancia que promueve la eliminación de los fluidos.

DNA. Abreviatura de deoxyribonucleic acid, o ácido desoxirribonucleico. Sustancia que se encuentra en el núcleo de las células y que contiene el material genético que determina el tipo de vida hacia el cual debe evolucionar cada célula.

ECG (o EKC). Electrocardiograma. Prueba que monitorea el funcionamiento del corazón registrando la conducción de los impulsos eléctricos asociados con la actividad cardíaca.

ecocardiograma. Prueba diagnóstica que detecta anomalías estructurales y funcionales del corazón mediante ultrasonido.

edema. Retención de líquido en los tejidos que da por resultado hinchazón.

EDTA. Ethylenediaminetetraacetic acid. Molécula orgánica que se utiliza en la terapia de chelation.

EEG. Electroencefalograma. Prueba que se utiliza para medir la actividad de las ondas cerebrales.

EKC. *Ver* ECG.

electrólitos. Sales solubles disueltas en los fluidos del organismo. La mayor parte de los minerales que circulan en el organismo lo hacen en forma de electrólitos. Se denominan así porque tienen la capacidad de conducir impulsos eléctricos.

ELISA. Enzyme-linked immunoadsorbent assay. Esta prueba detecta la presencia de proteínas particulares (por ejemplo, un anticuerpo) revelando la existencia de enzimas que se ligan a esas proteínas.

émbolo. Partícula de tejido, coágulo sanguíneo o burbuja minúscula de aire que se moviliza por el torrente sanguíneo y bloquea el flujo de la sangre cuando se aloja en una porción estrecha de un vaso sanguíneo.

emoliente. Calmante, especialmente de las membranas mucosas.

emulsión. Combinación de dos líquidos que no se mezclan entre sí, como aceite y agua. Una sustancia se descompone en pequeñísimas gotas y se suspende dentro de la otra. La emulsificación es el primer paso del proceso de digestión de las grasas.

endémico. Propio de una región geográfica particular, o que afecta a esa región de manera habitual. Término que se utiliza generalmente para referirse a las enfermedades.

endorfina. Una de muchas sustancias naturales parecidas a las hormonas, que se encuentran básicamente en el cerebro. Una de las funciones de las endorfinas es suprimir la sensación de dolor ligándose a los receptores opiáceos del cerebro.

endoscopio. Instrumento para examinar el interior de una cavidad corporal o de un órgano hueco.

enfermedad aguda. Enfermedad de aparición rápida, pero de duración limitada, que puede ocasionar síntomas relativamente severos.

enfermedad autoinmune. Cualquier alteración que lleve al sistema inmunológico a reaccionar inadecuadamente a los propios tejidos del organismo y a atacarlos, causándoles daño y/o afectando a su funcionamiento. Entre las enfermedades autoinmunes están la diabetes, la esclerosis múltiple, la enfermedad de Bright, la artritis reumatoidea y el lupus eritematoso sistémico.

enfermedad crónica. Enfermedad que ha durado mucho tiempo o que se ha presentado repetidas veces a lo largo de un período prolongado o, incluso, durante toda la vida. Las enfermedades crónicas pueden ser tan benignas como la fiebre del heno (hay fever), o tan graves como la esclerosis múltiple.

enfermedad de Hodgkin. Un tipo de linfoma (cáncer del sistema linfático).

entérico. Del intestino delgado o relacionado con esta parte del sistema digestivo.

enzima. Una de muchas moléculas proteínicas específicas que actúan como catalizadoras para iniciar o acelerar las reacciones químicas que se efectúan en el organismo, sin alterarse ni destruirse.

enzimas proteolíticas. Enzimas que descomponen las proteínas de la dieta, pero sin atacar a las proteínas que componen las células normales del organismo. Las enzimas proteolíticas podrían ser valiosas para combatir el cáncer y otras enfermedades. Las células cancerosas tienen un tipo de recubrimiento proteínico; en teoría, si las enzimas proteolíticas destruyen este recubrimiento, los glóbulos blancos de la sangre procederían a atacar a las células cancerosas y a destruirlas.

epidemia. Brote de una enfermedad que ataca a un número elevado de personas de manera simultánea y temporal.

epidémico. Que se presenta con una incidencia inusualmente alta en determinado momento y lugar.

epidermis. Capa exterior de la piel.

eritema. Enrojecimiento, especialmente de la piel.

esencial. Término que se refiere a nutrientes necesarios para la regeneración y la reparación, que deben ser suministrados por la dieta porque el organismo no los puede produ-

cir. Actualmente se conocen alrededor de cuarenta y dos nutrientes esenciales.

esteroide. Compuesto orgánico soluble en grasa con una estructura química característica. Diversas hormonas, medicamentos y otras sustancias — entre ellas el colesterol — se clasifican como esteroides.

excisión. Corte o extirpación quirúrgicos de tejido.

factor de coagulación. Una de varias sustancias, especialmente vitamina K, que están presentes en el torrente sanguíneo y son importantes para el proceso de coagulación de la sangre.

faringitis. Dolor de garganta.

FBS. Fasting blood sugar, o glicemia en ayunas. Nivel de glucosa presente en una muestra de sangre tomada por lo menos ocho horas después de la última comida.

fenilcetonuria. Enfermedad hereditaria que se debe a la falta de una enzima necesaria para convertir el aminoácido fenilalanina en tirosina — otro aminoácido — a fin de que el exceso pueda ser eliminado del organismo. El exceso de fenilalanina en la sangre puede conducir a trastornos neurológicos y a retardo mental.

fibra. Porción indigerible del material vegetal. La fibra es un importante componente de una dieta saludable, porque facilita la eliminación de las toxinas del organismo gracias a su capacidad para unirse a ellas.

fitoquímico. Cualquiera de muchas sustancias presentes en las frutas y en los vegetales, las cuales poseen diversas propiedades que promueven la salud. Al parecer, algunos fitoquímicos protegen contra determinados tipos de cáncer.

flatulencia. Cantidad excesiva de gas en el estómago y en otras partes del tracto digestivo.

flavonoide. Cualquiera de un gran grupo de compuestos cristalinos que se encuentran en las plantas.

flora intestinal. Bacterias "amigables" del intestino, cuya presencia es fundamental para la digestión y para el metabolismo de algunos nutrientes.

frotis de Papanicolaou (Pap smear). Examen microscópico de las células de la vagina y del cuello uterino que permite detectar señales de cáncer.

gastritis. Inflamación del revestimiento mucoso del estómago.

gastroenteritis. Inflamación del revestimiento mucoso del estómago y de los intestinos.

gastrointestinal. Del estómago, el intestino grueso, el intestino delgado, el colon, el recto, el hígado, el páncreas y la vesícula biliar, o relacionado con estos órganos.

genético. Heredado.

gingivitis. Inflamación de las encías en la región adyacente a la dentadura.

glándula. Órgano o tejido que segrega una o más sustancias que luego son utilizadas en otras partes del organismo.

glándulas suprarrenales. Las dos glándulas situadas encima de los riñones que segregan las hormonas del estrés epinefrina (adrenalina) y cortisol, entre otras.

glicemia en ayunas. *Ver* FBS.

glicógeno. Polisacárido (carbohidrato complejo) que constituye la forma principal de almacenamiento de la glucosa en el organismo, particularmente en el hígado y en los músculos. De acuerdo con las necesidades del organismo, el glicógeno se vuelve a convertir en glucosa para suministrar energía.

globulina. Una clase de proteína que se encuentra en la sangre. Algunas globulinas contienen anticuerpos que combaten enfermedades.

glóbulos blancos. Células sanguíneas cuya función es combatir las infecciones y curar las heridas.

glóbulos rojos. Células sanguíneas que contienen el pigmento rojo hemoglobina, y cuya función es transportar oxígeno y dióxido de carbono a través del torrente sanguíneo.

glucosa. Azúcar simple que constituye la principal fuente de energía de las células del organismo.

gluten. Una proteína que se encuentra en muchos granos, entre ellos barley, oats, rye y wheat.

grasa insaturada. Cualquiera de diversas grasas dietéticas que son líquidas a temperatura ambiente. Las grasas insaturadas son de origen vegetal y son buena fuente de ácidos grasos esenciales. Ejemplos de esta clase de grasas son los aceites de flaxseed, sunflower, safflower y primrose.

grasa saturada. Grasa sólida a temperatura ambiente. La mayor parte de las grasas saturadas son de origen animal, aunque algunas provienen de las plantas, como los aceites de coco y de palma.

hematocrito. Porcentaje de sangre compuesta de glóbulos rojos respecto del volumen sanguíneo total.

hematoma. Hinchazón o protuberancia llena de sangre. Los hematomas suelen ser resultado de lesiones con objetos romos, o de traumas que conducen a la ruptura de vasos sanguíneos bajo la piel.

hemicelulosa. Carbohidrato indigerible parecido a la celulosa, que se encuentra en las paredes de las células vegetales y absorbe agua.

hemoglobina. Pigmento rojo de la sangre que contiene hierro y cuya misión es transportar oxígeno a las células.

hemorragia. Sangrado abundante o anormal.

hepático. Del hígado o relacionado con este órgano glandular.

hepatitis. Inflamación del hígado. Puede ser resultado de infección o de exposición a toxinas.

hernia. Problema de salud en el cual parte de un órgano interno se sale a través de una apertura en el tejido que lo contiene.

hidrogenación. Proceso químico que se utiliza para transformar los aceites líquidos en sustancias más sólidas mediante el bombardeo de las moléculas de aceite con átomos de hidrógeno. El proceso de hidrogenación acaba con el valor nutricional de los aceites y genera ácidos trans-fatty y cis-fatty. Éstas son moléculas alteradas de ácidos grasos que no se presentan en la naturaleza.

hipercalcemia. Cantidad anormalmente alta de calcio en la sangre.

hipertensión. Presión arterial alta. La hipertensión se define generalmente como una presión superior a 140/90 estando la persona en reposo.

hipoalergénico. Que tiene poca capacidad de inducir reacciones alérgicas.

hipocalcemia. Cantidad anormalmente baja de calcio en la sangre.

hipotálamo. Parte del cerebro que regula muchos aspectos del metabolismo, entre ellos la temperatura corporal y la sensación de hambre.

hipotensión. Presión arterial baja.

histamina. Sustancia química que es liberada por el sistema inmunológico y que actúa sobre diversos tejidos del organismo. La histamina produce constricción de los músculos bronquiales lisos y dilatación de los pequeños vasos sanguíneos. Así mismo, aumenta la secreción de ácido estomacal y contribuye a la exudación de fluido de diveros tejidos.

HIV. Human immunodeficiency virus, o virus de inmunodeficiencia humana. Es el virus que produce AIDS, o Sida.

homeopatía. Método curativo que se basa en la noción de que las enfermedades se pueden curar tomando dosis *ínfimas* de sustancias que, en mayor cantidad, producirían en un individuo sano los mismos síntomas que se pretende combatir. La homeopatía utiliza una gran variedad de sustancias vegetales, animales y minerales, y dosis sumamente pequeñas para estimular los poderes curativos naturales del organismo y restaurar su equilibrio.

hongo. Organismo perteneciente a una clase que incluye levaduras, mohos y champiñones. Muchas especies de hongos, como *Candida albicans*, pueden producir enfermedades severas en huéspedes con deficiencia inmunológica.

hormonas. Sustancias esenciales que regulan muchas funciones corporales y que son producidas por las glándulas endocrinas.

huésped. Organismo en el cual vive otro organismo, y del cual el invasor se nutre.

idiopático. Enfermedad o trastorno de salud cuya causa se desconoce.

infección. Invasión de los tejidos del cuerpo por organismos causantes de enfermedad, como virus, protozoarios, hongos o bacterias.

infección secundaria. Infección que se desarrolla después de otra infección, inflamación o problema de salud diferente, pero cuya causa no es necesariamente la condición anterior.

infestación. Invasión del organismo por parásitos como insectos, lombrices o protozoarios.

inflamación. Reacción del organismo a algunas enfermedades o lesiones, que se caracteriza por hinchazón, sensación de calor y enrojecimiento.

infusión intravenosa. Inserción de una aguja en una vena para reemplazar líquidos perdidos o para administrar medicamentos.

inguinal. De la ingle.

inmunidad. Estado del organismo que lo hace resistente a una determinada enfermedad o infección.

inmunodeficiencia. Defecto en el funcionamiento del sistema inmunológico. Puede ser heredado o adquirido, reversible o permanente. La inmunodeficiencia aumenta la susceptibilidad del organismo a desarrollar enfermedades de todo tipo, especialmente infecciosas.

inmunoglobulina. Proteína que actúa como anticuerpo en la respuesta inmunológica del organismo. Las inmunoglobulinas son producidas por glóbulos blancos especializados, y se encuentran en los fluidos y en las membranas mucosas del organismo.

inmunología. Rama de la ciencia médica que estudia el funcionamiento del sistema inmunológico.

inmunoterapia. Tratamiento de las enfermedades mediante la utilización de técnicas que estimulan o fortalecen el sistema inmunológico.

insomnio. Dificultad para dormir.

insulin. Hormona producida por el páncreas, que regula el metabolismo de la glucosa (azúcar) del organismo.

interacción. Fenómeno que se presenta cuando dos o más sustancias afectan recíprocamente a su capacidad de acción, o cuando se combinan y producen un efecto distinto del que produciría cualquiera de ellas individualmente. Cualquier sustancia que entre en el organismo — medicamento, alimento, hierba, mineral o vitamina — tiene la capacidad potencial de interactuar con otra u otras sustancias que encuentre.

interferon. Proteína que las células producen como reacción a la infección viral. Esta proteína no sólo impide que el virus se reproduzca, sino que protege de la infección viral a las células que aún no se han infectado. Hay varias clases de interferon: alfa, beta y gamma.

intolerancia. Desde el punto de vista de la nutrición, incapacidad de digerir un alimento particular. Esto se suele deber a falta de algunas enzimas, o a su deficiencia.

isquemia. Falta de irrigación sanguínea en una parte del cuerpo. Cuando la isquemia afecta al corazón o al cerebro se puede presentar ataque cardíaco o accidente cerebrovascular.

lactasa. Enzima que convierte la lactosa en glucosa y galactosa. La lactasa es necesaria para la digestión de la leche y de los productos lácteos.

lactobacilos. Cualquiera de las diversas especies de bacterias que pueden transformar la lactosa (azúcar de la leche) en ácido láctico a través de la fermentación. Los lactobacilos se encuentran de manera natural en el colon, y se les conoce como bacterias "amigables" porque ayudan a la digestión y combaten algunos microorganismos causantes de enfermedades. Las especies de lactobacilos que se consiguen más comúnmente en suplemento son *L. acidophilus* y *L. bifidus.*

láser. Amplificación de la luz por medio de emisión estimulada de radiación. Instrumento que genera ondas lumínicas altamente amplificadas. El rayo láser se usa mucho en procedimientos quirúrgicos, especialmente en cirugía de los ojos.

lecitina. Mezcla de fosfolípidos que se compone de ácidos grasos, glicerol, fósforo, y colina o inositol. Las membranas de todas las células vivas se componen, en gran parte, de lecitina.

lesión precancerosa. Tejido anormal que no es maligno, pero que podría estar en proceso de llegar a serlo.

leucemia. Cáncer de los tejidos productores de sangre, en especial la médula ósea y los nódulos linfáticos, lo que da por resultado cantidades excesivamente altas de glóbulos blancos. La leucemia puede ser aguda (más frecuente en los niños) o crónica (más frecuente en los adultos). Se parece en muchos aspectos a la enfermedad de Hodgkin.

levadura. Clase de hongo unicelular. Algunas levaduras producen infecciones, especialmente en la boca, en la vagina y en el tracto gastrointestinal. Entre las infecciones más comunes por levaduras están vaginitis y candidiasis bucal, o thrush.

linfa. Fluido incoloro derivado del plasma sanguíneo, que se origina en los tejidos y circula por todo el organismo a través de los vasos linfáticos para luego reincorporarse a la circulación sanguínea. La función de la linfa es nutrir las células de los tejidos y devolver los desechos al torrente sanguíneo.

linfadenopatía. Aumento del tamaño de uno o más nódulos linfáticos a causa de una enfermedad o de la presencia de una sustancia extraña. A este trastorno se le conoce comúnmente como "inflamación de las glándulas".

linfocito. Clase de glóbulo blanco sanguíneo que se encuentra en la linfa, la sangre y otros tejidos especializados, como la médula ósea y las amígdalas. Hay varias categorías de linfocitos: B, T y nulos (ni B ni T). Estas células son cruciales para el sistema inmunológico. Mientras que la función de los linfocitos B es producir anticuerpos, la de los linfocitos T es atacar directamente a los organismos invasores. El HIV (human immunodeficiency virus, o virus de inmunodeficiencia humana), es decir, el virus que causa AIDS, infecta y destruye fundamentalmente a un subtipo de linfocito T denominado célula T-helper.

linfoma. Cáncer del tejido linfático.

linfoquina. Cualquiera de un grupo de sustancias producidas por las células del sistema inmunológico cuando se exponen a los antígenos. No son anticuerpos; más bien, desempeñan funciones como estimular la producción de linfocitos adicionales y activar otras células inmunológicas.

lípido. Sustancia que se encuentra en la naturaleza y que es soluble en los mismos solventes orgánicos que las grasas y los aceites. Entre los lípidos nutricionales importantes se cuentan el ácido gammalinolénico, el ácido linoleico, la colina, el inositol y la lecitina.

lipoproteína. Molécula proteínica que incorpora un lípido. Las lipoproteínas transportan los lípidos en la linfa y en la sangre.

lipotrópica. Cualquiera de diversas sustancias con la capacidad de controlar el nivel del azúcar sanguíneo y de mejorar el metabolismo de las grasas y de los carbohidratos. Las sustancias lipotrópicas también ayudan a prevenir la acumulación de cantidades excesivas o anormales de grasa en el hígado. Entre las sustancias lipotrópicas que más se utilizan están colina, inositol y metionina.

macrobiótica. Enfoque dietético adaptado de la filosofía del Lejano Oriente, cuyo principio básico consiste en equilibrar las energías yin y yang de los alimentos. Los alimentos yin, como el agua, son expansivos; los alimentos yang, como la sal y la carne, son contráctiles. Gran parte de la dieta macrobiótica consiste en cereales integrales, millet, arroz, sopas y vegetales. Los fríjoles y los alimentos suplementarios dependen del individuo y de su estado de salud. Como las enfermedades se consideran yin o yang, el programa macrobiótico se debe adaptar a la condición de cada persona.

malabsorción. Absorción defectuosa de los nutrientes desde el tracto intestinal hacia el torrente sanguíneo.

maligno. Literalmente, "dañino". Término que se refiere a células o a grupos de células qque son cancerosas y que tienen la capacidad de propagarse.

mamografía. Radiografía de las mamas.

melanoma. Tumor maligno originado en los melanocitos, es decir, en las células que producen el pigmento de la piel.

membranas mucosas. Membranas que recubren las cavidades y los conductos del cuerpo que se comunican con el exterior. Ejemplos de esta clase de membranas son el interior de la boca, de la nariz, del ano y de la vagina.

menopausia. Cesación de la menstruación a causa de un fuerte descenso en la producción de las hormonas sexuales estrógeno y progesterona. La menopausia se presenta normalmente después de los cuarenta y cinco años o tras la extirpación de los órganos reproductivos de la mujer.

metabolismo. Los procesos físicos y químicos necesarios para la vida, como producción de energía celular, síntesis de sustancias biológicas importantes, y degradación de diversos compuestos.

metabolito. Sustancia que se produce como resultado de un proceso metabólico.

metal pesado. Elemento metálico cuya gravedad específica (medida de la masa en comparación con la masa del agua o del hidrógeno) es mayor de 5.0. Algunos metales pesados, como el arsénico, el cadmio, el plomo y el mercurio, son sumamente tóxicos.

microelemento. Mineral que el organismo sólo requiere en cantidades mínimas.

microgramo. Medida de peso que equivala a 1/1000 de miligramo.

miligramo. Medida de peso que equivale a 1/1000 de gramo (un gramo equivale, aproximadamente, a 1/28 de onza).

mineral. Sustancia inorgánica que el organismo necesita en pequeñas cantidades.

MRI. Magnetic resonance imaging. Técnica de diagnóstico que combina la utilización de ondas de radio y un fuerte campo magnético para producir imágenes detalladas de las estructuras internas del cuerpo.

naturopatía. Método para curar las enfermedades a base de dieta especial, consumo de hierbas y otros métodos y sustancias naturales. El objetivo de la naturopatía es lograr una buena salud estimulando las defensas innatas del organismo sin recurrir a las drogas.

neuropatía. Conjunto de síntomas producidos por anomalías de los nervios motores o sensoriales. Los síntomas pueden incluir hormigueo o entumecimiento, especialmente de las manos o de los pies, seguidos de debilidad muscular gradual y progresiva.

neurotransmisor. Químico que transmite impulsos nerviosos de una célula a otra. Entre los principales neurotransmisores se cuentan acetilcolina, ácido gamma-aminobutírico, dopamina, norepinefrina y serotonina.

neutralizador de los radicales libres. Sustancia que destruye los radicales libres, o que los expulsa del organismo.

nódulos linfáticos. Órganos ubicados en los vasos linfáticos que, al actuar como filtros, atrapan y eliminan el material extraño. También producen linfocitos, células inmunes con la capacidad de buscar y destruir agentes extraños específicos.

nutraceutical. Producto o suplemento a base de alimentos o nutrientes, que se utiliza con propósitos específicos de naturaleza clínica y/o terapéutica.

nutriente. Sustancia que el organismo necesita para preservar la salud y la vida.

oncología. Especialidad médica que estudia el cáncer.

oncólogo. Especialista en cáncer.

orgánico. Término que se refiere a alimentos cultivados sin químicos sintéticos, como pesticidas, herbicidas y hormonas.

osteopatía. Método curativo que se basa en la creencia de que la integridad estructural y funcional del organismo es interdependiente y coordinada y, por tanto, cualquier alteración del sistema musculoesquelético puede producir alteraciones en otras partes del cuerpo. Aunque los osteópatas pueden prescribir medicamentos y practicar operaciones quirúrgicas, por su manera de concebir la enfermedad se inclinan más a recomendar terapia física o manipulación musculoesquelética en primera instancia.

osteoporosis. Enfermedad que produce pérdida de minerales en los huesos, lo que disminuye su densidad y los vuelve cada vez más porosos y frágiles.

oxidación. Proceso mediante el cual el oxígeno reacciona con otra sustancia, lo que ocasiona una transformación química. Muchas reacciones oxidativas conducen a alguna clase de deterioro o descomposición.

Pap smear. *Ver* frotis de Papanicolaou.

Pap test. *Ver* frotis de Papanicolaou.

parásito. Organismo que vive en otro, o de otro organismo, del cual obtiene su sustento.

período de incubación. Lapso que transcurre entre la exposición a una enfermedad infecciosa y la aparición de los síntomas. En otras palabras, es el período durante el cual se desarrolla la infección.

personalidad tipo A. Personalidad que tiende a la impaciencia y a la agresividad. Quienes tienen esta clase de personalidad reaccionan más fuertemente ante el estrés y son más propensos a las enfermedades cardiovasculares.

personalidad tipo B. Personalidad que tiende a la calma y a la paciencia, y que es menos reactiva ante el estrés. Quienes tienen esta clase de personalidad son menos propensos a contraer enfermedades relacionadas con el estrés, como hipertensión arterial y enfermedades del corazón.

pH. Potencial de hidrógeno. Escala para medir la acidez y la alcalinidad relativas de las sustancias. La escala va de 0 a 14. Un pH de 7 se considera neutral. Cuanto menor de 7 es el pH, tanto mayor es la acidez; cuanto mayor de 7 es el pH, tanto mayor es la alcalinidad.

phenylketonuria (PKU). *Ver* fenilcetonuria.

pituitaria. Glándula ubicada en la base del cerebro que segrega varias hormonas. Las hormonas pituitarias regulan el crecimiento y el metabolismo coordinando el funcionamiento de otras glándulas endocrinas.

placa. Depósito de sustancias indeseables en los tejidos que suele provocar trastornos de salud. La acumulación de placa en las arterias es la causa principal de las enfermermedades cardiovasculares. Los depósitos de placa en los dientes puede conducir a enfermedad de las encías. La enfermedad de Alzheimer se relaciona con la acumulación de placas características en el tejido cerebral.

placebo. Sustancia inactiva desde el punto de vista farmacológico, que se utiliza principalmente en trabajos experimentales y sirve de base para realizar comparaciones con sustancias farmacológicamente activas.

prensado en frío. Proceso de extracción de los aceites alimentarios sin utilizar calor, a fin de preservar sus nutrientes y su sabor.

prognosis. Pronóstico de la evolución y/o del resultado probables de una enfermedad o de un problema de salud.

prostaglandina. Cualquiera de una serie de sustancias químicas parecidas a hormonas que el organismo fabrica a partir de ácidos grasos esenciales y que tienen importantes efectos en órganos específicos. Las prostaglandinas influyen en la secreción de hormonas y enzimas; además, desempeñan un importante papel en la regulación de la respuesta inflamatoria, en la presión arterial y en el tiempo de coagulación.

proteína. Cualquiera de una gran cantidad de compuestos orgánicos nitrogenados que se componen de diferentes combinaciones de aminoácidos. Las proteínas son elementos básicos de los tejidos de todos los organismos animales y vegetales. Sustancias biológicas como hormonas y enzimas también se componen de proteínas. El organismo produce las proteínas específicas que necesita para su crecimiento, reparación y demás funciones utilizando los aminoácidos que, o bien extrae de la proteína dietética, o bien elabora a partir de otros aminoácidos.

proteína completa. Fuente de proteína dietética que contiene el complemento total de los ocho aminoácidos esenciales.

prueba de Papanicolaou (Pap test). *Ver* frotis de Papanicolaou.

prueba de sangre oculta. Prueba que detecta la presencia de sangre en las excreciones corporales, como materia fecal, esputo u orina. Se utiliza con frecuencia para detectar señales de cáncer.

prurito. Escozor, picazón.

pulmonar. De los pulmones o relacionado con los pulmones.

purulento. Que contiene pus o que lleva a la producción de pus.

quimioterapia. Tratamiento de las enfermedades por medio de la administración de sustancias químicas (como drogas). Se utiliza ampliamente para combatir el cáncer.

quiropráctica. Método curativo que se basa en la noción de que muchas enfermedades son producto de la mala alineación (llamada subluxación) de las vértebras espinales y otras articulaciones. Los quiroprácticos tratan las enfermedades básicamente con técnicas de manipulación física que buscan alinear adecuadamente el cuerpo y, en consecuencia, restablecer la salud y el funcionamiento normal del organismo.

radiación. Energía que se emite o se transmite en forma de ondas. El término radiación se utiliza con frecuencia para referirse a la radiactividad. Sin embargo, la radiactividad es una clase específica de radiación que se origina en la desintegración de átomos inestables.

radical libre. Átomo o grupo de átomos que tienen, por lo menos, un electrón no pareado, lo que los hace altamente reactivos desde el punto de vista químico. Debido a que se unen con tanta facilidad a otros compuestos, los radicales libres atacan las células y le hacen mucho daño al organismo. Los radicales libres se forman en las grasas y en los aceites calentados, y como resultado de la exposición a la radiación atmosférica y a los contaminantes del medio ambiente, entre otros factores.

radioterapia. Tratamiento ampliamente utilizado para el cáncer, que destruye tejidos específicos del organismo mediante radiación ionizante, como rayos Roentgen, radio y otras sustancias radiactivas.

RAST. Radioallergosorbent test. Examen de sangre que mide los niveles de anticuerpos específicos producidos por el sistema inmunológico del organismo. Se utiliza para examinar las reacciones alérgicas.

RDA. Recomended daily allowance, o ración diaria recomendada. Es la cantidad que se debe consumir diariamente de una vitamina u otro nutriente a fin de prevenir deficiencias nutricionales. La U.S. Food and Drug Administration es la entidad encargada de determinar las RDA.

recuento sanguíneo. Prueba diagnóstica básica que, mediante el examen de una muestra de sangre, determina el número de glóbulos rojos, glóbulos blancos y plaquetas o el resultado de esa prueba.

remisión. Disminución o reversión de los signos y síntomas de la enfermedad. Este término se utiliza especialmente cuando se trata de enfermedades graves y/o crónicas, como cáncer y esclerosis múltiple.

renal. De los riñones o relacionado con estos órganos.

retrovirus. Tipo de virus cuyo ácido nucleico fundamental es el RNA, el cual contiene una enzima llamada *reverse transcriptase*, que permite que el virus copie su RNA en el DNA de células infectadas. Esto permite que el virus se apodere del mecanismo genético de las células. El HIV (human immunodeficiency virus, o virus de inmunodeficiencia humana), es decir, el virus que produce AIDS, es un retrovirus. Los retrovirus también son conocidos por su capacidad para producir algunos tipos de cáncer en animales, y se sospecha que causan algunas formas de leucemia y de linfoma en los seres humanos.

RNA. Abreviatura de ribonucleic acid, o ácido ribonucleico. Proteína compleja que se encuentra en las células animales y vegetales. El RNA lleva la información genética codificada desde el DNA, en el núcleo de la célula, hasta las estructuras celulares productoras de proteína llamadas ribosomas. En los ribosomas, esas instrucciones se transforman en moléculas de proteína, los componentes básicos de todos los tejidos vivos.

saturación. En relación con las grasas, el término "saturación" se refiere a la estructura química de las moléculas de los ácidos grasos y, específicamente, al número de átomos de hidrógeno que contienen. Las moléculas de grasa que no pueden incorporar átomos adicionales de hidrógeno se denominan *saturadas,* las que incorporan un átomo adicional de hidrógeno se denominan *monoinsaturadas,* y las que incorporan dos o más átomos adicionales de hidrógenos se denominan *poliinsaturadas.*

scratch test. Procedimiento para examinar la reacción alérgica de la piel. Se realiza aplicando en un área ligeramente rasguñada de la piel una pequeña cantidad de sustancia sospechosa de tener propiedades alergénicas.

sebo. Secreción grasosa producida por glándulas de la piel.

serotonina. Neurotransmisor que se encuentra principalmente en el cerebro y que es esencial para la relajación, el sueño y la concentración.

signos vitales. Indicadores básicos del estado de salud del individuo, entre los cuales están el pulso, la respiración, la presión arterial y la temperatura corporal.

síncope. Pérdida temporal del conocimiento; desmayo.

síndrome. Conjunto de síntomas característicos de una enfermedad o de un trastorno físico o mental, o que se supone que caracterizan esa enfermedad o ese trastorno.

sinergia. Interacción entre dos o más sustancias cuyo efecto conjunto es mayor que la suma de sus efectos individuales.

síntoma. Alteración de la sensación o del funcionamiento normal, que se presenta como resultado de un trastorno del organismo.

sistema endocrino. Sistema de glándulas que producen hormonas que luego se incorporan en la sangre. Entre las glándulas endocrinas están la pituitaria, la tiroides, el timo y las glándulas suprarrenales. El páncreas, los ovarios y los testículos también son glándulas endocrinas.

sistema inmunológico. Sistema complejo que depende de la interacción de muchos y diferentes órganos, células y proteínas. Su principal función es identificar y eliminar del organismo sustancias extrañas que lo hayan invadido, como bacterias nocivas. El hígado, el bazo, el timo, la médula ósea y el sistema linfático desempeñan un papel importante para el adecuado funcionamiento del sistema inmunológico.

sistema límbico. Grupo de estructuras ubicadas en la profundidad del cerebro, entre cuyas funciones están transmitir la percepción del dolor hacia el cerebro y generar la reacción emocional correspondiente.

sistémico. De todo el organismo.

soluble en agua. Que se puede disolver en el agua.

soluble en grasa. Que se puede disolver en los mismos solventes orgánicos que las grasas y los aceites.

stroke. *Ver* accidente cerebrovascular.

sublingual. Literalmente, "debajo de la lengua". Los medicamentos y los suplementos sublinguales se deben mantener dentro de la boca mientras el ingrediente activo se absorbe a través de las membranas mucosas y llega al torrente sanguíneo.

suero. Parte de la sangre que permanece líquida después de que ésta se coagula.

terapia de chelation. Terapia que consiste en introducir determinadas sustancias en el organismo para liberarlo del exceso de toxinas, especialmente plomo, cadmio, arsénico y otros metales tóxicos. Esta terapia también se utiliza para reducir o eliminar la placa de calcio del revestimiento interior de los vasos sanguíneos, a fin de facilitar el flujo sanguíneo hacia los tejidos y los órganos vitales.

terapia herbal. Uso de combinaciones de hierbas con propósitos curativos y de limpieza. Las hierbas se pueden tomar en tableta, en cápsula, en tintura o en extracto. También se pueden utilizar en baños y en cataplasmas.

terapias alternativas. Tratamiento de las enfermedades por medios diferentes de las técnicas médicas, farmacológicas y quirúrgicas convencionales.

teratogénico. Agente que produce malformación del feto o embrión en desarrollo.

thrush. *Ver* candidiasis bucal.

tópico. Relacionado con la superficie del cuerpo.

toxicidad. Capacidad de intoxicar o de envenenar. Las reacciones tóxicas del organismo alteran las funciones corporales y/o les causan daño a las células.

toxina. Veneno que altera la salud y el funcionamiento del organismo.

transfusión autóloga. Transfusión de la propia sangre, que se extrae y se conserva para ser utilizada posteriormente.

tremor. Temblor involuntario.

triglicéridos. Compuestos que constan de tres ácidos grasos, además de glicerol. La grasa se almacena en el organismo en forma de triglicéridos, y éstos son la principal clase de lípido de la dieta.

trombo. Obstrucción en el interior de un vaso sanguíneo.

tumor. Masa anormal de tejido que no cumple ninguna función. Los tumores pueden ser benignos o malignos (cancerosos).

UI (Unidad internacional). Medida de potencia basada en una norma aceptada internacionalmente. Por ejemplo, las dosis de vitamina A y de vitamina E se suelen medir en unidades internacionales. Como se trata de una medida de potencia, y no de una medida de peso o de volumen, el número de miligramos de las unidades internacionales varía dependiendo de la sustancia particular.

ultrasonido. Ondas sonoras cuya frecuencia de vibración es extraordinariamente alta. Esta tecnología se utiliza en muchos procedimientos diagnósticos y de tratamiento.

vacuna. Preparado que se administra para inmunizar contra un agente específico, induciendo al organismo a producir anticuerpos contra ese agente. Las vacunas pueden ser suspensiones de microorganismos vivos o muertos, o soluciones de alergenos o de antígenos virales o bacterianos.

vascular. Del sistema circulatorio o relacionado con este sistema.

vena. Uno de los vasos sanguíneos que transportan la sangre de regreso al corazón desde los tejidos del organismo.

veneno. Sustancia producida por algunos animales, como ciertas serpientes e insectos, que ocasiona trastornos graves e, incluso, la muerte.

virus. Cualquiera de un amplio grupo de estructuras minúsculas y, a menudo, productoras de enfermedades, que se componen de un núcleo de DNA y/o RNA y un recubrimiento de proteína. Como no pueden reproducirse por sí mismos (se reproducen dentro de las células del huésped al cual infectan), los virus no se consideran técnicamente organismos vivos. A diferencia de las bacterias, a los virus no los afectan los antibióticos.

virus de Epstein-Barr. Virus que produce mononucleosis infecciosa y que tiene la capacidad de causar otros problemas de salud, especialmente en las personas con compromiso del sistema inmunológico.

visualización. Técnica que permite utilizar la mente de manera consciente para influir en la salud y en el funcionamiento del organismo. También se conoce como visualización creativa.

vitamina. Una entre aproximadamente quince sustancias orgánicas que, en pequeñas cantidades, son esenciales para la vida y la salud. El organismo no puede producir la mayoría de las vitaminas; por tanto, la dieta se las debe suministrar.

Fabricantes y distribuidores

A continuación usted encontrará la lista de los fabricantes y los distribuidores de algunos de los productos que se han mencionado en este libro, además de sus direcciones y números telefónicos. Esta información le permitirá ponerse en contacto con esas compañías a fin de obtener mayor información sobre sus productos. Ninguno de los fabricantes o de los distribuidores mencionados ha tenido relación alguna con la producción de este libro. Sin embargo, los hemos incluido en la siguiente lista porque consideramos que sus productos son eficaces y de buena calidad. Es importante tener en cuenta que las direcciones y los números telefónicos pueden haber cambiado.

Abkit Inc.
207 East 94th Street, 2nd Floor
New York, NY 10128
800–226–6227 212–860–8358
CamoCare Facial Therapy; Natureworks Marigold Ointment.

Aerobic Life Industries
3045 South 46th Street
Phoenix, AZ 85040
800–798–0707 602–968–0707
Aerobic 07; Aerobic Bulk Cleanse (ABC); All-Purpose Bactericide Spray; Burn Gel; China Gold; Desert Delight; 45 Day Cleanse for Colon, Blood and Lymph; Homozon; 10-Day Colon Cleanse.

AIM International
3904 East Flamingo Avenue
Nampa, ID 83687
800–456–2462
Barleygreen.

AkPharma, Inc.
P.O. Box 111
Pleasantville, NJ 08232
800–732–6441 609–645–5100
Beano.

Alacer Corporation
14 Morgan
Irvine, CA 92718–2003
800–854–0249 714–751–9660
E•mergen•C.

Aller//Guard Corporation
40 Cindy Lane
Ocean, NJ 07712–7248
X-MITE powder.

Allergy Research Group
400 Preda Street
San Leandro, CA 94577
800–545–9960
Chronoset.

Alpine Air of America
220 Reservoir
Needham Heights, MA 02194
800–628–2209
Living Air XL-15.

American Biologics
1180 Walnut Avenue
Chula Vista, CA 91911
800–227–4473 619–429–8200
AE Mulsion Forte; Bio-Bifidus; Bio Rizin; Dioxychlor; GE-132; Infla-Zyme Forte; Oxy-5000 Forte; Oxy C-2 Gel; Panoderm I; Selenium Forte; Taurine Plus.

Anabol Naturals
1550 Mansfield Street
Santa Cruz, CA 95062
800–426–2265 408–479–1403
Muscle Octane.

Anurex Labs
P.O. Box 414760
Miami, FL 33141
305–757–7733
Aparato de cryotherapy para las hemorroides.

Apollo Light Systems, Inc.
369 South Mountainway Drive
Orem, UT 84058
800–545–9667 801–226–2370
Brite Lite III.

Bayer Corporation
P.O. Box 3100
Elkhart, IN 46515
800–248–2637
Glucometer Elite; Glucometer Encore.

BDP America, Inc.
4045 Sheridan Avenue, Suite 363
Miami Beach, FL 33140
800–294–8787
305–673–3164
Béres Drops Plus.

Bio Nutritional
41 Bergen Line Avenue
Westwood, NJ 07675
201–666–2300
Eugalan Forte.

Bioforce of America, Ltd.
122 Smith Road
Kinderhook, NY 12106
800–645–9135 518–758–6060
Bio-Strath; Echinaforce Extract.

Biotec Food Corp
4614 Kilquea Avenue, Suite 553
Honolulu, HI 96826
800–788–1084
Ageless Beauty; Anti-Stress Enzymes; Cell Guard.

Biotics Research
8122 East Fulton
Ada, MI 49301
800–437–1298 616–676–3380
Bio-Cardiozyme Forte; Cytozyme-F; Cytozyme-M; Intenzyme Forte; Neonatal Multi-Gland; Osteo-B-plus.

Boiron
6 Campus Boulevard, Building A
Newtown Square, PA 19073
800–BLU–TUBE 610–325–7464
Remedios homeopáticos.

CamoCare
Ver Abkit Inc.

Carlson Laboratories, Inc.
15 College Drive
Arlington Heights, IL 60004
800–323–4141 708–255–1600
ACES + Zinc; Amino-LIV; E•Gem Skin Care Soap; Key-E suppositories.

CC Pollen Company
3627 East Indian School Road, Suite 209
Phoenix, AZ 85018
800–875–0096 602–957–0096
Aller Bee-Gone.

Clean Water Revival Inc.
85 Hazel Street
Glen Cove, NY 11542
800–444–3563 516–674–2441
Sistemas cerámicos de filtrado de agua.

Country Life
101 Corporate Drive
Hauppauge, NY 11788
516–231–1031
Suplementos nutricionales.

Derma-E Products Inc.
9400 Lurline Avenue, #C-1
Chatsworth, CA 91311
818–718–1420 800–521–3342
Vitamin A Moisturizing Gel; Wrinkle Treatment Oil.

Diamond-Herpanacine Associates
P.O. Box 544
Ambler, PA 19002
215–542–2981
Herpanacine; Healthy Horizons.

Eclectic Institute
14385 SE Lusted Road
Sandy, Oregon 97055
800–332–HERB
Hierbas orgánicas, extractos de hierbas, suplementos nutricionales.

Ecological Formulas/Cardiovascular Research
1061 Shary Circle
Concord, CA 94518
800–888–4585 510–827–2636
B Cell Formula; Buffered Vitamin C Powder; Caprystatin; Essential Fatty Acid Complex; Free-Form Amino Acid Crystals; Orithrush; Quercitin-C; Tri-Salts.

En Garde Health Products
7702 Balboa Boulevard, Building #10
Van Nuys, CA 91406
818–901–8505
DynamO2.

Enzymatic Therapy
825 Challenger Drive
Green Bay, WI 54311
800–783–2286 414–469–1313
Derma-Klear; Grape Seed (PCO) Phytosome; Kidney-Liver Complex #406; Liquid Liver Extract #521; Lung Complex #407; Sinu Check; ThymuPlex #398; Vira-Plex #135.

E'Ola Products
3879 South River Road
St. George, UT 84790
800–748–6020 801–634–9444
Smart Longevity.

Esteem Products
12826 SE 40th Lane, Suite 200
Bellevue, WA 98006
800–255–7631 206–562–1281
Diet Esteem Plus.

Ethical Nutrients
971 Calle Negocio
San Clemente, CA 92673
800–668–8743 800–621–6070
Bone Builder; Bone Builder With Boron.

Flora
P.O. Box 950
Lynden, WA 98264
800–446–2110
Extractos de hierbas.

FoodScience Laboratories
20 New England Drive
Essex Junction, VT 05453
800–874–9444 802–878–5508
Aangamik DMG; Energy Now; Glucosamine Plus.

Forest Pharmaceuticals, Inc.
2510 Metro Boulevard
St. Louis, MO 63043
314–569–3610
Armour Thyroid Tablets.

Freeda Vitamins and Pharmacy
36 East 41st Street
New York, NY 10017
800–777–3737 212–685–4980
AntiAllergy; FemCal; Ferrous fumarate.

Futurebiotics
145 Rice Field Lane
Hauppauge, NY 11788
800–367–5433
Colloidal mineral supplements; Fiber Plus Cholestatin; Megavital Forte.

Gaia Herbs, Inc.
12 Lancaster County Road
Harvard, MA 01451
800–831–7780 508–772–5400
Saw Palmetto Supreme.

Gero Vita International
520 Washington Street, #391
Marina Del Ray, CA 90292
800–825–8482
GH3; Prostata.

Green Foods Corporation
318 North Graves Avenue
Oxnard, CA 93030
805–983–7470
Green Magma.

Health from the Sun
P.O. Box 840
Sunapee, NH 03782
800–447–2229
Sanhelio's Circu Caps.

Heart Foods Company
2235 East 38th Street
Minneapolis, MN 55407
612–724–5266
Suplementos de hierbas; productos a base de cayenne.

Henkel Corporation
5325 South Ninth Avenue
LaGrange, IL 60525
708–579–6150
Betatene.

Holistic Health Services
513 North F Street
Livingston, MT 59047
406–222–1261
Productos nutricionales holísticos.

Houston International, LLC
1719 West University, Suite 187
Tempe, AZ 85281
800–255–2690 602–437–0127
Daily Detox Tea.

Hybrivet Systems
P.O. Box 1210
Framingham, MA 01701
800–262–LEAD 508–651–7881
LeadCheck Aqua; LeadCheck Swabs.

Hyland's / P&S Laboratories
Div. of Standard Homeopathic Company
210 West 131 Street
Los Angeles, CA 90061
800–624–9659 213–321–4284
Poison Ivy/Oak Tablets.

International Reforestation Suppliers (Terra Tech)
2100 West Broadway
Eugene, OR 97402
800–321–1037 541–345–0597
Lil Sucker.

Jarrow Formulas Inc.
1824 South Robertson Boulevard
Los Angeles, CA 90035
800–726–0886 310–204–6936
Colostrum Specific.

Johnson & Johnson
1001 US Highway 202
Raritan, NJ 08869–0610
800–421–6736
Advanced Care Cholesterol Kit.

Juice Plus
KELCO
931 Goodstein Drive
Casper, WY 82601
800–455–1740
Suplementos/Antioxidantes nutricionales.

KAL Nutrition Supplements
c/o Nutraceutical Corporation
1104 Country Hills Drive, Suite 300
Ogden, UT 84403
800–669–8877
Bone Defense; Virility Two.

LactAid, Inc.
7050 Camp Hill Road
Fort Washington, PA 19034–2299
800–LACTAID
LactAid.

Lake Consumer Products
625 Forest Edge Drive
Vernon Hills, IL 60061
800–635–3696
Yeast•Gard.

Lane Labs-USA, Inc.
172 Broadway
Woodcliff Lake, NJ 07675
800–526–3001 201–391–8600
BeneFin Shark Cartilage.

Laurel Farms
P.O. Box 2896
Sarasota, FL 34230
941–351–2233
"Hongos" kombucha y kits para su cultivo.

Lifestar International, Inc.
301 Vermont Street
San Francisco, CA 94103
800–858–7477
Salute Santé Grapeseed Oil.

Marlyn Nutraceuticals
14851 North Scottsdale Road
Scottsdale, AZ 85254
800–462–7596
Wobenzym N.

MegaFood
P.O. Box 325
Derry, NH 03038
800–258–5014
Suplementos nutricionales.

Metagenics
800–692–9400.
Productos disponibles únicamente a través de los profesionales de la salud.

Miller Pharmacal Group, Inc.
350 Randy Road, #2
Carol Stream, IL 60188
800–323–2935 708–871–9557
Enzimas proteolíticas.

Montana Naturals International, Inc.
19994 Highway 93
Arlee, MT 59821
800–872–7218 406–726–3214
Royal jelly.

National Enzyme Company
P.O. Box 128
Forsyth, MO 65653–0128
800–825–8545 417–546–4796
Productos elaborados con enzimas digestivas derivadas de plantas.

Natra-Bio Homeopathic
P.O. Box 1596
Ferndale, WA 98248
800–232–4005 206–384–5656
Remedios homeopáticos.

Natren
3105 Willow Lake
Westlake Village, CA 91361
800–992–3323
Bifido Factor; Digesta-Lac; Gy-na-tren; Lifes tart; Megadophilus; Trenev Trio.

Natrol, Inc.
20731 Marilla Street
Chatsworth, CA 91311
800–326–1570 818–701–9966
Ester C Plus Bioflavonoids.

Nature's Answer
75 Commerce Drive
Hauppauge, NY 11788
800–645–5720 516–231–5522
Slumber.

Nature's Herbs (A Twinlab Company)
600 East Quality Drive
American Fork, UT 84003
800–437–2257 801–763–0700
Bronc-Ease.

Nature's Plus
548 Broadhollow Road
Melville, NY 11747
800–645–9500 800–525–0200
516–293–0030
Bromelain; Fuel for Thought; Candida Forte; Detoxygen; Liv-R-Actin; Ocu-Care; Spirutein; Ultra Hair; Ultra Nails.

Nature's Products
2525 Davie Road
Davie, FL 33317
800–752–7873 305–474–9049
EPA Pure/300; EPA Pure/1200.

Nature's Secret
5485 Conestoga Court
Boulder, CO 80301
800–525–9696 303–546–6306
A.M./P.M. Ultimate Cleanse; Ultimate Fiber; Ultimate Oil.

Nature's Way Products
10 Mountain Springs Parkway
Springville, UT 84663
800–962–8873 801–489–1500
Fenu-Thyme; KB Formula; Nutralax 2; Primadophilus; Silent Night.

Natureworks
Ver Abkit Inc.

New Chapter, Inc.
Brattleboro, VT 05301
800–543–7279 802–257–0018
Mainstream; Neo-Flora; Tum-Ease.

Now Foods
550 Mitchell Road
Glendale Heights, IL 60139
800–999–8069 708–545–9098
Joint Support; Ultimate Zinc-C Lozenges.

Nutramax Laboratories, Inc.
5024 Campbell Boulevard
Baltimore, MD 21236
800–925–5187 410–931–4000
Cosamin.

NutriCology Inc.
400 Preda Street
San Leandro, CA 94577
800–545–9960 510–639–4572
ProGreens.

Nutrition 21
1010 Turquoise Street, Suite 335
San Diego, CA 92109
619–488–1021
Suplementos minerales.

Omega-Life, Inc.
15355 Woodbridge Road
Brookfield, WI 53005
800–328–3529 414–786–2070
Fortified Flax.

Omega Nutrition
1924 Franklin Street
Vancouver, BC Z5L IR2
Canada
800–661–3529
Productos hechos con acietes orgánicos.

Optimal Nutrients
1163 Chess Drive, Suite F
Foster City, CA 94404
800–966–8874
Coenzyme Q_{10}.

Oxyfresh USA, Inc.
P.O. Box 3723
Spokane, WA 99220
800–999–9551 509–924–4999
Body Language Essential Green Foods; Body Language Super Antioxidant.

Para Laboratories/Queen Helene
100 Rose Avenue
Hempstead, NY 11550
800–645–3752 516–538–4600
Batherapy; Footherapy.

Parametric Associates, Inc.
10934 Lin-Valle Drive
St. Louis, MO 63123
800–747–1601 314–892–0988
Brain Alert; Calcium-Collagen Complex; Cardio-Power; Cold & Sinus; Digest-All; D-Yeast; Fat Metabolizer; Fatigue Free; Female Harmony; G.O.U.T.; Male Formula; Mobility; Multiple "Plus"; Nutra-Mune; Para-Cleans; Pure & Regular; Stress Free; Super Antioxidant; and Sweet Dreams.

Pep Products, Inc.
3130 North Commerce Court
P.O. Box 8002
Castle Rock, CO 80104
800–833–8737 303–688–6633
PEP Formula.

Pharmaceutical Purveyors of "Oklahoma
1725 North Portland
Oklahoma City, OK 73107
800–234–1091 405–943–1091
Perfect B.

PhysioLogics
6565 Odell Place
Boulder, CO 80301
800–765–6775
Coloklysis-7; CTR Support. Productos disponibles únicamente a través de los profesionales de la salud.

PhytoPharmica
825 Challenger Drive
Green Bay, WI 54311
800–553–2370
Glucosamine Sulfate; Glucosamine Sulfate Complex.

Planetary Formulas
23 Janis Way
Scotts Valley, CA 95066
408–438–1700
Triphala.

Prevail Corporation
2204-8 NW Birdsdale
Gresham, OR 97030
800–248–0885
Acid-Ease; Meno-Fem; Osteo Formula;
Sinease.

Primary Source
1150 Post Road
Fairfield, CT 06430
800–667–1538
OPC-85.

Probiologic Inc.
8707 148th Avenue NE
Redmond, WA 98052
800–678–8218 206–881–8218
Capricin.

Progressive Research Labs, Inc.
9396 Richmond, Suite 514
Houston, TX 77063
800–877–0966
Diabetic Nutrition Rx.

Prolongevity
P.O. Box 229120
Hollywood, FL 33022–9120
800–841–5433 954–766–8433
Cognitex.

Pronatura, Inc.
6211-A West Howard Street
Niles, IL 60714
800–555–7580
Té, cápsulas y extracto de kombucha.

Pure-Gar, Inc.
P.O. Box 98813
Tacoma, WA 98498
800–537–7695 206–582–6421
Suplementos nutricionales.

RidgeCrest Herbals, Inc.
1151 South Redwood Road, Suite 106
Salt Lake City, UT 84104
800–242–4649 801–978–9633
ClearLungs.

Salus Haus
158 Business Center Drive
Corona, CA 91720
800–446–2110
Floradix Iron and Iron + Herb Formulas.

Schiff Products
1960 South 4250 West
Salt Lake City, UT 84104
Suplementos nutricionales ricos en
fitoquímicos.

Solaray Products
1104 Country Hill Drive, Suite 412
Ogden, UT 84403
800–669–8877 801–626–4900
SP-6 Cornsilk Blend; SP-8 Hawthorn
Motherwort Blend; SP-14 Valerian Blend.

Solgar Vitamin Company, Inc.
500 Willow Tree Road
Leonia, NJ 07605
201–944–2311
BeneFin Shark Cartilage; Earthsource Greens
& More; MaxEPA.

Sonne Organic Foods
P.O. Box 2160
Cottonwood, CA 96022
916–347–5868
Sonne's #7.

Source Naturals
P.O. Box 2118
Santa Cruz, CA 95063
800–777–5677 408–438–6851
Activated Quercetin; Calcium Night;
Coenzymate B Complex; GlucosaMend; Heart
Science; N-A-G; Proangenol 100;
Proanthodyn; Urban Air Defense; Vital Eyes.

Spectrum Naturals
133A Copeland
Petaluma, CA 94952
707–778–8900
Flaxseed oil.

Sun Precautions
2815 Wetmore Avenue
Everett, WA 98201
800–882–7860
Solumbra clothing.

The SunBox Company
19217 Orbit Drive
Gaithersburg, MD 20879
800–548–3968 301–869–5980
Dawn Simulator.

Synergy Plus/International Vitamins
500 Halls Mill Road
Freehold, NJ 07728–8811
800–666–8482 908–308–9793
Bone Support; Capralin.

Terra Maxa, Inc.
3301 West Central Avenue
Toledo, OH 43606
800–783–7817 419–385–3001
PSI.

Thompson Nutritional Products
851 Broken Sound Parkway, NW
Boca Raton, FL 33487
800–421–1192
Life Guard.

Threshold Enterprises
23 Janis Way
Scotts Valley, CA 95066
800–777–5677
Suplementos vitamínicos y minerales.

Thursday Plantation
P.O. Box 5613
Montecito, CA 93150
800–848–8966 805–963–2297
Tea tree oil.

Tom's of Maine
P.O. Box 710
Kennebunk, ME 04043
207–985–2944
Tom's of Maine Natural Toothpaste y otros
productos naturales para el cuidado del
cuerpo.

Trace Minerals Research
1990 West 3300 South
Ogden, UT 84401
800–624–7145 801–731–6051
Concentrace; Arth-X.

Tri-Sun International
2230 Cape Cod Way
Santa Ana, CA 92703
800–387–4786
Jason Winters Tea.

Twinlab
2120 Smithtown Avenue
Ronkonkoma, NY 11779
800–645–5626 516–467–3140
GABA Plus; OcuGuard.

UniTea Herbs
P.O. Box 8005, #318
Boulder, CO 80306–8005
303–443–1248
SensualiTea.

Urohealth Corporation
3050 Redhill Avenue
Costa Mesa, CA 92626
800–328–1103
Snap Gauge.

Wakunaga of America Company, Ltd.
23501 Madero
Mission Viejo, CA 92691–2764
800–421–2998 714–855–2776
Be Sure; Ginkgo Biloba Plus; Kyo-Dophilus;
Kyo-Green; Kyolic Garlic.

Warren Laboratories, Inc.
12603 Executive Drive, Suite 806
Stafford, TX 77477
800–232–2563 713–240–2563
George's Aloe Vera Juice.

Wein Products Inc.
Air Supply.
Distributed by:
Breathe Free Products
1750 Ocean Boulevard.
Suite 305
Long Beach, CA 90802
888–434–8313

Organizaciones médicas y de salud

Las siguientes organizaciones brindan asistencia para enfermedades o problemas de salud específicos. Estas organizaciones ofrecen distintos tipos de servicios. Mientras que algunas solamente proporcionan información, otras cuentan con servicio de interconsultas (es decir, remisión de pacientes), grupos de apoyo e, incluso, acceso a servicios médicos y sociales. En la mayoría de los casos, el nombre de la organización permite deducir su campo de actividad. Cuando esto no ocurre, se hace una breve descripción de la actividad a la cual se dedica. Es importante tener en cuenta que las direcciones y los números telefónicos pueden haber cambiado.

AIDS Action Committee
131 Clarendon Street
Boston, MA 02116
617–437–6200

Alcoholics Anonymous
475 Riverside Drive, 11th Floor
New York, NY 10115
212–870–3400

Alexander Graham Bell Association for the Deaf
3417 Volta Place NW
Washington, DC 20007–2778
202–337–5220

Alzheimer's Association
919 North Michigan Avenue, Suite 1000
Chicago, IL 60611
800–272–3900
312–335–8700

American Academy of Allergy and Immunology
611 Wells Street
Milwaukee, WI 53202
800–822–ASMA

American Academy of Child and Adolescent Psychology
3615 Wisconsin Avenue NW
Washington, DC 20016
202–966–7300

American Academy of Dermatology
930 North Meacham Road
P.O. Box 4014
Schaumburg, IL 60168
708–330–0230

American Anorexia/Bulimia Association (AABA)
293 Central Park West, Suite 1R
New York, NY 10024
212–501–8351

American Apitherapy Society
P.O. Box 54
Hartland Four Corners, VT 05049
802–436–2708

American Association of Sex Educators, Counselors, and Therapists
435 North Michigan Avenue, Suite 1717
Chicago, IL 60611
312–644–0828

American Association on Mental Retardation (AAMR)
444 North Capitol
Street NW, Suite 846
Washington, DC 20001–1512
800–424–3688 202–387–1968

American Board of Chelation Therapy
1407–B North Wells
Chicago, IL 60601
800–356–2228 312–787–2228

American Brain Tumor Research Assn.
2720 River Road, Suite 146
Des Plains, IL 60018
708–827–9910

American Cancer Society
1599 Clifton Road
Atlanta, GA 30329
800–ACS–2345

American Celiac Society
58 Musano Court
West Orange, NJ 07052
201–325–8837

American College of Advancement in Medicine (ACAM)
P.O. Box 3427
Laguna Hills, CA 92654
800–532–3688 714–583–7666
Proporciona una lista de terapias de chelation.

American Council for Headache Education (ACHE)
875 Kings Highway, Suite 200
Woodbury, NJ 08096
800–255–ACHE

American Council of the Blind
1155 15th Street NW, Suite 720
Washington DC 20005
800–424–8666 202–467–5081 (Monday to Friday, 3:00 to 5:30 p.m. Eastern time)

American Dental Association
211 East Chicago Avenue
Chicago, IL 60611
312–440–2500

American Diabetes Association
1660 Duke Street
Alexandria, VA 22314
800–232–3472 703–549–1500

Alliance of Genetic Support Groups
35 Wisconsin Circle, Suite 440
Chevy Chase, MD 20815
800–336–4363 301–652–5553

American Fertility Society
1209 Montgomery Highway
Birmingham, AL 35216
205–978–5000

American Foundation for AIDS Research (AMFAR)
733 Third Avenue, 12th Floor
New York, NY 10017
212–682–7440

American Foundation for the Blind
11 Penn Plaza
New York, NY 10001
800–232–5463

American Genetic Association
P.O. Box 39
Buckeystown, MD 21717
301–695–9292

American Heart Association
7272 Greenville Avenue
Dallas, TX 75231
214–373–6300

American Industrial Hygiene Association
475 Wolf Ledges Parkway
Akron, OH 44311
216–762–7294

American Kidney Fund (AKF)
6110 Executive Boulevard, Suite 1010
Rockville, MD 20852
800–638–8299 301–881–3052

American Liver Foundation
1425 Pompton Avenue
Cedar Grove, NJ 07009
800–223–0179 291–256–2550

American Lung Association
1740 Broadway
New York, NY 10019
800–LUNG–USA

American Medical Association (AMA)
515 North State Street
Chicago, IL 60610
312–464–5000

American Mental Health Foundation
1049 Fifth Avenue
New York, NY 10028
212–737–9027

American Pain Society
5700 Old Orchard Road
Skokie, IL 60077
708–966–5595

American Parkinson Association
1250 Hylan Boulevard
Staten Island, NY 10305
800–223–2732

American Sleep Disorders
1610 14th Street, Suite 300
Rochester, MN 55901
507–287–6006

American Society of Cataract and Refractive Surgery
3702 Pender Drive, Suite 250
Fairfax, VA 22030
703–591–2220

American Speech-Language-Hearing Assn.
10801 Rockville Pike
Rockville, MD 20852
800–638–TALK 301–897–5700

American Tinnitus Association
P.O. Box 5
Portland, OR 97207
503–248–9985

Amyotrophic Lateral Sclerosis (ALS) Society
21021 Ventura Boulevard, Suite 321
Woodland Hills, CA 91364
800–782–4747 818–340–7500

Anorexia Nervosa and Associated Disorders
P.O. Box 7
Highland Park, IL 60035
847–831–3438

Anorexia Nervosa and Related Eating Disorders (ANRED)
P.O. Box 5102
Eugene, OR 97405
503–344–1144

Anxiety Disorders Association of America
6000 Executive Boulevard, Suite 513
Rockville, MD 20852
301–231–9350

Arthritis Foundation
1314 Spring Street NW
Atlanta, GA 30309
800–283–7800

Asbestos Victims of America
P.O. Box 559
Capitola, CA 95010
408–476–3646

Association for the Education and Rehabilitation of the Blind and Visually Impaired
206 North Washington Street, Suite 320
Alexandria, VA 22314
703–548–1884

Asthma and Allergy Foundation of America
1717 Massachusetts Avenue NW, Suite 305
Washington, DC 20036
800–7–ASTHMA 202–466–7643 (Monday to Friday, 9:00 a.m. to 5:00 p.m. Eastern time)

Attention Deficit Disorder Association
P.O. Box 972
Mentor, OH 44061
800–487–2282

Autism Society of America
7910 Woodmont Avenue, Suite 650
Bethesda, MD 20814
301–657–0881

Brain Injury Association
1776 Massachusetts Avenue NW, Suite 100
Washington, DC 20036
800–444–6443
202–296–6443

Brain Research Foundation
208 South LaSalle Street, Suite 1426
Chicago, IL 60604
312–782–4311

Cancer Information Service
National Cancer Institute
Building 31, Room 10A24
9000 Rockville Pike
Bethesda, MD 20892
800–4–CANCER

Cancer Treatment Centers of America
Midwestern Regional Medical Center
2501 Emmaus Avenue
Zion, IL 60099
800–FOR–HELP 708–872–4561
Brinda información sobre alternativas de diagnóstico y de tratamiento para el cáncer.

Celiac Disease Foundation
13251 Ventura Boulevard, Suite 3
Studio City, CA 91604–1838
818–990–2354

Center for the Treatment of Eating Disorders
c/o Harding Hospital
445 East Granville Road
Worthington, OH 43085
614–846–2833

Centers for Disease Control and Prevention (CDC)
1600 Clifton Road NE
Atlanta, GA 30333
404–332–4555

CHILDHELP USA
6463 Independence Avenue
Woodland Hills, CA 91367
800–422–4453
Ofrece ayuda a los niños que han sufrido abuso.

Children of Aging Parents (CAPS)
1609 Woodburne Road, Suite 302A
Levittown, PA 19081
215–945–6900

Children with Attention-Deficit Disorders
499 Northwest 70th Avenue, Suite 101
Plantation, FL 33317
305–587–3700

Choice in Dying
200 Varick Street, 10th floor
New York, NY 10014–4810
212–366–5540

Chronic Fatigue and Immune Dysfunction Syndrome (CFIDS) Foundation
P.O. Box 220398
Charlotte, NC 28222–0398
800–442–3437

Crohn's and Colitis Foundation of America
386 Park Avenue South, 17th floor
New York, NY 10016–8804
800–343–3637 212–685–3440

Cystic Fibrosis Foundation (CFF)
6931 Arlington Road, Suite 2000
Bethesda, MD 20814
800–344–4823 301–951–4422

Do It Now Foundation
P.O. Box 27568
Tempe, AZ 85285–7568
602–491–0393
Informa sobre los efectos que producen en la salud el abuso de sustancias y determinadas conductas.

Dogs for the Deaf
10175 Wheeler Road
Central Point, OR 97502
503–826–9220

Endometriosis Association
8585 North 76th Place
Milwaukee, WI 53223
800–992–ENDO (United States)
800–426–2END (Canada)

The Epilepsy Foundation of America
4351 Garden City Drive
Landover, MD 20785–2267
800–213–5821 301–577–0100

Feingold Association of the United States
P.O. Box 6550
Alexandria, VA 22306
703–768–3287
Brinda información sobre los efectos de los alimentos y de los aditivos alimentarios en la salud, el comportamiento y el aprendizaje.

Fertility Research Foundation
1430 Second Avenue, Suite 103
New York, NY 10021
212–744–5500

Food Allergy Network
4744 Holly Avenue
Fairfax, VA 22030–5647
703–691–3179

Foundation for Glaucoma Research
490 Post Street, Suite 830
San Franciso, CA 94102
415–986–3162

Gay Men's Health Crisis (GMHC)
129 West 20th Street
New York, NY 10011–3629
212–807–6655 TTY 212–645–7470
Ofrece información y servicios relacionados con el Sida y el VIH.

Guiding Eyes for the Blind
611 Granite Springs Road
Yorktown Heights, NY 10598
800–942–0149 914–245–4024

Help for Incontinent People
P.O. Box 544
Union, SC 29379
803–579–7900

Herpes Resource Center
P.O. Box 13827
Research Triangle Park, NC 27709
919–361–8488

Human Growth Disorder Foundation
7777 Leesberg Pike
Falls Church, VA 22043
800–451–6434 703–883–1773

Immune Deficiency Foundation
P.O. Box 586
Colombia, MD 21045
410–461–3127

Impotence Foundation
P.O. Box 60260
Santa Barbara, CA 93160
800–221–5517

Institute for the Psychology of Air Travel
25 Huntington Avenue, Suite 300
Boston, MA 02116
617–437–1811

Institute for the Study of Anorexia and Bulimia
1 West 91st Street
New York, NY 10024
212–595–3449

International Association for Medical Assistance to Travelers
736 Center Street
Lewiston, NY 20402
716–754–4883

International Diabetes Center
3800 Park Nicollet Boulevard
Minneapolis, MN 55416
612–927–3393

International Tremor Foundation
360 West Superior
Chicago, IL 60610
312–733–1893

Interstitial Cystitis Association
P.O. Box 1553
Madison Square Station
New York, NY 10159
212–674–1454

Juvenile Diabetes Foundation
120 Wall Street, 19th Floor
New York, NY 10005
800–533–2873 212–785–9500

Learning Disabilities of America (LDA)
4156 Library Road
Pittsburgh, PA 15234
412–341–1515

Leukemia Society of America
733 Third Avenue
New York, NY 10017
212–573–8484

The Living Bank
P.O. Box 6725
Houston, TX 77265
800–528–2971 713–961–9431
Suministra información sobre los órganos, los tejidos, los huesos y los cuerpos donados para trasplante ó investigación, y lleva un registro de ellos.

Lung Line Information Service
National Jewish Hospital
1400 Jackson Street
Denver, CO 80226
800–222–5864 303–355–5864

Lupus Foundation of America
4 Research Place, Suite 180
Rockville, MD 20850–3226
800–558–0121 301–670–9292

Lyme Borreliosis Foundation
P.O. Box 462
Tolland, CT 06084
203–525–2000

March of Dimes National Foundation
1275 Mamaroneck Avenue
White Plains, NY 10605
914–428–7100

Medic Alert Foundation
2323 Colorado Avenue
Turlock, CA 95381–1009
800–432–5378 800–344–3226 209–668–3333
Mantiene un registro de las personas que utilizan brazaletes médicos (medical bracelets) para poder brindar información en caso de emergencia.

Mothers Against Drunk Driving (MADD)
511 John Carpenter Freeway, Suite 700
Irving, TX 75062–8187
800–438–MADD

Multiple Sclerosos Foundation
6350 North Andrews Avenue
Fort Lauderdale, FL 33309
800–441–7055

Muscular Dystrophy Association
3561 East Sunrise Drive
Tucson, AZ 85718
800–572–1717

Myasthenia Gravis Foundation
222 South Riverside Plaza Suite 1540
Chicago, Il 60606
800–541–5454

Narcolepsy Institute
Montefiore Medical Center
111 East 210th Street
Bronx, NY 10467
718–920–6799

National Aging Information Center
500 E Street SW, Suite 910
Washington, DC 20024–2710
202–554–9800

National Alopecia Areata Foundation
714 C Street, Suite 216
San Rafael, CA 94901
415–456–4644

National Association for the Visually Handicapped
3201 Balboa Street
San Francisco, CA 94121
415–221–3201

National Association of the Deaf
814 Thayer Avenue
Silver Spring, MD 20910
301–587–1788

National Association of People With AIDS (NAPWA)
1413 K Street NW, Suite 700
Washington, DC 20005
202–898–0414

National Asthma Center Lung Line
1400 Jackson Street
Denver, CO 80206
800–222–LUNG

National Burn Victim Foundation
32–34 Scotland Road
Orange, NJ 07050
201–676–7700

National Chronic Pain Outreach Association
7979 Old Georgetown Road, Suite 100
Bethesda, MD 20814
301–652–4948

National Clearinghouse for Alcohol and Drug Information
11426–28 Rockville Pike, Suite 200
Rockville, MD 20847–2345
800–729–6686 301–443–6500

National Council on Aging
409 Third Street SW, 2nd Floor
Washington, DC 20024
202–479–1200

National Council on Alcoholism
12 West 21st Street
New York, NY 10010
800–622–2255

National Diabetes Information Clearinghouse (NDIC)
1 Information Way
Bethesda, MD 20892–3560
301–654–3327

National Digestive Diseases Information Clearinghouse
2 Information Way
Bethesda, MD 20892–3570
301–654–3810

National Down Syndrome Congress
1605 Chantilly Drive, Suite 250
Atlanta, GA 30324
800–232–NDSC

National Down Syndrome Society (NDSS)
666 Broadway
New York, NY 10012
800–221–4602 212–460–9330

National Eating Disorders Organization
6655 South Yale
Tulsa, OK 74136
918–481–4044

National Eye Institute (NEI)
National Institutes of Health
Building 31, Room 6A32
31 Center Drive, MSC 2510
Bethesda, MD 20892–2510
301–496–5248

National Foundation for Depressive Illness
P.O. Box 2257
New York, NY 10116
800–248–4344

National Headache Foundation
5252 North Western Avenue
Chicago, IL 60625
800–843–2256

National Health Information Center
P.O. Box 1133
Washington, DC 20013–1133
800–336–4797
301–565–4167

National Heart, Lung, and Blood Institute
Information Center
P.O. Box 30105
Bethesda, MD 20824–0105
301–251–1222

National Hemophilia Foundation (NHF)
110 Greene Street, Suite 303
New York, NY 10012
212–219–8180

National Hospice Organization
1901 North Moore Street, Suite 901
Arlington, VA 22209
703–243–5900

National Institute of Allergies and Infectious Diseases
National Institutes of Health
Building 31, Room 7A50
9000 Rockville Pike
Bethesda, MD 20892
301–496–5717

National Institute of Diabetes and Digestive and Kidney Diseases (NIDDK)
National Institutes of Health
Building 31, Room 9A04
31 Center Drive MSC 2560
Bethesda, MD 20892–2560
301–496–3583

National Institute of Mental Health (NIMH)
5600 Fishers Lane
Rockville, MD 20857
800–64–PANIC 301–443–4513

National Institute on Aging
Alzheimer Education Referral Center
P.O. Box 8250
Silver Spring, MD 20907–8250
800–438–4380

National Institute on Alcohol Abuse and Alcoholism
6000 Executive Boulevard, Suite 409
Rockville, MD 20892–7003
301–443–3860

National Institute on Drug Abuse
5600 Fishers Lane
Rockville, MD 20857
301–443–6245

National Kidney Foundation
30 East 33rd Street, Suite 1100
New York, NY 10016
800–622–9010

National Library Service for the Blind and Physically Handicapped
Library of Congress
1291 Taylor Street NW
Washington, DC 20542
202–707–5100

National Mental Health Association
1021 Prince Street
Alexandria, VA 22314
800–969–6642

National Multiple Sclerosis Society
733 Third Avenue
New York, NY 10017
800–344–4867 212–986–3240

National Neurofibromatosis Foundation
95 Pine Street, 16th Floor
New York, NY 10005
800–323–7938 212–344–6633

National Organization for Rare Diseases
100 Route 37
P.O. Box 8923
New Fairfield, CT 06812–8923
800–999–NORD

National Organization for Seasonal Affective &(Disorder
P.O. Box 40133
Washington, DC 20016

National Osteoporosis Foundation
2100 M Street NW, Suite 602
Washington, DC 20037
800–223–9994

National Parkinson's Foundation (NPF)
1501 NW 9th Avenue
Miami, FL 33136
800–327–4545 305–547–6666

National Pediculosis Association
P.O. Box 149
Newton, MA 02161
617–449–NITS

National Pesticide Telecommunications Network (NPTN)
Agricultural Chemistry Extension
333 Weiniger
Corvallis, OR 97331–6502
800–858–7378
Proporciona información sobre los efectos nocivos de los pesticidas y enseña a utilizarlos sin poner en peligro la salud.

National Psoriasis Foundation
6600 SW 92nd Avenue, Suite 300
Portland, OR 97223
800–723–9166 503–244–7404

National Reye's Syndrome Foundation
426 North Lewis
P.O. Box 829
Bryan, OH 43506
800–233–7393

National Rosacea Society
220 South Cook Street, Suite 201
Barrington, IL 60010
708–382–8971

National Safety Council
444 North Michigan Avenue
Chicago, IL 60611
312–527–4800

National Sjögren's Syndrome Association
P.O. Box 42207
Phoenix, AZ 85080-2207
800–395–NSSA

National Society to Prevent Blindness
500 East Remington Road
Schaumburg, IL 60173
708–843–2020

National Stroke Association
8480 East Orchard Road, Suite 1000
Englewood, CO 80111–5105
800–STROKES

Nursing Home Information Service Center
National Council of Senior Citizens
1331 F Street, Suite 500
Washington, DC 20004–1171
202–347–8800

Obsessive-Compulsive Anonymous
P.O. Box 215
New Hyde Park, NY 10041
516–741–4901

Parkinson Support Group of America
11376 Cherry Hill Road, Suite 204
Beltsville, MD 20705
301–937–1545

Parkinson's Education Program
3900 Birch Street, Suite 105
Newport Beach, CA 92660
800–344–7872

Planned Parenthood Federation of America
810 Seventh Avenue
New York, NY 10019
212–541–7800

PMS Access
P.O. Box 9362
Madison, WI 53715
800–222–4767 608–833–4767

Premenstrual Syndrome Action
P.O. Box 16292
Irvine, CA 92713
714–854–4407

Project Inform
1965 Market Street, Suite 220
San Francisco, CA 94103
800–822–7422
Ofrece información sobre el tratamiento, que amplia los conocimientos de las personas portadoras del VIH y de los profesionales de la salud.

Recovery of Male Potency
27177 Lahser, Suite 101
Southfield, MI 48034
810–357–1314

Retinitis Pigmentosa Foundation
11350 McCormick Road
Executive Plaza One, Suite 800
Hunt Valley, MD 21031–1014
800–683–5555

Scleroderma Federation
P.O. Box 910
Lynnfield, MA 01940
508–535–6600

Scoliosis Association
P.O. Box 811705
Boca Raton, FL 33481–1705
800–800–0669

Self-Help for Hard of Hearing People
7910 Woodmont Avenue, Suite 1200
Bethesda, MD 20814
301–657–2248

SIDS Resource Center
8201 Greensboro Drive, Suite 600
McLean, VA 22102
703–821–8955, extension 249

Simon Foundation
P.O. Box 815
Wilmette, IL 60091
800–622–9010
Suministra información sobre la incontinencia.

Sjögren's Syndrome Foundation
333 North Broadway, Suite 2000
Jericho, NY 11753
516–933–6365

Skin Cancer Foundation
245 Fifth Avenue, Suite 2402
New York, NY 10016
212–725–5176

The Speech Foundation of America
P.O. Box 11749
Memphis, TN 38111
901–452–0995

Spina Bifida Association of America (SBAA)
4590 MacArthur Boulevard NW, Suite 250
Washington, DC 20007–4226
800–621–3141 202–944–3285

The Stroke Foundation, Inc.
898 Park Avenue
New York, NY 10021
212–734–3461

Sudden Infant Death Syndrome Alliance
53 West Jackson, Suite 1601
Chicago, IL 60604
800–432–7437

Support Source
P.O. Box 245
Swarthmore, PA 19081
610–544–3605
Brinda información sobre el cuidado de las personas de edad avanzada.

Thyroid Foundation of America
Ruth Sleeper Hall - RSL 350
40 Parkman Street
Boston, MA 12114–2698
800–832–8321

United Cerebral Palsy Association
1660 L Street NW, Suite 700
Washington, DC 20036
800–872–5827

United Ostomy Association
36 Executive Park, Suite 120
Irvine, CA 92714
800–826–0826 714–660–8624

United Parkinson Foundation
800 North Washington Road
Chicago, IL 60607
312–733–1893

Water Quality Association
4151 Naperville Road
Lisle, IL 60532
708–505–0160
Da información sobre las distintas clases de agua y los métodos de tratamiento del agua.

Wilson's Syndrome Foundation
P.O. Box 539
Summerfield, FL 34492
800–621–7006

Y-ME National Breast Cancer Organization
212 West Van Buren Street
Chicago, IL 60607
800–221–2141

Hot lines de servicios médicos y de salud

Las líneas calientes que se enumeran a continuación brindan información, asistencia y apoyo a quienes sufren de diversas enfermedades y/o se encuentran en situación de emergencia. Todas las llamadas son confidenciales.

AIDS Hot Line
English: 800–342–AIDS (all times)
Spanish: 800–344–7432 (8:00 a.m.–2:00 p.m. Eastern time)
TTY: 800–243–7889 (Monday–Friday, 10:00 a.m.–10:00 p.m. Eastern time)
Ofrece información y servicios educativos sobre el VIH y el Sida. También da referencias médicos y remite a grupos de apoyo. Patrocinada por los Centers for Disease Control and Prevention.

Alcohol and Drug Helpline
800–252–6465

American Anorexia/Bulimia Association
212–501–8351
Brinda información sobre los trastornos de la alimentación y sobre los programas que existen para las personas afectadas por este tipo de problema.

American Kidney Fund
800–638–8299 301–881–3052
Ayuda a los pacientes de enfermedades renales que no están en condiciones de pagar su tratamiento.

Cancer Information Service
800–4–CANCER
Suministra información sobre la prevención y el tratamiento del cáncer. Patrocinado por el National Cancer Institute.

Cancer Treatment Centers of America
800–FOR–HELP 708–872–4561
Brinda información sobre alternativas de diagnóstico y de tratamiento para el cáncer.

Center for Nutrition and Dietetics Consumer Hot Line
800–366–1655

Child Abuse Hot Line
800–422–4453
Atiende las veinticuatro horas del día proporcionando asesoría a las víctimas de abuso infantil. Así mismo, notifica a agencias que reportan la ocurrencia de estos casos.

Cocaine Hot Line
800–COCAINE
Cuenta con servicio de remisión a hospitales, centros de orientación y médicos especializados en el tratamiento de los problemas originados en el consumo de cocaína.

Dial a Hearing Test
800–222–EARS
800–345–EARS (Pennsylvania)

Hearing Aid Helpline
800–521–5247

Impotence Foundation
800–221–5517
Suministra información sobre la impotencia y otros disfunciones masculinas y femininas. También ofrece asesoría profesional y cuenta con servicio de remisión.

The Living Bank
800–528–2971 713–961–9431
Suministra información sobre los órganos, los tejidos, los huesos y los cuerpos donados para trasplante o investigación, y lleva un registro de ellos.

Lung Line Information Service
800–222–5864 303–355–5864
Proporciona información sobre las enfermedades respiratorias y los trastornos inmunológicos. Cuenta con especialistas que responden preguntas específicas.

Meat and Poultry Hotline
800–535–4555
Ofrece información sobre el manejo adecuado de los alimentos, lo cual ayuda a que los consumidores prevengan las enfermedades transmitadas por los alimentos.

Medic Alert Foundation
800–432–5378 800–344–3226
209–668–3333
Mantiene un registro de las personas que utilizan brazaletes médicos (medical bracelets) para poder brindar información en caso de emergencia.

Medicare Hot Line
800–638–4833
Proporciona información actualizada sobre temas relacionados con Medicare

National Institute on Drug Abuse
301–443–6245
Cuenta con servicio de remisión a programas para la prevención del abuso de sustancias.

Pesticide Telecommunications Network
800–858–7378
Proporciona información sobre los efectos nocivos de los pesticidas y enseña a utilizarlos sin poner en peligro la salud.

Poison Control Center
Ver lista de los diferentes centros para el control del envenenemiento en las páginas 296–297

Project Inform
800–822–7422 415–558–9051
(San Francisco area)
Ofrece una línea telefónica a nivel nacional para actualizar a la gente acerca de los últimos desarrollos en el tratamiento de VIH y evalúa los tratamientos que están de moda.

Prostate Information Hot Line
800–543–9632

Runaway Hot Line
800–231–6946
Recibe llamadas de personas que han huido de su hogar. Proporciona pasajes gratuitos en bus para regresar al hogar, transmite mensajes al hogar y cuenta con servicio de remisión a albergues y centros médicos.

Sexually Transmitted Diseases Hot Line
800–227–8922

Lecturas recomendadas

Los siguientes libros abarcan diversos temas y serán de gran utilidad para los lectores interesados en explorar más a fondo algún tema particular.

Airola, Paavo. *Cancer Causes, Prevention, and Treatment: The Total Approach.* Phoenix, AZ: Health Plus Publishers, 1972.

Airola, Paavo. *How to Get Well.* Phoenix, AZ: Health Plus Publishers, 1974.

Airola, Paavo. *How to Keep Slim, Healthy, and Young With Juice Fasting.* Phoenix, AZ: Health Plus Publishers, 1971.

Airola, Paavo. *Hypoglycemia: A Better Approach.* Phoenix, AZ: Health Plus Pub., 1977.

Aladjem, Henrietta. *Understanding Lupus.* New York: Scribner, 1986.

Antol, Marie Nadine. *Healing Teas.* Carden City Park, NY: Avery Publishing Group, 1996.

Appleton, Nancy. *Lick the Sugar Habit.* Garden City Park, NY: Avery Publishing Group, 1996.

Astor, Stephen. *Hidden Food Allergies.* Garden City Park, NY: Avery Publishing Group, 1989.

Atkins, Robert C. *Dr. Atkins' Nutritional Breakthrough.* New York: W Morrow & Co., 1981.

Balch, James F., and Phyllis A. Balch. *Prescription for Dietary Wellness.* Greenfield, IN: P.A.B. Books, Inc., 1995.

Barnes, Broda O., and Lawrence Galton. *Hypothyroidisyn: The Unsuspected Illness.* New York: Cromwell, 1976.

Becker, Robert O., and Gary Selden. *Body Electric: Electromagnetism and the Foundation of Life.* New York: William Morrow & Co., 1987.

Bland, Jeffrey. *Medical Applications of Clinical Nutrition.* New Canaan, CT: Keats Pub., 1983.

Bland, Jeffrey. *Your Health Under Seige: Using Nutrition to Fight Back.* Greene, 1982.

Blauer, Stephen. *The Juicing Book.* Garden City Park, NY: Avery Publishing Group, 1989.

Bliznakov, Emile, and Gerry Hunt. *The Miracle Nutrient: Coenzyme Q_{10}.* New York: Bantam Books, 1987.

Brighthope, Ian. *The AIDS Fighters.* New Canaan, CT: Keats Publishing, 1988.

Brinkley, Ginny, Linda Goldberg, and Janice Kukar. *Your Child's First Journey.* Garden City Park, NY: Avery Publishing Group, 1989.

Buist, Robert. *Food Chemical Sensitivity.* Garden City Park, NY: Avery Publishing Group, 1988.

Cabot, Sandra. *Smart Medicine for Menopause.* Garden City Park, NY: Avery Publishing Group, 1995.

Check, William A., and Ann G. Fettner. *The Truth About AIDS: Evolution of an Epidemic.* New York: Holt, Rinehart & Winston, 1985.

Clare, Sally, and David Clare. *Creative Vegetarian Cookery.* Dorset, England: Prism Press, 1988.

Crook, William G. *The Yeast Connection,* rev. ed. New York: Vintage Books, 1986.

Davidson, Paul. *Are You Sure It's Arthritis?* New York: Macmillan Publishing Co., 1985.

Davis, Adelle. *Let's Eat Right to Keep Fit.* New York: Harcourt Brace Jovanovich, Inc., 1970.

de Haas, Cherie. *Natural Skin Care.* Garden City Park, NY: Avery Publishing Group, 1989.

Donsbach, Kurt W. *Dr. Donsbach's Guide to Good Health.* Long Shadow Books, 1985.

Editors of *East West Journal. Shopper's Guide to Natural Foods.* Garden City Park, NY: Avery Publishing Group, 1988.

Edwards, Linda. *Baking for Health.* Garden City Park, NY: Avery Publishing Group, 1988.

Erasmus, Udo. *Fats and Oils.* Vancouver: Alive Press, 1987.

Evans, Gary. *Chromium Picolinate: Everything You Need to Know.* Garden City Park, NY: Avery Publishing Group, 1996.

Evans, Richard A. *Making the Right Choice: Treatment Options in Cancer Surgery.* Garden City Park, NY: Avery Publishing Group, 1995.

Feingold, Ben F. *Why Your Child Is Hyperactive.* New York: Random House, 1985.

Feingold, Helene, and Ben Feingold. *The Feingold Cookbook for Hyperactive Children and Others With Problems Associated With Food Additives and Salicylates.* New York: Random House, 1979.

Fink, John. *Third Opinion: An International Directory to Alternative Therapy Centers for the Treatment and Prevention of Cancer.* Garden City Park, NY: Avery Publishing Group, 1997.

Fujita, Takuo. *Calcium and Your Health.* Tokyo: Japan Publications, 1987.

Fulder, Stephen. *The Ginger Book.* Garden City Park, NY: Avery Publishing Group, 1996.

Folder, Stephen. *The Ginseng Book.* Garden City Park, NY: Avery Publishing Group, 1996.

Germann, Donald R. *The Anti-Cancer Diet.* New York: Wyden Books, 1977.

Gittleman, Ann Louise. *Guess What Came to Dinner: Parasites and Your Health.* Garden City Park, NY: Avery Publishing Group, 1993.

Gregory, Scott J., and Bianca Leonardo. *They Conquered AIDS!* True Life Publications, 1989.

Griffith, H. Winter. *Complete Guide to Symptoms, Illness and Surgery for People Over 50.* Los Angeles: The Body Press, 1992.

Heidenry, Carolyn. *Making the Transition to a Macrobiotic Diet.* Garden City Park, NY: Avery Publishing Group, 1988.

Heinerman, John. *Aloe Vera, Jojoba & Yucca.* New Canaan, CT: Keats, 1982.

Howard, Mary Ann. *Blueprint for Health.* Grand Rapids, MI: Zondervan Publishing House, 1985.

Howell, Edward. *Enzyme Nutrition.* Garden City Park, NY: Avery Publishing Group, 1987.

Huggins, Hal A. *It's All in Your Head.* Garden City Park, NY: Avery Publishing Group, 1993.

Jacobson, Michael. *Safe Food: Eating Wisely in a Risky World.* Washington, DC: Living Planet Press, 1991.

Krumholz, Harlan M., and Robert H. Phillips. *No Ifs, And's or Butts, The Smoker's Guide to Quitting.* Garden City Park, NY: Avery Publishing Group, 1993.

Kushi, Aveline, and Wendy Esko. *The Macrobiotic Cancer Prevention Cookbook.* Garden City Park, NY: Avery Publishing Group, 1987.

Kushi, Michio, with Edward Esko. *The Macrobiotic Approach to Cancer.* Garden City Park, NY: Avery Publishing Group, 1991.

Kushi, Michio. *The Macrobiotic Way.* Garden City Park, NY: Avery Publishing Group, 1993.

Lance, James W. *Migraine and Other Headaches.* New York: Scribner, 1986.

Lane, I. William, and Linda Comac. *Sharks Don't Get Cancer: How Shark Cartilage Could Save Your Life.* Garden City Park, NY: Avery Publishing Group, 1992.

Lane, I. William, and Linda Comac. *Sharks Still Don't Get Cancer.* Garden City Park, NY: Avery Publishing Group, 1996.

Lerman, Andrea. *The Macrobiotic Community Cookbook.* Garden City Park, NY: Avery Publishing Group, 1989.

Levenstein, Mary Kerney. *Everyday Cancer Risks and How to Avoid Them.* Garden City Park, NY: Avery Publishing Group, 1992.

Levitt, Paul, and Elissa Guralnick. *The Cancer Reference Book.* New York: Paddington Press, 1979.

Livingston-Wheeler, Virginia, and Edmond G. Addleo. *The Conquest of Cancer: Vaccines and Diet.* New York: Franklin Watts, 1984.

Messina, Mark, and Virginia Messina, with Ken Setchell. *The Simple Soybean and Your Health.* Garden City Park, NY: Avery Publishing Group, 1994.

Mindell, Earl. *Unsafe at Any Meal.* New York, NY: Warner Books, 1986.

Moss, Ralph. *Cancer Therapy: The Independent Consumer's Guide to Non-Toxic Treatment & Prevention.* Equinox Press, 1995.

Olkin, Sylvia Klein. *Positive Pregnancy Fitness.* Garden City Park, NY: Avery Publishing Group, 1987.

Ott, John N. *Light, Radiation, and You: How to Stay Healthy.* Old Greenwich, CT: Devin-Adair Publishers, 1982.

Passwater, Richard A. *Supernutrition.* New York: Dial Press, 1985.

Passwater, Richard A., and Elmer Cranton. *Trace Elements, Hair Analysis and Nutrition.* New Canaan, CT: Keats Publishing, 1983.

Pauling, Linus. *Vitamin C and the Common Cold.* San Francisco: W.H. Freeman & Co., 1970.

Pearsall, Paul. *Superimmunity: Master Your Emotions and Improve Your Health.* New York: McGraw-Hill, 1987.

Pfeiffer, Carl. *Nutrition and Mental Illness: An Orthomolecular Approach to Balancing Body Chemistry.* Rochester, VT: Inner Traditions, 1988.

Pfeiffer, Carl. *Zinc and Other Micro-Nutrients.* New Canaan, CT: Keats, 1978.

Phillips, Robert H. *Coping With Osteoarthritis.* Garden City Park, NY: Avery Publishing Group, 1989.

Phillips, Robert H. *Coping With Prostate Cancer.* Garden City Park, NY: Avery Publishing Group, 1994.

Podell, Ronald M. *Contagious Emotions: Staying Well When Your Loved One Is Depressed.* New York: Pocket Books, 1993.

Randolph, Theron G. *Human Ecology and Susceptibility to the Chemical Environment.* Springfield, IL: Charles C. Thomas, 1981.

Rapp, Doris J. *Allergies and the Hyperactive Child.* New York: Sovereign Books, 1979.

Sahelian, Ray. *DHEA: A Practical Guide.* Garden City Park, NY: Avery Publishing Group, 1996,

Selye, Hans. *Stress Without Distress.* Philadelphia: J.B. Lippincott Co., 1974.

Shelton, Herbert M. *Fasting Can Save Your Life,* rev. ed. Natural Hygeine, 1981.

Shute, Wilfrid. *Dr. Wilfrid E. Shute's Complete Updated Vitamin E Book.* New Canaan, CT: Keats Publishing, 1975.

Smith, Lendon. *Feed Your Kids Right: Dr. Smith's Program for Your Child's Total Health.* New York: McGraw-Hill, 1979.

Steinman, David, and Samuel S. Epstein. *The Safe Shoppers Bible.* New York: Macmillan, 1995.

Teitelbaum, Jacob. *From Fatigued to Fantastic.* Garden City Park, NY: Avery Publishing Group, 1996.

Treben, Maria. *Health from God's Garden: Herbal Remedies for Glowing Health and Glorious Well-Being.* Rochester, VT: Thorsons Publishers, 1987.

Wade, Carlson. *Carlson Wade's Amino Acids Book.* New Canaan, CT: Keats Publishing, 1985.

Walker, Morton. *The Chelation Way.* Garden City Park, NY: Avery Publishing Group, 1990.

Walters, Richard. *Options: The Alternative Cancer Therapy Book.* Garden City Park, NY: Avery Publishing Group, 1993.

Warren, Tom. *Beating Alzheimer's.* Garden City Park, NY: Avery Publishing Group, 1991.

Weber, Marcea. *Macrobiotics and Beyond.* Garden City Park, NY: Avery Publishing Group, 1989.

Weber, Marcea. *Whole Meals.* Dorset, England: Prism Press, 1983.

Weiner, Michael A. *Maximum Immunity.* Boston: Houghton Mifflin Co., 1986.

Wigmore, Ann. *Be Your Own Doctor: A Positive Guide to Natural Living,* rev. ed. Garden City Park, NY: Avery Publishing Group, 1983.

Wigmore, Ann. *Recipes for Longer Life.* Garden City Park, NY: Avery Publishing Group, 1982.

Wigmore, Ann. *The Wheatgrass Book.* Garden City Park, NY: Avery Publishing Group, 1985.

Wigmore, Ann. *Why Suffer?* rev. ed. Garden City Park, NY: Avery Publishing Group, 1984.

Williams, Roger J., and Dwight K. Kalita. A *Physician's Handbook on Orthomolecular Medicine.* New Canaan, CT: Keats Publishing, 1979.

Williams, Xandria. *What's in My Food?* Dorset, England: Prism Press, 1988.

Wilson, Roberta. A *Aroma therapy for Vibrant Health and Beauty.* Garden City Park, NY: Avery Publishing Group, 1995.

Wlodyga, Ronald R. *Health Secrets From the Bible.* Triumph Publishers, 1979.

Woessner, Candace, Judith Lauwers, and Barbara Bernard. *Breastfeeding Today.* Garden City Park, NY: Avery Publishing Group, 1988.

Zand, Janet, Rachel Walton, and Bob Rountree. *Smart Medicine for a Healthier Child.* Garden City Park, NY: Avery Publishing Group, 1994.

Ziff, Sam. *Silver Dental Fillings: The Toxic Timebomb.* Santa Fe, NM: Aurora Press, 1984.

Acerca de la autora

Phyllis Balch fue acreditada en 1980 como asesora en el tema de la nutrición por la American Association of Nutritional Consultants. Durante más de veinte años, Phyllis se ha dedicado a analizar los factores de los cuales depende la salud y a descubrir métodos alternativos para lograr la curación de una manera natural. Su interés en los alimentos naturales condujo al establecimiento de *Good Things Naturally,* un health food store.

Durante los muchos años en que ha asesorado a los pacientes en materia de nutrición, Phyllis enfatizado de relieve la responsabilidad que cada individuo tiene en su propia salud. Esta noción constituye el fundamento de sus escritos, entre los cuales se cuentan varias columnas periodísticas, artículos de revistas y los libros *Prescription for Nutritional Healing* y *Prescription for Dietary Wellness.*

Phyllis Balch continúa estudiando sobre terapias, procedimientos y tratamientos nutricionales tanto en Estados Unidos como en el exterior. Conferencista de prestigio, con frecuencia participa en talk shows de radio y televisión de Estados Unidos y Canadá.

Índice

Apuntes

Apuntes

Apuntes

Apuntes

Apuntes

Apuntes

Apuntes

Apuntes